W0256301

HANDBUCH DER HAUT- UND GESCHLECHTSKRANKHEITEN

BEARBEITET VON

A. ALEXANDER · G. ALEXANDER · J. ALMKVIST · K. ALTMANN · L. ARZT · J. BARNEWITZ · C. BECK
F. BERING · S. BETTMANN · H. BIBERSTEIN · A. BIEDL · K. BIERBAUM · G. BIRNBAUM · A. BITTORF
B. BLOCH · FR. BLUMENTHAL · H. BOAS · R. BRANDT . C. BRUCK · C. BRUHNS · ST. R. BRÜNAUER
A. BUSCHKE · F. CALLOMON · E. CHRISTELLER · H. v. DECHEND · E. DELBANCO · O. DITTRICH
J. DÖRFFEL · S. EHRMANN † · J. FABRY · O. FEHR · J. v. FICK † · E. FINGER · H. FISCHER · F. FISCHL
P. FRANGENHEIM · W. FREI · W. FREUDENTHAL · M. v. FREY · R. FRÜHWALD · D. FUCHS
H. FUHS · F. FÜLLEBORN · E. GALEWSKY · O. GANS · C. J. GAUSS · A. GIGON · H. GOTTRON
A. GROENOUW · K. GRÖN · C. GROUVEN · O. GRÜTZ · M. GUMPERT · R. HABERMANN
L. HALBERSTAEDTER · F. HAMMER · L. HAUCK · H. HAUSTEIN · H. HECHT · J. HELLER · G. HERXHEIMER · K. HERXHEIMER · W. HEUCK · W. HILGERS · R. HIRSCHFELD · C. HOCHSINGER
H. HOEPKE · C. A. HOFFMANN · E. HOFFMANN · H. HOFFMANN · V. HOFFMANN · E. HOFMANN
J. IGERSHEIMER · F. JACOBI · F. JACOBSOHN · E. JACOBSTHAL · J. JADASSOHN · F. JAHNEL
M. JESSNER · S. JESSNER · W. JOEL · A. JOSEPH · F. JULIUSBERG · V. KAFKA · C. KAISERLING
PH. KELLER · W. KERL · O. KIESS · E. KLAUSNER · L. KLEEBERG · W. KLESTADT · V. KLINGMÜLLER
A. KNICK · A. KOLLMANN · H. KÖNIGSTEIN · P. KRANZ · A. KRAUS · C. KREIBICH · O. KREN
H. KROÓ · L. KUMER · L. KÜPFERLE · E. KUZNITZKY · E. LANGER · R. LEDERMANN · C. LEINER
F. LESSER · A. v. LICHTENBERG · P. LINSER · B. LIPSCHÜTZ · H. LÖHE · S. LOMHOLT · O. LÜNING
W. LUTZ · P. MANTEUFEL · H. MARTENSTEIN · H. MARTIN · E. MARTINI · R. MATZENAUER
M. MAYER · J. K. MAYR · E. MEIROWSKY · L. MERK † · G. MIESCHER · C. MONCORPS
G. MORAWETZ · A. MORGENSTERN · F. MRAS · V. MUCHA · ERICH MÜLLER · HUGO MÜLLER
RUDOLF MÜLLER · P. MULZER · O. NAEGELI · G. NOBL · F. W. OELZE · M. OPPENHEIM
E. PASCHEN · B. PEISER · A. PERUTZ · E. PICK · W. PICK · F. PINKUS · H. v. PLANNER
F. PLAUT · A. POEHLMANN · J. POHL · R. POLLAND · C. POSNER · L. PULVERMACHER
P. RICHTER · E. RIECKE · G. RIEHL · H. RIETSCHEL · J. H. RILLE · H. DA ROCHA LIMA · K. ROSCHER · O. ROSENTHAL · G. A. ROST · W. ROTH · ST. ROTHMAN · A. RUETE
E. SAALFELD · U. SAALFELD · H. SACHS · O. SACHS † · F. SCHAAF · G. SCHERBER · H. SCHLESINGER · E. SCHMIDT · S. SCHOENHOF · W. SCHOLTZ · W. SCHÖNFELD · H. TH. SCHREUS
R. SIEBECK · C. SIEBERT · H. W. SIEMENS · E. SIGERIST · G. SOBERNHEIM · W. SPALTEHOLZ
R. SPITZER · O. SPRINZ · R. STAEHELIN · R. O. STEIN · G. STEINER · A. STÜHMER
G. STÜMPKE · P. TACHAU · L. TÖRÖK · K. TOUTON · K. ULLMANN · P. G. UNNA · P. UNNA jr.
E. URBACH · F. VEIEL · R. VOLK · C. WEGELIN · W. WEISE · J. WERTHER · L. WERTHEIM · P. WICHMANN · F. WINKLER · M. WINKLER · R. WINTERNITZ · F. WIRZ · W. WORMS · H. ZIEMANN
F. ZINSSER · L. v. ZUMBUSCH · E. ZURHELLE

IM AUFTRAGE
DER DEUTSCHEN DERMATOLOGISCHEN GESELLSCHAFT

HERAUSGEGEBEN GEMEINSAM MIT

G. ARNDT · B. BLOCH · A. BUSCHKE · E. FINGER · E. HOFFMANN
C. KREIBICH · F. PINKUS · G. RIEHL · L. v. ZUMBUSCH

VON

J. JADASSOHN

SCHRIFTLEITUNG: O. SPRINZ

ZWEIUNDZWANZIGSTER BAND

SPRINGER-VERLAG
BERLIN HEIDELBERG GMBH

1927

SOZIALE BEDEUTUNG BEKÄMPFUNG · STATISTIK DER GESCHLECHTSKRANKHEITEN

BEARBEITET VON

H. HECHT · H. HAUSTEIN

MIT 244 ABBILDUNGEN

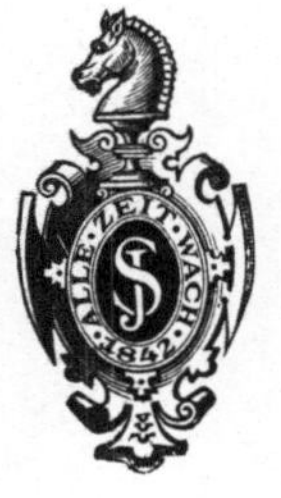

SPRINGER-VERLAG
BERLIN HEIDELBERG GMBH 1927

ISBN 978-3-540-01050-0 ISBN 978-3-662-22418-2 (eBook)
DOI 10.1007/978-3-662-22418-2

URSPRÜNGLICH ERSCHIENEN BEI JULIUS SPRINGER IN BERLIN 1927
SOFTCOVER REPRINT OF THE HARDCOVER 1ST EDITION 1927

Inhaltsverzeichnis.

Die soziale Bedeutung und Bekämpfung der Geschlechtskrankheiten.

Von Dozent Dr. HUGO HECHT-Prag.

Statistik der Geschlechtskrankheiten.

Von Dr. HANS HAUSTEIN-Berlin. Mit 244 Abbildungen.

Spezieller Teil.

Allgemeiner Teil.

Die soziale Bedeutung und Bekämpfung der Geschlechtskrankheiten.

Von

Hugo Hecht-Prag.

Vorbemerkung. Bei Inangriffnahme vorliegender Arbeit war es klar, daß bei dem Umfange des Themas eine lückenlose Aufzählung aller bisher bekannt gewordenen Tatsachen und Daten, insbesondere aber eine vollständige Zusammenfassung der gesamten Literatur bei dem zur Verfügung stehenden Raume unmöglich war. Deshalb wurde Wert darauf gelegt, vor allem die Kriegs- und Nachkriegszeit möglichst vollständig zu erfassen. Bezüglich der vorangegangenen Arbeiten sei auf einige grundlegende Werke verwiesen, aus denen man die gesamte bisherige Literatur zusammenstellen kann. Blaschko „Hygiene der Geschlechtskrankheiten", Dufour „Geschichte der Prostitution", Finger „Statistik und Prophylaxe der Geschlechtskrankheiten", Flexner „Die Prostitution in Europa", Zeitschrift für Bekämpfung der Geschlechtskrankheiten, Band 1—20, Mitteilungen der deutschen Gesellschaft zur Bekämpfung der Geschlechtskrankheiten, Handwörterbuch der Sexualwissenschaft von Max Marcuse. — Dagegen wurde Wert darauf gelegt, Kapitel, die bis jetzt in diesem Zusammenhange noch nicht betrachtet wurden, möglichst ausführlich zu bringen. Es sind dies die Kapitel über Löhne, Alkohol und Geschlechtsleben, sexuelle Enthaltsamkeit.

I. Die soziale Bedeutung der Geschlechtskrankheiten.

1. Ursachen der Verbreitung der Geschlechtskrankheiten.

Die Auswirkungen einer Erkrankung auf die Gesundheit und die wirtschaftliche Lage des Befallenen und seiner Umgebung ergeben den Begriff der sozialen Bedeutung der betreffenden Krankheit. Je mehr Menschen sie befällt, je länger sie dauert, je ansteckender sie ist, je lebensgefährlicher sie verläuft, desto bedeutsamer ist sie in sozialer Beziehung. Unzweifelhaft steht diesbezüglich die Tuberkulose an erster Stelle. Ihr folgen sofort an sozialer Bedeutsamkeit die Geschlechtskrankheiten.

Die Geschlechtskrankheiten waren, seit sie historisch bekannt sind, immer Volkskrankheiten gewesen. Durch den Weltkrieg haben sie eine derartige Verbreitung erlangt, daß sie zu einem Staatsproblem geworden sind. Die Staaten sind in ihrer Existenz durch die Geschlechtskrankheiten geradezu gefährdet, wenn man bedenkt, wie die Bevölkerung durch Lebensverkürzung, unfruchtbare Ehen, vermehrte Kindersterblichkeit als Folge der Geschlechtskrankheiten dezimiert wird. Das Verständnis für diese Tatsache und die richtige Beurteilung durch alle Bevölkerungspolitiker machen es verständlich, warum sich die Staaten in Konkurrenz um einen möglichst großen Bevölkerungszuwachs nunmehr allenthalben bemühen, der Ausbreitung der Geschlechtskrankheiten Einhalt zu gebieten und sie womöglich durch Einschränkung ihrer bevölkerungsvermindernden Bedeutung zu berauben. Für den Sozialhygieniker steht natürlich dieser Grund an letzter Stelle. Der Arzt hat vor allem die Pflicht, Krankheiten zu verhüten; durch Verhütung der Krankheiten leistet er viel mehr als durch ihre Behandlung. So ist denn das *Problem der Bekämpfung der Geschlechtskrankheiten* schon jetzt klar umrissen: *Es gilt einesteils die schon Erkrankten auszuheilen und andererseits die Gesunden vor Ansteckung zu schützen.*

Will man Feinde bekämpfen, so muß man ihre Zahl, Stellung und Verteilung genau kennen. Betreffs der Geschlechtskrankheiten ist man zu dieser Anschauung verhältnismäßig spät gekommen und hat sich noch immer nicht allseits zu der Überzeugung aufraffen können, daß nur eine lückenlose Statistik und Erfassung aller Erkrankten die Möglichkeit für ein energisches und erfolgreiches Eingreifen gegen die Geschlechtskrankheiten bietet.

Die Statistik der Geschlechtskrankheiten ist in diesem Bande von HAUSTEIN behandelt, deshalb soll hier nur ein ganz kurzer Überblick geboten werden.

Über die Verbreitung der Geschlechtskrankheiten hat man sich mangels geeigneter Statistiken selten eine richtige Vorstellung machen können. Nur gelegentliche Ereignisse zeigen dann halbwegs den wahren Stand der Dinge. So z. B. hatte die amerikanische Armee vor dem Weltkriege in den letzten 20 Jahren 16% Geschlechtskranker, kurz nach der Mobilmachung fand man 40%.

Hier muß eine Bemerkung über den Wert statistischer Daten betreffs der Geschlechtskrankheiten eingeflochten werden. Es ist bekannt, daß der Wert und die Brauchbarkeit einer Statistik abhängig ist von der Genauigkeit und Vollständigkeit, mit der das betreffende Material erfaßt und nach verschiedenen Gesichtspunkten beobachtet wird. Gerade bei den Geschlechtskrankheiten hat dies seine Schwierigkeiten, weil eine vollständige Erfassung bisher nicht möglich war. Viele Statistiken haben auch verhältnismäßig kleines Krankenmaterial zur Verfügung gehabt; deshalb haben die daraus gewonnenen Zahlen und Schlüsse nur relativen Wert. Als Beweis sei ein Bericht von POLLITZER „Über Verbreitung der Syphilis in Amerika für das Jahr 1921“ erwähnt, der eine Syphilishäufigkeit von 173‰ für das genannte Jahr erwähnt, während im Jahre 1916 132‰ angegeben wird. Ohne nähere Erwähnung der Begleitumstände könnte man annehmen, daß im Jahre 1921 eine starke Vermehrung der Syphilis stattgefunden hätte. Doch ist das gerade Gegenteil der Fall. Wie erwähnt wird, sind die Zahlen für das Jahr 1921 deshalb größer, weil infolge erweiterter Propaganda mehr Kranken erfaßt und den Ärzten zugeführt wurden.

Ähnlich zu werten ist beispielsweise die amtliche Statistik Preußens über die Geschlechtskrankheiten und Todesfälle. Aus den med. stat. Nachricht. Bd. 11, H. 3—4. 1923, ist zu entnehmen, daß im dritten Vierteljahre 1923 bei 110 150 Todesfällen 365 auf Geschlechtskrankheiten zurückzuführen sind. Im vierten Vierteljahre desselben Jahres sind 388 Fälle von Tod durch Geschlechtskrankheiten bei 127537 Todesfälle verzeichnet. Diese Zahlen geben nur ein flüchtiges Bild der wahren Verhältnisse. Es braucht nicht erst genau erklärt zu werden, daß die Meldungen der Todesursachen insbesondere auf dem flachen Lande in bezug auf die Geschlechtskrankheiten nicht den Anforderungen der Wissenschaft entsprechen kann. Es sind sicherlich viele interne Erkrankungen, die in einer früher erworbenen Syphilis die Ursache haben, nicht in die Rubrik der Geschlechtskrankheiten aufgenommen worden.

Einen Begriff von der Verbreitung der Geschlechtskrankheiten in den einzelnen Ländern erhalten wir, wenn wir die Zahlen der einzelnen Länder miteinander vergleichen.

Ausgesucht wurde eine Zusammenstellung, die sich auf die Armeen der betreffenden Länder bezieht (vgl. HAUSTEIN in diesem Bande).

Es erkrankten in Promille-Kopfstärke in

		Tripper	Schanker	Syphilis
Preußen	1904/09	12,4	2,3	4,5
Bayern	1904/09	10,9	1,2	3,3
Österreich-Ungarn	1905/09	29,1	10,0	17,3
Frankreich	1905/09	18,1	2,2	6,4
Spanien	1905/09	28,5	30,4	11,6
Rußland	1905/09	29,3	11,2	16,3
Rumänien	1903/07	20,4	9,6	37,8
Amerika	1905/09	116,0	29,0	26,5

DEWAR schätzt für Schottland die Zahl der Syphilitiker mit 100 000—150 000, Tripperkranke gibt es 2000—5000 mehr. Der jährliche Zuwachs an Geschlechtskranken beträgt 35 000—40 000.

In Christiania (OSLO) wurden auf Grund der obligatorischen anonymen Meldepflicht folgende Zahlen bezüglich Geschlechtskranker festgestellt (vgl. HAUSTEIN):

Tabelle 1.

Jahr	Zahl der Geschlechts-kranken	Darunter		Bevölkerung	Krank in % der Bevölkerung
		Männer	Weiber		
1895	2793	2413	380	182 586	1,52
1897	3430	2953	477	203 337	1,69
1898	3692	3148	544	221 255	1,67
1900	3297	2863	434	228 929	1,44
1902	2802	2382	420	225 677	1,24

Über die Verbreitung der Geschlechtskrankheiten in einigen Armeen und Flotten der Vorkriegszeit gibt uns eine Zusammenstellung ROSTS Aufklärung, die bei HAUSTEIN nachzulesen ist.

Aus dieser Tabelle ist auch die Wirkung der Prophylaxe zu ersehen, die ungefähr um 1900 herum in der deutschen Marine eingeführt wurde. Schon nach wenigen Jahren ihrer Wirksamkeit war die Zahl der Geschlechtskranken auf die Hälfte gesunken. Selbstverständlich können solche Erfolge nur bei obligatorischer Prophylaxe erzielt werden, wie sie bei der Zivilbevölkerung wohl schwerlich durchgeführt werden kann.

Die Verbreitung der Geschlechtskrankheiten im Kriege geht aus einem Vergleich der Zahlen aus den Jahren 1913 und 1915 hervor (R. O. STEIN).

	1913 (7331 Fälle)	1915 (5275 Fälle)
14jährige	0,01%	0,07%
15 ,,	0,09 ,,	0,37 ,,
16 ,,	0,34 ,,	1,36 ,,
17 ,,	1,16 ,,	4,4 ,,
18 ,,	2,6 ,,	5,4 ,,
19 ,,	3,8 ,,	4,— ,,
14—19jährige	19,—%	15,6%
20—22 ,,	19,5 ,,	17,2 ,,
23—25 ,,	21,5 ,,	18,8 ,,
26—30 ,,	24,4 ,,	21,3 ,,
31—40 ,,	20,0 ,,	18,6 ,,
41—50 ,,	5,1 ,,	6,3 ,,
über 50 Jahre	1,4 ,,	2,2 ,,

Zu dieser absoluten Vermehrung der Geschlechtskranken gesellt sich auch eine Vermehrung der Geschlechtskrankheiten unter den Verheirateten. Nach BLUMENFELD waren 41% der geschlechtskranken Männer verheiratet. Die Zahl der geschlechtskranken Ehefrauen stieg nach FINGER von 4 auf 11%.

Die Durchseuchung der Bevölkerung in *Tunis* ist je nach der Rasse verschieden (BUSACCA); die Araber leiden zu 50—80% an Syphilis, die einheimischen Juden zu 20 bis 60%, die Europäer zu 20—50%.

Seit 1921 wird der Bekämpfung der Geschlechtskrankheiten auf *Madagaskar* besondere Aufmerksamkeit zuteil. Es sind von $3^1/_2$ Millionen Einwohnern alljährlich ungefähr 100 000, die geschlechtskrank zum Arzte kommen, und 1920 waren 43,4% der unehelich Geborenen syphilitisch. Es bestehen 73 Dispensarien, die im letzten Jahre 292 629 Beratungen erteilt haben.

In einem Aufsatz über die Gefahren der Geschlechtskrankheiten in Indochina (CHOPPIN) wird mitgeteilt, daß bei den Truppen in Annam-Tonkin durchschnittlich 75% geschlechtskrank seien. Die Verbreitung der Syphilis ist dort so groß, daß jeder Europäer, der sich dort länger aufgehalten hat, syphilisverdächtig erscheinen müsse.

Unter den Negern der Vereinigten Staaten Nordamerikas ist die Syphilis stark verbreitet. Insbesondere in großen Städten ist dadurch ein hygienisch unhaltbarer Zustand geschaffen. Man bemühte sich, die schwangeren Frauen zur Untersuchung und Behandlung im Krankenhause oder Poliklinik zu veranlassen. Nach einem Berichte JOHN GEBHARTS[1]) gelang es, in New York 94% der schwarzen Frauen zur Untersuchung zu bekommen. Über die Hälfte von ihnen stand wenigstens 3 Monate vor der Entbindung in Behandlung. Von diesen behandelten Frauen starben nur 4,6‰, während von den nicht vorbehandelten 10,6‰ starben. Von den Kindern der erstgenannten Frauen starben 20,6‰ und von denen der letztgenannten Gruppe 49,8‰ im ersten Lebensmonat. Diese Untersuchungen bestätigen nur wie viele andere die Wichtigkeit der Behandlung syphilitischer Schwangerer. Die Häufigkeit der Syphilis in Amerika geht daraus hervor, daß im Jahre 1919 jeder 12. Todesfall eine Folge von Syphilis, Tabes oder Paralyse war. Insgesamt waren solcher Todesfälle 13 861 (BALDWIN). LYNCH (zit. bei BALDWIN) fand bei 1190 chronischen Erkrankten der oberen Schichten 3,4% mit positiver Wa.R.

Gelegentlich der Mobilisierung in Amerika wurden in der sog. „zweiten Million" 967 486 Mann einberufen. Von denen waren 54 843 = 5,6% geschlechtskrank. Diese Zahl ergibt einen ziemlich verläßlichen Hinweis auf die Durchseuchung der Bevölkerung mit Geschlechtskrankheiten. Durch die beiden Jahre 1917 und 1918 waren ungefähr 3 500 000 Mann unter Waffen.

Auf die Verbreitung der Geschlechtskrankheiten unter den Mittelschülern wurde man durch mehrere Untersuchungen aufmerksam. Aus einer retrospektiven Statistik HECHTS, die durch Befragung von Hochschulstudenten entstand und sich auf 3709 Mittelschüler aus Böhmen (1906) erstreckte, ging hervor, daß 7,9% geschlechtskrank waren, bevor sie die Mittelschule verließen. Von 1843, die in großen Städten ihre Mittelschulstudien vollendeten, erwiesen sich 142 = 7,7% krank, von 1866 Provinzstudenten waren es 8,1% (= 153). Zusammenstellungen aus anderen Städten und Ländern bestätigten die Richtigkeit dieser Zahlen:

Nach einer Enquete des akademischen Vereins für Sexualhygiene erkrankten ungefähr in derselben Zeit 10% der Wiener Mittelschüler. Nach BLUMENFELD beträgt die entsprechende Zahl für Lemberg 12%, an den damaligen Kadettenschulen waren $12\frac{1}{2}$% Geschlechtskranke. Von den Hochschülern steckten sich damals in Breslau (NEISSER) jährlich 16%, Lemberg (BLUMENFELD) 22%, Wien 20%, Dorpat (STRÖHMBERG) 24%, Berlin (BLASCHKO) 25% an.

Das war vor dem Kriege. Über die derzeitigen Verhältnisse gibt es keine genaue Untersuchung. Wenn wir aber bedenken, daß die Zahl der jugendlichen Geschlechtskranken, besonders unter den Schulkindern und kaum der Schule entwachsenen Kindern ständig zunimmt, wie die Erfahrung des Krieges und der Nachkriegszeit gezeigt hat, ist der Schluß zulässig, daß die genannten Zahlen betreffs der Mittelschüler auch schwerlich eine Verminderung erfahren haben. Sicher ist, daß der Geschlechtsverkehr unter den Jugendlichen in allen Ländern und allen Kreisen zugenommen hat, infolgedessen auch die Gefahr einer Ansteckung.

Die soziale Lage ist von großem Einfluß auf die Geschlechtskrankheiten. Dort, wo eine homogene Bevölkerung vorherrscht, ist die Verbreitung nicht so groß wie in den Städten, in denen die verschiedensten sozialen Elemente ständig miteinander in Berührung sind. Es besteht jetzt noch keine genaue Statistik, die die Verbreitung der Geschlechtskrankheiten in den einzelnen Ständen genau wiedergibt. Ein annäherndes Bild gibt vielleicht die Statistik, die im Februar 1921 in der tschechoslovakischen Republik durchgeführt wurde. (Siehe Tabelle 2).

Je stärker die Beteiligung der Frauen an der Industrie ist, desto häufiger sind sie der Gefahr einer Ansteckung ausgesetzt. Insbesondere wirken die niedrigen Löhne, die schlechten Wohnungsverhältnisse und die häufige Arbeitslosigkeit in dieser Hinsicht ungünstig ein; dieselben Ursachen gelten auch für die Ausbreitung der Prostitution unter den industriellen Arbeiterinnen. Der Verlauf der Geschlechtskrankheiten ist in gewissem Grade von der sozialen Lage des Kranken abhängig. Wenn auch derzeit die Behandlung der Geschlechtskrankheiten durch die Kassen übernommen wurde, so kann doch als sicher angesehen werden, daß die bemittelten Kreise und die seßhaften Berufe eher eine gründliche Behandlung zu Ende führen können als Gelegenheitsarbeiter und solche,

---

1) GEBHART: Syphilis als ein pränatales Problem. Journ. of soc. hyg. Vol. 10, Nr. 4. 1924.

Tabelle 2. Infektion mit Geschlechtskrankheiten nach der Beschäftigung auf ein Jahr und 100 000 Einwohner.

Beschäftigung	Böhmen	Mähren und Schlesien	Slowakei	Karp. Rußland	Č.S.R.
Landwirtschaft 1, 2, 3, 4					
Männer	145	150	46	1 530	113
Frauen	41	39	19	170	43
zusammen	88	87	33	585	72
Forstwirtschaft 5, 6, 7, 8, 9					
Männer	316	147	83	—	156
Frauen	95	30	62	48	67
zusammen	203	82	71	22	120
Bergbau 10					
Männer	905	340	88	—	635
Frauen	200	68	—	—	138
zusammen	508	218	47	—	408
Hüttenwesen 11					
Männer	1 385	128	530	—	520
Frauen	350	38	—	1 960	152
zusammen	920	89	348	940	354
Metallbearbeitung 12, 13					
Männer	832	363	278	974	607
Frauen	139	39	38	110	90
zusammen	554	235	180	585	400
Maschinenindustrie 14					
Männer	575	445	535	1 076	543
Frauen	92	75	44	—	79
zusammen	386	298	320	596	357
Steinindustrie 15					
Männer	112	78	38	—	97
Frauen	27	14	—	—	21
zusammen	76	48	20	—	60
Holzindustrie 19					
Männer	605	303	390	435	486
Frauen	142	72	43	—	102
zusammen	407	220	236	235	330
Textilindustrie 22, 23					
Männer	48	33	100	990	49
Frauen	17	42	34	—	24
zusammen	29	39	59	305	33
Bekleidungsindustrie 25					
Männer	367	246	260	95	300
Frauen	243	122	75	49	204
zusammen	320	198	163	74	252
Nahrungsm.-Industr. 27, 28					
Männer	748	570	285	240	600
Frauen	63	102	66	—	73
zusammen	400	220	174	119	345

Beschäftigung	Böhmen	Mähren und Schlesien	Slowakei	Karp. Rußland	Č.S.R.
Bauindustrie 29					
Männer	307	248	270	527	283
Frauen	47	56	22	—	46
zusammen	197	154	156	277	179
Übrige Industrie 16, 17, 18, 20, 21, 24, 26, 30					
Männer	1 001	1 000	490	825	950
Frauen	143	118	28	510	130
zusammen	585	572	260	670	546
Handel 31, 32, 34, 36					
Männer	2 260	1 576	922	422	1 770
Frauen	354	233	142	30	280
zusammen	1 216	843	540	218	970
Gastgewerbe 35					
Männer	1 650	1 260	560	860	1 365
Frauen	609	330	465	428	867
zusammen	1 005	708	504	625	875
Geldwesen 37					
Männer	12 700	13 800	18 700	20 000	13 650
Frauen	3 980	3 185	2 400	5 200	3 650
zusammen	8 585	8 550	10 300	12 000	8 740
Eisenbahnen 39					
Männer	714	496	675	560	648
Frauen	142	96	30	80	107
zusammen	440	302	380	337	383
Übriger Verkehr 38, 40, 41					
Männer	1 700	980	1 010	490	1 430
Frauen	212	131	147	—	185
zusammen	989	560	604	254	820
Staats- und öffentlicher Dienst 42					
Männer	242	35	250	131	195
Frauen	46	33	—	—	34
zusammen	144	34	124	70	114
Schulwesen u. Erziehung 43					
Männer	620	760	437	425	600
Frauen	270	304	165	258	265
zusammen	418	485	340	338	425
Kirchendienst 44					
Männer	388	193	134	—	225
Frauen	103	—	—	—	36
zusammen	244	90	59	—	125
Wach- u. Gend.-Dienst 45					
Männer	1 440	1 535	2 200	1 975	2 000
Frauen	359	51	410	1 235	300
zusammen	965	905	1 620	1 770	1 212

Beschäftigung	Böhmen	Mähren und Schlesien	Slowakei	Karp. Rußland	ČSR
Gesundheitswesen, Rechtswesen und freie Berufe 46, 47, 48					
Männer	3 260	1 830	1 600	1 340	2 600
Frauen	540	219	234	179	405
zusammen	1 630	810	800	696	1 280
Militär 49, 50					
Männer	8 600	7 550	9 970	10 600	8 630
Frauen	62	1 060	880	2 340	1 000
zusammen	1 740	6 470	9 400	10 025	8 070
Selbständig geleistete häusliche Arbeit 51					
Männer	990	5 720	352	2 860	950
Frauen	1 218	199	1 450	4 000	1 280
zusammen	1 170	1 130	1 180	3 700	1 230
Stellenloses Dienstpersonal 52					
Männer	4 120	5 900	4 075	—	4 350
Frauen	975	592	—	—	700
zusammen	1 320	1 080	550	—	1 080
Berufslose Personen 53					
Männer	1 310	660	683	437	970
Frauen	1 000	343	422	767	756
zusammen	1 080	425	485	672	820
Studenten 57					
Männer	3 340	2 020	1 780	1 187	2 850
Frauen	510	415	233	1 310	475
zusammen	2 600	1 815	1 380	1 220	2 250
Lohnarbeiter 58					
Männer	42 400	35 800	5 720	5 600	22 800
Frauen	21 000	16 700	2 480	3 140	10 040
zusammen	31 800	25 600	3 990	4 340	16 300

die infolge ihres Berufes häufig den Aufenthalt wechseln müssen. Es sind dies dieselben Ursachen, die auch eine erhöhte Ansteckungsgefahr zur Folge haben.

Auf die Verbreitung der Geschlechtskrankheiten unter den Verbrechern wurde verhältnismäßig selten hingewiesen, obwohl doch gerade unter den Verbrechern durch ihre ständige Berührung mit der Prostitution eine starke Durchseuchung vorhanden ist. H. Fischer berichtet, daß im Breslauer Untersuchungsgefängnis 1921 jeder neunte Gefangene sicher und jeder sechste wahrscheinlich syphilitisch war. Im Königsberger Gerichtsgefängnis waren 20,5% der Untersuchten syphilitisch. Es ist deshalb wichtig, die Untersuchung und Behandlung der Verhafteten durch Fachärzte vornehmen zu lassen, insbesondere aber vor der Entlassung eine genaue Feststellung des Gesundheitszustandes vorzunehmen, um den Betreffenden Verhaltungsmaßregeln für die Zukunft zu geben. Es wäre bei guter Organisation zu empfehlen, solche entlassene Geschlechtskranke an eine Beratungs- oder Fürsorgestelle zur ständigen Beaufsichtigung zu überweisen.

1920 berichtet H. Fischer über Untersuchungen der meisten Gefängnisse Deutschlands und kommt zu dem Schlusse, daß in ganz Deutschland ungefähr 145 000 Gefangene syphiliskrank sind. Für Preußen schätzt er die Zahl auf 80 000 und für Bayern auf 16 500.

Da bloß etwa 24 000 behandelt wurden, bleiben für ganz Deutschland jährlich ungefähr 120 000 syphiliskranke Gefangene ohne Behandlung.

Bezüglich der Gonorrhöe können genaue Zahlen nicht erbracht werden, weil getrennte Angaben für die einzelnen Geschlechtskrankheiten nicht vorlagen. Dort, wo Mitteilungen über Gonorrhöe ausgewiesen wurden, sind die betreffenden Zahlen so klein, daß sie nicht den Tatsachen entsprechen können. So z. B. hatten im Jahre 1924 53 preußische Gefängnisse einen Durchgang von insgesamt 126 257 Gefangene. Wegen Gonorrhöe wurden 1029 behandelt. Das bedeutet, daß jeder 105. (nur 0,8% der betreffenden Gefangenen) gonorrhöekrank war. Diese Zahl erscheint auch FISCHER unzuverläßlich.

Untersuchungen über Verbreitung der Syphilis bei den Insassen des Königsberger Gerichtsgefängnisses haben HILGERS und GORONCY angestellt. Von 1000 Neuaufnahmen und Durchgängen waren 20,5% syphilitisch, bei 4% konnte dies nur durch die Seroreaktion festgestellt werden.

Über die Verhältnisse in den italienischen Gefängnissen berichtet PELLEGRINI und über Gefängnisse in Amerika PARKER.

Ein Bild über die Geschlechtskrankheiten unter den Gefangenen gibt die Arbeit von GALEWSKI (Dresden). Aus dem Material geht hervor, daß unter 26 421 Gefangenen der großen Gefangenenanstalten 1176 Gefangene geschlechtskrank waren und von 13 196 der Amtsgerichtsgefängnisse 250; insgesamt also unter 39 587 Gefangenen 1782. Demnach wäre in Sachsen jeder 28. Gefangene geschlechtskrank und fast jeder 56. syphilitisch. Diese Zahlen können nicht als absolut verläßlich angesehen werden, sondern sind Mindestzahlen. Die Behandlung dieser Kranken läßt viel zu wünschen übrig, da derselben viel zu wenig Aufmerksamkeit gewidmet wird. Es ist im Interesse der Bekämpfung der Geschlechtskrankheiten verständlich, wenn verlangt wird, daß die Zeit, die diese Geschlechtskranken im Gefängnisse zubringen, zu deren intensiver Behandlung ausgenützt wird.

Das Maximum an Verbreitung dürften die Geschlechtskrankheiten unmittelbar nach dem Kriege erreicht haben. Die außergewöhnlichen Verhältnisse eines Krieges, der sich in drei Weltteilen abspielte und fast alle europäischen Völker in seinen Bereich zog, machen es erklärlich, daß Millionen und Millionen neuer Infektionen stattfanden. Aber auch schon vor dem Kriege standen die Geschlechtskrankheiten, was ihre Häufigkeit anbetrifft, an zweiter Stelle nach der Tuberkulose. Geht man den Wurzeln dieser Erscheinung nach, so wird man deren viele finden. Es ist vielfach auch unter den Ärzten üblich, in der Prostitution die Hauptursache für die Verbreitung der Geschlechtskrankheiten zu finden. Das wäre nur dann in Geltung, wenn der Nachweis erbracht würde, daß sie die Mehrzahl der Infektionen verschulde. Man kann aber ruhig annehmen, daß in gleichem Maße, als die Zahl der Bordelle in Europa von selbst ohne besondere behördliche Maßnahmen abnahm, wie an anderer Stelle gezeigt wird, auch zu gleicher Zeit die Bevorzugung der Prostituierten im außerehelichen Geschlechtsverkehr zurückging. Das mag einesteils mit der geänderten Geschmacksrichtung zusammenhängen, andererseits aber mit der Tatsache, daß immer mehr Frauen in das Erwerbsleben eintreten und damit für sich eine gewisse Freiheit erhalten, die sich vor allem in freieren Geschlechtsbeziehungen äußert. Diese Geschlechtsbeziehungen sind nur sehr selten dauernd, und so kommt es zu einem mehr minder regen Wechsel der Liebespartner.

In dieser Promiskuität sieht FINGER mit vielen anderen die Hauptursache der ungeheueren Verbreitung der Geschlechtskrankheiten und tritt für Bekämpfung dieser Erscheinung ein, ja STERN geht sogar so weit, sie geradezu als unstatthaft zu erklären. Die Autoren, die dergestalt ein Übel mit Zwangsmaßnahmen bekämpfen wollen, das seinen Ursprung in den sozialen Verhältnissen hat, sind kurzsichtig und vergessen, daß der Kampf gegen die Promiskuität ebenso erfolglos sein muß wie der Jahrtausende alte Kampf gegen die Prostitution, wenn es nicht gelingt, die Wurzeln der Promiskuität zu erkennen und die Maßnahmen danach einzurichten. Die Promiskuität ist eine alte Erscheinung im Leben der Völker, die häufig mit dem physiologischen Bedürfnis nach Abwechslung begründet wird. Andererseits werden die Form der Ehe und ihre schwere Lösbarkeit, die dadurch hervorgerufene doppelte Moral und der meist vorhandene Frauenüberschuß zu den Ursachen der Promiskuität zu rechnen sein. Letzterer scheint als eine der Ursachen für die Promiskuität recht plausibel zu sein. Stellen wir uns nur die Nachkriegsverhältnisse für Europa vor. Vor dem Kriege hatte Europa 460 Millionen Einwohner, unter denen $9^1/_2$ Millionen Frauen mehr lebten als Männer. Inzwischen hat sich die Zahl der Bevölkerung auf 475 Millionen erhöht, von denen ungefähr 250 Millionen Frauen und 225 Millionen Männer sind. Es kamen also vor dem Kriege auf 1000 Männer ungefähr 1111 Frauen. Dieser Frauenüberschuß verteilte sich auf die einzelnen Länder verschieden. So z. B. entfielen in Rußland vor dem Kriege auf 1000 Männer 1042 Frauen, heute 1229, in Deutschland vor dem Kriege 1026 Frauen, heute 1100 Frauen, in Österreich vor dem Kriege 1047, heute 1069, in Jugoslawien vor dem Kriege 945, heute 1042, in Rumänien vor dem Kriege 979, heute 985, in Griechenland 980 : 1013, in Großbritannien 1067 : 1093, Schweiz 1011 : 1073, während in Holland das Verhältnis der Frauen von 1020 auf 1010 fiel. In Belgien blieb das Verhältnis ungefähr gleich mit 1017 [1]).

Dieser Frauenüberschuß (vgl. HAUSTEIN) macht es nun verständlich, daß nicht jede Frau die Befriedigung sexueller Wünsche in der Ehe erhält. Dazu kommt noch, daß die wirtschaftlichen Verhältnisse nach dem Kriege durch schlechte Entlohnung der Männer so weit gediehen sind, daß selbst geschlechtsreife Männer beim besten Willen keine Familie gründen können, weil sie nicht imstande wären, sie zu ernähren. Die freiere Auffassung, die durch den Krieg und nach dem Kriege überall Platz gegriffen hat und den außerehelichen Geschlechtsverkehr auch in Kreisen einbürgerte, die vor dem Kriege nichts davon wissen wollten, hat die Zahl der den Geschlechtsverkehr begehrenden Frauen sehr stark erhöht. Diese Überzahl drückt sich in dem Wettlauf um die Männergunst charakteristisch aus. Infolgedessen haben es die Männer heute leichter denn je, nicht nur außereheliche Beziehungen zu Nichtprostituierten zu pflegen, sondern auch die Beziehungen abwechslungsreich zu gestalten. Derzeit von einer Bekämpfung der Promiskuität zu sprechen, ist ein Zeichen von Weltfremdheit. Ohne gründliche Änderung der sozialen Verhältnisse und Struktur der Gesellschaft ist an eine Änderung dieser Sachlage nicht zu denken.

Eine weitere Ursache für die Verbreitung der Geschlechtskrankheiten ist darin zu erblicken, daß viele ihre Behandlung vorzeitig abbrechen. Meistens geschieht dies nach dem Schwinden der akuten Symptome; ohne Zwangsmaßregeln sind viele dieser Kranken sehr schwer zu überzeugen, daß sie noch weiterhin in Behandlung bleiben müssen. Es ist klar, daß ein derartiges Verhalten alle Bemühungen zur Bekämpfung der Geschlechtskrankheiten durch Heilung der Infektionsherde illusorisch macht. Aber auch vom persönlichen Standpunkte aus ist eine derartige Vernachlässigung der Behandlung zu verurteilen, denn schließlich kommt es ja bei dem betreffenden Kranken bald zu einem Rezidiv, welches ihn an seiner Arbeitskraft schädigt. Die Behandlung einer derartig vernachlässigten Erkrankung dauert dann oft sehr lange und ist unbedingt mit einer Einbuße an Arbeitszeit verknüpft. Schließlich wird auch durch die Vernachlässigung der Behandlung das Eintreten der Folgekrankheiten, insbesondere der nachsyphilitischen Erkrankungen bedeutend gefördert, so daß dann der nachlässige Kranke dauernden Schaden an seiner Gesundheit nehmen kann. An 1433 Kranken aus den Jahren 1908—1912 hat CAESAR festgestellt, daß 89% durchaus ungenügend behandelt waren, und nur 11% sich einigermaßen hinreichend behandeln ließen. Zu einem ähnlichen Resultat

[1]) Es ist sehr lehrreich, sich vor Augen zu führen, daß nach den Kriegen Karls VII. (1700—1718) in Schweden auf 1000 Männer 1250 Frauen kamen. Auch nach den Kriegen Napoleons I. überwogen die Frauen mit 1059 auf 1000 Männer die Normalzahl.

gelangte man in *Liverpool*, wo festgestellt wurde, daß 60% der Geschlechtskranken die Behandlung zu früh abbrechen (HOPE).

Die Bedeutung der Behandlung zeigen auch in gewissem Sinne die Mitteilungen von CHENG MINGCHEN, die sich auf 3000 Frauen beziehen, die im Berliner Prostituiertenkrankenhause mindestens 10 Jahre hindurch beobachtet wurden. Auffällig groß ist die Zahl derjenigen, die tertiäre Erscheinungen darboten (43,4%), wobei zwischen den Unbehandelten (49,2%) und den Behandelten (41,5%) nur ein kleiner Unterschied war. Deutlich tritt dagegen die gute Wirkung des Salvarsans in Erscheinung. Die salvarsanbehandelten Fälle hatten 23,4% tertiäre Syphilis, gegenüber 51% der bloß mit Quecksilber behandelten. Tabes dorsalis hatten von den unbehandelten Fällen 14%, von den mit Quecksilber behandelten 5,8%, von den mit Salvarsan behandelten 5%.

Die meisten Syphilitiker lassen sich also ungenügend behandeln.

Die durchaus ungenügende Behandlung der meisten Geschlechtskranken geht aus der MATTAUSCHEKschen Statistik (vgl. HAUSTEIN, in diesem Bande) hervor, die zeigt, daß die energisch und wiederholt behandelten Fälle weniger an den Folgeerscheinungen ihrer syphilitischen Infektion zu leiden haben als die unbehandelten.

Tabelle 3.

	Keine Kur	%	Nur eine Hg-Kur	%	Wiederholt energisch behandelt	%
Gesund	48	—	56	—	711	—
Paralysis progressiva	25	25	31	23,14	30	3,23
Tabes	11	11,0	16	11,9	25	2,7
Lues cerebrospinalis	3	3,0	21	15,7	71	7,7
Psychosen	2	—	2	—	15	—
Todesfälle	11	—	8	—	—	102

In ähnlichem Sinne kann eine Statistik der Tabes, die von PINKUS herrührt, verwendet werden. Von 3000 alten Luesfällen bekamen 135 = 4,4% Tabes. Davon waren 900 unbehandelt. Auf diese Gruppe entfielen 72 = 8% Fälle. Bloß mit Quecksilber waren 1700, auf die 55 = 2,6% Tabes entfielen. Neben Quecksilber bekamen 400 auch Salvarsan, davon hatten 8 = 1,9% später Tabes. Wir ersehen daraus nicht nur die Wichtigkeit guter Behandlung, sondern den günstigen Einfluß der Salvarsantherapie auf den Verlauf der Syphilis entgegen den jetzt häufig gebrachten Mitteilungen, daß sich die metasyphilitischen Erkrankungen als Folge der Salvarsanbehandlung vermehrt hätten.

Wenn auch diese Frage mit dem in Behandlung Stehenden nicht direkt zusammenhängt, so seien doch einige Worte dazu gestattet. *Das Zustandekommen der metasyphilitischen Erkrankungen hängt von einer ganzen Menge von Faktoren ab, deren einer sicherlich auch die Behandlung ist.* Man darf aber nicht vergessen, daß nicht minder wichtig die persönliche Konstitution ist, ferner die Lebensweise, insbesondere der Alkoholgenuß, ferner auch der Beruf, da ja bekanntlich geistige Arbeiter leichter zu Erkrankungen des zentralen Nervensystems neigen als Handarbeiter. Schließlich darf man auch die seelischen Zustände nicht außer acht lassen. Es erscheint wahrscheinlicher, daß die Vermehrung der metasyphilitischen Erkrankungen einesteils zurückzuführen ist auf die bessere Diagnosenstellung gegenüber der Vorkriegszeit, andererseits aber auf die durch die Aufregungen der Kriegszeit erschütterten Nerven aller Europäer. Wer die sicherlich konstatierte Vermehrung der metasyphilitischen

Erkrankungen nach dem Kriege der Salvarsanbehandlung zur Last legen wollte, der müßte den Beweis doch noch ganz anders führen als dies durch das post hoc, ergo propter hoc geschehen könnte.

Einer der wichtigsten Gründe für die Ausbreitung und leichte Übertragbarkeit sowie erschwerte Bekämpfung der Geschlechtskrankheiten ist die oft schwere Heilbarkeit der Gonorrhöe. Bekannt in dieser Beziehung ist die Gonorrhöe bei Frauen, besonders, wenn dieselbe die Unterleibsorgane ergriffen hat. Es gibt genug Gynäkologen, die in einem solchen Falle an der Heilbarkeit zweifeln und sich damit begnügen, nach Möglichkeit die Infektiosität zu verringern. In den betreffenden Kapiteln über die Gonorrhöe der Frau dürfte darüber ja auch zur Genüge zu lesen sein.

Nicht ganz so, aber ähnlich, verhält es sich bei der komplizierten Gonorrhöe der Männer. Auch hier gibt es zur Genüge Fachärzte, die eine vollständige Heilung einer komplizierten Gonorrhöe der Männer ausschließen. Es sei in dieser Beziehung an die Debatte in der Hamburger dermatologischen Gesellschaft erinnert, bei welcher eine große Anzahl von erfahrenen Fachärzten an einer exakten Ausheilung Zweifel aussprachen. Ein Niederschlag dieser Zweifel ist auch in den sehr detaillierten und ängstlich ausgearbeiteten Vorschlägen für die Erteilung eines Gesundheitszeugnisses für Ehekandidaten zu erblicken. Die Provokationen, die nötigen Kontrollen nehmen nicht nur die Zeit von mehreren Tagen in Anspruch, sondern stellen auch in materieller Beziehung hohe Anforderungen an die betreffenden Kranken.

Sehr vorsichtig bezüglich des Trippers drückt sich auch Hélouin aus. Die Auffassung, daß ein Tripper leicht ausgeheilt und seine Heilung verhältnismäßig leicht kontrolliert werden könnte, scheint ihm zu optimistisch. Selbst genaue Durchführung der Provokation und häufige Kontrolle schützt nicht davor, daß die Gonokokken zwar von der Oberfläche der Harnröhre verschwinden und eventuell durch andere Bakterien überwuchert werden, sich dagegen in der Tiefe der Schleimhaut und der Drüsen erhalten. Es hängt ganz von dem Zufall ab, wann eine solche latente Gonorrhöe zum Durchbruch kommt oder aber infolge Verschlechterung der Wachstumsbedingungen eingeht. Schließlich ist auch die Ansicht nicht von der Hand zu weisen, daß der Gonokokkus uns noch unbekannte Formen annehmen und auf diese Weise längere Zeit verborgen bleiben kann.

Bezüglich der Syphilis macht Bory darauf aufmerksam, daß mit dem Sperma Spirochäten in das Cavum uteri direkt, ohne daß man es feststellen kann, eindringen und bis zum Peritoneum gelangen können; dadurch wird keine oder nur eine sehr abgeschwächte Infektion oder eine echte Immunisierung im Sinne Pasteurs erzeugt. So stellt er sich die Entstehung von konzeptioneller Syphilis bei negativer Wa.R. vor.

Eine Ergänzung zu dieser Annahme bilden Beobachtungen von Bizart und Jolivet, wonach bei alten Prostituierten, die nie floride Erscheinungen von Syphilis gehabt haben, selten eine vollkommen negative und nur ausnahmsweise eine stark positive Wa.R. zu finden wäre. Die Genannten nehmen eine „Halbinfektion" (Sabouraud) an. Auch bei Frauen alter Luetiker wird häufig mittelstarke, positive Wa.R. ohne klinische Symptome gefunden. Es könnte hier die Vermutung ausgesprochen werden, daß vielleicht ein längeres Zusammenleben mit einem Luetiker ausreiche, eine solche schwache Reaktion zu erzielen.

Diesen Anschauungen schließt sich P. Aliamet an. Es sei nicht unwahrscheilich, daß Frauen in ihren inneren Geschlechtsorganen virulente Spirochäten haben können, ohne selbst von ihnen infiziert zu werden. Dieses bloße Vorhandensein wäre die Ursache der oben erwähnten Halbinfektionen.

Nicht minder kompliziert und bisher ungelöst ist auch die Frage der Ausheilung bei Syphilis. Wir haben nach dem derzeitigen Stande der Wissenschaft eigentlich nur zwei Möglichkeiten, die Ausheilung der Syphilis festzustellen. Das ist 1. eine zweite Infektion, wobei wir in Betracht ziehen müssen, daß hierbei noch immer an eine Superinfektion bei noch bestehender erster gedacht werden könnte und schließlich kommt dann 2. als Beweis der Verkehr mit einem gesunden Partner ohne dessen Ansteckung und die Zeugung gesunder Kinder in Betracht. Man sieht also, daß es sich hier um für die Praxis kaum durchzuführende Forderungen handelt. Inwiefern somatische Symptomlosigkeit und negative Seroreaktion für die Feststellung der Heilung bei Syphilisinfektion in Frage kommen, ist ebenfalls noch nicht einwandfrei anerkannt. Es sei hier nur daran erinnert, daß selbst bei sicher festgestellter Erkrankung auch ohne Behandlung Ausheilung eintreten kann. Es sei an den Fall von SEHRBER erinnert, der bei einem Kranken mit Primäraffekt eine Excision vornahm, die nachweislich krankes Gewebe zurückließ. Trotzdem keine Behandlung vorgenommen wurde, blieb der Betreffende jahrelang hindurch bei sorgfältiger Nachuntersuchung gesund. Andererseits können trotz intensiver Behandlung und langer Beobachtung nach Jahrzehnten vollkommenen Wohlbefindens ansteckende Sekundärsymptome auftreten.

Eine besondere Rolle bei der Verbreitung der Geschlechtskrankheiten spielen die extragenitalen Infektionen. Je häufiger diese bei Syphilis vorkommen, eine desto größere Durchseuchung der Bevölkerung kann daraus geschlossen werden. In Mittel- und Westeuropa ist ungefähr 10% aller Syphiliskranken extragenital erkrankt. Es liegt nicht im Rahmen dieses Aufsatzes, über Lokalisation dieser extragenitalen Infektionen Genaueres zu sagen. Es soll nur angedeutet werden, daß die Lippen und Mundhöhlenschleimhaut am häufigsten befallen sind. Viele extragenitalen Sklerosen kommen an den Händen vor bei Berufsinfektionen von Ärzten und Hebammen, die sich an syphilitischen Frauen infizieren. Ebenso hat man wenigstens früher, als noch nicht die Untersuchungen der Ammen mit Hilfe der Wa.R. durchgeführt wurden, häufig Infektionen der Ammen, die syphilitische Kinder nährten, an der Brustwarze beobachtet und umgekehrt Infektionen von Kindern durch syphilitische Ammen.

Nach FINGER ist das Verhältnis der genitalen zu den extragenitalen Infektionen im früheren Österreich:

	Genital	Extragenital
Männer	94%	6%
Weiber	86 ,,	14 ,,
In Schweden	84 ,,	10 ,,
In den Balkanländern . . .	50 ,,	50 ,,

Im Rußland der Vorkriegszeit hat es Bezirke gegeben, in denen die extragenitalen Infektionen die genitalen weitaus überstiegen, so daß dort die Syphilis ihren Charakter als Geschlechtskrankheit verloren und zu einer ansteckenden Krankheit wie viele andere geworden ist; in Wladimir wurden festgestellt 9% genitale, 91% extragenitale Infektionen, in Rjasan 26, 74, in Kursk 8, 92.

Aus *Moskau* teilt POSPENDOW Daten über die Verbreitung der Syphilis unter den Kindern mit. Von 350 untersuchten Kindern fand er bei 4% positive Wa.R. Es wurde deshalb eine obligatorische Besichtigung der Kinderasyle durch das Kommissariat für Volksgesundheit im Februar 1921 angeordnet. In 135 Moskauer Asylen wurden 6951 Kinder auf Syphilis untersucht; davon hatten 7 Kinder Primäraffekte, 79 angeborene Lues und 84 waren verdächtig, da sie verschiedene Stigmata besaßen.

Ähnlich lagen die Dinge in *Bosnien*, wo GLÜCK in einem Bezirke innerhalb 5 Jahren 3887 Syphiliskranke gesehen hat, ohne eine einzige Sklerose konstatiert zu haben. Der größte Teil dieser Infektionen ging vom Munde und Halse aus. Meist erfolgt die außergeschlechtliche Übertragung schon in den ersten Lebensjahren.

Auch im westlichen Europa kommen extragenitale Infektionen vor. Es handelt sich meist um im Haushalte übertragene oder im Berufe erworbene Geschlechtskrankheiten. Bekannt sind Übertragungen von Gonorrhöe durch

Zusammenschlafen von Müttern mit kleinen Kindern, insbesondere Mädchen. Ebenso wurde über Hausinfektionen durch gemeinsames Bad berichtet.

Übertragungen in Glasbläsereien sind wiederholt beobachtet und veröffentlicht worden. Erst kürzlich hat F. JAKOBY darüber berichtet. In einem Glasbläserbetriebe wurden nach und nach 5 Leute krank. Die wahrscheinliche Eintrittspforte war die Mundschleimhaut. Beim Ballonmachen muß die Glasbläserpfeife sehr rasch im Munde gedreht werden, wodurch starke Reize auf die Mundschleimhaut ausgeübt werden. Die Pfeife wandert von Mann zu Mann; bei Reizungen der Mundschleimhaut durch die Pfeife oder Stomatitis ist eine Übertragung leicht möglich.

Auch andere Berufsinfektionen sind in der Literatur zur Genüge bekannt. GRÜTZ berichtete über eine extragenitale Syphilisepidemie unter Holsteinischen Landarbeitern, die 24 Personen stark zur Bedienung einer Dreschmaschine verwendet wurden. Sie wohnten an verschiedenen Orten, nahmen aber die Mahlzeiten gemeinsam ein, wie es landesüblich war, aus einer größeren Schüssel und tranken auch Wasser, Milch, Kaffee aus einem großen Kruge gemeinsam Innerhalb verhältnismäßig kurzer Zeit kamen 8 Personen dieser Gruppe wegen Halsbeschwerden zur Behandlung, bei denen sämtlich Syphilis festgestellt wurde, und als man der Sache nachging, kamen noch 4 andere Personen dieser Arbeitsgruppe und 3 Familienangehörige mit syphilitischen Erscheinungen in Behandlung. Als Ausgangspunkt dieser Infektionen wurde einer der Arbeiter festgestellt, der mit einer syphilitischen Frau lebte.

Familienendemien sieht man verhältnismäßig selten in kultivierten Ländern, aber immerhin genügend zahlreich, um die große Gefahr der Syphilis für die Familie daraus ersehen zu können. GEBERT berichtet über eine solche Familie, deren 9 Mitglieder syphiliskrank waren. Etwas Ähnliches beobachtete WERTHER in Dresden, der auf die Gefahr der Säuglings- und Kinderpflege aufmerksam machte.

Eine ähnliche Beobachtung machte GERBER, der bei 8 Mitgliedern einer Familie Syphilis konstatieren konnte, nur ein Mitglied dieser Familie war frei davon. Eingeschleppt wurde die Syphilis durch ein krankes Enkelkind einer syphilitischen Tochter. Durch dieses Kind infizierten sich zuerst die Großeltern und von denen ihre Kinder. Bei den meisten dieser waren die ersten Anzeichen der Erkrankung im Rachen aufgetreten.

Die extragenitale Syphilis ist bei weitem häufiger als die außergeschlechtlich erworbene Gonorrhöe oder gar Ulcus molle. Die Literatur darüber ist sehr umfangreich. BULKLEY hat im Jahre 1893 über 12 000 Fälle extragenitaler Syphilis zusammengefaßt, die inzwischen eine große Bereicherung erfahren haben. Genau läßt sich selbstverständlich nur die Zahl der veröffentlichten Fälle feststellen, aber die Zahl der unveröffentlichten ist sicherlich bedeutend größer als die der veröffentlichten. Sicher ist, daß die Häufigkeit von Westen nach Osten in Europa zunimmt, d. h. je kultivierter, je aufgeklärter und reinlicher ein Volk ist, desto weniger kommen extragenitale Syphilisinfektionen vor. Am häufigsten (22,25% sind nach G. SCHERBER die Lippen Sitz der Infektion, dann (12,49% die Brust und Brustwarzen, die Mundhöhle (7,32%), Finger und Hände (5,08%). Die Zahl der extragenitalen Sklerosen, die SCHERBER in Wien beobachtet hat, macht bei den Männern 2,4% und bei den Frauen 3,6% der Gesamtzahl aus.

Eine weitere Gefahrenquelle für die extragenitale Syphilisinfektion stellen die Leichen von Syphilitikern dar.

Es ist selbstverständlich, daß fast nur Ärzte dieser Gefahr ausgesetzt sind. Mögen derartige Fälle zur großen Seltenheit gehören — E. HOFFMANN führt im ganzen sieben sichere und fünf recht wahrscheinliche Fälle von Leicheninfektion an —, so ist es doch wichtig, auch diese Gefahrenquelle zu kennen und richtig einzuschätzen. Als Ursache kommt eine postmortale Vermehrung der Spirochäten in den Leichen kongenital syphilitischer Kinder und erwachsener Personen in Betracht. Die Virulenz kann bis zu 3 Tagen andauern.

Der Möglichkeit der Verbreitung der Syphilis durch Ammen wurde seit jeher Aufmerksamkeit gewidmet. Einesteils kommt die Übertragung der Syphilis von einem kranken Kind auf die gesunde Amme in Betracht und andererseits die Übertragung der Syphilis durch eine kranke Amme auf ein gesundes Kind. Beim ersten Falle besteht Gefahr, daß das gesunde Kind der Amme infiziert wird und so dann seinerseits, da es ja meistens bei Fremden in Pflege ist, diesen und deren Familie gefährlich werden kann. Im anderen Falle besteht die Gefahr, daß der durch eine syphilitische Amme angesteckte Säugling die Krankheit auf die Familie überträgt. Einer Verhütung dieser Verbreitungsmöglichkeiten kann nur durch gründliche Untersuchung sowohl der Amme als auch des Säuglings vorgebeugt werden. Zwar bestehen schon lange in verschiedenen Ländern (Österreich, Spanien, Dänemark, Norwegen, Hamburg) diesbezüglich Strafbestimmungen, doch sind diese Gesetze teils nur einseitig, indem sie nur die Dienstgeber schützen, oder nicht vollkommen genug, um jeder Möglichkeit einer Übertragung vorzubeugen. Dies kann nur geschehen, wenn in jedem einzelnen Falle sowohl Amme als auch Säugling auf Syphilis genau untersucht und auch serologisch geprüft werden. Zu diesem Zwecke wäre es nötig, daß die Ammenvermittlung nur unter strenger ärztlicher Aufsicht durch öffentliche Institute geschehe. Der Gesundheitszustand der Amme wäre von Zeit zu Zeit nachzuprüfen und den Dienstgebern aufzutragen, jede Erkrankung sofort zu melden. Zum Schutze der Amme ist zu fordern, daß jeder, der eine Amme anzustellen wünscht, ein fachärztliches Gutachten über den Gesundheitszustand des Säuglings vorlegt. Gleichfalls muß jedes Kind einer Amme, das zu Fremden in Pflege gegeben wird, genau auf Syphilis untersucht und von Zeit zu Zeit nachkontrolliert werden. Jede Erkrankung des betreffenden Kindes haben die Pflegeeltern sofort dem Amtsarzte zu melden.

Selbstverständlich darf sich eine solche Untersuchung nicht nur auf die Anamnese und den körperlichen Zustand erstrecken, sondern es muß auch eine genaue serologische Untersuchung vorgenommen werden. Zu diesem Zwecke ist die Originalmethode weniger geeignet als die empfindlichere Aktivmethode nach HECHT. Zur Kontrolle sind selbstverständlich auch Flockungs- und Trübungsreaktion heranzuziehen. Diese Untersuchungen dürften nur in einem verläßlichen Institut vorgenommen werden.

Es ist selbstverständlich, daß syphiliskranke oder syphilisverdächtige Kinder nur von ihrer Mutter, von einer syphilitischen Amme oder künstlich genährt werden dürfen.

Nur so kann die Übertragung von Syphilis beim Stillen der Kinder aussichtsreich bekämpft werden.

Bekannt ist die Rolle, die die Findelkinder bei der Verbreitung der Syphilis auf dem Lande spielen. In früheren Zeiten, wo noch die Serodiagnostik der Syphilis nicht die Möglichkeit gab, symptomlose Kinder als syphilitisch zu diagnostizieren, war diese Gefahr nicht von der Hand zu weisen. Heute werden dagegen aus den Findelanstalten nur sicher gesunde Kinder an gesunde Frauen zur Pflege abgegeben. Gerade diese Quelle der Gefahren wäre durch Aufklärung des Volkes und durch Mitarbeit der Landärzte sehr leicht auf ein geringes Maß herabzudrücken.

In engem Zusammenhange mit der Promiskuität steht auch die Tatsache der Einschleppung von Geschlechtskrankheiten in die Ehe. Zur Zeit ist es meistens der Mann, der gelegentlich eines außerehelichen Geschlechtsverkehrs geschlechtskrank wird und dann seine Frau ansteckt, sei es nun aus Unwissenheit oder aus Nachlässigkeit. So unglaublich es klingt, es haben auch heute viele

Menschen keine richtige Vorstellung von der Übertragbarkeit der Geschlechtskrankheiten. Wenn nur die äußeren Symptome geschwunden sind, glauben sie sich gesund, brechen die Behandlung ab und können nun auf diese Weise ihre unausgeheilte Krankheit auf andere übertragen. Sicherlich häufig ist aber auch Gewissenlosigkeit und Leichtsinn Ursache für derlei Übertragungen. Bei der heutigen Erziehung fällt es vielen Männern oft schwer, für längere Zeit den Geschlechtsverkehr zu meiden. Sind noch Schmerzen oder Beschwerden vorhanden, so setzt sich ja die Enthaltsamkeit fast von selbst durch. Wenn aber der Kranke erst beschwerdefrei ist, so glaubt er nicht viel aufs Spiel zu setzen, wenn er dem Geschlechtsverkehr nachgeht. Insbesondere gegen Prostituierte sind die Männer häufig sehr rücksichtslos, ohne zu bedenken, daß sich ja auf diese Weise der Spieß gegen sie selbst umdreht

Es wäre aber kurzsichtig zu glauben, daß der Anteil der Frauen an der Einschleppung der Geschlechtskrankheiten in die Ehe zu unterschätzen wäre. Es kommt sicherlich häufig genug vor, daß die Frau der schuldtragende Teil bei der Einschleppung einer Geschlechtskrankheit in die Ehe ist. Bei den Frauen scheint es öfters als bei den Männern der Fall zu sein, daß die Gonorrhöe, in der vorehelichen Zeit erworben, mit in die Ehe gebracht wird. Nach dem Wesen der gonorrhoischen Erkrankung der Frauen, insbesondere nach Ergriffensein der Adnexe ist dies auch leicht begreiflich. Es können oft jahrelange, rezidivfreie Pausen eintreten, ehe durch die Menses oder eine stärkere geschlechtliche Erregung die Gonokokken zum Vorschein kommen. Und gerade hier spielt der außereheliche Geschlechtsverkehr eine besondere Rolle. Es ist sicher, daß die Gewöhnung an den eigenen Mann viel von der Leidenschaft des Geschlechtsverkehrs einbüßen läßt. Ein fremder Mann wird verhältnismäßig leicht imstande sein, bei der Frau Leidenschaftlichkeit und Temperament zu wecken, die im Verkehr mit dem gewohnten Ehepartner schlafen. Wird nachher nach einem solchen Seitensprung der eheliche Verkehr aufgenommen, dann kommt es zur Infektion des Gatten und bei der ärztlichen Untersuchung des Dreiblattes stellt sich dann überraschenderweise heraus, daß der fremde Dritte gesund ist; es bleibt zur Erklärung dieser Infektion nichts anderes übrig, als die vor Jahren vorhanden gewesene, anscheinend geheilte Gonorrhöe der Frau verantwortlich zu machen.

Auch bei der Syphilis können jahrelange Pausen eintreten, ehe es zu einer Ansteckung kommt. Da nun viele Männer nicht monogam leben, ist häufig die Klarstellung des Tatbestandes äußerst schwer.

Eine Zusammenstellung über die Häufigkeit der Syphilis bei verheirateten und unverheirateten Frauen verdanken wir FINKENER und NEUGARTEN:

Jahr	Verheiratete	Unverheiratete
1914	2,6%	6,5%
1918	4,5%	13,7%

Es ist ein Irrtum, daß die meisten zur Beobachtung kommenden Geschlechtskrankheiten bei Frauen von dem Manne in die Ehe eingeschleppt werden. Der Prozentsatz dieser aus der vorehelichen Zeit in die Ehe gebrachten Infektionen wird von BLASCHKO auf höchstens 2—3% geschätzt. Dagegen entstehen die meisten Infektionen der Frauen so, daß der verheiratete Mann sich außerehelich infiziert und dann erst seine Frau ansteckt. Dieses Argument der verhältnismäßig geringen Zahl derjenigen Frauen, die durch eine voreheliche Erkrankung ihres Mannes angesteckt werden, wird häufig gegen das Gesundheitszeugnis ins Treffen geführt, aber es handelt sich bei dem Gesundheitszeugnis gar nicht darum, unbedingt jeden Fall von Geschlechtskrankheit erfassen zu können.

Auf die Häufigkeit der Verheirateten unter den Geschlechtskranken macht auch W. REICHENBÄCHER aufmerksam.

Während des Krieges waren unter den geschlechtskranken Soldaten $33^1/_3\%$ (SCHOLTZ) bis 34% (NEISSER) bis 35% (VOGEL) Verheiratete. Von 39 672 geschlechtskranken Soldaten aus dem Kriegslazarett IV in Brüssel waren $40{,}1\%$ Verheiratete (REICHENBÄCHER).

Doch auch in Friedenszeiten stellten die verheirateten Männer (BLASCHKO) 20%, die verheirateten Frauen $47{,}5\%$ der Geschlechtskranken. In Breslau wurden in der Zeit vom 20. November bis 20. Dezember 1913 unter den Geschlechtskranken $33{,}6\%$ verheiratete Männer, $36{,}5\%$ verheiratete Frauen festgestellt, in Leipzig $27{,}7\%$ Männer und $38{,}5\%$ verheiratete Frauen. In München waren in der Zeit vom 7. Januar bis 6. Februar 1914 $31{,}25\%$ verheiratet. An der Wiener Klinik für Geschlechts- und Hautkrankheiten waren unter mehr als 10 000 Patienten 12% der Männer und 7% der Frauen verheiratet (BRANDWEINER). In Brüssel entfallen nach BAYET von 2000 Geschlechtskranken 30% auf verheiratete Männer und 36% auf verheiratete Frauen. Nun hat REICHENBÄCHER im Jahre 1920 am Rudolf Virchow-Krankenhaus (Abt. BUSCHKE) zu Berlin folgendes festgestellt.

Unter den an Gonorrhöe Erkrankten waren
verheiratete Männer . . . . $16{,}20\%$
verheiratete Frauen . . . . $9{,}19\%$.
Unter den Syphilitikern waren
verheiratete Männer . . . . $19{,}09\%$
verheiratete Frauen . . . . $15{,}84\%$.

Die Zahlen kommen REICHENBÄCHER zu niedrig vor. Er führt dies darauf zurück, daß die Aufklärung des Großstadtpublikums und die zahlreichen Beratungsstellen die Erkrankten frühzeitig zur Behandlung bringen und so verhindert, daß sie sich in das Krankenhaus aufnehmen lassen müssen, was für Verheiratete von großer Bedeutung ist. Ein klares Bild könnte man nur dann erhalten, wenn eine allgemeine und ausnahmslose Meldepflicht auch die bei privaten Ärzten und Kassenambulatorien und Polikliniken Behandelten umfassen würde.

Die Ursachen dieser Erscheinung sind mannigfaltig. Bei den Männern ist vor allem die Erziehung schuld daran und die Tradition, wonach ein Mann nicht längere Zeit enthaltsam leben könne. Man darf nicht vergessen, daß in jeder Ehe, insbesondere bei jungen Eheleuten Zeiten vorkommen, wo die Frauen unbedingt geschont werden müssen. Viele schwangere Frauen haben eine Abscheu vor dem Geschlechtsverkehr und wehren sich gegen die Zärtlichkeiten des Gatten. Andererseits ist es aber physiologisch erklärlich, daß die letzten Monate vor der Entbindung kein Verkehr stattfindet. Wie lange diese Zeit zu bemessen ist, darüber gehen die Ansichten auseinander. Es scheint aber, als ob vom 7. Monate angefangen ein Verkehr nicht mehr als ganz ungefährlich für die Frau betrachtet werden kann. Einesteils kann die geschlechtliche Erregung zu einer frühzeitigen Geburt Veranlassung geben, es kann aber auch durch den Mann auf diese Weise der Keim zur späteren Infektion in die Vagina eingebracht werden. Mindestens 6 Wochen nach der Entbindung kann ebenfalls nicht verkehrt werden. Und so ergibt sich also, daß insbesondere in kinderreichen Ehen die Männer oft 4—5 Monate lang enthaltsam bleiben sollen. Gesellt sich gar noch irgend eine Komplikation im Wochenbett dazu, so kann die Periode der Enthaltsamkeit noch viel länger werden. Auch sonstige Krankheiten legen dem Manne häufig die Pflicht der Enthaltsamkeit auf. Er ist aber dazu, wie schon früher erwähnt, nicht erzogen. Es gilt noch immer das Axiom, das auch von vielen Ärzten verfochten wird, daß dem Manne, der des Geschlechtsverkehrs bedürftig ist, die Enthaltsamkeit schadet. Und so sehen wir dann, daß viele Ehemänner in der Meinung, ihren Trieb im Interesse ihrer Gesundheit, ihres Wohlbefindens und ihrer Arbeitsfähigkeit nicht unterdrücken zu dürfen, außerehelich Geschlechtsverkehr suchen, finden und dabei häufig eine Geschlechtskrankheit erwerben.

Zu dieser mehr physiologischen Veranlassung zu außerehelichem Geschlechtsverkehr gesellen sich noch andere künstliche. Da ist vor allem der Alkoholgenuß bei allen möglichen Festen als Urheber und Verführer zu außerehelichem Geschlechtsverkehr zu nennen. Der Alkohol scheint bei allen diesen Ereignissen absolut unentbehrlich, und nicht minder nötig scheint eine große Menge Alkohols zu sein, um der nötigen Begeisterung den Ausdruck zu geben. Oft endet dann der Heimweg eines genügend alkoholisierten Gatten in den Armen einer Prostituierten. Und nun tritt die Rolle des Alkohols in Erscheinung, die im Kapitel „Alkohol und Geschlechtsleben" des näheren besprochen werden soll. Die Folge ist häufig eine Geschlechtskrankheit. Nach den spärlich vorhandenen Statistiken, die sich mit diesem Gegenstande befassen, sollen ungefähr $^3/_4$ der außerehelichen Erkrankungen der Ehemänner auf das Konto des Alkohols zu buchen sein, was natürlich sehr schwer beweisbar sein dürfte.

Nicht unterschätzt werden darf auch die Rolle, die der Ehebruch in der schöngeistigen Literatur, im Theater, Kino, Kabarett, Bars u. dgl. spielt. Es gibt kaum einen leichteren Roman, insbesonders der französischen Richtung, in dem nicht der Ehebruch des Mannes oder der Frau oder beider in irgendeiner meist amüsanten Form abgehandelt wird. Ein großer Teil des Theaterrepertoirs hat dieses Thema geradezu zur Grundlage. Keinesfalls darf in diesem Zusammenhange die Operette vergessen werden, die manchmal nichts anderes darstellt als eine Verhimmelung des Ehebruches, verbrämt mit lasziven Tänzen, aufreizender Musik, vielen nackten Frauenbeinen und mangelhafter Toilette. Dieser allgemeinen Suggestion, daß der Lebenszweck die in solchen Operetten geschilderte Liebe und häufig der Ehebruch sei, erliegen viele Männer und Frauen.

Schließlich muß noch berücksichtigt werden, daß die ganze heutige Lebenstendenz ihren Ausdruck findet in der Jagd nach Vergnügungen. Diese Vergnügungen, die immer mehr und mehr die Formen des ungezügelten Nachtlebens annehmen, sind häufig nichts anderes als eine Nachahmung des Lebens der Welt und der Halbwelt. Viele Frauen sehen es als wünschenswert an, in ihrem äußeren Aussehen und in ihrem Gebaren möglichst den großen Kokotten ähnlich zu werden; andererseits bemühen sich wiederum die Prostituierten, wo immer es ihnen für ihren Beruf förderlich erscheint, unter der Maske ehrbarer Frauen ihre Ziele zu verfolgen. So nähern sich beide Extreme einander, um in den öffentlichen Vergnügungsstätten, Bars, Dielen und Tanzlokalen zusammenzutreffen. Dort vermischt sich die Prostitution und ihre Zuhälter mit den Abenteuer suchenden Bürgern und deren Frauen, mit den jungen Männern und Mädchen der erwerbenden Klasse, wobei letztere eher die Sitten der ersteren annehmen als umgekehrt. Diese Atmosphäre künstlich gesteigerter Sinnlichkeit ist die Brutstätte der Promiskuität und des außerehelichen Geschlechtsverkehrs.

Man darf nicht übersehen, daß, vom Standpunkte der Bekämpfung der Geschlechtskrankheiten aus gesehen, die schwere Löslichkeit der Ehe von größter Bedeutung ist. Dadurch werden viele an ungeliebte Gatten gefesselt, wodurch sie leicht der Polygamie verfallen. So wird die Gefahr einer Ansteckung nicht nur für sie, sondern auch für den anderen Gattenteil erhöht.

All dies und noch vieles andere ist Ursache unserer doppelten Moral, die alle Bestrebungen, auf dem Gebiete des Geschlechtslebens Änderungen herbeizuführen, so schwer gestaltet.

Die Ursache der doppelten Moral liegt nach VAERTING in dem Unterschied der sexuellen Kraft der Geschlechter. Dieser trat nach dem Aufhören der Periodizität des Geschlechtstriebes erst recht in Erscheinung. Da das Weib in seiner Kohabitationsfähigkeit nicht beschränkt war, war der Mann dem Weibe sexuell nicht mehr gewachsen. Die fortschreitende Kultur hat dieses Mißverhältnis noch gesteigert. Statt aber für die Männer die Keuschheit als Ideal hinzustellen und dadurch ihre sexuellen Kräfte zu schonen, gingen die Kulturvölker in ihrer männlichen Einstellung den verkehrten Weg und erklärten die Keuschheit für Frauenpflicht, gaben dagegen den Männern volle geschlechtliche Freiheit. Dadurch schützten sich die Männer vor den zu großen Ansprüchen der Frauen. Je mehr die sexuelle Kraft der Männer infolge der Kultur sinkt, um so höher steigt der Wert der Jungfräulichkeit.

Der kräftige Mann hat kein Interesse an der weiblichen Keuschheit. Eine Bestätigung für diese Anschauung ist in dem verschiedenen Verhalten betreffs der Jungfräulichkeit bei den einzelnen Völkern und innerhalb derselben in den verschiedenen Volksschichten zu erblicken. Bei den unteren Volksklassen kann man oft eine ähnliche Gleichgültigkeit gegen Jungfräulichkeit und voreheliche Enthaltsamkeit feststellen, wie bei den Naturvölkern. Die Forderung des kultivierten Mannes nach vorehelicher Enthaltsamkeit des Weibes wird merkwürdigerweise aber auch von den Frauen unterstützt, denn je weniger sie in ihrem Geschlechtstriebe Befriedigung fanden, um so leichter war es ihnen, möglichst viele Frauen durch Auferlegung der Keuschheitspflicht vom Geschlechtsverkehr auszuschließen und so durch Verminderung der sexuellen Konkurrenz möglichst viel für die Befriedigung der eigenen Triebe zu gewinnen. Durch diese doppelte Moral wurde die Prostitution geradezu geschaffen.

Wenn von den Einwirkungen der Kunst und Literatur auf das Geschlechtsleben und infolgedessen auf die Geschlechtskrankheiten gesprochen wird, darf man die Pornographie nicht übersehen. Es ist sicherlich schwer, genau festzustellen, wo die Belletristik aufhört und die Pornographie beginnt. Das wird sich nach dem subjektiven Geschmack richten. Sicher ist, daß die wirkliche Pornographie ohne weiteres erfaßt werden kann, wenn man sich den Zweck der betreffenden Publikation vor Augen hält. Solange pornographische Kunst und Literatur auf einen kleinen Kreis beschränkt bleibt, ist sie nicht gefährlich (BOUCHERs für Louis XV. gemalte obszöne Bilder sind als Originale nur wenigen Menschen zu Gesicht gekommen). Erst wenn geschäftstüchtige Druckereien, Verleger und Versandbuchhandlungen sich solcher Kunstwerke bemächtigen, um sie zu erotischen Zwecken in großen Mengen zu verbreiten, um aus der Erotik anderer Gewinn zu ziehen, kann von Schmutzliteratur gesprochen werden. Ebenso verhält es sich mit literarischen Produkten, die auf einen kleinen Kreis von Kennern beschränkt sind. Erst wenn sie in großen Mengen im Volk verbreitet werden, sind sie eine Gefahr für die Öffentlichkeit, weil sie geeignet sind, insbesondere bei den Jugendlichen, die Erotik künstlich zu steigern.

Die interessante Frage, in welcher Weise die Geschlechtskrankheiten auf die Rasse einwirken (s. J. HOLMS), läßt sich nach dem heutigen Stande unserer Kenntnisse nicht erschöpfend beantworten. Die Wirkung auf das Keimplasma ist vielleicht vorhanden, aber durch nichts bewiesen. Sicher ist, daß die Fruchtbarkeit durch die Geschlechtskrankheiten herabgesetzt wird, was ja auch aus Beobachtungen an Prostituierten hervorgeht, die für die Fortpflanzung der Rasse durch ihre Unfruchtbarkeit kaum in Frage kommen. Schließlich ist diese Erscheinung für die Gesundheit der Rasse nicht von Nachteil, weil durch Ausschaltung von Degenerierten die Rasse nur gewinnen kann. Einen interessanten Beitrag brachte HASCHELL.

2. Soziale Belastung durch die Geschlechtskrankheiten.

Die sozialen Lasten der Geschlechtskrankheiten sind nicht leicht zu erfassen, weil vieles, was auf Geschlechtskrankheiten zurückzuführen ist, in den Spitälern, in der Armenfürsorge usw. schwer in Evidenz zu halten ist. Wenn man bedenkt, daß den Geschlechtskrankheiten nicht nur die Kosten für Medikamente, Ärzte, Ambulatorien und Krankenhäusern zur Last zu legen sind, sondern auch der Verdienstentgang der Arbeiter, die Versorgung der Familien, der infolge der Geschlechtskrankheiten Erblindeten, der Schwachsinnigen, Epileptiker usw., dann wird die große Bedeutung offenbar. Dazu kommen noch die vielen internen und chirurgischen Erkrankungen als Folge früherer Geschlechtskrankheit. Schließlich müßte man auch noch auf das Schadenkonto der Geschlechtskrankheiten die Kosten setzen, die die Prostitution und alles, was mit dieser zusammenhängt, der Allgemeinheit verursacht. Auf diese Weise käme man zu Zahlen, die geradezu phantastisch anmuten.

Wenn hier der Versuch gemacht wird, aus einzelnen Stichproben ein ungefähres Bild über dieses, bis jetzt noch nicht umfassend bearbeitete Kapitel zu machen, so geschieht dies mit dem Bewußtsein, daß Erschöpfendes, mangels eingehender Untersuchungen, nicht geboten werden kann.

So hatte man z. B. für Preußen den durch die Geschlechtskrankheiten jährlich verursachten Schaden für die Zeit vor dem Krieg auf 150 Millionen Mark berechnet. In dieser Summe sind aber nicht die durch Lebensverkürzung, vorzeitiges Altern, Arbeitsunfähigkeit, Unfruchtbarkeit der Ehen, Geburt toter, kranker und erblich belasteter Kinder verursachten Schäden enthalten.

Die soziale Bedeutung der Gonorrhöe beruht vor allem auf ihrer Ausbreitung. In den größeren Städten erkranken jährlich 10—12% der 20—30 jährigen Männer. Damit ist auch die Gefahr der Gonorrhöe für die Ehe erklärlich. Die Ansteckung der Frauen mit den vielen sich jahrelang hinziehenden Folgeerscheinungen der Frauenkrankheiten ist besonders wichtig für die Volksgesundheit. Auf die Gonorrhöe als Ursache der Erblindungen sei nur flüchtig hingewiesen. Sie macht ferner einen verhältnismäßig großen Teil der Ehen unfruchtbar oder minder fruchtbar, so daß auch der Geburtenausfall in seiner Bedeutung für das Volk und den Staat den Geschlechtskrankheiten zur Last gelegt werden muß.

Über Sterilität wird in einem anderen Abschnitt sicherlich ausführlich gesprochen werden. Es müssen hier aber doch wenigstens einige Daten erwähnt werden, um zu zeigen, wie groß der Schaden ist, den die Sterilität bei der Bevölkerung anrichtet. Aus einer Wiener Statistik (1891—1900) geht hervor, daß 7,5% der Frauen unfruchtbar waren. In den oberen Klassen Englands wurden 7,9% der Ehen als kinderlos festgestellt (ANSELL), während für Großbritannien SPENCER-WELLS 12,5% berechnet. In Kopenhagen wurden im Jahre 1880 11,5—15% Unfruchtbarkeit gefunden. Im Jahre 1888 waren in Berlin 20,4% der Ehen kinderlos; bekannt ist die Berechnung von W. ERB (Heidelberg), der 13,9% steriler Ehen festgestellt hat. SCHAEFFER-Berlin hat (1897 bis 1912) 21,1% unfruchtbarer Ehen nachgewiesen.

Über die Ursachen der Sterilität steht fest, daß die erworbenen die angeborenem bei weitem überwiegen. Unter den erworbenen Sterilitätsursachen steht die Gonorrhöe an erster Stelle mit 67,3% bei primärer Sterilität und 71% bei sekundärer Sterilität (SCHAEFFER).

K. M. WALKER hat 253 sterile Ehen untersucht, wobei 167 mal dem Manne die Unfruchtbarkeit der Ehe zur Last gelegt werden mußte.

Eine der häufigsten Ursachen einer sterilen Ehe ist die Epididymitis unilateralis oder duplex. Sie kommt weit häufiger in Betracht als sämtliche Formen der Impotentia coeundi und generandi des männlichen Geschlechtes. Ihr Anteil an der Sterilität wird von einem Kenner wie ROHLEDER auf 83% geschätzt. Nach BUCURA verschuldet die Gonorrhöe fast 50% der unfruchtbaren Ehen.

Die Häufigkeit der Nebenhodenentzündung wird verschieden geschätzt. Früher wurden 1,5—3,9% (NEISSER) angegeben. In den letzten Jahren scheint infolge rationeller Behandlung diese Zahl insbesondere in der Privatpraxis geringer geworden zu sein. Sicher ist die Nebenhodenentzündung für die spätere Ehe von größter Bedeutung. Aber so wie nicht jede doppelseitige Nebenhodenentzündung zur Unfruchtbarkeit führt, kann auch bei einseitiger Nebenhodenentzündung Unfruchtbarkeit beobachtet werden.

Nicht minder häufig ist die Gonorrhöe bei den Frauen Ursache für Unfruchtbarkeit. Über diesen Gegenstand wurden in der Vorkriegszeit zahlreiche Untersuchungen veranstaltet (SCHENK, BENZLER, ERB, BURKART). Aus einer späteren Arbeit SPALDINGS geht hervor, daß in der Schweiz 7% aller Ehen durch Gonorrhöe steril sein sollen. Der Geburtenausfall wird pro Jahr auf 5000 geschätzt.

Der Geburtenausfall durch frühere Trippererkrankung wird im Deutschen Reiche, nach einer gelegentlichen Angabe, vor dem Kriege auf jährlich mindestens 100000 Kinder geschätzt. Andererseits wurde für die städtische Bevölkerung, bei der die Geschlechtskrankheiten stärker verbreitet sind, sogar ein Geburtenausfall von 60 auf 100 Ehen angenommen, d. i. für die Berliner Ehen allein ein Ausfall von 300 000 Kindern (?). Dazu kommt, daß die Ehelosigkeit immer mehr zunimmt, und die Zahl der Geburten bei den Verheirateten ständig sinkt. Wohin das führt, zeigt deutlich das Beispiel Frankreichs, wo das Ein- und Zweikindersystem seit Jahrzehnten gebräuchlich ist. Da es sich hier um ein kompliziertes Problem sozialer, moralischer und gesundheitlicher Fragen handelt, kann natürlich nur ein Zusammenwirken aller beteiligten Faktoren eine Besserung dieser Verhältnisse erzielen. Jedenfalls wird aber die Ausschaltung oder wenigstens Verminderung der Geschlechtskrankheiten, die ja großen Einfluß auf die Geburtenverminderung haben, auch eine Vermehrung der Geburtenziffer zur Folge haben. Man täusche sich jedoch nicht, indem man glaubt, hiermit alles getan zu haben, um die Eltern zu veranlassen, möglichst viel Kinder in die Welt zu setzen. Es ist sicher, daß eine beträchtliche Anzahl von Eheleuten aus rein wirtschaftlichen Gründen Kindersegen nicht wünschen. Will man also die Geburtenzahl erhöhen, nützen keine Verbote empfängnisverhütender Mittel; da ist auch strenge Bestrafung der Abtreibungen nutzlos. Nur Beseitigung der Ursachen des Geburtenrückganges kann auch die Tatsache selbst zum Verschwinden bringen.

Den Nachwirkungen der Syphilis wurde bis vor kurzem wenig Aufmerksamkeit gewidmet. Die meisten Ärzte betrachteten sie als vorübergehende Erkrankung, die nach einigen Jahren so weit zur Ruhe kommt, daß sie nicht mehr ansteckend ist. Erst BLASCHKO hat auf ihre Bedeutung als Todesursache aufmerksam gemacht, aber zu richtiger Erkenntnis ihrer lebensverkürzenden Wirkung ist es noch immer nicht mit genügender Deutlichkeit gekommen. Einen guten Einblick über diese Tatsache geben die Zusammenstellungen der Lebensversicherungsgesellschaften über die Todesursache der Versicherten. Es sei hier auf eine Zusammenstellung aus dem

Material der Gotha-Lebensversicherungsgesellschaft nach BLASCHKO aufmerksam gemacht. Das Material faßt 54 Jahre zusammen und bringt nur die ärztlich festgestellte Todesursache.

Man ersieht, trotzdem es sich hier um Städte handelt, deren Lebensbedingungen ja im allgemeinen nicht ungünstig sind, daß die Sterblichkeit der Syphilitiker geradezu unglaublich ist, denn sie weisen eine Übersterblichkeit über alle Altersklassen von $68^0/_0$ auf; bei den zwischen dem 26. und 50. Lebensjahr Verstorbenen ist sie $86^0/_0$ und damit fast doppelt so groß als die aller anderen Versicherten (vgl. HAUSTEIN).

Zu ähnlichen Schlüssen berechtigen die Untersuchungen von MATTAUSCHEK und PILCZ, die 4134 in den Jahren 1880—1900 an Syphilis erkrankte und behandelte Offiziere betreffs ihres weiteren Lebensschicksals verfolgt haben; es ergab sich, daß $4{,}76^0/_0$ an Paralyse und $2{,}73^0/_0$ an Tabes erkrankt waren. Die Mehrzahl dieser Kranken hatte entweder eine klinisch außergewöhnlich leichte Syphilis oder wurde gar nicht oder ungenügend behandelt. Die Wichtigkeit der Prophylaxe ist nach diesen Erfahrungen natürlich klar. Von diesen 4134 Syphilitikern waren bis zum 1. Januar 1912 456 gestorben, davon an Tuberkulose 157, Selbstmord 83, Myodegeneratio 35, Apoplexie 34, Carcinom 23, Lues maligna und Marasmus infolge veralteter Lues 20, Aneurysma aortae 17, chronische Nierenentzündung 14, akute Nierenentzündung 5, Lebercirrhose 12, allgemeine Arteriensklerose 7

Am größten war die Sterblichkeit im zweiten Jahrzehnt, besonders in dessen erster Hälfte. Zu bemerken ist noch, daß verhältnismäßig viele an Tuberkulose (157) und durch Selbstmord (60—83) zugrunde gegangen sind.

In *Belgien* starben an den Folgen der Syphilis jährlich etwa 15 000 Menschen (BAYET), in *Frankreich* 140 000. Die Sterblickeit an Syphilis beträgt $11^0/_0$, während die an Tuberkulose bloß $16^0/_0$ der Gesamtsterblickheit ausmacht. Besonders beachtenswert ist, was alle Autoren besonders betonen, die starke Übersterblichkeit vor dem 40. Lebensjahre, in welcher beinahe die Hälfte der Todesfälle erfolgt.

Für *Schweden* schätzt LENNMALM die durch Syphilis bedingte Übersterblichkeit auf etwa $50^0/_0$. Auch hier zeigte sie sich durch unverhältnismäßige Häufung der Todesfälle im mittleren Alter, die größtenteils durch syphilitische Herz- und Nervenerkrankungen bedingt sind.

Ein großer Teil der inneren Erkrankungen muß bei den Großstädtern auf Syphilis zurückgeführt werden. Nach den Erfahrungen, die LEREDDE in Paris gesammelt hat, entfallen auf Syphilis:

$^1/_5$ der Todesfälle an Lebercirrhose,
$^1/_5$,, ,, ,, chronischer Nephritis,
$^1/_3$,, ,, ,, organischen Herzkrankheiten,
$^3/_4$,, ,, ,, Angina pectoris,
$^1/_2$,, ,, ,, Gefäßerkrankungen,
$^1/_3$,, ,, der Nervenerkrankungen, Apoplexie u. dgl.,
$^1/_{10}$,, ,, infolge von Encephalitis, Meningitis, Epilepsie.

Demnach hätte die Syphilis in Paris im Jahre 1910 3264 Todesfälle veranlaßt. Rechnet man noch diejenigen dazu, die an anderen als den genannten Krankheiten infolge von Syphilis gestorben sind, so kann man die Sterblichkeit pro Jahr als über 4000 annehmen. Das ergäbe für Frankreich eine Jahressterblichkeit von 25 000 Personen an Syphilis.

Aus finnischen Lebensversicherungen stellt KARVONEN die Übersterblichkeit der Syphilitiker fest, die insbesondere Männer betrifft. $^3/_4$ der Todesfälle an Syphilis betrafen die Altersklassen von 25—50 und $^2/_3$ dieser Fälle hatten sich mehr als 7 Jahre vor der Versicherung angesteckt.

Von 100 Versicherten in Dänemark (RUNEBERG) starben 18 an Syphilis, 21 an Tuberkulose (HAUSTEIN).

Die Lebensversicherungsgesellschaft Metropolitan in New-York stellte fest, daß die Sterblichkeitsziffer an Syphilis im Jahre 1921 13,1% auf 100 000 Versicherte betrug, im Jahre 1920 16,6%. Vom Jahre 1917—1921 ging sie um 21% zurück. Auch hier handelte es sich hauptsächlich um die Jahrgänge zwischen 25—55 Jahren. Unter 635 000 Todesfällen in den Jahren 1911—1916 kam in 4659 Fällen die Syphilis als Ursache in Betracht.

Im Staate Michigan betrug die Sterblichkeit der Syphilitiker 222 auf 100 000, während die Tuberkulose bloß eine Sterblichkeitsziffer von 141,6 hatte (BROWNING).

Im Jahre 1920 starben nach CUMMING 1 142 558 Personen. Davon hatte mit Ausnahme von epidemischer Pneumonie und Influenza den größten Anteil die Syphilis und ihre „Folgeerkrankungen", für die der Prozentsatz 12 betrug. An organischen Herzerkrankungen starben 10,9%, und an Tuberkulose 8,7%. In New-York starben im Jahre 1922 ebensoviel Personen an Syphilis wie an Tuberkulose. Argentinien hat jährlich 30 000 Todesfälle an Lues (CARBONELL), doppelt so viel als an Tuberkulose.

Hiermit findet Bestätigung, was in der Einleitung von den Geschlechtskrankheiten gesagt wurde; sie sind nach der Tuberkulose die häufigste Todesursache, möglicherweise aber werden sie in Kürze die Tuberkulose überflügeln. Jedenfalls können sich die anderen Krankheiten (Krebs, sonstige Infektionskrankheiten, Alkoholismus u. dgl.) mit ihnen an Verderblichkeit nicht messen.

Mit der besseren Kenntnis der syphilitischen Organveränderungen wird die lebensverkürzende Wirkung der Syphilis deutlicher. GÜRICH hat sich der Aufgabe unterzogen, an dem Hamburger Sektionsmaterial aus den Jahren 1914—1924 die Gesamtziffer syphilitischer Organerkrankungen und die prozentuelle Beteiligung der einzelnen Organe hierbei festzustellen. Insgesamt kamen 23 179 Leichen in Betracht. Davon wiesen 806 syphilitische Veränderungen — 559 Männer und 249 Frauen — auf. Die Männer sind also 2,2 mal so häufig beteiligt. Den größten Anteil bilden die Aortenerkrankungen, die bei den Männern 86,5% und den Frauen 78,1% ausmachen. Die Leber ist bei den Frauen in 15,2%, bei den Männern in 3,7%, das Zentralnervensystem bei den Männern in 20,2% und bei den Frauen in 8%, das Respirationssystem bei den Männern in 0,5% und bei den Frauen in 6,02% befallen. Die Lebererkrankungen waren meist mit einer Aortenaffektion kombiniert.

Neuere Untersuchungen über die Syphilis als Ursache einer späteren Aortitis rühren von C. BRUHNS her. Bei 200 Syphilitikern, deren Infektionen zur Zeit der Untersuchung 4—40 Jahre zurückliegen, und die äußerlich keinerlei Krankheitserscheinungen darboten, konnte in ungefähr 25% eine sichere Aortitis nachgewiesen werden.

W. D. SMITH macht aufmerksam, daß der Herztod bei Syphilitikern häufiger vorkommt als der Tod an anderen spezifischen, syphilitischen, inneren Erkrankungen. Er zitiert eine Zusammenstellung von WARTHING, wonach bei in jüngeren Jahren verstorbenen Syphilitikern in 78% Aortenveränderungen und in 88% Herzveränderungen beobachtet wurden.

Zu den Schädigungen, die die Syphilis als solche setzt, gesellt sich noch die durch die Syphilis bedingte Disposition für andere lebensgefährliche Krankheiten hinzu, auf die bei einer Besprechung der sozialen Bedeutung der Geschlechtskrankheiten hingewiesen werden muß. Hierher gehört die Leukoplakie der Mundschleimhaut, die beim Syphilitiker häufig durch das Hinzukommen eines zweiten Reizes, des Rauchens, zu einer bösartigen Entartung der Mundschleimhaut führt. Darauf machte schon 1862 NELIGAN aufmerksam, der den Übergang der syphilitischen Leukoplakie in Carcinom annahm. Diese Annahme hat sich in der Folge als berechtigt erwiesen, und die Zahl der Fälle, in denen dieser Zusammenhang besteht, ist geradezu unübersehbar. Aber die Syphilis kann auch ohne besondere Reize Veranlassung zum Carcinom geben. Unbehandelte Sklerosen können sich in Carcinom verwandeln (BURG und DITTEL), unbehandelte Papeln können Krebs entstehen lassen (STÜMPKE, DOUTRELEPONT, O. SACHS und G. SCHERBER). Carcinome auf Grund syphilitischer Leukoplakie können auch an anderen Stellen entstehen, so z. B. im Kehlkopf, wovon SCHERBER 2 Beispiele anführt. Nur ist nicht ganz sicher, ob nicht außer der Syphilis und dem Rauchen auch vielleicht noch eine besondere persönliche Disposition zur Entstehung solcher Carcinome nötig erscheint. Sicher ist, daß durch genaue Beobachtung der Syphilitiker beginnende Entartungen rechtzeitig erkannt und chirurgisch beseitigt werden müssen. Die Leukoplakien sind jedenfalls in dauernder Beobachtung zu behalten. Wir besitzen im Salvarsan ein gutes Mittel auf die Rückbildung mancher dieser Leukoplakien einzuwirken. Zu mindestens erscheint es bei diesen Fällen geboten, eine energische antiluetische Behandlung durchzuführen und alle Schädigungen, insbesondere das Rauchen, vollständig auszuschalten. Es darf aber keinesfalls verabsäumt werden, beim geringsten Verdacht einer malignen Entartung sofort eine Probeexcision zu machen und die histologische Diagnose festzustellen.

Auch W. POST berichtet über ein Carcinom, das auf Grundlage eines langbestehenden Gummas der rechten Nasenhälfte entstanden ist. Nach antisyphilitischer Behandlung blieb der Krebs bestehen und wurde erst durch Röntgenbehandlung vollständig geheilt.

JONESCU führt 3 Fälle von Epitheliom der Zunge, des Gaumens und der Vulva bei 3 alten und unzureichend behandelten Syphilitikern an. Die Neubildung dürfte auf Grund einer syphilitischen Leukoplakie entstanden sein.

Die Vermehrung der Metasyphilis seit Einführung der Salvarsanbehandlung wurde erörtert von GENNERICH, NONNE, WEYGAND, WILMANNS, FINGER, GÜRICH, KOLB, BUSCHKE, GUMPERT, FRASEN, DUNCAN, CURSCHMANN u. a.

GENNERICH bringt in seinem gut beobachteten Material Zahlen hierzu; bei nur mit Quecksilber behandelten Fällen hatten 30 bzw. 38% pathologischen Liquor, bei den mit Quecksilber und Salvarsan behandelten 84,7 bzw. 63%. Seiner Ansicht nach könne an dieser Tatsache nicht gezweifelt werden. Die Ursache liege vor allem in der oft ungenügenden Salvarsanbehandlung, wodurch die Spirochäten zwar zum größten Teile, aber nicht vollständig getötet werden; die Folge davon sei geringere Schutzstoffbildung und deshalb starke Ausbreitung der übrig gebliebenen Spirochäten im Zentralnervensystem.

An der Rostocker Nervenklinik und der Sachsenburger Anstalt war der Höhepunkt der Paralyseaufnahme das Jahr 1904 mit 5,9% (R. KOCH). In den Jahren 1912—1914 folgte eine Abnahme mit der Höchstzahl bis 4,9. Seit 1914 wiederum Abnahme bis 3%. Aus der Beobachtung schließt KOCH, daß von einer Zunahme der Paralysefälle durch Salvarsanbehandlung nicht die Rede sein könnte. Dagegen sind wiederum FRASER und DUNCAN vollständig von der Zunahme der Syphilis des Nervensystems seit Einführung des Salvarsans in den Arzneischatz überzeugt. Sie konstatieren nicht nur eine Zunahme, sondern auch frühzeitiges Auftreten von Nervensyphilis und glauben, daß die schablonenhafte Art der Behandlung schuld daran sei. Ebenso wie Paralyse habe sich auch die Tabes dorsalis vermehrt und zeige Neigung zu früherem Ausbruch. Unbehandelte oder schlecht behandelte Syphilis sei aber keineswegs die einzige

Ursache von Nervenerkrankungen, wie die Beobachtungen an den Eingeborenen Südafrikas zeigen.

Hingegen mißt E. REDLICH dem klinischen Verlaufe der Syphilis eine große Bedeutung bei; Fälle mit leichten oder ohne Haut- und Schleimhauterscheinungen scheinen ihm vielmehr zu metaluetischen Erkrankungen prädisponiert zu sein als solche mit zahlreichen Rezidiven, insbesondere aber mit tertiären Symptomen. Ebenso wie GENNERICH führt er diese Disposition auf den Mangel von immunisierenden Schutzstoffen zurück. Sollte sich diese Anschauung beweisen lassen, dann wäre unser bisheriges System der Behandlung bei Syphilis als unzweckmäßig aufzugeben. Es müßte erst einmal eine Nachuntersuchung aller, insbesondere zu Beginn der Salvarsanära, früh behandelten Fälle betreffs Metalues durchgeführt werden, um endgültig in dieser Frage zu entscheiden.

In den preußischen Irrenanstalten war der jährliche Zugang an Paralytikern nachstehender (zit. nach FINGER):

			Männer	Frauen
1881—1890	jährlich	durchschnittlich	995	222
1891—1900	,,	,,	1524	442
1901—1905	,,	,,	1960	568
1906—1910	,,	,,	2843	817
1911—1915	,,	,,	3155	890
1916—1920	,,	,,	2864	825

Nebenbei sei bemerkt, daß man diese Zahlen auch als Beweis gegen die Theorie anführen kann, daß die Salvarsanbehandlung schuld sei an der gerade beobachteten Vermehrung der Paralyse. — Wir sehen einen ständigen Anstieg bis zum Jahre 1915, zu einer Zeit, wo ja eigentlich erst die Salvarsanbehandlung richtig einsetzte.

Für Deutschland machte BUMKE den Versuch, über die Häufigkeit der Paralyse Klarheit zu bekommen. Er leugnet den Einfluß der Behandlung der Syphilis, der Rasse, der Kultur, des Berufes und des Alkoholismus (im Gegensatze zu LACAPÈRE). Er stellte nur fest, daß die Häufigkeit der Paralyse Schwankungen unterworfen ist, deren Ursachen wir nicht kennen, die aber vielleicht auf eine Änderung des Krankheitserregers zurückzuführen sind.

Die Häufigkeit der Paralyse steht nach KOLB mit der Luseinfektion und einem der westlichen Kultur zuzuschreibenden Faktor im Zusammenhang. Der Versuch, diese Annahme statistisch zu erhärten, stieß aber auf Schwierigkeiten, so daß kein Beweis für die Erhöhung der Paralyse-Sterblichkeit in dem letzten Jahrzehnt zu erbringen war. Ja, es stellte sich heraus, daß in Italien, in den Vereinigten Staaten von Nordamerika, in den Niederlanden und in England ein stärkerer Rückgang zu verzeichnen war. Fraglos ist für manche, daß eine Vermehrung in Ländern festzustellen ist, die sich erst kurze Zeit der westlichen Kultur geöffnet haben (Anatolien, Arabien, Mesopotamien, Niederländisch-Ostindien, Südchina, Argentinien, Chile). Alle Versuche, besondere Altersklassen oder besondere Berufe als disponiert für die Metalues zu bezeichnen, scheitern. Nur soviel ist sicher, daß Frauen seltener erkranken als Männer, daß die Tabes bei den Farbigen in Nordamerika verhältnismäßig seltener auftritt, was bezüglich der Paralyse nicht gesagt werden kann. Auch zeigt sich, daß in den Ländern mit geringer Paralysehäufigkeit die Juden verhältnismäßig stark ergriffen sind, obwohl sie bezüglich der Syphilis geringere Erkrankungszifffern aufweisen. (Lit. siehe u. a. bei HAUSTEIN.)

In jüngster Zeit ist die Frage der gegenseitigen Beeinflussung von Syphilis und Vaccinevirus lebhaft erörtert worden. Für unser Thema ist dieser Gegenstand insoferne von Interesse, als der Beweis für die Behauptung, daß durchgemachte Blattern vor Paralyse schützen, unsere Schutzmaßnahmen gegen Blattern einerseits und unsere Bestrebungen zur Verhütung der Paralyse andererseits beeinflussen müsste. Die Untersuchungen von PLAUT und JAHNEL machen es wahrscheinlich, daß zwischen Vaccination und Spirochaeta pallida keine Beziehungen bestehen. Damit ist die Hypothese der Schutzpockenimpfung als Ursache der progressiven Paralyse abgetan.

Diese Anschauung vertreten auch ICHSAN SCHÜCKRY und FAHREDDIN KERIN. Von 18 in der Irrenansalt zu Konstantinopel befindlichen Paralytikern hatten 2 von 4 Frauen normale Schutzpockenimpfungsnarben, eine hatte undeutliche und eine kleine Narben. Unter den 14 männlichen Paralytikern hatten 11 normale Narben, 3 hatten keine; und von diesen 3 hatte einer tiefgreifende Blatternarben im Gesicht.

Neben vielen anderen beschäftigt sich auch SÉZARY mit der Frage der exotischen Syphilis und glaubt, daß alle die Gründe, die für die Widerstandskraft der Eingeborenen gegen die Syphilis angeführt werden, wie Einfluß der Zivilisation, geistige Arbeit, Rassenfaktoren, arterieller Unterdruck nicht stichhältig seien. Er glaubt durch einen Vergleich mit der Syphilis in Europa in früheren Zeiten auf den richtigen Weg zu gelangen. Auch damals gab es schwere Erscheinungen an Haut und Knochenmark, doch hörte man von Erkrankungen der Nervenzentren sehr wenig. Erst gegen Ende des 19. Jahrhunderts werden die Beobachtungen über Tabes und Paralyse häufiger. Dagegen vermindern sich die Haut- und Knochenerkrankungen. Ähnlich dürfte es bei den Eingeborenen der anderen Erdteile sein. Wo also die Syphilis weniger floride Erscheinungen zeigt, befällt sie um so mehr das Nervensystem. So wären die Beobachtungen über die Vermehrung der Nervensyphilis bei den Arabern in Marokko, Tunis und Ägypten zu deuten, sowie bei den Eingeborenen in China und Japan. Es handelt sich also dabei um 2 Entwicklungsstadien derselben Krankheit in verschiedenen Jahrhunderten.

H. SALOMON schließt sich denen an, die als Ursache der großen Häufigkeit der Tabes und Paralyse bei den Kulturvölkern die mangelhaft ausgebildete Allergie der Haut sehen. In Übereinstimmung damit stehen die Beobachtungen, daß Syphilitiker, die schwere Haut- und Knochenerkrankungen hatten, verhältnismäßig selten an Metalues erkrankten.

In einer Abhandlung über die Syphilis in Westabessinien betrachtet NÄGELSBACH als Grund für das Freibleiben exotischer Völker von Tabes und Paralyse die vom Europäer abweichende Konstitution. Dazu kommt noch, daß in Westabessinien keine Malaria ist und die Eingeborenen ausgezeichnet auf Salvarsan reagieren; damit ist die Anschauung hinfällig, daß Salvarsanbehandlung die Vorbedingung für Nervensyphilis schaffe. Auf Grund seiner Erwägungen schließt sich NÄGELSBACH den Forschern an, die zwei Typen von Syphiliserregern als die Ursache der verschiedenen Reaktion annehmen.

Zur Verhütung der Metalues schlägt HAUPTMANN vor:

1. Die Sekundärerscheinungen nicht zu unterdrücken, außer man erreicht wirklich die Vernichtung aller Spirochäten durch eine Abortivkur.

2. Unterstützung der Ausbildung von Sekundärerscheinungen bzw. Herbeiführung solcher durch Einwirkungen auf die Haut und die Bildungsstätten der Lymphocyten, wobei unter Sekundärsymptomen nicht nur syphilitische Erscheinungen an der Haut zu verstehen sind, sondern überhaupt alle im Blute und in den Geweben vor sich gehenden Abwehrmaßnahmen.

Dieser Standpunkt steht dem bisher geübten Verfahren diametral gegenüber und ist bloß von der Rücksicht auf das Individuum diktiert. Bei der Bekämpfung der Geschlechtskrankheiten muß gerade auf die Unterdrückung der infektiösen Sekundärerscheinungen ganz besonders Wert gelegt werden. Gerade die Ausschaltung von gefährlichen Infektionsquellen, wie sie die Sekundärsyphilitischen darstellen, ist die Grundlage der Bekämpfung der Geschlechtskrankheiten im Interesse der Allgemeinheit. Selbst wenn durch die Unterdrückung der Sekundärerscheinungen ein kleiner Prozentsatz von Metalues mehr entstünde als ohne diese Unterdrückung der Sekundärerscheinungen, würde dieser Zustand doch für das Volk ein beträchtliches Plus an Gesundheit bedeuten. Man darf nicht vergessen, daß die Vorbeugung eines kleinen Prozentsatzes von Metalues zu teuer erkauft würde durch erhöhte Anzahl von Infektionen, die durch Sekundärsyphilitiker entstünden. Für die Allgemeinheit würde man also auf diese Weise nicht viel gewinnen. Deshalb muß sich zielbewußte Forschung die Aufgabe stellen, die Metalues zu verhüten, ohne durch Vermehrung der Übertragungsmöglichkeit eine Vermehrung der Syphilis im allgemeinen zu erzielen.

Die Geisteskranken sind in jeder Beziehung eine schwere Belastung der Allgemeinheit. Als Ursache der Geisteskrankheiten kommt verhältnismäßig oft die Syphilis in Betracht. Abgesehen von der Paralyse und Tabes, führt sie oft Veränderungen im Gehirn herbei, die durch Entzündungen, Blutgefäßerkrankungen und Geschwulstbildungen ernste Krankheitsbilder hervorrufen, die zwar geheilt werden, aber in Blödheit und Tod übergehen können. Der Anteil der Syphilis an diesen Geisteskrankheiten läßt sich nicht ohne weiteres feststellen, ist aber sicherlich recht beträchtlich. Einer der größten Erfolge der Bekämpfung und Vorbeugung der Geschlechtskrankheiten wird die Verminderung der Geisteskranken und die dadurch erfolgte Entlastung des Volksvermögens sein. Denn der Verlust, den das Volk als Gesamtheit durch die infolge Sypbilis als Kinder frühzeitig Gestorbenen oder infolge Minderwertigkeit nicht recht erwerbsfähig Gewordenen erleidet, bezieht sich nicht nur auf die Kosten ihrer Behandlung, Haltung und Verpflegung, sondern auch auf den Ausfall des Ertrages der Erwerbstätigkeit, den ein jeder Mensch im Laufe seines Lebens abwirft. Die Schätzungen über den wirtschaftlichen Wert eines Menschenlebens sind nicht einheitlich, dürften aber mit $^1/_4$ Million Mark nicht zu gering angesetzt sein.

Eine Statistik des Londoner Grafschaftsasyls wies in der Zeit von 1908 bis 1911 mehr als 9% der Gesamtaufnahmen — 16% Männer und 2,6% der aufgenommenen Frauen — als progressive Paralyse aus. Die Zahl der Paralytiker beträgt 2,3% der gesamten Insassen dieses Asyls. Die Kosten für den Aufenthalt betragen pro Jahr 600 000 Pfund Sterling. In diese Summe sind nicht die Hauserhaltungskosten eingeschlossen, welche pro Jahr ungefähr 180 Pfund Sterling ausmachen. In England und Wales betrug für 3 Jahre (1910—1912) die Zahl der Paralytiker, die in Bezirks- oder Gemeindeasylen untergebracht waren, 2307. Die Kosten für diese wurden auf 90 000 Pfund Sterling pro Jahr berechnet. Wenn man dazu nun noch die anderen Fälle von Geistesstörungen infolge von Syphilis rechnet, die in Anstalten untergebracht wurden, erhält man für England und Wales eine weitere Summe von 150 000 Pfund Sterling.

Die Gesamtzahl der Geisteskranken aller Alter in England und Wales im Jahre 1906 betrug ungefähr 139 000 Personen. Davon entfallen etwas weniger als die Hälfte auf Frauen. Auf ungefähr 248 Personen der Gesamtbevölkerung kommt ein Geisteskranker (A. F. TREDGOLD).

Für die Flotte der Vereinigten Staaten von Amerika und den durch Geschlechtskrankheiten verursachten Schaden geben DUBLIN und CLERK folgende Zahlen an: im Jahre 1919 hatte die Flotte bei einem Stand von 298 744 Mann, von denen 33 345 (= 11,62%) geschlechtskrank waren, einen Verlust von 558 421 Arbeitstagen. Das Heer hatte bei 306 963 Mann und 26 815 Geschlechtskranken (= 8,73%) 871 533 verlorene Diensttage. Bei der Flotte betrugen die

Geschlechtskranken 18% aller Spitalaufnahmen und 15% aller Krankheitstage, bei dem Heer waren 11% aller Aufnahmen Geschlechtskranke.

Zusammenstellung über Verlusttage bei den Truppen der Vereinigten Staaten von Nord-Amerika im Jahre 1918 als Folge der drei unten angeführten Erkrankungen:

Erkrankungen	Zahl der verlorenen Tage	%
Grippe	5 469 858	22 04
Geschlechtskrankheiten	3 048 465	12 29
Bräune	1 718 084	6,92

Die Untersuchungen von MAC ALISTER zeigen die volkswirtschaftliche Bedeutung der Geschlechtskrankheiten. Er erwähnt, daß nach OSLERS Schätzung 60 000 Todesfälle jährlich durch Syphilis in England vorkommen. Für die Behandlung in den Ambulatorien wurde in Großbritannien in den Jahren 1916 bis 1919 340 000 engl. £ und 1920 314 000 engl. £ verausgabt. Die Pflege der Paralytiker kostete schon vor dem Kriege jährlich 90 000 engl. £ mit Hinzuzählung der durch Syphilis verursachten Nervenerkrankungen 150 000 engl. £. Zu diesen Verlusten gesellen sich noch diejenigen an Arbeitstagen, so z. B. fielen im Jahre 1912 in der Marine durch Geschlechtskrankheiten 269 210 Arbeitstage aus.

Für Frankreich schätzt BRADLEY die Verluste an Menschenleben vor dem Kriege, die durch Syphilis verursacht wurden, auf jährlich 40 000, was einem Werte von 200 000 000 Franken gleichkommt.

Genaue Untersuchungen über die Beziehungen der Geschlechtskrankheiten zu der Industrie sind nicht vorhanden. In den Vereinigten Staaten von Nordamerika versuchte man über dieses Thema genaue Erhebungen anzustellen. (BRUNET). Als Grundlage dienten die Zahlen über die Geschlechtskrankheiten in der Armee und Marine, da man von der Tatsache ausging, daß viele Soldaten dem Arbeiterstande entstammen. Von 967 486 waren 44 853 oder 5,6% geschlechtskrank. Im Jahre 1918 übertraf nur die Influenza die Geschlechtskrankheiten an Häufigkeit.

Ein Geschlechtskranker, der keine Behandlung durchmacht oder eine solche vorzeitig abbricht, bedeutet durch Verlust seiner Arbeitskraft für die Volkswirtschaft einen beträchtlichen Schaden. Hierzu kommt noch, daß er häufig seine Familie infiziert und dadurch den Schaden vergrößert. Ist aber die Erkrankung vernachlässigt, dann muß häufig eine bedeutend längere und infolgedessen bedeutend kostspieligere Behandlung einsetzen, sodaß also eine rechtzeitig begonnene, aber allzufrühe abgebrochene Behandlung in wirtschaftlicher Beziehung für die Allgemeinheit einen bedeutenden Verlust darstellt.

Wie die Leistungen in der Industrie von dem Gesundheitszustande der Arbeiterschaft abhängig sind, wird an einem Beispiel gezeigt: in einer Stadt wurde durch Untersuchungen festgestellt, daß, während 10% der Angestellten mit Geschlechtskrankheiten infiziert waren, unter den Arbeitsunfähigen es 68% infolge Geschlechtskrankheiten waren. Ferner wurde festgestellt, daß ein geschlechtskranker Angestellter 3 mal soviel Arbeitsverlust aufweist als ein Nichtgeschlechtskranker. Nach Feststellung dieser Tatsache wurde den Verhältnissen insoferne Rechnung getragen, als durch Errichtung von Fachkliniken für die Behandlung gesorgt wurde. In kürzester Zeit war die Arbeitsfähigkeit der gesamten Angestellten wiederum gestiegen (EVERETT).

Durch Geschlechtskrankheiten gingen 1917/18 4 825 661 Tage verloren. Schätzungsweise beträgt die Zahl der in der Manufakturwarenindustrie der Vereinigten Staaten von Amerika beschäftigten Menschen 10 000 000.

Berechnet man auf Grund obiger Zahlen bei dieser Industriegruppe den Zeitverlust durch Geschlechtskrankheiten, so erhält man die Zahl von 6893 8000 Tagen. Den wirtschaftlichen Verlust kann man nicht einmal annähernd berechnen, da hier Komplikationen wie Tripperrheumatismus und die verschiedenen Formen interner syphilitischer Erkrankungen nicht mit eingerechnet sind. Jedenfalls zeigt sich klar, welch ungeheuere wirtschaftliche Bedeutung die Geschlechtskrankheiten besitzen.

Für den Einfluß der Geschlechtskrankheiten auf die Industrie gibt die amerikanische Gesellschaft für Sozialhygiene ein gutes Beispiel. Ein Unternehmen mit 10 000 Arbeitern kam darauf, daß jeder 5. Mann geschlechtskrank war und die Leistung dieser erkrankten Angestellten 33% niedriger war als die der Gesunden. Das Unternehmen errichtete eine Klinik, wo über Verlangen Diagnose und Behandlung unentgeltlich waren. Mehr als die Hälfte der behandelten Arbeiter wünschte aber selbst etwas zu bezahlen, so daß die wirklichen Kosten dieser Klinik für den Betrieb nicht in Betracht kamen, zumal da durch Erhöhung der Leistungsfähigkeit ein jährlicher Gewinn von 15 000 Dollar berechnet wurde. Diese Tatsache hat viele Manufakturwarenunternehmungen veranlaßt, eigene Kliniken zu errichten, während viele Hunderte anderer ein Übereinkommen trafen, das ihren Angestellten Diagnose und Behandlung sicherte.

Den Versuch einer Schätzung über die Ausgaben, die durch Geschlechtskrankheiten verursacht sind, unternimmt O. MAY. Eine Gruppe von über 3 Millionen Krankenkassenmitgliedern hatte für Geschlechtskranke in der Zeit von Juli 1924 bis Juli 1925 20 000 Pfund ausgegeben. Bei Übertragung auf sämtliche Krankenkassen würden die Ausgaben für Geschlechtskranke ohne die in Anstalten untergebrachten Paralytiker jährlich 100 000 Pfund betragen; doch scheint MAY selbst diese Zahl zu niedrig, und er schätzt sie auf mindestens 1 Million Pfund jährlich.

Den sozialen Schaden durch Geschlechtskrankheiten beginnt also die Industrie in Amerika richtig zu verstehen. So wurde z. B. in West-Virginien in einer Fabrik eine Klinik um den Betrag von 5—6 000 Dollar errichtet (L. B. CHRIST), die nach der Schätzung der Unternehmer durch ihre Tätigkeit einen Mehrbetrag in der Arbeitsleistung im Werte von 40 000 Dollar erbrachte.

Wenn man als Durchschnittstageslohn der Männer zwischen 20 und 50 Jahren 4 Dollar annimmt, für Männer zwischen 15—20 und über 50 Jahre einen solchen von 3 Dollar und, daß jüngere Männer überhaupt nichts verdienen, so erhält man als Gesamtsumme der täglichen Einbuße der geschlechtskranken Männer in den Vereinigten Staaten von Nordamerika über 4 500 000 Dollar. Nimmt man an, daß diese Einwirkung der Krankheit bei jedem Mann durchschnittlich nur 12 Tage dauert, so erhält man einen Jahresverdienstentgang von 54 Millionen Dollar. In allen diesen Zahlen sind selbstverständlich die Schäden durch die angesteckten Frauen nicht berücksichtigt.

Die wirtschaftlichen Schäden durch die Geschlechtskrankheiten werden von der Amerikanischen Gesellschaft für die Sozialhygiene für die Vereinigten Staaten von Nordamerika auf 629 250 000 Dollar veranschlagt. Diese Summe verteilt sich auf folgende Posten:

162 250 000	Dollar	beträgt der jährliche Geldaufwand für die Prostituierten;
51 000 000	,,	kostet die Behandlung der Geschlechtskrankheiten;
97 000 000	,,	beträgt der wirtschaftliche Schaden durch den Ausfall an Arbeitstagen infolge Geistestörungen;
3 000 000	,,	verursachen die durch Geschlechtskrankheiten Erblindeten;
3 000 000	,,	kostet ebenfalls die Internierung von Prostituierten;
300 000 000	,,	ist der Gesamtverlust in der Volkswirtschaft, den die Geschlechtskrankheiten verursachen;
10 000 000	,,	kostet die Behandlung der Neuangesteckten in einem Jahre.

(Zit. nach MONTESANO.)

Mit Berücksichtigung der letzterwähnten Zusammenstellung kann man also behaupten, daß selbst bei einer nur ungefähren Schätzung alle Kosten, die der Volkswirtschaft durch die Geschlechtskrankheiten und als Folgen der dadurch notwendigen Maßnahmen erwachsen, so ungeheuere Summen darstellen, daß es vom ökonomischen Standpunkt ratsam erscheinen würde, einen Teil dieser Gesamtsumme zur Verhütung für Geschlechtskrankheiten und ihrer Folgen zu benützen. Selbst wenn diese Summe in den einzelnen Staaten das Heeresbudget übersteigen sollte, würde sie noch immer nicht die Höhe des wirklich zugefügten Schadens erreichen. Schließlich darf man nicht vergessen, daß der Kampf gegen die Geschlechtskrankheiten genau so wie jeder andere Krieg nach einem oft zitierten Ausspruche Geld, Geld und wieder Geld benötigt.

3. Nehmen die Geschlechtskrankheiten zu oder ab?

Eine rapide Verbreitung der Geschlechtskrankheiten hat sich bisher bei jedem größeren Kriege gezeigt. Sie war aber niemals so auffällig wie in und nach dem letzten Kriege, was nicht wundernehmen kann, da ja die Zahl der Kriegsführenden über 60 Millionen betrug und die Zahl derjenigen, die indirekt in die Kriegsverhältnisse einbezogen wurden, Hunderte von Millionen umfaßte. Die Hauptursache der Vermehrung der Geschlechtskrankheiten ist im Kriege ebenso wie im Frieden die Promiskuität, die gefördert wird durch die veränderte Lebensweise der meisten Menschen. Viele Männer vom 17. bis zum 50. Lebensjahre wurden aus ihrer bisherigen Umgebung herausgerissen und in ganz ungewohnte Verhältnisse gebracht. Schon diese Tatsache allein gab bei den jugendlichen, aber auch bei den älteren Männern Veranlassung zu reichlichem Geschlechtsverkehr. Dazu kommt noch, daß der Gedanke an die Möglichkeit einer Lebensgefahr die Genußsucht in den Vordergrund der Interessen stellte und sie hemmungslos auswirken ließ. Bei den älteren Männern wirkten die Trennung von ihren langjährigen Lebensgefährtinnen und die jähe Unterbrechung des gewohnten Geschlechtsverkehrs in diesem Sinne. Auch die häufig lange Jahre dauernde Kriegsgefangenschaft war in geschlechtlicher Beziehung trotz der strengen Abschließung kein Vorteil. Bei den Frauen andererseits wirkte ebenfalls die Trennung von ihren Lebensgefährten sehr ungünstig ein, ebenso wie der Gedanke, daß diese vielleicht gar nicht zurückkehren werden. Dazu kam noch die materielle Not, die viele Frauen dem außerehelichen Geschlechtsverkehre geneigter machte als sonst. Man darf nicht vergessen, daß die Sorge um das tägliche Brot im Kriege eine größere Rolle spielte als je zuvor. Alle Mittel mußten angewendet werden, um Lebensmittel zu verschaffen, und nicht selten blieb als letztes und wirksamstes Bezahlungsmittel nur der eigene Leib übrig. Durch die Abwesenheit des Familienoberhauptes war die Erziehung der heranwachsenden Jugend sehr erschwert, und die Verwahrlosung drang unaufhaltsam in alle Kreise ein. Das Alter, in dem der Geschlechtsverkehr aufgenommen wurde, sank ständig und dadurch stieg die Gefahr der Infektion Jugendlicher. Dann darf auch eine Klasse nicht vergessen werden, die viel zur Lockerung der Moral beitrug: das sind die Kriegsgewinner. Ihr leicht erworbenes Geld wollten sie genießen. Für die meisten Menschen bedeutet Genuß nichts anderes als lärmende Unterhaltung mit Wein und Weib. Da diese Gruppe von Menschen zeitweilig sehr zahlreich war und über viel Geld verfügte, hatten sie die Möglichkeit, alles ihren Wünschen gefügig zu machen. Diese im Kriege zutage getretenen Mißstände dauerten in Mitteleuropa noch einige Jahre nach Friedensschluß an, wobei die wirtschaftliche Not und die Inflation, insbesondere in großen Städten, fördernd mitwirkten. Nur wenn man all dies bedenkt, wird man verstehen, wieso die Verbreitung der Geschlechtskrankheiten eine so ungeheuere werden konnte, obwohl vielfach und rechtzeitig Gegenmaßnahmen ergriffen wurden.

Es ist eine vielfach an verschiedenen Orten beobachtete Tatsache, daß seit Ende 1923 die Zahl der frischen Erkrankungen mit Syphilis abgenommen habe. Das ist sicherlich zum großen Teile der reichlichen Anwendung von Salvarsanpräparaten zu verdanken. Natürlich wird es je nach den lokalen Verhältnissen auch Ausnahmen geben können, so z. B. berichtet SPILLMANN [1]), daß an der dermatologischen Klinik in Nancy nach einer Verminderung der Syphilisfälle im vierten Quartal 1924 plötzlich starke Vermehrung auftrat. Er führt dies auf die große Anzahl syphilitischer ausländischer Arbeiter zurück, die um die Zeit in dem betreffenden Departement auf Arbeit waren, andererseits aber auf die Unkenntnis des Volkes betreffs der Syphilis und mangelhafte Behandlung.

In Deutschland wird mehrfach über Abnahme der neuen Geschlechtsinfektionen berichtet. So z. B. aus *Bremen*, wo im Jahre 1919 27,4 auf 1000 Einwohner syphiliskrank waren, dagegen im Jahre 1925 15 auf Tausend. Auch in *Berlin* soll die Syphilis in den letzten zwei Jahren ganz erheblich abgenommen haben.

In Groß-Kopenhagen ist die Syphilis 1922 gegen 1912 um 33% zurückgegangen (S. LOMHOLT).

Wie ungleich diese Erscheinung sein kann, zeigt eine Mitteilung von C. C. PIERCE, wonach in den Vereinigten Staaten von Nordamerika 35 Staaten eine Abnahme und 11 eine Zunahme der Geschlechtskrankheiten feststellen konnten.

Über die Erfolge der Bekämpfung der Geschlechtskrankheiten kann nur eine jahrelang genau geführte Statistik, die sich auf einer gut gehandhabten Meldepflicht aufbaut, Aufschluß geben. Alle anders gewonnenen Statistiken sind mit großer Vorsicht und nur bedingungsweise zu verwerten. Nichtsdestoweniger können derlei unvollkommene Statistiken nicht vollständig entbehrt werden, insbesondere wenn genauere nicht vorliegen.

Die in den letzten Jahren in ganz Europa beobachtete Verminderung der neuen Geschlechtsinfektionen ist nirgendwo durch genaue Daten belegt. Nur in der Tschechoslowakei wurden Erhebungen gemacht, die die Möglichkeit einer derartigen Beurteilung zulassen. Zwar ist nicht die ganze Bevölkerung diesbezüglich, sondern es sind bloß die Rekruten untersucht worden, um so ein Bild von den vor der Einrückung erworbenen Geschlechtskrankheiten zu gewinnen. Die auf diese Weise gewonnenen Zahlen veröffentlichte ZRUNEK (Nehmen die venerischen Krankheiten zu oder ab?). Das Absinken der Geschlechtskrankheiten unter der Zivilbevölkerung, und zwar für die jungen Leute, ist ganz augenscheinlich. Interessant ist den Ursachen dieses Absinkens nachzugehen, insbesondere deshalb, weil das Material zu einer Zeit gesammelt wurde, da das Gesetz zur Bekämpfung der Geschlechtskrankheiten in der tschechoslowakischen Republik zwar in Gültigkeit war, aber noch nicht durchgeführt wurde, und man allgemein angenommen hat, daß in diesem Interregnum eine starke Vermehrung der Geschlechtskrankheiten stattfinden würde. Andererseits ist aber sicher, daß das genannte Gesetz absolut gar keinen Einfluß auf diese Verminderung der Neuansteckungen haben könnte, denn, wie gesagt, es wurde ja anfangs überhaupt nicht durchgeführt. Es darf nicht vergessen werden, daß von einer im Gesetze vorgesehenen allgemeinen Belehrung weiter Volkskreise, von Errichtung der Behandlungsanstalten für Prostituierte und verwahrloste Jugend, von unentgeltlicher Behandlung bis jetzt nichts zu sehen ist.

---

[1]) Bull. de la soc. franç. de dermatol. et de syphiligr. Tome 32, Nr. 4. 1925.

Es wurde festgestellt, welchen Anteil die Rekruten am Zuwachs der Geschlechtskranken in der ersten Oktoberhälfte haben. Die so gewonnenen Zahlen sind aber nicht vollständig, weil bei einem Teil der Rekruten die Erkrankung, hauptsächlich im Falle der Lues, erst später zum Vorschein kommt. Aber es handelte sich darum, die Erkrankungen festzustellen, die sicherlich noch in der Vormilitärzeit erworben wurden.

Tabelle 4.

	Im Jahre	Tripper	Schanker	Lues I u. II	Zusammen
Absolute Zahlen	1921	221	27	152	400
	1922	164	9	80	253
	1923	132	4	54	190
	1924	219	7	72	298

Aus Tabelle 4 ersieht man die Verminderung der Geschlechtskrankheiten bei den Rekruten, woraus man auch auf eine Verminderung bei der ganzen Bevölkerung schließen kann.

Tabelle 5.

	Im Jahre	Tripper	Schanker	Lues I u. II	Zusammen
Verhältniszahlen auf 100 000 Soldaten	1921	457,7	55,9	314,8	831,1
	1922	284,0	15,6	138,5	438,1
	1923	277,8	8,4	113,6	399,8
	1924	231,0	7,4	75,1	314,3

In der Tabelle 5 sind alle Erkrankungen im Heere verzeichnet, wobei die die Rekruten betreffenden Zahlen abgezogen sind. Obwohl hier Erkrankungen verzeichnet sind, die bei den Reservisten vielleicht aus der Zivilzeit herrühren, und die schon erwähnten Erkrankungen der Rekruten nach dem 15. Oktober, die zum Teil auch aus dem Zivilleben stammen, ist auch hier ersichtlich, daß die Morbidität sinkt. Doch verhalten sich die einzelnen Krankheiten verschiedenartig. Im Laufe der 4 Jahre sank die Ansteckungsziffer für Tripper auf die Hälfte, für weichen Schanker auf $^1/_7$ und für Syphilis auf $^1/_4$.

Jadassohn hat an etwa 50 Venereologen der nichtdeutschen Staaten Europas eine Umfrage betreffs der in Deutschland beobachteten Abnahme frischer Syphilisinfektionen gerichtet. Die Antworten bestätigten, daß in fast allen Ländern eine starke Abnahme eingetreten ist, nur in Frankreich wird ein Wiederanstieg seit dem Jahre 1924 beobachtet. Bei der Gonorrhöe hat sich prinzipiell nichts geändert. Daraus schließen die meisten Befragten, daß in erster Reihe die Verbesserung der Syphilisbehandlung durch Salvarsan für die Abnahme frischer Fälle in Betracht kommt. Ob die Nervensyphilis durch die Salvarsanbehandlung irgendwie beeinflußt wurde, läßt sich noch nicht behaupten.

Originell ist die Stellungnahme Dürings zur Frage der Ursache für die Abnahme der venerischen Erkrankungen, die sich seit dem Jahre 1923 allenthalben in Europa bemerkbar macht. Er faßt die geschilderte Tatsache so auf, daß entweder die Salvarsanwirkung oder das für alle infektiösen Krankheiten geltende epidemiologische Gesetz oder beide zusammen die Ursache dieser

Tatsache sind. In und nach dem Kriege hat sich eine große Anzahl von Personen angesteckt, die sonst normalerweise vielleicht erst später den Geschlechtskrankheiten verfallen würden. Es ist also jetzt ein Zeitraum gekommen, in dem viele Personen, die eigentlich sich jetzt erst hätten anstecken sollen, infolge der außergewöhnlichen Verhältnisse schon früher angesteckt wurden. Infolgedessen ist die Zahl der neuen Ansteckungen derzeit geringer. DÜRING glaubt aber, daß nach Ablauf dieser Periode eine Zunahme der Geschlechtskrankheiten etwa vom Jahre 1928 angefangen erfolgen wird.

Übrigens muß festgestellt werden, daß entgegen den Beobachtungen, die in den meisten europäischen Städten eine sehr starke Abnahme von frischen Syphilisinfektionen ergeben, in Paris in der letzten Zeit eine Vermehrung der frischen Fälle um 20% festgestellt wurde (Zentralbl. f. Haut- u. Geschlechtskrankh., Bd. 20, S. 256). Als Grund für diese befremdende Tatsache wird die große Zahl von Ausländern und Eingeborenen der Kolonien und die Bevorzugung des Wismuts vor dem Salvarsan angenommen.

4. Geschlechtskrankheiten bei Kindern.

Schon bei der Geburt drohen den Kindern die Gefahren der Geschlechtskrankheiten. Sozial bedeutungsvoll ist die Infektion der Augenbindehaut mit Tripper, die früher sehr verbreitet und von schrecklichen Folgen begleitet war. Darüber wird an anderer Stelle berichtet werden. Immerhin muß aber ein Überblick über die große Zahl der so erfolgten Infektionen gegeben werden, um einen Einblick in die soziale Bedeutung dieser Erkrankung zu gewinnen, da sie die Ursache zahlreicher Erblindungen ist.

Trotzdem durch Einträufelung von Silbersalzen in die Augen aller in den Entbindungsanstalten und oft auch der privat zur Welt kommenden Kinder viel Unheil verhütet wird, kommt es dennoch häufig zu Augeninfektionen. Es liegt Material aus vielen Ländern diesbezüglich vor.

Von 1100 Zöglingen der städtischen Blindenanstalten in London sind 55,6% infolge von Geschlechtskrankheiten um ihr Augenlicht gekommen (ROTHSCHUH). Nach FINGER entfallen auf 100 Blinde in den Blindenanstalten in Berlin 21,85. in Wien 31, in Breslau 35,1, in Budapest 47,89 und in München 73,75 auf Tripperblinde.

Die Schweiz hat 2500 Blinde, davon 12% infolge von Augentripper. In den Vereinigten Staaten von Nordamerika sind 25% aller Blinden infolge einer Gonorrhöe erblindet (PENICHET Y GONZÁLEZ).

Für ganz England wird die Zahl der durch Gonorrhöe Erblindeten auf 24,35% geschätzt.

In Italien sind 20,38% der Erblindeten auf das Konto der Gonorrhöe zu setzen.

RITSCHEL schätzt die Zahl der Blinden für ganz Europa auf 300 000 und nimmt an, daß 30 000 davon infolge Trippers erblindet sind.

Durch obligatorische Einträufelung von Silbersalzen könnte es in absehbarer Zeit gelingen, diesen unheilbaren Schaden zu vermeiden.

Über Augenerkrankungen infolge Geschlechtskrankheiten in Jugoslavien berichtet KOSTIČ. 15% aller Erblindungen werden auf Syphilis zurückgeführt. 5—10% rühren von Gonorrhöe her. In Serbien sollen noch größere Zahlen sein, als die jetzt genannten, die sich auf Slavonien beziehen.

Doch nicht nur die Augen der Neugeborenen sind bedroht, sondern verhältnismäßig häufig auch die Geschlechtsteile. Ursache für solche Erkrankungen sind Übertragungen der Gonorrhöe während der Geburt, worauf neulich erst EPSTEIN, BUSCHKE und LANGER aufmerksam machten Meistens handelt es sich bei solchen Kindern um Mädchen, doch kann, wie DREYER gezeigt hat, auch ein Knabe auf diese Weise erkranken. Übertragungen auf ganz kleine Kinder, insbesondere Mädchen, kommen zustande durch das Zusammenschlafen mit geschlechtskranken Eltern oder Geschwistern. Auch mit Gonorrhöeeiter verschmutzte Wäsche oder ein schmutziger Badeschwamm, den vorher die gonorrhoisch erkrankte Mutter benützt hat, oder die Benützung eines und desselben Thermometers für mehrere Säuglinge, ohne es vorher zu reinigen (BYFIELD und FLOYD), kommen als Quellen einer Gonorrhöeinfektion in Betracht. Diese Erkrankungen sind nicht immer harmlos, wie der letzterwähnte Fall, der tödlich endete, zeigte; es ist deshalb wichtig, daß nicht nur den Augen, sondern auch den Geschlechtsteilen von Ärzten und Hebammen bei dem geringsten Zeichen von Verdacht Aufmerksamkeit gewidmet wird.

Seit 1920 werden in Moskau in einigen Kinderheimen regelmäßige Untersuchungen auf Gonorrhöe vorgenommen. 1923 wurde bei 205 Mädchen ein positiver Befund festgestellt. Bemerkenswert erscheint, daß auch unverdächtige Fälle krank befunden wurden. Zu deren Behandlung wurde eine besondere Abteilung errichtet. Auf Grund dieser Erfahrungen stellte SSUTUJEV die Forderung auf, sowohl die Kinder, als auch die in allen Kinderheimen angestellten Personen periodisch auf Gonorrhöe, Trichomonas und Oxyuris zu untersuchen. Nach Ausheilung der Gonorrhöe empfiehlt sich eine ärztliche Kontrolle mindestens einmal pro Jahr.

POSPELOV fand bei 350 Kindern $4^0/_0$ positive Wa.R. Bei der obligatorischen Besichtigung von 135 Moskauer Asylen für Kinder fand man unter 6 951 Kindern 7 mit Syphilis I, 79 mit angeborener Syphilis und 84 waren verdächtig, weil sie Stigmata hatten.

MAMOT berichtet von einer Gonorrhöe-Epidemie unter den Mädchen einer Kinderheilanstalt in Rußland, wobei 11 Kinder erkrankt waren. Bei der darauf vorgenommenen Untersuchung von 23 Pflegepersonen erwiesen sich 5 als gonorrhoisch infiziert. Als Quelle der Infektion wurde ein Fall von subakuter kindlicher Gonorrhöe ausfindig gemacht. Deshalb wird empfohlen, jede neu eintretende Pflegeperson bei der Anstellung und das gesamte weibliche Personal allmonatlich auf Gonorrhöe zu untersuchen.

Eine besondere Gefahr bildet (u. a. nach E. LANGER) die Erkrankung des Rectums bei Gonorrhöeerkrankung kleiner Kinder. Es ist wichtig, stets daraufhin zu untersuchen. Er beobachtete ebenso wie GUMPERT eine ständige Zunahme der erworbenen Geschlechtskrankheiten bei Kindern, wobei es sich um Haus-, Anstalts- und Schulinfektionen handeln kann. Die Hauptursache bilden die sozialen Verhältnisse.

Bei engem Zusammenwohnen, wobei Erwachsene und Kinder, oft auch Fremde, in einem Raume und vielleicht mehrere Personen in einem Bette beisammen schlafen, kommt es sehr leicht zu geschlechtlichen Infektionen, zumal da viele dieser Kinder geschlechtlich leicht erregbar sind. Es ist erklärlich, daß durch das ständige Zusammensein mit Erwachsenen, die sich in ihrem Liebesleben oft keinerlei Zwang auferlegen, die Aufmerksamkeit der Kinder viel zu früh auf geschlechtliche Dinge gelenkt wird. Dann ist auch der Aberglaube von der Heilung einer Geschlechtskrankheit durch Verkehr mit einer unberührten Jungfrau noch immer Ursache von Infektionen, doch wird meistenteils Vergewaltigung, Inzest oder Verkehr der Kinder untereinander und schließlich Übertragung der Geschlechtskrankheiten ohne Verkehr in Betracht kommen.

Wichtig für die Beurteilung des Schadens, den die Syphilis einem Volke verursacht, ist das Schicksal der kongenitalsyphilitischen Kinder. Mit dieser Frage hat sich zuletzt HÜBNER befaßt und an seinem, wenn auch nicht allzu großen

Material immerhin recht lehrreiche Erfahrungen gesammelt. Im ganzen standen ihm 210 Familien zur Verfügung. Davon hatten 13,3% weder Geburten noch Aborte, was dem Prozentsatz steriler Ehen bei 50 syphilisfreien Ehen der betreffenden Gegend, aus der das Material stammt, entspricht. Nur Totgeburten und Aborte hatten 34%, nichtsyphilitische Ehen 2%. Kranke und gesunde Kinder hatten ebenfalls 34%, nur gesunde Kinder hatten 20%.

Damit ist eine dem Praktiker bekannte Sache wieder einmal in die rechte Beleuchtung gerückt: nur der 5. Teil aller syphilitischen Familien bringt lauter gesunde Kinder zur Welt, die anderen gehen gewissen Gefahren entgegen, von denen die ersten 5 Lebensjahre und dann die Pubertätszeit die gefährlichsten Perioden darstellen. In der ersten Periode handelt es sich um Kinder, die entweder bald starben; die Syphilis der Eltern war verhältnismäßig frisch gewesen. Oder die Kinder waren schwächlich, wenig entwickelt, gediehen schlecht und starben an Infektionskrankheiten oder Ernährungsstörungen. Ein weiterer Teil dieser Kinder starb an Krämpfen oder plötzlich ohne erkennbare Ursache.

In der Pubertätszeit kommt es bei kongenital-luetischen Kindern manchmal zum Ausbruch der Paralyse oder es entwickeln sich syphilitische Psychosen, Hemiplegien und andere Formen von Nervensyphilis. Kommt ein syphilitisches Kind über diese 2 gefährlichen Stadien hinaus, so sind dann die Gefahren, die ihm von seiner angeborenen Syphilis drohen, wenn auch nicht ganz ausgeschlossen, so doch nicht mehr so drohend wie bisher. Von den lebendgeborenen syphilitischen Kindern sterben 27% in den ersten 5 Jahren, 20% erkranken in dieser Zeit, bleiben aber am Leben. Bis zum 18. Lebensjahre erkranken 17%, nachher nur noch 2%. Damit ist aber die Gefahr, die den syphilitischen Kindern droht, noch nicht vollständig umschrieben. Verhältnismäßig häufig kommt es zu leichteren Erkrankungen, die entweder meningitische Formen oder pseudoneurasthenische Zustände und Kopfschmerzen, Schlaflosigkeit und leichte Paresen aufweisen. Ob Dementia praecox in dieses Gebiet kongenitalsyphilitischer Erkrankungen gehört, wie manche Forscher behaupten, ist noch nicht klargestellt. Ebenso scheint die amaurotische Idiotie in ihrem Zusammenhang mit der Syphilis noch nicht absolut geklärt. Immerhin kann betreffs des Lebensschicksals kongenitalsyphilitischer Kinder gesagt werden, daß 34% frei bleiben von schweren Erkrankungen syphilitischer Natur und daß sie, wenn sie einmal das 18. Lebensjahr erreicht haben, von der Syphilis kaum mehr etwas zu befürchten haben.

In England fand Ross 75% aller Kinder aus syphilitischen Ehen krank, 40% der totgeborenen Kinder syphilitisch. 75% der lebendgeborenen Kinder sterben im ersten Lebensjahr, von den verbleibenden sterben 22% in der Kindheit.

In Frankreich sterben jährlich 40 000 Kinder unter 5 Jahren an Syphilis (LEREDDE). Als Grund für diese große Sterblichkeit, das sind wenigstens 90% der Fälle, wird angegeben, daß die Krankheit nicht rechtzeitig erkannt wird. — Für Frankreich gaben COMMANDEUR und REUTER folgende Zahlen: Untersucht wurden 34 718 Frauen, die 1877 tote Kinder hatten, von denen 1411 bei der Geburt starben. 1010 Kinder starben kurz nach der Geburt. Über eine Untersuchung aus den französischen Kolonien berichtet LEROUX. Bei 16 syphilitischen Ehen stellte er 50% Todesfälle in den ersten Tagen und im ersten Jahre fest. Bei den nicht antisyphilitisch behandelten Ehepaaren erhöht sich die Sterblichkeit auf 70%. Interessant sind die Beiträge von J. CASSEL über die Verbreitung der Syphilis congenita. Von 17 448 (1909) waren 207, d. s. 1,8%, von 31 306 (1924) waren 378, d. s. 1,2% syphilitisch. — Nach den Untersuchungen von NEUMANN und OBERWARTH hatten von 69 221 Kindern 690, d. i. 1% Syphilis.

Ein Vergleich der Lueshäufigkeit bei ehelichen und unehelichen Kindern zeigt die große Benachteiligung der letzteren:

Name und Jahr	Eheliche	Uneheliche
NEUMANN und OBERWARTH (1905)	2,81	3,43
CASSEL (1909)	1,13	1,05
CASSEL (1924)	0,9	3,3

Eine Untersuchung über die Syphilis als Ursache für Totgeburten rührt von COUVELAIRE für Paris her, der bei 1769 Totgeburten fast 50% auf Syphilis zurückführt.

Sehr interessant sind die Erhebungen über das Verhältnis der totgeborenen zu den lebenden Kindern in der tschechoslowakischen Republik. Diese Zusammenstellung ist der großen Statistik entlehnt, welche im Februar 1922 in der tschechoslowakischen Republik aufgenommen wurde:

Tabelle 6.

Land	1911	1912	1913	1914	1915	1916	1917	1918	1919	1920	1921
Böhmen . . .	2,96	2,98	3,12	2,95	2,83	3,21	3,12	3,12	3,33	3,04	—
Mähren . . .	2,55	2,41	2,54	2,39	2,55	2,50	2,54	2,58	2,50	2,52	—
Schlesien . . .	2,51	2,50	2,68	3,11	2,26	3,05	2,15	2,44	3,45	2,67	—
Die böhmischen Länder zu-zusammen .	2,81	2,78	2,92	2,79	2,72	2,93	2,89	2,94	2,88	2,86	—
Große Städte	3,83	4,00	4,15	4,19	4,22	4,55	5,08	—	—	4,67	5,30

Diesen Zahlen ist zu entnehmen, daß der Prozentsatz totgeborener Kinder in den Städten bedeutend größer ist als auf dem Lande. Es ist aber schwer zu behaupten, daß dies tatsächlich mit der größeren Verbreitung der Syphilis in den großen Städten zu erklären ist. Nichtsdestoweniger muß bemerkt werden, daß in den großen Städten die Prozentzahl totgeborener Kinder sicher ansteigt, obwohl im allgemeinen die Zahl im ganzen Lande auf derselben Höhe bleibt. Es ist aber immerhin wahrscheinlich, daß eine bedeutende Ursache dieser erhöhten Sterblichkeit in der Syphilis zu erblicken ist, zumal da die bedeutende Steigerung erst nach Kriegsschluß, also mit Heimkehr in ihre Familien festzustellen ist.

In *Hannover* wurden auf der Abteilung für geschlechtskranke Kinder bis Kriegsausbruch täglich 5—6, im Jahre 1918 aber täglich mehr als 40 geschlechtskranke Kinder behandelt. Im Berliner Rudolf Virchow-Krankenhaus wurden 1922: 133, 1924: 250 geschlechtskranke Kinder behandelt. Bei der Untersuchung der Keuchhustenabteilung des Eppendorfer Krankenhauses wurden von 28 Mädchen 20 als gonorrhöekrank befunden. Ein gemeinsam benutzter Abort hat in einer Schule in Hannover bei 6—7 jährigen Mädchen eine Gonorrhöeepidemie hervorgerufen, die verursacht wurde durch Soldaten, die im Schulgebäude einquartiert waren.

Die Übertragungsmöglichkeiten für Gonorrhöe bei kleinen Mädchen sind mannigfaltig. So berichtet z. B. BORNTRÄGER, daß in einer Gruppe von Kindern, die in einem Kellerraum eines größeren Krankenhauses unter Aufsicht der Kreisfürsorgerin in Salzwasser badeten, am Schlusse dieser gutgemeinten Badekur

13 von 16 kleinen Mädchen mit Tripper infiziert waren. Die Ursache war darin zu sehen, daß eines dieser Mädchen vor der Aufnahme, wie alle anderen ärztlich untersucht wurde, weil sie Scheidenausfluß hatte; sie wurde ohne mikroskopische Untersuchung für gesund erklärt. Solche unangenehme Vorfälle lassen sich nur vermeiden, wenn alle mit kleinen Mädchen umgehenden Lehrerinnen, Fürsorgerinnen, Ärzte es sich angelegen sein lassen, alle verdächtigen Kinder einer fachärztlichen Untersuchung zuzuführen. Die Schwierigkeit solcher Nachforschungen ist recht beträchtlich, weil es einerseits nicht angeht, alle Kinder ärztlich zu untersuchen, ohne das Schamgefühl derselben zu verletzen, andererseits die Kosten recht beträchtlich wären. Ständige Beobachtung der Wäsche wird in vielen Fällen ausreichen. Bei Verdacht auf Tripper muß natürlich eine ärztliche Untersuchung vorgenommen werden.

Auch bei Knaben ist genitale Gonorrhöe nicht allzu selten, obgleich die Literatur darüber im Gegensatz zu der reichlich veröffentlichten Literatur über Gonorrhöe bei Mädchen wenig bringt. Einen großen Teil der bisherigen Literatur darüber fassen die letzten Arbeiten ALTERTHUMs zusammen. An der Kinderheilanstalt der Stadt Berlin in *Buch* kamen in der Zeit vom Jahre 1919 bis 1925 14 Knaben mit Urethralgonorrhöe zur Aufnahme (dagegen 790 Mädchen). Von diesen Knaben standen 2 im 4., 2 im 6., 2 im 7., 3 im 8., 2 im 11. und 3 im 13. Lebensjahre. Sehr beachtenswert erscheint die Art der Ansteckung, wobei sich drei durch Beischlaf oder beischlafähnliche Handlung infizierten, 4 innerhalb der Familie, aber auf unbekannte Art, 4 durch Zusammenschlafen mit tripperkranken Angehörigen, bei 3 Knaben war die Ansteckungsart nicht zu ermitteln.

Die Beobachtungen von SKUTSCH, wonach 236 Schülerinnen ein gemeinsames Bad als Quelle für ihre Ansteckung angaben, bot Veranlassung, die Lebensfähigkeit der Gonokokken im Wasser zu untersuchen (BENGSTON). Es wurden junge und alte Gonokokkenkulturen in ihrem Verhältnisse zu sterilem Leitungswasser, destilliertem Wasser und Wasser, welches Kupfersulfat im Verhältnis von 1:1000000 enthält, untersucht. Es ergab sich, daß die Gonokokkenkulturen, die die meisten Passagen haben, die widerstandsfähigsten sind. Am günstigsten für ihr Fortbestehen ist eine Temperatur von 37 Grad. Salzhaltiges Wasser wirkt fördernd auf ihre Widerstandsfähigkeit ein. Demnach scheint die Wahrscheinlichkeit einer Infektion durch das Badewasser eines Schwimmbeckens nicht besonders groß zu sein.

Auch in Neu-Köln (LEWIN) hat sich eine Zunahme der Geschlechtskrankheiten bei Kindern bemerkbar gemacht. Doch war es schwer, alle diese der Behandlung zuzuführen. Es wurde der Versuch unternommen, mit Hilfe der Schule, Ärzte und Schulfürsorgerinnen die Kinder, die an Ausfluß leiden, zur Untersuchung zu bekommen. Zur Behandlung wird die Errichtung einer unentgeltlichen Behandlungsstelle außerhalb des Krankenhauses empfohlen. Um alle kranke Kinder in Evidenz zu führen, sollen sie der Fürsorgestelle für Geschlechtskranke gemeldet werden, die dann besondere Listen der geschlechtskranken Kinder anlegt und auf diese Weise die Kontrolle über sie ausüben kann.

Auf die Zunahme der erworbenen Geschlechtskrankheiten bei Kindern wurde insbesondere von GUMPERT hingewiesen. Es handle sich bei dieser betrüblichen Tatsache um eine vorwiegend sozial bedingte Erscheinung. Die zu deren Bekämpfung vorgeschlagenen Maßnahmen umfassen so ziemlich das gesamte Gebiet der sozialen Fürsorge: Soziale Wohnungspolitik soll es ermöglichen, daß jedes Kind sein eigenes Bett hat. Bei Zuteilung von Wohnungen müssen tuberkulöse und syphilitische Familien bevorzugt werden. Die Eltern sollten in den Schulen durch die Schulärzte über die Bedeutung der Geschlechtskrankheiten, deren Erkennung und die Wichtigkeit der gründlichen Ausheilung belehrt werden. Auch für Lehrer, Erzieher und Fürsorger müßten eigene Kurse gehalten werden. Bei Aufnahme in Kindergärten, Schulen, Heime, Anstalten müßte obligatorisch auf Geschlechtskrankheiten untersucht werden. Für geschlechtskranke Kinder gälte Behandlungszwang. Die Mütter wären in der Technik der häuslichen Behandlung vor Entlassung ihrer Kinder aus dem Krankenhause zu unterrichten. Für Angehörige aller Berufe, die mit Kindererziehung zu tun haben, wäre Gesundheitszeugniszwang einzuführen. Überhaupt wäre alle Fürsorge für geschlechtskranke Kinder zu zentralisieren.

Die von GUMPERT und anderen behauptete Zunahme erworbener Geschlechtskrankheiten bei Kindern wird von GRUMACH angezweifelt. Er führt aus, daß es immer unter den Kindern Geschlechtskrankheiten gegeben habe, was auch stets bekannt war. Die Übertragung geschieht nicht immer durch ein Verbrechen, sondern durch im Haushalt benützte Gegenstände und durch das häufige Zusammenschlafen von Kindern mit erkrankten Erwachsenen. Eine Umfrage in mehreren Kinderheimen ergab die Richtigkeit seiner Vermutungen. Überhaupt sollen solche Erhebungen nicht auf Abteilungen für geschlechtskranke Kinder beschränkt werden, sondern auf Kinderkrankenhäuser, die alle möglichen Erkrankungen aufnehmen. Da nun von einer besonderen Häufung derzeit nicht gesprochen werden kann, sind auch viele von GUMPERTS Maßnahmen nicht unbedingt nötig. Insbesondere scheint die obligatorische Untersuchung auf Geschlechtskrankheiten bei Aufnahme in Kinderanstalten, Schulen, Heime, Anstalten, Krankenhäuser zu weitgehend zu sein.

Auch in den anderen Ländern sind Geschlechtskrankheiten unter den Kindern keine Seltenheit. DEYLL berichtet, daß bei einer Untersuchung in Amsterdam 1% Schulmädchen gonorrhoisch infiziert befunden wurden; und zwar handelt es sich mehr um Hausansteckungen, die infolge von engem Zusammensein, Unreinlichkeit und vielleicht auch durch Geschlechtsverkehr entstanden sind, als um Schulinfektionen. Aber auch letztere werden als erwiesen angenommen, insbesondere in Form der Klosettinfektionen.

In *Wien* mußte 1924 im Zentralkinderheim eine eigene Abteilung für Behandlung geschlechtskranker Kinder errichtet werden, wo am Tage der Eröffnung 150 Kinder Aufnahme fanden.

Bei engem Zusammenwohnen ist selbstverständlich die Möglichkeit der Übertragung von Geschlechtskrankheiten größer.

Über die Wohnungsverhältnisse der Nachkriegszeit geben Untersuchungen Aufschluß, die der Direktor der Berliner Ortskrankenkassa ALBERT KOHN vorgenommen hat. Von den erwerbsunfähigen Kranken, die in ihren Wohnungen aufgesucht wurden, wurde festgestellt, daß in einem Raum

zu 4	ungefähr	5	%
„ 5	„	2	„
„ 6	„	1	„
„ 7	„	0,5	„

schliefen. Es handelt sich hier um besser gestellte Angestellte, bei denen sich ein derartig krasser Wohnungsmangel geltend macht. Wird das Ergebnis dieser Untersuchung auf die Bevölkerung Berlins (1. Februar 1925: 3 960 700 Bewohner) übertragen, so kommt man zu dem Ergebnis, daß in Berlin ungefähr 200 000 Menschen zu 4 in einem Raum schlafen. 19% der oben erwähnten Kranken hatten kein eigenes Bett; je größer die Familie, desto größer die Bettnot. In Haushalten von 2 Personen haben mehr als 91% ein Bett für sich allein. Steigt die Zahl der Personen auf 4, so haben 82% ein eigenes Bett, bei 5 Haushaltsfamilienmitgliedern 69%, bei 6: 60%, bei 7: 50%, bei 8: 30% und bei mehr als 11 Haushaltsmitgliedern 0%. Ein nicht geringer Teil dieser Kranken (8%) waren geschlechts- oder harnkrank, von denen mehr als die Hälfte die Massenklosetts ihrer Häuser besuchen mußten. Man versteht nun, wieso die Verbreitung der Geschlechtskrankheiten unter den Kindern nach dem Kriege so ungeheuerliche Dimensionen annehmen konnte,

Erschütterndes Material betreffend Wohnungsnot hat G. LOEWENSTEIN zusammengetragen. In Berlin hatten von den besuchten Kranken 30% Männer und 20% Frauen Wohnungen, die unter dem hygienischen Mindestmaße liegen. Von den untersuchten Kassenkranken hatten bloß 13% Männer und 18% Frauen ein eigenes Heim.

In Dresden haben sich die vor dem Kriege verhältnismäßig guten Wohnungsverhältnisse arg verschlechtert. Von 5063 kontrollierten Wohnungen waren 2011, das sind fast 40%, mangelhaft. 280 der beanstandeten Wohnungen wurden außerdem von mehreren Familien benützt. In je einem einzigen Raume, der zu allem dienen mußte, wohnten 79 Familien. 201 Familien wohnten als Untermieter in einem einzigen Raume. Selbst wenn die Zimmer nur klein waren, waren bis zu 8 Personen in solchen Räumen wohnhaft. In 1275 Fällen benützten mindestens 2 Personen 1 Bett, in 12 Fällen 3. 503 Wohnungen waren betreffs des Flächeninhaltes übervölkert. Die Abortverhältnisse waren in 1073 Fällen ungenügend, da bis zu 6 Mietparteien einen Abort verwenden mußten. In 260 Fällen wurde 1 Abort von 6 Personen, in 244 Fällen von 8 Personen, in 247 von 10 Personen, in 96 Fällen von 12 Personen, in 51 Fällen von 14 Personen, in 56 Fällen von mehr als 14 und in einzelnen Fällen von mehr als 26 Personen benützt.

Solche Wohnungsverhältnisse gibt es aber nicht nur in den Großstädten wie in Berlin, sondern auch in vielen Provinzstädten. Bei so engem Zusammenwohnen kann von einer sittlichen Erziehung der Kinder selbstverständlich keine Rede sein. Als erschwerender Umstand kommt noch hinzu, daß viele arme Familien, um ihr Einkommen ein wenig zu erhöhen, fremde Leute zum Schlafen bei sich aufnehmen. Dadurch werden die Kinder häufig zum frühzeitigen Geschlechtsverkehr verleitet und damit den Gefahren der Geschlechtskrankheiten ausgesetzt.

Wohnungsnot steht im direkten Zusammenhang mit Sittlichkeitsverbrechen. Vom Februar 1922 bis März 1924 erhielt das Zentral-Jugendamt in Berlin (nach CH. MAYER) Berichte über 25 Fälle und in der Zeit vom 1. März 1924 bis 25. Juli 1925 über 29 Fälle von Sittlichkeitsverbrechen, die an Kindern verübt wurden. Es handelt sich um Kinder von 5—16 Jahren, die von Vätern, Stiefvätern, Liebhabern der Mütter oder von Untermietern mißbraucht wurden. Es ist klar, daß bei solchen Verhältnissen nur außergewöhnliche Maßnahmen helfen können. Doch scheitern die Bestrebungen zu einer radikalen Beseitigung der Wohnungsnot an den zur Zeit gegebenen Verhältnissen.

Als eine Folge der Wohnungsnot ist die ständig steigende Zahl der Schlafstellenbenutzer zu betrachten. Damit erwächst für die betreffenden Familien bezüglich der Verbreitung der Geschlechtskrankheiten eine große Gefahr. Denn es sind gerade die Ärmsten, die Schlafgänger bei sich aufnehmen und damit den an und für sich kärglichen Raum noch mehr einschränken. Die Folge dessen ist, daß die Wohnungsinhaber sich noch mehr in den wenigen Schlafgelegenheiten, die sie haben, zusammendrängen. Oft schlafen Eltern und Kinder gemeinsam in einem Bett, oft schlafen auch fremde Personen gemeinsam mit den Kindern, auch wenn sie verschiedenen Geschlechtes sind, die Betten werden öfters tagsüber und in der Nacht von verschiedenen Personen benützt, so daß eine Übertragung von Geschlechtskrankheiten leicht möglich erscheint. Das enge Zusammenwohnen regt aber auch den Geschlechtstrieb an und fördert in nicht geringem Maße die Verführung der Kinder. Damit sind auch der Infektion mit Geschlechtskrankheiten Tür und Tor geöffnet (s. oben).

Nach einer Zusammenstellung von JEANS und COOKE (St. Louis) zeigte sich, daß von 389 Kindern von armen Eltern der Prozentsatz der Syphiliskranken 5,65% betrug. Davon entfallen 9,3% auf Negerkinder und 2,4% auf die Weißen. Die Behandlung kranker Kinder ist sehr langwierig und kostspielig, wodurch der Allgemeinheit nebst dem Verluste der vielen Fehl- und Totgeburten großer Schaden erwächst. Deshalb muß danach getrachtet werden, diese Schadensquelle rechtzeitig abzudämmen.

Das beste Vorbeugungsmittel der kongenitalen Syphilis ist die Behandlung der Mütter während der Schwangerschaft. Bei ausgiebiger Behandlung werden die meisten Kinder gesund geboren. KIRKPATRIK hatte bei 148 syphilitischen Müttern in Irland nach ausgiebiger und regelmäßiger Behandlung 72,2% gesunder Kinder.

Einen guten Vergleich geben die Zahlen von BANG und DORFF KJELDSEN:

Behandlung der Mütter während der Schwangerschaft	Zahl	Kinder an Syphilis gestorben	Kinder ohne syphilitische Erscheinungen
Nicht behandelt . . .	90	86	4
Quecksilber vor der Schwangerschaft . .	28	28	—
Salvarsan vor der Schwangerschaft . .	17	10	7
Quecksilber während der Schwangerschaft	7	5	2
Salvarsan während der Schwangerschaft . .	20	4	16
Salvarsan vor und Quecksilber während der Schwangerschaft	2	—	2
Salvarsan vor und Salvarsan während der Schwangerschaft . .	25	—	25

Mit diesen Zahlen wird die alte Forderung bestärkt, nach der jede schwangere Frau untersucht werden sollte und, falls das Ergebnis positiv ist, unbedingt einer intensiven Kur unterzogen werden müßte. Von durchgreifender Wirkung könnte diese Maßregel nur dann sein, wenn gesetzlich Untersuchung und Behandlung als Pflicht für Schwangere eingeführt wäre.

Nicht leicht ist die Frage zu beantworten, wie sich der Arzt gegenüber anscheinend gesunden, negativ reagierenden Kindern von syphilitischen Müttern verhalten soll. Die Erfahrungen lehren, daß Frauen mit seronegativer tertiärer und kongenitaler Lues meist gesunde Kinder haben. Man wird sich also mit einer genauen Überwachung der betreffenden Kinder begnügen können. Ähnlich liegen die Verhältnisse bei Mesaortitis syphilitica, Tabes und Taboparalyse; auch hier sind die Kinder meist gesund. Anders verhält es sich bei Ansteckung der Mütter während der Befruchtung, Schwangerschaft oder kürzere Zeit vorher. Beginnt die Behandlung der infizierten Mütter bei noch negativer Wa.R., dann sind die Kinder häufig gesund. Ist dagegen die Frau bei Beginn der Behandlung schon positiv, dann sollten solche Kinder unter allen Umständen, auch wenn sie symptomlos sind, einer energischen Behandlung unterzogen werden.

Über die Schicksale von Kindern, welche während des Bestehens einer mütterlichen Metasyphilis geboren werden, berichtet speziell R. PILCZ. 32 Frauen mit Paralyse und Tabes hatten 34 Kinder, von denen 51,5% starben (28,58% bei normalen). Bei einer Nachuntersuchung war ein 18jähriges gesund, 2 14jährige imbecill, 2 waren 9 Jahre alt (davon litt eines an Migräne), 1 war gesund. Von 5 waren keine Nachrichten zu erhalten.

6 Frauen mit Tabes brachten 4 Kinder reif zur Welt, die gesund blieben. Eines starb nach wenigen Tagen an Lebensschwäche, und eines war eine luetische Frühgeburt.

5 Mütter mit Lues cerebrospinalis gebaren 3 reife Kinder ohne Zeichen von Syphilis, eines starb an Syphilis gummosa vor Ablauf des ersten Lebensjahres, und eines war eine syphilitische Frühgeburt.

Bekanntlich ist nicht nur die erste Generation durch die Syphilis gefährdet, sondern auch die zweite. Solcher Fälle wurden bis jetzt im ganzen 8 veröffentlicht (NONNE, JESSNER, BRUUSGAARD, BERNHEIM-KARREN, KRAUS, SCHWEIZER, ZEICKEL und VANSELOW). Die geringe Zahl der bis jetzt in der Literatur sichergestellten Fälle zeigt, daß in sozialer Beziehung praktisch die Schäden der Übertragung der Syphilis auf die zweite Generation sehr unbedeutend, wenn sie auch klinisch sehr interessant sind.

Auf die Syphilis als Ursache der Degeneration ist verschiedentlich hingewiesen worden. Insbesondere sind es neben vielen anderen die Arbeiten von MARIE KAUFMANN-WOLF und STELZNER, die sich mit dem Problem befassen. Es ist fraglos, daß die Nachkommen syphilitischer Eltern in vieler Beziehung minderwertig sind. Unter den Zöglingen der Fürsorgeanstalten befinden sich viele Kongenital-Syphilitiker, die, in jeder Beziehung minderwertig, sowohl sozial als auch wirtschaftlich für die Allgemeinheit eine schwere Last bedeuten.

Auch muß bemerkt werden, daß geistige Entwicklungsstörungen selbst ohne klinische oder serologische Symptome vorhanden sein können (LEREDDE). Man wird sich in der Diagnose solcher Fälle vorwiegend nach der Familienanamnese unter Untersuchung der übrigen Familienmitglieder richten. Schließlich wird eine versuchsweise Behandlung in der Lage sein, den gehegten Verdacht zu bekräftigen oder nicht.

5. Infektionsquellen.

Die Feststellung der Infektionsquellen ist aus mancherlei Gründen wünschenswert: zunächst einmal, um bei Vorhandensein der nötigen gesetzlichen Grundlage die betreffende Infektionsquelle aus dem Verkehre auszuschalten, der Behandlung zuzuführen und womöglich gesund zu machen; andererseits ist die Feststellung der Infektionsquellen auch insoferne von Wichtigkeit, als sie einen Überblick über die gesundheitliche Gefährlichkeit einzelner Bevölkerungsschichten und Berufe geben kann. Es darf aber nicht übersehen werden, daß die Nachforschung nach den Berufen der Infektionsquellen bei beiden Geschlechtern mit großen Schwierigkeiten verknüpft ist. Am ehesten wird es noch möglich sein, den Begriff der Prostituierten hier abzugrenzen. Wenn der Infizierte angibt, für den Geschlechtsverkehr bezahlt zu haben, dann handelt es sich zweifellos um eine Prostituierte. Kennt er sie nicht näher, dann wird es natürlich schwer sein, sie in die Kategorie der reglementierten, freien oder Gelegenheitsprostituierten einzureihen. Aber das wird schließlich weniger wichtig sein. Bei den anderen Berufen wird eine genaue Feststellung oft schwer sein, weil die Angaben der Kranken, insbesondere wenn es sich um einen Gelegenheitsverkehr gehandelt hat, sehr ungenau sind, und auch die Mitteilungen der betreffenden Frauen über ihren Beruf nicht immer auf Wahrheit beruhen müssen. Viele Geschlechtskranke wissen überhaupt nicht, von wem sie sich angesteckt haben, da sie das Objekt ihrer Betätigung häufig wechseln. Die Feststellung der Infektionsquelle wird insbesondere bei primärer Syphilis schwer sein, weil oft mehrere Wochen verfließen, ehe der Kranke zum Arzte gelangt. Gewöhnlich ist es nicht minder schwer von den angesteckten Frauen die Infektionsquelle zu erforschen. Verheiratete Frauen, die nicht von ihrem Manne angesteckt sind, werden wohl häufig den Versuch einer Täuschung machen, was übrigens auch von verheirateten Männern gelten dürfte. Schließlich sind die Frauen bei zufälligem Verkehr genau so Täuschungen über den Stand und Beruf ihres Gelegenheitspartners ausgesetzt, wie im anderen Falle die Männer. Deshalb sind alle Statistiken, die Infektionsquellen zusammenstellen, mit besonderer Vorsicht zu benützen, zumal da auch der Beruf und die Vermögenslage der betreffenden in Betracht gezogen werden muß. Schon FOURNIER hat die Erfahrung gemacht, daß die Zusammensetzung der Infektionsquellen in seiner Privatpraxis verschieden ist von der der Spitalkranken. Schließlich muß aber betont werden, daß in den letzten Jahren überall die Berufsprostitution als Infektionsquelle gegenüber der gelegentlichen Prostitution und den Nichtprostituierten etwas in den Hintergrund getreten ist.

Mit diesen Vorbehalten wären also die nachstehenden Statistiken über Infektionsquellen betrachtet:

Infektionsquellen.

LION und LOEB: Von 594 erkrankten Männern wurden als Quelle angegeben:

Prostituierte	278
Kellnerinnen	130
Dienstmädchen	60
Bürgerstöchter und Frauen	45
Ladnerinnen	20
Arbeiterinnen	20
Näherinnen	17
Künstlerinnen	7

In Nürnberg (L. VOIGT) wurden als Infektionsquellen für Männer festgestellt:

	1923	1924
Beamtinnen	1	—
Beamtenfrauen	1	—
Künstlerinnen	5	—
Im Felde	5	—
Kaufmannsfrauen	6	5
Konfektioneusen	9	2
Logis	2	3
Bordell	9	3
Ohne Verkehr	7	7
Bürgermädchen	5	9
Ladnerinnen	23	16
Dienstmädchen	17	23
Kellnerinnen	28	25
In der Ehe	32	28
Straßenprostitution	39	40
Kontoristinnen	35	50
Arbeiterinnen	122	94
	346	305

Frauen gaben als Infektionsquellen an:

Landwirte	2	—
Künstler	4	1
Angehörige freier Berufe	6	2
Beamte	4	4
Studenten	3	5
Soldaten	5	6
Ohne Verkehr	5	7
Handwerker	21	11
Kaufleute	67	50
Arbeiter	63	58
In der Ehe	62	68
	246	212

Bemerkenswert erscheint die Tatsache, daß die Anzahl der in der Ehe angesteckten Frauen — meist mit Syphilis — die der Männer weit überragt.

2512 Gonorrhoiker, die PINKUS über ihre Ansteckungsquelle befragte, gaben nachstehende Infektionsquellen an:

Prostituierte	1350 = 52,74%
Nicht eingeschriebene, aber für Prostituierte gehaltene Frauen, Kellnerinnen usw.	221 = 9,8 „
	1571 = 62,54%
Im Geschäft tätige Mädchen	321 = 12,8 „
Dienstmädchen usw.	129 = 5,1 „
Fabrikarbeiterinnen	120 = 5,0 „
Alle anderen Infektionsgelegenheiten zusammen betragen nur	287 = 11,4 „

Aus einer Umfrage von GANS, die sich auf 1000 geschlechtskranke Soldaten bezog, geht hervor, daß sie sich angesteckt hatten:

bei prostituierten Bordelldirnen	8,3	21,3%
„ „ Straßendirnen	13,0	
„ Kellnerinnen		15,4 „
„ Dienstmädchen		14,1 „
„ verheirateten Frauen, der eigenen Frau	7,4	11,5 „
„ „ „ Kriegerfrauen	4,0	
„ „ „ sonstigen Frauen	2,1	
„ Ladenmädchen		9,0 „
„ Fabrikarbeiterinnen		8,1 „
„ Bürgerstöchtern		4,2 „
„ Näherinnen, Wäscherinnen		2,1 „
„ Witwen		1,9 „
„ landwirtschaftlichen Arbeiterinnen		0,7 „
„ Künstlerinnen		0,4 „
„ Straßenbahnschaffnerinnen		0,4 „
„ ausgehaltenem Verhältnis		0,2 „
„ Krankenschwestern		0,1 „
„ Masseusen		0,1 „
„ Telephonistinnen		0,1 „
„ Unbekannt		8,4 „

LOEB befragte 442 geschlechtskranke Männer nach den Infektionsquellen: Kellnerinnen 155, Dienstmädchen 67, Ladnerinnen 65, Bürgermädchen 29, Näherinnen 27, Zimmermädchen 20, Fabriksarbeiterinnen 17, Sängerinnen eigene Frau oder Braut 12, Schneiderinnen 11, Büglerinnen 9, Wäscherinnen 4, Landmädchen 3.

Aus Estland liegt eine Zusammenstellung der Infektionsquellen aus dem Jahre 1922 vor (SPINDLER). In den Städten verursachen die Infektionen 32% Prostituierte, 67,5% Nichtprostituierte und 0,52% sind extragenital erworben. Am Lande stehen 4% Prostituierte 96% Nichtprostituierter als

Infektionsquellen entgegen. In Reval wurde 1920 die Prostitution mit 70% als Infektionsquelle angenommen und mit 30% die nichtprostituierten Frauen.

Auch LEVADITI ist der Anschauung, daß die Prostitution als die Hauptquelle, wenn nicht als die einzige Quelle der Syphilis in Betracht kommt. Da er aber von der völligen Wertlosigkeit der bisher durchgeführten Maßnahmen überzeugt ist, spricht er sich für die Prophylaxe durch Behandlung der Kranken, für moralische und erzieherische Maßnahmen und für die individuelle Prophylaxe aus.

In Rußland werden in letzter Zeit (W. BRONNER) ganze Dörfer von eigens dazu ausgesandten ärztlichen Expeditionen auf Geschlechtskrankheiten untersucht. Es bestätigt sich nur die schon bekannte Tatsache, daß die Verbreitung insbesondere der Syphilis in den einzelnen Gebieten ganz verschieden ist. Diese Expeditionen haben vor allem den Zweck, die Syphilisherde durch Untersuchung der Bewohner festzustellen, die Bevölkerung über die Geschlechtskrankheiten aufzuklären und dann eine systematische Behandlung mit Salvarsan einzuleiten. Zu diesem Zwecke müßte das Netz der Fürsorgestellen vermehrt werden.

Über Infektionsquellen unter der Moskauer Bevölkerung berichten HALPERIN und ISSAJEW. Insgesamt wurden in 10 943 Fällen diesbezüglich Erhebungen angestellt:

Tabelle 7.

	1914	1922—1924	
		Ergebnisse des instruktiven venereologischen Dispensars des Volkskommissariates für Gesundheitswesen in Moskau	Ergebnisse der Dispensaires in den Provinzen
	%	%	%
Bei *Männern*:			
1. Prostituierte	56,9	31,7	26
2. Gelegenheitsbekanntschaft	24,4	28,7	36,5
3. Bekannte Frauen	12,8	23,5	15,3
4. Uneheliche Verhältnisse	1,2	1,5	2,0
5. Braut	—	0,3	0,5
6. Ehegattin	1,2	7,8	7,8
7. Unbestimmt	3,5	6,3	6,5
Bei *Frauen*:			
8. Gelegenheitsbekanntschaft	4,7	9,2	20,0
9. Bekannter Mann	12,1	9,2	9,4
10. Uneheliche Verhältnisse	4,7	4,2	4,3
11. Bräutigam	—	0,6	0,6
12. Ehegatte	53,5	54,8	47,1
13. Unbestimmt	25,5	22,0	18,6

6. Prostitution.

Der Begriff „Prostitution" ist schwer zu definieren. Die Schwierigkeiten ergeben sich hauptsächlich daraus, daß zwischen Prostitution, dem Verhältnis, der freien Ehe und der Ehe Übergänge bestehen, die eine scharfe Scheidung sehr schwer machen. Man könnte die *Prostitution definieren als entgeltliche*

Hingabe mit raschem Wechsel der Partner bei emotioneller Gleichgültigkeit. In dieser Definition ist enthalten die Verkäuflichkeit des Geschlechtsgenusses, die flüchtigen geschlechtlichen Beziehungen und die Vielheit der Männer, die von dem Anerbieten zum Geschlechtsverkehr Gebrauch machen. Alle diejenigen Geschlechtsbeziehungen, bei denen zwar die Käuflichkeit und der Erwerbszweck in Betracht kommen, dagegen nur ein Mann für längere Zeit, fallen nicht unter den Begriff „Prostitution". Dagegen muß auch dann von Prostitution gesprochen werden, wenn sie nur als Nebenerwerb dient oder der Beruf einen Nebenerwerb zur Prostitution bildet. Im allgemeinen wird es nicht schwer sein, den Begriff nach der oben angeführten Definition ziemlich genau zu umschreiben.

Die Prostitution wurde eingeteilt in eine öffentliche und eine geheime Prostitution. Unter öffentlichen Prostituierten wurden diejenigen verstanden, die als berufsmäßige Prostituierte der Behörde bekannt waren und keinen Nebenerwerb hatten. Alles andere fällt unter den Begriff der geheimen Prostitution. Schon hier muß auf die Tatsache aufmerksam gemacht werden, daß die öffentliche Prostitution an Zahl ständig abnimmt, wogegen das Heer der geheimen Prostitution unter dem Druck der sozialen Verhältnisse wächst. Es wäre aber schwer, genaue Zahlenangaben zu bringen. Zwar findet man Schätzungen darüber. Doch sind sie so ungenau wie die Gesamtzahlen der Prostitution. So führt z. B. FLEXNER für Paris die Zahl 120 000 an (nach MAXIME DU CAMP), 60—80 000 (nach LÉPINE), 30 000 (nach IVES GUYOT und AUGAGNEUR), 20 000 (nach TUROT), 14—17 000 (nach CARLIER). Nun schätzte man für:

	Reglementierte Prostitution	Freie Prostitution
Berlin	5 000	20—25 000
Köln	700	7 000
Paris	7 000	40—50 000

In Wien soll die Zahl der Prostituierten vor dem Kriege 30 000 betragen haben, die von Glasgow 17 000, München 8000, Rom 5000, Amsterdam 7000 usw. Es ist klar, daß ohne genaue Statistik die Gültigkeit all dieser Zahlen bestritten werden kann; es kann behauptet werden, daß sie zu niedrig sind, und es kann behauptet werden, daß sie zu hoch sind.

Aus der Zeit nach dem Weltkriege liegen keinerlei Schätzungen vor. Das ist nicht so sehr infolge einer Verminderung der Zahl der Prostituierten, als vielleicht dadurch zustande gekommen, daß die Prostitution es jetzt glänzend versteht sich zu maskieren. Die größere Demokratisierung in Europa ist auch der Prostitution insofern zugute gekommen, als die Eingriffe in ihre persönlichen Rechte nicht mehr so unauffällig und ungestraft durch die Behörden gemacht werden können wie vorher.

In *Kalkutta* soll die Zahl der Prostituierten 9000 betragen (NATH SINHA). Daneben gibt es noch, insbesondere unter den weiblichen Dienstboten, viele, die sich prostituieren. Deshalb kann die Zahl der sich Prostituierenden mit 15 000 angenommen werden. Mit den Gesundheitsverhältnissen ist es dort sehr arg bestellt, so daß die Geschlechtskrankheiten und die Syphilis sehr verbreitet sind.

Verhältnismäßig am meisten Prostituierte dürfte Makau, eine portugiesische Kolonie, besitzen. Sie ist seit dem Jahre 1516 im Besitz von Portugal und es leben dort ungefähr 60 000 Einwohner, davon sind ungefähr 6000 Prostituierte, so daß jeder 10. Bewohner eine Prostituierte ist.

Nicht alle erachten die Bezahlung als das Charakteristische an der Prostitution. Dieser Ansicht ist HÄHNLEIN, der darauf aufmerksam macht, daß es in allen Gesellschaftskreisen Frauen gibt, die sich infolge ihrer Veranlagung durch nichts von der Prostituierten unterscheiden, außer durch die Nichtkäuflichkeit. Viel markanter tritt bei der Prostituierten der hemmungslose Geschlechtstrieb im Gegensatz zum Muttertriebe der normalen Frau hervor. Vielen Prostituierten ist der Mann nur „sexuelles Spielzeug", mit dem sie nie freundschaftlich oder kameradschaftlich verkehren können. Hier fehlt nicht nur der Muttertrieb, sondern auch der Sinn für Besitz, die Urteilskraft des Erwachsenen.

Genau so schwer wie der allgemeine Begriff der Prostitution definiert werden kann, ist es auch, in den Begriff der geheimen Prostitution alles aufzunehmen, was vielleicht hinein gehört. In das Gebiet der geheimen Prostitution ist die gelegentliche Prostitution zu rechnen, sei es, daß eine augenblickliche Notlage die Frau dazu veranlaßt oder der Wunsch nach Erringung irgendeines Vorteiles, beispielsweise eines gerade notwendig werdenden neuen Kleides oder Erwerbung von Protektion (Künstlerinnen), oder um eine Stelle zu erhalten und dergleichen mehr. Die Prostitution kann auch eine zufällige sein oder sich unter dem Deckmantel anderer Berufe abspielen. Ursache zur Prostitution kann das Bedürfnis nach Luxus sein. Hierher gehört auch die Form der Prostitution, wo eine Frau von mehreren Männern ausgehalten wird, denen sie sich ausschließlich hingibt, die aber jeder für sich nicht in der Lage wären sie zu erhalten. Zur geheimen Prostitution zählen dann auch diejenigen Frauen, die zwar nur einem Manne angehören, aber nur für verhältnismäßig kurze Zeit. Gelingt es ihr, einen Mann längere Zeit oder dauernd zu fesseln, so ist sie dann mehr als Maitresse oder Verhältnis aufzufassen.

Zur geheimen Prostitution sind aber auch alle diejenigen Frauen zu zählen, die in ihrem Berufe nicht genügend Lebensunterhalt finden und durch gelegentliche Prostitution ihr Einkommen ergänzen; deren Zahl ist sicherlich sehr groß, denn es gibt Berufe, die geradezu auf die Prostitution als die Ergänzung des kümmerlichen Gehaltes hinweisen. Bekannt ist ja in dieser Hinsicht Ballett und Chor, in denen der Gehalt oft einen lächerlich kleinen Bruchteil des Gesamteinkommens bildet. Man hat manchmal den Eindruck, als ob die Unternehmer mit dieser Tatsache rechneten und demgemäß auch die Löhne so niedrig bemessen. Daß in diesen Fällen wirklich nur die Notlage die Veranlasssung zur Prostitution gibt, ersieht man häufig daraus, daß nach Aufhören dieser Notlage die betreffenden Frauen ein ehrbares Leben führen, sei es, daß sie heiraten oder sich ein Geschäft einrichten und dergleichen. Nur ein verhältnismäßig geringer Teil dieser gelegentlichen Prostitution verfällt der berufsmäßigen. Es ist aber die Frage, ob das wirklich die Unverbesserlichen und Degenerierten sind oder nicht vielmehr die Unmöglichkeit, einen ausreichenden Lebenserwerb zu finden, sie gänzlich versinken läßt. Einen Hinweis darauf geben die Mitteilungen über den früheren Beruf der Prostituierten.

Julian Marcuse hat im Jahre 1910 in München 832 Prostituierte befragt. Davon stammten 336 aus der Stadt und 473 vom Lande, 623 waren ehelich geboren, 187 unehelich.

Dem Berufe nach stammten aus:

Arbeiterfamilien	301
Handwerkerfamilien	129
Handel- und Gewerbetreibenden	82
Angestellten- und Beamtenfamilien	59
Bäuerlichen Familien	43
Privaten Kreisen	8
Freie Berufe	26
Ohne Angabe	126

Erblich belastet waren mit:

Alkoholismus	195
Geisteskrankheiten	57
Epilepsie	20
Allgemeine Nervenkrankheiten	8
Selbstmord eines Elternteiles	5
Tuberkulose	93
Anderen organischen Krankheiten	74
Von gesunden Eltern abstammend	176
Ohne bestimmte Angaben	178

Bezüglich der Lohnverhältnisse muß bemerkt werden, daß sie von jeher eine im wesentlichen Ausmaße stärker beeinträchtigte Lebenseinschränkung bedingen.

Als veranlassende Momente zur Prostitution wurden angegeben: schlechte Gesellschaft in 91 Fällen, Leichtsinn in 168, direkte Verführung in 165 und Not in 154 Fällen.

Von 2566 befragten Prostituierten waren dem Berufe nach:

Dienstmädchen	824
Kellnerinnen und Lehrmädchen	576
Fabrikarbeiterinnen	306
Näherinnen	199
Ladenmädchen	160
Sängerinnen, Choristinnen	52
Modelle	40

Von 161 Prostituierten aus Prag 1908 (HECHT) waren früher: 58 Dienstmädchen, 34 Arbeiterinnen, 20 Haustöchter, 17 Näherinnen, 14 Kellnerinnen, 9 Verkäuferinnen, 3 Kindermädchen, 6 verschiedene Berufe.

Aus einer Untersuchung von V. FRÍDA über die Prager Prostitution von 1919 bis 1922, die sich auf 406 in Bordellen befindliche und 362 freie Prostituierte bezieht, sind nachstehende Aufzeichnungen über den früheren Beruf entnommen:

	Bordell-prostituierte	Freie Prostituierte	Absolute Zahlen	%
Arbeiterinnen	87	88	175 =	22,8%
Dienstmädchen	183	144	327 =	42,6 ,,
Kellnerinnen	35	10	45 =	5,8 ,,
Verkäuferinnen	13	24	37 =	4,8 ,,
Näherinnen und Modistinnen	41	43	84 =	10,9 ,,
Im Haushalt	15	28	84 =	10,9 ,,
Kontoristinnen	5	4	9 =	1,2 ,,
Beamten	1	—	1 =	0,1 ,,
Zahntechnikerin	1	1	2 =	0,3 ,,
Sängerin und Tänzerin	1	1	2 =	0,3 ,,
Modell	1	1	2 =	0,3 ,,
Verschiedene Berufe	3	3	6 =	0,8 ,,
Keine Angaben	20	15	35 =	4,5 ,,

Als gegenwärtiger oder früherer Beruf wurde im Jahre 1920 von 320 erstmal, 803 wiederholt untersuchten Frauen in *Helsingfors* angegeben:

Hausangestellte	167	335
Arbeiterinnen	45	195
Näherinnen	26	84
Kellnerinnen	19	30
Angestellte	17	35
Heimarbeiterinnen	10	43
Friseurinnen	—	15
Aufwärterinnen	7	19
Masseusen	5	5
Plätterinnen	4	24
Straßenbahnschaffnerinnen	3	2
Sonstige Berufe	17	16

Die soziale Seite der Prostitution zählt auch HAUSTEIN als wichtigste auf. Er stellt fest, daß früher in Deutschland die Prostituierten meist aus dem Stande der Arbeiterinnen hervorgingen, während derzeit auch die Dienstboten reichlich dazu beitragen. Die meisten Prostituierten gehören den wirtschaftlich schwachen Volkskreisen an, wozu sich noch nicht wenige Berufe gesellen, deren Gehälter unter dem Existenzminimum liegen. Das sind Choristinnen, Ballettmädchen, Tänzerinnen, Mannequins, Barmädchen, Weinstubenkellnerinnen, Arbeiterinnen im Bekleidungsgewerbe und in Zeiten wirtschaftlicher Not auch die Töchter der kleinen Bürger, die sonst im Berufe meist als Verkäuferinnen, Kontoristinnen und dergleichen stehen.

Ein ähnliches Bild wie in Europa bietet auch in Japan die geheime Prostitution. KAMIMURA hat darüber Mitteilungen gemacht, aus denen zu ersehen ist, daß als Ursache zur Prostitution angegeben wurde: hauswirtschaftliche Not 9,16%, Uneinigkeit der Familie 1,09%, Drohung des Mannes 17,62%, Verfall der Frauenspersonen selbst 72,11%. Als frühere Berufe wurden angegeben: offene Prostituierte 0,97%, Sängerinnen 0,15%, Sängerinnen niederer Klasse 5,18%, Kellnerinnen 3,69%, Tänzerinnen, Musikantinnen usw. 0,64%, Handarbeiterinnen 32,28%, ohne Beschäftigung 57,05%, Die Zahl der geheimen Prostituierten betrug in Osaka 1910: 723, dazu kamen 4344 der Prostitution Verdächtige, die sich aus 2573 Sängerinnen (59,23%), aus Sängerinnen niederer Klasse 426 (5,66%), Kellnerinnen in Restaurants niederer Klasse 529 (12,17%), 215 Tänzerinnen, Musikantinnen (4,98%) und 57 Berufslosen (1,31%) zusammensetzen. Zusammen wären das 5067 geheime Prostituierte. In den Bordellen von Osaka befanden sich damals durchschnittlich 5565 Prostituierte, also ungefähr dieselbe Zahl wie die der geheimen Prostituierten. Es kamen demnach auf 10 000 Einwohner 91 Prostituierte.

Schon Ende des vorigen Jahrhunderts wurde auf Berufe aufmerksam gemacht, die wegen geringer Bezahlung sehr häufig mit Prostitution verknüpft sind.

In dieser Beziehung werden besonders Kellnerinnen und Schauspielerinnen erwähnt; so hatten von 1169 Kellnerinnen in 47 Gastwirtschaften der Berliner Gewerbe-Ausstellung (POETZSCH, zit. PAUL HIRSCH) 78,7% kein Gehalt, obwohl sie für Stellenvermittlung und für die, von den Wirten geliehenen Kostüme beträchtliche Beträge auslegen mußten. Seit jener Zeit haben sich die Verhältnisse kaum gebessert, so daß noch immer an manchen Orten die in diesen Berufen beschäftigten Frauen ohne Prostitution auch nur notdürftig nicht leben könnten. Die Abhängigkeit der Prostitution vom Arbeitsmarkte und der Lebensmittelteuerung geht aus einer Zusammenstellung hervor, die PAUL HIRSCH entnommen ist: die Zunahme der kontrollierten Prostituierten betrug in Berlin von 1874 bis 1893 145%, während die weibliche Bevölkerung in dem für die Prostitution in Betracht kommenden Alter sich in weit geringerem Maße vermehrt hat. Im Jahre 1886 erreichte die Zahl der Prostituierten einen Tiefstand, während sie in den nachfolgenden Jahren ständig anwuchs. Als Erklärung hierfür kann die Tatsache herangezogen werden, daß im Jahre 1886 die Preise für Brot, Kartoffel und Fleisch am niedrigsten waren und in den nächsten Jahren allmählich zu steigen begannen. Ähnliches wird auch von SCHÄFFLE aus einer Polizeistatistik Londons abgeleitet, wonach das Steigen und Fallen der Zahl der Prostituierten mit der Preisbewegung des Brotes parallel geht.

Die Formen der Prostitution ändern sich im Laufe der Zeiten und je nach der Wesensart der Völker. Sie scheinen geradezu einer Mode unterworfen zu sein. Während im Mittelalter und bis zum 19. Jahrhundert die Bordelle sehr besucht und ein allgemein anerkannter, fast beliebter Zusammenkunftsort waren, ist im 19. und erst recht im 20. Jahrhundert eine ständige Abnahme der Bordelle in den Großstädten zu beobachten. An Stelle der verschwundenen

Bordelle treten Rendezvoushäuser, private Absteigquartiere, Bars und dergleichen Formen mehr. Daneben besteht eine mehr minder zahlreiche freie Prostitution. Alle diese Formen kommen meistens gleichzeitig nebeneinander in Ländern vor, wo die Bordelle noch nicht verboten sind. So ist es z. B. in Paris. Die Bordelle sind dort je nach der Preislage verschieden ausgestattet und in den mannigfachsten Übergängen von der niedrigsten Matrosenschenke bis zum luxuriös ausgestatteten palastähnlichen Bordell, das insbesondere mit den zahlungskräftigen Ausländern rechnet, zu finden. Diskreter sind die Rendezvoushäuser und Absteigequartiere, die unter den mannigfachsten Formen vorkommen. Da gibt es Privatwohnungen, wo man aus einem am Tisch liegenden Album seine Auswahl treffen kann; auf telephonischen Anruf erscheint die Gewünschte in kurzer Zeit. Oder ein unauffälliger Straßenladen, in dessen rückwärts gelegenem Zimmer stets eine gefällige Dame zu finden ist. Kennern verraten sich solche Gelegenheiten auch schon in den Inseraten der Zeitungen. Gerade manche der meistgelesenen, „vornehmsten" Blätter bringen für ihre Leser derlei in großer Auswahl. Davon einige Beispiele: „Fräulein Irma, II. Stock links, Hoftreppe, 102 .... von 9—7 geselliger Verkehr." „Luxusbad, Komfort .... Nr. 10, I. Stock, Morgens und Abends ausgewählte Bedienung".

„Geprüfte Masseurin, 20 .... 4. Stock Treppe B. Sprechstunden den ganzen Tag, sowohl Wochentags als auch Sonntags". „Manikure bei Miss X. Y. Nr. 45 .... ebenerdig rechts, auch Sonntags bis 19 Uhr."

Die Besucher dieser so diskret inserierten Unternehmungen setzen sich aus einem anderen Publikum zusammen als die der Nachtlokale.

Auch die Frauen sind häufig nicht gewöhnliche Prostituierte. Da gibt es Mädchen, die nur zu bestimmten Stunden abkommen können, vielleicht auch nicht täglich Zeit haben. Es sind Töchter von ehrbaren Eltern, die zu Hause vorgeben, in irgendeiner Anstellung zu sein. Angestellte benützen manchmal ihre Büropause, um sich auf bequeme Weise ihren kärglichen Lohn aufzubessern. Verheiratete Frauen sind unter den Insassinnen dieser Tagesbordelle keine Seltenheit. Das sind Frauen, die oft ein doppeltes Leben führen; sie sind ehrbare Gattinnen von Angestellten und Beamten und spielen zum Teil auch eine gesellschaftliche Rolle. Ihr zweites Dasein als Prostituierte dient dem Zwecke, die Mittel für den Luxus zu erwerben, den das bescheidene Einkommen ihrer Männer ihnen nicht gewähren kann.

Wie überall in der Gesellschaft, gibt es auch im Bereiche der freien Prostitution Rangunterschiede. Die verachtete Straßendirne ist oft nur im Beginn einer vielleicht im Luxus endenden Hetärenlaufbahn, welche verschiedene Zwischenstufen durchläuft. Weit häufiger ist es aber umgekehrt, und die Vorstadtdirne ist nur die letzte Station einer ins Gleiten gekommenen Existenz.

Über eine merkwürdige Form der Prostitution in Rußland berichtet Jeffimoff. Es gibt dort eine Bahnhofsprostitution, die sich einesteils aus berufsmäßigen Prostituierten zusammensetzt, die den Bahnhof zum Kundenfang benützen, und aus Frauen, die sich nur gelegentlich prostituieren, um sich auf diese Weise das Geld für eine Fahrkarte zu erwerben. Ebenso ist die Prostitution auf den Eisenbahnen und Schiffen meist eine gelegentliche, wobei auch die Eisenbahnschaffner eine Rolle spielen teils als Kuppler, teils als Kunden, wobei sie die kartenlosen Frauen durch Drohung einer Anzeige zur Hingabe zu zwingen versuchen. Schließlich muß in diesem Zusammenhange auch noch von der Kinderprostitution gesprochen werden, deren Ursache die große Zahl von obdachlosen Kindern in den Städten ist.

Eine moderne Form des Prostitutionsbetriebes herrscht in manchen Kinos. Bei einiger Aufmerksamkeit kann man in diesen Kinos beobachten, daß eine mehr minder auffällig gekleidete Dame, die bald als Prostituierte zu erkennen ist, auf ihrem Sitze rechts, links, vorne und rückwärts von alleinsitzenden Männern umgeben ist, mit denen sie anzubandeln versucht. Der Vorgang ist der, daß die Prostituierte im Einverständnis mit der Kassierin des Kinos eine Karte kauft, und die Kassierin die umliegenden Karten zurückbehält, um sie an Männer zu verkaufen, die mit einer Anspielung auf Anschluß eine einzelne Karte bei ihr verlangen. Es ist selbstverständlich, daß die hilfreiche Vermittlerin sowohl von der Prostituierten als auch von deren Kundschaft für ihre Hilfe entlohnt wird.

Über die Prostitution in *China* liegt ein Bericht vor, den RAWLINSON auf Grund einer unter chinesischen Ärzten veranstalteten Enquete verfaßt hat. Es handelt sich um 71 Städte in 14 chinesischen und mandschurischen Provinzen. Der Umfang der gewerbsmäßigen Prostitution ist verschieden; es gibt Orte, wo fast die ganze Einwohnerschaft von der Prostitution ihrer Frauen und Mädchen lebt, deren Kunden vorwiegend aus Seeleuten bestehen. In Peking sind Bordelle in bestimmten Bezirken. Anderwärts dürfen solche nur außerhalb der Stadtmauer errichtet werden. In Shanghai besteht ein lebhafter Straßen-„Strich", die Hauptkundschaft der Bordelle bilden reisende Kaufleute und Soldaten. In einzelnen Städten müssen Bordelle und Prostituierte Abgaben leisten, deren Höhe sich nach der Klasse der Mädchen richtet. Interessant ist, daß die Wirtinnen zu den erstklassigen Prostituierten gezählt werden.

Die Prostituierten werden in China schlecht behandelt, sie sind tatsächlich Sklavinnen. In letzter Zeit wurde Reglementierung für das ganze Land eingeführt, doch wird sie nicht überall eingehalten. Die öffentliche Meinung kann leicht gegen die Prostitution mobil gemacht werden, wenn irgend jemand den Kampf gegen sie einleitet. Aber im allgemeinen verhält man sich diesem sozialen Übel gegenüber ziemlich gleichgültig, von sozialhygienischen Vorkehrungen ist noch wenig zu bemerken und nur in einigen großen Städten sind Ansätze dazu vorhanden.

Über die Prostitution in *China* berichtet ferner E. C. FAST. Ein Teil der Prostituierten ist kontrolliert, eine ebenso große Anzahl jedoch nicht. Am zahlreichsten sind die Prostituierten in den Häfen und größeren Städten. Durch die besondere Stellung der Frauen in China wird die Prostitution sehr begünstigt. Überall bestehen Bordelle, die sich eines reichlichen Besuches erfreuen. In Peking waren 1912 2996 Prostituierte in Bordellen (F. J. HEATH). Diese Bordelle werden polizeilich überwacht und bilden für die Polizei eine gute, man kann sagen Haupteinnahmequelle. Die Bordelle sind in 4 Klassen eingeteilt, die verschieden versteuert sind. Sie entrichten monatlich 24, 14, 6 und 3 mexikanische Dollar. Ebenso wird für jede einzelne Prostituierte eine monatliche Gebühr von 4, 3, 1 und $^1/_2$ Dollar eingehoben.

Die Prostitution im modernen Ägypten (SCHUMACHER) besteht zum Teile aus Europäerinnen, die sich vorwiegend in den größeren Städten aufhalten, und aus den einheimischen Sängerinnen und Tänzerinnen niedrigster Stufe. Eine wirksame Reglementierung ist nicht vorhanden. Neben der Frauenprostitution spielt in Ägypten so wie überhaupt im Oriente auch die Prostitution von Knaben eine bedeutende Rolle.

In Japan[1]) soll es noch heute vorkommen, daß arme, in Not geratene Eltern ihre unmündigen Töchter an die Bordelle verkaufen. Die Zahl der Prostituierten betrug 1919 etwa 47743, doch ist diese Zahl trotz Vermehrung der Bevölkerung in den letzten 20 Jahren nicht gestiegen. Dazu kommen noch insgesamt 73003 Sängerinnen und Tänzerinnen. Selbstverständlich

[1]) Vgl. S. MINAMI und G. LOEWENSTEIN, Mitt. der Deutschen Ges. z. Bekämpfung der Geschlechtskr. 1927, Nr. 5.

bilden die Kinder nur einen gewissen Prozentsatz der Prostitution, denn die Mehrheit der Opfer stellt die Fabrik, die täglich Hunderte und Tausende arbeitsunfähiger Frauen auf das Pflaster wirft. — In den Fabriken und Bergwerken sind mehr als 1 200 000 Arbeiter beschäftigt. Mehr als die Hälfte davon sind Frauen.

Ein großes Frauenmeeting in Shanghai verlangte Gleichberechtigung der Frauen in Arbeit und Wissenschaft, war für gleiche Bezahlung, für gleiche Arbeit, für gleiche Bildung beider Geschlechter, für das Recht politischer Betätigung, für den Schutz der Arbeiterinnen, für die Aufhebung der kasernierten Prostitution.

In Korea wird die Prostitution offen von den japanischen Behörden gefördert. Die Koreanerin ist vollständig rechtlos.

Die Lage der Frauen in Persien ist hoffnungslos. Die Prostitution fordert dort mit Wissen und unter dem Protektorate der mohammedanischen Priester ihre Opfer. Jeder Fremde, der in eine kleine Stadt kommt, hat sich nur an einen Mula zu wenden, um für eine geringe Summe eine junge Frau zu kaufen, die sich in der Gemeinde des heiligen Mannes befindet.

Über das Bordellwesen in Indien laufen so entsetzliche Berichte um, daß es mir nötig erschien, mich an der offiziellen Quelle, nämlich in den Parlamentsdebatten zu orientieren. Ich gebe hier den Bericht wörtlich wieder (Parliamentary Debates, House of Commons, Monday, 8. February 1926, p. 596, Prostitution, Bombay):

Mr. Johnston asked the Under-Secretary of State for India wheter he is aware that in the Kamatipura District of Bombay there are hundreds of women kept in iron cage houses for prostitution purposes; whether he is aware that the tramcars pass down the street between these cages; that there are instances where from six to 12 women are in one room; and that the women solicit from behind the cage bars; is he further aware of the growth of veneral disease in Bombay; and what steps, if any, it ist proposed to take in the matter?

Earl Winterton: I am aware that the horrible practice referred to by the hon. Member in the first part of his question is unforunately too common in the East tough I do not believe in ever reached in Bombay City or elsewhere in British India such a pitch of degradation as the question alleges. The Bombay Government, within whose competence the matter is, passed a law two years ago which should make is far easier to deal with the worst scandals of organised prostitution.

Mr. Johnston: In view of the Noble Lord's answer, will he consider photographs and official reports — supplied not later than two months ago — with the objekt of getting some remedy for this gross scandal?

Earl Winterton: The hon. Gentleman will realise that this ist a matter which is, as I have already said, really within the competence of the Bombay Government. In so far as it relates to the question of health, that is a transferred provincial subject; in so far as it relates to police administration, it is a reserved provincial subject. The hon. Gentleman will also realise that even before the reforms where brought in, it was very unusual for the Secretary of State to interfere in details of police administration in any province.

Mr. Johnston: In view of the public hostility expressed by the Noble Lord and his friends to the very idea of nationalisation of women elsewhere, would not he consider whether any steps can be taken to induce the Bombay Government to put a stop to this practise?

Sir Henry Craik: Before that question is answered, I should like to know, too, if we are not to have a distinct understanding whether there is to be independent local government in India or not? Having granted independent local government, are we constantly to raise questions here the responsibility for which rests with the local govesnments we have created?

Mr. P. Harris: Have we not a right to interfere if slavery, for instance, where practised in India; and is not a practise of this kind equivalent to slavery?

Earl Winterton: I am not going to answer theoretical questions of that kind; If the hon. Gentleman desires to ask a question upon slavery, he should put it down.

Mr. Johnston: May I beg for an answer to the second supplementary question which I addressed to the Noble Lord?

Mr. Spoaker: I gather that Noble Lord has given such answers as he is prepared to give on this matter.

Danach entsprachen augenscheinlich die Verhältnisse der in öffentlichen Zeitungen (vgl. auch Gertrud Räuber) gegebenen Beschreibung. Johnston, der Abgeordneter der Arbeiterpartei ist, der gerade von einer Indienreise zurückgekehrt war, verwies auch auf das erschreckende Anwachsen der Geschlechtskrankheiten in Bombay. Der Minister scheint solche Gebräuche für ganz gewöhnlich im Osten vorkommend zu halten.

Über die Prostitution in *Rio de Janeiro* berichtet Torres: 62% der eingeschriebenen Prostituierten sind Ausländerinnen, und zwar meist Französinnen, Polinnen und Russinnen, letztere fast ausschließlich Jüdinnen. Es gibt in Rio de Janeiro neben den gewöhnlichen Bordellen noch Häuser, wo man telephonisch Frauen bestellen kann, und schließlich solche, die bloß Absteigequartiere sind.

Die meisten Prostituierten sind geschlechtskrank. 37,5% hat sich nach einer Zusammenstellung Hechts die erste Infektion schon zugezogen, noch ehe sie sich prostituierten. Ungefähr ebenso viele infizierten sich um die Zeit herum, als sie sich der Prostitution ergaben, ein Fünftel (20%) steckt sich im Laufe des ersten Jahres an, und nur ein verschwindend kleiner Rest von 4% bleibt übrig, die sich erst später infizieren. Man kann also für die Praxis annehmen, daß jede Prostituierte, die ein Jahr ihrem Gewerbe nachgeht, infiziert ist.

Es gibt eine Menge von Untersuchungen, die ungefähr dasselbe Ergebnis haben. Solche Untersuchungen rühren von Le Pileur für Paris her. Sperk berichtet über 2708 Frauen aus Petersburger Bordellen, von denen 47% schon beim Eintritt syphilitisch waren, während man bei 21,8% Verdacht auf Syphilis hatte, so daß bloß 31,2% gesund waren. Davon erkrankten im Laufe der ersten zwei Jahre 29% an Syphilis. Von 1500 Stockholmer Prostituierten, die Schlasberg untersuchte, waren 9,7% schon vor der Einschreibung infiziert und 32,5% bei der Einschreibung frisch erkrankt. Pinkus stellte bei 1357 kontrollierten Berliner Prostituierten fest, daß schon 45,9% vor der Einschreibung syphilitisch waren.

Durch diese Tatsachen wird viel von den Vorteilen, die man sich von der Reglementierung verspricht, zunichte gemacht, weil es unmöglich ist, all die Erkrankten zu internieren. Zwar haben manche Vergleichszahlen zwischen der freien und Bordellprostitution anscheinend für die Bordelle günstige Stimmung gemacht. Doch lauten die einer Wiener Statistik, welche die in Bordellen lebenden und die freien Prostituierten betreffs ihrer Erkrankungen verglichen, anders:

	1888	1889	1890	1891	1892	1893
Bordelle	13%	12 %	15 %	13,5%	13,5%	12 %
Freie Prostitution	2%	3,6%	5,3%	4,7%	6,5%	5,8%

Man kann aber auch auf andere Weise Zahlen für die Gefährlichkeit der einzelnen Prostitutionsgruppen bekommen, nämlich durch Nachfragen bei den Männern. Eine solche Untersuchung machte Pinkus, der 2512 Patienten befragte. Von denen hatten sich 62,54% bei Prostituierten angesteckt, davon waren 52,74% gewerbsmäßige.

Aus Hamburg (Engel-Reimers) rühren folgende Untersuchungen her. Es steckten sich an

		1887	1889
Mit Syphilis	bei Kontrollierten	48,6%	8,4%
	bei Nichtkontrollierten . . .	12,9 ,,	33,4 ,,
Mit Tripper	bei Kontrollierten	58,5 ,,	11,7 ,,
	bei Nichtkontrollierten . . .	9,2 ,,	38,5 ,,
Mit Ulcus molle	bei Kontrollierten	63,5 ,,	14,5 ,,
	bei Nichtkontrollierten . . .	6,2 ,,	25,7 ,,

Von 2686 Prostituierten, die in München untersucht wurden (Rupprecht), waren 711 = 26,5% geschlechtskrank, darunter befanden sich

19, die unter 16 Jahren alt waren,
104 zwischen 16 und 18 Jahren
239 ,, 18 ,, 21 ,, und
281 ,, 21 ,, 30 ,,

Von den während 3 Jahren durch das Jugendgericht München abgeurteilten jugendlichen Prostituierten waren 55% der 15jährigen, 61,5% der 16jährigen und 66,6% der 17jährigen geschlechtskrank. Nun sind die Jugendlichen unter 20 Jahren ein Hauptbestandteil der Prostitution überhaupt. Deshalb ist die Fürsorge für die Jugend eine der wichtigsten Maßnahmen zur Bekämpfung der Schädlichkeit der Prostitution.

Von 565 Prostituierten Stuttgarts (Bendig) waren 55% im Alter von 14 bis 21 Jahren, als sie unter Kontrolle gestellt wurden. In Wien waren 1899 61, das sind 3%, bei der Inskription unter 20 Jahre alt (Merta). Nach den Mitteilungen von Baumgarten standen von den Wiener Prostituierten im Alter von 15—20 Jahren

1901	1902	1903	1904	1905	1906	1907
298 (16,7%)	255 (14,9%)	203 (12,6%)	190 (12%)	170 (11,5%)	113 (7,6%)	85 (6,4%)

In Berlin befanden sich 1898 (Blaschko) unter den 846 Kontrollierten 229 (28%) Minderjährige:

Im Alter von 15 Jahren standen 7 Mädchen
,, ,, ,, 16 ,, ,, 21 ,,
,, ,, ,, 17 ,, ,, 33 ,,
,, ,, ,, 18 ,, ,, 59 ,,
,, ,, ,, 19 ,, ,, 49 ,,
,, ,, ,, 20 ,, ,, 60 ,,

In München waren 1908 23,5% minderjährig und in Paris 58%.

In München ließ sich ein Abfallen der Erkrankungen um fast 50% gegen das Jahr 1909 und eine starke Abnahme der sittlichen Verwahrlosung jugendlicher Frauen trotz der erhöhten polizeilichen Zugriffe feststellen:

	1909	1924	1923	1922	1921	1920
Aufgegriffen	2076	5728	5652	5204	5082	4363
Geschlechtskrank	592	753	787	791	888	784
	(31,6%)	(16%)	(18%)	(19%)	(20%)	(19%)
Alter: unter 16 Jahren . . .	23	4	5	6	4	3
Zwischen 16 und 18 Jahren .	95	16	48	79	70	79
Zwischen 18 und 21 Jahren .	162	232	275	335	373	317

Ein Vergleich der Kranken unter den Kontrollierten und den Aufgegriffenen ergibt nach W. Fischer eine bedeutend stärkere Durchseuchung der letzteren. Danach wurden in Altona

1908	3,0%
1909	2,7 ,,
1910	2,4 ,,
1911	2,2 ,,
1912	2,0 ,,
1913	1,8 ,,
1914	2,1 ,,

von den Kontrollierten geschlechtskrank befunden. Von den Aufgegriffenen waren von September 1914 bis April 1915 336 = 31% von der Gesamtzahl 1070 geschlechtskrank.

In Paris wurde eine solche Untersuchung vorgenommen, die sich über den Zeitraum von 1910—1921 erstreckt (Bizart und Bralez).

Bei Kontrollierten kamen

1910—1914 . . . . . 1 Kranke auf 27 Untersuchte
1915—1921 . . . . . 1 ,, ,, 17 ,,

Bei den geheimen Prostituierten kamen

1910—1914 . . . . . 1 Kranke auf 15 Untersuchte, und
1915—1921 . . . . . 1 ,, ,, 14 ,,

Dabei muß bemerkt werden, daß die Zahl der kontrollierten Prostituierten geringer, während die Zahl der geheimen Prostituierten bedeutend größer wurde.

Stern hält die kontrollierte Prostitution für weit gefährlicher als die übrige und erblickt ebenso wie Hecht und viele andere in der durch die Kontrolle bewirkten Irreführung des Publikums einen schweren Schaden des bisher gebräuchlichen Systems. Er möchte den Kampf vorwiegend durch Jugendaufklärung, Enthaltsamkeit bis zur Ehe, Bekämpfung des Alkohols und Ausheilung der erkrankten Männer legen, denen er mit Recht die Schuld an der Verbreitung der Geschlechtskrankheiten gibt.

Der Wert der Serodiagnose der Syphilis für die Überprüfung des Gesundheitszustandes bei den Prostituierten ist zweifellos. Dreyer und Meirowsky untersuchten 100 Prostituierte, von denen 43 ohne Luesanamnese waren. Davon hatten 26 = 60,5% positive Wa.R. (nach Stern 74,4%).

Die Serodiagnose kann dem Prostitutions-Arzte wertvolle Dienste zur Entdeckung unbemerkt gebliebener Syphilis leisten. Insbesondere hat sich zu diesem Zwecke die Aktivmethode nach Hecht bewährt, worauf schon 1910 Untersuchungen, die an 200 Prostituierten vorgenommen wurden, aufmerksam machten. Deshalb sollte die Serumuntersuchung bei allen der Prostitution auch nur Verdächtigen von Zeit zu Zeit vorgenommen werden. Insbesondere aber soll jede nichtluetische Prostituierte nach Abheilung von Ulcus molle serologisch kontrolliert werden, da Mischinfektionen mit Syphilis häufig sind.

Eine eingehende Untersuchung über den Wert der Seroreaktion bei Prostituierten verdanken wir KLEMM. 295 Mädchen in Leipzig wurden untersucht. Von denen hatten 81 = 27,5% positive Wa.R. Interessant sind die diesbezüglichen Verhältnisse in den Altersklassen. Im Alter von 21—25 Jahren waren 121 (= 41%), von denen hatten 25 = 20% positive Wa.R. Im Alter von 26 bis 30 Jahren standen 123 Prostituierte = 42% der Gesamtzahl, davon hatten 42 = 34% der betreffenden Gruppe positive Wa.R. Über 30 Jahre waren insgesamt 51 = 17%. Davon hatten 14 positive Wa.R. = 27%. Daraus ist zu ersehen, wie wichtig systematisch durchgeführte Seroreaktionen sind; allerdings nicht nur für Prostituierte, sondern für die Gesamtbevölkerung.

Auch MÜLLER befürwortet die obligatorische Blutuntersuchung bei der Prostituiertenkontrolle. Unbedingt sollte eine jede Prostituierte bei der ersten Untersuchung einer Wassermannprobe unterzogen werden, später mindestens 2—3 mal im Jahre. Selbstverständlich besagt eine negative Seroreaktion noch nichts über die Infektiosität des betreffenden Menschen. Es ist bekannt, daß trotz negativer Wa.R. Infektionen vorkommen können, da ja an den äußerlich unveränderten Tonsillen und in unscheinbaren Erosionen der Syphilitiker sowie im normal erscheinenden Cervicalkanal Spirochäten gefunden wurden. Doch wird immerhin eine systematisch durchgeführte Wassermann-Kontrolle manche unerkannt gebliebene Syphilis bei Prostituierten erkennen lassen.

Es gibt eine ganze Anzahl von Prostituierten, die bei oft langjähriger Kontrolle keine Zeichen von Syphilis zeigen, aber trotzdem später doch einmal Späterscheinungen bekommen. Die Zahl dieser ist keineswegs gering (BIZARD und JOLIVET u. a.). Dagegen findet man bei vielen von den alten Prostituierten, die niemals Symptome gehabt haben, selten eine glatt negative oder stark positive Seroreaktion. Es könnte sich bei diesen Frauen um Fälle von Halbinfektion (demi-contamination nach SABOURAUD) handeln, die ohne Primäraffekt und sekundäre Erscheinungen manchmal zu ebenso schweren Späterscheinungen führen können wie bei gewöhnlichem Verlauf.

Häufig werden zu den Prostituierten auch Artistinnen gerechnet. Nun darf nicht vergessen werden, daß nicht alle Artistinnen hinzugezählt werden dürfen. META OELZE-RHEINBOLDT macht darauf aufmerksam, daß man hier zwei Gruppen unterscheiden kann. Zunächst die wirklichen Artistinnen, die oft aus Artistenfamilien stammen und durchwegs anständige und solide Mädchen von sittlichem Lebenswandel sind, die sich ganz ihrem Berufe widmen. In die zweite Gruppe gehören Sängerinnen, Tänzerinnen u. dgl., deren Wirkungskreis hauptsächlich das Kabarett ist. Bei diesen ist die Annahme zulässig, daß es sich oft um Prostituierte handelt, denen die Kunst nur einen Deckmantel für ihr Gewerbe abgibt. Häufig sind sie geschlechtskrank und dadurch eine Gefahr für viele Männer.

Verbrechen und Prostitution stehen miteinander im Zusammenhang. Ob die häufig gehörte Anschauung, daß die „Prostitution als die weibliche Erscheinungsform des Verbrechertums" bezeichnet werden kann (PAUL HIRSCH), richtig ist, bleibe dahingestellt. Tatsache ist, daß dieser Frage seit jeher viel Aufmerksamkeit gewidmet wurde. Nach der deutschen Kriminalstatistik für 1901 geht das Anwachsen der Prostitution mit dem Zunehmen des Verbrechens parallel. Insbesondere hat nach dieser Statistik die Zahl der jugendlichen Verbrecher zugenommen, die weibliche Kriminalität hat dagegen in dem betreffenden Zeitraume etwas abgenommen. Wenn von dem Anwachsen der Prostitution gesprochen wird, so bezieht man sich meist auf die Zahl der eingeschriebenen Prostituierten. Es ist fraglos, daß diese Zahl kein genaues Bild über die wahren Verhältnisse gibt, wie in dem Kapitel über die sozialen Ursachen der Prostitution ausgeführt wurde. Eine statistische Erfassung der gesamten Prostitution ist vollkommen ausgeschlossen, und die Schätzungen gehen oft weit auseinander. Von der Mitte des vorigen Jahrhunderts angefangen ist die Zahl der an Verbrechen beteiligten Prostituierten ständig gestiegen. ALEXANDER VON OETTINGEN gibt nachstehende Zahlen:

Unter den Verbrechern befanden sich

1865—1870	6902	Prostituierte
1871—1874	8772	,,
1875	8917	,,
1876	9150	,,
1877	9546	,,

Entsprechend LOMBROSOs Lehre vom „geborenen Verbrecher" wird auch der Begriff der „geborenen Prostituierten" von LOMBROSO und FERRERO aufgestellt. Das verbrecherische und sich prostituierende Weib ist vom normalen in vielem verschieden. Abgesehen von Abweichungen im Schädelbau sind es hauptsächlich zwei Merkmale, die bei dem weiblichen Verbrecher auffallen: Frühreife und Mannweibtum. Auch die geborene Prostituierte unterscheidet sich durch ganz bestimmte Abweichungen vom normalen Typus. LOMBROSO und FERRERO stehen auf dem Standpunkt, daß die Hauptursache Mangel an Schamgefühl oder Wunsch nach Genuß und Wohlleben sei. Interessant ist, daß LOMBROSO und FERRERO an der Tatsache nicht vorbeigehen, daß die Prostituierten meist den ärmeren Schichten entstammen; doch sehen sie darin nicht die Hauptursache zur Prostitution.

Dieser Anschauung von LOMBROSO traten u. a. BONHOEFFER, FOREL, PETERSEN, STÜRMER u. a. entgegen.

Diese Auffassung über die Ursachen der Prostitution läßt sich auf die Betrachtung des Verbrechens übertragen. Der Kampf gegen das Verbrechen darf nicht bloß ein Kampf gegen den Verbrecher sein, wenn man dauernde Erfolge erzielen will. Zu bekämpfen sind diejenigen Ursachen des Verbrechens, die unseren sozialen Verhältnissen entspringen. Ohne Änderung der sozialen Verhältnisse ist demnach eine wirksame Bekämpfung dieser Verbrechen nicht möglich. Je günstiger die soziale Lage wird, um so weniger werden die Wechselbeziehungen zwischen Prostitution und Verbrechen sich entwickeln können.

Auch BLASCHKO zählt zu den Gegner LOMBROSOs. All das, was nach LOMBROSO den Typus der geborenen Prostituierten bedingt: sittliche Verworfenheit der Prostituierten, ihre pathologische Lügenhaftigkeit, das Fehlen wirtschaftlichen Sinnes, ihre Roheit, Frechheit, Neigung zum Diebstahl betrachtet BLASCHKO als Folge der Prostitution mit der sich daraus ergebenden unsicheren Lebens- und Rechtslage und nicht als Ursachen der Prostitution. Wäre die Theorie LOMBROSOs richtig, dann müßte man unter den Prostituierten alle Schichten der weiblichen Bevölkerung im gleichen Verhältnis finden wie in der gesamten weiblichen Bevölkerung. Dies ist aber nicht der Fall, und damit ist der Beweis erbracht, daß die äußeren Lebensbedingungen den Haupteinfluß in der Beziehung ausüben, daß gewisse Bevölkerungsschichten leichter der Prostitution anheimfallen als andere.

Daß aber die soziale Lage das Wichtigste ist, geht aus zahlreichen Beispielen hervor, die der Umsturz in Rußland erbracht hat. Eine verhältnismäßig zahlreiche Schichte des Hochadels hat plötzlich den Grund unter den Füßen verloren; ihres Vermögens beraubt, sollen einige Mitglieder des russischen Hochadels trotz guter Erziehung im Notfalle die Prostitution als Rettung aus Hunger und Not ergriffen haben. In vielen Großstädten, sollen in den vornehmen Nachtlokalen ehemalige Mitglieder der russischen Aristokratie tätig sein. Daß weder Abstammung noch sorgsame Erziehung vor der Prostitution schützen können, wenn die materiellen Grundlagen für sie gegeben sind, beweist das Beispiel einer russischen Adligen, über deren tragischen Tod alle europäischen Blätter im Februar 1926 Nachrichten brachten.

Interessante Untersuchungen über Prostituierte hat IDA ROTHERT veröffentlicht. Es handelt sich um eine Stadt ohne Bordelle. Drei verschiedene Typen konnten festgestellt werden: zunächst einmal eine kleine Zahl intellektuell hochstehender Prostituierter; die weitaus größte Menge sind geistig und sozial minderwertig und infantil; eine dritte Gruppe setzt sich aus den Frauen und Mädchen zusammen, die vorübergehend Prostituierte geworden sind und sowohl geistig als auch sozial dem normalen Durchschnitt angehören. Den Minderwertigen fehlt vor allem eine Gefühlsbindung an die Familie und Muttergefühl, dagegen sind sie sentimental und gefühlsselig. Als Ausdruck ihrer Infantilität ist die Verweigerung jeglicher Arbeit, die bis zur ausgesprochenen Arbeitsscheu geht, zu werten. Um diese Frauen zu schützen, aber auch die Gesellschaft vor ihnen zu bewahren, sollte ein Bewahrungsgesetz in Wirksamkeit treten. Bei den Intellektuellen ist die Prostitution durchaus gewollt und verfolgt den Zweck, sich aus ihrer Umgebung herauszuheben. Für die dritte Gruppe, die nur vorübergehend der Prostitution angehört, kommt als Ursache die wirtschaftliche Not in Betracht. Ein Pflegeamt oder noch besser ein Mann kann hier Abhilfe schaffen.

Vielfach wird die biologische Veranlagung der Prostituierten betont (CARRARA). Auffallend ist das jugendliche Alter, in dem die Mädchen der Prostitution verfallen: ein Alter von 15 Jahren, ja sogar noch bedeutend weniger, ist nicht allzu selten. Dazu kommt noch als besonderes Kennzeichen das Verharren bei der Prostitution trotz der Schikanen und Krankheiten, denen die Prostituierten ausgesetzt sind. Gegen diese Veranlagung könne nur eine sehr strenge Reglementierung aufkommen.

Trotz der Tatsache, daß als Ursache der Prostitution vor allem die soziale Lage in Betracht zu ziehen ist, entsteht bei dem einseitig Orientierten manchmal der Eindruck, als ob die Prostituierte einen bestimmten Typus darstellen würde.

Dieser Typus ist sicherlich vorhanden und wurde oft genug beschrieben. Doch ist damit noch lange nicht gesagt, daß er angeboren sein muß. FLEXNER beschreibt ihn ganz ausgezeichnet: „Die unzüchtige Frau hat ihren eigenen Gang, ihr eigenes Lächeln, ihren eigenen Seitenblick; sie ist überaus verlogen, leicht beeinflußbar, dem Alkohol zugetan, sorglos für die Zukunft, für moralische Bedenken ohne Halt.“

Es ist klar, daß moralisch minderwertige Frauen dem Einfluß der Umgebung weniger Widerstand entgegensetzen können als andere. Aber solche Frauen gibt es in allen Volksschichten, ohne daß sie deshalb als Prostituierte bezeichnet werden. Nichtsdestoweniger besteht eine große Anzahl von Untersuchungen, die sich mit dieser Seite der Prostitution befassen und bei der Beurteilung dem Psychiater eine wichtige Rolle zuweisen wollen. Ausgesprochen groß ist der Prozentsatz an somatischer und psychischer Minderwertigkeit. Als Symptome werden Analgesie, Insuffizienz der Sinnesorgane, intelektuelle und Willensschwäche, starke moralische Inferiorität angeführt. Vielfach wird auf erbliche Belastung solcher Frauen hingewiesen. SCHWALBE fand in 86%

erbliche Belastung, und zwar bei 46% Trunksucht der Eltern, 42% geistige Erkrankungen, 4 Kriminalität des Vaters und 4 Kriminalität der Mutter. Sichel konnte Imbezillität bei 48%, Psychopathie bei 36, Imbezillität bei 16, Alkoholismus bei 3 feststellen, nichts fand sich bei 5 anderen, nervöse Erkrankungen bei einer und Vollsinnigkeit bei 43. Ähnliche Daten kann man Gruhle, Schuster, von Bonnet, Thoma, Schnitzler und vielen anderen entnehmen.

Von der Tatsache der Haltlosigkeit und intelektuellen Minderwertigkeit bei den Prostituierten wird von vielen das Verlangen nach Entmündigung abgeleitet.

In der Fürsorge für geschlechtskranke Prostituierte sollen demnach neben den Fachärzten für Geschlechtskranke auch Psychiater ständig tätig sein.

Prostitution und Korruption gehen Hand in Hand, weil die Prostitution, von allen verfolgt, sich die Möglichkeit ungestörten Geschäftsbetriebes sichern will; das kann nur mit Geld geschehen. Von den vielen, in den letzten Jahren bekannt gewordenen Korruptionsprozessen der Prostitution sei nur ganz kurz über den Riehl-Prozeß berichtet, der im November 1906 in Wien stattfand. Dieser Prozeß hat durch die typischen Vorkommnisse, die er enthüllte, eine gewisse Weltberühmtheit erlangt und war Veranlassung für eine durch Karl Kraus energisch geführte Propaganda gegen die doppelte Moral und Korruption, die in den Verhandlungen unverhüllt zutage traten. Madame Riehl war als gewerbsmäßige Kupplerin in Wien bekannt. Sie hatte in ihrem Hause bis zu 20 Mädchen angestellt. Die Empfangs- und Arbeitsräume waren mit großem Luxus ausgestattet, während die Wohnräume der Mädchen, die unter strenger Aufsicht gehalten wurden, ärmlich und gesundheitswidrig waren. Die meisten dieser Mädchen waren unter dem Vorwand zu ihr gebracht, daß sie gute Dienstplätze bekommen werden. Als Zutreiber dienten eine große Menge von Frauen und Burschen, die ausgezeichnet entlohnt wurden. Selbst Dienstvermittlungsbüros standen zu ihr in Beziehungen; in Spitäler kamen ihre Agentinnen, um stets neue Ware zu verschaffen. Der offizielle Titel des Betriebes stand auf einer Tafel am Hause als „Kleider-Salon Riehl“. Mit allen möglichen Mitteln hielt sie die Mädchen bei sich förmlich gefangen, ließ minderjährige Mädchen über ihr Alter falsche Angaben machen, fälschte Dokumente mit der Einwilligung der Eltern oder Vormünder. Und da die Riehl mit der Polizei, die ständig bei ihr zu Gaste war, auf gutem Fuße stand, gelang es ihr leicht, die Mädchen einzuschüchtern und sie von Anzeige zurückzuhalten.

Ähnliche Fälle werden aus allen größeren Städten immer wieder einmal berichtet, über die es aber schwer ist, bestimmte Angaben zu machen, da es sich meist nicht um Mitteilungen über Gerichtsverhandlungen handelt, ohne die natürlich ein definitives Urteil nicht möglich ist.

Einen großen Einfluß auf die Prostitution und die Erschließung immer neuer Quellen übt die Nachfrage nach dem Weibe aus. Das Angebot richtet sich aber nicht immer nach der Nachfrage, wie man in Zeiten großer Not beobachten kann. Im Kriege überstieg das Angebot sicherlich die Nachfrage; Not und Hunger haben viele Frauen und Mädchen dazu gebracht, ihren Leib oft um ein Stückchen Brot anzubieten. Die Bahnhöfe, insbesondere größere Umsteigstationen waren umlagert von einer Menge ausgehungerter Frauen, die Tag und Nacht auf eine Kundschaft warteten. Auch zu Zeiten großer Arbeitslosigkeit ist das Angebot oft viel größer als die Nachfrage, weil die Prostitution meistens das letzte ist, wozu die Frauen ihre Zuflucht nehmen.

Von ausschlagebender Bedeutung auf das Angebot ist häufig die Veranlagung, die den Widerstand gegen die Verführung illusorisch macht.

Als erleichterndes Moment wirken fremde Umgebung nach Loslösung von der Heimat, wie überhaupt die Umgebung hier von großer Bedeutung ist. Das schlechte Beispiel wirkt, wie in vielen anderen Dingen, auch hier verderblich.

Die Nachfrage wird oft künstlich gesteigert gerade von denen, die nicht selbst die Kunden der Prostitution sind, sondern deren Vermittler und Nutznießer. Alles, was diese Nachfrage künstlich steigern kann, wird in die Dienste der Erotik gestellt: Luxus und Glanz, Vergnügungssucht, belletristische Literatur, Ballet und Kino, Kaffee- und Wirtshaus, Zeitungen mit ihren oft zweideutigen Inseraten, pornographische Bücher und Bilder und nicht zuletzt der Alkohol.

Die Rolle der Animierkneipe als Förderung der Prostitution und damit der Verbreitung der Geschlechtskrankheiten kann nicht hoch genug eingeschätzt werden.

Die innige Verquickung von Prostitution mit Alkohol wird in dem Kapitel über Alkohol einer besonderen Betrachtung unterzogen werden. Doch muß hier bemerkt werden, daß die Existenz der Animierkneipen nur auf den künstlich geschaffenen Bedürfnissen beruht. Eine Animierkneipe ist, so lächerlich es klingt, ohne Alkohol und ohne Frauen undenkbar. Nimmt man ihr einen dieser beiden Faktoren, dann ist ihre Existenz untergraben. Der Alkoholhandel bedient sich der Frauen, um seine fragwürdigen Produkte an den Mann zu bringen. Der Besucher der Animierkneipe kommt aber selten des Alkohols wegen in die Kneipe, sondern wegen der Frauen. Der Zugang zu den Frauen ist verknüpft mit einem Eintrittsgeld, das der Mann in Form eines Betrages für genossenen Alkohol dem Besitzer als Vermittlungsgebühr entrichten muß. Die Wirte wiederum besitzen in der geringen Bezahlung, die sie den Frauen für ihre Arbeit geben — um sie so auf das Trinkgeld des Gastes zu verweisen! —, ein Mittel, auch selbst spröde Frauen den Wünschen der Männer gefügig zu machen. Alle diese Faktoren zusammen ergeben erst das, was man als Animierkneipe bezeichnen kann. Dort, wo man energisch die Geschlechtskrankheiten bekämpfen will, müssen die Animierkneipen unbarmherzig beseitigt werden und jeder Ersatz für sie, der wie die modernen Bars Alkohol und Weib miteinander verknüpft und den besuchenden Männern darbietet, muß unbedingt unterdrückt werden.

Auf eine sonst wenig beachtete Gefahr der Prostitution macht Köhler aufmerksam: die Möglichkeit der Tuberkuloseverbreitung. Dies leuchtet ohne weiteres ein. Die zur Bekämpfung dieser Erkrankung vorgeschlagenen Maßnahmen decken sich im allgemeinen mit den zur Bekämpfung der Geschlechtskrankheiten empfohlenen. Deshalb scheint es um so wichtiger zu sein, stets darauf hinzuweisen, daß *Geschlechtskrankheiten genau so zu bekämpfen seien wie alle anderen ansteckenden Krankheiten.* Es darf in dieser Beziehung keine Ausnahme geben. Weil man stets glaubte, bei den Geschlechtskrankheiten eine Ausnahme machen zu müssen, ist man trotz aller aufgewendeten Mühe zu keinem Ergebnis gekommen.

Wenn von Prostitution gesprochen wird, darf die homosexuelle Prostitution nicht vergessen werden. Es wäre ein Fehler, sie als unbedeutend betrachten zu wollen. In den großen Städten wie Paris, Berlin, Wien, Rom, Neapel, Hamburg usw. sind dem Eingeweihten Orte bekannt, wo sich die homosexuelle Prostitution mit ihrem Kundenkreis trifft. Es sind dies meist für den Uneingeweihten ganz unverfängliche Lokale; der Kenner findet sich aber sofort zurecht. Der Betrieb unterscheidet sich in nichts vom Betriebe in den Prostitutionslokalen mit heterosexueller Prostitution. Nur ist er in den Ländern, die homosexuelle Handlungen gesetzlich verfolgen, unauffällig und deshalb für die große Menge unsichtbar. In den südlichen Ländern (Italien, Griechenland), wo seit jeher in dieser Beziehung weitgehende Freiheit herrschte, nimmt die homosexuelle Prostitution dieselben Formen an wie die heterosexuelle. Es gibt dort in den großen Städten einen „Strich", es gibt Lokale mit Musik und Kunstdarbietungen, die den Rahmen für homosexuelle Prostituierte abgeben. Hier spielt sich unter dem südlichen Himmel die homosexuelle Prostitution in geradezu einfachen Formen ab. Der Reisende wird, auch wenn er absichtslos die Straßen durchwandert, verhältnismäßig häufig von jungen Männern angesprochen, die durch Kleidung, geziertes Wesen, Schminke und Puder das genaue Gegenbild weiblicher Prostituierter darstellen. Einen kleinen Vorteil hat auch in diesen Ländern die Freiheit homosexueller Betätigung. Es fehlt das homosexuelle Erpressertum, welches, in Zentraleuropa hauptsächlich von homosexuellen Prostituierten geübt, viel Unglück und Selbstmorde verschuldet hat, ohne daß der Öffentlichkeit oder der allgemeinen Moral damit genützt worden wäre.

Über homosexuelle Prostitution in Freiburg i. Br. berichtet ganz kurz Werber. Er tritt für die rücksichtslose Unterdrückung durch Strafe mit Aufschub in Fürsorge, im Rückfalle im Arbeitshaus, ein.

Es gibt auch eine weibliche homosexuelle Prostitution, deren Kundenkreis homosexuelle Frauen sind. Die weiblichen homosexuellen Prostituierten rekrutieren sich aus den Reihen der gewöhnlichen Prostituierten, fallen aber nie besonders auf, da diese Form der Prostitution nicht sehr häufig zu sein scheint. Abgesehen davon, daß es Länder gibt, wo die weibliche Homosexualität, im Gegensatz zur männlichen, nicht bestraft wird (Ungarn), haben es die homosexuellen Frauen leichter als die Männer, Partnerinnen für ihre Betätigung zu finden. Es sei hier nur auf die Tatsache hingewiesen, daß ein beträchtlicher Teil der gewöhnlichen Prostituierten homosexuell ist und den Verkehr mit Männern nur zu Erwerbszwecken ausübt.

Es ist selbstverständlich, daß die homosexuelle Prostitution dieselben Formen und dieselben Gewohnheiten hat, wie die heterosexuelle. Genaue Daten liegen darüber nicht vor, und alles, was darüber berichtet wird, ist noch weniger verläßlich als das Zahlenmaterial betreffend die gewöhnliche Prostitution. Ein Kenner wie Hirschfeld schätzt die Zahl der männlichen Prostituierten für Berlin auf 1000 bis 2000.

Als Begleiterscheinung der Prostitution und unauflöslich mit ihr verknüpft spielt bei der Bekämpfung die Kuppelei und das Zuhältertum eine wichtige Rolle. Kuppelei bedeutet Unterstützung fremder Unzucht. Die Strafbarkeit des Kuppelei ist das erstemal im Jahre 1532 in der peinlichen Halsgerichtsordnung Karls V. ausgesprochen. Kuppelei betreibt, wer die Bedingungen zum Zusammenkommen von Personen zum Zwecke der Ausübung von Unzucht schafft. Dazu gehört also Gewährung der Wohnung, ob nun durch Vermieten oder unentgeltliche Überlassung. Kuppler ist der Hotelbesitzer und sein Portier, der Zimmerkellner und das Stubenmädchen, die selbständig und zu dem ihnen wohlbekannten Zweck Räume vermieten. Kuppelei betreibt der Wirt, der den Kellnerinnen und Bardamen in seinen Geschäftsräumen Gelegenheit zum Verkehre mit Gästen gibt. Auch der Kellner, der dem Gaste ein besonderes Zimmer zu diesem Zwecke anweist, macht sich der Kuppelei schuldig. Es ist selbstverständlich, daß auch Eltern, Großeltern oder gesetzlich bestimmte Aufsichtspersonen Kuppler sind, wenn sie ihre Wohnung den minderjährigen Kindern zum Zwecke des Verkehres überlassen.

Das Verhalten des Gesetzes ist in den verschiedenen Ländern ganz verschieden. In Frankreich, Belgien, Luxemburg, Italien, Spanien und Portugal werden nur Minderjährige geschützt. In diesen Ländern ist auch der Bordellbetrieb vollkommen straffrei, während nach deutschem Rechte das Halten eines Bordells unter den Begriff der Kuppelei fällt.

Prostituierte sind ohne Zuhälter nicht denkbar. Besonders trifft dies auf die freien Prostituierten zu, denen der Zuhälter vor allem Beschützer, in zweiter Linie aber Liebhaber ist. Die Zuhälter sind meistens jugendliche, arbeitsscheue Männer, die die Verbindung der Prostitution mit den Verbrecherkreisen herstellen. Sicher ist, daß die Prostituierte von dem Zuhälter, den sie ganz aushält, oft in furchtbarer Weise ausgenützt, ja sogar zu ihrem Berufe angetrieben wird. Es ist gar kein seltenes Vorkommnis, daß ein unerfahrenes Mädchen, durch einen solchen Mann verführt, erst durch ihn auf den Weg der Prostitution gebracht und bei der Prostitution und zum Verharren in derselben gezwungen wird. Der Schutz, den die Zuhälter ihren Mädchen angedeihen lassen können, ist gegenüber der Polizei sicher sehr problematisch, eher noch kann man daran denken, daß sie einen Rückhalt gegenüber gewalttätigen Besuchern und vielleicht auch gegen unbequeme Konkurrentinnen bilden. Dagegen ist der Zuhälter häufig die Ursache, daß die Prostituierte beim besten Willen sich nicht von ihrem Berufe befreien kann. Die Prostituierten aller Rangstufen haben Zuhälter. Man kann sich das oft feste Band zwischen Prostituierter und Zuhälter nur so erklären, daß sich beide von der Gesellschaft ausgestoßen fühlen und auf diese Weise gegenseitigen Halt finden. Bei der Frau mag dann noch die vielleicht uneingestandene Sehnsucht nach einem Mann dazu kommen, dem sie nicht nur bezahltes Lustobjekt ist. Jedenfalls gehört das Zuhältertum zu jenen Begleiterscheinungen der Prostitution, die von allen gegen die Prostitution gerichteten Maßnahmen unberührt bleiben.

Die Zuhälter rekrutieren sich aus den Reihen der Arbeiter, Angestellten, Kellner, Friseure und Hausierer, aber oft auch aus sogenannten besseren Kreisen, wenn es sich um besser gestellte Prostituierte handelt. Verhältnismäßig häufig heiraten die Prostituierten ihre Zuhälter, besonders dann, wenn sie die Zuständigkeit in ihrem Aufenthaltsorte erlangen wollen, um so gegen die Verfolgung der Polizei gesichert zu sein.

Die Zuhälter fühlen sich als Stand und sind auch als solcher organisiert. Wie aus Hamburg vom 21. Mai 1927 gemeldet wurde, hat sich bei einer Strafgerichtsverhandlung gegen 18 Männer ergeben, daß sie alle Mitglieder einer regelrechten Zuhältervereinigung waren. Den Polizeibeamten sind auch Landesorganisationen — nord- und mitteldeutscher Ring — bekannt, die Tausende von Mitgliedern zählen sollen. Nach Außen treten sie als Geselligkeitsvereine auf.

Warum bekämpfen wir die Prostitution?

Vor allem bekämpfen wir in der Prostitution einen stets lodernden, immer neues Material bekommenden Herd geschlechtlicher Ansteckung. Wenn man heute auch nicht mehr auf dem etwas engen Standpunkt steht, daß die Prostitution fast ausschließlich zur Verbreitung der Geschlechtskrankheiten beiträgt, so muß doch vom ärztlichen Standpunkt aus betont werden, daß die Prostitutierte deshalb so gefährlich ist, weil sie beruflich trotz Erkrankung gezwungen ist, sich dem Verkehr zu ergeben und auf diese Weise immer und immer wieder neue Ansteckungen schafft. Jede andere Ansteckungsquelle ist, was die Zahl der Opfer anbetrifft, nicht so gefährlich wie die Prostitution, insbesondere wie die Bordellprostitution; denn hinter letzterer stehen als Antreiber für den Geschlechtsverkehr die Nutznießer der Prostitution. Keine Rücksicht auf den Gesundheitszustand der Prostituierten oder auf Gefahr des

Kundenkreises können die meisten dieser Nutznießer abhalten, die ihnen unterstehenden Frauen zur Prostitution, selbst mit Gewaltmitteln, zu veranlassen.

Einen weiteren Grund für die Bekämpfung der Prostitution bildet die ökonomische Verschwendung, die durch die Prostitution am Volksvermögen begangen wird. Dazu kommt auch noch das schlechte Beispiel persönlicher Demoralisation, welches der Prostitution stets neue und neue Opfer zuführt. Ferner kann als einer der Gründe, die vom sozialen Standpunkt und vom Standpunkt der Allgemeinheit aus die Bekämpfung der Prostitution verlangen, auch die Rücksicht auf die öffentliche Ordnung und die enge Beziehung der Prostitution zum Verbrechertum bezeichnet werden. Weiters aber muß doch als wichtigster Grund zur Bekämpfung der Prostitution die Rücksicht auf die Prostituierten selbst angeführt werden. Aus rein menschlichen Gründen wird versucht, die Prostitution zu vermindern, ja sie aus der Welt zu schaffen, weil es jeden Menschenfreund mit tiefem Schmerze erfüllen muß, zu sehen, wie Frauen als Opfer sozialer Verhältnisse zu Tausenden und Tausenden auf dem Schlachtfelde des Wirtschaftslebens fallen und vorzeitig ihr Ende finden.

Nicht uninteressant scheint es zu sein, sich mit der Frage nach dem Schicksal der Prostituierten zu befassen. *Was wird aus den Prostituierten?*

Man muß sich vor Augen halten, daß die Prostitution im allgemeinen nur ein vorübergehender Zustand ist, der solange andauert wie die Ursachen, die zur Prostitution geführt haben; fällt die Ursache weg, dann hört auch die betreffende Frau auf, sich zu prostituieren. Eine Anzahl von Prostituierten heiratet und gibt ihr bisheriges Leben auf. Viele heiraten ihre Zuhälter, was aber keine Verbesserung ihrer Lebensgewohnheiten bedeutet. Nach C. K. SCHNEIDER heirateten in Berlin 1904 von 3709 Kontrollierten 46. 1905 von 3287 50.

Manche kehren wieder zu ihrer früheren Arbeit zurück, wenn sich Gelegenheit dazu bietet und sie zur Erkenntnis gekommen sind, daß die Prostitution doch nicht den leichten Erwerb darstellt, als der sie ihnen früher erschienen ist. Viele alte Prostituierte werden später Dienstmädchen bei den jüngeren Prostituierten, Kupplerinnen, Quartiergeberinnnen von Prostituierten und, wenn es ihnen gelungen ist, früher etwas Geld zu ersparen, Bordellbesitzerin. Manche werden Wirtschafterinnen bei alleinstehenden Männern oder sinken auf der sozialen Stufenleiter noch tiefer herab: sie werden Klosettfrauen, Lumpensammlerin, Straßenkehrerin und dergleichen.

Die Sterblichkeit der Prostituierten ist, da sich unter ihnen meist jugendliche Individuen befinden, verhältnismäßig gering. Neuere Daten bestehen nicht. Aber die alten besagen, daß (SCHRANK) in den Jahren 1879—1882 die Sterblichkeit unter den eingeschriebenen Frauen Wiens 0,6% betrug. In Berlin in der Zeit von 1879—1881 1,27%, für 1904—1905 0,81%. Die Pariser Prostitution hatte in den Jahren 1888—1905 unter 5549 Prostituierten pro Jahr 19 Todesfälle (zit. nach FLEXNER, S. 22).

Erwähnenswerte Mitteilungen über das spätere Schicksal von Prostituierten machte KURT SCHNEIDER. Die Polizeifürsorgerin Dr. LUISE VON DER HEYDEN ist 11 Jahre nach den ersten Untersuchungen dem Schicksal der 70 Prostituierten nachgegangen, über die SCHNEIDER ausführlich berichtet. Von den 70 waren noch 62 festzustellen, davon lebten 33 in Köln. 19 stehen noch immer unter Kontrolle, 43 sind inzwischen entlassen. Nur eine einzige dieser 43 ernährt sich vielleicht selbst. Alle anderen werden von Männern ernährt: 32 sind verheiratet, 5 leben in ständigen wilden Ehen. In geordneten Verhältnissen leben 13, in wirtschaftlich schlechten, doch unauffälligen 8, in fragwürdigen 12, in ausgesprochen unsoliden 4. Bei 6 sind die Verhältnisse unklar. Nur 4 Prostituierte haben aus ihrer Ehe Kinder. Von den 19 noch unter Kontrolle stehenden haben 7 geheiratet. Zusammenfassend kann festgestellt werden, daß von den 62

Eruierten 48 heirateten, von denen 12 die Ehe wieder gelöst haben. Von den 62 sind 6 gestorben. Die Todesursache war bei 4 bekannt, doch ist keine Paralyse darunter. Erwähnenswert erscheint die Bemerkung SCHNEIDERs, daß er unter den Faktoren der Prostitution die Rolle der Sexualität vielleicht unterschätzt habe.

Über Bordelle.

Die Bordelle sind bei denjenigen Völkern am meisten verbreitet, bei denen die Frauen ausschließlich als Geschlechtswesen betrachtet werden. Wo aber die politische Entwicklung der Frau wenn auch noch so kleine Fortschritte gezeitigt hat, ist die Stellung derselben nicht ganz so rechtlos wie z. w. im Orient und in Japan. Daß die Zahl der Bordelle in Europa ständig im Rückgange begriffen ist, erklärt sich, wie an anderen Stellen angeführt wurde, mit der geänderten Geschmacksrichtung der Männer, die auch, wenn sie zur Prostituierten gehen, sich doch noch die Illusion eines geschlechtlichen Abenteuers erhalten möchten.

Charakteristisch für das Wesen der Bordelle ist der ständige Wechsel der Insassinnen. Die Stammgäste wünschen Abwechslung und die Bordellbesitzer sind bestrebt, durch immerwährende Erneuerung ihrer Ware den Wünschen der Kundschaft entgegenzukommen. Dadurch ermöglicht sich teilweise ein ständiger Austausch zwischen den einzelnen Bordellen. Das Bestreben, immer neue Ware den unersättlichen Wünschen der Männer zu verschaffen, wird dadurch unterstützt.

Einen großen Teil der Besucher stellen teilweise junge, kaum erwachsene Männer, die vielleicht noch nicht selbstbewußt genug sind, um sexuelle Abenteuer suchen zu können. Nicht minder zahlreich sind die Ehemänner vertreten, denen der Besuch des Bordells bequemer und vor allem nicht so auffällig erscheint, wie die Benützung der Straßenprostitution. Schließlich gehören zu den ständigen Besuchern der Bordelle Männer, die Befriedigung ihrer Perversitäten suchen und in den Bordellen stets die Erfüllung ihrer Wünsche finden. Für die Bordelle charakteristisch ist ferner die *Einschränkung der Freiheit* der Frau, die unerhörte *Ausbeutung* derselben und ihre *Rechtlosigkeit,* die sich durch die Beziehungen zwischen den Bordellwirten und den beaufsichtigenden Behörden ergeben. Dazu kommt noch der Alkohol und die Geschlechtskrankheiten, so daß der Ruin der Frauen in wenigen Jahren unausweichlich ist.

Die Zahl der Bordelle in Paris ist trotz wachsender Bevölkerungsziffer in den letzten Jahrzehnten ständig gesunken.

Nach A. FOURNIER betrug ihre Zahl:

235	im	Jahre	1841
219	,,	,,	1851
196	,,	,,	1861
142	,,	,,	1872
126	,,	,,	1881
60	,,	,,	1891
48	,,	,,	1904

Paris hatte 1841 1700 000 Einwohner und 235 Bordelle mit 1480 Mädchen, 1903 3 800 000 Einwohner und 47 Bordelle mit 379 Mädchen.

1925 wurde in Antwerpen die Schließung der Bordelle veranlaßt. Mit 30. November 1925 wurden die Bordelle im Kanton Genf aufgehoben, ebenso ab 1. Januar 1926 in Straßburg im Elsaß.

In Wien wurden die Bordelle im März 1921 aufgehoben, in Graz 1924. Dagegen blieb das System der Reglementierung aufrecht. Es gibt derzeit in Österreich noch 28 Bordelle mit 196 Prostituierten und 1418 polizeilich kontrollierte Prostituierte.

Im Jahre 1925 wurden auf Verlangen des Leipziger Stadtverordnetenkollegiums die Bordelle geschlossen und die darin befindlichen Frauen vom Pflegeamt in Berufen untergebracht. Ebenso sind in Hamburg die Bordelle vor einigen Jahren aufgehoben worden.

Am 31. Dezember 1919 gab es in der tschechoslowakischen Republik 400 Bordelle mit 1224 Mädchen.

Überall wird jetzt in den Ländern und auch in den Stadtvertretungen über die Fragen der Bordellreglementierung und dergleichen verhandelt. Die Einstellung der Bürger hängt ganz von ihrer sonstigen Gesinnung ab. So ist es beispielsweise interessant zu lesen, daß im Herbst 1925 in Genf unter der Bürgerschaft große Entrüstung ausgebrochen ist, weil der Große Rat beschlossen hatte, die Bordelle zu schließen. Der Protest hatte 2000 Unterschriften besserer Bürger, die sich gegen Auflassung der Bordelle aussprachen.

Bordellähnliche Einrichtungen sind Rendezvoushäuser, über die schon gesprochen wurde.

Masken für bordellähnliche Unternehmungen gibt es in allen Ländern; das richtet sich ganz nach den Gepflogenheiten und Sitten der Bewohner. Oft dienen Stellenvermittlungsbüros zur Vermittlung von Prostituierten, indem man den stellensuchenden Frauen gute Stellen anweist als Dienstmädchen oder Stubenmädchen oder als Tänzerin, Sängerin u. dgl., wobei man genau weiß, daß die Orte, an welche diese Frauen abgehen, Prostitutionsunternehmungen sind. Sind die Frauen an Ort und Stelle, dann gelingt es verhältnismäßig oft, sie zur Prostitution zu überreden.

Oft dienen auch Zigarettenläden, Massage-Institute, Kino-Schulen, Tanzschulen, kosmetische Institute u. dgl. zur Anlockung von Mädchen, die eine leichte und gutlohnende Beschäftigung suchen. Die Verführung fällt meist nicht schwer.

Die Zusammenfassung der Bordelle in Straßen (Hamburg, Bremen) oder in ganzen Stadtteilen (Japan) entsprang dem Bestreben, die Umgebung durch den Bordellbetrieb möglichst wenig zu belästigen. In Bremen wurde im Jahre 1878 eine Sackgasse den Prostituierten zum Aufenthalt bestimmt. In 26 Häusern mit je 3 möblierten Wohnungen wurden ungefähr 80 Mädchen untergebracht, die den Hausbesitzern einen von der Polizei festgesetzten Mietsbetrag entrichten. Sie sind sonst von den Eigentümern der Häuser vollständig unabhängig. Die Einschreibung als Prostituierte geschieht über Wunsch der betreffenden Frau bei der Polizei. Doch dürfen die eingetragenen Mädchen außerhalb dieser Straße (Helenenstraße) nicht wohnen.

Dieses System der Kasernierung hat sicherlich im Verhältnis zu den über die ganze Stadt zerstreuten Bordellen gewisse Vorteile aufzuweisen; es ist aber klar, daß für eine Großstadt eine Straße nicht genügt. Es müßten ganze Stadtviertel wie in Japan, ja ganze Städte außerhalb der Großstadt zu diesem Zwecke eingerichtet werden. Wenn auch durch diese Straßen die Umgebung möglichst wenig belästigt wird, so bilden sie doch stets für die Jugend eine besondere Anziehungskraft. Es ist auch sehr schwer, solche praktisch gelegene Straßen, die nicht allzuweit vom Zentrum entfernt sind und doch genügend abgeschlossen erscheinen, zu finden. In Bremen besteht nur diese einzige Straße und es war nicht möglich, eine zweite Straße zu diesem Zwecke zu eruieren.

Über die Gesundheitsverhältnisse der Bremer Prostituierten gibt Tjaden Aufschluß. Die Bewohnerinnen der dortigen Kontrollstraße (Helenenstraße) wurden im August 1922 gebeten, auf einem vorgeschriebenen Zettel eine Woche lang täglich die Zahl ihrer Besucher zu vermerken und die Zettel in einem geschlossenen Umschlag dem Gesundheitsrat zu übergeben. In derselben Woche wurde durch ununterbrochene Außenkontrolle die Zahl der in die Helenenstraße Eintretenden ermittelt, wobei dafür gesorgt wurde, daß die im Laufe des Tages dort beschäftigten männlichen Personen nicht gezählt wurden. Die Zahl der eingetretenen Personen betrug 4800, während 3117 die Bewohnerinnen besuchten. Überträgt man das auf ein Jahr, so findet dort rund 162 000 mal Geschlechtsverkehr statt. In der betreffenden Zeit waren 65 Prostituierte in der Helenenstraße anwesend. Man kann also annehmen, daß im Durchschnitt eine Bewohnerin jährlich etwa 2400 mal verkehrt hat. Nach der Statistik der Bremer Ärzte gaben in der Zeit vom 1. April bis 30. Juni 1922 bloß 11 Personen an sich in der Helenenstraße angesteckt zu haben, d. h. auf 2700 einer. Demnach wäre nach Tjaden an dem gesundheitlichen Nutzen der in Bremen geübten Kasernierung nicht zu zweifeln.

Daß die Bordellstraße kein Ideal darstellt, zeigt ein Bericht der „Weser-Zeitung" aus Bremen über eine Sitzung der Bremener Bürgerschaft, in der ein Antrag von Frau Bahnson auf Aufhebung der Helenenstraße vorlag. Die rege Debatte endete damit, daß beschlossen wurde, ein behördliches Gutachten einzuholen. Bis zum 1. April 1927 soll diese Angelegenheit erledigt sein.

Interessant ist zu bemerken, daß die Hausbesitzer gegen diesen Antrag stimmten, was nicht wundernehmen kann, denn auch die Hausbesitzer gehören zu den Nutznießern der Prostitution, wenn sie die Möglichkeit haben, durch sie Nutzen zu erzielen.

Die Anhänger des Bordellsystems oder der Bordellstraßen und ähnlicher Einrichtungen vergessen ganz, daß die Bordellierung keine Lösung der Prostitutionsfrage darstellen kann. Die freie Prostitution ist bei weitem größer als die Bordellprostitution und bildet geradezu ihr Reservoir. Ohne Straßenprostitution kann es keine Bordellprostitution geben, doch hat man keine genauen Zahlen über die Größe beider Formen. Der Kampf gegen die Bordelle kann nicht mit Bekämpfung der Prostitution gleichgesetzt werden, zumal da die Zahl der Bordelle in den letzten Jahrzehnten überall beträchtlich gesunken ist (vgl. S. 62). In Paris gab es 1850 212, 1880 133, 1888 67 Bordelle. In Petersburg waren 1872 220, 1886 82 bekannt. Die Ursache dieser Erscheinung ist nicht ganz geklärt, aber sie ist höchstwahrscheinlich von der Mode abhängig, die im Genusse der Bordelliebe nicht mehr das sieht, was die früheren Jahrhunderte darin erblickt haben. Dagegen hat sich die freie Prostitution sehr vermehrt. Bemerkt muß werden, daß die Bordelle ohne Alkoholausschank nicht bestehen können. Der Alkoholgenuß ist innig mit ihnen verknüpft, einesteils deshalb, weil dadurch die Einnahmen des Wirtes in reichlichem Maße gesteigert werden, andererseits, weil der Alkohol den Willen der Männer lähmt und schließlich auch mit dazu beiträgt, die Prostituierte durch ständige Betäubung in vollständiger Abhängigkeit vom Wirte zu erhalten. Würde man den Alkoholgenuß aus den Bordellen ganz verbannen können, so würde der Anblick der brutalen Wirklichkeit sehr vielen den Bordellbesuch für immer verleiden.

Eines der Argumente, mit denen sehr häufig für die Beibehaltung der Bordelle gekämpft wird, ist auch die Behauptung, daß dadurch die Leidenschaft der Männer von den ehrbaren Mädchen und Frauen, die sonst allzu häufig den sexuellen Angriffen der Männer ausgesetzt wären, abgelenkt wird. Daß dieses Argument nicht stichhaltig ist, beweist ja die Tatsache, daß die Zahl der Prostituierten in den Bordellen einen fast verschwindend kleinen Bruchteil der Gesamtprostitution darstellt. Ebenso kann das Bestehen oder Nichtbestehen von Bordellen keinerlei Wirkung auf die Verbreitung der Geschlechtskrankheiten haben, denn die vielleicht günstige Wirkung der Kontrolle wird bei weitem ausgeglichen durch den häufigen Besuch der Bordellprostituierten. Es bestehen Zusammenstellungen, die einen Vergleich der Infektionen, die durch Bordellprostituierte oder freie Prostituierte verursacht wurden, enthalten. Trotz der verhältnismäßig geringen Zahl der Bordellprostituierten bleibt die Menge der von ihnen ausgehenden Infektionen nicht allzusehr hinter der der freien Prostitution entstammenden zurück.

Die Anschauungen der Ärzte über den Wert der Bordelle sind verschieden. Es wurde schon vordem die Einstellung zur Frage der Prostitution im allgemeinen und der der Bordelle im besonderen aus den Anschauungen der betreffenden Ärzte erklärt. Je nach der Auffassung über die Ursachen der Prostitution, über die Möglichkeit der ärztlichen Kontrolle der Prostituierten u. dgl. fällt dann auch das Werturteil über die Bordelle aus. Es ist merkwürdig, daß verhältnismäßig viele Ärzte für die Bordelle eintraten, vielleicht deshalb, weil sie überzeugt waren, daß man die Bordelle sanieren und so einen großen Teil des außerehelichen Geschlechtsverkehrs überwachen könne. Es ist dies ähnlich wie mit der Frage der Reglementierung. Mit dem Augenblicke aber, da der Beweis erbracht wird, daß die Bordelle im Geschlechtsleben der Bevölkerung keine so überwiegende Rolle spielen, wie es vielleicht vor einem Jahrhundert der Fall war, ist auch schon das Urteil über den sanitären Wert des Bordells gefällt.

Blaschko hat schon auf dem XVII. internationalen medizinischen Kongreß zu London im Jahre 1913 erklärt, daß die Bordelle nichts mit der Prophylaxe der venerischen Krankheiten zu tun haben. Niemals haben sie sich als ein Mittel zur Eindämmung der Geschlechtskrankheiten erwiesen. Dazu kommt noch, worauf Hecht hingewiesen hat, daß die behördlich anerkannten Bordelle der Bevölkerung gegenüber mit einer Art Konzession versehen sind und die Besucher eine gewisse Garantie für ihre Gesundheit erwarten. Das Publikum wird auf diese Weise genau so wie bei der Reglementierung getäuscht.

Für Europa und Amerika ist den Bordellen das Todesurteil gesprochen. Es ist nurmehr eine Frage von wenigen Jahren, daß überall dort, wo europäische Kultur Geltung hat, die Bordelle geschlossen werden.

Es soll hier die rechtliche und soziale Seite der Bordelle, die von den Gegnern hauptsächlich hervorgehoben wird, außer acht gelassen werden. Die rein medizinische Seite der Bordelle ist vielleicht oft die Ursache gewesen, sich für sie einzusetzen. Ist also ein Arzt der Anschauung, man könne bei geeigneten Maßnahmen die in Bordellen befindlichen Frauen verhältnismäßig gesund erhalten, so wird er für die Bordelle eintreten. Ist dagegen ein Arzt bezüglich der Heilung der chronischen Gonorrhöe der Frau pessimistisch, dann muß er auch die Bordelle und die Reglementierung als sanitär unzulänglich verwerfen. Dazu kommt noch der Umstand, daß man nur einen verhältnismäßig kleinen Teil der Prostituierten in Bordellen unterbringen und damit kontrollieren kann. Wägt man also die vielleicht in geringerem Maße vorhandenen sanitären Vorteile der Bordelle gegenüber den unleugbar vorhandenen sozialen und moralischen Nachteilen, dann wird man sich gegen die Bordelle erklären müssen. Tatsächlich hat sich auch in dieser Frage in den letzten Jahren ein großer Umschwung vollzogen, wie es die Tagung der Internationalen Gesellschaft zur Bekämpfung der Geschlechtskrankheiten in Paris im Herbste 1925 gezeigt hat.

Degeneration und Prostitution.

Die Tatsache, daß viele Frauen fast widerstandslos der Prostitution anheimfallen, und trotz aller eigenen Vorsätze und äußerer Hilfe nicht imstande sind, sich aus dem Milieu herauszuarbeiten, hat viele bewogen, eine geistige und moralische Minderwertigkeit als Vorbedingung für die Prostitution anzunehmen (z. B. BRANTHWAITE, BOOTH, BONHOEFFER, GRUHL, DISSELHOFF, KLEEFISCH, MISCHLER, MÖNKEMÖLLER). Tritt noch mangelnde Erziehung und schlechte Umgebung hinzu, so hat die Verführung keine Schwierigkeiten (s. hierzu auch oben).

Unter diesen minderwertigen Individuen befinden sich sicherlich viele, die erblich belastet sind. BONHOEFFER hat unter 190 Prostituierten 102 erblich Belastete festgestellt. Bei 10 rührte die Belastung von beiden Eltern her. Als häufigstes Degenerationsmoment wurde Alkoholismus festgestellt; 85mal war dies der Fall. Unter den übrigen belastenden Erkrankungen waren Epilepsie, Krämpfe, Psychosen und Selbstmord.

In Berlin untersuchte STELZNER 155 Fälle im Alter von 12—21 Jahren: 30% waren normal, 23% schwach und 43% stark psychopathisch.

Dieser Mangel an Widerstandskraft äußert sich vor allem darin, daß der Geschlechtsverkehr verhältnismäßig frühzeitig begonnen wird. Es ist eine bekannte Erscheinung, daß bei hemmungslosen Individuen meistens 1 Jahr nach dem ersten Verkehr der Übergang zur Prostitution Tatsache wird, nachdem die Betreffende versucht hat, sich gelegentlich durch Arbeit auf normale Weise ihren Lebensunterhalt zu verschaffen. Doch reicht trotz aller Beweise die Annahme der Minderwertigkeit nicht dazu aus, die Prostituierung ohne soziale Ursachen glaubhaft zu erklären. Wäre es Minderwertigkeit allein, so müßten in einem gewissen Prozentsatz auch Mädchen aus den höheren Gesellschaftsschichten unbedingt der Prostitution verfallen. Da dies nicht der Fall ist, wie auch an anderer Stelle festgestellt wird, so ist klar, daß das Entscheidende bei dem Übergang zur Prostitution die soziale Notlage ist.

An Prostituierten hat auch SCHWALBE Untersuchungen angestellt: 75% der von ihm Untersuchten waren schon vor ihrer Einschreibung der Prostitution ergeben, 96% wiesen psychische Defekte auf. Zwei Gruppen stachen ins Auge: die Schwachsinnigen, bei denen vor allem der Intelligenzdefekt auffällt, zu dem ethische Minderwertigkeit gesellt ist. Schon in der Schulzeit machen sie sich durch Unaufmerksamkeit, Nachlässigkeit und Faulheit bemerkbar. Bestrafungen bewirken nicht nur keine Besserung, sondern geben Anlaß zur Entstehung eines Minderwertigkeitsgefühls, das leicht zu asozialen Handlungen Anlaß gibt. Die Psychopathinnen sind in allen ihren Gedanken, Empfindungen, im Wollen und in den Willensäußerungen nicht normal. Meist sind sie durch erzieherische Maßnahmen nicht beeinflußbar und deshalb schwer zu behandeln. Jedenfalls müssen die Fürsorgemaßnahmen unter Beiziehung eines Psychiaters vor sich gehen. Diese Fürsorge muß schon in der Schulzeit bei den psychopathisch erkrankten Kindern einsetzen; das wäre Sache der Schulärzte. Die Erziehung müßte in besonderen Anstalten vorgenommen und die Berufswahl nach eingehender Beurteilung durch den Psychiater erfolgen.

Auch OTTOLENGHI tritt entschieden für die somatische und psychische Minderwertigkeit als Grundbedingung der Prostitution ein. Er fand bei seinen Untersuchungen verhältnismäßig häufig Intellektuelle und Willensschwache, starke moralische Inferiorität, Faulheit, zänkische Art. Bei der Untersuchung wurde Analgesie als häufiges Symptom und Insuffizienz der Sinnesorgane festgestellt. Nicht minder häufig war auch chronischer Alkoholismus mit seinen Folgeerscheinungen.

Ähnlich findet auch RAECKE bei den von ihm untersuchten Prostituierten häufig einen Psychopathentypus: die betreffenden sind willensschwach, haltlos, leicht beeinflußbar, schwankend in ihrem Urteil. Unter den von ihm Untersuchten fanden sich fast durchwegs Hausangestellte, von denen viele vom Lande stammten.

SICHEL hat 250 Kranke der Prostituiertenabteilung des Frankfurter städtischen Krankenhauses auf ihren Gesundheitszustand untersucht. 72% zeigten ausgesprochene Formen angeborenen Schwachsinns oder psychopathischer Veranlagung. Nur 17% waren nicht erblich belastet, bei denen meist die Verhältnisse im Elternhaus den Übergang zur Prostitution vorbereiteten. Besonders gefährdet scheinen diejenigen zu sein, deren Mütter oder Schwestern sich ebenfalls prostituieren. Gerade diese Minderwertigkeit macht die Beeinflussung so schwer.

Einen interessanten Beitrag zur Psychologie der Prostitution bringt DINE BAKKER. Die Prostituierte ist nicht von Geburt aus zur Prostitution bestimmt, sondern wird es erst infolge des sozialen Milieus und der besonderen Familienverhältnisse. Meist spielt der Sexualverkehr mit dem Vater oder dem Bruder in der frühesten Kindheit als Trauma eine wichtige Rolle. Sie ist frigid, weil sie die Liebe entwertet und sich so an den Männern rächt. Eine Ausnahme bildet der Zuhälter, der ein Vater- oder Brudererersatz ist. Das Problem der Prostitution wird von selbst schwinden, wenn sich die sozialen Bedingungen des Menschen so weit gebessert haben, daß sie aus Liebe heiraten können.

Auf den Unterschied zwischen geisteskranken Prostituierten und den sich prostituierenden Geisteskranken macht W. H. BECKER aufmerksam. Die Behandlung vom psychiatrischen Standpunkte aus muß für diese beide Gruppen ganz verschieden sein. Die ersteren kommen meistens mit der Behörde in Konflikt und werden bestraft, erst bei der Wiederholung der Delikte zeigt sich ihre Geisteskrankheit und es wird dann ein kürzerer oder längerer Aufenthalt in den Irrenanstalten nicht zu umgehen sein. Auf die Dauer aber können solche nicht in den Irrenanstalten bleiben, weil deren Betrieb damit zu sehr belastet würde. Es wird daher vorgeschlagen, sie dann Mädchenheimen oder ähnlichen Einrichtungen zu überweisen. Die sich prostituierenden Geisteskranken gehören dagegen für die ganze Dauer ihrer Erkrankung, durch die sie zur Prostitution veranlaßt werden, in eine Irrenanstalt.

Prostitution Jugendlicher.

Die jugendliche Prostituierte ist ein eigenes soziales Problem. Die Ursachen die ein junges Mädchen der Prostitution in die Arme treiben, sind im allgemeinen dieselben wie die bei Besprechung der Prostitution erwähnten, also Armut, Arbeitslosigkeit, Hunger, Bedürfnis nach Luxus, der Wille sich gewisse Vorteile leicht zu verschaffen, sicherlich auch Arbeitsscheu, aber nicht minder häufig Verführung durch Eltern oder Vorgesetzte u. dgl.

Die nach Aufgreifung einsetzende Fürsorge ist fast immer ergebnislos, da sie viel zu spät kommt. Insbesondere wirkt das Eingreifen der Polizei, das Unterbringen in Anstalten mit strenger Hausordnung sehr schlecht auf den Charakter der Mädchen ein. Schließlich darf auch nicht unerwähnt bleiben, daß alle aus diesen Anstalten entlassenen Mädchen nur schlecht bezahlte Stellungen bekommen. Die Bürger sind zwar manchmal bereit, gefährdete Mädchen bei sich aufzunehmen, zahlen aber meist so schlecht, daß ein dauerndes Verbleiben in der Arbeitsstelle solchen minder gefestigten Charakteren unmöglich gemacht wird.

Von 1039 schulentlassenen Mädchen vom 14.–21. Lebensjahr, die der Hamburger öffentlichen Jugendfürsorge unterstehen, waren in den Jahren 1911–1917 nach HAHN und MANCHOT bei der Aufnahme 283 = 27,22% geschlechtskrank. Davon hatten 109 = 10,49% Lues – 43 außerdem Gonorrhöe, 1 weichen Schanker –, 172 = 16,55% Gonorrhöe, 2 weichen Schanker.

Die jugendlichen Prostituierten bilden eine besondere Gefahr. Zunächst deshalb, weil sie fast ausschließlich der geheimen Prostitution angehören, weil sie der Zahl nach den größeren Teil der Prostitution bilden und infolge ihres jugendlichen Alters eine besondere Anziehungskraft auf die Kundschaft ausüben. Dadurch steigern sich die Gefahren des außerehelichen Geschlechtsverkehrs ganz bedeutend. Denn entsprechend ihrer Jugend, ihrer größeren Unerfahrenheit, ihrem jugendlichen Leichtsinn sind sie verhältnismäßig häufiger geschlechtskrank als die Erwachsenen. Dadurch verbreiten sie die Geschlechtskrankheiten sowohl in ihrem meist aus jungen Leuten bestehenden Kundenkreis, als auch in den Familien, in denen sie zeitweilig Dienst nehmen, da sie immer wieder den Versuch machen, sich einer regelmäßigen Arbeit zu widmen. Sie entstammen meist der Arbeiterschaft oder der Landbevölkerung. Schlecht entlohnte Arbeit, häufige Arbeitslosigkeit, schlechte Erziehung bei angeborenen ethischen Defekten, Verwahrlosung, Verführung kommen meist als Ursachen in Frage. Eine gewisse Liederlichkeit und Mangel an Energie verhindern dann die Rückkehr zu einer regelmäßigen Arbeit. Besonders groß ist unter den jugendlichen, minderjährigen Prostituierten die Zahl der Dienstmädchen. Schuld daran tragen zum Teil solche Hausfrauen, die sich ihrer Verantwortung gegenüber den jugendlichen Dienstboten oft zu wenig bewußt sind. Mangelndes soziales Empfinden und fehlende Humanität lassen sie in dem Dienstmädchen bloß die Arbeitssklavin sehen. Zu lange Arbeitszeit, unfreundliche Behandlung, völlige Verständnislosigkeit gegenüber dem Gefühlsleben eines jungen Mädchens lassen kein rechtes Vertrauen zwischen Dienstgeberin und Dienstmädchen aufkommen. Solche Frauen kümmern sich zu wenig darum, wo das Mädchen seine, wenn auch spärlich bemessene, freie Zeit zubringt, in wessen Gesellschaft es sich bewegt. So sind die vom Lande stammenden Mädchen den ihnen nicht bekannten Gefahren der Stadt ungewarnt und meist völlig schutzlos ausgesetzt. Die Verführung droht ihnen häufig im Hause selbst (Dienstgeber oder erwachsener Sohn) und von seiten ihrer Freunde. Besonders die Zeit der Schwangerschaft ist für die Mädchen gefährlich, da sie in diesem Zustande keinen Dienst bekommen. In der Sorge um den Lebensunterhalt des Kindes — eine Mutter erhält meist nicht mehr, als sie zur notdürftigen Fristung ihres eigenen Lebens braucht! — verfällt die Mutter Gewordene oft der Prostitution als dem letzten Ausweg, Lebensunterhalt für zwei zu schaffen

Eine bedeutende Rolle für das frühzeitige Auftreten von Prostitution und Kriminalität bei Frauen spielt die Verführung junger Mädchen durch bedeutend ältere Männer. Kommt noch Verstoßung durch die Familie, artefizieller Abortus oder die Geburt eines unehelichen Kindes oder Geschlechtskrankheit hinzu, dann ist die Betreffende schwerlich einem ehrbaren Berufe zuzuführen. Insbesondere fallen diese Ursachen dann auf einen fruchtbaren Boden, wenn es sich um ein Mädchen mit vernachlässigter Erziehung handelt, die ihre Ursache in den Familienverhältnissen hat (Waisenkinder, uneheliche Kinder u. dgl.). Sind sie nicht für einen Beruf gut vorgebildet, so verfallen sie leicht darauf, ihre Ansprüche auf Luxus und Vergnügungen durch Prostitution zu befriedigen. Keine geringere Rolle spielen auch die Nutznießer der Prostitution als Ursache für die Kriminalität der Frauen. Alle diese Nutznießer bleiben im allgemeinen ungestraft oder kommen mit leichten Strafen davon, für die sie sich durch die fetten Gewinnste zu trösten wissen. Die Prostituierte dagegen verfällt der Strafe, ohne daß sie eine materielle Entschädigung dafür bekommt. Nur durch eine Änderung der sozialen Verhältnisse und vorbeugende Erziehung könnte diese Quelle der Prostitution verschlossen werden.

Frauenhandel.

Mögen die gesundheitlichen und polizeilichen Vorteile des Bordellsystems noch so groß sein, sie können keinesfalls ein Übel ausgleichen, das nur im Bordellwesen seinen Ursprung hat: den Frauenhandel. Trotz aller Bemühungen philanthropischer Vereine und vieler Menschenfreunde ist es bis heute nicht gelungen, den Frauenhandel vollständig auszurotten. Selbst der Völkerbund hat sich mit dieser Frage befaßt, hat aber deshalb keinen durchschlagenden Erfolg erzielen können, weil er nicht die Möglichkeit hatte, in allen Staaten die Bordelle aufzuheben. Die Hauptquelle der Bordellprostitution sind die Straßenprostitution und die Kellnerinnen. Aber all das genügt nicht, dem Wunsche nach stets frischer Ware und raschem Wechsel nachzukommen. Die Frauen werden von einem Bordell ans andere abgegeben oder, besser gesagt, verkauft. Das Prinzip des Bordells bringt es mit sich, daß die Frauen stets verschuldet sind. Will sie ein anderer Bordellbesitzer übernehmen, so muß er die Schulden bezahlen. Durch hohe Tarife für Kost und Wohnung, durch Wucherpreise für Kleider, Parfüms, Schmuckstücke u. dgl. steigt die Schuld des armen Opfers von Monat zu Monat, von Jahr zu Jahr. Selbst wenn es die Möglichkeit hätte, das Bordell zu verlassen und irgendeinen anderen Beruf zu ergreifen, ist es nicht möglich, bevor nicht die ganze Schuld getilgt ist. Die Anrufung der Polizei ist mancherorts ohne Erfolg — wenigstens wird vielfach behauptet, daß sie mit den Bordellbesitzern zusammengehe und selbst entlaufene Prostituierte zurückbringe, wenn man den Berichten über Skandalaffären der letzten Jahre glauben darf.

Zur Zeit ist der Handel mit weißen Sklavinnen nicht mehr öffentlich anerkannt wie früher, aber er wird von den meisten zivilisierten Staaten, zwar wohl nicht direkt geduldet, aber sicherlich nicht energisch genug bekämpft. Die Mädchenhändler sind international organisiert, haben überall, insbesondere in den großen Hafenstädten, ihre Agenten, die ihnen stets frische Ware bringen müssen. Da sich aber diese Agenten nicht nur auf Prostituierte beschränken, sondern auch häufig durch List oder Betrug unbescholtene Mädchen verschleppen, sind sie eine ständige Gefahr und können nicht scharf genug gestraft werden. Das Haupteinfuhrsland für die entführten Mädchen ist Südamerika, wo insbesondere Buenos Aires als Einfuhrhafen in Betracht kommt. Diesen Sklavenhandel betreiben meist Leute, die ihre Ware hauptsächlich aus Europa beziehen. Ungarn, Böhmen, Galizien, Rußland und Rumänien sind die Hauptlieferanten. Die Ursache für diesen Zustand hat man hauptsächlich in der kulturellen Rückständigkeit der Landbevölkerung, den ärmlichen Lebensverhältnissen und der großen Unwissenheit zu suchen. Auch in Brasilien und Nordamerika (New York) werden viel Mädchen eingeführt. Für Europa bildete Konstantinopel vor dem Kriege eine Zentrale des Mädchenhandels. Es wäre aber ein Irrtum zu glauben, daß in anderen Erdteilen dergleichen nicht vorkäme. In China ist insbesondere in den Hafenstädten unter europäischem Einfluß und direkt auf Verlangen der Europäer die Reglementierung eingeführt. Die Bordelle werden, wie überall, auf dem Wege des Handels mit jungen Mädchen versehen. Viele Kinder werden zu diesem Zwecke gestohlen, noch mehr gekauft. Naturkatastrophen, schlechte Ernte und Hungersnot locken die Mädchenhändler scharenweise in die davon betroffenen Gebiete. Sie haben es dann leicht, die verzweifelten Einwohner zu veranlassen, ihnen ihre Kinder zu verkaufen. Auch mit Japanerinnen wird ein schwunghafter Handel getrieben, der diese „Ware“ nach Sibirien, Indien, Australien und Kalifornien liefert. Andererseits gibt es auch in den japanischen Bordellen in großer Anzahl europäische Frauen. Wie man sieht, arbeitet der Mädchenhandel im internationalen Sinne an der Annäherung und Verbrüderung aller Völker der Erde!

Über den Mädchenhandel in *Wien* berichtete JOSEF SCHRANK interessante Einzelheiten: Schon im Jahre 1865 trat die Regierung energisch dagegen auf, hauptsächlich zu dem Zwecke, um den damals bestehenden Mädchenhandel zwischen Wien und Pest zu stören. Es wurde eine große Anzahl von Personen, von welchen man wußte, daß sie gewerbsmäßig Kuppelei betreiben, verhaftet. Bei der Gerichtsverhandlung kamen interessante Details zutage. So z. B. hatten die Besitzer der Bordelle untereinander Verträge abgeschlossen, um die Mädchen zu zwingen bei ihnen zu bleiben. Trotz des großen Aufsehens, das diese Veröffentlichungen machten, konnte von einer Regelung keine Rede sein.

1867 wurde der Polizeibehörde aufgetragen, die Dienstvermittlungsstellen behufs Verhinderung des Mädchenhandels zu überwachen und Vorsicht bei Ausstellung von Reisepässen für minderjährige Mädchen nach der Türkei und Rumänien anempfohlen. Die Reisedokumente sollten erst nach Einvernehmen mit den Konsulaten ausgefolgt werden, um zu verhindern, daß die Mädchen der Prostitution zum Opfer fallen. Wer muß da nicht an ähnliche Verordnungen denken, die 1925 in Europa in den verschiedenen Ländern erlassen wurden!

Um das Jahr 1876 war Budapest das Zentrum des Mädchenhandels. Angelockt wurden die Mädchen in den sogenannten „Tanzschulen", um dann in die Bordelle des Landes verschickt zu werden. Damals wurde die Organisierung des Mädchenhandels mit Amerika aufgedeckt, der über Triest und Genua ging. Die Amerikaner zahlten 100—150 Dollar für den Kopf, wovon die Verkauften aber nichts bekamen, da ihnen Fahrt, Kost und Kleidung zu höchsten Preisen in Anrechnung gebracht wurde. Der Transport ging meist nach Montevideo oder Buenos Aires oder Rio de Janeiro.

Über die Preise, die beim Mädchenhandel erzielt werden, ist es schwer verläßliche Daten zu erhalten, aber man bekommt einen ungefähren Begriff über die Summen, die hierbei umgesetzt werden, wenn man eine Bemerkung SCHRANKs über diese Verhältnisse liest.

Er berichtet, daß beim Mädchenhandel aus Ungarn für ein Mädchen, das nach Amerika geliefert wird, 2000 Kronen, nach Rußland 1000—1500 Kr., nach Bosnien, Serbien Rumänien und Bulgarien bis 1000 Kr., nach Deutschland bis 500 Mk., nach Prag 800 Kr. gezahlt wird. Die Provision des Agenten ist pro „Stück" für den Kontinent bis 300 Kr., für Südamerika bis 500 Kr. festgesetzt. Daß auch der Zutreiber entlohnt werden muß, ist selbstverständlich. Und all dies Geld muß dann die Prostituierte abarbeiten und so bezahlen.

BLASCHKO gibt in der Vorkriegszeit eine Zusammenstellung über die Vermögensverhältnisse von Mannheimer Bordellmädchen. Von 5 Mädchen, die früher unter Kontrolle standen, sparte sich eine im Laufe von 6 Jahren ungefähr 20000 Mark, eine andere 15000 Mark, eine dritte 10000 Mark (in 5 Jahren), die vierte in 2 Jahren 2000 Mark und die fünfte in 3 Jahren 1700 Mark. Meistens aber sind die Mädchen sehr verschuldet, mehr als die Hälfte hatte nach BLASCHKOs Erfahrungen an der Mannheimer Prostitution Schulden und nur etwas mehr als der zehnte Teil hatte Ersparnisse.

Viele Mädchen, die zur Auswanderung verlockt werden, fallen in Ermangelung der Kenntnis der betreffenden Landessprache infolge ihrer Unerfahrenheit und geringen Geldvorrates häufig in die Hände der Mädchenhändler. Davon gibt unter anderem eine Zusammenstellung Zeugnis, wonach in den Bordellen von Buenos Aires unter 6000 Mädchen 1100 Deutsche sich befinden.

Der Frauenhandel ist deshalb gesetzlich so schwer zu treffen, weil der betreffende Händler den Frauen nicht Unterkunft zur Ausübung gewerblicher Unzucht gewährt, ebenso vermittelt er nicht außerehelichen Geschlechtsverkehr und führt die Frauen nicht der Prostitution zu. Und doch sollte der Frauenhandel nicht minder strafbar sein als alle anderen mit der Prostitution zusammenhängende Delikte. Die Hauptgefahr des international organisierten Frauenhandels besteht in der Gefährdung der Freiheit seiner Opfer. Wenn eine Landesfremde in ein Bordell eintritt, ist sie in größter Abhängigkeit von dem Besitzer. Meistens kennt sie die Landessprache nicht, kennt auch nicht die Gesetze, die auf ihrer Seite stehen, sie hat meist keine Geldmittel, um sich an ihre entfernten Verwandten und Bekannten zu wenden und findet nicht so leicht jemanden, der ihre Interessen vertritt. Deshalb ist es wichtig, daß diese Frage international geregelt wird, um dem international organisierten Frauenhandel erfolgreich die Spitze bieten zu können. Sehr wichtig erscheint es, daß die betreffenden Bestimmungen nicht nur dann eine strafbare Handlung als gegeben erachten, wenn ein bestimmter Fall entdeckt wird, sondern es müßte zur Strafbarkeit genügen, wenn den betreffenden Leuten der Frauenhandel aus Korrespondenzen, Inseraten u. dgl. nachgewiesen würde, auch wenn kein konkreter Fall vorliegt.

Welche Tatsachen liegen vor, die auch heute noch den Kampf gegen den Frauenhandel als notwendig erscheinen lassen?

Der Polizei-Zentralanzeiger in der Tschechoslowakei veröffentlichte im Jahre 1924 insgesamt 101 Abgängigkeitsanzeigen von Frauen und Mädchen. Nur 22 wurden widerrufen, so daß 79 Fälle übrigbleiben, wo für das Verschwinden der Betreffenden keine Erklärung gefunden wurde. Dabei werden zahlreiche Fälle der Polizei nicht gemeldet, sei es aus Indolenz oder Gleichgültigkeit, sei es aus Zorn oder anderen Ursachen. Dieser Fälle sind vielleicht noch mehr als der gemeldeten. Meist handelt es sich um Mädchen im Alter bis zu 20 Jahren: 12 standen im Alter von 12—15, 57 im Alter von 15—20, 18 im Alter von 21—25, 14 im Alter von 26—33 Jahren. Keine dieser Frauen war schwachsinnig, sondern es handelte sich stets um gesunde und, wie einige Photographien zeigen, meist um sehr hübsche Frauen. Offenbar fielen sie meist Mädchenhändlern zum Opfer. Ein ähnlicher Bericht liegt aus Jugoslawien vor.

Auch in Deutschland kam man vor kurzem auf die Spur von Mädchenhändlern. Ein Hamburger Mädchen hatte eine Dienststelle nach außen aufgenommen. Am Tage der Abreise erkrankte sie; ihre Eltern telegraphierten an die Adresse des angeblichen Dienstgebers, um ihr verspätetes Eintreffen zu entschuldigen. Zu ihrem Erstaunen erhielten sie die Nachricht, daß keine Dienststelle frei gewesen sei. Die Erhebungen ergaben, daß das Inserat (März 1925), auf Grund dessen das Mädchen die Stelle angenommen hatte, von einem Mädchenhändler herrührte. Er wurde verhaftet. Bei Durchsicht seiner Korrespondenz wurde festgestellt, daß er zumindest 50 Mädchen von 16—18 Jahren in amerikanische Bordelle verhandelt hatte. In Straßburg wurde eine Börse für Mädchen entdeckt. Ebenso kam man in Marseille einer geheimen Kanzlei von Mädchenhändlern auf die Spur. Für diese Leute waren insbesondere Pariser junge Arbeiterinnen die Opfer, die man unter der Vorspiegelung, sie für den Film heranzubilden, anlockte. Mit Hilfe falscher Pässe wurden sie nach Argentinien versandt. Eine Filiale dieses Unternehmens befindet sich in Budapest, von wo die Mädchen nach dem Balkan verschleppt werden.

Der Bericht des internationalen Komitees gegen den Mädchenhandel veröffentlicht die Namen von 1400 Personen, worunter sich 600 Frauen befinden, die sich mit Mädchenhandel befassen.

Von Zeit zu Zeit tauchen in den Blättern Schreckensnachrichten auf über entführte Mädchen oder Frauen. Demgegenüber stehen wieder die Mitteilungen der Polizei, daß ein Handel mit Mädchen, wie er in den Zeitungen geschildert wird, ins Reich der Fabel, zumindest aber in die Zeit der Vergangenheit gehören. Für einen Arzt ist es schwer, auch wenn er das betreffende Zeitungsmaterial eifrig gesammelt hat, sich einen richtigen Begriff über die wirklich vorhandenen Tatsachen zu machen. Ein kurzer Überblick über die markantesten Beispiele solcher Zeitungsnachrichten sei im nachfolgenden gegeben:

Im Oktober des Jahres 1925 brachten österreichische und deutsche Blätter eine Mitteilung (Deutsches Volksblatt, Komotau 14. Oktober 1925), daß die Landesregierung vom Burgenlande die Wiener Sittenpolizei verständigt habe, daß in letzter Zeit in immer größerer Anzahl die ungarischen Grenzen durch junge Mädchen aus Kärnten und Steiermark überschritten werden. Die Landesregierung hat Mädchenhändler im Verdacht, welche die jungen Mädchen mit Versprechungen verlocken.

22. Dezember 1925 (Abendzeitung, *Prag*) tauchte die Nachricht auf, daß der Transit von Emigranten von Rußland über Lettland eine merkwürdige Steigerung erfahren hätte. Man konstatierte in den Häfen Lettlands eine um 60% gesteigerte Emigrantenbewegung gegen 1924. Es fiel auf, daß fast alle Emigranten nach Buenos Aires oder Rio de Janeiro mit vielen schönen jungen Frauen fahren, die in Papieren teils als Ehefrauen, teils als Angestellte bezeichnet sind. Außerdem fiel auf, daß eine ganze Reihe der Emigranten schon früher als Auswanderer registriert wurden. Bei jeder Registrierung hatte der Betreffende eine andere Frau. Es kann kein Zweifel bestehen, daß man es hier mit einem großzügig angelegten Mädchenhandel zu tun hat. Am 30. Dezember 1925 wird in den Blättern aus Hamburg mitgeteilt, daß sich die Kriminalpolizei bezüglich dieser Nachrichten mit den maßgebenden Stellungen und ausländischen Kriminalbehörden in Verbindung gesetzt hat. Auf Grund dieser Mitteilung kann gesagt werden, daß diese Pressemeldung aus der Luft gegriffen ist.

Kurz darauf bringen wiederum Blätter die Mitteilung, daß in der Zeit vom 1. Oktober 1919 bis 1. Mai 1920, also in verhältnismäßig kurzer Zeit, in Deutschland 3700 junge Mädchen und Frauen verschwunden seien.

Es wird sogar in Zusammenhang mit dieser Nachricht der Name des Agenten C. R. genannt, der insbesondere mit Holland einen regen Mädchenhandel unterhielt.

Im Februar 1926 ging durch die Blätter eine Nachricht (Egerer Zeitung, 2. Februar), daß in Buenos Aires ein Beamter im Kriegsministerium wegen Spionage und Mädchenhandel verhaftet wurde. Er soll im Kriegsministerium das Amt, das die Einreisebewilligung für Fremde zu bearbeiten hatte, bekleidet haben. Dabei war es möglich, Frauen, die einreisen wollten, einfach in Empfang zu nehmen und an Nachtlokale der Stadt zu verkaufen.

Am 21. Februar bringt die „Sudetenrundschau“ (Troppau) folgende Mitteilung: „Ein sehr elegant gekleideter junger Herr knüpfte mit einem Mädchen, das aus Radom nach Warschau fuhr, ein Gespräch an. Unterwegs stieg er aus, bat aber das Mädchen, ihm einen Gefallen zu erweisen und seiner Tante in Warschau einen Brief zu überbringen, wozu das Mädchen sich bereit erklärte. Ein im Abteil befindlicher Händler aus Lodz warnte das Mädchen vor Abgabe des Briefes, da ihm der Herr verdächtig vorkam. Er riet dem Mädchen, sich vorerst mit der Polizei in Verbindung zu setzen. Dem Rate folgend übergab das Mädchen den Brief der Bahnhofpolizei in Warschau. Die Polizei veranlaßte nun das Mädchen, sich mit dem Brief nach der verzeichneten Adresse zu begeben und versprach, nach Ablauf von 5 Minuten zu folgen, wenn bis dahin das Mädchen nicht herauskommen würde. Als dies wirklich der Fall war, drang die Polizei ein und fand bei einer Hausdurchsuchung das Mädchen gefesselt, in den übrigen Zimmern 14 verschiedene Mädchen im Alter von 19—22 Jahren.

Ähnlich unglaublich klingt die Nachricht (Neue Morgenpost, Prag 18. März 1926): In Vöcklabruck wurde unter dem Verdachte, einer Mädchenhändlergesellschaft anzugehören, der Kaiserjägerhauptmann a. D. I. S. verhaftet. Die Hausuntersuchung hat zahlreiches belastendes Material gegeben.

Das gleiche Blatt macht am 29. Mai unter dem Titel: „Aus dem Tanzsaal verschwunden“ folgende Mitteilung: Ein bekannter dänischer Großindustrieller hielt sich vor einiger Zeit mit Frau und Tochter in Paris auf. Eines Abends besuchte die Familie ein bekanntes Restaurant, in welchem getanzt wird. Ein elegant gekleideter Herr bat die Eltern um die Erlaubnis, mit der jungen Tochter tanzen zu dürfen. Während des Tanzes hielt sich das junge Paar zunächst in der Nähe der Eltern, mischte sich jedoch immer mehr unter die Tanzenden und war, als der Tanz beendet, vollkommen verschwunden. Alle Nachforschungen nach dem Mädchen und ihrem Kavalier waren erfolglos.

7000 (!?) Chinesen wurden, der „Preßburger Volkszeitung“ vom 26. Juni 1926 zufolge, aus Ungarn ausgewiesen. Es wurde festgestellt, daß viele einen verdächtigen Reichtum ausweisen. Nach polizeilichen Feststellungen wurde bei einem Teil dieser Chinesen eine Menge von Mädchenphotographien gefunden, was auf Mädchenhandel hinweist.

Immer wenn sich die Zahl solcher Nachrichten, denen man die Erfindung ansieht, mehrt, erscheinen von der Polizei Berichte, die bestimmt sind, die

Gemüter zu beruhigen. Im Oktober 1925 hat ein höherer Kriminalbeamter der Berliner Polizei vor Gericht in einem Prozeß gegen Mädchenhändler unter Eid ausgesagt, daß in Deutschland überhaupt kein Mädchenhandel vorkomme („Chemnitzer Neueste Nachrichten", 12. Oktober 1925). Die Abteilung Mädchenhandel des Berliner Polizeipräsidiums hat in den letzten 10 Jahren 800 Mädchenhändler-Vorfälle zu bearbeiten gehabt, aber nicht in einem einzigen Falle sei eine Verurteilung wegen Mädchenhandel erfolgt. Die Fälle hätten sich als erfunden oder als einfache Kuppelei erwiesen. Diese Tatsache stellte auch FLEXNER fest; vieles wird dem Mädchenhandel in die Schuhe geschoben, was eigentlich unter Verführung oder Kuppelei zu registrieren wäre. Man darf nicht außer acht lassen, daß die meisten dieser Mädchen und Frauen nicht so ganz gegen ihren Willen sich auf diese Abenteuer einlassen. Wenn das Pärchen irgendwo abgefangen wird, ist es selbstverständlich, daß die Betreffende ihre Unwissenheit beteuert und vorgibt, das Opfer eines Mädchenhändlers zu sein. Anders verhält es sich mit Südamerika und Asien, wo wirklich der Frauenhandel noch in ausgiebigster Weise blüht. Übrigens scheint auch die New-Yorker Polizei emsig gegen den Mädchenhandel zu arbeiten, wie aus einer Zeitungsnotiz hervorgeht (Prager Tagblatt, 24. September 1926). Der Polizeipräsident von New-York, R. E. Enright, hat einen Film verfaßt, bei dem die Polizei mitgewirkt hat. Es wird zur Darstellung gebracht, wie der Staat das internationale Mädchenhändlertum bekämpft.

Mag die Frage über das Vorkommen von Frauenhandel in Europa bejaht oder verneint werden, eines ist sicher: der Frauenhandel hat Bordelle zur Voraussetzung. Und wenn auch kein anderer Grund ist, warum die Bordelle bekämpft werden sollten, als deshalb, weil sie den Grund für den Frauenhandel abgeben, so wäre dies schon Ursache genug, überall dort, wo von Zivilisation gesprochen wird, radikal mit Bordellen und bordellähnlichen Einrichtungen aufzuräumen. Auf einer Seite Bordelle zu halten und auf der anderen die Bestrebungen der Völkerbundskommission zur Bekämpfung des Mädchenhandels zu unterstützen, das geht nicht an. Vorbedingung für die Mitarbeit in dieser Kommission müßte sein, daß in dem betreffenden Lande die Bordelle gesetzlich aufgehoben werden.

Ursachen der Prostitution.

Die Ursachen der Prostitution sind mannigfaltig. Am häufigsten sind es Armut, Not, Arbeitslosigkeit und Hunger, welche insbesondere Jugendliche zur Prostitution bringen. Stets handelt es sich darum, in irgendeiner Weise Brot oder besondere Vorteile für sich zu erwerben. Im Kriege konnte man sehen, wie Tausende von Mädchen und Frauen die Bahnhöfe umlagerten, um von den Soldaten selbst um den Preis ihres Körpers ein Stückchen Brot zu erlangen.

Die Wünsche der Männer kommen dem Verlangen der Mädchen häufig entgegen; es ist hier an die Verführung durch Vorgesetzte zu denken, die häufig von der Erfüllung ihrer Forderungen das Verbleiben in einem Posten, eine Erhöhung des Gehaltes oder eine Anstellung abhängig machen. Als Ursache wird ferner häufig das uneheliche Kind angegeben. Es ist dies ohne weiteres verständlich, wenn man bedenkt, daß eine Arbeiterin, Dienstmädchen, Verkäuferin, Näherin selbst bei fleißiger Arbeit kaum soviel verdient, wie sie selbst zum Leben braucht. Meistens kümmern sich die Väter der unehelichen Kinder nicht um deren Lebensunterhalt oder nur in sehr unzureichender Weise, so daß die ganze Last der Lebenserhaltung für das Kind auf die Mutter fällt. Die Gesetzgebung steht in den meisten Staaten auf seiten der Männer. Nur in

Norwegen ist gesetzlich die Gleichstellung der ehelichen und unehelichen Kinder durchgeführt.

Es ist nicht zu leugnen, daß auch andere Beweggründe Veranlassung zur Prostitution bieten können. Das Streben nach Luxus, der Wunsch nach Putz und Schmuck mag oft genug bei gewissen Gelegenheiten, bei denen ein gefestigterer Charakter leicht der Verführung Widerstand leistet, die Triebfeder zum letzten Schritte sein. Nicht zu leugnen ist, daß manchmal die Eltern oder Erzieher die Kinder direkt zur Prostitution anhalten. In die Wagschale fällt bei vielen Jugendlichen die Schutzlosigkeit, der sie insbesondere in den Reifejahren ausgesetzt sind. Die Schule hat meist wenig Einfluß auf die sittliche Erziehung, so daß die ins Leben tretenden gerade reif gewordenen Mädchen der Verführung um so leichter unterliegen, je unerfahrener sie sind.

Zur Vorbeugung der Prostitution Jugendlicher kann die Fürsorgeerziehung mancherlei Gutes leisten, doch ist sie derzeit noch nicht genügend ausgebaut und verfügt vor allem nicht über die Mittel, die nötig wären den Fürsorgezöglingen Arbeit in einem Milieu zu verschaffen, in dem sie nicht gefährdet sind. Wichtig wäre es, Minderwertige oder Kinder mit verbrecherischer Veranlagung in Anstalten zu erziehen, wobei dafür Sorge zu tragen wäre, daß die noch Unverdorbenen von den Verdorbenen auch räumlich getrennt sind.

Auf die Ursachen, die die Frauen der Prostitution in die Arme treiben, wirft die Tatsache ein grelles Licht, daß die überwiegende Mehrzahl der Prostituierten den niederen Volksschichten entspringen. Es ist außer Frage, daß es sich hier um eine soziale Erscheinung handelt, die bei der Bekämpfung der Prostitution nicht übersehen werden darf. Die Hauptursache der Prostituierung muß in der wirtschaftlichen Notlage erblickt werden. Es ist allerdings nicht möglich, diese Frage in Form der Statistik zu lösen. Bei direkter Befragung werden die verschiedensten Ursachen für diesen Entschluß angeführt. Es wirkt z. B. sonderbar, wenn GRAZIELLA SCHNEID-HUBER unter 293 Insassinnen eines Mädchenschutzhauses nicht eine einzige fand, die der leibliche Hunger auf die Gasse getrieben hat. Demgegenüber sei auf den Abschnitt über die Lohnverhältnisse verwiesen, aus dem klar hervorgeht, daß die Frauenarbeit überall unterbezahlt wird. Aber schon FLEXNER betont in seinem vor dem Kriege erschienenen Buche (S. 89 der deutschen Übersetzung): „Der Mindestlohn der Näherinnen, Fabrikarbeiterinnen, Wäscherinnen in ganz Europa ist nicht ausreichend, um auch nur das armseligste, unabhängige, anständige Dasein zuzulassen.“

Einem ähnlichen Mißverständnis wie G. SCHNEID-HUBER ist auch NEISSER zum Opfer gefallen, wenn er (Zeitschr. f. Bekämpf. d. Geschlechtskrankh., Bd. XVI, S. 83) betont, „daß fast nie materielle Not die Minderjährigen in die Prostitution treibt — wie es bei älteren weiblichen Personen wohl vorkommt —, sondern eben intellektuelle und psychische Defekte, krankhafter Mangel an aktiver Energie einerseits, Haltlosigkeit und willenloses Sich-Fügen jeglichem schlechten Einfluß andererseits.“

Dagegen steht auch RUPPRECHT auf FLEXNERs Standpunkt, daß die Arbeitslosigkeit und soziale Not beim Herabsinken in die Prostitution eine große Rolle spielen.

Mit diesem Vorbehalt sind also nachstehende Bemerkungen aufzufassen:

PARENT-DUCHÂTELET berichtet, daß von 3120 kontrollierten Prostituierten 71,3% Fabrik- oder Atelierarbeiterinnen waren. Nach neueren Statistiken sind es vielmehr die Dienstboten, die einen großen Teil der Prostituierten liefern. Als Ursache der Prostitution ermittelte PARENT-DUCHÂTELET bei 5183 Mädchen: äußerste Not 1441; tote Eltern, Verstoßung durch die Eltern, völlige Verwahrlosung 1255; Verpflichtung zur Ernährung alter oder kranker Eltern

37; Verpflichtung zur Ernährung jüngerer Geschwister und Anverwandter 29, Verpflichtung im Stiche gelassener oder verwitweter Frau eine zahlreiche Familie zu ernähren 23; Übersiedlung nach Paris, um dort eine Stellung zu finden, 280; Verschleppung nach Paris durch Soldaten, Studenten, Handlungsreisende u. dgl. 404; Verführung und Entlassung von Dienstmädchen durch Hausherren 289; Verlassen durch den Liebhaber 1525. Nach NÖTZEL wurden im Vorkriegsrußland 40% der Mädchen durch die Not zur Prostitution veranlaßt, 20% durch Kummer, 10% infolge Verführung, 5% infolge Unerfahrenheit und 25% gaben an, sich aus freiem Willen prostituiert zu haben.

BENDIG findet folgende Ursachen: Geldnot und Stellenlosigkeit 28,4%, Verführung, Schwangerschaft, Verlassen vom Geliebten 10,4% Kinder oder Eltern zu ernähren 11,1%, Verkuppelung 4%, Leichtsinn, geringer Verdienst, Verliebtheit, Unvernunft u. dgl. 17%, kein Grund 1%.

Viel besser als die Befragung über den Anlaß zur Prostitution unterrichten über die Ursachen die früheren Berufe der Prostituierten. BAUMGARTEN erhob 1906 für Wien folgende Daten: Von den Prostituierten waren früher: Dienstboten 44,52%, Hilfsarbeiterinnen 15,76%, Handarbeiterinnen 4,79%, Kellnerinnen 1,37%, Verkäuferinnen 4,12%, Schneiderinnen 3,40. NEISSER berichtet, daß in Breslau 41,23% früher Dienstmädchen waren, in Leipzig 34,88%, in Frankfurt 54,38%, in Paris 39,18%, in Budapest 41,16%, in Petersburg 45,50%, in Stockholm 41,62% und in einer späteren Statistik 68,80%, Berlin 60%. SCHNEID-HUBER fand, daß 54,2% Dienstmädchen, 17% ungelernte Arbeiterinnen und 11,9% der von ihr untersuchten Prostituierten stellenlos war. In *Landskrona* entstammten 32% der Prostituierten *der Wirtschaft*, 22,8% waren Dienstmädchen, 19,9% Fabrikarbeiterinnen. In *Moskau* (Nachkriegszeit) waren 60% proletarischer Abstammung, 5% entstammten den Adels- und den Großgrundbesitzerkreisen, 5% waren früher Lehrerinnen und Krankenschwestern gewesen und 22% Dienstmädchen. Für *Prag* liegen aus der Nachkriegszeit folgende Zahlen vor: Arbeiterinnen 22,8%, Dienstmädchen 42,6%, Kellnerinnen 5,8%, Verkäuferinnen 4,8%, Näherinnen und Modistinnen 10,9%, im Haushalte tätig 5,6%, Kontoristinnen 1,2%, verschiedene Berufe 6,3%.

Eine ähnliche Zusammenstellung gibt ein Polizeibericht von 1908 über frühere Berufe der Münchener Prostituierten: Kellnerinnen waren früher 29,2%, Dienstmädchen 25,5%, Fabrikarbeiterinnen 10,9%, Näherinnen 7,9%. In Stuttgart gaben 2800 polizeilich untersuchte Frauen als ihren Beruf an: Kellnerinnen 29%, Dienstmädchen 24,4%, Fabrikarbeiterinnen 14,8%. Näherinnen oder Schneiderinnen 8%, Verkäuferinnen 5,1%, verschiedene Berufe 12,9%.

Von 161 Prager Prostituierten, die HECHT über ihren Lebenslauf befragte, wurde als Ursache der Prostitution angegeben:

von 22 Verführung durch Arbeitskolleginnen und Freundinnen,
21 unglückliche Liebe (vom Geliebten verlassen, Kind),
18 ohne Angabe,
17 geringer Arbeitslohn und Notwendigkeit .eines Nebenverdienstes,
16 kamen durch Kupplerei ins Bordell,
14 Posten- oder Arbeitslosigkeit,
10 häusliche Zwistigkeit,
10 weil ihnen der Dienst zu schwer war und sie leichten Erwerb suchten,
8 wollten nicht arbeiten,
6 gaben Krankheit an (Epilepsie, Herzfehler, Ansteckung),
3 Verführung,
2 des Geldes wegen,
1 aus Not,
13 sagten unbestimmt aus.

Aufschlußreich über die Ursachen der Prostitution sind Daten, welche den Beruf der Eltern verzeichnen. Aus der Statistik über die *Prager* Prostitution sei angeführt:

	Bordell-prostituierte	Freie	Gesamtzahl absolute Zahlen	Gesamtzahl %
Arbeiter	112	106	218	28,4
Bergarbeiter	31	18	48	6,2
Staats- und Privatangestellte	19	19	38	5,0
Kutscher	10	9	19	2,5
Diener	5	9	14	1,8
Handwerker und Kleingewerbetreibende	116	103	219	28,5
Landwirte	8	21	29	3,8
Geschäftsmann	6	12	18	2,3
Beamter, Unterbeamter und Lehrer	5	10	15	2,0
Verschiedenes	—	4	4	0,5
Ohne Angaben	94	52	146	19,0
Summe	406	382	768	= 100%

Ähnliches geht aus den Aufzeichnungen RUPPRECHTS hervor, die er 1909 bis 1911 als Jugendstaatsanwalt beim Jugendgerichte in München gesammelt hat.

Beruf der Angezeigten	Beamte	Bedienstete und Angestellte	Selbstständige Unternehmer	Arbeiter	Ohne besond. Beruf	Summe
Dienstmädchen	2	12	12	51	7	84
Kellnerin	—	—	3	14	2	19
Industrie	—	3	3	21	—	27
Bekleidungsindustrie	—	1	1	4	1	7
Handel	1	3	3	9	—	16
Schülerinnen und ohne Beruf	—	—	1	2	—	3
Summe	3	19	23	101	10	156

Die Abstammung der Prostituierten bleibt im Laufe der Jahrzehnte nicht immer gleich. Immer aber stammen sie von den sozial am schlechtest gestellten Schichten ab. Interessant ist es z. B., eine alte Statistik von PARENT-DUCHÂTELET zu betrachten, der feststellte, daß die Pariser Prostituierten fast ausschließlich aus Handwerkerfamilien stammten. Eine engliche Statistik von G. P. MERRICK aus dem Ende des 19. Jahrhunderts führt die Herkunft von 11413 weiblichen Gefangenen an, von denen 10646 Töchter von Arbeitern oder ähnlichen Berufen waren.

Bei der Stockholmer Polizei waren von 1885 bis 1904 2103 Frauen eingeschrieben. Davon waren die Väter von bloß 179 Kleingutsbesitzer und Pächter, von 42 Kaufleute und von 14 Beamte. Alle anderen stammten von Taglöhnern, Bauern, Gärtnern usw. ab.

Bei vernachlässigter Erziehung ist auch die Schul- und Berufsbildung eine klägliche. Von dem vorliegenden Material sei HEAGERTY angeführt, der feststellt, daß von 15000 Prostituierten 53% die Schule schon vor dem 14. Lebensjahr verlassen haben. Unter den im Jahre 1901 wegen Prostitutien festgenommenen Minderjährigen hatten bloß 36% der über 12 Jahre alten die Volksschule vollständig absolviert.

Für die Prager Prostitution der Jahre 1919—1922 werden folgende Zahlen gegeben:

	Bordell-postituierte	Freie Prostituierte	Summe	
			Absolute Zahlen	%
Volksschule	243	239	482	62,8
Bürgerschule	144	107	251	32,7
Fachschulen	10	6	16	2,1
Mittelschulen	1	3	4	0,4
Analphabeten	6	4	10	1,3
Keine Angaben	2	3	5	0,7

Der mangelnde Rückhalt an den Familien zeigt sich bei Erforschung der Familienverhältnisse. So z. B. berichtet BENDIG, daß unter den Stuttgarter Inskribierten von 1894—1908

in 139 = 24,6% aller Fälle beide Eltern tot waren,
„ 126 = 22,3 „ „ „ der Vater tot,
„ 98 = 17,3 „ „ „ die Mutter tot,
„ 4 = 0,7 „ die Eltern lebend, aber ausgewandet sind,
„ 3 = 0,6 „ sind die Eltern unbekannt,
„ 38 = 6,7 „ sind sie unehelich geboren.

Die Besprechung der Frage, ob uneheliche Geburt von maßgebender Bedeutung für das Verfallen in die Prostitution bedeutet, wird später vorgenommen werden.

Unter den Mitteln gegen die Prostitution wird häufig auch eine religiös-moralische Erziehung genannt. Jedoch lehrt die Erfahrung, daß die Religion, obwohl sie jahrhundertelang gegen die Prostitution mit den schärfsten Mitteln gekämpft, deren Unterdrückung doch nicht erreichte.

Interessante Aufschlüsse gibt ein Aufsatz von JANKO über die Prostitution von Prag in den Jahren 1911—1918. Darin wird festgestellt, daß 96,1% der Prostituierten römisch-katholischer und bloß 3,9% nicht katholisch waren. Ein anderer Aufsatz (HANOSEK) bringt die Mitteilung, daß 1919 in den Bordellen Groß-Prags 99,2% römisch-katholisch und bloß 0,8% jüdischer Konfession waren. Unter der frei lebenden Prostitution waren 99,3% römisch-katholisch und 0,7% jüdisch. Schließlich muß noch eine dritte Statistik von FRÍDA mitgeteilt werden, die sich auf 406 Prostituierte aus den Jahren 1919—1922 bezieht (s. umstehende Tabelle).

Es ist nicht unwichtig, hierbei einige Bemerkungen über die konfessionelle Zusammensetzung der tschechoslowakischen Länder zu machen. Im Jahre 1910 bekannten sich bei der Volkszählung in diesen Ländern 86% zur römisch-katholischen Kirche, im Jahre 1921 bloß 76%. Das Sinken der Bekenner römisch-katholischen Glaubens um 10% in der Zeit von 10 Jahren ging hauptsächlich in der Nachkriegszeit vor sich, als Folge eifriger Agitation gegen die römisch-katholische Kirche unter Begründung anderer Sekten, vor allem aber der atheistischen Propaganda. Es ist ganz klar, daß religiöse Fragen in den Kreisen der Prostitution wenig erörtert werden, deshalb sehen wir, daß auf die nicht katholischen Glaubensbekenntnisse so geringe Zahlen entfallen.

	Bordelle		Freie Prostitution	
	absolute Zahlen	%	absolute Zahlen	%
Römisch-katholisch	382	94,1	338	93,4
Evangelisch	11	2,7	7	1,9
Tschechoslowakische Kirche .	2	0,5	2	0,5
Böhmische Brüder	1	0,3	—	—
Griechisch-katholisch	2	0,5	—	—
Griechisch-orthodox	1	0,3	1	0,3
Israelitsch	4	0,9	5	1,4
Konfessionslos	3	0,7	9	2,5
Summe	406	= 100%	362	= 100%

Häufig wird unter den zur Prostitution führenden Ursachen auch uneheliche Abstammung angegeben. Es ist sicher, daß viele uneheliche Kinder nicht dieselbe Pflege und Sorgfalt genießen, wie die ehelichen. Aber man darf nicht vergessen, daß es große Schichten der Bevölkerung gibt, in denen die Kinder so häufig unehelich geboren werden, daß ein Unterschied in der Lebenshaltung nicht zu bemerken ist. Andererseits gibt es genügend ehelich geborene Kinder, bei denen man es in Pflege und Ernährung an allem fehlen läßt. Bleibt der Vater des Kindes in gemeinsamem Haushalt mit der Mutter, so ist in der Lebensführung keine Änderung gegenüber den ehelich verbundenen Paaren. Ja es kommt nicht selten vor, daß eine Frau mit einem oder mehreren unehelichen Kindern heiratet und diese Kinder in der gleichen Weise wie die ehelichen gehalten werden. Andererseits aber gibt es genügend Fälle, wo ein Ehemann seine Frau mit ihren Kindern allein läßt, wodurch für diese oft dieselbe Lage eintritt wie für uneheliche Kinder.

Infolgedessen kann es nicht wundernehmen, wenn nach den Mitteilungen von PINKUS in Berlin 17,3% der Geburten unehelich, zur selben Zeit aber bloß 13,7% der eingeschriebenen Prostituierten unehelich waren. Ähnliches teilt JOHANSSON über die Stockholmer Prostitution mit, unter denen bloß 9—11% unehelich waren, während in der Bevölkerung 12—14% uneheliche Kinder waren. Daten aus neuerer Zeit besagen, daß für Deutschland die Zahl der unehelichen Kinder 10% betragen, für Berlin 20% (J. MARCUSE). Nach einer Statistik die sich auf die Prostitution in Landskrona (Schweden) bezieht, waren 15% der dortigen Prostituierten unehelich. Unter den von G. SCHNEID-HUBER befragten 293 Mädchen waren 15 = 5,1% unehelich. GUMPERT hatte bei seinem Material 7% uneheliche.

Für die Prager Prostitution ergibt sich nach FRÍDA:

Eheliche		Uneheliche	
Bordellprostitution	Freie Prostitution	Bordellprostitution	Freie Prostitution
340	317	66	45

Diese Zahlen sind äußerst niedrig im Verhältnis zu den in der Bevölkerung sonst üblichen.

Dagegen spielen die eigenen Kinder als Ursache zur Prostitution eine große Rolle. Es ist auch hier die soziale Not, die die Frauen zwingt, rasch Geld zu verdienen und für den Lebensunterhalt von mindesten zwei Personen zu sorgen. Da aber unter den heutigen sozialen Verhältnissen auch einer Mutter nicht mehr Lohn gezahlt wird als einer Einzelstehenden, so wird die Frau, die auch noch für ihre Kinder zu sorgen hat, verhältnismäßig leicht der Versuchung der Prostitution erliegen. Zusammenstellungen liegen in genügender Anzahl vor.

So berichtet Bendig, daß von 1716 Prostituierten in Stuttgart 152 geboren hatten, 32 waren schwanger und 15 hatten einen Abortus zugegeben. Von den 152 Müttern hatten geboren

im Alter von	15	16	17	18	19	20 Jahren
	5	7	25	34	45	36 Frauen.

Ähnlich lauten die Berichte von Moll, Booth, Lindblad.

Die Beurteilung der Prostitution ist je nach der Weltanschauung verschieden. Der bürgerliche Sozialforscher neigt im allgemeinen zu der seit Jahren geläufigen Anschauung, daß die Prostitution zum Teile auf Grund ererbter Veranlagung durch schlechte Erziehung bei leichtsinnigen und widerstandslosen Frauen entstünde. Sozialistische Weltanschauung macht sich auch in dieser Frage geltend, insoferne, als für viele sozialistisch Erzogene die Prostitution wesentlich der Ausdruck sozialer Verhältnisse ist. Mit Bezug auf das im Kapitel über Arbeitslöhne Erwähnte sei hier jedoch wiederum die schon seit langem vertretene Anschauung wiedergegeben, nach der die Prostitution überwiegend als soziales Übel zu betrachten sei. Schlechte Erziehung, schlechte Wohnungsverhältnisse, frühzeitige Verführung, Alkoholismus, geringer Arbeitslohn seien nichts anderes als Teilerscheinungen einer durch die heutige Produktionsform hervorgerufenen schlechten Wirtschaftslage der Frauen. Die Frau ist in jeder Beziehung gegenüber dem Manne benachteiligt; ihre Leistungen werden, selbst wenn sie die der Männer erreichen oder gar übertreffen, schlechter bezahlt als die der Männer. Diese Unterdrückung der Frauen, die sich auch in der Form der bürgerlichen Ehe äußert, ist zum größten Teil schuld daran, daß so viele der Prostitution verfallen. In Konsequenz dieser Wirtschaftsform ergibt auch die häufige Arbeitslosigkeit einen weiteren Anlaß zur Prostituierung. Soll zielbewußt die Prostitution der Frauen verhindert werden, dann müssen vor allem alle diejenigen Umstände beseitigt werden, durch die die Frau zur Prostitution gedrängt werden kann. Bronner berichtet über den Kampf mit der Prostitution in Sowjetrußland, wobei er feststellt, daß 1921, als die Arbeitspflicht obligatorisch war, keine Arbeitslosigkeit und infolgedessen keine Prostitution bestand. Die Einführung der neuen Wirtschaftspolitik (Nöp), bei der in beschränktem Maßstabe der Privatkapitalismus wieder zugelassen wurde, hatte sofort wieder das Auftreten der Prostitution im Gefolge. Dazu mag auch der Beamtenabbau beigetragen haben, der sich infolge der Neuordnung der Verhältnisse als nötig erwies. Deshalb wurde vom Volkskommissariat für Gesundheitspflege zur Bekämpfung der Prostitution vorgeschlagen, beim Beamtenabbau besondere Vorsicht walten zu lassen, wenn es sich um gefährdete Frauen handle, die Ausbildung der Frauen auf technischem Gebiete zu fördern durch Schaffung von Schulen, Arbeitsgenossenschaften zu gründen, die Lösung der Wohnungsfrage für Frauen, Fürsorge für vernachlässigte Kinder in die Wege zu leiten, die Bevölkerung über die Ursachen der Prostitution und ihre Gefahren zu belehren, Orte, wo die Frauen gefährdet sein können, unter besondere Aufsicht zu nehmen, die Kuppelei streng zu verfolgen und schließlich die Geschlechtskranken unentgeltlich zu behandeln. Das Hauptprinzip bleibt aber, daß der Kampf gegen die Prostitution nicht ausarten dürfe in einen Kampf gegen die Prostituierten.

Vielfach herrscht noch immer die Anschauung, daß es nicht das Elend sei, durch das viele Frauen zur Prostitution bewogen werden (J. Werner). Denn die meisten Prostituierten waren früher Dienstboten oder Hausangestellte gewesen, deren materielle Lage besonders in der Großstadt nicht als schlecht bezeichnet werden könne. Arbeitsscheu sei die Hauptursache. Der Weg sei oft der, daß ein Dienstbote Fabrikarbeit annehme, weil ihr als Dienstmädchen der Arbeit zu viel und der Freiheit zu wenig sei. Dann werde sie aus irgendeiner Gelegenheitsursache Prostituierte. Diese Anschauung läßt die Fälle ganz außer Betracht, wo bei großer Arbeitslosigkeit ein Zustrom von Frauen und Mädchen in die großen Städte zu beobachten ist. Auch werden die niedrigen Löhne zu wenig beachtet, die für eine Person gerade hinreichen, aber keinesfalls genügen können, falls die Arbeitsnehmerin noch ein Kind oder erwerbsunfähige Eltern zu versorgen hat. Es ist zu wenig der Anreiz des leichten Gelderwerbes berücksichtigt. Man darf nicht vergessen ,daß jeder einen leichten und reichlichen Verdienst sucht. Manche bürgerliche Berufe werden ja auch gewählt, weil sie als leicht gelten. Von vielen Kreisen wird noch immer die Handarbeit verächtlich angesehen. Auch eine Frau, die arm ist und ohne Liebe einen wohlhabenden Mann heiratet, verkauft, im Grunde genommen, ihren Körper, ohne daß das ihrem Ruf schadet. Und die Maitressen hochgestellter Persönlichkeiten verfallen bei vielen nicht der Verachtung, welche einer armen Prostituierten zuteil wird. Und doch ist diese, vom moralischen Standpunkt, nicht mehr zu verurteilen, sondern nur weniger geschickt; auch sie will nicht für kargen Lohn viel arbeiten, sondern sie will leben, wie viele derjenigen, welche die Handarbeit schlecht bezahlen.

Es kann demnach als erwiesen angesehen werden, daß in der überwiegenden Zahl der Fälle wirtschaftliche Not die Ursache zur Prostitution bildet. Man darf dabei keineswegs außer acht lassen, daß eine große Anzahl von weiblichen Berufen so schlecht bezahlt sind, daß die betreffenden weiblichen Angestellten nur dann mit ihrem Gehalt auskommen können, wenn sie bei den Eltern wohnen und dort verköstigt werden, d. h. daß zum Unterhalte dieser Frauen andere Familienmitglieder beitragen müssen. Bedenkt man nun, daß die Bezahlung der Frauenarbeit um so geringer ist, je jünger die Betreffende ist, so sehen wir ganz klar die Ursache der Prostitution Jugendlicher. Sind doch auch die jungen hübschen Mädchen der Anziehungspunkt der Männerwelt, und es fällt nicht schwer, sie deren Wünschen gefügig zu machen, wenn das Gehalt klein ist. In dieses Kapitel der materiellen Not sind dann auch alle diejenigen Umstände, wie schon erwähnt, einzureihen, durch die eine wenig verdienende Frau genötigt ist, zur Erhaltung von Kindern oder arbeitsunfähigen Eltern oder jüngeren Geschwistern u. dgl. beizutragen. Auch hier handelt es sich darum, möglichst bald viel zu verdienen. Auf ehrliche Weise ist dies unter den heutigen wirtschaftlichen Verhältnissen sehr schwer. Bleibt nichts anderes übrig als den Versuch zu machen, Beschäftigungen auszuwählen, bei denen ohne besondere Vorbildung der Verdienst groß sein kann. Zu solchen Berufen gehört der mancher Kellnerinnen, Chormädchen, Ballettänzerinnen, Statistinnen, Kinoschauspielerinnen u. dgl.

Häufig wird auch Verführung als Ursache zur Prostitution angeführt. In diesem Falle kommt neben der Enttäuschung, die das betreffende Mädchen erlebt, vielleicht auch noch der Drang nach Betäubung hinzu und schließlich die Sorge um die Zukunft des zu erwartenden Kindes. Nur ein fester Rückhalt in der Familie kann ein solches Mädchen von dem letzten Schritte zurückhalten. Aber gerade das ist es, was den meisten dieser Mädchen fehlt. Sind doch in diesen Kreisen die Wohnungsverhältnisse meist derart schlecht, daß von einem Familienleben überhaupt nicht gesprochen werden kann. Nach dem Kriege hat sich die Verschlechterung der Wohnungsverhältnisse in derartigem Ausmaße entwickelt, daß sie zum größten Teile schuld ist an der moralischen Verderbnis der proletarischen Kinder. Sie wachsen in engem Zusammensein mit Erwachsenen auf, ihre Aufmerksamkeit wird frühzeitig auf das Geschlechtsleben gelenkt, das sich unverhüllt vor ihnen abspielt. Es sind nicht nur die Eltern oder ältere Geschwister, sondern auch Mieter und Bettgeher, die sich in der Betätigung ihres Geschlechtslebens vor der Jugend keinen Zwang auferlegen. Nicht selten werden die Kinder von den fremden Mietern verführt, ja es sind sogar Fälle von Inzest nicht selten, die hauptsächlich durch die Wohnungsnot herbeigeführt werden, wenn auch eine gewisse geistige Minderwertigkeit hier nicht immer auszuschließen ist.

Wenn von den Ursachen der Prostitution gesprochen wird, so darf nicht unerwähnt bleiben, daß die Nachfrage das Angebot in gewissem Sinne regelt. Diese Nachfrage wird aber von Elementen künstlich gesteigert, die am Prostitutionsbetriebe materiell sehr interessiert sind. Als Mittel dieser künstlichen Steigerung der Nachfrage dient vor allem der Alkohol, in zweiter Linie obszöne Kunst und Literatur. Durch Verbindung dieser mit der Prostitution ist eigentlich erst die moderne Form geschaffen worden, in der sich uns heute die Prostitutionsverhältnisse darbieten. Diese Nachfrage abzuschaffen ist ebenso schwer als das Angebot zu beseitigen. Man muß sich stets vor Augen halten, daß das Angebot häufig verursacht wird durch eine gewisse materielle Bedrängnis. Diese materielle Bedrängnis wird durch die geringe Entlohnung der Frauenarbeit eigentlich von denen geschaffen, die dann zur Prostitution in enge Beziehungen treten. Eine Beseitigung der Prostitution ohne Beseitigung der Ursachen ist ganz ausgeschlossen. Es ist also eine wahre Sisyphusarbeit, wenn seit Jahrhunderten versucht wird, mit den gebräuchlichen Mitteln der Moral, der Wohltätigkeit und der Strenge des Gesetzes das Problem der Prostitution zu lösen. Nur durch Beseitigung der materiellen Not können sie davon abgehalten werden sich jedem, der zahlen kann, hinzugeben. Es darf aber bei Betrachtung dieses Problems die Frage des vorehelichen und außerehelichen Geschlechtsverkehrs nicht mit dem Problem der Prostitution verbunden werden. Geschlechtsverkehr wird immer getrieben werden, auch wenn kein materielles Interesse vorhanden sein wird. Die Nachfrage nach Frauen wird immer von seiten der Männer bestehen. Man kann sich aber vorstellen, daß es einmal eine Zeit geben wird, in der die Frauen zwar ihr ganzes Leben hindurch nicht nur einem Manne angehören, aber sicherlich nicht durch materielle Einflüsse zu bewegen sein werden, sich gegen ihren Willen aus Not jemandem hinzugeben.

Der Kampf gegen die Prostitution, nicht gegen die Prostituierte selbst, ist deshalb so schwierig, weil man überall die sogenannten „berechtigten Interessen" anderer verletzt, wenn man logischerweise das Problem der Prostitution an ihren Wurzeln faßt. Diese Kreise, die ein Interesse an der Erhaltung der Prostitution haben, sind wahre Parasiten der menschlichen Gesellschaft, die ohne produktive Arbeit zu leisten von dem Unglücke anderer leben und meist reichlich verdienen.

Der Kreis dieser Nutznießer der Prostitution ist geradezu unheimlich groß: Hausherren, Vermieter, Modistinnen, Kupplerinnen, Portiers, Kellner, Friseure, Kleidermacherinnen, Hausmeister, Kartenaufschlägerinnen, Wirte, Hoteliers, Juweliere und eine ganze Menge anderer zehren wie Aasgeier an der Prostitution. Nirgends gilt das non olet so sehr, als bei den von der Prostitution erworbenen Riesenbeträgen, die aber durchwegs in andere Hände übergehen, so daß die, die eigentlich den Wert schaffen, nichts behalten als Schande, Schulden und Geschlechtskrankheiten.

Schlecht bezahlte Frauenarbeit als Ursache der Prostitution.

Schon mehrfach wurde in den vorausgegangenen Kapiteln mit dem Hinweis auf schlecht bezahlte Frauenarbeit eine Erklärung zu geben versucht, wieso viele Frauen trotz der ihnen drohenden Verachtung doch der Prostitution anheimfallen. Wenn gegen die Anschauung LOMBROSOs und seiner Anhänger, daß die Prostituierte einen besonderen Typus, der angeboren sei, darstelle wie der Verbrecher, Stellung genommen wurde, so geschah das hauptsächlich aus dem Grunde, weil mit der Theorie LOMBROSOs noch immer nicht erklärt wird, wieso die Prostituierten nur aus ganz bestimmten Volksschichten entstammen, und warum ihre Zahl zur Zeit wirtschaftlicher Not so enorm zunimmt. Zwangslos aber läßt sich all das aus den zu geringen Löhnen für Frauenarbeit erklären.

Die Lohnverhältnisse der Industrie- und Landarbeiterinnen halten sich stets auf einem Niveau, das sich unter dem Existenzminimum bewegt und gerade nur ausreicht, die Betreffende vor dem Verhungern zu schützen. Es ist klar, daß die elende Bezahlung keine Arbeitsfreudigkeit hervorrufen kann. Naht nun die Verführung in der Gestalt eines Mannes oder einer früheren Kameradin, so ist es nicht schwer, das Mädchen zu überzeugen, daß sie mit Leichtigkeit, durch Ausnützung ihrer körperlichen Vorzüge und ohne aufreibende Arbeit in einem Tage soviel verdiene als sonst in der Woche. Der rücksichtslose Arbeitsgeber treibt durch niedere Löhne und Entlassungen zu Zeiten geringerer Rentabilität die Arbeiterinnen der Prostitution direkt in die Arme. Von den Lohnverhältnissen machen sich selbst Gebildete sehr selten eine richtige Vorstellung. Im Mai 1924 betrug das Existenzminimum für eine Familie mit 2 Kindern in Deutschland (nach Dr. KUSZYNSKI) 29,76 Mark. Der Reallohn für eine Textilarbeiterin betrug in derselben Zeit Mark 16,33. Des Interesses halber sei auch noch hinzugefügt, daß der männliche Textilarbeiter 22,93 Mark erhielt. Im März 1926 wurde das Existenzminimum für eine Familie (Mann, Frau und Kind) mit 33,25 Mark berechnet.

In Böhmen betrugen die Durchschnittslöhne der Deputatisten im Jahre 1914 für Mägde monatlich in intensivem Rüben- und Industriegebiet 50 bis 55 Kronen. In Getreidegebieten 30—35 Kronen monatlich. In Kartoffelgebieten 10—17 Kronen und in Weidegebieten 10—15 Kronen. Im Jahre 1924 betrugen die Durchschnittslöhne der Mägde, trotzdem der Lebensmittelindex das Zehnfache des Friedenspreises erreicht hat, in der bestgezahlten Gruppe 105 Kč. monatlich und in der schlechtesten 55 Kč. monatlich. Bei 10stündiger Arbeitszeit bekamen die Taglöhner im Jahre 1924 in der bestgezahlten Gruppe 13 Kč. bis 8,5 Kč. pro Tag und in der schlechtest gezahlten Gruppe (Weidewirtschaft) 8—5 Kč. täglich. Die unerhörte Ausnützung der Arbeitskraft wird noch deutlicher, wenn man die Getreidepreise vom Juni 1914 und Juni 1924 vergleicht.

	1914	1924	Verteuerung in %
Weizen	26,50 Kr.	187,50 Kč.	694
Korn	20,— ,,	165,— ,,	825
Gerste	16,— ,,	186 ,,	1162
Hafer	15,— ,,	140,— ,,	933

Schließlich seien noch einige Beispiele für Industrielöhne gegeben.

In einer mährischen Zuckerwarenfabrik bekam eine Arbeiterin für die Zeit vom 26. bis 31. Mai 1924 17,74 Kč. Wochenlohn; nach Abzug des Krankenkassenbeitrages verblieben ihr für 6 Arbeitstage zu je 8 Stunden 16,35 Kč. Der Höchstlohn in dieser Fabrik beträgt 30—35 Kč. für die Woche. In einer Prager Zuckerwarenfabrik haben die Arbeiterinnen durchschnittlich 50—60 Kč. wöchentlich. Eine große Prager Hutfabrik zahlte 1925 ihren Arbeiterinnen 5 Kč. täglich. Ein Küchenmädchen in einem Groß-Restaurant mußte statt der gesetzlichen 48 Stunden 85 Stunden wöchentlich arbeiten. Für diese Arbeit bekam sie monatlich 600 Kč.

Im März 1926 brach in Prag ein Streik der Arbeiterschaft in den Wäschefabriken aus. Mehr als $^4/_5$ dieser Arbeiterschaft sind Frauen und Mädchen. Die Löhne sind je nach der Beschäftigung verschieden. So z. B. bekommt eine Büglerin für das Bügeln eines farbigen Hemdes, das um 45 Kč. verkauft wird, 1,33 Kč. Für ein Weißhemd, dessen Verkaufspreis sich auf 45—80 Kč. stellt, 1,47 Kč., für ein Frackhemd 1,36 Kč., für ein Seidenhemd, das bis 190 Kč. im Laden kostet, 1,28 Kč. Die Arbeitszeit für jedes Hemd beträgt durchschnittlich 30 Minuten bis eine Stunde. Man kann den Tagesverdienst einer solchen

Büglerin leicht berechnen. Die Frauen, welche Knöpfe annähen, bekommen wöchentlich 45—60 Kč. Nehmen Frauen Arbeit nach Hause, um ohne Einschränkung der Arbeitszeit mit Hilfe ihrer Familienangehörigen zu nähen, so können sie im Höchstfalle 150 Kč. wöchentlich verdienen. Noch schlechter sind die Löhne der Lehrmädchen und Mädchen unmittelbar nach der Auslehre. 9 Wochen hindurch bekommen sie trotz voller Arbeit nicht einen Heller und dann erst 38—40 Kč. pro Woche.

Genauere Zahlen über die Löhne der Frauen in der tschechoslowakischen Republik zeigen, daß sie seit dem Jahre 1920 infolge schlechter Konjunktur ständig, zum Teile bis auf 60% der Löhne des Jahres 1920 gesunken sind.

Der Erwerb der Frauen erscheint wie folgt:

In der Landwirtschaft für 1 Arbeitsstunde	40—60 H. bis 1 Kč.
„ „ Holzindustrie für 1 Arbeitsstunde	1,26, 1,40 bis 2,—Kč.
„ „ Metallindustrie für 1 Arbeitsstunde	1,40 bis 1,65 Kč.
„ „ Textilindustrie wöchentlich	67—140 Kč.
„ „ Bekleidungsindustrie wöchentlich	50—150 „
„ „ Schuhindustrie	45—150 „
„ „ graphischen Industrie wöchentlich	50—133 „
Dienstmädchen in einem Privathause monatlich	50—120 „
Köchinnen	120—250 „
Dienstmädchen in Wirts- und Kaffeehäusern monatlich	40— 50 „

Daß diese Lohnverhältnisse nicht nur auf Mitteleuropa beschränkt sind, zeigt das Beispiel von Kellnerinnen, die 1924 bei der großen Ausstellung in Wembley in den Betrieben der Firma Lyon arbeiteten. Ihr Wochenlohn betrug 9—15 Schilling. Da auch das ärmlichste Zimmer in London nicht unter 10 Schilling wöchentlich zu haben ist, so kann das Mädchen trotz voller Beschäftigung unmöglich von ihrem Lohn allein leben.

Man wende nicht ein, daß die Kellnerinnen neben ihrem Lohn auch Trinkgelder bekommen. Zunächst einmal ist das Trinkgeld trotz allem eine freiwillige Abgabe, dann aber ist gerade der Umstand, daß die Kellnerinnen auf die Trinkgelder angewiesen sind, ein Anreiz zur Prostitution, um dieses Trinkgeld möglichst hoch zu gestalten.

Waren schon in Friedenszeiten die Löhne der angestellten Frauen, der Näherinnen, Wäscherinnen, Hausarbeiterinnen und dergleichen so gering, daß sie kaum zum Leben reichten und die Forderungen auf Kleidung und Nebenausgaben gar nicht berücksichtigten, so ist dieses Mißverhältnis zwischen Einkommen und Lebensbedarf in der Nachkriegszeit noch bedeutend mehr gestiegen. Das Lebensniveau der arbeitenden Klassen wird langsam, aber sicher immer tiefer gedrückt; um so kärglicher ist der Lohn bei den Frauen, die ja immer im Verhältnis zu den Männern bedeutend schlechter bezahlt wurden. Dazu kommt noch die häufige Arbeitslosigkeit, die wiederum zuerst unter den schlechter gezahlten Frauen Platz greift und auf die Weise immer neues Material auf den Prostituiertenmarkt wirft.

Diese schlechte Bezahlung der Frauen ist überall üblich. Bei einer Durchsicht der Tarife weiblicher Angestellter in Deutschland ergab sich bei den verschiedensten Industriegruppen und an den verschiedensten Orten in Deutschland, daß unter 218 Tarifen 199 für weibliche Angestellte niedrigere Entlohnungen enthielten. Es sind nicht einmal 10% der Tarife mit denen der Männer gleich. Im Durchschnitt bekommen die weiblichen Angestellten um 10% weniger als die Männer. Die tatsächlichen Löhne ergeben sich aus folgender Zusammenstellung (entnommen der internationalen Pressekorrespondenz 1926, Nr. 10, S. 220):

Metallindustrie:

Leipzig:	Angestellte mit einfacher Tätigkeit	96,30 Mk.
	Arbeiterinnen	96,75 „
Mannheim:	Angestellte	127,— „
	Arbeiterinnen	96,75 „

6*

Chemische Industrie:

Ludwigshafen:	Angestellte	150,— Mk.
	Ungelernte Arbeiterinnen	83,25 ,,

Textilindustrie:

Aachen:	Angestellte	125,— ,,
	Weberinnen (Gleichbezahlung wie die Männer)	141,75 ,,
Augsburg:	Angestellte	108,— ,,
	Weberinnen	121,50 ,,
Berlin:	Angestellte	108,— ,,
	Weberin	130,50 ,,

Vergleicht man den Reichsindex der Vorkriegszeit mit dem der Jetztzeit, so zeigt sich eine starke Verminderung des Einkommens. In Vorkriegszeiten betrug der durchschnittliche Gehalt des 20jährigen Kontoristen oder Verkäufers etwa 100 Mark, in etwas gehobener Stellung und vorgerücktem Lebensalter nicht ganz 200 Mark.

	Einfache Arbeiten	Nicht gewöhnliche Arbeiten
In Vorkriegszeiten	100 Mk.	200 Mk.
Gegenwart: Kleinhandel	80 ,,	105 ,,
Bergbau	86 ,,	113 ,,
Metallindustrie	76 ,,	110 ,,
Chemische Industrie	87 ,,	127 ,,
Textilindustrie	83 ,,	160 ,,

Wie bereits vorhin erwähnt wurde, betrug im Durchschnitt der Gehalt der weiblichen Angestellten um 10% weniger als das der Männer.

Man kann also ohne Übertreibung sagen, daß das reale Einkommen der Angestellten im Vergleich zur Vorkriegszeit kaum mehr als 50—60% beträgt

Eine der Hauptquellen der Prostitution ist in den Wohnungsverhältnissen zu erblicken. Dafür bringt DÜRING interessante Zusammenstellungen, die sich auf die Zeit vor dem Kriege beziehen.

Auch die Nachkriegszeit hat an diesen Verhältnissen nicht viel geändert. Es erscheint nicht ganz unnötig darauf hinzuweisen, daß im allgemeinen dem Steigen des Lebensindex eine Zunahme der geheimen Prostitution parallel geht. Charakteristisch für die Proletarisierung des Mittelstandes ist das immer häufigere Auftauchen von weiblichen Angehörigen dieses Standes in den Reihen der nicht kontrollierten Prostitution.

Bekannt sind die schlechten Lohnverhältnisse der weiblichen Bühnenangehörigen, von denen trotz der meist ärmlichen Gage schöne Toiletten und elegantes Auftreten gefordert werden. Im Jahre 1924 betrug in Berlin das Mindesteinkommen für männliche oder weibliche Mitglieder der Genossenschaft Deutscher Bühnenangehöriger 180 Mark monatlich. In Wien betrug zur selben Zeit (Juli 1924) die Mindestgage für Schauspieler und Sänger 1 786 400 ö. Kr. (also etwas über 100 Mark). Die Durchschnittsgage einer Solotänzerin an der Staatsoper betrug 4 200 000 ö. Kr., der Chortänzerin 2 100 000 ö. Kr., die Durchschnittsgage einer Chorsängerin an der Staatsoper 2 325 000 ö. Kr. Nach Mitteilung des Deutschen Chorsänger- und Ballettverbandes galt mit dem Stichtag vom 1. März 1924 für die Mitglieder des genannten Verbandes entweder Beamten- oder Staatsangestelltenbesoldung oder freie Besoldung. Erstere galt für die Berliner Staatsoper und eine ganze Reihe von Theatern, wie z. B. Aachen, Köln, Dortmund, Dresden, Hamburg, Karlsruhe usw. Freie Besoldung hatten die übrigen Berliner nebst einer Menge anderer Bühnen. In Berlin bekamen Alleinernährer und ledige Herren des Chors je nach der Größe der Bühne 123—180 Mark monatlich. Chordamen hatten dieselbe Gage. Ballettänzerinnen erhielten 135—160 Mark monatlich. Anfänger vom 14. Lebensjahr angefangen $^2/_5$, vom 16. Lebensjahr $^3/_5$ und vom 18. Lebensjahr angefangen $^4/_5$ der Gage.

Ein schlecht bezahlter Beruf ist der der Kellnerinnen. Es ist bekannt, daß der Stand der Kellnerinnen häufig ein Durchgangsstadium zur Prostitution darstellt. Der Kellnerinnenberuf, zu dem besondere Vorkenntnisse nicht verlangt werden, wird besonders gerne von Frauen ergriffen, die sich plötzlich vor die Notwendigkeit gestellt sehen einen Beruf zu ergreifen, ohne für einen anderen Beruf vorgebildet zu sein. Häufig ist das uneheliche Kind oder plötzlich eingetretene Erwerbsunfähigkeit der Eltern die Ursache dieses Entschlusses. Nun sind die Lohnverhältnisse der Kellnerinnen bekannt schlecht, weil der fixe Lohn nur einen kleinen Teil und das Trinkgeld den Hauptbestandteil ihres Gesamteinkommens bildet. Nur ein kleiner Teil der Kellnerinnen setzt sich aus meist älteren Frauen zusammen, die wirklich Kellnerinnenarbeit verrichten. Der weitaus überwiegende Teil dessen, was sich in Weinstuben, Bars und ähnlichen Nachtlokalen als Kellnerinnen bezeichnet, sind tatsächlich Prostituierte, Sie bedienen die Gäste nicht und werden auch zu keiner anderen Arbeit angehalten als die Gäste zu unterhalten. Es ist ihre Pflicht, die Besucher zu einer größeren Zeche zu veranlassen, insbesondere aber zum Konsum von teueren Weinen. Vom konsumierten Wein erhalten sie einen bestimmten Prozentsatz des Preises. Um eine möglichst große Zeche zu machen, gießen sie den Wein in den Kühler aus, bieten anderen zum Trinken an und trinken natürlich auch selbst. So ist es leicht erklärlich, daß sie an den Folgen des Alkoholgenusses erkranken. Meist erhalten diese Frauen keinen Lohn oder in einzelnen Betrieben, z. B. in Prag, 100—300 Kč. monatlich, manchmal mit Kost. Es ist klar, daß diese Art von Kellnerinnenberuf nur ein Deckmantel der Prostitution ist. Die meisten von ihnen sind auch nach kurzer Berufsausübung geschlechtskrank.

Darum kann es nicht wundernehmen, wenn in den Aufzeichnungen über die früheren Berufe der Prostituierten die Kellnerinnen eine bedeutende Prozentzahl stellen. BLASCHKO (Seite 359) berichtet aus einem Polizeibericht über Münchener Prostituierte von 1908, daß

29,2%	Kellnerinnen,
25,5 ,,	Dienstmädchen,
10,9 ,,	Fabrikarbeiterinnen,
7,9 ,,	Näherinnen

waren.

Von 2800 polizeilich untersuchten Frauen in Stuttgart waren

Kellnerinnen	804	=	29 %
Dienstmädchen	684	=	24,4 ,,
Fabrikarbeiterinnen	416	=	14,8 ,,
Dienstmädchen, Fabrikarbeiterinnen, Kellnerinnen	161	=	5,8 ,,
Auf alle übrigen Berufe kommen	161	=	5,8 ,,

„Daß es Zeiten gibt, in denen die Frage nach Kellnerinnen größer ist als alle anderen Stellenangebote, muß als ein bedenkliches Zeichen gewertet werden. Man braucht bloß irgendein viel gelesenes Blatt einer Großstadt daraufhin zu untersuchen und wird erstaunt sein, wie groß die Nachfrage nach „Kellnerinnen auf Rechnung und Prozente in Bars" ist. Es ist traurig, wenn eine Großstadt weibliche Arbeitskräfte nicht anders als zu Animiermädchen in Nachtlokalen verwenden kann. Da hilft keine Gesetzgebung, die mit Gewalt den Zuwachs an Prostituierten verhindern will." („Prager Montagsblatt" vom 10. 8. 1925.)

Sehr schlecht wird Hausarbeit bezahlt. Bedenkt man, daß meistens auch Frau und Kinder daran beteiligt sind, dann wird man erst den Sinn nachstehender Löhne verstehen, die in Böhmen 1924 in den Bezirken Bor, Turnau, Chrudim usw. verdient wurden. Insgesamt dürften $^1/_2$ Million Menschen so beschäftigt sein. Auch Kinderarbeit ist hier üblich. Im Turnau-Eisenbroder Bezirk verdienen Kinder mit Aufreihen von Glasperlen wöchentlich 20—30 Kč. Bei den Glasarbeitern sind die Kinder mit dem Überordnen und Packen von Glas beschäftigt; dort, wo Haarnetze erzeugt werden, knüpfen die Kinder, machen aber auch Netze. In der Perlmutterindustrie sortieren sie Knöpfe und nähen sie an, bei der Erzeugung von Fezen, Handschuhen und Wäsche ziehen sie und fädeln Zwirn ein. Diese

Kinder können natürlich nicht an das Lernen denken, sie müssen arbeiten. Sie können nicht Hausaufgaben machen und besuchen die Schule nur sehr unregelmäßig.

Beim Nähen von Fezen und Handschuhen (Pisek-Strakonitz) beträgt der Wochenlohn in der Fabrik 35—40 Kč. Deshalb sind die Arbeiter gezwungen, auch noch Hausarbeit zu verrichten. Dadurch kann man bei 12—13stündiger Arbeit 10 Kč. verdienen.

Filetarbeit (Adlergebirge): Für ein Tischtuch, an dem eine Frau 40 Stunden arbeitet, bekommt sie 20 Kč.

Spitzenklöppeln (Erz- und Adlergebirge): Bei 14—18 stündiger Arbeitszeit werden 10 bis 24 Kč. verdient.

Weißwäsche-Nähen (Slowakei): Bei 12—14stündiger Arbeitszeit werden 8—12 Kč. verdient.

Nähen von Weißwäsche für Konfektion gibt Wochenlöhne von 35—40 Kč.

Die Erzeugung von Schachteln ist besonders schlecht gezahlt: $1^1/_2$—5 Kč. täglicher Verdienst, je nachdem, wieviel Familienmitglieder an der Arbeit teilnehmen.

Bei der Erzeugung von Papiersäckchen verdient man 35—40 Kč. wöchentlich.

Flechten von Körben und Besen (Slowakei) 5—8 Kc. täglicher Lohn.

Flechten von Körben für Weinflaschen (Schlesien) 5—6 Kč. täglich.

Glasmalerei: 50—80 Kč. wöchentlich. Bei dieser Arbeit gibt es viel Bleierkrankungen.

Glasschleiferei: 70—100 Kč. wöchentlicher Verdienst bei 10—14 stündiger Arbeit pro Tag. Hier ist die Tuberkulose stark verbreitet.

Bei der Teppichknüpferei (Brunntal in Schlesien) verdient ein Mann 12—15 Kč. täglich, wenn er 10 Stunden arbeitet.

Leinwandweberei (Freistadt in Schlesien) ist besonders schlecht gezahlt. Bei 16 stündiger Arbeit kann man 12—15 Kč. täglich verdienen,

Durch Sortieren der Perlmutterknöpfe werden bei 12—13 stündiger Tagesarbeit 10 Kč. verdient.

Für Flechtarbeit (Tabor, Slowakei, Oppauer Gebiet) werden bei 12 stündiger Arbeit Tageslöhne von 8—10 Kč. erzielt.

Fransenerzeugung, die im fruchtbaren Gebiete der Hana (Mähren) betrieben wird, gibt bei 13 stündiger Arbeitszeit 8—11 Kč. Tageslohn.

Durch Zusammennähen von Rehleder verdient eine ganze Familie bei 14—15 stündiger Tagesarbeit (Teplitzer Bezirk) 30 Kč.

In der Haarnetz-Erzeugung werden bei 16 stündiger Arbeitszeit 10 Kč. verdient.

Diese schlecht bezahlte und ungesunde Hausarbeit ist in der tschechoslowakischen Republik durch das Gesetz Nr. 29 aus dem Jahre 1919 geregelt. Danach bestimmen eigens zusammengestellte Kommissionen Löhne, Arbeitszeit, Warenpreise und Lieferungsbedingungen. Ein Drittel dieser Kommissionen bilden die Hausarbeiter; da sie aber durch Beteiligung an den Sitzungen ein bis zwei Arbeitstage verlieren, für die sie niemand entschädigt, beteiligen sie sich an den Beratungen nicht. An anderen Stellen wieder ziehen sich die Unternehmer zurück, so daß die Tätigkeit dieser gutgemeinten Kommissionen mehr als problematisch ist.

Es ist interessant, zu beobachten, wie immer neue Berufe entstehen, die durch schlechte Bezahlung von Frauenarbeit den Deckmantel zur Prostitution abgeben. So z. B. hat das Manicuren und Massieren in den Schönheitsinstituten, insbesondere in den Großstädten, an Umfang gewonnen. Aber selbst ausgezeichnete Kräfte haben selten mehr als 400 Kč monatlich, während das Existenzminimum bei den bescheidensten Ansprüchen mindestens das Doppelte beträgt. Dabei müssen diese Mädchen gepflegt und gut gekleidet, selbstverständlich auch hübsch sein. Je jünger und für Männer anziehender sie sind, desto schlechter ist natürlich ihre Bezahlung, um so mehr sind sie auf Trinkgelder angewiesen. Das heißt nach unseren Erfahrungen, daß jedes so beschäftigte Mädchen trachten muß, so bald als möglich einen Freund zu gewinnen, der für das Defizit aufkommt. Dieser Zustand ist so bekannt, daß Männer, die Bekanntschaften suchen, nach Geschäftsschluß vor diesen Unternehmungen warten, um ihre Auswahl zu treffen; eine Einladung soll sehr selten abgewiesen werden.

Mit der schwierigen Lage stellungssuchender Frauen im Auslande hat sich 1925 der Völkerbund befaßt und ein Memorandum ausgearbeitet, das er allen

Regierungen zukommen ließ. Darin wird ausgeführt, daß viele Frauen im Alter von 16—40 Jahren, die unter dem Vorwande, im Auslande bei Theatern, Kinos, Bars usw. sichere Anstellungen zu haben, um Ausfolgung von Reisepässen ansuchen, ins Ausland fahren und, da sie die genannten Beschäftigungen nicht erhalten können, der Prostitution anheimfallen. Dazu kommt, daß die meisten Verträge, die die Frauen mit den genannten Unternehmungen abschließen, sehr ungeschäftsmäßig abgefaßt sind und daher eine große Anzahl der Auswandernden beschäftigungslos wird. Deshalb empfiehlt der Völkerbund den Regierungen, auswandernde Frauen schärfer zu kontrollieren; um zu verhüten, daß Frauen im Auslande in Not verfallen, wird empfohlen, nur dann Frauen von 16—40 Jahren, die im Auslande Stellung annehmen wollen, den Reisepaß auszufolgen, wenn die Bestätigung einer ausländischen Vertretung beiliegt, aus der ersichtlich ist, daß die in Frage kommende Beschäftigung der Ansuchenden sicher ist und zu mindestens das Lebensminimum einbringt.

Reglementierung oder Abolition.

Unter Reglementierung versteht man Maßnahmen, die darin bestehen, daß berufsmäßige Prostituierte in eine Liste eingetragen werden. Die eingetragenen Prostituierten werden ständig gesundheitlich überwacht. Diese Überwachung besteht darin, daß die Mädchen unter Mithilfe der Polizei einer regelmäßigen ärztlichen Untersuchung unterzogen und, falls sie krank sind, behandelt werden. Während die Ärzte die gesundheitlichen Maßnahmen der Reglementierung durchführen, obliegt der Polizei die Sittenaufsicht, welche den Zweck hat, die öffentliche Ordnung und den öffentlichen Anstand zu wahren.

Die Historie der Reglementierung geht weit zurück. Finger bringt im „Handbuch der Geschlechtskrankheiten" einige Mitteilungen darüber: Es wird (nach Beckett) eine Verordnung des Bischofs von Winchester aus dem Jahre 1162 für die Bordelle von Southwark, einer Vorstadt von London, zitiert, welche dem Bordellwirt untersagt ein Mädchen zu halten, welches an Tripper leidet. Eine Verordnung der Königin Johanna I. beider Sizilien vom 8. August 1347 ordnet bezüglich eines Bordelles in Avignon an, daß jeden Samstag die Vorsteherin und ein von den Behörden bestimmter Wundarzt alle Mädchen, die sich im Bordelle befinden, untersuchen sollen. Befindet sich eine Kranke darunter, so soll sie abgesondert werden, damit verhindert werde, daß die Jugend von ihr erkranke. Ähnlich lauten die Verordnungen des Rates von Zürich und Luzern aus den Jahren 1413 und 1469. Die ganzen Jahrhunderte hindurch erhielt sich diese Form der Reglementierung. Im Jahre 1828 wurden die Prostituierten in Paris in Listen eingetragen, um auf diese Weise ihre ärztliche Überwachung zu ermöglichen. Diese Form der Reglementierung wurde im Laufe der nächsten Jahrzehnte fast in allen europäischen Staaten eingeführt und hat sich bis heute erhalten. Die Eintragung in die Listen erfolgt entweder nach freiwilliger Meldung oder zwangsweise.

Noch heute stehen viele Ärzte und Soziologen auf dem Standpunkte, den vor mehr als 2000 Jahren Griechen und Römer in bezug auf die Prostitution einnahmen: die öffentliche Ordnung und Sicherheit erscheint durch die Prostitution gefährdet, deshalb muß die Prostitution überwacht und eingeengt werden. Zu diesem Zwecke wurden ihnen eigene Gegenden und Wohnungen zum Aufenthalte vorgeschrieben, sie mußten auch eine kenntliche Kleidung tragen. Die Prostitution galt als etwas Schändliches; ihre Trägerinnen gingen aller bürgerlichen Rechte verlustig. Das hinderte natürlich die Römer nicht, von ihnen Steuern einzutreiben. Ungefähr dieselbe Anschauung hatte das Alte und das Neue Testament; auch die katholische Kirche unterscheidet sich nicht viel in ihrer Anschauung von den erwähnten Völkern. Aber trotz aller Verachtung und aller Strafen, mit denen zeitweilig die Prostitution bedroht wurde, gelang es nicht sie auszurotten; Beweis dessen, daß die Prostituierten nicht allein schuldig sind. Es ist unmöglich, auf der einen Seite Prostituierte für ehrlos zu erklären, ihnen alle möglichen Hemmnisse und Einschränkungen aufzuerlegen, während ihre Besucher, die ja eigentlich die Prostitution aufrecht erhalten, vollkommen straffrei ausgehen. Deshalb muß man, wenn man das Wesen der Prostitution richtig erfassen und Maßnahmen zu ihrer Beseitigung treffen will, den Ursachen nachgehen, die die Frauen zur Prostitution bringen. Und nur in der Behebung der Ursachen kann man das einzige wirksame Mittel zur Abschaffung der Prostitution erblicken.

Die Untersuchungen der Prostituierten bei der regelmäßigen Kontrolle sind in den verschiedenen Ländern verschieden; immerhin hatten sie das eine gemeinsam, daß sie, meist 2 mal wöchentlich durchgeführt, keine Möglichkeit gaben, den Gesundheitszustand richtig zu beurteilen. In Berlin wurde nach BLASCHKO die Untersuchung, so wie in anderen Städten, unentgeltlich, teils im Polizeigebäude von 21 Ärzten vorgenommen, die vorwiegend die äußeren Genitalien, Mund, Hals und die halb entblößte Brust anschauten und eine Untersuchung des inneren Genitale mittels Scheidenspiegels machten. Nur wenn Verdacht auf Syphilis besteht, wird gänzliche Entkleidung angeordnet und die Untersuchung sorgfältiger vorgenommen. In Berlin und Breslau werden auch aus Urethra und Cervix Präparate gemacht und auf Gonokokken untersucht. Über das jetzt abgeschaffte System der Prostituiertenuntersuchung in Prag, das ähnlich war, hat HECHT 1908 ein vernichtendes Urteil gefällt. Die Wirksamkeit solcher Untersuchungen, die eigentlich Stichproben gleichen, weil höchstens 5% der Prostituierten dieser Untersuchung unterzogen werden, liegt klar auf der Hand.

Auch die Krankenhausbehandlung der Prostituierten ist vom Standpunkt der Ärzte aus ungenügend. Im allgemeinen muß man sich infolge Platzmangels darauf beschränken, die Prostituierten solange im Krankenhaus zu belassen, bis die syphilitischen Symptome geschwunden und die Gonokokken in den Sekreten nicht mehr nachweisbar sind. Von einer wirklichen Ausheilung kann schon deshalb keine Rede sein, weil die Kosten des Krankenhausaufenthaltes zu groß und die Zahl der zur Verfügung stehenden Betten überall viel zu gering ist. Anstalten, die es ermöglichen sollen, kranke Prostituierte längere Zeit isoliert zu halten und ihnen dabei Gelegenheit zur Arbeit zu geben, sind erst in Ansätzen vorhanden. Man hilft sich in diesem Falle so, daß man die entlassenen Prostituierten zur ambulatorischen Nachbehandlung bestellt. Damit macht man meist aber traurige Erfahrungen, da nur wenige die Geduld haben, regelmäßig zur Nachbehandlung zu kommen. Dort wo Zwangsmaßnahmen bestehen, ist es ja manchmal möglich, einen kleinen Teil der Prostituierten auf diese Weise wirklich gründlich zu behandeln. Damit ist aber der Allgemeinheit nicht gedient, denn Zwangsmaßnahmen sind die Ursache, daß sich verhältnismäßig wenige Prostituierte behandeln lassen.

PESTALOZZA hält an der alten Reglementierung im Interesse des Volkswohls fest, ehe nicht bessere Methoden zur Konstatierung geschlechtlicher Gesundheit vorliegen. Er erkennt aber an, daß nur zwangsweise Untersuchung aller Kranker eine Besserung der sanitären Verhältnisse erzielen könne.

In *Dorpat* werden seit 1895 die Prostituierten zweimal wöchentlich durch den Polizeiarzt kontrolliert. Die Erfolge diser Reglementierung sind für die Volksgesundheit wertlos, da die Zahl der kontrollierten Prostituierten ständig abnimmt, was aber auch für alle Kulturländer zutrifft.

Auch LAWRENCE tritt dafür ein, daß die Schließung der Bordelle aufrecht erhalten bleibe, da dadurch eine Quelle der Versuchung beseitigt ist.

In *Tunis* besteht seit dem Jahre 1923 eine verschärfte Reglementierung, die nur gegen die Prostitution angewandt wird. Nach den Erfahrungen BUSACCAS erweist sie sich aber zur Bekämpfung der Geschlechtskrankheiten als unwirksam, und er empfiehlt deshalb Anzeigepflicht des Arztes, jährliche Untersuchung der gesamten Bevölkerung nach Wassermann, Warnung vor Geschlechtsverkehr im infektiösen Stadium und strenge Bestrafung solcher, die — obwohl infektiös — geschlechtlich verkehren.

Das Problem der Prostituiertenkontrolle hängt innig zusammen mit der Frage der Behandlung und Ausheilung der Geschlechtskrankheiten bei Frauen. Über die Schwierigkeiten, die komplizierte Gonorrhöe der Frauen restlos auszuheilen, sind die Ansichten der Ärzte ziemlich auseinandergehend. Im allgemeinen macht sich ein starker Pessimismus geltend, wenn man sieht, wie trotz aller, selbst Monate lang hindurch geführter Behandlung immer und immer wieder Gonokokken im Sekret erscheinen. Will man die Ausheilung einer weiblichen Gonorrhöe mit aller Sicherheit feststellen, so gehört dazu eine oft Monate lang fortgesetzte, regelmäßige Nachuntersuchung. Nun ist ganz fraglos, daß sich nur die wenigsten Prostituierten zu diesen Nachuntersuchungen pünktlich und unvorbereitet einfinden werden. Es kann als bekannt vorausgesetzt werden, daß es nicht schwer ist, durch geeignete Maßnahmen Reste von Gonorrhöe für kurze Zeit zum Verschwinden zu bringen. Dazu kommt noch, daß eine längere Berufsstörung von den Prostituierten nicht eingehalten werden kann und stets die Gefahr besteht, daß eine neue Infektion stattfindet. Infolgedessen scheint es logischer zu sein, die Aktion des Schutzes auf den Mann zu übertragen, dem es als aktiven Teil besser und leichter fällt, sich vor einer Ansteckung zu schützen als einer Prostituierten, die chronisch gewordene Gonorrhöe nicht zu übertragen.

Bis vor kurzem haben sich hauptsächlich zwei Instanzen mit der Regelung der Prostitution befaßt, das waren die Polizei und die Gerichte. Bei beiden Behörden sind Ärzte tätig. Weil aber jede dieser Instanzen gleichzeitig etwas von den Befugnissen der anderen für sich in Anspruch nimmt, ist das ganze System trotz der Kompliziertheit und großen Kosten unvollkommen. Während bisher vorwiegend die Polizei mit der Regelung der Prostitutionsfrage sich befaßte, kommt man jetzt unter dem Einflusse der abolitionistischen Anschauung immer mehr zur Ansicht, daß der wichtigste Faktor bei der Regelung der Prostitution die Ärzte sind. Die Ärzte haben vor allem für die Gesundheit der Prostituierten zu sorgen, Polizei und Gerichte sollen nur dann in Anspruch genommen werden, wenn Verstöße gegen die öffentliche Moral und Gefährdung anderer verhindert werden sollen. Selbstverständlich wird mit dem Durchdringen des Gedankens, daß die Reglementierung der Prostitution wegen mangelhafter Erfassung der gesamten Menge unzulänglich sei, die Reglementierung als Sondermaßnahme gegen verhältnismäßig wenige Prostituierte aufgehoben und durch eine gesundheitliche Überwachung sämtlicher Geschlechtskranken ersetzt werden. Diese Einrichtung ist hygienisch folgerichtig auf die Behandlung eventuell Isolierung aller ansteckenden Geschlechtskranken gerichtet, Polizei und Gerichte spielen nur eine nebensächliche Rolle.

Trotz der offensichtlichen Förderung der Reglementierung durch die Ärzte haben sich insbesondere in Laienkreisen zunächst vereinzelt, dann aber immer zahlreicher Stimmen erhoben, die gegen dieses System der Überwachung von Prostituierten aus verschiedenen Gründen, über die später gesprochen wird, Protest erhoben, mit dem Erfolge, daß sie derzeit bloß noch in Frankreich, Österreich, Deutschland und Genf in Kraft ist.

In Frankreich erfolgt die Einschreibung der Großjährigen freiwillig, die der Minderjährigen und jede Zwangseinschreibung kann nur von einer Kommission ausgesprochen werden. Mädchen unter 18 Jahren werden nicht inskribiert. In Österreich besteht insbesondere in Wien polizeiliche Kontrolle und auch Bordelle werden geduldet. Ähnlich ist es in Ungarn, wo Bordelle bestehen und eingeschriebene Prostituierte kontrolliert werden. In Spanien bestehen Bordelle und Reglementierung. In Schweden ist die Reglementierung seit 1918 aufgehoben. In England wurde die Reglementierung 1886 in den wenigen Städten, in denen sie bis dahin bestand, aufgehoben. In der Schweiz ist mit Ausnahme von Genf keinerlei Prostituiertenkontrolle. In Genf bestehen Bordelle, deren Insassinnen regelmäßig kontrolliert werden. In Holland wurde die Kontrolle 1889 aufgelassen. In Norwegen wurde 1888 die Reglementierung aufgehoben, in Dänemark erst 1906. In Italien gibt es zwar keine Reglementierung der Prostituierten, die 1888 aufgehoben wurde, dagegen eine Reglementierung der Prostitutionslokale.

Die Gegner der Reglementierung sind zahlreich und führen vor allem an, daß die Zahl der eingeschriebenen Prostituierten im Verhältnis zur Gesamtzahl sehr klein ist.

Es sei nur auf die Zahlen betreffs Berlin, Köln und Paris verwiesen, die im Kapitel „Prostitution“ angeführt sind.

Daraus geht hervor, daß die Zahl der heimlichen Prostituierten mindestens das 7—10 fache der Eingeschriebenen beträgt, eine Anschauung, der sich auch FINGER, NEISSER, BLASCHKO und viele andere anschließen.

Diese Tatsache ist selbstverständlich, denn die Zwangseinschreibung ist nicht dazu angetan, Anhängerinnen für die Reglementierung zu werben. Schon die Tatsache der Zwangseinschreibung ist zu verwerfen, weil sie die Frau brandmarkt und ihr die Rückkehr in ein geordnetes Leben unmöglich macht. Man darf nicht vergessen, daß die Prostitution für viele Frauen nur ein Durchgangsstadium, eine Episode bedeutet, in die sie aus verschiedenen Ursachen geraten können, aber häufig bestrebt sind, sie möglichst bald abzutun. Die Zwangsreglementierung erschwert diese Rückkehr sehr. Dazu kommt noch, daß die Verhängung der Zwangseinschreibung und damit das Schicksal einer Frau in die Hände eines Polizisten gelegt, im günstigsten Falle einer Kommission anvertraut wird, die oft nicht die Möglichkeit oder vielleicht auch den Willen haben, sich in jeden einzelnen Fall einzufühlen. Willkür, Grausamkeit und Gewalttätigkeit sind bei der Zwangseinschreibung an der Tagesordnung gewesen; schon diese nicht allzu seltenen Vorkommnisse rechtfertigen vollkommen die Verurteilung der Zwangsreglementierung.

Eine weitere Schwierigkeit ist die Altersgrenze bei der Zwangsreglementierung. Minderjährige dürfen nicht eingeschrieben werden, die Folge ist häufig die Fälschung des Geburtsdatums. Aber gerade die Minderjährigen sind die Gefährlicheren, weil sie infolge ihrer Jugend anziehender, aber infolge des größeren Verkehrs, den sie haben, bedeutend gefährlicher sind. Das beweisen auch die Vergleichszahlen über die Erkrankungsziffer der zufällig Aufgegriffenen, unter denen vorwiegend Jugendliche sind.

Einen Vergleich zwischen kontrollierter und geheimer Prostitution machte HECHT in Prag. Von 64 kontrollierten Prostituierten waren 29 = 45% infiziert, ehe sie sich unter Sanitätskontrolle begaben, 20 = 31% infizierten sich knapp vorher oder nachher, 13 = 20% infizierten sich innerhalb des ersten Jahres und nur 2 später. Von den 43 geheimen Prostituierten waren 13 = 30% infiziert, ehe sie sich der Prostitution ergaben, 19 = 45% infizierten sich zur selben Zeit, als sie sich der Prostitution in die Arme warfen, 9 = 20% infizierten sich im

Laufe des ersten Jahres und 2 später. Zur Zeit sind aber die Prostituierten nicht mehr vorwiegend die Überträger der Geschlechtskrankheiten.

Im Jahre 1907 hat HECHT 600 an der dermatologischen Klinik zur Beobachtung gelangte Infektionen nach der Infektionsquelle befragt. Es zeigte sich, daß damals 351, das sind 58,5%, dem Verkehre mit Prostituierten entstammten. Nächst den Prostituierten waren es die Dienstmädchen und Kellnerinnen, die am häufigsten als Infektionsquellen in Betracht kamen.

Im Kriege hat HECHT bei einigen Tausenden von geschlechtskranken Soldaten die Infektionsquellen erfragt. Davon entfielen 60% der frischen Infektionen auf Prostituierte (35% auf Bordelle und 25% auf Straßenprostitution).

1925 hat HECHT wiederum eine Zusammenstellung der Infektionsquellen vorgenommen. Es muß bemerkt werden, daß im Jahre 1907 die befragten Männer sich beruflich zusammensetzten aus Angestellten, Arbeitern, Studenten und dergleichen. 1925 überwiegen die Angestellten, die Zahl der Arbeiter ist verschwindend klein, da dieselben jetzt von ihren Krankenkassen behandelt werden.

Von 188 geschlechtskranken Männern, die über ihre Infektion genau aussagen konnten, ergab sich folgendes:

Prostituierte	58		30%
Kellnerinnen	6		
Bardamen	9		
Tänzerinnen	5		9%
Bürgermädchen	10		
Verhältnis	5		
Braut	1		
Verheiratete Frau	11		
Geschiedene Frau	2		
Eigene Frau	10		
Witwe	2	= 41	21%
Beamte, Angestellte u. dgl.	23		12%
Straßenbekanntschaft	4		
Kaffeehausbekanntschaft	6		
Kinobekanntschaft	5	= 15	7,9%
Schneiderinnen u. dgl.	6		
Dienstmädchen	3		
Unbekannter Beruf, aber keine Prostituierte	22		12%

Die *Änderung in der sozialen Zusammensetzung der Infektionsquellen* dürfte sich nicht allein auf Prag beschränken, sondern wird höchstwahrscheinlich auch in anderen Ländern zu beobachten sein.

Auch in Rußland ist die Änderung der Infektionsquellen zu sehen. Im Jahre 1914 erfolgte die Ansteckung der Männer in 56,9% durch Prostituierte und in 24,4% durch zufällige Bekanntschaften. In den Jahren 1922—1925 wurden bloß 26—31,7% Prostituierte als Infektionsquelle bezeichnet, dagegen 28,7—30,5% zufälliger Bekanntschaften (HALPERIN und ISAJEW). In einer Fürsorgestelle in Kiew wurden 1323 Männer behandelt (RADBIL). Davon hatten 54,4% mit Prostituierten, 44,2% mit zufälligen Bekannten verkehrt.

Nach Untersuchungen, die in Leningrad 1920—1925 gemacht wurden (IKTHEMANN), infizieren sich 56% der Männer bei Prostituierten, während 61% der Frauen von ihren Gatten angesteckt werden.

Für die Bekämpfung der Geschlechtskrankheiten ist die Tatsache, daß *die Prostituierten nicht mehr so sehr als Infektionsquellen in Betracht kommen*, von größter Bedeutung. Man darf nicht vergessen, daß für viele die Bekämpfung der Geschlechtskrankheiten sich auf die Reglementierung und Beaufsichtigung der Prostitution beschränkt. Selbst viele Ärzte teilen diesen Standpunkt.

Hingegen wird schon seit langem von weiter blickenden Ärzten die Bekämpfung der Geschlechtskrankheiten auf allgemeiner Basis verlangt. Es soll nicht nur ein kleiner Teil der Bevölkerung, sondern die gesamte geschlechtskranke Bevölkerung saniert werden. Es ist vorauszusehen, daß infolge der freieren Anschauungen, der schlechten Frauenlöhne, der großen Arbeitslosigkeit und erschwerten Heiratsmöglichkeit für Frauen und Männer die Zahl der freien Verhältnisse zunehmen und infolgedessen auch die Zahl der Prostituierten abnehmen wird. Es ist ganz fraglos, daß die Prostituierten als Infektionsquellen langsam ausgeschaltet werden. Man darf nicht übersehen, daß diese von HECHT konstatierte Verminderung der von den Prostituierten ausgehenden Infektionen in die Zeit nach Aufhebung der Bordelle und der Reglementierung fällt, da sich alles noch im Übergang befindet, und das neue Gesetz fast gar nicht oder nur unzulänglich gehandhabt wird. Trotzdem können wir schon heute die verhältnismäßige Ungefährlichkeit der unkontrollierten und daher frei lebenden Prostitution feststellen, aber nicht deshalb, weil sie gesünder geworden ist, sondern weil der Verkehr mit Prostituierten nicht mehr so verbreitet ist. Die Ursachen sind zu erblicken einesteils in der Möglichkeit, andere Frauenkreise zum außerehelichen Verkehr heranzuziehen und zweitens in den verhältnismäßig großen Kosten des Verkehrs mit Prostituierten, die für viele Männer, die vorher zum Kundenkreis der Prostitution gehört haben, nunmehr unerschwinglich sind.

Es ist fraglos, daß eine gut durchgeführte Kontrolle verhältnismäßig gute Resultate bringen kann. In den letzten Jahren wurden darüber Mitteilungen aus Nürnberg und Bremen gemacht. SCHWINK berichtet aus Nürnberg, daß durchschnittlich 6,47 Besucher auf ein Mädchen der Nürnberger Bordelle kamen. Die Prozentzahl der Infektionen war 0,44%, d. h. auf 226 Besucher kam eine Infektion. 1922 waren bloß 2,22% der Bordellprostituierten geschlechtskrank, dagegen 32% der aufgegriffenen unkontrollierten Prostituierten. Er tritt deshalb energisch gegen die Auflassung der Bordelle ein.

Die Resultate der Reglementierung und ihren Einfluß auf den Gesundheitszustand der Bevölkerung kann man nicht ohne weiteres feststellen. Man ging verschiedene Wege, um sich darüber Klarheit zu verschaffen. Man hat versucht,

1. die Erkrankungsziffern der kontrollierten und der nicht kontrollierten Prostituierten zusammenzustellen und miteinander zu vergleichen;

2. die Infektionsquellen der geschlechtskrank gewordenen Männer zu erforschen;

3. die Verbreitung der Geschlechtskrankheiten in Ländern und Städten mit und ohne Reglementierung, vor und nach der Einführung der Reglementierung und schließlich bei Änderungen der Reglementierungsart miteinander zu vergleichen.

BLASCHKO bringt darüber ausführliche Mitteilungen, ebenso FINGER. Es erübrigt sich, diese Zahlen zu wiederholen, schon aus dem Grunde, weil ja derzeit in den meisten Ländern Europas die Reglementierung nicht mehr besteht. Man ist von ihr abgekommen und hat hiermit anerkannt, daß Sondermaßnahmen gegen die Prostituierten zur Bekämpfung der Geschlechtskrankheiten unzureichend seien.

Dagegen bieten die modernen Gesetze gegen die Geschlechtskrankheiten genügend Handhaben, auch die kranken Prostituierten genau so wie alle geschlechtskranken Einwohner zur Behandlung zu veranlassen.

Der Streit für und wider die Reglementierung zeigt nur, wie schwer es ist, gewisse hygienische Maßnahmen durchzuführen, wenn die Wünsche des männlichen Geschlechtes und das materielle Interesse gewisser Unternehmerkreise, des Alkoholkapitals und des Mädchenhandels damit verknüpft sind. Selbst wenn angenommen werden könnte, daß durch die bisher geübte Reglementierung ein verhältnismäßig kleiner Teil der Prostitution seiner gesundheitlichen Gefahren, wenn auch nicht ganz enthoben, aber immerhin angeblich gemindert wird, so darf man andererseits nicht die schweren Nachteile übersehen, die eine solche offiziell betriebene Reglementierung der Prostitution mit sich bringt. Schon 1908 hat HECHT auf Grund von Beobachtungen an der in Prag betriebenen Reglementierung ausgesetzt, daß sie, abgesehen von der ärztlichen Unzulänglichkeit, durch ihr bloßes Vorhandensein bei der Bevölkerung den Anschein erwecke, als ob dieser Teil der Prostitution infolge polizeilicher Fürsorge ungefährlich sei. Die Folge dieser falschen Annahme ist Außerachtlassung der sonst beim Verkehr mit Prostituierten gebräuchlichen Vorsichtsmaßnahmen und infolgedessen verhältnismäßig hohe Infektionsziffern bei den reglementierten Prostituierten im Vergleich zur nicht reglementierten, geheimen Prostitution. Der Haupterfolg ist eine grobe Täuschung der Bevölkerung. Nimmt man noch hinzu, daß selbst bei strengem Vorgehen höchstens 5—10% der gesamten Prostitution unter Reglementierung steht, dann ersieht man, wie lächerlich es ist, von der Kontrolle eines zahlenmäßig so geringen Bruchteiles eine bedeutende Verbesserung der gesundheitlichen Verhältnisse zu verlangen.

Das Vorhandensein einer Reglementierung veranlaßt aber viele Gemeinden zu glauben, daß sie damit alles zur Bekämpfung der Geschlechtskrankheiten Notwendige getan haben. Man muß sich stets vor Augen halten, daß erzieherische, fürsorgerische und vorbeugende Maßnahmen das Wichtigste sind. Dazu muß sich ausgiebige, möglichst kostenlose Behandlung der Kranken gesellen.

Ein Nachteil der Reglementierung ist auch die Korrumpierung der mit der Beaufsichtigung betrauten Beamten durch das Prostitutionskapital. Es sei nur an den Kölner Prozeß erinnert, bei dem Frühstückskörbe eine gewisse Rolle spielten. In New York wurde ein Polizeileutenant vor Gericht gestellt, der einen Kuppler erschossen hatte, weil sie wegen einer Bestechungssumme in Streit geraten waren, in dessen Verlauf der Kuppler mit Enthüllungen drohte. In Wien gab es einen aufsehenerregenden Prozeß der Madame Riehl, bei dem Bestechungen von Polizeibeamten nachgewiesen wurden. Diese Erscheinung ist aber allenthalben festzustellen, wo Prostitution beaufsichtigt wird. Deshalb ist die Aufhebung der Reglementierung nur nach harten Kämpfen mit den daran interessierten Beamten möglich. Selbst Zeitungen gehören häufig zu dem Interessentenkreis der Reglementierung und der Prostitution, weil sie durch Inserate und Schweigegelder große Einkünfte aus diesem sonst so verachteten und im vorderen Teile der Zeitung bekämpften Gewerbe ziehen.

Mit der Zuverlässigkeit der Polizei bei der Kontrolle der Prostitution ist es eine eigene Sache. Zwar muß zugegeben werden, daß nicht in allen Ländern die Polizei in gleicher Weise der Korruption zugänglich ist. Das wird vom allgemeinen Niveau des betreffenden Volkes abhängen und von der Bezahlung der Polizisten. Man kann wohl ruhig sagen, daß in Nord- und Mitteleuropa die Polizei weniger der Bestechung zugänglich ist als in den übrigen Teilen Europas. Es wird bei den erstgenannten doch nicht immer die Annahme von Bestechungen eine selbstverständliche Sache sein, die ohne Scheu in aller Öffentlichkeit nicht nur genommen, sondern im Verweigerungsfalle sogar als gutes Recht verlangt und mit allen Mitteln durchgesetzt wird.

So z. B. schließen die Pariser Polizeiagenten mit den Mädchen einen Vertrag („Condé"), wonach sich die Mädchen von Zeit zu Zeit zur Festnahme freiwillig stellen. Auf diese Weise sucht die Polizei (nach BIZARD) 5000 Festnahmen monatlich zu erzielen. Für dieses freiwillige Stellen gewähren sie den Mädchen als Entgelt eine größere Bewegungsfreiheit. In den großen Städten London und New York kümmert sich die Polizei nur dann um die Prostituierte, wenn sie die öffentliche Ordnung stört. Aber es ist gang und gäbe, daß die Mädchen dem Polizisten, der in ihrer Straße den Dienst hat, von ihrem Erwerbe reichlich abgeben, damit er sie ungestört läßt. Dieser oft gerügte Übelstand ist begreiflich, wenn man sich in die Anschauung eines solchen Hüters der öffentlichen Ordnung versetzt, der, kärglich entlohnt, sieht, wie die Prostituierte, die doch von ihm in gewissem Sinne abhängig ist, reichlich verdient.

Im Prostitutionsbetriebe verdient jeder Beteiligte mit Ausnahme der Prostituierten selbst so große Summen, daß die Bestechungsgelder der Polizei absolut keine Rolle spielen. Viele Skandalprozesse der letzten Jahrzehnte haben das ja zur Genüge bewiesen. Die Bestechungen werden um so häufiger und reichlicher vorkommen, je mehr Rechte die Polizei bei der Beaufsichtigung des Prostitutionsbetriebes hat, und so gibt es nur eine einzige Möglichkeit, die Polizei als Aufsichts- und Straforgan auszuschalten und nur in Anspruch zu nehmen bei ganz besonderen Fällen, wo die Polizei als Exekutivorgan des Gerichtes im Interesse der Volksgesundheit zu wirken hat.

Es gibt Ärzte, die die Polizei für die Verwaltung der Prostitution für unentbehrlich halten (CHRISTIAN, Öffentl. Gesundheitspflege, Jahrg. 6, H. 10, 1921). Sie haben auch allenfalls recht, als man bei der Bekämpfung der Geschlechtskrankheiten und insbesondere bei Beaufsichtigung der Prostitution ohne gewisse Polizeimaßregeln nicht auskommen kann. Aber das, was die Polizei bisher auf diesem Gebiete Gutes geleistet hat, ist gering im Vergleich zum Schaden, der schon geschildert wurde und aus ihrem Verhalten leicht entstehen kann. Anders ist die Sache, wenn die Durchführung dieser Maßnahmen in die Hände einer eigenen Behörde gelegt wird, die man ja auch Polizei nennen könnte, die aber besser mit der sonstigen Polizei keine Verbindung hat. Diese Beamten, welche mit der Beaufsichtigung und sozialen Fürsorge für Prostituierte, aber auch für solche Minderjährige und Frauen, die der Gefahr der Prostitution ausgesetzt sind, zu sorgen hätten, sollten womöglich wenig Gebrauch von der behördlichen Gewalt machen. Es hat sich vorteilhaft gezeigt, wenn man Frauen mit dieser Aufgabe betraut (England, Amerika, Köln). In diesem Sinne ist also wohl eine Mitwirkung der Polizei, eine Polizei zur Regelung der Prostitutionsfrage sicherlich nötig, aber das alte System sollte wohl schon von der Bildfläche verschwinden.

In England hat sich die Verwendung weiblicher Polizeibeamten zur Bekämpfung gewerbsmäßiger Prostitution bewährt. Nach dem Muster dieser Einrichtung wurden 1924 in Köln a. Rh. weibliche Polizeibeamte angestellt, die unter besonders schwierigen Verhältnissen (englische Besatzung) wertvolle Arbeit zur Hebung der öffentlichen Sittlichkeit verrichteten.

In Berlin sollen zur Überwachung sittlich gefährdeter Jugendlicher weibliche Beamte auch im Straßendienst Verwendung finden. Gleichzeitig soll durch verschärfte Überwachung gegen die Auswüchse der Prostitution vorgegangen werden.

Über die weibliche Polizei in Deutschland berichtet JOSEPHINE ERKENS (Deutscher Polizeiverlag, Lübeck). In Köln wurde am 1. März 1924 eine solche, wie gesagt, in Anlehnung an England und Amerika eingerichtet und war bis zum 1. Mai 1925 tätig. Veranlassung dazu gab die ungeheuere Verbreitung der Geschlechtskrankheiten unter der Besatzung Kölns, die trotz beispiellos streng durchgeführter Reglementierung eine bis dahin nie geahnte Höhe (22%) erreicht hatte. Hier griffen nun diese Fürsorgemaßnahmen unter Mithilfe der Frauenpolizei ein und zeigten sehr bald einen gewissen Erfolg. Das Straßenbild wurde besser, die Prostituierten verließen die ihnen ungastlich gewordene Stadt, und die Geschlechtskrankheiten unter der Besatzung nahmen ab.

Die strengen Polizeiverordnungen, Strafen, Verbote und deren Folgen sind nicht dazu angetan, viele Frauen zu veranlassen, das Krankenhaus im Falle einer Erkrankung aufzusuchen, weil sie dadurch der Polizei bekannt werden. Nach Aufhebung der Reglementierung in den nordischen Staaten konnte beobachtet werden, daß viele geschlechtskranke Frauen sich freiwillig ins Spital meldeten.

Die Reglementierung stempelt die eingeschriebenen Frauen zu einer niederen Kaste ab, wodurch ihnen die Rückkehr in ein geordnetes Dasein sehr erschwert wird. Alle Bestrebungen zur Sanierung der Prostitution durch Arbeitsbeschaffung scheitern zum Teile an dieser durch die Diffamierung bewirkten Sonderstellung der früheren Prostituierten, denen die männlichen Arbeitskollegen nachstellen und die die weiblichen verächtlich behandeln.

Diese geschilderten Übelstände der Reglementierung werden durch das Bordellwesen noch gesteigert. Es ist unbegreiflich, daß es Ärzte geben kann, die für Beibehaltung der Bordelle eintreten. Sicherlich wird sich nie eine Frau dazu bereitfinden. Schon daraus ist ersichtlich, daß die Bordelle nur im Interesse der Männer und ausschließlich gegen die Frauen errichtet sind. Aber nicht alle Frauen sind es, gegen die sich das Bordellsystem richtet. Man hört zur Verteidigung dieser Einrichtung den Einwand vorbringen, daß durch die Bordelle die Frauen vor den Zudringlichkeiten und Angriffen der Männer geschützt werden. Wenn dies der Fall ist, dann genießen diesen Schutz nur sehr wenige Angehörige der besseren und besten Kreise. Die arbeitenden Frauen und Mädchen sind trotz der Bordelle stets den Angriffen der Männer, insbesondere der der besseren Klassen ausgesetzt. Es soll auch durch die Bordelle die gesundheitliche Überwachung der Prostituierten leichter sein. Die Bordellprostitution soll nicht so gefährlich sein, wie die freie. Darüber bestehen eine ganze Anzahl von Untersuchungen, die aber sowohl für, als auch gegen sprechen und keineswegs dazu angetan sind, die Frage einwandfrei zu lösen (Blaschko, S. 381 bis 387).

Die Reglementierung erfaßt fast immer nur den gesundheitlich ungefährlicheren Teil der Prostitution. Natürlich würden die Anhänger der Reglementierung diesbezüglich sagen, daß dann eben dieser ungefährlichere Teil bekannt ist und weniger Unheil anstellen könnte als die sogenannte geheime Prostitution. Dies wäre aber nur dann richtig, wenn die ärztliche Wissenschaft heute soweit wäre, in jedem einzelnen Falle mit absoluter Sicherheit das Freisein von der Infektiosität zu erkennen.

Dann wird der Reglementierung vorgeworfen, daß durch sie eine gewisse Gruppe von Prostituierten die Autorisierung für ihren Lebenswandel von der Behörde bestätigt erhält. Einem kleinen Teil von Prostituierten wird erlaubt, was den anderen verboten ist, nämlich der freie Betrieb der Prostitution. Dadurch wird ein Teil der Männer angelockt, weil sie im Vertrauen auf die Reglementierung die gesundheitlichen Gefahren der Prostitution unterschätzen. Schließlich muß aber auch von ärztlicher Seite gegen die Zwangsreglementierung eingewendet werden, daß sie absolut nicht genügt.

Es ist nicht möglich einer Prostituierten, die einmal an Gonorrhöe oder Syphilis erkrankt ist, die Bestätigung ihrer Gesundheit zu geben. Wenn dies aber trotzdem unzähligemal geschehen ist, dann handelt es sich um nichts anderes als um eine Täuschung, die am Publikum verübt wird. Wenn die Reglementierung der Prostitution entfällt, wissen ihre Benützer, daß sie gefährlich sein kann und richten sich meistenteils danach ein.

Zu den Verfechtern der Reglementierung gehört auch B. Tarnowsky. Seine Argumente, im Jahre 1890 veröffentlicht, werden trotz der inzwischen reichlich gemachten Erfahrungen noch häufig von den Gegnern der Abolition angeführt. Die meisten dieser Einwürfe sind leicht zu entkräften, so wenn z. B. die Behauptung aufgestellt wird, daß das Fehlen von Reglementierung der Prostitution unvermeidlich größere Ausbreitung der Syphilis durch die Prostitution zur Folge hat, oder die Anschauung, daß Freiheit der Prostitution Freiheit eines Lasters bedeutet, das häufig angeboren, unbewußt und meistens in seinem Wesen unverbesserlich ist; durch Überwachung werde es eingedämmt und eingeschränkt; sie bedeutet Freiheit, das Übel ohne Behinderung und Verantwortung zu säen. Allerdings befürwortet auch TARNOWSKY eine bedeutende Abänderung und Verbesserung der Reglementierung, sowohl in rechtlicher als auch in sanitärer Hinsicht.

In Belgien wurde versuchsweise die offizielle Reglementierung vom 1. Mai bis 31. Dezember 1924 aufgehoben. Nach Ablauf dieser Periode sollte ein Bericht erstattet werden, von dem das weitere Verhalten abhängig sein werde. Diese Maßnahme beschäftigte insbesondere die Ärzte. Die belgische dermatologische Gesellschaft nahm eine Resolution an, in der irgendeine Form der Zwangsbehandlung an Stelle der Reglementierung nötig sei.

Gegen den Abolitionismus spricht sich NEISSER aus. Allerdings ist er auch nicht Anhänger des gebräuchlichen Reglementierungssystems, aber für eine modifizierte Art der Reglementierung, die das polizeiliche Überwachungssystem in ein sanitäres verwandelt. Seine Erfahrungen, die er als Krankenhausarzt mit dem Wesen der Prostituierten gemacht hat, haben ihn zu der Überzeugung gebracht, daß ohne Zwang bei den Prostituierten nichts in hygienischer Beziehung auszurichten ist. Ob man nun diesen Zwang in die eine oder andere Form kleidet, die Hauptsache ist, ihn so durchzuführen, daß er zu keiner Demütigung des persönlichen Selbstbewußtseins und zur Schädigung oder Vernichtung der bürgerlichen Existenz der betreffenden Personen führt. Gerade das letztere ist es, was NEISSER den derzeit bestehenden Reglementierungsformen vorwirft. Soll die Reglementierung hygienisch Gutes leisten, dann muß sie in einer Art und Weise durchgeführt werden, daß der Hauptwert auf das Sanitäre gelegt wird. Zweifel an der Möglichkeit einer gesetzlichen Regelung unter Einführung der ärztlichen Meldepflicht bei gleichzeitiger Aufhebung der Zwangsreglementierung und Zwangskontrolle der Prostituierten werden vielfach geäußert (LEWIN). Ohne Behörde ist bei der bekannten Mentalität der Prostituierten mit einer freiwilligen Meldung nicht zu rechnen. Vorwiegend mag die Befürchtung mitspielen, im Falle einer Erkrankung den Erwerb zu verlieren, dann darf man auch die fast physiologische Indolenz nicht vergessen, die bei den meisten Prostituierten anscheinend geringe Krankheitserscheinungen übersehen läßt. Jedenfalls wird es ohne eine Behörde nicht gehen.

Auch wenn die Präventivuntersuchung nur Unvollkommenes leiste, so sei ihre positive Leistung nicht zu unterschätzen und könnte durch weiteren Ausbau noch beträchtlich vervollkommnet werden (NEISSER). Doch ist eine solche ohne Einschreibung nicht gut möglich. Diese stellt stets eine Zwangsmaßregel dar, mag sie auch von ihren Anhängern nur als hygienisch-präventive Maßnahme bezeichnet werden.

Doch könnte das Odium von der Zwangseinschreibung ohne weiteres genommen und zu einer allgemeinen hygienischen Einrichtung werden, wenn dieser *alle Kranken* unterworfen würden. Diesen Weg beschreitet die moderne Gesetzgebung (z. B. in der Tschechoslowakei), wo es keinerlei Ausnahmsmaßnahmen gegen Prostituierte gibt; all das, was sonst gegen die Prostitution vorgeschlagen wurde, kommt gegen jeden Geschlechtskranken, der der Allgemeinheit gefährlich werden kann, in Anwendung. Daß darunter verhältnismäßig mehr Prostituierte sind, zeigt deutlich, daß man auch ohne Sonderbestimmungen gegen sie auskommt. Der Erfolg solcher Maßnahmen hängt bloß von den Fähigkeiten der ausführenden Organe ab. Auch das beste Gesetz kann nichts leisten, wenn es nicht sinngemäß durchgeführt wird.

Wie unsicher die Beurteilung der Gesundheitsverhältnisse einer Bevölkerung ist, zeigt die Tatsache (L. W. Harrison), daß die Infektionsziffer in der britischen Armee trotz Aufhebung des Contagious Diseases Act im Jahre 1886, in welchem Jahre sie 267,1‰ betrug, bis 50,9‰ im Jahre 1913 gesunken ist; diese Verminderung kann zurückgeführt werden auf die bessere Behandlung der Erkrankten und die Möglichkeit, die freie Zeit mit edleren Beschäftigungen, wie Sport und Spiel, zu verbringen, als wie früher in Kantinen und Bordellen.

Die Reglementierung hat auf die Zu- oder Abnahme der Geschlechtskrankheiten keinen maßgebenden Einfluß (Haustein). So z. B. waren in Norwegen die Höchstpunkte der Infektionen im Jahre 1882, 1889 und 1916. Am tiefsten fiel die Kurve im Jahre 1888 und 1907. Diese Höchst- und Tiefstpunkte sind in auffallender Übereinstimmung mit der Wirtschaftskurve, mit der Kurve für Verbrechen und den Verbrauchszahlen von Branntwein und Bier. Auch in Kopenhagen wurde nach Abschaffung der Reglementierung keine Zunahme der Neuinfektionen bemerkt.

In einem Aufsatze aus dem Jahre 1925 (Zeitschrift für Kinderschutz, Familien- und Berufsfürsorge, Jahrgang 1917, Seite 144) spricht sich Finger ganz entschieden gegen die Reglementierung aus: „Die vereinigten sittenpolizeilichen und hygienischen Maßnahmen sind mit dem Bestreben, die sittliche Verwahrlosung zu verhindern und die Infektionsgefahren zu beseitigen, nicht zu vereinigen. Das Beisammensein der ins Krankenhaus eingelieferten Jugendlichen mit den älteren schon verwahrlosten Geschlechtskranken fördert geradezu die Verwahrlosung. Die Scheidung der Krankenhauspatienten nach dem Alter und dem Grade der Verwahrlosung kommt meist zu spät. Deshalb sollte die Fürsorge schon im Kindesalter und in der Schule in die Wege geleitet werden.“ Schließlich gibt Finger zu, daß auch in hygienischer Beziehung die sanitäre Überwachung der Prostitution durchaus ungenügend sei. Deshalb empfiehlt er, alle Geschlechtskranken ohne Unterschied des Geschlechtes nach den bei der Bekämpfung der üblichen Infektionskrankheiten geltenden Grundsätzen zu behandeln.

Der letzte Satz enthält, wie schon an anderer Stelle ausgesprochen, die Antwort auf die Frage: Reglementierung oder Abolition. Die Reglementierung ist mit dem Augenblicke überflüssig, wo man den Kampf nicht gegen die Prostituierten, sondern gegen die Prostitution führt, und dabei die Ausnahmestellung der Prostituierten abschafft, indem man die Reglementierung auf die gesamte geschlechtskranke Bevölkerung ausdehnt. Dieser Standpunkt kommt in dem tschechoslowakischen Gesetze zur Bekämpfung der Geschlechtskrankheiten ganz zum Ausdruck. Es ist selbstverständlich, daß auf diese Weise alle Infektionsträger Zwangsmaßnahmen ausgesetzt sind, wenn sie durch Nichtbefolgung der ärztlichen Vorschriften ihre Mitmenschen der Gefahr einer Infektion aussetzen. Es ist weiters klar, daß vorwiegend Prostituierte mit diesem Gesetz Bekanntschaft machen werden, weil sie eben durch ihren Beruf eine Gefahr für die Bevölkerung bilden. Man hat also durch dieses Gesetz die Möglichkeit, auch der Prostitution zu Leibe zu rücken, ohne aber zu so grausamen Maßregeln greifen zu müssen, wie sie die alte Reglementierung darstellt.

Dem wichtigsten Argumente der Reglementierungsfreunde tritt in energischer Weise Blaschko entgegen, der auf Grund eingehenden Studiums des aus allen europäischen Ländern eingeholten Materials zu der Ansicht kam, daß die geübten Reglementierungsmaßnahmen keinen nachweisbaren Einfluß auf die Verbreitung der Geschlechtskrankheiten hatten. Überhaupt ist die Zu- oder Abnahme der

Geschlechtskrankheiten nicht immer abhängig von den hygienischen Maßnahmen, die zu ihrer Bekämpfung getroffen werden. So hat z. B. die Aufhebung der Reglementierung in Norwegen und in Großbritannien keinerlei Vermehrung der Geschlechtskrankheiten zur Folge gehabt, während für Freiburg von JACOBI mitgeteilt wird, daß nach Schließung der Bordelle die Zahl der in der Freiburger Universitätsklinik behandelten syphilitischen Primäraffekte sich stark vermehrte. Solche Statistiken sind, wenn sie sich nicht auf ein großes möglichst lückenloses Zahlenmaterial und auf mehrere Jahre erstrecken, mit großer Vorsicht zu beurteilen. Jedenfalls darf nicht außer acht gelassen werden, daß selbst bei noch so rigoros durchgeführter Reglementierung keinesfalls die Prostituierten absolut gesund gemacht werden können. Andererseits aber ist die Zahl der reglementierten Prostituierten, wie schon erwähnt wurde, im Verhältnis zu den nicht reglementierten so gering, daß die Aufhebung der Reglementierung eine besondere Verschlimmerung der allgemeinen Gesundheitsverhältnisse wohl kaum zur Folge haben kann. Viel wichtiger scheint es in bezug auf Vermeidung der Geschlechtskrankheiten zu sein, allgemein die Kenntnis von ihrer Vermeidbarkeit zu verbreiten und brauchbare Mittel billig und bequem erreichbar Allen zur Verfügung zu stellen.

Der Kardinalfehler der sanitären Kontrolle besteht noch heute bei den Anhängern derselben darin, daß sie einer luetisch oder gonorrhoisch erkrankten Prostituierten die Gesundheit anscheinend durch die Entlassung aus dem Krankenhause in dem Augenblicke bestätigen, da die klinischen Erscheinungen geschwunden sind. Die Erfahrungen zeigen aber, daß eine gonorrhoisch erkrankte Prostituierte, die womöglich noch Adnexerkrankungen besitzt, keinesfalls als gesund bezeichnet werden kann. Auch Luetische können trotz fehlender klinischer Symptome, ja selbst trotz negativer Seroreaktion infektiös wirken. Diese Bestätigung der Gesundheit ist für die Prostituierte ein Freipaß, für ihre Besucher eine gefährliche Falle, worauf schon HECHT 1909 anläßlich einer kritischen Betrachtung der Prager Polizeikontrolle ganz entschieden hingewiesen hat. Das Publikum wird getäuscht!

Fällt aber die offizielle Polizeikontrolle mit Bestätigung der Gesundheit weg, dann kommt auch die Täuschung des Kundenkreises nicht in Betracht. Es weiß jeder, daß die Betreffende krank sein kann. Er hat keine Ausrede mehr, Schutzmaßregeln zu unterlassen.

MONTESANO hält das Prinzip der Reglementierung für vollständig verfehlt. Wenn auch zwei- bis dreimal wöchentlich die Prostituierten kontrolliert werden, kann doch keine Sicherheit bestehen, da sie 30—80 Besucher pro Tag empfangen können. Dazu kommt, daß es zwölfmal mehr unkontrollierte Prostituierte gibt als kontrollierte.

Es wird manchmal statt der Reglementierung der Prostituierten eine Reglementierung der Prostitutionsbetriebe vorgeschlagen, wie sie z. B. in Italien besteht und von BLASCHKO als zulässig betrachtet wird. Dadurch soll die Polizei instand gesetzt werden, die Örtlichkeiten, wo ein solcher Betrieb stattfindet oder stattfinden könnte, ständig zu überwachen und im Interesse der Allgemeinheit eventuelle Vorschriften zur Verhütung von Mißbräuchen herauszugeben. Die Reglementierung der Betriebe ist mit keiner Herabwürdigung der Prostituierten, also Menschen, verbunden. Dadurch wird den Frauen immerhin die Möglichkeit freigelassen, die Prostitution aufzugeben und sich anders zu ernähren, während unter dem Regime der Reglementierung der Prostituierten eine als kontrollierte Prostituierte gebrandmarkte Frau nicht leicht aus dem Prostitutionsbetriebe herauskommen kann.

FABRY vertritt die Anschauung, daß für mittlere Großstädte (200—500 000) das System der Kasernierung am zweckmäßigsten sei. Da in der Straße ein

Untersuchungsraum sich befindet, erscheint es möglich, in relativ kurzer Zeit viele Mädchen genau zu untersuchen. Bei einer Anzeige, die sich auf eine in der betreffenden Straße erfolgten Infektion bezieht, kann in Kürze eruiert werden, von wem sie ausgegangen ist. Durch Kasernierung werden viele Familieninfektionen, insbesondere an Kindern, vermieden. Die hygienischen Maßnahmen sind leichter durchzuführen und zu überwachen, ebenso ist die Gefahr der Verführung geringer.

Tjaden tritt auf Grund der Erfahrungen, die er in Bremen bis zum Jahre 1922 gesammelt hat, für das dort übliche System der Bordellstraße ein. Aus einer Umfrage, die bei den Bewohnerinnen dieser Straße (Helenenstraße) veranstaltet wurde, berechnet er, daß dort im Jahre rund 162 000 mal Geschlechtsverkehr mit Männern und den dort wohnenden Prostituierten (damals 65) stattfindet. Durchschnittlich käme auf jedes Mädchen jährlich etwa 2400 mal Verkehr mit Männern. Eine Umfrage bei den Bremischen Ärzten ergab, daß in der Zeit vom 1. April bis 30. Juni 1922 11 Personen angaben, sich in der Helenenstraße angesteckt zu haben; um auch die Möglichkeit zuzulassen, daß sich zu diesen 11 Personen noch einige Auswärtige hinzugesellt haben können, wird die Zahl 11 auf 15 erhöht, woraus sich 60 Infektionsfälle auf 160 000 Geschlechtsakte, d. h. 1 auf 2700 ergibt. Eine so günstige Infektionsziffer ist noch nirgendwo beobachtet worden; es ist selbstverständlich, warum Tjaden für dieses System eintritt. Wäre die Frage der Reglementierung bloß eine sanitäre, dann wäre vielleicht diese Befürwortung zu verstehen. Nach den obigen Ausführungen aber handelt es sich hier um ein kompliziertes sozial-medizinisches Problem, das selbst dann das System der Bordellstraße verwerfen muß, wenn es überall sanitär so gute Erfolge gäbe, wie sie in Bremen erzielt wurden.

Die japanische Regierung hat in einer dem Völkerbunde überreichten Denkschrift ihre Anschauungen über Mädchenhandel und staatliche Reglementierung der Prostitution niedergelegt. Als Beweggründe der Aufrechterhaltung der Bordelle und der Reglementierung werden Erhaltung der guten Sitten und der öffentlichen Gesundheit angeführt. Bekanntlich sind die Bordelle in besonderen Stadtvierteln zusammengefaßt. Ein Mädchenhandel existiere in Japan nicht, da dort seit langem der Menschenhandel überhaupt verboten ist. Eine Freiheitseinschränkung der Mädchen durch die Bordellbesitzer ist unmöglich; ebenso haben die Bordellbesitzer nicht die Möglichkeit, die Schulden, die die Mädchen bei ihnen machen, einzuklagen.

Einer der energischesten Vorkämpfer für die Beibehaltung der Reglementierung und der Bordelle ist Hahn, der als Oberpolizeiarzt in Hamburg Gelegenheit hatte, praktisch die ganze Frage kennen zu lernen. Er führt das Ansteigen der Zahl der Geschlechtskranken in den Krankenhäusern von Hamburg 1922 bis 1923 auf die Schließung der Bordelle zurück. Im Jahre 1924 zeigt sich eine starke Senkung, die er als Folge verschärfter Kontrolle auffaßt. Die Zustände nach Schließung der Bordelle seien unhaltbar geworden, die 600 Bordellprostituierten sind in 600 Familien gezogen, in denen zum größten Teile Kinder waren. Hahn empfiehlt das Bremer System, ist sich aber dessen bewußt, daß das Problem der Prostitution viel zu kompliziert ist, um es einseitig durch die Polizei oder die Ärzte oder sonstwie zu lösen.

Gegen diese Anschauungen von Hahn treten Schreiner und Delbanco entschieden auf, und zwar sowohl vom moralischen als auch vom ärztlichen Standpunkte aus. Es ist für den Fernstehenden interessant zu beobachten, wie in einer und derselben Stadt auf Grund desselben Materials so entgegengesetzte Anschauungen zustande kommen können.

Es ist lehrreich, eine Zusammenstellung derjenigen Ärzte vorzunehmen, die sich für und gegen die Reglementierung ausgesprochen haben.

Für die Reglementierung traten in letzter Zeit ein: Hammer, Bizard, Bralez, Barduzzi, Mc. Kinlay, Klaholt, Mapes, Herrera, Carrara, Carmona, Christian, Curieses, Lesser, Matthys, de Napoli, Palmer, Pecori, del Campo, Haunauer, Pestalozza, Scharfe, Terzaghi, Travagli, gegen die Reglementierung dagegen: Blaschko, Pôdder, Wolbarst, Wintsch, Bard, Graaf, Farreras, Montesano, Goodman, Sberna, Knack, Düring, Löwenstein, Ambrosoli.

Eine Mittelstellung scheint Finger einzunehmen. Im „Handbuch der Geschlechtskrankheiten" präzisiert er seinen Standpunkt dahin, daß „wenn die Überwachung der Prostitution sich als hygienische Maßregel bewährt, alle Argumente von „persönlicher Freiheit", „Verletzung des Schamgefühls" usw. jeden realen Boden verloren haben, denn es ist selbstverständlich, daß jeder verpflichtet ist, sich solche Einschränkungen der persönlichen Freiheit gefallen zu lassen, welche im allgemeinen Interesse liegen. Leider ist gerade die Frage des hygienischen Nutzens der Reglementierung nicht strikte statistisch zu erweisen. Aber als einen indirekten Beweis möchten wir die wohl als feststehend anzusehende Tatsache anführen, daß die Aufhebung der Kontrolle überall von einer Zunahme der Geschlechtskrankheiten gefolgt war. Dies sehen wir an England, an Italien, an Dänemark im Großen und nach dem Berichte Jacobis aus Freiburg in Breisgau im Kleinen. Überall wiederholt sich dieselbe Erscheinung, daß mit dem Augenblick der Aufhebung der Zwangsbehandlung der Prostituierten die Weiberbetten der Abteilungen für Geschlechtskranke leer stehen, weil die kranken Prostituierten aus Unwissenheit, Nachlässigkeit, Gewinnsucht sich aus freien Stücken nicht in Behandlung begeben, während die Nachfrage nach Betten seitens der Männer, die an Geschlechtskrankheiten leiden, bedeutend zunimmt. Auf der anderen Seite ist es zweifellos, daß jene Prostituierte, welche als krank befunden und der Zwangsbehandlung zugeführt wird, nicht mehr zu infizieren vermag, während sie ohne diese Maßregel ihrem Gewerbe nachgehen und zahlreiche Infektionen verursachen würde. Nichtsdestoweniger muß zugegeben werden, daß der Nutzen, den die Reglementierung schafft, kein großer sein kann".

An einer anderen Stelle („Zeitschrift für Bekämpfung der Geschlechtskrankheiten", Bd XV, S. 235, 1914) sagt Finger: „In der Tat ergibt die Überlegung, daß bei dem Charakter der Geschlechtskrankheiten als chronischen Erkrankungen, welche den Patienten wenig belästigen, dessen Berufsfähigkeit nur selten aufheben, bei der großen Verbreitung derselben in der Bevölkerung die Ausdehnung des Prinzips der Reglementierungsmaßnahmen auch auf die ganze Gesellschaft, alle Staatsbürger, keinen Erfolg versprechen würde, weil sich bei der großen Zahl von Kranken und Krankheitsverdächtigen diesem Prinzip und dessen Durchführung unüberwindliche technische Schwierigkeiten in den Weg stellen würden."

Abolitionismus bedeutet das Bestreben, Gesetze und Polizeivorschriften, die die Ausübung der Prostitution reglementieren, hiermit also anerkennen oder konzessionieren, abzuschaffen. Die Anhänger des Abolitionismus wenden sich gegen Vorschriften und Polizeiverordnungen, welche die Prostituierten in Listen eintragen und der gesetzlichen Zwangsuntersuchung unterwerfen wollen. Insbesondere aber bekämpfen sie die einseitige Behandlung der Prostituierten und vollkommene Außerachtlassung der geschlechtskranken Männer. Betont muß werden, daß der Abolitionismus nicht Nihilismus bezüglich der Bekämpfung der Geschlechtskrankheiten oder der Prostitution bedeutet. Es handelt sich vielmehr um ein System, das bei der Bekämpfung der Geschlechtskrankheiten dem Übel an die Wurzel gehen will und die moralischen, sozialen und hygienischen Fragen, die dieses System komplizieren, in gleicher Weise für alle Beteiligten lösen will. Es mag sein, daß vielfach im Lager der Abolitionisten Leute stehen, die nur eines der genannten Probleme, z. B. das moralische, herausgreifen und der Ansicht sind, bloß durch Verfechtung dieses Prinzips für die Bekämpfung der Geschlechtskrankheiten alles zu leisten. Selbstverständlich müssen sie bei ihren Bestrebungen Fiasko erleiden, weil es sich — wie stets betont werden muß — bei der Bekämpfung der Geschlechtskrankheiten um eine Frage handelt, die mit vielerlei anderen Problemen innig verknüpft sind. Ebenso wirkungslos muß der Kampf der Nur-Hygieniker sein, welche für ärztliche Maßnahmen eintreten, ohne sich um die anderen Wurzeln der Verbreitung der Geschlechtskrankheiten zu kümmern.

Der Gedanke des Abolitionismus hat sich durchgesetzt, und es wäre müßig, heute noch Für und Wider der Reglementierung genau zu erörtern, zumal da sowohl Blaschko als auch Finger und Flexner diesem Gegenstande einen weiten Spielraum gewährt haben. Es mag nur kurz zusammengefaßt werden, was der Reglementierung vorgeworfen wird.

1. Die Zwangsreglementierung ist Verletzung persönlicher Freiheit.
2. Die Zwangsuntersuchung verletzt das Schamgefühl.
3. Die Reglementierung täuscht, wie schon oben erwähnt, die Gefahrlosigkeit des Verkehrs mit den kontrollierten Prostituierten vor, wodurch sie Anlaß zur Unvorsichtigkeit gibt.
4. Die Reglementierung umfaßt nur einen kleinen Teil der Prostitution und ist somit für die Gesundheit der Bevölkerung von zu geringer Bedeutung. Sie erstreckt sich nur auf Frauen und nicht auf die geschlechtskranken Männer.
5. Die Reglementierung schafft eine privilegierte Prostitution.
6. Die privilegierte Prostitution, insbesondere in den Bordellen, verleitet viele Männer, hauptsächlich unter dem Einfluß des Alkohols, zum Geschlechtsverkehr. Wenn die Gelegenheit dazu durch die Reglementierung nicht zu bequem wäre, würden viele der Männer nicht der Verlockung zum Opfer fallen.
7. Die Reglementierung kann die Prostitution nicht gesünder gestalten. Dagegen veranlaßt sie eine häufigere Benützung der Prostituierten, insbesondere der in Bordellen befindlichen.
8. Die Brandmarkung der Prostituierten durch die Reglementierung erschwert ihr die Rückkehr ins bürgerliche Leben.

Der Abolitionismus hält zwar weder die Prostitution noch deren Benutzung für strafbar, befürwortet aber die Bestrafung der Vermittlung zwischen beiden. Für die Theorie mag das möglicherweise zutreffen, ist aber in der Praxis absolut undurchführbar, wie Blaschko gezeigt hat, denn es muß, wenn die Polizei für den Prostitutionsbetrieb keine Verhaltungsvorschriften gibt, mit der Zeit an belebten Stellen einer Stadt ein Strich entstehen, der, wenn er ganz unüberwacht bleibt, infolge der Konkurrenz sicherlich unglaubliche Formen annimmt. Es ist schwer, das richtige Maß zu finden. Es ist auch schwer zu sagen, wer über dieses zu entscheiden hat, in welcher Weise eingeschritten werden und wie die Strafe ausfallen soll. Das einzige Mittel, den Betrieb auf der Straße nicht allzusehr anwachsen zu lassen, ist die Verlegung des Betriebs in geschlossene Räume. Diese Räumlichkeiten werden aber immer in der Hand eines Dritten sein und sich in verschiedenen Formen darbieten als Bar oder Kneipe oder Varieté, Musikkaffee, Privatwohnung u. dgl. Und sobald man irgendeinen dieser Orte verbietet oder unmöglich macht, bringt die Prostitutionsindustrie dasselbe in einer anderen Form. Je strenger die Verfolgung ist, desto versteckter wird das Ganze vor sich gehen, und man müßte schon eine große Menge von Polizisten zur Verfügung haben, um all die Täter zu fassen und zu bestrafen, die sich gegen die strengen Maßnahmen vergehen. Sicherlich sind Bordelle unzweckmäßig und zu verwerfen, vor allem deshalb, weil die Prostituierten dem

Besitzer allzusehr unterworfen sind. Wohnung und Betriebstätte der Prostitution sollen nicht vereinigt sein. Die Verleitung zur Prostitution, das Festhalten in derselben und die Ausbeutung der Prostituierten müßte streng bestraft werden. Die einfache Vermittlung sollte straffrei bleiben. Da nun einmal die Prostitution eine Tatsache ist, so ist es nach Blaschko das Wichtigste, sie möglichst gesund zu erhalten. Das kann am besten geschehen durch freie Behandlung und Krankenhausverpflegung, eventuell mit Hilfe von Krankenkassen. Zwangsbehandlung soll vor allem gegenüber Jugendlichen und geistig Minderjährigen durchgesetzt werden. Der Kernpunkt ist, daß mehr Wert auf die hygienische Seite der Prostitutionsfrage zu legen ist als auf die juridische. Es ist ein Fehler, jede Vermittlung bestrafen zu wollen. Würde dies nicht der Fall sein, dann würde Straßenprostitution mit all ihren üblen Seiten, insbesondere Ausbeutung der Prostituierten, in Wegfall kommen.

Der 45. internationale Kongreß der abolitionistischen internationalen Föderation zu Graz (22.—24. September 1924) stellte fest, daß die Aufhebung der Reglementierung weder die sanitären Zustände irgendwie verschlechtert noch die öffentliche Ordnung gestört oder die Prostitution selbst gefördert habe. Das gerade Gegenteil sei der Fall gewesen, da die Aufhebung der Reglementierung der Prostitution eine deutlich sichtbare Besserung in betreff der genannten Gesichtspunkte zur Folge hatte. Alle Maßnahmen zur Bekämpfung der Geschlechtskrankheiten und Sanierung der Prostitution müssen unbedingt zwei Grundsätze wahren:

1. Achtung vor der Würde einer jeden menschlichen Persönlichkeit,
2. gleiches Recht für jeden bei Anwendung gesetzlicher Maßnahmen. Deshalb spricht sich der Kongreß gegen jede Maßnahme aus, die nur Prostituierte betrifft.

Das einzige wirksame Mittel ist die Erziehung.

Der Kongreß setzt sich für Gleichstellung der venerischen Krankheiten mit anderen Infektionskrankheiten ein, weil eine besondere Behandlung der Geschlechtskrankheiten dazu führt, Zwangsmaßnahmen wie die Meldepflicht, Zwangsbehandlung und Zwangsuntersuchung krankheitsverdächtiger Personen abzulehnen.

Es hat den Anschein, als ob die alte Streitfrage „Reglementierung oder Abolition“ endlich einer Lösung entgegenginge. Der internationale Kongreß zur Bekämpfung der Geschlechtskrankheiten, der im Oktober 1925 in Paris zusammentrat, beschäftigte sich mit dieser Frage und kam zu der Entschließung, daß „die Reglementierung der Prostitution es zu keiner Zeit und in keinem Lande vermocht hat, die Geschlechtskrankheiten einzudämmen“. Deswegen wurde ohne Widerspruch beschlossen, allen Ländern deren völlige Aufhebung zu empfehlen. An deren Stelle sind Maßnahmen gegen die sozialen, wirtschaftlichen und sittlichen Ursachen der Prostitution zu ergreifen, unter Schonung der individuellen Freiheit, soweit die Allgemeinheit nicht gefährdet wird. Auf Zwangsmaßnahmen kann dabei nicht ganz verzichtet werden; sie sollen aber nur Anwendung finden, wenn aus Leichtsinn oder Unverstand eine Gefahr für die anderen entsteht. So sollen sie sich auch nicht, wie bisher, auf den engbegrenzten Kreis der polizeilich eingeschriebenen Prostituierten beschränken, sondern sich auf alle Männer und Frauen, welche eine Gefahr für die Allgemeinheit bilden, beziehen.

7. Alkohol und Geschlechtsleben.

In einer Arbeit, die der Bekämpfung der Geschlechtskrankheiten gewidmet ist, darf ein Kapitel über den Einfluß des Alkohols auf das Geschlechtsleben nicht fehlen. Alles, was in irgendeiner Beziehung zum Geschlechtsleben steht, muß sorgsam beachtet und in seiner Wirkung auf das Geschlechtsleben und damit auf die Geschlechtskrankheiten sorgfältig abgewogen werden (vgl. hierzu HAUSTEIN). Der Alkoholgenuß wirkt beim einzelnen so, daß sich zuerst eine gewisse Euphorie einstellt, in der Denken, Sprechen und Handeln für den Betreffenden selbst leichter und freier vor sich zu gehen scheint, während der nüchterne Beobachter zwar in bezug auf die Menge und die Raschheit aller Äußerungen eine Steigerung, nicht aber auf die Qualität feststellen kann. Dieses bekannte Stadium, in dem ein sonst schweigsamer, bescheidener, ruhiger Mensch gesprächig, aufdringlich und lebhaft wird, ist bei weiterem Alkoholgenuß von einem Stadium gefolgt, in welchem all dies schwerfälliger wird, um schließlich nach einem kurzen Stadium der Rührseligkeit in den Zustand der Alkoholbetäubung überzugehen. Im ersten Stadium wird durch den Wegfall vieler moralischer und ethischer Hemmungen auch die sonst beherrschte Sinnlichkeit freier zum Vorscheine kommen als im nüchternen Zustand. Dieser Steigerung des Geschlechtstriebes steht aber keine Vermehrung der geschlechtlichen Kraft beim Manne zur Seite, im Gegenteil, durch den Alkoholgenuß ist sie stark beeinträchtigt. Sicher ist, daß in diesem Zustande Mann oder Weib geschlechtlichen Reizen bedeutend leichter und wehrloser gegenübersteht, so daß der Alkohol mit Recht als größter Verführer und Kuppler bezeichnet werden kann. Dazu gesellt sich noch durch die alkoholische Euphorie die Geringschätzung sonst richtig erkannter Gefahren des Geschlechtsverkehrs für beide Geschlechter und infolgedessen verhältnismäßig häufig erworbene Geschlechtskrankheiten, eventuell Schwangerschaften unter der Einwirkung des Alkohols. Durch die alkoholgeschwächte Potenz des Mannes dauert der Akt länger, und der Betreffende setzt sich also der Gefahr um so länger aus. Die alkoholische Euphorie ist auch schuld daran, wenn nachher die sonst geübte Prophylaxe nicht richtig oder gar nicht vollzogen wird. Auch LOMHOLT stellt fest, daß der Alkohol der Anwendung von Schutzmitteln entgegenwirke.

Diese Beziehungen des Alkohols zu der ersten Phase des Geschlechtstriebs, dem Kontraktationstrieb, werden vom Prostitutionskapital ausgenützt, um mit Hilfe des Alkohols durch die künstliche Aufpeitschung des Geschlechtstriebs der Prostitution einen größeren Zulauf zu schaffen. Ein Bordellbetrieb oder Führung von Animierkneipen, Bars u. dgl. wäre ohne Alkohol unmöglich. Andererseits benützt das Alkoholkapital die Prostitution dazu, um durch deren Zureden und deren Interesse am Alkoholkonsum (Prozente) den Alkoholgenuß der Männer zu steigern. Schließlich dient der Alkoholgenuß dazu, durch ständige Alkoholisierung die hier und da erwachenden moralischen Regungen der der Prostitution Anheimgefallenen zu unterdrücken. Der Alkohol fördert den ersten Schritt zur Prostitution und erhält auch die Frau in der Prostitution. Der Alkohol macht aber auch den Männern die Prostitution erträglicher und lockt zum Teile mit Hilfe einer fragwürdigen Kunst, mit Riesenreklame, mit Unterstützung einer bestochenen Presse und von Modeschriftstellern die vielleicht widerstrebende männliche Jugend in den Bannkreis von Alkohol und Prostitution.

Auch in Amerika liegen die Verhältnisse nicht anders. HENNING berichtet, daß die Saloons in den meisten Fällen nichts anderes sind als Dives, d. h. Orte, in denen die Prostitution eine Heimstätte hat. 1910 betrugen die Einnahmen für geistige Getränke in den „disorderly Saloons“ 4 307 800 Dollar, in den Bordellen 2 915 760 Dollar.

Deshalb ist jede Maßregel zur Sanierung der Prostitution vergeblich, die nicht in energischer Weise den Alkohol aus dem Prostitutionsbetriebe ausschaltet. Bei diesen Maßnahmen hat man nicht nur mit dem Widerstand des

Prostitutionskapitals, sondern noch vielmehr des gewaltigen, alles korrumpierenden Alkoholkapitals zu rechnen. Deshalb kann eine Lösung der in Frage stehenden Probleme nicht gesondert erfolgen, sondern es muß mit großer Energie alles Schädliche gleichzeitig ausgerottet werden. Man kann die Prostitution nicht ungefährlich machen, ohne den Alkohol aus ihrem Betriebe gänzlich auszuschalten. Eine Teilausschaltung des Alkohols für eine bestimmte Gruppe von Geschäftsunternehmungen ist nicht möglich. Deshalb muß der Kampf auf eine vollständige Ausschaltung des Alkohols aus dem geselligen Leben gerichtet sein, d. h. die Bestrebungen zur Bekämpfung der Geschlechtskrankheiten müssen Hand in Hand gehen mit dem Kampfe gegen den Alkohol durch vollständige Prohibition.

Das Zusammenwirken von Alkohol und Prostitution bringt es mit sich, daß dem Alkoholfreunde stets Gelegenheit gegeben ist, Alkohol und Weib bequem zu genießen. All die Weinstuben, Animierkneipen u. dgl. haben nur die eine Aufgabe, durch Vermittlung der holden Weiblichkeit den Wirten die Abnehmer für ihre oft fragwürdigen Getränke zu liefern. Da das Geschäft nur dann einträglich ist, wenn die Bedienung weiblich, jung und hübsch ist, haben die Wirte ein Interesse daran, den Wünschen ihrer Gäste in dieser Beziehung stets entgegenzukommen. Außerdem gehört zum Kellnerinnenberufe keine besondere Vorbildung. Dort drängt sich alles zusammen, was rasch und leicht Geld verdienen muß. Zwar ist die Bezahlung gering, doch der Verdienst manchmal sehr groß. Natürlich darf die betreffende Frau mit ihren Reizen nicht sparsam umgehen. Mag auch manche mit den besten Absichten und von der Not gedrungen diesen Beruf ergreifen, unter dem Einfluß des Milieus und unter der Einwirkung des notdrungenermaßen reichlich genossenen Alkohols fallen bald die letzten Bedenken ab, die sie noch aus einer besseren Zeit mitgebracht hat. Sie lernt bald verstehen, daß der Gast, der sie begehrt, der Mächtigere ist und fügt sich willig seinen Wünschen, insbesondere, wenn sie davon eine Aufbesserung ihres absichtlich kärglich bemessenen Gehaltes zu erwarten hat. Schließlich wird sie aktiv, um einesteils einen möglichst großen Weinkonsum zu erzielen, da sie der Wirt daran mit Prozenten beteiligt, und um den Gast zum Geschlechtsverkehr zu verleiten, weil sie dafür bezahlt wird. Diese Stellung der Kellnerin ist nicht überall gleich; es gibt Länder (Schweiz, Süddeutschland u. dgl.), in denen der Kellnerinnenberuf nichts mit der Prostitution zu tun hat. Aber die gekennzeichneten niederen Lokale sind geradezu auf diesem Kellnerinnenbetrieb aufgebaut. Daß dem so ist, zeigen auch die Zahlen, aus denen ersichtlich ist, daß viele Prostituierte früher Kellnerinnen waren, bevor sie gänzlich der Prostitution anheimfielen.

Einen Beitrag, der die engen Beziehungen zwischen Prostitution und Alkoholismus beweist, bringt HOPPE. Von 2000 New-Yorker Prostituierten, die im Jahre 1863 untersucht wurden, waren 49,8% starke Trinkerinnen, 32,3% mäßig und 17,9% abstinent. 9,6% gaben Neigung zum Trinken als Ursache der Prostitution an.

Von 134 Prostituierten im Departement zu Brügge waren 65 Trinkerinnen, von 115 Prostituierten im Frauenasyl 54 Trinkerinnen, d. h. insgesamt 47,7%. Bei den Frauen, die später zur Prostitution gelangen, scheint der Alkoholismus vorauszugehen und die Ursache der Prostitution zu sein. Bei denen, die sich schon frühzeitig der Prostitution ergaben, ist er mehr oder weniger Begleiterscheinung ihrer Lebensweise, ein Mittel zur Betäubung des vielleicht schon unerträglichen Daseins.

Eine Umfrage über den Alkoholgebrauch, die S. WISLOUCH (zitiert bei WEISSENBERG) bei 573 Prostituierten in Moskau veranstaltete, ergab 548 Antworten. 473 gaben Alkoholgebrauch zu. Die meisten von ihnen tranken schon, bevor sie noch Prostituierte waren, und zwar 183 viel, 219 mäßig und 171 selten. Als Ursache für Trunksucht bezeichneten die Gewohnheit 132, das Betäubungsbedürfnis 132, die Bewirtung der Gäste 81 und die Forderung der Lokalbesitzer 63. Über die Umstände des ersten Geschlechtsverkehrs waren nur 342 Antworten eingegangen. Danach waren 56 nüchtern, 73 vollbetrunken und 192 leichtbetrunken.

Eine Untersuchung über den Einfluß des Alkohols auf die Prostitution stellt die Arbeit des „Kgl. Sozialstyrelsen" dar, die sich mit den in den Jahren 1916—1924 in die Zwangsarbeitsanstalt Landskrona aufgenommenen Frauen befaßt, die mit wenigen Ausnahmen Prostituierte sind. Von 936 Frauen waren 144 unehelicher Geburt. Die anderen 792 konnten nur in einem verhältnismäßig kleinen Teile genaue Auskünfte über ihre häuslichen Verhältnisse geben. In 40 (von 372) war der elterliche Haushalt verwahrlost, darunter in 16 Fällen wegen Trunksucht eines Elternteiles. Nur in 108 Fällen konnte eine Auskunft über erbliche Belastung seitens der Eltern oder Geschwister erlangt werden. Davon waren in 18 Fällen eines der Eltern trunksüchtig, 16 mal eines der Eltern Landstreicher oder kriminell, 6 mal lag bei einem Elternteil Geisteskrankheit vor, in 90 Fällen waren ein oder mehrere Geschwister trunksüchtig.

Von den Prostituierten waren 68,1% trunksüchtig. Viele davon waren in noch jugendlichem Alter. Von 417 Prostituierten unter 25 Jahren waren 62% trunksüchtig, von 411 zwischen 25 und 40 Jahren waren 70%, von 108 im Alter von über 40 Jahren waren 81% trunksüchtig. *Demnach nimmt also die Trunksucht mit steigendem Alter zu.*

Unter den zum ersten Male wegen Unzucht Bestraften befindet sich schon ein beträchtlicher Prozentsatz von Trinkerinnen (41%). Nur wenig mehr Trinkerinnen sind unter den schon wiederholt wegen Prostitution zur Zwangsarbeit Verurteilten.

Von 835 Untersuchten waren bloß 87 ohne Anzeichen von Geschlechtskrankheiten. 598 waren syphilitisch.

Untersuchungen über den Einfluß des Alkohols auf venerische Infektion sind in letzter Zeit mehrfach vorgenommen worden. Als erster hat FOREL eine kleine Statistik zusammengestellt, nach welcher von 182 Männern 76,4% ihre Geschlechtskrankheit in alkoholisiertem Zustande erworben hätten. LANGSTEIN untersuchte 179 Frauen, von denen 43,8% zur Zeit der Infektion unter dem Einfluß des Alkohols standen. MÖLLER fand unter den von ihm befragten geschlechtskranken Männern 67,7%, die unter dem Einfluß des Alkohols sich geschlechtlich infiziert haben. NOTTHAFFT befragte 1225 Geschlechtskranke und stellte fest, daß 218 = 17,7% sicher oder mit Wahrscheinlichkeit in berauschtem Zustande waren, als sie sich infizierten, und 140 = 11,4%, bei denen der Einfluß des Alkohols zwar nicht sicher, aber möglich war. HECHT hat ungefähr 1000 Geschlechtskranke auf das Verhältnis zwischen Alkohol und venerischer Infektion befragt. Bei 43% derselben war der Einfluß des Alkohols auf das Zustandekommen des infizierenden Geschlechtsverkehrs gegeben. Noch bedeutend höher sind die Prozentzahlen bei den Ehemännern, von denen sich 60% unter dem Einfluß des Alkohols infiziert haben.

In einer Umfrage, die bei 7000 Kranken des Moskauer venerologischen Ambulatoriums veranstaltet wurde (M. WEIN), sind auch Zahlen über das Verhältnis des Alkohols zur Ansteckung enthalten. Von den Unverheirateten waren 30% bei der Ansteckung berauscht. Von den Verheirateten, die getrennt von ihrer Familie leben, 51% und von den Verheirateten, die mit ihrer Familie leben, 71—72%. Es ist interessant, daß sich die letztere Zahl fast genau mit den von HECHT ermittelten deckt, der fast denselben Prozentsatz alkoholischer Beeinflussung verheirateter Männer feststellt.

Der fördernde Einfluß des Alkohols auf die Geschlechtskrankheiten kann festgestellt werden, wenn man die Verteilung der Infektionen auf die einzelnen Wochentage vornimmt. Dies hat HECHT bei 222 Infektionen, die gelegentlichem Verkehre folgten, festgestellt. Es infizierten sich:

an	Sonn- und Feiertagen	37,7%
am	Montag	8,5%
„	Dienstag	10,8 „
„	Mittwoch	8,5 „
„	Donnerstag	8,5 „
„	Freitag	11,2 „
„	Samstag	19,8 „

Es ist bekannt, daß der Samstag und die Sonn- und Feiertage auch die Tage des größten Alkoholkonsums sind. Nun könnte man einwenden, daß es sich hier um ein zufälliges Zusammentreffen zweier Triebe handelt, zu deren Befriedigung meistens die freie Zeit benutzt wird. Es muß zugegeben werden, daß in manchen Fällen schon vorher mit der Möglichkeit eines Geschlechtsverkehrs gerechnet wurde, aber sicherlich wird es auch häufig genug vorgekommen sein, daß die Absicht eines Liebesabenteuers nicht bestand, und erst der alkoholisierte Zustand die Vorbedingung zu einem solchen schaffte. Insbesondere bei den Ehemännern hat es sich gezeigt, daß die leicht euphorische Stimmung in dieser Beziehung mit großen Gefahren verbunden ist. Ferner muß man die Bedeutung des Zahltages in Betracht ziehen, der sowohl für den Alkoholgenuß als auch für den außerehelichen Geschlechtsverkehr von Bedeutung ist. Häufig sind beide miteinander verknüpft (Kellnerinnen) und schließlich hat es das Alkoholkapital verstanden, fast jegliches Vergnügen und jede Erholung dem Arbeiter und dem Mittelstand mit Alkoholgenuß zu verbinden, so daß beim besten Willen zur Alkoholenthaltsamkeit doch der Trinkzwang sich durchsetzt.

Daß die Fernhaltung des Alkohols von den Erholungsstätten mit einer beträchtlichen Abnahme der Geschlechtskrankheiten einhergeht, zeigen unter anderem auch die Statistiken der britischen Armee.

Aufnahmen auf 1000 Mann

Jahr	Alkoholische Erkrankung	Geschlechtskrank
1886—1890	3,1	207,6
1891—1900	2,1	143,7
1901	2,6	95,6
1902	2,6	110,1
1903	1,5	109,1
1904	1,3	107,6
1905	1,2	90,5
1906	1,7	99,4
1907	1,4	84,4
1909	0,7	68,4
1901—1905	1,8	102,6
1906—1909	1,15	79,4

Diese Erfahrung haben auch andere Armeen, insbesondere die amerikanische gemacht, so daß man wohl sagen kann, daß die Einschränkung des Alkoholgenusses von einem Sinken der Geschlechtsinfektionen gefolgt ist.

Einem Bericht von C. F. STODDARD ist zu entnehmen, daß in Massachusetts die Zahl der Geschlechtskranken nach Einführung der Prohibition gesunken ist; obwohl die Zahl der Ärzte, welche ihre Fälle vom Februar 1918 an meldeten, ständig stieg, sank doch die Gesamtzahl der gemeldeten Kranken. Es handelte sich meistens um Fälle im ansteckenden Stadium und frische Infektionen.

Jahr	Gesamtzahl der Fälle	Monatlicher Durchschnitt
1918 (11 Monate)	10 965	996
1919	13 562	1130
1920	10 211	851
1921	8 060	672
1922 (bis 31. März) . . .	1 668	556

An einem Krankenhause in London wurden vom Juli bis September 375 Männer mit Geschlechtskrankheiten behandelt. Von diesen waren 246 ledig, 109 verheiratet, 8 Witwer und 12 Geschiedene. Bei der Befragung über die Umstände ihrer Ansteckung ergab sich, daß 299 mäßige Trinker waren, 20 waren Totalabstinenten und 56 waren mehr oder weniger betrunken zur Zeit ihrer Infektion (GORELL).

SCHEIN-VOGEL hat bei seinen Untersuchungen im Shitomirschen Kreis festgestellt, daß sich 15% der Geschlechtskranken im berauschten Zustande infiziert haben.

Nach IKTHEMANN erfolgten in Leningrad vor Freigabe des Alkohols 25% der Ansteckungen im Rausch.

Einen seltsamen Schluß zieht SCHWIENING aus dem fast andauernden Anstieg an Geschlechtskranken in der amerikanischen Armee betreffs des Alkohols. Er nimmt an, daß diese Vermehrung auf das seit 1900 bestehende völlige Verbot alkoholischer Getränke in den Kantinen zurückzuführen sei. Dadurch wäre das Militär zum Aufsuchen von Kneipen und Vergnügungslokalen gezwungen, wo sie leicht unter dem Einfluß des Alkohols sich Geschlechtskrankheiten zuziehen.

Betreffs der Formen des Alkoholismus ist zu erwähnen, daß es nicht so sehr die Gewohnheitstrinker sind, die unter dem Einfluß des Alkohols geschlechtskrank werden, als die sonst nüchternen oder mäßigen, bei denen oft eine geringe Alkoholgabe genügt, um sie den Verführungen der Prostitution zugänglicher zu machen. Der chronisch Alkoholisierte ist zwar in seinem Denken und Sprechen obszön, doch ist sein Geschlechtstrieb meist so geschwächt, daß es seltener zur Durchführung seiner Absichten kommt. Gerade die sonst Enthaltsamen sind auf das äußerste bedroht. Zu dieser Gruppe zählen auch die Verheirateten, wie denn überhaupt der Alkohol als Verführer von Mädchen und Frauen und damit indirekt als Verbreiter der Geschlechtskrankheiten von nicht zu unterschätzender Bedeutung ist.

Es scheint überflüssig zu sein, in einer für Fachleute bestimmten Arbeit den ungünstigen Einfluß des Alkohols auf den Verlauf der Geschlechtskrankheiten zu erwähnen. Es kann aber nicht schaden, wenn kurz darüber geschrieben wird, weil trotz des Bekanntseins dieser Tatsache die Stellung der Ärzte zur Alkoholfrage noch immer zum größten Teil durch den persönlichen Geschmack und nicht durch das Interesse für das allgemeine Wohl bestimmt wird. Die Entzündung beim Tripper wird durch Alkoholgenuß gesteigert, der Verlauf des Trippers gestaltet sich schmerzhafter und schleppender; es stellen sich leichter Komplikationen ein; die Ausheilung wird dadurch verzögert. Auch die Behandlung gestaltet sich durch den euphorischen Leichtsinn des Alkoholikers unregelmäßiger und deshalb nachlässiger als sonst. Eine schon fast erloschene Gonorrhöe kann durch den Genuß einiger Glas Bier zu alter Stärke angefacht werden. Für die Ansteckung mit Geschlechtskrankheiten und den Verlauf des Trippers ist der gelegentliche Alkoholgenuß von größerer Bedeutung als chronische Trunksucht. Für die Syphilis dagegen ist letztere von großem Einfluß. Der durch beständigen Alkoholgenuß geschwächte Körper ist in seiner Widerstandskraft gegen alle Krankheiten, also auch gegen die Syphilis sehr geschwächt. Schon im Primärstadium kann sich dies dadurch äußern, daß der Primäraffekt „brandig“ wird. Das sekundäre Stadium zeigt häufig schwerere Krankheitsformen. Manche Autoren berichten über Fälle von typischer Syphilis maligna bei Alkoholikern (HASLUND, BROUSSE, DREYER, CHRISTIAN, EGOROW, LAINÉ, LOCHTE, MOREIRA, NEUMANN, NIKOLSKY, NOBL, OREY, RIEHL, SANDMANN, SCHWETZ und TEREBINSKI). Ebenso kommt es verhältnismäßig häufiger zu Erkrankungen des Zentralnervensystems. Daß die Frauen, trotzdem bei ihnen viel Syphilis vorkommt, geringe Tabes- und Paralysezahlen aufweisen, während die Prostituierten infolge ihres großen Alkoholkonsums relativ bedeutend häufiger an Metalues erkranken als alle anderen Frauen, spricht für die ursächliche Rolle des Alkohols.

Dem Alkohol schreibt LACAPÈRE die Schuld zu, daß bei den Europäern die metasyphilitischen Nervenerkrankungen im Vergleich zu den Eingeborenen verhältnismäßig häufig sind. Während beim Europäer die Hauterkrankungen fast immer leicht sind, werden das Nervensystem und die Eingeweide von schweren Erscheinungen befallen. Im Gegensatz dazu sind bei den Arabern die Haut- und Knochenerkrankungen sehr häufig und von schwerem Verlauf, während Nervensystem und Eingeweide nur ausnahmsweise Sitz der Erkrankung sind. So fand er unter 2850 eingeborenen Syphilitikern 57 mal Eingeweideerkrankungen (darunter 30 Fälle von Hodensyphilis) und 166 mal tertiäre Nervensyphilis, unter denen aber nur 3 Tabiker und 1 Paralytiker waren. Durch den Alkohol nun kommt es beim Syphilitiker zu einer starken Veränderung eines Organes oder er ist die Ursache für das Eintreten der Arteriosklerose, die in verschiedenen Formen als Aortenaneurysma, als Gehirnblutung, als Nierensklerose u. dgl. mehr in Erscheinung treten kann, oder er schafft die Prädisposition zu einer sklerotischen Organveränderung. Beim Europäer entsteht durch den Alkoholgenuß eine dauernde arterielle Spannung, in deren Gefolge es zur Sklerose kommt. Die Eingeborenen genießen keinen Alkohol; infolgedessen kommt es nicht zu der eben beschriebenen arteriellen Spannung, abgesehen davon, daß sie oft an Malaria leiden, die zur Gefäßerschlaffung führt. Selbst auf die europäischen Kinder soll der Alkohol verderblich einwirken, indem er hereditäre arterielle Spannungen verursacht, die bei den Kindern, obwohl sie keinen Alkohol genossen haben, sklerotische Krankheitsformen hervorrufen.

Auf den Zusammenhang zwischen Alkohol und Unsittlichkeit macht Frau GERKEN-LEITGEBEL nachdrücklichst aufmerksam und kommt zu dem logischen Schlusse, daß Frauen wohl in Speisewirtschaften, nicht aber in Trinkwirtschaften beschäftigt sein können. Die Folge dieser Maßnahme wäre das Eingehen der Animierkneipen, die ohne Frauen nicht bestehen können. In der ersten Zeit würde freilich durch das Freiwerden vieler Kellnerinnen die Zahl der Straßenprostituierten einen Zuwachs erhalten; aber der neue Zustrom zum Kellnerinnenberuf wäre eingestellt. In alkoholfreien Betrieben können Frauen ohne Gefahr für sich und die Volksgesundheit beschäftigt sein.

Der Alkoholismus gilt als Zeichen einer degenerativen Anlage. Verbunden mit dem Schwinden ethischen Empfindens kann er beim akuten Rausche Sexualverbrechen auslösen. Auffällig äußert sich diese Rolle bei Fällen von Inzest, die H. F. STELZNER beschreibt. In 7 von 11 erwähnten Fällen wird der Alkoholismus der Täter hervorgehoben. Aber auch für die Belastung der meist degenerierten Opfer kommt vorwiegend der Alkohol in Betracht. Er kann in Form des chronischen Alkoholismus wirken, dann meist durch Abstumpfung des moralischen Empfindens. Der akute Rausch führt zu geschlechtlicher Hyperästhesie, hebt gleichzeitig die moralischen Einwände auf und läßt die eventuellen Folgen des Verbrechens in milderem Lichte erscheinen.

Man kann also ruhig behaupten: Ohne Bekämpfung des Alkohols kann der Kampf gegen die Geschlechtskrankheiten nicht erfolgreich geführt werden. Die Leitsätze für eine solche Propaganda seien im nachstehenden in Form eines Flugblattes des Deutschen Vereines gegen den Alkoholismus (Mitt. d. D.G.B.G., Bd. XV, 24) wiedergegeben:

Was jedermann vom Alkohol und den Geschlechtskrankheiten wissen muß!

Er muß wissen:

1. Die freiwillige Beherrschung der sinnlichen Triebe, insbesondere des natürlichen Geschlechtstriebes, verleiht dem Menschen seine Würde und erhebt ihn über das Tier.

2. Die völlige Enthaltung vom Geschlechtsverkehr schädigt die Gesundheit nicht.

3. Der unmäßige Alkoholgenuß (in Form von Wein, Bier, Branntwein, Obstwein usw.) reizt die sinnlichen Triebe, hebt die freie Willensbetätigung des Menschen auf und führt so in der Regel zu unbesonnenen geschlechtlichen Ausschweifungen.

4. Die meisten Geschlechtskrankheiten werden so in einer durch Alkoholgenuß bewirkten Trübung der Überlegung und des Gewissens — nicht nur in betrunkenem, sondern oft in nur „angeheitertem" Zustand erworben.

5. Wer sich mutwillig und leichtsinnig, besonders unter dem Einflusse des Alkoholgenusses, den großen Gefahren des außerehelichen Geschlechtsverkehrs aussetzt, verletzt in ärgster Weise die Pflichten gegen sich selbst, gegen seine Familie und gegen sein Vaterland.

6. Außerehelicher Geschlechtsverkehr birgt stets die Gefahr der Übertragung von Geschlechtskrankheiten in sich. Auch die strengste polizeiliche und ärztliche Überwachung der Prostituierten bietet keine Gewähr für deren Gesundheit. Es gibt kein anderes wirklich sicher wirkendes Schutzmittel gegen diese Gefahren, als die Vermeidung des außerehelichen Geschlechtsverkehrs.

7. Durch Enthaltsamkeit oder wenigstens strenge Mäßigkeit im Genuß geistiger Getränke wird die Gefahr der Geschlechtskrankheiten vermindert.

8. Durch den Genuß geistiger Getränke wird auch Verlauf und Dauer einer Geschlechtskrankheit ungünstig beeinflußt.

9. Geschlechtskranke, welche durch Leichtsinn oder Nachlässigkeit ihre Krankheit auf andere übertragen, können strafrechtlich verfolgt werden (Paragraph 223 und 230 des RStrGB.).

10. Geschlechtskrankheiten können nur durch den kundigen Arzt und niemals durch Kurpfuscher oder auf brieflichem Wege sachgemäß behandelt werden. Wenn der Verdacht einer solchen Krankheit vorliegt, muß *sofort* ärztlicher Rat in Anspruch genommen werden. Jeder Aufschub verschlimmert die Gefahr.

11. Im ganzen Deutschen Reich sind Beratungsstellen für Geschlechtskranke eingerichtet, die kostenlos und verschwiegen die notwendige ärztliche Behandlung vermitteln.

12. Jeder, der an Syphilis oder Tripper erkrankt war, muß sich hüten zu heiraten (oder wenn er schon verheiratet ist, den ehelichen Verkehr wieder aufzunehmen), wofern ihm nicht ein zuverlässiger Arzt dies ausdrücklich als unbedenklich bezeichnet hat.

8. Geschlechtliche Enthaltsamkeit.

Im Rahmen der erzieherischen Maßnahmen, die durch Vorbeugung Geschlechtskrankheiten verhüten sollen, spielte seit jeher die Frage der geschlechtlichen Enthaltsamkeit eine bedeutende Rolle. Es gibt sogar Kreise, die sich von der Durchsetzung dieser Forderung das meiste zur Bekämpfung der Geschlechtskrankheiten versprechen. Diesen bedeutet das Eintreten für die Enthaltsamkeit gleichzeitig den Kampf gegen jeden vor- und außerehelichen Geschlechtsverkehr. Es ist dies der alte Standpunkt der christlichen Kirche, die in der Askese ein erstrebenswertes Ideal erblickt. Die Anhänger dieser Richtung vergessen, daß sich diese Forderung nie durchsetzen konnte, obwohl die Macht der Kirche in früheren Jahrhunderten bedeutend größer war als heute und über ganz andere Mittel verfügte, ihren Willen durchzusetzen. Trotz schärfster Strafen und fast lückenlosen Einflusses auf das gesamte Erziehungswesen hat das Predigen der Askese keinerlei Erfolg aufzuweisen gehabt. Der Unterschied zwischen Theorie und Praxis war hier wie in allen Fragen, die das Geschlechtsleben betreffen, selbst bei den Vertretern der Kirche sehr groß. Um so entschiedener hat sich das Volksempfinden immer und jederzeit dagegen gestellt, und so kann man heute ruhig sagen, daß die Askese als einziges Mittel zur Bekämpfung der Geschlechtskrankheiten vollständig versagt hat und auch für die Zukunft keine Aussicht bietet, allein der Verbreitung der Geschlechtskrankheiten Einhalt gebieten zu können.

Die Stellungnahme zur Frage der geschlechtlichen Enthaltsamkeit ist je nach der Weltanschauung verschieden. IWAN BLOCH stellt 5 Gruppen auf:

1. Die Verfechter der absoluten Enthaltsamkeit für das ganze Leben (TOLSTOI, WEININGER, GRABOWSKY, KURNIK).

2. Viele Ärzte treten für eine zeitweilige Enthaltsamkeit ein, bis die Möglichkeit eines dauernden, seelisch und körperlich gesunden Geschlechtsverkehres gegeben ist.

3. Andere wieder sind Anhänger der doppelten Moral, die vom Weibe geschlechtliche Enthaltsamkeit bis zur Ehe verlangt, dem Manne aber alles gewährt.

4. Einige ideal veranlagte Menschen, meist Frauen (VERA), stellen die Forderung der Enthaltsamkeit bis zur Ehe für beide Geschlechter auf. Und schließlich noch

5. eine Gruppe, welche die Möglichkeit der Enthaltsamkeit überhaupt leugnet.

Die Forderung der vorehelichen geschlechtlichen Enthaltsamkeit wird aus verschiedenen Gründen aufgestellt. Zunächst einmal deshalb, weil jeder außereheliche Geschlechtsverkehr mit Gefahren verknüpft ist, die über kurz oder lang zu einer Erkrankung führen können. Von diesem Standpunkt aus gesehen, ist allerdings die geschlechtliche Enthaltsamkeit, aber hier nur die zeitweilige geschlechtliche Enthaltsamkeit, ein gutes Mittel zur Verhütung der Geschlechtskrankheiten. Viele stellen aus moralischen Gründen das Verlangen nach vorehelicher Enthaltsamkeit auf, insbesondere mit Rücksicht auf die von den Männern verlangte voreheliche Enthaltsamkeit der Frauen. Es mögen auch hier erzieherische Gründe mitwirken, die den Mann rechtzeitig an die Beherrschung seines Geschlechtstriebes gewöhnen wollen, um ihn instand zu setzen, auch in der späteren Ehe in den Zeiten, da seine Frau aus physiologischen Gründen geschont werden muß, monogam zu bleiben.

Den Vertretern der vorehelichen Enthaltsamkeit stehen die Anhänger der Anschauung entgegen, die man als die physiologische bezeichnen könnte. Sie vertreten die Ansicht, daß der Geschlechtstrieb so mächtig ist, daß er sich über die durch Erziehung, Sitte und Moral gesetzten Schranken hinwegsetzt. Außerdem sei die Enthaltsamkeit unter den derzeitigen Verhältnissen nicht nur schwer durchzuführen, sondern auch für die Gesundheit des betreffenden Menschen nicht ganz ohne Folgen. Und so ergab sich aus diesem Für und Wider eine große Zahl von Streitschriften und Aufsätzen, die die Frage der geschlechtlichen Enthaltsamkeit von allen Seiten her gründlich beleuchten. Es sei hier nur auf das Material verwiesen, das in der Debatte über diese Frage bei der Tagung der Deutschen Gesellschaft zur Bekämpfung der Geschlechtskrankheiten in Dresden 1911 von den verschiedensten Fachleuten vorgebracht wurde. Für diesen Aufsatz mag ein kurzer Überblick genügen:

Unter geschlechtlicher Enthaltsamkeit ist Enthaltung von jeder Betätigung zur Erzielung des individuellen Sexualzieles zu verstehen[1]). Jemand, der keinen Geschlechtstrieb hat, kann leicht enthaltsam sein im Vergleiche zu dem, der nur Sexualmensch ist, und dessen ganze Lebensführung sich der Befriedigung des übermächtigen Geschlechtstriebes unterstellt. In dieser Beziehung gleicht selten ein Mensch dem anderen. Nun muß, wenn von geschlechtlicher Enthaltsamkeit gesprochen werden soll, zunächst einmal zwischen totaler und partieller Abstinenz unterschieden werden. Totale, d. h. lebenslängliche Abstinenz gehört unter normalen Verhältnissen bei bestehendem Geschlechtstrieb wohl zu den Seltenheiten. Partielle oder zeitweilige Abstinenz wird durch verschiedene Umstände erfordert und ist kürzere oder längere Zeit durchzuführen. Das wird vor allem Sache des Temperamentes und nicht zum wenigsten auch der Erziehung und der Umgebung sein. Nichts wird dem Menschen von seiner Umgebung so schwer gemacht als ein Verhalten, das vom gebräuchlichen abweicht. Doch ist zeitweilige geschlechtliche Enthaltsamkeit sicherlich durchführbar, auch längere Zeit hindurch, wie es sich beispielsweise im Kriege und in der Gefangenschaft gezeigt hat. Doch darf eins bei dieser Frage nicht außer acht gelassen werden: die Enthaltsamkeit ist um so leichter durchzuführen, wenn sie zeitlich begrenzt ist und aus einem bestimmten Grunde empfohlen und durchgeführt wird. Die Enthaltsamkeit an und für sich wird wohl kaum das Ideal weiter Kreise werden können, zumal da sie dem natürlichen Triebe direkt entgegengesetzt ist. Es darf nicht vergessen werden, daß der Geschlechtstrieb bei jedem erwachsenen Menschen, allerdings mehr minder stark, vorhanden ist und mächtig nach Befriedigung drängt. Es ist fraglos, daß die Befriedigung dieses Triebes die Unruhe- und Unlustgefühle zu beseitigen in der Lage ist, die bei der Unmöglichkeit der entsprechenden Befriedigung den Menschen beunruhigen und ihn manchmal von seiner Berufsarbeit ablenken. Wie mächtig der Geschlechtstrieb ist, ersieht man daraus, daß das Wissen von den Gefahren, die mit ihm innig verknüpft sind, nicht in der Lage ist, jemanden von der Befriedigung zurückzuhalten, wie ja die verhältnismäßig große Zahl der infizierten Mediziner und Ärzte und die große Zahl der wiederholten Infektionen zur Genüge beweist. Die Unlustgefühle, die sich bei längerer Enthaltsamkeit und einer gewissen nervösen Disposition manchmal sehr stark zur Geltung bringen können, sind Ursache der Klagen über Abstinenzbeschwerden. Eine große Anzahl von Ärzten (M. Marcuse, K. Alexander, Erb, Jastrowitz, W. Stekel, Theilhaber, Rutgers, Nyström, Freud, Löwenfeld, Kafemann und viele andere) sieht in der Enthaltsamkeit die Ursache mannigfaltiger Beschwerden, und zwar ist die Enthaltsamkeit um so schädlicher, je stärker der Geschlechtstrieb und je wiederstandsloser das Individuum ist. Es würde zu weit führen, all das hier aufzählen zu wollen, was der geschlechtlichen Enthaltsamkeit zur Last gelegt wird, obwohl gewisse Nachteile ohne weiteres zugegeben werden müssen. Es ist sicher, daß die Durchführung der — wenn auch zeitweiligen — Enthaltsamkeit viel Energie aufzehrt; es ist nicht ausgeschlossen, daß bei dem betreffenden Individuum die Gefahr besteht, daß sie in der Enthaltsamkeit stecken bleiben und, wenn es sich um Männer handelt, den Weg zum Weibe nicht finden können, oder die Frauen die Fähigkeit zur Liebe einbüßen und statt dessen

[1]) Sexuelle Enthaltsamkeit ist Enthaltung von körperlicher Sexualbetätigung, die der betreffenden Sexualität entspricht (Müller).

Scham, Ekel und Scheu empfinden (STEKEL). In Fällen, wo sie schwer ertragen wird, soll sie durch Aufdrängung des Sexuellen arbeitsstörend wirken, nächtliche Unruhe, Schlaflosigkeit, reichliche Pollutionen hervorrufen. Sie kann zur Sexualneurasthenie führen, deren klinisches Bild mannigfach sein kann. Bekannt sind als Folge der Enthaltsamkeit der inguinale Schmerz des Verlobten, gewisse ziehende Schmerzen in den Hoden, Spermatorrhöe, Prostatahypertrophie, Orchitis erotica (WAELSCH). Angezweifelt wird, daß vorübergehende Enthaltsamkeit zur Impotenz und dauernden Störungen führen könne.

Es ist schwer, sich ein absolut klares Bild über die möglicherweise eintretenden Schädigungen nach erzwungener Enthaltsamkeit zu machen. Die Literatur bringt reichlich Belege dafür, ohne aber allgemeine Anerkennung zu finden. So soll geschlechtliche Enthaltsamkeit bei Belasteten Melancholie, Paranoia, Irresein mit Zwangsvorstellungen, Satyriasis, Nymphomanie und halluzinatorisches Delirium hervorrufen. Sexuelle Triebstörungen werden manchmal der erzwungenen Enthaltsamkeit (langer Aufenthalt in Gefängnissen, Kasernen, auf Schiffen) zur Last gelegt, was wieder von ROHLEDER und HIRSCHFELD entschieden bestritten wird.

Auch bei Frauen werden mannigfache Enthaltsamkeitserscheinungen beschrieben, zu denen Anämie, Chlorose, Störungen der Menses (Oligomenorrhöe, Amenorrhöe, Dysmenorrhöe) gehören. Daß durch die Enthaltsamkeit Unterleibsleiden, Fluor, Kreuz- und Leibschmerzen, Obstipation, Phrenokardie, Angstneurosen, Psychosen mit erotischen Vorstellungen, Phantasien, Halluzinationen, Depressionen entstehen können, wird von manchen Autoren angegeben. Die Enthaltsamkeit kann bei den Frauen ihren Ausdruck in einem gewissen Typus finden, den PLOSS-BARTELS als „die alte Jungfer“ charakterisiert, die aus einem Gemisch von Verbissenheit, Schwärmerei und Mystizismus besteht. Auch der Reisetrieb alleinstehender Frauen, die Unruhe, die sie von Ort zu Ort treibt, scheint mit der Enthaltsamkeit in einer gewissen Verbindung zu stehen.

EULENBURG hält die sexuelle Enthaltsamkeit nur individuell für durchführbar. Im jugendlichen Alter bis zur Mitte der 20er Jahre ist sie unter hygienisch-therapeutischer Lebensweise bei normalen Menschen leicht durchführbar, dagegen kann sie bei psychopathischen degenerierten Individuen oft mit Schädigungen verbunden sein. Für Erwachsene liegen die Dinge anders; beide Geschlechter können unter erzwungener Enthaltsamkeit leiden. Bei Frauen macht sich dann auch die unterdrückte Mütterlichkeit mit den Folgen der Enthaltsamkeit unangenehm bemerkbar.

Auch LÖWENFELD spricht sich ähnlich aus. Die Erträglichkeit der geschlechtlichen Enthaltsamkeit hängt von der Dauer derselben, dem Alter, der sexuellen und nervösen Disposition des betreffenden Menschen ab. Wichtig sind die äußeren Lebensverhältnisse. Im allgemeinen ertragen sie die Frauen leichter als Männer. Man darf nicht vergessen, daß die Enthaltsamkeitsleiden fast immer und rasch heilbar sind, jedenfalls aber an Zahl und Folgen bedeutend weniger verhängnisvoll für den betreffenden Menschen sind als venerische Erkrankungen.

Die Enthaltsamkeit wird schwerer ertragen unter sonst gleichen Verhältnissen, wenn der betreffende Mensch vorher schon Geschlechtsverkehr hatte oder, wie es in der Ehe zu sein pflegt, an regelmäßigen Geschlechtsverkehr gewohnt war. Frauen in der Blüte ihrer Jahre, die plötzlich Witwen werden, empfinden dies besonders stark, wenn auch die körperlichen Folgen sicherlich bedeutend geringer sind als die psychischen.

Als Nachteil geschlechtlicher Enthaltsamkeit bei Männern wird auch später sich geltend machender Mangel an technischen Kenntnissen des Geschlechtsverkehrs angeführt. Solche Männer sind dann manchmal zu Beginn ihrer Ehe bei ihren Bemühungen um den Geschlechtsverkehr ungeschickt. Die Angst vor dem Zutagetreten dieses Ungeschicks kann als Suggestion einer psychischen Impotenz wirken. Eine sachliche Erklärung durch den Arzt wird diese im allgemeinen übertriebenen Folgen sexueller Enthaltsamkeit sicherlich rasch zum Schwinden bringen.

TANNENBAUM steht sogar auf dem Standpunkt, daß die Folgen der Enthaltsamkeit größer sind als die nach den Geschlechtskrankheiten. Denn die Abstinenz sei die Ursache der Mobilisierung sämtlicher Neurosen und Perversionen.

Die Durchführbarkeit der sexuellen Abstinenz zweifelt BLASCHKO entschieden an. Vor allem stellt er in Abrede, daß die geschlechtliche Enthaltsamkeit bis zur Ehe ohne Schaden für die Gesundheit durchzuführen sei. Es sei nicht zweifelhaft, daß sexuelle Enthaltsamkeit möglich sei, aber dies treffe nicht für alle Menschen zu. Sowohl Geschlechtstrieb als Lebenskraft sind bei verschiedenen Menschen verschieden stark entwickelt. Bei dem einen genügt eine geringe Willensanstrengung, um einen nur schwach sich regenden Geschlechtstrieb zu unterdrücken; bei anderen wiederum ist der Geschlechtstrieb so stark entwickelt, daß er selbst mit größter Energie nicht niedergehalten werden kann. Sicher ist, daß also nicht alle dauernd bis zu ihrer Ehe enthaltsam leben können. Es wäre falsch, Maßnahmen auf Grundlagen auszubauen, die nicht für alle gleichmäßig zutreffen, und hieße die Augen vor der Wirklichkeit verschließen, wollte man nicht zugeben, daß der außereheliche Geschlechtsverkehr nicht nur sehr verbreitet ist, sondern sogar an Ausbreitung zunimmt. Weil der außereheliche Geschlechtsverkehr mit der Prostitution innig verknüpft ist, deshalb ist es auch aussichtslos, die Prostitution unterdrücken zu wollen. Vernünftig ist, sich mit dieser Tatsache abzufinden und zu versuchen, die Prostitution ungefährlich zu machen.

Vielfach wird behauptet, daß zwischen Enthaltsamkeit und Impotenz ein gewisser Zusammenhang besteht. Infolge mangelnden Nervenreizes der Geschlechtsdrüsen kann es zu einer Schwächung der Potenz und, wie behauptet wird, auch zu dauernden Schädigungen kommen. Die Erfahrungen, die man diesbezüglich an katholischen Ordensbrüdern gemacht hat, sollen in diesem Sinne sprechen, doch sind die Berichte nicht einheitlich. Daß im Felde viele, auch kräftige Männer relativ impotent wurden, ist bekannt; nur ist bei den meisten nach Rückkehr in normale Zustände diese leichte Abschwächung der Potenz restlos verschwunden. Dort, wo dies nicht der Fall ist, handelt es sich möglicherweise um belastete Menschen oder solche, deren Nervensystem gleichzeitig auch gelitten hat.

Bei kräftiger Sexualität kann sicherlich erzwungene Enthaltsamkeit zu kriminellen Handlungen führen. Daran ist nicht zu zweifeln. So z. B. ist nach W. HAMMER bei den geistlichen Lehrern in Frankreich eine höhere Prozentzahl von Sittlichkeitsvergehen und -Verbrechen festzustellen als bei den weltlichen Lehrern. Es ist auch sicher, daß Notzucht an Kindern häufig als Notbehelf bei erzwungener Enthaltsamkeit vorkommt. Auch sonst werden gewisse kriminelle Handlungen in Zusammenhang mit der Sexualität gebracht. So z. B. führt STEKEL die Kleptomanie auf sexuelle Motive zurück. Geschlechtlich mächtig erregte, aber unbefriedigte Frauen, denen der Mut oder Gelegenheit zur geschlechtlichen Befriedigung fehlt, begehen Diebstähle. Der Diebstahl ist die verbotene Handlung, die sie begehen müssen. Ähnlich ist manchmal die Pyromanie zu beurteilen.

Die Onanie kann als Folge der Enthaltsamkeit bezeichnet werden, wenn sie nicht in gewissen seltenen Fällen das Sexualziel darstellt. Sonst ist sie eben nur ein Ersatz, der in der Pubertät fast als physiologische Geschlechtsbetätigung anzusehen ist und erst später bei eingetretener Geschlechtsreife als Surrogat bei nicht vorhandener Gelegenheit zum normalen Geschlechtsverkehr geübt wird. Die Ursache kann hier teils Zwang der Verhältnisse sein, die beispielsweise in einem kleinen Orte einem Lehrer die Möglichkeit normalen Geschlechtsverkehrs rauben. Oder es können normale Gründe vorhanden sein; es kann Ekel vor Prostituierten und Angst vor Geschlechtskrankheiten zur Onanie führen. Man darf aber nicht vergessen, daß alle Schädigungen der Onanie ebenso wie der geschlechtlichen Enthaltsamkeit bei weitem nicht mit dem Schaden verglichen werden können, den der außereheliche Geschlechtsverkehr insbesondere durch die Geschlechtskrankheiten anrichtet.

Im Gegensatze zu den Ärzten, die die Enthaltsamkeit für mehr oder minder schädlich erachten, gibt es Ärzte, die sie für vollkommen unschädlich halten (HEGAR, RIBBING, TOUTON, HECHT usw.). Selbst bei kräftigen Männern über 24 Jahre sieht man eigentlich selten Beschwerden. Insbesondere muß betont werden, daß die Enthaltsamkeit nie zur Impotentia coeundi oder generandi führt. Bei geeigneter hygienischer Lebensweise wird geschlechtliche Enthaltsamkeit im allgemeinen gut vertragen, insbesondere wenn es sich um Menschen unter 24 Jahren handelt. Die Erträglichkeit der Enthaltsamkeit ist vor allem davon abhängig, ob es sich um eine *freiwillig durchgeführte* oder *erzwungene* handelt; die erzwungene Enthaltsamkeit (Witwe, alte Mädchen u. dgl.) ist bei stärkerem Geschlechtstriebe allerdings von schweren Nachteilen für die Gesundheit begleitet. Vorbedingung für die Enthaltsamkeit ist eine hygienische Lebensweise, die zunächst einmal in einer vollkommenen Ausfüllung der Zeit durch Arbeit und Erholung in zweckmäßiger Weise besteht. Arbeit oder Studium müssen ernsthaft betrieben werden. Die freie Zeit soll nicht in schlechter Gesellschaft und mit erotischer Lektüre, Besuch von aufreizenden Theater- und Kinostücken verbracht werden. Zu empfehlen ist ausgiebige und regelmäßige Sportbetätigung für beide Geschlechter, die in passender Weise für jede Jahreszeit angesetzt werden kann. Für Frühjahr und Herbst wäre Leichtathletik, Ballspiele, insbesondere Fußball, Tennis, Radfahren zu empfehlen, der Sommer ist vorwiegend dem Schwimmen, Wanderungen, Alpensport u. dgl. zu widmen, im Winter sind alle Arten von Schnee- und Eissport zu betreiben. Für das ganze Jahr ist Turnen, bei günstiger Witterung eventuell im Freien anzuempfehlen. Die Grundlage dieser Lebensführung bildet vollständige Enthaltsamkeit vom Alkohol und vom Tabakgenuß. Selbstverständlich kann diese Lebensweise um so leichter durchgehalten werden, je klarer das Ziel den jungen Leuten vor Augen geführt wird. So wenig die Enthaltsamkeit als Ziel an und für sich anzustreben ist, genau so wenig ist der Sport als solcher zu pflegen. Beide dienen nur dem einzigen Ziele: *der Gesunderhaltung des Körpers.*

Die Diagnose von Enthaltsamkeitsbeschwerden ist nicht leicht. Es muß alles ausgeschlossen werden, was die sogenannten Enthaltsamkeitsbeschwerden vielleicht auch hervorrufen könnte. Insbesondere darf sich der Arzt nicht von Kranken gewisse Beschwerden als Enthaltsamkeitsleiden suggerieren lassen, wenn aus dem ganzen Verhalten des betreffenden Kranken ersichtlich ist, daß es sich ihm nur um die formale Einwilligung des Arztes zum Aufgeben der erzwungenen Enthaltsamkeit handelt, wobei meist der Entschluß des Kranken, die Enthaltsamkeit aufzugeben, von vorneherein feststeht. Meistens handelt es sich um Verheiratete, die aus irgendeinem Grunde zur vorübergehenden Enthaltsamkeit gezwungen sind und glauben, sie nicht durchführen zu können. Diese wollen sich oft den letzten Schritt zu einem schon feststehenden Entschluß dadurch erleichtern, daß sie sich die Zustimmung eines Arztes und damit die Beruhigung ihres Gewissens verschaffen.

Die Diagnose von Enthaltsamkeitsbeschwerden ist also streng individuell zu stellen, wobei in jedem einzelnen Falle alle Symptome genau zu prüfen sind. Erst, wenn die Beschwerden als sicher anzunehmen sind und keine andere Ursache für sie anzunehmen ist, kann die Diagnose auf Enthaltsamkeitsbeschwerden gestellt werden. Sicher ist, daß der Geschlechtsverkehr bei allen Fällen von Enthaltsamkeitsbeschwerden geradezu wie ein Wunder wirkt: alle Beschwerden und Leiden schwinden wie mit einem Schlage. Das muß zugegeben werden, und es ist gut, daß der Arzt ein so radikales Mittel zu Beseitigung der vielfach lästig empfundenen Beschwerden kennt. Es muß aber doch in jedem einzelnen Falle das Für und Wider der sexuellen Enthaltsamkeit und des Geschlechtsverkehrs geprüft werden. Dem Patienten müssen die Vorteile der geschlechtlichen Enthaltsamkeit für seinen besonderen Fall klar gemacht werden und nicht minder die Nachteile, die sich vielleicht auf sein Wohlbefinden, auf die Triebstärke beziehen und von der Stärke seines Geschlechttriebes abhängig sind. Dann muß aber auch unbedingt von dem heilenden Geschlechtsverkehr gesprochen werden, der Nutzen eines solchen in bezug auf die Gesundheit, Arbeitskraft u. dgl. geschildert, es müssen aber sehr energisch die Gefahren des außerehelichen Geschlechtsverkehrs betont werden. Bei Verheirateten kommt natürlich auch das ethische Moment des Ehebruchs in Frage. Es ist aber nicht Sache des Arztes, in diesen Fragen zu entscheiden, wie überhaupt die Frage: „Darf der Arzt zum außerehelichen Geschlechtsverkehr raten?“ (Marcuse, Hecht, Wilhelm) mit einem energischen „Nein“ zu beantworten ist. Der Arzt darf, wenn ihm diese Frage entweder direkt oder in dem vorher geschilderten Falle indirekt vorgelegt wird, nicht die Entscheidung für den Ratsuchenden übernehmen. Er hat nur die Verpflichtung, das Für und Wider mit dem Betreffenden genau zu besprechen, insbesondere auf die Gefahren aufmerksam zu machen; die Wahl des einzuschlagenden Weges ist aber unbedingt dem Kranken in jedem einzelnen Falle zu überlassen. Nur bei Einhaltung dieses Vorgehens kann der Arzt gleichzeitig die Verantwortung dem Ratsuchenden überlassen, wobei er ihm immerhin durch Beleuchtung der Lage ausgezeichneten Rat erteilt.

Fronstein hat nie Schädigungen durch Abstinenz gesehen. Sie sei weder für den Gesundheitszustand noch für die Geschlechtsorgane schädlich. Es mag hier und da infolge zeitweiliger Enthaltsamkeit zu vorübergehenden Störungen kommen, doch paßt sich der Organismus sehr bald an diesen Zustand an. Insbesondere sei die Enthaltsamkeit für Personen, die noch nie geschlechtlich verkehrt haben, leichter durchführbar und unschädlich. Für die Erziehung sollte der Standpunkt vertreten werden, daß Enthaltsamkeit vollständig unschädlich sei.

Interessant sind die Untersuchungen von Fritz Braun [1]) über den Einfluß der sexuellen Enthaltsamkeit auf gefangene Sperlingsvögel. Die Männchen werden in ihrer Gesundheit kaum geschädigt. Sie singen weit länger und stärker als sonst und leben länger. Dagegen fällt den Weibchen die Enthaltsamkeit anscheinend schwer, denn sie werden während der Brütezeit geradezu krank („Auszehrung“).

Der ungünstige Einfluß des frühzeitigen Geschlechtsverkehres auf den wachsenden Organismus ist Erziehern und Ärzten zur Genüge bekannt. Zwischen der körperlichen Reife, die anatomisch bei den Männern im 15.—17. Jahre, bei den Frauen im 14. Lebensjahre eintritt, und der vollständigen Entwicklung des Organismus, die erst mit dem 20.—25. Jahre vollendet ist, liegt eine weite Spanne Zeit. Eine zu frühe Inanspruchnahme der Geschlechtsdrüsen führt

[1]) Zeitschr. f. Sexualwissenschaften. Bd. 11, S. 104. 1924.

zu deren Ermüdung und zu einer Verminderung innerer Sekretion. Nun ist der Lauf der Entwicklung vorwiegend von dem Zustand der inneren Sekretionsdrüsen abhängig. Tritt durch zu häufige Inanspruchnahme in der Jugend eine Stockung in der Produktion der Exkretion ein, dann fällt auch die Wirkung der Hormone weg, weil auch die innere Sekretion leidet. Dadurch wird aber die geistige Entwicklung des jungen Individuums gehemmt.

II. Bekämpfung der Geschlechtskrankheiten.

1. Belehrung.

Nach dem, was über die sozialen Ursachen der Prostitution und der Verbreitung der Geschlechtskrankheiten gesagt wurde, ergibt sich die Stellungnahme zum Problem der Sexualpädagogik, der sexuellen Erziehung und Aufklärung zwangsläufig. Die überragende Bedeutung der sozialen Verhältnisse zeigt klar, daß allen erzieherischen Maßnahmen nur ein unterstützender Wert beizumessen ist. An und für sich können noch so sorgfältig ausgeklügelte, noch so fleißig betriebene erzieherische Maßnahmen keine durchgreifende Wirkung haben, wenn nicht die Grundbedingung der sozialen Verhältnisse eine Änderung erfährt.

Diesen Standpunkt vertritt auch BLASCHKO ganz entschieden im Gegensatz zu vielen anderen, die der religiösen und moralischen Erziehung einen großen Wert beimessen (BRENNECKE, PAULL). Selbstverständlich geht die Frage der Moral mit der der geschlechtlichen Enthaltsamkeit parallel. Wer auf dem moralischen Standpunkt steht, vertritt auch unbedingt die Forderung der geschlechtlichen Enthaltsamkeit bis zur Ehe.

Diese Anschauungen über den Wert der moralischen Erziehung im Kampfe gegen die Geschlechtskrankheiten und gegen die Prostitution sind sehr alt. Doch ist nirgends der Beweis erbracht worden, daß sie trotz schärfster Maßnahmen und der Staatsgewalt, die zu ihrer Verfügung stand, von dauerndem Einfluß auf Gesundheitszustand und moralische Anschauung eines Volkes gewesen wären. Deshalb ist dieses Problem bei einer auf den Errungenschaften moderner Hygiene stehenden Betrachtung über die Aussichten des Kampfes gegen die Geschlechtskrankheiten in den Hintergrund zu verweisen. Es ist nichts dagegen einzuwenden, wenn neben den unbedingt nötigen hygienischen Maßnahmen auch der Versuch moralisch-ethischer Beeinflussung gemacht wird. Wer aber die Geschichte der Bekämpfung der Geschlechtskrankheiten kennt, wird sich keinen Augenblick die Tatsache verhehlen, daß moralisch-ethische Erziehung allein gegen die Allmacht sozialer Verhältnisse wirkungslos ist.

Grundbedingung der Bekämpfung der Geschlechtskrankheiten ist Erkennung ihrer Gefahren und Belehrung der in Betracht kommenden Bevölkerungsschichten. Deshalb ist der Gesamtbevölkerung, hauptsächlich der Jugend, die Kenntnis über das Wesen der Geschlechtskrankheiten und ihrer Verhütung in geeigneter Form beizubringen. Wie dies geschehen soll, wann man damit beginnen soll, wer diese Belehrung vorzunehmen habe, darüber besteht eine riesige Literatur, deren auch nur teilweise Besprechung über den Rahmen dieser Abhandlung hinausginge. Sicher ist, daß die meisten die Anschauung vertreten, die Belehrung über das Geschlechtsleben und über die physiologischen Funktionen der Geschlechtsorgane, über das Wesen der Fortpflanzung möglichst unauffällig in den Rahmen des biologischen Unterrichtes einzufügen. Die Voraussetzung für das Verständnis der Schüler bildet eine gewisse Vorbereitung der Schüler im Elternhause, die noch in das vorschulpflichtige Alter fällt. In der Schule selbst soll dieser auf rein biologischen Tatsachen fußende Unterricht zwangslos, bei jeder passenden Gelegenheit, also besonders beim Unterricht der Naturgeschichte, durch die betreffende Lehrperson erteilt werden. Mit fortschreitendem Alter sind die Kenntnisse über Zeugung und Geburt zu vertiefen und schließlich auch auf die Gefahren des Geschlechtslebens, Onanie und Geschlechtskrankheiten, hinzuweisen. Je unauffälliger die Gelegenheit zu diesen Belehrungen genommen und je harmloser das betreffende Thema besprochen wird, um so besser wird der Erfolg sein. Bei Besprechung der Gefahren der Onanie ist selbstverständlich jede Schwarzmalerei zu vermeiden. Durch naturgemäße Ernährung, alkoholfreie Lebensweise und viel Sport ist dem allzu frühen Erwachen des Geschlechtstriebes und damit auch einer der Hauptursachen der Onanie im jugendlichen Alter vorzubeugen.

Das Verhalten der Schulärzte bei der Masturbation der Kinder darf hauptsächlich nur in erzieherischen Maßnahmen bestehen. Eine körperliche Untersuchung soll im allgemeinen vermieden werden. Das Eingreifen des Schularztes soll nur bei mutueller Onanie oder Gefährdung anderer Mitschüler durch Verführung stattfinden. Am besten ist eine kurze, leicht verständliche Erklärung des Wesens und der eventuellen Folgen der Onanie. Fühlungnahme mit dem Hausarzt und den Eltern kann zur Festigung des Erfolges beitragen. Ebenso wichtig erscheinen belehrende Vorträge für die Eltern über alle sexualpädagogischen Fragen. Erst beim Verlassen der Schule soll ein sexualhygienischer Vortrag stattfinden. Sehr wichtig ist die Mitarbeit der Lehrer, weil nur so die Aufdeckung von Geschlechtskrankheiten möglich erscheint. Nach Feststellung derselben muß für Behandlung gesorgt werden, selbstverständlich ist für die ganze Zeit der Schulbesuch zu unterbrechen.

Inwieweit die Koedukation imstande ist, unterstützend in diesem Sinne zu wirken, ist noch nicht klar. Jedenfalls muß man den erzieherischen Maßnahmen immer die biologischen Erfahrungen zugrunde legen. Die Belehrung über Onanie hat spätestens im 10. - 11. Lebensjahr zu erfolgen, da sie erfahrungsgemäß um diese Zeit sehr häufig beginnt, die Belehrung über das Wesen der Geschlechtskrankheiten und ihre Verhütung spätestens im 14. Lebensjahr, da um diese Zeit der Geschlechtstrieb meistens schon entwickelt ist und die Mehrzahl der Kinder die Schule verläßt.

Gerade mit Rücksicht auf die Schulentlassenen, die teils in die Fabrik, teils in die Lehre, teils in den Dienst gehen, muß die Gelegenheit zur Belehrung über die Gefahren der Geschlechtskrankheiten ergriffen werden, solange man sie noch beisammen hat.

Entsprechend dem Prinzipe, daß die ärztliche Wissenschaft in zweiter Linie zu behandeln, in erster Linie aber vorzubeugen hat, muß der *Grundgedanke der geschlechtlichen Erziehung die Vorbeugung* sein. Legt man sich die Frage vor, wie kann man den Geschlechtskrankheiten vorbeugen, so sieht man den Weg klar vorgezeichnet, den man in der Belehrung einzuhalten hat. Vorbeugung der Geschlechtskrankheiten ist möglich:

1. durch *Enthaltsamkeit* und
2. durch *Schutzmaßnahmen* vor, bei und nach dem Verkehr.

Über die Frage der Enthaltsamkeit wurde schon gesprochen. Für den Erzieher entfällt diese Diskussion, da die Jugend selbstverständlich solange geschlechtlich enthaltsam zu leben hat, bis die Entwicklung der Geschlechtsorgane und des Körpers vollzogen ist. Da wir nun wissen, daß $^2/_3$ aller Geschlechtskranken im jugendlichen Alter bis zu 23 Jahren stehen, ist es offensichtlich, daß bei einer temporären Enthaltsamkeit bis zum erwähnten Lebensalter ein beträchtlicher Teil der Geschlechtsinfektionen unterbleiben würde. Daß nicht alle, die bis zu diesem Alter ohne Geschlechtskrankheiten blieben, auch späterhin vor ihnen verschont bleiben würden, ist klar. Aber im höheren

Alter ist es eher möglich, gesundheitlich einwandfreie Geschlechtsverhältnisse einzugehen oder sich bei flüchtigen Beziehungen zu schützen. Die Schutzmaßregeln zur Verhütung der Ansteckung kommen also für die Jugend nur in bedingtem Maße in Betracht. Nachdem aber die geschlechtliche Erziehung bei uns noch in den Kinderschuhen steckt, ist damit zu rechnen, daß in Anbetracht der eingangs erwähnten sozialen Verhältnisse das baldige Erwachen und der allzu frühe Geschlechtsverkehr zur Folge hat, daß die Enthaltsamkeit keine allzu große Bedeutung gewinnen wird. Die heute in allen Volksschichten rege Jugendbewegung unterstützt die Bestrebungen zur Enthaltsamkeit in ausgezeichneter Weise. Trotzdem muß man damit rechnen, daß der größte Teil der jugendlichen Bevölkerung von dieser Bewegung nicht ergriffen und den Geschlechtsverkehr zu bald aufnehmen wird. Es muß also eine relative Enthaltsamkeit als das Ideal hingestellt, aber betont werden, daß im Falle des Geschlechtsverkehres Schutzmaßnahmen nicht nur möglich, sondern unbedingt notwendig sind, um der Gefahr einer Ansteckung zu entgehen.

Bei Belehrung der Schule entwachsener Mädchen müßte noch die Warnung vor allzu früher Schwangerschaft eingefügt werden. Die Belehrung über die Gefahren des Geschlechtslebens wäre unvollkommen, wollte man über diese Gefahr hinweggehen, welche ja einen Grund für die Unmasse der Abtreibungen und Kindermorde gibt. Nachdem der Hygieniker auch in der Bekämpfung der Geschlechtskrankheiten Realpolitik betreiben will, muß er sich mit der Tatsache abfinden, daß es bei Mädchen nötig ist, der Belehrung über Vorbeugung der Geschlechtskrankheiten auch noch die Belehrung über Vorbeugung unerwünschter Schwangerschaft beizufügen. Über das Wie und Was soll hier nicht näher gesprochen werden.

Voraussetzung für die Arbeit der Lehrer und Eltern an diesen Fragen ist die Belehrung dieser beiden Gruppen. Man darf sich nicht verhehlen, daß es heute damit noch sehr schlecht bestellt ist und deshalb erklärlich erscheint, wenn man häufig die Anschauung vertreten hört, daß der Arzt, eventuell der Schularzt, die einzig berufenen Personen sind, in diesem Sinne zu wirken. Zweckmäßig ist selbstverständlich, wenn die Lehrer sich in eigenen Kursen die nötigen Kenntnisse erwerben, zwanglos im Verlaufe des Unterrichts die hier aufgeworfenen Fragen mit den Schülern zu besprechen.

Das Programm einer unter Mitwirkung von Haus und Schule durchzuführenden sexuellen Erziehung würde also bestehen aus:

1. Elternabenden, in denen die Eltern über die Notwendigkeit der häuslichen sexuellen Erziehung und die Art und Weise ihrer Durchführung belehrt würden.

2. Lehrerkursen über sexuelle Pädagogik, um den Lehrern das nötige Wissen und die Technik beizubringen, in dieser Beziehung auf die Jugend einzuwirken.

3. Regelmäßigen Belehrungen in den letzten Jahrgängen der Mittelschule und

4. ebenfalls regelmäßiger sexueller Belehrung der Schulentlassenen, der die Volksschule verlassenden und der dem Fortbildungsschulzwange unterstehenden Kinder.

Dieses System verstandesmäßiger Belehrung der Kinder und Jugendlichen über das Geschlechtsleben und seine Gefahren ist nicht ohne Widersacher geblieben, die sich meist aus den Kreisen der Nichtärzte rekrutieren. Es wäre müssig, sich hier mit den Einwänden zu befassen, die sich auf den Zeitpunkt der Belehrung (GEDDES, PAUL-BONCOUR), über die vorwiegende Betonung des Moralischen (ROBERTS, GOSLINE, HEIJERMANNS, VELDHUYZEN), die Art und Weise der Durchführung, der Personen, die sich damit zu befassen haben (JULIENNE, MARCUS), die Frage, ob Einzel- (KNOOP, GOSLINE, KOHNSTAMM, MAYR) oder Massenbelehrung (BATTAGLIA, BUSKIRK, KUMMING, FINGER) und dergleichen erstrecken. Die meisten dieser Autoren begehen den Fehler, daß sie nur für einen verhältnismäßig kleinen Kreis der Bevölkerung ihre Systeme ausgearbeitet haben, während sie vergessen, daß die Mehrzahl Bauern und Arbeiter sind, deren Bildungssgang mit dem 14. Lebensjahr fast gänzlich geschlossen ist.

Die Belehrung findet eine gute Ergänzung in der Austeilung von Flugblättern und Broschüren, Lichtbildern, besonders aber durch den Film. Letzterer wird von White, Gougerot, Heagerthy, Clark und anderen, besonders auch in Deutschland, empfohlen.

Über die Brauchbarkeit des Films zur Belehrung über die Gefahren der Geschlechtskrankheiten haben Lashley und Watson Untersuchungen angestellt. Von 4000 Zuschauern bekamen sie 1200 ausgefüllte Fragebogen und außerdem mündliche Berichte von 73 anderen Personen. Es zeigte sich, daß der belehrende Wert des Films sehr gut ist, denn mindestens die Hälfte der Antwortgeber gab zu, daß sie früher falsche Anschauungen über die Geschlechtskrankheiten hatten, die durch den Film richtig gestellt wurden. Dies bezog sich insbesondere auf die leichte Übertragbarkeit der Geschlechtskrankheiten durch bloße Berührung. Es zeigte sich auch, daß die Gefahren der Krankheiten allzu übertrieben dargestellt wurden, dagegen der Unterschied zwischen Tripper und Syphilis nicht genügend ausgearbeitet war. Psychisch war eine aufreizende Stimmung nicht festzustellen, dagegen durch Furcht vor einer möglichen Infektion häufig der Beschluß ausgelöst worden, sich von Prostituierten fernzuhalten. Die Frauen fühlten besonders die Notwendigkeit heraus, die Jugend zu schützen und wünschten, daß möglichst viele Menschen, insbesondere aber junge Mädchen, den Film zu sehen bekämen. Viele der Männer dagegen waren gegen Vorführung des Films vor Frauen und Mädchen. Dauernde Nachwirkung war nicht zu konstatieren. Wenn sich vereinzelte durch Vorführung dieses Films veranlaßt fühlten, aktiv am Kampfe gegen die Geschlechtskrankheiten teilzunehmen, dann betraf es meist Leute, die schon vorher dafür Interesse zeigten. Einzig bleibend unter den Eindrücken schien nur die Belehrung zu sein. Deshalb wäre ein mehr wissenschaftlicher Lehrfilm ohne die üblichen dramatischen Komplikationen zu empfehlen. Am empfänglichsten für die Wirkungen eines solchen Films ist aber die Jugend.

Gute Erfahrungen hat man mit der Filmpropaganda auch in England gemacht, wodurch eine Menge von Patienten in die Behandlungsstellen getrieben wurden, allerdings ist ein Teil darunter (24%) nicht geschlechtskrank, sondern nur ängstlich. Das würde aber bei einer großzügig betriebenen Filmpropaganda keine Rolle spielen. Nicht zu übersehen sind die Schwierigkeiten bei der Auswahl eines geeigneten Films. Trotz der verhältnismäßig großen Produktion auf diesem Gebiet kann gesagt werden, daß ein wirklich einwandfreier und für alle Bevölkerungsschichten, aus denen sich das Kinopublikum zusammensetzt, brauchbarer Film noch nicht erzeugt wurde. Das mag zum Teil damit zusammenhängen, daß die Filmerzeugung ein reines Geschäftsunternehmen darstellt, dem es sich weniger um den ethischen Wert, als um große Verdienstmöglichkeiten handelt. Trotz Beratung der betreffenden Filmdichter durch Fachärzte und Erzieher scheint doch vielfach der Geschäftsgeist dem pädagogischen überlegen zu sein. Schlechte Filme können geradezu das Gegenteil von dem bezwecken, was das Ziel solcher Filmvorführungen ist: Abschreckung vor den Gefahren der Geschlechtskrankheiten.

Wertvoll im Kampfe gegen die Unwissenheit der großen Menge erweist sich die Verteilung von *Merkblättern*. Gute Merkblätter sind nicht leicht zu verfassen. Es muß die Eigenart der zu belehrenden Menschen genau berücksichtigt werden. Empfehlenswert ist es, nach dem Beispiele der D.G.B.G.

Spezialmerkblätter — für Männer, für Frauen, für Eltern usw. — herauszugeben und bei passenden Gelegenheiten zu verteilen (Turnfeste, Assentierungen, Kongresse, Volksfeste).

Die Aufklärungsarbeit hat in jedem Lande entsprechend der Denkart des betreffenden Volkes ein anderes Gesicht. Interessant ist beispielsweise die typische Form der Aufklärungsarbeit in Rußland. Es werden sogenannte sanitäre Gerichte abgehalten, die in Form von einfachen Bühnendarstellungen den Arbeitermassen die Wichtigkeit der Bekämpfung der Geschlechtskrankheiten und die Notwendigkeit der getroffenen Maßnahmen lebendig im Wort vorführen.

Von 6000 höheren Schulen in den Vereinigten Staaten von Nordamerika (RICHARDS) hatten 3850 keine sexuelle Belehrung in ihrem Unterrichtsplan, 1633 erteilten sie indirekt im Rahmen anderer Gegenstände und nur 1005 hatten spezielle Unterrichtsstunden über Sexualhygiene.

Nicht alle Ärzte sind sich über den Wert der Propaganda gegen die Geschlechtskrankheiten vollkommen einig. Im allgemeinen wird zwar zugegeben, daß die Massen des Volkes durch eindringliche Propaganda über die Gefahren und Vermeidung der Geschlechtskrankheiten belehrt werden könnten. Doch wird insbesondere von amerikanischen Autoren (KIDD, TURNER, CULLIS) geltend gemacht, daß die Abschreckung oft auch viel Unheil anrichten könne. Durch die populär gemachten Krankheitserscheinungen wird eine neue Gruppe von Neurasthenikern und das Krankheitsbild der „Propagandakrankheit" geschaffen. Gesunde Leute bekommen Angst und glauben in harmlosen Erkrankungen Symptome der von ihnen so gefürchteten Geschlechtskrankheit zu erblicken.

Es mag sein, daß ängstlich veranlagte Leute infolge eindringlicher und in krassen Farben gehaltener Belehrung vielleicht nervös werden; doch kann dies kein Grund sein, auf die Belehrung der großen Massen zu verzichten. Diese Erscheinung kann im Gegenteil nur zu einer besonders vorsichtig und einwandfrei betriebenen Propaganda, die sich vor Übertreibungen hütet, den Anlaß geben.

Der Begriff der Sozialhygiene ist nicht überall so umfassend wie in Europa. In Amerika z. B. werden in das Gebiet der Sozialhygiene nur Probleme der sozialen Gesundheitspflege einbezogen, die direkt oder indirekt aus dem Sexualinstinkt entspringen. BIGELOW hält es nicht als wünschenswert, Teile des Schul- und Universitätsunterrichtes als besonderen Sexualunterricht hervorzuheben. Der Unterricht über sexuelle Fragen sollte unauffällig im Rahmen der anderen Gegenstände erfolgen und sich über die ganze Schulzeit erstrecken. Es ist selbstverständlich, daß auch den Eltern eine große Rolle zufällt; deshalb ist es wünschenswert, sie durch Vorträge, Bücher, Flugschriften über die Wichtigkeit dieser Dinge zu belehren und ihnen ihre Pflichten gegenüber ihren heranwachsenden Kindern einzuprägen. Es ist natürlich schwer, diesen Unterricht einheitlich zu erteilen. Physiologisch sollte nur das Normale zur Sprache kommen, ohne es allzu genau auszuführen. Es entspricht der amerikanischen Wesensart, wenn verlangt wird, daß als Ziel dieser Erziehung die Monogamie und ethische Geschlechtsbeziehungen hingestellt werden.

AUCKLAND GEDDES, der Vorsitzende der Englischen Gesellschaft zur Verhütung der Geschlechtskrankheiten, stellte einen fast 50%igen Rückgang der Geschlechtskrankheiten fest, den er als Erfolg der Massenaufklärung auffaßte. Daneben muß die Prophylaxe energisch betrieben werden, vor allem in dem Sinne, daß sie nicht nur einigen wenigen, sondern der großen Masse möglichst billig zugänglich sein soll.

Ein Merkblatt für Eheschließende hat die Berliner Gesellschaft für Rassenhygiene verfaßt — abgedruckt in der Zeitschrift für Bekämpfung der Geschlechtskrankheiten, Bd. 18, S. 241 —, das die Wichtigkeit der ärztlichen Untersuchung für beide Teile betont. Die Frage der Geschlechtskrankheiten ist ebenso wie die Tuberkulose nur gestreift; um so energischer ist die schwere Verantwortung hervorgehoben, die man gegen seinen Ehegenossen und seine Nachkommen übernimmt. Deshalb sei es die sittliche Pflicht jedes Ehekandidaten, das Urteil eines erfahrenen und gewissenhaften Arztes einzuholen, ehe man sich zur Ehe entschließt.

2. Fürsorge.

Fürsorgemaßnahmen wurden schon verhältnismäßig frühzeitig als wichtiges Vorbeugungsmittel im Rahmen des Kampfes gegen die Geschlechtskrankheiten erkannt. Es ist zweifellos, daß früher diese Fürsorgemaßnahmen vorwiegend den Prostituierten galten, weil ja der Kampf gegen die Geschlechtskrankheiten fast ausschließlich ein Kampf gegen die Prostituierten war; erst seit sich die Erkenntnis Bahn gebrochen hat, daß das Problem der Geschlechtskrankheiten vorwiegend ein soziales sei, werden auch alle damit zusammenhängenden Gebiete, Fürsorge und Pflege der Kranken und Gefährdeten, als unumgänglich notwendig angesehen.

Es ist also nur nötig, sich das über die sozialen Ursachen der Verbreitung der Geschlechtskrankheiten und Entstehung der Prostitution Gesagte vor Augen zu halten, um zu ersehen, worin die fürsorgerische Tätigkeit zu bestehen hat. Zunächst käme in Betracht der Schutz aller gefährdeten Minderjährigen, selbstverständlich mit besonderem Augenmerk aller von der Prostitution gefährdeten jungen Mädchen. Dazu gehören also gute Erziehung, gute Ernährung, gute Wohnungsverhältnisse. Alle Maßnahmen zur Beseitigung der Wohnungsnot, Arbeitslosigkeit, zur Erzielung besserer Frauenlöhne sind unter die Fürsorgemaßnahmen zu zählen. Wenn Schutzhäuser für Mädchen empfohlen werden (Schneid-Huber, Haustein, Finger, Jaeger), um bedrohte Mädchen zeitweilig unterzubringen, so ist die Unzulänglichkeit einer solchen Einrichtung, so wünschenswert sie auch sonst sein mag, klar; denn selbst wenn sie für heutige Begriffe noch so ausgedehnt und noch so zahlreich wären, sie könnten nicht die Zahl derjenigen fassen, die einer solchen Unterstützung und eines solchen Schutzes bedürftig sind. Viel einfacher wäre es schon, statt viel Geld auf die Erbauung und Erhaltung solcher Schutzhäuser auszugeben, die entsprechende Summe für die Verbesserung der Existenzbedingungen herzugeben. Man sieht sofort, daß es sich um einen Circulus vitiosus handelt, denn die heutige Wirtschaft kann eben solche Summen, ohne in ihrem Gefüge erschüttert zu werden, nicht entbehren.

Versuche einer durchgreifenden Fürsorge für die Gesamtbevölkerung bestehen in einzelnen großen Städten, so z. B. in Wien, wo die Fürsorge beim noch nicht geborenen Kinde beginnt und sich auf alle Lebensalter erstreckt. Eine Eheberatungsstelle soll die Gesundheit der noch Ungeborenen garantieren. Da aber viele Sexualverhältnisse nicht die Form einer Ehe haben, ist sicher, daß ein großer Teil der Bevölkerung von dieser Institution nicht erfaßt werden kann. Dagegen wurde in Wien mit Hilfe von Mutterberatungsstellen eine umfassende Mutterhilfe errichtet. Jede Frau, die sich dort in den ersten vier Monaten der Schwangerschaft zur Untersuchung meldet, bekommt im Falle, daß sie gesund ist, eine Bestätigung, im Falle der Erkrankung eine Behandlungsanweisung. Wenn die betreffende Mutter nach der Geburt mit ihrem Gesundheits- oder Behandlungsscheine sich vorstellt, bekommt sie von der Gemeinde eine Aushilfe, das Kind wird aber in Evidenz genommen und mit Hilfe der Bezirksjugendämter und der Distriktsfürsorgerinnen, von denen 180 im Hauptberufe angestellt sind, beaufsichtigt. Auf diese Weise ist es möglich, kongenitalsyphilitische Kinder, auch Kinder mit anderen Krankheiten, rechtzeitig zu erfassen und zur Behandlung zu bringen.

Die Schwangerschaftsfürsorge spielt im Rahmen der Bekämpfung der kindlichen Syphilis eine große Rolle. Die im 3. Kapitel erwähnte Tatsache, daß die Behandlung einer syphilitischen Mutter die beste Grundlage für die Gesundheit ihres Kindes darstellt, hat in den meisten Ländern viel zum Ausbau der Schwangerschaftsfürsorge beigetragen. Vielfach sind in Frankreich (DUJOL und LAURENT) die Beratungsstellen für Schwangere mit den Entbindungsheimen in Verbindung, oder es werden an den Gebäranstalten eigene Kliniken zur Behandlung geschlechtskranker Mütter und ihrer Kinder errichtet (HENROTAY und VAN NUFFELEN). Jede schwangere Frau und Gebärende soll serologisch untersucht werden (KLAFTEN), um auf diese Weise rechtzeitig Sicherheit über den Gesundheitszustand zu erhalten. Die Richtlinien in dieser Beziehung sind:

1. Jede syphilitische Schwangere ist zu behandeln, ob sie nun Symptome hat oder nicht.

2. Jede Syphilitikerin soll vom Arzte aufmerksam gemacht werden, daß sie im Falle einer Schwangerschaft sich sofort zur Behandlung meldet.

3. Jede Frau, bei der Syphilis konstatiert wird, soll auf eine eventuelle Schwangerschaft untersucht und ihr die nötige Belehrung erteilt werden.

Eine wichtige Rolle bei den Fürsorgebestrebungen spielen die mit der Fürsorge betrauten männlichen und weiblichen Beamten. Die Eignung der Frau für diesen Beruf steht heute fest, aber erst 1910 wurde in Los Angeles (Kalifornien) die erste Frau angestellt; jetzt sind solche weibliche Beamte in über 300 amerikanischen Städten tätig (ADDITON). Ihre Aufgabe besteht darin, in speziellen Fällen, die Frauen und Kinder betreffen, einzugreifen. Sie beschäftigen sich mit dem Aufsuchen vermißter Frauen und Kinder, mit der Überwachung der Straßen und Vergnügungslokale, Reglementierung der Infektionsquellen, Versorgung Gefährdeter und Aufsuchung lässiger Kranken.

Ein Bild über das Wirkungsgebiet der sozialen Fürsorge für Geschlechtskranke gibt ein Bericht von FISCHER-DEFOY über 1200 Fälle, die innerhalb 3 Jahren zur Behandlung kamen; davon waren 27,2% Hausgehilfinnen, 15,8% Arbeiterinnen, 13,8% Ehefrauen und 5,6% Kontoristinnen. Alle diese befanden sich in seelischer oder wirtschaftlicher oder sozialer Not, aus der ihnen durch Eingreifen der Fürsorgerinnen geholfen wurde.

Natürlich darf man sich nicht verhehlen, daß die Fürsorgeschwestern infolge des Mangels an ärztlichen Kenntnissen rein medizinisch wenig leisten können. Denn sie können die Ansteckungsfähigkeit, Arbeitsfähigkeit, die Prognose der Erkrankung nicht richtig beurteilen. Dagegen können sie sehr viel bei der Belehrung über Infektionsgefahren, über die Gefahren, die durch die Vernachlässigung der Behandlung entstehen, tun.

Der Beruf einer Fürsorgerin erfordert viel Kenntnisse, viel natürlichen Takt, weil es unbedingt nötig ist, sich das Vertrauen der Gefährdeten zu erwerben, guten Einblick nicht nur in die gesundheitlichen, sondern auch vielmehr noch in die häuslichen Verhältnisse und seelische Verfassung zu gewinnen.

Die *Maßnahmen gegen die Prostitution* können sich nicht allein auf polizeiliches und gesetzliches Vorgehen gegen alle diejenigen beschränken, welche die Prostitution fördern, sondern müssen auch trachten, den Zustrom zur Prostitution durch soziale Maßnahmen abzudämmen. Von der Vollständigkeit, mit welcher es gelingen wird, die sozialen Ursachen der Prostitution zu beseitigen, hängt auch der Erfolg aller dieser Maßnahmen ab. Unter den jetzigen sozialen Verhältnissen ist mit einem Kompromiß zu rechnen, da das Prostitutionskapital und das an ihm interessierte Alkoholkapital einen großen Einfluß haben. Soziale Maßnahmen werden nicht genug leisten, weil es sich um eine vollständige Beseitigung der Prostitution gar nicht handeln kann. Zu diesen Maßnahmen gehört eine gewisse Fürsorge für diejenigen Mädchen und Frauen, die in Gefahr sind, Prostituierte zu werden. Es ist sicher, daß ein großer Teil der Prostituierten von Jugend an schutzlos sind, daß ihre Erziehung und Berufsausbildung vernachlässigt wurde. Nach Untersuchungen, die in bezug auf die geistige Verfassung der Prostituierten gemacht wurden, kann es keinem Zweifel unterliegen, daß ein verhältnismäßig großer Teil entweder von Natur aus oder durch die ungenügenden Verhältnisse, in denen sie ihre Jugend verbracht haben, minderwertig sind.

Es ist zu hoffen, daß bei geeigneter Beaufsichtigung der Jugend viele von denen, die später einmal Prostituierte werden, rechtzeitig als minderwertig erkannt würden und durch geeignete Erziehung, verlängerte Aufsicht usw., vor dem Versinken in der Prostitution bewahrt werden könnten. Die angeborene oder erworbene Minderwertigkeit macht alle diese Frauen der Verführung gegenüber widerstandslos. Einmal herabgesunken, können sie nicht mehr den festen Willen aufbringen, die Prostitution zu verlassen, und wenn es durch fremden Einfluß gelungen ist, sie vielleicht dem bürgerlichen Leben zurückzuführen, so fallen sie immer wieder leicht in ihre frühere Lebensführung zurück.

Will man demnach durch Fürsorgemaßnahmen den Zustrom zur Prostitution eindämmen, so muß man schon frühzeitig beginnen. Immer wieder aber muß hier betont werden, daß derjenige, der in der Prostitution vor allem das Ergebnis der sozialen Verhältnisse sieht, diese Fürsorgemaßnahmen bei Aufrechterhaltung dieser Verhältnisse als ungeeignet betrachten wird, das Problem der Prostitution wirklich zu lösen.

Der nicht rein „sozial Eingestellte“ wird, wie es ja bis heute seit Jahrhunderten geschehen ist, den Versuch machen, durch andere Maßnahmen die Prostitution zu bekämpfen.

Es werden schon während der Schulzeit die Kinder, die dem Lehrer oder dem Schularzte verdächtig sind, den Jugendfürsorgeämtern namhaft gemacht. Diese Jugendfürsorgestellen haben die familiären Verhältnisse zu erforschen und die betreffenden Kinder ständig zu beaufsichtigen. Diese Aufsicht soll sich nicht nur auf die Gesundheit erstrecken, sondern auch auf die Vorbereitung für das Berufsleben. Je früher die Eingriffe hier erfolgen, desto eher kann man den Erfolg erwarten. Um so wichtiger ist dies, wenn es sich um geistig minderwertige oder degenerierte Personen handelt. Und selbst wenn ein Teil dieser so beaufsichtigten Gefährdeten nicht zu einem selbständigen Beruf kommt, wäre die Unterbringung in eigenen Anstalten immer noch weniger kostspielig als die Ausgaben, die durch die Vermehrung der Geschlechtskrankheiten, Inanspruchnahme der Polizei, der Gerichte, der Gefängnisse, Arbeitshäuser und Spitäler der Allgemeinheit erwachsen. Zu dieser Fürsorge für bedrohte Personen gesellt sich noch die Fürsorge für Frauen, die schon der Prostitution ergeben sind und dadurch die Allgemeinheit gefährden. Außer der großen Menge der hier zu treffenden Maßnahmen hat Blaschko mehrere Gruppen erwähnt:

1. Untersuchung seitens des Physikates, eventuell Behandlung der sich prostituierenden Mädchen,
2. Trennung der jugendlichen Prostituierten in den Krankenabteilungen von den alten,
3. Unterbringung der Kranken in kleinen Sälen mit wenigen Betten,
4. Möglichkeit einer Beschäftigung, eventuell durch Arbeitszwang,
5. Anstellung von Lehrern und Lehrerinnen, die in geistiger und sittlicher Beziehung auf die Mädchen einwirken,
6. Schaffung von Maßnahmen, welche bewirken, daß die aus dem Krankenhaus Entlassenen nicht wieder in die Arme von Kupplern fallen,
7. Arbeitsvermittlung für die zu Entlassenden.

Die Aussichten auf *Besserung und Rettung* der Prostituierten werden verschieden beurteilt, je nach dem Standpunkt, den man zur Frage der Prostitution und deren Ursachen einnimmt. Wer auf dem Standpunkt steht, daß die Prostitution Folge einer angeborenen Disposition ist, wird sich anders dazu stellen, als derjenige, der einen moralischen Verfall als Ursache annimmt oder die sozialen Verhältnisse dafür verantwortlich macht. Alle Richtungen sehen aber ein, daß in der Vorbeugung das wegsamste Mittel zur Hintanhaltung der Prostitution zu suchen ist. Es wäre überflüssig, hier über Mittel und Wege ausführlich zu berichten, die die Vertreter der einzelnen Richtungen teils vorgeschlagen teils versucht haben. Tatsache ist, daß man bis heute nur sehr geringe Erfolge aufzuweisen hatte. Allerdings muß bemerkt werden, daß eine systematische Durchführung noch nirgendwo erfolgt ist, vor allem, weil dazu große Geldmittel gehören, die kein Staat bisher zur Verfügung gestellt hat. Soviel kann aber gesagt werden, daß der Versuch, Frauen, die der Prostitution schon anheimgefallen sind, wieder zum sogenannten bürgerlichen Leben zurückzuführen, nur in Ausnahmefällen Erfolg verspricht. Eigentlich gibt es nur ein Mittel, Prostituierte ins bürgerliche Leben zurückzuführen. Das ist die Heirat mit einem Manne, der seinen Einfluß im guten Sinne geltend zu machen versteht. Es kann nicht geleugnet werden, daß es nicht gar zu selten vorkommt, daß Prostituierte heiraten und sich im allgemeinen als gute Hausfrauen und sorgsame Mütter bewähren, vorausgesetzt, daß es der Mann versteht, ihr die Rückkehr ins bürgerliche Leben leicht zu machen und die Umgebung die Vergangenheit der Frau nicht offenkundig nachträgt.

Alle anderen Maßnahmen wie Arbeitshäuser, Magdalenenheime, Erziehungsanstalten haben sich nicht in dem erhofften Maß bewährt, weil man nur die einzelnen Prostituierten zu beeinflussen versuchte und nicht die Prostitution als Folge einer bestimmten sozialen Lage zu beseitigen trachtete. Am ehesten werden vielleicht in der Zukunft noch diejenigen Reformatoren Erfolg haben, die mit Energie die Quellen der Prostitution zu verstopfen suchen. Dazu gehört aber vor allem die Verbesserung der bisher geltenden Gesellschaftsformen, der Volkswirtschaft und des Familienrechtes. Wird die Hauptursache der Prostitution, die Hingabe des Körpers zu Erwerbszwecken, unnötig, weil jede Frau ihren Erwerb und damit ihren Lebensunterhalt durch gutbezahlte Arbeit findet, dann werden eben die Verlockungen, durch Prostitution Geld zu verdienen, entfallen. Selbstverständlich wird im Rahmen der allgemeinen Erziehung auch schon in diesem Sinne für die Gleichstellung der Frau mit dem Manne hingearbeitet werden müssen. Diese Frage hat natürlich nichts mit dem Geschlechtsleben freier Menschen zu tun. Es wird immer Frauen geben, die infolge ihres Temperaments und ihrer Veranlagung ihre Geschlechtspartner wechseln werden; das bedeutet aber noch lange nicht Prostitution.

Nach Finger handelt es sich bei der Fürsorge für Geschlechtskranke um Bekämpfung der psychischen und materiellen Infektion. Die Bestrebungen der Fürsorge sind darauf gerichtet, den Gefährdeten Schutz, den Kranken Behandlung und den Gesunden Warnung vor den Gefahren zu geben, die ihnen von den Angesteckten droht.

Fürsorge für die Geschlechtskranken allein genügt nicht zur Bekämpfung der Geschlechtskrankheiten. Viel wichtiger ist die moralische Prophylaxe bei den durch Geschlechtskrankheiten Gefährdeten. Diese Gefährdetenhilfe soll sich nicht nur mit allem befassen, was moralisch auf die Gefährdeten einwirkt, sondern sich auch im weitesten Sinne um Verhältnisse kümmern, die anscheinend nichts mit Geschlechtskrankheiten zu tun haben. Es ist hier vor allem an die Wohnungsfrage zu denken, insoferne, als ungesunde oder überfüllte Wohnungen die Gefährdung der noch nicht Erkrankten noch vergrößert.

Wichtig zur Verhütung der Prostitution ist die Lohnfrage und die Arbeitsfrage überhaupt in Zeiten der Arbeitslosigkeit. Hierher gehört auch der Kampf gegen den Alkohol und damit die ganze Frage der Reformierung des Gasthauswesens, des Kellnerinnenberufes, Trinkgeldfrage und dergleichen mehr.

Die Gefährdetenfürsorge wird natürlich nicht nur minderjährigen, sondern auch volljährigen Personen zuteil, insbesondere aber geistig und moralisch Schwachen. Zur Durchführung dieser Arbeit eignen sich insbesondere Fürsorgerinnen, die dafür besonders ausgebildet werden.

Die Fürsorgeheime für gefallene Mädchen, die häufig von Religionsgenossenschaften und karitativen Vereinen ausgehalten werden, tragen in den verschiedenen Ländern einen verschiedenen Charakter. In allen diesen wird versucht, unter Heranziehung der Religion die Frauen durch Arbeit zur Arbeit zu erziehen. Solche Anstalten gab es schon seit Jahrhunderten, doch ist ein durchschlagender Erfolg nicht bekannt geworden. Daß ab und zu einmal durch eine solche Anstalt eine Frau, die zufällig Prostituierte geworden ist, einen gewissen Rückhalt bekommt und sich zu einem bürgerlichen Leben aufrafft, kann ohne weiteres zugegeben werden. Oft aber ist die in solchen Anstalten aufgewendete Arbeit und Mühe und auch das Geld nutzlos verbraucht worden, da die strenge Aufsicht, reichliche Arbeit, geringe Entlohnung und spärliche Unterhaltung den Mädchen, die einmal das freie Leben der Prostituierten geführt haben, nicht behagen. Sehr viele Mädchen versuchen dieser Anstalt auf irgendeine Weise zu entkommen oder sich durch gute Aufführung eine baldige Entlassung zu verschaffen. In die alten Verhältnisse zurückgekehrt, verfallen sie oft wieder der Prostitution, weil die Hauptursachen, die sie zur Prostitution geführt haben, nicht behoben wurden. Viel wichtiger als solche Heime für gefallene Mädchen wären Heime für arbeits- und obdachlose Frauen und Mädchen, noch bevor sie in der Not zu Prostituierten geworden. Die unverhältnismäßig hohen Auslagen der Wohnung und die schlechte Entlohnung der Frauenarbeit könnte nur durch Errichtung von Frauenheimen gemildert werden, in denen auch Mütter mit Kindern unentgeltlich oder für einen sehr geringen Betrag wohnen können.

In den Rahmen einer systematischen Bekämpfung der Geschlechtskrankheiten gehört auch die Behandlung und Fürsorge der geschlechtskranken Gefangenen. Vorläufig ist die Tatsache noch nicht allgemein anerkannt, es ist aber klar, daß eine regelmäßige Untersuchung der Gefangenen auf Geschlechtskrankheiten hin viele Kranke der Behandlung zuführen würde. Der Aufenthalt im Gefangenenhaus ist zu einer regulären Behandlung gut geeignet. Es ist auch die Möglichkeit vorhanden, belehrend auf die Gefangenen einzuwirken. Bei Entlassung soll der geschlechtskrank Gewesene der Beratungsstelle zugewiesen werden, die ihn nun in Evidenz zu führen hätte.

Eine besonders schwierige Aufgabe erwächst der Fürsorgerin bei der Erkundung der Infektionsquellen und der von der Infektion Bedrohten, wobei alle Personen, mit denen der oder die Geschlechtskranke in Berührung gekommen ist, aufgesucht und nach Möglichkeit dem Arzte (Fürsorgestelle) zugeführt werden sollen. Nicht minder wertvolle Arbeit kann sie auf dem Gebiete der Aufklärung und der Überwachung der Behandlung leisten. Zu all diesen Dingen gehört ein gewisses Zutrauen der Kranken zur Fürsorgerin und andererseits wiederum ein Einfühlen in die Lage und in den Ideenkreis der Geschlechtskranken.

Das erste Pflegeamt in Deutschland wurde in Altona errichtet. Seine Leiterin stellt die Verbindung zwischen der Sittenpolizei und den Frauen her. Sie bekommt die anonymen Anzeigen und Anzeigen von Infektionsquellen von der Polizei überwiesen. Im Falle, daß eine Frau als krank erkannt wird, veranlaßt das Pflegeamt die Einleitung der Behandlung und überwacht sie. Sehr schwierig gestaltet sich die Versorgung von Arbeit für Frauen, bei denen die Arbeitslosigkeit die Ursache für die Prostitution abgegeben hat. Das Pflegeamt hat ständige Verbindung mit den privaten Wohlfahrtsorganisationen, den Behörden und der Beratungsstelle; nur so ist es möglich, jährlich Hunderten von Frauen nachzugehen und sie in entsprechender Weise zu versorgen.

Eine ähnliche Organisation hat das Pflegeamt und die Wohlfahrtsstelle der Stadt Dresden. Es stellt eine selbständige Abteilung des Polizeipräsidiums dar und ist räumlich von demselben vollkommen getrennt. Sein Wirkungskreis erstreckt sich auf sittlich gefährdete Frauen und Mädchen jeden Alters. Die Arbeit wird nur von weiblichen Kräften geleistet, die unter Aufsicht eines juridischen Beamten des Polizeipräsidiums arbeiten. Das Pflegeamt beschäftigt sich nur mit denjenigen Frauen und Mädchen, bei denen es zu einem polizeilichen oder strafrechtlichen Verfahren nicht kommt. Alle anderen Frauen werden der Wohlfahrtspflege zugewiesen. In den Wirkungskreis des Pflegeamtes fallen alle schriftlich und mündlich von Behörden, Privatpersonen usw. erstatteten Anzeigen wegen Geschlechtskrankheit. Zugewiesen werden dem Pflegeamte von der Sittenpolizei alle erstmalig wegen Verdachtes der Gewerbeunzucht oder Umhertreibens festgenommenen Frauen und Mädchen, ferner alle wegen sittlicher Verfehlungen ergriffenen Mädchen unter 18 Jahren, dann alle diejenigen bestraften Frauen und Mädchen, denen ein Strafaufschub oder bedingte Begnadigung bewilligt wurde. An das Pflegeamt werden auch alle Anfragen der Behörden nach sittlicher Führung der obengenannten Frauen geleitet. Schließlich hat das Pflegeamt sich mit denen zu befassen, denen wegen Minderjährigkeit die Unterstellung unter sittenpolizeiliche Aufsicht nicht bewilligt wurde, und allen sittlich Gefährdeten, die sich entweder selbst der Polizei stellen oder deshalb der Polizei gemeldet werden.

Mit jedem einzelnen Falle wird ein genaues Verhör vorgenommen, die häuslichen Verhältnisse werden von den sozialen Pflegerinnen überprüft und die betreffende Frau der Beratungsstelle zur ärztlichen Untersuchung zugewiesen. Je nach dem Ergebnis der ärztlichen Untersuchung werden die Frauen entweder dem Krankenhaus übergeben oder privat auf Kosten des Landesversicherungsamtes behandelt.

Die Organisation der Wohlfahrtsstelle ist ähnlich, nur ist sie für sittlich Gefährdete beiderlei Geschlechtes eingerichtet. Sie beschäftigt sich mit allen mehrmals von der Sittenpolizei festgenommenen Frauen über 18 Jahren, mit allen denen, die sich unter Kontrolle stellen wollen und die schon unter Kontrolle stehen. Sehr wichtig ist außer der Zusammenarbeit mit der Beratungsstelle für das Pflegeamt ein Heim, in dem die Frauen vorübergehend untergebracht und gegebenenfalls von einem Psychiater beobachtet werden können.

Das Erfurter Pflegeamt besteht aus drei Abteilungen, deren erste, die *soziale und gerichtliche Hilfe* mit der Fürsorge für die erwachsenen männlichen und weiblichen, im Strafverfahren Verurteilten und für die Strafgefangenen und Entlassenen umfaßt. Dazu gesellt sich die *Gefährdetenfürsorge* für alle sittlich gefährdeten Frauen und Mädchen und alle von der Sittenpolizei Zugeführten. Schließlich besteht noch die *Geschlechtskrankenfürsorge* für alle Versicherungspflichtigen und sonstigen ermittelbaren Geschlechtskranken.

3. Krankenhäuser und Ambulatorien.

Die Aufgabe, Geschlechtskranke zu heilen und andererseits die Gesunden vor Übertragung zu schützen, macht es erforderlich, gewisse Personen in Krankenanstalten unterzubringen. Nicht alle diese Kranken sind auch wirklich bettlägerig, aber sozial gefährliche Kranke müssen trotzdem durch Aufenthalt in einem Krankenhaus von ihrer Umgebung isoliert werden.

Infolge eines alten Vorurteiles war in der Vorkriegszeit überall in ganz Europa ein großer Mangel an Betten für Geschlechtskranke vorhanden. Zwar haben die Erfahrungen des Krieges und der Nachkriegszeit der Anschauung Bahn gebrochen, daß man auch für Geschlechtskranke genügend Betten, besonders aber eigens dazu eingerichtete Krankenabteilungen haben muß. Doch ist bis jetzt nirgendwo eine radikale Änderung festzustellen. Allüberall mangelt es an genügenden Einrichtungen, um beispielsweise die noch gesunden Kinder geschlechtskranker Eltern längere Zeit in guter Pflege unterzubringen, bis die Ansteckungsfähigkeit der Eltern geschwunden ist. Andererseits gibt es keine Möglichkeit, ganze geschlechtskranke Familien gesondert von der gesunden Umgebung, aber doch als Familie unter ärztlicher Aufsicht zu isolieren. Schließlich ist es nötig, syphilitische Kinder oft jahrelang in eigenen Anstalten unter ärztlicher Behandlung und besonderer Erziehung zu halten. Ferner wäre es wichtig, viele Tausende von geschlechtskranken Prostituierten und Frauen ähnlicher Berufe bei Möglichkeit der Behandlung und zusagender beruflicher Beschäftigung doch von der Allgemeinheit fernzuhalten. All dies ist Sache der Zukunft, die sich nicht damit begnügen wird, die Geschlechtskrankheiten einzudämmen und es schon als Erfolg zu buchen, wenn nicht das gesamte Volk verseucht ist. *Die Zukunft wird ziel- und zweckbewußt daran gehen, das Übel der Geschlechtskrankheiten auszurotten, so wie es in Europa mit der Lepra, Cholera und Pest gemacht wurde.*

Die Eigenart der Geschlechtskranken erfordert es, daß die für sie bestimmten Krankenanstalten anders eingerichtet sind als die sonstigen für interne und chirurgische Kranke. Auf diesen Umstand macht unter anderem M. FLESCH aufmerksam. Mit der früheren gefängnisartigen Anlage muß endgültig gebrochen werden. Es empfiehlt sich, neben großen Sälen auch Einzelzimmer einzurichten, um im Bedarfsfalle Personen absondern zu können. Großer Wert sollte auf die Einrichtung von Aufenthaltsräumen gelegt werden, die den Patienten die Möglichkeit zu Lektüre, Musik, Spielen und ähnlicher Beschäftigung geben. Daneben sind Arbeitsräumlichkeiten nötig, in denen die Kranken auf ihren Wunsch angemessene Arbeit, gegen Entgelt selbstverständlich, leisten können. Die Möglichkeit von Turn- und Sportbetrieb nebst belehrenden Vorträgen u. dgl. sollte im Interesse der psychischen Beeinflussung vorgesehen sein.

In neuester Zeit ist in der D.G.B.G. eine Einrichtung der Abteilungen für geschlechtskranke Frauen nach dem Einzimmersystem an Stelle großer Krankensäle vorgeschlagen worden. Dadurch soll die Einwirkung älterer die jugendlichen Kranken korrumpierender Prostituierter verhindert werden. Um die Zeit des Krankenhausaufenthalts voll auszunützen, soll für die jüngeren Kranken die Möglichkeit bestehen, in besonders eingerichteten Zimmern Berufskenntnisse zu erwerben. So soll daran gedacht werden, Handarbeit, Stenographie, Maschinenschreiben, Haus- und Küchenwesen u. dgl. zu unterrichten.

Gegen die Spitalbehandlung Geschlechtskranker spricht sich VRIEZE aus, weil sie deprimierend einwirkt. Die ambulante Behandlung läßt sich fast stets bei den Geschlechtskranken durchführen, was an Militärpersonen erwiesen wurde. Nur für die Dauer der größten Ansteckungsfähigkeit werden die Luetiker im Krankenhaus behandelt. Ein besonderes Plus stellt auch noch die Ersparnis dar, die durch den Entfall vieler Tausende von Krankenhaustagen in Erscheinung tritt.

Zur Bekämpfung der Kindersyphilis hat sich als besonders geeignet die Einrichtung besonderer Kinderheime für kongenital-syphilitische Kinder erwiesen, die allgemein nach dem Namen des Anregers dieser Idee WELANDER (Stockholm) benannt werden. Ihm war aufgefallen, daß syphilitische Kinder sozial besser gestellter Kreise eine bedeutend geringere Sterblichkeit haben als die der proletarischen Schichten. Er führt dies vor allem auf die bessere Behandlung zurück. Andererseits war auch noch die Erfahrung maßgebend, daß von solchen kongenital-syphilitischen Kindern leicht die Erkrankung auf ihre Umgebung übergeht. Deshalb hat WELANDER die Errichtung solcher Kinderheime energisch betrieben. Das erste wurde in Stockholm am 3. Dezember 1900 eröffnet und hatte zunächst bloß 5 Kinder aufgenommen. Der Grundgedanke war der, die Kinder die ersten vier Lebensjahre in diesen Heimen unter dauernder Behandlung und besonderer Pflege zu lassen. Später setzte WELANDER den Aufenthalt auf 2—3 Jahre und eine Gesamtbeobachtungszeit von 4 Jahren fest. Die Resultate dieser intensiven Behandlung waren ausgezeichnet; es wurden insgesamt nur 4 Rezidiv- und 3 Todesfälle unter 68 Kindern beobachtet. Ein zweites Heim wurde in Göteborg im Jahre 1917 von AHMANN gegründet. Es hatte zuerst 6 Plätze, später 18 und schließlich 40. Bis Ende August 1923 waren dort insgesamt 82 Kinder in Behandlung, von denen 28 als geheilt entlassen wurden, 9 starben. Ein drittes Heim wurde in Malmö von CRONQUIST eröffnet.

Dem guten Beispiele Schwedens folgte Dänemark, das 1905 und 1908 je ein Welanderheim eröffnete. In Norwegen gibt es insgesamt drei solcher Heime, die 1912 in Oslo und später in Bergen und Trondhjiem errichtet wurden.

In Deutschland verfocht diese Idee O. ROSENTHAL, dem es auch glückte, im Jahre 1909 ein Welanderheim in Friedrichshagen bei Berlin zu errichten. Seit der Gründung bis zum Jahre 1923 wurden dort 127 Kinder aufgenommen. Von diesen starben 30, zum Teile aber als Folge der während der Kriegszeit schlechten Ernährungsverhältnisse.

Es fehlt nicht an Gegnern dieser Einrichtung, die vor allem die verhältnismäßig großen Kosten dagegen einwenden. An Stelle dessen wird poliklinische Behandlung und Fürsorge empfohlen. Doch muß auf diese Einwände entgegnet werden, daß es bei dem hier in Betracht kommenden Krankenmaterial einer besonders energischen und intermittierenden Behandlung bedarf, wie sie ambulant nicht durchgeführt werden kann. Dazu kommt noch die bessere Kost in diesen Heimen und die Isolierung. Daß man sich des schlechten Rufes wegen scheuen sollte, Kinder in solchen Anstalten unterzubringen, kann vielleicht in einzelnen Fällen in Frage kommen. Es handelt sich aber meistens um uneheliche Kinder, die fast stets ihren Müttern, besonders wenn sie krank sind, lästig fallen. Deshalb empfiehlt ROSENTHAL die Welanderheime im Anschluß an Säuglings- und Mütterheime zu errichten.

Jedenfalls wäre eine Propagierung des Gedankens der Welanderheime sehr wünschenswert.

Es ist fraglos, daß ein großer Teil der Geschlechtskranken auch ambulatorisch behandelt werden kann. Grundlegend für den Gedanken der ambulatorischen Behandlung ist das Bestreben, die Kranken dadurch zu gründlicher Behandlung und fleißiger Nachkontrolle zu veranlassen, daß man die Behandlung möglichst kostenlos und ohne allzuviel Zeit- und Lohnverlust einrichtet. Diesem Zwecke dienen allenthalben errichtete Ambulatorien, Dispensaires.

England und Wales hatten im Jahre 1923 (HARRISON) 191 Behandlungsstellen, Schottland 26, Irland 2. In diesen Ambulatorien wurden in England behandelt.

1920	118 431	Erkrankungsfälle	mit	insgesamt	1 696 194	Beratungen
1921	97 897	„	„	„	2 072 560	„
1922	85 258	„	„	„	1 823 108	„

In Kanada dienen 52 Kliniken dem Zwecke der Behandlung Geschlechtskranker. In den Vereinigten Staaten von Nordamerika sind (PIERCE) über

500 Kliniken in Tätigkeit, in Indiana 16 Kliniken. Italien hat ein Gesetz angenommen, nach dem in allen Städten mit über 30 000 Einwohnern mindestens 1 Beratungsstelle bestehen muß; allerdings blieb es vorläufig trotz aller Bestrebungen infolge Geldmangels bei dieser Verordnung; es muß aber konstatiert werden, daß eine große Zahl von Ambulatorien errichtet wurde.

Die Erstellung von Ambulatorien zur Behandlung Geschlechtskranker hat sich auch in den Tropen bewährt, so z. B. wurde 1922 in Dakar (NOGUE) ein Institut für Sozialhygiene eingerichtet, das Behandlung und Medikamente jedermann umsonst verabreicht.

Die Ambulatorien in Moskau wurden (RUDNITZKY) im Jahre 1924 von 582 300 Patienten (21% mehr als 1923) besucht. Zum erstenmal kamen 127 899 (48% mehr als 1923). Die Dispensaires hatten einen Besuch von 213 960 Patienten (218% mehr als 1923), davon 15131 (257% mehr als 1923) zum erstenmal.

Da die Dispensaires viel Wert auf prophylaktische Arbeit durch Volksaufklärung legen, werden sie häufig von Personen besucht, die nicht krank sind, aber vielleicht krank zu sein glauben (18% der Besucher gegen 2,4% in den Ambulatorien). Außerdem kommen verhältnismäßig viel latente Syphilitiker (66% gegen 35% in den Ambulatorien) zur Untersuchung. Vorteilhaft hat sich erwiesen, die Untersuchung in die Fabriken, Betriebe, Nachtasyle und Familien zu verlegen. So wurden von 14 845 Fabrikarbeitern 2,8% als geschlechtskrank befunden. In Kinderheimen wurden 1569 Personen untersucht, wovon 6% krank waren. In Nachtasylen wurden 587 Personen untersucht; davon waren 14% krank. In 104 Familien mit 2610 Personen waren 70% der Untersuchten krank.

In Madrid besteht seit 1924 ein Dispensaire (PALANCA), das in 1½ Jahren seines Bestandes 17 000 Frauen und 60 000 Männer behandelt hat. Es wurden Tausende von Blutuntersuchungen und Hunderte Liquoruntersuchungen vorgenommen und über 10 000 Salvarsan-, Wismut- und Quecksilberinjektionen gegeben.

Für Dispensaires treten auch FERNANDEZ DE LA PORTILLA und SANFELIU ein. Sie empfehlen in allen Provinzialhauptstätten und größeren Orten Errichtung von solchen, in denen die Patienten unentgeltlich behandelt werden sollen.

In der Errichtung dieser Ambulatorien wird jetzt überall eine wirksame Waffe zur Bekämpfung der Geschlechtskrankheiten gesehen. Alle Länder befassen sich mit der Organisation solcher Dispensaires. So z. B. legte QUEYRAT einen Plan zur Errichtung von 300 Ambulatorien in Frankreich vor. Auch in England wird an eine Vermehrung der Ambulatorien gedacht. In großzügiger Weise sind alle unentgeltlichen Behandlungsstellen in allen englischen Städten in einem vom Gesundheitsministerium gedruckten und kostenlos abgegebenen Verzeichnis zusammengefaßt, aus dem der Ratsuchende nicht nur Adresse, sondern auch Behandlungsstunden für fast alle Städte Englands finden kann.

Die Einrichtung dieser Dispensaires soll die Möglichkeit geben, die Kranken mit möglichst wenig Zeitverlust, rasch und ohne Einbuße von Arbeitsfähigkeit zu behandeln. Die gesamte moderne Technik der Behandlung, auch Lumbalpunktion, soll in diesen Ambulatorien durchgeführt werden. Dabei ist Wert darauf zu legen, daß Frauen und Männer in ganz gesonderten Warteräumen mit gesonderten Zugängen warten. Auch das Verlassen des Behandlungszimmers soll unauffällig vor sich gehen. Sehr empfehlenswert ist es, die Behandlung in Ambulatorien vorzunehmen, die auch zur Behandlung anderer Krankheiten, aber zu anderen Stunden dienen. Die Behandlung geschlechtskranker Männer wird am günstigsten in der Abendzeit vorgenommen, die der Frauen nach Schluß der Arbeitszeit. Es empfiehlt sich, bei der Bezeichnung solcher Behandlungsstellen die Bezeichnung „geschlechtskrank" zu vermeiden. Also wäre von „Behandlungsstellen" im allgemeinen oder dergleichen zu sprechen.

Nach nordischem Muster wird häufig unentgeltliche Behandlung aller, auch Vermögender empfohlen. Es ist aber sicher, daß ein Staat, der seiner Bevölkerung Behandlungspflicht auferlegt hat, seinerseits die Verpflichtung übernimmt, allen denen, die der Behandlungspflicht unterliegen, diese Behandlung unentgeltlich zu verabfolgen. In Schweden hat man damit gute Erfahrungen gemacht. Doch gibt es genug Stimmen, die sich dagegen aussprechen. So z. B. C. F. Marshall, der unentgeltliche Behandlung Bemittelter für einen Mißbrauch öffentlicher Gelder und Ermutigung zu unmoralischem Lebenswandel auffaßt. Ebenso J. Rožic (S.H.S.), der in der unentgeltlichen Behandlung Reicher weder einen sozialen noch einen praktischen Fortschritt erblicken kann; der einzige Effekt ist die Schädigung der Ärzte.

4. Beratungsstellen.

Die Idee der Beratungsstellen tauchte in Deutschland zu Beginn des Krieges auf. Fördernd auf diesen Gedanken wirkte einerseits die rasche Vermehrung der Geschlechtskrankheiten, andererseits die Tatsache, daß viele Geschlechtskranke sich der ärztlichen Kontrolle teils aus Unwissenheit, teils aus Leichtsinn entziehen. 1914 wurde in Lüttich eine Fürsorgestelle für Syphilitiker ähnlich der für Tuberkulöse errichtet. Allerdings wurden hier auch mittellose Kranke unentgeltlich behandelt. Die behandelnden Ärze wechselten ab. Der Besuch dieser Beratungsstelle war ein recht guter. Erwähnenswert ist die Einrichtung, die dem Kranken vollkommene Diskretion wahrt. Zu Beginn der Behandlung nennt der Kranke seinen Namen, der in ein Buch mit einer bestimmten Nummer eingetragen wird. Von da an führt der Kranke in der Fürsorgestelle nur seine Nummer.

Als Folge einer Beratung, die im Frühjahr 1913 die Vorstände der deutschen Landesversicherungsanstalten hatten, wurde am 1. Januar 1914 in Hamburg die erste Beratungsstelle in Deutschland gegründet. Sie führte den Namen „Fürsorgestelle für Geschlechtskranke". Ursprünglich war sie nur als Fürsorgestelle für Syphiliskranke gedacht; diese Syphiliskranken auf die Bedeutung ihrer Krankheit aufmerksam zu machen, sie nach der Behandlung zu überwachen, sie immer wieder zur Untersuchung heranzuziehen und zu weiteren Behandlungen zu veranlassen, war das Hauptziel dieser Fürsorgestelle. Zu diesem Zwecke sollten die Krankenkassen die aus der Behandlung der Kassenärzte entlassenen Mitglieder der Fürsorgestelle melden. Eine freiwillige Meldung kam von vorneherein nicht in Betracht, weil ja auf diesem Gebiete schon genügend Erfahrung diesbezüglich bestand. Die Meldung, die an die Fürsorgestelle geleitet wurde, enthielt die über den Kranken und seine Krankheit nötigen Daten, sowie auch den Termin, zu dem sich der Kranke zur Nachuntersuchung einzustellen hatte. In der Beratungsstelle wurden diese Termine in Evidenz gehalten und versucht, trotz Wohnungswechsel oder Änderung der Kassezugehörigkeit die betreffenden Kranken zur vorgesehenen Zeit zur Nachuntersuchung zu bringen. Das geschah in diskreter Weise durch ein Schreiben, mit welchem eine Vorladung zum Besuche der Sprechstunde in der Fürsorgestelle verbunden war. Blieb die erste Ladung ergebnislos, so erfolgte eine zweite. Erschien nun der Kranke in der Sprechstunde, so wurde, wenn eine neue Behandlung nötig war, die betreffende Krankenkasse oder die Landesversicherungsanstalt von der Notwendigkeit einer weiteren Behandlung verständigt. War der Kranke nicht behandlungsbedürftig, so wurde ihm ein neuer Termin zur nächsten Nachuntersuchung bestimmt.

In Deutschland haben sich 3 Typen entwickelt:

1. Beratungsstelle mit einem Arzte, der nicht behandelt;
2. Beratungsstelle mit mehreren Ärzten, die abwechselnd tätig sind;
3. die Beratungsstelle besteht nur ideell, da alle Ärzte in ihrer Ordination beraten; die Karten werden an einer Stelle gesammelt (Mannheim).

Die drei verschiedenen Systeme von Beratungsstellen bestehen in Deutschland nebeneinander. In *Karlsruhe* steht die Beratungsstelle unter Leitung des Facharztes des Krankenhauses, von wo aus die Meldung, Überwachung und Mahnung der Kranken ausgeht. In diesem System beruht eine gewisse Beschränkung darin, daß man auf die Mitarbeit der übrigen Ärzte zu sehr verzichtet. Die Sprechstunden der Beratungsstelle werden im Krankenhause abgehalten, wo auch sämtliche polizeilichen Untersuchungen durchgeführt werden. Hierher werden auch die freiwilligen Anmeldungen geleitet, von hier aus geht man den Infektionsquellen nach und führt für die Praktiker die diagnostischen Untersuchungen durch.

Die Frage, welches System besser geeignet ist, den Zielen der Bekämpfung der Geschlechtskrankheiten gerecht zu werden, ist noch nicht gelöst. Es ist sicher, daß das *Mannheimer System*, das die Beratung und die Überwachung des Kranken dem Arzte überläßt, besser den ärztlichen Zielen der Beratungsstellen entsprechen kann, während die zentralisierte Beratungsstelle in den Händen eines oder weniger Ärzte die Überwachung der Kranken und die damit verknüpften polizeilichen und gesetzlichen Maßnahmen leichter durchführen kann. Es dürfte vielleicht in Zukunft eine Vereinigung beider Arten den Weg zu einer einheitlichen Leitung in der Durchführung weisen.

Die Fürsorgearbeit umfaßt eine ganze Reihe von Problemen, die sich in mehrere Gruppen einordnen lassen:

Die wichtigste ist die Feststellung der Erkrankten und der Zuweisung an die Beratungsstelle. Daran schließt sich die Feststellung von Umständen an, welche in dem einzelnen Krankheitsfalle die engere und weitere Umgebung gefährden könnten. Wird dergleichen festgestellt, dann müssen die Gefährdeten über die Natur der Erkrankung aufgeklärt und eventuell in Sicherheit gebracht werden. Zur Verminderung der Gefahr ist intensive Behandlung des Erkrankten notwendig. Zu diesem Zwecke ist demselben jede nur mögliche Erleichterung zu gewähren. Dazu gehört vor allem Behandlung ohne Störung des Berufes, ohne Lohnverlust, ohne besondere Kosten für die Behandlung und schließlich eine gewisse Diskretion, um den Erkrankten nicht durch die Furcht des Bekanntwerdens seiner Erkrankung von der Behandlung fernzuhalten. Endlich gehört in dieses Gebiet der Fürsorge auch die Aufklärung über die Gefahren der Geschlechtskrankheiten, über die Gefahren des Alkoholismus, über die Möglichkeit der Vermeidung von Geschlechtskrankheiten und über den Erfolg der Abortivbehandlung.

Die Fürsorge für Geschlechtskranke muß von der sonst üblichen Fürsorge durch Wohlfahrtsämter vollständig getrennt werden. Es ist eine Fürsorge besonderer Art, die selbstverständlich mit Unterstützung aller anderen Fürsorgestellen und Behörden doch auf einem Spezialgebiet tätig ist. Im Verein mit der Gefährdetenfürsorge und sozialen Gerichtshilfe wird sie bei genügendem Ausbau imstande sein, die Überwachung der Erkrankten diskret zu führen und sie zu den notwendigen Kuren zu veranlassen. Auf Diskretion ist großer Nachdruck zu legen und deshalb soll ein solches Amt nicht allzu umfang- und personenreich sein.

Für die Errichtung von Beratungsstellen treten ein:

RITCHIE, der sie den Kliniken und Krankenhäusern angliedern möchte.

L. GÖRL sieht in den Beratungsstellen eines der vorzüglichsten Mittel im Kampfe gegen die Geschlechtskrankheiten. Sie wären aber nur in größeren Städten zu errichten, um in Zusammenarbeit von Krankenkassen, Landesversicherungsanstalten, Gesundheitsamt, Polikliniken und Ärzten die Kranken bis zur Heilung zu beobachten. Die Übernahme durch den Staat befürwortet HAHN, der sich dadurch eine größere Wirkungsmöglichkeit verspricht. Auch LASSUEUR, LAURENT, LEVIN zählen zu den Anhängern der Beratungsstellen.

Ein entschiedener Gegner ist der Holländer VELDHUYZEN. VOSSEN möchte die Beratungsstellen ähnlich wie es in Rußland der Fall ist, zum Mittelpunkt der gesamten praktischen Heilfürsorge für Geschlechtskranke gestalten.

Entschiedene Gegner der Beratungsstellen sind ferner DREUW, ROUT und viele andere; auch LÜÜS hält einen Erfolg für mehr als fraglich.

Beratungsstellen nach Mannheimer System empfehlen ASCHER, LOEB und andere.

Die Erfolge des Mannheimer Systems liegen darin, daß dadurch die Patienten bestimmt werden, die Behandlung energisch durchzuführen, wodurch dreimal mehr Erkrankte die Behandlung beendigen als sonst. Die Resultate würden noch besser werden, wenn es möglich wäre, die nachlässigen Kranken durch Zwangsmaßnahmen zur Fortsetzung der Behandlung zu zwingen. Außerdem ist es noch schwer möglich, die nach auswärts verzogenen Erkrankten wiederum irgendwo in Überwachung und Behandlung in größerer Zahl unterzubringen. Das könnte erst dann geschehen, wenn die Beratungsstellen in allen größeren Orten nach einem einheitlichen Plane errichtet und von einer Zentralstelle aus geleitet würden.

Im April 1926 fand eine Aussprache über die Karlsruher Beratungsstelle statt, in der die Karlsruher Dermatologen nur unter der Bedingung ihre Bereitwilligkeit mit ihr zu arbeiten erklärten, wenn vollständige Trennung von Beratung und Behandlung und räumliche und zeitliche Scheidung der Beratungsstunden von den Sprechstunden des leitenden Arztes durchgeführt werde. Diese Stellungnahme der praktischen Dermatologen zeigt ganz deutlich, daß die Beratungsstelle nur dann sich die Unterstützung aller Ärzte sichern könne, wenn der leitende Arzt der Beratungsstelle so bezahlt würde, daß er auf Privatpraxis verzichten könnte. Das ist natürlich nur ein frommer Wunsch. Zu mindestens muß aber die räumliche Trennung der Beratungsstunden und der privaten Sprechstunden durchgeführt werden. Das Mannheimer System hat sich nach der Ansicht vieler Ärzte nicht besonders bewährt; es scheint auch in Mannheim daran gedacht zu werden, es durch ein anderes zu ersetzen.

Über den derzeitigen Stand der Einrichtung und der Tätigkeit der Beratungsstellen in Deutschland gibt ein ausführlicher Bericht von ROST, KRASS, FROMME in den „Mitteilungen der Deutschen Gesellschaft zur Bekämpfung der Geschlechtskrankheiten", Band 24, Heft 11 und 12, Hinweise.

In Deutschland gab es 1919 124 Beratungsstellen, die im Jahre zuvor von 30 000 Personen besucht wurden. In Berlin wurden innerhalb 4 Jahren die Beratungsstellen von 25 000 Personen aufgesucht. In Frankreich gab es 1923 190 Beratungsstellen, doch wird die Zahl derselben von Jahr zu Jahr erhöht. In den Beratungsstellen des Roten Kreuzes in Genf wurden 1922 in 113 Erkrankungsfällen 1007 Beratungen und 1923 in 120 Erkrankungsfällen 1714 Beratungen erteilt.

Seit 1916 besteht in Marokko eine Fürsorgestelle. In Johannesburg (Südafrika) wurde eine städtische Beratungs- und Behandlungsstelle für Geschlechtskranke 1923 gegründet, an der die Behandlung unentgeltlich ist. In Brasilien entfallen auf 30 Millionen Einwohner 105 Beratungsstellen, die besonders in der Hauptstadt starken Besuch aufweisen. In diesen Beratungsstellen wird jedem Patienten mündlich und schriftlich Belehrung zuteil. Säumige Kranke werden durch eine Fürsorgeschwester aufgesucht. In das Tätigkeitsgebiet dieser Beratungsstellen scheint auch die Kontrolle der Prostituierten einbezogen zu sein. In Habanna wurde 1921 eine Beratungsstelle gegründet, die bis zum Jahre 1924 6244 Kranke untersucht hat.

Eine eigene Beratungsstelle für Frauen und Mädchen wurde 1918 in Frankfurt gegründet. Ihre Hauptaufgabe ist der nachgehenden Fürsorge gewidmet. Die Fürsorgerinnen besuchen die Geschlechtskranken in den Krankenhäusern und bemühen sich die Infektionsquellen zu ermitteln. Auf diese Weise konnten in 71,7% der Fälle die Namen der Ansteckenden festgestellt werden. Unter 1200 Kranken waren 81 Kinder.

Verschiedentlich wird die Befürchtung ausgesprochen (H. LANGE), die Ergebnisse der Beratungsstellen würden ohne Zwangsmeldung nicht die gewünschten Erfolge bringen. Dies erscheint vollkommen berechtigt, wie die mehr als 10jährigen Erfahrungen nunmehr zeigen. Trotz aller Belehrungen sind die alten Vorurteile in der Bevölkerung noch zu rege, als daß eine von der Einwilligung des Kranken abhängige Meldung einen durchgreifenden Erfolg haben könnte. Nur durch obligatorische Meldung könnten alle in Behandlung gewesenen erfaßt und auch ärztlich überwacht werden.

Auch H. SCHMIDT tritt für ein einheitliches Meldesystem ein, ohne daß eine wirksame Erfassung und Nachkontrolle der Geschlechtskranken nicht möglich erscheint.

Als Übergangsstadium erscheint mir das Mannheimer System ganz geeignet, weil es das Mißtrauen der Ärzte, die in der Beratungsstelle häufig eine ihnen übergeordnete Instanz vermuten, beseitigt und trotzdem die Vorladung der Kranken namens der Beratungsstelle ermöglicht.

So hat die D.G.B.G. in der Tschechoslowakei in diesem Sinne Maßnahmen getroffen, indem sie den Ärzten nachstehendes Formular zur Verfügung stellt:

Beratungsstelle in . . . .

Euer Hochwohlgeboren!

Im Interesse Ihrer eigenen Gesundheit werden Sie hiermit ersucht, sich im Laufe der nächsten Tage in der Zeit von . . . . bis . . . . bei . . . . einzufinden.

Sollten Sie inzwischen bei einem anderen Arzte in Behandlung getreten sein, so ersuchen wir um diesbezügliche Mitteilung, um dem Gesetze vom 11. Juli 1922, Nr. 241 S. d. G. u. V., und der Regierungsverordnung vom 9. Oktober 1923, Nr. 193 S. d. G. u. V., Genüge zu tun.

Für die Beratungsstelle in . . . .

. . . ., den . . . . . . 192. .

Auf diesem Formular setzt der Arzt an den freigelassenen Stellen den Namen der Stadt, in der er ordiniert, seine eigenen Ordinationsstunden und seine eigene Adresse ein. Der nachlässige Kranke erhält dann namens der Beratungsstelle eine Vorladung, durch die er zu seinem behandelnden Arzte geladen wird, ohne daß die Beratungsstelle in Funktion tritt. Damit ist vielleicht auch der unangenehme Begleitumstand vermieden, daß eine Aufforderung des Arztes an seinen früheren Patienten von ihm als Finanzmanöver ausgelegt werden könnte.

Nachgehende Fürsorge soll den Übelstand beseitigen, daß ein Teil der Kranken die Behandlung entweder abbricht, ehe sie beendet ist, oder sich nicht rechtzeitig zur Nachuntersuchung stellt. In einem *Brooklyner* Krankenhause (H. FISHER) war diese Fürsorge bei fast der Hälfte aller geschlechtskranker Patienten nötig. Es wurden Mahnungen, Briefe und schließlich die Pflegerin gesandt. Bei Frauen bewährten sich die Hausbesuche gut; bei Männern dagegen hatte man damit Schwierigkeiten, da sie meist auf Arbeit und deshalb selten anzutreffen waren. Auch erregten die Besuche bei der Zimmervermieterin oder der Gattin Argwohn. Die Kosten dieser nachgehenden Fürsorge waren nicht groß.

In Frankfurt a. M. wurde im Jahre 1924 eine sogenannte Sexual-Beratungsstelle errichtet, die dem Zwecke der Geburtenregelung dienen soll. Die meisten Besucherinnen sind verheiratete Frauen, die durchschnittlich nach der fünften bis sechsten Schwangerschaft Beschränkung der Nachkommenschaft, nach der sechsten bis siebenten Schwangerschaft Unterbrechung derselben verlangen.

Die Schwierigkeit, große Massen zur Untersuchung auf Geschlechtskrankheiten zu bekommen, sind nur sehr langsam zu beseitigen. Es handelte sich den maßgebenden Faktoren in Rußland (nach ROSSIJANSKI) nicht so sehr darum, etwa verheimlichten Fällen von Geschlechtskrankheiten auf die Spur zu kommen, wie die Arbeiter in den Fabriken über die Gefahren der Geschlechtskrankheiten aufzuklären und sie dafür zu gewinnen, sich am Kampfe zu beteiligen. Das geschah durch Vorträge in den Fabriken. Später erst begann man mit der Untersuchung der sich Meldenden. Verdächtige wurden der Fürsorgestelle zur Feststellung einer eventuellen Erkrankung zugewiesen.

Die Bedeutung der Beratungsstellen und Ambulatorien im Kampfe gegen die Geschlechtskrankheiten wird durch ihre Erfolge in Rußland erst ins rechte Licht gesetzt. Grundprinzip ist die Unentgeltlichkeit. Sie haben nicht nur zu untersuchen und zu behandeln, sondern auch eine intensive aufklärende Tätigkeit zu entfalten.

Die Frage der Beratungsstellen ist zur Zeit noch nicht geklärt. Sicher ist, daß sie viel Gutes leisten. Schon die Tatsache, daß sie überall dort, wo die Bekämpfung der Geschlechtskrankheiten in die Wege geleitet wurde, eingeführt und ständig vermehrt werden, zeigt ihre Wirksamkeit. Man darf sich aber nicht verhehlen, daß die Überwachung der Kranken durch die Beratungsstellen ohne eine gesetzlich durchgeführte Meldepflicht sehr schwierig ist. Die Erfahrungen haben gezeigt, daß die freiwilligen Meldungen verhältnismäßig spärlich sind. Andererseits wiederum nur die Mitglieder der Krankenkassen den Beratungsstellen zuzuweisen und die Privatklientel der Ärzte frei zu lassen, wäre ein parteiisches Vorgehen, das durch gar nichts gerechtfertigt wäre. Ob das sogenannte Mannheimer System diesem Übelstande abhilft, bleibt noch abzuwarten. Jedenfalls gehört die Überwachung der Behandlung durch die Beratungsstellen in ihren Wirkungskreis und ist fast ebenso wichtig, wie die Erteilung von Rat an Hilfesuchende. Sollte einmal in irgendeiner Form die ständige Kontrolle der Bevölkerung durchgeführt werden, dann würde dieser Teil der Agenda den Beratungsstellen abgenommen werden. Vorläufig ist die Förderung der Beratungsstellen überall als gutes Mittel im Kampfe gegen die Geschlechtskrankheiten zu empfehlen.

5. Nachgehende Behandlung.

Die Behandlung der Geschlechtskranken muß Rücksicht nehmen auf die Arbeitsstunden der Bevölkerung. Meistens amtieren Kliniken, Polikliniken, Kassenambulatorien zu Tagesstunden, in denen der größte Teil der arbeitenden Bevölkerung nur schwer und unter teilweisem Lohnentgang abkommen kann. Da diese unentgeltlichen Behandlungsstellen meistens stark besucht sind, müssen die einzelnen Patienten verhältnismäßig lange warten und verlieren auf diese Weise häufig einen halben Tageslohn. Dazu kommt noch, daß die Heilmittel noch nicht überall unentgeltlich, wie dies in den nordischen Ländern der Fall ist, zur Verfügung gestellt werden. Deshalb muß alles daran gesetzt werden, die Kranken solange in Behandlung zu behalten, bis sie geheilt sind. Bisher haben die meisten Geschlechtskranken, die in den genannten Behandlungsstellen Hilfe suchten, solange gewartet, bis eine gewisse Besserung eingetreten war. Wenn die Beschwerden nicht mehr so akut waren, blieben sie von der Behandlung weg, weil sie mit zu großen Zeit- und Geldverlusten für sie verbunden war.

Deshalb muß zur Erleichterung der Behandlung überall die Einführung von Abendordinationen gefördert werden. Besonders bei den Krankenkassen wäre dies zu empfehlen. Es erscheint im Interesse der Allgemeinheit, allen tagsüber Angestellten die Möglichkeit zu geben, ohne Zeit- und Arbeitsverlust ihre Krankheiten behandeln zu lassen. Es ist sogar der Gedanke nicht von der Hand zu weisen, daß man dort, wo vielleicht der Besuch des Arztes mit Auslagen für Straßen- oder Eisenbahn und dergleichen verbunden ist, den Kranken diese Barauslagen vergütet.

Ein eigenes System hat man in Erfurt zur Kontrolle der Geschlechtskranken bei den Krankenkassen eingeführt. Alle Kranke werden bei der sogenannten Überwachungsstelle unter Decknamen angemeldet. Nach 4 Wochen werden beim Arzte Erkundigungen eingezogen, ob der betreffende Kranke noch in Behandlung steht. Im Falle von Vernachlässigung der Behandlung fordert die Krankenkasse den Kranken zur Wiederaufnahme der Behandlung auf. Im Nichtbefolgungsfalle wird er von dem Gesundheitsamte vorgeladen. Erst wenn diese Vorladung erfolglos bleibt, wird er auf Grund der Verordnung vom 11. XII. 1918 der Behörde zur Anzeige gebracht.

In New York wird die „nachgehende“ Behandlung folgendermaßen gehandhabt: wenn der Patient der Behandlung zweimal fernbleibt, bekommt er eine Einladung sich einzufinden. Kommt er auch jetzt nicht, so wird ihm ein Brief geschickt, dem im Bedarfsfalle ein eindringlicher Brief mit einer Warnung vor den üblen Folgen der vernachlässigten Behandlung nachfolgt. Frauen und Kinder werden dann noch besucht, um sie zur Behandlung zu veranlassen. Die Besuche bei Männern wurden nach einer Probezeit aufgelassen. Von den Männern mußten 37 bis 45% und von den Frauen und Kindern 33—51% gemahnt werden. Von diesen blieben 34% der gemahnten Männer und 20% der gemahnten Frauen und Kinder überhaupt aus.

Die Wichtigkeit der Nachkontrolle wird von Brunet und Edwards betont. Eine darüber veranstaltete Umfrage ergab, daß von 100 Ärzten 29% gar keine Nachkontrolle pflegten. Die Venereologen kontrollierten nur einen Teil und zwar besonders die Unverheirateten aus verschiedenen Gründen (schwere

Infektionen oder wissenschaftliches Interesse). Die Nachkontrolle wurde mittels Briefen, Telephon und persönlichen Besuchen ausgeübt. Eine verhältnismäßig große Zahl von Patienten kann durch diese Art der Nachkontrolle zur Fortsetzung der Behandlung bewogen werden.

6. Fürsorge für Prostituierte.

Bei der Bekämpfung der Prostitution wird man immer wieder vor die Frage gestellt, welche Maßnahmen am geeignetsten sind, die Prostituierten wiederum zur Arbeit zurückzuführen und auf diese Weise der Prostitution zu entziehen. Hierbei wird man oft Gelegenheit haben, den Ursachen nachzugehen, die die Betreffende zur Prostitution veranlaßt hat. Das geschieht am besten durch die Polizeiassistentin, wie es heute schon vielfach in Deutschland, Amerika, England usw. Brauch ist. Diese setzt sich mit der wegen sittenpolizeilichen Übertretungen oder Gewerbeunzucht Angeklagten in Verbindung, forscht ihren Angaben nach, prüft die sozialen Verhältnisse und legt ihre Ansicht schriftlich den Akten bei. Sie soll auch bei der Verhandlung zugezogen werden; für den Richter sollten ihre Vorschläge über die zu treffenden Maßnahmen für das Urteil maßgebend sein. Ebenso müßte auch die Fürsorge über Rat der Polizeiassistentin und oft in der von ihr angegebenen Richtung eingreifen.

Die meisten Prostituierten stehen schutzlos da; es ist nicht leicht, sie dem Milieu zu entziehen, aus dem sie herkommen. Dabei darf nie außer acht gelassen werden, daß Zuhälter, Bordellwirte, Kupplerinnen, Zimmervermieter und dergleichen kein Interesse an der Besserung, dagegen aber verderblichen Einfluß auf die Prostituierten haben.

Selbstverständlich gehören erkrankte Prostituierte, und das wird wohl ein großer Teil sein, in das Krankenhaus. Dort soll die Behandlung intensiv und doch mit Berücksichtigung der Eigenart der Erkrankten betrieben werden. Wichtig ist, den Prostituierten genügend Krankenhausaufenthalt zu gewähren und gleichzeitig den Fürsorgemaßnahmen vorzuarbeiten.

Den Prostituierten soll der Aufenthalt im Krankenhause außer der Heilung ihrer Krankheit auch noch Möglichkeit zu einer nutzbringenden Beschäftigung bieten. Bahnbrechend in dieser Beziehung wurde das 1886 in Kopenhagen für Prostituierte erbaute Vestre-Hospital, zu dem Bergh die Anregung gab. Die Anfängerinnen sind von den älteren Prostituierten getrennt, und es ist dafür Sorge getragen, daß der oft wiederholte und manchmal lange Aufenthalt den Prostituierten möglichst angenehm und für sie auch vorteilhaft gemacht wird. Großer Wert ist auf Reinlichkeit gelegt, indem in eigenen Waschzimmern Waschtische, Sitz- und Vollbäder eingerichtet sind. Jede der beiden Abteilungen hat einen großen, vollständig gesonderten Garten. Für Arbeitsgelegenheit ist reichlich gesorgt, indem sie entweder für sich Handarbeit machen können, wozu ihnen das Material geliefert wird, oder sie arbeiten für die Anstalt, wofür sie bezahlt werden. Bei ihrer Entlassung wird ihnen ihr Verdienst ausgehändigt.

Ähnlich angelegt ist die Prostituiertenabteilung in Kiel. Auch hier ist reichlich Gelegenheit zur Beschäftigung vorhanden, die je nach der Veranlagung und dem besonderen Wunsche erfolgen kann.

Sind einmal die Prostituierten aus dem Krankenhaus entlassen, dann sollte sie zunächst einmal eine Beratungsstelle übernehmen, die für dauernde Nachuntersuchungen und die eventuell nötige Nachbehandlung zu sorgen hätte. Äußerst wichtig ist aber die soziale Fürsorge durch Verschaffen von gut bezahlter Arbeit in einer einwandfreien Umgebung. Häufig stößt ein längeres Verweilen dieser Frauen an einem Arbeitsorte auf große Schwierigkeiten, weil sie, wenn ihre Vergangenheit bekannt ist, den Nachstellungen ihrer männlichen Arbeitskollegen und Vorgesetzten nicht minder wie der Verachtung ihrer Arbeitsgenossinnen ausgesetzt sind. Man darf auch von diesen Frauen nicht plötzlich allzu schwere Arbeit verlangen. Schließlich ist es wichtig, daß die Fürsorgerin ständig Kontakt mit ihnen behält, darauf achtet, daß die freie Zeit in guter Umgebung und angenehm verbracht wird, und daß sich nicht schließlich wieder Beziehungen mit der früheren Umgebung, also mit Prostituierten und Zuhältern, anbahnen.

Die Bekämpfung der Prostitution durch Errichtung von Arbeitsgenossenschaften für arbeitslose Frauen ist nicht so einfach wie der erste Augenschein lehren könnte. BRONNER macht darauf aufmerksam, daß massenhafte Herstellung gewisser Waren durch diese Genossenschaften die Nachfrage nach diesen Waren nicht vermehrt. Das Resultat dieser Bestrebungen ist häufig das, daß andere Frauen, die bisher diese Arbeit verrichteten, dadurch brotlos werden. Vor allem müßte dafür gesorgt werden, daß Arbeiterinnen ihre Stellung behalten, die durch Familienverhältnisse besonders gefährdet sind. Auch soll das Standesbewußtsein der arbeitenden Frauen gehoben werden. Es ist interessant festzustellen, daß unter Hunderten von aufgegriffenen Prostituierten in Moskau nicht eine Mitglied einer Gewerkschaft gewesen war. Das beste Mittel, eine Arbeiterin von der Prostitution fernzuhalten, ist Zugehörigkeit zu einer Arbeiterorganisation.

Allerdings darf eines nicht übersehen werden, alle Fürsorgemaßnahmen erfordern viel Geld; die Fürsorgerinnen sind im Hauptberuf angestellt. Große Schwierigkeiten macht die Verschaffung der Arbeit, da ja wirtschaftliche Krisen und Arbeitslosigkeit eine der Hauptursachen der Prostitution sind. Wollte man auf diese Weise die Prostitution in ihrer Gesamtheit bekämpfen, so müßte man vielen zehntausenden Frauen die hier geschilderte Fürsorge zuteil werden lassen, was einen solchen Geldaufwand für die Allgemeinheit bedeuten würde, daß er ohne Änderung der derzeitigen sozialen und wirtschaftlichen Verhältnisse unmöglich ist. Was bisher und zur Zeit auf diesem Gebiete geleistet wird, ist nichts anders als ein kleiner Teil dessen, was man eigentlich leisten müßte. Für das Allgemeinwohl sind diese geringen Leistungen von viel zu geringem Nutzen. Denn sie kommen nur einem winzig kleinen Teile der Bedürftigen zugute.

Im Jahre 1921 wurde in Berlin der Vorschlag gemacht, ein Prostituiertenpflegeamt dem Berliner städtischen Zentraljugendamt anzugliedern. Gegen diesen Vorschlag wendet sich A. KORACH aus sozialhygienischen, sozialpsychologischen und sozialökonomischen Gründen. Zunächst behauptet er, daß die Prostituierten an der Spitze eines solchen Pflegeamtes einen Arzt und keine Ärztin wünschen, noch weniger aber Lehrer, Geistliche, Verwaltungsbeamte oder Sozialbeamtinnen. Zur Mitarbeit sollen Fürsorgeschwestern herangezogen werden. Die Anlehnung an das Jugendamt ist wegen des meist höheren Alters der Prostituierten untunlich, denn über 50% sind älter als 25 Jahre und 10—25% älter als 30 Jahre. Werden jugendliche Prostituierte dem Jugendamt zugewiesen, so führt das zu einer Dezentralisation. Das Beste wäre, die Prostituiertenfürsorge durch ein Pflegeamt direkt an das Hauptgesundheitsamt anzuschließen. Maßgebend für diesen Vorschlag ist die Wichtigkeit wirtschaftlicher und sanitärer Fürsorge für die Prostituierten. Deshalb schlägt KORACH folgende Organisation vor: es werden drei Abteilungen gebildet. Erstens Propaganda und Statistik. Diese Abteilung hat Sorge zu tragen für Vorträge, Wanderausstellungen, Filmdarbietungen, um vor der Prostitution zu warnen. Sie hat mit den Prostituierten Fühlung zu nehmen, um sie für die Fürsorgestellen zu interessieren. Sie hat sich mit Arbeitsvermittlung, Arbeiterinnenschutz, Wohnungsreform und dergleichen zu befassen. Die zweite Abteilung umfaßt alle Fragen wirtschaftlicher Fürsorge, wie z. B. Beschaffung von Wohnungen, Unterkunftstätten, Stellenvermittlung, Rechtsauskünfte usw. Der dritten Abteilung fällt die medizinische und sozialpädagogische Fürsorge zu.

Fürsorgemaßnahmen für Prostituierte kommen meistens zu spät. Wichtiger als Fürsorgemaßnahmen für Prostituierte ist Fürsorge für Gefährdete, die noch nicht der Prostitution anheimgefallen sind. Da wir aber in einem Übergangsstadium leben, wird man auf die Fürsorge für Prostituierte nicht nur nicht verzichten können, sondern sogar trachten, sie auf eine möglichst breite Grundlage zu stellen. Der Durchführung stellen sich viele Hindernisse in den Weg, da eine Frau, die einmal als Prostituierte gelebt hat, sehr schwer zu bewegen ist, durch Arbeit ihren Lebensunterhalt zu verdienen. Hier tritt immer wieder das Mißverhältnis zwischen dem durch Arbeit erworbenen Lohne und dem durch die Prostitution verdienten grell zutage. Es ist schwer, die Frauen zu überzeugen, daß sie im Interesse der Allgemeinheit schwere Arbeit bei geringem Lohne auf sich nehmen sollen. Hierzu kommt noch, daß die Nutznießer der Prostitution die Frau, die ihnen durch Fürsorgemaßnahmen entzogen wurde, umlauern und nur auf die Gelegenheit warten, sie wieder unter ihren Einfluß zu bekommen.

Bei richtiger Organisation der Fürsorge wird es häufig möglich sein, schon bei Schulkindern die Gefährdeten zu erkennen, ihnen besondere Fürsorge zu widmen und bei der Schulentlassung dafür Sorge zu tragen, daß sie in geeigneter Weise für einen Beruf ausgebildet werden. Es mag sein, daß manchem die damit verbundenen Kosten als eine neuerliche Belastung der Allgemeinheit erscheinen werden, doch erspart man auf der anderen Seite wiederum durch vorbeugende Fürsorgemaßnahmen der Allgemeinheit viel, wenn man die Kosten der Erkrankungen, behördlichen Maßnahmen, Gefängnisaufenthalte usw. in Betracht zieht.

7. Vorschläge zur Sanierung der Prostitution.

Die Einsicht, daß die bisherige Form der gesundheitlichen Überwachung der Prostitution nicht genüge, hat sich bei vielen Ärzten durchgerungen. Die Folge dessen sind eine ganze Reihe von Vorschlägen, die alle das gemeinsam haben, daß sie die gesundheitliche Seite des Prostituiertenproblems für sich allein lösen möchten, weil sie eine Behebung der sozialen Schäden derzeit nicht für möglich halten. Es soll in irgendeiner Form die bisherige Kontrolle aufrecht erhalten bleiben, ohne aber die Nachteile mit zu übernehmen.

Eine Verbesserung der Prostituiertenkontrolle erstrebt FRITZ LESSER durch ein System, das er Disziplinierung der Prostitution benennt. Da es leicht ist, die Infektiosität der Prostituierten herabzusetzen, werden geeignete Maßnahmen vorgeschlagen:

Das kann geschehen beim weichen Schanker durch erhöhte Sauberkeit, beim Tripper durch Ausspritzen der Harnröhre nach dem Verkehr mit 5%iger Protargollösung und Scheidenspülungen mit Hypermanganlösungen, bei Syphilis durch monatliche Injektion von 0,6 g Neosalvarsan. Nebstdem wurden die Prostituierten in Warschau, wo LESSER während des Krieges dieses System durchführte, über die Krankheitserscheinungen beim Manne belehrt und ihnen die Besichtigung der Besucher aufgetragen. Schließlich hatten sie die Verpflichtung, den Männern vor dem Verkehr Prophylaktica anzubieten. Die Mädchen, welche diese Vorschriften befolgten, waren in gewisser Beziehung vor den übrigen begünstigt. LESSER wird dabei von dem Gedanken geleitet, daß mit seinem System mindestens 50% aller außerehelichen Kohabitationen saniert werden könnten. Er nimmt für Berlin 5000 eingeschriebene und 30000 geheime Prostituierte und bei ersteren 4 Kohabitationen täglich, bei letzteren eine jeden zweiten Tag. Das ergäbe im Monat — zu 25 Tagen — 500000 Kohabitationen.

Wenn diese Disziplinierung nur bei einem Teile der Prostitution durchzuführen wäre, hätte sie sicherlich einen zwar kleinen, aber doch tatsächlichen Effekt. Eine allgemeine Einführung dieser Maßnahmen dürfte wohl an der Indolenz der Prostituierten gegnüber den Geschlechtskrankheiten, die für sie nur Berufserkrankungen sind, scheitern. Dann gehört zur Erfassung eines beträchtlichen Teiles der Prostitution ein großer, kostspieliger Apparat, der auch über die nötige Exekutivgewalt verfügen müßte; das hieße nichts anderes als Reglementierung in einer anderen Form und unter einem anderen Namen.

In der Erkenntnis, daß eine gute Sanitätskontrolle sämtliche Prostituierte, auch die gelegentlich sich Prostituierenden umfassen müßte, was aber nie zwangsweise geschehen kann, empfiehlt HECHT eine allgemeine gesundheitliche Überwachung der gesamten Bevölkerung. Betreffs der Prostitution ist eine wirksame Sanierung deshalb mit den bisherigen Maßnahmen nicht zu erreichen, weil gewaltige materielle Interessen mit dem Prostitutionsbetriebe verknüpft sind. Die Interessenten wissen alle sie schädigenden Maßnahmen unwirksam zu machen oder doch abzuschwächen. Deshalb müßte zur Sanierung der Prostitution der Zwischenhandel ausgeschaltet werden. Zu den Zwischenhändlern rechnet HECHT Bordellbesitzer, Mädchenhändler, Kuppler, aber auch manche Hausbesitzer, Hotelwirte, Polizei, Besitzer von Weinstuben, Animierkneipen, Bars, Chantants, Kabaretts und dergleichen.

Er schlug deshalb vor, den ganzen Prostitutionsbetrieb einer gemeinnützigen Gesellschaft zur Durchführung zu übergeben, ähnlich wie die Bekämpfung des Alkoholmißbrauches in Schweden nach dem sogenannten Gothenburger System geregelt wurde, das darin besteht, das Interesse an der Erhöhung des Alkoholkonsums dadurch auszuschalten, daß man einer gemeinnützigen Gesellschaft das Monopol zum Verkaufe gab. Zuerst im Jahre 1865 in Gothenburg eingeführt, hat sich dieses System gut bewährt, da der Wirt fest angestellt und fest besoldet, die Zahl der Lokale den Bedürfnissen der Stadt angepaßt ist und die Gesellschaft außer einer geringfügigen Verzinsung des Kapitals keinerlei Nutzen aus dem Betriebe zieht.

In ähnlicher Weise sollte also durch Ausschaltung des Zwischenhandels der Betrieb in Kontrollstraßen und sanitär eingerichteten Absteigequartieren sich abspielen. Die gesundheitliche Überwachung wäre der Polizei abzunehmen und einem aus Fachärzten gebildeten Gesundheitsamte zu übertragen. Nur auf Anzeige des Gesundheitsamtes hätte die Polizei die Vorführung, eventuell eine zwangsweise Kontrolle durchzuführen.

Anders möchte W. PICK das Problem einer geeigneten Lösung zuführen. Da die Durchseuchung der Prostituierten um so größer ist, je tiefer sie auf der auch bei den Prostituierten bestehenden Stufenleiter stehen, schlägt er vor, die minderwertigen, psychopathischen Elemente auszuscheiden und nur die Vernünftigeren als staatlich anerkannte und demnach geförderte Gewerbetreibende anzuerkennen. Diese würden durch geeigneten Unterricht in Gewerbeschulen mit einer besseren Ausbildung versehen und durch hygienischen Unterricht besonders bezüglich der Geschlechtskrankheiten erzogen werden. Auf diese Weise wären sie imstande, ansteckende Personen selbst zu erkennen und von sich fernzuhalten. Für diese Prostituierten sollen Krankenkassen, Spitäler, Erholungs-, Altersheime und dergleichen errichtet werden. Um eine klaglose Durchführung dieses Programmes zu ermöglichen, wird empfohlen, daß der Staat alle diese Einrichtungen in eigene Regie übernehme. Mit der Einführung einer solchen staatlich anerkannten Prostitution entfiele der Anreiz zur geheimen Prostitution und eine der größten Infektionsquellen für Geschlechtskrankheiten.

Einen besonderen Vorschlag machen FANTL und WILLHEIM. Sie wollen die Prostituierten in eigens eingerichteten Bordellen für ihren Beruf schulen. Das Bordell sei keine Unterhaltungsstätte, sondern eine hygienische Bedürfnisanstalt. Also kein Ausschank von alkoholischen Getränken, keine lärmenden Unterhaltungen und dergleichen. Hierzu ist es nötig, daß jegliches Geschäftsinteresse ausgeschaltet wird; das Bordell soll durch eine gemeinnützige Gesellschaft errichtet und verwaltet werden, wie es schon vordem HECHT vorgeschlagen hat. Die wirtschaftliche Leitung liegt in den Händen einer Wirtschafterin, die hygienische in denen eines Arztes. Das Wichtigste ist die Durchführung der Prophylaxe, die durch die Prostituierten selbst vorgenommen werden müßte. In diesem Sinne wären die Frauen von dem Arzte zu erziehen.

Einen originellen Vorschlag einer neuen Organisation des Prostitutionswesens machte SARASON. Von der Annahme ausgehend, daß die Prostitution ein unausrottbares Übel sei, und es nie gelingen werde, sie gänzlich zu beseitigen, schlägt er eine ganze Reihe von Maßnahmen vor, die die größte Gefahr der Prostitution, die Geschlechtskrankheiten, wenigstens in einem bestimmten Maße einengen sollen. Zu diesem Zwecke sollen Reglementierungs- und Kuppeleiparagraphen aufgehoben werden. Damit würden das Zuhältertum in seiner jetzigen Gestalt und die Ächtung und Ausbeutung der Prostituierten verschwinden. Gleichzeitig soll ein Verbot der vagierenden Straßenprostitution erlassen werden. Daraus würde für die Prostituierten durch Stärkung ihres Selbstgefühls und ihrer sittlichen Instinkte das Interesse erwachen, alle Bestrebungen zu unterstützen, die ihre Gesundheit schützen. Es wird also den Prostituierten erlaubt, überall zu wohnen, doch dürfen sie bei schwerer Strafe in ihrer Wohnung nicht verkehren. Den Zimmervermietern ist es ebenfalls bei schwerer Strafe verboten, in den vermieteten Räumen außerehelichen Geschlechtsverkehr zu dulden. Damit wäre ein Bordellbetrieb unmöglich gemacht. Der ganze Prostitutionsbetrieb hätte sich in städtischerseits zu errichtenden Häusern, für die SARASON den Namen „Sexualhorte“ vorschlägt, abzuspielen. Diese Häuser wären behördlich ohne irgendwelchen Unternehmer zu verwalten. In diesen Sexualhorten wird jeder männliche Gast auf seine Gesundheit untersucht und Ansteckungsfähige unbedingt zurückgewiesen. Selbstverständlich werden auch die Frauen untersucht. Für den nicht gewerbsmäßigen Verkehr wären in den Sexualhorten getrennte Abteilungen zu errichten, oder es könnten besondere Häuser dafür bestimmt werden. Als Prostituierte gilt jede Frau, die sich bei der Verwaltung dieser Sexualhorte als solche einschreiben läßt und damit das Recht erwirbt, zu jeder Tag- und Nachtzeit in den Werbesälen des Hauses sich Männern für den Geschlechtsverkehr anzubieten. Die Bewirtung müßte den Alkohol ausschließen und nur alkoholfreie Getränke verabreichen. Zur Benutzung eines Schutzmittels wäre jeder bei außerehelichem Geschlechtsverkehr verpflichtet. Im Falle der Vernachlässigung dieser Pflicht wäre Bestrafung und Schadenersatzhaftung für eine durch den Geschlechtsverkehr erfolgte Ansteckung verbunden. Als großen Vorteil erachtet SARASON noch die Tatsache, daß durch die Sexualhorte die Animierlokale in Kürze verschwinden würden. Durch all diese Maßregeln wäre die Möglichkeit gegeben, geschlechtskranke Männer vom Geschlechtsverkehr fernzuhalten.

Die radikale Bekämpfung der Prostitution ist kein rein medizinisches Problem. Wenn ein Arzt an diese Frage herantritt, ohne in sozialer Beziehung genügend weitsichtig zu sein, dann entstehen Vorschläge, die zwar durch ihre Großzügigkeit auffallen, aber auf den ersten Blick schon die Undurchführbarkeit erkennen lassen, weil sie Ursache und Folgen der Prostitution nicht recht auseinanderhalten.

Ein Beispiel dafür bietet das Programm, das GOUGEROT 1924 veröffentlicht hat. Aus seinen Leitsätzen sei hervorgehoben, daß die Rekrutierung der Prostituierten durch Wirtschaftsliebe, Sozialreformen, sittliche Erziehung, Schutz verlassener Frauen, Maitressen und unverheirateten Müttern verhindert werden solle. Die männliche Jugend soll durch sittliche Erziehung und Sport von der Prostitution und Pornographie ferngehalten werden. Es wird Unterdrückung aller Nutznießer der Prostitution mit den schärfsten Mitteln befürwortet. In jeder großen Stadt oder Departement oder Provinz soll eine Kommission für Gesundheits- und moralische Prophylaxe errichtet werden. Es sollen gesetzliche Maßnahmen gegen die Prostitution getroffen werden und energische Versuche unternommen werden, junge Prostituierte von der Prostitution abzubringen. Die Prostituierten sollen regelmäßig halbwöchig Untersuchungen unterzogen werden. Um auf sie einzuwirken, sollen sie in zwei Gruppen eingeteilt werden: die Gruppe der Gehorsamen hätte das Recht der freien Ärztewahl, die der Ungehorsamen müßte an Krankenanstalten übergeben werden. Dann wird hygienische Aufklärung und Verabreichung eines Schutzbesteckes empfohlen. Die Straßenpolizei soll den Prostitutionsbetrieb überwachen, für den bestimmte Straßen ausersehen werden sollen.

Gegen jeden einzelnen Punkt könnte man sofort Einwendungen erheben. Gleich zu Beginn wird verlangt, daß die Rekrutierung der Prostituierten durch Erziehung zur Wirtschaftsliebe, sozialen Reformen usw. verhindert werde. Aber grade Mangel an Erziehung und die Unmöglichkeit, soziale Reformen in dem Sinne durchzuführen, daß jeder Arbeitswillige auch gut bezahlte Arbeit findet, ist ja zum Teil Ursache der Prostitution. Es kommt in diesem Programme nirgendwo der Gedanke zum Ausdruck, daß nur eine umfassende soziale Veränderung imstande wäre, einen auch nur geringen Teil dieser Forderungen in die Tat umzusetzen.

Die Stellungnahme zur Frage der Ausrottung oder wenigstens Besserung der Prostituierten steht, wie wiederholt erwähnt, in engem Zusammenhange mit der Anschauung über die Ursachen der Prostitution. Wer auf dem Standpunkte steht, daß die Neigung zur Prostitution angeboren ist, so wie die Anlage zum Verbrechertum, der wird sich anders zu dieser Frage stellen als derjenige, der in der Prostitution einen Auswuchs unserer heutigen sozialen Verhältnisse sieht, die den Menschen zu dem machen, was er ist. Die Gesellschaft befaßt sich im allgemeinen mit dieser Frage erst dann energischer, wenn ihr die Prostitution gesundheitlich oder sittlich gefährlicher zu werden scheint. Im allgemeinen begnügte man sich vielfach damit, sie durch Strafbestimmungen und Maßnahmen so weit zu bringen, daß sie im alltäglichen Leben nach außen hin sich nicht allzu bemerkbar machte. Die Rettungsversuche sind früher auch im allgemeinen Gefängnisse, Arbeitshäuser und Korrektionsanstalten gewesen, in denen man versucht hat, durch Strafe oder durch Gewöhnung an Arbeit und geregeltes Leben, schließlich durch Unterricht, sittliche Belehrung die Prostituierten einem anderen Leben zuzuführen. Die Erfolge solcher Einrichtungen, deren es schon im Mittelalter in Form der Magdalenenheime viele gab, waren praktisch zu gering. Es ist auch ganz klar, daß bloß individuelle Behandlung zu keinem Erfolge führen kann. In einer solchen Anstalt müßte jeder Angestellte, vom Leiter angefangen bis zum letzten Beamten, von ganz besonderem Interesse für seine Aufgabe und von tiefem sittlichen Ernst erfüllt sein, wenn dieses System zu einem nachhaltigen Erfolge führen sollte.

8. Prophylaxe der Geschlechtskrankheiten.

Schon bei den alten Völkern gab es gewisse, meist religiöse Vorschriften, die geeignet gewesen wären, vor Geschlechtskrankheiten zu bewahren. Es ist auffällig, daß die Bäder und Waschungen so häufig und mit einer Peinlichkeit vorgenommen wurden, die durch den religiösen Zweck eigentlich nicht genügend erklärt sind. Auch die Entfernung der Haare, insbesondere an der Schamgegend, die zum Teile noch heute bei den Frauen des Orients gebräuchlich ist, das Einfetten des Gliedes vor dem Verkehr und die Waschungen nachher scheinen nichts anderes zu sein als prophylaktische Vorschriften. Desgleichen könnte die Beschneidung in diesem Sinne gedeutet werden. Eine Übereinstimmung ist diesbezüglich nicht vorhanden, da es sich um eine religiöse Maßnahme handeln soll, aber die Zusammenstellungen zeigen ganz klar, daß die Beschnittenen in gewisser Beziehung leichter Geschlechtskrankheiten entgehen als die Unbeschnittenen.

Die alten Ärzte gaben verschiedentlich Mittel zur Reinhaltung und Prophylaxe an, die das ganze Mittelalter hindurch verwendet und verschiedentlich variiert wurden. ALMENAR, JACOB CATANEUS und andere empfehlen zur Vorbeugung Waschungen des Gliedes mit verschiedenen Mitteln. FALLOPIUS erfand einen Leinenüberzug, der mit einer komplizierten Mischung durchtränkt war. Es war dies also ein condomähnlicher Gegenstand. Das Condom wurde von TUMER (1666—1740) als „Condum“ beschrieben und hat sich bald sehr rasch verbreitet. Ursprünglich aus getrockneten mit Öl und Kleie weich geriebenen Blinddärmen von Lämmern hergestellt, wurden sie später vor allem aus Gummi erzeugt und dadurch billiger und haltbarer. Zu den historischen Mitteln, die empfohlen wurden, gehören Silbernitrat, Sublimat, Kalkwasser und dergleichen mehr. Es gibt kaum ein Mittel, das nicht zur Verhütung von Geschlechtskrankheiten angewendet wurde. In eine wissenschaftlich begründete Richtung kamen diese Bestrebungen erst seit der Entdeckung des Gonokokkus durch NEISSER und den Erfolgen, die CREDÉ bei der Verhütung des Augentrippers Neugeborener durch Argentum nitricum hatte. 1885 empfahl HAUSSMANN eine 2%ige Argentumlösung in Form der Einspritzung, die aber sehr schmerzhaft war und sich deshalb nicht durchsetzen konnte. BLOKUSZEWSKI war der erste, der sich systematisch mit der Ausarbeitung eines Prophylakticums befaßte. Er empfahl 2%ige Silbernitratlösung, die er später durch Protargol ersetzte, mit dem die Harnröhrenmündung und die Fossa navicularis behandelt wurde. Zur praktischen Handhabung erfand er einen Tropfapparat „Samariter“, bei dem sich durch Druck auf eine Gummiplatte ein Tropfen entleerte. In der Folge wurde eine ganze Reihe solcher Apparate angegeben. MARSCHALKO brachte den „Phallakos“ heraus, BLOKUSZEWSKI konstruierte seinen „Amicus“; zur leichteren Handlichkeit wurden kleine Apparate zur einmaligen Desinfektion hergestellt: „Prophylactol“ von FRANK, „Sanitas-Kelch“ und „Sanitas-Olive“ von BLOKUSZEWSKI. Es wurden Versuche gemacht statt der Flüssigkeiten salbenartige Mischungen einzuführen („Viro“), oder man machte Versuche, schmelzbare Stäbchen in die Harnröhre einzuführen (NOFFKEs Schutzperlen). Gegen Syphilis wurde vor allem Einfettung des Gliedes empfohlen, nachher Waschungen mit Seife und Wasser, dem Desinfektionsmittel zugesetzt wurden, am häufigsten wohl Sublimat und Kalium hypermanganicum. Später gab METSCHNIKOFF zu diesem Zwecke seine 33%ige Kalomelsalbe an, gegen die sich schon NEISSER wandte, der in Gemeinschaft mit SIEBERT eine Sublimat-Lanolincreme zur Desinfektion empfahl. Dagegen wird die Kalomelsalbe noch heute vielfach als wirksam empfohlen (NICHOLS, WALKER). Seit sich die Industrie dieser Mittel bemächtigt hat, kam eine große Menge solcher Präparate auf den Markt, von denen aber nur ein kleiner Teil bakteriell geprüft ist. So wird empfohlen Xylol (BORY), das thymolhaltige „Halla". GAUDUCHEAU verwendet eine Thymol-Kalomel-Lanolin-Vaseline. HABERMANN empfiehlt für Männer eine Auswaschung der Fossa navicularis mittels Wattebausch mit 5%iger Sagrotanlösung und Abwaschen mit 1%iger, für Frauen ein „Lysaldin" genanntes Präparat, das in der Hauptsache auch Sagrotan enthält. „Antifect" von HARRY enthält Thymol und Tribrombetanaphthol in einem Seifengemisch. „Veto" ist ein 2,5%iges Jod-Quecksilber-Salicyl-Zink-Präparat in einer Glycerinlösung. SCHWARZ empfiehlt Wattebäuschchen, die mit 5—10%iger Albarginlösung getränkt und dann getrocknet wurden. Zum Gebrauche sind sie anzufeuchten und die Flüssigkeit in das Orificium auszudrücken; mit der feuchten Watte soll das äußere Genitale abgerieben werden. „Agressit" von ZEISSE wirkt durch Schaumbildung, wobei sich Sauerstoff und freies Chlor entwickelt.

In letzter Zeit wurde besonders von den Franzosen Hydrargyrum oxycyanatum als Prophylakticum empfohlen, entweder allein oder mit Zusatz von Thymol und Kalomel (GAUDUCHEAU, BORY). Das von HECHT zusammengesetzte Schutzmittel für Männer „Sicurus" und „Sicura" für Frauen besteht ebenfalls aus Hydrargyrum oxycyanatum in einer wässerigen, salbenähnlichen Masse. Etwas Ähnliches ist „Servasygon" (O. GROSSE).

Diese letzteren Mittel vereinigen in sich sowohl das Lues- als auch das Gonorrhöeprophylakticum, da Hydrargyrum oxycyanatum gegen beide gut wirkt. Es ist dies in der Handhabung eine bedeutende Vereinfachung und Verbilligung in der Erzeugung gegenüber kombinierten Mitteln.

Die fabrikmäßige Herstellung von Schutzmitteln konkurrierender Firmen hat selbstverständlich auch den Nachteil, daß in der Sucht, Neues zu bringen, oft nicht genügend erprobte Mittel als sicher wirkende Schutzmittel der Öffentlichkeit übergehen werden. Es ist dies nicht nur ein materieller Schaden, sondern auch ein gesundheitlicher Nachteil, wenn teuere Mittel die in sie gesetzten Hoffnungen nicht erfüllen. Deshalb erscheint es wünschenswert, alle Mittel vor Übergabe an die Öffentlichkeit sowohl experimentell als auch praktisch genau zu prüfen. Die ersten Schutzmittel wurden eigentlich ohne besondere Erprobung in den Verkehr gebracht, höchstens wurde an Gonokokkenkulturen und dann schließlich an einer Anzahl von Menschen, meist Soldaten, die Probe aufs Exempel gemacht. Erst neuere Arbeiten beschäftigen sich eingehend mit der Frage, wie die Prophylaktica eigentlich wirken, und haben Methoden ausgearbeitet, diese Prophylaktica an Tieren zu prüfen. SCHUMACHER erklärt die Wasserlöslichkeit oder den Ionisationsgrad für maßgebend. Die METSCHNIKOFFsche Kalomelsalbe ist nach seinen Untersuchungen wertlos, was übrigens auch SCHERESCHEWSKI behauptet. Dagegen hält SCHUMACHER die NEISSER-SIEBERTsche Salbe für brauchbar, wenn sie in Glasgefäßen verpackt wird. Komplexe Quecksilbersalze wie das Hydrargyrum oxycyanatum sollen unzuverlässig sein. NEUFELD wendet sich gegen SCHUMACHERs Anschauung und hält die Löslichkeit in Körpersäften für das Wichtigste. Deshalb können auch Kalomel-Antimonverbindungen, metallisches Quecksilber und Silber ganz brauchbare Desinfektionsmittel liefern, weil es sich nicht um sehr rasche Wirkung handeln muß. WORMS wiederum prüft die prophylaktische Eigenschaft eines Mittels nach seiner therapeutischen Wirkung, wogegen sich BERG ausspricht. SCHERESCHEWSKI empfahl Chinin als Prophylakticum. Nach MANTEUFEL werden Luesprophylaktica an Mäusen geprüft, die mit Recurrensspirochäten infiziert sind. Er stellte die bessere Wirkung wässeriger Lösungen fest und die gute Wirksamkeit von Sublimat und Hydrargyrum oxycyanatum auch gegen Gonokokken. Bei seinen experimentell durchgeführten Nachuntersuchungen ergab sich, daß die Schutzmittel „Epha" und „Spirogen" vollkommen versagten,

„Duanti" nur gegen Lues und „Herold" nur gegen Gonokokken wirksam waren, obwohl sie gegen beide Krankheiten empfohlen wurden. Dagegen erwies sich in seiner Versuchsreihe das „Antilugon" (0,4$^0/_0$ Hydrargyrum oxycyanatum) als brauchbar. SCHERESCHEWSKI und WORMS prüften Schutzmittel an syphilitischen Kaninchen, wogegen eingewendet wurde (MANTEUFEL), daß zwischen der Kaninchenlues und der menschlichen Syphilis ein bedeutender Unterschied bestehe, indem die erstere nur eine lokale Infektion sei.

Es kommt aber nicht nur auf die chemische Zusammensetzung der Mittel an und auf deren richtige Verpackung, so daß sie lange Zeit hindurch chemisch unverändert und wirksam bleiben, sondern auch auf die Art der Anwendung. Wichtig ist, daß auch vor dem Verkehre das Prophylakticum aufgetragen wird, wobei es zum Teile als Gleitmittel dient. Nachher soll unbedingt das äußere Genitale mit Seife und Waschwasser gewaschen, ferner uriniert werden. Eine sehr gute Grundlage bieten für Schutzmittel Seifen (MANTEUFEL), da sie als Spirochätengift wirken.

In letzter Zeit wurde als internes Prophylakticum gegen Syphilis von LEVADITI „Stovarsol" empfohlen. Es ist dies eine Acetylaminooxyphenylarsinsäure, die schon früher in Deutschland hergestellt worden war und jetzt als „Spirocid" im Handel ist.

Auf Grund seiner Versuche behauptete LEVADITI, daß es den Ausbruch einer Syphilisinfektion verhütet, wenn es per os 2 Stunden bis 7 Tage nach der Infektion der Kaninchen, die mit massiven Virusmengen vorgenommen wurde, dargereicht wurde. Die geringste wirksame Dosis war bei diesen Versuchen 0,1 pro 1 kg Körpergewicht. Diese Tierversuche bestätigten sich bei 2 Männern, die $2^1/_2$ und 5 Stunden nach einer durch Scarification eingebrachten Infektion in der Dosis von 2—4 g eine Infektion verhüteten. Die gleichzeitig geimpften Affen bekamen Syphilis. Die Akten darüber sind noch nicht geschlossen; jedenfalls sind die Versuche wert, fortgesetzt zu werden.

Die prophylaktische Bedeutung des Stovarsols bzw. Spirocids wurde unter anderen von OPPENHEIM hervorgehoben. Alle Fälle, die er bis jetzt prophylaktisch behandelt hat, sind negativ geblieben. Es wird deshalb empfohlen, in Fällen, wo die Möglichkeit einer luetischen Infektion durch Verkehr mit einer syphilitischen Person möglich erscheint, unbedingt dieses Präparat zu verwenden; ähnlich urteilen HEYMANN und BLOCH.

HEYMANN versuchte, die Prophylaxe mit Stovarsol in ein System zu bringen. Darnach kämen für die Behandlung mit diesem Präparat in Betracht: alle diejenigen, die mit einem Syphilitischen oder syphilitisch Verdächtigen verkehrt haben, aber auch die von einer extragenitalen Ansteckung Bedrohten. Dieser Behandlung sind ferner alle frisch mit Ulcus molle Angesteckten zu unterziehen. Auch solche, die nach geschlechtlichem Verkehr an einer Genitalinfektion erkranken, an denen Spirochäten nicht nachzuweisen sind, müssen der Stovarsolbehandlung unterzogen werden. Schließlich alle mit frischer Gonorrhöe angesteckten Personen, weil sich hierbei ein gewisser Teil gleichzeitig auch mit Syphilis ansteckt.

Die Frage der Prophylaxe der kongenitalen Syphilis ist eigentlich Prophylaxe der erworbenen Syphilis. Letztere ist die Vorbedingung der ersteren. Im Zusammenhange damit steht die Frage der individuellen Prophylaxe und des Ehekonsenses der Syphilitiker. Trotz Verbesserung der Behandlung durch Einführung des Salvarsans kann man heute in bezug auf Eheerlaubnis kaum einen anderen Standpunkt einnehmen als vorher: frühestens 5 Jahre nach der Ansteckung sollte die Heiratserlaubnis erteilt werden wenn die Behandlung genügend, die klinische und serologische Kontrolle häufig durchgeführt wurde und in den letzten Jahren keine Erscheinungen festzustellen waren (HECHT, MARFAN). Um Fällen unerkannt gebliebener Syphilis auf die Spur zu kommen, ist es am besten, jede schwangere Frau daraufhin zu untersuchen, denn die väterliche Infektion ist nach dem heutigen Stande unwahrscheinlich. Daher ist eine Frau, die ein syphilitisches Kind zur Welt bringt, als syphilitisch zu betrachten. Bei ausnahmsloser Durchführung der Wa. R. bei schwangeren Frauen wird ein großer Teil der syphilitischen festgestellt werden. Es muß zugegeben werden, daß hier und da während der Schwangerschaft unspezifische Wa.R. gefunden wird. Es dürfte sich um ungefähr 1% handeln, doch läßt sich meistens die positive Reaktion durch irgendwelche anamnestische oder klinische Feststellungen stützen. In unklaren Fällen soll nach einiger Zeit die Untersuchung wiederholt werden. Jedenfalls läßt sich durch eine genaue Kontrolle der schwangeren Frauen die Zahl der gesund geborenen Kinder erhöhen. Dieses Verfahren ist einfacher als die Behandlung syphilitisch geborener Kinder.

Mit der persönlichen Prophylaxe hat sich eingehend MAX MÜLLER befaßt, der auf Grund der bis dahin erschienenen Literatur die persönliche Prophylaxe empfiehlt. Die Ärzte mögen dort, wo es ihnen am Platze erscheint, Enthaltsamkeit empfehlen. Man darf sich aber nicht verhehlen, daß sie nur in geringem Maße durchgeführt, dagegen der häufige außereheliche Geschlechtsverkehr verheimlicht wird. In der Kriegs- und Nachkriegszeit hat auch der außereheliche Geschlechtsverkehr der erwerbenden Mädchen sehr zugenommen, so daß auch für diese die Frage der Prophylaxe dringend ist. Man darf sich nicht verhehlen, daß die zum Teile veraltete Gesetzgebung Anzeige und Verkauf von Schutzmitteln zu verhindern sucht. Als Grund wird häufig das ethische Moment ins Treffen geführt. Tatsächlich dürfte aber noch immer maßgebend sein, daß das beste Prophylaktikum gegen Geschlechtskrankheiten auch gleichzeitig die Befruchtung verhütet. Diese Frage der Befruchtungsverhütung ist sehr schwer zu lösen, da sie mit der gesellschaftlichen Ordnung zu sehr verknüpft ist. Der Kampf der die moralische Seite betonenden Faktoren gilt eben vor allem dem Condom, welches vielleicht das verbreitetste und in gewissem Sinne auch sicherste Schutzmittel, insbesondere für die Frauen ist. Ein großer Vorteil beruht darin, daß es verhältnismäßig einfach anzuwenden, nicht zu teuer und ziemlich verläßlich ist. Es schützt auch gleichzeitig gegen alle Geschlechtskrankheiten, was von zahlreichen Schutzbestecken nicht behauptet werden kann.

Prophylaxe und Beschneidung.

Häufig hört man die Ansicht, daß die *rituelle Beschneidung*, welche von vielen Völkern schon im Altertum geübt wurde und sich in Afrika und bei den Juden und Mohammedanern erhalten hat, die Verhütung der Geschlechtskrankheiten bezweckt. Sicher ist, daß sie auf die Häufigkeit der Gonorrhöeansteckung keinen Einfluß hat. Dagegen scheint sie in gewissem Sinne vor der Syphilisansteckung zu schützen. POWELL fand bei 13,32% beschnittener Männer Primäraffekte, während von den unbeschnittenen 20,08% syphilitisch angesteckt waren. An dem großen Material der holländisch-indischen Armee stellte BREITENSTEIN fest, daß von 15 000 eingeborenen, d. h. beschnittenen Soldaten 16% geschlechtskrank, davon 0,8% syphilitisch waren. Von 18 000 europäischen, d. h. unbeschnittenen Soldaten litten 41% an Geschlechtskrankheiten, davon 4,10% an Syphilis. LÖB hat an 2468 Kranken festgestellt, daß 39,1% Nichtbeschnittene Schanker und Syphilis hatten, dagegen bloß 15% der Beschnittenen.

Ähnliche Untersuchungen hat PAWLOW angestellt. Er untersuchte 7065 Unbeschnittene (Christen) und 412 Beschnittene (Juden und Mohammedaner).

Er fand bei:

	Unbeschnittenen	Beschnittenen
Nicht venerische Erkrankungen der Geschlechtsorgane .	1108	21
Gonorrhöe und deren Komplikationen	3279	299
Harten und weichen Schanker	1773	70
Syphilis mit unbestimmter Lage des Primäraffektes . . .	895	22

WOLBARST stellte bei 400 Beschnittenen in 78% Gonorrhöe und 22% Syphilis und Schanker fest, bei 400 Nichtbeschnittenen 59% Gonorrhöe und 41% Syphilis und Schanker. Hierher gehören die Beobachtungen von DUNCAN BULKLEY, F. BIERHOFF, CH. H. CHETWOOD, HUGH CABT, B. C. CORBUS, B. ERDMANN, RICKETS, BLOKUSZEWSKI.

Ähnliche Untersuchungen stammen von HECHT, der 3 Gruppen bildete: I. Unbeschnittene (582), II. Männer mit sehr kurzer Vorhaut, die die Eichel zum Teile frei läßt, mit Hypospadie, nach Phimosenoperation und dergleichen (79), III. Beschnittene (59).

Es fanden sich in Gruppe:	I.	II.	III.
Gonorrhöe	308 (53%)	45 (56%)	44 (74%)
Syphilis	207 (35%)	29 (36%)	13 (22%)
Ulcus molle	67 (12%)	5 (8%)	2 (4%)

Eine Bestätigung der bisher mitgeteilten Erfahrungen bildet auch die Arbeit von A. RABINOVIČ, der unter den Juden in Kijew Untersuchungen über Geschlechtskrankheiten und Syphilis vornahm. Im Verhältnis zur nichtjüdischen Bevölkerung erkrankten Juden häufiger an Gonorrhöe als an Syphilis. Von den Gonorrhoikern waren 1922—25 25—19% Juden, von den Syphilitikern dagegen nur 9—13%. Das erklärt sich ebenso wie das vollkommene Fehlen von Erkrankungen an Balanopostitis, Phimose und Paraphimose durch das Fehlen der Vorhaut.

Aus all diesen Untersuchungen geht also hervor, daß das Fehlen der Vorhaut die Zahl der Geschwüre vermindert. Insbesondere auffällig ist das seltene Vorkommen von Ulcus molle bei Beschnittenen. Ebenso ist auch die Syphilis weniger häufig. Da aber die Beschneidung keinen absoluten Schutz vor Geschlechtskrankheiten gewährt, erscheint die Forderung amerikanischer Autoren (FIASCHI, BLIZZARD, CURBUY, MOWRY), die Beschneidung allgemein als Prophylaktikum einzuführen, unbegründet.

Dagegen verleiht häufiges Waschen des Innenblattes der Vorhaut und der Eichel und peinlichste Reinhaltung dieser so empfindlichen Teile mit der Zeit eine gewisse Widerstandsfähigkeit, die den Nachteil der Unbeschnittenen gegenüber den Beschnittenen in gewissem Sinne vielleicht auszugleichen vermag. Im übrigen macht die Beschneidung trotzdem eine peinliche Prophylaxe keinesfalls überflüssig.

Ergebnisse der Prophylaxe.

Die Erfahrungen der amerikanischen Marine mit der Prophylaxe waren ausgezeichnete. Ursprünglich (1907) freiwillig eingeführt, gewann sie langsam an Ausbreitung, bis sie 1909 an einigen Stellen zwangsweise angeordnet wurde. 1916 nahm der Kongreß ein Gesetz an, nach welchem jeder Marineangehörige, der an einer Geschlechtskrankheit oder einer durch eigenes Verschulden erworbenen Krankheit leide, für die Dauer seiner Erkrankung keinen Lohn bekäme. Die Prophylaxe wurde so organisiert, daß der Mann entweder ein Prophylaxebesteck bei sich trug oder nach Rückkehr an Bord oder in eigens an besonders frequentierten Stellen errichteten Desinfektionsstuben unter Aufsicht von Sanitätspersonal die Desinfektion vornahm. Von 1910 an sank die Zahl der Erkrankungen beständig. 1917 und 1918 war ein rascheres Absinken als Folge der Kriegsmaßnahmen zu beobachten. Von 1920 macht sich dagegen ein langsamer Anstieg bemerkbar. Als wichtigste Kriegsmaßnahme ist die Zwangsprophylaxe, verbunden mit Lohnentzug, Bestrafung und Bewegungseinschränkung zu verzeichnen.

Die Beobachtungen, die HOLCOMB und D. C. CATHER vor 1912 an 3268 Fällen gesammelt hatten, ergaben, daß sich von diesen 64 mit Gonorrhöe, 35 mit Schanker und 1 mit Syphilis angesteckt hatten. 1385 nahmen die Desinfektion innerhalb 8 Stunden nach dem Verkehr vor; davon infizierten sich 1,37%. In der Zeit von der ersten bis zur zwölften Stunde desinfizierten sich 741 und hatten in 3,31% Infektionen. 920 Fälle nahmen die Prophylaxe zwischen der 12. und 24. Stunde vor; 5,1% steckten sich an. Aber es gab 222 Leute, die sich einen bis zehn Tage mit der Desinfektion Zeit ließen!

Die Einführung einer obligatorischen Prophylaxe durch das Sanitätspersonal befürwortet W. PICK. Er hat häufige Untersuchungen der Mannschaften und Desinfektion durch das Sanitätspersonal nach jedem Verkehre unter Strafandrohung angeordnet. Die Resultate waren gute, indem die Infektionsziffer auf die Hälfte herabgedrückt werden konnte.

Waschung mit Kalium permanganatum (1:1000) und nachherige Verwendung 33%iger Kalomelsalbe als Prophylaktikum empfiehlt FRAZER. Es ist aber wichtig, die Männer mit der Technik der Desinfektion vertraut zu machen. Gegen diese Einführung werden verschiedene Bedenken geäußert, die teils moralischer, teils praktischer Natur sind. Es werde durch die Prophylaxe die Furcht vor Ansteckung beseitigt und dadurch der Leichtsinn gefördert. Auch könnte das Bewußtsein, stets ein Prophylakticum bei sich zu haben, zum außerehelichen Geschlechtsverkehr mehr als sonst Veranlassung geben. Dagegen wird eingewendet, daß die Furcht vor Ansteckung Veranlassung gibt, statt der gewerbsmäßigen die geheime Prostitution aufzusuchen; und schließlich bekäme nur derjenige das Prophylakticum ausgehändigt, der Geschlechtsverkehr sucht.

Über Erfolge bei Prophylaxe berichtet unter anderen REID. Im Jahre 1917 betrug die Zahl der Geschlechtskranken in Portsmouth bei der Garnison 92‰. Nach Einführung der Prophylaxe mit Kalium hypermanganicum sank die Infektionszahl auf 54,4‰. Auch BOYDEN hat mit dieser Art von Prophylaxe sehr gute Erfahrungen an einem, wenn auch kleinen Material gemacht. Bei 923 Männern kam keine Gonorrhöe und bloß ein Fall von Syphilis vor.

Eine entschiedene Gegnerin der persönlichen Prophylaxe ist E. H. HOOKER. Zunächst zweifelt sie die Statistiken an, welche die Wirksamkeit der Selbstdesinfektion bestätigen, insbesondere deshalb, weil nicht jeder außereheliche Geschlechtsverkehr ansteckend sei. Ferner bezieht sie sich auf die Mitteilungen von HOLCOMB über den Gesundheitszustand der Kriegsmarine, aus denen ersichtlich ist, daß 1909 nach Einführung der Prophylaxe die Zahl der Geschlechtskranken einen Anstieg zeigte. Vielleicht ist diese Erscheinung darauf zurückzuführen, daß durch die Prophylaxe der außereheliche Geschlechtsverkehr zugenommen hat. Durch das Prophylaktikum werde die Unmoral des Mannes gefördert und durch die staatliche Empfehlung gewissermaßen eine offizielle Genehmigung für sexuelle Ausschweifungen der Männer gegeben. Die Prophylaxe ist eine stillschweigende Billigung der männlichen Promiskuität mit ihren Folgen: Prostitution und Geschlechtskrankheiten. Ethisch und hygienisch sei die Prophylaxe der Reglementierung gleichgesetzt; habe man letztere abgeschafft, so dürfe man folgerichtig erstere nicht einführen.

Bei einem Truppenkörper in *London* wurden über 2 Jahre hindurch Kalomelkapseln ausgiebig verwendet, wobei anfänglich freiwillig Spülungen mit Kalium hypermanganicum gemacht wurden, die man aber später aufgab. Die Ergebnisse veranschaulicht nachstehende Tafel:

Station und Zeitraum	Anzahl der wegen Geschlechtskrankheiten Aufgenommenen auf 1000 und 1 Jahr		Anmerkungen
Bezirk London	1913	95,6	
Baracken in London, Januar bis Juni	1916	89	Energische Frühbehandlung im Mai 1916begonnen
Juli bis Dezember	1916	37	—
Januar bis Juni	1917	52	—
Juli bis Dezember	1917	35	—
Januar bis Juni	1918	44	Die freiwilligen Spülungen wurden aufgegeben und bloß Kalomelkapseln vom April 1918 an benützt
Juli bis 30. September	1918	42	—
Oktober bis 31. Dezember . .	1918	32	—

In einer Seestation (Norfolk, Virginia) wurde nach derselben Weise bei 5103 Mann die Wirkung der Prophylaxe erhoben. Der Gang der Desinfektion war folgender:

1. gründliche Waschung mit Seife und Wasser,
2. Waschung mit Sublimatlösung,
3. Einspritzung einer 2% Protargollösung oder 10% Argyrollösung in die Harnröhre, wo sie 3 Minuten verblieb.
4. Einreiben der Geschlechtsteile mit 30% Kalomelsalbe.
5. Einwickeln des Gliedes für 4 Stunden in ein Klosettpapier.

Wieviel Stunden nach dem Verkehr die Desinfektion erfolgte	Anzahl der Desinfizierten	Anzahl der Angesteckten	Prozentzahl der Angesteckten
1	1180	1	0,08
2	1172	7	0,59
3	521	4	0,77
4	330	2	0,61
5	199	1	1,57
6	321	5	1,58
7	277	6	2,27
8	390	16	4,22
9	283	10	3,62
10	214	11	5,14
mehr als 10	216	16	7,4
Zusammen	5103	81	1,58

Der Einfluß systematischer Prophylaxe ist deutlich sichtbar an den in Singapore stationierten Truppen (FALKNER). Seit 1878 wird eine genaue Statistik der neuen Ansteckungen geführt, woraus sich ergibt, daß nach Einführung der Prophylaxe die Zahl der Infektionen gesunken ist und zwar von 15,88‰ auf 3,44‰. Durch Vorträge, Plakate, Filme wurde die Mannschaft genau unterrichtet und es wurde dann für jeden Truppenteil eine prophylaktische Station errichtet. Den Soldaten wurde auf einer anonymen Karte der Zeitpunkt der prophylaktischen Behandlung bestätigt. Erkrankte jemand, ohne einen solchen Ausweis vorlegen zu können, so wurde ihm ein Lohnabzug gemacht.

Gute Erfahrungen mit der Prophylaxe hat nach SANGIORGI die italienische Armee gemacht. Benützt wurde die METSCHNIKOFF-GAUDUCHEAUsche Salbe. Im Jahre 1906 betrug die Häufigkeit der Infektionen unter den Soldaten 56‰,

1923 32⁰/₀₀. Es erscheint zweckmäßiger, den Soldaten die Salbe zu geben, als in eigenen Desinfektionsstuben die Prophylaxe vorzunehmen.

HARRISON hat bei einer Anzahl von Soldaten, die die Prophylaxe vornahmen, festgestellt, daß die Erfolge um so ungünstiger waren, je später die Desinfektion erfolgte. Die folgende Tabelle zeigt, wie häufig die Prophylaxe angewendet wurde:

Desinfektionsmittel	Innerhalb	Ins Spital aufgenommen mit			Zusammen	Prozent
		Syphilis	Gonorrhöe	Sonstige Geschlechtskrankheiten		
Kalomel und Hypermanganlösung . .	1 Stunde	4	13	1	18	1,2
	4 Stunden	2	10	1	13	0,8
	10 „	1	5	—	6	0,4
	später	1	2	1	4	0,26
Kalomel allein	1 Stunde	1	6	2	9	0,6
	4 Stunden	—	2	—	2	0,13
	10 „	1	2	3	3	0,2
	später	—	3	—	3	0,2
Hypermanganlösung .	1 Stunde	13	54	12	79	5,3
	4 Stunden	10	14	3	27	1,8
	10 „	3	5	—	8	0,5
	später	2	14	4	20	1,3
Waschung mit irgend einem Antisepticum, gewöhnlich Lysol oder ein Ersatzmittel	1 Stunde	10	42	6	58	3,9
	4 Stunden	1	7	4	12	0,8
	10 „	1	2	—	2	0,13
	später	—	4	—	4	0,26
Keine Prophylaxe . .	—	312	817	93	1222	82,0

Über die Prophylaxe im italienischen Heere berichtet PICCININI: Durch Propaganda, regelmäßige Vorträge, ärztliche Visiten und Prophylaxestationen wurde der Versuch einer energischen Bekämpfung gemacht. Das Wertvollste können hierbei die Prophylaxestationen leisten, zumal da sie nicht nur für die Militärzeit, sondern auch für das Zivilleben die Kenntnis von der Gefahr der Geschlechtskrankheiten und deren Verhütung lehren.

In Deutschland wurden zuerst über Veranlassung von BLASCHKO Desinfektionsstuben vom Groß-Berliner Verbande für das Rettungswesen in den Rettungsstellen errichtet. In den öffentlichen Bedürfnisanstalten war ein Schild angebracht, das unter dem Titel „Schutz vor Geschlechtskrankheiten" auf die nächste Rettungsstelle verwies, in der Gelegenheit zur Desinfektion gegeben war.

Prophylaktische Stationen bestehen in Berlin, Frankfurt am Main, Hannover und Hamburg. Sie werden verhältnismäßig häufig in Anspruch genommen und scheinen sich zu bewähren.

Nach Berichten von W. CLARKE bestehen in Athener Bordellen Prophylaxestationen. Die während des Krieges in Manchester eingerichteten Prophylaxestationen, die in zwei Bedürfnisanstalten untergebracht waren, wurden nach kurzem Bestande wieder aufgelassen.

Im Gegensatz zur Auffassung der Englischen Gesellschaft zur Bekämpfung der Geschlechtskrankheiten, welche sich gegen die Desinfektionsstellen aussprach, steht der Bericht der Neuseeländischen Gesundheitsbehörde, die die Prophylaxestationen empfiehlt, weil auf die Selbstdesinfektion kein Verlaß sei.

Am besten bewähren sich Prophylaxestationen dort, wo ein Zwang zur Desinfektion ausgeübt werden kann, das ist also wie beim Militär und bei der Marine. Inwieweit Prophylaxestationen bei der Zivilbevölkerung wirksam sein können, hängt von der Belehrung der Bevölkerung und der Führung der betreffenden Prophylaxestation ab. So z. B. hat die D.G.B.G. in der tschechoslowakischen Republik eine Prophylaxestation in Aussig a. d Elbe im Frühjahr 1926 eingerichtet, die, in einer Bedürfnisanstalt untergebracht, zunächst nur Samstag nachts im Betriebe stand. Kurz darauf wurde von der Bevölkerung der Wunsch geäußert, den Betrieb auch Sonntag nachts aufrecht zu erhalten, was geschehen ist. Der Besuch an diesen beiden Tagen ist ein recht reger, woraus hervorgeht, daß sie einem Bedürfnisse der Bewohnerschaft entspricht. In *Prag* wurde im Herbst 1926 eine Prophylaxestation eröffnet, die sich im Gebäude des Stadtphysikates befindet und von 10 Uhr nachts bis 4 Uhr früh geöffnet ist.

Es ist interessant, daß selbst in Städten, wo prophylaktische Stationen schon vorhanden waren und aus irgendwelchen Gründen geschlossen werden mußten, wie z. B. in Wiesbaden, eine Wiedereröffnung stattgefunden hat. Auch diese ist nach Berliner Muster eingerichtet, arbeitet kostenlos und anonym.

Einen Beitrag zu den Erfolgen der Selbstdesinfektion gibt BURKE. Vom Oktober 1918 bis Januar 1919 waren 17 000 Mann in Persien. Von 895 Mann, die sich regelmäßig desinfizierten, wurde niemand infiziert. Von den 78 geschlechtskrank gewordenen hatten 76 überhaupt keine Desinfektion und 2 erst 3 Tage später angewendet. Ebenso berichtet MEARNS FRASER, daß durch Propaganda unter der Zivilbevölkerung von Portsmouth 32,9% weniger Infektionen waren als 1920.

In der französischen Marine erkrankten nach GIRARD:

1899	76,30‰	an Geschlechtskrankheiten
1900	75,21 „	„ „
1920	73,59 „	„ „
1921	64,65 „	„ „

Dieses ständige Absinken führt GIRARD auf die Anwendung der Prophylaxe zurück. Für die Marine verlangt er leicht anzuwendende Mittel, die unentgeltlich geliefert werden müssen, aber Zwang der Anwendung, eventuell Bestrafung bei Versäumnissen.

Ebenso befürwortet PUGH als Voraussetzung einer erfolgreichen Bekämpfung der Geschlechtskrankheiten den Zwang zur Desinfektion. Ähnliche Erfahrungen wurden in England gemacht. 1917 waren in den Heimatsgarnisonen der britischen Armee pro Jahr 38‰ neue Geschlechtsinfektionen. In Portsmouth betrug die Infektionsziffer 92‰ im selben Jahre. Nach Einführung der Prophylaxe betrug im Jahre 1919 in Portsmouth die Zahl der frischen Infektionen 54,5‰, für den ganzen Militärbezirk 47,3‰, bei den betreffs der Prophylaxe gut unterrichteten Stammtruppen aber 10‰. Auf Grund dieser Erfahrungen wurde die Prophylaxe auch bei der Zivilbevölkerung eingeführt. Wenn die Prophylaxe schlechte Resultate zeigt, so ist zu später Gebrauch oder Mangel an Sorgfalt im Gebrauch die Schuld zu geben, die oft veranlaßt wird durch Trunkenheit. Über gute Erfolge der Prophylaxe berichtet auch WALKER: Beim amerikanischen Heere in Frankreich wurden 242 000 prophylaktische Desinfektionen vorgenommen, die nur 1,3% Versager zeigten. Dagegen haben sich die schwarzen Truppen in dieser Beziehung schlecht bewährt, weil sie die Prophylaxe nicht gebrauchen wollten.

In der holländischen Marine sind ähnliche Erfahrungen gemacht worden. Nach MOOIJ nimmt die Zahl der Ansteckungen zu, je mehr Zeit zwischen dem infektiösen Beischlaf und der Desinfektion verfließt:

bei 1 Stunde	Zwischenzeit	0,08%	Versager
„ 2 Stunden	„	0,55 „	„
„ 3 „	„	0,77 „	„
„ 5 „	„	1,57 „	„
„ 7 „	„	2,17 „	„
„ 9 „	„	3,62 „	„
„ mehr als 10 Stunden	. . . . .	7,4 „	„

Die Technik der Selbstdesinfektion darf nicht allzu kompliziert sein. Ferner muß bei der Auswahl der Mittel sorgfältig darauf geachtet werden, daß sie nicht reizend wirken. Jedem Arzte, der Prophylaktica verteilt, sind Folgeerscheinungen nach unzweckmäßiger Prophylaxe bekannt. Meist handelt es sich um leichte Katarrhe, manchmal dagegen kommt es zu ernsteren Folgeerscheinungen. Von solchen berichtet u. a. BINGLER, der unter 26 Fällen 8mal einfache Harnröhrenentzündung, 6mal Infiltrate, 4mal Blasenkatarrh, je 2mal Prostatitis, Epididymitis und Grippe, je 1mal Gelenks- und Herzstörungen beobachtete. Auf Grund seiner Erfahrungen schlägt er als Schutzmittel gegen Gonorrhöe bei Desinfektion innerhalb 2 Stunden Einträufeln von 4—5 Tropfen 10% Albarginglycerins vor und Verwendung von 4—5% Protargolstäbchen. Nach 2 Stunden soll 10% Albarginlösung mittels Spritze in die Harnröhre eingebracht und 2—3 Minuten gehalten werden. Erfolgt die Desinfektion noch später (4—5 Stunden), dann empfiehlt er zweimal 2% Albarginlösung für 2—3 Minuten einzuspritzen. Als Schutzmittel gegen Syphilis käme vorher 33% Kalomelsalbe, nachher Seifenwaschung und Desinfektion mit 0,1% Sublimat, 33% Kalomel, eventuell Chinin in Betracht.

MANTEUFEL und ZSCHUCKE haben auf Grund ihrer Untersuchungen als brauchbar gegen Gonorrhöe empfohlen: 20% Protargolsalbe, 0,1% Sublimatlösung, 0,3% Sublimatlanolin und die NEISSER-SIEBERTsche Salbe. Weniger gut fanden sie Choleval, Delegon, 5% Protargolvaseline, 33% Kalomel-Lanolin. Gegen Spirochäteninfektion schützen 0,1% Sublimatlösung, 0,3% Sublimatlanolin und die NEISSER-SIEBERTsche Schutzsalbe. MERZ ist für eine fettfreie Mischung, die 0,02% Sublimat und 2,5% Chinin enthält.

Die obligatorische Einrichtung von Untersuchungszimmern mit Desinfektionsmitteln in allen Bordellen wurde im Kriege sowohl hinter der Front als auch im Etappenraum häufig durchgeführt. Aber auch für die Zivilbevölkerung wird diese Einrichtung empfohlen (SAINT-PAUL). Jeder Besucher soll vorher auf floride Erscheinung einer venerischen Ansteckung untersucht werden, nachher nimmt er nach Anweisung die Desinfektion vor. Solche Prophylaxestationen sollen aber nicht nur in den Bordellen, sondern auch in Gegenden errichtet werden, wo sich ein starker Prostituiertenbetrieb abspielt. Interessant ist auch ein Vorschlag desselben Autors, die Pornographie in den Dienst der Prophylaxe zu stellen.

Die bisherige einseitige Beurteilung der Schutzmittelfrage gemäß der Anschauung der Moralisten und Bevölkerungspolitiker verträgt sich nicht mit einer energischen Bekämpfung der Geschlechtskrankheiten. Es ist klar, daß nur die Durchdringung der Bevölkerung mit dem Gedanken der Prophylaxe die Grundlage einer wirksamen Vorbeugung herbeiführen kann. Selbstverständlich müßte der Mißbrauch gesetzlich bestraft werden. So empfiehlt MITTERMAIER ein Gesetz, wonach strafbar sein müßte: Herstellung und Verbreitung gesundheitsgefährlicher Mittel, das die Lüsternheit anreizende Anpreisen aus Gewinnsucht, die anstößige Art des Inserierens, Hausierhandel mit Schutzmitteln..

Prophylaxe für die Zivilbevölkerung wird von der National Council for Combating Venereal Diseases in London abgelehnt. Die Begründung lautet:

Die Prophylaxe ist nicht ratsam, weil eine gründliche Belehrung der Zivilbevölkerung über chemische Desinfektion weder möglich noch wünschenswert erscheint; weil die Selbstdesinfektion häufig unvollständig wäre, wodurch die Ansteckungen häufiger sein würden; weil man sich im Vertrauen auf die Prophylaxe häufig einer Infektion aussetzen würde, was auch in diesem Falle zu einer Vermehrung der Ansteckungen führen würde; weil dadurch ein Schutz der Frauen nicht herbeigeführt würde.

Über einige spezielle Fragen betreffs persönlicher Prophylaxe berichtet Bayly auf Grund eines Gutachtens für das Trewethin-Committee. Alle diejenigen, die Erfahrungen in der chemischen Prophylaxe haben, sind von ihrem Werte für die Bekämpfung der Geschlechtskrankheiten überzeugt. Nur zwei Gutachter verwerfen sie, ohne aber über eigenes Material berichten zu können. Im allgemeinen bricht sich die Anschauung Bahn, daß zur Durchführung der Prophylaxe keine besondere Schulung nötig sei, daß sie aber spätestens 2 Stunden nach dem Verkehr durchgeführt werden müsse.

Von großer Bedeutung für die Prophylaxe der Syphilis sind die Untersuchungen von Kolle und Evers, die im Tierversuche den Zeitpunkt festgestellt haben, wann die Spirochäten nach der Infektion in den Lymphdrüsen auftreten. Sie fanden, daß schon „fünf Minuten nach einer den natürlichen Verhältnissen entsprechenden, cutanen Infektion die Syphilisspirochäten etwa sechs Zentimeter weit mit dem Lymphstrom vom Infektionsorte fortgeschleppt" werden. Immerhin ließen die Prophylaxe-Maßnahmen bei der Marine, wie Ruge statistisch nachgewiesen hat, einen sehr erheblichen Schutz erkennen. Auch läßt sich gegen Kolle einwenden, daß Ergebnisse bei Tierversuchen nicht ohne weiteres auf den Menschen zu übertragen sind. (Vgl. auch Jadassohn, Klin. Wochenschr. 1927.)

Viel wichtiger erscheint es schon, vor dem Verkehr Maßnahmen zu treffen, um die an der Oberfläche anhaftenden Spirochäten zu vernichten. Daß auch nach dem Verkehr eine Desinfektion wichtig ist, ist selbstverständlich. Beim Verdacht einer Infektion würde es sich also empfehlen, entweder Salvarsan intravenös oder Stovarsol innerlich zu geben, um auf dem Wege der Blut- und Lymphbahn an die eingedrungenen Spirochäten heranzukommen.

Nicht minder wichtig erscheint die Feststellung, daß Tiere, die nach der Impfung keinen Primäraffekt aufwiesen, trotzdem in ihren Drüsen Spirochäten in großer Menge beherbergten. Es gelang noch 67 Tage nach der Infektion durch Verimpfung der makroskopisch meistens unveränderten Drüsen bei normalen Kaninchen typischen, spirochätenreichen Schanker zu erzeugen.

Die frühere Art der Desinfektion, bei der eine Lösung in die Harnröhre gespritzt wurde, entspricht nicht den physiologischen Verhältnissen, denn zuerst gelangen die Gonokokken auf die Eichelvorhaut und in die Fossa navicularis, später erst in die eigentliche Harnröhre. Daher ist sofortiges Einspritzen tief in die Harnröhre nicht vorteilhaft, sondern es empfiehlt sich zunächst einmal 5 Minuten hindurch das äußere Genitale mit 1‰ Hydrargyrum oxycyanatum-Lösung zu waschen und dann erst die Fossa navicularis durch Einträufeln einer desinfizierenden Lösung zu behandeln.

Häufig wird der Vorwurf gehört, daß man der Prophylaxe der Frau zu wenig Sorgfalt schenke. Dies scheint auch im ersten Augenblick zutreffend zu sein. Bedenkt man aber, wie kompliziert im Verhältnis zum männlichen Geschlechtsorgane das weibliche gebaut ist und die Tatsache, daß der Mann meist der aktive Teil ist, so wird man sich wohl der Ansicht Jadassohns anschließen müssen, daß man sich bei der Bekämpfung der Geschlechtskrankheiten nicht so, wie es bisher geschah, hauptsächlich auf das weibliche Geschlecht, sondern vielmehr auf das männliche Geschlecht verlegen müsse. Die Prophylaxe bei der Frau muß sich darauf erstrecken, zunächst einmal vor dem Verkehr mit der schützenden Salbe das äußere Genitale und den Scheideneingang einzufetten. Nach dem Verkehr soll sofort uriniert werden, dann eine gründliche Waschung erfolgen, dann eine Ausspülung vorgenommen werden; schließlich wird ein Vaginalzäpfchen eingelegt, ein Urethralstäbchen eingeführt und das äußere Genitale wiederum mit der Salbe eingefettet (Vorschrift für HECHTS „Sicura"). Diese Prozedur kann bei gut abgerichteten Prostituierten sicherlich sorgfältig und öfters wiederholt werden, aber bei nichtprostituierten Frauen wird die Durchführung dieser Desinfektionsmaßnahmen höchstwahrscheinlich auf Schwierigkeiten stoßen.

Ein neues Prinzip in der Prophylaxe der Geschlechtskrankheiten stellt der Puder, insbesondere der Kalomelpuder dar, den HANS HIRSCH warm empfiehlt. Er glaubt, daß die Salbe als Prophylakticum nach dem Verkehr geradezu schädlich wirke, da sie durch das Fett eine Abdichtung und so für Spirochäten und Gonokokken einen guten Nährboden schaffe. Bei Austrocknung dagegen gehen die Krankheitserreger sofort zugrunde; wenn auch das warm empfohlene Kalomel unlöslich ist, so wirkt es trotzdem stark spirillotrop. HIRSCH erklärt das so, daß die Stoffwechselprodukte der Bakterien zu einer plötzlichen Reduktion des Kalomels führen. *Es würde dann neben Sublimat Quecksilber in statu nascendi entstehen, das eine ungeheuere desinfizierende Kraft entfalten müßte.* Da die Hornschichte der normalen Haut ein genügender Schutz gegen Spirochäten ist, wird durch den Puder der Austrocknungsprozeß noch beschleunigt. Der Kalomelpuder ist in feiner Verteilung imstande, in alle Falten und Erosionen einzudringen. Es empfiehlt sich also nach dem Verkehr das Glied und das ganze Genitale einzupudern, was nach den Angaben von HIRSCH sehr sauber, praktisch und auch wirksam ist. Allerdings werden vor Einführung dieses Kalomelpuders noch weitere Erfahrungen abgewartet werden müssen.

Für Verwendung der Seife als Grundlage eines Prophylaktikums tritt LENZ aus dem Grunde ein, weil sie sich in eiweiß- und lipoidhaltigen Körpersäften gut löst, was eine Vorbedingung für das wirksame Heranbringen der Prophylaktica ist.

Nachdem sich das Wismut als gutes Heilmittel bei Syphilis bewährt hat, lag es nahe, seine prophylaktische Wirkung zu untersuchen. Dieser Aufgabe unterzogen sich SAZERAC und LEVADITI einesteils an durch Scarification der Vorhaut erzeugter Infektion, andererseits durch den Geschlechtsakt beim Kaninchen. Erstere Untersuchungsart ist die empfindlichere. Wismuttartrat wurde 3 Stunden nach der Infektion intramuskulär injiziert, oder es wurden Wismutsalze per os gegeben oder per rectum und schließlich lokal als Salbe. Die orale Anwendung zeigte bloß eine Verzögerung des Auftretens der Erkrankung, während die anderen Anwendungsarten schützende Wirkung zeigten. Insbesondere die Wismutsalbe wurde auf Grund dieser Versuche empfohlen.

9. Schutzmittelfrage.

Die praktische Durchführung der Prophylaxe bei der Bevölkerung hat aber bis jetzt gewisse Schwierigkeiten, weil in manchen Ländern (Deutschland, England) die Ankündigung und der Verkauf von Prophylakticis außerhalb der Apotheken nicht gestattet ist bzw. war. Nun hängt der Erfolg der allgemeinen Einführung der Prophylaxe vor allem von der leichten Beschaffbarkeit der Prophylaktica ab. Es ist unbedingt nötig, daß jeder, der den Bedarf nach einem Prophylakticum hat, auch leicht in der Lage ist, es sich zu verschaffen. Es müßte auch in Zukunft einem Frauenprophylakticum (ähnlich dem

„Sicura“) mehr Aufmerksamkeit gewidmet werden. Die Entscheidung, ob nur chemische Prophylaktica oder auch Condome und ähnliches empfohlen werden, ist noch nicht gefallen. Derzeit scheint es das beste zu sein, beides zu empfehlen und dem Ratsuchenden die Auswahl zu überlassen.

Die Form der Prophylaktica muß handlich sein. Es muß der Inhalt lange Zeit unverdorben und brauchbar bleiben. Die Anwendungsweise muß möglichst einfach, gefahrlos und für die Geschlechtsteile ohne reizende Nachwirkungen sein. Jedem Prophylakticum sollte eine kurzgehaltene, leicht faßliche und eindeutige Anweisung der Anwendung beigegeben sein.

Die Schutzmittelfrage ist durch den Krieg in neuen Fluß gekommen. Wie schon erwähnt, waren die Erfahrungen insbesondere der amerikanischen Militärärzte ausgezeichnet. Nichtsdestoweniger zeigte es sich, daß man sich auf die Schutzmittel nicht absolut verlassen könne, und deshalb wurde in der amerikanischen Armee die sogenannte Frühbehandlung eingeführt, wonach sich die Soldaten unter Strafandrohung für die Nichtbefolgung nach Rückkehr vom Urlaub oder vom Ausgang beim Regimentsarzte zu melden hatten. Auch in Frankreich bewährten sich die Schutzmittel nicht so gut wie die Frühbehandlung. Überall hat man die Erfahrung gemacht, daß das Wichtigste bei der Frühbehandlung die baldige Anwendung, spätestens 3—4 Stunden nach dem Verkehr ist. Wo Gelegenheit zu dieser Art Prophylaxe geboten sei, sei sie jedenfalls dem Schutzmittel vorzuziehen.

In England spielte sich die Debatte über die Schutzmittel nicht nur in den ärztlichen Blättern, sondern auch in den Tagesblättern ab. Das bedeutet gegenüber dem früheren Zustand einen erheblichen Fortschritt, da ja in England Prüderie gerade auf diesem Gebiete früher stark hervortrat. Während aber die sonstigen hygienischen Maßnahmen gegen die Geschlechtskrankheiten den allgemein üblichen entsprachen, konnten sich die Engländer in bezug auf die Schutzmittelfrage noch nicht völlig emanzipieren. Sie sind der Ansicht, daß die Erwähnung der Schutzmittel zum Verkehre verleiten könnte. Deshalb vermeidet die Englische Gesellschaft zur Bekämpfung der Geschlechtskrankheiten eine öffentliche Empfehlung der Schutzmittel, ist aber für die „Frühbehandlung“ und für eine großzügig betriebene Aufklärung des Volkes. Es mag ja gewiß vorkommen, daß die Anwendung der Schutzmittel, trotzdem sie die betreffenden Leute, insbesondere Soldaten, vor dem Verkehre ausgehändigt bekommen, überhaupt nicht oder nicht sachgemäß genug geschieht; dagegen ist die Frühbehandlung erst nach Rückkehr in die Kaserne, also nach einer beträchtlichen Spanne Zeit möglich; das Schutzmittel kann sofort angewendet werden und wirkt damit sicherer. Der moralische Unterschied, der in England zwischen diesen beiden Desinfektionsmethoden gemacht wird, ist schwer zu verstehen.

Auch in Deutschland ist die Schutzmittelfrage noch nicht einwandfrei gelöst, während z. B. in Kopenhagen schon in Friedenszeiten in den Straßen Automaten standen, die gegen Einwurf eines Geldstückes gute Condoms lieferten. Es ist sicher, daß eine auf breitester Grundlage unternommene Aktion zum Selbstschutz vor Geschlechtskrankheiten einen sicheren Erfolg haben muß, wenn die betreffenden Schutzmittel einwandfrei, billig und stets leicht zugänglich sind. Für die Zukunft dürfte es sich empfehlen, die Krankenkassenverbände für diese Frage zu interessieren, von dem Gesichtspunkte ausgehend, daß alle Ausgaben, die zur Gesunderhaltung der Mitgliedschaft getan werden, gering sind im Vergleiche zu den Summen, die an Medikamenten, Krankenunterstützungen, Krankenhausspesen, Apothekerrechnungen und Ärztekosten verausgabt werden. Nachdem von Jahr zu Jahr die Krankenversicherung immer größere Kreise zieht, wäre mit einer einheitlichen Regelung dieser Frage im bejahenden Sinne ein großer Teil der Bevölkerung erfaßt. Die einzelnen Stände, die nicht in diese Gruppen fallen (Armee, Marine, Mittel- und Hochschulen), könnten selbständig nach denselben Gesichtspunkten erfaßt werden.

Bezüglich des Verkaufes von Desinfektionsmitten stehen die englischen Vereinigungen zur Bekämpfung der Geschlechtskrankheiten auf dem Standpunkte, daß ein Verkauf solcher durch Drogisten sehr erwünscht wäre. Solche Mittel müßten von maßgebender Seite bezüglich Form und Gebrauchsanweisung für geeignet erklärt werden. Deshalb wäre eine Änderung des bestehenden Gesetzes, das etwas Derartiges unmöglich macht, sehr notwendig.

An merkwürdigen Vorschlägen betreffs Prophylaxe der Geschlechtskrankheiten fehlt es nicht. So z. B. schlägt Lépine vor, jedem Veneriker durch den Arzt in Form eines Verbandes oder Bepuderung Jodoform zu geben. Durch den Geruch würden die Frauen aufmerksam gemacht werden und ihn zurückweisen.

Ähnlich ist der Vorschlag eines Budapester Arztes zu werten, der vorschlägt, bei den luetischen Prostituierten mittels Röntgen die Schamgegend zu epilieren, um auf diese Weise die Kundschaft auf die stattgefundene Infektion aufmerksam zu machen.

Die Erfahrungen mit der Prophylaxe bei den verschiedenen Armeen und Marinen haben ihren Wert bewiesen. Für die Bekämpfung der Geschlechtskrankheiten spielt sie eine äußerst wichtige Rolle. Die Frage ist nur die, welche Art der Prophylaxe der Bevölkerung empfohlen werden soll. Es ist fraglos, daß auch jetzt noch das beste Prophylakticum das Condom ist (s. S. 145). Es ist verhältnismäßig billig und in seiner Anwendung einfach, kann unauffällig überall mitgenommen werden und ist außerdem noch ein guter Schutz gegen unerwünschte Befruchtung. Dann kommt noch hinzu, daß die chemischen Prophylaktica auch nach dem Verkehr angewendet werden müssen, wo bei Vielen ein physiologisches Bedürfnis nach Schlaf besteht, wodurch eine genaue Durchführung der prophylaktischen Maßnahmen sehr in Frage gestellt wird. Schließlich ist das Präservativ überall, auch in den meisten Apotheken vorrätig und stets zu haben, was von den chemischen Prophylakticis nicht immer behauptet werden kann.

Selbstverständlich ist es wünschenswert, daß auch chemische Prophylaktica benützt werden, schon aus dem Grunde, weil viele keine Möglichkeit haben, beim Verkehr einen Schutz zu verwenden. Die Frage, ob die Prophylaxe für die Zivilbevölkerung in Prophylaxestationen oder als Selbstdesinfektion empfohlen werden soll, ist einfach zu lösen. Beide Methoden sollen gleichzeitig nebeneinander in Anwendung kommen; je nach der sich bietenden Gelegenheit soll die eine oder andere angewendet werden. *Das Wichtigste ist, der Bevölkerung beizubringen, jeden außerehelichen Beischlaf als Möglichkeit einer Ansteckung zu betrachten und sich selbst zu schützen.* In welcher Weise das geschieht, ist für den Endeffekt schließlich einerlei. Man soll aber diesen Schutz nicht nur den Männern übertragen, sondern auch in den Kreisen der Frauen eifrigst für diesen Gedanken Stimmung machen. Je mehr Frauen durch die wirtschaftliche Lage gezwungen werden, ihren Lebensunterhalt selbst zu erwerben, um so freier wird der Geschlechtsverkehr und dadurch auch um so häufiger die Gelegenheit einer Ansteckung. Eine werktätige Frau, die frei über sich verfügen kann, soll auch alles tun, um sich ihre geschlechtliche Gesundheit und damit ihre Arbeitsfähigkeit zu erhalten. Die Propaganda für die Prophylaxe der Frau wird noch viel zu wenig betrieben.

Auf einen wichtigen Umstand muß bei der Schutzmittelfrage besonders verwiesen werden. Es werden häufig Schutznittel in den Handel gebracht, ohne genügend geprüft zu sein. Damit erwächst die Gefahr, daß man der

Bevölkerung ein Schutzmittel empfiehlt, welches vielleicht das darein gesetzte Vertrauen täuscht. *Alle Prophylaktika müßten von einer Zentralstelle aus auf ihre Wirksamkeit und auch Dauer dieser Wirksamkeit geprüft werden, wie das in dem deutschen Gesetz vorgesehen ist.* Solche Prüfungen sind für die in Deutschland gebräuchlichen Mittel verschiedentlich vorgenommen worden, so von PAPAMARKU, MANTEUFEL, ZSCHUCKE, TITHORN, NEUMARK, RUSS, SCHERESCHEWSKY und WORMS. Letztere haben die Forderungen, die an ein gutes Luesprophylaktikum gestellt werden müßten, folgendermaßen formuliert:

1. Zwischen Deckglas und Objektträger muß Material mit zahlreichen und lebhaft beweglichen Spirochäten, mit dem Mittel zusammengebracht, eine Abtötung der Spirochäten erweisen.

2. Auf dem Syphilom bei Menschen oder Tieren muß 24 Stunden nach Auftragung des Mittels auf den Herd eine deutliche Beeinflussung der Spirochäten zustande kommen, die sich in einer starken Verminderung oder Schwund oder Abtötung bzw. deutlichen Beeinträchtigung der Bewegung ausdrückt.

3. Beim Infektionsversuch am Tier, welcher, womöglich an einer Affenstirn, Kontrolle und Versuch vereinigt, muß das Mittel auch mindestens fünf Stunden nach der Infektion noch wirksam sein.

4. Auch am Menschen muß eine Prüfung vorgenommen sein.

Dazu bemerkt WORMS, daß die Affenversuche auch durch Versuche an Kaninchen ersetzt werden können.

Ebenso muß die Wirksamkeit der antigonorrhoischen Mittel sowohl an Kulturen, als auch am Menschen geprüft werden. Dabei müßte besonderer Wert auf die Feststellung gelegt werden, wie lange ein solches Mittel lagern kann, ohne an Wirksamkeit einzubüßen.

Streng untersagt sollte der Verkauf und die Anzeige von Mitteln sein, die ohne genügende Kontrolle in den Handel gebracht werden. Schließlich muß bemerkt werden, daß ein gutes Prophylakticum auch eine handliche Packung aufweisen muß, nicht auffällig sein soll, nicht zu teuer, nicht schmutzend und in der Anwendung verhältnismäßig einfach. Damit dürften alle Forderungen aufgezählt sein, die man an ein gutes Prophylakticum stellen soll. Ein ideales Prophylakticum soll ein Schutzmittel gegen Tripper und Syphilis in sich vereinigen.

Syphilisschutzmittel:

„Duanti“ (MERCK) enthält Chinin.
NICHOLS und WALKER empfehlen:

Kalomel	30,0
Adip. benzoat.	65,0
Cerae albae	5,0

„Veto“: 2,5% Metadijod-mercuri-salicyl-ortho-sulfursaures Zink.
WALKER empfiehlt gegen Syphilis:

33½%	Kalomel
1 %	Carbolsäure
1 %	Campher.

Einheitsprophylaktika:

„Goluthan“ (PRIESSNITZ) enthält 0,3% Sublimat.
„Sicurus“ (HECHT) enthält Hydrargyrum oxycyanatum 1 : 500 und Chinin.
Ein von BORY empfohlenes Präparat enthält:

Hydrargyrum oxycyanatum	0,05
Fluorformallyle	0,60
Xylol	0,50
Flüssige Seife	ad 100,0

„Halla“ (FREYMUTH) enthält Thymol.

GAUDUCHEAU empfiehlt eine Salbe aus:

Thymol	1,75
Lanolin	50,0
Kalomel	25,0
Vaselin	23,25

„Servasygon“ (O. GROSSE): Hydrargyrum oxycyanatum.

„Sagrotan“ wird von HABERMANN für Männer in 5%iger Lösung und für Frauen in 2%iger Lösung („Lysaldin“) empfohlen.

„Antifect“ (HARRY) besteht aus Thymol, Tribrombetanaphtol und Seife.

MANTEUFEL und ZSCHUCKE empfehlen

0,3% Sublimat-Lanolin.

„Geox-Sana“ (LENEPS) enthält Formalin in salbenförmiger Glyceringrundlage.

SCHWARZ empfiehlt mit 5—20%igem Albargin getränkte und dann getrocknete Wattebäuschchen beim Gebrauch anzufeuchten und die Flüssigkeit in das Orificium herauszudrücken. Mit der feuchten Watte soll das äußere Genitale abgerieben werden.

WALKER empfiehlt Kalomel — Carbolsäure — Campher gegen Syphilis und 10% ige Argyrollösung gegen Tripper.

MASSAC empfiehlt als Prophylakticum sowohl gegen Gonorrhöe als auch gegen Syphilis eine Mischung von Hydrargyrum oxycyanatum 0,1%, Thymol 1,75%, Kalomel 25%. Es ist dies dasselbe Mittel, das schon GAUDUCHEAU empfohlen hat.

PUGH empfiehlt die Geschlechtsteile nach dem Verkehr gut zu waschen, eine 2%ige Protargol-Glycerinlösung in die Urethra einzuspritzen und das Glied mit einer 50%igen Kalomelsalbe einzureiben. Bei 5342 Fällen, die innerhalb 1 Stunde die geschilderte Behandlung vornahmen, kam es zu keiner Infektion.

T. B. SHAW empfiehlt als Prophylakticum Kalomelsalbe und 2‰ Kalium permanganat-Lösung, die er mit Watte als Besteck ausgeben ließ. Bei 1426 Fällen auf einer afrikanischen Station wurde nur ein Fall von frischer Syphilis festgestellt.

Dublosan ist ein von NOTTHAFT empfohlenes Chininquecksilbersalz in Form einer Salbe als Schutzmittel gegen Gonorrhöe und Syphilis.

Prophylaktika für Frauen:

„Sicura“ (HECHT) enthält Vaginalkugeln aus Gelatine mit Protargol und mit Hydrargyrum oxycyanatum. Harnröhrenstäbchen mit Protargol und Sicurussalbe (Hydrargyrum oxycyanatum und Chinin).

„Halla II“ von FREYMUTH.

„Agressit“ von KIONKA.

10. Zwangsbehandlung.

Eine der Maßnahmen, ohne die die radikale Bekämpfung der Geschlechtskrankheiten illusorisch bleibt, ist die Zwangsbehandlung nachlässiger und ihre Umgebung gefährdender Kranker. Zuerst in Schweden im Jahre 1817 eingeführt, hat sie sich in den nordischen Ländern verhältnismäßig bald durchgesetzt. Selbstverständlich muß ein Staat, der Zwangsbehandlung verfügt, alle Kosten tragen. In Schweden wurde zu diesem Zweck im Jahre 1818 eine Steuer (Kurhausabgabe) eingeführt. Im übrigen Europa bestand Zwangsbehandlung bis zum Weltkriege außer für Prostituierte nicht. Erst nach dem Friedensschluß wurde in einzelnen Ländern, in Deutschland und Österreich auf dem Verordnungswege, in der Tschechoslowakei durch das Gesetz die Zwangsbehandlung eingeführt.

Häufig hört man die Ansicht, daß die Zwangsbehandlung nur noch mehr dazu beitragen könnte, Geschlechtskranke dem Arzte zu entziehen, weil viele aus Furcht vor gezwungenem Spitalaufenthalte ihre Krankheit verheimlichen würden. Demgegenüber berichtet SEVED RIBBING, daß im Norden diese Zwangsmaßnahmen nicht als gegen die persönliche Freiheit verstoßend oder sie verletzend aufgefaßt werden. Das scheint alles Sache der Aufklärung zu sein. Wenn einmal der Gedanke im Volke festen Fuß gefaßt haben wird, daß die Zwangsbehandlung als Folge der Meldung den Zweck hat, der Verbreitung der gefährlichen Geschlechtskrankheiten entgegenzutreten, wird sich jedenfalls auch die Ansicht über diese Maßregel im übrigen Europa ändern. Tatsache ist, daß niemand jahrhundertelang Anstoß daran genommen hat, Prostituierte zwangsweise in das Spital abzugeben und zu behandeln. Sicher ist, daß ein ernsthafter Kampf gegen die Geschlechtskrankheiten ohne Zwangsbehandlung undurchführbar ist.

Frankfurt a. M. ist eine der wenigen Städte, in denen die Zwangsbehandlung, die in Deutschland auf Grund der Verordnung vom Dezember 1918 möglich ist, auch auf Männer angewendet wird. Die aufgegriffenen oder durch Anzeige ermittelten Geschlechtskranken werden von der Polizei an die dermatologische Universitätsklinik abgegeben, wo sie als Polizeigefangene Aufnahme und Behandlung finden. Sie können jederzeit, falls sie die Anstaltsdisziplin stören, an das Polizeigefängnis überwiesen werden. Die weiblichen zwangsweise eingebrachten Kranken sind in drei geschlossenen Abteilungen untergebracht: es besteht ein Saal für Jugendliche und solche, die zum ersten Male mit der Polizei in Berührung gekommen sind, dann einer für ältere und besserungsfähige Frauen und Mädchen und schließlich eine Abteilung für die eigentlichen Prostituierten.

Was Zwangsbehandlung leisten kann, ersieht man am besten an den Erfolgen der Syphilistilgungsaktion in Bosnien, über die Neumayer berichtet.

Die von der österreichischen Regierung im Jahre 1908 begonnene amtliche Syphilistilgungsaktion wurde im Jahre 1911 durch Behandlung mit Salvarsan ergänzt. Die Kranken wurden in den Dörfern aufgesucht und an Ort und Stelle behandelt. Dadurch, daß Frau Neumayer sich an der Aktion beteiligte, war es möglich überall, auch bei den Frauen, Syphilisfälle aufzuspüren. Schon im Jahre 1914 wurde die Behandlung in den Dörfern eingestellt, weil der Erfolg eine so beschwerliche Aktion überflüssig machte.

Dieses Beispiel eines amtlich betriebenen Feldzuges stellt im kleinen dar, wie man sich eine systematische, über die ganze Bevölkerung ausgedehnte Bekämpfung der Geschlechtskrankheiten vorzustellen hätte.

In Amerika wird Propaganda gemacht für Quarantäne der Geschlechtskranken (L. Smith). Danach sollte der Beamte des öffentlichen Gesundheitsdienstes die Möglichkeit haben, geschlechtskranke, ansteckungsfähige Prostituierte bis zur Ausheilung im Krankenhause zu halten; ebenso könnten verdächtige Prostituierte und geschlechtskranke Gefangene auch über ihre Haftzeit hinaus aus diesem Grunde im Krankenhause zurückbehalten werden. Dieses Eingreifen des Sanitätsbeamten soll sich nicht auf geschlechtskranke Personen erstrecken, die nicht gewerbsmäßig Unzucht treiben; er kann auch ohne Einwilligung der betreffenden Personen keine Untersuchung oder Behandlung durchführen lassen. Er soll gegen alle unrechtmäßigen Internierungen auf diesem Gebiete einschreiten.

11. Meldepflicht.

Die Nachforschung nach den Infektionsquellen ist wie bei allen infektiösen Erkrankungen selbstverständlich auch bei den Geschlechtskrankheiten unbedingt nötig, wenn man es mit der Bekämpfung ernst nimmt. Da aber die Geschlechtskrankheiten im Verhältnis zu den übrigen infektiösen Krankheiten eine besondere Stellung einnehmen, so ist erklärlich, daß auch die Frage nach der Infektionsquelle sich bei den Geschlechtskranken anders darstellt als bei den anderen Infektionskrankheiten. Oft kann der oder die Erkrankte selbst beim besten Willen nicht mit Genauigkeit angeben, woher die Krankheit stammt. Oder aber es wird im guten Glauben irgend jemand als Infektionsquelle bezeichnet, der sich bei der darauf folgenden Untersuchung durch den Arzt als vollständig gesund erweist. Es ist natürlich unmöglich, alle als Infektionsquelle in Betracht kommenden Personen, die oft nur zufällig und nur einmal verkehrt haben, zu erfassen und auf ihren Gesundheitszustand zu untersuchen. Schließlich kann neben dem Irrtum auch die Rachsucht oder gar Erpressung Ursache zu falschen Angaben bieten. Mit der Verfolgung falscher Spuren wird dann oft viel Zeit verloren, und es besteht häufig nicht mehr die Möglichkeit, die wirkliche Infektionsquelle ausfindig zu machen. Wie wenig Sicherheit das System der bisher üblichen Nachforschungen bietet, zeigt eine Statistik, die FLEXNER als Ergebnis Kopenhagener Untersuchungen veröffentlicht:

Jahr	Untersucht	Männer	Frauen	Kranke Männer	Kranke Frauen	Gemeldete Personen, die mit der Behandlung aussetzten		Personen, die auf diese Meldung hin gefaßt wurden
						Männer	Frauen	
1907 . . .	410	22	388	21	172	154	37	68
1908 . . .	709	61	548	54	195	218	60	89
1909 . . .	739	36	703	28	226	238	95	112
1910 . . .	822	25	797	14	155	336	130	141
1911 . . .	780	40	740	24	160	364	117	133

Nichtsdestoweniger muß die Frage nach der Infektionsquelle unbedingt im Rahmen der Maßnahmen zur Bekämpfung der Geschlechtskrankheiten ihren Platz finden. Selbst wenn es nicht in jedem einzelnen Falle gelingt, die Quelle der Erkrankung sicherzustellen, selbst wenn dies nur in einem verhältnismäßig kleinen Teile gelänge, wäre doch Arbeit und Zeitaufwand nicht vergeblich, weil die Erfassung, Ausschaltung und Heilung jeder Infektionsquelle ein bedeutendes Plus an Volksgesundheit darstellt. Nur darf man nicht in den Fehler früherer Zeiten verfallen, die die Infektionsquelle nur dann erfaßt und unschädlich gemacht wissen wollte, wenn es sich um Prostituierte handelte. Es muß im Gegenteil besonderer Wert darauf gelegt werden, daß beide Geschlechter und alle Kreise in dieser Beziehung gleichgestellt werden. Schon die Tatsache, daß die Möglichkeit eines Verfahrens wegen Ansteckung droht, wird viele Geschlechtskranke dazu bewegen, sich behandeln und ausheilen zu lassen. Dann aber ist es auch gerecht, wenn leichtsinnige Leute die Folgen ihrer Taten in jeder Beziehung zu tragen haben.

Die Frage nach der Infektionsquelle stellt selbstverständlich der Arzt, zu dem ein Geschlechtskranker kommt. Das muß natürlich in dezenter und unauffälliger Weise geschehen. Sollte es nötig sein, so muß der Kranke auf die Wichtigkeit dieser Frage und seine Pflicht einer wahrheitsgetreuen Beantwortung aufmerksam gemacht werden. Die Nachforschungen, die auf Grund der Angaben der Kranken eingeleitet werden müßten, sollen sehr diskret und schonend vorgenommen werden, weil ja der Hauptzweck nicht die Diffamierung oder Bestrafung sein soll, sondern die Unschädlichmachung einer Infektionsquelle. Deshalb ist zu diesen Nachforschungen die offizielle Polizei in den wenigsten Fällen geeignet. Es zeigt von geringem Verständnis der Gesetzgeber, wenn sie nicht dafür Sorge tragen, daß diese Nachforschungen ihres polizeilichen Charakters entkleidet werden. Am besten scheint es, eine Art kommunaler Gesundheitspolizei mit diesen Nachforschungen zu betrauen. Erst wenn die Vorladung der Verdächtigen durch diese Zivilbeamten ergebnislos verläuft, soll die Polizei die Vorführung übernehmen.

Man kann durch Belehrung der Bevölkerung diesen anscheinend so unbequemen Maßnahmen viel von ihrer Schärfe nehmen, insbesondere wenn die Vorladung durch das Gesundheitsamt vorgenommen wird, und die Untersuchung in demselben Gebäude stattfindet, in dem auch andere Abteilungen des Gesundheitsdienstes untergebracht sind. Es muß alles Aufsehen vermieden und insbesondere alles ausgeschaltet werden, was für Außenstehende den Verdacht auf Vorliegen einer Geschlechtskrankheit erwecken und dadurch die verdächtige Person in ihrer sozialen Stellung schädigen könnte.

Bei der Nachforschung nach den Ansteckungsquellen entstehen Schwierigkeiten, über die man nicht hinwegsehen kann. In Schweden z. B., wo der § 11 die Anzeige von Infektionsquellen vorsieht, wird viel Unfug damit getrieben, weil oft wissentlich falsche Angaben über die Ansteckungsquellen gemacht werden. Solche Nachforschungen sind imstande, schwere Schädigungen der betreffenden Personen hervorzurufen. Die Erfolge sind, wie die Berichte aus der Provinz Stockholm ergaben, keine besonders glänzenden. Im Jahre 1920 bis 1924 wurden von 1202 Infektionen 240 Infektionsquellen gemeldet, von denen 70 teils schon in Behandlung standen oder in den Bereich anderer Verwaltungsbezirke gehörten. Von den verbleibenden 170 konnten 31 ausgeforscht werden, von denen bloß 5 als krank der Behandlung zugeführt wurden. Im Jahre 1923 wurden auf 11 777 Erkrankungsfälle 706 Ansteckungsquellen gemeldet. Infolgedessen herrscht die Anschauung vor, daß dem geleisteten Aufwand an Arbeit und Kosten die spärlichen Resultate keineswegs entsprechen. Es soll eine Änderung dieses Paragraphen in Aussicht genommen sein.

Ähnliche Erfahrungen hat man auch in Dänemark gemacht. Auch die tschechoslowakische Republik hat betreffs Meldung der Infektionsquellen keine besonderen Erfolge aufzuweisen. Das mag aber zum Teil daran liegen, daß die Kranken über diesen Wert der Meldung nicht genügend aufgeklärt sind, andererseits die Ärzte nicht genügend Interesse haben, durch Nachforschung Infektionsquellen unschädlich zu machen. Aber selbst wenn nur ein geringer Teil der Infektionsquellen auf Grund der Angaben der Kranken erfaßt wird, gehört dennoch in den Rahmen der Bekämpfung der Geschlechtskrankheiten die Nachforschung nach den Infektionsquellen.

Wie man eine solche gesetzliche Bestimmung stilisieren wird, hängt von den Lokalverhältnissen ab. BLASCHKO schlägt folgende Fassung vor: „Wer einen frischen Fall von Geschlechtskrankheit in Behandlung nimmt, soll von dem Kranken zu erfahren suchen, von wem, unter welchem Umständen die Übertragung erfolgt ist. Dem beamteten Arzt ist die Art der Krankheit (Diagnose), Geschlecht, Alter und Wohnort des Erkrankten und, wenn jemand als Ansteckungsquelle bezeichnet wurde, dessen Namen und Wohnung unverzüglich anzuzeigen.“

Das Gesetz zur Bekämpfung der Geschlechtskrankheiten in der tschechoslowakischen Republik vom 11. Juli 1922 hat im § 7 folgende Bestimmung: Der Arzt, der eine mit Geschlechtskrankheit behaftete Person behandelt, ist verpflichtet ...... 2. den Kranken nach der Quelle der Ansteckung zu fragen und die Angaben des Kranken, falls sie genügend präzis sind, der Behörde mitzuteilen. Bis zur Niederschrift dieses wurde aber in der tschechoslowakischen Republik gerade diese Vorschrift wenig befolgt.

In Holland besteht die Möglichkeit die Geschlechtskrankheiten anzuzeigen; wie ASCH VAN WIJAK mitteilt, lautet das Gesetz vom 1. Juni 1862: Die Heilkundigen müssen alle die Volksgesundheit bedrohenden Krankheiten an den Bürgermeister oder sonst eine amtlich dazu befugte Person melden. Nach einem Ministerialerlaß vom 6. September 1866 sind hierunter alle ansteckenden Krankheiten zu verstehen.

Auf Grund seiner Kriegserfahrungen betonte HECHT (wie vorher u. a. besonders FLESCH) 1917, daß nur die Erfassung sämtlicher Geschlechtskranken und deren Behandlung Aussicht auf erfolgreiche Bekämpfung der Geschlechtskrankheiten hätte. Dies kann nur durchgeführt werden, wenn alle Erkrankten ohne irgendeine Ausnahme unter Aufsicht eines Gesundheitsamtes, eventuell zwangsweise, der Behandlung zugeführt werden. Dazu gehört natürlich die Kenntnis aller Kranken. Nun stellen sich der Meldepflicht viele Hindernisse entgegen. Vor allem sind es die Ärzte, die eine solche Verpflichtung nicht übernehmen wollen, weil sie der Anschauung sind, daß nicht alle Ärzte pflichtgemäß sämtliche Kranke melden würden. Es würde bald bekannt werden, wer es mit der Meldepflicht nicht genau nimmt, und dieser unsoziale Arzt hätte den meisten Zulauf. Abgesehen davon, würde dann noch in vielen Fällen die Meldepflicht Kranke abhalten, zum Arzte zu gehen, was keinesfalls beabsichtigt sein könnte. Deshalb schlägt HECHT einen gesetzlich festgelegten Meldezwang durch die Geschlechtskranken selbst vor. Jeder Geschlechtskranke wäre verpflichtet, selbst mittels portofreier Drucksache in geschlossenem Briefumschlag seine Erkrankung dem zuständigen Gesundheitsamte anzuzeigen. Diese Drucksache erhielte er bei allen Ärzten, Krankenanstalten usw. unentgeltlich. Ein Kontrollabschnitt verbliebe der Stelle, wo der Meldeschein behoben wurde. Zur Kontrolle dieser Meldung durch den Kranken wird dann ferner vorgeschlagen, Stichproben von Zeit zu Zeit zu unternehmen, bei denen durch das Los bestimmte Einwohner zur Untersuchung vor das Gesundheitsamt geladen würden. Selbstverständlich müßten Frauen von Ärztinnen untersucht werden. Geschlechtskrank Befundene müßten die Bestätigung der erfolgten Krankmeldung und der durchgeführten Behandlung nachweisen.

DREUW vertritt seit Jahren den Grundsatz einer Staatskontrolle der Geschlechtskranken. Die Grundlage sollte ein statistisches Gesundheitsamt bilden, das sich allgemein mit der Bekämpfung von Volksseuchen, insbesondere mit der Bekämpfung der Geschlechtskrankheiten befaßt. Jeder Arzt, der einen Geschlechtskranken in Behandlung nimmt, ist verpflichtet, dem Gesundheitsamt auf einem Formulare hiervon Meldung zu machen. Von nun ab ist der Kranke selbst verpflichtet, jede Woche einmal portofrei ein von einem beliebigen deutschen Arzte unterschriebenes Formular an das Gesundheitsamt zu schicken, bis der Arzt ein Schlußattest über die Heilung gibt. Hierdurch bekäme man zunächst eine genaue Statistik, an der es bis jetzt mangelte, ferner würde die Bevölkerung gründlich behandelt werden, was bis jetzt meistenteils nicht der Fall war. Eine polizeiliche Belästigung der Kranken wäre ausgeschlossen. Schließlich hätte jeder Patient die Möglichkeit, sich an den Arzt seines Vertrauens zu wenden, wobei er — wenn es ihm beliebt — auch den Arzt wechseln kann. Für Prostituierte wäre eine Art Listenführung einzuführen, die aber nicht wie bisher etwas Diffamierendes hätte, sondern nur bezwecken soll, freiwillig oder unfreiwillig, aber öfters als die nicht gewerbsmäßig Verkehrenden der Behörde Mitteilung zu machen über ihren Gesundheitszustand. Die Prostituierten also, die die Verordnungen befolgen, werden von der Polizei nicht weiter belästigt. Wichtig ist bei diesem ganzen System die diskrete Anzeigepflicht und die diskrete Beobachtung aller Geschlechtskranken ohne Ausnahme. In der gesetzlich festgelegten strengsten Schweigepflicht ist eine wichtige Maßnahme zu erblicken, die die Kranken veranlassen müßte, sich der ärztlichen Behandlung anzuvertrauen.

Eine Kommission der British Medical Society beschäftigte sich 1916 mit der Frage der Meldepflicht bei Geschlechtskrankheiten. Nach eingehender Debatte kam man zur Anschauung, daß kein System einer Anzeigepflicht bei Geschlechtskrankheiten derzeit Aussicht auf Erfolg habe. Zunächst würde die Anzeigepflicht zur Verheimlichung der Krankheit führen, dann könnte, selbst wenn die Anzeige erfolgt wäre, daß jemand an einer Geschlechtskrankheit leidet, die betreffende Behörde meistens keine wirksame Maßnahme zur Behandlung treffen. Deshalb gibt die Kommission ihrer Anschauung Ausdruck, daß vorher die Möglichkeiten unentgeltlicher Behandlung geschaffen werden müssen. Ferner müsse verhindert werden, daß Geschlechtskranke von Nichtärzten behandelt werden, auch müsse das Inserieren und der Verkauf von Kurpfuschermedikamenten unmöglich gemacht werden. Diesen Beschlüssen schloß sich auch die Englische Gesellschaft zur Bekämpfung der Geschlechtskrankheiten an.

1916 sprach sich BLASCHKO gegen die Anzeigepflicht aus. Seine Haupteinwände sind folgende: Die Verhütung der Krankheitsverschleppung wie bei anderen Infektionskrankheiten ist bei Geschlechtskrankheiten nicht möglich, denn der Geschlechtsverkehr findet im geheimen statt; die Ansteckungsfähigkeit ist nicht leicht und mit Sicherheit festzustellen; die Syphilis ist oft jahrelang mit Unterbrechungen infektiös; die meisten Übertragungen finden nicht statt, während akute Krankheitssymptome vorhanden sind, sondern zu einer Zeit, wo die Patienten mangels sichtbarer Krankheitserscheinungen gesund zu sein glauben; der Geschlechtstrieb läßt sich nicht jahrelang unterdrücken; die Zahl der durch die Anzeigepflicht Getroffenen ist zu groß, als daß sie während der ganzen Dauer ihrer Ansteckungsfähigkeit isoliert werden können; mehr Kranke können durch die Anzeigepflicht der Behandlung nicht zugeführt werden, weil ja die Gemeldeten schon in Behandlung stehen; es würde bald bekannt werden, welche Ärzte nicht melden; die Feststellung der Infektionsquellen könnte vielleicht zu einem geringen Teile durch die Anzeigepflicht erzielt werden.

Auch KONRICH spricht sich gegen Meldezwang aus, weil dadurch viele abgehalten würden, den Arzt aufzusuchen und lieber zum Kurpfuscher gehen, weil sie glauben, leichter ihre Krankheit verheimlichen zu können. Diese Erscheinung hat sich besonders im Kriege gezeigt, wo bei den Gesundheitsbesichtigungen in der Armee der Heimat verhältnismäßig häufig geschlechtskranke Soldaten entdeckt wurden. KONRICH empfiehlt, mit den Erkrankten zu arbeiten und nicht gegen sie.

Gegenüber der Meldepflicht spricht sich STERN sehr vorsichtig aus. Er hält sie namentlich für jugendliche und leichtsinnige Menschen nötig, weil diese viel zur Ausbreitung der Geschlechtskrankheiten beitragen. Eine allgemeine Einführung, die logischerweise die Vorbedingung zur Eruierung aller Kranken und die Vorbedingung für Beseitigung aller Infektionsherde ist, empfiehlt er aber nicht. Eine teilweise Meldepflicht aber ist nur eine halbe Maßregel und nicht geeignet zur Ausrottung einer Volksseuche.

In höchst energischer Weise tritt ZUMBUSCH für den Meldezwang, allerdings in Verbindung mit Behandlungszwang ein. Ganz richtig hebt er hervor, daß der Meldezwang bei Kranken, die guten Willens sind, leicht durchzuführen ist, daß aber gerade die Leute ohne guten Willen getroffen werden müssen, weil sie die Gefährlichen sind. Der Einwand, daß die Folge des Meldezwanges auch Isolierung, Beobachtung und Unschädlichmachung der Infektiösen zur Folge haben müßte, ist nicht stichhaltig, denn es ist sicher, daß selbst bei einer so chronischen Krankheit, wie es die Syphilis ist, ein gemeldeter und (wenn nötig zwangsweise) behandelter Kranker bei weitem nicht so gefährlich ist wie ein nicht oder nur unzulänglich behandelter. Selbstverständlich kann Melde- und Behandlungszwang allein noch nicht erzielen, daß sich mehr Leute behandeln lassen. Aber ein großer Vorteil des Meldezwanges wäre die Möglichkeit, den Infektionsquellen nachzugehen und Handhaben für deren Unschädlichmachung zu erhalten.

Es ist gar nicht nötig, daß ein Gesetz gleich einen 100⁰/₀igen Erfolg erzielen muß. Alle Gesetze gegen Eigentumsdelikte, Mord, Abtreibung u. dgl. bestehen und werden gehandhabt, obwohl sicher ist, daß sie bei weitem nicht den größten Teil der Verfehlungen treffen können. Warum also gegen eine Maßnahme wie die Meldepflicht auftreten, bloß weil es nicht möglich sein wird, gleich aller Geschlechtskranken ohne Ausnahme habhaft zu werden. Jede neue Maßnahme, insbesondere auf hygienischem Gebiete, erfordert eine gewisse Zeit, um sich durchzusetzen; es ist vielleicht eine Generation nötig, um diese Maßnahme in das Volksempfinden einleben zu lassen. Man denke nur an die obligatorische Impfung, die im alten Österreich überall ohne Schwierigkeiten durchgeführt werden konnte; nur in den an Deutschland angrenzenden Gebieten gab es Impfgegner und Widerstand, aber die gesamte übrige, viele Millionen zählende Bevölkerung fügte sich dieser als unangenehm empfundenen hygienischen Maßregel gutwillig. So ähnlich scheint es mit der Meldepflicht zu sein. Sicherlich wird zu Beginn der Einführung einer solchen in einem Staatswesen der Erfolg ein verhältnismäßig geringer sein, aber bei strenger und gewissenhafter Handhabung der Vorschriften, besonders durch die Ärzte und Behörden, wird sich diese Maßregel in Kürze einleben. Wichtig ist und nicht genug hervorgehoben zu werden verdient die Tatsache, daß die Ärzte der wichtigste Faktor bei der Durchführung derartiger Maßnahmen sind. Die volkshygienische Bedeutung der Meldepflicht ist fraglos und sicher ist, daß selbst wenn jährlich nur ein kleiner Teil derjenigen festgestellt und der Zwangsbehandlung zugeführt wird, die sonst aus Mangel an gesetzlichen Handhaben ungestraft und ungestört Geschlechtskrankheiten verbreiten können, schon ein bedeutender Vorteil für die Volksgesundheit erwächst. Praktisch ist das in der tschechoslowakischen Republik zu beobachten, die ein Gesetz zur Bekämpfung der Geschlechtskrankheiten seit dem Jahre 1922 besitzt, wie es theoretisch besser vielleicht nur noch in Schweden besteht; hier läßt insbesondere die Meldung nachlässiger Kranken vieles, wenn nicht alles zu wünschen übrig, weil sich viele Ärzte weigern, diese kleine Mehrbelastung durch Schreibarbeit unentgeltlich durchzuführen. Andererseits widersetzen sich die zuständigen Behörden, insbesondere das Postministerium (es handelt sich um das Porto im Lokalverkehr), den Forderungen der Ärzte; und das Verfahren ist so umständlich und langwierig, — und selbst die Diskretion ist dabei nicht immer gewahrt —, so daß die meisten Ärzte sich nicht entschließen können, das Zeitopfer zu bringen.

Der Ausdruck „Meldung“ sollte nach dem Vorschlag Julie Benders besser durch „Mitteilung an den Vorsitzenden eines Bundes der Ärzte zur Ausrottung der Geschlechtskrankheiten“ ersetzt werden. Dadurch würde die unbegründete Angst vor dem Ausdruck Meldung vermieden werden.

Übrigens besteht scheinbar im Rahmen der Krankenkassen eine Pflichtmeldung von Geschlechtskranken nach einer Mitteilung, der zu entnehmen ist, daß das Reichsversicherungsamt einen Zusatzparagraphen einer Betriebskrankenkasse genehmigt hat, die den geschlechtskranken Mitgliedern die Pflicht auferlegt, ihre Erkrankung sofort ihrer Kasse zu melden. Sie sind auch verpflichtet, dies zu tun, wenn ihre Familienmitglieder erkranken und selbst dann, wenn sie nicht in kassenärztlicher Behandlung stehen.

In Zürich hat der Regierungsrat am 2. Oktober 1920 Anzeigepflicht für den Zeitraum eines Jahres bei Geschlechtskranken unter Wahrung des ärztlichen Geheimnisses angeordnet.

Die Meldung in Dänemark bezieht sich nur auf Syphilitiker und ist anonym. Sie wird in der Form durchgeführt, daß im Seruminstitut in Kopenhagen die

Blutuntersuchungen für das ganze Land konzentriert sind. Auf dem Meldeschein befindet sich der Geburtstag und der Anfangsbuchstabe des Zunamens des Kranken, ferner der Einsendetermin, der Name des Arztes, die Journalnummer und schließlich das Ergebnis. Die Erfahrungen haben gezeigt, daß die Kranken sehr häufig den Arzt wechseln.

Doch besteht in Dänemark die Meldung fahrlässiger Kranker seit 1906 in der Form, daß wöchentlich an den Amtsarzt berichtet werden muß.

Die Meldepflicht in Schweden funktioniert in kleinen Städten und am Lande sehr gut, während in Großstädten höchstens 10% gemeldet werden (Haustein).

Das italienische Gesetz vom 25. März 1923 führt für ansteckende Fälle von Lues Anzeigepflicht ein.

Fast in allen Staaten Amerikas ist seit dem Kriege die Surgeon Generals Bill angenommen. Jeder Kranke muß mit einer Zahl, nicht mit Namen, gemeldet werden. Wenn er aber die Fortsetzung der Behandlung verweigert oder Gefahr besteht, daß er seine Krankheit übertragen könnte, dann muß der Gesundheitsbehörde der volle Name mitgeteilt werden, worauf sie die nötigen Schritte einleitet. In einigen Staaten kann von Amts wegen die Untersuchung verdächtiger Personen angeordnet werden. Sehr wichtig erscheint die Bestimmung, daß Syphilitiker nicht mit Lebensmitteln handeln oder in Berufen beschäftigt sein dürfen, wo sie die Bevölkerung gefährden können.

Anzeigepflicht für Geschlechtskrankheiten bestand im Jahre 1920 in 43 Staaten; in den übrigen Staaten konnte das Gesundheitsamt diese Anzeigepflicht anordnen. Zwangsuntersuchung verdächtiger Personen und Abgabe an ein Krankenhaus, wenn die Gefahr einer Übertragung bestand, besteht in 44 Staaten.

In Illinois muß nur dann gemeldet werden, wenn der Kranke die Behandlung vernachlässigt. In diesem Falle können sowohl Männer als auch Frauen zur Untersuchung gezwungen werden. In 7 Staaten geschieht dies mit Namen, in 40 mit einer Nummer. Mindestens 17 davon verlangen, wenn der Kranke seine Umgebung gefährdet, auch noch den Namen. Auf diese Weise werden aber höchstens 25% aller Fälle gemeldet. Im Jahre 1919 wurden 239 502 gemeldet, 1920 schon 326 117. Seither scheint besser gemeldet zu werden. 531 amerikanische Kliniken haben vom 1. Juli 1921 bis zum 31. Dezember 1922 333 718 Geschlechtskranke gemeldet, davon 52% Syphilis. Gegen das Vorjahr bedeutet dies eine Abnahme von 13%. 1919 wurden 41 825, 1920 aber 122 000 Fälle gemeldet. In New Yersey gingen 1921 5989 Meldungen ein, was auffallend wenig ist.

Lehrreich ist der Bericht über das Verhalten der Ärzte zur Meldung Geschlechtskranker im Staate New York (Lawrence und Tewkesburry). Im ganzen dürften ungefähr 60% der praktizierenden Ärzte, der Krankenhausärzte und der bei den Untersuchungen angestellten gemeldet haben. Ein großer Teil der Meldungen von Syphilisfällen kommt dadurch zustande, daß serologische Laboratorien die positiven Ergebnisse selbst melden müssen. Tripperfälle werden nur von Ärzten gemeldet, die sich ausschließlich mit der Behandlung des Trippers befassen. Von den Landärzten haben bloß 22% gemeldet, vielleicht deshalb, weil ein Teil der Landbevölkerung zu den städtischen Ärzten geht. In der Stadt wird Syphilis häufiger als auf dem Lande gemeldet.

Ähnlich berichtet A. E. Rout, der mitteilt, daß in New York mit 7 Mill. Einwohnern im Jahre 1923 nur 6072 Fälle von Syphilis und 3578 von Gonorrhöe gemeldet wurden. Es ist sicher, daß mindestens viermal soviel Fälle vorhanden waren. Deshalb sollte bei allen statistischen Daten hinzugefügt werden, daß es sich um Minimalzahlen handelt, und infolgedessen die

Geschlechtskrankheiten weit mehr verbreitet sind als amtliche Statistiken beweisen.

Auch in Australien besteht Meldepflicht, es werden jährlich durchschnittlich 6780 Fälle gemeldet, wobei zutage trat, daß in Westaustralien 27,1% und in Victoria 17,7% der Gemeldeten die Behandlung frühzeitig abgebrochen haben.

Eine kurze Übersicht über die allgemeine Ansicht der Autoren zeigt, daß eine große Zahl für eine Meldung Geschlechtskranker ist:

Barduzzi (bloß bei gehäuften Syphilisfällen), Bender, Bett, Brown, Hamilton (nur bedingte), Haustein, Hazen, Heagerthy (mit Nummern), Hecht, Henderson, Hesse, Lawrence, Mac Leod, Mitchener, Paldrock (nur Geburtstag und Geburtsort), Patterson (gleichzeitige Mitteilung der Infektionsquelle), Quarck, Rothschuh, Sieveking, Schweissheimer, Thompson, Warsow.

Gegen die Meldepflicht sprach sich in England ein von der dortigen Gesellschaft zur Bekämpfung der Geschlechtskrankheiten eingesetztes Komitee aus. Ferner: u. a. J. Geber, E. Lesser, Newsholme, Veldhuyzen, Walker.

Die Einwände gegen den Meldezwang bei Geschlechtskrankheiten beziehen sich auf Schwierigkeiten bei de· Durchführung der sich dabei logischerweise ergebenden Maßnahmen. Die Schwierigkeiten einer restlosen Registrierung werden im allgemeinen sehr übertrieben. Nicht die große Zahl der zu Registrierenden erweckt Bedenken, sondern die vielleicht mögliche Verletzung der von den Kranken gewünschten Geheimhaltung ihrer Erkrankung. Diese Geheimhaltung besteht tatsächlich nur bei einem sehr geringen Teile der Geschlechtskranken, da durch Erweiterung der Krankenkassenversicherung große Teile der Bevölkerung in den Krankenkassen registriert sind; im Falle einer geschlechtlichen Infektion wird ihre Erkrankung zumindest der Kassenleitung bekannt. Dazu kommt die große Zahl der in den öffentlichen Krankenhäusern und unentgeltlichen Ambulatorien Behandelten, die ebenfalls registriert werden. Bleibt also nur ein verhältnismäßig kleiner Prozentsatz der Geschlechtskranken, die in irgendeiner Form der Meldung unterzogen werden müßten.

Als weiterer Einwand gegen die Meldepflicht wird die große Menge derjenigen angeführt, bei denen sich als Folge der Meldepflicht ein Krankenhausaufenthalt als notwendig erweisen würde. Das erscheint übertrieben, denn auch bei rigoros gehandhabter Meldepflicht würde bei den meisten Kranken ambulatorische Behandlung genügen. Die oft gebrauchte Redewendung, daß dann alle Krankenhäuser zu klein wären, die große Zahl der Geschlechtskranken zu fassen, entbehrt der Begründung. Geschlechtskrankheiten sind nicht Lepra oder Blattern oder Pest, sondern Krankheiten, die leicht in ein für die Umgebung gefahrloses Stadium übergeführt we den können. Man darf nicht vergessen, daß die meisten Übertragungen durch den Geschlechtsverkehr erfolgen. Ein Verbot des Verkehrs Geschlechtskranker, unterstützt durch ein strenges Gesetz gegen fahrlässige Übertragung, wird im allgemeinen genügen. Und so wäre die Behandlung in der überwiegenden Mehrzahl der Fälle ambulant durchzuführen. Damit ist natürlich nicht gesagt, daß die Spitalverhältnisse überall auch nur annähernd befriedigend wären. Also auch Fachabteilungen werden in genügender Menge errichtet werden müssen.

Auch spielt in der Diskussion über die Meldepflicht das Berufsgeheimnis eine wichtige Rolle. Alles, was mit dem Geschlechtlichen zusammenhänge, sei geheim; der Geschlechtsverkehr spiele sich im geheimen ab, der Geschlechtskranke wünsche eine Geheimhaltung seiner Erkrankung, oft auch und hauptsächlich der Tatsache des Geschlechtsverkehres überhaupt, durch den er die

Erkrankung erworben habe (Mädchen, Gatten u. dgl.). Das mag ja so sein, aber im Kampfe gegen die Geschlechtskrankheiten kann auf die wirksamste Maßnahme, die Meldepflicht, nicht verzichtet werden aus Rücksicht auf Vorurteile und Interessen Privater, wobei das sicher wichtigere Gesamtinteresse der Bevölkerung zurückgesetzt wird. Zumal da schon vordem gezeigt wurde, daß diese Rücksicht gegenüber dem größten Teile der Bevölkerung — Krankenkassen und Spitäler — nie bestanden hat. Also auch hier wieder allzugroßes Entgegenkommen gegenüber den besser situierten Klassen!

Ferner wird als Argument gegen die Meldepflicht ins Treffen geführt, der Geschlechtstrieb sei in seinen Forderungen so elementar, daß man von den vielen Geschlechtskranken Enthaltsamkeit nicht gut verlangen könne. Der Rücksicht auf die Interessen der Allgemeinheit müssen die Wünsche der einzelnen sich unterordnen. Die Gesunden müssen unbedingt geschützt werden. Wie das der Geschlechtskranke macht, ist seine Sache. Es gibt ja auch Schutzmittel. Wenn aber eine leichtfertige Übertragung stattfindet, dann muß Bestrafung und volle Verantwortlichkeit gefordert werden.

Sicherlich sind die Schwierigkeiten nicht zu unterschätzen, die aus der Eigenart der Geschlechtskrankheiten stammen. Die Chronizität der Syphilis und oft auch der Gonorrhöe lassen den Kranken an deren Ausheilung glauben, auch wenn die Infektiosität noch nicht erloschen ist. Denn in diesen Stadien liegen meist keine Beschwerden vor. Hierzu gesellt sich noch die Schwierigkeit der Feststellung der Ansteckungsfähigkeit durch den Arzt und die verschiedene Ansicht der Ärzte darüber, was als ansteckend zu gelten hat. Aber all das kann an dem Grundgedanken der Meldepflicht nicht das Wesentlichste übersehen lassen: die Eruierung der Infektionsquellen. Nur so ist es möglich, allen — auch den verborgenen — Quellen auf die Spur zu kommen und sie durch Ausheilung unschädlich zu machen. Nur gegen den Kranken, der seine Umgebung gefährdet, richtet sich der Meldezwang durch seine Konsequenz, den *Behandlungszwang*.

12. Gesundheitszeugnis der Ehekandidaten.

Schon frühzeitig wurde man auf die Bedeutung der Geschlechtskrankheiten für die Ehe aufmerksam. TOMITANUS, der 1505—1576 lebte, schrieb darüber: Quin imo in contrahendis nuptiis hac tempestate pauci admodum sunt, qui a lue Gallica abstinent, controversiae aut inter sponsi ed sponsae affines sunt de dotis summa deque aere numerando, de Gallico vero contagio aut nihil aut parum admodum (de morbo Gallico, libri II, Tome II, pag. 1053; zitiert nach HELLER).

Auch ERASMUS VON ROTTERDAM äußert sich ganz entschieden zu dieser Frage: Alterum quis suprinet huic obnoxio lui, qui se samum mentitus esset si quis mihi summum Pontificem delegit, dirimerem hoc conjugium etiamsi sescentiis tabulis sponsalibus contractum esset. Sinerem quidam jungi, sed junctos exurerem ...... a mortuis vero nihil est periculi. Quod utinam initio nascentis mali fuisset factum (Erasmus opera, colloquia familiaria).

Das Gesundheitszeugnis für Ehekandidaten ist nicht nur mit Rücksicht auf die Bekämpfung der Geschlechtskrankheiten wichtig. Es wird vielfach vom Standpunkte des Neurologen, Psychiaters, Eugenikers und Frauenarztes verlangt. Allerdings scheint die Gefahr der Einschleppung von Geschlechtskrankheiten in die Ehe bei der Frage des Heiratszeugnisses weitaus die größte Rolle zu spielen. Soll die Frage richtig beantwortet werden, dann muß man sich auch eine genaue Vorstellung darüber machen, in welcher Art dieses Gesundheitszeugnis ausgestellt werden soll, wer es auszustellen hat, wer es vorzulegen hat, wann es vorgelegt werden soll, und dergleichen Fragen mehr. Von Geschlechtskrankheiten kommt bei der Untersuchung vor allem der Tripper in Betracht. Bei einem Menschen, der nie geschlechtskrank war, wird sich natürlich das Verfahren einfach gestalten. Dagegen ist die Beurteilung der Frage, ob ein Mann, der tripperkrank war, ansteckend ist oder nicht, nicht so leicht. Genaue Vorschriften für den Gang der Untersuchung wurden zwar aufgestellt, es wird aber die Mehrzahl der Fachärzte eher für ein subjektives Vorgehen sich entscheiden. Jedenfalls muß nach Provokation eine genaue und wiederholte Untersuchung der verschiedenen Sekrete aus Harnröhre, Prostata und Samenblasen gemacht werden. Auch urethroskopische Untersuchungen werden sich oftmals als nötig erweisen. Ist also schon die Untersuchung beim Manne nicht sehr einfach, so erscheint sie bei einer Frau, die einmal tripperkrank war, noch viel verwickelter. Hier erweisen sich wiederholte Untersuchungen der Harnröhre, Scheide, Gebärmutter, Bartholinischen Drüsen, Rectum als notwendig; insbesondere ist die Zeit nach der Menstruation und nach verschiedenen Provokationsmethoden zu berücksichtigen.

Noch schwieriger und verwickelter gestaltet sich die Beantwortung der Frage, wann bei Syphilis die Ehebewilligung erteilt werden kann. Die Meinungen der verschiedenen Autoren gehen hier weit auseinander. Maßgebend ist die Anamnese bezüglich der Ansteckung, durchgemachter Behandlungen, Zahl der Rezidiven, Ausfall der wiederholt vorgenommenen Seroreaktionen, Dauer der Erkrankung, Befund nach Provokation und Ausfall der Liquoruntersuchungen mit allen Reaktionen.

Das Gesundheitszeugnis kann erteilt werden, wenn eine Geschlechtskrankheit bei dem Ehebewerber niemals bestanden hat, wie aus der Untersuchung hervorgeht, und wenn zwar eine Geschlechtskrankheit beim Ehebewerber vorhanden war, aber als geheilt betrachtet werden kann.

Es ist natürlich schwierig ein ärztliches Zeugnis vorzulegen, das absolute Sicherheit bietet. Deshalb wird ein allgemein gehaltenes Ehezeugnis von Schubart vorgeschlagen, weil es seinem Zwecke besser entspricht. Es wird immer Fälle geben, wo der Ehebewerber, sei es aus Leichtsinn, sei es infolge schlechten Gewissens, ein Zeugnis erschleicht. Es ist sicher, daß Leute mit ansteckenden Krankheitserscheinungen sich auf keinen Fall einer Untersuchung unterziehen werden; sie werden das Stadium der Symptomlosigkeit abwarten, um sich dann in irgendeiner Form, eventuell unter falschen Angaben, ein Gesundheitszeugnis zu verschaffen. Gegen diese Leute üblen Willens wird kein noch so gutes Gesetz aufkommen können. Sie werden selbst die Verantwortung für ihr Verhalten zu tragen haben. Es mag andererseits vorkommen, daß ein Geschlechtskranker trotz Einspruch seines Arztes heiratet. Das ist ja auch heute häufig der Fall. Damit ist nicht gesagt, daß das Verlangen nach einem Gesundheitszeugnis wertlos ist, bloß weil gewisse Leute es zu umgehen verstehen.

Im Bestreben, das Eindringen der Geschlechtskrankheiten in die Ehe zu verhindern, hat man den Vorschlag gemacht, sie als Ehehindernis gesetzlich festzulegen. In Europa hat sich diese radikale Anschauung nicht durchgesetzt, dagegen bestehen in einigen Staaten der Nordamerikanischen Union (U. S. A.) diesbezügliche gesetzliche Bestimmungen. In Pennsylvania wurde 1913 und in Indiana 1914 das Vorhandensein jeder übertragbaren Krankheit, also auch der Geschlechtskrankheiten, als Ehehinderungsgrund gesetzlich festgelegt. In einer Gruppe anderer Staaten: Michigan (1915), New Yersey (1917), New York (1917), Oklahoma (1919) gilt die Heirat Geschlechtskranker bloß als Vergehen. In North Dakota (1913), Oregon (1913), Wisconsin (1917) wird vor Abschluß der Ehe die Vorlage eines ärztlichen Zeugnisses verlangt, welches Freisein von Geschlechtskrankheiten bestätigt. Vermont nahm 1919 ein Gesetz an, das nur im Falle früherer Erkrankung ein Gesundheitszeugnis über die erfolgte Ausheilung nötig macht. In Utah besteht seit 1909 ein Gesetz, daß die Heirat Geschlechtskranker ungültig sei. In Virginia wurde 1918 ein Gesetz angenommen, wonach die eheschließenden Teile beeiden müssen, frei zu sein von ansteckenden Geschlechtskrankheiten.

In Louisiana besteht die Verpflichtung, ein Gesundheitszeugnis vor der Ehe beizubringen, nur für Männer.

Viel diskutiert wurde die Frage des ärztlichen Gesundheitszeugnisses kurz vor Abschluß der Ehe. Wer sich mit Bekämpfung der Geschlechtskrankheiten befaßt hat, wird dieser Maßregel sicher zustimmen, wenn sie für Ehekandidaten oder für Brautpaare Geltung haben soll, die vor der Ehe noch nicht miteinander verkehrt haben. In letzten Jahrzehnten nimmt aber dieser Brauch, der seit jeher in Bauern- und Arbeiterkreisen, also in der Mehrzahl der Bevölkerung üblich war, auch im Bürgerstande zu, so daß derzeit die meisten Brautleute die Brautnacht vor ihrer offiziellen Hochzeit absolviert haben. Für diese hat natürlich ein Gesundheitszeugnis kurz vor Abschluß der Ehe absolut keinen Wert mehr. Auch ist die Feststellung der Gesundheit in bezug auf Geschlechtskrankheiten kein einfacher Vorgang. Nichtsdestoweniger aber kann ein obligatorisches Gesundheitszeugnis schon dadurch sehr viel Gutes leisten, daß es leichtsinnige Leute von einer Eheschließung abzuhalten vermag. Selbstverständlich werden sich diese Leute vom außerehelichen Geschlechtsverkehr nicht abhalten lassen, ein Einwand, den viele Gegner des Gesundheitszeugnisses machen. Da es aber keine vollkommene medizinische Maßnahme im Kampfe gegen die Geschlechtskrankheiten gibt, so wäre das Gesundheitszeugnis trotz alledem zu empfehlen als eines der Mittel, um eine unerkannt gebliebene Erkrankung aufzudecken und dort Unheil zu verhüten, wo keine Absicht besteht, Unglück zu stiften.

In bezug auf die Eheerlaubnis nach Geschlechtskrankheiten sind verschiedene Anschauungen geltend. Während eine ganze Reihe von Fachleuten nach durchgeführten Provokationen bei Gonorrhöe und jahrelangem klinischen und serologischen Freibleiben von syphilitischen Symptomen die Erlaubnis zur Ehe geben, gibt es Fachleute, die ihre Gewissenhaftigkeit auf das äußerste zu treiben scheinen. So genügt z. B. SCHINDLER der negative Gonokokkenbefund nach Provokation und der negative Ausfall der Kultur nicht, solange noch in dem Urin Fäden, Leukocyten gefunden werden. Erst wenn der Harn absolut klar ist, und auch nach Provokation kein oder nur sehr wenig Sekret sich zeigt, erklärt er einen Gonorrhoiker für heiratsfähig. Bezüglich der Syphilis vertritt er die Anschauung, daß sie grundsätzlich von der Ehe ausschließe. Ein syphilitisch erkrankt Gewesener darf nicht heiraten, was nicht nur durch ein Gesetz festgelegt werden sollte, sondern durch die Volkssitte. Es ist sicher, daß derlei bis zur äußersten Konsequenz durchgeführte Gewissenhaftigkeit keine Aussicht hat, in die Praxis umgesetzt zu werden.

Nicht alle sind in bezug auf Syphilitiker so streng. Bei der Frage, wann ein Syphilitiker heiraten darf, muß man sich klar sein, ob die Syphilis in einem Stadium ist, die eine Übertragung auf den gesunden Gattenteil möglich macht. Ferner ist die Frage zu erwägen, ob die Syphilis eine Gefahr für die zukünftigen Kinder bildet, und schließlich muß die Gefahr der Späterkrankungen nach Syphilis erwogen werden, weil eine später eintretende Nervensyphilis oder Erkrankung der Gefäße u. dgl. von großer Bedeutung für die Ehe ist. All diese Fragen lassen sich heute natürlich nicht einwandfrei für jeden Fall beantworten. Es ist am besten, den Ehekandidaten auf das Risiko aufmerksam zu machen und die Verantwortung vom Arzte auf den Kranken zu übertragen.

Vorläufig wird an verschiedenen Orten der Versuch gemacht, dem Publikum die Eheberatungsstellen zum freiwilligen Besuche zu empfehlen. Empfehlungswert scheint in dieser Beziehung der Vorgang, wie er seit einigen Jahren in Wien stattfindet.

Die gesundheitliche Beratungsstelle für Ehebewerber beim städtischen Gesundheitsamte in Wien läßt jedem Ehebewerber ohne Unterschied des Geschlechts ein Flugblatt aushändigen, das folgenden Text hat:

„Ein Rat für Eheschließende!

Sie stehen im Begriff sich zu verheiraten; es ist daher von der größten Wichtigkeit, folgendes zu beachten. Die Gesundheit der Ehegatten ist für das Glück der Ehe wichtiger als Geld und Gut. Krankheit eines Ehegatten schädigt dessen eigene Arbeitskraft, vermindert die Erwerbsfähigkeit, zwingt den anderen Gatten zu vermehrter Arbeit, setzt die Lebensfreude herab, bringt Sorge und Kummer ins Haus.

Krankheit eines Ehegatten kann auch die Gesundheit des anderen Gatten schädigen. Das gilt besonders für alle ansteckenden Krankheiten; desgleichen kann die Krankheit oder Krankheitsanlage des einen Ehegatten sich auf die Kinder übertragen.

Krankheiten schädigen, auch wenn sie sich nicht vererben, sehr oft die Nachkommenschaft, so daß diese entweder schon schwächlich oder krank geboren wird oder später leichter erkrankt. Eine Reihe dieser Krankheiten kann einzig und allein vom Arzte festgestellt werden.

Wer eine Ehe eingeht, ohne sich zu vergewissern, ob er gesund ist, übernimmt eine schwere Verantwortung seinem Ehegenossen und seinen Nachkommen gegenüber. Jedermann hat deshalb die sittliche Pflicht, bevor er sich zu einer Ehe entschließt, das Urteil eines sachverständigen Arztes über seinen Gesundheitszustand einzuholen. Der Arzt ist zur unbedingten Verschwiegenheit gesetzlich verpflichtet. Wird eine Krankheit nachgewiesen, so ist der Arzt zu befragen, ob dadurch die Ehe beeinträchtigt werden kann. Ist das der Fall, so verlangt die Ehrenhaftigkeit, daß man seinem (seiner) Verlobten davon Mitteilung macht.

Wer eine Ehe schließt, ohne von seiner Krankheit seinem (seiner) Verlobten Kenntnis zu geben, vergeht sich an seinem eigenen Wohle und an dem Wohle seiner Familie.

Jeder, der eine Ehe eingeht, sollte von seinem Verlobten einen ärztlichen Nachweis der körperlichen und geistigen Gesundheit verlangen. Darin darf kein Mißtrauen gegen den anderen Verlobten erblickt werden, sondern es ist dies als eine notwendige Vorsichtsmaßregel zu betrachten, die großes Unglück verhüten kann. Für die Eltern oder deren gesetzlichen Stellvertreter ist es Gewissenspflicht, den Gesundheitszustand der ehewerbenden Kinder erheben zu lassen. Wer diese Mahnungen gewissenhaft befolgt, bewahrt sich vor späteren Selbstvorwürfen und Reue.“

Der Ehebewerber bekommt vom Wiener Gesundheitsamte ein Formular zur Beantwortung, das sich auf vererbbare Krankheiten in seiner Familie bezieht und die Frage nach den eigenen durchgemachten Krankheiten enthält. Ein weiteres Formular ist für den Arzt bestimmt und enthält eine genaue Anleitung zur Aufnahme der Familienanamnese und der persönlichen. Formular 3 ist eine Erklärung des Ehebewerbers, worin dem früheren behandelnden Arzte Vollmacht erteilt wird, auf die Fragen der Beratungsstelle rückhaltlos zu antworten. Der Fragebogen an diesen Arzt verzeichnet in ausführlicher Weise Fragen über frühere Erkrankungen des Ehebewerbers und seiner Familie, insbesondere betreffs Geschlechtskrankheiten, Nervenkrankheiten u. dgl.. Eine genaue Dienstvorschrift für den Beratungsarzt regelt den Vorgang bei

Befragung des Ehebewerbers und Erteilung des endgültigen Urteils. Formular 5 ist eine Bestätigung des Facharztes, die besagt, „daß die vorgenommene ärztliche Untersuchung keinerlei Anzeichen ergeben hat, die eine Eheschließung im gegenwärtigen Zeitpunkte widerraten ließen". Formular 6 bezieht sich auf den Fall, daß der Ehebewerber an einer ansteckenden Krankheit gelitten hat, aber zur Zeit keine Erscheinungen dieser Krankheit aufweist und demnach eine Ehe eingehen kann. Schließlich gibt es noch ein 7. Formular, das, vom ärztlichen Standpunkte aus, das Eingehen einer Ehe im betreffenden Zeitpunkt nicht anraten kann.

An der Dresdener technischen Hochschule besteht ebenfalls eine Eheberatung, die von KUHN eingerichtet wurde. Dem Ratsuchenden wird ein Flugblatt überreicht, das ihn über den Zweck dieser Beratungsstelle unterrichtet und vor allem auf die rassenhygienische Bedeutung einer bewußt vorgenommenen Gattenwahl hinweist. In dem Verzeichnis der Krankheiten, bei deren Vorhandensein von einer Ehe abgeraten werden muß, befinden sich eine Menge der verschiedensten Erkrankungen, doch sind die Geschlechtskrankheiten nicht gesondert angeführt. In dem Fragebogen, der den Ratsuchenden zur Ausfüllung überreicht wird, befindet sich auch die Frage nach der Wa.R. und Krankheit der Geschlechtsorgane.

Das Institut für Sexualwissenschaft in Berlin hat eine Eheberatungsstelle, die sowohl unentgeltlich als auch privat in Anspruch genommen werden kann. Sie wird zunächst von Personen besucht, die hinsichtlich ihrer Ehetauglichkeit Rat erbitten. Darunter sind Geschlechtskranke, Tuberkulöse, Epileptiker u. dgl. Es wird aber auch häufig betreffs Potenz oder Gebärfähigkeit gefragt. Ebenso gehört die Frage betreffs Verhütung der Empfängnis zu denen, deren Beantwortung oft verlangt wird. Oft aber wenden sich Personen an diese Beratungsstelle um Rat, die bereits verheiratet sind und in irgendeiner Beziehung Schwierigkeiten haben. Schließlich ist noch eine dritte Gruppe von Ratsuchenden zu erwähnen, das sind solche, die aus irgendeinem Grunde die Aufhebung der Ehe wünschen aus Gründen, die verschiedenartig sein können (Kinderlosigkeit, Impotenz, Homosexualität, Vaginismus u. dgl.).

G. LÖWENSTEIN veröffentlichte Ausführungsbestimmungen zum Ehezeugnis, die einer Initiative der deutschen Gesellschaft zur Bekämpfung der Geschlechtskrankheiten ihre Entstehung verdanken, und unter der Voraussetzung verfaßt wurden, daß der SCHUBARTsche Gesetzentwurf über ein freiwilliges Einheitszeugnis für heiratende Männer betreffend Geschlechtskrankheiten unverändert zum Gesetz erhoben würde. Dieser Entwurf schreibt dem untersuchenden Arzte den Vorgang bei der Untersuchung des Ehebewerbers und Erteilung des Ehezeugnisses genau vor. Der Fragebogen umfaßt 13 Fragen bezüglich Geschlechtskrankheiten. Im Anschluß daran ist auch die Anfrage beim behandelnden Arzte vorgesehen; dafür wird ein einfacher Vordruck empfohlen. Selbst wenn die Fragen nach Geschlechtskrankheiten verneint werden, muß doch eine genaue Untersuchung des ganzen Körpers und unbedingt eine Wa.R. vorgenommen werden.

Auch bei Verneinung einer früheren Trippererkrankung muß trotzdem unter Vornahme von Provokationsmethoden daraufhin untersucht werden. Sollte der Arzt zur Versagung des Einheitszeugnisses genötigt sein, so hat er dies auf Verlangen des Antragstellers schriftlich zu begründen.

Das Grundlegende am Einheitszeugnis besteht darin, daß seine Fassung nicht verrät, ob eine Geschlechtskrankheit früher einmal vorhanden war. Es ist begreiflich, daß so mancher Ehekandidat eine Mitteilung darüber nicht geben will; die neutrale Fassung des Einheitszeugnisses würde die genannten Bedenken restlos beheben. Wenn zu dem Antrag auf gesetzliche Einführung des

Ehezeugnisses Ausführungsbestimmungen hinzugefügt wurden, so beruht dies darauf, daß die Erteilung eines Einheitszeugnisses genaue Untersuchung und gründliche Fachkenntnisse zur Voraussetzung hat. Ein Verzeichnis der zu diesen Untersuchungen benötigten Instrumente und Vorrichtungen ist beigefügt, weil ja nicht nur der Facharzt derlei Ehebefähigungszeugnisse ausstellen wird, sondern in vielen Fällen auch der praktische Arzt. Trotz der einheitlichen Vorschriften wird natürlich verhältnismäßig häufig bei gewissen Fällen die Beurteilung der Heiratsfähigkeit verschieden ausfallen. Es gibt Fälle, wie z. B. positive Wa.R. bei lange bestehender Syphilis, bezüglich deren die Anschauungen über Infektiosität geteilt sind. Wichtig ist, daß im Falle der Abweisung dem Ehekandidaten die Möglichkeit gegeben ist, bei einer amtlich bestimmten Stelle ein Obergutachten zu verlangen.

Vorläufig würde natürlich erst ein Einheitszeugnis über Geschlechtskrankheiten für Männer eingeführt werden; sollte seine praktische Verwendbarkeit sich erweisen, dann würde auch ein solches Einheitszeugnis für Frauen geschaffen werden. Hier wären noch bedeutend größere Schwierigkeiten zu überwinden als beim Einheitszeugnis für Männer.

Ausführungsbestimmungen für die Erteilung des Einheitszeugnisses schlagen dann auch Pinkus und Löwenstein vor. Allgemein soll festgehalten werden, daß die Erteilung dieses Zeugnisses nur von dem Untersuchungsergebnis abhängig gemacht werden soll. Auf die Angaben des Zeugnisbewerbers über nicht gehabte Geschlechtskrankheiten ist kein Gewicht zu legen. Die Untersuchung hat sich auf alle drei Geschlechtskrankheiten zu erstrecken. Bei Männern soll das Nichtvorhandensein einer ansteckenden Gonorrhöe festgestellt werden und das Nichtvorhandensein sozial schädlicher Folgeerscheinungen der Gonorrhöe. Die sehr umständliche Durchführung erfordert mikroskopische Untersuchung des Morgensekretes, der Urinfäden, des Prostatasekretes, Samenblasensekretes, Untersuchung der vorderen Harnröhre mittels Sonde und Endoskop. In Zweifelsfällen sind die Untersuchungen zu wiederholen und eine Kultur anzulegen. Schließlich muß auch provoziert werden, und zwar chemisch (Lugolsche Lösung oder Silbernitrat), mechanische Reizung mittels Sonden und Dehner und schließlich biologisch mittels Vaccine oder Milch. Gründliche mikroskopische Untersuchung nach diesen Provokationen ist selbstverständlich.

Systematisch müssen auch die Frauen untersucht werden, und zwar werden mikroskopische Präparate der Sekrete aus Harnröhre, Skeneschen Gängen, Bartholinischen Drüsen, eventuell vorhandener vulvärer Gänge, der Vagina, Cervix und des Rectums angefertigt. Als Provokation kommen bei Frauen nur die biologischen Methoden in Betracht. Sind alle die genannten Untersuchungen negativ ausgefallen, dann erfolgt Feststellung des Fehlens von sozial bedeutsamen Folgeerscheinungen der Gonorrhöe: das bedeutet beim Manne Untersuchung auf Strikturen und Infiltrate, Untersuchung auf das Vorhandensein lebender Spermatozoen, Feststellung von Mißbildungen und nichtgonorrhoischer Erkrankung der Geschlechtsorgane (Tuberkulose u. dgl.).

Bei der Frau erstreckt sich die Untersuchung auf Adnexerkrankungen, eventuell Fehlen der Adnexe, Fehlen der Menses, Mißbildungen, Rectalstrikturen u. dgl.

Ein etwa vorhanden gewesenes Ulcus molle muß seit mindestens drei Monaten geheilt, Bubonen dürfen nicht vorhanden und die Wa.R. muß negativ sein.

Die Untersuchung betreffs Syphilis erstreckt sich zunächst auf eine systematische körperliche Untersuchung, die vollkommenes Freisein von äußeren Erscheinungen geben muß. Die Blutuntersuchung muß nach Wassermann und Sachs-Georgi wiederholt negativ ausfallen. Bei Leuten, die früher Lues hatten, muß außer den erwähnten Bedingungen eine dauernd negative Wa.R.

vorhanden und mindestens 5 Jahre seit der Ansteckung, 2 Jahre seit dem letzten Auftreten von ansteckenden Erscheinungen verflossen sein. Ferner hat der Ehebewerber eine eidesstattliche Versicherung abzugeben, daß er die Fragen des Arztes wahrheitsgetreu beantwortet und nichts verschwiegen hat, daß er die Bewilligung gebe, alle von ihm und seiner Familie in Anspruch genommenen Ärzte- und Amtsstellen seinetwegen zu befragen. Dann wird noch darauf aufmerksam gemacht, daß eine Gewährleistung für die Zukunft durch dieses Zeugnis nicht ausgesprochen ist. Schließlich kann eventuell eine Lumbalpunktion nebst nachfolgender Untersuchung gemacht und eine Belehrung über die Wahrscheinlichkeit syphilitischer Späterkrankungen bei allen denen angeschlossen werden, deren Wa.R. 5 Jahre nach Beginn der Syphilis noch positiv ist, und bei denen, die kongenitalsyphilitische Stigmata aufweisen.

Selbstverständlich gilt der Befund des Einheitszeugnisses nur bis zum Tage der Ausstellung des Zeugnisses.

Verschiedene Staaten haben das Problem der Eheschließung Geschlechtskranker in anderer Weise zu lösen versucht. In Schweden und Norwegen ist jeder Ehekandidat gesetzlich verpflichtet, vor der Eheschließung eine ehrenwörtliche Erklärung abzugeben, daß er entweder frei von Geschlechtskrankheiten war oder sich verpflichtet, die gesetzlich vorgeschriebenen Bestimmungen über Geschlechtskrankheiten einzuhalten. Bei Verstoß gegen diese Bestimmungen gilt die Ehe ohne Scheidungsklage als gelöst, und der Schuldige wird bestraft. In Norwegen ist eine Eheschließung bei vorhandener Syphilis ausgeschlossen, bei den anderen Geschlechtskrankheiten nur mit Einverständnis beider Ehepartner möglich. In Schweden kann bei vorhandener Syphilis eine Ehe nur mit besonderer Bewilligung des Königs geschlossen werden. In Australien wird im allgemeinen kein Gesundheitszeugnis verlangt, dagegen ist eine gegen den Willen des behandelnden Arztes geschlossene Ehe ungültig, und der Schuldtragende wird bestraft.

Allzu genau darf ein für Laien bestimmtes Gesundheitszeugnis nicht ausgeführt sein. Es soll vor allem allgemein gehalten, jedermann verständlich und dabei doch zweckdienlich sein. Dem dürfte mit einer Form gedient sein, die sowohl für Männer als auch für Frauen geeignet ist und zum Ausdrucke bringt, daß bezüglich Geschlechtskrankheiten gegen eine Heirat nichts einzuwenden ist. Die Bedingungen, unter denen dieses Zeugnis ausgestellt werden soll, müßten einheitlich von einer Zentralstelle möglichst genau festgelegt werden. In dem Zeugnisse darf nicht erwähnt werden, ob und an welchen Geschlechtskrankheiten der Zeugnisbewerber gelitten hat, sondern nur der Umstand betont werden, daß derzeit alle Voraussetzungen für die Erteilung eines Gesundheitszeugnisses gegeben sind.

Als Beispiel sei das in Dänemark mit dem Gesetz vom 30. Juni 1922 eingeführte ärztliche Zeugnis für den Gebrauch bei Eheschließungen angeführt (S. 173):

Zur Frage des Gesundheitszeugnisses der Ehekandidaten schlägt Schubart vor, daß die Amtsärzte verpflichtet sein sollen, Männern, die heiraten wollen, betreffs Geschlechtskrankheiten ein Gesundheitszeugnis auszustellen. Die anderen Ärzte hätten das Recht dazu. Auf diese Weise sollte die Freiheit der Entschlußfassung gewahrt bleiben und nur derjenige ein Zeugnis bekommen, der es ausdrücklich wünscht. Von einem Zwang soll abgesehen werden.

Die Einwände bezüglich des Gesundheitszeugnisses für Ehekandidaten sind teils ärztlich, teils juridisch. Es darf nicht vergessen werden, daß ein unter Beobachtung aller Kautelen ausgestelltes Gesundheitszeugnis nur bis zum Tage der Ausstellung Geltung hat. Es übernimmt keine Garantie für das Verhalten der Brautleute während der darauf folgenden Verlobungszeit. Es dürfte zur Genüge bekannt sein, daß ein gewisser Teil der Ansteckungen vom Manne während der Verlobungszeit erworben wird. Es ist dies zum Teil verständlich, wenn man den ständigen Reizzustand in Betracht zieht, dem die Brautleute ausgesetzt sind. Deshalb kommt es jetzt immer häufiger vor, daß selbst Bräute aus „besseren Häusern“ in den vorehelichen Geschlechtsverkehr einwilligen, um nur ihren Verlobten vor den Gefahren eines zufälligen Geschlechtsverkehrs zu schützen.

Unterzeichneter erklärt hiermit auf Grund umstehender Angaben und einer am angegebenen Datum von mir vorgenommenen ärztlichen Untersuchung von . . . ., geboren den . . . . . in . . . . ., daß die Geschlechtskrankheit, die der (die) Betreffende (hat) gehabt hat, nach meiner Ansicht nicht länger Gefahr bietet für eine Ansteckung oder für eine Übertragung auf die Nachkommenschaft.

. . . ., den . . . . . 19. . . . .
Arzt.

(Rückseite).

Dem unterzeichneten Arzte gegenüber hat der umstehende . . . . die folgenden Fragen folgendermaßen beantwortet:

1. An welcher oder an welchen Geschlechtskrankheiten leiden Sie oder haben Sie gelitten?
2. Wann wurden Sie angesteckt?
3. Welcher Arzt oder welches Krankenhaus behandelte Sie zuerst?
4. Welche Behandlung haben Sie durchgemacht und wie oft wurden Sie behandelt?
5. Wann wurde die Behandlung beendet?
6. Wann haben Sie das letztemal etwas von der Erkrankung gemerkt, und was bemerkten Sie?

Obenstehende Angaben sind gegeben nach Treue und Glauben.

. . . .
Name des Patienten. Name des Arztes.

Der Endesunterzeichnete hat bei der Untersuchung am angegebenen Datum bei . . . . konstatiert:

Von Symptomen einer Geschlechtskrankheit: . . . .

Von Zeichen früherer Symptome: . . . .

. . . ., den . . . . . 19. . . . .
Arzt.

Nun wäre es verfehlt zu glauben, daß ein auf den Mann beschränktes Gesundheitszeugnis vor der Eheschließung eine besonders wirksame Waffe gegen die Einschleppung der Geschlechtskrankheiten in die Ehe darstellt. Die Zahl derjenigen Mädchen, die unberührt in die Ehe eintreten, wird immer geringer. Das mag zum Teil damit zusammenhängen, daß infolge der Kriegsverluste die Heiraterwartung der Mädchen bedeutend geringer geworden ist.

Dazu kommt noch die Tatsache, daß der Anteil der Frauen und Mädchen am Erwerbsleben beträchtlich gesteigert ist. Die Zahl derjenigen Frauen und Mädchen, die zu Hause ein beschauliches Leben führen, ist im Verhältnis zur Vorkriegszeit verschwindend gering. Diese selbständig erwerbenden weiblichen Angestellten leben freier als die Haustöchter und sind infolgedessen häufig das Opfer von Ansteckungen. Ein Beispiel dafür entnehmen wir der Statistik über Verbreitung der Geschlechtskrankheiten in der tschechoslowakischen Republik, aus der ersichtlich ist, daß die Bankbeamtinnen mit einer Infektionsziffer von 3600 pro Jahr und 100 000 Einwohner alle anderen Berufe bis auf die Taglöhnerinnen an Zahl der Infektionen weitaus übertreffen.

Gegen das Gesundheitszeugnis hat auch FINGER verschiedene Bedenken. Durch die Erschwerung der Eheschließung Syphilitiker wird die Zahl der kongenital-syphilitischen Kinder nicht vermindert, nur ihre Ehelichkeit. Auch wird der Geschlechtsverkehr nicht beschränkt, sondern man zwingt die Syphilitiker, andere Geschlechtsbeziehungen, eventuell das Konkubinat zu wählen. Dann hat ein solches Gesundheitsattest immer nur Vergangenheitswert. Auch ist es für einen Arzt sehr schwer, bei einem ihm sonst fremden Menschen ein Gesundheitszeugnis bezüglich Geschlechtskrankheiten auszustellen. Das könnte vielleicht einigermaßen verläßlich durch den behandelnden Arzt geschehen. Aber auch hier muß man sich vor Augen halten, daß die Angaben der Geschlechtskranken häufig falsch sind. Um so häufiger wird dies der Fall sein, da in diesem Falle von einem Zeugnis sehr vieles für den Betreffenden abhängt. FINGER vertritt die Meinung, daß man nur ein Negativzeugnis ausstellen könnte.

Auch F. BALZER hat sich mit dieser Frage befaßt und stellt die Forderung auf, daß sich die Ehekandidaten von zwei Ärzten auf Geschlechtskrankheiten untersuchen lassen sollen. In dem auszustellenden Zeugnis wird in diplomatischer Weise von Geschlechtskrankheiten nicht gesprochen. Es sollte seiner Ansicht nach lauten: „Die unterzeichneten Ärzte erkennen an, daß Herr X. Y. nach seinem Gesundheitszustand eine Ehe eingehen darf.“

Die Stellung des Arztes bei der Beurteilung der Frage, ob ein Mensch „weiß oder den Umständen nach annehmen muß, daß er an einer mit Ansteckungsgefahr verbundenen Geschlechtskrankheit leidet“ ist sehr schwierig. Ein gut ausgebildeter und erfahrener Facharzt wird viel seltener irren als der Praktiker. Die Voraussetzung für die Beantwortung der Frage nach der Infektiosität bildet eine wahrheitsgetreue Anamnese des Patienten und seine Bereitwilligkeit, die vielen zu dieser Feststellung notwendigen Untersuchungen an sich vornehmen zu lassen. Dann wird es aber auch nötig sein, um eine gewisse Einheitlichkeit bei Erteilung der Gesundheitszeugnisse zu erzielen, gewisse Vereinbarungen zu treffen, wie in Zweifelsfällen vorzugehen ist. Um nur ein Beispiel zu erwähnen — ist die Beurteilung einer länger anhaltenden, schwach positiven Wa.R. bezüglich der Ansteckungsfähigkeit des Betreffenden bei den Ärzten nicht gleichmäßig. Oder es könnte der Fall vorkommen, daß von einer lang zurückliegenden Syphilisinfektion nur eine positive Wa.R. zurückgeblieben ist. Die Heiratsfähigkeit eines solchen Menschen wird sicherlich von verschiedenen Ärzten verschieden beurteilt werden.

Aber es handelt sich nicht immer um Feststellung der Infektiosität zum Zwecke der Heirat. Viele Menschen wollen, bevor sie nach durchgemachter Geschlechtskrankheit wieder den Geschlechtsverkehr aufnehmen, betreffs der Möglichkeit einer Infektiosität beurteilt werden. Auch in diesen Fällen muß der Arzt genau so gewissenhaft vorgehen, wie wenn es sich um einen Ehekandidaten handeln würde.

Deshalb hat sich der beurteilende Arzt immer zu vergegenwärtigen, daß er zwar dem Ratsuchenden gegenüber verpflichtet ist, aber nichtsdestoweniger alles tun muß, um die Ansteckung eines anderen zu verhüten. Sollte der Arzt bei bestimmter Konstellation mit seinem Gewissen in Konflikt kommen, so ist es immer wichtig, sich vor Augen zu halten, daß der Ratsuchende, wenn ihm eine Untersuchung verweigert wird, eben ohne diese Untersuchung den Geschlechtsverkehr aufnimmt und damit vielleicht andere gefährdet.

Eine Erweiterung der Eheberatungsstelle stellt die Sexualberatungsstelle dar, wie deren schon einige in Deutschland errichtet wurden.

Eine städtische Beratungsstelle wurde, wie die Münchener Medizinische Wochenschrift in Nr. 2, Seite 80, 1925 mitteilt, in dem Berliner Verwaltungsbezirk Prenzlauer Berg eingerichtet. Die Beratungen gelten nicht nur den Ehekandidaten betreffs ihrer Gesundheit, ihrer sexuellen Befähigung und eugenischen Eignung, sondern es sollen dort auch verheiratete Frauen in allen Fragen erwünschter oder unerwünschter Schwangerschaft beraten werden. Es ist bei dieser Erweiterung des Tätigkeitsgebietes selbstverständlich, daß auch über Verhütung unerwünschter Konzeption Rat erteilt wird. Zur Behandlung, also z. B. zum Einlegen von Pessaren sollen die nötigen Pessare entweder gleich gegeben oder von Wohlfahrtsärzten verschrieben werden.

Der gegen diese Erweiterung des Beratungsbegriffes ausgelöste Widerstand der Ärzte, der in der betreffenden Notiz als begründet dargestellt wird, entspringt einer verbreiteten, m. E. falschen Auffassung über die sozialen Pflichten der Ärzte. Bevölkerungspolitik u. dgl. ist Privatsache und keinesfalls beruflich an den Ärztestand geknüpft. Niemand hat die Ärzte mit der Wahrung dieser politischen Interessen betraut. Vor allem sind sie Berater der Bevölkerung und Helfer der Hilfesuchenden. Handeln sie nicht in diesem Sinne, dann verlieren sie das Vertrauen weiter Bevölkerungskreise. Sie müssen sich den Vorwurf gefallen lassen, daß sie mehr das materielle Interesse an der verbotenen Beseitigung unerwünschter Schwangerschaft leitet, als das Bestreben, durch rechtzeitige Belehrung und Vorbeugung viel Elend, Verzweiflung, Unglück, Kindesmord zu verhindern. Die Frauen lassen sich durch keinerlei bevölkerungspolitische Bedenken, durch keine Gesetze zur Austragung unerwünschter Frucht zwingen. Selbst mit Lebensgefahr versuchen sie ihren Willen durchzusetzen. Die Abneigung vieler Frauen, Kinder überhaupt oder in größerer Zahl zu gebären, steht in inniger Beziehung zu der sozialen Lage und zu Weltanschauungsfragen. Diskussionen über die Moral erreichen erfahrungsgemäß in dieser Frage ebenso wenig wie Gesetze. Die moderne Medizin erblickt ihre Hauptaufgabe hauptsächlich in der Prophylaxe. Deshalb muß auch auf diesem Gebiete der Prophylaxe das Hauptaugenmerk zugewendet werden.

Auch die Sexualberatungsstelle in Hamburg, die vom Deutschen Bund für Mutterschutz und Sexualreform errichtet wurde, wird bloß von 10% Geschlechtskranker aufgesucht; den Rest bilden Frauen, die sich an die Beratungsstelle wegen Schwangerschaftsverhütung oder Schwangerschaftsunterbrechung wenden. In sozial richtiger Auffassung dieser Tatsache hat die Hamburger Ortskrankenkasse sich bereit erklärt, Pessare auf ärztliche Verordnung an ihre Mitglieder zu liefern. Die Vorbeugung schwerer wirtschaftlicher Schädigung ist mindestens so berücksichtigenswert wie die Gefahr gesundheitlicher Schädigung. Die Befürchtung des Berichterstatters (Münchener Med. Wochenschrift, Nr. 6, Seite 248, 1925) „wenn wir auf diesem Wege in Deutschland fortfahren, so wird Frankreich, das jetzt noch vor der deutschen Jugend, auch der unbewaffneten, zittert, bald ruhig schlafen können“ entspringt wohl kaum ärztlichem Empfinden; die Frauen werden sich um solche Ratgeber schwerlich kümmern und nicht zum Werkzeug politischer Anschauungen machen lassen, zumal wenn sie allein die gesamten Kosten in materieller, moralischer und leiblicher Beziehung zu tragen haben.

Zum Schlusse sei eine Übersicht über die Stellungnahme verschiedener Autoren zur Frage des Gesundheitszeugnisses gegeben. Für das Gesundheitszeugnis sprechen sich u. a. aus: Balzer, Darré, Garola (nur für Lues), Gougerot, Hirsch, Muelledes, de Napoli (nur für Männer), Pinkus, Löwenstein und Radaeli.

Gegen das Gesundheitszeugnis sind u. a.: Barduzzi, Blaschko, Finger, Heller, Mibelli, Montesano, Verotti.

Eine Art Mittelstellung nimmt Capasso ein, der ein Minimalprogramm vorschlägt, das keinen Eingriff in die persönliche Freiheit bedeuten soll. Auch Routh glaubt, einen Ausweg aus dem Dilemma zu finden, indem er vorschlägt, statt des Gesundheitszeugnisses eine Lebensversicherungspolice vorlegen zu sollen, wodurch die ärztliche Untersuchung veranlaßt würde. Bei Unbemittelten sollte diese eventuell mit staatlicher Hilfe ermöglicht werden.

13. Gesetze zur Bekämpfung der Geschlechtskrankheiten.

Die Grundlage zur systematischen Bekämpfung der Geschlechtskrankheiten muß gesetzlich festgelegt sein. Im Rahmen dieser Arbeit kann eine genaue Aufzählung der gesetzlichen Maßnahmen entfallen, da ihnen ein eigener Abschnitt gewidmet ist.

Ein gutes Gesetz zur Bekämpfung der Geschlechtskrankheiten soll das ganze Problem umfassen und möglichst kurz und klar die notwendigen Maßnahmen aussprechen. Es soll neben *ärztlichen Maßnahmen* auch die *erzieherischen* und die *Strafbestimmungen* enthalten. Vor allem muß es beide Geschlechter gleichstellen und mit der bisherigen doppelten Moral brechen.

Gleichstellung beider Geschlechter bedeutet das Fallen von Ausnahmebestimmungen gegen Prostituierte. Dagegen werden alle Bewohner in bezug auf Geschlechtskrankheiten der staatlichen Kontrolle unterworfen. Die Grundbestimmung ist die Behandlungspflicht. Aus der Feststellung der Behandlungspflicht erwächst auch das Recht auf kostenlose Behandlung, die in einer Krankenanstalt, Ambulatorium oder Beratungsstelle oder schließlich bei einem privaten Arzte durchgeführt werden kann. Jedenfalls hat jeder Bewohner, ob arm oder reich, das Recht auf kostenlose Behandlung, wenn er der Behandlungspflicht unterliegt. Das schwedische Gesetz hält diese Richtlinien konstant ein, während beispielsweise das tschechoslowakische Gesetz zur Bekämpfung der Geschlechtskrankheiten nur für die Mittellosen unentgeltliche Behandlung sicherstellt. Folge der Behandlungspflicht ist auch die Verpflichtung, sich ärztlichen Untersuchungen zu unterziehen, falls der Verdacht besteht, eine Geschlechtskrankheit übertragen zu haben. Solche Untersuchungen können über Anzeige erfolgen. Es würde sich aber in einem fortgeschrittenem Stadium des Kampfes gegen die Geschlechtskrankheiten auch empfehlen, von Zeit zu Zeit Stichproben unter den verschiedenen Schichten der Bevölkerung in bezug auf Geschlechtskrankheiten zu machen.

Aus diesen Zwangsuntersuchungen erwächst logischerweise die Zwangsbehandlung entweder in einer Krankenanstalt oder ambulatorisch. Solche zwangsbehandelte Patienten müssen natürlich von Zeit zu Zeit nachuntersucht werden, besonders, wenn es sich um Syphilis oder chronische Formen der Gonorrhöe handelt.

Das Wichtigste zur Erfassung aller Erkrankten scheint aber die Meldepflicht zu sein. Darüber wurde in einem eigenen Kapitel gesprochen. Es ist m. E. klar, daß nur eine *allgemeine, diskrete, aber namentliche Meldepflicht* in der Lage ist, alle Kranken zu erfassen, nötigenfalls nachzuuntersuchen und Beschuldigungen hinsichtlich neuer Infektionen mit Hilfe des Katasters leicht zu kontrollieren.

Die Meldung nachlässiger Kranker gehört zu den Obliegenheiten des behandelnden Arztes. Zu diesem Zwecke soll das betreffende Amt allen Ärzten unentgeltlich vorgedruckte Formulare übermitteln, die in amtlichen Briefumschlägen portofrei abzusenden sind.

Besonders betont wird bei dem Verlangen nach allgemeiner, namentlicher Meldepflicht die Verpflichtung der ärztlichen Verschwiegenheit, die sich aber auch auf alle Personen bezieht, die amtlich von irgendeiner Infektion Kenntnis erhalten. Diese Schweigepflicht darf nur dann durchbrochen werden, wenn der betreffende Kranke seine Umgebung gefährdet, wenn es sich um Nachforschung von Infektionsquellen handelt oder beim gerichtlichen Verfahren Zeugenaussagen betreffend Geschlechtskrankheiten nötig sind.

Der Arzt ist für das Gesetz eine Art Vertrauensperson. Gegenüber dem Kranken hat er verschiedene Verpflichtungen zu übernehmen: er hat sich nach der Ansteckungsquelle zu erkundigen und seine Erhebungen der betreffenden Behörde mitzuteilen. Er muß den Kranken auf die Ansteckungsfähigkeit seiner Erkrankung aufmerksam machen und auf die Strafbarkeit der Übertragung. Das geschieht am besten so, wie es in der Tschechoslowakei eingeführt ist, durch Übergabe eines zu diesem Zwecke den Ärzten unentgeltlich übergebenen Merkblattes, dessen Empfang auf einem anderen Formulare bestätigt wird. Der Arzt hat den Kranken auch vor Eingehen der Ehe zu warnen und ihm nahe zu legen, erst nach vollständiger Heilung diesen Schritt zu unternehmen. Der Behörde gegenüber sollte der Arzt verpflichtet sein, unfolgsame Kranke oder solche, die ihre Umgebung gefährden, anzuzeigen, ebenso wenn der Kranke vorzeitig die Behandlung unterbricht und nicht nachweist, daß er anderswo in Behandlung steht, und schließlich, wenn er nicht zu den ordnungsgemäßen Nachuntersuchungen sich einstellt.

In den Rahmen eines guten Gesetzes zur Bekämpfung der Geschlechtskrankheiten gehört auch das Verbot, Heilmittel mit Umgehung des Arztes durch Apotheken, Drogisten und dergleichen abzugeben, schriftlich zu behandeln und mit aufdringlicher Reklame Kranke an sich zu locken. So z. B. ist in Holland und jetzt auch in Deutschland Zeitungsreklame untersagt.

Ferner muß ein ausdrückliches Heiratsverbot für Geschlechtskranke erlassen werden, wobei der Arzt die oberste Instanz darzustellen hat. Wie in der Praxis das Heiratsverbot für Geschlechtskranke gehandhabt wird, ist für die Sache selbst unwesentlich. Ob es nun in der Form geschieht wie in Schweden, wo jeder Ehekandidat mit seiner eigenen Unterschrift bestätigen muß, frei von Geschlechtskrankheiten zu sein, oder wie in vielen Staaten Nordamerikas, wo ein ärztliches Gesundheitszeugnis vorgewiesen werden muß.

Mit dem Fallen der Ausnahmebestimmungen gegen die Prostituierten fällt natürlich auch die Reglementierung und damit auch die Erlaubnis, Prostituierte in Bordellen zu halten. Da die Prostitution nicht strafbar ist, können alle Maßnahmen gegen das gewerbsmäßige Betreiben der Prostitution nur im Rahmen dieses Gesetzes gehalten sein. Man hat durch Behandlungszwang, Zwangsuntersuchung, Zwangsbehandlung in Krankenanstalten und erzwungene Nachuntersuchungen genügend Mittel, gegen die Gefahren der Prostitution zu arbeiten.

Die erzieherischen Maßnahmen beziehen sich vorwiegend auf die geschlechtliche Erziehung der Jugend und auf die vorbeugende Pflege verwahrloster Kinder.

Die Strafbestimmungen sollen nicht nur gegen die gerichtet sein, die ihre Geschlechtskrankheit wissentlich oder unwissentlich übertragen, sondern auch gegen alle, welche aus dem Geschlechtsverkehr Anderer Nutzen ziehen.

Schließlich hat ein gutes Gesetz zur Bekämpfung der Geschlechtskrankheiten auch noch die Frage der für die Durchführung zuständigen Ämter zu lösen.

Voraussetzung für ein Gesetz, das die Gefährdung durch Geschlechtskranke ahndet, ist Belehrung der Bevölkerung und strenge Behandlungspflicht im Erkrankungsfalle. Oft wird eingewendet, daß niemand gestraft werden könne, der seine Gefährlichkeit nicht kenne. Deshalb muß eben eine allgemein durchgeführte Belehrung die Grundlagen schaffen. Auch wenn viele nicht gestraft werden können, weil der Nachweis für ihr Verschulden nicht lückenlos erbracht werden kann, die Schuldigen können eben nur dann bestraft werden, *wenn ein Gesetz die Handhabe dazu bietet.* Deshalb muß ein brauchbares Gesetz vorhanden sein, auch wenn es nicht 100% der Schuldigen erfaßt. Schließlich wirkt es als Abschreckungsmittel und verhütet manche sonst leichtfertig verursachte Ansteckung. Eine einzige Verurteilung wirkt in weitem Umkreise als Vorbeugungsmittel!

Die Gefahren der Denunziation werden stets als Nachteil ins Treffen geführt. Es kann nicht geleugnet werden, daß die Möglichkeit gegeben erscheint. Aber die unbegründete Anzeige hat ja keine Folgen und kann durch strenge Bestimmungen gegen falsche Anzeigen, wie sie MITTERMAIER in Vorschlag bringt, sehr eingeschränkt werden.

Übrigens hängt der Erfolg eines jeden Gesetzes, was immer es enthält, von der Energie ab, mit der es durchgeführt wird. In dieser Richtung spielt die Beamtenschaft eine große Rolle. Wenn sie sich aber in den Dienst der Sache stellt, dann kann der Erfolg nicht ausbleiben.

Der Einfluß der Durchführung der betreffenden Gesetze auf die Verbreitung der Geschlechtskrankheiten wird aus nachfolgender Tafel ersichtlich. Es handelt sich um die Gesundheitsverhältnisse von 12 000 Mann, die in der Kanalzone von Panama von 1913—1918 stationiert waren.

		Jahresdurchschnitt auf 1000
1913		196
1914		135
1915		136
1916		119
1917		123
1918	die ersten 6 Monate	78
	die anderen 6 Monate (Zeitpunkt der Einführung des Gesetzes)	6,09

Jedes Gesetz zur Bekämpfung der Geschlechtskrankheiten muß auch Bestimmungen enthalten, welche die Behandlung der Geschlechtskrankheiten durch Kurpfuscher verbieten. Es ist begreiflich, daß viele Geschlechtskranke den Wunsch hegen, möglichst diskret behandelt zu werden. Oft fällt ihnen schon der Weg zum Facharzte schwer, weil sie Angst haben, dabei beobachtet zu werden. Deshalb finden Ankündigungen brieflicher Behandlung und Versendung von Medikamenten in den Blättern stets willfährige Opfer. Ebenso finden sich immer wieder Geschlechtskranke, die Mittel zur Behandlung von Geschlechtskrankheiten direkt vom Apotheker beziehen. In beiden Fällen ist eine richtige Diagnose und verläßliche Behandlung kaum möglich. Geradezu ausgeschlossen erscheint aber die Feststellung der Ausheilung durch den Patienten selbst. Die Folgen eines derartigen Vorgehens sind meist entweder Chronischwerden der betreffenden Erkrankung oder Verschleppung und Komplikationen, die dann meist den Kranken doch zum Arzte führen und auf diese Weise eine Ausheilung ermöglichen. In der Zwischenzeit können von dem Kranken neue Infektionen ausgehen.

Tatsächlich enthält auch das Gesetz zur Bekämpfung der Geschlechtskrankheiten in der Tschechoslowakei ein absolutes Verbot brieflicher Ankündigung der Behandlung und Verkauf von Medikamenten zur Selbstbehandlung.

Das Kurpfuschertum muß in zwei Gruppen gesondert betrachtet werden: 1. Kurpfuschertum der Laien und 2. Kurpfuschertum von Ärzten.

1. Das Kurpfuschertum der Laien bringt große Gefahren mit sich, zunächst einmal bei der Diagnose der Geschlechtskrankheiten insofern, als häufig andere

Krankheiten für Geschlechtskrankheiten erklärt werden und umgekehrt. Durch schlechte Diagnosenstellung wird sehr häufig der richtige Augenblick zum Eingreifen verabsäumt, und dadurch werden schwere Krankheitssymptome, besonders bei Syphilis, hervorgerufen. In zweiter Linie wird durch die zu späte Diagnose und durch die Kurpfuscherbehandlung, welche nicht geeignet ist, die Ansteckungsfähigkeit der Geschlechtskrankheiten zu vermindern, häufig der Verbreitung der Infektionen Vorschub geleistet. Es kann eine ganze Anzahl von Personen angesteckt worden sein, bevor man als Quelle dieser Ansteckung einen durch Kurpfuscher schlecht behandelten Fall eruiert. Die Gefahren des Kurpfuschertums bestehen vorwiegend in der reichlichen und aufdringlichen Propaganda für ,,naturgemäße" Behandlungsmethoden und Erweckung von Furcht vor der Behandlung der Geschlechtskrankheiten mit Quecksilber, Salvarsan und Silbersalzen. Unter den Schlagworten der Rückkehr zur Natur und der naturgemäßen Heilmethoden wird fürchterliches Unglück angerichtet.

2. Das Kurpfuschertum der Ärzte äußert sich hauptsächlich in einer aufdringlichen Reklame unter Zugrundelegung falscher Titel, sogenannter eigener Methoden, Versprechen brieflicher Behandlung, Anpreisung rascher Heilung und mäßiger Preise. Tatsächlich sind die so inserierenden Fachärzte in der größten Mehrzahl der Fälle minder ausgebildet, ja zum Teil besteht ihre klinische Ausbildung geradezu nur in der Einbildung. Sie suchen das Manko an klinischen Kenntnissen und an Erfahrung durch eine geschäftstüchtige Reklame auszugleichen, und — wie man sagen muß — häufig mit verhältnismäßig gutem materiellen Erfolg. Daß dies nicht zum Wohle der Patienten gereichen kann, liegt auf der Hand, denn die Kosten dieser Reklame sind so ungeheuere, daß sie die Kosten der Behandlung des Patienten nicht nur verdoppeln, sondern geradezu vervielfachen. Hierbei hat der betreffende Arzt kaum ein Interesse, dem Patienten eine Erkrankung als harmlos darzustellen. Er muß also unbedingt den Zustand auch bei ganz unschuldigen Erkrankungen als so gefährdet darstellen, daß sich der Kranke zu einer ausgiebigen Behandlung, zumindest aber zu einem großen Vorschuß entschließt; damit ist auch für den betreffenden Arzt der Hauptzweck erfüllt. Andererseits haben diese Ärzte ein Interesse daran, sich den Kranken durch Erklärung der Harmlosigkeit der Erkrankung oder der erfolgten Heilung durch Heiratserlaubnis und dergleichen möglichst angenehm zu machen. Die Gefahren dieses Vorgehens liegen auf der Hand, zumal wenn man bedenkt, daß nur ein kleiner Teil der Patienten dieser Ärzte über kurz oder lang doch von diesen weggeht und zu einem gewissenhaften Arzte den Weg findet.

Die Bekämpfung dieser volksschädlichen Kurpfuscher wäre zunächst einmal gesetzlich anzugehen.

Es wird vorgeschlagen:

1. Verbot der Behandlung Geschlechtskranker durch Nichtärzte.

2. Verbot des Anzeigens der Behandlung Geschlechtskranker in den Zeitungen.

3. Verbot, Medikamente zur Behandlung der Geschlechtskrankheiten in Apotheken ohne Verschreibung von seiten des Arztes abzugeben.

4. Verbot, Medikamente gegen Geschlechtskrankheiten in nichtfachlichen Blättern zu inserieren.

5. Genaue Festlegung des Titels ,,Facharzt für Geschechtskrankheiten."

6. Das Gesundheitsministerium hätte ein nach Städten geordnetes Verzeichnis sämtlicher approbierten Fachärzte herauszugeben und die Apotheken wären verpflichtet, es aufzulegen. In diesem Verzeichnis müßte auch eine Zusammenstellung aller Fachabteilungen und Ambulatorien zu finden sein mit der Angabe der Stunden, wann unentgeltlich ordiniert wird.

7. Verbot von öffentlichen Vorträgen über Geschlechtskrankheiten und ihre Behandlung durch Nichtärzte.

8. Eine genaue Aufsicht über die Tageszeitungen, um zu verhindern, daß durch reklamehafte Übertreibung neuer Heilverfahren die behandlungsbedürftige Bevölkerung irregeleitet wird.

Einen alten Fehler der früheren Gesetzgebungen übernahm z. B. das italienische Gesetz vom 25. März 1923, nach dem die Internierung sich vorwiegend auf syphilis- und geschlechtskranke Frauen erstrecken soll, während man für die Männer die ambulante Behandlung als genügend erachtet. PASSINI schlägt deshalb vollständige Gleichstellung der Geschlechter und Lebensalter vor dem Gesetze vor.

Das, was heutzutage unter Bekämpfung der Geschlechtskrankheiten verstanden wird, ist im allgemeinen nur der Versuch, dem allzu aufdringlichen Anwachsen der Geschlechtskrankheiten entgegenzutreten. Doch ist alles bisher Geplante und Geleistete, wie schon wiederholt gesagt, unzulänglich. Wollte man einen Vergleich gebrauchen, so müßte man die bisherigen Maßnahmen in Parallele setzen mit dem Vorgehen eines Arztes, der bei Ausbruch einer Typhus- oder Choleraepidemie nur einen kleinen Teil der Erkrankten aus ihrer bisherigen Umgebung entfernt, die übrigen aber ihrem Berufe nachgehen läßt, oder man könnte zum Vergleich einen Arzt heranziehen, der einen Krebs nicht radikal angeht, sondern danach trachtet, ihn durch einen guten Verband den Augen der Umgebung zu entziehen. So ähnlich sind die Maßnahmen und die Vorschläge der meisten Reformer auf diesem Gebiete aufzufassen. Wer aber das Problem in seiner gewaltigen Größe erfaßt hat, muß unbedingt trachten, all die tausend Quellen, aus denen ständig Gefahr für die Bevölkerung fließt, abzudämmen. Man kann nicht Bekämpfung der Geschlechtskrankheiten verlangen und auf der anderen Seite den Alkoholismus mit seinen Gefahren für das Geschlechtsleben unangetastet lassen. Man kann nicht das Übel der Prostitution beseitigen wollen, ohne daß man die Unterbezahlung der Frau, die die Frauen benachteiligenden Gesetze, die doppelte Moral, kurz die sozialen Ursachen der Prostitution beseitigt.

Das Programm radikaler Bekämpfung der Geschlechtskrankheiten lautet nicht mehr: Eindämmung der Geschlechtskrankheiten. Es kann nicht genügen, gerade die schreiendsten Mißstände zu beseitigen; es ist erfolglos, die auffallensten Mißbräuche der Prostitution bloß aus den Bezirken der Wohlhabenheit in die Peripherie zu verdrängen, ohne die Ursachen dieser Mißstände radikal zu beseitigen. Unser Ziel darf nicht bloß Bekämpfung der Geschlechtskrankheiten sein, es muß lauten:

„Ausrottung der Geschlechtskrankheiten."

14. Das Problem der Bekämpfung der Geschlechtskrankheiten.

Das Problem der radikalen Bekämpfung der Geschlechtskrankheiten ist erst im Verlaufe des Weltkrieges in allen kriegführenden Ländern akut geworden. Schon im ersten Kriegsjahre war es jedem einsichtigen Arzte klar, daß die rapid zunehmende Durchseuchung der Armeen und damit auch der Bevölkerung eine der fürchterlichsten Kriegsfolgen darstelle. Da aber die leitenden Militärkreise diese Erscheinung nicht in ihrem tatsächlichen Ausmaße erkannten und in ihrer Bedeutung für die Volksgesundheit augenscheinlich vielfach nicht hoch genug bewerteten, verging recht viel Zeit, ehe man daran ging, durch vorbeugende Maßnahmen die noch gesunde Bevölkerung zu schützen. Nur die Vereinigten Staaten von Nordamerika, die verhältnismäßig spät in den Krieg eintraten, hatten den Vorteil, aus den von den anderen kriegführenden Staaten gemachten Fehlern lernen und ihr eigenes Verhalten danach einrichten zu können.

Soll eine Bevölkerung vor Durchseuchung mit Geschlechtskrankheiten bewahrt bleiben, dann hat der Kampf nach zwei Richtungen geführt zu werden. Zunächst *müssen alle Krankheitsherde unschädlich gemacht und gleichzeitig die Gesunden vor Ansteckung bewahrt werden.* In diesem Satze ist — wie schon eingangs erwähnt — das gesamte Problem der Bekämpfung der Geschlechtskrankheiten enthalten.

Der Krieg gab Gelegenheit, sich mit diesem Thema zu befassen. Leider ließen alle Staaten die Gelegenheit ungenützt vergehen, auf Grund von Kriegsmaßnahmen energisch dem Übel zu Leibe zu rücken. Nicht das Einfachste, aber das Radikalste wäre gewesen, nach dem Vorschlage HECHTs vorzugehen wie bei allen anderen Infektionskrankheiten: Ausschaltung der sichergestellten Infektionsquellen und Behandlung derselben bis zur Behebung der Infektionsgefahr. Vorraussetzung für die Wirksamkeit dieser Maßnahme ist die Sperrung sämtlicher Bordelle, insbesondere in den Garnisonstädten. Praktisch haben das die Amerikaner durchgeführt, indem sie die Übungslager in großer Entfernung von den Städten aufbauten und den Frauen den Zutritt energisch untersagten. Neben der Internierung der schon Geschlechtskranken wäre eine Organisation zum Schutze der Gesunden nötig, die hauptsächlich in der Durchbildung der persönlichen Prophylaxe bestünde.

Nichts schadet so sehr, wie halbe Maßnahmen. Dies tritt insbesondere bei der Bekämpfung der Geschlechtskrankheiten zutage, die durch das Hineinspielen vieler anderer, nichtmedizinischer Probleme so kompliziert wird. HECHT macht darauf aufmerksam: „Man überlege einmal, was man zu der Logik sagen würde, wenn versucht würde, Blattern (oder Cholera) nur durch Isolierung eines kleinen Teiles der blatternkranken Frauen ausrotten zu wollen. Es würde jedermann ohne weiteres die Lächerlichkeit eines solchen Versuches einsehen. Hat man ernstlich die Absicht, alles mögliche zur Bekämpfung der Geschlechtskrankheiten und zum Schutze der Bevölkerung zu tun, dann wäre es wichtig, von autoritativer Seite her den Standpunkt zu betonen, daß *hinter den gesundheitlichen Rücksichten der Gesamtheit jegliches andere Interesse privater oder wirtschaftlicher Natur zurücktreten müßte.*“

Ebenso radikal lautet der Vorschlag NEISSERs: „Ich wünsche eine Änderung des Seuchengesetzes in dem Sinne, daß *alle* durch ihre geschlechtliche Erkrankung Gemeingefährlichen oder die durch die Art ihres Geschlechtsverkehrs gemeingefährlich werden können, einer behördlichen Aufsicht unterworfen werden können.“ FLESCH schließt sich dieser Ansicht an: „Warum haben die reglementarischen Maßnahmen aber versagt? Doch unzweifelhaft deshalb, weil sie nur die Hälfte der Beteiligten, die weiblichen Träger der Infektion, ja eigentlich noch weit weniger als die Hälfte, nämlich nur die wenigen der Polizei bekannten und von ihr beaufsichtigten Dirnen erfaßten. Man verzichtet den venerischen Infektionskrankheiten gegenüber bei einem Teil der Kranken, den Angehörigen der nicht der Kassenbehandlung und den Landesversicherungsanstalten unterstehenden, d. h. der besitzenden Gesellschaftsschichten, auf die Mittel, die sich gegenüber anderen Infektionskrankheiten als allein wirksam bis zur Austilgung, beispielsweise bei der Lepra, erwiesen haben.“

BLASCHKO ist der Ansicht, daß es nie gelingen kann, die Geschlechtskrankkeiten ebenso wie Cholera, Typhus, Pest usw. vollständig zu erfassen. Die Gründe bestehen vor allem darin, daß diese Krankheiten nicht leicht zu erkennen sind, meistens kein Fieber, keine Berufsstörung und kein Krankenlager verursachen. Dazu kommt noch, daß der Patient das Bestreben hat, seine Krankheit zu verheimlichen. Auch die Eigenart der Erkrankungen macht nach BLASCHKOS Ansicht eine lückenlose Erfassung unmöglich, da es sich zum Teile um chronische Krankheiten handelt, die langsam abklingen oder im Laufe der Jahre häufig rezidivieren. Aus diesen Gründen werden alle Bestrebungen, die auf eine vollständige Registrierung der Geschlechtskranken hinzielen, von der Bevölkerung als Belästigung aufgefaßt und demgemäß auch umgangen werden.

Das Wichtigste scheint auf diesem Gebiete eine Änderung der Mentalität des Volkes zu sein. Solange die Geschlechtskrankheiten als geheime Krankheiten angesehen und von Ärzten und der Presse als solche bezeichnet werden, läßt sich niemand gerne als geschlechtskrank bezeichnen. Doch ist dies alles Sache der Erziehung. Es sei nur daran erinnert, daß es im 16. und 17. Jahrhundert nicht als Schande galt, syphilitisch zu sein, daß man selbst in guter Gesellschaft davon wie von einem galanten Abenteuer berichtete. Selbst an den Höfen gehörten Gespräche darüber zur Tagesordnung, und es wurde nichts Schandbares darin gesehen, wenn die Hochgestellten eine unerwartete Abreise mit einer dringend gewordenen antisyphilitischen Behandlung plausibel machten. Zur Zeit des Rokoko, in der der Liebe viel Raum gewährt wurde, galten auch die leidigen Begleiterscheinungen der Liebe, also die Liebeskrankkeiten, als äußerst wichtige Angelegenheiten. Es ist nicht einzusehen, warum nicht durch Erziehung wieder ein Zustand herbeigeführt werden könnte, in dem die Geschlechtskrankheiten nicht als Laster, sondern als zwar unangenehme und unerwünschte, aber keineswegs verbrecherische Folgeerscheinungen einer unreinen Liebe angesehen werden könnten. Nicht zum geringsten Teile ist diese Abscheu vor den Geschlechtskrankheiten auf die innige Verknüpfung derselben mit der Prostitution zurückzuführen. In der oben erwähnten Zeit galt auch die Prostitution nicht für etwas so Verabscheuungswürdiges wie heutzutage und infolgedessen auch nicht die Geschlechtskrankheiten. Wird die Meldepflicht für Geschlechtskrankheiten nicht bloß der Prostitution auferlegt, sondern der gesamten Bevölkerung in einer unauffälligen und durchaus die hygienischen Grundsätze berücksichtigenden Form, dann wird es sicherlich gelingen, sie auch beim Volke durchzusetzen. Gegenüber den Bestrebungen, Ankündigung und Verkauf von Schutzmitteln zu untersagen, muß vom Standpunkte der Bekämpfung der Geschlechtskrankheiten aus betont werden, daß die wichtigsten Schutzmittel gegen Geschlechtskrankheiten unbedingt freizugeben sind. Dabei darf auch der Frauen nicht vergessen werden. Sicherlich sind nicht alle empfängnisverhütenden Mittel auch gleichzeitig Schutzmittel gegen die Geschlechtskrankheiten, wie z. B. die Okklusivpessare, die Intrauterinpessare und die Tampons. Dagegen sind die Mutterspritzen wegen ihrer Billigkeit und einfachen Handhabung sehr beliebt und verbreitet. Wenn behauptet wird, daß dies deshalb der Fall ist, weil ihr Gebrauch vorwiegend empfängnisverhütend wirkt, so muß dies zugegeben werden, aber Reinlichkeit ist auch eines der wichtigsten Schutzmittel vor Geschlechtskrankheiten. Selbst durch ein allgemeines Verbot dieser Instrumente würde man wohl kaum die Frauen davon abhalten können, Konzeptionen zu verhüten, zumal da es für jede Frau immer möglich sein wird, selbst wenn diese Mittel nur in Apotheken erhältlich sein werden, sich solche zu verschaffen. Wenn gesetzlich in der Schutzmittelfrage vorgegangen werden soll, ohne den Kampf gegen die Geschlechtskrankheiten abzuschwächen, dürfte die „Strafbarkeit" nur auf diejenigen beschränkt werden, welche Gegenstände und Verfahren, die zum Gebrauch beim Geschlechtsverkehr bestimmt sind, in einer den Anstand gröblich verletzenden Weise öffentlich ankündigen oder anpreisen. Natürlich müßte auch der Verkauf gesundheitsgefährdender Schutzmittel unter Strafe gestellt werden.

Vielfach wird der Meinung Ausdruck gegeben, daß das Hauptproblem bei der Bekämpfung der Geschlechtskrankheiten die Sanierung der Prostitution sei (E. Lesser). Deshalb müsse hier zuerst der Hebel angesetzt werden, wenn man wirkliche und baldige Erfolge sehen wolle. Denn die Prostitution sei vorwiegend für die Verbreitung der Geschlechtskrankheiten verantwortlich zu machen. Dabei macht Lesser ausdrücklich aufmerksam, daß die Geschlechtskrankheiten nicht so bekämpft werden könnten wie z. B. Tuberkulose. Er verlangt insbesondere Wahrung des ärztlichen Berufsgeheimnisses und spricht sich gegen Meldepflicht und Behandlungszwang aus. Selbstverständlich gilt all das nicht für die Prostitution. Also auch hier sieht man, daß ein hervorragender Fachmann in der Behandlung der Geschlechtskrankheiten an den sozialen Ursachen, an dem tatsächlich vorhandenen regellosen Geschlechtsverkehr der Männer, an dem Problem der Nachfrage und dem dadurch hervorgerufenen Angebot der Prostitution, an der Verbreitung der Geschlechtskrankheiten in der Ehe und dergleichen vorübergeht und wie hypnotisiert auf die Prostitutionsfrage als Hauptursache blickt.

Der Vorschlag einer Zentralstelle zur Bekämpfung der Syphilis, so wie sie Colman vorschlägt, ist zwar theoretisch durchführbar, würde aber bei seiner Durchführung viel Arbeitskräfte, einen großen Apparat und eine beträchtliche Geldsumme erfordern. Das Gute an diesem Plane könnte beibehalten werden, wie Levin meint; das ist die Karte, die der Patient behält und stets seinen behandelnden Ärzten vorlegt, die sie zweckentsprechend zu ergänzen hätten. Natürlich würden die Eintragungen nicht nur auf die Syphilis beschränkt bleiben; so wäre folgerichtig der Anfang gemacht mit einer allgemeinen Gesundheitskarte, die für die Menschen alle Krankheiten während seines ganzen Lebens verzeichnet. Eine solche Einrichtung hätte nur einen Wert, wenn sie zwangsweise für die ganze Bevölkerung vorgeschrieben wäre. Der letzte behandelnde Arzt, eventuell der Totenbeschauer würden dann die mit der Mitteilung über den Tod abgeschlossene Karte an eine Zentralstelle einsenden. Für eine solche einschneidende Maßnahme dürfte aber unsere Zeit noch nicht reif genug sein.

Für ein Gesundheitsamt tritt auch Leonhard ein, das neben der Sittenpolizei tätig sein soll. Dort werden zunächst einmal alle Personen ohne Unterschied des Geschlechtes, die freiwillig erscheinen, untersucht und im Bedarfsfalle unentgeltlich behandelt. Ferner werden alle Personen untersucht, die dem Gesundheitsamte durch Polizei, Gericht, Ärzte mit dem Verdacht venerischer Erkrankung oder Infektionsmöglichkeit überwiesen werden. Denunzierte werden nicht verfolgt, haben dagegen die Möglichkeit, sich im Falle freiwilliger Meldung rasch von dem Verdachte zu befreien. Vor allem sollen diesem Gesundheitsamte alle diejenigen zugeführt werden, die wegen Unzucht das erstemal festgenommen wurden, ferner alle Minderjährigen, die deshalb in Fürsorge-Erziehung kommen sollen, und Minderjährige, die der Unzucht verdächtig sind. Das Gesundheitsamt kann auch die ständige Aufsicht über Prostituierte übernehmen, die aus der Kontrolle entlassen wurden oder zu einem anderen Lebenswandel zurückzukehren wünschen. Allen Untersuchten wird eine Karte mit dem genauen Datum und Befund eingehändigt und mit dem Vermerk, wann die nächste Untersuchung zu erfolgen habe. Diese Karte kann jederzeit, insbesondere der Polizei gegenüber, als Legitimation über den Gesundheitszustand dienen. Krank Befundene werden entweder gleich in Behandlung genommen oder im Bedarfsfalle an eine Krankenanstalt gewiesen. Großer Wert wird aber auf die belehrende und aufklärende Tätigkeit durch das Gesundheitsamt gelegt. Überhaupt soll alles vermieden werden, was polizeilichen Maßnahmen ähnelt, um den sanitären und karitativen Eindruck zu wahren. Dagegen soll das

Gesundheitsamt in steter Fühlung mit anderen sozialen Einrichtungen sein; dazu gehören Vormundschaftsbehörden, Wohnungsamt, Fürsorgevereine, Krankenkassen, Korrektionsanstalten. Jugendgerichte, Gefängnisse, Irrenhäuser, Vereinigungen zur Bekämpfung des Alkohols, des Mädchenhandels und dergleichen.

Neben diesem Gesundheitsamte bestünde die Sittenpolizei, die sich mit denjenigen Personen zu befassen hätte, die sich den Verordnungen nicht freiwillig fügen.

Scharfe schlägt vor, für das gesamte Deutsche Reich eine einheitliche Kontrollkarte zu Beginn eines jeden Jahres auszustellen. Die Kontrolle soll nicht durch die Polizei, sondern durch einen beamteten Arzt, eventuell einen Polizeiarzt ausgeführt werden. Es sollen keine Sonderbestimmungen gegen Prostituierte in Anwendung kommen, dagegen die Untersuchung und Behandlung den Mädchen möglichst erleichtert werden. Der ganze Vorgang sollte mehr die Form einer Beratung annehmen, der sich die Mädchen freiwillig unterziehen. Wer freiwillig diese Kontrolle auf sich nimmt, bliebe frei von der Strafe, die durch § 3 des Seuchengesetzes angedroht wird (Wer den Beischlaf vollzieht, obwohl er an einer Geschlechtskrankheit leidet ....). Selbstverständlich müßte gegen Unkontrollierte, die gewerbsmäßig Unzucht treiben, äußerst streng vorgegangen werden. Die vorgeschlagene Kontrollkarte hätte auf der ersten Seite ein Bild nebst Namen und den sonstigen Daten des betreffenden Mädchens, auf der zweiten Seite befindet sich kurz die Vorgeschichte des betreffenden Mädchens, die dritte Seite enthält die Bestätigungen des Ortswechsels und die vierte Seite das Kalendarium und daneben Raum zur Unterschrift des untersuchenden Arztes.

Eine periodische Untersuchung auf Syphilis verlangt Bloedorn, besonders mit Rücksicht auf die Syphilis als Todesursache. Durch solche Untersuchungen könnten viele unerkannte oder ungenügend behandelte Fälle der Behandlung zugeführt werden.

In einem großen Betriebe der Eastman Kodak Company wurden 3477 Blutuntersuchungen auf Syphilis gemacht, von denen 3,5—4% positiv waren (Sawyer und Slater). Durch diese Untersuchungen wurden 176 Fälle von Syphilis festgestellt, darunter bei 25, die Entschädigung wegen verheimlichter Erkrankung oder Beschädigung im Dienste verlangten. Durch antisyphilitische Behandlung wurden sie geheilt, so daß der betreffende Betrieb große Summen ersparte. Von den 176 Syphilitikern waren 139 nie behandelt worden. Es hat den Anschein, als ob durch solche Untersuchungen die Ausfindigmachung unerkannt und unbehandelt gebliebener Syphilis große Erfolge zeitigen könnte.

Um die Durchseuchung der Bevölkerung mit Syphilis besser überblicken zu können, gibt Johannes Fick die Anregung, bei der Gesamtbevölkerung alle 6—12 Monate die Wa.R. zu machen. Irgendeine andere Untersuchung soll dabei nicht stattfinden. Überhaupt soll selbst bei positivem Ausfall der Reaktion irgendeine Zwangsmaßnahme nicht durchgeführt werden.

Zur Isolierung der Syphilitiker schlägt Měska vor, ihnen Heirat zu empfehlen, ihnen aber antikonzeptionelle Mittel vorzuschreiben.

Für eine periodische Untersuchung der gesamten Bevölkerung tritt Mühsam[1]) ein. In regelmäßigen Zwischenräumen müßte das ganze Volk ohne Rücksicht auf Alter und Geschlecht, auf Stand und Rang auf ansteckende Krankheiten, also auch auf Geschlechtskrankheiten untersucht werden. Nachdem der gesamte Körper untersucht würde, könnte niemand an der Untersuchung

[1]) Mitt. d. D. Ges. z. Bekämpf. d. Geschlechtskrankh. Bd. 18, Nr. 7. 1917/18.

der Geschlechtsteile Anstoß nehmen, zumal da ja auch Ärztinnen für Frauen zur Verfügung stünden. Er berechnet, daß eine solche Maßnahme durchaus nicht zu den Unmöglichkeiten gehöre, wie Massenuntersuchungen an Truppenverbänden gezeigt hätten. Für Deutschland mit 66 Millionen Einwohnern, die alle 6 Monate durchuntersucht werden sollten, wären 2500 Ärzte nötig, die bei 8stündiger Tagesarbeit 445 000 täglich untersuchen könnten. Auf jeden Menschen, deren ein Arzt 180 täglich zu untersuchen hätte, entfiele eine Zeit von fast 3 Minuten. Da ja die Mehrzahl der Bevölkerung normal wäre, würde die vorgeschlagene Maßnahme im Bereiche der Möglichkeit liegen. Als logische Folge dieses Vorgehens ergäbe sich natürlich Behandlungszwang für Kranke unter Staatsaufsicht und zeitweiliges Heiratsverbot, ebenso Anzeigepflicht der Ärzte für jeden neu in ihre Behandlung tretenden Fall von Geschlechtskrankheiten (und Tuberkulose). Die Anzeige hätte ohne Namensnennung unter Mitteilung einer Kennzeichennummer, die für jeden Bewohner des Landes von der Polizei in einem Verzeichnis zu führen wäre, zu erfolgen. Die Gesundheitsbehörde kennt nur die Nummer, die Polizei nur den Namen, aber nicht die Art der Erkrankung.

In Nürnberg besteht zum Zwecke der Erfassung geschlechtskranker Kinder die Einrichtung (nach Planck), daß alle in Betracht kommenden Anstalten, Säuglingsheime, Krippen, Kinderheime und Kindergärten die dort zur Beobachtung kommenden Fälle von Geschlechtskrankheiten bei Kindern dem Gesundheitsamte melden sollen. Auf Grund dieser Meldung übernimmt die Beratungsstelle für Geschlechtskrankheiten die Behandlung, Nachforschung nach den Infektionsquellen und Überwachung der Behandlung. Selbstverständlich wird bei Fällen, wo eine sittliche Gefährdung in Frage kommt, auch das Jugendamt verständigt.

Nach dreivierteljährigem Bestande dieser Einrichtung wurden insgesamt 60 Kinder als geschlechtskrank dem Gesundheitsamte gemeldet, von denen 44 kongenitale Syphilis und 11 Tripper hatten. Es scheint sich demnach diese Einrichtung zu bewähren.

In Moskau wird ebenfalls durch Zusammenarbeit von Geburtshelfer, Kinderarzt und Venereologe im Ambulatorium die hohe Zahl von Fehl-, Früh- und Totgeburten zu bekämpfen versucht. Unterstützt wird diese Arbeit durch Führung einer Kartothek, die eine Übersicht und eine nachgehende Behandlung der einmal eingetragenen Fälle ermöglicht.

Blaschko schlägt folgende Maßnahmen zur Überwachung kranker und krankheitsverdächtiger Personen vor:

1. Ermittlung des Kranken, die durch Anzeigen der Angesteckten oder der Ärzte oder Krankenanstalten erfolgen kann; ferner durch anonyme Anzeigen; endlich durch Untersuchung festgenommener Personen. Die Anzeigen erfolgen an das Gesundheitsamt bzw. den Kreisarzt. Die beschuldigten Personen haben ein Gesundheitsattest autorisierter Ärzte vorzulegen oder sich untersuchen zu lassen. 2. Gesunde werden keiner Überwachung unterworfen, Kranke unterliegen einer gesundheitlichen Überwachung, die durch eine Gesundheitsbehörde oder besonders autorisierte Fachärzte zu erfolgen hat. Es wird eine Liste dieser Personen angelegt, die aber keinen öffentlichen Akt darstellt. Die Polizei soll dabei ausgeschaltet sein. Nur bei unentschuldigtem Fortbleiben und Nichtbefolgung der ärztlichen Anordnungen erfolgt die Anzeige durch den Arzt an den Amtsanwalt. 3. Die Behandlung der Erkrankten kann ambulant durchgeführt werden. Nur wenn der Charakter der Erkrankten oder die Art der Behandlung, die häuslichen Verhältnisse oder Infektionsgefahr durch den Erkrankten es nötig erscheinen lassen, erfolgt Abgabe an ein Krankenhaus,

die gegebenenfalls auch zwangsweise verfügt werden kann. Die Entlassung aus dem Krankenhaus erfolgt auf Grund ärztlichen Urteils und kann einer ambulanten Nachbehandlung Platz machen. Dem Gesundheitsamte ist bei jeder Entlassung mitzuteilen, ob eine Nachbehandlung und eine weitere Überwachung des Erkrankten erforderlich sind.

Ein Memorandum der Gesellschaft der Ärzte in Wien enthält Grundsätze einer systematischen Bekämpfung der Geschlechtskrankheiten:

1. Überwachung der geheimen Prostitution; Zwangsuntersuchung der Verdächtigen; Maßnahmen gegen Bewucherung der Prostituierten durch Quartiergeber, Kuppler, Zuhälter, Wirte und dergleichen, Einführung der Deflorationsklage.

2. Belehrung der Gesunden, besonders der Jugend.

3. Erleichterung der individuellen Prophylaxe durch Aufhebung der Verkaufsverbote und dergleichen.

4. Belehrung der Kranken.

5. Unterricht der Hebammen.

6. Regelung des Ammenvermittlungswesens.

7. Wohnungsreformen, insbesondere des Schlafgängerwesens, Errichtung von Ledigenheimen für beiderlei Geschlechter.

8. Erleichterung der Behandlung durch Errichtung von Fachabteilungen, Ambulatorien, unentgeltliche Beistellung von Medikamenten.

9. Die Behandlungskosten wären vom Staate zu tragen.

10. Gesetzliche Bestimmung der absichtlichen oder fahrlässigen Übertragung als Gefährdungsdelikt.

11. Behandlungspflicht.

12. Verbot der Laienbehandlung, brieflicher Behandlung und der Anzeige von Medikamenten zur Selbstbehandlung.

13. Ärztliches Anzeigerecht bei Gefährdung anderer.

14. Verpflichtung zum Berufsgeheimnis auch auf alle ausdehnen, die im Berufe mit Geschlechtskranken zu tun haben.

In ähnlicher Weise stellt der ärztliche Verein München eine Reihe von 17 Leitsätzen auf, die ebenfalls die Bekämpfung der Geschlechtskrankheiten in energischer Weise durchführen sollten.

Die Bekämpfung der Geschlechtskrankheiten soll sich nicht nur auf die Behandlung erstrecken, sondern es soll versucht werden, durch eine soziale Krankenhausfürsorge auch auf den Seelenzustand der Erkrankten einzuwirken. Es wird oft Gelegenheit sein, sich mit der betrefffenden Frage zu befassen, sei es, daß noch unerkannt gebliebene Fälle von Erkrankungen ausfindig gemacht und der Behandlung zugeführt werden, sei es, daß Kinder mit angeborenen Geschlechtskrankheiten in eigenen Heimen untergebracht werden müssen, sei es, daß die oft an der Krankheit indirekt schuldige Wohnungsfrage oder Arbeitslosigkeit in Verbindung mit sozialen Einrichtungen gelöst werden soll.

Zu diesen sind zu zählen: Mutterschaftsversicherung, Schwangerenheime, Pflegeanstalten für Mütter und Kinder, Schwangeren- und Wöchnerinnenunterstützung, Verbesserung der Vormundsverhältnisse, Verbesserung der Fürsorgeerziehung, Errichtung moderner Erziehungsheime, Ausbau der Jugendgerichte, Errichtung von Heimen für ledige Frauen und im Erwerbsleben stehender Mädchen und dergleichen mehr.

Die Forderung, durch Besserung der sozialen Verhältnisse den Kampf gegen die Geschlechtskrankheiten zu erleichtern, wird allgemein erhoben. Nirgendswo aber wird zur Durchsetzung dieser Forderungen mit der nötigen Konsequenz vorgegangen. An zwei Beispielen soll gezeigt werden, wie leicht derartige Forderungen sogenannter sozialer Arbeiter ad absurdum geführt werden können, wenn man in logischer Weise die Durchsetzung dieser sozialen Einrichtungen ermöglichen wollte.

Da ist zunächst einmal die Alkoholfrage. Der Zusammenhang zwischen Alkohol und Geschlechtstrieb, Alkohol und Geschlechtskrankheiten, Alkohol und Prostitution, Alkohol und Verbrechen ist nicht zu leugnen, wird aber in jeder Arbeit fast immer nur als Redensart gebraucht. Die meisten derjenigen, die darüber schreiben, sind vielleicht selbst nicht einmal ad personam Abstinente. Sie predigen im wahrsten Sinne des Wortes Wasser und trinken Wein, wenn sie den Kampf gegen den Alkohol als eine Grundlage des Kampfes gegen die Geschlechtskrankheiten verkünden. Es ist m. E. sicher, daß nur Gemeindebestimmungsrecht als Vorstufe zur vollkommenen Trockenlegung der Länder imstande ist, den wirtschaftlich überragenden, aber unmoralischen, korrumpierenden Einfluß des Alkoholkapitals zu beseitigen. Zur Durchsetzung dieses Planes aber genügen nicht einmal guter Wille und persönlich gutes Beispiel, dazu ist auch noch politische Macht nötig, um die zur Unterdrückung der Expansionsbestrebungen des Alkoholkapitales nötigen Gesetze zu schaffen und die Durchführung dieser Gesetze zu gewähren. Diese scheitert jetzt aber in den meisten Staaten an dem Widerstand der die Majorität bildenden Parteien.

Als zweites Beispiel diene das Problem der Wohnungsfrage. In den Kapiteln über Verbreitung der Geschlechtskrankheiten, über Geschlechtskrankheiten bei Kindern, über die Ursachen der Prostitution mußte immer und immer wieder auf die überragende Bedeutung der schlechten Wohnungsverhältnisse hingewiesen werden. Wenn nun die meisten Autoren, die sich mit Bekämpfung der Geschlechtskrankheiten befassen, von Dühring angefangen über Blaschko, Flexner, Finger, bis zum Memorandum der Gesellschaft der Ärzte in Wien, von einer Notwendigkeit der Wohnungsreform sprechen, dann schwebt wohl kaum einem von diesen auch nur ein Weg vor, wie zu dieser Wohnungsreform zu gelangen ist. Würde aber auch nur der Versuch gemacht werden, sich eine Vorstellung von den tatsächlichen Verhältnissen zu machen, dann müßte jeder dieser sozial fühlenden Ärzte eingestehen, daß die Forderung nach Besserung der Wohnungsverhältnisse ein leeres Schlagwort ist. Man stelle sich vor, daß es in Großstädten wie Berlin, Wien, Hamburg, Paris, London, New York schon in Friedenszeiten Wohnungsnot gegeben hat. Schon vor dem Kriege war ein kleiner Teil der Bevölkerung ständig obdachlos, ein großer Teil der Bevölkerung hat in überfüllten, ungesunden, schlechten Wohnungen gelebt. Durch den Krieg und die Not der Nachkriegszeit hat sich dieser Wohnungsmißstand so verschlechtert, daß die Zahl derjenigen, die unbedingt Wohnungen oder auch nur bessere Wohnungsverhältnisse benötigen, viele Millionen zählt. Eine Stadt wie Prag, die kaum $^3/_4$ Millionen Einwohner besitzt, hat seit Jahren schon ständig ein Minus von 35000 Wohnungen. Mit dem Wachstum der großen Städte steigt die Wohnungsnot ununterbrochen und wird unterstützt durch den Abbau des im Kriege notwendig gewesenen Mieterschutzes. Nicht minder schlecht sind die Wohnungsverhältnisse in kleinen Städten und am flachen Lande in ganz Mitteleuropa. Nun überlege man einmal, was es heißt, Wohnungsreform zu verlangen! Das hieße innerhalb verhältnismäßig kurzer Zeit viele hunderttausende hygienisch einwandfreier, räumlich zusagender Wohnungen zu schaffen. Jeder Einsichtige wird erkennen, daß das bei den heutigen sozialen Verhältnissen, den derzeitigen Gesetzen, den wirklichen Machtverhältnissen ein Ding der Unmöglichkeit ist. Ausreichende Lösung der Wohnungsfrage kann nicht auf Kosten derjenigen gehen, die die Wohnungen brauchen. Das sind Arbeiter und

Angestellte, die eben durch die Unterbezahlung ihrer Arbeit und die schlechten sozialen Verhältnisse so wenig Lohn bekommen, daß sie höhere Zinse nicht zahlen können. Forderung nach höheren Löhnen, die der Zahl der Familienmitglieder entsprechen, hat keine Aussicht auf Erfüllung. Die Lösung der Wohnungsfrage kann also nicht davon abhängig gemacht werden, daß die Wohnungsbedürftigen höhere Mieten zahlen. Es kann also nur die Allgemeinheit herangezogen werden. Auch hier wiederum kommen gerade die vorhin erwähnten bedürftigen Klassen nicht in Betracht, weil ihr geringes Einkommen, das nicht einmal gründliche Ernährung gewährt, eine Besteuerung für Wohnungszwecke nicht verträgt. Es könnte nur, wenn außerordentlich große Mittel zum Wohnungsbau zur Verfügung stehen würden, an eine radikale Beseitigung der Wohnungsnot gedacht werden. Das ist unter den augenblicklichen Verhältnissen nicht zu erhoffen; denn kein Parlament wird jetzt solche Mittel bewilligen.

Man wird nun verstehen, wenn als roter Faden, der durch diese Abhandlung zieht, die Idee festgehalten wird, daß eine radikale Ausrottung der Geschlechtskrankheiten derzeit nicht möglich ist, daß man sich begnügen muß, die schreiendsten Übelstände dieser Volksseuche zu verdecken und zufrieden sein muß, wenn es gelingt, dem weiteren Ausbreiten der Geschlechtskrankheiten und dem Eindringen der Prostitution in weitere Kreise Einhalt zu gebieten.

Eine der wichtigsten Waffen im Kampfe gegen die Geschlechtskrankheiten kann dem praktischen Arzte durch Ausbildung in der Diagnostik und Behandlung der Geschlechtskrankheiten in die Hand gegeben werden. Bis vor einigen Jahrzehnten wurde der Unterricht auf diesem Gebiete an den Hochschulen völlig vernachlässigt; erst im letzten Jahrzehnt entstanden überall Lehrkanzeln für Venerologie, und es wurde auch die Besuchspflicht eingeführt. Eine zielbewußte Bekämpfung der Geschlechtskrankheiten müßte das Problem lösen, das zwischen dem Wollen und Können des praktischen Arztes in bezug auf Behandlung der Geschlechtskrankheiten besteht. Die allzu theoretische Ausbildung auf dem Gebiete der Geschlechtskrankheiten für den Praktiker ist zwar gut gemeint, aber für die Bedürfnisse der Bevölkerung nicht genügend. So wie jeder Praktiker am Lande Internist und Geburtshelfer ist und auch die kleine Chirurgie beherrschen muß, ebenso müßte jeder Landarzt in der Lage sein, selbständig bei nicht komplizierten Fällen von Geschlechtskrankheiten rechtzeitig die Diagnose zu stellen und die gesamte Behandlung durchzuführen, ohne daß der Kranke durch das Aufsuchen eines Spezialarztes in einer benachbarten Stadt viel Zeit und Geld opfern müßte. Der Unterricht der Studenten in Venereologie müßte hauptsächlich praktisch sein auf die Gefahr hin, daß die an und für sich die Volksgesundheit weniger fördernde Dermatologie, insbesondere aber das Theoretische dieses sicherlich interessanten Faches, vernachlässigt würde.

Für die schon in der Praxis befindlichen Ärzte wären systematische Fortbildungskurse einzuleiten, deren Besuch den Praktikern durch Gewährung von freier Fahrt, freier Unterkunft und Verköstigung zu ermöglichen und deren Teilnahme obligatorisch wäre. Erst wenn dann auf diese Weise nicht nur die Städte, sondern vor allem das Land überall Gelegenheit zur Behandlung Geschlechtskranker bieten würde, wäre Aussicht vorhanden, einen systematischen Kampf zur *Ausrottung* der Geschlechtskrankheiten zu beginnen.

In den Vereinigten Staaten von Nordamerika werden vom Gesundheitsamt besondere Kurse für Ärzte veranstaltet, wo innerhalb 30 Tagen an dem Material der Klinik für Geschlechtskrankheiten Diagnose und Behandlung nach den neuesten Vorschriften gelehrt wird.

Der Kampf gegen die Geschlechtskrankheiten ist durch die Erfindung des Salvarsans in ein neues Stadium getreten, da es eine erfolgreiche Abortivbehandlung der Syphilis ermöglicht. Überhaupt kann nicht genug Wert auf die *Frühdiagnose und Frühbehandlung* der Geschlechtskrankheiten gelegt werden. Abgesehen von der Abkürzung der Behandlungszeit, die auch bei der gelungenen Abortivbehandlung des Trippers eintritt, ist die Ausschaltung der Infektionsquellen das sozial Wichtigste. Bei der Behandlung der Syphilis hat sich der Gedanke der Abortivkur bereits durchgesetzt. Es wäre zu wünschen, daß auch bezüglich der Gonorrhöe die Ärzte sich mit den Möglichkeiten einer Abortivbehandlung vertraut machten.

Mit dem Salvarsan als Hilfswaffe kann der energische Kampf gegen die Syphilis aufgenommen werden. Das Ziel ist hier nun nicht mehr bloß die Behandlung, sondern die Ausrottung der Syphilis. Systematische Behandlung aller erreichbaren Syphilitiker, verbunden mit Prophylaxe der Gesunden kann innerhalb einiger Jahrzehnte zur Erreichung dieses Zieles führen.

Die Ausrottung der Syphilis liegt durchaus im Bereiche des Möglichen. Zuletzt hat dies in energischer Weise E. HOFFMANN vertreten, der dazu allerdings als Voraussetzung die mutige und energische Zusammenarbeit aller in Betracht kommenden Kreise und Behörden verlangt.

Bezüglich der Gonorrhöe fehlt es noch an einem Mittel, das in klarer Weise, wie Salvarsan gegen Syphilis, die Aussicht auf Ausrottung der Gonorrhöe geben könnte. Um so mehr müßte man sich bei der Gonorrhöe auf die Prophylaxe der Männer und Frauen verlegen. Unermüdlich müßte außerdem jeder Infektionsquelle nachgegangen, die ganze Kette der Infektionsträger einer jeden neuen Infektion festgestellt und unbedingt der Behandlung zugeführt werden.

Diese kurz skizzierten ärztlichen Maßnahmen zur Gesundung des Geschlechtsverkehres müßten begleitet sein von einer Menge sozialer Maßnahmen zu dem Zwecke, das gesamte Geschlechtsleben zu sanieren. Ein solches Beginnen stößt fast noch auf größere Schwierigkeiten als die ärztlichen Maßnahmen gegen die Geschlechtskrankheiten. Gesundmachung des Geschlechtslebens bedeutet nicht nur sexuelle Erziehung der Jugend, bedeutet nicht nur die Ermöglichung einwandfreier sexueller Verhältnisse für jeden, der danach strebt, sondern vielmehr Abschaffung der Doppelmoral und Prostitution, leichte Lösbarkeit der Ehen, aber auch leichte Ermöglichung der Ehen. Man liest häufig eine Empfehlung der Frühehen, ohne daß Mittel und Wege angegeben würden, wie man für eine große Anzahl von jungen Leuten geeignete Existenzbedingungen, Wohnungen, Wohnungseinrichtungen, Lebensunterhalt für die Kinder usw. schaffen könnte. Es ist auch m. E. fraglich, ob die Einehe in der heutigen Form, die oft nur einen Deckmantel für die allgemein geübte Promiskuität darstellt, aufrechterhalten werden kann. Man muß nicht gleich an die Polygamie denken, sondern kann sich ganz gut vorstellen, daß einmal zwar die Einehe, aber nicht auf Lebenszeit, allgemein gebräuchlich sein wird, wenn die Gesamtheit die Fürsorge für alle Kinder übernimmt.

Es ist also fraglos, daß die Ausrottung der Geschlechtskrankheiten heute kein Phantasiegebilde mehr darstellt. Wie weit es allerdings möglich ist, das zu erreichen, ohne daß sich die sozialen Verhältnisse grundlegend ändern, darüber kann man gewiß verschiedener Meinung sein. Ich persönlich halte eine solche Änderung für notwendig, um das erstrebte Ideal, die wirkliche Ausrottung der Geschlechtskrankheiten, zu erreichen.

15. Bekämpfung der Geschlechtskrankheiten in den einzelnen Ländern.

Der Beginn des Kampfes gegen die Geschlechtskrankheiten fiel erst an das Ende des vorigen Jahrhunderts. 1899 wurde nach Brüssel durch Initiative von DUBOIS-HAVENITH eine internationale Konferenz einberufen, die sich mit dieser Frage beschäftigte. Auf dieser Konferenz wurde auch von deutschen Ärzten der Gedanke zur Gründung einer deutschen Gesellschaft zur Bekämpfung der Geschlechtskrankheiten gefaßt und 1902 in die Tat umgesetzt. Diese private Vereinigung hat sich zum Ziel gesetzt, alle Bemühungen und Arbeiten, die eine Verminderung der Geschlechtskrankheiten anstreben, zu unterstützen. Zu diesem Zwecke wurde eine großzügige Aufklärungsarbeit begonnen, die mit Hilfe von Merkblättern, Plakaten, Flugschriften, Vorträgen, Lichtbildern, bildlichen Darstellungen und Ausstellungen durchgeführt wurde. In den meisten großen Städten Deutschlands wurden Ortsgruppen errichtet, die in ihrem Umkreis all das durchführen, was zur Bekämpfung der Geschlechtskrankheiten als nötig erachtet wurde. Selbstverständlich wurde auch Fühlung genommen mit den gesetzgebenden Kreisen, und ein während des Krieges im Reichstag gestellter Antrag zur Bekämpfung der Geschlechtskrankheiten entspringt wesentlich der Initiative der D.G.B.G. Zur Förderung des Zieles wurde auch eine eigene „Zeitschrift für Bekämpfung der Geschlechtskrankheiten“ und außerdem „Mitteilungen der D.G.B.G.“ herausgegeben.

Nach dem Beispiel Deutschlands wurden auch in anderen Ländern solche Korporationen gegründet, die sich am 27. Januar 1923 zur Union Internationale contre le Péril Vénérien zusammenschlossen. Ihre Mitglieder sind:

Belgien (Ligue nationale belge contre le péril vénérien).

Brasilien (Fondation Gaffre Guinle).

Canada (Division des maladies vénériennes).

Chile (Ligue chilienne d'hygiène sociale).

Dänemark (Association danoise pour combattre les maladies vénériennes).

Deutschland (Deutsche Gesellschaft zur Bekämpfung der Geschlechtskrankheiten).

England (National council for combating venereal diseases).

Frankreich (Ligue nationale française contre le péril vénérien).

Holland (Société néerlandaise de lutte contre les maladies vénériennes).

Italien (Lega italiana contro il pericolo venereo).

Japan (Association japonaise pour la lutte contre les maladies vénériennes).

Paraguay (Instituto profilactico de venereo-sifilis).

Polen (Société polonaise de lutte contre la dégénérescence de la race).

Schweiz (Société suisse contre le péril vénérien).

Spanien (Ligue permanente antivénérienne espagnole).

Tschechoslowakei (Deutsche Gesellschaft zur Bekämpfung der Geschlechtskrankheiten und Tschechische Gesellschaft zur Bekämpfung der Geschlechtskrankheiten).

Ungarn („Teleia“).

Die meisten anderen Staaten haben zwar keine eigenen Gesellschaften zur Bekämpfung der Geschlechtskrankheiten, sind aber in der Union Internationale — meist durch das Rote Kreuz — vertreten.

Die Ziele dieser Gesellschaften sind im allgemeinen gleiche:

1. Aufklärung der Bevölkerung über das Wesen und die Gefahren der Geschlechtskrankheiten.

2. Förderung der Behandlung Geschlechtskranker durch Ausbildung von Fachärzten, Propaganda für Errichtung von eigenen Abteilungen und unentgeltliche Behandlung.

3. Einflußnahme auf die Gesetzgebung im Interesse der Bekämpfung der Geschlechtskrankheiten.

4. Förderung prophylaktischer Maßnahmen zum Schutze der Gesunden.

Im Jahre 1921 fand in Paris die Westeuropäische Konferenz über die Bekämpfung der Geschlechtskrankheiten (14.—17. Dezember) statt, an der sich Belgien, Frankreich, Italien, Luxemburg, Portugal, Schweiz und Spanien beteiligten. Die allgemein angenommenen Leitsätze lauten:

1. Der Kampf gegen die Geschlechtskrankheiten muß von den Regierungen unter Mitwirkung privater Organisationen organisiert werden.

2. Der erste Rang in diesem Kampfe gebührt der moralischen Prophylaxe, daher sind Klubs und Heime, wo junge Leute eine gesunde Erholung finden, zu ördern, ebenfalls der Sport.

3. Das Publikum muß über die Gefahren der Geschlechtskrankheiten unterrichtet werden.

4. Sexuelle Aufklärung in den Schulen und

5. im Heer.

6. Die persönliche Prophylaxe muß empfohlen werden.

7. Die Vorbeugung durch ärztliche Behandlung ist zu fördern. Die ambulante Behandlung verdient den Vorzug, weil sie am besten mit den Verhältnissen des täglichen Lebens vereinbar ist.

8. Die ambulante Behandlung soll im Wohnort des Kranken vorgenommen werden.

9. Jedes Behandlungszentrum soll ein Laboratorium besitzen.

10. Jeder Kranke bekommt eine Karte. Duplikate dieser Karten zur Behandlung der Kranken an anderen Orten enthalten nicht den Namen des Kranken.

11. Die Behandlung in den Polikliniken muß unentgeltlich sein.

12. Die Mitwirkung aller Ärzte ist zu erstreben.

13. Der Staat muß die Geldmittel zur Verfügung stellen.

14. Auf dem flachen Lande sollen die Geschlechtskranken von den Gemeindearmenärzten behandelt werden.

15. Für Schwangere ist ärztliche Überwachung notwendig.

16. Die Krankenkassen sind verpflichtet, geschlechtskranken Mitgliedern Behandlung zu gewähren.

17. Frühzeitige Diagnose und Behandlung der Syphilis.

18. An den Polikliniken sollen auch Gonorrhöekranke behandelt werden.

19. Es ist erstrebenswert, allgemeine Richtlinien zur Behandlung durch ärztliche Autoritäten festzustellen, womit natürlich die Behandlungsfreiheit der anderen Ärzte nicht beschränkt werden soll.

20. Der Unterricht über die Geschlechtskrankheiten ist an den Hochschulen zu erweitern und unbedingt in diesem Fache eine Prüfung abzulegen.

21. Spezialkurse zur Behandlung Geschlechtskranker sollen an den größeren Universitäten von Zeit zu Zeit abgehalten werden.

22. Schutz des Publikums gegen Kurpfuscher.

23. Behandlung Geschlechtskranker in privaten Anstalten darf nur unter ärztlicher Aufsicht vorgenommen werden.

24. Apotheker dürfen Geschlechtskranken weder Rat noch Heilmittel ohne ärztliche Vorschrift abgeben.

25. Schutz der Kranken vor schlecht ausgeführter serologischer Untersuchung.

26. Anzeigepflicht und Behandlungszwang ist jetzt noch nicht allgemein durchführbar außer im Heere.

27. Die Reglementierung der Prostituierten soll, da sie ihren Zweck nicht erfüllt, aufgehoben werden.

1922 fand in Prag ein venereologischer Kongreß der Rotes-Kreuz-Gesellschaften Osteuropas (Jugoslavien, Polen, Rumänien, Tschechoslowakei) statt, der im allgemeinen zu ähnlichen Forderungen kam, wie die eben erwähnten.

Eine Übersicht über die derzeitigen Verhältnisse in den verschiedenen Ländern zeigt, daß zwischen Worten und Taten ein großer Unterschied ist. Überall wirken die Ärzte und die meisten von Ärzten geleiteten Gesellschaften zur Bekämpfung der Geschlechtskrankheiten im Sinne der hier besprochenen Bestrebungen. Doch gehört zu den von ihnen verlangten Einrichtungen viel Geld. Das aber wird zur Zeit von den wenigsten Parlamenten eingesehen. Infolgedessen klafft zwischen den Gesetzen zur Bekämpfung der Geschlechtskrankheiten und den tatsächlichen Leistungen in den einzelnen Ländern eine breite Kluft. Fast überall werden für diese Zwecke die notwendigen Summen von den Parlamenten nicht zur Verfügung gestellt.

Nachstehende Übersicht kann keine vollständige sein, da in vielen Ländern die betreffenden Gesetze zwar seit längerer Zeit im Brennpunkt der Diskussion stehen, aber noch nicht beschlossen wurden. Aus anderen Ländern wiederum ist es schwer, Material zu erhalten.

Die Bekämpfung der Geschlechtskrankheiten in *Australien* wird im Rahmen der öffentlichen Gesundheitspflege betrieben, wobei moralische, soziale und ökonomische Beziehungen ausgeschaltet sind. Es besteht Behandlungszwang und Kurpfuscherverbot. Der Kranke muß über seinen Zustand belehrt werden. Der Arzt meldet jeden Kranken anonym. Erst bei Unterbrechung der Behandlung oder Ausbleiben wird er nicht anonym dem Gesundheitsamte gemeldet, das ihn zur Behandlung zwingen kann. Für Geschlechtskranke besteht Heiratsverbot. Selbstverständlich ist wissentliche Ansteckung strafbar. Großer Wert wird auf die Verschwiegenheit der Ärzte und aller Beamten, die mit der Bekämpfung der Geschlechtskrankheiten zu tun haben, gelegt (G. R. HAMILTON).

In *Neu-Seeland* besteht noch kein Gesetz zur Bekämpfung der Geschlechtskrankheiten, dagegen stehen Kliniken in genügender Anzahl zur Verfügung. Den behandelnden Ärzten ist strenge Schweigepflicht auferlegt.

In *Belgien* ist die Reglementierung zeitweilig (1. Mai bis 31. Dezember 1924) aufgehoben worden. Entsprechend den damit gemachten Erfahrungen sollte dann erst eine definitive Entscheidung getroffen werden.

In *Antwerpen* wurde im Jahre 1925 die Schließung der Bordelle durchgeführt.

In *Brüssel* will man eine weibliche Sittenpolizei nach englischem Muster schaffen.

In *Bolivien* wurde am 28. Oktober 1923 ein Gesetz angenommen, wonach vor Eingehen der Ehe ein ärztliches Zeugnis beigebracht werden muß. Bei Tuberkulose und anderen ansteckenden Krankheiten gilt Eheverbot.

In *Brasilien* sind die Geschlechtskrankheiten, insbesondere die Syphilis, stark verbreitet. Die überwiegende Zahl der Erkrankungen soll kongenital sein. Man sucht dem Übel dadurch zu Leibe zu rücken, daß man schon an den Schulen die Jugend durch die Schulärzte untersuchen und einer geeigneten Behandlung zuführen läßt. Doch sind alle gesundheitlichen Maßnahmen ohne bleibenden

Erfolg, weil die sittlichen Verhältnisse im Lande derartige sind, daß sie nur durch energische Maßnahmen zu bessern wären; doch fehlt es augenscheinlich an dieser Energie insbesondere dort, wo es um den Kampf gegen die Bordelle und den Mädchenhandel geht.

In *Canada* werden die Kranken mit Nummern gemeldet. Jedoch sind die Ärzte verpflichtet, nachlässige Kranke mit vollem Namen anzuzeigen. Im ganzen sollen nur 10% ihre Behandlung vorzeitig unterbrechen. Sie werden erst höflich aufgefordert, sich wieder einzufinden, ein zweites Mal unter Strafandrohung. Erst wenn sie der zweiten Aufforderung keine Folge leisten, erfolgt Verhaftung (HEAGERTY).

Zwangsuntersuchung und Zwangsbehandlung besteht für alle Gefangenen. Für ansteckende Kranke ist die Möglichkeit der Zwangsbehandlung vorgesehen. Das Inserieren ist streng verboten. Zur Erleichterung der Behandlung werden Abendordinationen gefördert.

Die Bekämpfung der Geschlechtskrankheiten in *Dänemark* hat derzeit das Gesetz über die Bekämpfung der öffentlichen Unsittlichkeit und der Geschlechtskrankheiten vom 30. März 1906 zur Grundlage. Gegenüber dem früheren Zustande beruht es auf der völligen Gleichstellung beider Geschlechter in bezug auf Bekämpfung der Geschlechtskrankheiten. Dies soll erzielt werden durch unentgeltliche Behandlung, nachgehende Behandlung und Strafen wegen wissentlicher Übertragung. Ebenso sind Schutzbestimmungen für Kinder und Ammen vorgesehen. In *Kopenhagen* gibt es Kliniken und Polikliniken, in denen unentgeltlich behandelt, und nebenbei 8 städtische Ambulatorien, in denen ordiniert wird. Die Zahl der Krankenhausbetten beträgt 1 auf 2000 Einwohner. Ebenso haben die größeren Provinzstädte Fachabteilungen. Die allgemeinen Krankenhäuser nehmen überall nach Bedarf Geschlechtskranke auf. Wo kein Facharzt ist, ordinieren die Amtsärzte unentgeltlich.

Die serodiagnostischen Untersuchungen werden alle im staatlichen Seruminstitut in Kopenhagen gemacht und dabei gleichzeitig in Form einer Kartothek eine Evidenz der Syphiliskranken geführt. Die Meldung erfolgt allerdings nur mit dem Anfangsbuchstaben. Es besteht die Möglichkeit, säumige Kranke zur Untersuchung vorzuladen und renitente zwangsweise ins Spital abzugeben. Von einer besonderen Reglementierung der Prostituierten kann nicht gesprochen werden, doch ist Möglichkeit vorhanden, durch die oben erwähnten Nachuntersuchungen krank befundene Frauen ins Krankenhaus einzuliefern. Als Ergänzung der hygienischen Maßnahmen wird die Fürsorge in jeder Beziehung betrieben.

Die Erfolge dieses Vorgehens gegen die Geschlechtskrankheiten zeigen sich darin, daß die Zahl der frischen Luesfälle von 1912—1922 um $33^1/_2$% zurückgegangen ist.

Die Bekämpfung der Geschlechtskrankheiten in *Dänemark* stellt große Anforderungen in finanzieller Beziehung. Der Aufwand beträgt pro Kopf und Jahr für das ganze Land $1^1/_2$, für die Hauptstadt 5 und für die Provinz rund 1 Goldmark pro Jahr.

Die Bekämpfung der Geschlechtskrankheiten in *Deutschland* hatte bisher eine Verordnung der Reichsregierung (vom 11. Dezember 1918) zur Grundlage. Die darin angeordnete bedingte Meldung derjenigen Geschlechtskranken, durch die Gefahr einer Weiterverbreitung ihrer Krankheit gegeben ist, ist im großen und ganzen ohne Erfolg geblieben, da nicht feststeht, an wen die Meldung zu erstatten ist.

Aus früherer Zeit galten noch die Verordnungen vom 6. Mai 1904 und 25. Mai 1903. In Preußen besteht zur Regelung der Prostitution und Bekämpfung der Geschlechtskrankheiten die Verordnung vom 28. August 1905, in der die Reglementierung und die Sittenpolizei beibehalten sind.

Einzelne Länder haben außerdem noch ihre Verordnungen, durch die die eben erwähnte ergänzt wird.

In den meisten Staaten bestand bisher Reglementierung, in einzelnen noch Bordelle, obwohl nach dem deutschen Staatsgesetz (§ 180) das Halten von Bordellen eine strafbare Handlung darstellt.

Gut entwickelt haben sich in Deutschland die Beratungsstellen, die meist von den Landesversicherungsanstalten errichtet und unterhalten werden.

Die Behandlung der Geschlechtskranken besorgen teils die Krankenkassen, in denen ungefähr ein Drittel der Bevölkerung versichert ist. Für die übrigbleibende Bevölkerung gibt es Krankenhäuser, Kliniken und Polikliniken, in denen unentgeltlich behandelt wird. Nur macht die Beschaffung der Medikamente manchmal Schwierigkeiten, weil nicht überall die Kosten dafür übernommen werden können. Die Zahl der in Krankenhäusern für Geschlechtskranke zur Verfügung stehenden Betten ist besonders in den kleineren Städten unzulänglich.

Die Fürsorge ist meist privater Initiative überlassen, obwohl in 61 Städten Polizeifürsorgestellen oder Pflegeämter vorhanden sind. Eine Einheitlichkeit in dieser Beziehung besteht aber nicht.

Das in Deutschland angenommene Gesetz zur Bekämpfung der Geschlechtskrankheiten wird am 1. Oktober 1927 in Kraft treten. Bemerkenswert ist, daß es, wie alle modernen Gesetze, die Reglementierung und damit die Bordelle aufläßt. Damit sind alle Geschlechtskranken beider Geschlechter einander gleichgestellt. Für alle besteht Behandlungspflicht durch einen in Deutschland approbierten Arzt. Zur Durchführung der Bestimmungen wird die Errichtung von Gesundheitsbehörden angeordnet. Diese Gesundheitsbehörden haben das Recht, von jedem, der verdächtig ist geschlechtskrank zu sein und Geschlechtskrankheit weiterzuverbreiten, ein ärztliches Zeugnis zu verlangen. Im allgemeinen ist jeder Arzt befugt, ein solches auszustellen; es kann aber auch das Zeugnis von bestimmten Ärzten verlangt werden. Im Falle dieses Zeugnis nicht beigebracht wird, kann Zwangsuntersuchung und dort, wo Gefahr besteht, daß der Betreffende seine Krankheit weiterverbreitet, Zwangsüberweisung an ein Krankenhaus angordnet werden. Für ansteckende Fälle besteht Belehrungspflicht durch den Arzt. Der Arzt ist auch durch § 9 verpflichtet, eine Person, die an einer mit Ansteckungsgefahr verbundenen Geschlechtskrankheit leidet, wenn sie sich der ärztlichen Behandlung oder Beobachtung entzieht oder andere infolge des Berufes oder persönlicher Verhältnisse besonders gefährdet, der Gesundheitsbehörde anzuzeigen. Unlautere Reklame, Anpreisen von Heilmitteln und ihr Ausstellen an allgemein zugänglichen Orten ist verboten. Prophylaktische Mittel können von der Reichsregierung einer besonderen Untersuchung unterworfen werden.

Das besprochene Gesetz gibt den Ländern genügend Möglichkeiten zur speziellen Ausgestaltung nach lokalen Bedürfnissen; es ist aber ganz modern gehalten und bei entsprechender Durchführung geeignet zur Bekämpfung der Geschlechtskrankheiten.

Die Bekämpfung der Geschlechtskrankheiten in *Deutschösterreich* wird geregelt durch die Vollzugsanweisung des Staatsamtes für Volksgesundheit vom 21. November 1918. Hierin wird allgemeine Behandlungspflicht für jeden Geschlechtskranken während der Dauer der Übertragbarkeit der Krankheit festgelegt. Personen, von denen mit Grund angenommen werden kann, daß sie geschlechtskrank sind und nicht in ärztlicher Behandlung stehen, können zur Beibringung eines ärztlichen Zeugnisses oder zu einer Untersuchung gezwungen werden. Es besteht beschränkte Anzeigepflicht für den Arzt, der in Ausübung seines Berufes von einem Falle einer Geschlechtserkrankung Kenntnis erhält, bei dem Weiterverbreitung der Krankheit zu befürchten ist. Bezüglich Errichtung von Beratungs- und Behandlungsstellen, Behandlung und Überwachung der Geschlechtskranken sind besondere Weisungen erlassen. Dem Arzte wird zur Pflicht gemacht, jedem von ihm untersuchten oder behandelten Geschlechtskranken ein von der Behörde herausgegebenes Merkblatt zu überreichen. Briefliche Behandlung von Geschlechtskranken, Zusendung von Medikamenten zur Selbstbehandlung und die Ankündigung dieser Behandlungsarten ist verboten. Die Aufklärung und planmäßige Belehrung der Bevölkerung macht sich der Staat zur besonderen Aufgabe. Mittellose, nicht der Krankenversicherung unterliegende Kranke werden auf Staatskosten verpflegt und behandelt.

Derzeit ist die Bekämpfung der Geschlechtskrankheiten in *England* nach dem Gesetze vom 24. Mai 1917 geregelt. Der gesetzliche Zwang, sich von einem approbierten Arzte behandeln zu lassen, besteht für Geschlechtskranke in England nicht, dagegen wird von der Regierung und den Städten alles mögliche getan, um den Kranken billige ärztliche Hilfe in Ambulatorien zur Verfügung zu stellen. Solcher Ambulatorien bestanden im Jahre 1922 insgesamt 194. Unbemittelten Personen wird sogar das Fahrgeld vergütet, und unentgeltliche Behandlung jedem, der sie verlangt, bis zur Genesung bewilligt. Ebenso wird das Fahrgeld Personen ersetzt, die in ihrem Aufenthaltsort keine Behandlungsmöglichkeit haben und in die Stadt zur Behandlung reisen müssen. Die Ambulatorien sind äußerst praktisch eingerichtet, so daß die einzelnen Kranken gesondert untersucht und behandelt werden. Durch das Gesundheitsministerium wurde ein Musterentwurf solcher Ambulatorien für diskrete Behandlung ausgearbeitet und zur Durchführung empfohlen.

Wenn Kranke von der Behandlung ausbleiben, werden sie diskret auf schriftlichem Wege ermahnt, sich wiederum vorzustellen. In London suchen die Fürsorgerinnen auf die kranken Frauen dahin einzuwirken, daß sie ihre Männer und ihre Kinder mindestens zur Untersuchung in dieselbe Behandlungsstelle senden. Sehr wichtig ist, daß allen praktischen Ärzten das Salvarsan vom Staate unentgeltlich gegeben wird. Außerdem können die Ärzte in eigens dazu eingerichteten Ambulatorien unentgeltlich Blut-, Spirochäten- und Gonokokkenuntersuchungen vornehmen lassen. Sie erhalten ebenfalls die dazu nötigen Gefäße und Objektträger unentgeltlich. Alle diese Laboratorien arbeiten unter Staatskontrolle nach einer einheitlichen Technik. Ein direktes Verbot der Behandlung durch Kurpfuscher besteht nicht, dagegen ist es verboten, sich an Orten, wo die Geschlechtskranken auf öffentliche Kosten behandelt werden können, durch nicht approbierte Personen behandeln zu lassen. Jeder Kurpfuscher, der einen Geschlechtskranken in Behandlung nimmt oder ihm Rat erteilt, wird mit Gefängnis bis zu 6 Monaten bestraft, wenn der Kranke die Möglichkeit öffentlicher Behandlung hat. Inserate betreffend Behandlung von Geschlechtskrankheiten sind verboten. Die Kosten für die öffentlichen Laboratorien und Beratungsstellen trägt zu 75% der Staat, zu 25% die Gemeinde. Persönliche Prophylaxe wird in der Marine betrieben, dagegen wurden die im Jahre 1921 in Manchester eingerichteten Desinfektionsstellen wiederum geschlossen, weil sich ein starker Widerstand gegen diese wirksamen Einrichtungen von religiöser Seite aus bemerkbar machte.

Für die Prostituierten besteht in England keinerlei Zwang zur regelmäßigen Untersuchung. Eine solche Untersuchung kann erst dann durch den Gerichtsarzt erfolgen, wenn die Prostituierte zu Gefängnis verurteilt wird. Dagegen wird der Versuch gemacht, durch polizeilich angestellte Fürsorgerinnen auf die Prostituierten moralisch einzuwirken und sie im Erkrankungsfalle zur Behandlung zu veranlassen.

Estland verfügt über kein modernes Gesetz zur Bekämpfung der Geschlechtskrankheiten. Es besteht noch Reglementierung.

In *Reval* (Estland) wurde im Dezember 1926 über ein Gesetz betreffend die Bekämpfung der Geschlechtskrankheiten beraten.

Für *Finnland* gelten die Bestimmungen vom 28. Mai 1894, in denen der abolitionistische Gedanke zum Ausdruck gelangt. Die Reglementierung wurde in *Helsingfors* (Finnland) im Jahre 1907 abgeschafft. Zur Bekämpfung der Geschlechtskrankheiten wurde ein Gesundheitsamt mit einem Arzt als Leiter errichtet, wie es dann ähnlich auch in anderen Städten im Laufe der nächsten Jahre nachgeahmt wurde (Tammerfors, Wiborg, Wasa, Åbo). Die Grundlagen zur Bekämpfung der Geschlechtskrankheiten bildet eine Verordnung vom 28. Mai 1894, deren Richtlinien Aufklärung und Erziehung der Jugend betreffen, Überreichung eines Flugblattes an den Kranken durch den Arzt, Bereitstellung von Krankenhäusern und unentgltlichen Ambulatorien, Erforschung der Infektionsquellen und Überwachung von Personen, die der Übertragung von Geschlechtskrankheiten verdächtig sind.

In Helsingfors selbst leitet das Sanitätsbüro den Kampf gegen Geschlechtskrankheiten in der Weise, daß es einesteils alle Maßnahmen hygienischer Natur trifft und andererseits auch in moralischer Beziehung Einfluß zu gewinnen sucht. Die Leitung dieses Sanitätsbüros liegt in den Händen eines Facharztes, dem außerdem noch ein Arzt und weibliche Hilfskräfte zur Verfügung stehen. Ihre Tätigkeit erstreckt sich darauf, daß vor allem als geschlechtskrank gemeldete Personen untersucht und der Behandlung zugeführt werden, dann die Prostitution überwacht und eventuell im Sanitätsbüro ambulant behandelt wird. Dem ganzen Wesen dieses Büros entspricht es, daß bedeutend mehr Frauen zur Untersuchung gelangen als Männer und Kinder. Neben der Behandlung wird bei gefährdeten Frauen die Aufnahme in ein Schutzheim empfohlen, deren es in Helsingfors zwei gibt. Die Kosten werden von der Stadt getragen. In die Überwachung der Prostitution teilt sich das Sanitätsbüro mit der Sittenpolizei. Eines unsittlichen Lebens verdächtig erscheinende Frauen und Männer werden eingeladen, sich im Sanitätsbüro einzufinden, wo sie aufgefordert werden, ein ärztliches Zeugnis beizubringen; doch haben die Beamten des Sanitätsbüros nicht die Möglichkeit, verdächtige Personen zu verhaften. Ebenso wie die Beamten des Sanitätsbüros haben auch die Beamten der Sittenpolizei die Möglichkeit, eines unsittlichen Lebens Verdächtige zur Untersuchung dem Büro vorzuführen. Wird eine Krankheit konstatiert, so erfolgt die Überweisung in ein Krankenhaus. Nach Entlassung aus diesem Krankenhaus kann im Sanitätsbüro die ambulatorische Behandlung fortgesetzt werden.

Für die übrige Bevölkerung bestehen genügend Einrichtungen zur unentgeltlichen Behandlung; es sind 3 Polikliniken vorhanden, außerdem stehen auch die Amtsärzte, ferner die Ambulatorien der Krankenhäuser zur Verfügung.

In absehbarer Zeit soll die Wirksamkeit der erwähnten Maßnahmen ergänzt werden durch Verbesserung der bestehenden Gesetze. Das bezieht sich zunächst auf das Ehegesetz, in das folgende Bestimmung aufgenommen werden soll: ...... daß, wer mit einer, im Ansteckungsstadium befindlichen Geschlechtskrankheit behaftet ist, keine Ehe eingehen, der Stadtrat nicht den Dispens erteilen darf, und daß beim Aufgebotsgesuch jeder die schriftliche Erklärung abzugeben hat, daß er seines Wissens nicht an einer Geschlechtskrankheit im Ansteckungsstadium leidet.

Auch für das Strafgesetzbuch wird eine Ergänzung verlangt, wonach sich der einer strafbaren Handlung schuldig macht, der auch auf andere Weise, als durch Geschlechtsverkehr vorsätzlich oder durch große Fahrlässigkeit Geschlechtskrankheiten überträgt. Auch sollen alle Vagabundagegesetze dazu benützt werden, um Handhaben gegen die Verbreitung der Geschlechtskrankheiten zu erhalten. Es wird vorgeschlagen, auf Staatskosten eine Pflegeanstalt für solche Personen einzurichten, deren Lebensführung geeignet ist, zur Verbreitung der Geschlechtskrankheiten beizutragen.

In *Frankreich* gibt es kein Gesetz zur Bekämpfung der Geschlechtskrankheiten. Bordelle und Reglementierung bestehen seit mehr als hundert Jahren unverändert.

Ein Gesetzentwurf betreffend die gewerbsmäßige Unzucht, sowie die Verhütung der Geschlechtskrankheiten ist in Vorbereitung und soll die Sonderstellung der Prostituierten aufheben, dagegen gegen die Kuppelei vorgehen. In sanitärer Beziehung soll den Kranken ein Merkblatt eingehändigt werden. Geschlechtsverkehr der Kranken ist strafbar.

Seit dem Kriege gibt es in Frankreich eine große Anzahl von Beratungsstellen und Ambulatorien, Mutterberatungen und besonders Ambulatorien für schwangere Frauen.

In *Straßburg* wurden am 1. Januar 1926 die Bordelle geschlossen.

Eine radikale Bekämpfung der Geschlechtskrankheiten in *Holland* stößt auf gewisse Schwierigkeiten, da es dort kein Gesetz zur Bekämpfung der Geschlechtskrankheiten gibt. In Ermangelung eines solchen Gesetzes lassen sich die Verordnungen gegen Kuppelei und Mädchenhandel im genannten Sinne verwerten. Auch besteht ein Gesetz (vom 25. Dezember 1868), das die Ausübung der Heilkunst durch nicht approbierte Ärzte untersagt. Für unentgeltliche Behandlung in den großen Städten ist gesorgt. Polikliniken gibt es in Amsterdam und Rotterdam, wo auf Kosten der Gemeinde unentgeltliche Behandlung möglich ist. Auch in Leiden, Utrecht und Groningen gibt es große Anstalten zu diesem Zwecke. Die Krankenkassen sind verpflichtet, ihre geschlechtskranken Mitglieder behandeln zu lassen. Die Kosten für die Armenbehandlung trägt die Gemeinde.

Mit Gesetz vom Jahre 1911 wurde die Reglementierung aufgehoben und die Bordelle verboten.

In *Italien* wurde im Jahre 1918 eine Notverordnung über Infektionskrankheiten erlassen, die auch auf Geschlechtskrankheiten Verwendung finden kann. Am 25. Dezember 1923 wurde eine Ergänzung vorgenommen, wonach Syphilis im ansteckenden Stadium anzeigepflichtig ist, wenn es sich um Fälle in Schulen, Instituten, Indutriebetrieben und Gemeinden handelt. Für Behandlung sorgen Ambulatorien und Kliniken. In Städten über 30 000 Einwohnern muß mindestens eine solche Einrichtung bestehen. Dagegen blieben die Bordelle in Italien bestehen. Die kranken Prostituierten werden nur im Krankenhaus behandelt.

Die Bekämpfung der Geschlechtskrankheiten in *Jugoslavien* wird vor allem durch Errichtung von Ambulatorien betrieben; derzeit bestehen 51, die sich eines guten Zuspruches erfreuen. Die Behandlung geschieht auf Staatskosten. Diese Ambulatorien sind nicht nur Stätten der Behandlung, sondern vereinigen auch noch die Nachforschung nach den Infektionsquellen und ärztliche Überwachung der Prostituierten in sich. Schließlich haben sie auch noch die Aufgabe, das Volk über die Gefahren der Geschlechtskrankheiten aufzuklären, wobei namentlich in den Schulen dieser Frage erhöhte Aufmerksamkeit gewidmet wird. In gesetzgeberischer Hinsicht wäre zu erwähnen, daß die Frage des ärztlichen Gesundheitszeugnisses für Ehekandidaten im Mittelpunkte des Interesses steht.

Die Maßnahmen der Regierung stoßen auf den Widerstand der Privatärzte, die sich gegen das Bestreben der Regierung wenden, Geschlechtskrankheiten unentgeltlich zu behandeln. Sie führen vorwiegend persönliche Interessen als Grund für ihre Stellung gegen die Regierung an.

Die Maßnahmen gegen die Prostitution beschränken sich auf Beibehaltung der Reglementierung.

In *Litauen* wird an einem Gesetz zur Bekämpfung der Geschlechtskrankheiten nach schwedischem Muster gearbeitet. Bordelle sind verboten. In bezug auf Geschlechtskrankheiten werden die bisher gegen ansteckende Krankheiten in Geltung befindlichen Gesetze angewendet. Es bestehen 7 vom Staate unterhaltene Ambulatorien. Die praktischen Ärzte sind verpflichtet, der Gesundheitsbehörde die Zahl der in ihrer Behandlung befindlichen Geschlechtskranken mitzuteilen.

In *Lettland* besteht kein besonderes Gesetz zur Bekämpfung der Geschlechtskrankheiten. Die Prostituierten müssen eingeschrieben sein und sich einmal monatlich zur Untersuchung beim Polizeiarzte einfinden. Nur bei lebensgefährlicher Erkrankung werden sie unentgeltlich im Krankenhause behandelt, sonst müssen sie die Kosten selbst tragen. Bordelle gibt es nicht.

In *Marokko* gibt es seit dem Jahre 1916 Fürsorgestellen und Polikliniken. Entsprechend der Eigenart des Landes werden fliegende Ambulanzen in die Ortschaften geschickt, um die kranken Einwohner besonders mit Salvarsan zu behandeln. Die Reglementierung der Prostituierten wird in alter Weise fortgesetzt.

Die Bekämpfung der Geschlechtskrankheiten in *Norwegen* ist mangels eines eigenen Gesetzes nicht einheitlich. Es besteht ein Gesetz über Gesundheitskommissionen und über Maßnahmen gegen epidemische und ansteckende Krankheiten vom 16. Mai 1860, auf Grund dessen die einzelnen Gemeinden Verordnungen erlassen. Selbstverständlich sind in dieser Beziehung die großen Städte den übrigen voran. In Oslo werden unbemittelte Kranke von städtischen Spezialärzten auf Kosten der Stadt unentgeltlich behandelt. Hier besteht auch seit 1888 Meldepflicht für alle Geschlechtskranken, namentlich werden nur diejenigen gemeldet, die eine Gefahr für ihre Umgebung bilden. Solche Kranke können auch zwangsweise an ein Krankenhaus abgegeben werden. In einigen Städten ist namentliche Meldepflicht für Syphiliskranke eingeführt. In einzelnen Städten werden Geschlechtskranke ohne Rücksicht auf ihre Vermögensverhältnisse unentgeltlich behandelt, in den meisten anderen Städten bloß die Unbemittelten. Es ist Aussicht vorhanden, daß die in Oslo mit Erfolg getroffenen Maßnahmen in Form eines Gesetzes über ganz Norwegen ausgedehnt werden.

Im Jahre 1887 wurde in *Norwegen* die Reglementierung aufgehoben. Darauf folgte bis zum Jahre 1900 ein Anschwellen der Zahl der Geschlechtskranken, um dann wiederum zu sinken.

Erst im Jahre 1919 wurde wiederum ein Gesetzentwurf eingebracht, der aber bis heute nicht erledigt wurde. Dieses Gesetz bringt: Unentgeltlichkeit der Behandlung, sowohl ambulatorisch als auch im Krankenhause, Behandlungspflicht, eventuelle Zwangsbehandlung, den Krankenkassenmitgliedern freie Ärztewahl, Verpflichtung der Stadt zur Errichtung von Ambulatorien, deren Unterhaltungskosten der Staat übernimmt, schließlich das Verbot der Kurpfuscherei. Es ist dies also im allgemeinen ein Entwurf, der dem Gesetz vom 11. Juli 1922 in der Tschechoslowakei ähnlich sieht.

In *Polen* besteht kein Gesetz zur Bekämpfung der Geschlechtskrankheiten, doch soll eine namenlose Meldepflicht gesetzlich eingeführt werden. Die Bordelle sind in Polen aufgehoben. Unbemittelte werden unentgeltlich in Krankenhäusern und Ambulatorien behandelt.

In *Rumänien* bestehen Bordelle und Reglementierung der Prostituierten. Die Geschlechtskranken müssen in den Krankenhäusern und Ambulatorien behandelt werden. Doch gibt es bloß für Prostituierte und Vagabunden Zwangsbehandlung.

Der Stand des Kampfes gegen die Geschlechtskrankheiten in *Rußland* geht aus dem Berichte über den II. allrussischen Kongreß zur Bekämpfung der Geschlechtskrankheiten hervor, der vom 25. Mai 1925 ab in Charkow abgehalten wurde. Es konnte konstatiert werden, daß in der Zeit zwischen dem I. und II. Kongreß das Interesse für die Bekämpfung der Geschlechtskrankheiten in den weitesten Kreisen der Arbeiterschaft zugenommen hat und infolgedessen greifbare Erfolge sowohl in der Hauptstadt als auch in der Provinz erzielt wurden. Trotzdem mußte festgestellt werden, daß am flachen Lande und auf dem Dorfe vielfach auf diesem Gebiete viel zu wünschen übrigbleibt. Gerade dieser Arbeit soll ein besonderes Augenmerk gewidmet werden; es soll durch Vermehrung der Ambulatorien und Erweiterung der Behandlungsmöglichkeiten der Kampf energisch aufgenommen werden. Zu diesem Zwecke sollen unter Mithilfe der Gubernial- und Distriktsdispensarien Kommissionen ausgesendet werden, die überall in den Dörfern durch Fühlungnahme mit der Bevölkerung das Ausmaß und den Charakter der Geschlechtskrankheiten festzustellen haben. Auf ärztliche Arbeit und aufklärende Tätigkeit wäre vorläufig weniger Wert zu legen. Fliegende Kolonnen hätten die geschilderte Tätigkeit aufnehmen sollen; nach ihrem Berichte wären dort Dispensarien zu errichten, wo sie infolge bedeutender Verbreitung der Geschlechtskrankheiten besonders nötig sind. Vorbedingung für eine segensreiche Tätigkeit ist die Reorganisation des ärztlichen Dienstes und die Einreihung der zur Bekämpfung der Geschlechtskrankheiten notwendigen Beträge in das Budget des Staates und auch der einzelnen Gubernien. Ferner soll die Zahl der für venerische Kranke zur Verfügung stehenden Betten auf das Verhältnis 1 : 1000 Einwohner der städtischen und 1 : 10 000 der ländlichen Bevölkerung erhöht werden. Selbstverständlich ist auf die Beschaffung guter Medikamente, insbesondere ausreichender Mengen von Salvarsan größte Sorgfalt zu verwenden. Zur besseren Übersicht über die Verbreitung der Geschlechtskrankheiten und die zu treffenden Maßnahmen wäre die Organisierung eines staatlichen Apparates notwendig, der das ihm überwiesene Material der städtischen und ländlichen Bezirke sowie der Armee und Flotte zu bearbeiten hätte. Zur besseren Ausbildung der Ärzte wird empfohlen, reichlich Stipendien auszusetzen, um den Ärzten den Besuch von Fortbildungskursen zur Behandlung von Geschlechtskrankheiten zu ermöglichen. Außerdem soll dem Unterricht über Haut- und Geschlechtskrankheiten erhöhte Bedeutung zugesprochen und derselbe auf Grund der modernsten Anschauungen mit besonderer Betonung der Prophylaxe erteilt werden.

Da die Versicherungsorganisationen unter den Folgen der Geschlechtskrankheiten sehr zu leiden haben, wird empfohlen, zur Verhütung der Geschlechtskrankheiten sowohl in den Dörfern als auch in der Hauptstadt $5^0/_0$ der Einnahmen für Bekämpfung der Geschlechtskrankheiten zu verwenden. Aufgabe der Versicherungsorgane wäre ferner Hilfeleistung bei Arbeitslosigkeit und Zuweisung der arbeitslosen halbwüchsigen Mädchen an die Fabriksschulen, um ihnen den Unterricht und die Möglichkeit eines Erwerbes zu sichern. Eine wichtige Maßnahme erblickt der Kongreß darin, daß die Geschlechtskranken, die infolge ihrer Ansteckungsfähigkeit abgesondert werden, nicht als Arbeitslose zu betrachten sind, sondern als Arbeitsunfähige mit allen Bezügen der letzteren.

Selbstverständlich ist die Frage der sexuellen Erziehung äußerst wichtig. Der Kongreß glaubt, daß die sozial-politischen Bedingungen, unter denen die Arbeitermassen von S. S. R. leben, eine genügend breite Möglichkeit für die richtige und zweckmäßige Verwendung des energetischen Fonds (Kraft) der Bevölkerung geben, in erster Linie des heranwachsenden Geschlechtes, und dadurch eine günstige Vorbedingung für die praktische Durchführung der Aufgaben der neuen Sexualpädagogik ergeben.

Indem der Kongreß die große Bedeutung der richtigen Geschlechtserziehung und Aufklärung im Kampfe mit den venerischen Krankheiten in Betracht zieht, hält er für die nächste Aufgabe die Notwendigkeit der Ausarbeitung einer Methodik der sexuellen Erziehung.

Die Organisation der Dispensaires hat sich bewährt, nur muß besonderer Wert auf die Untersuchung der Familien der Kranken gelegt werden.

Zur Bekämpfung der kongenitalen Syphilis ist eine enge Zusammenarbeit der Dispensaires mit den Schwangeren-Beratungsstellen und den Gebäranstalten zu pflegen. Massenuntersuchungen werden nicht empfohlen, außer bei besonderen Gelegenheiten, die den Grund dazu geben. Die sexuelle Erziehung der Kinder soll in den Schulen im Anschluß an den biologischen Unterricht durch die Lehrer erteilt werden, denen die Dispensaires bei der Ausarbeitung des diesbezüglichen Lehrplanes behilflich sind.

Die hauptsächlichste Aufgabe der Dispensaires wäre in der Bekämpfung der Geschlechtskrankheiten unter der bäuerlichen Bevölkerung zu erblicken. Sie haben an der Aufklärungsarbeit auf dem Dorfe teilzunehmen, insbesondere das ärztliche und Hilfspersonal in diesem Sinne zu unterweisen und zu schulen. Überhaupt soll der Zusammenhang der Dispensaires mit den breiten Massen der Bevölkerung, vor allem der Arbeiter aufrecht erhalten und in diesem Sinne die Arbeit ausgebaut werden. Empfohlen wird weiter, Maßnahmen zu treffen, um für das ganze Staatsgebiet einheitlich eine Statistik über die Verbreitung der Geschlechtskrankheiten zusammenzustellen und einheitliche Richtlinien zur Behandlung der Geschlechtskrankheiten zu schaffen.

Die gesetzlichen Grundlagen zur Bekämpfung der Geschlechtskrankheiten müssen erst geschaffen werden. Es wird verlangt: unentgeltliche Behandlung aller Geschlechtskranken in staatlichen Anstalten; einmalige oder wiederholte Untersuchung, eventuell Zwangsbehandlung bei Personen, die wegen Geschlechtskrankheiten zur Anzeige gebracht wurden; Strafmaßnahmen bei wissentlicher Gefährdung; Pflicht der Ärzte, dem Kranken eine offizielle Drucksache belehrenden Inhaltes auszufolgen; ein obligatorisches Gesundheitszeugnis wird nicht empfohlen, dagegen die Einführung einer Bestimmung, wonach die Ehekandidaten schriftlich bestätigen sollen, daß ihnen ihr Gesundheitszustand gegenseitig bekannt ist. Die Verschwiegenheitspflicht des Arztes besteht derzeit nicht mehr zu Recht, weil die Bevölkerung unter dem Sowjetregime diesbezüglich anderer Ansicht geworden ist. Gleichzeitig würde die Einhaltung der ärztlichen Verschwiegenheit den Maßnahmen zur Bekämpfung der Geschlechtskrankheiten hindernd im Wege stehen. Trotzdem bestehen die alten Vorurteile bezüglich Gefahr und Schimpflichkeit der Geschlechtskrankheiten noch immer, so daß vielen der Erkrankten das Verbleiben im Arbeitsplatze sehr erschwert wäre, falls die Ärzte und die Pfleger die Tatsache der Erkrankung verbreiten würden. Wo dagegen die Anzeige von Erwägungen der Hygiene verlangt wird, muß sie selbstverständlich erfolgen. Deshalb sollten die Fälle, in denen das notwendig ist, gesetzlich bestimmt werden.

Die letzten Bestimmungen zur Bekämpfung der Geschlechtskrankheiten in Rußland datieren vom 24. Januar 1927. Darin wird den Anstalten des Gesundheitswesens das Recht einer zwangsweisen wiederholten Untersuchung zuerkannt bei Personen, „bei denen ein Grund vorliegt, vorauszusetzen, daß dieselben an einer venerischen Krankheit in deren Ansteckungsperiode leiden und sich einer freiwilligen Untersuchung widersetzen". Ferner besteht die Möglichkeit, die kranken Personen zur Behandlung zu zwingen, falls sie sich nicht freiwillig behandeln lassen wollen. Zwangsuntersuchung und Zwangsbehandlung kann nur von den Anstalten für das Gesundheitswesen durchgeführt werden. Eine Person, welche weiß, daß sie geschlechtskrank ist und angesteckt hat, wird durch Entziehung der Freiheit oder Zwangsarbeit bis zu 6 Monaten bestraft.

In Rußland unterstützt die Miliz die Bestrebungen zur Bekämpfung der Geschlechtskrankheiten. Sie ist verpflichtet, die Stätten der Unzucht, in denen verbrecherische Menschen erbarmungslos Personen ausbeuten, die durch ökonomische und andere Umstände in die Sphäre der Prostitution hineingeraten sind, zu eruieren. Ebenso haben sie Kuppler und Mädchenhändler ausfindig und unschädlich zu machen, indem sie verhaftet und dem Gerichte übergeben werden. Unzuchtsstätten sind zu schließen. Die Miliz hat die Verpflichtung, alle Lokale, die Unzuchtszwecken dienen könnten, von Zeit zu Zeit zu visitieren. All das hat mit dem nötigen Takt zu geschehen; die Prostituierten und ihre Kunden sind höflich zu behandeln. Der Kampf zur Beseitigung der Prostitution gilt nicht den unglücklichen Opfern von Armut oder anderen Umständen, sondern den Ursachen selbst.

Maßnahmen gegen die Geschlechtskrankheiten sind schon seit Beginn des 19. Jahrhunderts in *Schweden* durchgeführt worden. Es erfolgte seit 1817 Zwangsbehandlung der Geschlechtskranken auf Staatskosten. Nach langer Vorbereitung wurde am 20. Juni 1918 das Gesetz betreffend Maßnahmen gegen die Verbreitung der Geschlechtskrankheiten angenommen, welches Untersuchungs- und Behandlungszwang, Anzeigepflicht und unentgeltliche Behandlung enthält. Die seit 1850 geübte Reglementierung der Prostitution wurde am 1. Januar 1919 aufgehoben. Großer Wert wird auf die Behandlung und Prophylaxe gelegt. In Städten über 20000 Einwohnern soll ein Facharzt sein. Geschlechtskranke dürfen nicht heiraten.

Über Erfolge des schwedischen Gesetzes berichtet Karl Marcus. Die Zahl der gemeldeten Syphiliskranken fiel von 5843 im Jahre 1919 auf 676 im Jahre 1925. Auch für die Gonorrhöe ist eine Verminderung von 20471 auf 11361 zu verzeichnen.

Die *Schweiz* hat keine moderne Gesetzgebung zur Bekämpfung der Geschlechtskrankheiten. Seit 1903 ist die Prostitution straflos. Derzeit wird ein Strafgesetz vorbereitet, das ein Verbot der Bordelle in allen Kantonen bringen soll. Doch bestehen Bordelle und Reglementierung noch weiter in Genf. Eine allgemeine Meldepflicht besteht zwar nicht, doch kann ein Kanton dieselbe im Falle der Notwendigkeit anordnen, wie es mit anonymer Meldung in *Zürich* vom 1. Oktober 1921 bis zum 30. September 1922 der Fall war.

Der Kampf gegen die Geschlechtskrankheiten in *Spanien* wird von privaten Gesellschaften durch Vorträge und Flugblätter geführt. In gleicher Weise wird in den höheren Schulen, Gewerkschaften und im Heere gearbeitet, wobei das Kino zur Unterstützung herangezogen wird. Von den in anderen Ländern eingeführten Maßnahmen zur Bekämpfung der Geschlechtskrankheiten wird in Spanien nur die Reglementierung der Prostitution und die Errichtung von Ambulatorien und Prophylaxestationen betrieben, alles übrige bleibt noch der Zukunft vorbehalten. Mit kgl. Verordnung aus dem Jahre 1910 wurden die Bordelle verboten.

Die Bekämpfung der Geschlechtskrankheiten in der *Tschechoslowakei* fußt auf dem Gesetze vom 11. Juli 1922, das sich eng an das schwedische Gesetz anlehnt. Es enthält also Behandlungspflicht, dagegen unentgeltliche Behandlung nur für Unbemittelte. Kranke werden nur gemeldet, falls sie ihre Behandlung unterbrechen oder sich sonst gegen das Gesetz vergehen. Bordelle und Reglementierung sind aufgehoben. Jeder Kranke bekommt durch den Arzt ein Merkblatt ausgehändigt, dessen Empfang er zu bestätigen hat sowie die Tatsache, daß er auf die Ansteckungsfähigkeit seiner Erkrankung aufmerksam gemacht wurde. Da aber die Staatsverwaltung ihrer im Gesetze übernommenen Verpflichtung vorläufig nur in verschwindendem Ausmaße nachkommt, bleibt die Bekämpfung der Geschlechtskrankheiten vorwiegend beschränkt auf die Tätigkeit der Stadtverwaltungen und der privaten Gesellschaften zur Bekämpfung der Geschlechtskrankheiten, deren es eine deutsche und eine tschechische gibt. Außerdem betätigt sich auf diesem Gebiet auch noch das Rote Kreuz.

In *Ungarn* besteht kein modernes Gesetz zur Bekämpfung der Geschlechtskrankheiten. Von früher her gibt es nur eine Verordnung, laut der es den von ansteckenden Krankheiten befallenen Frauen nicht gestattet ist, sich als Ammen zu verdingen. Ferner müssen Ammen, wenn sie während ihrer Dienstzeit sich anstecken, dies ihrem Dienstgeber mitteilen. Außerdem wird — nicht durch ein besonderes Gesetz, sondern als Gewohnheitsrecht eingebürgert — eine vorsätzliche Ansteckung als schwere Körperbeschädigung aufgefaßt und je nach der Dauer der Heilung mit 1 Jahr Gefängnis bis 5 Jahre Zuchthaus geahndet.

Alles bleibt der Privatfürsorge überlassen; mangels Geld und Unterstützung durch die Behörden kann aber durchgreifende Arbeit nicht geleistet werden.

In *Budapest* besteht noch immer die alte sittenpolizeiliche Beaufsichtigung der Prostituierten. Die Prostituierten sind teils in Bordellen, wo sie zweimal wöchentlich untersucht werden. Ferner gibt es Mädchen, die einen Passierschein haben. Sie dürfen nur in bestimmten Häusern wohnen, deren Fenster mit Milchglas versehen sind. Ferner besteht noch eine dritte Kategorie von Prostituierten, die gleichzeitig einen bürgerlichen Beruf haben. Im Gebäude der Sittenpolizei besteht eine ärztliche Abteilung, in der die Untersuchung und Behandlung unentgeltlich erfolgt.

Im allgemeinen kann man sagen, daß in Ungarn der Kampf gegen die Geschlechtskrankheiten über die ersten Anfänge noch nicht hinausgekommen ist.

In den *Vereinigten Staaten von Nordamerika* wurde durch das Gesetz vom 6. Juli 1918 der United States Interdepartmental Social Hygiene Board geschaffen. Dieser Ausschuß besteht aus den Staatssekretären für Krieg, Marine und Finanzen, ferner aus den Generalstabsärzten der Armee, der Marine und des öffentlichen Gesundheitswesens (Keyes) und ist gedacht als Spitzenorganisation zur Bekämpfung der Geschlechtskrankheiten.

Die Verordnungen zur Bekämpfung der Geschlechtskrankheiten in den einzelnen Staaten Nordamerikas sind nicht einheitlich. Aber es wird auf diesem Gebiet sehr viel geleistet. So z. B. wurden bis zum Jahre 1924 427 Kliniken errichtet, in denen 185 000 Kranke behandelt wurden. 41 000 sind geheilt entlassen worden. 60 000 Ärzte sind an dem Kampfe gegen die Geschlechtskrankheiten interessiert und 20 000 Zeitungen haben sich verpflichtet, keine Anzeigen von Kurpfuschern zu bringen. Eine große Anzahl von Apotheken führen keine Geheimmittel gegen Geschlechtskrankheiten, die Volksaufklärung wird in großzügiger Weise durch Plakate, Vorträge, Ausstellungen usw. in Angriff genommen.

In 42 Staaten Nordamerikas sind Gesetze in Geltung, die die Errichtung oder den Unterhalt eines unsittlichen Hauses verbieten. Die Kuppelei ist in 45 Staaten verboten. Unter den Begriff der Kuppelei fällt die Unterbringung einer Frau in einem Bordell, die Einwirkung auf eine Frau, in ein Bordell einzutreten oder dort zu bleiben.

Der Zwang zur Prostitution gilt in 44 Staaten als Verbrechen. In 46 Staaten ist es eine strafbare Handlung, von dem Einkommen einer Prosituierten zu leben. In 28 Staaten werden Prostituierte als Vagabunden oder unordentliche Personen angesehen und demgemäß gegen sie eingeschritten. In 27 Staaten kann auf

Grund des Abatement Law eine Klage eingebracht werden, die die Schließung eines öffentlichen Hauses wegen Erregung von Ärgernis verlangen kann.

Als besonderes Verbrechen gilt die Prostitution in Indiana, South-Dakota und New York.

Besuch eines Bordells oder Verkehr mit einer Prostituierten wird in Indiana mit einer Geldstrafe von 10—100 $ und Gefängnis von 10—60 Tagen bedroht. Doch hat der oberste Gerichtshof eine Entscheidung gefällt, wonach ein Mann deshalb nicht gestraft werden kann.

In *Washington* wurde das Schutzalter für Jugendliche beiderlei Geschlechts mit 18 Jahre bestimmt.

Uruguay hat zwar seit 1918 zahlreiche Behandlungs- und Fürsorgestellen errichtet, doch blieb die Reglementierung beibehalten. Ebenso gibt es dort keine Meldepflicht.

16. Bekämpfung der Geschlechtskrankheiten in den Armeen.

Vom Standpunkt der Bekämpfung der Geschlechtskrankheiten müssen auf Armee und Marine besondere Rücksicht genommen werden. Dabei darf nicht außer acht gelassen werden, daß die Friedensarmee etwas ganz anders darstellt, als ein für den Kriegsfall mobilisiertes Heer. Im Frieden sind unter den Nichtberufssoldaten meist junge Leute, die in ein ihnen fremdes Milieu kommen. Es ist nicht von der Hand zu weisen, daß die Dienstzeit, die häufig mit der Zeit stürmischer Geschlechtsentwicklung zusammenfällt, keinen günstigen Einfluß auf das Geschlechtsleben der Soldaten ausübt. Dazu kommt noch, daß die meisten Militärverwaltungen auf diese Seite der militärischen Erziehung bis jetzt nicht genügend Wert gelegt haben; man sollte glauben, daß der junge Mensch zu einer Zeit, wo er besonders bildungsfähig ist, auf sexuellem Gebiet noch erzogen werden könnte. Anscheinend fehlt es vielleicht den Heeresverwaltungen nicht sowohl an gutem Willen, wie an dem dazu nötigen Geld. Tatsache ist, daß viele Soldaten angesteckt in ihre Heimat zurückkehren und dort als Infektionsquelle die im Dienst erworbene Erkrankung weiter verbreiten.

Etwas ganz anderes als die Friedensarmee ist das im Kriegsfalle einberufene Heer. Außer den Friedenssoldaten mußten nicht nur Männer bis in die Mitte der fünfziger Jahre einrücken, sondern auch Jünglinge vom 17. Lebensjahr angefangen. Letztere, kaum der Schule entwachsen, kamen nun in ein Milieu, in dem sie in einer leicht begreiflichen Regung alles darauf anlegten, als Männer zu erscheinen. Solche Äußerungen der Männlichkeit sind in den Augen der urteilslosen Menge Rauchen, Trinken und Liebesabenteuer. Kam noch hinzu, daß die Ausbildungszeit möglichst kurz sein mußte, um nur möglichst rasch die Soldaten an den Ort ihrer Bestimmung zu bringen, so ist es klar, daß von vorbeugenden Maßnahmen zum Schutze vor Geschlechtskrankheiten keine Rede sein konnte. Sehr bedenklich waren die Kriegsverhältnisse auch für die älteren und ganz alten Wehrpflichtigen, die vielleicht schon jahrelang in einer ruhigen Umgebung bei Frauen und Kindern lebend, plötzlich frei und ungebunden mit der Jugend zusammengeworfen wurden. Kein Wunder, daß sie sich wieder jung fühlten oder zumindest jung erscheinen wollten; und wiederum das Vorurteil einer urteilslosen Menge: Liebesabenteuer erwecken den Anschein der Jugendlichkeit. Obwohl ein Teil der älteren Soldaten genügend Erfahrung in Geschlechtskrankheiten hätte haben können, taten sie doch nichts zu ihrem Schutze, weil in der unsicheren Lage, losgelöst von den bisherigen Grundlagen, stets und immer wieder der Gedanke vorherrschend war, noch zu genießen, was das Leben an Genuß bot. Man konnte nicht wissen, ob noch lange Gelegenheit dazu gegeben sein werde.

Schließlich darf auch bei Erwähnung dieser erst kurz hinter uns liegenden Zeit auch nicht die Rolle der Frauen vergessen werden, für die das farbige Tuch immer eine besondere Anziehungskraft besaß. Nimmt man noch die Abwesenheit der Männer oder der gewöhnlichen Sexualpartner dazu, die unruhige Zeit, oft auch noch wirtschaftliche Not und schließlich die in Kriegszeiten alle Bevölkerungsschichten ergreifende Abenteuerlust und Sehnsucht nach Genuß, so kann man sich nicht wundern, daß auch von seiten der Frauen verhältnismäßig aktiv auf dem Gebiete der Liebe vorgegangen wurde. Die Folge davon war eine ungeheuere Durchseuchung der Armeen und der Zivilbevölkerung.

Auf die drohende Verseuchung durch Geschlechtskrankheiten machte als erster BLASCHKO aufmerksam. Wenn auch für die erste Zeit infolge des Feldkrieges mit raschem Stellungswechsel die Gefahr der geschlechtlichen Durchseuchung des Heeres nicht allzu groß sei, so werde doch in einem späteren Zeitraume bei der Besetzung fremder Länder eine Annäherung der Truppen an die weibliche Bevölkerung des Landes eintreten und damit auch schon die Gefahr reichlicher Ansteckung gegeben sein. Nicht zu unterschätzen sei auch die Gefahr, die für neu eingerückte Soldaten in der Gelegenheit zu außerehelichem Geschlechtsverkehr gegeben ist. Deshalb solle der Abendausgang und der Besuch von Gasthäusern möglichst eingeschränkt und die Gelegenheiten zu rascher Anknüpfung (Animierkneipen, Tanzereien u. dgl.) am besten verboten werden. Damit allein könne natürlich die Gefahr der massenhaften Ansteckungen nicht gebannt werden. Es sei nötig, den Soldaten Schutzmittel unentgeltlich zu verabreichen und sie im Gebrauch derselben zu unterrichten. Für den Kriegsfall glaubt BLASCHKO eine genaue Reglementierung der Prostitution entgegen seinen sonstigen Anschauungen befürworten zu müssen. Ähnliche Maßregeln empfehlen FINGER, NEISSER, TOUTON, FLESCH und a. m. Alle legen auf eine erfolgreiche Prophylaxe besonderen Wert. Für die Behandlung werden Fachspitäler empfohlen, die sowohl in der Heimat als auch in der Etappe in ausreichendem Maße errichtet werden sollen. Günstig wirken Einschränkung oder Verbot des Alkoholausschankes an Soldaten, denen zum Ersatz dafür in Militärheimen eine gefahrlose und billige Unterkunftsstätte für ihre freie Zeit gewährt werden soll. Im Gegensatz zu BLASCHKO tritt FINGER für die Sperrung der Bordelle im Felde ein.

Der Weltkrieg hat gezeigt, daß geschlechtskranke Soldaten besser gestellt sind als die gesunden. Während die gesunden Soldaten nur wenig Urlaub bekamen und im Falle ihrer Diensttauglichkeit fast ununterbrochen im Felde standen, waren Geschlechtskranke zumindest monatelang der direkten Lebensgefahr entzogen. Geradezu günstig war es mit den Syphilitikern bestellt, die von Zeit zu Zeit zur Wiederholungskur aus der Armee im Felde an Spitäler hinter der Front abgegeben wurden und so vor den Gefahren des Felddienstes für lange Zeit geschützt waren. Nicht mit Unrecht hat HECHT 1916 festgestellt, daß dies vom volkshygienischen Standpunkt aus ein ungeheuerer Schaden und großer Fehler sei. Die Gesunden müssen sterben, und die Syphilitiker werden sorgfältig in den Spitälern monatelang vor den Kriegsgefahren geschützt. Dieser Schutz wurde durch einen Erlaß geradezu gefördert, der die Truppenärzte beauftragte, 4—5 Monate nach Beendigung der Kur die betreffenden Kranken wiederum an das zuständige Spital abzugeben. Durch diese Verfügung ist geradezu eine Prämie auf Ansteckung mit Syphilis gesetzt worden; denn welcher Gesunde hatte die Gewißheit, mit Hinweis auf einen Kriegsministerialerlaß nach ein paar Monaten Felddienstleistung in Spitalpflege zu kommen und auf diese Weise den Kriegsstrapazen entrückt zu sein?

Damit ist festgestellt, daß es infolge dieser Maßregel unbeabsichtigt, aber sicher zu einer förmlichen Aussparung von Syphilitikern für die Zukunft kommen mußte. Wäre man bloß auf die Volksgesundheit bedacht gewesen, dann hätte man geradezu den Abschub der Syphilitiker an die Front mit allen Mitteln beschleunigen müssen. Dadurch wäre einer Menge von ansteckungsfähigen Männern die Möglichkeit genommen worden, im Hinterland ihre Krankheit zu verbreiten. Man hätte auch die Möglichkeit gehabt, eine große Anzahl von Gesunden zu schonen und für die Fortpflanzung zu bewahren. Schließlich wäre ein rascher Abschub der Syphilitiker an die Front ein starkes Abschreckungsmittel gewesen. Bei der damaligen Sachlage war zwar Syphilis nicht angenehm, aber immerhin erwünschter als die Strapazen und Gefahren des Krieges. Deshalb hat HECHT vorgeschlagen, sämtliche Syphilitiker und eventuell auch Tripperkranke, sobald die Symptome geschwunden sind, in das Feld zu schicken. Es wurde empfohlen, aus ihnen eigene Marschformationen zu bilden, um weitere Behandlung im Felde zu ermöglichen. Es ist ganz gut möglich, nach Epithelisierung der Sklerose, nach Heilung der Papeln, nach Schließung der Hautgeschwüre, noch vor beendigter Kur den Syphilitiker abzuschieben. In der Front könnte die Behandlung durch Injektionen ganz gut ergänzt werden; hat ja NEISSER einer Behandlung der Syphilis im Schützengraben mit Salvarsan und Quecksilber das Wort geredet!

Es braucht nicht betont zu werden, daß dieser berechtigte Mahnruf vergeblich blieb.

Interessant ist, daß ein amerikanischer Autor REITH-FRASER 1926 denselben Vorschlag gemacht hat: syphilitische Soldaten, sobald sie nicht mehr manifest krank sind, nicht nur an die Front zu schicken, sondern sogar eigene Kompagnien aus ihnen zu bilden. So würden die Syphilitischen nicht in der Etappe verzärtelt, während die gesunden Männer getötet werden.

Wichtiger als die Behandlung ist für die Armeen die Vorbeugung der Geschlechtskrankheiten. Diesbezüglich stellten sich aber überall große Schwierigkeiten ein. Man muß eben auch an diese Kriegsmaßnahme schon im Frieden denken.

Ein aus den Ärzten der Armee, Marine und Luftflotte bestehender Ausschuß hat in England die Frage der Prophylaxe („Packetsystem“) studiert. Die Erfahrungen zeigten, daß gewisse Medikamente bei richtiger Anwendung vor venerischer Erkrankung Schutz bieten. Wenn sie falsch oder nicht rechtzeitig angewendet werden, so versagen sie. Die Verwendung der Prophylaxe kann leicht ein falsches Sicherheitsgefühl hervorrufen und dadurch zu Handlungen Anlaß geben, die sonst vielleicht unterblieben wären. Es wurde die Beobachtung gemacht, daß die Prophylaktika oft zur Selbstbehandlung nach erfolgter Ansteckung verwendet werden, was nicht nur nicht zweckmäßig, sondern sogar manchmal schädlich werden kann. Der übermäßige Genuß von Alkohol schwächt die Wirkung der Prophylaxe. Die Erfolge in der Armee waren gute, so daß eine bedeutende Verringerung der Geschlechtskrankheiten erfolgte. Von nicht geringem Einfluß sind dabei auch die sozialen Einrichtungen zur Bekämpfung der Geschlechtskrankheiten. Wichtig ist eine gut geleitete Propaganda für eine rechtzeitige und fachlich durchgeführte Behandlung. Gerade in der Verzögerung der Behandlung liegt ein Hauptgrund zur Verbreitung der Geschlechtskrankheiten; je früher sie behandelt werden, desto leichter kann ein Erfolg erzielt werden. Trotz dieser guten Erfolge der Armee wurde aber durch das oben erwähnte Komitee die Anwendung des Packetsystems für die Zivilbevölkerung nicht empfohlen.

Die Maßnahmen zur Bekämpfung der Geschlechtskrankheiten im Felde lassen sich in folgenden Punkten zusammenfassen:

1. Eingehende Belehrung der Mannschaften und Offiziere über die Gefahren der Geschlechtskrankheiten und die Möglichkeit ihrer Verhütung. Diese Belehrung soll unterstützt werden durch Verteilung von wirkungsvollen Merkblättern. Von Zeit zu Zeit ist diese Belehrung zu wiederholen.

2. Äußerst wichtig scheint die persönliche Prophylaxe zu sein. Die Forderung der geschlechtlichen Enthaltsamkeit ist ja moralisch sicherlich einwandfrei, wurde aber, wie die Erfahrungen des Krieges gezeigt haben, von den Vorgesetzten vielfach nicht befolgt, dagegen von der Mannschaft verlangt. Gerade hier kann nur das Beispiel maßgebend sein. Die Prophylaxe muß von Jedermann gehandhabt werden, sei es nun in Form von Bestecken, die der einzelne bei sich trägt, sei es in eigens errichteten Desinfektionsstellen, wo die Prophylaxe von sachverständiger Hand vorgenommen wird.

3. Alle Angehörigen der Armee sind von Zeit zu Zeit einer genauen Untersuchung auf Geschlechtskrankheiten zu unterziehen. Diese Untersuchungen sollen ohne vorherige Ankündigung stattfinden; Kranke, die ihren Zustand verheimlicht haben, sind strenge zu bestrafen.

4. Die geschlechtskranken Soldaten sollen womöglich in Spitälern behandelt und ihnen der Ausgang und Urlaub solange entzogen werden, bis sie nicht mehr ansteckend sind.

5. Einzelunterkünfte in Städten sind nicht zu genehmigen und aus der Umgebung der Kasernen Prostituierte, Bordelle, Animierkneipen, Bars u. dgl. strenge fernzuhalten.

6. Vermeidung von Alkohol und Ersatz desselben durch Milch, Tee und Kaffee, die eventuell unentgeltlich in Militärheimen verabreicht werden.

7. Anordnung der Desinfektion nach jedem Beischlaf. Bestrafung jedes Soldaten, der sich nach einem Beischlaf angesteckt, wenn er sich nicht zur Desinfektion gemeldet hat.

8. Den Infektionsquellen muß streng nachgegangen, und sie müssen durch Isolierung in einem Spital unschädlich gemacht werden. Überhaupt wurde häufig empfohlen, alle der Prostitution verdächtigen Frauen aus dem Standorte der Truppen zu entfernen und zu internieren.

9. Die Truppenübungslager sollen keinesfalls in der Nähe großer Städte, womöglich in derartiger Entfernung von Städten sich befinden, daß sie nur schwer erreichbar sind. Die Spitäler für Geschlechtskranke sollen ebenfalls nicht in großen Städten mit ihren mannigfaltigen Verführungen errichtet werden, sondern abseits von belebten Städten.

Bei der Abrüstung einer kämpfenden Armee muß man besonders vorsichtig sein, weil dann Millionen von Männern wiederum in ihre früheren Verhältnisse zurückkehren und durch Übertragung nicht ausgeheilter oder unerkannt gebliebener Geschlechtskrankheiten eine riesige Vermehrung derselben herbeiführen können. Deshalb muß als Hauptprinzip gelten: das Wohl der Allgemeinheit ist unbedingt über die Vorteile einzelner Personen oder Stände zu stellen; es gilt nicht so sehr die lebende, als die zukünftige Generation in ihrer gesunden Entwicklung zu sichern.

Die Aussonderung der Geschlechtskranken müßte noch bei der Truppe vorgenommen werden. Alle Soldaten und Offiziere müßten einer genauen Untersuchung unterzogen werden. Viele derselben sind ja als frühere Geschlechtskranke bekannt und könnten sofort an ein Spital abgegeben werden, wobei ihre Entlassungsmöglichkeit zu prüfen wäre. Die anderen müßten aber auch genau untersucht werden, weil nach Beendigung eines Krieges das Gegenteil von dem eintritt, was im Kriege zur Simulierung von Geschlechtskrankheiten geführt hat: viele Kranke würden sich bemühen, ihre Geschlechtskrankheiten zu verleugnen, um nur rasch nach Hause zu kommen. Die Untersuchung müßte der betreffende Truppenarzt vornehmen, um frische Zeichen einer vielleicht bestehenden Geschlechtskrankheit zu entdecken. Dann müßte bei jedem Soldaten der vor dem Arzte entleerte Morgenharn angeschaut werden. Wo man Reste von Tripper findet, müßte eine Spezialuntersuchung des betreffenden Mannes betreffs Geschlechtskrankheiten vorgenommen werden. Die frisch erkrankt Befundenen müßten selbstverständlich an ein Militärspital abgegeben und solange behandelt werden, bis sie vollkommen gesund sind. Auch die syphilitischen Soldaten müßten vor ihrer Entlassung eine gründliche Untersuchung durchmachen und erst dann entlassen werden, wenn sie symptomlos sind. Jeder entlassene Geschlechtskranke wäre einer Beratungsstelle in seinem Wohnort zu überweisen. Auch die nicht krank befundene Mannschaft müßte unbedingt körperlich und serologisch untersucht werden.

Es würden sich dann insgesamt vier Gruppen ergeben:

1. Die Mehrzahl wäre körperlich und serologisch gesund; diese Leute könnten sofort entlassen werden.

2. Syphilitiker, bei denen man zwar von ihrer früheren Erkrankung weiß, die aber zur Zeit klinisch und serologisch negativ sind; diese Kranken könnten ohne Behandlung einer Beratungsstelle überwiesen werden.

3. Bei einer gewissen Anzahl von Soldaten würde man Symptome einer noch bestehenden Syphilis bei meist positiver Seroreaktion finden, die entweder von einer früheren Erkrankung nichts wissen oder sie verheimlichen wollen; diese müßten sofort in einem Krankenhaus behandelt und dann erst einer Fürsorgestelle überwiesen werden.

4. Schließlich würde man Männer finden, die zwar kein Zeichen von bestehender oder früherer Syphilis haben, aber eine positive Seroreaktion. Wenn es sich nicht um Soldaten mit Malaria handelt, wären es solche, deren Syphilis unerkannt geblieben oder verheimlicht worden ist. Auch diese müßten einem Krankenhaus zur Behandlung und später einer Fürsorgestelle überwiesen werden.

17. Bekämpfung der Geschlechtskrankheiten in der Marine.

Einen besonderen Boden für die Ausbreitung der Geschlechtskrankheiten stellen die Seeleute dar. Eines Teils handelt es sich um eine Auslese kräftiger und gesunder, meist in der Blüte ihres Lebens stehender Menschen, andererseits sind diese kräftigen und gesunden Menschen gezwungen, oft wochenlang bei schwerer Arbeit und fern dem Lande ihren Geschlechtstrieb zu unterdrücken. Es ist dann kein Wunder, wenn die Seeleute jede sich ihnen darbietende Gelegenheit benützen, um dem zurückgedämmten Geschlechtstrieb freien Lauf zu lassen. So ist es verständlich, wenn die großen Seehäfen riesigen Bordellen gleichen. Es ist dies zu bekannt, als daß es nötig wäre, erst dafür Daten zu bringen. Durch diese Tatsache ist die Durchseuchung der Seeleute mit Geschlechtskrankheiten vollkommen erklärt. Es ist auch erklärlich, daß gerade die Disziplin unter den Seeleuten, auch der Handelsmarine, die Möglichkeit gibt, energische Maßnahmen gegen die Geschlechtskrankheiten zu ergreifen. In keinem Berufe ist der Schaden, den die Geschlechtskrankheiten anstellen, so augenfällig und deshalb auch so bekannt geworden, wie bei den Seeleuten. Daher wurden auch die ersten Versuche über Prophylaxe bei Geschlechtskrankheiten auf Schiffen gemacht und haben sich bewährt.

Der englische Marinegeneralstabsarzt berichtet, daß zur Behandlung der Geschlechtskranken jährlich ungefähr 325 000 Tage erforderlich waren.

Zur Bekämpfung der Geschlechtskrankheiten unter den Matrosen wird empfohlen, die Ausrüstung der Schiffsapotheke in bezug auf die Medikamente für Geschlechtskrankheiten auszugestalten. Insbesondere sollen Prophylaktica in genügender Menge vorhanden sein, damit die Matrosen ausgiebig damit beteilt werden können.

In der amerikanischen Marine wurden verschiedene Maßnahmen eingeführt, die der Bekämpfung der Geschlechtskrankheiten dienen sollen. Abendurlaube in fremden Häfen werden sehr beschränkt, es werden reichlich aufklärende Vorträge veranstaltet und Unterhaltungsabende mit Mädchen aus besseren Familien. Vor allem aber wurde 1922 die Zwangsprophylaxe eingeführt, deren Ergebnisse recht gut sind. Die Desinfektion 4 Stunden und später nach dem Verkehr ist zwecklos. Es traten aber auch trotz Prophylaxe in einer allerdings verhältnismäßig kleinen Anzahl von Fällen Infektionen auf, und zwar:

Bei der Prophylaxe nach 1 Stunde in 2,2% Fällen
„ „ „ „ 2 Stunden in 3,1% „
„ „ „ „ 3 „ „ 4,6% „

Der Bekämpfung der Geschlechtskrankheiten auf Handelsschiffen soll mehr Aufmerksamkeit gewidmet werden. W. BROSE schlägt vor, daß die Arbeitgeber für die Behandlungskosten aufzukommen hätten. Die Seeleute sollten eingehend über die Gefahren durch Wort und Schriften belehrt werden. Die Besatzung müßte durch einen Arzt auf Geschlechtskrankheiten untersucht werden und Seemannskrankenkassen, Ambulatorien und Prophylaxestationen errichtet werden. Er tritt auch für eine verschärfte Prostituiertenkontrolle ein.

Zur Behandlung geschlechtskranker Seeleute wurde empfohlen, die Bemühungen des Office International d'Hygiène, in allen Hafenstädten den Seeleuten aller Nationen kostenlose poliklinische Behandlung zu gewähren, zu unterstützen. Eine solche besteht derzeit in den Staaten Brasilien, Dänemark, Italien, Niederland (Amsterdam und Rotterdam), Norwegen, Schweden. Außer für ambulante Behandlung soll auch Vorsorge für Seemannsheime, Hafenkrankenhäuser u. dgl. getroffen werden.

Zur Bekämpfung der Geschlechtskrankheiten unter den Seeleuten wurden internationale Vereinbarungen getroffen, die es den Seeleuten ermöglichen, fast in jedem Hafen eine prophylaktische Behandlung und im Falle einer Erkrankung auch fachärztliche Hilfe zu erhalten.

Nachstehend das Verzeichnis der Häfen mit Beratungsstellen:

A. Europa.

1. *Belgien*; Antwerpen, Ostende. 2. *Bulgarien*: Burgas, Varna. 3. *Dänemark*: Kopenhagen. 4. *Deutschland*: Bremen, Emden, Flensburg, Hamburg, Kiel, Lübeck, Rostock, Stettin (es fehlen also, um nur international bedeutende, weitere deutsche Häfen zu melden: Bremerhaven, Cuxhaven, Kolberg, Königsberg, Pillau, Saßnitz, Stralsund, Swinemünde, Wilhelmshaven). 5. *Estland*: Reval. 6. *Frankreich*: Bordeaux, Brest, Dünkirchen, Marseille. 7. *Griechenland*: Athen, Saloniki. 8. *Großbritannien* und *Irland*: Aberdeen, Ayr (Schottland), Barrow-in-Furness, Barry, Belfast (Irland), Birkenhead, Bottle, Bristol, Cardiff, Chantham, Dover, Dublin (Irland), Dundee (Schottland), Edinburgh (Schottland), Glasgow (Schottland), Golle, Gravesend, Greenich (Schottland), Grimsby, Hull, Liverpool, London, Manchester, Middlesborough, Newcastle-on-Tyne, Newport, Plymouth, Porthmouth, Salford, Sheerness, Southampton, South Shields, Stokton-on-Tees, Sunderland, Swansea, Thurso (Schottland), Tynemouth, Wallasey, West Hartlepool, Whitehaven. 9. *Holland*: Amsterdam, Middelburg, Rotterdam, Terneuzen, Vlissingen. 10. *Island*: Reykjavik. 11. *Italien*: Ancona, Bari, Brindisi, Catania, Civitavecchia, Genua, La Maddalena (Sardinien), Livorno, Marsala, Messina, Neapel, Palermo, Reggio, Syracus,

Tarent (Taranto), Venedig. 12. *Livland*: Riga. 13. *Malta*: La Valetta. 14. *Norwegen*: Bergen, Christiania (Oslo), Drontheim. 15. *Portugal*: Lissabon, Oporto. 16. *Schweden*: Gefle, Gothenburg, Helsingborg, Stockholm.

B. Asien.

1. *Bangkok* (Siam). 2. *Bombay* (Vorderindien). 3. *Calcutta* (Indien). 4. *Colombo* (Indien). 5. *Kobe* (Japan). 6. *Madras* (Indien). 7. *Puket* (Siam), 8. *Shanghai* (China). 9. *Singapore* (Siam). 11. *Vizagapatam* (Indien).

C. Afrika.

1. Algier. 2. Dakar (franz. Westafrika). 3. Daressalam (Ostafrika). 4. Mozambique. 5. Sousse (Tunis). 6. Tunis.

D. Nordamerika.

1. Campbellton (N. B. Kanada). 2. Chatam (N. B. Kanada). 3. Chicoutimi (Kanada). 4. Fort William (Kanada). 5. Fredericton (Kanada). 6. Halifax (Kanada). 7. Hamilton (Kanada). 8. Kongston (Kanada). 9. Moncton (Kanada). 10. Montreal (Kanada). 11. Owen Sound (Kanada). 12. Quebec (Kanada). 13. St. John (Kanada). 14. Stephen (Kanada). 15. Sidney (Nova Scotia, Kanada). 16. Toronto (Kanada). 17. Vancouver (Kanada). 18. Windsor (Kanada). 19. Yarmouth (Kanada).

E. Mittelamerika.

1. Cap-Haitien (Haiti). 2. Jaemel (Haiti). 3. Les Cayes (Haiti). 4. Port-au-Prince (Haiti). 5. Colon (Panama). 6. Panama.

F. Südamerika.

1. *Argentinien*: Buenos Aires. 2. *Brasilien*: Aracaju, Bahia, Belem, Cuyaba, Florianopolis, Manaòs, Natal, Parahyba, Paranagua, Parnahyba, Pernambuco, Porto Alegre, Rio de Janeiro, Santos, Victoria. 3. *Chile*: Iquique, Valparaiso. 4. *Peru*: Callao.

G. Australien.

Adelaide, Auckland (Neuseeland), Brisbane, Christchurch (Neuseeland), Dunediu (Neuseeland), Fremantle, Hobart (Tasmania), Levuka (Fidschiinseln), Melbourne, Suva (Fidschi), Sydney, Wellington (Neuseeland).

Diese Liste besitzt der Kapitän des Schiffes oder einer der Schiffsoffiziere, an die sich die Mannschaft um Auskunft zu wenden hat. In den Mannschaftsräumen werden Hinweise auf dieses Verzeichnis und auf den es verwahrenden Offizier angebracht, so daß es die Matrosen nicht übersehen können. Auch den Landurlaubern wird ein Merkblatt über die Gefahren der Ansteckung und über die Prophylaxe ausgehändigt.

In der Publikation des Bureau international du travail sind alle Adressen nebst Ordinationsstunden genau verzeichnet.

18. Die Ausgaben einzelner Staaten zur Bekämpfung der Geschlechtskrankheiten.

Die Ausgaben der einzelnen Staaten zur Bekämpfung der Geschlechtskrankheiten sind je nach ihren Maßnahmen verschieden. So betragen die Kosten der Bekämpfung der Geschlechtskrankheiten in *Dänemark* nach HAUSTEIN für das ganze Land pro Kopf und Jahr $1^1/_2$ Mark, für Kopenhagen allein 5 Mark und für die Provinz 1 Mark.

In *Frankreich* wurde im Jahre 1924 ein Betrag von 3 Millionen Francs, 1925 3 395 000 Francs in das Budget eingestellt.

Die Kosten für die Erhaltung der Behandlungsstellen in *England* betrugen in den Jahren

1920/21	470 000 £
1921/22	452 000 „
1922/23	399 000 „

Für die Provinz London betrugen die Kosten im Jahre

1917	33 000 £
1918	50 000 „
1919	80 000 „
1920	100 000 „
1921	120 000 „

Um die Kosten der öffentlichen Behandlung zu decken, besteht ein eigener Fond (Exchequer Grant), der den Gemeinden 75% der Auslagen ersetzt. 1923 betrug die Summe aller Ausgaben der Ortsbehörden in ganz England etwa 375 000 £.

Zur Behandlung der Geschlechtskrankheiten trägt die englische Regierung nach Mitteilung WOODS, des Parlamentssekretärs beim Gesundheitsministerium, 75% der Kosten. Zur Zeit befinden sich in England 193 Behandlungsstätten, 14 Spitäler für Frauen und 7 Krankenhäuser für angesteckte Schwangere. Die Zahl der Pflegetage betrug im Jahre 1924 1 650 000.

W. GRUMACH (140) schätzt die Kosten für *Deutschland*, die durch Behandlung und Verwaltungsspesen entstehen, auf jährlich 50 60 Mill. Mark. Diese Summe wäre durch den Staat, die Gemeinde, die Versicherungsträger und die Lebensversicherungen leicht aufzubringen, indem man bei der Propaganda auf die Ersparnisse aufmerksam macht, die durch Vermeidung vieler Fälle von Geschlechtskrankheiten zu erzielen wären.

Einige weitere Daten über die Summen, die zur Zeit einige Länder für Bekämpfung der Geschlechtskrankheiten auszugeben haben: Im Jahre 1918 gab der Kanton *Vaud* in der Schweiz für Krankenhausbehandlung Geschlechtskranker 40 000 Fr. und die Schweiz während der Mobilisierung $1^1/_2$ Millionen Francs. In *England* wurden vom Staate im Jahre 1920 314 000 Pfund Sterling und im Jahre 1921 560 000 Sterling zur Bekämpfung der Geschlechtskrankheiten beigesteuert. Die Behandlung der Paralytiker erforderte während des Krieges alljährlich 2 250 000 Pfund Sterling. Für *Schottland* gab die Regierung im Jahre 1921 zur Bekämpfung der Geschlechtskrankheiten 60 000 Pfund und in den ersten Monaten 1922 80 000 Pfund aus.

Die Lasten, die *Finnland* durch die Bekämpfung der Geschlechtskrankheiten erwuchsen, betrugen für den Staat ohne den Aufwand der unentgeltlichen Behandlung für das Jahr 1923 1 300 000 Fr.

In *Holland* beschränkt sich die Regierung auf eine Subvention von 10 000 h. Gulden, die sie jährlich der holländischen Vereinigung zur Bekämpfung der Geschlechtskrankheiten gibt.

Die *littauische* Regierung widmet jährlich 100 000 Lit. dem Zwecke der Bekämpfung der Geschlechtskrankheiten.

Durch die in Schweden gesetzliche Gratisbehandlung entstanden im Jahre 1921: 1 000 828 Kronen Kosten und im Jahre 1924: 499 516 Kronen.

Die Ausgaben der Vereinigten Staaten von Nordamerika für den Kampf gegen die Geschlechtskrankheiten werden von der Public Health Division for Venereal Diseases für 2 Jahre veranschlagt auf 1 Million Dollar für die Arbeit in Armee und Flotte, 1 Million Dollar für die verschiedenen Gesundheitsämter in den verschiedenen Staaten, 100 000 Dollar für wissenschaftliche Untersuchungen, 300 000 Dollar für Erziehungsmaßnahmen und soziologische Untersuchungen, 200 000 Dollar für genannte Behörde und 100 000 Dollar für den Sozialhygiene-Ausschuß.

Im Jahre 1920 hatte die Bundesregierung für *Kanada* 200 000 $ zur Bekämpfung der Geschlechtskrankheiten bewilligt unter der Bedingung, daß die Provinzen ebensoviel zu diesem Zwecke anbringen. Für *Ontario* betrug die Jahressumme 114 000 $. Die Provinzialregierung hat für die erste Einrichtung der Ambulatorien und für die Besoldung der Ärzte 500 $ jährlich bewilligt. Für jeden, im Krankenhause behandelten, und für die jedesmalige Behandlung eines Patienten wurden täglich 50 Cts. gezahlt.

In der Stadt *Toronto* wird für jeden Geschlechtskranken im Krankenhause 1,5 $ gezahlt. — Im Jahre 1923 hatten die sechs Kliniken 1367 neue Kranke und 33 584 Behandlungen.

Literatur.

I. Soziale Bedeutung der Geschlechtskrankheiten.

1. Ursachen der Verbreitung der Geschlechtskrankheiten.

ALIAMET, P.: Gibt es bei der Frau eine okkulte infektiöse Syphilis? Clinique. Jg. 20, Nr. 53. 1925. — SAINZ DE AJA, ALVAREZ: Luesprophylaxe in der Ehe. Ecos esp. de derm. y sifil. Jg. 2, Nr. 8. 1926. — BALDWIN, H. A.: Treatment of syphilis. Urol. a. cut. review. Vol. 29, Nr. 11. 1925. — BARASCH, M. S.: Geschlechtsleben der Moskauer Arbeiter. Venerol. u. Dermatol. 1925. Nr. 6, S. 137. — BIZART, L. et L. JOLIVET: Une femme indemme de tout accident spécifique mais présentant une réaction de BORDET-WASSERMANN complètement positive peut-elle être contagieuse? Bull. de la soc. franç. de dermatol. Jg. 32, Nr. 2, p. 65. 1925. — BLADINI, L.: Zur Frage der Behandlung von Geschlechtskrankheiten auf Staatskosten. Svenska läkartidningen. Bd. 21, Nr. 24, S. 584. 1924. — BORY: Über die okkulten Syphilisformen bei der Frau. Die Erkennung der Keimträgerinnen. Bull. de la soc franç. de dermatol. Jg. 32, Nr. 4. 1925. — DALEY, M. W.: Delinquents and sex-education. Journ. of soc. hyg. Vol. 10, Nr. 5. 1924. — Die Heilanstalten in Preußen in den Jahren 1919 und 1920. Venerische Krankheiten. Med.-statist. Nachr. Bd. 11, H. 1. 1922. — Die Sterblichkeit der Gesamtbevölkerung im Freistaat Preußen nach Todesursachen und Altersklassen im Jahre 1920. Venerische Krankheiten. Med.-statist. Nachr. Bd. 11, H. 2. 1923. — ELIAN, E. I.: Zunahme der Syphilis in den Dörfern. Venerol. u. Dermatol. 1925. Nr. 2, S. 108. — FAUST, E. C.: Social diseases in China. Social pathology. Vol. 1, Nr. 6. 1925. — FINGER, E.: Wandlungen im Krankheitsbilde und in der Behandlung der Syphilis. Wien. klin. Wochenschr. 1925. Nr. 1. S. 27. — FINKENER, E. und L. NEUGARTEN, Über die Wa.R. unter der Geburt und ihre Bedeutung der Syphilis bei Müttern und Neugeborenen. Arch. f. Gynäkol. Bd. 122, H. 1/2, S. 341. 1924. — FISCHER, H.: (a) Die Verbreitung und Bekämpfung der Syphilis im Gefängnis. Dtsch. Zeitschr. f. d. ges. gerichtl. Med. Bd. 3, H. 4, S. 318. 1924. (b) Über die Notwendigkeit durchgreifender ärztlicher Versorgung der Geschlechtskranken in unseren Strafanstalten und Untersuchungsgefängnissen. Mitt. d. dtsch. Ges. z. Bekämpf. d. Geschlechtskrankh. Bd. 24, Nr. 4. 1926. — FLESCH, M.: Bemerkungen über die Bedeutung der Gonorrhöe für die Entstehung und für die Prognose der weiblichen Sterilität. Zeitschr. f. Bekämpf. d. Geschlechtskrankh. Bd. 15, S. 139. 1914. — GALEWSKY: Die Geschlechtskrankheiten in den Justizgefängnissen Sachsens. Mitt. d. dtsch. Ges. z. Bekämpf. d. Geschlechtskrankh. Bd. 24, Nr. 3. 1926. — GEBERT: Über eine Familienepidemie von extragenitaler Syphilis. Berlin. klin. Wochenschr. 1896. Nr. 41. — GENNERICH, W.: Die Syphilis des Zentralnervensystems, ihre Ursachen und Behandlung. Berlin: Julius Springer 1921. — GROTJAHN, A.: Soziale Pathologie. Berlin: Julius Springer 1923. — GRÜTZ: Extragenitale Syphilisepidemie unter holsteinischen Landarbeitern. Dtsch. med. Wochenschr. Bd. 49, Nr. 24. 1923. — HANSCHELL, H. M.: Über den Einfluß der Rasse bei Geschlechtskrankheiten. Transact. of the roy. soc. of trop. med. and hyg. Vol. 19, Nr. 5/6. 1926. — HAUSTEIN, H.: Geschlechtskrankheiten und Prostitution in Skandinavien. Beiträge zum Sexualproblem, H. V. Verlag: Der Syndikalist 1925. Berlin O. 34. — HECHT, H.: (a) Die Verbreitung der Geschlechtskrankheiten in der tschechoslowakischen Republik. Mitt. d. dtsch. Ges. z. Bekämpf. d. Geschlechtskrankh. Bd. 22,

H. 2. 1924. (b) Die Verbreitung der Syphilis in Groß-Prag. Ärztl. Nachr. 1924. Nr. 22. (c) Verbreitung der Geschlechtskrankheiten an den Mittelschulen. Zeitschr. f. Bekämpf. d. Geschlechtskrankh. Bd. 8, S. 125. 1909. (d) Der Kampf gegen die Geschlechtskrankheiten in Prag. Mitt. d. dtsch. Ges. z. Bekämpf. d. Geschlechtskrankh. Bd. 24, Nr. 1. 1926. — HILGERS und GORONCY: Die Verbreitung und Bekämpfung der Syphilis bei Insassen des Königsberger Gerichtsgefängnisses. Sozialhyg. Mitt. Jg. 8, H. 3, S. 39. 1924. — HOFFMANN, ERICH: Über Syphilisinfektion mit Leichenmaterial und evtl. Schmarotzertum der Spir. pallida. Münch. med. Wochenschr. 1926. Nr. 5, S. 185. — HOLMS, S. J.: Rasse und Geschlechtskrankheiten. Mitt. d. dtsch. Ges. z. Bekämpf. d. Geschlechtskrankh. Bd. 22, Nr. 2. 1924. — Insurance and venereal disease. Health a. Empire. Vol. 2, Nr. 3, p. 24. 1923. — JADASSOHN, J.: Über die Bedeutung der ansteckenden Geschlechtskrankheiten. Amtl. Mitt. d. Landesversicherungsanstalt Rheinprovinz. Jg. 1925. Sonderbeil. Nr. 39. 1925. — JAKOBY, F.: Beobachtungen über syphilitische Erkrankungen bei Glasbläsern. Münch. med. Wochenschr. 1925. Nr. 15, S. 589. — JERSILD, O.: Das Salvarsan als sozialhygienischer Faktor. Acta dermato-venerol. Bd. 3, S. 446. 1922. — KAHN, A. G. und E. K. DACHSCHLÄGER: Zur Prophylaxe der Gonorrhöekomplikationen bei Frauen. Venerol. u. Dermatol. 1925. Nr. 5, S. 106. — KASIUS, P.: Venereal diseases aspects of delinquency. Soc. pathol. Vol. 1, Nr. 8, p. 426. 1926. — LANZA, A. J.: Venereal disease and the family. Hosp. soc. serv. Vol. 12, Nr. 4. 1925. — LEPULKALN, A. und B. AUBRECHT: Die Syphilis in den Dörfern. Wratschebnoje Djelo. Jg. 1925, Nr. 9. 1925. — LOMHOLT, S.: Einiges über Verbreitung und Bekämpfung der Geschlechtskrankheiten in Dänemark 1922. Ugeskrift f. laeger. Bd. 85, Nr. 31. 1923. — MARCUSE, J.: Die Beschränkung der Geburtenzahl. München 1913. Zeitschr. f. Sexualhyg. Bd. 9, H. 8. 1919. — MURERO, G.: Di una piccola epidemia di sifilide. Rass. inter. di clin. e terap. Vol. 6, Nr. 9. 1925. — NATHSINHA, SAILANDRA: The venereal problem in Calcutta. Indian med. record. Vol. 45, Nr. 4. 1925. — PARKER, V. H.: Responsibilities of prison physicians for progressive methods in diagnosis and treatment of venereal diseases. Health a. Empire. Vol. 2, Nr. 11, p. 81. — PELLEGRINI, R.: (a) I criminali e la diffusione delle malattie sessuali. Rass. di studi sess. Jg. 5, H. 1, p. 11. 1925. (b) Die Verbrecher und die Verbreitung der Geschlechtskrankheiten. Rass. di studi sess. Vol. 5, Nr. 1. 1925. — PIERCE, C. C.: The present status of venereal disease control.. Illinois med. journ. Vol. 44, Nr. 2, p. 124. 1923. — PINKUS: Günstiger Einfluß der Salvarsantherapie auf den Verlauf der Syphilis. Mitt. d. dtsch. Ges. z. Bekämpf. d. Geschlechtskrankh. Bd. 23, Nr. 2, S. 13. — POLLITZER, S.: Report of the committee on statistics of the American dermatological association for the year 1921. Arch. of dermatol. a. syphilol. Vol. 7, Nr. 1. 1923. — RABINOWITSCH, A. G.: Zur Frage über Verbreitung der Geschlechtskrankheiten und speziell der Syphilis in der jüdischen Bevölkerung in Kijew. Venerol. u. Dermatol. 1925. Nr. 6, S. 155. — REICHENBÄCHER, WILLY: Zur Statistik der Verheirateten unter den Geschlechtskranken. Dtsch. med. Wochenschr. Bd. 75, Nr. 33, S. 621. 1922. — Results of venereal diseases control. Soc. hyll. bull. Vol. 9, Nr. 8. 1922. — ROTSTEIN, Z. J.: Das Geschlechtsleben der Arbeiter. Venerol. u. Dermatol. 1925. Nr. 5, S. 118. — SACHS, J. G., L. E. SALUTZKI und SCHISCHOFF: Zur Frage über die Heilbarkeit der Gonorrhöe. Gonorrhöe und Familie. Venerol. u. Dermatol. 1925. Nr. 5, S. 111. — SCHNELLER: Behandlung Geschlechtskranker in den Gefangenenanstalten Dresdens und Fürsorge bei ihrer Entlassung. Mitt. d. dtsch. Ges. z. Bekämpf. d. Geschlechtskrankh. Bd. 24, Nr. 1. 1926. — SCHRÖTTER, H.: Zur Kenntnis der Frequenz der Geschlechtskranken in Österreich, beurteilt man nach dem Vorkommen rezenter Infektionen. Mitt. d. Volksgesundheitsamtes. Jg. 1926. Sonderbeil. 1926. — SIEVEKING: Die Zunahme der Geschlechtskrankheiten in deutschen Großstädten, ihre Gefahren und die Möglichkeit ihrer Abwehr. Klin. Wochenschr. 1922. Nr. 40, S. 2005. — SPALDING, A. B.: The incidence of venereal disease in patients suffering with sterility. California state journ. of med. Vol. 21, Nr. 11, S. 457. 1923. — SPILLMANN, L.: La syphilis est-elle en décroissance? Bull. de la soc. franç. de dermatol. Jg. 32, Nr. 4. 1925. — STEIN, R. O.: Der Einfluß des Krieges auf die Verteilung der venerischen Affektionen der Zivilbevölkerung. Wien. med. Wochenschr. 1916. Nr. 28. — STOECKENIUS, W.: Beitrag zur Bekämpfung der Geschlechtskrankheiten. Zeitschr. f. Bekämpf. d. Geschlechtskrankh. Bd. 19, S. 256. 1919/20. — Über Geschlechtskrankheiten. Med.-statist. Nachr. Bd. 11, H. 3/4. 1923. — VAERTING: Über die sexualphysiologischen Grundlagen der doppelten Moral und Prostitution. Zeitschr. f. Bekämpf. d. Geschlechtskrankh. Bd. 18, S. 14. 1917. — VEDDER, E. B.: Die Verbreitung der Syphilis. The Therapeutic Gazette. Vol. 5, p. 16. 1916. — VILMS, J.: Die sozialen und wirtschaftlichen Ursachen der Geschlechtskrankheiten. Eesti arst. Bd. 1, Nr. 4. 1922. — VOIGT, L.: (a) Vier Jahre Geschlechtskrankenstatistik in Nürnberg. Münch. med. Wochenschr. 1925. Nr. 15, S. 593 u. 1922. S. 861. Dermatol. Wochenschr. 1922. Nr. 47. (b) Das Ergebnis der Nürnberger Geschlechtskrankenstatistik im Mai 1922. Blätter f. Gesundheitsfürs. Bd. 1, H. 5. 1922. — WEIN, M. A.: Grundfaktoren, die auf Wuchs und Verbreitung der venerischen Krankheiten einwirken. Venerol. u. Dermatol. 1925. H. 6, S. 131. — WEINBERG, W.: Zur Frage der Häufigkeit der Syphilis in der Großstadt. Arch. f. Rassen- u. Gesellschaftsbiologie, 11. Jg., H. 2 u. 5. — WHITE, D.:

Thoughts on the prevalence of syphilis. — Brit. journ. of vener., dis., Vol. 1. Nr. 2. p. 136. 1925. — WOLBARST, Abr. L.: Gonorrhea and syphilis and their relation to marriage. Americ. med., Vol. 30, Nr. 2, p. 85. 1924.

2. Soziale Belastung durch die Geschlechtskrankheiten.

BAYET: La lutte moniale contre le péril vénérien. Bull. méd. Tom. 37, Nr. 13. 1923. — BERING: Geschlechtskrankheiten und Invalidität. Amtl. Mitteil. d. Landesversicherungsanstalt Rheinprovinz. Jg. 1925. Sonderbeil. Nr. 39, S. 9. 1925. — BLASCHKO, A. und W. FISCHER: Einfluß der sozialen Lage auf die Geschlechtskrankheiten. München: Lehmann 1912. — BOSTROEM, A.: Metaluesprobleme. Klin. Wochenschr. 1926. Nr. 16. — BREGER: Die soziale Bedeutung der Geschlechtskrankheiten. Reichsgesundheitsblatt. Jg. 1, Nr. 15, Beih. 3. 1926. — BRONNER, W. M.: Die venerischen Krankheiten und die ärztliche Versorgung der Versicherten. Ber. d. Volks. f. öff. Gesundheitspflege. 1922. Nr. 5/6, S. 20. — BROWNING, E. S.: Venereal prophylaxis — a resume. Journ. of the Michigan state med. soc. Vol. 22, Nr. 8, p. 325. 1923. — BRUHNS, C.: Ein Beitrag zur Frage: Wie viele Syphilitiker erkranken später an Aortitis nebst einigen therapeutischen Bemerkungen. Med. Klinik. 1926. Nr. 8. — BRUNET, W. M.: The relation of venereal disease to industry. Brit. journ. of venereal dis. Vol. 1, Nr. 4. 1925. — BUCURA: Fruchtbare und unfruchtbare Ehen. Wien. med. Wochenschr. Jg. 76, Nr. 50. 1926. — BUMKE, OSWALD: Über die Schwankungen in der Häufigkeit der Paralyse in Deutschland. Arch. f. Psychiatrie u. Nervenkrankh. Bd. 74, H. 2/4. 1925. — BUSCHKE: Syphilis und Trauma. Berlin. dermatol. Ges. 22. 4. 1926. — CHRIST, L. B.: Syphilis als soziales Problem und seine Beziehungen zur Fürsorge. Hosp. soc. serv. Bd. 13, Nr. 6. 1926. — CUMMING, H.: Sozialhygiene und öffentliche Gesundheitspflege. Journ. of soc. hyg. Februar 1924. — DEWAR, T. F.: Problems in the administrative control of venereal disease from the depart mental point of view. Health Empire. Vol. 1, Nr. 10. 1923. — DUBLIN, L. J. and M. A. CLARK: Ein Programm für die Statistik der Geschlechtskrankheiten. Public health reports. Vol. 36, Nr. 50. 1921. — EVERETT, R. H.: The cost of Venereal Disease to Industry. Journ. of industr. hyg. Vol. 9, Nr. 5, p. 178. 1920. — FRAZER, A. R. und A. G. B. DUNCAN: Eine Wahrscheinlichkeitserklärung für die Zunahme und frühzeitiges Auftreten von Nervensyphilis. Brit. journ. of dermatol. Vol. 8. 1921. — GÜRICH: Münch. med. Wochenschr. Bd. 72, Nr. 24, S. 980. 1925. — HAUPTMANN: Wie können wir der Paralyse und Tabes vorbeugen. Klin. Wochenschrift. Nr. 16. 1926. — HOFMANN, E.: Geschlechtskrankheiten und Invalidität. Amtl. Mitteil. d. Landesversicherungsanstalt Rheinprvinz. Jg. 1925. Sonderbeil. Nr. 39, S. 115. 1925. — JONESCU, V. C.: Die Beziehung zwischen Syphilis und Epitheliom. Rev. stiintelor med. Jg. 14, Nr. 10/11. 1925. — KAYSER, J. D.: Mitteilungen über das Vorkommen venerischer Krankheiten im niederländischen Heer. Nederlandsch tijdschr. v. geneesk. Vol. 66, H. 2, Nr. 4, p. 402. — KOCH: Hat die Häufigkeit der Paralyse seit Einführung der Salvarsanbehandlung abgenommen? Psychiatr.-neurol. Wochenschr. Bd. 25, Nr. 1/2. 1923. — KOLB: Eine vergleichende internationale Paralysestatistik. Zeitschr. f. d. ges. Neurol. u. Psychiatrie. Bd. 96, H. 1/3. 1925. — LACAPÉRE, G.: La question de la dualité des virus syphilitiques et les causes d'orientation de la syphilis. Rev. franç. de dermatol. et de venerol. Jg. 1, Nr. 2. 1925. — LASSEUR: Rev. méd. de la Suisse romande. Tom. 42, Nr. 3. — LENNMALM, FR.: Über die Bedeutung der Lues für die Entstehung chronischer Erkrankungen des Gefäß- und Nervensystems. Svenska läkartidningen. Jg. 21, Nr. 37. 1924. — LEREDDE: Über die durch Syphilis bedingte Mortalität. Zeitschr. f. Bekämpf. d. Geschlechtskrankh. Bd. 15, S. 218. 1914. — MAC ALISTER, CH. J.: What venereal diseases cost the community. Soc. f. hyg. Vol. 7. 1921. — MATTAUSCHEK, E. und A. PILCZ: (a) Beitrag zur Lues-Paralyse-Frage. Zeitschr. f. d. ges. Neurol. u. Psychiatrie. Bd. 8. 1912. (b) II. Mitteilung über 4134 katamnestisch verfolgte Fälle von luetischer Infektion. Zeitschr. f. d. ges. Neurol. u. Psychiatrie. Bd. 15. 1913. (c) Über die weiteren Schicksale 4134 katamnestisch verfolgter Fälle von luetischer Infektion. Med. Klinik. 1913. H. 38. — MAY, OTTO: Venerische Erkrankungen, ausgedrückt in Krankengeldern. Health a. Empire. Vol. 1, Nr. 2. 1926. — MONTESANO, VENDENZO: La diminuzione del a sifilide. Rass. di studi sess. Vol. 4, Nr. 5, p. 327. 1924. — NÄGELSBACH, E.: Die Syphilis in Westabessinien. Arch. f. Schiffs- u. Tropenhyg. Bd. 30, H. 3. 1926. — NASSAU, ERICH: Sozialhygienische Bestrebungen in Nordamerika. Arch. f. Frauenkunde u. Eugenetik. Bd. 7, H. 2, S. 139. 1921. — PEDERSEN, V. C.: Syphilis from the social standpoint. A study from histories. January 1917 bis July 1923. Urol. a. cut. review. Vol. 29, Nr. 2. 1925. — PELLER, J.: Die soziale Bedeutung der Gonorrhöe. Wien. med. Wochenschr. (Das österr. Sanitätswesen.) 1913. Nr. 38. — PINKUS: Die Verhütung der Geschlechtskrankheiten. Freiburg 1912. — PLAUT, F. und F. JAHNEL: Schutzpockenimpfung, Syphilisverlauf und Paralyse im Lichte tierexperimenteller Untersuchungen. Münch. med. Wochenschr. 1926. Nr. 13, S. 515. — POST: Lues und Carcinom. Dermatol. Zeitschr. Bd. 44, S. 337. 1925. — RECKZEH: Beeinflußt eine syphilitische Infektion die Lebensdauer und Arbeitsfähigkeit? Med. Klinik. 1913. Nr. 40. — REDLICH: Schützt die Behandlung der frischen Syphilis vor dem späteren Auftreten der sog. Metalues? Wien.

med. Wochenschr. Bd. 73, S. 1461. 1923. — SALOMON, H.: (a) Die Ursachen der größeren Häufigkeit der Tabes und Paralyse bei den Kulturvölkern. Dtsch. med. Wochenschr. Jg. 51, Nr. 46. 1925. (b) Americ. journ. of syphilis. Vol. 10, Nr. 1. 1926. — SCHAEFFER, R.: Über Häufigkeit, Ursachen und Behandlung der Sterilität der Frauen. Zeitschr. f. Bekämpf. d. Geschlechtskrankh. Bd. 15, Nr. 2. 1914. — SCHÜKRY, J. und FAHREDDIN KERIM: (a) Schutzpockenimpfung und Paralyse. Münch. med. Wochenschr. Jg. 73, Nr. 22, S. 915. (b) Über das Vorkommen von progressiver Paralyse in der Türkei. Münch. med. Wochenschr. Jg. 73, Nr. 22. 1926. — SÉZARY: Syphilis, exotique et pathogénie de la syphilis nerveuse. Presse méd. Jg. 34, Nr. 1. 1926. — SMITH, W. D.: Syphilis of the aorta and heart. Boston med. a. surg. journ. Vol. 193, Nr. 9. p. 125. — SNOW, W. F.: Gonorrhoea and syphilis. Nations health. Vol. 4, Nr. 8. 1922. — TREDGOLD, A. F.: Mental deviciency in relation to venereal disease. London 1918. (The National Council for Combating Venereal Diseases.) — VAJDA, K.: Syphilis und Lebensversicherung. Gyógyászat. Jg. 64, Nr. 9/10. 1924. — WALKER, K. M.: Sterilität des Mannes. Brit. journ. of. ven. dis. Vol. 2, Nr. 3, p. 192.

3. Nehmen die Geschlechtskrankheiten zu oder ab?

CSILLAG, J.: Ist die Zahl der syphilitischen Infektionen zu Budapest in Abnahme begriffen? Gyogyászat. Jg. 66, Nr. 39. 1926. — JADASSOHN: Syphilisrückgang und Salvarsan. Klin. Wochenschr. Jg. 5, Nr. 48. 1926. — JEANSELME, E. und BURNIER: Geht die Lues in der Arbeiterbevölkerung zurück? Bull. de l'acad. de méd. Tome 95, Nr. 10. 1926. — MANCA-PASTORINA: Geht die Syphilis zurück? Studi sassaresi. Vol. 4, H. 1. 1926.

4. Geschlechtskrankheiten bei Kindern.

ALTERTHUM: Über das Vorkommen und den Infektionsmodus der Genitalgonorrhöe bei Knaben. Dtsch. med. Wochenschr. 1926. Nr. 18, S. 746. — BANG und DORFF KJELDSEN: Prognose der Kinder bei syphilitischen Müttern. Hospitalstidende. Bd. 67, Nr. 26, S. 143. 1924. — BATKIS, G.: Geschlechtsleben der russischen Jugend. (Eine Umfrage unter der Moskauer Studentenschaft.) Neue Generation. Jg. 21, S. 41/86. 1925. — BAILEY, H.: Consideration of the causes of stillbirths and neonatal deaths. Arch. of pediatr. Vol. 40, Nr. 4, p. 226. 1923. — BENGSTON, B. N.: The viability of gonococci in water. Itt. med. journ. Bd. 47, Nr. 4, p. 296. 1925. — BLAND, B. P.: Gonorheal infection in childhood. New York med. journ. Vol. 11, p. 489. 1920. — BODEK: Koitierversuche von Kindern. Dtsch. med. Wochenschr. 1924. S. 1651. — BOWERS, P. E.: Sociological aspects of syphilis. Social pathol. Vol. 1, Nr. 1, p. 4. 1924. — BRATUSCH-MARREIN: Die Verteilung der Lues congenita auf die Geschlechter. Münch. med. Wochenschr. 1925. Nr. 27, S. 1109. — BUSCHKE und M. GUMPERT: (a) Syphilis und Unterbrechung der Schwangerschaft. Med. Klinik. Nr. 5. 1926. (b) Geschlechtskrankheiten bei Kindern. Berlin: Julius Springer 1926. — BUSCHKE und LANGER: Zur Kasuistik seltener Fälle von Gonorrhöe, Ulcus molle und Ulcus pseudovenereum (Ulcus simplex Buschke) beim Neugeborenen und Kinde. Dermatol. Zeitschr. Bd. 45, Nr. 1/2. 1925. — BYFIELD und FLOYD: Arch. of pediatr. Vol. 41, Nr. 10. 1924. — CASSEL, J.: Statistische Beiträge zur Lues congenita. Dtsch. med. Wochenschr. 1925. Nr. 15, S. 612. — COMMANDEUR, F. et J. RHEUTER: Mortinatalité et mortalité primaire de nouveaunés a la clinique obstétricale et à la maternité de la Charité, de 1904 a. 1918. Journ. de méd. de Lyon. Jg. 5, Nr. 1102, p. 191. 1924. — COUVELAIRE: Foreign letters, Paris. Journ. of the Americ. med. assoc. Vol. 78, Nr. 8. — DAVIDSOHN, H.: Geschlechtskrankheiten im Kindesalter. Dtsch. med. Wochenschr. 1925. Nr. 48 u. 49; 1926. Nr. 25—28. — DEYLL, C. L.: Bekämpfung der Ansteckungsgefahr mit Geschlechtskrankheiten auf den Schulen. Nederlandsch tijdschr. v. geneesk. Bd. 66, Nr. 21. 1922. — DREYER: Zentralbl. f. Haut- u. Geschlechtskrankh. Bd. 16, S. 873. 1925. — DREYFUSS: Kindliche Prostitution innerhalb der Familie. Zeitschr. f. Sexualwiss. Bd. 12, S. 30. 1925. — EPSTEIN, B.: Über den Einfluß der kongenitalen Lues auf den Verlauf der Säuglingstuberkulose. Med. Klinik. 1925. Nr. 37/38. — FABRY: Über Lues congenita und acquisita im Kindesalter. Med. Klinik. 1923. Nr. 2. — FINDLAY, L.: The ravages of congenital syphilis. How to combat them: A plea for notification. Glasgow. med. journ. Vol. 96, Nr. 5. 1921. — GEBHARD, J.: Syphilis als ein pränatales Problem. Journ. of soc. hyg. 1924. Nr. 4. — GRENET: Die erworbene Syphilis der Kinder. Progr. méd. 1922. Nr. 36. — GRUMBACH: Dtsch. med. Wochenschr. 1926. Nr. 26. — GUMPERT, M.: (a) Schutz der Kinder vor Geschlechtskrankheiten. Dtsch. med. Wochenschr. Jg. 50, Nr. 47, S. 1618. 1924. (b) Schutz der Kinder vor Geschlechtskrankheiten. Dtsch. med. Wochenschr. Nr. 47, 1924. Dtsch. med. Wochenschr. 1924. Nr. 7. (c) Richtlinien zur Bekämpfung erworbener Geschlechtskrankheiten bei Kindern. Mitt. d. dtsch. Ges. z. Bekämpf. d. Geschlechtskrankh. Bd. 22, Nr. 6. 1924. (d) Die Zunahme erworbener Geschlechtskrankheiten bei Kindern. Dtsch. med. Wochenschr. Bd. 50, Nr. 7, S. 206. 1924. — HUTINEL, V.: La syphilis héréditaire. La prophylaxie dans les services des enfants-assistés. Nourroisson. Tom. 11, Nr. 4, p. 209. 1923. — HÜBNER, A.: Das Schicksal der kongenital Luetischen. Münch. med. Wochenschr. 1925. Nr. 35. S. 1459. — JUBA, ADOLF: Infektiöse Geschlechtskrankheiten und Schule.

Teleia. Jg. 3, H. 1/2. 1925. — JULIUSBURGER: Zunahme erworbener Geschlechtskrankheiten bei Kindern. Alkoholfrage. 1924. S. 158. — KIRKPATRICK, T. P. C.: The prevention and treatment of congenital syphilis. Irish journ. of med. science. sér. 5, Nr. 27, p. 195, 220. 1924. — KIRSCH, H.: Beitrag zur Frage der Verteilung der konnatalen Lues auf die Geschlechter. Münch. med. Wochenschr. 1925. Nr. 34, S. 1427. — KLAFTEIS, E.: Zur Diagnose, Prophylaxe und Therapie der kongenitalen Syphilis. Zentralbl. f. Gynäkol. Jg. 49, Nr. 1. 1925. — KOSTIĆ, D. P.: Einige Worte über die Mitarbeit der Venerologen und Augenärzte bei der Bekämpfung der venerischen Erkrankungen im Volke. Liječnički vjesnik. Bd. 43, Nr. 1, S. 9. 1921. — KUNDRATITZ, K.: Lues congenita (Fürsorge, Schicksal, Behandlung und Liquorbefund). Mitt. d. Ges. f. inn. Med. u. Kinderheilk. Bd. 22, Nr. 2, S. 103. 1923. — LANGER, ERICH: Geschlechtskrankheiten bei Kindern. Ärztl. Sachverst.-Ztg. Bd. 31, Nr. 6. 1925. — LAWRENCE, J. S.: Prevention of congenital syphilis by treating mother during pregnancy. Journ of the Americ. med. assoc. Vol. 84, p. 432. 1925. — LEREDDE: (a) Les anémies syphilitiques familiales et le diagnostic le syphilis infantile. Journ. des praticiens. Tom. 37, Nr. 48, p. 787. 1923. (b) La syphilis ignorée de l'enfance. Le problème de l'arriération mentale. Bull. de la soc franç. de dermatol. 1924. Nr. 6, p. 295. — LEROUX: Die hereditäre Syphilis und der Kampf gegen die Syphilis im Dispensaire Furtado-Heine. Bull. de la soc. franç de prophylaxie sanitaire et morale. April 1911. — LEWIN, E.: Die Fürsorge für geschlechtskranke Kinder. Dermatol. Wochenschr. Bd. 81, Nr. 31. 1925. — LOEWENSTEIN, G.: (a) Schlafstellenwesen und Geschlechtskrankheiten. Mitt. d. dtsch. Ges. z. Bekämpf. d. Geschlechtskrankh. Bd. 24, Nr. 3. 1926. (b) Wohnungselend und Geschlechtskrankheiten. Mitt. d. dtsch. Ges. z. Bekämpf. d. Geschlechtskrankh. Bd. 24, S. 67. 1926. — MACNICOL, M.: Venereal disease in children of school-age. Health a. Empire. Vol. 2, p. 33. 1923. — MAMOT, E. B.: Die Maßnahmen zur Prophylaxis der Gonorrhöe in den Kinderheimen. Venerol. u. Dermatol. 1924. Nr. 6, S. 48. — MARFAN: Prophylaxie de la syphilis congénitale. Journ. des praticiens. Tom. 39, Nr. 22. 1925. — NOACK, VICTOR: Ist das Kultur? Blätter f. Volksgesundheitspfl. Jg. 25, H. 9. 1925. — NORRIE, GORDON: Prophylaxis against blennorrhoea neonatorum in Denmark. Brit. journ. of ophth. Vol. 7, Nr. 8. 1923. — PENICHET y GONZÁLEZ: Ärztlich-soziale Auffassung chronischer Gonokokkeninfektionen. Rev. española de urol. y de dermatol. Bd. 25, Nr. 297. 1923. — PILCZ, A.: Die weiteren Lebensschicksale von Kindern, welche während des Bestehens einer mütterlichen Geistes- oder Nervenkrankheit geboren worden sind. Jahrb. f. Psychiatrie u. Neurol. Bd. 43, S. 103. 1923. — PLANCK: Erfassung der Geschlechtskrankheiten der Kinder. Mitt. d. dtsch. Ges. z. Bekämpf. d. Geschlechtskrankh. Bd. 23, Nr. 11, S. 69. — POSPELOW, W. A.: Die Bekämpfung der Kindersyphilis. Mosk. med. Journal. Nr. 2/3. 1921. — PROGULSKI, ST.: Beratungsstelle für kongenital-luetische Kinder. Pedjatrja polska. Bd. 1, Nr. 4. 1921. — RITSCHEL: Mitt. d. dtsch. Ges. z. Bekämpf. d. Geschlechtskrankh. Bd. IX, Nr. 11. — ROSS, G. W.: Syphilis and marriage. Public health journ. Vol. 15, Nr. 5. p. 198. 1924. — ROSSIJANSKY, N. L. und S. M. GITTMAN: Zur Frage der Prophylaxe der kongenitalen Syphilis. Venerol. u. Dermatol. 1915. Nr. 6, S. 123. — SACHARJEWSKIJ, N.: Die Bekämpfung der venerischen Krankheiten bei Kindern. Prophylaktitscheskaja medizina. Jg. 1925. Nr. 7, S. 93. — SCHÖNFELD, W.: Über Geschlechtsverkehr unter Kindern und durch diesen übertragene Geschlechtskrankheiten, ein Beitrag zur Zunahme erworbener Geschlechtskrankheiten bei Kindern. Dtsch. med. Wochenschr. Jg. 50, Nr. 25, S. 841. 1924. — SEQUEIRA, J. H.: The prevention of congenital syphilis. Lancet. Vol. 204, Nr. 18. 1924. — SHAW, EMILY H.: The importance of linking up venereal disease work with infant welfare. Health a. Empire. Vol. 2, H. 2, p. 15. 1923. — SLAWIK: Die kongenitale Lues. Med. Klinik. 1925. Nr. 23/24. — SSUTUJEW, G. O.: Zur Gonorrhöebehandlung bei Kindern. Venerol. u. Dermatol. 1924. Nr. 4, S. 73. — STÜMPKE: Prognose und Therapie der Geschlechtskrankheiten im Kindesalter. 1919. — VANSELOW: Ein Fall von Übertragung der Syphilis auf die zweite Generation. Münch. med. Wochenschr. 1925. Nr. 33, S. 1384. — WERTHER: Kontagiosität der kongenitalen Lues. Münch. med. Wochenschr. 1918. S. 71. — WOLBARST: Blennorrhöe bei Knaben. Med. Record. 1916.

5. *Infektionsquellen.* 6. *Prostitution.*

AUBAN AMAT, MANUEL: Die öffentliche Prophylaxe der Geschlechtskrankheiten in Spanien, jetziger Zustand und Verbesserungsvorschläge. Rev. de hig. y de tubercul. Bd. 16, Nr. 186, S. 301. 1923. — ASCHER, L.: Vorlesungen über ausgewählte Kapitel der sozialen Hygiene. 12. Die Geschlechtskrankheiten. Veröff. a. d. Geb. d. Medizinalverw. Bd. 12, H. 8, S. 176. — BARD, LEOPOLD: Das Gewerbe der Prostitution. Progr. de la clin. Tom. 9, Nr. 116. — BARDUZZI: Brevi osservazioni sul nuovo regolamento per la profilassi contro le malattie venereo-sifilitiche. Policlinico, sez. prat. Vol. 30, p. 1574. 1923. — BARDUZZI, D.: La nuova lega abolinizionista dei regolamenti contro la prostitutione. Policlinico, sez. post. Vol. 28, H. 28, p. 967. 1921. — BAUMGARTEN: Die Beziehungen der Prostitution zum Verbrechen. Arch. f. Kriminal-Anthropologie und Kriminalistik. Bd. XI. — BENDER, JULIE: Geschlechtskrankheiten und Hausangestellte. Zeitschr. f. Sexualwiss. Bd. 11, H. 2, S. 45.

1924. — BENDIG: Zur ärztlichen Fürsorge der jugendlichen Prostituierten. Zeitschr. f. Bekämpf. d. Geschlechtskrankh. Bd. 16, H. 1. 1915. — BIZARD, LEON: (a) Sur le projet de loi concernant la répression des contraventions aux règlements sur la policie des moeurs. Ann. des maladies vénér. Tom. 17, Nr. 9, p. 681. 1922. (b) De la nécessité d'assainir les maisons de prostitution parisiennes. Ann. des maladies vénér. Tom. 18, Nr. 5, p. 354. 1923. — BURT, C.: Psychologie und soziale Hygiene. Health a. Empire. Vol. 1, Nr. 1. 1926. — CARRARA, MARIO: Die Reglementierung der Prostitution vom anthropologischen Gesichtspunkt. Rass. di studi sess. Jg. 6, Nr. 3. 1926. — CHAMBERS, W. M.: Prostitution in ihren Beziehungen zu den Geschlechtskrankheiten. Brit. journ. of vener. dis. Vol. 2, Nr. 5. 1926. — CHENG, MINGCHEN: Ein Beitrag zur Statistik der Syphilisbehandlung. (Die tertiäre Syphilis der Berliner Prostituierten.) Arch. f. Dermatol. u. Syphilis. Bd. 149, H. 1. 1925. — DALLA VOLTA, A.: I fondamenti biologici della prostituzione. Il meccanismo del pudore e la sua funzione biologica. L'istristo sessuale e la prostitutione. Il disadattemento umano e la prostituzione primaria. Roma: Casa edit. Leonardo da Vinci. 1924. — DELBANCO: Die Bekämpfung der Prostituierten und der Geschlechtskrankheiten. Zentralbl. f. Haut- u. Geschlechtskrankheiten. Bd. 19, H. 3/4. 1926. — DÜRING, v.: Prostitution und Geschlechtskrankheiten. Jahrbücher, Juni 1916. — FEDOROVSKIJ, A.: Die Prostitution in der Ukraine und ihre Bekämpfung. Profilaktičeskaja medicina. Jg. 1925, Nr. 11. 1925. — FLEXNER, A.: Die Prostitution in Europa. Berlin: Walter Fiebig, G. m. b. H. 1921. — FRIEDLÄNDER, K. F.: Gedanken über Prostitution, Geschlecht und Gesellschaft. Jg. 14, H. 4—6. 1926. — FRÍDA, VLADIMIR: Die Prager Prostitution in den Jahren 1919—1922. Věstník hlav. mesta Prahy. Bd. 30, Nr. 22—24. 1923. — FUCHS, M.: Die Prostitution und die Geschlechtskrankheiten. Die Prostitution in Budapest. Neue Generation. Jg. 22, H. 1. 1926. — GALLIA, C.: Die Prostitution in Turin im letzten Jahrzehnt. Rass. di studi sess. Jg. 6, Nr. 3. 1926. — GRAAF, A. DE: (a) Kongreß in Rom des internationalen Vereins gegen die Prostitution. Sex. yg. Lief. 2, Tl. 1, S. 107. 1921. (b) Die internationale Konferenz zur Bekämpfung der Prostitution. Sex. hyg. Lief. 1, Tl. 1, S. 38. 1921. — GUMPERT, M.: Anwachsen der heimlichen Prostitution. Med. Klinik. Bd. 19, Nr. 19, 1923. — GÜTH: Prostitutionspolitik nach dem Kriege. Öffentliche Gesundheitspflege. 1916. — GÜTH, G.: Serodiagnostik bei Prostituierten. Zeitschr. f. Bekämpf. d. Geschlechtskrankh. Bd. 18, Nr. 9. 1917/18. — HABERLING, W.: Das Dirnenwesen in den Heeren und seine Bekämpfung. Zeitschr. f. Bekämpf d.. Geschlechtskrankh. Bd. 15, S. 63. 1914. — HAHN: Die Bekämpfung der Prostitution und der Geschlechtskrankheiten. Zentralbl. f. Haut- u. Geschlechtskrankh. Bd. 19, H. 3/4. 1926. — HALDY, W.: Die Wohnungsfrage der Prostituierten. Helwingsche Verlagsbuchhandlung 1914. — HANOSEK, B.: Prostitution und ihre Hygiene. Čs. statist. věstník. Jg. 1, H. 8/10. — HANAUER: Der Entwurf eines Gesetzes zur Bekämpfung der Geschlechtskrankheiten. Münch. med. Wochenschr. Bd. 69, Nr. 24, S. 909. 1922. — HAUSTEIN, H.: (a) Die Prostitutionsfrage als sozialökonomisches Problem. Zeitschr. f. Wohlfahrtspflege. Jg. 1, Nr. 7. 1925. (b) Der Wert der Reglementierung im Spiegel der Statistik. Dermatol. Wochenschr. Bd. 82, Nr. 14. 1926. — HEATH, F. J.: Venereal diseases in relation to prostitution in China. Social pathol. Vol. 1, Nr. 6. 1925. — HELLER, J.: Der Zusammenhang zwischen Geschlechtskrankheiten und Regelung der Prostitution. Teleia. Nr. 5/6. 1926. — HENNING: Prostitution und verwandte Erscheinungen in den Vereinigten Staaten von Nord-Amerika. H. f. Sexualwiss. Bd. 6, S. 165. — HIRSCH, PAUL: Verbrechen und Prostitution als soziale Krankheitserscheinungen. Berlin: Buchhandlung Vorwärts 1907. — HUNDHAUSEN, THEODOR: Arbeiterinnenlöhne und Prostitution. — JANKO, J.: Prostitution in Prag in den Jahren 1911—1918. Věstnik min. veř. zdrav. 1925. — JEFIMOFF, A. J.: Die Prostitution im Eisenbahn- und Schiffsverkehr. Prophylaktitscheskaja medizina. Jg. 4, Nr. 1. 1925. — KAMIMURA, Y.: Über den Stand der geheimen Prostitution in der Stadt Osaka. Mitt. d. med. Ges. zu Osaka. Bd. 9, H. 10. 1910. — KAMPFFMEYER, PAUL: Die Prostitution als soziale Klassenerscheinung und ihre sozialpolitische Bekämpfung. Berlin: Buchhandlung Vorwärts 1905. — MC KINLAY, R.: A brief history of the interallied sanitary commissions in Turkey, abstracted from the anual report of sanitary commissioner, Constantinople, for the year 1922. Journ. of thr roy. army med. corps. Vol. 42, Nr. 5. 1924. — KLAHOLT: Über Prostitution und Dirnentum in Krefeld. Zeitschr. f. Medizinalbeamte. Bd. 35, Nr. 22, S. 610. 1922. — KLEMM: Über Wa.R. bei Prostituierten. Münch. med. Wochenschr. 1924. Nr. 40, S. 1751. — KÖHLER, F.: Tuberkulose und Prostitution. „Tuberculosis", 1916. Nr. 1. Berlin W: Selbstverlag der Vereinigung. — LEHNERDT G.: Hyänen der Prostitution. Geschlecht und Gesellschaft. Jg. 14, H. 7. 1926. — LEIXNER, O. v.: Soziale Briefe aus Berlin. Berlin 1891. — LEONHARD, STEPHAN: Die Prostitution, ihre hygienische, sanitäre, sittenpolizeiliche und gesetzliche Bekämpfung. München: E. Reinhard 1912. — LOMBROSO, CESARE und G. FERRERO: Das Weib als Verbrecherin und Prostituierte. Hamburg 1894. — MAPES, CH. C.: The anti-venereal campaign. A semipolitical commentary. Urol. a. cut. review. Vol. 27, Nr. 10, p. 615. 1923. — MARCUSE, J.: Zur sozialen Struktur und Psychologie der geheimen Prostitution. Zeitschr. f. Sexualwiss. Bd. 9, H. 8. 1922. — MONTESANO, V.: La lotta contro le malattie veneree. Soc. ital. p. l.

studio d. questioni sess. Roma. Nr. 2. 1922. — MÖNKEMÖLLER: Sexuelle Verwahrlosung. Zeitschr. f. Sexualwiss. Bd. 13, Nr. 3/5. 1926. — MORITZ, K.: A statistic observation of venereal diseases of prostitutes in the Kawanabe hospital, Sliznoka prefecture. Jap. journ. of dermatol. a. urol. Vol. 23, Nr. 4. 1923. — MÜLLER, M.: Die Notwendigkeit einer obligatorischen Einführung der Blutuntersuchungen nach WASSERMANN bei der Kontrolle der Prostituierten und deren Bedeutung für die allgemeine Prophylaxe. Münch. med. Wochenschr. 1913. Nr. 6. — OELZE-RHEINBOLDT, M.: Zur Frage der Gesunderhaltung der Artistinnen. Mitt. d. dtsch. Ges. z. Bekämpf. d. Geschlechtskrankh. Bd. 23, S. 80. — PALDROCK, A.: Wer verbreitet bei uns die Geschlechtskrankheiten? Eesti arst. Bd. 1, Nr. 4. 1922. — PALMER, E. R.: The venereal problem. Urol. a. cut. review. Vol. 30, Nr. 9. 1926. — PAPPRITZ, A.: Weibliche Polizei. Zeitschr. f. Wohlfahrtspflege. Jg. 1, Nr. 12. 1926. — Prostitution. A summary of comparative legislation (Europe). Health a. Empire. Vol. 1, Nr. 11, p. 86. 1923. — PRUNES, L. R.: La Prostitucion. Liga Chilena de Higiene Social. 1926. — RÄUBER, G.: Die Prostitutionshäuser in Bombay. Neue Generation. Jg. 22, H. 7. 1926. — RAWLINSON, F.: Prostitution in China. — REASONER, M. A.: Controlled prostitution in Coblenz, Germany. Americ. journ. of syphilis. Vol. 7, Nr. 4, p. 713. 1923. — ROTHERT, IDA: Zur Psychologie der Prostituierten. Zeitschr. f. Kinderforsch. Bd. 31, H. 6. 1926. — RÜTMANN, H.: Die Prostitution und deren Regelung in Reval. Eesti arst. Vol. 1, Nr. 4, p. 188. 1922. — SAINT-PAUL, G.: La prostitution doit aider la prophylaxie. Progr. méd. Jg. 52, Nr. 5. 1924. — SAMSON, J. W.: Prostitution und Tuberkulose. Leipzig: Georg Thieme. — SBERNA, S.: Prostituzione e abolizionismo. Policlinico sez. prat. Vol. 28, H. 32, S. 1073. 1921. — SCHNEIDER, KURT: (a) Über Spätschicksale von Prostituierten. Münch. med. Wochenschr. Bd. 73, Nr. 26. S. 1092. (b) Studien über Persönlichkeit und Schicksal eingeschriebener Prostituierter. Berlin: Julius Springer 1926. — SCHILLER: Fürsorgeerziehung und Prostitutionsbekämpfung. Zeitschr. f. Bekämpf. d. Geschlechtskrankh. Bd. 2, S. 297/341. — SCHLENZKA, A.: Bekämpfung der Geschlechtskrankheiten und Prostitution. Zeitschr. f. Bekämpf. d. Geschlechtskrankh. Bd. 17, S. 227. 1916. — SCHRANK: Die Prostitution in Wien. 1886. — SCHUMACHER: Prostitution im modernen Ägypten. Arch. f. Menschenkunde. Jg. 1. 1925. — STANCA, D. und ZOLTAN BALINT: Statistische Studie über 200 Prostituierte. Clujul med. Jg. 5, Nr. 9/10, S. 254. 1924. — Statistics of prostitution. Health a. Empire. Vol. 2, Nr. 5. 1923. — STÜMCKE, H.: Die Theaterprostitution im Wandel der Zeiten. Arch. f. Frauenkunde u. Eugentik. Bd. 1, H. 1. 1914. — THYBAULT: Prophylaxie des maladies vénériennes. Ann. d'hyg. publ., industr. et soc. Tom. 1, Nr. 9, p. 547. 1923. — TJADEN: Geschlechtskrankheiten und Prostitution. Klin. Wochenschr. Bd. 2, Nr. 7. 1923. — TORRES, L. F.: Kampf gegen Geschlechtskrankheiten und Prostitution. Ann. brasil. de dermat. e syphilogr. Jg. 1, Nr. 4. 1925. — TRAVAGLI, F.: Prostitution und Syphilis. Rass. di stud. sess. Jg. 6, Nr. 2. 1926. — WEISSENBERG: Die Prostitution in Moskau. Zeitschr. f. Sexualwiss. Bd. 12, H 4, S. 129. 1925. — WENNAGEL, PAUL: Über die Prostitution. Med. d'Alsace et de Lorraine. Jg. 5, Nr. 1—4. 1926. — WERBER, E. K.: Die Geschlechtsasozialen und ihre polizeiliche Behandlung. Mitt. d. dtsch. Ges. z. Bekämpf. d. Geschlechtskrankh. Bd. 25, Nr. 1. 1926. — WHITE, WM. A.: Prostitution an mental hygiene. Soc. pathol. Vol. 1, Nr. 4. 1924. — WINTSCH, JEAN: De la prophylaxie des maladies vénériennes. Rev. méd. de la Suisse romande. Vol. 41, Nr. 5, p. 265. 1921. — WOLBARST, ABR. L.: The suppression of public prostitution a factor in the spread of venereal disease. New York med. journ. Vol. 113, Nr. 13, S. 648.

Degeneration und Prostitution.

BAKKER, DINE: Beiträge zur Psychologie des Dirnenkomplexes. Fortschr. d. Sexualwiss. u. Psychoanalyse. Bd. 2, S. 433. 1926. — BECKER, W. H.: Psychiatr.-neurol. Wochenschrift. Jg. 27, Nr. 16. 1925. — BORRINO, A.: Delinquenza precoce femminile. Rass. di studi sess. Vol. 2, Nr. 2. 1922. — FREIER, A.: Die Doppelbewertung der Prostitution. Neue Generation. Jg. 21, H. 6/7. 1925. — HÄHNLEIN, V.: Zur Psychogenese der Dirne. Arch. f. Menschenkunde. Jg. 1, H. 5. 1925. — HELLPACH, WILLY: Prostitution und Prostituierte. Berlin: Pan-Verlag. — HOPPE: Alkohol und Kriminalität. Wiesbaden: J. F. Bergmann 1906. — OTTOLENGHI, S.: Prostituzione e criminalita. Rass. di studi sess. Vol. 1, Nr. 6. 1921. — RAECKE: (a) Psychopathie und Geschlechtskrankheiten. Ärztl. Sachverst-Zeit. Bd. 29, Nr. 23. 1923. (b) Psychopathie und Geschlechtskrankheiten. Ärztl. Sachverst.-Zeit. 1. 12. 1923. (c) Beitrag zur sozialen Psychiatrie: Beobachtungen an den Insassen eines Mädchenschutzhauses. Arch. f. Psychiatrie u. Nervenkrankh. Bd. 70, H. 4. 1924. — ROSSI, MARIA: La costituzione somatica e psichica nella prostituta. Arch. di antropol. crim. psichiatr. e med. Vol. 45, H. 1. 1925.

Prostitution Jugendlicher.

FERCHLAND, N.: Die jugendliche Prostituierte, ein soziales Problem. Zeitschr. f. Bekämpf. d. Geschlechtskrankh. Bd. 19, S. 191. 1919/20. — NASSAUER, MAX: Der moderne

Kindermord und seine Bekämpfung durch Findelhäuser. Leipzig: Curt Kabitzsch. — NEISSER, A.: Zur Vorgeschichte und Charakteristik der Prostituierten, mit besonderer Berücksichtigung der Minderjährigen und Minderwertigen. Zeitschr. f. Bekämpf. d. Geschlechtskrankh. Bd. 16, S. 65. — RUPPRECHT: (a) Die Prostitution jugendlicher Mädchen in München. Münch. med. Wochenschr. 1913. Nr. 1. (b) Die Prostitution jugendlicher Mädchen, ihre Ursachen und ihre Bekämpfung. Zeitschr. f. Bekämpf. d. Geschlechtskrankh. Bd. 16, S. 2. (c) Die Prostitution jugendlicher Mädchen in München im Kriegsjahr 1915. Zeitschr. f. Bekämpf. d. Geschlechtskrankh. Bd. 17, Nr. 7, S. 216. 1916. — SCHRÖDER, HUGO: Das Problem der Unehelichen. Leipzig: Curt Kabitzsch. — STELZNER, H. F.: Der Inzest. Mit kasuistischen Beobachtungen an Berliner weiblichen Fürsorgezöglingen. Zeitschr. f. d. ges. Neurol. u. Psychiatrie. Bd. 93, H. 3/5, S. 647. 1924.

Frauenhandel.

GRAAF, A. DE: Konferenz von Regierungsvertretern zur Bekämpfung des Frauen- und Kinderhandels, Genf vom 30. 6. bis 5. 7. 1921. Sex.-hyg. 3. Lief., H. 1, S. 146. 1921. — SCHRANK, J.: Der Mädchenhandel und seine Bekämpfung. Wien 1904. — Traité des femmes. Mémoire sur la possibilité d'établir des rapports entre le système de la réglementation officielle de la prostitution et la traité des femmes. Bull. intern de la protection de l'infance. Jg. 1925. Nr. 40. 1925.

Ursachen der Prostitution. — Schlecht bezahlte Frauenarbeit als Ursache der Prostitution. — Reglementierung oder Abolition.

Army testa show value of abolition in Japan. Soc. hyg. bull. Vol. 9, Nr. 4. 1922. — ASCHER: Zur Bekämpfung der Geschlechtskrankheiten. Zeitschr. f. soz. Hyg., Fürsorge und Krankenhäuser. Bd. 3, H. 6. 1921. — BARDUZZI, D.: Sulla regolamentazione del meretricio. Rass. di studi sess. Vol. 1, Nr. 4, p. 173. 1921. — BIZARD, L.: (a) La réglementation de la prostitution a Paris. Quelques erreurs. Paris méd. Tom. 12, Nr. 9. 1922. (b) Sur le projet de loi concernant la répression des contraventions aux reglements sur la police des moeurs. Ann. des maladies vénér. Tom. 17, Nr. 8. 1922. (c) Quelques remarques sur la prostitution à Paris en 1922—1923. Diminution de la syphilis chez les prostituées. Le condé. Le carnet sanitaire. Bull. méd. Tom. 38, Nr. 10, p. 265. 1924. — BIZARD, LÉON et JEAN BRALEZ: Statistique des syphilis contagieuses observées depuis 12 ans (1910—1921) chez les prostituées de Paris. Bull. méd. Tom. 36, Nr. 26, p. 532. 1922. — BLASCHKO, A.: (a) Vorschläge zur Neuregelung des Prostitutionswesens. Zeitschr. f. Bekämpf. d. Geschlechtskrankh. Bd. 17, S. 183. 1916. (b) Zur Frage des Abolitionismus. Zeitschr. f. Bekämpf. d. Geschlechtskrankh. Bd. 16, S. 233. 1915. — BUSACCA, A.: Die Reglementierung der Prostitution in Tunis. Rass. di studi sess. Vol. 3, Nr. 6. 1923. — CARLE: La pénétration prophylactique an Maroc. Ann. de maladies vénér. Tom. 17, Nr. 11. 1922. — CARRARA: La regolamentazione della prostituzione studiata dal punto di vista antropologico. Arch. ital. di dermat., sifiligr. e venerol. Vol. 1, H. 1. 1925. — The community, prostitution and venereal diseases. The American social hygiene assoc. New York 1919. — CURIESES, A.: Der Irrtum des Abolitionismus. Siglo méd. Tom. 71, Nr. 3620, p. 423. 1923. — DELBANCO: Ein Beitrag zur Frage der Bordellierung der Prostitution. Mitt. d. dtsch. Ges. z. Bekämpf. d. Geschlechtskrankh. Bd. 23, Nr. 3. 1925. — DREUW: Abolitionismus und statistisches Gesundheitsamt. Dresden 1917. „Der Abolitionist." — DÜRING: Neo-Reglementarismus. Sex.-Hyg. Bd. 3, 1, S. 21. 1923. — FABRY: Über Bordelle und Bordellstraßen. 2. Kongreß der dtsch. Ges. z. Bekämpf. d. Geschlechtskrankh. in München. — FARRERAS, P.: Die moderne Prophylaxe der Geschlechtskrankheiten in Deutschland, Belgien und Illinois. Rev. española de med. y cirurg. Vol. 6, Nr. 57. 1923. — FINGER, E.: Die Geschlechtskrankheiten, deren rassenhygienische Bedeutung, deren Bekämpfung. Wien. klin. Wochenschr. Nr. 1/2. 1924. — GOODMAN, H.: The antivenereal disease campaign in Panama. Journ. of soc. hyg. Vol. 9, Nr. 3. 1923. — GROTJAHN: Über die gesundheitliche Überwachung der Prostitution. Med. Klinik. Bd. 18, Nr. 13. 1922. — HALPERIN und ISSAJEW: (a) Die venerischen Krankheiten unter der Stadtbevölkerung. Vener. i derm. Jg. 1926. Nr. 3. (b) Die Geschlechtskrankheiten unter der Stadtbevölkerung Rußlands. Mitt. d. dtsch. Ges. z. Bekämpf. d. Geschlechtskrankh. Bd. 25. 1927. — HARRISON, L. W.: The public control of venereal diseases. St. Thomas hosp. gaz. Vol. 29, Nr. 7/8. 1923. — HECHT, H.: (a) Untersuchungen über Infektionsverhältnisse und Sanitätskontrolle. Zeitschr. f. Bekämpf. d. Geschlechtskrankh. Bd. 8, S. 394. 1909. (b) Änderung der Infektionsquellen im Laufe der Zeit. Ärztl. Nachrichten. (Beitr. zur ärztl. Fortbildung.) Bd. 4, Nr. 8. 1926. — HENNE AM RHYN: Sünden der Sittenpolizei Leipzig: Max Spoler. — HERRERA CARMONA: Klinische Wichtigkeit und soziale Vorteile des prophylaktischen Sanitätsdienstes bei venerischen Erkrankungen. Rev. méd. de Sevilla. Vol. 41, p. 28. 1922. — KLEMM, ARNE: Die Bekämpfung der Geschlechtskrankheiten und die Prostitutionsverhältnisse in Norwegen. Der neue Gesetzentwurf. Dermatol. Wochenschr. Bd. 82, Nr. 1. 1926. — KOHAN: The existing legal position in England with regard to solicitation and prostitution. Health a. Empire. Vol. 1, Nr. 11. 1923. —

LAWRENCE, J. S.: Administrativer Fortschritt bei der Bekämpfung der Geschlechtskrankheiten. Journ. soc. hyg. Jan. 1924. — LESSER: Beibehaltung einer zwangsläufigen Registrierung und sanitären Präventivkontrolle der Prostitution im Interesse der Volksgesundheit. Berlin. klin. Wochenschr. Bd. 58, Nr. 52, 1921. — LESSER, FRITZ: Die Disziplinierung der Prostitution, ein neues System zur Bekämpfung der Geschlechtskrankheiten. Berlin. klin. Wochenschr. 1920. S. 3/4. — LEWIN, E.: Reichsgesetzliche Assanierung der Prostitution durch eine Gesundheitsbehörde ohne Vollzugsgewalt? Berlin. Ärzte-Korr. 1920. Nr. 19. — MATTHYS: Rapport sur le réglement de la prostitution en Belgique. Scalpel, Tom. 77, Nr. 31, p. 873. 1924. — MONTESANO, V.: (a) Abolizionismo e „réglementation". Rass. di studi sess. Vol. 1, Nr. 3. 1921. (b) Abolizionismo e prostituzione. III. Kongr. gegen Mädchenhandel. Mailand, 29—31. Oktober 1923. (c) Abolitionismus und Prostitution. Milano: Luigi di G. Pirola 1924. (d) A proposito di regolamentazione ed abolizionismo. Rass. di studi sess. Vol. 1, Nr. 5, p. 254. 1921. — DE NAPOLI, F.: Una digressione sull' abolizionismo. Rass. di studi sess. Vol. 3, Nr. 2. 1923. — NEISSER, A.: (a) Neo-Reglementarismus und Neo-Abolitionismus. Zeitschr. f. Bekämpf. d. Geschlechtskrankh. Bd. 17, Nr. 7, S. 193. 1916. (b) Einige Worte gegen den Abolitionismus. Zeitschr. f. Bekämpf. d. Geschlechtskrankh. Bd. 16, S. 253. 1915. — PAPPRITZ, A.: Welche Maßregeln können wir Abolitionisten an Stelle der Reglementierung der Prostitution zum Schutze der Volksgesundheit und Volkssittlichkeit vorschlagen. Zeitschr. f. Bekämpf. d. Geschlechtskrankh. Bd. 16, Nr. 12. 1915/16. — PESTALOZZA, E.: L'abolizionismo dal punto di vista sanitario. Rass. di studi sess. Vol. 1, Nr. 4. p. 197. 1921. — PÔDDER, P.: Die Prostitution und deren Regelung in Dorpat. Eesti arst. Vol. 1, Nr. 4. 1922. — Report of the Bombay prostitution committee. Health a. Empire Vol. 1, Nr. 11, p. 89. 1923. — ROLF, S. NEVILLE: The relationship between V. D. and the regulation of prostitution. Health a. Empire. Vol. 2, Nr. 8, p. 57. 1924. — SCHARFE: Zur Prostituiertenkontrolle. Zeitschr. f. Bekämpf. d. Geschlechtskrankh. Nr. 1/2, Bd. 20. 1921. — SCHMÖLDER: Die Reglementierung. Zeitschr. f. Bekämpf. d. Geschlechtskrankh. Bd. 15, S. 98. 1914. — SCHWALBE, C.: Der Kampf gegen die Prostitution. Eesti Arst, Jg. 3, Nr. 10. — SCHWINK, G.: Aufhebung der Belassung der Bordelle. Münch. med. Wochenschr. Bd. 70, Nr. 20, S. 641. 1923. — SIEVEKING: Zur Bekämpfung der Geschlechtskrankheiten. Zeitschr. f. Medizinalbeamte u. Krankenhausärzte. Bd. 36, S. 10. 1913. — STRUVE: Die Reform der Sittenpolizei. Zeitschr. f. Bekämpf. d. Geschlechtskrankh. Bd. 19, S. 173. 1919/20. — TERZAGHI, R.: IX. congresso dell' associazione professionale dermosifilografi italiani in Perugia, 9.—11. 1. 1923. Policlinico, sez. prat. Vol. 30, H. 31, p. 1007. 1923. — TJADEN: Geschlechtskrankheiten und Prostitution in Bremen und ihre Bekämpfung. Bremen: Bremer Z.-Verlag G. m. b. H., 1923. — WERBER, J.: Reformation oder Revolution? Zeitschr. f. Bekämpf. d. Geschlechtskrankh. Bd. 18, Nr. 4. 1917. — WERTHINGTON, P. E.: Muster eines Gerichtshofes für sexuelle Verfehlungen. Journ. soc. hyg. 1925. Nr. 6. — WOLBARST, A. L.: Evidence that the supression of public prostitution is a factor in the dissemination of the venereal disease. Americ. med. Vol. 30, H. 5, p. 275. 1924.

7. *Alkohol und Geschlechtsleben.*

Alkoholismus und Prostitution. Sociala Meddelanden. 1925. Nr. 2/3. Ref. in Internationale Zeitschrift gegen den Alkoholismus. 1925. Nr. 3, S. 181. — BOARDMAN, P.: Arch. of dermatol. a. syphilol. Vol. 9, Nr. 6. — BORNSTEIN: Alkohol und Sexualität. Zeitschrift f. Sexualwiss. Bd. 5, S. 188. — CALVARY: Diskussion in der Derm. Ges. Hamburg-Altona, 30. April 1925. Zentralbl. f. Haut- u. Geschlechtskrankh. Bd. 19, S. 100. — v. DRIGALSKI: Zur praktischen Bekämpfung der Geschlechtskrankheiten. Blätter für Gesundheitspflege. Jg. 24, H. 3, S. 38. 1924. — FOREL: Alkohol und venerische Krankheiten. VIII. internat. Kongreß gegen den Alkoholismus in Wien. 1901. — GERKEN-LEITGEBEL: Vorschläge zur Neuordnung der Schwankwirtschaften mit weiblicher Bedienung. Zeitschr. f. Bekämpf. d. Geschlechtskrankh. Bd. 18, S. 295. — HAZEN: Alkoholverbot ohne Einfluß auf Geschlechtskrankheiten, da das Verbot leicht überschritten werden kann. — HECHT, H.: (a) Geschlechtskrankheiten und Alkohol. D. A. A. B. Berlin: J. Michaelis 1914. (b) Venerische Infektion und Alkohol. Zeitschr. f. Bekämpf. d. Geschlechtskrankh. Bd. 16, H. 11. 1914. — HENNING: Prostitution und verwandte Erscheinungen in den Vereinigten Staaten von Nordamerika. Zeitschr. f. Sexualwiss. Bd. 6, S. 165. — IKTHEMANN: Der Kampf gegen die Geschlechtskrankheiten in Petrograd und in seinen Gouvernements während der Jahre 1920—1925. Ann. des maladies vénér. Jg. 21, Nr. 4. 1924. — LACAPÈRE: (a) Alkohol und Syphilis. La presse méd. Nr. 37. 1919. (b) Causes d'orientation de la syphilis. La combinacion alcool-syphilis. — LESTINSKY: Aus dem Sexualleben der russisch-jüdischen Studentenschaft. Zeitschr. f. Bekämpf. d. Geschlechtskrankh. Bd. 14, S. 55. — LOMHOLT, SVEND: The relation of state and doctor to venereal disease. Journ. of state med. Vol. 29, Nr. 5, p. 136. 1921. — MÖLLER: Zeitschr. f. Bekämpf. d. Geschlechtskrankh. Bd. 5. 1906. — v. NOTTHAFFT: Alkohol und Geschlechtskrankheiten. Zeitschr. f. Bekämpf. d. Geschlechtskrankh. Bd. 12, Nr. 4. 1911. — PAPPRITZ, ANNA: Alkohol und Prostitution. Rev. internat.

contre l'alcoolisme. Tom. 32, Nr. 1. 1924. — ROSENTHAL, O.: Alkoholismus und Prostitution. Berlin: Aug. Hirschwald 1905. — ROTSTEIN, Z.: Über das Geschlechtsleben der Arbeiter. Venerologija i dermatologija. Jg. 1925. Nr. 5. 1925. — SCHEIN-VOGEL: Untersuchungen über die Verbreitung der venerischen Krankheiten. Profilaktičeskaja med. Jg. 5, Nr. 6. 1926. — STODDARD: Wet and dry years in a decade of Massachusetts Public Records. Am. Issue publishing comp., Ohio. — TÖBBEN, H.: Über den Inzest. Leipzig und Wien: Franz Deuticke 1925. — WEIN, M.: Zunahme und Verbreitung der venerischen Krankheiten. Venerologija i dermatologija. Jg. 1925. Nr. 6, S. 131. 1925. — WEISSENBERG: Prostitution, Trunksucht und Narkomanie. Zeitschr. f. Sexualwiss. Bd. 13, H. 3. 1926. — ZURHELLE, E.: Alkohol und Geschlechtskrankheiten. Mitt. d. dtsch. Ges. f. Bekämpf. d. Geschlechtskrankh. Bd. 25, Nr. 3. 1927.

8. Geschlechtliche Enthaltsamkeit.

Äußerung der med. Fakultät in Halle zur Frage der geschlechtlichen Enthaltsamkeit. Ärztl. Kreisbl. 1917. Nr. 1136. — BLOCH, J.: (a) Die Prostitution. I., Berlin 1912. (b) Das Sexualleben unserer Zeit. — BUSCHAN, G.: Geschlechtsleben und Training. Zeitschr. f. Sexualwiss. Bd. 1, H. 5. — ELLIS: Das Geschlechtsgefühl. Leipzig 1922. — FLATAU: Sexuelle Neurasthenie. Berlin 1912. — FRONSTEIN, R. M.: Die Wirkung sexueller Enthaltsamkeit auf den Organismus. Wratschebnoje Djelo. Jg. 8, Nr. 12/14. 1925. — HECHT, H.: Darf der Arzt zum außerehelichen Geschlechtsverkehr raten? Vortrag im Ärzteverein in Prag, 7. 2. 1913. — ILJINSKIJ, W.: Der Einfluß des frühzeitigen Geschlechtsverkehrs auf den wachsenden Organismus und dessen Bekämpfung. Wratschebnoje Djelo. 1925. Nr. 15/17. — KAFEMANN: Die Gefahren der sexuellen Abstinenz für die Gesundheit. Sexualprobleme 1911. — KEHRER: Erotische Wahnbildungen sexuell unbefriedigter weiblicher Wesen. Arch. f. Psychiatrie u. Nervenkrankh. Bd. 65, H. 1/3. — KISCH, E. H.: Pathologische Zustände durch Coitus interruptus bei Frauen. Zeitschr. f. Sexualwiss. Bd. 3, S. 428. — LISSMANN: Neurosexologische Betrachtungen in der Front. Münch. med. Wochenschr. 1918. Nr. 11. — MARCUSE, M.: (a) Darf der Arzt zum außerehelichen Geschlechtsverkehr raten? Leipzig: W. Malende 1904. (b) Noch einmal: Darf der Arzt zum außerehelichen Geschlechtsverkehr raten? Monatsschr. f. Harnkrankh. u. sex. Hyg. 2. Jg. H. 8/9. 1905. (c) Die Gefahren der sexuellen Abstinenz für die Gesundheit. Leipzig 1910. (Viel Literatur.) — TANNENBAUM, S. A.: Sexuelle Abstinenz, ihre Arten, Ursachen, Folgen und Behandlung. Journ. of sexol. and psychanal. Bd. 2, Nr. 1/4. 1924. — THEILHABER, F. A.: Krieg und sexuelle Abstinenz. Zeitschr. f. Sexualwiss. Bd. 2, S. 463. — WALDSCHMIDT, W.: Die Unterdrückung der Fortpflanzungsfähigkeit und ihre Folgen für den Organismus. Stuttgart 1913. — WILHELM, E.: Die rechtliche Beurteilung des ärztlichen Rates zum illegitimen Geschlechtsverkehr. Sexual-Probleme. Jg. 8, H. 9. 1912.

II. Bekämpfung der Geschlechtskrankheiten.

1. Belehrung.

A pamphlet on venereal disease. Lancet. Vol. 211, Nr. 13. 1926. — BATTAGLIA, M.: Prostituzione ed abolizionismo. Policlinico, sez. prat. Vol. 28, H. 42. 1921. — BIGELOW, M. A.: Festgestellte Regeln für die Erziehung in Sozialhygiene von 1905—1924. Journ. of soc. hyg. Januar 1924. — BRENNECKE: Sexuelle Selbstzucht. Berlin-Lichterfelde: Erwin Runge 1915. — BUSKIRK, E. F. VAN: Sex. education as a part of the program of health education. Journ. of soc. hyg. Vol. 11, Nr. 8. 1925. — CARLE: L'éducation prophylactique de la jeunesse scolaire. Paris méd. Tom. 12, Nr. 9. 1922. — CHAMPUEYS, FR.: Note on the instruction of midwives in venereal diseases. Health a. Empire. Vol. 2, Nr. 4. 1923. — CLARKE, W.: L'éducation du peuple en matière de maladies vénériennes. Rev. internat. d'hyg. publ. Tom. 2, Nr. 6. 1921. — LE CLERE-DANDOY: La lutte contre les maladies vénériennes. Scalpel. Tom. 75, Nr. 29, p. 571. 1922. — CUMMING, HUGH: Sozialhygiene und öffentliche Gesundheitspflege. Journ. of soc. hyg. Februar 1924. — FERNÁNDEZ VERANO, A.: Der Kampf gegen die Lues in Argentinien. Semana méd. Tom. 31, Nr. 12, p. 513. 1924. — FIASCHI, P.: The prophylaxis of venereal diseases. Med. journ. of Australia. Vol. 1, Nr. 4. 1922. — FINGER, E.: Zur Frage der sog. sexuellen Aufklärung. Wien. med. Wochenschr. Bd. 71, Nr. 8, S. 363. 1921. — FINKENRATH, KURT: Aufklärung. Eine Bewertung ihrer bisherigen Form. Zeitschr. f. Sexualwiss. Bd. 8, H. 2, S. 49. 1921. — FRIEDJUNG, J. K.: Die geschlechtliche Aufklärung im Erziehungswerke. Wien und Leipzig: Josef Šafář 1922. — GEDDES, A.: Prevention of venereal diseases. Brit. med. journ. 1924. Nr. 3316, p. 113. — GOSBINE, H. L.: A rational system of sex. instruction. Journ. of soc. hyg. Vol. 9, Nr. 8. 1923. — GOUGEROT, H.: Lutte antivénérienne: Education des éducateurs. Rev. internat. d'hyg. publ. Tom. 2, Nr. 3, p. 226. 1921. — GRAUT, H. M.: Education in sex and heredity: a practical program. Journ. of soc. hyg. Vol. 8, Nr. 1. 1922. — GRASSBERGER, ROLAND: Über die sexuelle Aufklärung unserer Schuljugend. Wien. klin. Rundschau. Bd. 35. 1921. — HASREITER, J.: Was jeder junge Mann zur rechten Zeit erfahren sollte. München: Reinhardt. — HAUSTEIN: Münch. med. Wochenschr. 1924. Nr. 24, S. 793. — HECHT, H.:

Hütet Euch vor Geschlechtskrankheiten. Leipzig: Joh. Ambros. Barth. — HEIJERMANS, J.: Die sexuelle Aufklärung unserer Mädchen. Sex. hyg. Bd. 3, H. 2. 1923. — JESSNER, S.: Aus dem Gebiet der Sexuallehre. Zeitschr. f. Schulgesundheitspflege. Bd. 34, Nr. 11, 12. 1921. — JULLIEN: Enseignement antivénérien dans les établissements d'instruction pour jeunes garçons. Rev. d'hyg. Tom. 44, Nr. 12. 1922. — KEMÉNY, F.: Was können wir tun, um die Jugend vor geschlechtlicher Ansteckung zu bewahren. Teleia. Jg. 3, Nr. 7/8. 1925. — KNOOP, J.: Sexuelle Erziehung. Sex. hyg. Bd. 3, H. 1. 1923. — KOHNSTAMM, PH.: Stenographischer Bericht über eine Versammlung des niederländischen Vereins zur Bekämpfung der Geschlechtskrankheiten. Sex. hyg., I. Lief., Tl. 1, S. 163. 1922. — Kurzer Bericht über eine Zusammenkunft des Vorstandes der niederländischen Vereinigung zur Bekämpfung der Geschlechtskrankheiten. Sex. hyg. Lief. 2, Tl. 1, S. 76. 1921. — LASHLEY, K. S. and J. B. WATSON: A psychological study of motion picture in relation to venereal disease campaigns. Soc. hyg. Vol. 7, p. 181. 1921. — LEEWEN, TH. M.: Die Frage der sexuellen Aufklärung auf dem Pariser Kongreß, 24./27. 5. 1923. Sex. hyg. Bd. 3, H. 2. 1923. — LEREDDE, E.: L'organisation de la lutte antisyphilitique en France. Les dispensaires antispyhilitiques. Le rôle du médicin dans leur direction. Rev. internat. d'hyg. publ. Tom. 2, Nr. 1, p. 31. 1921. — LESSER, FRITZ: Die Bedeutung der Aufklärung des Volkes für die Bekämpfung der Geschlechtskrankheiten. Berlin. klin. Wochenschr. Bd. 58, Nr. 50. 1921. — MARCUS, K.: Education measures against venereal diseases. Nations heatlh. Vol. 4, p. 197. 1922. — MAYR, J. K.: Gedanken zur Sexualpädagogik. Zeitschr. f. Bekämpf. d. Geschlechtskrankh. Bd. 20, Nr. 5/7. 1922. — Medical society for the study of venereal diseases. Lancet. Vol. 206, Nr. 10, p. 496. 1924. — NEWSHOLME, A.: The moral aspects of social hygiene. Journ. of soc. hyg. Vol. 10, Nr. 9, p. 513. 1924. — OELZE, F. W. und META OELZE-RHEINBOLDT: Die Geschlechtskrankheiten und ihre Bekämpfung. Berlin: Dtsch. Lichtbildges. E. V. 1925. — PAUL-BONCOUR, G.: Sur l'éducation sexuelle de la jeunesse. Progr. méd. Jg. 53, Nr. 2, p. 49. 1925. — PIGOTT, W.: The educational of the question of venereal diseases. Journ. of the roy. sanit. inst. Vol. 45. 1925. — PREZZOLINI, G.: L'educazione sessuale in Italia. Rass. distudi sessuali. Vol. 1, Nr. 1, p. 43. 1921. — DE QUIROS, J. B.: Ätiologie und soziale Prophylaxe der Lues in Argentinien. Semana méd. Vol. 29, Nr. 3. 1922. — RIBES: Gedanken über Sexualpädagogik. Mitt. d. dtsch. Ges. z. Bekämpf. d. Geschlechtskrankh. Bd. 24, Nr. 10. 1926. — RICHARDS, F. H.: Sex. education and the schools. Journ. of soc. hyg. Vol. 9, Nr. 7. 1923. — Richtlinien für den sexualpädagogischen Unterricht an den Volksschulen der Stadt Hannover. Mitt. d. dtsch. Ges. z. Bekämpf. d. Geschlechtskrankh. Bd. 22, Nr. 2, S. 14. 1924. — RITCHIE, T. F.: Résolutions de la conférence panaméricaine sur les maladies vénériennes. Rev. internat. d'hyg. publ. Tom. 2, Nr. 4, p. 402. 1921. — ROBERTS, WM.: The venereal problem in large towns and small cities. Public. health. journ. Vol. 13, Nr. 2. 1922. — ROHLEDER: Schulärztliche Tätigkeit bei sexuellen Verirrungen und sexuellen Erkrankungen. Dtsch. med. Wochenschrift. Jg. 51, Nr. 19. 1925. — SANDIFORD, PETER: The school programme and sex. education. Public. health journ. Vol. 13, Nr. 2. 1922. — SCURI, E.: Educazione sessuale. Rass. di studi sess. Jg. 4, p. 197. 1924. — SCHMIDT, H.: Wider die Geschlechtskrankheiten. Ein ärztlicher Ratgeber für jedermann. München: Gesundheitswacht. 1922. — SHAW, F. H.: The importance of linking up venereal disease work with infant welfare. Social pathol. Vol. 1, Nr. 2, p. 50. 1924. — STELZ: Entstehung des Menschen und Regeln für das Geschlechtsleben der Jugend. Leipzig: Joh. Amb. Barth 1921. — STERN, E.: Das Problem der Sexualpädagogik. Handb. f. Sexualwiss. Bd. 12, H. 3. 1925. — Stoffplan für den sexualpädagogischen Unterricht an den Volksschulen der Stadt Hannover. Mitt. d. dtsch. Ges. z. Bekämpf. d. Geschlechtskrankh. Bd. 24, Nr. 1. 1926. — THOMALLA, C.: Falsche Scham. Berlin: Filmbücherei G. m. b. H. 1926. — TOUTON: Sexualpädagogik im Frieden und Krankheitsverhütung im Kriege. Zeitschr. f. Sexualwiss. Bd. 2, S. 89. — TRAMER: Sexuelle Entwicklung und Erziehung. Schweiz. Zeitschr. f. Gesundheitspflege. Jg. 6, H. 6. 1926. — VELDHUYZEN, W. F.: Rapport der Kommission für Geschlechtskrankheiten. Sex. hyg. Lief. 1, Tl. 1, S. 22. 1921. — Venereal disease and sex. Education. Brit. med. journ. 27. 5. 1922. p. 842. — WEIN, M. A.: Die Methoden der sanitären Aufklärungsarbeit. Venerol. u. Dermatol. Jg. 1924. Nr. 6. 1924.

2. Fürsorge.

ADDITION, HENR.: Die Pflichten der Polizistin. Journ. soc. hyg. 1924. Nr. 6. — BENDER, JULIE: Zur sexuellen Sozialhygiene. Zeitschr. f. Sexualwiss. Bd. 9, H. 3. 1922. — BENDIG: Zur ärztlichen Fürsorge der jugendlichen Prostitutierten. Zeitschr. f. Bekämpf. d. Geschlechtskrankh. Bd. 16, S. 19. — BLUMENFELD, A.: Stand und Ausgestaltung der Prostituierten- und Geschlechtskrankenfürsorge. Zeitschr. f. Bekämpf. d. Geschlechtskrankh. Bd. 19, S. 286. 1919/20. — BRONNER, W. M.: Zur Methodik der Fürsorgearbeit. Venerol. u. Dermatol. Jg. 1924, Nr. 3, 1924. — CASSELMANN, A. J.: Venereal disease social service in Plainfield, N. J. Public health reports. Vol. 37, Nr. 38, 1922. — COUVELAIRE, A.: Fonctionnement du dispensaire antisyphilitique de la clinique Baudelocque en 1921. Gynécologie.

Tom. 21, Nr. 8. 1922. — DEVRAIGNE, L. et G. SAUPHER: Un an de fonctionnement du dispensaire antisyphilitique à la maternité de la charité. Bull. de la soc. d'obstétr. et de gynécol. Tom. 11, Nr. 5. 1922. — DRESEL, E. G.: Sozialhygienische Fürsorgebestrebungen. Ergebn. d. Hyg., Bakteriol., Immunitätsforsch. u. exp. Therapie. Bd. 5. S. 791. 1922. — DUJOL et CH. LAURENT: (a) La lutte anti-syphilitique dans les maternités. Bull. de la soc. d'obstétr. et de gynécol. de Paris. Tom. 11, Nr. 4. 1922. (b) La collaboration de l'accoucheur et du syphiligraphe dans la lutte contre la mortinatalité d'origine syphilitique. Journ. d. méd. de Lyon. Tom. 5, Nr. 100, p. 125. 1924. — FINGER: Fürsorge für Geschlechtskranke. Zeitschr. f. Kinderschutz, Familien- u. Berufsfürs. Jg. 17, Nr. 7/8. 1925. — FISCHER-DEFOY: (a) Soziale Fürsorge für Geschlechtskrankheiten. Arch. f. soz. Hyg. Bd. 15, H. 3/4. (b) Fortbildung von Fürsorgerinnen in der Bekämpfung der Geschlechtskrankheiten. Mitt. d. dtsch. Ges. z. Bekämpf. d. Geschlechtskrankh. Bd. 23, S. 34. — FUNKHOUSER, L. W.: A study of the venereal disease problem in New York City. Journ. of soc. hyg. Vol. 8, Nr. 3, p. 307. 1922. — GOURLAY, C. A.: Venereal disease problems among Indian woman. Indian med. gaz. Vol. 59, Nr. 1. 1924. — GRUMACH, W.: Fürsorgerische Bekämpfung der Geschlechtskrankheiten. Zeitschr. f. Schulgesundheitspflege u. soz. Hyg. Jg. 38, Nr. 8. 1925. — HARE, D. C.: Functions of social workers in connection with venereal diseases clinics. Health a. Empire. Vol. 2, Nr. 4. 1923. — HENROTAY, J. L. et A. von HUFFELEN: Statistiques de la consultation antisyphilitique de la maternité d'Anvers. Scalpel. Tom. 77, Nr. 17. 1924. — HENROTAY, J. L. et A. VON NUFFELEN: Statistiques de la consultation antisyphilitique de la Maternité d'Anvers. Gynécol. et obstetr. Tom. 11, Nr. 1. 1925. — HOLLOWAY, J. W.: Social workers and prostitution. Journ. of soc. hyg., Vol. 10, Nr. 4, p. 193. 1924. — HORMELBRACHT, C.: Frauenfürsorge bei der Stadtverwaltung Bielefeld. Zeitschr. f. Bekämpf. d. Geschlechtskrankh. Bd. 18, S. 53. 1917. — JAEGER, IRMGARD: (a) Die Wohlfahrtspflege im Kampfe gegen die Geschlechtskrankheiten. Dtsch. Zeitschr. f. Wohlfahrtspflege. Jg. 1, Nr. 8, S. 349. 1925. (b) Zusammenarbeit von Geschlechtskrankenfürsorge und Gefährdetenhilfe. Mitt. d. dtsch. Ges. z. Bekämpf. d. Geschlechtskrankh. Bd. 23, Nr. 12. 1925. — KING, E. SH.: Relations and duties of public health nurses and social workers in the diagnosis, treatment and control of syphilis. Journ. of soc. hyg. Vol. 8, Nr. 4. 1922. — KLAFTEN, E.: Die Bekämpfung der Syphilis an Gebäranstalten. Wien. klin. Wochenschr. Nr. 37, Nr. 17, S. 417. 1924. — LAURENT, CH.: La lutte antisyphilitique dans les maternités. Journ. de méd. de Lyon. Tom. 3, Nr. 52. 1922. — LEUROOT, KATH.: Die Verantwortung der Gesellschaft für die Fürsorge des verbrecherischen Mädchens und der unverheirateten Mutter. Journ. of soc. hyg. 1924. Nr. 2. — LEVIN, E.: Zur Prophylaxe der kongenitalen Syphilis. Med. Klinik. Jg. 20, Nr. 45. 1924. — LOEWENSTEIN: Die Bekämpfung der Geschlechtskrankheiten unter Betonung der Planwirtschaft. Zeitschr. f. Desinf. u. Gesundheitswesen. Bd. 16. 1924. — LE LORIER et GALLIOT: Grossesse et syphilis. Bull. de la soc. d'obstétr. et de gynécol. Tom. 14, Nr. 1. 1925. — LE LORIER et A. GALLIOT: Fonctionnement du dispensaire antisyphilitic de la maternité de l'hôpital Boucicaut. Bull. de la soc. d'obstétr. et de gynécol. Jg. 14, Nr. 1. 1925. — MANGOLD, G. B.: Soziale Arbeit und soziale Hygiene. Journ. of soc. hyg. Januar 1924. — MALVOZ, E.: Die Fürsorgestelle für Syphilisverhütung. Rev. d'hygiene et de Police sanitaire. Tom. 36, Nr. 4. 1914. — MAYR, J. K.: Sittenpolizei und Pflegeämter. Coburg: Gesundheitswacht. 1922. — MENZIES, F. N. K.: Die Bedeutung der „hostels" im Kampfe gegen die Geschlechtskrankheiten. Sexualhyg. Bd. 1, Tl. 2, S. 1/6. 1922. — PAPPRITZ, ANNA: Handbuch der amtlichen Gefährdetenfürsorge. München: J. F. Bergmann 1924. — PARKER, V. H.: Social measures in venereal disease control. Wherever civilian responsibility has been assumed control has followed. Nation's health. Vol. 4, Nr. 9. 1922. — PEDERSEN, V. C.: A social service word for woman and children. A solution of the family problems of venereal disease. New York med. journ. and med. record. Vol. 117, Nr. 6, p. 345. 1923. — PETROFF: Untersuchung der Schwangeren als prophylaktisches Mittel bei der Bekämpfung der kongenitalen Syphilis. Prophylaktitscheskaja medizina. Jg. 4, Nr. 3. 1925. — SALOMON, M. H.: Social work and neurosyphilis. Soc. hyg. Vol. 6, p. 93. 1920. — SCHNEID-HUBER, G.: Das Mädchenschutzhaus in Berlin, das erste Observationshaus für gefährdete Jugendliche. Zeitschr. f. Bekämpf. d. Geschlechtskrankh. Bd. 16, S. 47. — Die soziale Bekämpfung der Geschlechtskrankheiten. Herausgegeben vom Jugendamt und Wohlfahrtsamt in Frankfurt a. M. 1925. — SPEUS, M. D.: An Almoner's work in a women's venereal disease clinic. Health a. Empire. Vol. 3, Nr. 2. 1925. — STEMMPER: Die Tätigkeit der Polizeipflegerin. Zeitschr. f. Bekämpf. d. Geschlechtskrankh. Bd. 16, S. 31. — TORREY, SCHARLIEB, BARRET and WILSON: Six lectures to social workers. The National Council for Combating Venereal diseases. 1917. — VASALLO, AMEDEO: La reazione di Wassermann in gravidanza. Clin. ostetr. Vol. 26, Nr. 2. 1924. — VERNES, A.: What a social organisation should comprise in the fight against syphilis. Soc. pathol. Vol. 1. Nr. 5, p. 208. 1924.

3. Krankenhäuser und Ambulatorien.

BRUCHMÜLLER, FRIEDA: Die ärztliche und pädagogische Betreuung erbsyphilitischer Kinder im Krankenhause. Mitt. d. dtsch. Ges. z. Bekämpf. d. Geschlechtskrankh. Bd. 24, S. 76. 1926. — FAIVRE, LEMARCHAL et CAVAILLON: La lutte antivénérienne en dehors du dispensaire. Nouveau procédé de lutte. Rev. d'hyg. Tom. 46, Nr. 1, p. 67. 1924. — FLESCH: Wie sollen Krankenhäuser für Geschlechtskranke oder für solche bestimmte Abteilungen allgemeiner Krankenhäuser eingerichtet werden? Mitt. d. dtsch. Ges. z. Bekämpf. d. Geschlechtskrankh. Bd. 24, Nr. 3. 1926. — GÄRTNER, WOLF: Untersuchung über die Inanspruchnahme ärztlicher Hilfe durch Geschlechtskranke. Zeitschr. f. Bekämpf. d. Geschlechtskrankh. Bd. 20, H. 8/12. 1922. — GITMAN, S. M.: Die Rolle des Ambulatoriums (Dispensaire) im Kampfe gegen die kongenitale Syphilis. Venerol. u. Dermatol. Jg. 1924. Nr. 6. 1924. — Die Heilanstalten in Preußen in den Jahren 1917 und 198. Med.-statist. Nachr. Bd. 10, H. 1. 1921. — HORÁK, OT.: Die Pflichten des Arztes nach dem Gesetz zur Bekämpfung der Geschlechtskrankheiten. Časopis lékařův českých. Jg. 64, Nr. 6. 1925. — LAWRENCE, J. S. and RUSSEL B. TEWKSBURY: The attitude of the medical profession of the state of New-York toward the venereal diseases. New York state journ. of med. Vol. 24, Nr. 1. 1924. — LASSEUR: The responsibility of the doctor in the antivenereal compaign. Journ. of state med. Vol. 29, Nr. 1, p. 26. 1921. — LEROY, MAXIME: Note sur le fonctionnement d'un dispensaire prophylactique. Journ. d'urol. Tom. 20, Nr. 5. 1925. — LEWIS, O. M.: The responsibilities of a general hospital in the control of venereal disease. Boston med. a. surg. journ. Vol. 191, Nr. 12, p. 594. 1924. — MARSHALL, C. F.: The abuse of venereal clinics. Lancet. Vol. 204, Nr. 20. p. 1026. 1923. — MĚSKA, A.: Feststellung der Ansteckungsfähigkeit bei Geschlechtsleiden. Rev. neuro-psycho-pathol. Vol. 20, Nr. 2. 1923. — NOGUE, M.: La syphilis chez les indigènes du Sénégal. La lutte contre la syphilis a Dakar. Ann. d'hyg., Tom. 2, Nr. 3, p. 149. 1924. — PEDERSEN, V. C.: A social service ward for woman and children. A pastial solution of the problems of venereal diseases. Journ. of soc. hyg. Vol. 9, Nr. 4, p. 227. 1923. — PIERCE, C. C.: Is progress being made in controlling venereal disease? Illinois med. journ. Vol. 39, Nr. 6, p. 492. 1921. — PINARD, M. et RABUT: Le fonctionnement de la consultation du soir á l'hôpital Boucicaut. Bull. et mém. de la soc. méd. des hôp. de Paris. Tom. 39, Nr. 22. 1923. — PINKUS: Die ärztlichen Gesichtspunkte für die gemeinschaftliche Aufklärungsarbeit. Mitt. d. dtsch. Ges. z. Bekämpf. d. Geschlechtskrankh. Bd. 22, Nr. 3, S. 17. 1924. — Per la profilassi delle mallattie veneree. Policlinico, sec. prat. Vol. 30, H. 13, p. 416. 1923. — QUEYRAT, L.: L'organisation des dispensaires antisyphilitiques. Bull. de la soc. franç. de dermatol. et de syphiligr. 1922. Nr. 6, p. 272. — ROSENTHAL, O.: Über die Ergebnisse, die bei der Bekämpfung der Erbsyphilis durch stationäre Behandlung in sog. Welanderheimen bisher erzielt worden sind. Klin. Wochenschr. Bd. 3, Nr. 8. 1924. — ROŽIC, JANKO: Die Behandlung Begüterter in venerischen Ambulatorien. Liječnički vjesnik. Jg. 46, Nr. 9, p. 271. 1924. — RYTINA, A. G.: The Maryland state departement of health venereal disease clinic. Americ. journ. of syphilis. Vol. 6, Nr. 2, p. 185. 1922. — VERNES, ARTHUR: La défence sociale contre la syphilis. Rev. internat. d'hyg. publ. Tom. 2, Nr. 2, p. 156. 1921.

4. Beratungsstellen.

ALEIXO, A.: Organ des Kampfes gegen die Geschlechtskrankheiten im Staate Minas (Brasilien), insbesondere in dessen Hauptstadt. Brazil-med. Vol. 2, Nr. 18. 1923. — ASCHER: Die Bekämpfung der Geschlechtskrankheiten in Frankfurt a. M. Klin. Wochenschr. Bd. 1, Nr. 9. 1922. — Beratung und Behandlung Geschlechtskranker in Thüringen. Mitt. d. Ges. z. Bekämpf. d. Geschlechtskrankh. Bd. 22, Nr. 6 , S. 35. 1924. — BRONNER, W.: Zur Methodik der Fürsorgearbeit. Venerol u. Dermatol. 1924. Nr. 2, S. 94. — BRUHNS, C.: Zur Eröffnung der städtischen Beratungsstelle für Geschlechtskranke in Charlottenburg. Zeitschr. f. Bekämpf. d. Geschlechtskrankh. Bd. 16, Nr. 11. 1915/16. — BUSCHKE, A.: Über Beratungs- und Fürsorgestellen für Geschlechtskranke. Dermatol. Wochenschr. Bd. 62, Nr. 23. — CITRON, A.: Einiges über Wesen und Wert der Beratungsstelle für Geschlechtskrankheiten. Med. Klinik. Bd. 17, Nr. 10, S. 302. 1921. — CLUSELLAS, F. J.: Organisation eines Dispensariums für Geschlechtskranke. Semana méd. Jg. 33, Nr. 3. 1926. — DUBININ, G. E.: Sechsmonatige Arbeit des venerologischen Dispensaires auf dem Lande, Kreis Ostaschkow, Twersches Gouvernement. Venerol. u. Dermatol. 1925. Nr. 6, S. 151. — GALEWSKY: Fürsorge für Geschlechtskranke. Herausgeg. v. Sächs. Landesgesundheitsamt, Dresden 1922. — Das Gesundheitswesen des Preußischen Staates im Jahre 1921. Veröff. a. d. Geb. d. Medizinalverw. Bd. 18, H. 3, S. 323. 1923. — GÖRL, LEONHARD: Haben die Beratungsstellen eine Berechtigung? Münch. med. Wochenschr. Bd. 70, Nr. 27. 1923. — HÄFFNER: Das drohende Ende der Beratungsstellen für Geschlechtskranke mit besonderer Berücksichtigung der Beratungsstellen in Westfalen. Dtsch. med. Wochenschr. 1924. Nr. 3, S. 64. — HAHN: Zur Frage der Beratungsstellen. Mitt. d. dtsch. Ges. z. Bekämpf. d. Geschlechtskrankh. Bd. 22, Nr. 5. 1924. — HAHN, R.: Zweck und Errichtung von Beratungsstellen für Geschlechtskranke. Dermatol. Wochenschr. Bd. 63, S. 897. — HECHT, H.:

Über Beratungsstellen für Geschlechtskranke. Ärztl. Nachr. 1920. Nr. 10. — KAUFMANN: Krieg, Gechlechtskrankheiten und Arbeiterversicherung. Berlin: Fr. Vahlen. — KROEFF, MARIO: Erziehung und Aufklärung der Geschlechtskranken. Aufklärungsschrift der öffentlichen Beratungsstelle für Geschlechtskranke. Brazil. med. Vol. 2, Nr. 21. 1923. — LANGE, HELENE: Die Bekämpfung der Geschlechtskrankheiten durch die deutschen Versicherungsanstalten. Die „Frau", Monatsschr. f. d. gesamte Frauenleben unserer Zeit. Juni 1916. — LASSUEUR, A.: Programme médical de la lutte contre les maladies vénériennes dans le canton du Vaud. Schweiz. Zeitschr. f. Gesundheitspflege. Jg. 4, H. 2. S. 212. 1924. — LAURENT, CH.: La lutte antisyphilitique dans le départment de la Loire. Paris méd. Tom. 12, Nr. 9. 1922. — LEBREDO, E. G. und JUAN ALVAREZ GUANAGA: Über die Tätigkeit der Gesundheitsbehörden in bezug auf Prophylaxe der Geschlechtskrankheiten. Asclepios. Bd. 12, Nr. 3/4, S. 73. 1914. — LEVIN, ERNST: Sollen die Beratungs- und Fürsorgestellen für Geschlechtskranke auch den Tripper in den Kreis ihrer Tätigkeit einbeziehen? Med. Klinik Bd. 17, Nr. 27, S. 828. 1921. — LOEB, H.: (a) Das System der Mannheimer Beratungsstelle. Mitt. d. dtsch. Ges. z. Bekämpf. d. Geschlechtskrankh. Bd. 23, Nr. 1. 1925. (b) Was erreicht die „Mannheimer Beratungsstelle für Geschlechtskranke". Münch. med. Wochenschr. Bd. 70, Nr. 24. 1923. — LÜÜS, K.: Die Organisation der Behandlung Geschlechtskranker in Estland. Eesti Arst. Vol. 1, Nr. 7. 1921. — MOSKWIN, K.: Zur Methodik der Aufklärungsarbeit im venerologischen Dispensaire. Venerol. u. Dermatol. 1925. Nr. 4, S. 141. — OKUN, N. J.: Dispensairemethodik zur Bekämpfung der Geschlechtskrankheiten zwischen den Bauern. Venerol. u. Dermatol. 1925. H. 4, S. 115. — OSCHMANN: Die statistischen Ergebnisse der Erfurter Überwachungsstelle für Geschlechtskranke. Mitt. d. dtsch. Ges. z. Bekämpf. d. Geschlechtskrankh. Bd. 24, 10. 1926. — OSCHMANN und TRUTZ: Das Erfurter System. Mitt. d. dtsch. Ges. z. Bekämpf. d. Geschlechtskrankh. Bd. 23, Nr. 11. 1925. — PELC, HYNEK: Beratungsstellen für Geschlechtskranke. Věstnik českých lékařů Vol. 34, Nr. 42. 1922. — PEZOLD: Die Beratungsstellen für Geschlechtskranke. Dtsch. Zeitschr. f. öff. Gesundheitspflege. Jg. 1, H. 11/12. 1925. — RADBIL, P.: Erfahrungen des einjährigen Bestehens der Fürsorgestelle für Geschlechtskranke in Kijew. Venerol. i derm. Jg. 1926, Nr. 4. 1926. — REICH: Ergebnis der Tätigkeit der Geschlechtskrankenüberwachungsstelle Erfurt im Kalenderjahr 1922. Zeitschr. f. Schulgesundheitspfl. u. soz. Hyg. Jg. 37, Nr. 7/8. 1924. — RIESE, HERTHA: Erfahrungen der Sexualberatungsstelle Frankfurt a. M. nebst Geburtenregelungspolitik. Neue Generation. Jg. 21, H. 10. 1925. — RITCHIE, T. E.: L'organisation et le fonctionnement des consultations vénérologiques. Rev. internat. d'hyg. publ. Tom. 2, Nr. 3, p. 304. 1921. — ROSSIJANSKI, N. L.: Über die Massenuntersuchung in den Fürsorgestellen für Geschlechtskranke. Venerol. u. Dermatol. 1924. Nr. 3, p. 90. 1924. — ROSSIJANSKI, N.: Einige Betrachtungen über die praktische Arbeit der Fürsorgestellen für Geschlechtskranke. Venerol. u. Dermatol. Jf. 1924. Nr. I, S. 90. — ROST: Einrichtung und Tätigkeit der Beratungsstellen. Mitt. d. dtsch. Ges. z. Bekämpf. d. Geschlechtskrankh. Bd. 24, Nr. 11/12. 1926. — ROUT, E. A.: Practical control of venereal disease in England. New York med. journ. Vol. 114, Nr. 9, p. 536. 1921. — SCHMITT, HANS: Was erreicht die „Mannheimer Beratungsstelle" für Geschlechtskranke. (Bemerkungen zu LOEBs Aufsatz in Nr. 24 dieser Wochenschrift.) Münch. med. Wochenschrift. Bd. 70, Nr. 32. 1923. — SIMON, CLÉMENT: Ministére de l'hygiène, de l'assistence et de la prévoyance sociales. Bull. méd. Tom. 37, Nr. 13, p. 342. 1923. — VELDHUYZEN, W. F.: Die Konsultationsbureaus des niederländischen Vereins zur Bekämpfung der Geschlechtskrankheiten. Sex. hyg. Bd. 3, H. 2. 1923. — VOSSEN, K.: (a) Die Fürsorge für Geschlechtskranke bei der Landesversicherungsanstalt Rheinprovinz. Zeitschr. f. Bekämpfung der Geschlechtskrankh. Bd. 20, Nr. 5/7. 1922. (b) Die Beratungsstellen im Entwurf des Reichsgesetzes zur Bekämpfung der Geschlechtskrankheiten. Öff. Gesundheitspfl. Bd. 7, H. 7. 1922. — WOLFF, L.: Die Beratungsstellen für Geschlechtskranke. Münch. med. Wochenschr. Jg. 72, Nr. 52. 1925.

5. *Nachgehende Behandlung.*

BRUNET, W. M. and M. S. EDWARDS: Das Problem der Nachkontrolle bei venerischen Krankheiten in der Privatpraxis. Journ. of soc. hyg. Vol. 12, Nr. 4. 1926. — CAESAR, PHILIPP: Wie viele Syphilitiker lassen sich genügend behandeln. Münch. med. Wochenschr. 1915. Nr. 5. — FISHER, H.: A study of the value of a follow up system in a syphilitic clinic. Journ. of soc. hyg. Vol. 10, Nr. 8, p. 474. 1924. — HAUSTEIN: Münch. med. Wochenschr. 1924. Nr. 24, S. 792. — HECHT, H.: Evidenzhaltung Geschlechtskranker. Veröff. d. dtsch. Ges. z. Bekämpf. d. Geschlechtskrankh. in der tschecho-slowakischen Republik Jg. 1, Nr. 3. 1927. — KIRKPATRICK, T. P. C.: The work of a venereal disease treatment centre. Irish journ. of med. science. Vol. 5, Nr. 16. 1923. — SOLOMON, M. H.: Need of social service follow up in syphilis cases. Journ. of soc. hyg. Vol. 11, Nr. 8. 1925. — VELDHUYZEN, W. F.: Eine Umfrage nach der ärztlichen Behandlung Geschlechtskranker. Sexualhyg. Vol. 3, H. 4. 1924. — Venereal clinics and their clients. Lancet. Vol. 201, Nr. 19, p. 970. 1921.

6. Fürsorge für Prostituierte.

CROWDY, D. R.: Der Völkerbund. Internationale Einstellung im Hinblick auf die Prostitution und die Unterdrückung des Frauen- und Kinderhandels. Journ. of soc. hyg. Vol. 10, Nr. 9. 1924. — GRAEBE, E. v.: Spätschicksale von Fürsorgezöglingen und Prostituierten. Arch. f. Kriminol. Bd. 75, H. 3, S. 171. 1923. — HAMMER, W.: Grundzüge der erzieherischen Behandlung sittlich gefährdeter und entgleister Mädchen in Anstalten und Familien. Neukölln, Eigenverlag. — HEAGERTY, J. J.: Education in relation to prostitution. Journ. of soc. hyg. Vol. 10, Nr. 3, p. 129. 1924. — LÖWENSTEIN, G.: Fürsorgebestrebungen an Prostituierten im Krankenhaus. Zeitschr. f. soz. Hyg., Fürs. u. Krankenhausw. Bd. 3, H. 9. 1922.

7. Vorschläge zur Sanierung der Prostitution.

BRONNER, W.: Einige Aufgaben der Bekämpfung der Prostitution. Venerol. u. Dermatol. 1925. Nr. 2, S. 100. — CARLE: La prophylaxie antivénérienne au Maroc. Progr. méd. Tom. 49, Nr. 42. 1922. — DICKINSON, R. L.: Brief review of the 1923 report on prostitution by the American committee of fourteen. Americ. journ. of obstetr. a. gynecol. Vol. 6, Nr. 3, p. 360. 1923. — FANTL, G. und R. WILLHEIM: Die Prostitution und die Bekämpfung der Geschlechtskrankheiten. Zeitschr. f. Bekämpf. d. Geschlechtskrankh. Bd. 18, Nr. 10. 1917/18. — GOUGEROT, H.: Surveillance médicale de la prostitution conciliant l'abolitionisme avec la réglementation. Ann. des maladies vénér. Tom. 19, Nr. 3. p. 182. 1924. — HECHT, H.: Ein Vorschlag zur Sanierung der Prostitution. Dermatol. Wochenschr. Bd. 64, Nr. 9. — KNACK, A. V.: Neuordnung des Prostitutionswesens in Hamburg. Neue Generation. Jg. 19, H. 1/2, S. 13. 1923. — KORACH, A.: Über die Kommunalisierung der Prostituiertenfürsorge in Berlin. Veröff. a. d. Geb. d. Medizinalverw. Bd. 15, H. 6, S. 473. 1922. — PARISOT, P.: Mesures de prophylaxie vénérienne. Rev. d'hyg. Tom. 44, Nr. 12. 1922. — Prophylaxe und Prostitution. Ven. dis. inf. 1924. Nr. 6. — SARASON, D.: Vorschlag zu einer neuen Organisation des Prostitutionswesens. Zeitschr. f. Bekämpf. d. Geschlechtskrankh. Bd. 16, S. 217. — SIRLIN, L.: Prostitution und Geschlechtskrankheiten. Semana méd. Vol. 28, Nr. 19, p. 556. 1921.

8. Prophylaxe der Geschlechtskrankheiten. Prophylaxe und Beschneidung. Ergebnisse der Prophylaxe. 9. Schutzmittelfrage.

ALEXANDER, CARL: Die hygienische Bedeutung der Beschneidung. Breslau 1902. — AUBÁN, A. M.: (a) Augenblicklicher Stand der Prophylaxe der Geschlechtskrankheiten in Spanien und Vorschläge, wie sie wirksamer zu gestalten sei. Rev. española de urol. y de dermatol. Vol. 26, Nr. 306, S. 302. 1924. (b) Die öffentliche Prophylaxe gegen Geschlechtskrankheiten in Spanien und deren Veränderungsbedürftigkeit. Rev. méd. de Sevilla. Vol. 43, H. 7, p. 16. 1924. — Las Bases Cientificas de la Profilaxia. Santiago 1922. (Mit viel Literatur.) — BAYLY, H. W.: (a) Prevention of venereal disease. New York med. journ. Vol. 116, Nr. 9. 1922. (b) The prevention of venereal disease. The policy of immediate self-disinfection: Its progress towards victory. Journ. of state med. Vol. 31, Nr. 8, p. 379. 1923. (c) Bekämpfung der Geschlechtskrankheiten durch individuelle Maßnahmen. Internat. journ. of med. a. surg. Vol. 38, Nr. 9. 1925. — BERG, GEORG: Bemerkungen zu dem Artikel des Herrn Dr. WERNER WORMS in Nr. 5, S. 106. 1921. Berlin. klin. Wochenschr. Bd. 58, Nr. 26, S. 722. 1921. — BINGLER, KURT: Folgezustände nach unzweckmäßigem Sanieren (Prophylaxe). Dtsch. med. Wochenschr. Bd. 78, Nr. 7. 1924. — BLASCHKO, A.: Zur Schutzmittelfrage. Zeitschr. f. Bekämpf. d. Geschlechtskrankh. Bd. 16, S. 316. 1915/16. — BLOCH, BR.: Stovarsol und Luesprophylaxe. Schweiz. med. Wochenschr. Nr. 54, Nr. 36, S. 817. 1924. — BORY, L.: (a) Le Xylol agent prophylactique. Presse méd. 1919. Nr. 8. (b) Des raisons qui nuisent a la pratique de la prophylaxie individuelle, des maladies vénériennes et des moyens d'y remédiex. Le savon liquide antiseptique et l'instillateur de poche individuel. Progr. méd. Tom. 51, Nr. 29, p. 361. 1923. — BOYDEN: The prevention of venereal disease in the royal army. Journ. of state med. Vol. 29, p. 13. 1921. — BREITENSTEIN: Versammlung deutscher Naturforscher und Ärzte. Karlsbad 1902. — BROADMAN, J.: The prevention of venereal disease. New York med. journ. Vol. 114, Nr. 12. 1921. — BRUCK, FR.: Zur persönlichen Prophylaxe der Syphilis, zugleich ein Beitrag, auf welche Weise von latent-syphilitischen Prostituierten Infektionen ausgehen können. Münch. med. Wochenschrift. 1913. Nr. 12. — CARLE: Einige allgemeine Grundsätze über die Prophylaxe der Geschlechtskrankheiten. Zeitschr. f. Bekämpf. d. Geschlechtskrankh. Bd. 15, S. 225. 1914. — CASCIO-ROCCA: Neue Anordnungen zur Prophylaxe der Geschlechtskrankheiten. Cultura med. moderna. 1925. Nr. 21. — CHABLE, R.: A propos de la „prophylaxie individuelle". Rev. méd. de la Suisse romande. Tom. 41, Nr. 10. 1921. — CLARKE, W.: The compaign against venereal diseases in Western Europe. Journ. of soc. hyg. Vol. 8, Nr. 4. 1922. — DITTHORN und NEUMARK: Prüfung von Schutzmitteln gegen Geschlechtskrankheiten. Zeitschr. f. Hyg. u. Infektionskrankh. Bd. 100, H. 2, S. 170. 1923. — FAIRFIELD, L.: A note on contraceptive and venereal disease provention. Health a. Empire. Vol. 3, Nr. 1. 1925. — Falkner, P. H.: Vorbeugung gegen Geschlechtskrankheiten. Ihr Wesen und ihre Wirkungen. Journ. of the roy. army med. corps. Vol. 46, Nr. 2. 1926. — de Favento, P.: Lo stovarsolo nella profilassi della sifilide. Policlinico, sez. prat. Vol. 31, H. 36, p. 1160. 1924. — Finger, E.: Persönliche Prophylaxe und Abortivbehandlung bei Geschlechtskrankheiten. Münch. med. Wochenschr. Bd. 75, Nr. 17. 1925. — Fischl, F.: Was kann der Arzt für die Prophylaxe der Geschlechtskrankheiten leisten? Med. Klinik. Bd. 18, Nr. 6. 1922. — Frazer, M. A.: The prevention of venereal diseases. Journ. of state medicine. Vol. 29, p. 17. 1921. — Freymuth, A.: Ein Fortschritt in der Prophylaxe der Geschlechtskrankheiten. Allg. med. Zentral-Ztg. Bd. 91, Nr. 2. 1922. — Fürth, H.: Die Bekämpfung der Geschlechtskrankheiten, der Krieg und die Schutzmittelfrage im Lichte der Bevölkerungspolitik. Zeitschr. f. Bekämpf. d. Geschlechtskrankh. Bd. 16, Nr. 10. 1915/16. — Galewsky: Die persönliche Prophylaxe (Selbstschutz) bei der Bekämpfung der Geschlechtskrankheiten. Münch. med. Wochenschr. Bd. 69, Nr. 9. 1922. — Gauducheau, A.: (a) Rev. d'hyg. et de police sanit. Tom. 43, p. 822. 1921 u. Tom. 43, p. 858. 1921. (b) Facilita di sopprimere le malattie veneree. Giorn. di med. ferroviar. Vol. 1, Nr. 8. 1921. (c) Le désinfection antivénérienne prophylactique dans l'armée et la marine. Rev. d'hyg. et de police sanit. Tom. 43, Nr. 9, p. 822. 1921. (d) Pour éviter les maladies vénériennes. Journ. de méd. de Paris. Tom. 40, Nr. 27, p. 494. 1921. (e) Quatre expériences de prophylaxie antivénérienne. Rev. d'hyg. et de police sanit. Tom. 43, Nr. 10, p. 858. 1921. (f) Causes d'erreur dans la pratique de la prophylaxie antivénérienne individuelle. Rev. d'hyg. Tom. 44, Nr. 7, p. 690. 1922. (g) Consequences de l'hygiene sexuelle. Rev. d'hyg. Tom. 48, Nr. 1. 1926. — Gioia, M.: Die epidemiologischen und immunisatorischen Grundlagen der Prophylaxe gegen Geschlechtskrankheiten. Rif. med. Jg. 42, Nr. 40. 1926. — Girard, Henry: La prophylaxie sanitaire et morale dans la marine. Arch. de méd. et de pharmac. navales. Tom. 114, Nr. 1, p. 5. 1924. — Gomez, J. S.: Venereal prophylaxis. Milit. surgeon. Vol. 49, Nr. 1, p. 33. 1921. — Gorell: The failure of Self-Desinfection. London 1921. (The National Council for Combating Venereal diseases.) — Grosse, O.: Schutzmittel gegen Geschlechtskrankheiten — das Gebot der Stunde. Münch. med. Wochenschr. Bd. 69, Nr. 47. 1922. — Habermann, R.: Persönliche Prophylaxe beider Geschlechter als Hilfsmittel zur Sanierung der Prostitution. Dtsch. med. Wochenschr. Bd. 48, Nr. 10. 1922. — Hadda: Zeitschr. f. urol. Chirurg. Bd. 7, H. 2/3. 1921. — Harry, F.: Ein neues Kombinationspräparat gegen Gonorrhöe und Syphilis. Dtsch. med. Wochenschr. Bd. 49, Nr. 28, S. 917. 1923. — Haustein: Münch. med. Wochenschr. 1924. Nr. 24. — Hecht, H.: (a) Untersuchungen über Sitz der genitalen Geschwüre beim Manne. Dermatol. Wochenschr. 1918. Nr. 66. (b) Profilassi contro le malattie sessuali. Rass. di studi sess. Vol. 5, Nr. 5. 1925. — Henderson: Zentralbl. f. Haut- u. Geschlechtskrankh. Bd. 6, S. 406. — Henkemaus, D. Snoeck: Der Streit über den Wert persönlicher Prophylaxe gegen die Geschlechtskrankheiten und über die Propaganda hierüber. Sex. hyg. 1. Lief., Tl. 2, S. 7. 1922. — Heymann, Kurt: Über moderne Luesprophylaxe nebst einem Beitrag zur Kenntnis der Phenylarsinsäuren. Fortschr. d. Med. Jg. 43, Nr. 7. 1925. — Hirsch, Hans: Der Puder in der Prophylaxe der Geschlechtskrankheiten mit besonderer Berücksichtigung des Kalomelpuders. Münch. dermatol. Ges. 19. 6. 1925. — Hoffmann, E.: Über Spirocid, Stovarsol und Syphilisschutz. Dermatol. Zeitschr. Bd. 42, H. 2, S. 101. 1924. — Holcomb: Ist die venerische Prophylaxe ein Fehlschlag? Urol. a. cut. review. März 1916. — Hooker, E. H.: The case against prophylaxis. Social hyg. Vol. 5, p. 163. 1919. — Imperial social hygiene congress. The conference at Wembly. Health a. Empire. Vol. 3, Nr. 7. 1925. — Janet, J.: Prophylaxie de la blennorragie chez l'homme et chez la femme. Journ. d'urol. Tom. 16, Nr. 5. 1923. — Jausion. H. M. G.: Vorbeugende Bekämpfung der Geschlechtskrankheiten, ihre epidemiologischen und immunwissenschaftlichen Voraussetzungen. Arch. de méd. de pharm. milit. Tom. 85, Nr. 1. 1926. — Joseph: Die Prophylaxe bei Haut- und Geschlechtskrankheiten. München 1900. S. 113. — Kionka, H.: Über Scheidendesinfektion. Med. Klinik. Bd. 19, Nr. 32, S. 1118. 1923. — Klauber, E.: Persönliche Prophylaxe der Geschlechtskrankheiten. Wien. med. Wochenschr. 1915. Nr. 45. — Kolle, W. und E. Evers: Experimentelle Studien über Syphilis und Recurrensspirochätose. Dtsch. med. Wochenschr. 1926. Nr. 26. S. 1075. — Konrich: Zur Bewertung der chemischen Schutzmittel gegen Geschlechtskrankheiten. Zentralbl. f. d. ges. Hyg. Bd. 1, H. 1. 1922. — Kroeff, M.: Die individuelle Desinfektion beim Kampf gegen die Geschlechtskrankheiten. Brazil méd. Vol. 2, Nr. 20, p. 297. 1923. — Lambie, J. S.: The prevention of extra extra-genital chancres in the army, based on a study of syphilitic registers on file at the army medical schools. Milit. surgeon. Vol. 50, Nr. 3. 1922. — Léjine: Prophylaxie vénérienne en Orient. Progr. méd. Jg. 52, Nr. 47, p. 726. 1924. — Lenz: Die Entwicklung der persönlichen Prophylaxe im Kampfe gegen die Geschlechtskrankheiten. Ärztl. Rundschau. 1925. Nr. 4. — Levaditi: Die Prophylaxe der Syphilis. Rede, gehalten im Institut Pasteur. Berlin 1923. — Levaditi, C.: The Prophylaxis of syphilis. Soc. pathol. Vol. 1, Nr. 7, p. 308. 1925. — Loeb: Circumcision und Syphilisprophylaxe. Monatsschr. f. Harnkrankh. u. sex. Hyg. 1904. S. 245. — Manteufel, P.:

(a) Weitere Ergebnisse der experimentellen Vergleichsprüfung von Mitteln zum Selbstschutz gegen Geschlechtskrankheiten. Verhandl. d. Berlin. Ges. f. öffentl. Gesundheitspflege. 1921. Nr. 5, S. 37. (b) Zur Frage der persönlichen Prophylaxe bei der Bekämpfung der Geschlechtskrankheiten. Zeitschr. f. Hyg. u. Infektionskrankh. Bd. 96, H. 4, S. 387. 1922. (c) Bemerkungen zu der Abhandlung von W. WORMS über die experimentellen Grundlagen der persönlichen Syphilisprophylaxe in Nr. 40. 1923 dieser Zeitschrift. Med. Klinik. Bd. 20, Nr. 5, S. 149. 1924. — MANTEUFEL, P. und H. ZSCHUCKE: Experimentelle Vergleichsprüfung von Schutzmitteln gegen Geschlechtskrankheiten. Dtsch. med. Wochenschrift. Bd. 47, Nr. 2, S. 37. 1921. — MASSAC, G.: Une formule de pommade prophylactique. Evol. méd. chirurg. Jg. 6, Nr. 9. 1925. — MERZ: Die persönliche Prophylaxe der Geschlechtskrankheiten. Schweiz. med. Wochenschr. Bd. 53, Nr. 47, S. 1084. 1923. — MĚSKA, A.: Automat mit prophylaktischen Mitteln gegen Geschlechtskrankheiten. Česka Dermatologie. Jg. 7, Nr. 10. 1926. — MITTERMAIER, W.: Die Schutzmittelfrage (§ 184, Ziff. 3 BStrGB.) vom strafrechtlichen Standpunkt aus betrachtet. Arch. f. Kriminol. Bd. 73, H. 3/4, S. 195. 1921. — MOOIJ, P. DE: Betrachtungen über die Prophalyxis gegen venerische Krankheiten in- und außerhalb der Marine. Geneesk. bladen. Vol. 23, Nr. 4. 1922. — MOWRY, A. E.: Defects in the present method of attemps to control venereal diseases; suggestions. Illinois med. journ. Vol. 39, Nr. 4, p. 354. 1921. — MÜLLER, M.: Die persönliche Prophylaxe der venerischen Krankheiten. Halle: Marhold 1914. — MÜLLER, F. X.: Gonomors, ein neues Prophylakticum. Münch. med. Wochenschr. 1926. Nr. 21, S. 871. — NEUFELD: Dtsch. med. Wochenschr. 1921. Nr. 26. — NEUFELD, F.: Zur Frage der antivenerischen Prophylaxe. Dtsch. med. Wochenschr. Bd. 47, Nr. 26, S. 737. 1921. — NICHOLS, H. J. and J. E. WALKER: Experimental observations on the prophylaxis and treatment of syphilis. Journ. of exp. med. Vol. 37, Nr. 4. 1923. — NOBL, G.: Zur Abwehr der blennorrhoischen Infektion beim Manne. Halbmonatsschr. f. Haut- u. Harnkrankh. 1904. Nr. 1/2. — NOTTHAFFT: Beitrag zur persönlichen Verhütung der Geschlechtskrankheiten. Dermatol. Wochenschr. Bd. 82, Nr. 21, S. 714. 1926. — PALDROCK, A.: Prophylaxe der Geschlechtskrankheiten im Heer. Eesti Arst. Vol. 1, Nr. 7. 1922. — PAPAMARKU: Zur Beurteilung einiger zum Schutz gegen die syphilitische Ansteckung empfohlenen Desinfektionsverfahren. Dtsch. med. Wochenschrift. 1920. Nr. 31. — PINKUS, F.: Über den Schutz vor der Syphilisinfektion durch interne Medikamente. Med. Klinik. 1924. Nr. 22, S. 739. — POWELL: The comparative frequency of Syphilis among the circumcised and the uncircumcised. Brit. med. journ. Vol. 2, p. 1409. 1901. — Prevention of venereal disease. Brit. med. journ. 1921. Nr. 3171, p. 566. — Prevention of venereal disease. Brit. med. journ. 1923. Nr. 3264, p. 115. — PUENTE, J. J.: Prophylaxe gegen venerische Krankheiten, Lepra und Tollwut. Semana méd. Jg. 33, Nr. 29. 1926. — PUGH, W. SCOTT: (a) Venereal diseases. Their prevention and control. Americ. med. Vol. 30, Nr. 9, p. 521. 1924. (b) Prophylaxe der Geschlechtskrankheiten. Ihre praktische Anwendung. Urol. a. cut. review. Vol. 30, Nr. 11. 1926. —PUPO, AGUIAR: Der Kampf gegen die venerischen Krankheiten in Brasilien. Brazil-med. Vol. 1, Nr. 15. 1922. — QUEYRAT, M.: La syphilis, fléau social et ses remédes. Progr. méd. Tom. 48, Nr. 32, p. 373. 1921. — QUEYRAT, L.: Prophylaxe und Heilung der Syphilis. Paris méd. Tom. 12, Nr. 9. 1922. — RABINOVIČ, A.: Venerische Krankheiten und Syphilis unter den Juden in Kiew. Venerol. i dermatol. Jg. 1925. Nr. 6, p. 155. 1925. — REID, G. A.: (a) The prevention of venereal disease. Journ. of state med. Vol. 29, Nr. 1, p. 1. 1921. (b) La valeur de la prophylaxie individuelle dans la lutte contre les maladies vénériennes. Rev. internat. d'hyg. publ. Tom. 2, Nr. 6. 1921. — RIBEYROLLES, A. B.: Sexuelle Prophylaxe in der Marine. Semana méd. Vol. 30, Nr. 13. 1923. — ROBERTSON, WM.: The controversy regarding the prevention of venereal diseases. Edinburgh med. journ. Vol. 28, Nr. 3. 1922. — ROLFE, C. N.: Die Verhütung der Geschlechtskrankheiten. Journ. of state med. Vol. 34, Nr. 6, 1926. — ROSENTHAL, M. A.: Zur prophylaktischen Wirkung des Stovarsol bei Syphilis. Russki Wiestnik Dermatologii. Vol. 3, Nr. 2, p. 107. 1925. — ROUT, E. A.: (a) Venereal experiences in France of the New Zealand force. Lancet. Vol. 202, Nr. 13. 1922. (b) Problems in venereal prophylaxis. Med. journ. a. record. Vol. 122, Nr. 11. 1925. — RUSS, V.: Über die experimentelle Wirksamkeit des Prophylakticums „Veto". Wien. med. Wochenschrift. Bd. 72, Nr. 30/31, S. 1284. 1922. — SAINZ DE AJA, E. A.: Der persönliche Schutz gegen Tripper. Rev. española de urol. y dermatol. Vol. 25, Nr. 295, p. 357. 1923. — SANGIORGI, G.: Die Mitwirkung des Staates bei der individuellen Prophylaxe gegen die Geschlechtskrankheiten. Rass. di studi sess. Jg. 6, Nr. 3. 1926. — SATTERTHWAITE, TH.: On the prevention of venereal infection. Med. vec. Vol. 100, Nr. 8, p. 311. 1921. — SAUDEK, J.: Das Okklusivpessar als Schutzmittel gegen die männliche Gonorrhöe. Med. Klinik. Bd. 17, Nr. 29, S. 875. 1921. — SAZERAC, R. et C. LEVADITI: Emploi du bismuth dans la prophylaxie de la syphilis. Cpt. rend. hebdom. des séances de l'acad. des sciences. Tom. 174, Nr. 2. 1922. — SCHAPS: „Geox-Sana", ein neues Kombinationsprophylakticum. Fortschr. d. Med. Jg. 42, Nr. 13, S. 162. 1924. — SCHERESCHEWSKY, J.: Praktische Ergebnisse der Chinin-Luesprophylaxe in der Armee. Berlin. klin. Wochenschr. 1919. Nr. 32. — SCHERESCHEWSKY, J. und W. WORMS: (a) Spirochätotropie und Luesprophylactica. Dtsch. med.

Wochenschr. Bd. 47, Nr. 7, S. 176. 1921. (b) Dtsch. med. Wochenschr. 1921. Nr. 7, S. 176. (c) Persönliche Prophylaxe als Hilfsmittel zur Sanierung der Prostitution. Dtsch. med. Wochenschr. Bd. 48, Nr. 16. 1922. — SCHUMACHER, JOSEF: Die antivenerischen Prophylaktica, ihr Wert, ihre Wirkung. Dtsch. med. Wochenschr. Bd. 47, Nr. 22, S. 626. 1921. — SCHWARZ, P.: Eine neue Darreichungsform der Prophylaktica gegen venerische Krankheiten. Dtsch. med. Wochenschr. 1923. Nr. 12. S. 388. — SHUMAN, J. W.: Prophylaxis and managment of syphilis. Americ. journ. of syphilis. Vol. 6, Nr. 3. 1922. — SICILIA, FELIPE: Grundlagen der Prophylaxe der Geschlechtskrankheiten. Congr. nac. d. med. de Sevilla. 1924. p. 77. — Society for the prevention of venereal diseases. Brit. med. journ. 1922. Nr. 3210, p. 49. — SZTERÉNYI, J.: Organisation der Abwehr der Geschlechtskrankheiten. Teleia. Jg. 3, Nr. 9/10. 1925. — TURNER, E. B.: The prevention of venereal diseases. Practitioner. Vol. 108, Nr. 1. 1922. — Venereal disease désinfectans. Lancet. Vol. 205, Nr. 6, p. 310. 1923. — VERESS, FR.: Über die Prophylaxe der Geschlechtskrankheiten mit besonderer Rücksicht auf die Armee im Felde. Dermatol. Wochenschr. Bd. 63, S. 1113. — WALKER, G.: The prophylaxis of venereal disease. Journ. Americ. med. assoc. 1922. Nr. 20, p. 1510. — Die Verhütung der Geschlechtskrankheiten durch Selbstschutz. Protokoll einer am 30. 9. und 1. 10. 1921 abgehaltenen Sachverständigenkonferenz innerhalb des Ausschusses der Dtsch. Ges. z. Bekämpf. d. Geschlechtskrankh. Berlin: Walter Fiebig 1922. — WORMS, WERNER: (a) Beiträge zur Syphilisprophylaxe. Berlin. klin. Wochenschr. Bd. 58, Nr. 5, 103. 1921. (b) Experimentelle Beiträge zur Syphilisprophylaxe. (Zu dem Aufsatz von G. BERG in Nr. 26 dieser Wochenschrift.) Berlin. klin. Wochenschr. Bd. 58, Nr. 39. 1921. (c) Zu MANTEUFELs Bemerkungen über die „experimentellen Grundlagen der persönlichen Syphilisprophylaxe". Med. Klinik. Bd. 20, Nr. 5, S. 150. 1924. (d) Die experimentellen und praktischen Grundlagen der persönlichen Syphilisprophylaxe. Zentralbl. f. Haut- u. Geschlechtskrankh. Bd. 9, S. 273. 1924. — ZEISSE, H.: Die soziale Bedeutung der Vorbeugungsmittel gegen G. Kr. mit Einschluss der Anticoncipientia. Allg. med. Zentral-Zeitung, Vol. 90, H. 38, p. 225. 1921.

11. Meldepflicht.

ASCH VAN WIJAK, H. A. M.: Anzeige von Geschlechtskrankheiten. Sex. hyg. Bd. 3, H. 2. 1923. — BENDER, JULIE: Zur Meldepflicht des Arztes bei Geschlechtskrankheiten. Mitt. d. dtsch. Ges. z. Bekämpf. d. Geschlechtskrankh. Bd. 20, Nr. 1/3. 1922. — BETT, WILLIAM: Venereal disease as a war casualty. Proc. of the roy. soc. of med. Vol. 16, Nr. 4. 1923. — BOHNE: Ein weiterer Vorschlag zur diskreten Behandlung der Geschlechtskrankheiten. Zeitschr. f. Medizinalbeamte. Bd. 36/45, Nr. 7. 1923. — COLMAN, H.: Ein Vorschlag zur Organisation der Syphilisbekämpfung. Zeitschr. f. Bekämpf. d. Geschlechtskrankh. Bd. 19, S. 53. 1919. — Control of venereal disease. Repressive Measures in America. Lancet. 1923. Nr. 5201, p. 919. — The control of venereal diseases. Med. journ. of Australia. Vol. 2, Nr. 19. 1922. — DUBLIN, L. J. and M. A. CLARK: A program for the statistics of the venereal diseases. Public health reports. Vol. 36, Nr. 50. 1921. — FLESCH, M.: (a) Die Anzeigepflicht der Ärzte und der Gesetzentwurf über die Bekämpfung der Geschlechtskrankheiten. Zeitschrift f. Bekämpf. d. Geschlechtskrankh. Bd. 18, Nr. 11. 1917/18/19. (b) Anzeigepflicht und Berufsgeheimnis des Arztes und die Bekämpfung der Geschlechtskrankheiten. Zeitschr. f. Bekämpf. d. Geschlechtskrankh. Bd. 17, Nr. 9. 1916/17. — HAUSTEIN, H.: Lex veneris in Schweden und ihre Wirksamkeit. Zeitschr. f. soz. Hyg., Fürsorge u. Krankenhauswesen. 1921. H. 9/11, S. 308. — HAZEN, H. H.: Practical observations on syphilis. VI. Americ. journ. of syphilis. Vol. 7, Nr. 3, p. 417. 1923. — HECHT, H.: Die radikale Bekämpfung der Geschlechtskrankheiten. Wien. klin. Wochenschr. 1917. Nr. 46. — HESSE, E.: Das Reichsgesetz zur Bekämpfung der Geschlechtskrankheiten. Ärztl. Monatsschr. Jg. 1924. S. 163/193, H. 6/7. — HUFFER, E. W.: Venereal disease clinic. The Toledo municipal hospital. Americ. Journ. of syphilis. Vol. 7, Nr. 1, p. 56. 1923. — KELLEY, E. R. and A. PFEIFFER: Some special features of Massachusetts program for venereal disease control. Journ. of the Americ. med. assoc. Vol. 83, Nr. 12, p. 913. 1924. — KONRICH: Einige Tatsachen zur Bewertung der Anzeigepflicht bei Geschlechtskrankheiten. Dtsch. med. Wochenschr. Bd. 47, Nr. 7, S. 188. 1921. — LAWRENCE, J. S.: Administrative progress in combating venereal disease. Journ. of soc. hyg. Vol. 10, Nr. 1. 1924. — MC LEOD, J. K.: The control and treatment of venereal diseases. Public health journ. Vol. 13, Nr. 1. 1922. — LEVIN, ERNST: Bemerkungen zu COLMANs Vorschlag zur Organisation der Syphilisbekämpfung. Zeitschr. f. Bekämpf. d. Geschlechtskrankh. Bd. 19, S. 242. 1919/20. — LIESKE, H.: Gewissenszweifel in Fragen der Schweigepflicht gegenüber Geschlechtskranken. Zeitschr. f. Bekämpf. d. Geschlechtskrankh. Bd. 17, Nr. 7, S. 199. 1916. — NEWSHOLME, A.: An address on the relative roles of compulsion and education in public health work. Lancet. Vol. 203, Nr. 5, p. 219. 1922. — PALDROCK, A.: Sollen die Geschlechtskranken dem Namen nach und unbedingt registriert werden? Eesti Arst. Vol. 1, Nr. 7. 1922. — PETRÉN, K.: Kartensystem zur Registrierung der Syphilis. Svenska läkartidningen. Vol. 19, Nr. 10. 1922. — Die Pflichtmeldung von Geschlechtskrankheiten durch die Kassenordnung. Fortschr. d. Med.

Bd. 38, Nr. 10, S. 364. 1921. — PINKUS, F.: Über das dänische System namenloser Meldung der Syphilitischen. Med. Klinik. Bd. 17, Nr. 24, S. 735. 1921. — POPENOE, P.: Die Geschlechtskrankheiten in den Vereinigten Staaten. Arch. f. Rassen- u. Gesellschaftsbiol. Bd. 14, H. 3. 1923. — The prophylaxis of venereal disease. Med. journ. of Australia. Vol. 2. p. 17, 443. 1923. — QUARCK, M.: Gegen Prostitution und Geschlechtskrankheiten. Berlin: Hans R. Engelmann 1921. — Il regolamento per la profilassi della sifilide e della malattie veneree. Rass. di studi sess. Vol. 3, Nr. 2. 1923. — Il nuovo regolamento per la profilassi della sifilide e della malattie veneree. Giorn. ital. d. malatt. vener. e d. pelle. Vol. 64, H. 3. 1923. — ROTSCHUH, E.: Die ärztliche Meldepflicht bei Geschlechtskrankheiten. Zeitschr. f. Bekämpf. d. Geschlechtskrankh. Bd. 18, Nr. 12. 1917/18/19. — SCHWEISHEIMER, W.: Ärztliche Schweigepflicht und Geschlechtskrankheiten. Med. Klinik, Bd. 17, Nr. 43, S. 1312. 1921. — STILLIANS, A. W.: Campaign for the prevention of syphilis. Illinois med. journ. Vol. 41, Nr. 4. 1922. — THOMPSON, A. N.: Social and public health aspects of the gonorrhea problem. New York med. journ. a. med. record. Vol. 118, Nr. 8, p. 504. 1923. — VELDHUYZEN, W. F.: (a) Obligatorische Anzeige von Geschlechtskrankheiten. Sex. hyg. Bd. 3, H. 2. 1923. (b) Der Gesetzentwurf für Krankenversorgung und die Bekämpfung der Geschlechtskrankheiten. Sex. hyg. Lief. 1, Tl. 1, S. 55. 1921. — WHITE, M. J.: Report of the committee on venereal diseases of the state and provincial health authorities. Trend of venereal disease incidence. Americ. journ. of public. health. Vol. 13, p. 9, 723. 1923.

12. Gesundheitszeugnis der Ehekandidaten.

BALZER, F.: Réglementations diverses touchant le traitement et la prophylaxie de la syphilis. Ann. de dermatol. et de syphiligr. Tom. 3, Nr. 11, p. 545. 1922. — BARDUZZI, D.: Poche parole sul certificato prematrimoniale. Replica al Prof. F. de Napoli. Rass. di studi sess. Vol. 3, Nr. 3, p. 185. 1923. — BLASCHKO, A. und B. S. GROSS: Zur Diagnose der Gonorrhöeheilung der Frau. Dtsch. med. Wochenschr. 1921. — CAPASSO, P.: (a) Il certificato prematrimoniale. Rass. di studi sess. Vol. 4, Nr. 3, p. 176. 1924. (b) Intorno al certificato prematrimoniale. Rass. di studi sess. Jg. 3, Nr. 4. 1923. — CAYREL, M. A.: La visite médicale prématrimoniale. Paris méd. Jg. 15, Nr. 47, 1925. — DARRÉ: Prophylaxie de la tuberculose et de la syphilis du nourrison. Rev. d'hyg. Tom. 43, Nr. 12. 1921. — FINGER, E.: Der ärztliche Ehekonsens. Zeitschr. f. Bekämpf. d. Geschlechtskrankheiten. Bd. 20, Nr. 3/4. 1921. — GAROLA, A. Z.: Ancora sul certificato matrimoniale. Rass. di studi sess. Vol. 3, Nr. 5. 1923. — GÉBER, JÁNOS: Die Frage der Heilbarkeit der Geschlechtskrankheiten und die Erteilung der Heiratslizenz. Teleia, Jg. 3, Nr. 5/6. 1925. — GUSZMAN, J.: Die Frage des Ehekonsenses syphilitischer Individuen. Orvosi Hetilap. Vol. 66, Nr. 31. 1922. — HELLER, J.: Die Stellung des Facharztes bei der Begutachtung der Nichtinfektiosität eines Patienten zu dem Paragraphen 3 (Gefährdungsparagraphen) des neuen Gesetzes zur Bekämpfung der Geschlechtskrankheiten. Zeitschr. f. Bekämpf. d. Geschlechtskrankh. Bd. 19, S. 230. 1919/20. — HÉLONIN: Wann kann man einen Tripper als geheilt ansehen? Ouvre méd. Jg. 3, Nr. 5, p. 140. 1925. — HIRSCH, M.: Das ärztliche Gesundheitszeugnis. Leipzig: Curt Kabitzsch 1921. — HIRSCH, P.: Gesundheitszeugnis vor der Eheschließung. Zeitschr. f. soz. u. Gewerbe-Hyg. Bd. 4, H. 3, S. 66. 1923. — IRVINE, H. G.: Some notes on the effectiveness of the venereal disease program. Journ. of the Americ. med. Assoc. Vol. 79, Nr. 14. 1922. — LOEWENSTEIN, G.: Ausführungsbestimmungen zum Ehezeugnis. Mitt. d. dtsch. Ges. z. Bekämpf. d. Geschlechtskrankh. Bd. 22, Nr. 4. 1924. — LOEWENSTEIN, G. und SCHUBART: Nachwort zu den Ausführungsbestimmungen zum Ehezeugnis. Mitt. d. dtsch. Ges. z. Bekämpf. d. Geschlechtskrankh. Bd. 22, S. 24. 1924. — MIBELLI, AGOSTINO: Sul trattamento obligatorio delle malattie veneree. Giorn. ital. d. malatt. vener. e d. pelle. Vol. 65, H. 3, p. 887. 1924. — MIELI, A.: Il certificatio sanitario prematrimoniale. Rass. di studi sess. Vol. 2, Nr. 6. 1922. — MONTESANO, V.: (a) Il certificato prematrimoniale e la profilassi sociale della sifilide. Rass. di studi sess. Vol. 2, Nr. 6. 1922. (b) A proposito di certificato matrimoniale e di abolizionismo. Rass. di studi sess. Vol. 3, Nr. 2. 1923. — DE NAPOLI, F.: Repetita juvant! Sempre a proposito della visita prematrimoniale ai soli uomini. Rass. di studi sess. Vol. 3, Nr. 2, p. 122. 1923. — PASINI, A.: Die Grenzen der Ansteckungsfähigkeit der Geschlechtskrankheiten und die stationäre Behandlung in den venerischen Abteilungen. Policlinico, sez prat. Jg. 31, H. 48. 1924. — PINKUS, F. und G. LOEWENSTEIN: Ein Entwurf von Ausführungsbestimmungen für das SCHUBARTsche Ehezeugnis (betr. Geschlechtskrankheiten). Zeitschr. f. Bekämpf. d. Geschlechtskrankh. Bd. 20, H. 3/4, S. 54. 1921. — RADAELLI, FR., G. B. FIOCEO ed ARTURO FONTANA: Relazione sull' istituzione della visita preconiugale obligatoria. XVII. riun. d. soc. it. di derm. e sif. Bologna, 5.—7. 6. 1920. p. 127. 1921. — ROUTH, A.: Syphilis and marriage. Brit. med. journ. 1923. Nr. 3250, p. 632. — SCHINDLER: (a) Dürfen Geschlechtskranke mit negativem Laboratoriumsbefund heiraten? Berlin. Klinik. Jg. 32, Nr. 34. 1925. (b) Der ärztliche Ehekonsens. Fortschr. d. Med. Jg. 44, Nr. 19. 1926. — SCHUBART: Ist es möglich, die Vorteile der Arztzeugnisse bei der Eheschließung von den Nachteilen zu trennen? Zeitschr. f. Bekämpf. d. Geschlechtskrankh. Bd. 19, S. 204. 1919/20. — SIMPSON, M. und CLARKSEN:

Vorgeschlagenes Schema zu einem Verfahren um die Heilung bei Gonorrhöe festzustellen. Lancet. 1918. p. 732. — VEROTTI, G.: Il certificato medico prematrimoniale. Rass. di stud. sess. Vol. 3, Nr. 5. 1923. — ZIELER: Wie wird die Heilung des Trippers beim Manne festgestellt? Dtsch. med. Wochenschr. 1918. Nr. 24.

13. Gesetze zur Bekämpfung der Geschlechtskrankheiten.

AUER, GYÖRGY: Die Strafbarkeit der Ansteckung durch Geschlechtsleiden vom juristischen Standpunkt. Teleia. Jg. 3, Nr. 7/8. 1925. — Bekämpfung der Geschlechtskrankheiten. Sbírka. Bd. 12. Nr. 2. S. 48. — BLADINI, L.: Das Gesetz gegen die Geschlechtskrankheiten und die Ansteckungsquellen. Svenska läkartidningen. Jg. 22, Nr. 47. 1925. — BLASCHKO: (a) Wie soll der Geschlechtsverkehr Venerischer bestraft werden? Dtsch. med. Wochenschr. 1916. Nr. 1. (b) Zwangs- und Strafmaßnahmen gegen Geschlechtskranke. Zeitschr. f. Bekämpf. d. Geschlechtskrankh. Bd. 19, S. 61. 1919. — BLOCK: (a) Behandlungszwang für Geschlechtskranke. Zeitschr. f. Bekämpf. d. Geschlechtskrankh. Bd. 18, S. 1. 1917. (b) Entwurf eines Gesetzes zur Bekämpfung der Geschlechtskrankheiten. Zeitschr. f. Bekämpf. d. Geschlechtskrankh. Bd. 19, S. 87. 1919. — BOUSSENOT, G.: La syphilis et la divorce. Journ. des praticiens. Tome 35, Nr. 48. 1921. — BRONNER: Das neue Gesetz zur Bekämpfung der venerischen Krankheiten in der R.S.F.S.R. Mitt. d. dtsch. Ges. z. Bekämpf. d. Geschlechtskrankh. Bd. 25, Nr. 3. 1927. — CROOKSHAND, F. G.: Medico-legal problems in relation to venereal disease. Lancet. Vol. 209, Nr. 124. p. 1230. 1925. — CULEK: Durchführung der Verordnung zur Bekämpfung der venerischen Erkrankungen in R.Č.S. Liječnički vjesnik. Bd. 46, Nr. 8. 1924. — DEHNOW, F.: Die Geschlechtskrankheiten vor dem Parlament. Arch. f. Rassen- u. Geschlechtsbiol. Bd. 15, H. 3. 1924. — DELBANCO, E.: Kritische Bemerkungen zum Gesetzentwurf zur Bekämpfung der Geschlechtskrankheiten. Dermatol. Wochenschr. Bd. 74, Nr. 25. 1922. — DREUW: (a) Prinzipienfragen bei den Gesetzentwürfen zur Bekämpfung der Geschlechtskrankheiten. Öff. Gesundheitspfl. Bd. 7, H. 4, S. 117. 1922. (b) Gesetzliche Bekämpfung der Geschlechtskrankheiten. Zeitschr. f. Medizinalbeamte. Bd. 35, Nr. 10, S. 249. 1922. — DUMMER: Juristische Streiflichter zum Gefährdungsparagraphen des neuen Gesetzes zur Bekämpfung der Geschlechtskrankheiten. Zeitschr. f. Bekämpf. d. Geschlechtskrankh. Bd. 19, S. 233. 1919/20. — EBERMAYER: Die Bestrafung des Geschlechtsverkehrs Venerischer. Dtsch. med. Wochenschr. 1916. Nr. 1. — ENDEMANN, H.: Strafrechtliche Randbemerkungen zur Anti-Salvarsan-Propaganda. Monatsschr. f. Kriminalpsychol. u. Strafrechtsreform. Bd. 16, H. 1/3. 1925. — GALEWSKY, E.: Der neue Gesetzentwurf zur Bekämpfung der Geschlechtskrankheiten. Dtsch. med. Wochenschr. Bd. 48, Nr. 10. 1922. — Gesetz betr. Geschlechtskrankheiten. Věstnik českých lékařů. Bd. 34, Nr. 34. 1922. — Gesetz zur Bekämpfung der Geschlechtskrankheiten. Mitt. d. dtsch. Ges. z. Bekämpf. d. Geschlechtskrankh. Bd. 21, Nr. 3. 1923. — GRECO, N. V.: Projektiertes Gesetz über Luesprophylaxe. Semana méd. Jg. 30, Nr. 1554, S. 846. 1923. — HAMMER: Erfahrungen bei der Durchführung der Verordnung zur Bekämpfung der Geschlechtskrankheiten vom 11. Dez. 1918. Mitt. d. dtsch. Ges. z. Bekämpf. d. Geschlechtskrankh. Bd. 21, Nr. 1/2. 1923. — HAUSTEIN: (a) Lex veneris in Schweden und ihre Wirksamkeit. Zeitschr. f. soz. u. Gewerbe-Hyg. Bd. 2/3. H. 9/1. (b) Zum Entwurf eines Gesetzes zur Bekämpfung der Geschlechtskrankheiten. Zeitschr. f. soz. u. Gewerbe-Hyg., Fürs. u. Krankenhausw. Bd. 3, H. 10. 1922. (c) Zum Entwurf eines Gesetzes zur Bekämpfung der Geschlechtskrankheiten. Klin. Wochenschr. Jg. 2, Nr. 23. 1923. (d) Was können wir für Deutschland den schwedischen Erfahrungen mit der Lex veneris entnehmen? Zeitschr. f. soz. Hyg., Fürs. u. Krankenhausw. Bd. 3, H. 11, S. 321. 1922. — HECHT, H.: Die Gefahren des Kurpfuschertums in der Behandlung der Geschlechtskrankheiten und Maßregeln zu seiner Bekämpfung. Venerol. Kongr. in Prag. 5. 12. 1921. Ärztl. Nachr. 1921. Nr. 26. — HELLER, J.: Kritische Bemerkungen zu dem Aufsatz des Herrn Amtsgerichtsrats Schubart. (Zeitschr. f. Bekämpf. d. Geschlechtskrankh. Bd. 19, H. 7/8). Zeitschr. f. Bekämpf. d. Geschlechtskrankh. Bd. 19, S. 273. 1919/20. — HENNESSEY, R. A.: The treatment of venereal diseases from the standpoint of prevention. New Orleans med. a. surg. journ. Vol. 77, Nr. 8, p. 325. 1925. — HERMANS, E. H.: Das Berufsgeheimnis und die Geschlechtskrankheiten. Geneesk. tijdschr. v. Nederlandsch Ind. Bd. 63, H. 1. 1923. — JADASSOHN, J.: (a) Der § 6 des Gesetzes zur Bekämpfung der Geschlechtskrankh. Mitt. d. dtsch. Ges. z. Bekämpf. d. Geschlechtskrankh. Bd. 21, Nr. 3. 1923. — JADASSOHN, HÜBNER: Die gesetzliche Regelung der Bekämpfung der Geschlechtskrankheiten. Bericht üb. d. 45. Jahresversamml. d. dtsch. Ver. f. öff. Gesundheitspflege. 22.—24. 5. 1924. — KENYSEP, E.: Gesetzesprojekt zum Kampfe gegen die Ausbreitung von Geschlechtskrankheiten in Eesti. Eesti Arst. Bd. 1, Nr. 7. 1922. — KUBIAS, J.: Das neue Gesetz betr. Prostitution. Rev. neuro-psychopathol. Bd. 19, Nr. 10, S. 310. 1922. — LAUBHEIMER, F.: Der strafrechtliche Schutz gegen geschlechtliche Infektion. Zeitschr. f. Bekämpf. d. Geschlechtskrankh. Bd. 15, Nr. 1. 1914. — LIESKE, H.: Das Problem krimineller Bekämpfung der Ansteckung mit Geschlechtsleiden. Würzburger Abhandl. a. d. Gesamtgeb. d. prakt. Med. Bd. 17, H. 3. 1917. Würzburg: Curt Kabitzsch. — LION und

LOEB: Statistisches über Geschlechtskrankheiten. Zeitschr. f. Bekämpf. d. Geschlechtskrankh. Bd. 7, S. 291. — LUNDBORG, O.: § 14 des Gesetzes gegen die Geschlechtskrankheiten. Svenska läkartidningen. Jg. 22, Nr. 43. 1925. — MARCUS, K.: Das neue schwedische Gesetz, betr. Maßnahmen gegen die Ausbreitung der Geschlechtskrankheiten. Zeitschr. f. Bekämpf. d. Geschlechtskrankh. Bd. 19, S. 29. 1919. — MITTERMAIER, W.: Die Sexualprobleme im Deutschen Strafgesetz-Entwurf 1925. Zeitschr. f. Sexualwiss. 1925. Bd. 12, H. 2. — NATHAN, E.: (a) Inwieweit wird der vorliegende amtliche Entwurf eines allgemeinen deutschen Strafgesetzbuches der Bekämpfung der Geschlechtskrankheiten gerecht? Mitt. d. dtsch. Ges. z. Bekämpf. d. Geschlechtskrankh. Bd. 23, Nr. 5. 1925. (b) Die Einwilligung des Patienten im Entwurf eines Gesetzes zur Bekämpfung der Geschlechtskrankheiten. Zeitschrift f. Medizinalbeamte u. Krankenhausärzte. Bd. 36/45, Nr. 5. 1923. — PEZOLD: Der neue Gesetzentwurf zur Bekämpfung der Geschlechtskrankheiten. Sozialhyg. Mitt. Jg. 9, H. 3. 1925. — PIERCE, C. C.: The relationsship of local state and federal agencies in venereal disease control. Southern med. journ. Vol. 15, Nr. 2. 1922. — PINKUS, F.: (a) Die Heilkunde der Nichtärzte mit Rücksicht auf die Übertragungsmöglichkeit der Syphilis. (Zum § 6 des deutschen Reichsgesetzes zur Bekämpfung der Geschlechtskrankheiten.) Med. Klinik. Bd. 19, Nr. 43/44. 1923. (b) Der § 6 des Reichsgesetzes zur Bekämpfung der Geschlechtskrankheiten. Med. Klinik. Bd. 19, Nr. 41. S. 1384. 1923. (c) Das deutsche Gesetz zur Bekämpfung der Geschlechtskrankheiten. Med. Klinik. Bd. 20, Nr. 14, S. 472. 1924. — Zum Reichsgesetz zur Bekämpfung der Geschlechtskrankheiten. Neue Generation. Bd. 19, H. 7/9. 1923. — RIECH: Über das Reichsgesetz zur Bekämpfung der Geschlechtskrankheiten. Zeitschr. f. ärztl.-soz. Versorgungswesen. Bd. 3, H. 4, S. 121. 1923. (Z. XI, 84.) — ŠAMBERGER: Náš zákon o potírání chorob pohlavních. Časopis lékařův českých. 1926. Nr. 10. — SCHAEFER, F.: Strafbarkeit des Geschlechtsverkehrs bei venerischer Erkrankung. Münch. med. Wochenschr. 1915. Nr. 49. — SCHMÖLDER, R.: (a) Die Bestrafung und polizeiliche Behandlung der gewerbsmäßigen Unzucht. Schriften des Vereins Recht und Wirtschaft. Berlin. (b) Der Entwurf eines Gesetzes zur Bekämpfung der Geschlechtskrankheiten Dermatol. Wochenschr. Bd. 75, Nr. 27, S. 680. 1922. — SCHULTZE, W.: Zum Reichsgesetz zur Bekämpfung der Geschlechtskrankheiten und die Stellung der Beratungsstellen. Klin. Wochenschr. Bd. 2, Nr. 44, S. 2046. 1923. — SPINDLER: (a) Zur Statistik der Geschlechtskrankheiten in Estland. Arch. f. Dermatol. u. Syphilis. Bd. 128, S. 79. 1921. (b) Eesti Arst. Jg. 1, Nr. 4. 1922. — STÉENHOFF, G.: Lex veneris und Ansteckungsquellen. Svenska läkartidningen. Jg. 22, Nr. 40. 1925. — Vollzugsanweisung des deutsch-österr. Staatsamtes für Volksgesundheit vom 21. 11. 1918. betr. die Verhütung und Bekämpfung der Geschlechtskrankheiten. Zeitschr. f. Bekämpf. d. Geschlechtskrankh. Bd. 19, S. 58. 1919. — WILHELM, E.: Strafrecht und Geschlechtskrankheiten. Ärztliche Eheerlaubnis. Zeitschr. f. Bekämpf. d. Geschlechtskrankh. Bd. 15, Nr. 1. 1914. — ZUMBUSCH, L.: Der Gesetzentwurf zur Bekämpfung der Geschlechtskrankheiten. Münch. med. Wochenschr. Bd. 69, Nr. 13. 1922.

14. Das Problem der Bekämpfung der Geschlechtskrankheiten.

BAYET, A.: Internationaler Bund gegen die Geschlechtskrankheiten. Sexuelle Hyg. Bd. 5, H. 1. 1926. — BERNARD: Commentaire de statistique personnelles à propos de „prophylaxie par le traitement“. Scalpel. Tome 77, Nr. 9. 1924. — BLOEDORN, W. A.: Syphilis und die periodische Gesundheitsuntersuchung. Americ. journ. of syphilis. Vol. 10, Nr. 4. 1926. — BUTTERWORTH, J. J.: Observations on a county venereal diseases scheme: the defects in administration. Lancet Vol. 206, Nr. 21, p. 1041. 1924. — CHABLE: L'état actuel de la lutte contre les maladies vénériennes. Schweiz. Zeitschr. f. Gesundheitspfl. Bd. 4, H. 4, S. 464. 1923. — CHOROŠIN, M.: Zur Frage der Bekämpfung der Geschlechtskrankheiten auf dem Lande. Južnij med. journ. 1926. Nr. 1/2. — CLUSELLAS, F. J.: Der Kampf gegen die venerischen Krankheiten. Semana méd. Jg. 33, Nr. 29. 1926. — COCIANCICH, E.: Le malattie sessuali nel regime assicurativo. Rass. di studi sess. Vol. 2, Nr. 5. 1922. — College students have less venereal disease, is belief of presidents of many institutions. Soc. hyg. bull. Vol. 9, Nr. 9. 1922. — DÜRING, E. v.: (a) Zur Frage der Ursachen für die Abnahme der venerischen Krankheiten. Mitt. d. dtsch. Ges. z. Bekämpf. d. Geschlechtskrankh. Bd. 23, Nr. 10. 1925. (b) The combat in venereal diseases emphasizing prostitution. Soc. pathol. Vol. 1, Nr. 8, p. 414. 1926. — ELNIZKAJA, Z.: Prophylaktische Bekämpfung der akquirierten Syphilis der Kinder der Arbeiterbevölkerung. Ruskij vestnik dermatologii. Bd. 3, Nr. 10. 1925. — FOURNIER, N.: Some of the results of campaign against venereal disease in Montreal. Public. health journ. Vol. 13, Nr. 10. 1922. — Handbuch der sozialen Hygiene und Gesundheitsfürsorge. Herausgegeb. von A. GOTTSTEIN, A. SCHLOSSMANN und L. TELEKY. Bd. 3. Berlin: Julius Springer 1926. — HECHT, H.: (a) Die Aufgabe der Krankenkassen im Kampfe gegen die Geschlechtskrankheiten. Mitt. d. 1. Prager Krankenkassa, I, Nr. 1. 1924. (b) Zur Bekämpfung der Geschlechtskrankheiten. Wien. klin. Wochenschrift. 1916, Nr. 51. — HOFFMANN, E: Über die Möglichkeit der Ausrottung der Syphilis. Mitt. d. dtsch. Ges. z. Bekämpf. d. Geschlechtskrankh. Bd. 24, Nr. 12. 1926. — LAURENT, CH.:

Les résultats de la lutte antisyphilitique à Saint-Etienne. Ann. des maladies vénér. Tome 18, Nr. 4. p. 272. 1923. — LAURENT, CH. et DUJOL: Bilanc d'une consultation réservée aux femmes enceintes atteintes de syphilis. Bull. de la soc. franç. de dermatol. 1923. Nr. 6, p. 324. — LEONHERD: Die Prostitution, ihre hygienische, sanitäre, sittenpolizeiliche und gesetzliche Bekämpfung. München: E. Reinhard 1912. — MĚSKA, A.: Kampf gegen die Geschlechtskrankheiten. Časopis pro zdravotníctvo. Jg. 17, Nr. 3/4. 1927. — MONTESANO, V.: Die Verminderung der Syphilis. Rass. di studi sess. Vol. 4, H. 5. 1924. — NOEGGERATH, C.: Grundlagen zur gemeinsamen Bekämpfung der Familiensyphilis durch den Frauen- und Kinderarzt. Münch. med. Wochenschr. 1927. Nr. 10. — PAYENNEVILLE: Organisation der Syphilisprophylaxe auf dem Lande, Departement „Seine-Inferieure". Bull. de la soc. franç. de dermatol. Jg. 33, Nr. 2. 1926. — ROBINSON, DAVID: Control of venereally diseased persons in interstate commerce. Public. health journ. Vol. 36, Nr. 36. 1921. — SALMON, PAUL: La disparition de la syphilis. Rev. d'hyg. Tome 46, Nr. 2. 1924. — SAWYER, W. A. and B. J. SLATER: Verminderung der Kosten der Syphilis in der Industrie. Journ. of industr. hyg. Vol. 8, Nr. 8. 1926. — SCHEFFZEK, F. A.: Was geschieht zur Bekämpfung der Syphilis? Monatsschr. f. Geburtsh. u. Gynäkol. Bd. 72, Nr. 5/6. 1926. — TÖRÖK, L.: Über Syphilisabwehr. Börgyógyászati urol. és venerol. szemle. Jg. 4, Nr. 2. 1926. — Venereal disease infection. Boston med. a. surg. journ. Vol. 189, Nr. 11, p. 386. 1923. — WELCH, S. W.: Venereal disease control in Alabama. Southern med. journ. Jg. 16, Nr. 12. 1923.

15. Bekämpfung der Geschlechtskrankheiten in den einzelnen Ländern.

ABATUCCI, S.: La lutte antivénérienne à Madagaskar. Présse méd. Jg. 33, Nr. 50. 1925. — ABEL: Eindrücke von einer hygienischen Studienreise nach Jugoslavien. Münch. med. Wochenschr. 1926. Nr. 12, S. 494. — AMBROSOLI, G. A.: Il nuovo orientamento nella profilassi delle malattie veneree. Pensiero med. 1924. Nr. 9. — Amministrazione sanitaria. Profilassi delle malattie veneree e sifilitiche. Policlinico, sez. prat. Vol. 29, H. 22. p. 733. 1922. — Argentinische Liga für soziale Prophylaxe. Semana méd. Bd. 28, Nr. 23, S. 683. 1921. — BAGOTZKY, S.: La lutte contre les maladies vénériennes dans l'union des républiques societiques socialistes. Ann. des maladies vénér. Jg. 20, Nr. 7. 1925. — BALZER, F.: Réglementations diverses touchant le traitment et la prophylaxie de la syphilis. Ann. de dermatol. et de syphiligr. Tome 11, Nr. 11, p. 545. 1922. — BARBOSA, N.: Die Bekämpfung der Syphilis in der Frauenklinik der Universität von Rio de Janeiro. Brazil-med. Bd. 1, Nr. 4. 1926. — BATES, GORDON: (a) The relation of the Canadian National council for combating venereal diseases to the programme of venereal disease control. Public health journ. Vol. 12, Nr. 4, p. 156. 1921. (b) Essential factors in a campaign against venereal diseases. Public health journ. Vol. 12, Nr. 9, p. 385. 1921. — BAYET: (a) The state, the doctor and venereal disease. Journ. of state med. Vol. 29, Nr. 5, p. 143. 1921. (b) Der Kampf gegen die Syphilis in Belgien, seine Organisation und seine Erfolge. Bull. de l'acad. roy. de méd. de Belg. Tome 5, Nr. 10. 1925. (c) Ergebnisse des Kampfes gegen die Syphilis in Belgien. Scalpell. Jg. 79, Nr. 27. 1926. — BENDER, JULIE: Bekämpfung der Geschlechtskrankheiten. Zeitschr. f. Sexualwiss. Bd. 8, Nr. 11. 1922. — BLASCKHO, A.: (a) Der Kampf gegen die Geschlechtskrankheiten in England. Dtsch. med. Wochenschr. 1919. Nr. 2. (b) Die Gefahren der Syphilis für die Gesellschaft und die Frage der Staatskontrolle. Zeitschr. f. Bekämpf. d. Geschlechtskrankh. Bd. 15, Nr. 6. 1914. — BLASINGAME, W. C.: The Alabama venereal disease control program. Journ. of soc. hyg. Vol. 9, Nr. 6, p. 343. 1923. — DU BOIS, CH.: Du rôle de l'Etat dans la lutte contre les maladies vénériennes. Rev. mád. de la Suisse romande. Tome 41, Nr. 8, p. 527. 1921. — BOLDUAU, CH.: All-America conference on venereal diseases. Report on the proceedings and the resolutions of the general conference committee. Public. health reports. Vol. 36, Nr. 28. 1921. — BRADLEY, W. A.: Social hygiene in France after the war. Soc. hyg. Vol. 6, p. 45. 1920. — BRONNER, W.: (a) Die bevorstehenden Aufgaben der Syphilisbekämpfung in den Dörfern. Venerol. u. Dermatol. 1925. Nr. 2. S. 97. (b) Die nächsten Aufgaben der Bekämpfung der venerischen Krankheiten. Venerol. u. Dermatol. 1924. Nr. 5. (c) Die Bekämpfung der Geschlechtskrankheiten in Sowjetrußland. Mitt. d. dtsch. Ges. z. Bekämpf. d. Geschlechtskrankh. Bd. 24, Nr. 2. 1926. — BROWN, F. E.: The social aspects of venereal disease control. Public. health journ. Vol. 15, Nr. 2. 1924. — BRUNET, W. M.: Progress in venereal disease control for 1925. Med. times. Vol. 54, Nr. 1. 1926. — Bulletins d'information antivénérienne. Schweiz. Zeitschr. f. Gesundheitspfl. Bd. 1, H. 1, S. 92. 1923. — BURNETT HAM: Prophylaxe der venerischen Krankheiten in Australien vom Standpunkt der öffentlichen Hygiene. Zeitschr. f. Bekämpf. d. geschlechtskrankh. Bd. 15, Nr. 11. 1914. — CAMPBELL, J. E.: Venereal diseases. Public. health journ. Vol. 17, Nr. 3. 1926. — DEL CAMPO, HÉCTOR: Moderne Gesichtspunkte in der Prophylaxe der Geschlechtskrankheiten. Rev. de hig. y de tubercul. Bd. 16, Nr. 186, S. 308. 1923. — CARBONELL, M. V.: Prophylaxe der Geschlechtskrankheiten. Semana méd. Bd. 28, Nr. 47. 1921. — CARRY: Statistique générale du service sanitaire de Lyon de 1901 à 1924· Lyon méd. Tome 133, Nr. 15, p. 477. 1924. — CHRISTIAN: Gesetzentwürfe zur Bekämpfung der Geschlechtskrankheiten. Öff. Gesundheitspfl. Bd. 6, H. 10, S. 325. 1921. — CLARK, MARY AUGUSTA: Venereal disease control. Chapter from the forthcoming report of the committee on municipial health department practice of the American health association. Journ. of soc. hyg. Vol. 9, Nr. 1. 1923. — CLARKE, W.: The campaign against venereal diseases in Eastern Europe. Journ. of soc. hyg. Vol. 8, Nr. 3. 1922. — LE CLERC-DANDOY et A. GOVAERTS: Contribution à la lutte antivénérienne. Projet d'un office de prophylaxie sanitaire et morale. Scalpel. Tome 74, Nr. 9. p. 167. 1921. — COMBY, J.: (a) Le défense du Maroc contre la syph. Bull. et mém. de la soc. méd. des hôp. de Paris. Tome 39, Nr. 18, p. 736. 1923. (b) Rapport sur la création en France de dispensaires antisyphilitiques. Bull. et mém. de la soc. méd. des hôp. de Paris. Tome 39, Nr. 22. 1923. — Committee of inquriy on venereal disease. Health a. Empire. Vol. 2, Nr. 2. 1923. — Control of venereal disease. Lancet. Vol. 201, Nr. 8, p. 408. 1921. — The control of venereal disease. Journ. of the Americ. med. assoc. Vol. 81, Nr. 2, p. 137. 1923. — COPPIN, H.: Sur le péril, vénérien en Indochina et la prophylaxie antivénérienne dans ce pays. Rev. d'hyg. Tome 48, Nr. 2. 1926. — MC CORMACK, A. T.: Venereal disease control. New Orleans med. a. surg. journ. Vol. 76, Nr. 1. 1923. — DESLOGES, A. H.: Bekämpfung der Geschlechtskrankheiten in der Provinz Quebec. Journ. of sog hyg. Bd. 12, Nr. 2. 1926. — DREUW: (a) Spanische Stiefel, Schraubstöcke und Zwangsjacken. Einblicke in die moderne Kulturssklaverei zur Dressur des Geistes. Berlin: Ritter-Verlag 1923. (b) Die gesetzliche Bekämpfung der Geschlechtskrankheiten. Was muß der Gebildete, insbesondere der Parlamentarier von den Gesetzen zur Bekämpfung der Geschlechtskrankheiten wissen? Berlin: Ritter-Verlag 1922. (c) Weltbluff. Berlin: Ritter-Verlag 1922. (d) Kultur-Korruption. Berlin: Ritter-Verlag 1923. (e) Die beiden Gesetzentwürfe zur Bekämpfung der Geschlechtskrankheiten. Fortschritte d. Med. Bd. 40, Nr. 4. 1922. (f) Die Sexualrevolution. Der Kampf um die staatliche Bekämpfung der Geschlechtskrankheiten. Leipzig: Ernst Bircher 1921. — DÜRING, E. v.: Zur Frage der Bekämpfung der Verbreitung der Geschlechtskrankheiten. Dermatol. Wochenschr. Bd. 60, H. 25. — The efficiency of the machinery for dealing with venereal diseases and the additional measures essential for effective prevention. Journ. of state med. Vol. 29, Nr. 9, p. 257. 1921. — FEDOROWSKIJ, A. N.: Bevorstehende Aufgaben der Bekämpfung der venerischen Krankheiten in den Dörfern. Prophylaktitscheskaja medizina. Jg. 4, Nr. 2. 1924. — FICK, JOHANNES: Ein Vorschlag zum Kapitel: „Bekämpfung der Syphilis". Zeitschr. f. Bekämpfung d. Geschlechtskrankh. Bd. 20, Nr. 5/7. 1922. — FINGER, E.: (a) Der Krieg und die Bekämpfung der Geschlechtskrankh. Wien-Leipzig: Anzengruber Verlag. (b) Die Syphilis als Staatsgefahr und die Frage der Staatskontrolle. Zeitschr. f. Bekämpf. d. Geschlechtskrankh. Bd. 15, Nr. 7. — FISCHER, W.: Die Bekämpfung der Geschlechtskrankh. Med. Klinik. 1915. Nr. 34. — FUNK: The Pennsylvania venereal disease control program. Journ. of soc. hyg. Vol. 9, Nr. 3, p. 150. 1923. — FRASER, A. MEARNS: The prevention of venereal diseases. Journ. of state med. Vol. 29, Nr. 1, p. 17. 1921. — GAY, C. B.: Syphilis. The disease of diseases. Boston med. a. surg. journ. Vol. 191, Nr. 12. 1924. — GEBER, J.: Über Syphilisprophylaxe. Börgyógyászati urol. es venerol. szemle. Jg. 2, Nr. 4—7. 1924. — GOUGEROT: Propaganda zur Bekämpfung der Geschlechtskrankheiten. Siglo méd. Bd. 68, Nr. 3513, S. 337 u. Nr. 3514, S. 367. 1921. — GRAAF, A. DE: Die Haltung der Obrigkeit gegenüber der Prostitution. Sex. hyg. 2. Lief., Tl. 2. 1922. — GRÖNROOS, B.: Über die Bekämpfung der venerischen Krankheiten in Helsingfors. Eesti Arst. Bd. 1, Nr. 4. 1922. — HAEDICKE: Ein offenes Wort über die Geschlechtskrankheiten und das ärztliche Berufsgeheimnis. Ärztl. Mitt. 1917. Nr. 17. — HAHN, R. und C. MANCHOT: Die Organisation zur Bekämpfung der Geschlechtskrankheiten in Hamburg. Zeitschr. f. Bekämpf. d. Geschlechtskrankh. Bd. 18, Nr. 4. 1917. — HAMILTON, G. R.: Legislation in Australia relating to venereal disease. Journ. of state med. Vol. 29, Nr. 6, p. 189. 1921. — HAUSTEIN, H.: (a) Die Bekämpfung der Geschlechtskrankheiten in England. Münch. med. Wochenschr. Bd. 71, Nr. 24, S. 790. 1924. (b) Zur sexuellen Hygiene in Sowjetrußland. Abh. a. d. Geb. d. Sexualforsch. Bd. 5, H. 1. 1926. (c) Die Bekämpfung der Geschlechtskrankheiten in Dänemark. Dtsch. med. Wochenschr. Bd. 50, Nr. 42, S. 1448. 1924. (d) Die Bekämpfung der Geschlechtskrankheiten in Norwegen mit besonderer Berücksichtigung Kristianias. Zeitschr. f. Bekämpf. d. Geschlechtskrankh. Bd. 20, S. 213. 1922. (e) Münch. med. Wochenschr. 1924. Nr. 24. S. 793. (f) The fight against venereal diseases and prostitution in Soviet Russia. Health a. Empire. Vol. 3, Nr. 6, p. 41. 1925. — HAZEN, H. H.: (a) Public health activities in venereal disease control. Americ. journ. of syphilis. Vol. 5, Nr. 4. 1921. (b) The work of the United States public health service on venereal disease control. Southern med. journ. Vol. 14, Nr. 6, p. 506. 1921. — HEAGERTY, J. J.: (a) Venereal disease situation in Canada. Public. health journ. Vol. 13, Nr. 11. 1922. (b) Progress of venereal disease control in Canada. Public. health journ. Vol. 12, Nr. 10, p. 459. 1921. — Health of the United States navy. The venereal diseases. Journ. of soc. hyg. Vol. 11, Nr. 3. 1925. — HECHT, H.: Der Kampf gegen die Geschlechtskrankheiten in Prag. Mitt. d. dtsch. Ges. z. Bekämpf. d. Geschlechtskrankh. Bd. 24, Nr. 1. 1926. — HELLER, J.: Neuerliche Ausbreitung des Kampfes gegen die Geschlechtskrankheiten. Teleia. Jg. 4, Nr. 1/2. 1926. — HENDERSON, P. H.: (a) Venereal disease as a War casualty. Brit. med. journ. 1922. Nr. 3229. p. 994. (b) The problem of stamping out venereal disease. Journ. of the roy. army med. corps. Vol. 38, Nr. 6. p. 445. 1922. — HOFFMANN, R. V.: Report of American social hygiene association on medical researches in venereal diseases. Journ. of the Americ. med. assoc. Vol. 80, Nr. 16. 1923. — HOOG, P. H.: Die Bekämpfung der Geschlechtskrankheiten. Inaug.-Diss. Leiden 1922. — HOPE, E. W.: The prevention of venereal disease. Journ. of state med. Vol. 29, Nr. 11. 1921. — ISSAJEV, N.: Zur Tätigkeit der Zentralstellen. Venerolog. Dispensaires auf dem Lande. Vener. i. dermat. Jg. 1926. Nr. 1, S. 146. 1926. — JADASSOHN, J.: Über die Bedeutung der medizinischen Maßnahmen zur Bekämpfung der Geschlechtskrankheiten bei Mann und Frau. Therapie d. Gegenw. Jg. 65. H. 9. 1924. — JEANSELME: Union internationale contre le péril vénérien. Bull. de la soc. franç. de dermatol. 1923. Nr. 2, p. 63. — JOLLOS, M.: Bekämpfung der venerischen Krankheiten in Dörfern. Profilaktičeskaja med. Jg. 1925, Nr. 12. 1925. — KEYES, E. L.: Report of the scientific researches on the venereal diseases. New York: Americ. soc. hyg. assoc. 1924. — KING, W. F.: Venereal disease control a public health measure. Internat. journ. of surg. Vol. 34, Nr. 5, p. 179. 1921. — KUSCHELEVSKY, A.: Grundlinien der Kommission zur Sanierung des Arbeitergesundheitswesens. Venerol. u. Dermatol. 1925. Nr. 6, S. 148. — LARDY, EDMOND: Propagande antivénérienne. Rev. méd. de la Suisse romande. Tome 43, Nr. 3. 1923. — LAWRENCE, J. S.: The New York state venereal disease control program. Journ. of soc. hyg. Vol. 9, Nr. 5, p. 271. 1923. — LESSER, E.: Die Bekämpfung der Geschlechtskrankheiten. Berlin. klin. Wochenschr. 1917. Nr. 13. — LOEWENSTEIN, G.: Deutschlands Bekämpfung der Geschlechtskrankheiten in der Gegenwart. Mitt. d. dtsch. Ges. z. Bekämpf. d. Geschlechtskrankh. Bd. 24 Nr. 9. 1926. — LOMHOLT, S.: Nordeuropäische Rote-Kreuz-Konferenz zur Bekämpfung der Geschlechtskrankheiten. Ugeskrift f. laeger. Bd. 83, Nr. 32, S. 1064. 1921. — LORENTZEN: Zu DREUWS Vorschlägen der „diskreten“ Bekämpfung der Geschlechtskrankheiten. Antwort auf die Abhandlung in der Zeitschr. f. Medizinalbeamte. 1922. Nr. 10. Zeitschr. f. Med. Bd. 35, Nr. 15, S. 449. 1922. — LÖWENSTEIN, G.: Der derzeitige Stand der Bekämpfung der Geschlechtskrankheiten in Deutschland unter Betonung des geltenden Rechts, der geplanten Gesetzes- und Fürsorgemaßnahmen. Zeitschr. f. Desinfektion u. Gesundheitswesen. Jg. 17, H. 10. 1925. — La lutte officielle contre les maladies vénériennes. Méd. d'Alsace et de Lorraine. Jg. 4, Nr. 9. 1925. — LYSTER, R. A.: The prevention of venereal infection. Journ. of state med. Vol. 29, Nr. 5, p. 129. 1921. — MARCUS, KARL: (a) Mittel und Wege im Kampfe wider die ansteckenden Geschlechtskrankheiten. Mitt. d. dtsch. Ges. z. Bekämpf. d. Geschlechtskrankh. Bd. 21, Nr. 4, S. 17. 1924. (b) Die Bekämpfung der Geschlechtskrankheiten in Schweden. Health a. Empire. Vol. 1, Nr. 2. 1926. — MARTIN, J. F.: Protective medical measures against venereal diseases. Americ. med. Vol. 27, Nr. 7, p. 362. 1921. — Medical society for the study of venereal diseases. Lancet. Vol. 203, Nr. 6, p. 277. 1922. — MĚSKA, AD.: (a) Zur Methodik des Kampfes gegen die Verbreitung der Syphilis. Čas. pro zdav. Bd. 14, Nr. 1/2. 1923. (b) Die Bekämpfung der Geschlechtskrankheiten ausländischer Tschechoslowaken. Česka Dermatologie. Jg. 7, Nr. 9. 1926. — Miliz (Polizei-) Instruktion zur Bekämpfung der Prostitution. Venerol. u. Dermatol. 1924. Nr. 2, S. 82. 1924. — MITCHENER, J. S.: The North Carolina venereal disease program. Journ. of soc. hyg. Vol. 9, Nr. 5. 1923. — MUÉLLEDES, F. L.: Der Kampf gegen die venerischen Krankheiten. Med. ibera. Bd. 17, Nr. 287. 1923. — MÜHSAM, H.: Beitrag zur Frage der Bekämpfung der Volksseuchen. Zeitschr. f. Bekämpf. d. Geschlechtskrankh. Bd. 18, Nr. 7. 1917/18. — MUNTENDAM: Bekämpfung der Geschlechtskrankheiten in Amsterdam. Nederlandsch tijdschr. v. geneesk. Bd. 66, Nr. 20. 1922. — MURET: La lutte contre les maladies vénériennes dans le canton de Vand. Schweiz. Zeitschr. f. Gesundheitspfl. Jg. 4, H. 2, S. 208. 1924. — MURILLO: Praktisches zum Kampf gegen die Lues. Ecos españoles de dermatol. y sifiliogr. Jg. 2, Nr. 4. 1926. — NADEL, BERNHARD: Die Maßnahmen zur Verhütung und Bekämpfung der Geschlechtskrankheiten. Inaug.-Diss. Leipzig 1920. Klinik RILLE. — NASCHER, J. L.: The possibility of the ultimate eradication of venereal disease. Americ. med. Vol. 28, Nr. 3. 1922. — NEUMAYER, V. L. und MARIANNE NEUMAYER: Drei Jahre amtlicher Syphilistilgung mit Salvarsan. Arch. f. Dermatol. u. Syphilis. Bd. 121, H. 5. 1916. — New Zealand and the control of venereal disease. Health a. Empire. Vol. 1, Nr. 10. 1923. — PALANCA: Die Mängel der antivenerischen Organisation in Madrid. Ecos españoles de dermatol. y sifiliogr. Jg. 2, Nr. 5. 1926. — PATTERSON, R. S.: An epidemioligic approach to the control of syphilis and gonorrhoe. Americ. journ. of syphilis. Vol. 8, Nr. 4, p. 787. 1924. — PAYENNEVILLE et MARIE: Résultats de cinq ans de lutte antivénérienne au service annexe de Rouen. Bull. méd. Tome 38, Nr. 46. p. 1247. 1924. — PINKUS, F.: Die nordeuropäische Rote-Kreuz-Konferenz zur Bekämpfung der Geschlechtskrankheiten. Med. Klinik. Bd. 17, Nr. 32/33. S. 980/1009. 1921. — PIERCE, C. C.: Venereal disease control. Americ. journ. of syphilis. Vol. 5, Nr. 3. 1921. — PORTILLA, FERNÁNDEZ DE LA, J.: Über den Kampf gegen die Geschlechtskrankheiten. Med. ibera. Bd. 17, Nr. 286. 1923. — PORTILLA, FERNÁNDEZ DE LA J. und J. B. SANFELIN: Die Organisation des Kampfes gegen die Lues in Spanien.

Actas dermo-sifiliogr. Jg. 16, Nr. 5. 1924. — PRINZING: Die „Internationale Vereinigung gegen die venerische Gefahr". Dtsch. med. Wochenschr. 1924. Nr. 3. — RABELLO, E.: Kampf gegen die venerische Krankheit. Brazil-med. Bd. 2, Nr. 40. 1922. — REITH-FRASER: A review of the prophylaxis of venereal disease surveyed from the viewpoint of experience in Europe during the great war. Hosp. soc. serv. Vol. 13, Nr. 2. 1926. — Report of the royal commission on health. V. Venereal diseases clinics. Med. journ. of Australia. Vol. 1, Nr. 3. 1916. — Résultations de la conférence de la Croix-Rouge sur le maladies vénériennes pour les pays du nord de l'Europe, Copenhague, 20/25 mai 1921. Rev. internat. d'hyg. publ. Jg. 2, Nr. 4, p. 415. 1921. — RICHTER: Die nächsten neuen praktischen Ziele und Aufgaben bei der Bekämpfung der Geschlechtskrankheiten. Zeitschr. f. Bekämpf. d. Geschlechtskrankheiten. Bd. 15, H. 11. 1914. — Richtlinien der russischen Sowjetregierung im Kampf gegen die Prostitution. Neue Generation. Bd. 19, H. 3/4, S. 84. 1923. — ROYCE, J. G.: Venereal disease in Indiana. Journ. of soc. hyg. Vol. 9, Nr. 2. p. 77. 1923. — RUDNITZKY, J.: Die organisatorischen Arbeiten der venerologischen Sektion der Abteilung für Volksgesundheit des Moskauer Sowjet im Jahre 1924 und die Erfolge derselben. Koskovskij med. žurnal. Jg. 1925. Nr. 12. 1925. — SALENTING, J.: Die juridische Stellung der Prostitution und die Verhütung der Geschlechtskrankheiten im Großherzogtum Luxemburg. Ecos españolas de dermatol. y sifiliogr. Jg. 2, Nr. 11. 1926. — SCHWEISHEIMER, W.: Die sog. Geschlechtskrankheitenbekämpfung. Zeitschr. f. Sexualwiss. Bd. 8, H. 9. 1921. — SEMASCHKO, J.: Das Gesundheitswesen in Sowjetrußland. Dtsch. med. Wochenschr. Bd. 50, Nr. 4, 7, 8, 11. 1924. — SIGERIST, H. E.: Die Bekämpfung der Geschlechtskrankheiten in früheren Zeiten. Schweiz. Zeitschr. f. Gesundheitspfl. Bd. 3, Nr. 3. 1922. — SINCLAIR, D. A.: Examination of immigrants for venereal disease. Internat. journ. of surg. Vol. 34, Nr. 8, p. 280. 1921. — SMITH, L.: Venereal diseases quarantine in America. Health a. Empire. Vol. 3, Nr. 2. 1925. — Société suisse contre les maladies vénériennes. Rev. méd. de la Suisse romande. Tome 42, Nr. 11. 1922. — Society for the prevention of venereal disease. Lancet. Vol. 209. Nr. 3, p. 148. 1925. — The Speakers Handbook. London 1917. (The National Council for Combating venereal diseases.) — Special Courses for physicians in treatment of venereal diseases. Public. health reports. Vol. 41, Nr. 47. 1926. — STERN, K.: Der Kampf gegen die Geschlechtskrankheiten. Freiburg i. Br. 1917. Herdersche Buchh. — STOEBER: Empfiehlt es sich wirklich, die freie Behandlung von Haut- und Geschlechtskrankheiten durch besondere Fachärzte aufzuheben? Zeitschr. f. Bahn- u. Kassenärzte. Jg. 21, Nr. 8. 1926. — SUNDQUIST, ALMA: Sulla lotta contro le malattie veneree in Isvezia. Rif. med. Jg. 38, Nr. 42. 1922. — SZTERÉNYI, J.: Aufgaben der Gesellschaft gegenüber den Geschlechtskrankheiten. Teleia. Jg. 4, Nr. 1/2. 1926. — TERREPSON, E.: Die Möglichkeiten der Bekämpfung der Geschlechtskrankheiten. Eesti Arst. Bd. 1, Nr. 7. 1922. — TRAVAGLI, F.: (a) Lo stato attuale della profilassi celtica in Italia. Rass. di studi sess. Jg. 5, Nr. 2. 1925. (b) La moderna lotta contro le malattie sessuali. Roma: Luigi Pozzi. 1923. — TRÖSCHER: Zur Frage der Bekämpfung der Geschlechtskrankheiten. Zeitschrift f. Bekämpf. d. Geschlechtskrankh. Bd. 19, S. 19. 1919. — Two years of figthing venereal diseases. Summary of accomplishments of the public health service and the state boards of health. Public. health reports. Vol. 36, Nr. 35. 1921. — ULMAN, F.: Bekämpfung der Geschlechtskrankheiten in Amerika. Česka Dermatologie. Jg. 7, H. 4. 1926. — VELDHUYSEN, W. E.: (a) Gesetze und Verordnungen im Auslande zur Bekämpfung der Geschlechtskrankheiten. II. In Frankreich. Sex. hyg. Bd. 5, H. 2. 1926. (b) I. In Großbritannien. Sex. hyg. Bd. 5, H. 2. 1926. (c) Bericht der Kommission zur Bekämpfung der Geschlechtskrankheiten an Bürgermeister und Verwaltungsbeamte in Amsterdam. Sex. hyg. Bd. 3, H. 2, S. 141. 1923. (d) Der Kampf gegen die Geschlechtskrankheiten in Holland. Sex. hyg. Bd. 3, H. 3. 1924. (e) Die Gleichstellung der Geschlechtskrankheiten mit den anderen ansteckenden Krankheiten. Sex. hyg. Bd. 4, H. 1. 1925. (f) Eine oberflächliche Dissertationsschrift: Die Bekämpfung der Geschlechtskrankheiten von Dr. P. H. VAN DER HOOG. Leiden 1922. Sex. hyg. 3. Lief. 2. T. S. 190. 1923. — The venereal diseases compaign in Australia and Canada. Health a. Empire. Vol. 2, Nr. 10. p. 76. 1924. — Venereal conference in Newark. Public. health journ. Vol. 12, Nr. 9, p. 422. 1921. — VILA BARBÉRA, R.: Die Organisation des Kampfes gegen die Lues in Spanien. Actas dermo-sifiliogr. Jg. 16, Nr. 5. 1924. — VOIGT, L.: Zur Statistik der Verheirateten unter den Geschlechtskranken. Dermatol. Wochenschr. Bd. 75, Nr. 47. 1922. — WALKER, JANE: The control of venereal diseases in Great Britain. Social pathol. Vol. 1, Nr. 4, p. 158. 1924. — WALKER, K. M.: The social hygiene campaign in Uruguay. Health a. Empire. Vol. 2, Nr. 7. 1924. — WARSOW, L.: Zur Frage der Einführung einer ärztlichen Anzeigepflicht für Geschlechtskranke. Dtsch. Zeitschr. f. d. ges. gerichtl. Med. Bd. 1, H. 2. 1922. — WEISWEILLER, EMILE: Gegen die Gefahren der Geschlechtskrankheiten. Sex. hyg. Bd. 3, H. 4, 1924. — WELFELD, J.: Rendering the luetic noninfections a public health problem. Illinois med. journ. Vol. 44, p. 6. 1923. — WERNIC, LEON: Organization of the antivenereal campaign in Poland. Soc. pathol. Vol. 1, Nr. 7. 1925. — Westeuropäische Konferenz über die Bekämpfung der Geschlechtskrankheiten. Paris 14.—17./XII. 1921. Sex. hyg. Lief. 2, Tl. 2, S. 128. 1922. — WINTSCH:

(a) Les maladies vénériennes et la prophylaxie immédiate. Schweiz. Rundschau f. Med. Bd. 21, Nr. 11. S. 131. 1921. (b) Prophylaxie des maladies vénériennes. Rev. méd. de la Suisse romande. Tome 41, Nr. 9, p. 589. 1921. — WOOD KINGSLEY: Treatment of venereal disease in England. Lancet. Vol. 209. Nr. 16. 1925. — ZUMBUSCH und DYKOFF: Bekämpfung der Geschlechtskrankheiten. Münch. med. Wochenschr. 1916. Nr. 48.

16. Bekämpfung der Geschlechtskrankheiten in den Armeen.

BLASCHKO: (a) Die Bekämpfung der Geschlechtskrankheiten im Kriege. Münch. med. Wochenschr. 1914. Nr. 40. (b) Welche Aufgaben erwachsen dem Kampf gegen die Geschlechtskrankheiten aus dem Kriege? J. A. Barth 1915. — BOYDEN, P. H.: The prevention of venereal disease in the royal navy. Journ. of state med. Vol. 29, Nr. 1, p. 13. 1921. — CARRUCCIO, M.: La lotta antivenerea nell' esercito italiano durante la campagna di guerra 1915—1918. Giorn. di med. milit. Vol. 69, H. 7, p. 302. 1921. — CLARK, M. A.: Venereal diseases. in the United States army. Milit. surgeon. Vol. 49, Nr. 6. 1921. — EICKE, H.: Einiges zur Verhütung und Behandlung der Geschlechtskrankheiten im Felde. Med. Klinik. 1915. Nr. 24. — ESCHER: Note sur la lutte anti-vénérienne à l'armée du Rhin. Ann. des maladies vénér. Tome 18, Nr. 9, p. 663. 1923. — FROST, A. T.: Venereal diseases under army administration. Journ. of the roy. army med. corps. Vol. 41, Nr. 3. p. 200. 1923. — HECHT, H.: Die Bekämpfung der Geschlechtskrankheiten in der Armee bei der Abrüstung. Wien. klin. Wochenschr. 1916. Nr. 14. — HERMANS, E. H.: Beiträge zur Kenntnis des Vorkommens von Geschlechtskrankheiten unter Europäern und Indoeuropäern. Geneesk. tijdschr. v. Nederlandsch Ind. Bd. 63, H. 3. S. 366. 1923. — HORN, M.: Demobilisierung und Geschlechtskrankheiten. Wien. med. Wochenschr. 1916. Nr. 47. — JADASSOHN, J.: Prophylaxe und Bekämpfung der venerischen Krankheiten im mobilisierten und im Kriegsheer. Korresp.-Bl. f. Schweiz. Ärzte. 1915. Nr. 32. — JONES, R. F.: The experience of the United States Navy in the prevention and control of venereal disease during and since the world war. Milit. surgeon. Vol. 55, Nr. 5. S. 568. 1924. — La lutte antivénérienne dans les armées. Rev. internat. d'hyg. publ. Tome 2, Nr. 1. p. 65. 1921. — MAC NABB, D.: (a) The part of the naval medical officer in the campaign against venereal disease. Journ. of state med. Vol. 29, Nr. 1. p. 6. 1921. (b) Notes on venereal diseases in the royal navy. Journ. of hyg. Vol. 21, Nr. 1, p. 1. 1922. — PALMIERI, R.: Le autorita militari debbono favorire e raccomandare l'impiego dei mezzi individuali di desinfezione a scopo profilatico antivenereo? Giorn. di med. milit. Vol. 69, H. 11. 1921. — PELZMAN, J. A.: Factors making for a high venereal rate of the U. S. army in China. Milit. surgeon. Vol. 48, Nr. 3. p. 329. 1921. — PICCININI, F.: Veneral prophylaxis in the Italy army. Milit. surgeon. Vol. 56, Nr. 6. 1925. — PICK, W.: Ein Erfolg im Kampfe gegen die Geschlechtskrankheiten. Wien. med. Wochenschr. 1915. Nr. 41. — ROST, G. A.: Die Verhütung der venerischen Krankheiten in der kaiserlichen Marine. Zeitschr. f. Bekämpf. d. Geschlechtskrankh. Bd. 15, Nr. 4. 1914. — SACHS, O.: Vorschläge, betr. die venerischen Erkrankungen unmittelbar nach dem Kriege. Wien. klin. Wochenschr. 1915. Nr. 25. — SAFFORD, A. H.: Venereal disease amongst British tropps in India. Journ. of the roy. army med. coprs. Vol. 43, Nr. 4, p. 252. 1924. — SHAW, T. B.: Beobachtungen über die Häufigkeit der Geschlechtskrankheiten in der kgl. englischen Marine und Mittel zu ihrer Verhütung. Journ. of state med. Bd. 34, Nr. 3. 1926. — STEPHENSON, C. S.: Syphilis and venereal disease a service liability. Milit. surgeon. Vol. 49, Nr. 3. p. 263. 1921. — TASKER, A. N.: An insistent campaign for venereal disease control in the army of France. Milit. surgeon. Vol. 51, Nr. 3. 1922. — The policy of the governement. Brit. med. journ. 1921. Nr. 3154. p. 861. — URBACH, J.: Die Geschlechtskrankheiten und ihre Verhütung im k. k. Heere, in der k. k. Landwehr und in der k. k. Kriegsmarine mit vergleichender Berücksichtigung fremden Staaten. Wien: Safar 1912. — VOINA, AURQEL: Geschlechtskrankheitenprophylaxe in der Armee. Rev. sanit. milit. Bd. 23, Nr. 3, S. 105. 1924. — VRIEZE, J. J. DE: Ambulante Behandlung geschlechtskranker Militärpersonen. Geneesk. tijdschr. v. Nederlandsch Ind. Bd. 65, H. 2. 1925. — WEINECK: Gesichtspunkte für die Behandlung der Gonorrhöe und Syphilis im Reichsheere. Veröff. a. d. Geb. d. Militär-Sanitätswesens. Bd. 77, S. 147. 1923. — WILLIAMS, CH. M.: The development of the venereal bottalion. Milit. surgeon. Vol. 51, Nr. 2, p. 177. 1922. — YONG, H. H.: Success of the campaign for combating venereal disease in the American E. F. Milit. surgeon. Vol. 48, Nr. 2, p. 213. 1921. — ZRŮNEK, K.: Geschlechtskrankheiten in den Armeen (tschechisch). Sonderabdruck aus der Revue „Geschlechter" (Pohlaví), Prag.

17. Bekämpfung der Geschlechtskrankheiten in der Marine.

BROSE, W.: Vorschläge zur Bekämpfung der Geschlechtskrankheiten in der deutschen Handelsschiffahrt. Dtsch. med. Wochenschr. Jg. 51, Nr. 23. 1925. — Bureau international du traivail: La protection de la santé des marins contre les maladies vénériennes. Genf 1926. — CARDOSO, E.: Prophylaxe der Geschlechtskrankheiten in der Handelsmarine. Brazil-med. Bd. 2, Nr. 34. 1922. — CHAMBERS, J. and G. L. BUCKERIDGE: Gesundheitspflege in der englischen Marine. Practitioner. Bd. 117, Nr. 1. 1926. — ROSNER, R.:

Vorschläge zur Bekämpfung der Geschlechtskrankheiten in der deutschen Handelsschiffahrt. Dtsch. med. Wochenschr. 1925. Br. 42, S. 1747. — Sailors and venereal disease. Lancet. 205. Nr. 6, p. 291. 1923. — VELDHUYZEN, W. F.: (a) Internationale Maßregeln. Ärztliche Behandlung der Seeleute. Sex. hyg. Lief. 1, Tl. 1, S. 32. 1921. (b) Bericht der Hafenkommission, vorgelegt dem Verwaltungsrat der „Union internationale" von ihrer Präsidentin Mrs. C. Neville Rolfe, am 25. 2. 1924. Sex. hyg. Bd. 3, H. 4. 1924. (c) Aus der Statistik des Konsultationsbureau in Amsterdam. Sex. hyg. Bd. 4, H. 1. 1925.

18. Die Ausgaben einzelner Staaten zur Bekämpfung der Geschlechtskrankheiten.

MC ALISTER, CH. J.: What venereal diseases cost the community. Soc. hyg. Vol. 7, p. 1. 1921. — Le budget des maladies vénériennes en France. Rev. franç. de dermatol. et de vénéréol. Jg. 1, Nr. 1. 1925. — HARRISON, L. W.: The public health services and venereal diseases. Brit. journ. of vener. dis. Vol. 1, Nr. 1. 1925. — HAUSTEIN: Die Bekämpfung der Geschlechtskrankheiten in England. Münch. med. Wochenschr. 1924. Nr. 24, S. 791. — HAUSTEIN, F. und H. HAUSTEIN: Die Bekämpfung der Geschlechtskrankheiten in Dänemark. Zeitschr. f. Hyg. u. Infektionskrankh. Bd. 104, H. 1/2. 1925. — Venereal diseases. Lancet. Vol. 200, Nr. 24, p. 1259. 1921.

Statistik der Geschlechtskrankheiten.

Von

Hans Haustein-Berlin.

Mit 244 Abbildungen.

I. Einführung[1].

„Die Bereicherung unserer Erkenntnis durch die Statistik wird nur dadurch verdunkelt, daß das sicher Ermittelte alsbald den Charakter des Selbstverständlichen und Alltäglichen annimmt, und daß die vielen Fehlschlüsse, die aus einer unmethodischen und ungewissenhaften oder gar tendenziösen Anordnung der Statistik folgen, Mißtrauen und Ablehnung hervorrufen.“

Dieser Ausspruch Seutemanns gilt in ganz besonderem Maße von der medizinischen Statistik.

Von jeher ist sie ein beliebter Tummelplatz für autistisch undiszipliniertes Denken gewesen und wird es leider wohl auch noch in der Folgezeit bleiben. Schuld daran ist die Tatsache, daß viele „statistisch“ arbeitende Mediziner ohne Kenntnis der speziellen Methodik, sowie der spezifischen Fehlerquellen, vor allem auch der Grundsätze, auf denen sich die statistische Methode aufbaut, ja selbst ohne das elementarste statistische Wissen an ihre Aufgaben herangehen und so zu Zahlenangaben kommen, die mit eigentlicher Statistik überhaupt nichts zu tun haben.

Ihren Schuldteil an dem heutigen Zustande der medizinischen Statistik hat auch die Kritik.

„Die Berichterstattung über statistische Untersuchung leidet häufig unter dem Mangel an Erziehung zur Kritik; sie beschränkt sich daher häufig auf die Wiedergabe von Ergebnissen ohne Würdigung der angewandten Methodik — und leider auch ohne Kenntnis früherer Arbeiten über dasselbe Gebiet. Die Folgen hiervon machen sich auch in Lehrbüchern geltend, in die Berichterstattungen der Zeitschriften oft genug kritiklos übernommen werden“.

„Ebensowenig darf die Kritik einen Unterschied zwischen amtlicher und privater Statistik machen. Gewiß sind viele private Statistiken schon wegen der Kleinheit des Materials von geringem Wert, anderseits darf wohl behauptet werden, daß auch wesentliche Fortschritte der Statistik nicht gerade den zünftigen Statistikern zu verdanken sind. Die regelmäßigen amtlichen Feststellungen verdienen allerdings zumeist Vertrauen, sie arbeiten auch nach längst festgesetzten Schematen. Aber, wo es sich um Lösung von Sonderfragen handelt, da kann auch die amtliche Statistik versagen.

Der Kritiker — und auch der Redakteur wissenschaftlicher Zeitschriften — darf daher nicht nach dem Autor fragen, sondern nur nach dem Inhalt, nicht nur nach dem Ergebnis, sondern in erster Linie nach der Methode. Aber aus Unkenntnis dieser und aus Opportunitätsgründen kommt leider noch immer zu viel wertlose Statistik in Druck und diskreditiert den Wert der Statistik überhaupt“ (W. Weinberg).

[1] Diese Vorbemerkungen lehnen sich eng an Karl Seutemann an, insbesondere an seine bedeutende Veröffentlichung „Die Ziele der statistischen Vorgangs- und Zustandsbeobachtung“, in der er wie in den im Literaturverzeichnis unter b und d—g gegebenen Arbeiten wertvolle Beiträge zu einer rein ideellen Auffassung der Statistik, wie zu einer Theorie des statistischen Zweckes gegeben hat.

Haben so die Mediziner selbst zum Verruf der medizinischen Statistik in stärkstem Maße beigetragen, so begegnen wiederum selbst methodologisch einwandfrei gewonnene statistische Ergebnisse — gerade aus den Kreisen der Ärzte heraus — dem lebhaftesten Mißtrauen, das der Verfasser oft genug zu spüren bekam. Der Grund für diese falsche Einstellung wahrer Statistik gegenüber war stets ein Mangel an Fähigkeit zu quantitativem Denken und eine Überwertung von Einzelbeobachtungen innerhalb eines zufälligen, dazu aber gleichzeitig noch beschränkten Beobachtungsmaterials.

Solche „allgemeinen zahlenmäßigen Bewertungen der Dinge auf Grund einzelner Beobachtungen sind aber, soweit es sich nicht um ganz Augenscheinliches handelt, den größten Irrtümern unterworfen. Die Einzelbeobachtung gibt für sich ja natürlich überhaupt keinen Maßstab. Der Beobachter muß also die Kette der Einzelbeobachtungen nachträglich an seinem Gedächtnis vorüberziehen lassen, sie richtig gruppieren und das Fazit daraus ziehen. Tatsächlich erfolgt diese gedächtnismäßige Wiederholung höchst ungenügend und unsystematisch. Einzelfälle, die ihrer Eigentümlichkeit wegen im Gedächtnis haften geblieben sind, erhalten ein ungebührliches, ja ausschlaggebendes Gewicht. Die innere Stellung des Beobachters zu seinem Material führt zu einer vorurteilsvollen Bewertung."

Zu diesem Fehler neigen nun durch die Art ihrer Erziehung wiederum ganz besonders die Mediziner. Immer noch ist die Klinik wie die medizinische Literatur beherrscht von der Sucht nach dem seltenen Fall, und dieses Haften an der Rarität und am Kuriosum verdrängt die Bedeutung des alltäglichen, gewöhnlichen, immer wiederkehrenden Falles, dem für die soziale Pathologie allein schon durch die Häufigkeit seines Auftretens die größte Bedeutung zukommt, und dessen statistische Erforschung deshalb wichtigstes Erfordernis ist.

Auf Grund von Einzelbeobachtungen kann aber selbst der, „der mit dem vollen Wahrheitssinn des Forschers ausgestattet ist, doch selten zu einem sicheren Urteil kommen, da die Zahl der Beobachtungsfälle viel zu klein ist, als daß daraus auf Zahlenverhältnisse des Ganzen geschlossen werden dürfte".

Hinzu kommt ferner, daß dem Beobachter die Dinge recht häufig in einseitiger Auswahl vor Augen treten und daß „mit Amt und Stand des Beobachters sogar oft diese Eindrücke wechseln und die Überzeugung tatsächlicher Verschiedenheit hervorrufen".

„Ganz versagt diese schätzende Beobachtung, wenn sie sich dazu versteigt, die Verhältnisse mit zahlenmäßiger Genauigkeit zu bestimmen. Darauf kann jeder die Probe machen. Es ist erstaunlich, wie die erfahrensten Leute den Umfang der einfachsten Erscheinungen so ganz falsch einschätzen, und der praktische Statistiker erfährt es täglich, wie er mit dem Fortschritt der Arbeit immerfort seine Vorstellungen verbessern und umformen muß. Wenn so die nach Einzeleindrücken urteilende Schätzung im groben schon versagt, so ist sie bei allen feineren Maßunterschieden völlig wertlos. Sie kann uns nichts als Falsches über die Entwicklung der Sterblichkeit, über die Wirksamkeit dieses oder jenes Heilmittels sagen."

Es ist also unumgänglich notwendig, scharf voneinander zu scheiden: nichtstatistische *Beobachtung von Zahlentatsachen* und *eigentliche Statistik*.

„Die Statistik ist lediglich eine besondere Form der typischen Beobachtung im weiteren Sinne, sie steht als Beharrungsbeobachtung von Gesamteinheiten neben der typischen Einzelbeobachtung. Es folgt daraus, daß Statistik begrifflich durchaus im Gegensatz zur individuellen Tatsachenbeobachtung steht. Eine Beobachtung von Gesamtheiten rein um ihrer selbst willen, ohne Rücksicht auf die sich in ihnen offenbarenden typischen Umfangserscheinungen (Beharrungserscheinungen) ist keine Statistik."

Damit wird nicht die Nützlichkeit irgendwelcher zahlenmäßigen Darstellungen bestritten, so z. B. der Nachweis über die monatliche Frequenz einer Poliklinik, die Zahl der beobachteten Fälle von Haut- und Geschlechtskrankheiten in einer Klinik, oder die Zahl der Besucher einer Ausstellung der DGBG. Doch sind solche Angaben grundverschieden von dem, was man Statistik nennt.

Bei der „Statistik" der Mediziner handelt es sich nun aber sehr häufig gerade um solche zahlenmäßigen Darstellungen, nicht aber um exakte zahlenmäßige Untersuchungen pathologischer Erscheinungen der menschlichen Gesellschaft, da derartige Arbeiten meist diese Erscheinungen nicht in erschöpfender Beobachtung untersuchen können, und schon deshalb nicht dazu geeignet sind, den Ursachen ihrer numerischen Veränderungen nachzugehen und durch Vergleichungen Regelmäßigkeiten und Gesetze zu ergründen. Ihre „Ergebnisse" können demnach — selbst wenn sie derartiges zu tun vorgeben — als unsicher gewonnene Zahlen selbstverständlich nicht verallgemeinert werden, um so weniger, weil es sich bei solchen Untersuchungen meist um ganz kleine Zahlenreihen handelt, die aus dem natürlichen Zusammenhange der Gesamterscheinungen herausgerissen sind. Sie sind oft vor allem auch deshalb nicht zu Vergleichen geeignet, da sie nicht aus homogenen Vergleichsmassen geschöpft sind.

Die Nichtbeachtung dieses Gesichtspunktes der Gefügegleichheit (Homogenität) spielt gerade bei den mangelhaften Ausführungen statistisch nicht gebildeter Ärzte eine verhängnisvolle Rolle. Zur Klärung des Begriffes der Gefügegleichheit können folgende Beispiele dienen:

Man sagt, wenn z. B. die Geschlechtskrankheiten der Ledigen und der Verheirateten ohne weitere Gliederung gegenübergestellt werden sollten, Ledige und Verheiratete wären keine homogenen Massen, weil natürlicherweise die Altersgliederung der Ledigen und die der Verheirateten ganz verschieden ist und sich demgemäß in den Hauptzahlen für Ledige und Verheiratete nur diese verschiedene Alterszusammensetzung in erster Linie spiegelt, so daß dadurch der wirkliche Einfluß des Verheiratetseins an sich vollständig verdeckt wird.

Man muß also die Grundmassen dadurch homogen machen, daß man die Häufigkeitszahlen der Ledigen und der Verheirateten nur innerhalb derselben Altersklassen miteinander vergleicht.

Ähnlich würden z. B. die Zahlen der Verbreitung der Geschlechtskrankheiten in Norwegen und im Freistaat Sachsen bei einem Vergleiche dann zum Mißbrauch führen, wenn dabei nicht berücksichtigt wird, daß die Bevölkerung Norwegens und Sachsens im Hinblick auf die Geschlechtskrankheiten nicht homogen ist. Der Grund hierfür liegt darin, daß die sächsische Bevölkerung in viel stärkerem Maße als die norwegische urbanisiert ist, und daß erfahrungsgemäß die Geschlechtskrankheiten an sich in den Städten häufiger als auf dem Lande sind.

Selbst die im Laufe einer Reihe von Jahren gewonnenen Ziffern, z. B. eines Krankenhauses, sind oft nicht einmal unter sich vergleichbar, so daß sie vor allem — was immer wieder versucht wird — über den Verlauf der Erkrankungskurven der Geschlechtskrankheiten nichts Bindendes aussagen können.

Bertillon, der große französische Statistiker hat schon 1902 auf der 2. Internationalen Konferenz zu Brüssel die versammelten Venereologen vor der mißbräuchlichen Benutzung der Krankenhausstatistik gewarnt:

„Niemals kann eine Krankenhausstatistik uns über die Häufigkeit der Geschlechtskrankheiten unterrichten, weil wir niemals wissen können, aus welcher Zahl von Einwohnern sich die Krankenhausklientel rekrutiert (diese völlig unbekannte Zahl ändert sich von Saison zu Saison, von Jahr zu Jahr, je nach seiner ökonomischen Lage usw.). So können wir unter keinen Umständen den Nenner der Berechnung feststellen. Wir können also diese Berechnung nicht aufstellen. Darum sind Krankenhausstatistiken wie Privatstatistiken zurückzuweisen."

Die „Statistiken“ aus Kliniken, Polikliniken, von Kassenärzten und Privatpraktikern sind gleichzeitig in ihrer Größenordnung in ganz verschiedenem Maße von den ökonomischen Verhältnissen abhängig. In Zeiten wirtschaftlicher Hochkonjunktur, wo fast alle Menschen, auch Angestellte und Arbeiter, voll beschäftigt sind und gut verdienen, werden viele Kranke es vorziehen, einen Privatarzt zu konsultieren, die in Zeiten beschränkter Arbeitsmöglichkeit den Kassenarzt und in Zeiten der Arbeitslosigkeit die Polikliniken aufsuchen. Dadurch kann aber leicht in den großen Polikliniken der Eindruck einer gesteigerten Erkrankungshäufigkeit zu Zeiten wirtschaftlicher Depression erweckt werden, obwohl in Wirklichkeit nur eine Verschiebung des Zahlenverhältnisses innerhalb der einzelnen Behandlungsmöglichkeiten stattgefunden hat.

Einen Beitrag dazu haben RICHARD S. WEISS und ADOLPH H. CONRAD am Syphilitikermaterial des Dispensaires der Washington Universität in St. Louis für die Jahre 1915—1922 geliefert.

Im Jahre 1918 wurden die meisten Fälle von Lues im Dispensaire beobachtet, zu einer Zeit, als die Lebensunterhaltskosten stark gestiegen waren, und die Aufnahme von Patienten, die an anderen Krankheiten litten, ihr Minimum erreicht hatte. Dies war wahrscheinlich verursacht durch den energischen Feldzug gegen die Geschlechtskrankheiten, die Untersuchungen der Rekruten und die Zunahme der Infektionen durch Kriegseinflüsse.

1919 und 1920 — in den Jahren der Demobilmachung — sanken die Ziffern ab, um von 1921 an wieder zuzunehmen durch den Zustrom an Negern nach St. Louis, die durch die ökonomische Krise im Süden nach Norden auswanderten.

Leider war es unmöglich, genaue Ziffern über die Arbeitslosenbewegung zu bekommen, doch in die Zeit des Maximums des Lebensunterhaltsindexes fällt das Minimum der Arbeitslosigkeit, d. h. in das Jahr 1920; in diesem Jahr war in der Poliklinik ein Minimum an Syphilitikern zu verzeichnen. Dagegen stieg die Zahl der Luiker in der Privatpraxis. Umgekehrt in der Zeit der Deflation – Fallen des Index der Lebensunterhaltskosten, Zunahme der Arbeitslosigkeit — war ein deutliches Steigen der Erkrankungshäufigkeit an Lues in der Poliklinik sowie gleichzeitig eine Abnahme der Fälle in der Privatpraxis zu beobachten.

Auch ERNST SPITZER betont, daß Einzelstatistiken von einer zu großen Zahl von Fehlerquellen und Zufallsmomenten belastet sind, um ein wirkliches Bild über die Zu- oder Abnahme der Geschlechtskrankheiten in einer Großstadt geben zu können.

„Vor allem steht gewöhnlich die Zahl der Syphilisfälle, die man an den öffentlichen Stationen ermittelt, mit den Fällen, die der Arzt in der Privatsprechstunde beobachten kann, in einer gewissen antagonistischen Relation.“

„Die verschiedenen gesetzlichen Verordnungen, welche den Arbeitslosen das Recht auf eine zeitlich beschränkte Behandlung in den Ambulatorien der Krankenkassen einräumen, werden sich wieder in einer Steigerung der Krankenkassenfrequenz und in einer Abnahme der Spitalfrequenz äußern.

Die bestehenden Bestimmungen, wonach Krankenkassenmitglieder und Bemittelte in den nur für Unbemittelte bestimmten Spitälern — mit Ausnahme der Kliniken — nicht aufgenommen werden dürfen, erfahren auf den verschiedenen Stationen eine verschieden rigorose Auslegung und Handhabung, und dadurch wird die Gesamtfrequenz bald gehoben, bald herabgedrückt.

Der Grad der Aufklärung über das Wesen und die Bedeutung der Geschlechtskrankheiten spielt wieder räumlich und zeitlich begrenzt in den einzelnen Bevölkerungsschichten eine Rolle in bezug auf das Augenmerk, das die einzelnen einer geschlechtlichen Erkrankung beilegen und einen Arzt aufsuchen lassen.

Jede neue Schaffung einer Beratungs- oder Behandlungsstätte für Geschlechtskranke oder Eheberatung, Jugendamt, Mutter- und Säuglingsschutz oder Blutuntersuchungsstationen zieht Kranke an sich und deckt sonst verborgen gebliebene Fälle von Syphilis auf, während die Auflassung solcher Stellen die Kranken in andere Stationen abwandern läßt oder sie aus der Behandlung und Beobachtung herausdrängt.

Die jeweilige Einbeziehung von neuen Bevölkerungsschichten, die bisher nicht auf Krankheit versichert waren, in Krankenkassen mit pauschalierten Ärzten, mit frei organisierter Arztwahl oder mit reiner Schadensversicherung entzieht den öffentlichen Behandlungsstätten die Geschlechtskranken und verteilt sie verschieden unter die Ärzte.

Kommt wieder durch Besprechung eines Gesetzentwurfes über die Anzeigepflicht bei Geschlechtserkrankungen in der Öffentlichkeit die Befürchtung bei den Kranken auf, daß die Geheimhaltung ihrer Erkrankung bei den Ärzten oder Ämtern nicht genügend gewahrt bleibe, und müssen die Patienten befürchten, durch eine Anzeige ihrer Krankheit einen schweren Schaden in sozialer, materieller oder ethischer Beziehung zu erleiden, so werden die Geschlechtskrankheiten, ohne ärztlich erfaßt zu werden, im Geheimen zunehmen und die Folge wird sein, daß die Frequenzziffern der Behandlungsstätten sinken werden.

Selbst die individuell verschiedene Art der Behandlung in den einzelnen Stationen, der verschiedene Zeitaufwand, den die Kranken dabei verbringen, eventuell die Erhebung einer Behandlungsgebühr sowie die unentgeltliche Abgabe von Medikamenten und Behandlungsbehelfen, spielt bei den Patienten in der Wahl der Behandlungsstätte eine Rolle. Auch die Zuweisung der Kranken in bestimmte öffentliche Stationen durch die praktischen Ärzte basiert auf wissenschaftlichen und kollegialen Verbindungen der Ärzte mit den Leitern der Behandlungsstätten.

So wechselt unter dem Einfluß verschiedener Verhältnisse in kleinen Zeitabschnitten kaleidoskopartig die Frequenzziffer der Geschlechtskranken bei den Ärzten und bei den öffentlichen Stationen und auch in letzteren untereinander.“

Schließlich kann die Frequenz einer Behandlungs- oder Beratungsstelle auch von äußeren Faktoren abhängen. Besonders kommt hier die Persönlichkeit des behandelnden Arztes in Betracht, der durch seine Kenntnisse auf der einen und seine psychologischen Fähigkeiten auf der anderen Seite die Frequenz einer poliklinischen Abteilung maßgeblich beeinflussen kann.

„Alles Interesse erschöpft sich in jenen Fällen (von Einzelbeobachtungen), in der richtigen Auffassung des abgeschlossenen Faktums, darüber hinausgreifende Ziele werden nicht damit verbunden, können auch gar nicht, oder nur unter besonderen Umständen damit verbunden werden. So wenig man individuelle und typische Einzelbeobachtung durcheinander werfen darf, so wenig darf man individuelle und typische (Beharrungs-) Beobachtung von Gesamtheiten vermengen. Wäre das Wort statistisch heute schon eine so abgegriffene Pfennigmünze, daß es nur noch ein Fremdwort für zahlenmäßig wäre, dann müßte man eben ein neues Wort für die Beharrungsbeobachtung von Gesamtheiten erfinden. Aber ganz so weit sind wir noch nicht, noch können wir Grenzpfähle für das Wort Statistik aufstellen. Und wir müssen das; freilich ist der Name Schall und Rauch, er hat an sich mit der Sache, mit der begrifflichen Unterscheidung nichts zu tun; aber die wissenschaftlichen Namen sind das Rückgrat, die Stützpfähle für diese Unterscheidungen. Wer dieselben Namen für verschiedene Dinge gebraucht, wird logischen Irrtümern schwerlich entgehen.

Durch die Ausscheidung der *individuellen* Gesamtheitsbeobachtung entgeht die Statistik dem Vorwurf der Uferlosigkeit und des Nichtssagenden. Aber selbst innerhalb der typischen Beobachtung hebt sich die Statistik keineswegs durch das Zahlenmäßige heraus. Allerdings ist die Statistik als Gesamtheitsbeobachtung ohne Zahl nicht denkbar; daraus folgt aber nicht, daß jede typische Zahlenbeobachtung Statistik wäre. Sie kann auch typische *Einzel*beobachtung sein.“

So wird es niemandem einfallen, etwas für Statistik zu halten, das — wie oben schon gezeigt — fälschlicherweise oft von Medizinern dafür ausgegeben wird, sogar dann nicht, wenn durch die vergleichende Beobachtung verschiedener Fälle zur typischen Einzelbeobachtung vorgeschritten wird.

Derartige „Statistiken“, bei denen sogar die Vergleichung systematisch erfolgt, sehen gewöhnlich folgendermaßen aus: 200 Fälle von luischen Neurorezidiven hatten folgenden Verlauf: geheilt nach Behandlung 89 (44,5%), gebessert 49 (24,5%), ungeheilt 34 (17,0%), gestorben 3 (1,5%), Suicid 2 (1%); unbekannter Ausgang 23 (11,5%). Oder aber es werden 5 Fälle einer seltenen

Erkrankung beobachtet und dann verzeichnet: geheilt wurden 2 (40%), der Krankheitszustand verschlimmerte sich in 1 Fall (20%) und gestorben sind 2 (40%). Möglicherweise wird dann diese Statistik noch verglichen mit den Beobachtungen eines anderen Arztes, der 12 Fälle beobachtet hat: geheilt wurden 6 (50,0%), der Krankheitszustand veränderte sich nicht in 1 Fall (8,3%), der Krankheitszustand verschlimmerte sich in 3 Fällen (25%) und es starben 2 (16,7%) — und daraus werden dann die weitgehendsten „statistischen" Schlußfolgerungen gezogen.

„Dies sind summarische Zusammenfassungen von Einzelbeobachtungen; es kann lediglich daraus gefolgert werden, daß typische Heilwirkungen in nicht geringer Zahl beobachtet sind. Keineswegs werden durch die Zahlen typische, d. h. beharrende Umfangserscheinungen dargelegt. Diese Zahlenangaben können daher den Zielen der Beharrungsbeobachtung nicht dienen. Ebensowenig ist das der Fall, wenn die typische Beobachtung auf Grund von Einzelfällen oder persönlichen Eindrücken durch zahlenmäßige Schätzung ins Gebiet der Statistik übergreift.

Wenn so schon die wissenschaftlich angeeigneten Zahlentatsachen nur zum kleinsten Teil statistischen Zwecken dienen, so gilt das noch viel mehr von den einfachen Zahlenfakten als solchen. Eine Zahlentatsache an sich ist niemals Statistik, sie wird erst statistisch beseelt durch eine zweckvolle Beharrungsbeobachtung. Der amtliche Statistiker als Zahlenproduzent leistet der Statistik ebenso nur Hilfsdienste wie der Herausgeber einer Urkunde der Geschichtswissenschaft. Zwar erfordert diese statistische Hilfsarbeit das feinste Verständnis für die statistischen Bedürfnisse, aber die eigentliche Statistik fängt gerade da erst an, wo manche wähnen, daß sie aufhöre. Nur muß man natürlich nicht meinen, die Statistik bestehe im Texte, im Wortemachen. Der Text, wenn er lediglich bloße Fakta in Worten erzählt, ist von Statistik sehr weit entfernt."

Es ist also festzuhalten, daß selbst zahlenmäßige Feststellungen, die mit den Hilfsmitteln der Statistik gewonnen worden sind, keine Statistik zu sein brauchen. Besonders gilt dies für die absoluten Umfangsausdrücke, deren Bedeutung für die Statistik oft den Trugschluß veranlaßt, „daß eine Gesamtheitszahl ohne weiteres schon statistisch sei, und so segeln denn Unsummen bloßer Zahlentatsachen fälschlich unter statistischer Flagge.

So wichtig die absoluten Ausdrücke in manchen Fällen sind, so nichtssagend sind sie in anderen."

Es interessiert nicht, daß mehr Personen in Berlin an den Folgen der Syphilis sterben als in Nakel, daß in Groß-Berlin mehr Menschen an Geschlechtskrankheiten erkranken als in ganz Norwegen, denn derartige absolute Zahlen sind nur nacktes, beziehungsloses Material und sagen gar nichts Besonderes aus. Ihnen Beziehungen einzuhauchen, sie zu beseelen, das ist ja erst die Aufgabe der statistischen Forschung. Den bloßen Zahlen gegenüber wollen wir vielmehr „den verschiedenen Stärkegrad des Vorkommens kennen lernen. Zu dem Ende muß der bloße Quantitätseinfluß des Ursachenkomplexes ausgeschaltet werden, d. h. die Vorgangsgesamtheit muß nicht absolut, sondern im Verhältnis zu dem Umfang der Gesamtheit gewertet werden, nach deren Umfang sich die quantitative Bedeutung des Ursachenkomplexes bemißt (Häufigkeitsausdrücke).

Es gilt als Regel, daß Grundgesamtheit und Vorgangsgesamtheit von gleicher Begrenzung sein müssen. Man bezieht die Sterbefälle der gesamten Bevölkerung auf die gesamte Bevölkerung, die Sterbefälle der Frauen auf die weibliche Bevölkerung, die Sterbefälle der Zwanzigjährigen auf die Lebenden der betreffenden Altersklassen. Der Stärkegrad der statistischen Erscheinung ist in den einzelnen Gruppen einer umfassenden Grundgesamtheit verschieden. Die Statistik differenziert daher die Gesamtheiten je nach dem Zwecke der Untersuchung und so stehen neben den allgemeinen die differenzierten Häufigkeitsausdrücke".

Was nun die Beziehungen zu anderen zahlenmäßigen oder sonstigen Feststellungen betrifft, da zum Wesen der Statistik derartige Beziehungen gehören, so ruht in der Wahl anschaulicher und wertvoller Vergleichsbeziehungen oft ausschließlich der Erfolg der statistischen Arbeit.

„Freilich gehen bloße Vergleichs- und Häufigkeitsausdrücke vielfach ineinander über, so sehr sie auch begrifflich verschieden sind. Manche unvollkommenen Häufigkeitsausdrücke sind nicht viel mehr als Vergleichsausdrücke. Die allgemeine Sterbe- oder Geburtsziffer kann ein wichtiges Charakterisierungsmerkmal der Bevölkerung sein, als Häufigkeitsausdruck ist sie von geringem Wert, da der Stärkegrad der Mortalität in den verschiedenen Gruppen der Bevölkerung ganz verschieden ist."

„Besonders verwirrend für die Schlußfolgerungen der Statistik ist die ungenügende Unterscheidung von Häufigkeits- und Vergleichsausdrücken bei den sogenannten *Gliederungszahlen*, das sind Zahlen, die das Verhältnis der Teilgesamtheiten zu der umfassenden Gesamtheit ausdrücken. Gliederungszahlen sind nichts Eigentümliches, sie können Häufigkeits- oder Vergleichsausdrücke sein und sind dementsprechend zu werten.

Wenn wir die Geburten in Knaben- und Mädchengeburten oder in Lebend- und Totgeburten gliedern, so ist das nicht so aufzufassen, als ob Knaben- und Mädchengeburten, Lebend- und Totgeburten, jedes ihre besonderen Bestimmungsgründe hätten. Vielmehr sind die Geburten oder besser die Leibesfrüchte vor der Geschlechtsbestimmung und vor der fetalen Sterblichkeit da. Die Geburten sind die Grundgesamtheit, an die sich diese Vorgänge als besondere Gesamtheiten anschließen.

Ganz anders bei der Gliederung der Sterbefälle nach Todesursachen! Die Sterbefälle sind nicht vor den Todesursachen da, sondern die Todesursachengruppen bilden die Sterbegesamtheit. Sterben mehr Menschen an Grippe, so zieht das unweigerlich eine entsprechende Vermehrung der Sterbefälle überhaupt nach sich, ebenso wirkt die Zu- oder Abnahme jeder anderen Todesursache. Daher kann aus der Verschiedenheit der Quote der Syphilissterbefälle in keiner Weise auf eine höhere oder geringere Syphilissterblichkeit geschlossen werden, denn die quantitative Bedeutung dieser Todesursache ist ganz unabhängig von der quantitativen Bedeutung der ganzen Sterbegesamtheit. Die Gliederungszahl hat hier nur die Bedeutung eines Vergleichsausdrucks. Es wird die Bedeutung der einzelnen Todesursachen für die Sterblichkeit charakterisiert, und der Wert der einzelnen Todesursache wird am Ganzen gemessen. Die umfassende Gesamtheit ist also nicht unabhängig, sondern abhängig von der Größe der Teilgesamtheit.

Dieses Beispiel zeigt also auf das deutlichste, daß bei einer Gliederungszahl stets darauf geachtet werden muß, auf welche Gesamtheit sie sich bezieht. Zur Verdeutlichung sei, da bei dem Operieren mit Gliederungszahlen in der medizinischen Statistik immer wieder Fehler begangen werden, dies an einem Beispiel nochmals klargelegt. In einer Tabelle ist angegeben, daß 4% an Lues gestorben sind. Um etwas über die Bedeutung dieser Zahl auszusagen, besonders wenn man sie mit Ziffern früherer Jahre vergleichen will, muß erst festgestellt werden, ob diese Zahl von 4% eine Wahrscheinlichkeitszahl ist, d. h. ob sie sich auf die Gesamtzahl der Lebenden der zu Betracht stehenden untersuchten Gruppe bezieht oder aber ob sie nur den Anteil der in dieser Gruppe an Syphilis Gestorbenen an allen Todesursachen ausmacht. Beweiskräftig für die Zu- oder Abnahme einer Erkrankung könnte natürlich nur eine Wahrscheinlichkeitszahl sein, während eine andere Gliederungszahl, wie oben schon ausgeführt, nichts Bindendes aussagen kann.

Gliederungszahlen als Häufigkeitsausdrücke sind der Vorgangsstatistik vorbehalten, während Vergleichsausdrücke in Gliederungsform sich überall finden; namentlich sind sie in der Zustandsstatistik das Hauptmittel statistischer Darstellung.

Die Darstellungsformen der Statistik erschöpfen sich in absoluten Umfangsausdrücken, Häufigkeits- und Vergleichsausdrücken. Die sonst vorkommenden Ausdrücke lassen sich hierauf zurückführen. Insbesondere gilt das von den sogenannten Mittel- oder Durchschnittsausdrücken. Wenn man eine graduelle Gliederungsreihe vor sich hat, d. h. eine Reihe, bei der das Gliederungsmerkmal eine Zahl ist, so kann man diese Merkmalszahl mit dem Gewicht jeder Teilgesamtheit einsetzen und die Summe durch die Einheitszahl der umfassenden Gesamtheit dividieren. So entsteht das mittlere Heiratsalter, das durchschnittliche Alter, in dem die Ersterkrankung an Syphilis erfolgt, oder die durchschnittliche Zeitdauer bis zu einem Rezidiv. Es handelt sich also um die summarische Form von Gliederungsausdrücken, die deshalb mit großer Vorsicht zu gebrauchen ist, weil derselbe Durchschnitt bei ganz verschiedener Bedeutung der Teilgesamtheiten herauskommen kann.

Aus dieser theoretischen Darstellung folgt, daß die Statistik einerseits die Beziehungen zwischen Einzelerscheinungen festzustellen und damit die Erkenntnis ihrer ursächlichen Zusammenhänge zu fördern hat; anderseits aber ist sie auch dazu berufen, die Grundlagen für die Berechnung des Erfolges bestimmter Maßnahmen auch in betreff ihrer finanziellen Rationalität zu schaffen, sowie den praktischen Effekt derartiger Maßnahmen nachzuprüfen.

„Sie steht damit, wie Wilhelm Weinberg es ausgedrückt hat, als wissenschaftliche Methode an der Seite des Experimentes. Das wohl überlegte Experiment geht von dem Bestreben aus, sämtliche Bedingungen seines Zustandekommens von vornherein zu beherrschen und sie bewußt gleichartig oder ungleichartig zu gestalten, sie erwartet daher für dieselben Bedingungen stets denselben Erfolg. Die nachträgliche rechnerische Verwertung der Erfahrungen kann die Bedingungen ihres Zustandekommens nur unvollkommen durch Teilung des Materials ersetzen, sie muß damit rechnen, daß außer den Unvollkommenheiten der Beobachtung noch weitere nicht erfaßbare, bei den Einzelfällen verschieden stark vertretene Bedingungen mitwirken, die das Zustandekommen und die Intensität bestimmter Erscheinungen beeinflussen. Sie muß sich daher mit der Gewinnung von Durchschnittszahlen und Verhältniszahlen begnügen. Die Masse der Beobachtungen muß bei ihr die Genauigkeit und Identität der Bedingungen ersetzen. Nur in vereinzelten Fällen kann die nachträgliche Verwertung von Erfahrungen den Charakter eines direkten Experimentes annehmen. Statistische Methoden und Theorien sind übrigens auch in die Arbeitsmethode der mit unbelebtem und dem direkten Experiment zugänglichen Material sich beschäftigenden Wissenschaften, insbesondere der Physik eingedrungen und haben auf sie, wie bei der Quantentheorie, befruchtend eingewirkt.

Die Grenzen zwischen Experiment und Statistik lassen sich nicht immer scharf ziehen. Man bezeichnet daher auch die Statistik als Experimentum a posteriori im Gegensatz zu dem wohl überlegten Experimentum a priori.

Die Bedeutung der Statistik tritt besonders da hervor, wo das direkte Experiment nicht oder nur im geringen Umfang ausführbar ist.

Darauf beruht es, daß sie bei der Untersuchung sozialbiologischer Aufgaben eine überragende Rolle spielt."

Eine der allerwichtigsten dieser sozialbiologischen Aufgaben der Statistik ist die Klärung des so stark sozial betonten Problems der Geschlechtskrankheiten.

An zwei scharf umrissenen Forderungen ist schließlich noch, oder besser gesagt, von vornherein, das der statistischen Untersuchung zugrunde liegende Material zu prüfen: An dem grundlegenden Bewertungsprinzip der Masse das unter dem Namen der Forderung oder dem Gesetz der großen Zahl (Poisson) bekannt ist, und an dem Prinzip der inneren Gefügegleichheit (Homogenität) der Grundmassen, deren Erscheinungen miteinander verglichen werden sollen. Darauf wurde schon hingewiesen.

Je kleiner das der statistischen Untersuchung zugrunde liegende Material ist, desto größer wird — wie jedem die Logik schon sagt — der Fehler, der dadurch bedingt wird, daß Zufälligkeiten das Resultat trüben. Die Statistik muß daher das, was ihr an genauer Kenntnis der Entstehungsbedingungen der Einzelerscheinung ermangelt, durch Umfang des untersuchten Materials ersetzen. „Sie muß dabei damit rechnen, daß mit weiteren Untersuchungen die zunächst erhaltenen Aufschlüsse zahlenmäßige Veränderungen erfahren. Eine absolute Wahrheit kann sie daher nur von einer Untersuchung erwarten, die alle in Vergangenheit, Gegenwart und Zukunft möglichen Erfahrungen umfaßt. Jede Untersuchung an Material von endlicher Größe ist aber eine Stichprobenauslese und als solche kein Vertreter der absoluten statistischen Wahrheit, vielmehr mindestens mit kleinen, durch nicht erfaßbare, daher zufällige Ursachen bedingten Fehlern behaftet. Wie weit sich Erfahrung und absolute Wahrheit decken, hängt von der Größe des erfaßten Materials ab. Dasselbe gilt von Stichprobenauslesen aus endlichem Material. Je kleiner dieses im Verhältnis zur möglichen Erfahrung, um so größer wird nach unserer Vorstellung der Fehler der erhaltenen Zahlen sein und umgekehrt. Wir nennen diese Beziehung zwischen Exaktheit der Zahlen und Größe des Materials das Gesetz der großen Zahlen und messen die Genauigkeit empirischer Zahlen durch Bestimmung ihres mittleren Fehlers.

Die Forderung tunlichst vollständiger Erfassung des Materials gründet sich nicht nur auf das Verlangen nach genügender Größe, sondern auf die Erfahrung, daß unvollständiges Material häufig einseitig ausgelesen ist. Dies tritt ganz besonders kraß dann zutage, wenn kasuistisches Material, insbesondere aber auch das nach dem Besitz pathologischer Merkmale ausgelesene klinische Material verarbeitet wird und somit nicht dem Prinzip der Stichprobenauslese nach rein zufälligen Merkmalen entspricht“ (W. WEINBERG).

Sachliche und zahlenmäßige Zuverlässigkeit, genügende Größe und Vollständigkeit, schließlich methodologisch richtige Auswertung des Materials sind die Forderungen, die von wissenschaftlicher Statistik verlangt werden müssen. Wo vollständiges Material nicht zu erhalten ist, muß das verwertbare wenigstens ohne zu große Fehler den wahren Aufbau der Gesamtheit widerspiegeln, also repräsentativ sein, oder es muß wenigstens die Möglichkeit bieten zur Erkenntnis, in welcher Richtung der Fehler seiner Auslese liegt.

Sucht die repräsentative Methode also aufs Geratewohl eine Teilgesamtheit heraus, so ist doch diese scheinbar so einfache Bedingung der völlig willkürlichen Auswahl der die Teilgesamtheit bildenden Fälle oft in Wirklichkeit äußerst schwer zu erfüllen und es sind statistische Untersuchungen bekannt, in denen zwar die Auslese ganz willkürlich geschah, wo das Resultat aber doch dadurch gefälscht wurde, daß die repräsentative Masse in bezug auf das zu untersuchende Merkmal nicht neutral war.

Die medizinische Statistik, die Morbiditätsstatistik aber in verstärktem Maße, ist ein schwieriges Gebiet. Schwierig nicht allein in der Gewinnung, sondern vor allem auch in der Aufbereitung und Bearbeitung des Urmaterials, sowie in der Beurteilung und Auswertung der gewonnenen Zahlen. Naturgemäß verstärken sich diese Schwierigkeiten noch für die venerischen Krankheiten, weil hier im Gegensatz zu anderen Leiden sowohl von den Erkrankten selbst wie von den Ärzten der Meldepflicht gegenüber — selbst der anonymen — Widerstände geleistet werden. So hängt die Güte der Primäraufnahme wesentlich von dem guten Willen und der Einstellung der einzelnen Ärzte zu solchen Erhebungen ab. Auch darf nicht vergessen werden, daß die Geschlechtskrankheiten, Gonorrhöe nicht minder als Lues, in ihrer sozial-pathologisch wichtigen Form chronische Erkrankungen sind, die sich häufig ihrer statistischen Erfassung entziehen. Allein schon aus diesem Grunde müssen alle vorliegenden Zahlen über die Ausbreitung der venerischen Krankheiten unter einer Gesamtheit von Menschen als Minimalwerte angesprochen werden, ganz abgesehen von den Fällen, die zwar in Behandlung, aber nicht gemeldet worden sind. Hierbei ist vor allem auch wichtig, zu wissen, in welchem Umfange sich Geschlechtskranke in den Händen von Kurpfuschern oder Heilbehandlern befinden, da diese Fälle der medizinischen Statistik von vornherein verloren sind.

Naturgemäß entgehen auch alle die Erkrankten der Aufnahme, die überhaupt keine Heilbehandlung aufsuchen. Aus falscher Scham, aus Lässigkeit oder aus anderen Gründen verheimlichen leider immer noch manche Kranken ihr Leiden oder versuchen sich selbst mit irgendwie angepriesenen Mitteln zu kurieren.

Einen besseren Einblick in den Wechsel der Verbreitung der Geschlechtskrankheiten als die Gesamtzahl der erfaßten Fälle von Geschlechtskrankheiten geben die Meldungen der frischen, d. h. der erstmalig verzeichneten Fälle im akuten Stadium. Sie sind deshalb ein viel besseres Vergleichsmaterial, weil die jährlich Neuerkrankten sich leichter erfassen lassen als die Gesamtzahl aller akuten und chronischen Fälle. A priori kann angenommen werden, daß selbst bei verschiedener Gepflogenheit der Bevölkerung, ärztlichen Rat wie ärztliche Hilfe in Anspruch zu nehmen, ein größerer Teil der akuten als der chronischen Fälle sich behandeln lassen wird, besonders wenn in diesem Stadium die zu Betracht stehenden Krankheiten nur geringe oder gar keine Beschwerden verursachen. Das Ausmaß des Venerismus wird in absehbarer Zeit zahlenmäßig genau sich nicht feststellen lassen. Zu viele Imponderabilien, die in endogenen und exogenen Bedingungen des Menschen wurzeln, spielen hierbei eine Rolle.

„Wie auf vielen anderen Gebieten des menschlichen sozialen Lebens, so geht es also dem Statistiker auch hier: Er vermag dem vorhandenen Bedürfnis nicht vollständig gerecht zu werden, die zahlenmäßigen Feststellungen, die er treffen kann, sind lückenhaft, sie ergeben nur ein ungefähres Bild der tatsächlichen Verhältnisse. Trotzdem wäre es aber verfehlt, wenn man sich durch diese Erkenntnis dazu verleiten lassen wollte, das Feld der Geschlechtskrankheiten überhaupt statistisch nicht weiter zu bearbeiten, wie es in der Tat hier und da vorgeschlagen wird. Wenn auch Vollkommenes bisher nicht geleistet werden kann, so sind doch die mancherlei Versuche, die bereits vorliegen, durchaus nicht ohne Wert für die Praxis gewesen. Sie haben im Gegenteil anerkanntermaßen die Kenntnis von der Verbreitung der Geschlechtskrankheiten schon außerordentlich gefördert, und zum mindesten haben sie eine Fülle von Erfahrungen darüber gebracht, wie hier weiter zu arbeiten ist, um dem Ziele wenigstens immer näher zu kommen. Sie haben gezeigt, daß trotz aller Lückenhaftigkeit im ganzen schließlich sehr wohl Feststellungen zu erzielen sein werden, die als Rüstzeug im Kampf gegen die Krankheiten von ausschlaggebender Bedeutung sein können.“

Schon heute können wenigstens in der Größenordnung richtige Zahlen gewonnen werden, die einen Einblick in die wechselnde Kurve der Erkrankungshäufigkeit, in die verschiedene Durchseuchung einzelner Länder, Gegenden, Bevölkerungsschichten usw. zu geben vermögen.

Bescheiden wir uns hierbei fürs erste, so vermitteln uns unsere bisherigen Untersuchungen über diese Fragestellungen bereits mehr als nur oberflächliche Ergebnisse. Allerdings muß zugegeben werden, daß unser Kausalitätsbedürfnis durch die vorliegenden Resultate noch nicht voll und ganz befriedigt wird. Auf welchem Gebiet der Naturwissenschaft aber ist dies denn in erschöpfendem Ausmaße der Fall? An die Stelle unseres heutigen Wissens werden spätere Zeiten hoffentlich Vollkommeneres setzen können in dem Augenblick, in dem endlich die Überzeugung allgemein durchgedrungen sein wird, daß allein ein genaues Wissen über die Ausbreitung der Geschlechtskrankheiten wie über ihre Bedingungen die Grundlage planmäßigen Vorgehens gegen den Venerismus schaffen kann.

II. Mortalitätsstatistik.

Die allgemeine Sterblichkeitsstatistik gehört naturgemäß zu den sicher fundierten Statistiken; die Todesursachen-Statistik der verschiedenen Länder ist dagegen durch die dem Urmaterial anhaftenden Verschiedenheiten nicht ohne weiteres zu Vergleichen geeignet. Die Unterschiede hängen primär von der Genauigkeit ab, mit der die Todesursachen auf dem Totenschein verzeichnet werden. Aber selbst dort, wo eine amtlich angeordnete obligatorische Leichenschau vorgeschrieben ist, muß stets beachtet werden, ob diese vom Arzte oder von eigens dazu bestellten Leichenbeschauern, also von notdürftig geschulten Laien, ausgeübt wird. In einigen Ländern versucht man auch die Diagnosen der Leichenbeschauer zu verifizieren, so z. B. in Dänemark, wo der § 3 der „Instruktion für den Stadtarzt von Kopenhagen sowie für die Provinzial- und Kreisärzte des ganzen Landes betreffend die Todesursachenstatistik und die Statistik der Geburten vom 23. August 1920“ besagt:

„Bei der Ausarbeitung der Mortalitätstabelle ist von den Kreisärzten folgendes zu beachten: Ist ein Totenschein von einem Leichenbeschauer ausgefüllt, so obliegt es dem Kreisarzt, den Arzt, der den Toten behandelt hat, um Aufklärung über die Todesursache zu ersuchen und diese dann auf dem Totenschein einzutragen. Der behandelnde Arzt erhält für jede Antwort Kr. 2.—.“

In den *Südjütländischen* Landesteilen muß der ausgefüllte Schein, zusammen mit der vom Standesbeamten ausgefertigten Bescheinigung betreffend Anmeldung des Todesfalles, dem Pfarrer, der bei der Beerdigung amtiert, abgeliefert werden, aber er ist dem Standesbeamten nur auf dessen ausdrückliches Verlangen vorzuweisen. Der Todesfall von Pflegekindern unter 14 Jahren ist ebenfalls dem Gemeinderat zu melden.

Dieses Formular ist beim Gemeindepfarrer erhältlich.

Es werden in *Dänemark* drei verschiedene ärztliche Totenscheine verwendet: A. Totenschein für ein Kind, das das erste Lebensjahr noch nicht vollendet hat (rot). B. Totenschein für alle über ein Jahr alte Personen (weiß). C. Totenschein für ein totgeborenes Kind (gelb). Auf diesem wird, was für die Syphilis wichtig ist, unter Nr. 10 nachgefragt, ob eine Maceration vorlag.

Ganz ungenügend sind dagegen natürlich die Angaben über die angebliche Todesursache, die nur von einer beglaubigten Person — meist von einem Verwandten oder einem Zeugen des Todes — dem Standesbeamten mitgeteilt werden, ganz besonders unzuverlässig natürlich gerade für die Geschlechtskrankheiten, muß doch a priori angenommen werden, daß ein Verwandter — selbst bei Kenntnis eines venerischen Leidens oder bei Verdacht — die wahre Todesursache verschweigen wird, um von dem Toten das Odium dieses von vielen noch als Schande betrachteten Leidens zu nehmen.

Aber selbst in den Städten und Ländern, in denen eine obligatorische ärztliche Leichenschau vorgeschrieben ist, hängt die Genauigkeit der Angaben ab:

1. von dem Grade, in dem die Bevölkerung ärztliche Hilfe sucht, denn ein erst im Moment des Todesfalles hinzugezogener Arzt wird in vielen Fällen nicht mit Genauigkeit die Todesursache zu erkennen vermögen,

Der dänische, vom Leichenbeschauer auszufüllende Totenschein hat folgende Gestalt:

(Vorderseite.)

Totenschein, ausgestellt vom Leichenbeschauer.

Name und Vorname: ....

Alter (volle Jahre. für Kinder unter 1 Jahr: Monate oder Wochen) ....

Ledig; Verheiratet; Witwer; Witwe ....

Beruf oder Beschäftigung (bei Kindern: der Eltern) ....

Wohnung: ....Kreis: ....Stadt: ....

Todesort: ....

Todestag: ....

Vermutliche Todesursache: ....

Name und Adresse des Arztes, der den Verstorbenen zuletzt behandelt hat:

....

Antworten auf die Frage nach den Zeichen des Todes:

1. Besteht Leichengeruch? ....
2. Besteht Totenstarre? ....
3. Sind die Augen gebrochen? ....
4. Bestehen Leichenflecke? ....
5. Besteht grünliche Verfärbung des Unterleibes? ....
6. Bestehen Zeichen vorgeschrittener Verwesung? ....

..................den..................19..

Leichenbeschauer Leichenbeschauer

....

Anmerkung. Die Bescheinigung muß mit einer folgendermaßen lautenden schriftlichen Erklärung schließen: Die Unterzeichneten erklären hiermit, daß sie selbst die Leiche des N.N. gesehen und das Vorhandensein sicherer und unzweifelhafter Zeichen des Todes gefunden haben, nämlich:

(Rückseite.)

Anmerkungen.

1. Wird der Totenschein für ein Kind ausgestellt, das vor der Taufe stirbt, so ist an Stelle des Namens das Geschlecht anzugeben.

2. Das Alter ist nach ungefährer Schätzung anzugeben, wenn keine genauen Angaben zu erhalten sind.

3. Bei Kindern oder Personen, die keine selbständige Stellung oder Beruf haben, sind Stand und Beruf der Eltern anzugeben.

4. Außer in *Südjütland* ist dieser Schein, nachdem alle Rubriken mit Tinte ausgefüllt und der Todesfall dem Nachlaßgericht und sofern es sich um Pflegekinder unter 14 Jahre handelt, dem Gemeinderat angezeigt worden ist, dem Gemeindepfarrer des Todesortes abzuliefern, bevor das Begräbnis stattfinden kann.

2. von der Form, in der die Meldung der Todesursache erfolgt, ob sie, wie in der Schweiz, unabhängig von der Bescheinigung des Todes, diskret an das Statistische Zentralbüro, oder aber, wie in Berlin, auf dem allgemeinen Totenschein über das Polizeibüro an das Standesamt erstattet wird und dort vom Standesbeamten, einem Laien also, auf die standesamtliche Zählkarte übertragen erst an das Statistische Amt weitergegeben wird.

Einen Einblick in die Buntscheckigkeit der amtlichen Leichenschau, die das Urmaterial der Mortalitätsstatistik liefert, gibt eine Mitteilung Willi Gajewskis, die den heutigen Stand in Preußen schildert.

Trotz der dauernden Anregungen von ärztlicher Seite, im Deutschen Reiche eine allgemeine Zwangsleichenschau einzuführen, konnte dieser Gedanke mit Rücksicht auf die Kosten nicht durchgesetzt werden. In Preußen wurde jedoch im Wege polizeilicher Verordnung die Zwangsleichenschau mehr und mehr — allerdings in der Hauptsache nur in den Städten — eingeführt, wo sie indessen teilweise schon seit vielen Jahrzehnten, so z. B. in Berlin seit 1835, besteht. „Im Jahre 1901 empfahl ein Erlaß des Ministers des Innern dringend den weiteren Ausbau der allgemeinen Zwangsleichenschau, wobei auf Heranziehung der Ärzte zur Leichenschau besonderer Wert gelegt wurde, damit die mit ihr verfolgten Zwecke — vornehmlich Feststellung des wirklich erfolgten Todes sowie die möglichst zuverlässige Ermittlung der Todesursache — erreicht würden. Laien-Leichenschauer, die aber ihre Befähigung durch eine Prüfung nachzuweisen haben, werden zugelassen; wo jedoch die Kosten erträglich und Ärzte zur Leichenschau ohne Schwierigkeit zu erlangen sind (was zumeist auf die Städte zutrifft), sollen diese in erster Linie herangezogen werden. Ein weiterer Erlaß vom Jahre 1904 nimmt mit Befriedigung die Fortschritte in der Einführung der allgemeinen Zwangsleichenschau auch auf dem Lande zur Kenntnis und weist die nachgeordneten Behörden an, dieser Angelegenheit fortgesetzt ihr Augenmerk zu widmen."

Das Ergebnis einer Umfrage des Preußischen statistischen Landesamtes bei den Regierungspräsidenten im Jahre 1924 über den heutigen Stand der amtlichen Leichenschau faßt Tabelle auf Seite 14 zusammen.

Aus der nachstehenden Zusammenstellung ist ersichtlich, daß von insgesamt 1095 Städten 824 die Zwangsleichenschau eingeführt haben oder daß wenigstens, wie es neben anderen für sämtliche Städte Schleswig-Holsteins zutrifft, bei der Anmeldung eines Sterbefalles dem Standesbeamten ein vom behandelnden Arzt ausgefertigter Totenschein vorgelegt werden muß. In den übrigen 271 Städten besteht noch keine Zwangsleichenschau.

Die Leichenschau in den Städten wird überall durch Ärzte ausgeübt mit Ausnahme der Regierungsbezirke Kassel und Wiesbaden, wo sie noch in 28 von 64 und 1 von 39 Städten durch amtlich angestellte Leichenschauer vorgenommen wird. In den Regierungsbezirken Königsberg, Gumbinnen, Allenstein, Westpreußen, Berlin, Köslin, Stralsund, Magdeburg, Arnsberg und in der ganzen Rheinprovinz wie in Sigmaringen ist die ärztliche Zwangsleichenschau überall in den Städten eingeführt.

Dagegen sind ohne diese in den Bezirken Frankfurt noch 33 von 65, Breslau 37 von 55, Oppeln 16 von 33, Erfurt 14 von 23, Hannover 27 von 33, Lüneburg 7 von 15, Osnabrück sogar 13 von 14, Aurich 5 von 7 und in Münster 24 von 32 Städten.

Auf dem Lande ist bisher nur in den Regierungsbezirken Arnsberg, Düsseldorf, Köln und Aachen überall ärztliche Zwangsleichenschau durchgeführt. Auch in den Bezirken Kassel, Koblenz und Trier ist sie angeordnet und wird in den letztgenannten durch Ärzte, in ersteren hauptsächlich durch nichtärztliche Leichenschauer ausgeübt. Im Regierungsbezirk Kassel sind dagegen nur

Regierungsbezirke	Zahl der Gemeinden			In den Städten			Auf dem Lande		
	Städte	Landgemeinden	Gutsbezirke	ärztliche	nichtärztliche	überhaupt keine Zwangsleichenschau	ärztliche	nichtärztliche	überhaupt keine Zwangsleichenschau
1. Königsberg	32	1384	1169	sämtliche	—	—	Cranz u. Rauschen[1])	—	alle übr. Gemeinden
2. Gumbinnen	12	1893	495	,,	—	—	—	—	sämtl. Gemeinden
3. Allenstein	22	1146	437	,,	—	—	Kreis Sensburg [2])	—	alle übr. Gemeinden
4. Westpreußen	12	295	175	,,	—	—	Kreis Marienburg [3])	—	,, ,, ,,
5. Potsdam	69	1412	917	41	—	alle übrig. Städte	150	27	,, ,, ,,
6. Frankfurt	65	1619	948	32	—	,, ,, ,,	4	27	,, ,, ,,
7. Berlin	1	—	—	ja	—	—	—	—	—
8. Stettin	36	979	799	24	—	alle übrig. Städte	21	Stolzenburg	alle übr. Gemeinden
9. Köslin	23	947	865	sämtliche	—	—	Stolpmünde	—	,, ,, ,,
10. Stralsund	14	205	648	,,	—	—	15	—	,, ,, ,,
11. Schneidemühl	24	396	214	13 [4])	—	alle übrig. Städte	—	—	sämtl. Gemeinden
12. Breslau	55	2010	1455	18	—	,, ,, ,,	16	—	alle übr. Gemeinden
13. Liegnitz	49	1485	1072	33	—	,, ,, ,,	42 [5])	—	,, ,, ,,
14. Oppeln	33	1107	772	17	—	,, ,, ,,	18	—	,, ,, ,,
15. Magdeburg	49	962	391	sämtliche	—	—	275	—	,, ,, ,,
16. Merseburg	71	1565	556	63	—	alle übrig. Städte	102	95	,, ,, ,,
17. Erfurt	23	406	142	9	—	,, ,, ,,	93 [6])	—	,, ,, ,,
18. Schleswig	47	1296	331	sämtliche [7])	—	—	sämtl. Gemeinden [7])	—	—
19. Hannover	33	548	45	6	—	alle übrig. Städte	53	—	alle übr. Gemeinden
20. Hildesheim	29	600	103	22	—	,, ,, ,,	437	—	,, ,, ,,
21. Lüneburg	15	1321	143	8	—	,, ,, ,,	11	—	,, ,, ,,
22. Stade	13	689	8	9	—	,, ,, ,,	30	—	,, ,, ,,
23. Osnabrück	14	534	13	Osnabrück	—	,, ,, ,,	Bad Rothenfelde	—	,, ,, ,,
24. Aurich	7	319	19	Emden, Wilhelmshav.	—	,, ,, ,,	Insel Juist	—	,, ,, ,,
25. Münster	32	241	—	8	—	,, ,, ,,	28	—	,, ,, ,,
26. Minden	29	458	14	26	—	,, ,, ,,	3	—	,, ,, ,,
27. Arnsberg	51	723	6	sämtliche	—	—	sämtl. Gemeinden	—	—
28. Kassel	64	1320	273	36	28	—	127	alle übr. Gem.	—
29. Wiesbaden	39	876	—	33	1	alle übrig. Städte	505	87	alle übr. Gemeinden
30. Koblenz	26	1009	—	sämtliche	—	—	536 u. 39 Bürgermeister	53 u. 8 Bürgerm.	—
31. Düsseldorf	69	293	—	,,	—	—	sämtl. Gemeinden	—	—
32. Köln	14	265	—	,,	—	—	,, ,,	—	—
33. Trier	8	869	—	,,	—	—	598	271	—
34. Aachen	13	319	—	,,	—	—	sämtl. Gemeinden	—	—
35. Sigmaringen	2	122	—	,,	—	—	,, ,, [8])	—	—

[1]) Kreis Mohrungen verlangt ärztliche Leichenschau nur bei Todesfällen unehelicher Kinder und Haltekinder. — [2]) Oder durch eine einem Mutterhaus angehörende Gemeindeschwester. — [3]) Teils auch durch Fürsorgerinnen. — [4]) Ärztliche Todesbescheinigung in der Stadt Waldenburg bei Verdacht unnatürlichen Todes, in der Stadt Schlochau bei vorzeitiger Beerdigung. — [5]) Im Amtsbezirk Lissa (4 Gemeinden) erstreckt sich die Zwangsleichenschau nur auf die Leichen unehelicher Kinder oder Haltekinder bis zum Alter von 6 Jahren. — [6]) Gemeinde Dachwig (Landkreis Erfurt) nur bei durch ansteckende Krankheiten Gestorbenen. — [7]) Es werden den Standesbeamten von den behandelnden Ärzten ausgestellte Todesbescheinigungen vorgelegt; dieses Verfahren kommt einer Zwangsleichenschau annähernd gleich. — [8]) Bei örtlichen Schwierigkeiten kann die Leichenschau auch durch Laien vorgenommen werden.

in 127 von 1320 Landgemeinden Ärzte als Leichenschauer tätig. Abgesehen von Hildesheim und Wiesbaden besteht in den übrigen Regierungsbezirken die Zwangsleichenschau nur in einem kleinen Teile der Landgemeinden, und keine Leichenschau auf dem Lande haben die Regierungsbezirke Gumbinnen und Schneidemühl.

Einen deutlichen Einblick in die Verschiedenheiten der Primäraufnahme gewähren die in Berlin bzw. Charlottenburg und in der Schweiz verwandten Formulare.

Der Berliner Totenschein hat die auf Seite 253 u. 254 angegebene Form.

Die Angaben des Totenscheins werden dann vom Standesbeamten auf die nachstehende Zählkarte (S. 255) eingetragen.

Diese Übertragung der vom Arzte auf dem Totenscheine beantworteten Fragen auf die statistische Zählkarte verursacht selbstverständlich manche Unklarheiten und zwingt das Statistische Amt bisweilen zum Vergleich mit dem Original. Um zu genaueren Ergebnissen zu kommen, besonders auch in betreff der Lues, hatte die Stadt Charlottenburg dem Totenscheine noch eine abtrennbare Rubrik beigefügt, in der die Beantwortung der genauen wissenschaftlichen Diagnose verlangt wurde und zwar nach Grundkrankheit, nächste Todesursache usw. und in der auch danach gefragt ist, ob Lues vorlag oder ein darauf bezüglicher Verdacht besteht. Dieser Teil des Totenscheines wurde vom Arzt entfernt und im beiliegenden Briefumschlag an das Statistische Amt der Stadt Charlottenburg zur Post gegeben, doch ist dieser Anhang zum Totenschein seit Einführung eines Groß-Berliner Einheitformulares wieder weggefallen.

Während die Stadt Charlottenburg zur Ermöglichung der Wahrung des Amtsgeheimnisses auch dem Verstorbenen gegenüber noch den abtrennbaren Teil des Totenscheines — der *nur* zur Ausfüllung durch den Arzt bestimmt war und den die Anverwandten nicht zu Gesicht bekamen — zugefügt hatte, ist man in der Schweiz generell dazu übergegangen, die Diagnose auf eine mit der Nummer des Standesregisters, aber ohne den Namen des Verstorbenen versehene Zählkarte einzutragen und sie in besonderem Umschlage der Zählbehörde zuzustellen. Die Unterscheidung der Zählkarten nach den Geschlechtern ist dadurch erleichtert, daß die männlichen weiß und die weiblichen gelb sind. Die Zählkarten haben die auf Seite 256 u. 257 angegebene Form.

Für die Ermittlung der Ursachen der Totgeburten, für die die Syphilis eine nicht zu unterschätzende Rolle spielt, verwendet die Schweiz die auf Seite 258 u. 259 angegebene besondere Zählkarte.

Für die Verbesserung der Todesursachenstatistik wäre außer der allgemeinen Annahme der internationalen Todesursachen-Nomenklatur und der dringend notwendigen Normalisierung der Totenscheine innerhalb der einzelnen Länder eine Belehrung der Ärzte über die Art der Ausfüllung der Totenscheine sehr wichtig. Hierauf müßte auch im Universitätsunterricht stärker Rücksicht genommen werden. Allgemein läßt heute noch die Ausfüllung der Totenscheine infolge mangelnden medizinalstatistischen Verständnisses der Ärzte recht viel zu wünschen übrig. Dies bedeutet aber eine überflüssige Belastung der statistischen Ämter durch zahllose Rückfragen und bedingt vermeidbare Mühen und unnötige Kosten.

Neben der unmittelbaren Todesursache ist stets die Angabe des Grundleidens erwünscht. Für die Syphilis ist diese Forderung besonders wichtig, denn die gesamte Mortalitätsstatistik dieses Leidens krankt ja daran, daß die durch die Lues bedingten Erkrankungen, bis auf die prägnantesten und bekanntesten Nachkrankheiten, entweder nicht diagnostiziert werden oder sich unter anderer Bezeichnung verbergen.

Der Anmeldende bedarf eines Ausweises.

Stadt Berlin

Polizeiamt: ....

Polizeirevier: ....

Totenschein

Bei Nr. 2, 5, 9, 11 c, 12, 16 c und d, 17 e, 19 b Zutreffendes zu unterstreichen!)

1. **Alle Vornamen und Familienname:** .... 2. **männl., weibl.**

3. **Beruf und Berufsstellung:** ....

bei Totgeborenen und Kindern bis 14 Jahren des Vaters, wenn unehelich, der Mutter: ....

4. **Geburtstag** (Tag, Monat, Jahr): .... 5. **Sterbetag** (Tag, Monat, Jahr): .... Stunde: ..... vorm., nachm.

6. **Staatsangehörigkeit:** .... 7. **Geburtsort:** .... Kreis: ....

8. **Religionsbekenntnis:** .... Zuständige Kirche: ....

9. **Familienstand:** a) bei Totgeborenen und Kindern bis 14 Jahr: ob ehelich — unehelich — Pflegekind?

b) bei sonstigen Personen: ob ledig — verheiratet — verwitwet — geschieden — eheverlassen?

10. **Bei verheiratet Gestorbenen:** Geburtstag des überlebenden Ehegatten (Tag, Monat, Jahr): ....

11. **Bei verstorbenen Ehefrauen, Witwen und geschiedenen Frauen:** a) Jahr der (ersten) Eheschließung: ....

b) Zahl aller geborenen (einschl. der totgeborenen) Kinder: .... Zahl der noch lebenden Kinder: ....

c) Vor- und Familienname des (letzten) Ehemannes: ....

dessen Beruf und Berufsstellung: .... Ehemann lebt, gestorben?

12. **Wohnung:** Ort (Bezirk): .... Straße: .... Nr. ...... Vorderh., Hinterh., Seitenfl. Stockw.: ......

13. **Aus wieviel Wohnräumen** (einschl. Küche) besteht die von der Haushaltung benutzte Wohnung? ....

14. **Wieviel Personen** wohnen einschl. des Verstorbenen in dieser Wohnung? ....

15. **Bei Tod außerhalb der Wohnung:** Anstalt: ....

Sonstiger Sterbeort (Bezirk): .... Straße: .... Nr. ......

Wenden!

Vom Arzt auszufüllen!

16. a) **Eigenhändige Unterschrift** des approbierten Arztes, der die Leiche besichtigt hat: ....

b) **Wohnung** dieses Arztes: ....

c) War dieser der **behandelnde** Arzt? ja — nein. Wenn nicht, wer hat die Leiche rekognosziert? ....

d) Hat überhaupt **Behandlung** durch einen approbierten **Arzt** stattgefunden? ja — nein.

17. **Todesursache.** (Genau anzugeben! Bei Verunglückung oder anderer gewaltsamer Einwirkung ist deren Art und Ursache sowie ob Berufs- oder Betriebsunfall bei 17d anzugeben):

a) Grundkrankheit (deutsche Bezeichnung): ....

(wissenschaftl. Bezeichnung): ....

b) Seit wann bestand die Grundkrankheit? ....

c) Hinzugetretene Krankheiten (Komplikationen): ....

d) Unmittelbare Todesursache: ....

e) Bei Kindern im 1. Lebensjahr: ob vorzeitige Geburt? ja — nein. Wenn ja, in welchem Schwangerschaftsmonat? ....

18. Fanden sich **Verletzungen** an der Leiche vor? ....

19. Bei **Kindern im 1. Lebensjahr:** a) Wie lange wurde das Kind gestillt? ....

b) Ernährung unmittelbar vor der Erkrankung: Frauenmilch, Tiermilch, Mehlnahrung, sonstige Nahrung?

20. Bemerkungen:

Berlin, den .... 19....

Unterschrift: ....

Dienststempel
des Polizeireviers

C

Stadt Berlin. Verwaltungsbezirk: .... 1927 (..... Vierteljahr)

Sterbefall (einschließlich der Totgeburten)

Nummer im Sterberegister: .... Standesamtsbezirk: ....

Zutreffendes ist zu unterstreichen!

1. **Vor- und Familienname** des Verstorbenen: ....
   oder ob **totgeboren** oder unbenannt verstorben? 2. **Geschlecht** männl., weibl.?
3. **Zeit des Sterbefalls?** Tag: ....., Monat: ....., Jahr: ....., Std.: ..... vorm., nachm.
4. **Geburtstag:** Tag: ......, Monat: ...., Jahr: ....
5. **Familienstand:**
   a) bei Totgeborenen und Kindern unter 5 Jahren: ehelich oder unehelich geboren?
   b) bei allen übrigen Personen: ledig, verheiratet, verwitwet, geschieden?
   c) bei Verheirateten: 1. Dauer der durch diesen Todesfall gelösten Ehe: .... Jahre
   2. Zahl der in dieser Ehe (einschl. etwaiger Totgeb.) geb. Kinder: ......
6. **Todesursache** (möglichst genau angeben! Bei Verunglückung oder anderer gewaltsamer Einwirkung deren Art und Ursache, sowie ob Berufs- oder Betriebsunfall*):
   a) Grundkrankheit: ....
   b) Begleitende Leiden: ....
   c) Unmittelbare Todesursache: ....
   Ist die Todesursache vom behandelnden Arzt angegeben? ja — nein
   Ist die Todesursache dem ärztlichen Leichenschauschein entnommen? ja — nein
   *) Erläuterung zu 6: ....
7. **Religionsbekenntnis:** ...., bei Totgeb. des Vaters: ...., der Mutter: ....
8. **Muttersprache:** ob deutsch, polnisch, masurisch oder: ....
   Bei Totgeborenen und Kindern, die noch nicht sprachen, Muttersprache
   des Vaters: ...., der Mutter: ....
9. **Hauptberuf, Gewerbe, Art des Betriebes:**
   a) bei **über** 14 Jahre alten Personen: ....
   Berufsstellung: ob selbständig, Angestellter, Gehilfe, Arbeiter oder: ....
   b) bei Totgeborenen und Kindern **unter** 14 Jahr: des Vaters: ....
   ...., wenn vaterlos, der Mutter: ....
   Berufsstellung des Vaters oder der Mutter: ob selbständig, Angestellter, Gehilfe, Arbeiter oder: ....
10. **Bemerkungen,** z. B.: ob aufgefundene unbekannte Leiche, ob auf einem deutschen Seeschiffe während der Reise oder ob in einem Krankenhause oder in einer öffentlichen oder nichtöffentlichen Anstalt für Erziehung und Unterricht, für Arme, Invalide, Sieche, Irre, für Strafe und Besserung verstorben?
    In welcher Anstalt: ....
11. **Sonderfragen bei Totgeburten:**
    a) Zwilling, Drilling oder Vierling? Die übrigen zur Mehrgeburt gehörigen Geborenen sind eingetragen im Geburtsregister Nr. ...., im Sterberegister Nr. ....
    b) Falls ehelich: das wievielte Kind dieser Ehe (einschl. etwaiger früherer Totgeb.): ...
12. **Bei in den ersten 15 Tagen gestorbenen Kindern:**
    Stunde der Geburt: vorm. ...., nachm. ....
13. **Wohnung:** Ort (Bezirk): ...., Straße: ...., Nr. ......
    Falls ortsfremd, letzter Wohnort: ....

(Vorderseite.)

Name des Verstorbenen: ....

....

Notiz für den Zivilstandsbeamten auf der Rückseite.

☛ Der Arzt ist höflich gebeten, die Fragen 8—10 nach Anweisung der **umstehenden Bemerkungen** beförderlichst (immerhin da, wo eine Sektion gemacht wird, erst nach deren Vornahme) zu beantworten, die Angaben des Zivilstandsbeamten unter 1—7 zu kontrollieren, eventuell zu ergänzen und die Karte nach Abtrennung dieses Coupons in dem beigelegten Kuvert verschlossen **ohne Verzug** der Post zu übergeben.

Männlich bzw. weiblich.

Todesregister A 192 ... **Zivilstandskreis** ....

Nr. .... **Amtsbezirk** ....

1. Gestorben den .... um .... Uhr { Vorm. * / Nachm. * }

2. Ort des Absterbens (Gemeinde): ....

(Quartier usw.; Spital, Anstalt usw.) ....

Für nicht am Sterbeort Wohnende Aufenthaltsdauer daselbst: ....

3. Beruf des Gestorbenen: ....

Stellung im Beruf: ....

Art des Geschäftes: ....

Bei Kindern unter 15 Jahren **Beruf des Vaters* oder der Mutter*:** ....

4. Zivilstand: ledig* — verheiratet* — verwitwet* — geschieden*.

Bei Kindern unter 5 Jahren: ehelich* — außerehelich* — verkostgeldet*.

5. Heimatgemeinde: .... Kant. Staat ....

6. Wohngemeinde: ....

7. Geboren den .... 1........

8. **Ärztliche Bescheinigung der Todesursache.**

a) Grundkrankheit oder primäre Ursache (bei gewaltsamem Tode Art und Veranlassung) ....

b) Folgekrankheit und unmittelbare Todesursache ....

c) Erwähnenswerte konkomittier. Krankheiten oder Zustände ....

9. Autopsie: Ja* — Nein*.

10. Wohnverhältnisse usw.: ....
(vide Rückseite)

Der behandelnde*, nach dem Tode zugezogene* pat. Arzt.

(Sig.) .... in ....

☛ * Das Zutreffende ist zu **unterstreichen.**

(Rückseite.)

Notiz für den Zivilstandsbeamten.

Sofort nach Eingang einer Todesanzeige, bzw. eines Totenscheines, ist eine Sterbekarte bis und mit Frage 7 genau auszufüllen und dem **Arzt, welcher die Patientin behandelt hat,** oder, wo eine ärztliche Behandlung nicht stattgefunden, dem **nach dem Tode zugezogenen Arzt** in Doppelcouvert zuzustellen. **Innert 48 Stunden** soll dieselbe **in der Regel** wieder in den Händen des Zivilstandsbeamten sein, welcher sie dem eidg. statist. Bureau übersendet.

Wenn die Bescheinigung der Todesursache durch einen **patentierten** Arzt unmöglich ist, weil weder eine ärztliche Behandlung, noch eine ärztliche Leichenuntersuchung stattgefunden hat, so soll dies von dem Zivilstandsbeamten unter Frage 8 bezeugt und der Grund der Nichtbescheinigung angegeben werden.

Bemerkungen für den Arzt.

Frage 8. Es ist streng auseinander zu halten, was **primäre oder ursächliche Erkrankung** (8a) und was **Folgezustand, sekundäre Krankheit** (8b) ist.

Die Beantwortung von **Frage 8 a** (der für die Gesundheitspflege wichtigsten) ist oft schwierig, manchmal unsicher oder ganz unmöglich. Ist sie **unmöglich,** so soll dies durch einen Querstrich, ist sie **unsicher,** durch Beisetzung eines Fragezeichens angedeutet werden.

Bei gewaltsamen Todesfällen genaue Angabe der Art und Veranlassung, des Datums des Unfalls, und ob es sich um Selbstmord (Motiv: Geisteskrankheit, Alkoholismus usw.), fremde strafbare Handlung oder Zufall handelt.

Frage 8 b ist meist leichter zu beantworten, da es sich um Zustände handelt, die der Arzt entweder beobachtet hat oder durch die Untersuchung nach dem Tode (Autopsie? Frage 9) feststellen kann. Hier sind namentlich auch die **Folgezustände von Unfällen** (z. B. Natur und Sitz der Verletzungen, Frakturen, Luxationen, Hirnverletzungen, sekundäre Entzündungen usw.) anzugeben.

Unter **Frage 8 c** sind solche pathologischen Zustände zu notieren, die, nebenhergehend, auf den Verlauf und Ausgang der Hauptkrankheit von Einfluß waren, z. B. Verkrümmungen der Wirbelsäule bei Lungen- und Herzleiden, Alkoholismus bei akuten Krankheiten, Geisteskrankheiten usw.

Frage 10. Hier sind Angaben über die sozialen und die Wohnverhältnisse zu machen. Letztere sollen, wenn irgendwie möglich, in allen Fällen angegeben werden, wo der Tod die Folge einer epidemisch-kontagiösen oder tuberkulösen Erkrankung gewesen ist. Die zu berücksichtigenden Punkte sind:

I. Wohnräume: 1. Größe; 2. Lage in bezug auf die Sonnenbestrahlung; 3. Ventilation; 4. Heizung; 5. Feuchtigkeit infolge schlechter Bauart; 6. Feuchtigkeit infolge schlechter Benützung (Kochen, Waschen im Zimmer); 7. Reinlichkeit usw.

II. Schlafraum: die gleichen 7 Punkte.

III. Beseitigung der Abfallstoffe: 1. Abtritte; 2. Abwasser.

IV. Trinkwasserversorgung.

Wenn eine Wohnung in einem oder einigen dieser Punkte nach allgemein gültigen Grundsätzen, immerhin unter Berücksichtigung ländlicher oder städtischer Verhältnisse, **mangelhaft** ist, so soll dies unter Benützung der betreffenden römischen und arabischen Ziffern angegeben werden, z. B.

Mangelhaft: I, 1, 3, 6, 7; II, 2, 3, 4, 7; III, 1.
oder Mangelhaft: I, 2, 4; II, 1; IV (Sodbrunnen) usw.

(Vorderseite.)

Kanton.

Name der Mutter des totgeborenen Kindes: ....

....

Notiz für den Zivilstandsbeamten auf der Rückseite.

☛ Der **Arzt** ist höflich gebeten, die Fragen 8 und 9 der Anweisung der **umstehenden Bemerkungen** beförderlichst zu beantworten, die Angaben des Zivilstandsbeamten unter 1—7 zu kontrollieren, eventuell zu ergänzen und die Karte nach Abtrennung dieses Coupons in dem beigelegten Kuvert verschlossen **ohne Verzug** der Post zu übergeben.

Totgeborener Knabe*. — Totgeborenes Mädchen*.

Geburtsregister A 192 .... **Zivilstandskreis** ....

Nr......... **Amtsbezirk** ....

1. Totgeboren den .... um .... Uhr { Vorm.* / Nachm.* }
2. Ort der Geburt (Gemeinde): ....

   (Quartier usw.: Spital, Anstalt usw.) ....
3. Ehelich* — Außerehelich* ....
4. Beruf } des Vaters, wenn das Kind ehelich der Mutter, wenn das Kind außerehel. ....
5. Heimatgemeinde ....
6. Wohngemeinde ....
7. Bei außerehelichen Kindern ist anzugeben:

   Zivilstand der Mutter: ledig* — verwitwet* — geschieden*.

   Wenn Mutter ledig, Geburtsjahr derselben: ....

8. **Ärztliche Bescheinigung der Ursache der Totgeburt:**

   a) Grundkrankheit oder primäre Ursache (Krankheit des Vaters, Krankheit oder Unfall der Mutter) } ....

   ....

   b) Folgekrankheit u. unmittelb. Todesursache } ....

   ....

   c) Erwähnenswerte Zustände } ....

   ....

9. Bemerkungen: ....

   (Soziale u. Wohnverhältnisse, Ernährung usw. vide Rückseite) ....

   ....

Der pat. Arzt:

(Sig.) .... in ....

☛ * Das Zutreffende ist zu **unterstreichen.**

(Rückseite.)

Notiz für den Zivilstandsbeamten.

Sofort nach der Anzeige der Geburt eines totgeborenen Kindes ist eine Geburtskarte und diese Sterbekarte bis und mit Frage 7 auszufüllen. Die Sterbekarte ist sofort dem Arzte, der bei der Geburt anwesend war, oder, falls kein solcher zugezogen wurde, dem Arzte, der die Leichenschau vorgenommen hat, in Doppelkuvert zuzustellen.

Sodann wird diese Sterbekarte mit der betreffenden Geburtskarte, die beide dieselbe Nummer des Geburtsregisters tragen müssen, und mit den anderen Karten dem eidg. stat. Bureau innerhalb der bekannten Termine eingesandt.

Bemerkungen für den Arzt und die Hebamme.

Nach Bundesratsbeschluß sollen die totgeborenen Kinder nicht mehr zugleich in das Geburtsregister und in das Todesregister, sondern einzig nur noch in das Geburtsregister eingetragen werden; dafür ist aber dem eidg. stat. Bureau neben der Geburtskarte noch diese spezielle Sterbekarte, um deren Ergänzung der Arzt gebeten wird, einzusenden.

Diese Karte bezweckt Angaben über die verschiedenen Ursachen der Totgebürtigkeit zu sammeln, als da sind: **Krankheiten der Eltern,** besonders der Mutter, vor und während der Schwangerschaft (akute oder chronische Krankheiten, Unfälle, Kummer, Überanstrengung usw.); **Anomalien der Placenta und des Beckens; Krankheiten des Fetus** (Mißbildungen, vorzeitig geboren); **fehlerhafte Lage; Vorfälle während der Geburt; geburtshilfliche Operationen usw.**

Frage 9. Hier sind wünschenswert Angaben über die **sozialen** und **Wohnverhältnisse** der Familie und der Mutter, um Anhaltspunkte zu erhalten, auf welche Weise die Gesundheit der Mutter und die normale Entwicklung des Fetus gefördert werden kann.

Die zu berücksichtigenden Punkte sind:

Soziale Verhältnisse: Armut, Wohlstand, Reichtum.

Wohnverhältnisse:

I. Wohnräume: 1. Größe; 2. Lage in bezug auf die Sonnenbestrahlung; 3. Ventilation; 4. Heizung; 5. Feuchtigkeit infolge schlechter Bauart; 6. Feuchtigkeit infolge schlechter Benützung (Kochen, Waschen im Zimmer usw.); 7. Reinlichkeit.

II. Schlafraum: Die gleichen 7 Punkte.

III. Beseitigung der Abfallstoffe: 1. Abtritte; 2. Abwasser.

IV. Trinkwasserversorgung.

Wenn eine Wohnung in einem oder einigen dieser Punkte nach allgemein gültigen Grundsätzen, immerhin unter Berücksichtigung ländlicher oder städtischer Verhältnisse, **mangelhaft** ist, so soll dies unter Benützung der betreffenden römischen und arabischen Ziffern angegeben werden, z. B.:

Mangelhaft: I, 1, 3, 6, 7; II, 2, 3, 4, 7; III, 1.
oder Mangelhaft: I, 2, 4; II, 1; IV (Sodbrunnen) usw.

Für die Westentasche des Arztes hat das Bureau of the Census der Vereinigten Staaten von Nordamerika ein Taschenbüchlein herausgegeben: „Physician's Pocket Reference to the international list of causes of death", eine Anleitung zur zweckmäßigen Ausstellung des Totenscheins. 1910 zum ersten Male verteilt, erlebte es bis 1920 die 5. Auflage. Das Heftchen appelliert an die Ärzte, beizutragen zur Verbesserung der offiziellen Statistik durch den Gebrauch präziser und eindeutiger Ausdrücke bei der Angabe: 1. der Krankheit, die den Tod verursacht hat, und 2. der sekundären Todesursache.

Auf acht Seiten ist zudem noch eine Liste unerwünschter Ausdrücke zusammengetragen worden, die erfahrungsgemäß von Ärzten mit Vorliebe gebraucht werden, jedoch nur Ungenauigkeit in die Todesursachenstatistik einschleppen. Jedem unerwünschten Ausdruck gegenüber sind bestimmte Fragen hingestellt, die zu exakten und wissenschaftlich einwandfreien Angaben führen sollen.

Die verschiedenartigen Meldeverfahren bedingen selbstverständlich einen Einfluß auf die Häufigkeit der Angabe der durch Syphilis verursachten Todesfälle, was sich auch deutlich in dem vorliegenden Material widerspiegelt.

Das Charakteristikum der Syphilis in ihrer Beziehung zur Sterblichkeit ist die Tatsache, daß diese Krankheit nur in wenigen Fällen und mit Ausnahme der Lues congenita, der Tabes, Paralyse und des Aortenaneurysmas nicht als direkte Todesursache in der Sterblichkeitsstatistik hervorkommt, wohl aber indirekt auf die Sterbeziffer einen erheblichen Einfluß ausübt.

Einerseits, indem sie überhaupt lebensmindernd wirkt, z. B. durch unmittelbare Schädigung des Gefäßsystems und dadurch ein frühzeitiges Altern bedingt, andererseits aber mittelbar Prädispositionen schafft für interkurrente Krankheiten, bzw. ihnen gegenüber die Abwehrkräfte des Körpers mindert.

Der Einfluß der Syphilis auf die Sterblichkeit beginnt schon vor der Geburt während der Entwicklung des werdenden Organismus; er äußert sich in Fehlgeburten, Frühgeburten und Totgeburten bzw. in der Höhe der Sterblichkeit der frühzeitig Geborenen.

Der Einfluß der Syphilis auf die Häufigkeit der Fehlgeburten ist zahlenmäßig nicht zu erfassen, schon deshalb nicht, weil sich bei der Primäraufnahme die künstlich hervorgerufenen Aborte sehr schwer von den durch Krankheitszustände bedingten trennen lassen und wir in dieser Frage stark auf die Angaben der Mutter angewiesen sind. Zudem ist dieser Einfluß auch sehr umstritten, da die placentare Infektion des Fetus in der Regel erst von der Mitte der normalen Schwangerschaft ab erfolgt und die jüngste beobachtete spirochätenhaltige Frucht aus dem 4. Monate stammt, so daß die Fehlgeburten im 1. bis 3. Monat wohl kaum mit der Syphilis der Mutter in Zusammenhang stehen werden. Charakteristisch für die Syphilis dagegen ist die Frühgeburt bzw. die Totgeburt.

Vielleicht den besten Einblick von allen klinischen Untersuchungen des Einflusses der Syphilis auf Fehlgeburt, Frühgeburt und Totgeburt gibt die Arbeit von ADAIR, der eine Reihenuntersuchung an 1095 Frauen zugrunde liegt. Er fand:

1. 30,6% der Schwangerschaften bei Frauen mit negativer Wa.R. und
2. 31,8% der Schwangerschaften von Frauen mit positiver Wa.R. endeten in Fehlgeburt,

daraus schloß er, daß, da die Häufigkeit von Fehlgeburten rund $33^{1}/_{3}$% beträgt, für die ersten 3 Monate der Schwangerschaft die Lues kein bedeutender Faktor für die Verursachung der Fehlgeburt ist. Was die Fehlgeburten im zweiten Schwangerschaftsdrittel betrifft, so fand er sie

1. in 30,7% bei Schwangeren mit negativer Wa.R.
2. bei 30,4% der Schwangeren mit nachweislicher Syphilis.

Demnach habe die Syphilis nur einen geringen Einfluß auf die Häufigkeit der Fehlgeburten während des 4.—6. Monates der Schwangerschaft, ist doch die Häufigkeit in der syphilitischen und nichtsyphilitischen Gruppe ungefähr die gleiche.

Was dagegen die Frühgeburten und Totgeburten betrifft, so wurde auf Grund dieser Serienuntersuchung festgestellt:

1. eine Häufigkeit der Syphilis bei 857 Frauen von 6,2%,
2. eine Häufigkeit der Syphilis bei Müttern frühgeborener Kinder von 30% und
3. eine Häufigkeit der Syphilis bei Müttern totgeborener Kinder von 40%.

Aus diesen Befunden schließt ADAIR, daß die Lues für einen erheblichen Teil der Schwangerschaftsunterbrechungen innerhalb der ersten 6 Monate nicht in Betracht kommt, während sie die gewöhnlichste Ursache von Frühgeburt und Totgeburt darstellt.

JOHN NORMAN CRUICKSHANK kommt in seiner bedeutenden zusammenfassenden Veröffentlichung zum gleichen Resultat:

„daß die Syphilis eine der wichtigsten Ursachen für die Totgeburt und für die Schwangerschaftsunterbrechung in den letzten Monaten der Schwangerschaft ist, die zur Frühgeburt und ganz besonders zur Frühgeburt eines toten Fetus führt."

Hierbei ist zweifellos weniger die geringe Entwicklung der Frucht das verursachende Moment als vielmehr ihr vorzeitiges Absterben, das die Frühgeburt bewirkt hat.

Dies erweist der Unterschied zwischen der Zahl der Totgeburten bei früh- und rechtzeitig geborenen Kindern, wie die Badener Statistik für die Jahre 1904—13 lehrt, die unter den Geburten im 7.—10. Monat 18% und unter den rechtzeitig Geborenen 1,9% Totgeborene verzeichnet. Dabei muß jedoch hervorgehoben werden, daß der Unterschied zwischen den beiden Angaben etwas zu hoch ist, weil im vorwiegend katholischen Baden viele eigentlich totgeborene Kinder noch vor der Geburt oder bei der Geburt die Nottaufe erhalten, dann aber als rechtzeitig lebend Geborene und als am ersten Tage gestorbene Kinder in die Geburten- und Sterberegister eingetragen werden müssen und auf diesem Wege aus der Totgeburtstatistik verschwinden.

Speziell für die Syphilis läßt die Niederländische Statistik das gleiche erkennen; denn von den nach dem Code Napoléon — wobei zu beachten ist, daß danach auch diejenigen Lebendgeborenen, die vor der Anmeldung (innerhalb drei Tagen nach der Geburt) wieder gestorben sind, den Totgeburten zugezählt werden — als totgeboren registrierten

	1918	1919	1920
hatten gelebt	19,36%	15,73%	16,10%
kamen tot zur Welt . . .	80,64%	84,27%	83,90%

Zur Frage der Totgeburten sei aus der großen Arbeit von LORENZ HUBER aus der allgemeinen Totgeburten-Statistik hier eingeschaltet:

„Die Frage, ob die Größe einer Stadt einen Einfluß auf die Häufigkeit der Totgeburten ausübt, ist im allgemeinen noch nicht geklärt (G. v. MAYER: Sozialstatistik, S. 108). BURGDÖRFER hat dies für Bayern (Zeitschr. des Bayer. Stat. Landesamts 1919, S. 111) für die Jahre 1913—1917 untersucht und kommt zu einem bejahenden Ergebnis, nämlich, daß mit der Größe der Gemeinden im allgemeinen die Totgeburtenquote zunimmt."

Dies könnte, wie auch nachher für die Niederlande und für die Schweiz speziell für die Lues gezeigt wird, hinsichtlich der mit der Größe der Stadt ansteigenden Verbreitung der Geschlechtskrankheiten (vgl. den Sonderabschnitt) a priori mit einem Einfluß der Syphilis in Zusammenhang gebracht werden.

HUBER hat sein Gesamtmaterial nach diesem Gesichtspunkt geordnet und ist zu folgender Zusammenstellung gelangt:

Tabelle 1. Die Zahl der Totgeborenen nach Städtegrößengruppen in den Jahren 1913—1918.

Jahre	mit über 1 Mill. (Berlin)	mit über 500 000 bis 1 Mill.	mit über 300 000 bis 500 000	mit über 200 000 bis 300 000	mit über 150 000 bis 200 000	mit über 100 000 bis 150 000	mit über 75 000 bis 100 000	bis 75 000	Zusammen (60 Städte)
				Zahl der Totgeborenen im ganzen					
1913	1 660	3 274	1 883	1 219	1 393	1 443	542	401	11 815
1914	1 559	3 206	1 849	1 268	1 499	1 396	477	426	11 680
1915	1 256	2 444	1 481	1 051	1 163	1 077	418	342	9 232
1916	931	1 836	1 208	803	925	826	298	290	7 117
1917	733	1 441	962	621	728	711	280	253	5 729
1918	787	1 675	1 034	770	894	760	312	259	6 491
1913/18	6 926	13 876	8 417	5 732	6 602	6 213	2 327	1 971	52 064
				Totgeborene auf 100 Geborene überhaupt					
1913	3,91	3,50	3,26	3,06	3,23	3,14	3,18	3,21	3,36
1914	3,99	3,55	3,34	3,16	3,39	3,11	2,87	3,42	3,40
1915	3,89	3,36	3,39	3,30	3,30	3,08	3,28	3,25	3,37
1916	3,94	3,36	3,61	3,25	3,30	3,06	3,10	3,44	3,40
1917	3,77	3,05	3,27	2,89	3,06	2,99	3,23	3,41	3,16
1918	3,74	3,36	3,29	3,33	3,56	3,06	3,36	3,47	3,38
1913/18	3,89	3,40	3,35	3,16	3,31	3,08	3,15	3,35	3,35

Diese Tabelle trägt nun nach Huber nicht zur Lösung der Frage bei, was den Schluß nahelegt, daß die Größe einer Stadt keinen oder wenigstens keinen nennenswerten Einfluß auf die Totgeburtenhäufigkeit ausübt. „So viel ist jedenfalls sicher, daß — wenn tatsächlich ein gewisser Einfluß besteht — dieser durch andere stärker wirkende Erscheinungen ausgeglichen wird. Immerhin ist hervorzuheben, daß in den größeren Mittelstädten und in den unteren Stufen der Großstädte die Totgeborenenziffer unter dem Gesamtdurchschnitt steht."

Die Zahl der Totgeborenen und ihr Verhältnis zu der Zahl der Geborenen überhaupt verzeichnet für die einzelnen Städte und Städtegruppen (1913/1918) folgende Übersicht auf Seite 264.

Ordnet man die einzelnen Städte nach Größenklassen, so wird eine unter 3,0 bleibende Totgeborenenquote in den Städten mit 75 000 bis 300 000 Einwohnern häufiger gefunden als in den kleineren Mittelstädten und vor allem häufiger als in den ganz großen Städten. Interessant ist auch, daß gegenüber Berlin mit 3,89 (1913/1918) die umliegenden Vorort-Städte eine weit niedrigere Totgeburtenziffer haben, obwohl in ihnen doch im allgemeinen ganz ähnliche Verhältnisse wirksam sind (Huber).

Eine weitere Schlußfolgerung, die Burgdörfer aus der Totgeburtenstatistik gezogen hat, daß nämlich der Totgeburtenanteil um so größer sei, je kleiner die Geburtenhäufigkeit, hat Huber gleichfalls nachgeprüft. Unter Benutzung von 34 Städten, für welche sich Geburtenziffern (auf die weibliche Bevölkerung!) auch für die Kriegszeit berechnen ließen, die nach der Höhe der Geburtenhäufigkeit im Jahre 1914 geordnet wurden, ist bei Berechnung der Totgeborenenziffer jeder Gruppe folgende Zusammenstellung gemacht worden, die eine Bestätigung der Behauptung Burgdörfers darstellt.

Unter je 100 Geborenen überhaupt (der Jahre 1913—1918) waren nämlich Totgeborene:

in den Städten mit einer Geburtenziffer (1914) von

bis 40,0 (7 Städte)	40,1—50,0 (13 Städte)	50,1—60,0 (7 Städte)
3,70	3,43	3,09

60,1—70,0 (3 Städte)	70,1 u. mehr (4 Städte)	in den 34 Städten zus.
3,10	2,84	3,38

„Es fehlen uns die Unterlagen, um diese auffallende Erscheinung näher zu untersuchen. Vielleicht spielt auch der Zufall eine Rolle, denn z. B. in der Gruppe mit hoher Geburtenziffer sind nur Städte des Rheinisch-westfälischen Industriegebietes (Bochum, Gelsenkirchen, Oberhausen, Hamborn), in der Gruppe der Städte mit niedriger Geburtenziffer fast nur die Städte um Berlin. Die letzteren haben eine hohe Unehelichenziffer und damit auch eine höhere Totgeborenenziffer. In den Städten des Rheinisch-westfälischen Industriegebietes sind dagegen uneheliche Geburten selten."

Diese Feststellung könnte mit der verschiedenartigen Verbreitung der Syphilis in Beziehung gesetzt werden, da, wie wir noch sehen werden, unter den unehelichen Totgeburten die Syphilis so besonders häufig ist, doch ist ein sicherer Schluß aus diesen Ziffern nicht zu ziehen, weil der Anteil der Syphilitischen an allen Totgeburten in den deutschen Städten mangels statistischer Unterlagen nicht zu ermitteln ist.

Im allgemeinen ergibt sich aus den Untersuchungen Hubers, daß gegenüber dem letzten Friedensjahre 1913, abgesehen von kleinen Schwankungen, der Krieg im Durchschnitt keine Erhöhung der Totgeburtenziffer gebracht hat. Nur beim Zurückgreifen auf frühere Jahre ist für die meisten Städte eine kleine Zunahme festzustellen, womit sie von der sonstigen Entwicklung abweichen, da im Gesamtdurchschnitt des Reichs und, so weit verfolgbar, auch in den einzelnen Bundesstaaten bis zum Kriege ein wenn auch langsames Sinken des Totgeborenenanteils bemerkbar war. Nur in Sachsen war schon in den letzten Friedensjahren ein schwacher Anstieg festzustellen.

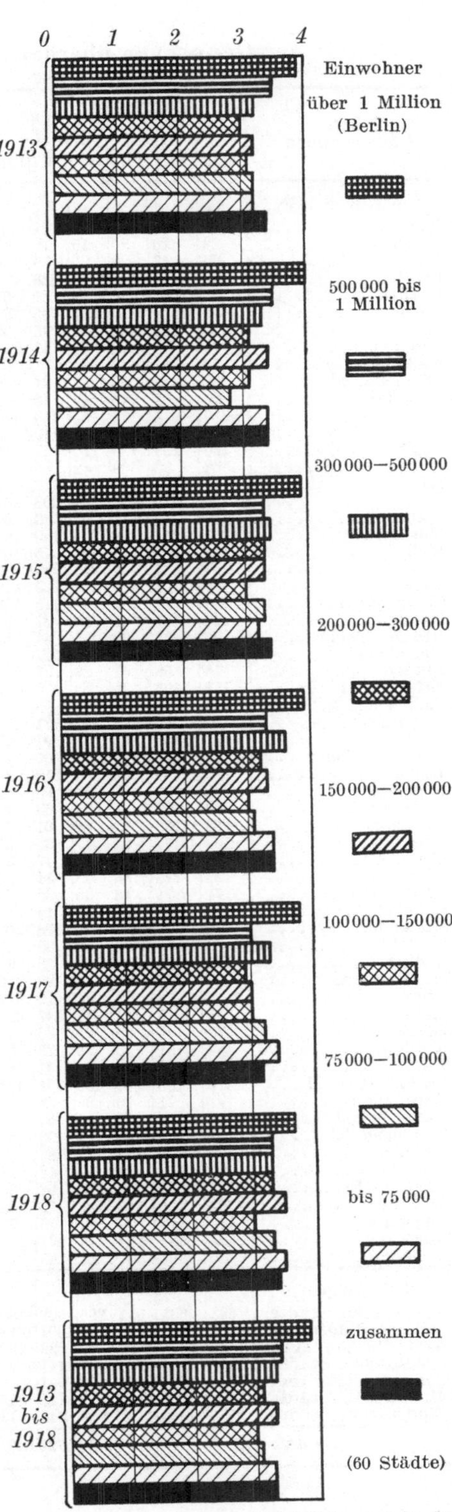

Abb. 1. Totgeborene auf 100 Geborene in den Städtegruppengrößen in den Jahren 1913—1918.

Tabelle 2. Die Zahl der Totgeborenen und ihr Verhältnis zur Zahl der Geborenen überhaupt in den Jahren 1913—1918.

Städte Städtegruppen	Totgeborene im ganzen							auf 100 Geborene kommen Totgeburten							Zahl d. Lebendgebor. 1913/18 überh.
	1913	1914	1915	1916	1917	1918	1913/18	1913	1914	1915	1916	1917	1918	1913/18	
Einzelne Städte															
Tilsit	46	32	27	29	21	27	182	4,60	3,21	3,65	3,94	3,12	4,08	3,79	4626
Insterburg	22	26	23	15	15	15	116	2,78	2,98	3,25	2,42	2,54	2,82	2,82	3998
Thorn	36	43	28	25	30	30	192	2,67	3,19	2,35	2,62	3,30	3,51	2,91	6411
Breslau	508	471	421	300	225	271	2196	3,46	3,34	3,61	3,34	2,94	3,49	3,39	62582
Görlitz	81	61	56	27	31	37	293	4,66	3,61	4,48	2,88	3,27	3,81	3,89	7245
Berlin	1660	1559	1256	931	733	787	6926	3,91	3,99	3,89	3,94	3,77	3,74	3,89	170978
Charlottenburg	173	163	152	119	95	99	801	2,93	2,84	3,25	3,22	2,97	2,91	3,01	25823
Schöneberg	72	80	62	53	41	54	362	2,84	3,38	3,02	3,31	2,86	3,51	3,14	11164
Neukölln	153	159	143	84	71	101	711	2,58	2,98	3,54	3,27	3,07	3,44	3,07	22413
Wilmersdorf	62	56	38	27	21	26	230	3,38	3,44	3,08	2,78	2,54	3,08	3,13	7112
Spandau	65	63	46	49	43	21	287	2,93	2,91	2,56	3,37	3,50	1,80	2,86	9739
Königsberg	210	213	176	155	119	135	1008	3,03	2,83	2,97	2,89	2,56	3,04	2,89	33847
Danzig	149	167	143	140	119	133	851	2,92	2,70	2,83	3,04	3,03	3,28	2,94	28083
Stettin	170	135	139	120	67	112	743	3,00	2,52	3,18	3,39	2,34	3,67	2,99	24095
Lübeck	68	82	69	42	35	36	332	2,70	3,18	3,44	2,87	2,62	2,36	2,90	11099
Kiel	193	183	183	159	112	142	972	3,60	3,38	3,64	3,69	3,05	3,73	3,52	26605
Hamburg	751	819	571	399	308	366	3214	3,31	3,70	3,39	3,44	3,22	3,65	3,46	89643
Altona	159	180	117	95	73	65	689	3,91	4,35	3,76	4,23	3,75	3,63	3,98	16612
Magdeburg	250	271	212	156	150	168	1207	3,83	4,07	3,99	3,69	4,01	3,93	3,93	29494
Halle	146	157	119	94	75	106	697	3,20	3,58	3,47	3,49	3,10	3,93	3,45	19489
Leipzig	517	517	409	262	189	218	2112	3,74	3,88	3,70	3,40	3,03	3,24	3,59	56774
Dresden	494	458	329	266	229	229	2005	4,19	4,03	3,72	3,84	3,90	3,68	3,93	49009
Chemnitz	326	344	239	158	115	103	1285	3,73	4,12	3,94	3,74	3,32	2,97	3,74	33031
Plauen	145	111	66	46	37	45	450	4,12	3,63	3,39	3,78	3,36	4,12	3,77	11477
Braunschweig	93	93	76	55	41	55	413	3,17	3,07	2,97	2,80	2,52	3,28	2,99	13379
Hannover	273	251	200	199	127	127	1177	4,17	3,90	3,79	4,86	3,88	3,55	4,03	28014
Linden	76	58	61	23	37	43	298	3,49	2,73	3,79	2,01	3,94	4,46	3,33	8662
Erfurt	112	106	95	85	52	71	521	3,37	3,22	3,41	3,79	2,76	3,52	3,35	15014
Kassel	124	150	100	93	59	83	609	3,62	4,32	3,49	3,86	2,84	3,71	3,69	15879
Dortmund	244	285	224	177	131	149	1210	2,95	3,24	3,16	3,34	2,89	3,06	3,11	37647
Bochum	171	169	133	101	97	98	769	2,95	2,95	2,94	2,98	3,26	3,24	3,02	24670
Gelsenkirchen	181	214	147	119	100	116	877	2,59	2,97	2,91	2,95	3,01	3,29	2,91	29264
Essen	—	—	332	264	218	223	—	—	—	2,92	2,80	2,79	2,78	—	—
Mülheim/Ruhr	102	91	64	52	66	61	436	2,88	2,58	2,38	2,39	3,53	3,24	2,78	15252
Oberhausen	89	90	71	84	63	48	445	2,34	2,43	2,44	3,89	3,11	2,26	2,66	16298
Hamborn	138	138	115	88	61	69	609	2,58	2,52	3,07	3,17	2,39	2,51	2,69	22023
Hagen	69	77	63	47	25	61	342	2,66	2,98	3,41	3,54	2,23	4,65	3,15	10504
Barmen	113	136	93	52	47	60	501	3,27	3,88	3,54	3,08	3,08	3,52	3,45	14004
Elberfeld	127	113	83	48	44	53	468	3,22	2,94	2,93	2,41	2,59	2,89	2,90	15682
Remscheid	74	71	48	30	35	36	294	3,95	4,24	3,77	3,22	4,50	4,00	3,96	7137
Solingen	36	30	23	22	15	18	144	3,36	2,89	3,27	4,17	3,30	3,58	3,35	4155
Düsseldorf	272	306	254	225	178	203	1438	2,57	2,95	3,02	3,39	3,08	3,37	3,01	46369
Krefeld	88	90	73	52	39	56	398	3,03	3,29	3,21	3,13	2,92	3,96	3,23	11919
Aachen	129	119	116	72	58	82	576	3,49	3,26	3,63	2,97	3,21	4,29	3,45	16113
M.-Gladbach	57	67	51	29	29	42	275	2,74	3,42	3,16	2,54	3,11	4,70	3,19	8345
Rheydt	34	28	28	28	15	17	150	2,69	2,46	2,90	3,93	2,70	3,21	2,90	5016
Köln	558	547	414	349	247	321	2436	3,30	3,31	2,98	3,22	2,64	3,32	3,16	74744
Bonn	72	46	56	29	36	44	283	3,22	2,15	2,93	1,90	2,48	2,96	2,63	10466
Koblenz	54	51	50	48	25	34	262	4,18	3,88	4,07	4,67	2,87	3,66	3,93	6399
Trier	42	56	40	39	41	37	255	3,03	3,79	3,15	4,00	4,42	3,88	3,65	6733
Frankfurt a. M.	313	283	244	192	164	175	1371	3,39	3,17	3,42	3,57	3,52	3,38	3,38	39149
Wiesbaden	77	71	70	32	38	38	326	4,48	3,97	4,53	3,03	4,04	3,73	4,04	7744
Saarbrücken	86	99	89	67	60	55	456	2,75	3,21	3,78	3,48	3,61	3,43	3,32	13297
Ludwigshafen	81	74	63	58	53	43	372	3,09	2,81	3,27	3,67	3,87	2,81	3,19	11297
Mannheim	192	205	157	111	83	105	853	2,95	3,16	3,07	3,01	2,43	2,91	2,96	27952
Karlsruhe	97	112	66	57	48	51	431	3,26	3,69	2,60	2,69	2,60	2,42	2,99	13974
Freiburg/Br.	74	93	72	55	62	39	395	3,25	4,03	3,44	3,16	4,10	2,44	3,42	11143
Stuttgart	203	208	158	144	116	152	981	2,71	2,93	2,63	3,01	2,52	3,08	2,81	33943
Augsburg	139	115	77	73	73	78	555	3,37	2,99	2,59	2,84	2,80	2,66	2,81	18487
Nürnberg	323	294	234	171	167	175	1364	3,51	3,48	3,79	3,71	3,75	3,60	3,62	36367
München	446	394	300	260	243	270	1913	3,28	3,07	2,87	3,02	2,81	2,87	3,01	61637
Städtegruppen:															
Ostdeutsche Städte	693	633	555	396	322	380	2979	3,54	3,33	3,57	3,24	2,99	3,52	3,39	84862
Berliner Städte	2185	2080	1697	1263	1004	1088	9317	3,58	3,69	3,68	3,72	3,52	3,52	3,63	247229
Seestädte	1700	1779	1398	1110	833	989	7809	3,24	3,33	3,30	3,35	2,97	3,44	3,28	229984
Mitteldtsch. Städte	2556	2516	1906	1437	1111	1248	10774	3,79	3,84	3,68	3,70	3,40	3,57	3,70	280222
Rhein.-westfäl. Ind.	1704	1810	1391	1097	901	1028	7931	2,83	3,00	3,02	3,17	3,00	3,22	3,01	254924
Mittelwestd. Städte	1422	1367	1158	885	713	845	6390	3,31	3,25	3,29	3,27	3,07	3,49	3,28	188006
Süddeutsche Städte	1555	1495	1127	929	845	913	6864	3,18	3,20	3,02	3,12	2,97	2,97	3,09	214800
Summe	11815	11680	9232	7117	5729	6491	52064	3,36	3,40	3,37	3,40	3,16	3,38	3,35	1500027

Für Wien jedoch hat ROSENFELD weit höhere Totgeborenenziffern für den Krieg zusammengestellt, wie folgende Übersicht zeigt:

Tabelle 3. Die Totgeburten in Wien 1912—1919.

Totgeborene	1912	1913	1914	1915	1916	1917	1918	1919
ehelich	2 988	2 679	2 494	1 904	1 793	1 509	1 748	2 147
unehelich	1 462	1 379	1 277	792	800	694	769	967
zusammen	4 450	4 058	3 771	2 696	2 593	2 203	2 517	3 104
Totgeburtenquote								
ehelich	10,43	9,89	9,53	8,71	10,38	9,81	11,72	10,92
unehelich	13,11	12,95	12,43	10,71	12,85	13,09	17,72	20,46
zusammen	11,18	10,78	10,35	9,21	11,04	10,65	13,07	12,75

Das Verhalten der Totgeburtenquote, d. h. der Zahl der auf je 100 Lebendgeborene entfallenden Totgeborenen, zeigt ein Fallen von 1912—1915, dann ein plötzliches Ansteigen im Jahre 1916 und ein noch stärkeres von 1918 an. Sie ist 1918 und 1919 weit höher als im Frieden. Nach SIEGFRIED ROSENFELD ist diese Zunahme der Totgeburten im Kriege jedoch weniger auf die von den Männern im Kriege so häufig erworbene Syphilis zurückzuführen, als vielmehr auf zwei andere Ursachen. „Die erste ist die Zunahme der Frauenarbeit; diese Ursache bewirkte die Steigerung der Quote in den Jahren 1916 und 1917. Die zweite ist die Unterernährung der Frauen, welche die Zunahme der Totgeburtenquote in den Jahren 1918 und 1919 bewirkte.“

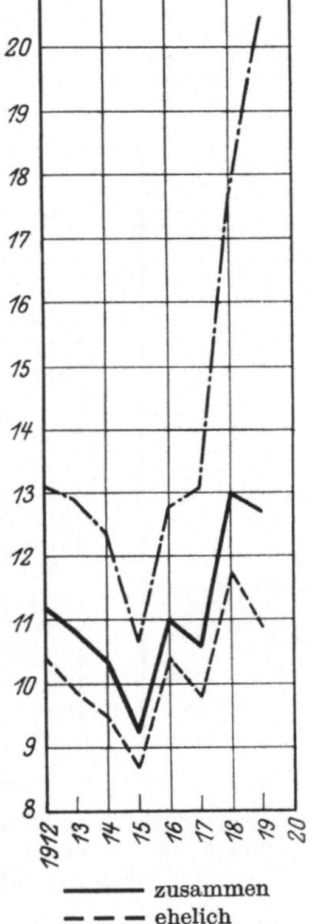

Abb. 2. Totgeburten in Wien 1912—1917.

„Diese Entwicklung der Totgeburtenquote finden wir sowohl bei den ehelichen wie bei den unehelichen Geburten. Doch sehen wir dreimal ein verschiedenes Verhalten der ehelichen und unehelichen Quote. Erstens ist der Abfall der Totgeburtenquote von 1914 auf 1915 bei den unehelichen sowohl absolut wie verhältnismäßig größer als bei den ehelichen, da letztere offenbar weniger den Gefahren der schon Ende 1914 einsetzenden, ihnen größtenteils ungewohnten Erwerbstätigkeit angepaßt waren. Zweitens ist die Zunahme von 1915 auf 1916 bei den unehelichen ebenfalls größer als bei den ehelichen, da erstere offenbar mehr mit schwerer Fabriksarbeit (Munitionserzeugung) als letztere (Arbeit bei Post, Straßenbahn usw.) zu tun hatten.

Und drittens zeigen die ehelichen im Jahre 1919 eine Abnahme, die unehelichen eine sehr starke Zunahme der ohnehin schon 1918 sehr stark angewachsenen Quote. Die Erklärung liegt eben in der vorhin erwähnten Ursache dieser Steigerung, der Not, welche mit Aufhören der Frauenarbeit die unehelich Geschwängerten in höherem Maße traf, sie vielleicht auch mehr als die ehelich geschwängerten zur künstlichen Unterbrechung der Schwangerschaft antrieb.“

Zur Klärung der Frage des Zusammenhanges zwischen Syphilisverbreitung und Totgeburtenquote hat Verfasser, da in Helsingfors eine recht gute Morbiditätsstatistik vorhanden ist, den Direktor des dortigen Statistischen Amtes angeregt, die Totgeburtenstatistik für die letzten fünfzehn Jahre zusammenzustellen. Folgende beiden Tabellen geben das vorhandene Material, das, aus verschiedenen Quellen entnommen, ziemlich große Abweichungen aufweist.

Tabelle 4a. Gesamtzahl der Geborenen und der Totgeborenen der in Helsingfors wohnhaften Mütter laut Berichten der Entbindungsanstalten und der Hebammen 1915—1925 (frühere Daten nicht vorhanden).

Jahr	Gesamtzahl der Geborenen	Totgeborene	
		Zahl	in % der Gesamtzahl der Geborenen
1915	3577	107	3,0
1916	3852	129	3,3
1917	3472	94	2,7
1918	2594	77	3,0
1919	2019	59	2,9
1920	2844	81	2,8
1921	2654	83	3,1
1922	2396	74	3,1
1923	2360	59	2,5
1924	2512	60	2,4
1925	2421	52	2,1

Tabelle 4b. Gesamtzahl der Geborenen und der Totgeborenen der in den Helsingforser kirchlichen Bevölkerungsregistern verzeichneten Mütter 1910—1925.

Jahr	Gesamtzahl der Geborenen	Totgeborene	
		Zahl	in % der Gesamtzahl der Geborenen
1910	3915	108	2,8
1911	3790	68	1,8
1912	3663	55	1,5
1913	3416	38	1,1
1914	3493	50	1,4
1915	3251	81	2,5
1916	3148	70	2,2
1917	3027	95	3,1
1918	2656	40	1,5
1919	1994	38	1,9
1920	2965	34	1,1
1921	2851	35	1,2
1922	2550	34	1,3
1923	2591	19	0,7
1924	2680	32	1,2
1925	2504	21	0,8

Ein Vergleich mit der Erkrankungsstatistik (s. S. 516) läßt jedoch jeden engeren Zusammenhang vermissen, so daß für die Helsingforser Verhältnisse von einer ausschlaggebenden Bedeutung der Syphilis für die Totgeburten nicht gesprochen werden kann.

Dagegen hat sich in Frankreich ein deutliches Absinken der Totgeburtenziffer von 1916 bis 1925 (15. Oktober) nachweisen lassen, der mit der Vermehrung der antivenerischen Behandlungszentren in deutlichem Zusammenhange zu stehen scheint, wie nachfolgende graphische Darstellung erweist, die gleichzeitig die Aufwendungen des französischen Staates zur Bekämpfung des Venerismus angibt.

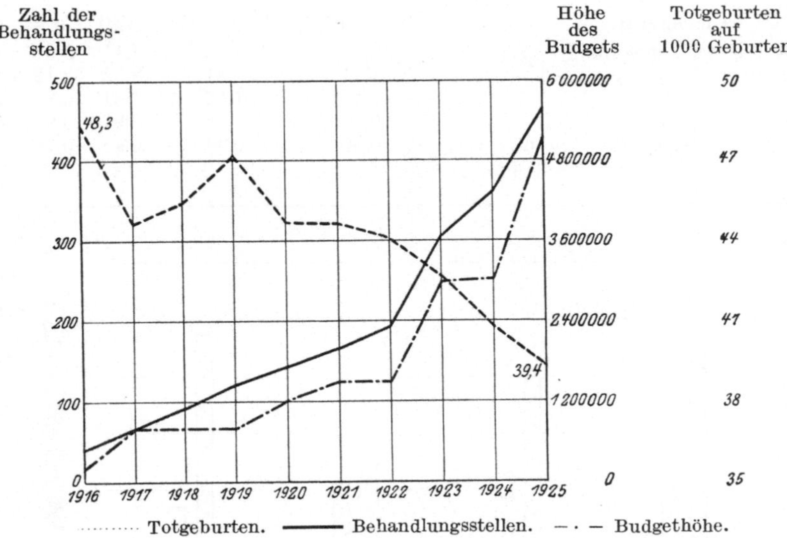

Abb. 3. Totgeburten-Ziffer, Behandlungsstellen und Budget zur Bekämpfung des Venerismus in Frankreich (1916 bis 25. Oktober 1925).

Wenden wir uns den Ländern zu, die im besonderen die syphilitischen Totgeburten verzeichnen: Holland und die Schweiz, so können wir folgendes feststellen:

In der Niederländischen Statistik wurden für die Jahre 1901—1919 von 33 151 männlichen Totgeburten 506 oder 15,2‰ und von den 26 562 weiblichen 462 oder 17,4‰ als durch Lues bedingte festgestellt, und zwar auf Grund der Angabe über eine syphilitische Erkrankung von Vater oder Mutter. Auf 5 Jahresperioden verteilt ergeben sich folgende Ziffern:

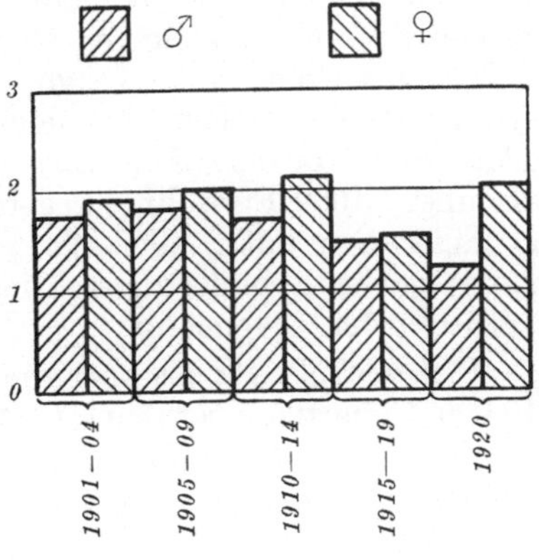

Abb. 4. Prozentzahl syphilitischer unter allen Totgeburten in den Niederlanden.

Prozentzahl Syphilitischer unter allen Totgeburten in den Niederlanden.

Jahr	Knaben	Mädchen
1901—1904	1,72	1,87
1905—1909	1,80	2,00
1910—1914	1,69	2,06
1915—1919	1,45	1,52
1920	1,22	2,01

Der Prozentsatz der syphilitischen unter allen Totgeburten betrug demnach in den ersten 20 Jahren des zwanzigsten Jahrhunderts in den Niederlanden bei den Knaben rund 1,7 und bei den Mädchen rund 1,9. Abgesehen von diesem Unterschiede bei beiden Geschlechtern ist im Gegensatz zu den Mädchen eine fallende Tendenz bei den Knaben auffällig.

Nach der Größe der Gemeinden aufgerechnet, werden folgende Prozentsätze von syphilitischen unter sämtlichen Totgeburten gefunden:

Gemeinden mit	1910—1914	1915—1919	1920	1921	1922
mehr als 100 000 Einwohnern	6,50	4,43	4,11	3,41	4,74
50 001—100 000 „	1,91	1,81	2,32	2,12	1,68
20 001— 50 000 „	1,10	1,22	1,31	0,94	0,97
5 001— 20 000 „	0,66	0,68	0,90	0,91	0,91
5 000 und weniger Einwohnern	0,30	0,44	0,48	0,73	0,15

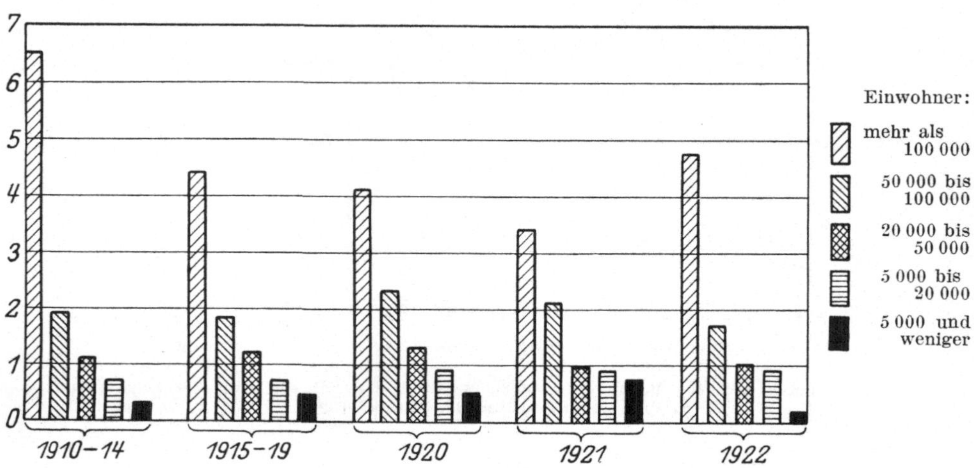

Abb. 5. Prozentsatz der syphilitischen unter sämtlichen Totgeburten in den Niederlanden nach Größe der Gemeinden geordnet.

Deutlich geht daraus hervor, daß der Anteil der Syphilis an den Ursachen der Totgeburt mit der Größe des Wohnsitzes stark zunimmt. Jedoch ist hierbei zu bemerken, daß die besonders hohe Ziffer in der Großstadt im Gegensatz zu den Ziffern der kleineren Gemeinden ihre Erklärung zum Teil darin findet, daß in den Städten die Diagnostik eine bessere ist. Daß die Feststellung der syphilitischen Ätiologie bei den Totgeburten überhaupt besser geworden ist, geht vor allem daraus hervor, daß im Gegensatz zu den Gemeinden von mehr als über 50000 Einwohnern, gerade in den kleineren Gemeinden der Anteil der syphilitischen unter allen Totgeburten gewachsen ist, was kaum einer Vermehrung der Syphilis zugeschrieben werden kann, sondern vielmehr den Fortschritten der Diagnostik.

Viel instruktiver ist aber die Betrachtung, wieviel luische Totgeburten auf 10 000 Geburten überhaupt (Totgeborene plus Lebendgeborene) kommen.

Nach den Erfahrungen der Jahre 1901—1920 ist dies in nachstehender Übersicht zusammengestellt:

Luische Totgeburten auf 10 000 Geburten.

In niederländischen Gemeinden von	Knaben	Mädchen
mehr als 100 000 Einwohnern	18,56	19,17
50 001—100 000 „	6,31	5,79
20 001— 50 000 „	4,68	3,63
5 001— 20 000 „	2,44	2,83
5 000 und weniger Einwohnern	0,91	1,40

Aus der vorstehenden Übersicht erhellt, daß auf 10000 überhaupt Geborene in der Großstadt rund 19, in Gemeinden von mit 50 000—100 000 Einwohnern rund 6 luische Totgeburten entfallen, während auf Grund des statistischen Ausweises in den kleineren Gemeinden der Einfluß der Lues noch geringer ist.

In der Größenordnung bedeutend genauere Zahlen über den Einfluß der Syphilis als Ursache der Totgeburt gibt die schweizerische Statistik, die, wie oben gestreift, unter strengster Wahrung des ärztlichen Amtsgeheimnisses in

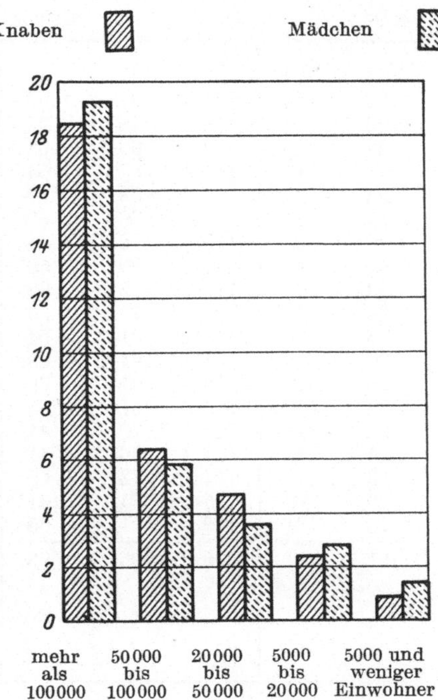

Abb. 6. Luische Totgeburten auf 10 000 Geburten in niederländischen Gemeinden 1911—1920.

ihren Primärangaben zusammenkommt, ohne daß die Eltern etwas über die Todesursache zu erfahren brauchen. Einen Einblick in diese Frage gewähren folgende Tabellen auf Seite 270 und 271, die ich der großen Liebenswürdigkeit von Herrn Professor Ney und von Herrn Dr. Wyler verdanke.

Die in den nachstehenden Tabellen (5—7) verzeichneten Fälle der durch Syphilis bedingten Totgeburten ergeben in Beziehung gesetzt zu sämtlichen Totgeburten folgende Tabelle:

Tabelle 5. Syphilis und Totgeburten in der Schweiz 1901—1920.

	Alle Totgeburten			Davon						Zusammen		
				Lues			maceriert					
	Knab.	Mädch.	Zus.	Knab.	Mädch.	Zus.	Knab.	Mädch.	Zus.	Knab.	Mädch.	Zus.
In d. Kantonen a) überhaupt	32991	25280	58271	491 = 1,47%	422 = 1,67%	913 = 1,56%	1423 = 4,28%	1093 = 4,33%	2516 = 4,32%	1914 = 5,75%	1515 = 6,00%	3429 = 5,88%
b) bei d. Unehelichen	2289	1813	4102	121 = 5,28%	103 = 5,66%	224 = 5,46%	182 = 7,94%	157 = 8,57%	339 = 8,26%	303 = 13,22%	260 = 14,23%	563 = 13,72%
In den Städten a) überhaupt	7162	5632	12794	309 = 4,25%	265 = 4,71%	574 = 4,48%	582 = 8,13%	479 = 8,51%	1061 = 8,29%	891 = 12,38%	744 = 13,22%	1635 = 12,78%
b) bei den Unehelichen	957	776	1733	86 = 9,00%	81 = 10,43%	167 = 9,65%	119 = 12,33%	103 = 13,23%	205 = 12,83%	205 = 21,33%	184 = 23,66%	389 = 22,48%

Tabelle 6a.

Syphilitische Totgeburten in der Schweiz									
Jahr	Lues			Maceriert			Total		
	Total	Knab.	Mädch.	Total	Knab.	Mädch.	Total	Knab.	Mädch.
1901	64	35	29	115	71	44	179	106	73
1902	60	35	25	121	61	60	181	96	85
1903	66	33	33	86	48	38	152	81	71
1904	49	29	20	123	60	63	172	89	83
1905	42	27	15	111	57	54	153	84	69
1906	46	25	21	105	58	47	151	83	68
1907	34	13	21	108	66	42	142	79	63
1908	41	20	21	133	72	61	174	92	82
1909	50	32	18	130	80	50	180	112	68
1910	44	23	21	154	72	82	198	95	103
1911	49	23	26	131	72	59	180	95	85
1912	51	25	26	145	81	64	196	106	90
1913	39	20	19	144	81	63	183	101	82
1914	50	25	25	159	91	68	209	116	93
1915	38	22	16	116	61	55	154	83	71
1916	44	22	22	120	79	41	164	101	63
1917	40	24	16	107	66	41	147	90	57
1918	41	23	18	117	72	45	158	95	63
1919	29	20	9	115	64	51	144	84	60
1920	36	15	21	176	111	65	212	126	86
1901—1920	913	491	422	2516	1423	1093	3429	1914	1515
Totgeburten überhaupt 1901—1920	—	—	—	—	—	—	58271	32991	25280
Davon luisch	—	—	—	—	—	—	1,56%	1,47%	1,67%
Davon maceriert	—	—	—	—	—	—	4,32%	4,28%	4,33%

Tabelle 6b.

Die syphilitischen unehelichen Totgeburten in der Schweiz									
Jahr	Lues			Maceriert			Total		
	Total	Knab.	Mädch.	Total	Knab.	Mädch.	Total	Knab.	Mädch.
1901	16	8	8	14	8	6	30	16	14
1902	13	7	6	14	7	7	27	14	13
1903	15	7	8	13	5	8	28	12	16
1904	13	9	4	18	8	10	31	17	14
1905	8	6	2	18	11	7	26	17	9
1906	9	3	6	17	6	11	26	9	17
1907	8	2	6	20	11	9	28	13	15
1908	12	5	7	15	10	5	27	15	12
1909	10	8	2	20	13	7	30	21	9
1910	7	4	3	18	5	13	25	9	16
1911	19	9	10	21	9	12	40	18	22
1912	15	9	6	21	12	9	36	21	15
1913	9	4	5	18	10	8	27	14	13
1914	12	5	7	21	10	11	33	15	18
1915	10	8	2	15	12	3	25	20	5
1916	8	4	4	13	6	7	21	10	11
1917	11	9	2	19	14	5	30	23	7
1918	15	7	8	13	7	6	28	14	14
1919	5	5	—	17	8	9	22	13	9
1920	9	2	7	14	10	4	23	12	11
1901—1920	224	121	103	339	182	157	563	303	260
Totgeburten überhaupt 1901—1920	—	—	—	—	—	—	4 102	2 289	1 813
Davon luisch	—	—	—	—	—	—	5,46%	5,28%	5,66%
Davon maceriert	—	—	—	—	—	—	8,26%	7,94%	8,57%

Tabelle 7a.

Syphilitische Totgeburten in Schweizer Städten									
Jahr	Lues			Maceriert			Total		
	Total	Knab.	Mädch.	Total	Knab.	Mädch.	Total	Knab.	Mädch.
1901	40	22	18	59	36	23	99	58	41
1902	41	24	17	49	22	27	90	46	44
1903	42	19	23	40	24	16	82	43	39
1904	32	18	14	54	26	28	86	44	42
1905	30	20	10	49	23	26	79	43	36
1906	24	10	14	43	25	18	67	35	32
1907	24	11	13	53	31	22	77	42	35
1908	26	13	13	57	24	33	83	37	46
1909	30	20	10	54	37	17	84	57	27
1910	28	16	12	65	29	36	93	45	48
1911	33	15	18	60	34	26	93	49	44
1912	39	20	19	65	37	28	104	57	47
1913	29	15	14	54	27	27	83	42	41
1914	22	7	15	61	36	25	83	43	40
1915	25	17	8	46	25	21	71	42	29
1916	25	14	11	41	27	14	66	41	25
1917	21	13	8	52	29	23	73	42	31
1918	27	16	11	49	29	20	76	45	31
1919	19	14	5	44	25	19	63	39	24
1920	17	5	12	66	36	30	83	41	42
	574	309	265	1061	582	479	1635	891	744
Totgeburten überhaupt 1901—1920	—	—	—	—	—	—	12 794	7 162	5 632
Davon luisch	—	—	—	—	—	—	4,49%	4.25%	4,71%
Davon maceriert	—	—	—	—	—	—	8,29%	8,13%	8,51%

Tabelle 7b.

Die unehelichen syphilitischen Totgeburten in Schweizer Städten									
Jahr	Lues			Maceriert			Total		
	Total	Knab.	Mädch.	Total	Knab.	Mädch.	Total	Knab.	Mädch.
1901	12	5	7	7	3	4	19	8	11
1902	11	6	5	8	3	5	19	9	10
1903	9	4	5	10	4	6	19	8	11
1904	11	7	4	12	4	8	23	11	12
1905	7	5	2	11	6	5	18	11	7
1906	7	3	4	10	5	5	17	8	9
1907	6	1	5	13	9	4	19	10	9
1908	11	4	7	12	7	5	23	11	12
1909	6	5	1	15	11	4	21	16	5
1910	4	2	2	13	4	9	17	6	11
1911	11	5	6	15	6	9	26	11	15
1912	12	7	5	11	6	5	23	13	10
1913	9	4	5	12	6	6	21	10	11
1914	7	1	6	14	7	7	21	8	13
1915	5	5	—	11	9	2	16	14	2
1916	6	3	3	7	4	3	13	7	6
1917	10	8	2	12	9	3	22	17	5
1918	14	6	8	9	5	4	23	11	12
1919	4	4	—	12	6	6	16	10	6
1920	5	1	4	8	5	3	13	6	7
	167	86	81	222	119	103	389	205	184
Totgeburten überhaupt 1901—1910	—	—	—	—	—	—	1 733	957	776
Davon luisch	—	—	—	—	—	—	9,65%	9,00%	10,43%
Davon maceriert	—	—	—	—	—	—	12,83%	12,33%	13,23%

Hieraus folgt, daß unter den Totgeburten in allen Kantonen 5,88% durch Lues bedingt sind, und daß dieser Prozentsatz für die unehelich Geborenen sogar 13,72 beträgt. Daß die Städte den Hauptsitz der Verbreitung der Geschlechtskrankheiten bilden, ist erkenntlich aus der Zahl von 12,78% von

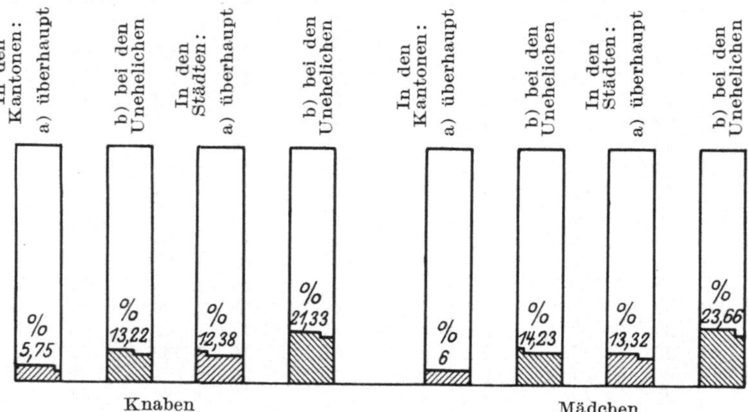

Abb. 7. Syphilitische Totgeburten in der Schweiz 1901—1920.

allen und 22,48% der unehelichen Totgeburten. Mit anderen Worten: Die Lues verursacht im ganzen Lande wenigstens jede 17. Totgeburt, in den Städten sogar jede 7. bis 8. Und sie ist unter den unehelichen Totgeburten im ganzen Lande in jedem siebenten und in den Städten in jedem vierten bis fünften Fall die Erklärung für den Tod des Kindes.

Wenn aus diesen Zahlen die nicht ganz unbeträchtliche Vergeudung kindlichen Lebens und mütterlicher Energie durch die Syphilis hervorgeht, so geben sie zugleich einen Einblick in die Beziehungen zwischen außerehelichem Geschlechtsverkehr bzw. der dabei herrschenden Promiskuität und Geschlechtskrankheiten, ein Zusammenhang, der naturgemäß sich für die Geburten nur bei Syphilis feststellen läßt.

Daß rein zahlenmäßig der Einfluß der Syphilis auf den Generationsprozeß selbst nach dem so genauen Zahlenmaterial der Schweiz keineswegs groß ist, kann aus folgenden Übersichten entnommen werden:

Luische Totgeburten auf 10000 Geburten überhaupt in der Schweiz 1901—1920.

	Ehelich	Unehelich	Summe
1901/05	14,6	65,2	16,9
1906/10	15,1	61,4	17,2
1911/15	17,8	74,7	20,4
1916/20	19,2	70,2	21,5

Luische Totgeburten in den Schweizer Städten auf 10000 Geburten überhaupt 1901—1920.

1901/05	41,56	1911/15	46,78
1906/10	39,96	1916/20	50,38

Uneheliche luische Totgeburten auf 10000 uneheliche Geburten in der Schweiz 1901—1920.

	Knaben	Mädchen	Summe
1901/05	69,8	61,4	65,2
1906/10	59,7	63,1	61,4
1911/15	79,3	69,9	74,7
1916/20	79,7	60,3	70,2

Demnach entfielen in der Schweiz auf 10 000 Geburten in den ersten 20 Jahren unseres Jahrhunderts 17—21, auf die ehelichen Geburten 15—19 und auf die unehelichen 61—70 durch Lues bedingte Totgeburten. In den Städten ist diese Verhältniszahl naturgemäß höher als im ganzen Lande: sie schwankte zwischen 40 und 50.

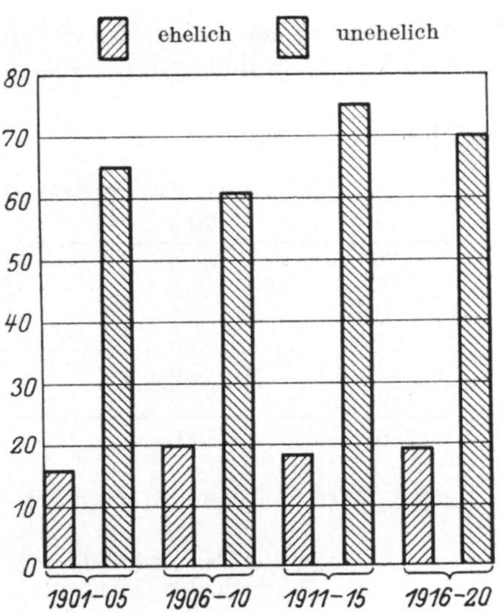

Abb. 8a. Luische Totgeburten auf 10 000 Geburten überhaupt in der Schweiz 1901—1920.

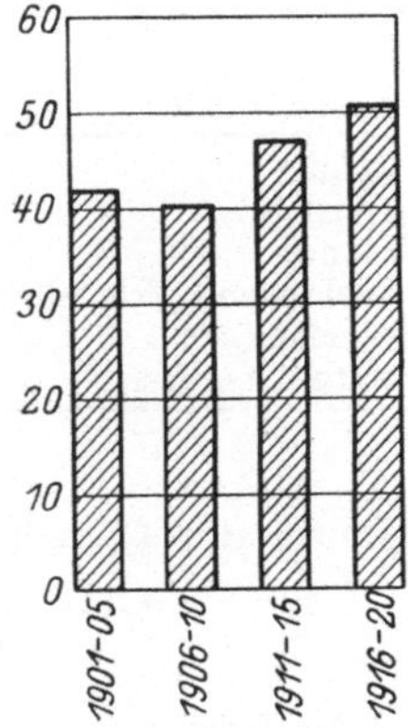

Abb. 8b. Desgleichen in den Schweizer Städten auf 10 000 Geburten überhaupt 1901—1920.

Die immer vorgebrachte Behauptung, daß die Syphilis einen sehr unheilvollen Einfluß auf den Generationsprozeß ausübe, ist in das Gebiet dramatischer Übertreibungen zu verweisen. Diese Ansicht ist hervorgerufen worden durch die Verwendung von klinischem Material, aus dem ohne Beachtung der damit verbundenen Fehlerquellen zu weitgehende Schlüsse gezogen wurden. So hat Ernst Bumm zu dieser Frage ausgeführt:

„Wir haben unter 10 800 Geburten und Frühgeburten 138 mal ein Absterben der Frucht durch Syphilis feststellen können, was 1,3% entspricht. Von 816 Totgeburten waren 138 = 16% durch Syphilis bewirkt. Danach würden also von den 55 000 jährlichen Totgeburten in Deutschland rund 9 000 durch Syphilis herbeigeführt sein."

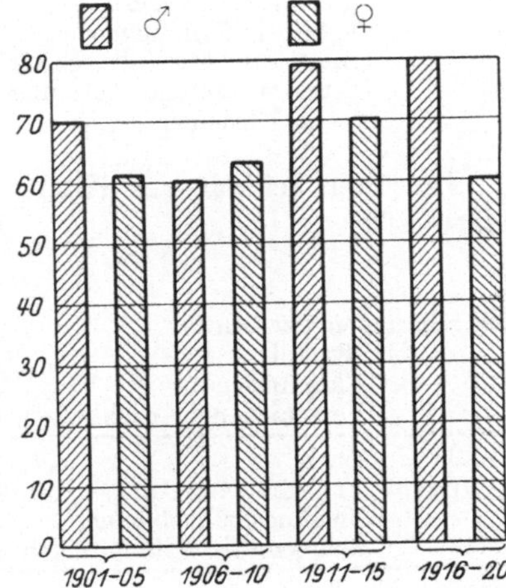

Abb. 8c. Uneheliche luische Totgeburten auf 10 000 uneheliche Geburten in der Schweiz 1901—1920.

Die Verallgemeinerung einer aus klinischem, durch uneheliche Geburten belasteten, Material einer Großstadt gewonnenen Ziffer für ein ganzes Land ist naturgemäß unzulässig. So ist es nicht auffallend, daß die von Bumm angegebene Zahl von 128 durch Lues bedingten abgestorbenen Früchten auf 10 000 Geburten und Frühgeburten noch höher als die Zahl der unehelichen luischen Totgeburten in Schweizer Städten ist; und daß der Prozentsatz der durch Syphilis bedingten unter allen Totgeburten die Mitte zwischen den in Schweizer Städten überhaupt und bei den beobachteten unehelichen Totgeburten einnimmt.

Zu noch erschreckenderen Zahlen kommen F. Commendeur und J. Rhenter an Hand ihrer Feststellungen am Material der Lyoner Universitäts-Frauenklinik für die Jahre 1904—1918.

Von 34718 Geburten waren 736 = 2,1% der Früchte schon im Mutterleib abgestorben, unter der Geburt starben 1141 = 3,2% und in den ersten Lebenstagen 1010 = 2,9%.

Als Ursachen der Totgeburt waren angegeben:

		In % aller Totgeburten
Erkrankungen der Mutter	519	70,5
davon Syphilis	420	57,0
Nephritis	57	7,8
Eklampsie	20	2,7
verschiedene Erkrankungen	22	3,0
Fetale Ursachen	37	5,0
Unbestimmte Ursachen	180	24,5
Zusammen	736	100,0

Bei den unter der Geburt gestorbenen Kindern wurden folgende Ursachen festgestellt:

		In % aller Todesfälle nach der Geburt
Erkrankungen der Mutter	154	13,4
davon Syphilis	65	5,6
Nephritis	21	1,8
Eklampsie	35	3,0
verschiedene Erkrankungen	33	2,8
Fetale und ovariale Ursachen	556	48,6
Frühgeburt	162	14,1
Zwillingsfrühgeburt	67	5,8
Fetale Mißbildungen	61	5,3
Anomalien der Nabelschnur, Placenta praevia und vorzeitige Ablösung	266	23,2
Obstetrische Ursachen	431	37,7

Die Sterblichkeit der Kinder in den ersten Lebenstagen fand ihre Erklärung in:

		In % der Todesfälle in den ersten Lebenstagen
Erkrankungen der Mutter	179	17,7
davon Syphilis	154	15,2
Eklampsie	17	1,6
Verschiedene Krankheiten	8	0,8
Fetale Ursachen	474	46,9
davon Frühgeburten	320	31,6
Zwillingsfrühgeburten	93	9,2
Kongenitale Mißbildungen	61	6,0
Obstetrische Traumata	122	12,0
Krankhafte Zustände nach der Geburt	235	23,2

Die nachstehende Zahlenübersicht ergibt, daß für die Totgeburten und für die in den ersten Lebenstagen Gestorbenen in 22,1% Syphilis und für weitere 16,7% Frühgeburt (wobei von den Zwillingsgeburten abgesehen wurde), die häufig nur eine larvierte Manifestation der Lues ist, als Todesursache aller beobachteten Fälle festgestellt wurde. Somit können auf das Konto der Syphilis 38,8% aller dieser Fälle gebucht werden. Bezogen auf alle Geburten 1,8% und 1,4%, zusammen 3,2%.

Eine Zusammenfassung der Befunde der Autoren gibt folgende Tabelle:

Tabelle 8. Die Hauptursachen der Totgeburt und der primären Sterblichkeit der Neugeborenen.

Der Tod wurde verursacht durch	Während der Schwangerschaft	Unter der Geburt	In den ersten Lebenstagen	Zusammen	In Prozenten	
					aller Todesfälle	aller Geburten
1. obstetrische Bedingungen	—	593	122	715	24,7	2,0
2. Syphilis	420	65	154	639	22,1	1,8
3. Frühgeburten	—	162	320	482	16,7	1,4
4. Frühgeburten bei Zwillingen	25	67	93	185	6,4	0,5
5. sekundäre pathologische Zustände	—	—	156	156	5,4	0,45
6. Albuminurie, Eklampsie	77	56	17	150	5,1	0,4
7. fetale Mißbildungen	12	61	61	134	4,2	0,4
8. verschiedene Erkrankungen der Mutter	22	33	8	63	2,2	0,2
9. unerkannte Ursachen	180	104	79	363	12,5	1,0
	736	1 141	1 010	2 887		8,3

Bei Verteilung der Fälle nach Totgeburt — die während der Schwangerschaft und unter der Geburt gestorbenen Kinder — und nach den in den ersten Lebenstagen Gestorbenen werden, bezogen auf alle Totgeburten, 25,8% und auf alle Geburten bezogen 1,4% als durch Syphilis bedingt gefunden; für die in den ersten Lebenstagen Gestorbenen 15,2% bzw. 0,4%. Diese Ziffern betragen für die totgeborenen Frühgeburten 8,6% und 0,5% und für die in den ersten Lebenstagen gestorbenen Frühgeburten 31,7% und 0,9%. Demnach sind überhaupt durch Lues bedingt gewesen: von den Totgeburten 34,4% bzw. 1,9% und von den in den ersten Lebenstagen Gestorbenen 46,9% bzw. 1,3%.

Derart verzweifelt hohe Zahlen können natürlich nicht für ganz *Frankreich*, so wie es Bumm für Deutschland getan hat, verallgemeinert werden. Sie zeigen nur, daß unter dem zu Betracht stehenden klinischen Material die Syphilis in ganz erschreckend hohem Prozentsatz als Todesursache gewirkt hat. Sie sind damit ein wichtiger Fingerzeig für die Vertiefung der pränatalen Fürsorge für syphilitische Mütter zu einer erfolgreichen Bekämpfung der angeborenen Syphilis.

Die Erfahrung in Rußland, wo die Syphilis besonders hohe Erkrankungsziffern aufweist, und wo, auf das ganze Land bezogen, 5% Totgeborene — die meisten davon durch Lues bedingt — gefunden werden, läßt einen Einfluß auf den Generationsprozeß sogar völlig vermissen, denn aus der nachstehenden Übersicht geht hervor, daß mit großer Regelmäßigkeit gerade in den Gouvernements die Geburtenziffer am höchsten war, in denen die meisten Krankheitsfälle an Syphilis registriert wurden.

Im Anschluß an nachstehende russische Statistik sei noch kurz der Arbeiten gedacht, die sich mit dem Einfluß der Syphilis sowie der Gonorrhöe auf den Generationsprozeß, damit also auf den Geburtenrückgang beziehen.

Tabelle 9. Auf je 1000 Einwohner trafen im Jahre 1911:

In den Semstwogouvernements	Registrierte Krankheitsfälle an Syphilis		Lebendgeborene
	im ganzen	darunter von Ärzten registriert	
Pensa	31,7	17,4	49,9
Simbirsk	29,0	16,2	51,6
Tambow	28,4	17,6	48,5
Smolensk	19,8	17,6	45,0
Saratow	18,6	15,0	49,2
Woronesch	18,5	11,2	50,2
Samara	14,6	9,2	57,2
Olonez	13,7	6,4	45,1
Kursk	12,2	10,0	46,6
Tula	11,7	9,7	45,6
Orel	10,1	7,6	44,6
Kostroma	10,0	7,8	46,1
Nowgorod	9,9	5,9	41,7
Rjasan	9,8	7,8	42,4
Pskow	9,7	6,5	39,4
Nischninowgorod	9,4	7,5	47,2
Jaroslaw	8,9	7,3	38,9
Moskau	8,6	8,5	45,7
Europäisches Rußland	8,6	6,5	44,2

BLASCHKO hat diese Frage monographisch behandelt, wobei er zwar die Hauptursache des Geburtenrückganges in der gewollten Beschränkung der Kinderzahl erblickt, daneben aber doch auch eine Abnahme der Zeugungskraft, vornehmlich durch Geschlechtskrankheiten bedingt, annimmt.

Zweifellos wirkt der Tripper auf die Bevölkerungsbewegung dadurch ein, daß er bei Mann und Frau zur Sterilität und damit zum Geburtenausfall führt. Bei den Männern in den Fällen, die an doppelseitiger Nebenhodenerkrankung gelitten haben, aber doch auch bei solchen, bei denen nur eine einseitige konstatiert wurde. In diesen Fällen spielen dann weniger beachtete Erkrankungen des anderen Samenstranges eine Rolle, die als Folgezustand in einer gewissen Zahl von Fällen eine Behinderung des Samenabflusses bestehen lassen. Die zahlenmäßig zusammengestellten klinischen Erfahrungen hierüber sind aber leider in ihren Angaben sehr schwankend; jedoch kann schätzungsweise angenommen werden, daß rund 10% aller Gonorrhöen des Mannes mit Nebenhodenentzündung kompliziert sind und daß von diesen wiederum der zehnte Teil doppelseitig auftritt.

Wie viele dieser Fälle nun späterhin *ungewollt* steril bleiben, ist zahlenmäßig sehr schwer feststellbar, da einmal das vorliegende klinische Material (so FÜRBRINGER, LIÉGOIS, GODARD, BENZLER u. v. a.) je nach Herkunft sehr verschiedenartige Prozentsätze angibt, andererseits aber gerade aus solchen Fällen besteht, die aus dem Wunsche nach Nachkommenschaft den Arzt aufgesucht haben, so daß wir also gar nicht die Beobachtungsmasse aller Fälle mit Nebenhodenentzündung kennen, aus denen die den Zahlenreihen zugrunde liegenden Beobachtungen ursprünglich hervorgegangen sind. Faßt man das Ergebnis der vorliegenden Veröffentlichungen zusammen, so drängt sich die ganze Unsicherheit der gewonnenen Resultate auf. Man kann nur sagen, daß die Sterilität des Mannes in einem Viertel bis einem Drittel aller sterilen Ehen verursachendes Moment ist. Eine gonorrhoische Anamnese wird in 70—90% der

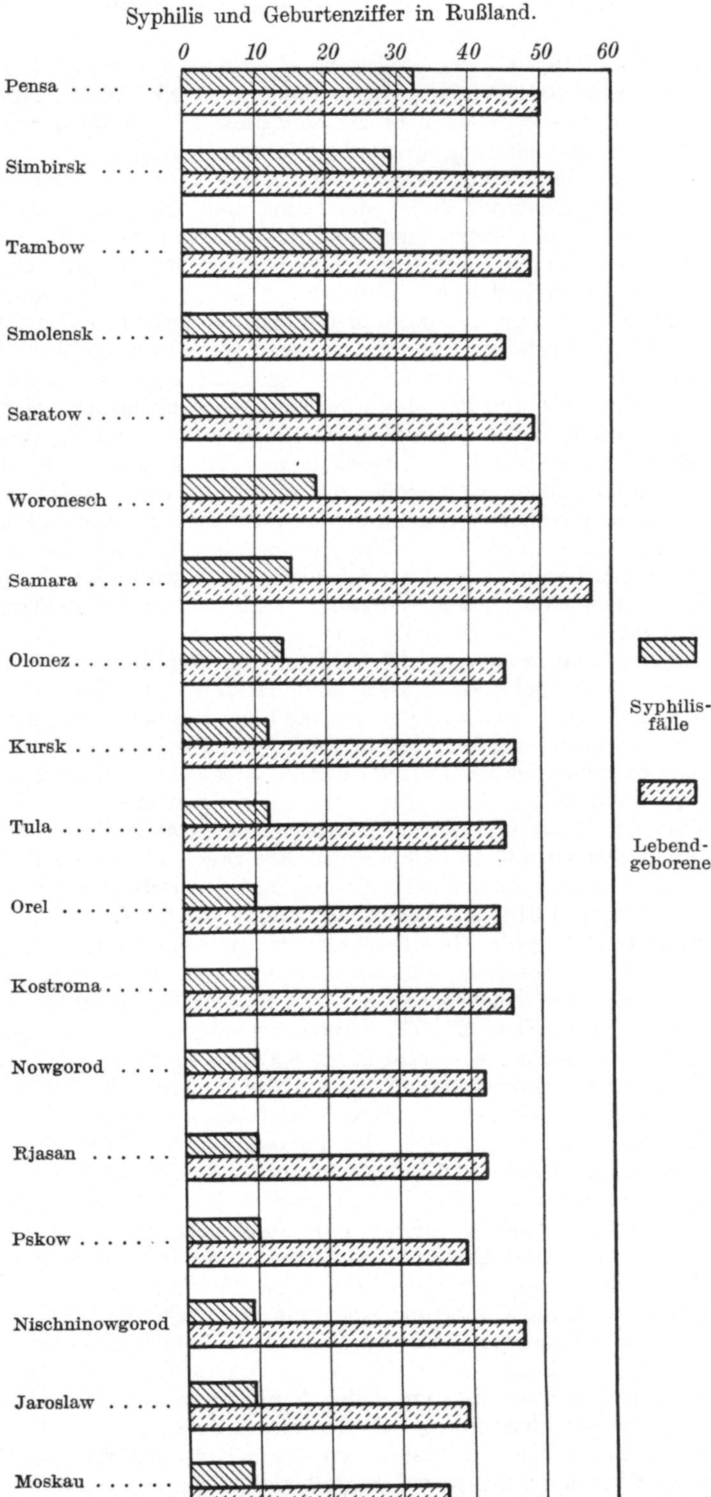

Abb. 9. In den Semstwo-Gouvernements registrierte Syphilisfälle und Lebendgeborene auf je 1000 Einwohner im Jahre 1911.

Fälle gefunden und 40—90% von Männern, die eine doppelseitige Nebenhodenentzündung durchgemacht haben, waren dauernd steril. Diese Angaben aber sagen nichts darüber aus, welchen Prozentsatz diese Fälle unter der Gesamtheit der an Nebenhodenentzündung Erkrankten ausmachen.

Bei den Frauen liegen die Verhältnisse insofern anders, als hier die Gebärtätigkeit eine komplizierende Rolle spielt und weil die Frage des Einflusses der Gonorrhöe auf den Generationsprozeß davon abhängt, ob die Frau schon vor oder während der Ehe mit Gonorrhöe infiziert wurde bzw. wie die voreheliche Gonorrhöe verlaufen ist. Eine doppelseitige Tubenerkrankung kann schon vor der Ehe zu einem Verschluß der Eileiter geführt haben, so daß es nicht zu einem Herabsteigen des Eies in den Uterus und zur Ansiedlung des befruchteten Eies kommen kann. Anders liegen die Fälle, in denen die Frau gesund in die Ehe tritt und der Mann die Gonorrhöe mitbringt. Dann kommt es zwar zur Konzeption, aber die Uterusgonorrhöe findet im Wochenbett den günstigsten Nährboden, und es entwickelt sich im Anschluß an die Geburt eine schwere aufsteigende Gonorrhöe, die nicht nur eine Quelle sich immer wiederholender schmerzhafter Rückfälle und dauernden Siechtums bilden kann, sondern die Frau auch hinfort zur Unfruchtbarkeit verurteilt. Der größte Teil der Einkinderehen beruht, soweit es sich nicht um bewußte Beschränkung der Kinderzahl handelt, auf diesem Vorgang, doch um welche Zahlengrößen es sich dabei handelt, wissen wir nicht genau.

Prinzing hat nun zwar versucht, zahlenmäßig den Einfluß der Gonorrhöe auf den Geburtenrückgang zu eruieren und hat folgenden Berechnungsmodus eingeschlagen: Er geht aus von der Feststellung Fürbringers, der an 1000 sterilen Ehen nachgewiesen hat, daß in wenigstens 10% dieser Ehen die Übertragung der Gonorrhöe des Mannes auf die Frau Ursache der weiblichen Sterilität war und daß bei ungefähr der Hälfte der sterilen Ehen überhaupt die Ursache der Sterilität bei Mann und Frau eine Geschlechtskrankheit des Mannes ist.

Die Zahl der Ehen mit 15—50 jährigen Ehefrauen betrug nach der Volkszählung vom Dezember 1900 7 447 228; die Zahl der Geburten im Jahre 1901 2 097 838, darunter 1 918 155 ehelich Geborene. Unter Zugrundelegung der 10% wurden 744 723 sterile Ehen geschätzt, wonach mit 6 702 500 fruchtbaren Ehen im Jahre 1901 zu rechnen war, oder mit einem jährlichen Ehekoeffizienten von 0,286 Kindern pro fruchtbare Ehe. Mit diesem Koeffizienten lassen sich für die unfruchtbaren Ehen 220 000 Kinder berechnen. Da von den 744 700 sterilen Ehen als Ursache der Sterilität in 6,3% = 46 900 das höhere Lebensalter der Frau angenommen werden kann, bleiben rund 700 000 Ehen übrig, auf die sich die durch ärztliche Untersuchung festgestellten Sterilitätsursachen verteilen müssen. Da in 40—50% der kinderlosen Ehen die Gonorrhöe der Männer das direkt oder indirekt Kinderlosigkeit verursachende Moment darstellt, muß angenommen werden, daß in Deutschland etwa 300 000 oder 4% der Ehen mit 15—50 jähriger Ehefrau infolge der Gonorrhöe des Mannes kinderlos bleiben und der jährliche Ausfall an Geburten rund 100 000 betragen würde.

Dazu käme dann noch der Ausfall durch die Einkindersterilität, so daß der Gesamtausfall durch die Gonorrhöe ein recht erheblicher sei.

Zur Frage der Bedeutung der Syphilis für den Geburtenausfall, bei der es ebenfalls nicht zulässig ist, die klinischen Stichprobenstatistiken als Maßstab zu nehmen, hat Blaschko unter der Annahme, daß in Berlin ohne Übertreibung eine Luesdurchseuchung der Gesamtbevölkerung mit 10%, und daß auf jede syphilitische Ehe ein Ausfall von einem Kind geschätzt werden kann, auf 100 Ehen überhaupt mit einem Ausfall von 10 Geburten gerechnet. Dazu komme noch ein durch Gonorrhöe erzeugter Ausfall von 50 Geburten, also insgesamt ein Geburtenausfall von 60 Kindern auf 100 Ehen.

ROESLE hat die BLASCHKOsche Arbeit einer scharfen Kritik unterzogen und hervorgehoben, daß man zwar meist die große oder zunehmende Verbreitung der Geschlechtskrankheiten als Moment für den Geburtenrückgang angeführt hat, ohne daß es jedoch einem Autor bisher gelang, beweiskräftiges Zahlenmaterial über die Beziehungen der Ausbreitung der Geschlechtskrankheiten zu der Geburtenhäufigkeit zu bringen.

Zum Beweise dieser Annahme müßte nach ROESLE festgestellt werden, wie viele zu einer bestimmten Zeit geschlossene Ehen nach einer Gebärfähigkeitsdauer von mindestens 15 Jahren steril geblieben sind, und bei wie vielen dieser sterilen Ehen die Geschlechtskrankheiten Ursache der Sterilität gewesen sind. Zur Beantwortung der ersten Frage besitzen wir größeres Material aus den Statistischen Ämtern der Städte Berlin und Zürich; auf die Beantwortung der zweiten Frage aber müssen wir verzichten. Nach dem Züricher Material bleiben 10% der Ehen mit einer Gebärfähigkeitsdauer von 15 und mehr Jahren steril. Nach FÜRBRINGER würden also etwa 5% dieser Ehen ihre Sterilität einer Gonorrhöe verdanken. Dabei ist jedoch zu bedenken, daß das Material FÜRBRINGERs zur Feststellung dieses Prozentsatzes nicht nur sehr klein, sondern auch sehr einseitig war. Auch die bei BLASCHKO sonst angeführten Untersuchungen mit ihren oft in krassem Widerspruch zueinander stehenden Ergebnissen sind abzulehnen. Was die Lues betrifft, läßt sich kein positiver Nachweis, wie schon die oben vom Verfasser angegebene russische Statistik gezeigt hat, über ihren ungünstigen Einfluß auf die Geburtenhäufigkeit bei der großen Masse des Volkes führen.

Anschließend soll nun an Hand des Berliner Materials untersucht werden, wie sich zahlenmäßig der weitere Einfluß der Syphilis auf die Sterblichkeit der einzelnen Altersklassen darstellt.

Hierüber unterrichten die folgenden beiden Tabellen[1]), die die Todesfälle an Syphilis und Folgekrankheiten in Berlin geteilt nach Altersklassen für das Jahr 1913 und in Jahresziffern für die Zeit von 1905—1925 zusammenstellen.

Tabelle 10. **Sterbefälle in Berlin an Syphilis und Folgekrankheiten, nach Altersklassen im Jahre 1913.**

Altersklasse	Syphilis	Aneurysma	Tabes	Progress. Paralyse	Zusammen	Todesfälle überhaupt	Davon Syphilisfälle und Folgekrankh. in %
	1913	1913	1913	1913	1913	1913	1913
0—1	120	—	—	—	120	5607	2,1
1—5	3	—	—	—	3	1585	0,2
5—10	—	—	—	—	—	648	0,0
10—20	4	—	—	—	4	955	0,4
20—30	10	2	1	—	13	2044	0,6
30—40	19	5	7	19	50	2363	2,1
40—50	17	19	38	24	98	2699	3,6
50—60	14	21	46	27	108	3480	3,1
60—70	14	12	34	3	63	3998	1,6
70—80	2	3	5	1	11	3231	0,3
über 80	—	1	—	—	1	1457	0,1
Alle Alterskl.	203	63	131	74	471	28067	1,7

[1]) Eine Weiterführung dieser Tabellen bis zum Jahre 1925 war leider nicht möglich, da unter dem übertriebenen Personalabbau im Berliner Statistischen Amt im besonderen die Bevölkerungs- und Mortalitätsstatistik im Gegensatz zur stärker betriebenen Wirtschaftsstatistik schwer leiden mußte.

Tabelle 11. **Sterbefälle an Syphilis und Folgekrankheiten in Berlin in den Jahren 1905—1926.**

Jahr	Syphilis						Folgekrankheiten							Syphilis und Folgekrankh.	Gesamtzahl der Todesfälle	Davon Syphilisfälle in %	Bevölkerungszahl
	angeb.	prim.	sek.	tert.	überh.	$^0/_{000}$	Aneurysma	$^0/_{000}$	Tabes	$^0/_{000}$	Progress. Paralyse	$^0/_{000}$	Zusammen				
1905	153	—	—	27	185	0,9	56	0,2	98	0,4	108	0,5	262	447	33 425	1,3	2 010 727
1906	163	—	3	46	242	1,1	58	0,2	132	0,6	93	0,4	283	495	32 353	1,5	2 055 339
1907	170	1	2	69	242	1,1	59	0,2	110	0,5	87	0,4	256	498	32 648	1,5	2 070 001
1908	148	—	—	34	182	0,9	64	0,3	108	0,5	54	0,3	226	408	32 408	1,2	2 060 124
1909	162	—	—	57	229	1,1	73	0,3	91	0,4	68	0,3	232	454	31 844	1,4	2 050 158
1910	178	—	—	78	264	1,2	62	0,3	111	0,5	57	0,3	230	494	30 152	1,6	2 059 417
1911	142	—	1	81	224	1,0	71	0,3	126	0,6	64	0,3	261	485	29 981	1,6	2 071 940
1912	152	—	—	69	224	1,0	86	0,4	129	0,6	58	0,3	273	497	32 307	1,5	2 083 392
1913	124	1	1	74	203	0,9	63	0,3	131	0,6	74	0,4	268	471	28 067	1,7	2 082 111
1914	109	—	1	88	209	1,0	76	0,4	110	0,5	64	0,3	250	459	29 664	1,5	2 029 852
1915	98	—	—	103	205	1,1	68	0,4	132	0,7	43	0,2	263	468	29 828	1,5	1 878 847
1916	77	—	1	81	164	0,9	53	0,3	144	0,8	53	0,3	250	414	28 078	1,4	1 795 809
1917	70	—	—	88	161	0,9	74	0,4	211	1,2	88	0,6	373	434	34 138	1,3	1 745 894
1918	69	—	—	57	127	0,7	58	0,3	132	0,8	55	0,3	245	372	35 764	1,0	1 748 000
1919	105	1	1	100	209	1,1	49	0,2	98	0,5	61	0,3	208	417	31 307	1,3	1 902 317
1920	128	2	2	125	261	1,3	56	0,3	112	0,6	54	0,2	222	483	30 982	1,5	1 935 566
1921	—	—	—	—	225	1,1	—	—	—	—	—	—	—	—	2 5971	—	1 956 100
1922	—	—	—	—	295	1,5	—	—	—	—	—	—	—	—	28 355	—	1 944 600
1923	—	—	—	—	297	1,5	—	—	—	—	—	—	—	—	26 416	—	1 937 900
1924	—	—	—	—	270	1,4	—	—	—	—	—	—	—	—	24 632	—	1 934 300
1925	—	—	—	—	259	1,3	—	—	—	—	—	—	—	—	23 850	—	1 978 200
1926	—	—	—	—	307	1,5	—	—	—	—	—	—	—	—	23 516	—	1 997 388

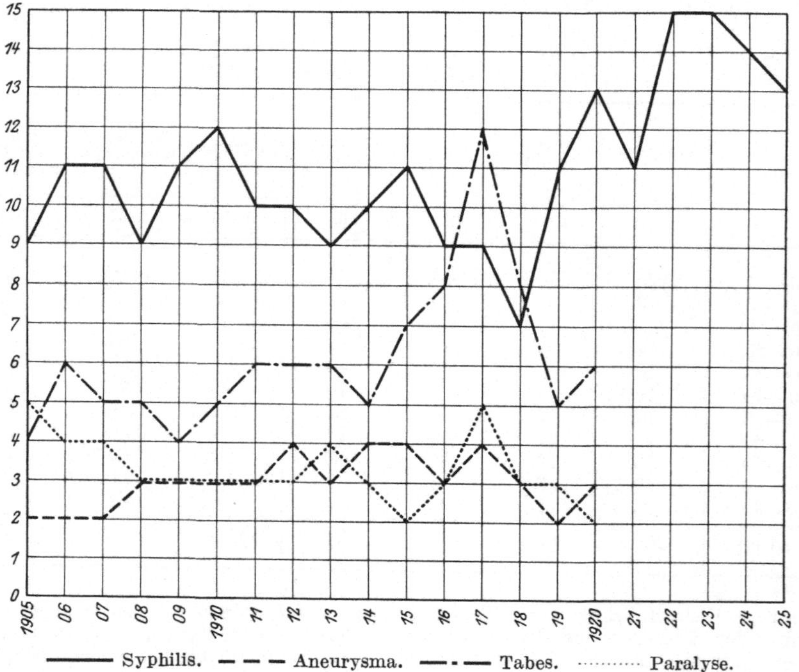

Abb. 10. Sterbefälle an Syphilis und Folgekrankheiten ($^0/_{0000}$) in Berlin in den Jahren 1905–1925.

Hieraus geht einmal hervor, daß während des 1. Lebensjahres die angeborene Lues ihre Hauptopfer fordert, daß im Alter von 1—5 Jahren nur noch wenige ihrem Leiden erliegen und daß im 2. Jahrfünft diese Erkrankung als Todesursache fast ganz verschwindet. Dies hat seinen Grund darin, daß die nicht lebensfähigen an Lues fetalis congenita leidenden Neugeborenen wegsterben, während die kongenital postnatalen bei einer gut durchgeführten Therapie in der Großstadt dem Leben erhalten werden können.

Im zweiten Jahrzehnt finden sich weiterhin wenige Todesfälle tertiärer Lues, die wohl der Lues congenita tarda zuzuschreiben sind. In den übrigen Altersklassen finden sich einige Todesfälle, rund 0,5% aller, verursacht durch tertiäre Lues. Die Todesfälle an Aneurysma, Tabes und progressiver Paralyse finden sich vom vierten Jahrzehnt an und haben ihr Maximum im sechsten Jahrzehnt. Die Zahl der durch Syphilis und ihre Folgekrankheiten verursachten Sterbefälle (soweit sie als solche in der Statistik verzeichnet sind) beträgt in einer von Syphilis so saturierten Stadt wie Berlin nur 1,7% der Gesamtzahl der Todesfälle. Die Sterblichkeit an diesen Erkrankungen beträgt im dritten Jahrzehnt 0,6%, im vierten 2,2, im fünften 3,6, im sechsten 3,1, im siebenten 1,6 und nimmt dann wieder stark ab.

Es muß jedoch hervorgehoben werden, daß in den außerhalb Berlins liegenden Berliner Krankenanstalten ein beträchtlicher Teil der an syphilitischen Folgekrankheiten Leidenden Berlins stirbt. Alle diese Fälle verschwinden aus der Berliner Statistik, und es gibt ein Bild von diesem Einfluß, wenn man hört, daß von 1905—1914 in diesen Anstalten an Paralyse schätzungsweise 3000 Fälle in der Altersklasse von 30—70 Jahren gegenüber denen der Berliner Statistik verzeichneten 462 Fällen gestorben sind.

Tabelle 12. Die an Syphilis gestorbenen Säuglinge in 44 Städten, absolut und auf 1000 Lebendgeborene berechnet.

Stadt	1914 bis 1918	‰	Stadt	1914 bis 1918	‰
Breslau	140	2,89	Oberhausen	1	0,08
Görlitz	9	1,61	Hamborn	11	0,65
Berlin	404	3,10	Barmen	15	1,41
Schöneberg	35	4,02	Elberfeld	12	1,01
Neukölln	16	0,96	Solingen	1	0,32
Wilmersdorf	21	3,93	Düsseldorf	70	1,94
Königsberg	(?)20	—	Aachen	19	1,51
Danzig	60	2,59	M.-Gladbach	5	0,79
Stettin	20	1,08	Rheydt	—	—
Lübeck	18	2,08	Köln	193	3,30
Kiel	48	2,24	Bonn	3	0,36
Hamburg	195	2,88	Frankfurt	71	2,35
Altona	61	4,80	Wiesbaden	14	2,29
Magdeburg	70	3,02	Saarbrücken	3	0,29
Halle	55	3,65	Mannheim	62	2,87
Leipzig	178	4,09	Karlsruhe	28	2,52
Dresden	102	2,70	Freiburg	11	1,23
Chemnitz	44	1,79	Stuttgart	70	2,63
Plauen	12	1,48	Augsburg	23	1,59
Erfurt	24	2,03	Nürnberg	87	3,16
Kassel	22	1,75	München	182	3,76
Dortmund	41	1,38	Zusammen (44 Städte)	—	2,49
Mülheim	12	1,02			

Dies zeigt klar, daß die Mortalitätsstatistik der Syphilis nur einen Bruchteil der durch sie bedingten Todesfälle erfaßt, selbst bei Erkrankungen, die im

Todesursachenschema verzeichnet sind. Hinzu kommt, daß sehr viele Todesfälle infolge tertiärer Lues in allen möglichen Rubriken des Todesursachenverzeichnisses unterschlüpfen, so daß die Lues congenita der einzige Teil der venerischen Krankheiten ist, der halbwegs erschöpfend erfaßt wird.

In den einzelnen deutschen Städten ist die Syphilissterblichkeit sehr verschieden, wie (nach HUBER für 1914—1918), aus der Tabelle auf Seite 45 hervorgeht.

Diese Verschiedenheit ist so groß wie bei keiner anderen Todesursache, sie schwankte für das Jahrfünft 1914—1918 zwischen 4,80 (Altona) und 0,08‰ (Oberhausen) bzw. 0,0 (Rheydt).

Einen genaueren Einblick in die Sterblichkeit an angeborener Syphilis gibt folgende Tabelle, die die an Lues gestorbenen Kinder unter 5 Jahren in Berlin in Fünfjahresperioden zusammenfaßt:

Tabelle 13. Die an Lues gestorbenen unter 5 Jahr alten Kinder in Berlin.

Jahr	Alter nach Tagen								Alter nach Monaten									
	0—1		1—7		7—15		15—30		zus. 1-2		2—3		3—4		4—5		5—6	
	m.	w.	m.	w.	m.	w.	m.	w.	m.	w.	m.	w.	m.	w.	m.	w.	m.	w.
1904/08	26	30	24	25	25	16	51	40	98	78	87	62	49	30	28	22	15	7
1909/13	60	47	42	19	29	30	45	33	83	50	68	54	27	30	26	18	11	16
1914/18	33	21	17	16	19	15	15	23	46	36	30	37	20	12	11	10	3	8

Jahr	Alter nach Monaten												Alter nach Jahren							
	6—7		7—8		8—9		9—10		10—11		11—12		zus.1-2		2—3		3—4		4—5	
	m.	w.	m.	w.	m.	w.	m.	w.	m.	w.	m.	w.	m.	w.	m.	w.	m.	w.	m.	w.
1904/08	6	4	6	6	3	—	4	3	1	5	2	0	12	8	—	3	—	—	1	—
1909/13	4	3	4	6	2	2	3	2	1	2	2	2	6	5	4	4	1	2	—	1
1914/18	7	3	5	1	1	5	4	2	1	1	3	1	1	6	1	1	—	—	1	2

Tabelle 14. Säuglingssterblichkeit an Lues congenita in Berlin auf 1000 Lebendgeborene berechnet.

Jahr	Ehelich	Unehelich	Zusammen	Jahr	Ehelich	Unehelich	Zusammen
1908	1,5	8,8	2,5	1918	2,4	6,6	3,2
1909	2,4	8,1	3,5	1919	2,4	9,6	3,6
1910	2,5	9,2	3,9	1920	2,4	10,3	3,8
1911	1,9	7,8	3,1	1921	2,5	14,5	4,4
1912	2,1	7,7	3,4	1922	4,0	19,6	6,6
1913	2,1	5,7	2,9	1923	3,7	19,1	6,3
1914	2,0	5,5	2,8	1924	3,6	14,3	5,3
1915	2,1	6,3	3,0	1925	2,9	11,1	4,4
1916	1,8	8,0	3,3	1926	3,5	11,7	5,2
1917	2,9	6,4	3,4				

Es folgt daraus, daß schon am ersten Lebenstage so viele Kinder ihrem angeborenen Leiden — der Lues congenita fetalis — erliegen, als in der darauf folgenden ganzen Woche; daß die Gefahr, der Krankheit zu erliegen, sehr deutlich vom 6. Lebensmonat an abnimmt, denn über 95% aller dieser Todesfälle tritt schon im ersten Halbjahr, über 77% schon im ersten Vierteljahr ein. Ein an kongenital postnataler Syphilis leidendes Kind, das bis zum Ende des sechsten Lebensmonates am Leben geblieben ist, hat also große Aussicht, bei entsprechender Therapie durchgebracht zu werden. Sterben doch in der zweiten Hälfte des ersten Jahres nicht halb so viel Kinder wie am ersten Lebenstage und die Todesfälle im ersten bis zum dritten Lebensjahre sind ganz verschwindend und im 3. bis 5. nur sehr vereinzelt.

Bezieht man die Todesfälle an Lues congenita auf die Lebendgeborenen-Zahl des gleichen Jahres, so ergibt sich vorstehende Säuglingssterblichkeit an angeborener Syphilis für Alt-Berlin.

Wenn auch aus dieser Tabelle kein Rückschluß auf die absoluten Zahlen der Lues-Morbidität möglich ist, so ist die steigende Richtung in den Jahren nach der Revolution doch keineswegs zu verkennen, der nur eine weit geringere Senkung in den beiden letzten Jahren gegenübersteht.

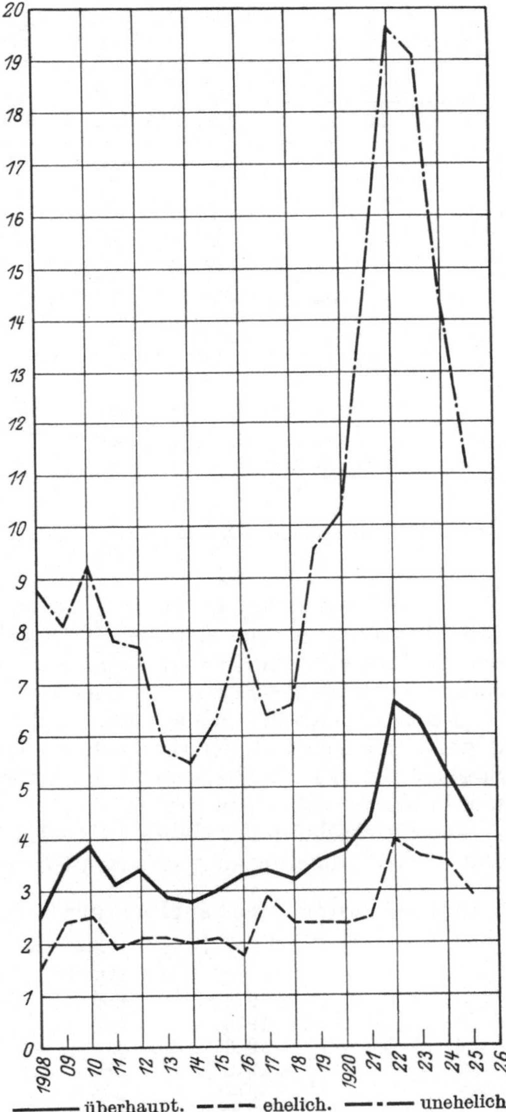

Abb. 11. Säuglingssterblichkeit an Lues congenita in Berlin auf 1000 Lebendgeborene, 1908—1925.

Die vorstehende Tabelle gibt gleichzeitig ungefähr die Sterbenswahrscheinlichkeit an Lues congenita für die Säuglinge an, obwohl sie nicht nach der aus der Sterbetafel gewonnenen gesamten Säuglingsmortalität errechnet worden ist, da der methodische Fehler bei der in diesem Falle durchgeführten Berechnungsart hier ziemlich belanglos ist (FREUDENBERG). Dies geht auch aus der folgenden Tabelle hervor, die streng methodologisch mit Hilfe der Sterbetafel gewonnen wurde und bezogen auf 1000 Lebende jeder Gruppe die Sterbenswahrscheinlichkeit der Säuglinge verzeichnet.

Sie zeigt gleichfalls, daß die Lues als Mortalitätsursache ihre Hauptbedeutung im ersten Vierteljahr hat, und daß dieser Einfluß in den folgenden Quartalen immer geringer wird. Sie gibt aber auch eine Einsicht in die Zunahme der Syphilis durch den Krieg, eine Vermehrung, die sich von 1918 an oder auf das Konzeptionsjahr bezogen, von 1917 an, bemerkbar macht, während die geringe Zunahme im Jahre 1917 bzw. 1918 auch zufällig sein könnte.

Tabelle 15. Die Sterbenswahrscheinlichkeit der Säuglinge an Lues congenita in Vierteljahrsperioden in Alt-Berlin für die Jahre 1913—1919.

Alter in Monaten	1913	1914	1915	1916	1917	1918	1919	1920	1921	1922
0—3	2,27	2,12	2,21	2,42	2,57	2,55	3,03	3,14	3,60	4,38
über 3—6	0,58	0,48	0,48	0,39	0,59	0,70	0,72	0,57	0,64	1,35
„ 6—9	0,13	0,17	0,25	0,17	0,11	0,06	0,33	—	0,15	0,22
„ 9—12	—	0,09	0,03	0,19	0,05	0,19	—	—	—	0,17
0—1 Jahr	2,90	2,76	2,83	3,02	3,16	3,45	4,18	3,66	4,22	6,28

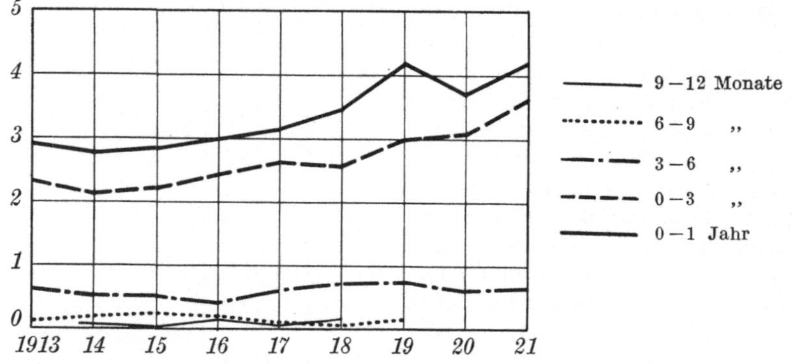

Abb. 12. Sterbenswahrscheinlichkeit der Säuglinge an Lues congenita in Vierteljahrsperioden in Alt-Berlin, 1913 — 1921.

Dieser Feststellung in Berlin gegenüber hat Huber bei Zugrundelegung von 44 Städten für die einzelnen Kriegsjahre nur recht unbedeutende Unterschiede feststellen können im Gegensatz zu den Klagen der mehr und mehr zunehmenden Verseuchung von Heer und Zivilbevölkerung.

Jedoch scheint das Schlagwort von der Verseuchung der Großstädte durch Syphilis sich schon an der Sterblichkeit der Säuglinge zu bestätigen; denn die Sterblichkeit der Säuglinge an dieser Erkrankung ist in den kleinen Städten weit niedriger als in den großen.

Im Durchschnitt der Jahre 1914—1918 starben für 44 Städte zusammen und nach Städtegruppen geordnet an Syphilis:

1. Zahl der gestorbenen Säuglinge (für 44 Städte nach den einzelnen Kalenderjahren):

	Gestorbene Säuglinge an Syphilis	Gestorbene Säuglinge überhaupt
1914	669	43 676
1915	578	32 040
1916	471	22 916
1917	380	21 980
1918	390	21 871
1914/18	2488	142 883

Säuglingssterblichkeit auf 1000 Lebendgeborene in den Jahren 1914—18.

	an Syphilis	überhaupt
1914	2,35	153,4
1915	2,53	140,5
1916	2,71	131,9
1917	2,51	145,2
1918	2,44	136,6
1914/18	2,51	141,5

3. Auf 1000 Lebendgeborene starben (nach Städtegruppen für 1914/18 zusammen):

	an Syphilis	überhaupt
Ostdeutsche (2 Städte)	2,76	174,0
Berliner (4 Städte)	2,96	142,4
Seestädte (7 Städte)	2,35	142,9
Mitteldeutsche (8 Städte)	2,87	146,8
Rheinisch-westfälische Industriestädte (8 Städte)	1,23	128,2
Westdeutsche (8 Städte)	2,27	138,0
Süddeutsche (7 Städte)	2,92	144,1
Zusammen (44 Städte)	2,49	142,8

Geordnet nach der Größe der Stadt starben Säuglinge:

Tabelle 16.

Säuglinge	In den Städten mit .... Einwohnern								
	bis 75 000 (4 St.)	über 75 000 bis 100 000 (3 St.)	über 100 000 bis 150 000 (10 St.)	über 150 000 bis 200 000 (9 St.)	über 200 000 bis 300 000 (6 St.)	über 300 000 bis 500 000 (5 St.)	über 500 000 bis 1 Mill. (6 St.)	über 1 Mill. Berlin	überhaupt (44 St.)
überhaupt	115,71	139,49	147,18	135,34	158,05	133,46	143,06	145,42	142,76
davon an venerischen Krankheiten	0,77	0,49	1,59	2,54	1,67 [1]	2,36	3,25	3,10	2,49

Durchschnittlich starben 1914—1918 Säuglinge in 40 Städten getrennt nach dem Geschlecht:

	absolut	auf 1000 Lebendgeborene
Männlich	1292	2,73
Weiblich	1093	2,45
Überhaupt	2385	2,59

Auf 100 gestorbene Mädchen entfielen in 40 Städten 111,2 Knaben, woraus die stärkere Anfälligkeit des männlichen Geschlechtes ebenfalls hervorgeht.

Huber hat dann noch eine Zusammenstellung der an Syphilis gestorbenen Säuglinge in 13 Großstädten für die Kriegsjahre gegeben. Folgende Tabellen fassen diese Befunde zusammen:

Tabelle 17. Im Säuglingsalter an venerischen Krankheiten Verstorbene, in 13 Großstädten in den Jahren 1914—1918.

Jahr	Breslau	Berlin	Hamburg	Magdeburg	Leipzig	Dresden	Chemnitz	Düsseldorf	Köln	Frankfurt	Stuttgart	Nürnberg	München
1914	34	106	64	24	57	25	13	13	54	20	21	26	42
1915	35	94	47	17	46	22	7	13	44	11	13	15	42
1916	40	74	43	14	29	20	6	16	31	20	9	19	30
1917	19	63	21	6	25	19	9	13	29	11	7	10	32
1918	12	67	20	9	21	16	9	15	35	9	20	17	36

[1]) Königsberg hat hierbei — wie erst während des Druckes bemerkt wurde — die Sterbefälle an Krankheiten der Harn- und Geschlechtsorgane mitgeteilt (1914—1918: 7, 2, 2, 5 und 4) (Huber).

Tabelle 18. An Syphilis in den Jahren 1914—1918 verstorbene Säuglinge (für 13 Großstädte zusammen):

Jahr	Zahl der an Syphilis Gestorbenen	Berechnet auf 1000 Lebendgeborene	Berechnet auf 100 gestorbene Säuglinge überhaupt
1914	499	2,9	1,9
1915	406	2,9	2,1
1916	351	3,4	2,6
1917	264	2,9	2,0
1918	286	3,0	2,1
1914/1918	1806	3,0	2,1

Von der außerdeutschen Statistik seien zur Frage der Syphilis-Säuglingssterblichkeit die Statistiken von Großbritannien, Schottland und Irland verzeichnet. Hierüber belehren folgende Zusammenstellungen[1]):

Tabelle 19. Zahl der in England und Wales in den Jahren 1900—1925 gemeldeten Todesfälle an Syphilis von Kindern unter einem Jahr in absoluten Zahlen und bezogen auf je 1000 Geburten.

Jahr	0—3 Monate		3—6 Monate		6—12 Monate		Im 1. Lebensjahr	
	Todesfälle	auf 1000 Geburt.	Todesfälle	auf 1000 Geburten	Todesfälle	auf 1000 Geburten	Todesfälle	auf 1000 Geburten
1900	685	0,74	329	0,35	140	0,15	1154	1,24
1901	693	0,75	292	0,31	160	0,17	1145	1,23
1902	649	0,69	305	0,33	164	0,17	1118	1,19
1903	774	0,82	333	0,35	164	0,17	1271	1,34
1904	793	0,84	282	0,30	154	0,16	1229	1,30
1905	771	0,84	310	0,34	145	0,16	1226	1,34
1906	782	0,83	284	0,31	132	0,14	1198	1,28
1907	736	0,80	262	0,29	135	0,14	1133	1,23
1908	783	0,83	265	0,28	127	0,14	1175	1,25
1909	760	0,83	236	0,26	124	0,13	1120	1,22
1910	660	0,75	245	0,27	123	0,13	1028	1,15
1911	768	0,87	232	0,26	140	0,16	1140	1,29
1912	841	0,96	233	0,27	97	0,11	1171	1,34
1913	901	1,03	239	0,27	146	0,16	1286	1,46
1914	937	1,07	258	0,29	166	0,19	1361	1,55
1915	796	0,98	252	0,31	121	0,15	1169	1,44
1916	881	1,12	230	0,29	121	0,16	1232	1,57
1917	907	1,37	270	0,40	177	0,26	1354	2,03
1918	857	1,29	281	0,42	124	0,19	1262	1,90
1919	854	1,24	233	0,34	130	0,18	1217	1,76
1920	1034	1,08	261	0,27	148	0,16	1443	1,51
1921	882	1,04	224	0,26	108	0,13	1214	1,43
1922	651	0,84	157	0,20	66	0,08	874	1,12
1923	564	0,75	147	0,19	86	0,11	797	1,05
1924	488	0,67	120	0,16	58	0,08	666	0,91
1925	427	0,60	93	0,13	65	0,09	585	0,82

[1]) Diese Zahlen verdanke ich der Liebenswürdigkeit der Registrar Generals von England und Wales, Schottland und Irland, die sie mit größter Zuvorkommenheit zur Verfügung stellten.

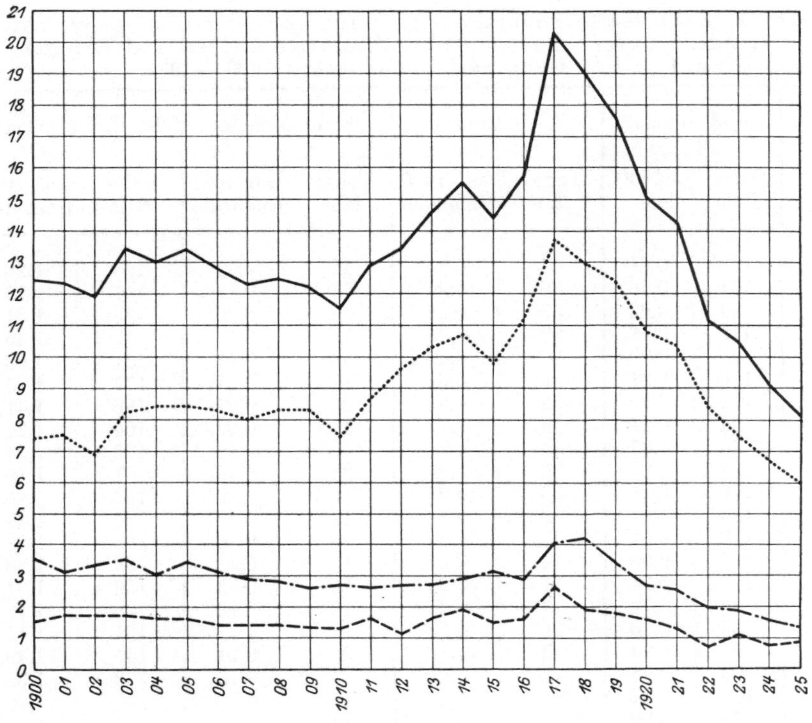

Abb. 13. Syphilis-Säuglingssterblichkeit (‰₀ Geburten) in England und Wales 1900 — 1925.

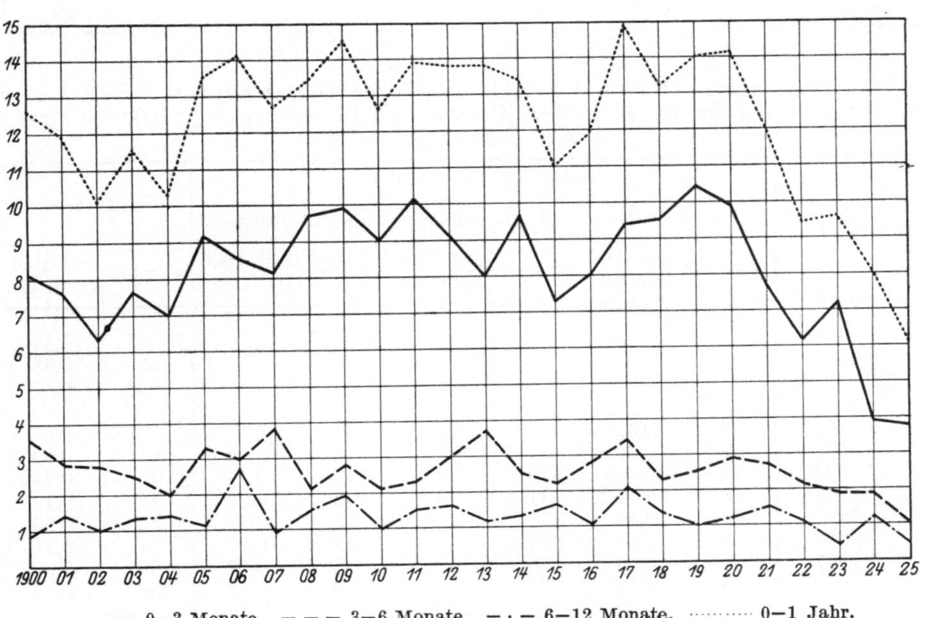

Abb. 14. Zahl der in Schottland gemeldeten Todesfälle an Syphilis von Kindern unter 1 Jahr bezogen auf 10 000 Geburten, in den Jahren 1900 — 1925.

Tabelle 20. Zahl der in Schottland gemeldeten Todesfälle an Syphilis von Kindern unter einem Jahr in absoluten Ziffern und bezogen auf je 1000 Geburten in den Jahren 1900—1925.

Jahr	0—3 Monate		3—6 Monate		6—12 Monate		Im 1. Lebensjahr	
	Todesfälle	auf 1000 Geburt.	Todesfälle	auf 1000 Geburten	Todesfälle	auf 1000 Geburten	Todesfälle	auf 1000 Geburten
1900	106	0,81	47	0,36	12	0,09	165	1,26
1901	101	0,76	38	0,29	18	0,14	157	1,19
1902	83	0,63	37	0,28	13	0,10	133	1,01
1903	102	0,76	33	0,25	18	0,13	153	1,15
1904	93	0,70	26	0,20	18	0,14	137	1,03
1905	120	0,91	43	0,33	14	0,11	177	1,35
1906	112	0,85	39	0,30	35	0,27	186	1,41
1907	104	0,81	49	0,38	11	0,09	164	1,27
1908	128	0,97	28	0,21	20	0,15	176	1,34
1909	127	0,99	36	0,28	24	0,19	187	1,45
1910	118	0,95	26	0,21	12	0,10	156	1,26
1911	123	1,01	28	0,23	18	0,15	169	1,39
1912	112	0,91	37	0,30	20	0,16	169	1,38
1913	108	0,90	44	0,37	14	0,12	166	1,38
1914	119	0,96	31	0,25	16	0,13	166	1,34
1915	83	0,73	25	0,22	18	0,16	126	1,10
1916	88	0,80	31	0,28	12	0,11	131	1,19
1917	92	0,94	33	0,34	20	0,21	145	1,49
1918	94	0,95	23	0,23	13	0,13	130	1,32
1919	111	1,04	27	0,25	11	0,10	149	1,40
1920	136	0,99	39	0,29	17	0,12	192	1,41
1921	96	0,78	33	0,27	18	0,15	147	1,19
1922	71	0,62	24	0,21	13	0,11	108	0,94
1923	81	0,72	21	0,19	5	0,04	107	0,96
1924	52	0,49	20	0,19	13	0,12	85	0,80
1925	50	0,48	10	0,10	4	0,04	64	0,61

Tabelle 21. Zahl der in Irland gemeldeten Todesfälle an Syphilis von Kindern unter einem Jahr in absoluten Ziffern und bezogen auf je 1000 Geburten in den Jahren 1871—1924.

Jahr	Todesfälle an Syphilis						Ingesamt	
	0—3 Monate		3—6 Monate		6—12 Monate			
	absolut	auf 1000 Geburten	absolut	auf 1000 Geburten	absolut	auf 1000 Geburten	absolut	auf 1000 Geburten
1871—80							496	0,35
1881—90							440	0,38
1891—1900							492	0,47
1901	33	0,33	13	0,13	11	0,11	57	0,57
1902	37	0,36	14	0,14	10	0,10	61	0,60
1903	45	0,44	17	0,17	13	0,13	75	0,74
1904	53	0,51	11	0,10	9	0,09	73	0,70
1905	56	0,54	27	0,26	13	0,13	96	0,93
1906	35	0,34	21	0,20	18	0,17	74	0,71
1907	51	0,50	23	0,22	15	0,15	89	0,87
1908	36	0,35	25	0,25	5	0,05	66	0,65
1909	59	0,58	22	0,21	12	0,12	93	0,91
1910	38	0,37	8	0,08	9	0,09	55	0,54
1901—10	443	0,43	181	0,18	115	0,11	739	0,72

Fortsetzung von Tabelle 21.

Jahr	Todesfälle an Syphilis						Insgesamt	
	0–3 Monate		3–6 Monate		6–12 Monate			
	absolut	auf 1000 Geburten	absolut	auf 1000 Geburten	absolut	auf 1000 Geburten	absolut	auf 1000 Geburten
1911	44	0,43	13	0,13	3	0,03	60	0,59
1912	41	0,40	15	0,15	8	0,08	64	0,63
1913	34	0,34	10	0,10	12	0,12	56	0,56
1914	56	0,57	23	0,23	10	0,10	89	0,90
1915	45	0,47	8	0,08	8	0,08	61	0,63
1916	35	0,38	8	0,09	3	0,03	46	0,50
1917	28	0,32	13	0,15	5	0,06	46	0,53
1918	42	0,48	18	0,21	5	0,06	65	0,74
1919	41	0,46	8	0,09	4	0,04	53	0,59
1920	51	0,51	13	0,13	3	0,03	67	0,67
1921	30	0,33	14	0,15	6	0,07	50	0,55
1922	25	0,28	6	0,07	5	0,06	36	0,41
1923	34	0,37	3	0,03	1	0,01	38	0,41
1924	14	0,15	2	0,02	2	0,02	18	0,19

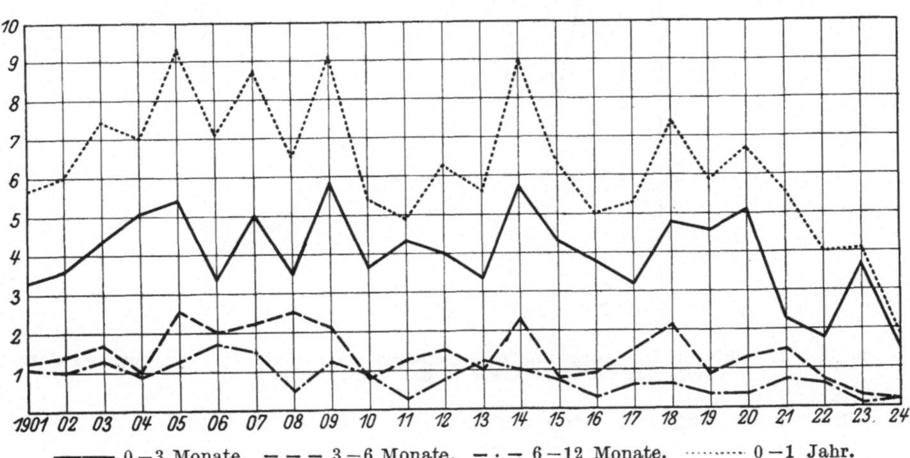

Abb. 15. Zahl der in Irland gemeldeten Todesfälle an Syphilis von Kindern unter 1 Jahr, bezogen auf je 10 000 Geburten, in den Jahren 1900–1925.

Seit 1922 liegen auch gesonderte Ziffern für Nord-Irland vor, die entsprechend der vorstehenden Tabelle angeordnet sind:

Tabelle 21a.

Jahr	0–3 Monate		3–6 Monate		6–12 Monate		Insgesamt	
	absolut	auf 1000 Geburten	absolut	auf 1000 Geburten	absolut	auf 1000 Geburten	absolut	auf 1000 Geburten
1922	10	0,3	3	0,1	2	0,1	15	0,5
1923	19	0,6	2	0,1	—	—	21	0,7
1924	6	0,2	2	0,1	1	—	9	0,3
1925	7	0,3	6	0,2	3	0,1	16	0,6

Diese drei britischen Statistiken zeigen für den letzten Zeitabschnitt eine deutliche Verminderung der Säuglingsmortalität an Syphilis, die in ursächlichem Zusammenhange steht mit der stärker durchgeführten antenatalen Therapie, wie überhaupt mit der besseren Behandlung der Lues in Großbritannien und Irland seit Einführung der kostenlosen Behandlung in den treatment centers.

In Schottland geht die allgemeine Überzeugung dahin, daß die Säuglingssterblichkeit durch Syphilis im letzten Lustrum ständig die Tendenz der Abnahme gezeigt und in der Tat auch abgenommen hat. Dies führt auch Dr. DEWAR vom Schottischen Gesundheitsamt auf die energische antisyphilitische Behandlung der luischen Schwangeren zurück. Wird doch besonders in drei von den vier großen schottischen Städten — in Glasgow, Edinburgh und Dundee — dieser Teil der Bekämpfung der Geschlechtskrankheiten mit großem Enthusiasmus und Tatkraft durchgeführt.

Einen Einblick in den Ablauf der Mortalitätskurve der Lues congenita in Kopenhagen gibt nachfolgendes Schaubild:

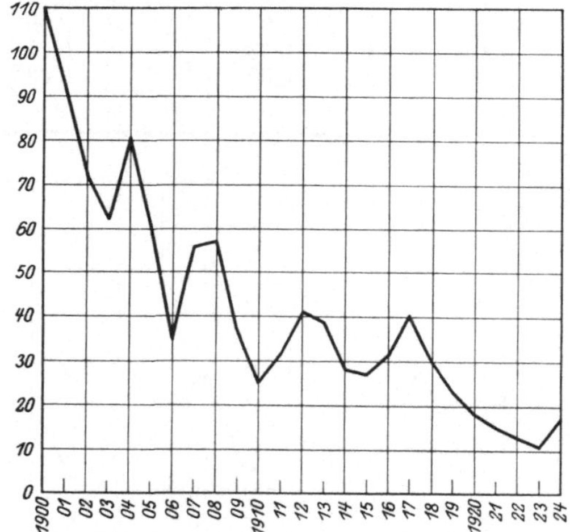

Abb. 16. Mortalität an Lues congenita in Kopenhagen bei Kindern im Alter von 0—1 Jahr auf 1000 Lebendgeborene in den Jahren 1900—1924.

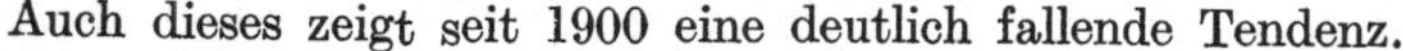
Auch dieses zeigt seit 1900 eine deutlich fallende Tendenz.

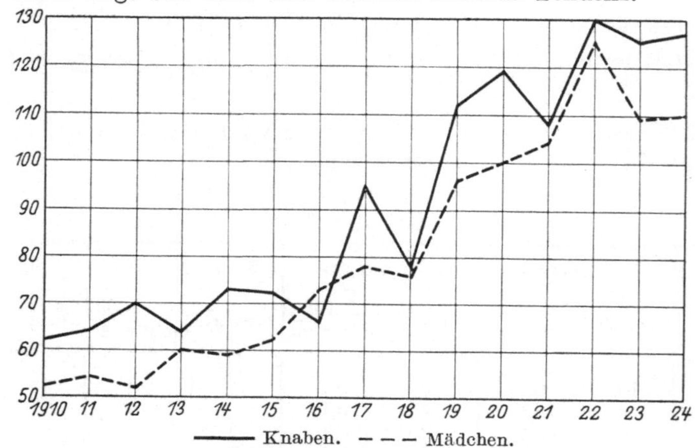

——— Knaben. – – – Mädchen.

Abb. 17. Sterblichkeit an venerischen Krankheiten in Preußen im Alter von 0—1 Jahr auf 100 000 Lebende in den Jahren 1910—1924.

Die Kurve für Preußen — Abb. 17 — (Zahlen vgl. S. 293) verläuft dagegen ständig ansteigend; doch hängt dieses aller Wahrscheinlichkeit nach in der Hauptsache mit einer besseren Erfassung der an Lues congenita verstorbenen Säuglinge zusammen.

Anschließend an die Statistik der Säuglingssterblichkeit an Syphilis sei ein Gesamtüberblick über die Statistik der Geschlechtskrankheiten im Deutschen Reiche, in den deutschen Bundesstaaten bzw. in den größeren deutschen Städten und in den wichtigsten Staaten des Auslandes gegeben, soweit die dortige Mortalitätsstatistik einen Anspruch auf wissenschaftliche Verwendbarkeit machen kann.

Einen Überblick über die Sterblichkeit an Geschlechtskrankheiten in Deutschland [1]) vermittelt folgende Tabelle:

Tabelle 22. Sterblichkeit an venerischen Krankheiten im Deutschen Reich in absoluten Ziffern und bezogen auf 10 000 der mittleren Bevölkerung für die Jahre 1893—1924.

Jahr	Zahl der beteiligten deutschen Länder	An venerisch. Krankheiten Gestorbene		Jahr	Zahl der beteiligten deutschen Länder	An venerisch. Krankheiten Gestorbene	
		absolut	auf 10 000			absolut	auf 10 000
1893	10	313	0,1	1909	24	1 528	0,2
1894	11	451	0,1	1910	24	1 633	0,3
1895	13	470	0,1	1911	24	1 589	0,2
1896	18	528	0,1	1912	24	1 624	0,2
1897	20	538	0,1	1913	24	1 722	0,3
1898	20	525	0,1	1914	23 [2])	1 781	0,3
1899	20	524	0,1	1915	23	1 622	0,2
1900	20	521	0,1	1916	23	1 458	0,2
1901	21	577	0,1	1917	23	1 459	0,2
1902	21	551	0,1	1918	23	1 324	0,2
1903	23	645	0,1	1919	23	1 759	0,3
1904	23	711	0,1	1920	23	2 381	0,4
1905	23	1 236	0,2	1921	16 [3])	2 358	0,4
1906	24	1 266	0,2	1922	16	2 551	0,4
1907	24	1 340	0,2	1923			
1908	24	1 380	0,2	1924			

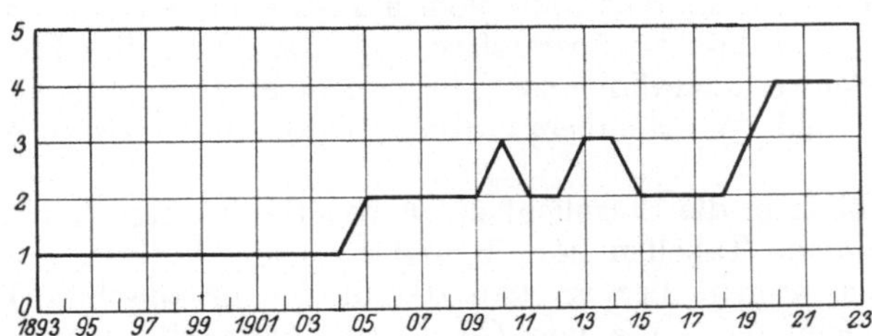

Abb. 18. Sterblichkeit an venerischen Krankheiten im Deutschen Reich, bezogen auf 100 000 der mittleren Bevölkerung für die Jahre 1893—1922.

[1]) Herrn Dr. Bludau sowie Herrn Dr. Gajewski habe ich zu danken für die Möglichkeit, die mir zur Arbeit im Preußischen Statistischen Landesamt gegeben wurde, vor allem auch für die Erlaubnis der Einsichtnahme in das Urmaterial.

[2]) Seit 1914 ohne Elsaß-Lothringen.

[3]) Deutsches Reich nach der neuen Ländereinteilung, jedoch ohne beide Mecklenburg, wie bisher.

Aus ihr geht hervor, daß zwischen 1893 und 1904 auf 10 000 der mittleren Bevölkerung der beteiligten deutschen Länder 0,1 Sterbefälle an Geschlechtskrankheiten verzeichnet waren, daß dann die Sterbeziffern sich bis 0,2 auf 10 000 erhöhte, 1913, 1914, 1919 eine solche von 0,3 erreicht wurde und 1920, 1922 die Sterbeziffer 0,4 betrug. In der Hauptsache wird die steigende Tendenz der Zahlen im 20. Jahrhundert der besseren Diagnostik, also einer besseren Erfassung der Todesfälle an Lues, zuzuschreiben sein. Die Steigerung der Nachkriegszeit hängt wohl auch zum Teil mit einer Erhöhung der Sterbefälle an angeborener Syphilis und mit der erhöhten Sterblichkeit der Syphilitiker infolge der allgemeinen Notstände zusammen.

Über den Unterschied der Sterblichkeit an venerischen Krankheiten in den deutschen Einzelstaaten geht aus folgender Tabelle:

Tabelle 23. Sterblichkeit an venerischen Krankheiten in 17 deutschen Ländern in absoluten Ziffern und auf 10000 der mittleren Bevölkerung für das Jahr 1922.

Länder	Gestorbene				
	absolut			auf 10000	
	m.	w.	zus.	m.	w.
Preußen	898	767	1 665	0,5	0,4
Bayern	124	100	224	0,4	0,3
Sachsen	156	123	279	0,7	0,5
Württemberg	25	17	42	0,2	0,1
Baden	38	37	75	0,3	0,3
Thüringen	24	20	44	0,3	0,2
Hessen	28	19	47	0,4	0,3
Hamburg	76	46	122	1,5	0,8
Mecklenburg-Schwerin	30	18	48	0,9	0,5
Oldenburg	1	3	4	0,04	0,1
Braunschweig	8	9	17	0,3	0,3
Anhalt	3	4	7	0,2	0,2
Bremen	5	10	15	0,3	0,6
Lippe	—	1	1	—	0,1
Lübeck	3	6	9	0,5	0,9
Waldeck	—	—	—	—	—
Schaumburg-Lippe	—	—	—	—	—
Deutsches Reich (ohne Mecklenburg-Strelitz)	1 419	1 180	2 599	0,5	0,4

hervor, daß der Reichsdurchschnitt vom industriellen Sachsen und naturgemäß von Hamburg und Lübeck übertroffen wird, während dies für das ländliche Mecklenburg-Schwerin auffällig ist. Besonders niedrige Ziffern zeigen Oldenburg, Anhalt und Württemberg, also Staaten mit vorwiegend ländlicher Bevölkerung.

Einen Einblick in die Sterblichkeit an venerischen Krankheiten in Preußen vermitteln folgende Tabellen 24a, b und c.

Aus Tabelle a geht hervor, daß die in der preußischen Todesursachenstatistik verzeichneten Fälle von Geschlechtskrankheiten in der Hauptsache dem ersten Lebensjahr angehören, daß diese Zahlen also ausschlaggebend von Todesfällen an Lues congenita beeinflußt sein müssen. Auch die Todesfälle in den übrigen Altersklassen, die besonders in den höheren durch ihre bessere Erfassung während der letzten Jahre bis 1923 eine stetige Zunahme, dann 1924 ein leichtes Absinken aufweisen, sind meist syphilitischen Ursprungs. Doch stellen die ermittelten Todesfälle nur einen Bruchteil der wirklich an Syphilis und an gonorrhoischen Folgekrankheiten Verstorbenen dar, was immer wieder betont werden muß.

Tabelle 24a. Sterblichkeit an venerischen Krankheiten in Preußen in absoluten Zahlen.

Altersklassen in Jahren	1910		1911		1912		1913		1914		1915		1916		1917		1918		1919		1920		1921		1922		1923		1924		1925	
	m.	w.	m.	w.	m.	w.	m.	w.	m.	w.	m.	w.	m.	w.	m.	w.	m.	w.	m.	w.	m.	w.	m.	w.	m.	w.	m.	w.	m.	w.	m.	w.
0 – 1	340	278	341	278	373	273	344	313	391	307	343	282	241	256	264	207	216	205	345	282	547	434	477	444	547	506	485	407	462	385	—	—
1 – 2	12	7	10	12	15	14	14	11	11	13	16	11	8	22	18	25	11	12	11	17	13	9	14	14	23	13	15	16	14	14	—	—
2 – 3	2	2	4	5	6	4	1	3	2	2	2	3	3	6	2	5	2	8	3	5	2	1	—	—	4	6	3	4	4	5	—	—
3 – 5	—	4	1	—	1	2	2	4	1	4	1	2	1	3	3	2	4	3	3	5	4	3	2	2	2	2	2	—	1	—	—	—
5 – 10	—	—	3	2	1	1	—	2	—	—	6	3	2	1	3	3	5	3	—	2	2	3	—	—	1	3	5	—	—	2	—	—
10 – 15	—	1	—	1	1	1	2	1	—	3	2	2	1	2	2	1	5	2	3	3	3	—	1	3	4	2	1	2	3	5	—	—
15 – 20	1	4	5	9	4	3	2	10	5	7	3	8	3	5	2	10	6	4	4	17	10	20	6	8	10	12	3	11	3	8	—	—
20 – 25	5	13	10	11	8	8	5	10	9	12	16	15	5	9	13	16	8	15	9	27	22	47	16	34	13	33	18	28	9	18	—	—
25 – 30	16	11	15	5	13	8	14	8	20	14	12	11	13	12	9	13	12	17	15	23	15	27	17	15	14	16	17	27	10	24	—	—
30 – 40	30	31	41	25	26	35	41	30	46	25	49	40	27	49	47	23	29	35	26	42	40	53	43	28	44	39	45	48	42	52	—	—
40 – 50	38	13	24	20	32	26	36	24	45	35	45	43	57	30	57	47	42	36	40	42	63	54	60	45	81	48	122	69	100	56	—	—
50 – 60	19	24	24	27	25	21	31	28	39	39	56	25	57	25	60	32	34	17	46	35	68	44	55	22	88	55	127	72	95	42	—	—
60 – 70	13	12	17	10	14	13	15	19	21	16	18	20	25	9	25	14	17	10	20	25	30	14	11	14	53	23	63	40	40	32	—	—
70 – 80	5	6	3	5	2	2	3	—	5	4	3	3	5	7	4	4	3	1	2	8	6	2	3	4	13	8	12	10	8	4	—	—
über 80	—	—	—	—	—	—	—	—	2	—	2	—	—	—	—	—	1	—	1	1	—	—	—	1	1	1	—	2	—	1	—	—
unbekannt	—	—	—	—	—	—	—	—	—	—	—	—	—	—	—	—	—	—	—	—	—	—	1	—	—	—	—	1	—	—	—	—
Sa. der Gestorbenen	481	406	498	410	521	411	510	463	597	481	574	468	448	436	509	402	395	368	528	534	825	711	706	634	898	767	918	737	791	648	—	—

Tabelle 24b. Sterblichkeit an venerischen Krankheiten in Preußen auf 10 000 Lebende berechnet.

Altersklassen in Jahren	1910		1911		1912		1913		1914		1915		1916		1917		1918		1919		1920		1921		1922		1923		1924	
	m.	w.	m.	w.	m.	w.	m.	w.	m.	w.	m.	w.	m.	w.	m.	w.	m.	w.	m.	w.	m.	w.	m.	w.	m.	w.	m.	w.	m.	w.
0 – 1	6,19	5,20	6,39	5,37	6,98	5,20	6,43	6,03	7,30	5,91	7,25	6,17	6,58	7,29	9,50	7,68	7,77	7,61	11,16	9,62	11,96	11,06	10,80	10,42	13,01	12,53	12,52	10,90	12,67	11,05
1 – 2	0,23	0,14	0,20	0,24	0,30	0,28	0,28	0,22	0,22	0,26	0,32	0,22	0,18	0,51	0,64	0,91	0,39	0,44	0,47	0,75	0,56	0,40	0,33	0,35	0,57	0,33	0,38	0,42	0,39	0,40
2 – 3	0,04	0,04	0,08	0,10	0,12	0,08	0,02	0,06	0,04	0,04	0,04	0,06	0,06	0,12	0,05	0,14	0,05	0,22	0,13	0,22	0,09	0,05	—	—	0,10	0,15	0,07	0,10	0,10	0,14
3 – 5	—	0,04	0,01	—	0,01	0,02	0,02	0,04	0,01	0,04	0,01	0,02	0,01	0,03	0,03	0,02	0,04	0,03	0,05	0,08	0,08	0,06	0,04	0,05	0,05	0,05	0,03	—	0,01	—
5 – 10	—	—	0 01	0,01	—	—	0,01	0,01	—	—	0,02	0,01	—	—	0,01	0,01	0,02	0,01	—	0,01	0,01	0,02	—	—	0,01	0,02	0,04	—	—	0,02
10 – 15	—	—	—	—	—	—	0,01	—	—	0,01	—	—	—	—	0,01	—	0,02	0,01	0,01	0,01	0,01	—	0,004	0,01	0,02	0,01	0,004	0,01	0,02	0,03
15 – 20	0,01	0,02	0,03	0,05	0,02	0,01	0,03	0,05	0,02	0,03	[1]	[1]	[1]	[1]	0,01	0,04	0,03	0,02	0,02	0,08	0,05	0,10	0,03	0,04	0,05	0,06	0,01	0,05	0,02	0,04
20 – 25	0,03	0,08	0,06	0,06	0,04	0,04	0,09	0,05	0,05	0,06	—	—	—	—	0,08	0,08	0,05	0,07	0,06	0,14	0,13	0,25	0,09	0,18	0,07	0,18	0,10	0,15	0,05	0,10
25 – 30	0,10	0,07	0,10	0,03	0,08	0,05	0,14	0,05	0,13	0,09	—	—	—	—	0,06	0,08	0,08	0,10	0,11	0,13	0,11	0,16	0,12	0,09	0,10	0,09	0,11	0,15	0,07	0,14
30 – 40	0,11	0,12	0,15	0,09	0,09	0,12	0,17	0,10	0,16	0,09	—	—	—	—	0,16	0,07	0,10	0,11	0,10	0,14	0,16	0,19	0,17	0,10	0,18	0,14	0,18	0,16	0,17	0,18
40 – 50	0,19	0,06	0,12	0,09	0,15	0,12	0,21	0,11	0,21	0,16	—	—	—	—	0,25	0,20	0,18	0,15	0,17	0,17	0,28	0,23	0,26	0,19	0,36	0,20	0,53	0,28	0,44	0,23
50 – 60	0,14	0,16	0,17	0,17	0,17	0,13	0,17	0,17	0,25	0,23	—	—	—	—	0,36	0,18	0,21	0,09	0,28	0,20	0,43	0,26	0,33	0,12	0,54	0,31	0,76	0,40	0,57	0,24
60 – 70	0,15	0,11	0,19	0,09	0,16	0,12	0,07	0,17	0,23	0,14	—	—	—	—	0,26	0,12	0,17	0,08	0,20	0,21	0,31	0,12	0,11	0,12	0,53	0,19	0,61	0,33	0,39	0,27
70 – 80	0,14	0,11	0,08	0,10	0,05	0,02	—	—	0,12	0,07	—	—	—	—	0,10	0,08	0,08	0,02	0,05	0,15	0,16	0,04	0,08	0,08	0,34	0,16	0,31	0,20	0,20	0,07
über 80	—	0,09	—	—	—	0,09	—	—	0,25	—	—	—	—	—	—	—	0,13	—	0,13	0,09	—	—	—	0,09	0,13	0,09	—	0,17	—	0,09
unbekannt	—	—	—	—	—	—	—	—	—	—	—	—	—	—	—	—	—	—	—	—	—	—	—	—	—	—	—	—	—	—
Sa. d. Gest.	0,25	0,20	0,25	0,20	0,26	0,20	0,25	0,28	0,29	0,23	—	—	—	—	0,25	0,18	0,19	0,17	0,28	0,26	0,45	0,36	0,38	0,32	0,49	0,39	0,49	0,37	0,43	0,33

[1]) Relativzahlen konnten nicht berechnet werden, da wegen des Krieges die Bevölkerungszahl der über 15 Jahre alten Personen nicht ausgezählt wurde.

Tabelle 24c. In Preußen an venerischen Krankheiten Verstorbene.

In den Jahren:	Stadt			Land			überhaupt			von 10 000 Lebenden				
	m.	w.	Zus.	m.	w.	Zus.	m.	w.	Zus.	m.	w.	Zus.	Stadt	Land
1910	428	369	797	53	37	90	481	406	887	0,25	0,20	0,22	0,40	0,00
1911	435	359	794	63	51	114	498	410	908	0,25	0,20	0,22	0,40	0,00
1912	457	358	815	64	53	117	521	411	932	0,26	0,20	0,23	0,40	0,00
1913	457	420	877	53	43	96	510	463	973	0,25	0,22	0,23	0,44	0,04
1914	521	442	963	76	39	115	597	481	1078	0,29	0,23	0,26	0,47	0,05
1915	510	427	937	64	41	105	574	468	1042	0,27	0,22	0,25	0,46	0,05
1916	397	409	806	51	27	78	448	436	884	0,21	0,20	0,21	0,40	0,04
1917	464	359	823	45	43	88	509	402	911	0,25	0,18	0,21	0,40	0,04
1918	361	338	699	34	30	64	395	368	763	0,19	0,17	0,18	0,34	0,03
1919	474	482	956	54	52	106	528	534	1062	0,28	0,26	0,27	0,50	0,05
1920	747	623	1370	78	88	166	825	711	1536	0,45	0,36	0,41	0,72	0,09
1921	654	590	1244	52	44	96	706	634	1340	0,38	0,32	0,34	0,61	0,05
1922	840	721	1561	58	46	104	898	767	1665	0,49	0,39	0,44	0,77	0,06
1923	866	691	1557	52	46	98	918	737	1655	0,49	0,37	0,43	0,76	0,05
1924	736	599	1335	55	49	104	791	648	1439	0,43	0,33	0,38	0,65	0,06

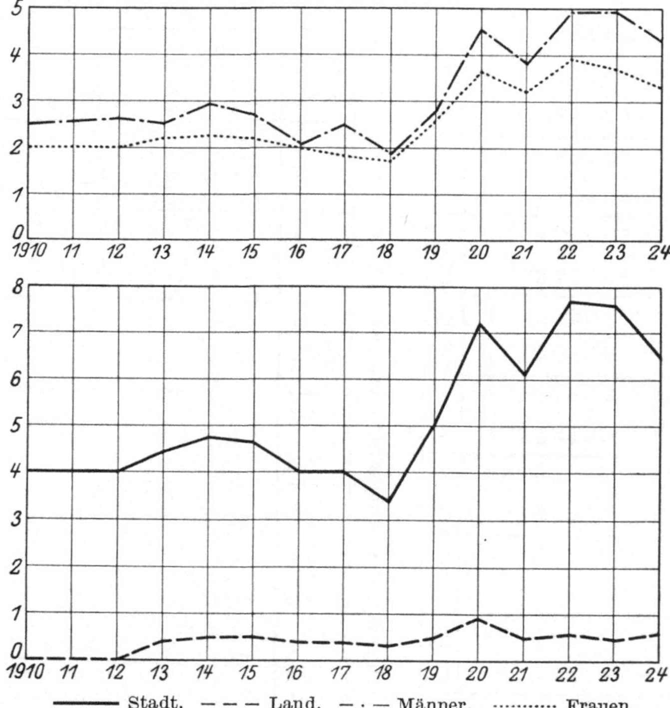

Abb. 19. In Preußen starben an venerischen Krankheiten, bezogen auf 100 000 Lebende, in den Jahren 1910—1924.

„Abgesehen davon, daß eine Geschlechtskrankheit als Ursache einer tödlichen Erkrankung nicht immer festgestellt wird, was namentlich die außerordentlich niedrigen Sterbeziffern auf dem Lande teilweise erklärt, wird eine syphilitische Organerkrankung in sehr vielen Fällen nur als Erkrankung des Organs ohne Erwähnung der Ursache auch auf den ärztlichen Totenscheinen bezeichnet, wobei noch die begreifliche Scheu, eine im Volke immer noch als Makel angesehene Erkrankung anzugeben, diese Angabe häufig absichtlich fortfallen läßt. Endlich fallen die sog. „metasyphilitischen“ Erkrankungen, Tabes und Paralyse, nach dem jetzigen Todesursachenverzeichnis noch unter den Sammelbegriff der „Nervenerkrankungen". Alle diese Umstände verhindern gerade bei dieser Todesursache mehr als bei jeder anderen die wirkliche, restlose Erfassung der daran Gestorbenen. Immerhin gibt auch die Zunahme der statistisch erfaßten Todesfälle an Syphilis einen gewissen Anhalt, und sie ist wohl dahin auszulegen, daß unser Volk in der Kriegszeit und auch noch nach dem Kriege einer verstärkten Durchseuchung mit Geschlechtskrankheiten ausgesetzt war, deren Folgen sich auch in der Sterblichkeitsstatistik bemerkbar machen mußten."

Die Sterbeziffer der sog. „venerischen Krankheiten" zeigt, abgesehen von der Kriegszeit, eine dauernde Zunahme in dem Abschnitt 1910—1924. Am stärksten ausgesprochen ist sie für das erste Lebensjahr, wie Tabelle b deutlich erweist. Auch in den Altersklassen über vierzig Jahre ist diese Erhöhung der Sterbeziffern an Geschlechtskrankheiten seit 1920 stärker ausgesprochen und wird besonders deutlich 1922—1924.

Die in den älteren Jahresklassen zwar feststellbare beträchtliche Zunahme kann jedoch bei der an und für sich sehr kleinen Sterbeziffer nur mit allergrößter Vorsicht verwendet werden. Schlüsse daraus etwa auf eine noch bestehende Vermehrung der Geschlechtskrankheiten ziehen zu wollen, wäre eine absolut mißbräuchliche Verwendung der Statistik.

Bei Aufteilung der erfaßten Fälle nach Stadt und Land (Tabelle 24c) erkennt man, wie gering das Land mit derartigen Todesfällen belastet ist, beträgt doch die Sterbeziffer auf dem Lande nur rund $^1/_{10}$ der in den Städten. Für die Stadt wurde 1924 eine Sterbeziffer von 0,65 auf 10 000 Lebende, für das Land von 0,06 ermittelt. Allerdings spielt dabei die bessere Diagnostik in der Stadt eine ausschlaggebende Rolle.

Über die Zahl der an venerischen Krankheiten gestorbenen Personen in einzelnen deutschen Städten während der Jahre 1905—1925 belehrt unter Berücksichtigung des Geschlechts nachfolgende Tabelle 25.

Sie ist trotz ihrer a priori zu erwartenden Wertlosigkeit und trotz der großen Mühe, die ihre Zusammenstellung verursacht hat, doch zusammengetragen worden, weil sie, die ganze Problematik der Todesursachenstatistik der Geschlechtskrankheiten enthüllend, gleichzeitig erweist, daß ohne die verständnisvolle Mitarbeit der Ärzte der Statistiker zur Ohnmacht verurteilt ist. Ein Blick auf die gegebenen Zahlen (auf die Berechnung von Relativzahlen mußte naturgemäß verzichtet werden) belehrt, daß große Städte des Industriegebietes, wie Gelsenkirchen, Mülheim/Ruhr, Hamborn, ebenso wie andere größere Städte in manchen Jahren keinen einzigen Todesfall an einer Geschlechtskrankheit verzeichnet haben. Damit stellt diese Statistik ein trostloses Dokument für diesen Teil der Todesursachenstatistik dar, zudem auch eine ernste Mahnung an die den Totenschein ausstellenden Ärzte zu sorgsamerer Ausfüllung.

Aus der vorliegenden außerdeutschen Statistik seien folgende Länder herangezogen: die englischen Kronländer, die Schweiz, Holland, Dänemark, Schweden, Norwegen und von Finnland: Helsingfors, sowie Japan, soweit Geschlechtskrankheiten überhaupt in den verschiedenen Todesursachenverzeichnissen vorkommen.

Folgende Tabellen 25 ff. fassen das Zahlenmaterial zusammen:

Tabelle 25. Zahl der an venerischen Krankheiten gestorbenen Personen nach dem

Städte	1905		1906		1907		1908		1909		1910		1911		1912		1913		1914		1915	
	m.	w.	m.	w.	m.	w.	m.	w.	m.	w.	m.	w.	m.	w.	m.	w.	m.	w.	m.	w.	m.	w.
Tilsit	—	—	1	1	1	1	—	—	1	—	—	1	—	—	1	—	2	2	1	1	—	1
Insterburg ..	2	—	2	2	1	1	—	—	—	1	—	1	—	—	—	—	—	—	—	1	—	—
Thorn	—	—	1	2	1	1	2	2	—	2	1	2	1	—	1	1	1	—	1	2	1	3
Breslau	7	9	7	9	13	18	18	13	11	14	22	10	11	14	21	14	17	21	23	26	30	20
Görlitz	1	—	—	—	—	1	—	—	2	2	2	4	4	1	3	2	3	—	1	1	2	1
Berlin	97	102	124	101	129	119	116	81	128	100	157	109	124	112	113	118	119	86	122	95	113	93
Charlottenburg	6	4	2	7	3	5	5	4	10	2	6	10	10	9	7	6	12	7	20	12	31	17
Schöneberg ...	3	4	4	—	5	8	5	5	1	2	6	5	7	6	4	2	8	3	9	7	12	9
Neukölln	1	2	2	1	1	1	1	1	6	2	4	4	1	4	1	4	4	6	5	2	2	3
Wilmersdorf ..	—	—	—	—	—	—	—	1	3	—	1	—	1	—	1	2	4	4	5	2	2	3
Königsberg ...	5	3	3	1	—	3	2	4	8	3	3	2	11	8	5	5	6	10	7	5	4	5
Danzig	9	6	2	4	8	10	7	1	6	5	5	3	8	6	5	7	4	7	10	7	9	7
Stettin	2	4	3	5	1	—	4	2	4	1	6	4	2	1	7	1	5	5	2	4	4	1
Lübeck	1	2	2	1	—	—	5	1	2	1	1	4	2	2	1	3	6	3	1	2	5	2
Kiel	8	4	3	6	10	7	8	11	7	9	10	6	11	9	9	5	8	11	5	10	9	9
Hamburg	50		38	20	28	27	34	24	43	41	52	32	54	39	53	37	73	55	69	52	61	46
Altona	6	13	9	6	6	12	14	7	18	14	12	8	12	9	9	18	24	18	16	10	12	15
Magdeburg ...	3	1	4	5	5	3	4	6	3	5	6	10	3	8	5	10	6	5	17	23	9	15
Halle	7	5	7	7	11	5	5	6	10	5	9	10	13	6	11	7	15	10	9	6	11	7
Leipzig	22	26	37	30	26	22	36	38	31	32	30	35	33	24	39	25	33	31	51	31	36	40
Dresden	14	25	19	26	17	15	22	21	28	18	34	23	15	23	18	27	18	21	13	19	13	16
Chemnitz	10	8	6	8	7	2	8	2	9	5	6	7	6	10	7	8	7	8	13	1	4	7
Plauen	—	1	4	2	8	2	4	4	2	—	4	1	2	3	3	2	1	2	3	1	3	3
Hannover	3	3	5	5	3	4	3	7	7	9	6	6	9	5	12	13	10	10	4	7	6	5
Erfurt	6	2	3	3	1	3	2	3	3	4	1	3	2	3	4	1	5	3	5	3	5	6
Kassel	1	—	2	1	1	1	3	1	3	3	2	5	—	—	2	1	1	1	6	4	3	3
Dortmund	—	2	2	1	8	3	6	4	5	8	8	10	3	10	13	3	10	13	9	4	9	6
Gelsenkirchen	—	—	1	—	—	—	—	—	1	—	1	—	—	—	1	1	2	4	1	1	4	12
Mühlheim/Ruhr	—	—	—	—	—	—	1	—	1	—	—	—	1	—	5	1	—	—	—	—	1	2
Oberhausen ..	—	1	—	—	—	1	2	—	1	—	—	2	1	2	2	—	1	—	—	1	—	1
Hamborn	—	—	—	—	—	—	—	—	—	—	—	—	—	—	1	—	—	3	5	3	—	1
Hagen	—	1	—	—	—	—	1	—	2	—	1	1	1	1	4	—	2	1	2	—	—	2
Barmen	5	6	8	4	3	3	2	1	—	1	—	—	4	—	3	—	2	2	3	—	2	4
Elberfeld	4	3	2	1	4	2	1	1	7	2	6	5	2	4	8	1	3	6	40	39	41	24
Remscheid ...	1	1	—	—	1	1	—	—	—	—	—	—	2	—	2	—	—	—	2	—	—	—
Essen	7	—	5	1	3	4	4	6	5	4	5	5	9	10	5	6	10	5	12	8	3	9
Aachen	2	—	5	1	7	1	3	1	3	4	3	3	5	2	2	1	4	2	6	1	4	5
M.-Gladbach .	—	1	—	—	1	1	—	1	—	1	—	—	1	—	1	1	—	—	1	2	—	—
Rheydt	—	—	—	—	—	—	—	—	—	—	1	—	1	—	—	—	—	—	1	—	—	—
Köln	26	17	18	20	33	25	22	21	30	24	23	25	31	32	36	28	20	33	51	40	38	31
Bonn	3	1	1	4	4	3	2	3	3	3	4	1	2	1	3	1	2	2	2	1	—	—
Koblenz	—	1	1	—	2	2	—	1	—	—	—	—	—	—	1	—	4	1	1	—	1	—
Trier	—	1	—	3	2	1	—	1	1	—	—	1	1	1	1	—	1	1	—	—	1	2
Frankfurt	16	12	14	6	16	7	22	20	14	14	23	16	17	14	11	11	13	16	9	13	11	9
Wiesbaden ...	—	—	1	—	4	1	1	4	—	3	2	2	4	2	3	1	4	5	2	1	3	—
Saarbrücken ..	3	—	1	1	—	—	1	—	4	4	3	1	3	1	2	2	2	5	1	—	—	2
Düsseldorf ...	5	4	5	1	8	3	8	8	8	6	6	7	13	5	7	6	9	11	6	9	8	7
Mannheim	—	—	—	—	—	—	—	—	—	—	—	—	—	—	—	—	—	—	11	5	13	8
Karlsruhe	—	—	—	—	—	—	—	—	—	—	—	—	—	—	—	—	—	—	1	3	7	4
Freiburg	—	—	—	—	—	—	—	—	—	—	—	—	—	—	—	—	—	—	2	6	—	1
Stuttgart	7	5	6	10	13	6	7	6	8	10	10	11	11	8	11	9	9	18	15	8	9	5
Augsburg	—	—	—	—	—	—	—	—	—	—	4	6	6	3	8	3	4	4	4	7	7	1
Nürnberg	—	—	—	—	—	—	—	—	—	—	10	9	11	17	9	14	15	17	21	16	15	13
München	—	—	—	—	—	—	—	—	—	—	57	49	53	47	52	36	41	34	41	39	49	44
Zus. 54 Städte	—	—	—	—	—	—	—	—	—	—	—	—	—	—	—	—	—	—	671	542	615	520

Geschlechte, in einzelnen deutschen Städten während der Jahre 1905—1925.

1916		1917		1918		1914/18		1919		1920		1921		1922		1923		1924		1925	
m.	w.	m.	w.	m.	w.	m.	w.	m.	w.	m.	w.	m.	w.	m.	w.	m.	w.	m.	w.	m.	w.
—	—	—	2	1	—	2	4	2	1	1	—	2	1	1	1	3	2	1	1	4	—
—	—	—	—	1	—	1	1	—	—	—	1	1	3	1	2	1	—	2	2	2	2
2	4	1	3	1	2	6	14	—	—	—	—	—	—	—	—	—	—	—	—	—	—
27	33	16	18	12	14	108	111	15	10	20	31	20	16	24	22	23	22	13	19	14	24
3	4	1	2	1	—	8	8	1	1	1	—	1	3	—	—	—	1	1	—	6	5
83	84	87	77	62	70	467	419	108	108	151	120	139	94	164	137	156	152	151	126	148	116
23	12	24	18	15	7	113	66	20	18	—	—	—	—	—	—	—	—	—	—	—	—
8	7	10	4	4	4	43	31	—	—	—	—	—	—	—	—	—	—	—	—	—	—
1	2	3	2	1	1	12	10	7	—	2	1	8	3	—	—	—	—	—	—	—	—
1	3	2	3	4	3	14	14	—	—	—	—	—	—	—	—	—	—	—	—	—	—
8	6	6	18	7	2	32	36	12	7	14	5	6	10	3	9	12	9	6	7	8	3
9	13	8	6	2	5	38	38	5	7	7	10	11	25	13	10	9	6	9	9	10	9
4	7	3	1	1	2	14	15	5	7	7	11	8	3	15	11	8	9	5	8	4	7
5	3	3	—	4	2	17	9	5	2	7	5	6	3	3	6	4	1	2	3	4	4
4	4	6	1	7	10	31	34	4	6	14	10	14	17	17	12	12	13	16	10	9	11
52	43	53	32	52	18	286	192	66	47	86	50	83	78	72	47	77	56	81	45	79	50
9	5	9	11	7	7	53	48	11	17	11	10	8	15	14	25	13	13	13	7	15	9
14	12	4	5	8	10	52	65	9	8	12	11	9	8	7	10	11	12	8	5	5	12
7	5	6	7	10	5	43	30	6	10	20	14	16	12	18	15	16	14	11	7	11	15
34	25	32	25	21	26	174	146	41	32	39	60	70	41	60	42	46	49	33	33	—	—
18	20	16	17	13	14	73	85	28	25	25	16	35	38	34	31	32	18	32	23	—	—
5	5	7	9	9	7	38	29	12	9	10	12	24	19	27	23	31	21	18	24	—	—
1	1	3	1	4	3	14	11	1	1	5	3	4	4	6	3	8	1	3	4	—	—
6	10	3	6	14	9	33	37	11	13	20	20	17	22	21	15	17	16	19	20	23	10
2	—	3	4	2	3	17	16	3	1	4	2	7	1	11	6	5	2	1	2	4	4
1	1	3	1	2	2	15	11	1	4	4	4	4	3	1	5	5	9	3	7	9	8
5	2	6	—	7	5	36	17	7	9	11	17	16	8	13	8	11	16	8	4	15	8
3	1	1	—	—	—	9	4	1	3	3	1	7	6	8	19	6	8	7	5	10	3
3	—	4	3	1	—	9	5	7	8	7	6	4	2	11	3	11	6	10	4	1	5
1	1	1	—	—	—	2	3	3	2	2	2	5	6	3	5	2	—	3	1	4	2
—	—	5	—	—	4	10	8	1	3	4	5	6	4	8	7	7	4	3	5	6	2
5	4	2	—	5	3	14	9	1	3	2	4	5	4	5	5	5	1	6	6	2	1
2	2	2	3	4	2	13	11	5	3	8	6	9	5	5	5	4	2	5	2	5	2
31	31	41	26	36	30	189	150	6	3	5	4	7	4	9	4	2	3	3	1	4	1
1	—	1	—	—	—	4	—	1	—	3	1	3	2	2	1	2	—	1	2	2	1
9	6	12	6	9	10	—	—	14	12	25	16	11	5	15	21	15	12	15	11	11	16
3	3	—	—	4	6	17	15	5	12	13	7	6	7	6	3	7	3	6	4	5	6
—	1	—	2	—	—	1	5	—	—	2	2	6	6	6	5	3	2	6	4	4	5
—	—	—	—	—	1	1	1	—	1	—	—	—	—	1	1	—	2	2	—	1	—
30	28	30	25	26	33	175	157	27	35	55	33	44	27	32	27	46	30	36	34	35	28
1	1	—	—	—	—	3	2	3	4	4	5	5	4	3	3	4	2	2	3	6	2
—	—	—	1	—	—	2	1	4	2	8	6	3	4	1	3	—	1	1	1	3	4
3	2	1	6	—	2	5	12	2	2	1	1	—	1	1	3	4	3	1	3	—	—
13	12	9	11	9	16	51	61	10	21	33	22	24	22	16	20	16	14	22	13	13	15
5	1	1	1	3	1	14	5	—	—	2	4	1	5	2	8	1	5	7	4	7	4
2	—	—	1	1	2	4	5	—	—	—	—	—	—	—	—	—	—	—	—	—	—
11	9	13	9	10	10	—	—	10	12	16	21	15	11	14	18	20	9	14	18	16	8
12	8	10	5	9	8	55	34	—	—	—	—	—	—	—	—	—	—	—	—	—	—
4	4	3	2	6	4	21	17	—	—	—	—	—	—	—	—	—	—	—	—	—	—
2	2	3	—	1	3	8	12	—	—	—	—	—	—	—	—	—	—	—	—	—	—
8	11	8	6	17	8	64	39	12	17	15	12	7	7	7	3	6	3	5	—	12	6
4	3	3	5	3	3	21	19	2	5	5	7	11	7	5	4	6	3	7	3	7	8
14	14	6	9	10	11	66	63	10	9	6	14	22	14	12	13	19	7	10	10	20	9
38	39	39	38	52	40	219	202	42	34	40	44	43	50	45	38	23	30	33	27	35	32
536	494	509	431	481	429	2717	2337	—	—	—	—	—	—	—	—	—	—	—	—	—	—

Tabelle 26.

Todesfälle an Geschlechtskrankheiten und Folgekrankheiten in England und Wales in absoluten Ziffern und bezogen auf eine Million (1855—1924).

Jahr	Gonorrhöe		Syphilis		Aneurysma		Tabes dorsalis		Progressive Paralyse	
	abs.	°/ooooo	abs.	°/ooooo	abs.	°/ooooo	abs.	°/ooooo	abs.	°/ooooo
1855	Frühere Zahlen nicht vorhanden.	Frühere Zahlen nicht vorhanden.	936	50	312	17	Frühere Zahlen nicht vorhanden.	Frühere Zahlen nicht vorhanden.	Frühere Zahlen nicht vorhanden.	Frühere Zahlen nicht vorhanden.
1856			872	46	338	18				
1857			955	50	326	17				
1858			1004	52	350	18				
1859			1081	55	371	19				
1860			1066	54	368	19				
1861			1177	59	387	19				
1862			1245	61	373	19				
1863			1378	67	418	21				
1864			1534	73	479	23				
1865			1634	77	499	24				
1866			1653	77	450	21				
1867			1685	78	503	24				
1868			1879	85	556	26				
1869			1851	83	595	27				
1870			1853	82	627	28				
1871			1737	76	607	27				
1872			1829	79	643	28				
1873			1842	79	620	27				
1874			1990	84	685	29				
1875			2134	89	733	30				
1876			2134	88	799	33				
1877			2074	84	820	33				
1878			2182	87	811	32				
1879			2029	80	788	31				
1880			2159	84	832	32				
1881			2097	81	779	30				
1882			2227	85	791	30				
1883			2313	87	758	28				
1884			2280	84	834	31				
1885			2196	81	853	31				
1886			2231	81	874	32				
1887			2064	74	755	27				
1888			1927	68	782	28				
1889			2053	72	824	29				
1890			2056	71	833	29				
1891			1964	68	750	26				
1892			2041	69	810	27				
1893			2154	72	855	29				
1894			2011	67	851	28				
1895			2099	69	849	28				
1896			1832	59	840	27				
1897			1879	60	879	28				
1898			1801	57	889	28				
1899			1793	56	899	28				
1900			1842	57	875	27				
1901			1721	53	967	30	409	13	2272	70
1902			1693	51	1067	32	483	15	2257	68
1903			1820	55	1037	31	502	15	2133	64
1904			1834	54	1093	32	514	15	2380	71
1905			1811	53	1086	32	550	16	2287	67
1906			1718	50	1101	32	562	16	2340	68
1907			1658	48	1140	33	584	17	2332	67
1908			1702	48	1059	30	583	17	2217	63
1909			1685	48	1167	33	619	17	2363	67
1910			1639	46	1123	31	580	16	2213	62
1911	64	1,77	1856	51	1160	32	635	18	2201	61
1912	69	1,89	1861	51	1146	31	664	18	2276	62
1913	69	1,89	2069	57	1155	32	732	20	2140	58
1914	61	1,65	2146	58	1131	31	720	19	2265	61
1915	60	1,61	1885	51	1141	31	735	20	2263	61
1916	61	1,62	1946	52	1002	27	786	21	2100	56
1917	85	2,26	2127	57	995	27	757	20	2365	63
1918	71	1,89	1994	53	864	23	685	18	2073	55
1919	89	2,38	1857	50	891	24	663	18	1608	43
1920	79	2,10	2023	54	965	26	609	16	1504	40
1921	71	1,87	1799	47	992	26	692	18	1537	41
1922	42	1,10	1472	39	1042	27	801	21	1698	44
1923	42	1,09	1389	36	992	26	728	19	1707	44
1924	48	1,24	1296	33	1028	26	745	19	1544	40
1925	43	1,11	1185	30	1065	27	731	19	1539	40

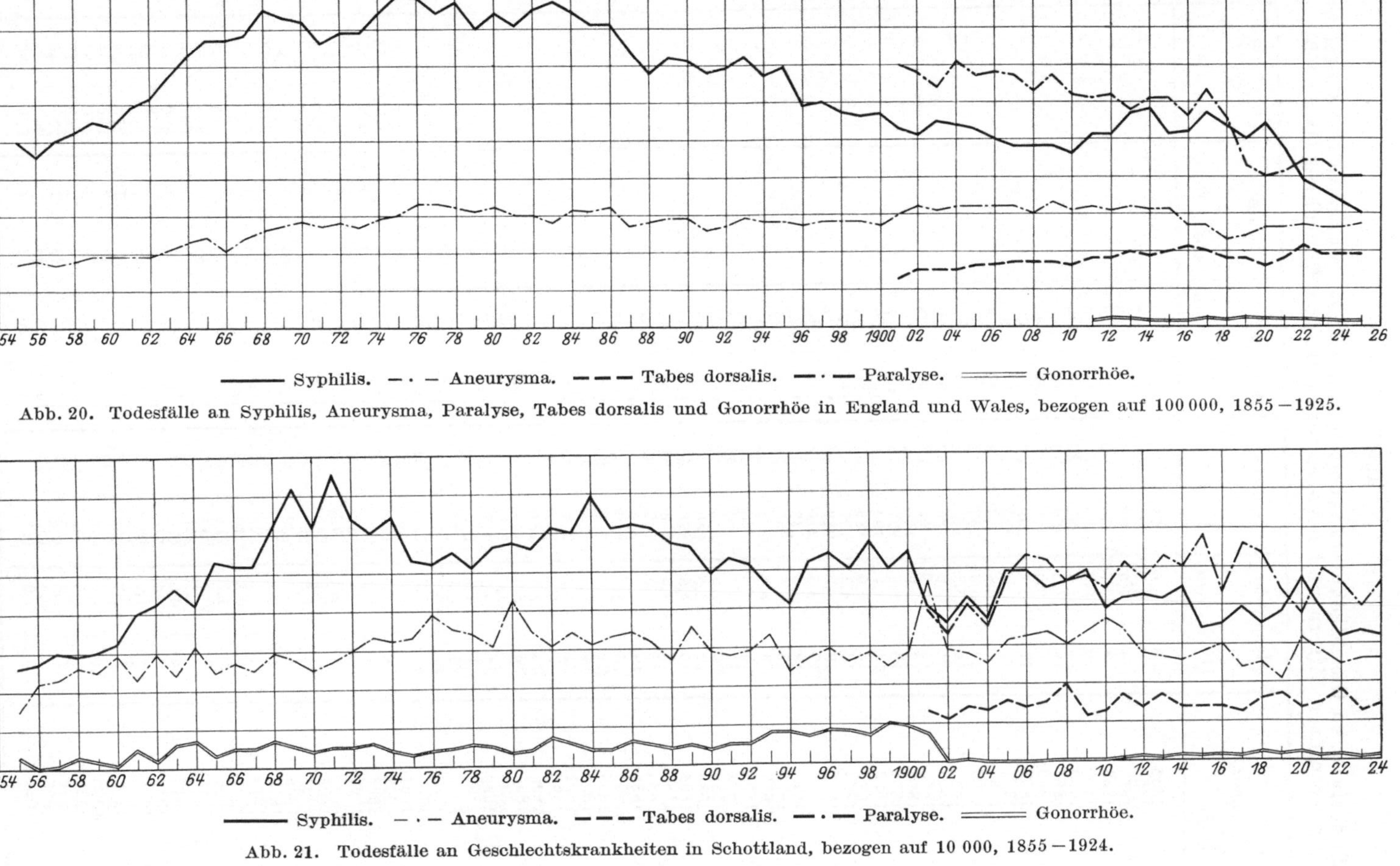

Abb. 20. Todesfälle an Syphilis, Aneurysma, Paralyse, Tabes dorsalis und Gonorrhöe in England und Wales, bezogen auf 100 000, 1855–1925.

Abb. 21. Todesfälle an Geschlechtskrankheiten in Schottland, bezogen auf 10 000, 1855–1924.

Tabelle 27.

Todesfälle an Geschlechtskrankheiten und Folgekrankheiten in Schottland in absoluten Ziffern und bezogen auf 1 Million Einwohner (1855—1924).

Jahr	Gonorrhöe		Syphilis		Aneurysma		Tabes		Progressive Paralyse	
	abs.	°/ooooo	abs.	°/ooooo	abs.	°/ooooo	abs.	°/ooooo	abs.	°/ooooo
1855	8	2,6	79	26	45	15	—	—	—	—
1856	2	0,7	81	27	66	22	—	—	—	—
1857	4	1,3	90	30	70	23	—	—	—	—
1858	8	2,6	86	29	78	26	—	—	—	—
1859	6	2,0	90	30	75	25	—	—	—	—
1860	3	1,0	96	32	88	29	—	—	—	—
1861	16	5,3	122	40	69	23	—	—	—	—
1862	6	2,0	126	42	89	29	—	—	—	—
1863	17	5,7	139	46	75	24	—	—	—	—
1864	22	7,3	125	42	97	31	—	—	—	—
1865	10	3,3	158	53	80	25	—	—	—	—
1866	16	5,3	156	52	85	27	—	—	—	—
1867	16	5,3	156	52	81	25	—	—	—	—
1868	21	7,0	185	62	96	29	—	—	—	—
1869	15	5,0	215	72	93	28	—	—	—	—
1870	12	4,0	186	62	84	25	—	—	—	—
1871	15	5,0	227	75	91	27	—	—	—	—
1872	14	4,7	193	64	103	30	—	—	—	—
1873	18	6,0	180	60	113	33	—	—	—	—
1874	13	4,3	193	64	113	32	—	—	—	—
1875	13	3,3	212	53	116	33	—	—	—	—
1876	18	4,5	210	52	140	39	—	—	—	—
1877	19	4,6	222	55	126	35	—	—	—	—
1878	22	5,5	207	51	122	34	—	—	—	—
1879	20	5,0	225	56	113	31	—	—	—	—
1880	13	3,2	228	57	156	42	—	—	—	—
1881	15	3,7	225	56	126	34	—	—	—	—
1882	28	7,0	244	61	116	31	—	—	—	—
1883	22	5,5	240	60	128	34	—	—	—	—
1884	16	4,0	276	69	119	31	—	—	—	—
1885	16	4,0	243	61	129	33	—	—	—	—
1886	24	6,0	248	62	133	34	—	—	—	—
1887	19	4,7	244	61	127	32	—	—	—	—
1888	16	4,0	229	57	105	27	—	—	—	—
1889	21	5,2	226	56	139	35	—	—	—	—
1890	14	3,5	196	49	115	29	—	—	—	—
1891	21	5,2	214	53	115	28	—	—	—	—
1892	20	5,0	204	51	120	29	—	—	—	—
1893	32	8,0	181	45	136	35	—	—	—	—
1894	32	8,0	164	41	99	24	—	—	—	—
1895	27	6,7	208	52	115	27	—	—	—	—
1896	34	8,5	217	54	123	29	—	—	—	—
1897	31	7,7	200	50	112	26	—	—	—	—
1898	26	6,5	229	57	122	28	—	—	—	—
1899	41	10,2	202	50	111	25	—	—	—	—
1900	35	8,7	215	54	126	28	—	—	—	—
1901	35	7,0	200	40	205	46	65	13	195	39
1902	—	—	180	36	132	29	54	11	164	33
1903	3	0,6	213	42	127	28	71	14	206	41
1904	—	—	184	37	116	25	63	13	175	35
1905	1	0,2	248	49	141	31	78	15	240	48
1906	1	0,2	245	49	149	32	72	14	265	53
1907	3	0,6	226	45	155	33	75	15	261	52
1908	—	—	230	46	140	30	94	19	230	46
1909	1	0,2	246	49	156	33	63	12	241	48
1910	1	0,2	199	39	169	36	66	13	227	45
1911	4	0,8	210	42	161	34	83	17	255	51
1912	6	1,2	218	43	143	28	73	14	236	47
1913	4	0,8	213	42	137	27	88	17	264	53
1914	7	1,4	227	45	131	26	73	14	251	50
1915	4	0,8	173	34	139	28	73	14	290	58
1916	7	1,4	175	35	152	30	72	14	219	44
1917	5	1,0	199	39	119	24	63	13	282	56
1918	9	1,8	177	35	123	25	81	16	273	54
1919	7	1,4	193	38	106	21	88	17	223	44
1920	11	2,2	237	47	157	31	70	14	189	38
1921	5	1,0	199	39	139	28	76	15	248	49
1922	7	1,4	162	32	126	25	89	18	232	46
1923	2	0,4	168	33	130	26	64	13	203	40
1924	5	1,0	157	32	131	26	72	14	229	46

Tabelle 28a. Zahl der in Irland in den Jahren 1871—1924 gemeldeten Todesfälle an Geschlechtskrankheiten und Folgekrankheiten, getrennt nach Geschlechtern, in absoluten Ziffern.

Jahr	Gonorrhöe[1]			Phag. Schanker[1]			Syphilis			Aneurysma			Tabes dorsalis			Paralysis progressiva			Mittlere Bevölkerung in 1000		
	m.	w.	zus.	m.	w.	zus.	m.	w.	zus.	m.	w.	zus.	m.	w.	zus.	m.	w.	zus.	m.	w.	zus.
1871—1880	77	—	77	—	—	—	476	440	916	761	237	998	—	—	—	—	—	—	—	—	—
1881—1890	81	1	82	5	6	11	405	354	759	588	216	804	—	—	—	—	—	—	—	—	—
1891	11	—	11	—	1	1	44	30	74	64	20	84	—	—	—	—	—	—	—	—	—
1892	7	—	7	1	—	1	36	33	69	51	7	58	—	—	—	—	—	—	—	—	—
1893	24	—	24	—	1	1	32	21	53	42	18	60	—	—	—	—	—	—	—	—	—
1894	11	—	11	2	3	5	45	27	72	38	11	49	—	—	—	—	—	—	—	—	—
1895	9	—	9	1	1	2	41	36	77	36	14	50	—	—	—	—	—	—	—	—	—
1896	13	—	13	2	—	2	29	27	56	65	20	85	—	—	—	—	—	—	—	—	—
1897	16	—	16	—	2	2	51	42	93	47	17	64	—	—	—	—	—	—	—	—	—
1898	7	—	7	—	—	—	54	49	103	46	21	67	—	—	—	—	—	—	—	—	—
1899	11	—	11	—	1	1	41	38	79	45	12	57	—	—	—	—	—	—	—	—	—
1900	7	—	7	—	—	—	35	43	78	54	10	64	—	—	—	—	—	—	—	—	—
1891—1900	116	—	116	6	9	15	408	346	754	488	150	638	—	—	—	—	—	—	—	—	—
1901	9	1	10	—	—	—	53	33	86	48	10	58	34	9	43	36	4	40	—	—	—
1902	16	—	16	2	—	2	52	40	92	41	10	51	28	8	36	65	14	79	—	—	—
1903	14	—	14	—	2	2	58	46	104	51	19	70	33	4	37	67	13	80	—	—	—
1904	7	2	9	4	2	6	60	49	109	53	21	74	32	6	38	66	22	88	—	—	—
1905	8	—	8	—	—	—	88	57	145	56	12	68	43	3	46	55	12	67	—	—	—
1906	5	—	5	2	3	5	69	60	129	36	15	51	42	4	46	53	14	67	—	—	—
1907	6	4	10	2	1	3	75	49	124	50	9	59	41	11	52	69	19	88	—	—	—
1908	8	—	8	—	3	3	68	38	106	43	10	53	30	10	40	61	19	80	—	—	—
1909	6	—	6	—	—	—	74	56	130	35	12	47	36	6	42	78	19	97	—	—	—
1910	3	—	3	1	2	3	63	34	97	39	8	47	33	12	45	62	13	75	—	—	—
1901—1910	82	7	89	11	13	24	660	462	1122	452	126	578	352	73	425	612	149	761	—	—	—
1911	7	1	8	—	—	—	55	41	96	50	7	57	44	9	53	69	20	89	—	—	—
1912	3	1	4	—	—	—	49	50	99	54	16	70	33	10	43	97	26	123	—	—	—
1913	5	2	7	—	—	—	58	29	87	40	16	56	30	5	35	77	23	100	1 588	1 547	3 135
1914	5	1	6	—	—	—	68	48	116	31	9	40	24	7	31	88	15	103	1 585	1 546	3 131
1915	5	0	5	—	—	—	49	41	90	14	7	21	40	4	44	74	9	83	1 587	1 545	3 132
1916	4	6	10	—	—	—	44	27	71	31	6	37	38	7	45	82	13	95	1 570	1 550	3 120
1917	5	2	7	—	—	—	46	35	81	24	9	33	36	2	38	78	8	86	1 579	1 553	3 132
1918	3	—	3	—	—	—	52	35	87	36	14	50	35	7	42	94	10	104	1 587	1 550	3 142
1919	3	1	4	—	—	—	41	35	76	36	9	45	17	5	22	80	10	90	1 595	1 560	3 155
1920	5	—	5	—	—	—	52	38	90	20	6	26	18	1	19	75	9	84	1 645	1 558	3 203
1911—1920	45	14	59	—	—	—	514	379	893	336	99	435	315	57	372	814	143	957	1 651	1 565	3 216
1921	5	1	6	—	—	—	43	32	75	32	7	39	30	4	34	72	14	86	1 658	1 564	3 222
1922	3	—	3	—	—	—	27	21	48	24	8	32	34	8	42	60	5	65	1 594	1 566	3 160
1923	5	—	5	—	—	—	39	29	68	35	5	40	15	4	19	57	6	63	1 597	1 568	3 165
1924	4	—	4	—	—	—	24	17	41	31	9	40	24	4	28	50	4	54	1 596	1 565	3 161

[1]) Von 1913 an Gonorrhöe und phagedänischem Schanker zusammengenommen.

Tabelle 28b. **Sterbeziffer auf 10 000 der Bevölkerung an Geschlechtskrankheiten und Folgekrankheiten, getrennt nach Geschlechtern, in den Jahren 1871—1912 in Irland.**

Jahr	Gonorrhöe		zus.	Phaged. Schanker		zus.	Syphilis		zus.	Aneurysma		zus.	Tabes		zus.	Paralyse		zus.	Striktur der Urethra
	m.	w.		m.	w.		m.	w.		m.	w.		m.	w.		m.	w.		
1871—1880	0,03	—	0,01	—	—	—	0,18	0,16	0,17	0,29	0,09	0,19	—	—	—	—	—	—	—
1881—1890	0,03	—	0,02	—	—	—	0,17	0,14	0,15	0,24	0,09	0,16	—	—	—	—	—	—	—
1891—1900	0,05	—	0,03	—	—	—	0,18	0,15	0,16	0,22	0,06	0,14	—	—	—	—	—	—	—
1900—1910	0,04	—	0,02	—	—	—	0,30	0,21	0,25	0,21	0,06	0,13	0,16	0,03	0,10	0,28	0,07	0,17	—
1911	—	—	—	—	—	—	0,25	0,29	0,22	0,23	—	0,13	0 20	0,04	0,12	0,32	0,09	0,20	—
1912	—	—	—	—	—	—	0,22	0,23	0,23	0,25	0,07	0,16	0,15	0,05	0,10	0,44	0,12	0,28	—
1913	0,02	0,01	—	—	—	—	0,27	0,13	—	0,18	0,07	—	0,14	0,02	—	0,35	0,11	—	0,10
1914	0,02	—	—	—	—	—	0,31	0,22	—	0,14	0,04	—	0,11	0,03	—	0,41	0,07	—	0,04
1915	0,02	—	—	—	—	—	0,23	0,19	—	0,07	0,03	—	0,19	0,02	—	0,35	0,04	—	0,06
1916	0,02	0,03	—	—	—	—	0,21	0,12	—	0,15	0,03	—	0,18	0,03	—	0,39	0,06	—	0,06
1917	0,02	0,01	—	—	—	—	0,22	0,16	—	0,11	0,04	—	0,17	0,01	—	0,37	0,04	—	0,04
1918	0,01	—	—	—	—	—	0,25	0,16	—	0,17	0,06	—	0,17	0,03	—	0,44	0,05	—	0 01
1919	0,01	—	—	—	—	—	0,19	0,16	—	0,16	0,06	—	0,08	0,02	—	0,36	0,05	—	0,05
1920	0,02	—	—	—	—	—	0,24	0,18	—	0,09	0,03	—	0,08	0,03	—	0,34	0,04	—	0,05
1911—1920	0,01	0,005	—	—	—	—	0,19	0,15	—	—	—	—	—	—	—	—	—	—	—
1921	0,02	—	—	—	—	—	0,19	0,15	—	0,14	0,03	—	0,14	0,02	—	0,33	0,07	—	0,05
1922	0,01	—	—	—	—	—	0,13	0,10	—	0,11	0,04	—	0,16	0,04	—	0,28	0,02	—	0,05
1923	0,02	—	—	—	—	—	0,18	0,14	—	0,16	0,02	—	0,07	0,02	—	0,27	0,03	—	0,05
1924	0,02	—	—	—	—	—	0,11	0,08	—	0,15	0,04	—	0,11	0,02	—	0,23	0,02	—	0,05

Nord-Irland verzeichnet 1922—1925 an **Todesfällen an Geschlechtskrankheiten absolut und bezogen auf 1 Million der Bevölkerung.**

Jahr	Gonorrhöe		Syphilis		Aneurysma		Tabes dorsalis		Paralysis progressiva		Zusammen	
	abs.	$^0/_{00000}$	abs.	$^0/_{00000}$	abs.	$^0/_{00000}$	abs.	$^0/_{00000}$	abs.	$^0/_{00000}$	abs.	$^0/_{00000}$
1922	1	1	19	15	13	10	15	12	24	19	72	57
1923	—	—	40	32	15	12	9	7	27	21	91	72
1924	1	1	19	15	11	9	11	9	24	19	66	53
1925	—	—	26	21	16	13	12	10	22	18	76	62

Tabelle 29. Sterblichkeit an Geschlechtskrankheiten in der Schweiz, in absoluten Zahlen und bezogen auf 100 000 der mittleren Bevölkerung.

Jahre	Gonorrhöe				Syphilis				Aneurysma				Tabes dorsalis				Paralyse			
	absolut			$^0/_{0000}$	absolut			$^0/_{0000}$	absolut			$^0/_{0000}$	absolut			$^0/_{0000}$	absolut			$^0/_{0000}$
	m.	w.	zus.		m.	w.	zus.		m.	w.	zus.		m.	w.	zus.		m.	w.	zus.	
1881—1890	—	—	110	0,4	—	—	—	—	—	—	472	1,6	—	—	—	—	—	—	—	—
1891—1900	—	—	151	0,5	—	—	—	—	—	—	629	2,0	—	—	—	—	—	—	—	—
1901—1910	—	—	120	0,4	—	—	1715	4,8	—	—	611	1,7	—	—	647	1,8	—	—	698	2,0
1911	12	8	20	—	102	48	150	—	31	17	48	—	34	22	56	—	38	31	69	—
1912	10	11	21	—	100	79	179	—	34	17	51	—	34	11	45	—	19	33	52	—
1913	13	8	21	—	110	80	190	—	30	17	47	—	39	16	55	—	32	34	66	—
1914	13	6	19	—	123	66	189	—	27	21	48	—	40	19	59	—	38	29	67	—
1915	7	14	21	—	106	59	165	—	30	14	44	—	35	14	49	—	37	29	66	—
1916	3	5	8	—	99	66	165	—	37	17	54	—	37	19	56	—	26	27	53	—
1917	15	6	21	—	94	68	162	—	17	12	29	—	30	22	52	—	21	38	59	—
1918	15	5	20	—	135	77	212	—	40	15	55	—	43	18	61	—	26	32	58	—
1919	9	12	21	—	101	71	172	—	27	10	37	—	26	18	44	—	19	20	39	—
1920	12	8	20	—	138	62	200	—	45	15	60	—	23	27	50	—	28	33	61	—
1911—1920	109	83	192	0,5	1108	676	1784	4,6	318	155	473	1,2	341	186	527	1,4	284	306	590	1,5
1921	3	2	5	0,1	122	80	202	5,2	29	13	42	1,1	21	14	35	0,9	86	27	113	2,9
1922	2	10	12	0,3	118	69	187	4,8	38	21	59	1,5	26	19	45	1,2	57	30	87	2,2
1923	6	6	12	0,3	122	50	172	4,4	42	20	62	1,6	28	19	57	1,5	65	20	85	2,2
1924	—	—	—	—	—	—	—	—	—	—	—	—	—	—	—	—	—	—	—	—

Die holländische Statistik verzeichnet die unten angegebenen Erkrankungen in ihrer großen Todesursachenstatistik seit 1903, dem Jahre, in dem ihr Schema mit dem von der Internationalen Kommission im August 1900 angenommenen in Übereinstimmung gebracht worden war.

Tabelle 30. Auf 10 000 der mittleren Bevölkerung Hollands jeden Geschlechts starben von 1903—1920 an:

Jahr	Syphilis		Tabes dorsalis		Dementia paralytica		Ulcus molle u. gonorrhoische Erkrankungen	
	m.	w.	m.	w.	m.	w.	m.	w.
1903	0,26	0,17	0,24	0,07	0,04	0,17	0,004	—
1904	0,29	0,19	0,22	0,07	0,47	0,25	—	—
1905	0,30	0,19	0,20	0,09	0,44	0,20	—	—
1901—1905	0,24	0,18	0,22	0,07	0,44	0,19	0,005	0,004
1906	0,19	0,21	0,16	0,05	0,47	0,22	0,004	—
1907	0,28	0,21	0,19	0,045	0,52	0,13	—	0,003
1908	0,26	0,23	0,19	0,05	0,49	0,16	0,003	0,003
1909	0,21	0,18	0,15	0,06	0,45	0,19	—	0,003
1910	0,22	0,19	0,20	0,06	0,48	0,15	0,007	0,003
1906—1910	0,23	0,20	0,18	0,05	0,48	0,17	0,003	0,002
1911	0,26	0,17	0,15	0,06	0,49	0,22	0,007	0,01
1912	0,26	0,19	0,20	0,05	0,44	0,23	—	0,003
1913	0,23	0,19	0,22	0,07	0,49	0,20	—	—
1914	0,28	0,19	0,29	0,07	0,54	0,14	—	0,01
1915	0,22	0,20	0,24	0,09	0,58	0,17	0,003	—
1911—1915	0,25	0,19	0,22	0,07	0,51	0,19	0,002	0,005
1916	0,23	0,15	0,27	0,06	0,58	0,17	0,01	0,003
1917	0,29	0,19	0,23	0,08	0,63	0,19	0,01	—
1918	0,28	0,22	0,28	0,10	0,67	0,18	—	0,003
1919	0,22	0,20	0,20	0,12	0,44	0,16	0,006	—
1920	0,28	0,17	0,20	0,06	0,43	0,14	0,003	—
1916—1920	0,26	0,19	0,24	0,08	0,55	0,17	0,006	0,001

Seit 1921 ist nach der 1920 erfolgten Revision des ausführlichen internationalen Todesursachenverzeichnisses die Todesursachenstatistik auch für die Geschlechtskrankheiten erweitert worden, wie folgende Tabelle zeigt:

Tabelle 30a.

Jahr	Lues I (38a)		Lues II (38b)		Lues III (38c)		Lues congenita (38d)		Lues (nicht näher angegeben) (38e)		Ulcus molle (39)		Gonorrhoische Leiden (40a)		Ophthalmoblennorrhöe (40b)	
	m.	w.	m.	w.	m.	w.	m.	w.	m.	w.	m.	w.	m.	w.	m.	w.
1921	—	—	—	—	0,10	0,06	0,15	0,13	0,04	—	—	—	—	0,003	—	—
1922	—	—	—	0,0003	0,14	0,08	0,14	0,11	0,03	0,03	—	—	0,003	0,006	—	—

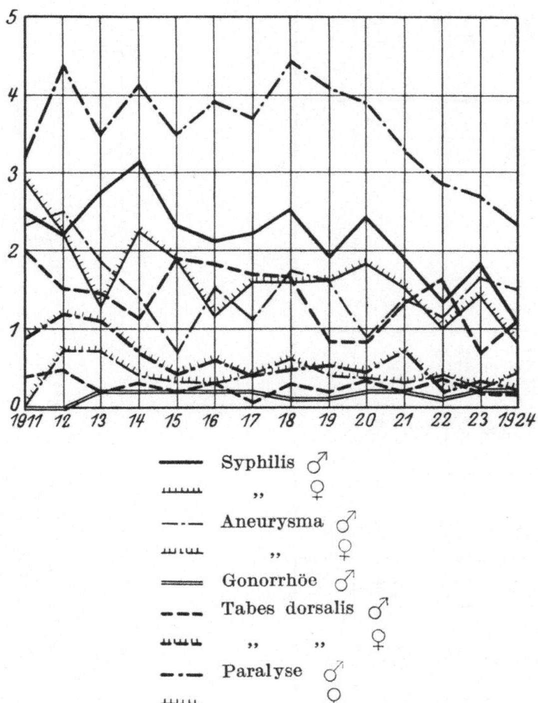

Abb. 22. Todesfälle an Geschlechtskrankheiten in Irland auf 100 000 in den Jahren 1911—1924.

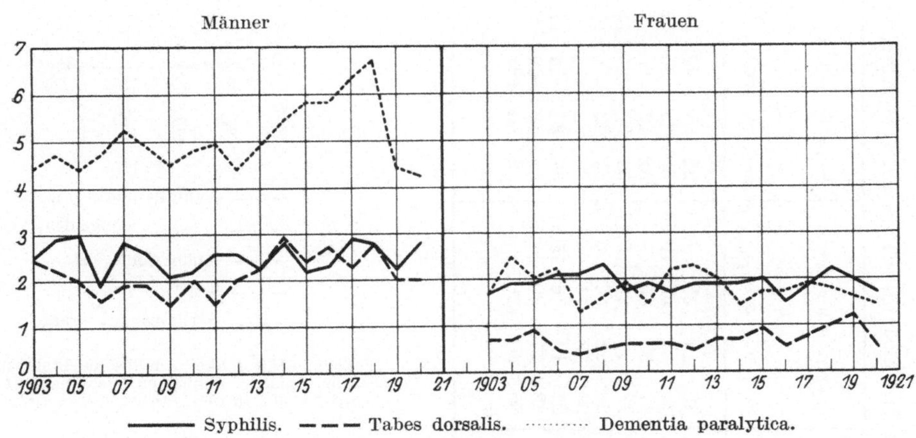

Abb. 23. Todesfälle an Geschlechtskrankheiten in Holland auf 10 000 in den Jahren 1903—1920.

Tabelle 31. Sterblichkeit an Geschlechtskrankheiten in den dänischen Provinzstädten 1890—1924.

Jahr	Syphilis acquisita				Syphilis congenita				Aneurysma aortae				Tabes dorsalis				Strictura urethrae				Bevölkerung in Tausenden
	m.	w.	zus.	auf 100000	m.	w.	zus.	auf 100000	m.	w.	zus.	auf 100000	m.	w.	zus.	auf 100000	m.	w.	zus.	auf 100000	
1890—1894	19	14	33	7,99	22	20	42	10,16	9	5	14	3,38	30	8	38	9,20	7	—	7	0,16	413
1895—1899	28	24	52	10,76	30	23	53	10,97	17	8	25	5,17	34	8	42	8,61	2	—	2	0,04	483
1890—1899	47	38	85	—	52	43	95	—	26	13	39	—	64	16	80	—	9	—	9	—	—
1900—1904	18	11	29	5,17	51	30	81	14,46	15	3	18	3,21	28	7	35	6,24	3	—	3	0,05	560
1905—1909	20	22	42	6,91	37	33	70	11,53	13	10	23	3,78	34	7	41	6,75	1	—	1	0,01	607
1900—1909	38	33	71	—	88	63	151	—	28	13	41	—	62	14	76	—	4	—	4	—	—
1910—1914	27	19	46	5,87	37	37	74	11,06	17	12	29	4,33	28	9	37	5,53	2	—	2	0,02	669
1915—1919	53	27	80	11,17	66	43	109	15,22	23	9	32	4,46	29	10	39	5,44	6	—	6	0,08	716
1910—1919	80	46	126	—	103	80	183	—	40	21	61	—	57	19	76	—	8	—	8	—	—
1920—1924	—	—	—	—	—	—	—	—	—	—	—	—	—	—	—	—	—	—	—	—	—

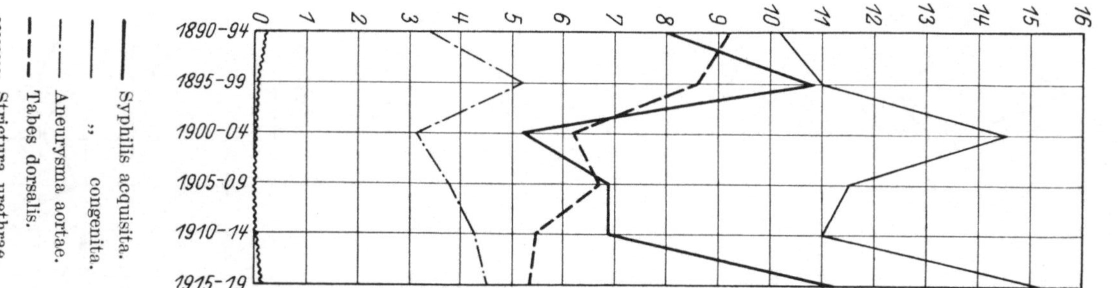

Abb. 24. Sterblichkeit an Geschlechtskrankheiten in den dänischen Provinzstädten auf 100 000 in den Jahren 1890—1920.

Tabelle 32. Sterblichkeit an Geschlechtskrankheiten in Kopenhagen 1890—1924.

Jahr	Syphilis acquisita				Syphilis congenita				Aneurysma aortae				Tabes dorsalis				Strictura urethrae				Bevölkerung in Tausenden
	m.	w.	zus.	auf 100000	m.	w.	zus.	auf 100000	m.	w.	zus.	auf 100000	m.	w.	zus.	auf 100000	m.	w.	zus.	auf 100000	
1890—1894	26	28	54	3,33	55	43	98	6,06	29	10	39	2,72	29	3	32	1,82	5	—	5	0,30	—
1895—1899	12	14	24	1,45	70	66	136	7,82	33	7	40	2,31	36	8	44	2,60	10	—	10	0,58	—
1890—1899	38	42	80	2,39	125	109	234	6,94	62	17	79	2,36	65	11	76	2,21	15	—	15	0,44	—
1900	4	2	6	1,67	13	12	25	6,97	7	7	14	3,91	6	2	8	2,23	—	—	—	—	358
1901	2	3	5	1,32	10	16	26	6,87	6	2	8	2,11	5	1	6	1,58	1	—	1	0,26	378
1902	3	—	3	0,73	26	17	43	10,46	6	4	10	2,43	4	4	8	1,95	1	—	1	0,24	411
1903	2	4	6	1,44	19	25	44	10,55	5	—	5	1,19	5	5	10	2,39	1	—	1	0,24	417
1904	1	3	4	0,94	31	19	50	11,82	7	3	10	2,36	6	3	9	2,36	1	—	1	0,23	423
1900—1904	12	12	24	1,22	99	89	188	9,33	31	16	47	2,50	26	15	41	2,10	4	—	4	0,19	—
1905	1	2	3	0,70	13	12	25	5,88	10	5	15	3,53	5	1	6	1,41	1	—	1	0,23	425
1906	8	4	12	2,78	21	15	36	8,33	10	—	10	2,31	11	3	14	3,24	2	—	2	0,46	432
1907	—	7	7	1,59	23	17	40	9,09	8	4	12	2,73	6	1	7	1,59	2	—	2	0,46	440
1908	1	1	2	0,45	16	19	35	7,86	12	6	18	4,04	7	3	10	2,24	—	—	—	—	445
1909	2	2	4	0,89	18	22	40	8,89	10	3	13	2,89	7	1	8	1,78	1	—	1	0,22	450
1905—1909	12	16	28	1,28	91	85	176	8,01	50	18	68	3,10	36	9	45	2,05	6	—	6	0,27	—
1900—1909	24	28	52	1,25	190	174	364	3,05	—	—	—	—	62	24	86	—	10	—	10	0,23	—
1910	1	2	3	0,65	15	19	34	7,40	3	3	6	1,30	9	2	11	2,42	1	—	1	0,22	459
1911	5	3	8	1,73	23	15	38	8,22	5	7	12	2,59	3	4	7	1,51	1	—	1	0,22	462
1912	4	5	9	1,93	32	18	50	10,75	6	3	9	1,93	12	6	18	3,87	1	—	1	0,21	465
1913	3	1	4	0,82	28	18	46	9,52	9	4	13	2,68	7	5	12	2,48	1	—	1	0,20	483
1914	8	3	11	2,23	17	18	35	7,11	6	3	9	1,83	11	4	15	3,05	3	—	3	0,61	492
1910—1914	21	14	35	1,47	115	88	203	8,60	29	20	49	2,06	42	21	68	2,66	7	—	7	0,29	—
1915	4	7	11	2,20	18	16	34	6,82	14	2	16	3,21	12	4	16	3,61	—	—	—	—	498
1916	9	2	11	2,15	19	20	39	7,63	3	2	5	0,98	13	5	18	3,52	3	—	3	0,58	511
1917	8	5	13	2,48	36	18	54	10,30	3	1	4	0,76	10	2	12	2,29	2	—	2	0,38	524
1918	4	2	6	1,11	16	23	39	7,23	11	3	14	2,59	9	5	14	2,59	1	—	1	0,18	539
1919	5	8	13	2,35	15	11	26	4,71	10	1	11	1,99	5	4	9	1,63	1	—	1	0,18	552
1915—1919	30	24	54	2,06	104	88	192	7,34	41	9	50	1,90	49	20	69	2,73	7	—	7	0,26	—
1910—1919	51	38	89	1,80	219	176	395	3,38	70	29	99	—	91	41	132	—	14	—	14	0,28	—
1920	4	5	9	1,60	12	12	24	4,27	4	5	9	1,60	6	1	7	1,24	1	—	1	0,17	562
1921	7	8	15	2,67	14	8	22	3,91	12	4	16	2,85	11	5	16	2,85	1	—	1	0,17	562
1922	7	7	14	2,46	13	5	18	3,16	10	5	15	2,63	7	4	11	1,92	1	—	1	0,17	570
1923	7	6	13	2,25	8	6	14	2,43	10	1	1	1,91	10	2	12	2,09	4	—	4	0,69	575
1924	4	6	10	1,71	10	11	21	3,59	2	1	3	0,51	3	5	8	1,37	4	—	4	0,68	584
1920—1924	29	32	61	2,13	57	42	99	3,87	38	16	54	1,90	37	17	54	1,89	11	—	11	0,38	—

Tabelle 33a.

Sterbefälle an venerischen Krankheiten in Norwegen auf Grund der Angaben der Todesfälle mit bekannter Todesursache.

Jahr	Syphilis																		Paralyse									Tabes dorsalis									Aneurysma								
	angeborene									erworbene																																			
	überhaupt			in den Städt.			in Oslo			überhaupt			in den Städt.			in Oslo			überhaupt			in den Städt.			in Oslo			überhaupt			in den Städt.			in Oslo			überhaupt			in den Städt.			in Oslo		
	m.	w.	zus.	m.	w.	zus.	m.	w.	zus.	m.	w.	zus.	m.	w.	zus.	m.	w.	zus.	m.	w.	zus.	m.	w.	zus.	m.	w.	zus.	m.	w.	zus.	m.	w.	zus.	m.	w.	zus.	m.	w.	zus.	m.	w.	zus.	m.	w.	zus.
1900	36	34	70	25	25	50	11	15	26																6	1	7							3	1	4	5	1	6	2	1	3	1	—	1
1901	39	24	63	27	16	43	12	8	20																5	—	5							3	—	3	15	3	18	10	1	11	4	—	4
1902	28	38	66	15	27	42	3	13	16																3	—	3							6	—	6	7	5	12	3	2	5	2	—	2
1903	35	22	57	20	11	31	11	8	19																6	3	9							2	—	2	10	6	16	8	6	14	1	1	2
1904	34	28	62	21	22	43	10	13	23																7	—	7							—	—	—	14	1	15	11	—	11	6	—	6
1905	28	27	55	18	19	37	12	12	24	Syphilis angeborene und erworbene zusammen									Keine Angaben						1	1	2	Keine Angaben						4	—	4	6	5	11	4	4	8	1	1	2
1906	34	21	55	21	13	34	10	6	16																4	—	4							1	—	1	10	2	12	7	2	9	2	—	2
1907	29	22	51	18	16	34	6	9	15																3	—	3							2	1	3	9	1	10	5	1	6	5	—	5
1908	41	28	69	30	19	49	16	13	29																—	2	2							2	2	4	12	6	18	2	5	7	1	3	4
1909	33	28	61	29	25	54	22	15	37																1	1	2							5	2	7	7	5	12	5	2	7	1	1	2
1910	28	37	65	19	23	42	12	13	25																1	2	3							1	—	1	16	5	21	12	4	16	4	2	6
1911	21	21	42	19	18	37	11	11	22	6	13	19	6	10	16	4	4	8	16	2	18	9	2	11	1	1	2	9	2	11	4	—	4	—	—	—	10	8	18	8	6	14	3	2	5
1912	31	15	46	28	14	42	14	7	21	6	13	19	4	9	13	4	4	8	21	2	23	7	1	8	5	—	5	17	5	22	6	2	8	2	2	4	9	5	14	4	3	7	1	1	2
1913	29	25	54	23	21	24	14	14	28	18	7	25	10	2	12	3	1	4	18	6	24	8	4	12	2	1	3	10	6	16	6	1	7	2	1	3	16	4	20	14	1	15	5	1	6
1914	23	14	37	19	10	29	14	4	18	7	7	14	6	4	10	2	1	3	45	8	53	19	4	23	7	1	8	20	8	28	5	2	7	7	1	8	14	10	24	11	4	15	4	1	5
1915	30	14	44	19	12	31	11	4	15	7	11	18	5	9	14	—	3	3	33	14	47	9	7	16	3	2	5	19	8	27	9	4	13	4	3	7	11	5	16	7	5	12	1	1	2
1916	14	10	24	9	6	15	6	3	9	5	2	7	5	2	7	2	1	3	47	9	56	19	7	26	10	3	13	8	6	14	3	4	7	2	1	3	15	5	20	9	5	14	6	2	8
1917	12	16	28	11	10	21	8	4	12	12	9	21	11	5	16	3	1	4	41	11	52	15	7	22	5	2	7	15	3	18	9	2	11	4	1	5	8	4	12	5	3	8	3	2	5
1918	18	16	34	12	13	25	7	8	15	8	8	16	6	5	11	1	—	1	31	8	39	11	3	14	4	2	6	9	2	11	4	1	5	3	1	4	7	4	11	7	3	10	1	1	2
1919	13	14	27	10	10	20	8	5	8	13	4	17	10	4	14	3	2	5	33	7	40	13	4	17	7	1	8	9	5	14	7	3	10	5	2	7	18	6	24	17	4	21	9	1	10
1920	17	12	29	11	9	20	6	2	8	12	9	21	10	6	16	6	3	9	24	5	29	10	3	13	4	—	4	9	1	10	4	—	4	2	—	2	8	2	10	3	1	4	—	—	—
1921	12	7	19	6	5	11	2	3	5	8	5	13	6	3	9	4	—	4	36	3	39	18	2	20	7	2	9	17	7	24	6	1	7	1	—	1	9	1	10	7	3	10	3	—	3
1922	15	7	22	13	4	17	7	2	9	9	8	17	6	5	11	5	2	7	52	6	58	25	1	26	13	—	13	9	4	13	4	3	7	3	2	5	12	6	18	7	4	11	5	1	6
1923	15	16	31	10	10	20	5	3	8	6	9	15	3	7	10	1	3	4	37	8	45	17	5	22	8	3	11	13	2	15	5	1	6	2	1	3	12	6	18	9	4	13	3	1	4
1924	—	—	—	—	—	—	—	—	—	—	—	—	—	—	—	—	—	—	—	—	—	—	—	—	—	—	—	—	—	—	—	—	—	—	—	—	—	—	—	—	—	—	—	—	—

1913—1922 entnommen aus: Sundhetstilstanden og Medisinalforholdene utgivit av de Statistiske Centralbyrå.

Tabelle 33b.

Jahr	Syphilis						erworbene						Paralyse						Tabes dorsalis						Aneurysma					
	überhaupt		in den Städten		in Oslo		überhaupt		in den Städten		in Oslo		überhaupt		in den Städten		in Oslo		überhaupt		in den Städten		in Oslo		überhaupt		in den Städten		in Oslo	
	abs.	°/₀₀₀₀	abs.	°/₀₀₀₀	abs.	°/₀₀₀₀	abs.	°/₀₀₀₀	abs.	°/₀₀₀₀	abs.	°/₀₀₀₀	abs.	°/₀₀₀₀	abs.	°/₀₀₀₀	abs.	°/₀₀₀₀	abs.	°/₀₀₀₀	abs.	°/₀₀₀₀	abs.	°/₀₀₀₀	abs.	°/₀₀₀₀	abs.	°/₀₀₀₀	abs.	°/₀₀₀₀
1901—10	604	25,96	409	61,90	224	97,22	—	—	—	—	—	—	—	—	—	—	41	17,79	—	—	—	—	35	15,19	151	6,49	97	14,68	36	15,62
1911—20	365	14,44	264	35,55	156	61,36	178	7,04	129	17,37	48	18,88	381	15,07	162	21,81	61	23,99	171	6,76	76	10,23	43	16,91	169	6,68	120	16,15	45	17,70
1921	19	7,07	11	13,90	5	19,23	13	4,83	9	11,37	4	15,38	39	14,51	20	25,28	9	34,61	24	8,93	7	8,84	1	3,84	10	3,72	10	12,64	3	11,15
1922	22	—	17	—	9	34,88	17	—	11	—	7	27,13	58	—	26	—	13	50,38	13	—	7	—	5	19,37	18	—	11	—	6	23,25
1923	31	—	20	—	8	31,00	15	—	10	—	4	15,50	45	—	22	—	11	42,63	15	—	6	—	3	11,62	18	—	13	—	4	15,50

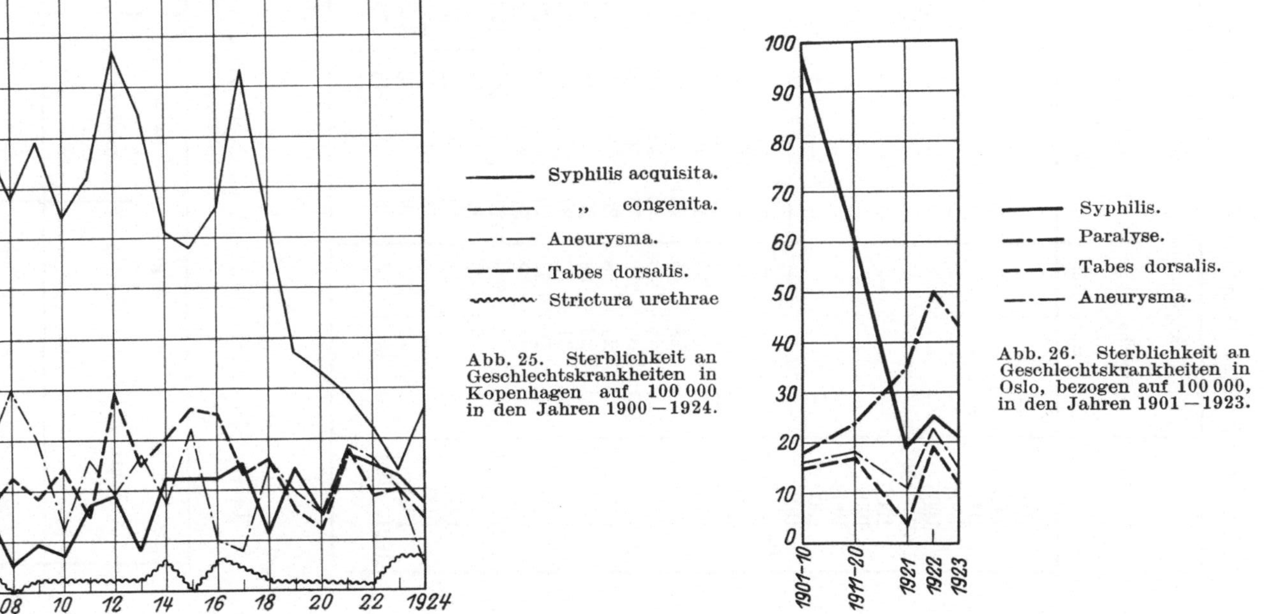

Abb. 25. Sterblichkeit an Geschlechtskrankheiten in Kopenhagen auf 100 000 in den Jahren 1900—1924.

Abb. 26. Sterblichkeit an Geschlechtskrankheiten in Oslo, bezogen auf 100 000, in den Jahren 1901—1923.

Tabelle 34a. Sterbefälle an Syphilis in Schweden 1901—1920.

Jahre	Angeborene Syphilis						Erworbene Syphilis					
	überhaupt			davon in Städten			überhaupt			davon in Städten		
	m.	w.	zus.	m.	w.	zus.	m.	w.	zus.	m.	w.	zus.
1901	—	—	—	—	—	—	—	—	—	8	8	16
1902	—	—	—	—	—	—	—	—	—	7	9	16
1903	—	—	—	—	—	—	—	—	—	9	6	15
1904	—	—	—	—	—	—	—	—	—	10	6	16
1905	—	—	—	—	—	—	—	—	—	21	5	26
1901—1905	—	—	—	—	—	—	—	—	—	55	34	89
1906	—	—	—	—	—	—	—	—	—	14	6	20
1907	—	—	—	—	—	—	—	—	—	13	5	18
1908	—	—	—	—	—	—	—	—	—	16	7	23
1909	—	—	—	—	—	—	—	—	—	11	10	21
1910	—	—	—	—	—	—	—	—	—	16	9	25
1906—1910	—	—	—	—	—	—	—	—	—	70	37	107
1911	28	26	54	16	22	38	23	10	33	16	3	19
1912	22	19	41	18	15	33	20	10	30	15	6	21
1913	17	13	30	14	10	24	29	15	44	15	11	26
1914	21	24	45	16	22	38	12	16	28	10	9	19
1915	16	24	40	12	20	32	24	24	48	14	16	30
1911—1915	104	106	210	76	89	165	108	75	183	70	45	115
1916	33	25	58	26	21	47	39	21	60	22	12	34
1917	30	28	58	23	25	48	26	22	48	14	14	28
1918	33	21	54	27	20	47	30	16	46	24	11	35
1919	33	29	62	20	24	44	39	13	52	24	9	33
1920	39	34	73	31	30	61	39	24	63	24	16	40
1916—1920	168	137	305	127	120	247	173	96	269	108	62	170
1921	22	20	42	16	18	34	41	29	70	25	22	47
1922	18	16	34	13	9	22	37	20	57	24	15	39
1923	—	—	—	15	12	27	—	—	—	20	16	36
1924	—	—	—	19	11	30	—	—	—	23	20	43
1921—1924	40	36	76	63	50	113	78	49	127	92	73	165

Tabelle 34b. Sterblichkeit an Syphilis auf 100 000 der Bevölkerung in Schweden.

Jahre	Angeborene Syphilis				Erworbene Syphilis			
	überhaupt		davon in Städten		überhaupt		davon in Städten	
	m.	w.	m.	w.	m.	w.	m.	w.
1901—1905	—	—	—	—	—	—	2,12	1,09
1906—1910	—	—	—	—	—	—	2,33	1,08
1911—1915	0,75	0,74	2,23	2,28	0,78	0,52	2,05	1,13
1916—1920	1,18	0,92	3,34	2,72	1,21	0,64	2,84	1,40
1921—1924	—	—	1,90	0,60	—	—	2,76	0,87

Tabelle 35a. Sterbefälle an venerischen Krankheiten in Stockholm 1900—1925.

Jahr	Syphilis congenita			acquisita			Zusammen			Tabes dorsalis			Dementia paralytica			Salpingo-Oophoritis			Mittlere Bevölkerung		
	m.	w.	zus.	m.	w.	zus.	m.	w.	zus.	m.	w.	zus.	m.	w.	zus.	m.	w.	zus.	m.	w.	zus.
1890—1899	90	76	166	56	36	92	146	112	258	29	12	41	—	—	—	—	—	—	119 448	144 396	263 844
1900	13	9	22	5	1	6	18	10	28	4	—	4	—	—	—	—	—	—	136 802	162 297	299 099
1901	10	12	22	2	6	8	12	18	30	3	—	3	—	—	—	—	—	—	137 286	164 087	301 373
1902	8	8	16	3	4	7	11	12	23	4	1	5	—	—	—	—	—	—	137 630	165 775	303 405
1903	8	15	23	4	4	8	12	19	31	1	4	5	—	—	—	—	—	—	139 265	168 041	307 306
1904	9	8	17	5	1	6	14	9	23	4	—	4	—	—	—	—	—	—	142 561	171 386	313 947
1900—1904	48	52	100	19	16	35	67	68	135	16	5	21	—	—	—	—	—	—	138 709	166 317	305 026
1905	5	4	9	10	1	11	15	5	20	3	—	3	—	—	—	—	—	—	146 152	175 291	321 443
1906	12	1	13	5	4	9	17	5	22	3	—	3	—	—	—	—	—	—	149 439	179 174	328 613
1907	5	8	13	6	—	6	11	8	19	7	5	12	—	—	—	—	—	—	152 640	182 459	335 099
1908	8	4	12	7	4	11	15	8	23	3	2	5	—	—	—	—	—	—	153 910	184 611	338 521
1909	8	9	17	3	7	10	11	16	27	5	2	7	—	—	—	—	—	—	154 227	186 472	340 699
1905—1909	38	26	64	31	16	47	69	42	111	21	9	30	—	—	—	—	—	—	101 274	181 601	332 875
1900—1909	86	78	164	50	32	82	136	110	246	37	14	51	—	—	—	—	—	—	144 991	173 960	318 951
1910	7	4	11	7	5	12	14	9	23	5	—	5	—	—	—	—	—	—	154 468	188 356	342 824
1911	6	13	19	7	3	10	13	16	29	2	4	6	10	4	14	—	3	3	154 919	190 297	345 216
1912	5	5	10	8	1	9	13	6	19	5	1	6	15	7	22	—	5	5	155 955	192 822	348 777
1913	6	7	13	11	3	14	17	10	27	5	2	7	16	6	22	—	11	11	170 268	208 860	379 128
1914	5	5	10	7	2	9	12	7	19	2	3	5	12	6	18	—	5	5	172 597	211 581	384 178
1910—1914	29	34	63	40	14	54	69	48	117	19	10	29	53[1]	23[1]	76[1]	—	24[1]	24[1]	161 642	198 383	360 025
1915	6	7	13	15	10	25	21	17	38	8	1	9	13	7	20	—	5	5	174 901	214 448	389 349
1916	11	8	19	10	4	14	21	12	33	9	—	9	21	4	25	—	6	6	181 091	222 625	403 716
1917	8	10	18	8	3	11	16	13	29	4	4	8	28	8	36	—	2	2	183 931	227 047	410 978
1918	3	6	9	7	5	12	10	11	21	5	1	6	34	13	47	—	4	4	183 386	227 424	410 810
1919	8	9	17	16	5	21	24	14	38	3	1	4	23	4	27	—	3	3	183 547	228 282	411 829
1915—1919	36	40	76	56	27	83	92	67	159	29	7	36	119	36	155	—	20	20	181 371	223 965	405 336
1910—1919	65	74	139	96	41	137	161	115	276	48	17	65	172[2]	59[2]	231[2]	—	44[2]	44[2]	171 507	211 174	382 681
1920	13	8	21	8	6	14	21	14	35	8	1	9	23	10	33	—	11	11	186 151	231 344	417 495
1921	6	4	10	8	6	14	14	10	24	7	1	8	26	10	36	—	2	2	187 878	233 037	420 915
1922	4	3	7	6	8	14	10	11	21	10	4	14	36	6	42	—	6	6	189 066	234 427	423 493
1923	7	5	12	9	6	15	16	11	27	2	1	3	14	9	23	—	2	2	190 676	236 702	427 378
1924	6	4	10	9	11	20	15	15	30	6	4	10	20	4	24	—	7	7	193 917	240 437	434 354
1920—1924	36	24	60	40	37	77	76	61	137	33	11	44	119	39	158	—	28	28	189 538	235 189	424 727
1925	5	4	9	18	10	28	23	14	37	4	7	11	8	2	10	—	6	6	196 503	244 209	440 712

[1]) Für die Jahre 1911—1914. [2]) Für die Jahre 1911—1919.

Tabelle 35 b. **Sterbefälle an venerischen Krankheiten in Stockholm, berechnet auf 100 000 der mittleren Bevölkerung von 1890—1925.**

Jahr	Syphilis congenita			Syphilis acquisita			Zusammen			Tabes dorsalis			Dementia paralytica			Salpingo Oophoritis
	m.	w.	zus.	m.	w.	zus	m.	w.	zus.	m.	w.	zus.	m.	w.	zus.	w.
1890—99	7,5	5,4	6,4	4,6	2,5	3,5	12,1	8,0	9,9	2,4	0,8	1,6	—	—	—	—
1900—04	7,1	5,9	6,7	2,8	1,7	2,3	9,3	7,6	9,0	2,1	0,6	1,3	—	—	—	—
1905—09	4,7	2,8	3,9	4,0	1,7	2,8	9,3	4,4	6,7	2,7	1,0	1,8	—	—	—	—
1900—09	6,1	4,6	5,1	3,6	1,9	2,6	9,7	6,5	7,7	2,5	0,8	1,6	—	—	—	—
1910—14	3,8	3,5	3,6	5,0	1,5	3,0	8,7	4,8	6,4	2,5	1,0	1,7	3,3[1])	1,1[1])	2,1[1])	1,2[1])
1915—19	3,9	3,6	3,8	6,1	2,3	4,2	10,0	5,9	8,0	3,3	0,5	1,7	13,3	3,2	7,8	1,8
1910—19	3,8	3,5	3,6	5,6	1,9	3,6	9,4	5,5	7,2	2,8	0,8	1,7	10,1[2])	2,8[2])	6,0[2])	2,0[2])
1920	6,8	3,5	5,0	4,2	2,6	3,3	11,0	6,0	8,3	4,2	0,4	2,1	12,1	4,3	7,8	4,8
1921	3,2	1,7	2,4	4,2	2,6	3,3	7,3	4,3	5,7	3,5	0,4	1,9	13,5	4,3	8,6	0,8
1922	2,1	1,3	1,7	3,2	3,4	3,3	5,2	4,8	5,0	5,2	1,6	3,3	18,9	2,6	10,0	3,2
1923	3,6	2,0	2,8	4,7	2,5	3,5	8,4	4,6	6,3	1,0	0,4	0,7	7,3	3,7	5,3	1,0
1924	3,2	1,7	2,3	4,7	4,6	4,6	7,8	6,2	6,9	3,2	1,7	2,3	10,5	1,7	5,6	2,9
1920—24	3,5	2,0	2,8	4,2	2,9	3,6	7,8	5,0	6,4	3,4	0,8	2,1	12,6	3,3	7,6	2,5
1925	2,5	1,7	2,0	9,0	4,1	6,3	10,5	5,8	8,4	2,0	2,9	2,5	4,0	0,8	2,3	2,5

Tabelle 36 a.
Sterbefälle an venerischen Krankheiten 1900—1925 in Helsingfors.

Jahr	Syphilis congenita		Syphilis acquisita		Tabes dorsalis		Dementia paralytica		Aneurysma		Mittlere Bevölkerung nach der kirchlichen Statistik		
	m.	w.	m.	w.	m.	w.	m.	w.	m.	w.	m.	w.	zus.
1900	2	4	1	—	—	—	—	1	—	—	42 235	49 450	91 685
1901	1	2	—	3	—	—	3	—	—	—	43 806	51 494	95 300
1902	2	1	1	—	—	—	2	—	—	—	45 315	53 574	98 889
1903	5	—	—	1	—	—	2	2	—	—	47 327	56 027	103 354
1904	1	2	—	1	—	—	6	1	—	—	49 763	58 961	108 724
1905	—	2	3	1	—	—	5	2	—	—	52 316	61 978	114 294
1906	—	3	—	1	—	—	7	—	—	—	55 364	65 354	120 718
1907	1	3	—	—	—	—	2	1	—	—	58 442	68 973	127 415
1908	1	1	—	—	—	—	4	—	—	—	61 307	72 392	133 699
1909	6	1	1	1	—	—	2	1	—	—	63 844	75 677	139 521
1910	3	1	1	—	1	—	9	2	—	—	66 043	78 632	144 675
1911	2	2	1	—	—	—	7	5	—	—	68 927	82 084	151 011
1912	3	4	1	1	4	1	8	6	—	—	72 451	86 222	158 673
1913	2	1	3	1	1	—	5	6	—	—	75 768	90 111	165 879
1914	—	7	1	2	4	—	9	5	6	—	77 825	92 959	170 784
1915	2	3	5	2	2	2	7	1	3	3	80 021	95 631	175 652
1916	1	3	3	5	2	1	12	2	2	3	83 921	99 270	183 191
1917	3	5	4	4	2	—	15	5	4	—	86 822	102 427	189 249
1918	—	—	4	2	1	1	14	2	4	1	86 327	103 621	189 948
1919	—	2	3	2	—	—	5	1	1	—	86 050	104 812	190 862
1920	3	—	5	1	1	—	8	4	4	—	88 052	107 320	195 372
1921	2	3	1	1	1	1	6	2	2	1	89 707	109 321	199 028
1922	3	1	1	—	1	—	5	—	2	—	90 469	110 353	200 822
1923	4	1	3	2	2	1	3	2	1	1	91 232	111 563	202 795
1924	1	1	3	1	—	—	9	1	5	—	92 661	113 394	206 055
1925	1	1	1	1	2	2	7	10	3	1	(approx.) 95 200	(approx.) 116 400	(approx.) 211 600

1901—1910 { 643 062 w. / 543 527 m. 1911—1920 { 964 457 w. / 806 164 m. 1921—1925 { 459 269 m. / 561 031 w.

1 Fall 1914 attestiert als „Cervicitis gonorrhoica".

[1]) Für die Zeit von 1911—1914. [2]) Für die Zeit von 1911—1919.

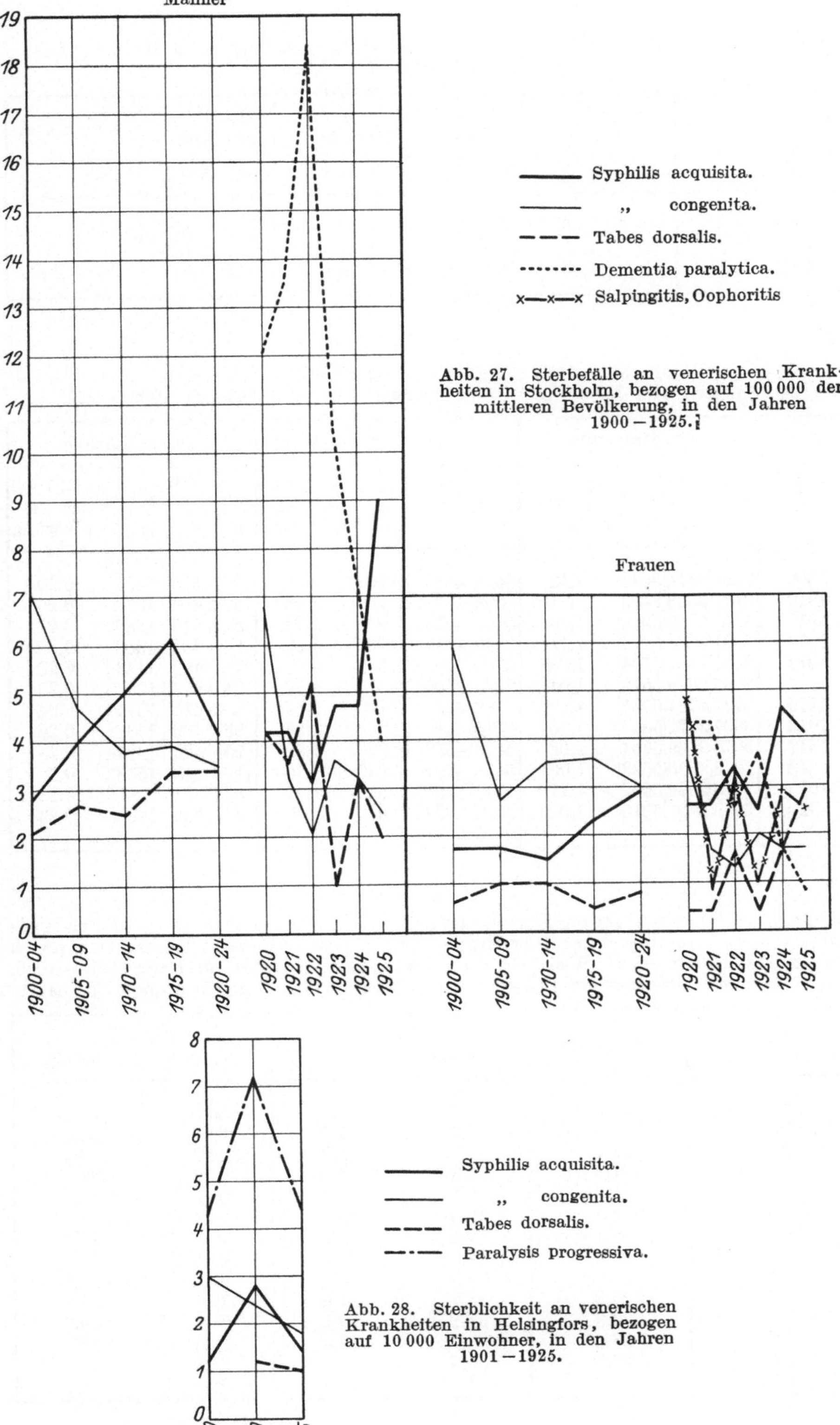

Abb. 27. Sterbefälle an venerischen Krankheiten in Stockholm, bezogen auf 100 000 der mittleren Bevölkerung, in den Jahren 1900–1925.

Abb. 28. Sterblichkeit an venerischen Krankheiten in Helsingfors, bezogen auf 10 000 Einwohner, in den Jahren 1901–1925.

Tabelle 36 b. Sterblichkeit an venerischen Krankheiten in Helsingfors, bezogen auf 100 000 Einwohner.

Jahr	Syphilis congenita		Syphilis acquisita		Tabes dorsalis		Paralysis progressiva		Aneurysma	
	abs.	‰o	abs.	‰o	abs.	‰o	abs.	‰o	abs.	‰o
1901—1910	36	3,00	14	1,18	—	—	51	4,33	—	—
1911—1920	43	2,43	50	2,82	22	1,24	127	7,18	—	—
1921—1925	18	1,76	14	1,37	10	0,98	45	4,41	16	1,57

Tabelle 37. Sterblichkeit an Syphilis in Japan, berechnet auf 10000 der Bevölkerung, in den Jahren 1909—1921.

Jahr	Lues congenita				Lues überhaupt				Tabes dorsalis			
	Zahl der Todesfälle			auf 10 000 der Bevölkerung	Zahl der Todesfälle			auf 10 000 der Bevölkerung	Zahl der Todesfälle			auf 10 000 der Bevölkerung
	m.	w.	zus.		m.	w.	zus.		m.	w.	zus.	
1909	3058	2516	5574	1,12	5578	4613	10 191	2,04	916	518	1434	0,29
1910	3402	3028	6430	1,27	5569	4591	10 160	1,96	868	468	1336	0,26
1911	3165	2744	5909	1,16	5446	4615	10 061	1,94	873	515	1388	0,27
1912	3081	2694	5775	1,11	5250	4517	9 767	1,89	855	451	1306	0,25
1913	3037	2667	5704	1,08	5182	4360	9 542	1,84	771	402	1173	0,22
1914	2943	2629	5572	1,04	5273	4405	9 678	1,76	941	433	1374	0,26
1915	3197	2734	5931	1,09	5588	4531	10 119	1,84	896	418	1314	0,24
1916	3097	2771	5868	1,06	5574	4710	10 284	1,87	969	469	1438	0,26
1917	3075	2659	5734	1,02	5476	4550	10 026	1,82	954	473	1427	0,25
1918	2973	2620	5593	1,00	5458	4394	9 852	1,78	1104	449	1553	0,28
1919	2763	2329	5092	1,71	4707	3835	8 542	1,52	888	393	1281	0,23
1920	2959	2651	5610	1,00	4912	3998	8 910	1,59	901	359	1260	0,23
					5110	3984	9 094	1,60				

Tabelle 38. Sterbeziffern an Syphilis + Tabes dorsalis + Paralysis progressiva in der Altersgruppe von 25—64 Jahren, getrennt nach Geschlecht und nach Weißen und Farbigen, in den Jahren 1912—1925. (Nach Angaben des Industrial Department, Metropolitan Life Insurance Company.)

Jahr	Insgesamt	Weiße		Farbige	
		Männer	Frauen	Männer	Frauen
1912	27,2	38,7	13,1	58,5	37,4
1913	27,5	40,3	12,5	62,4	36,5
1914	28,9	40,1	12,9	79,2	38,4
1915	31,5	43,3	14,5	91,8	38,0
1916	31,8	43,6	13,6	90,9	45,6
1917	34,3	49,0	15,6	95,4	38,7
1918	29,7	42,4	12,6	79,4	40,4
1919	25,4	34,5	12,0	65,5	37,5
1920	26,0	35,3	11,6	80,3	32,9
1921	25,8	34,2	11,9	79,7	34,3
1922	26,9	34,1	10,7	88,6	48,5
1923	28,4	38,7	12,4	82,0	43,3
1924	27,0	36,5	10,4	85,2	44,3
1925	26,4	33,3	10,3	92,6	41,2

Konnte für die deutschen Länder nur die Sterblichkeit an „venerischen Krankheiten" verzeichnet werden, so geben die vorstehenden statistischen Zusammenstellungen außerdeutscher Staaten die Statistik der Geschlechtskrankheiten wie der Folgekrankheiten der Syphilis nach einzelnen Krankheitsgruppen, je nachdem sie sich im Todesursachenverzeichnis der einzelnen Länder aufgeführt finden.

Diese Zusammenstellung rechtfertigt jedoch nicht den Schluß, daß die Zahlen der einzelnen Länder miteinander in Beziehung gesetzt werden dürfen. Die Verschiedenartigkeit der Grundlagen der Mortalitätsstatistik der einzelnen Staaten erlaubt einen derartigen Vergleich keineswegs; vergleichbar sind nur die Zahlen jedes Landes unter sich. Dabei ist indessen zu bedenken, daß die Zahlen im Laufe der Jahre mit der besseren Diagnostik, sowie der besseren Erkenntnis besonders der Folgezustände der Syphilis, genauer geworden sind, so daß eine nicht gerade bedeutende Zunahme dieser Zahlen keineswegs als eine Zunahme der Geschlechtskrankheiten ausgelegt werden darf, dahingegen kleiner werdende Zahlen mit viel mehr Berechtigung als Index für eine verringerte Verbreitung des Venerismus verwertet werden können.

Was die Gonorrhöe betrifft, so zeigt die Statistik für die englischen Kronländer, für die Schweiz, Holland, Dänemark und Schweden (Stockholm), daß sie als Todesursache statistisch kaum in Erscheinung tritt. Diese Zahlen würden natürlich bedeutend höher sein, wenn man alle die Todesfälle erfassen könnte, die primär ihren Ausgangspunkt in einer Gonorrhöe haben.

Die Zahlenreihen für Syphilis, für Aneurysma, für Tabes dorsalis und Paralysis progressiva zeigen der Vorbemerkung entsprechend nirgends Werte, die auf eine Zunahme der Syphilis hinweisen. Vielmehr drängt sich, besonders bei den englischen Ziffern, der Eindruck auf, daß die Syphilis in deutlichem Rückgang begriffen ist.

Daß die vorgelegten Ziffern in ihrer Zahlengröße nicht der Wirklichkeit entsprechen, sei nochmals betont.

Die offizielle Mortalitätsstatistik erfaßt also, wie aus dem vorgelegten internationalen Material hervorgeht, nur einen Bruchteil der durch die Syphilis bedingten Todesfälle. Daß der Syphilis jedoch eine sehr wichtige Rolle für die Bevölkerungsbewegung zukommt, ist aus den Untersuchungen ersichtlich, die das Lebensschicksal der Syphilitiker zum Gegenstand haben, und aus denen der großen Lebensversicherungsgesellschaften, da sie den stark lebensverkürzenden Einfluß der Lues erweisen. Bei der Betrachtung dieser Untersuchungen ist jedoch in Erwägung zu ziehen, daß das zugrunde liegende Menschenmaterial durch die von den Versicherungsanstalten getriebene Auslese nicht der Zusammensetzung des ganzen Volkes entspricht. Deshalb kann man streng genommen aus ihren Ergebnissen kein absolut genaues Bild des gesteigerten Einflusses der Syphilis auf die Sterblichkeit gewinnen. Es bleibt zu bedenken, daß in dem Alter, in dem bei den Gesellschaften im allgemeinen Versicherungen beantragt werden, ein Teil der Minderwertigen bereits weggestorben ist, während andere, die an schweren Erkrankungen, z. B. Tuberkulose leiden, abgewiesen wurden.

Außerdem darf nicht vergessen werden, daß alle diese Untersuchungen, wie das ihnen zugrunde liegende Menschenmaterial, aus einer Zeit stammen, in der nach unserer jetzigen Auffassung die Syphilis ganz ungenügend behandelt wurde, daß also die hier vorliegenden Ergebnisse nur für die Prognose nicht ausreichend mit Quecksilber bzw. Wismut und im allgemeinen auch ohne Salvarsan behandelte Fälle verwertet werden können.

Aus der Fülle des vorliegenden Materials seien hier nur die wichtigsten Untersuchungen herangezogen.

Nachdem A. BAYET als erster auf dem I. Internationalen Versicherungskongreß im Jahre 1899 die lebenskürzende Bedeutung der Syphilis behandelt hatte, wurde durch die Lebensversicherungsgesellschaften versucht, diese Fragestellung durch die Untersuchung immer breiteren Materials zu klären.

RUNEBERG legte 1900 eine Untersuchung vor, die an 734 Todesfällen der finnischen Lebensversicherungsgesellschaft Kalewa aus den Jahren 1875—1897 vorgenommen war. Von diesen sind unter den Versicherten, die selbst Syphilis angegeben hatten, oder bei denen sie sicher anzunehmen war, nicht weniger als 84, d. h. etwas über 11,4% an Krankheiten gestorben, die auf die früher durchgemachte syphilitische Infektion zurückgeführt werden mußten. Von den Versicherten hatten 78 bei der Aufnahme Syphilis angegeben und von ihnen gingen 58 und von den übrigen 656 außerdem sicher an Syphilis 26 zugrunde. Von 47 anderen Todesfällen solcher Personen, die keine Syphilis angegeben hatten, aber im Alter unter 50 Jahren an Herzschlag, an Gehirnblutung oder Gehirnerweichung gestorben waren, wurden unter der Annahme, daß von den Todesfällen durch Gehirnschlag bei Personen unter 50 Jahren etwa 75% und von den Todesfällen an Herzschlag im gleichen Alter etwa 50% durch syphilitische Gefäßaffektionen bedingt seien, noch weitere 28 wahrscheinlich der Syphilis zuzuschreibende Fälle ermittelt. Diese erhöhen die Zahl der durch Syphilis bedingten Todesfälle auf 15% aller. Ihnen standen gegenüber 21% an Tuberkulose Verstorbene und 10% an Lungenentzündung Gestorbene. Das Durchschnittsalter beim Tode durch Syphilis betrug 43,4 Jahre, und der Tod erfolgte durchschnittlich 20,2 Jahre nach der Infektion.

Zu einem Prozentsatz von 15, jedoch sicherer Fälle, kam M. MATTHES in einer zahlenmäßigen Untersuchung von 1570 Kranken der Jenenser Klinik, von denen er bei 698 Fällen — 568 sekundären und 130 tertiären Luikern — sichere Auskunft in Erfahrung bringen konnte. In der ersten Gruppe waren 282 Männer und 286 Frauen, von der zweiten 60 und 70, die aus allen Schichten der Bevölkerung stammten. Es starben[1]) nämlich von den 160 ermittelten Todesfällen 24 oder 15% sicher an Lues (1 Aortitis, 7 von 9 Apoplexien unter 50 Jahren, 7 Paralysen, 3 Tabes, 1 Myelitis luica, 2 Lues cerebri, 3 tertiäre Lues). Weitere 12 Fälle konnten mit größerer oder geringerer Wahrscheinlichkeit ebenfalls der Lues zugeschrieben werden; eine Anzahl, die weitere 7,5% ausmacht.

Das Durchschnittsalter der lebenden Syphilitiker betrug 42,6 Jahre, das der inzwischen Verstorbenen 41,2; der Tod erfolgte bei den an sekundärer Lues Behandelten durchschnittlich 12,9 Jahre nach der Infektion.

Der Tod erfolgte im Alter von:

unter 20 Jahren in	1	Fall
von 20—30 „ „	27	Fällen
„ 30—40 „ „	46	„
„ 40—50 „ „	31	„
„ 50—60 „ „	29	„
„ 60—70 „ „	11	„
„ 70—80 „ „	4	„
Zusammen in	149	Fällen

Über die Beziehung zwischen Lebensalter, Tod und Zeit der Infektion unterrichtet folgende Tabelle:

[1]) Dabei ist darauf hinzuweisen, daß unter den 160 Luikern 43 an Lungentuberkulose starben, wobei sich der Einfluß des vorwiegend aus Landbevölkerung bestehenden Materials bemerkbar macht.

Tabelle 39. Todesfälle versicherter Syphilitiker in Finnland.

Es starben nach der Infektion	Infektionsalter bis 20 Jahre		21—30 Jahre		31—40 Jahre		41—50 Jahre		51—60 Jahre		61—70 Jahre		Zusammen	
	m.	w.	m.	w.	m.	w.	m.	w.	m.	w.	m.	w.	m.	w.
1—5 Jahre	4	20	13	27	8	13	5	2	1	3	1	0	32	65
6—10 „	6	27	19	43	3	9	6	3	4	1	1	0	39	83
11—15 „	3	23	13	34	4	2	4	5	1	0	0	0	25	64
16—20 „	8	28	7	45	2	14	1	7	2	1	0	0	20	95
21—25 „	3	2	11	8	3	7	2	2	0	1	0	0	19	20
26—30 „	0	16	6	18	0	4	1	0	0	0	0	0	7	38
31—35 „	1	4	4	24	1	5	0	1	0	0	0	0	6	34
36—40 „	1	4	0	14	0	1	0	0	0	0	0	0	1	19
	26	124	73	213	21	55	19	20	8	6	2	0	149	418

Die Ermittlung des Einflusses der Syphilis auf die Lebensdauer ist derart erfolgt, daß für die einzelnen Lebensalter das Durchschnittsalter der Infektion als Ausgangspunkt und das zur Zeit erreichte Alter als Schluß der Periode genommen wurde. Damit wurden dann die Zahlen der allgemeinen Sterblichkeitstabellen von 23 Lebensversicherungsgesellschaften für normale Leben mit vollständiger ärztlicher Untersuchung verglichen. Eine Trennung nach Geschlecht unterblieb als unnötig.

Folgende Tabelle faßt das Ergebnis für die an sekundärer Lues behandelten Fälle zusammen:

Tabelle 40. Lebensdauer behandelter Syphilitiker in Finnland.

Personen	Durchschnittsalter der Infektion	Durchschnitt des jetzigen Lebensalters	Sterblichkeitstafel: Von . . Personen im Alter von 17,2 Jahren	Sterblichkeitstafel: Leben noch im Alter von 32,25 Jahren
150	17,2	32,25	102 570	89 741
286	25,1	40,88	95 509	81 980
76	34,1	48,64	89 272	73 561
39	44,7	57,26	78 022	60 833
14	54,6	64,36	65 079	46 736
2	66,5	73,50	40 012	25 178

Es mußten also von

Personen	leben	gestorben sein	sind aber gestorben
150	131	19	26
286	246	40	73
76	63	13	21
39	30	9	19
14	10	4	8
2	1	1	2
zus. 567	481	86	149

Es sind also, auf die Gesamtsumme berechnet, 26% statt 15% gestorben. Bei Zugrundelegung des Durchschnittsalters nicht pro Jahrzehnt, sondern insgesamt, wird der Prozentsatz auch nicht niedriger.

Es infizierten sich 567 Patienten im Durchschnittsalter von 26 Jahren und sie stehen jetzt im Durchschnittsalter von 41,8 Jahren. Es müßten nach den Sterblichkeitstabellen normalerweise 486 Patienten noch am Leben, mithin 17 gestorben sein, es sind aber 149 gestorben.

Eine Wahrscheinlichkeitsberechnung über das Lebensalter der Luiker wurde folgendermaßen durchgeführt:

Bestimmung der Gesamtzahl der von den noch Lebenden und den bereits Verstorbenen durchlebten Jahre unter Hinzurechnung der Anzahl Jahre, welche nach der Sterblichkeitstafel die noch Lebenden voraussichtlich noch verleben werden. Vergleich dieser Summe mit der Summe der Jahre, welche nach der Sterblichkeitstafel den Luischen, vom Zeitpunkt ihrer Infektion an gerechnet, zukämen. Ergibt sich dabei eine bemerkenswerte Differenz, so würde das für die Verkürzung der Lebensdauer durch die Lues sprechen.

Nach Jahrzehnten geordnet wurde dabei festgestellt:

Personenzahl	Durchschnitts-Infektions-Alter	Durchschnitts-Ist-Alter	Summe der Jahre	Lebenserwartung	Durchschnitts-Soll-Alter	Summe der Jahre
150	17,2	32,25	4 838	42,8	60	9 000
286	25,1	40,88	11 694	36,66	61,76	17 664
76	34,1	48,64	3 697	30,08	64,18	4 877
39	44,7	57,26	2 233	22,62	67,72	2 625
14	54,6	64,26	901	15,92	70,52	986
2	66,5	73,50	147	9,11	75,61	151
567			23 510			35 303

Der Unterschied zwischen Ist- und Soll-Alter ist demnach 11 793.

Es sind nun noch am Leben:

Personen	im Durchschnittsalter von Jahren	Lebenserwartung	Soll-Alter	mußten also noch leben
7	17,5	42,55	60,05	298
87	26,2	35,38	61,58	2 980
142	35,7	28,9	64,6	4 104
71	44,7	22,6	67,3	1 606
78	55,1	15,6	70,7	1 217
30	65,1	9,8	74,9	294
2	75,5	5,36	80,86	11
1	82,0	4,0	84,0	4
418				10 514 Jahre

Die 567 Personen haben also 1289 Jahre zusammen zu wenig verlebt (34 024 statt 35 302 Jahre), und somit jede eine durchschnittliche Lebensverkürzung um etwa 2 Jahre erlitten, bei einem von Prof. AUERBACH berechneten wahrscheinlichen Fehler von $\pm$ 0,9 Jahre.

Für die tertiären Fälle kann eine ähnliche Berechnung nur unter der Voraussetzung angestellt werden, daß das Jahr der Behandlung zum Ausgangspunkt genommen wird.

Dann ergibt sich:

Lebende und tote tertiäre Luiker:

Zahl	Durchschnittliches Eintrittsalter	Jetziges Durchschnittsalter	Ist-Jahre	Lebenserwartung	Soll-Jahre
8	15,4	18,0	223	44,35	478
32	25,7	42,1	1 349	36,14	1 979
43	35,2	47,4	2 037	29,3	2 774
30	44,5	52,8	1 638	22,7	2 116
9	53,0	61,3	551	16,95	630
8	64,0	71,6	573	10,38	595
130			6 371		8 572

Am Leben sind von diesen noch:

Personen	Im Durchnittsalter von Jahren	mit Lebens-erwartung	also nach Jahren
5	26,1	35,9	179,5
17	36,2	28,6	486,0
23	45,7	22,0	506,0
22	55,7	15,2	341,0
6	63,1	10,9	65,0
4	78,0	4,54	18,0
1	81,0	3,8	3,8
78			1 599,3

Mithin ergibt sich (6371 + 1600 = 7971 : 8572) ein Minus von 601 Jahren, das sich auf 130 Fälle verteilt. Der wahrscheinliche Fehler ist bei so kleinen Zahlen allerdings ziemlich erheblich, erheblicher jedenfalls für eine Zahl wie 130 als für die Zahlen der sekundären Lues.

Eine Verkürzung der durchschnittlichen Lebensdauer für die tertiär Syphilitischen ist aber trotzdem nachweisbar.

Man kann demnach von einer wahrscheinlichen Verkürzung der Lebenszeit für den einzelnen sprechen, wenn anderseits sich auch nach den vorstehenden Zahlen ergibt, daß Luiker in einer großen Reihe von Fällen ein hohes Lebensalter erreichen können.

Wichtige Beiträge zu dieser Frage brachte dann der IV. Internationale Kongreß für Versicherungsmedizin zu Berlin vom 10.—15. September 1906. Blaschko teilte aus seiner mit Max Jacobsohn durchgeführten Untersuchung aus den Todespapieren der Viktoria mit, daß von 150 Syphilitikern, die bei ihrer Aufnahme Syphilis angegeben hatten, oder bei denen aus den Antragspapieren anderweitig mit allergrößter Wahrscheinlichkeit auf eine Syphilis geschlossen werden konnte, 10 oder 6,6% an Tabes, 36 oder 24% an progressiver Paralyse und 4 oder 2,6% an Aneurysma aortae, zusammen also 50 oder 33% sicher an Syphilis zugrunde gegangen waren. Weitere 27 waren mit mehr oder minderer Wahrscheinlichkeit noch an Lues gestorben.

Unter den von diesen Autoren geprüften 5574 Todespapieren fanden sich noch eine ganze Reihe Fälle von Tabes, Paralyse und Aortenaneurysma, Fälle, bei denen in den Antragspapieren nichts auf eine durchgemachte Syphilis hindeutete; außerdem zahlreiche Fälle von Erkrankungen der Gefäße wie der inneren Organe, die mit größerer oder geringerer Wahrscheinlichkeit mit Syphilis in Beziehung standen. Unter diesen Fällen sind hervorzuheben 44 Tabes-, 218 progressive Paralyse- und 33 Aortenaneurysma-Fälle, zusammen 295. Ferner noch 127 von 469 Fällen von verschiedenen Herz-, Leber-, Nieren- und Hirnaffektionen, die mit großer Wahrscheinlichkeit syphilitische waren. Unter der Annahme, daß 20% der Gestorbenen, also 1115 Versicherte Syphilis hatten, beträgt der Prozentsatz der an den Folgen der Syphilis Gestorbenen 26,5% Fälle, die sicher, bzw. 40%, die mit mehr oder minder großer Wahrscheinlichkeit an ihrer Syphilis gestorben waren. Als Mittelwert nahm Blaschko an, daß rund $^1/_3$ aller versicherten Syphilitiker früher oder später an ihrer Syphilis zugrunde gegangen sind, was, auf sämtliche Versicherten bezogen, 6% aller Todesfälle ausmacht.

Tiselius gab an Hand des Materials von 6 schwedischen Gesellschaften, einer dänischen, einer norwegischen und einer finnischen (es handelte sich um eine Anzahl von 5175 Leben, von denen 16,4% oder 850 gestorben waren) folgende Untersuchungsresultate: Hierin sind als Vergleichstafel die der 17 englischen Gesellschaften, auf denen die Prämien der Mehrheit der Material beisteuernden

Gesellschaften basiert sind, und die auf Basis des skandinavischen Materials von THIELE gegebene Sterblichkeitstafel gewählt:

Tabelle 41. Berechnete und wirkliche Sterblichkeit versicherter nordischer Syphilitiker.

Alter (Jahre)	Berechnete Sterblichkeit		Effektive Sterblichkeit	Effektive Sterblichkeit in Prozent von der berechneten	
	Skand. Tafel	17 engl. Ges.-Tafeln		Skand. Tafel	17 engl. Ges.-Tafeln
			A. Tarifmäßige		
20—30	6	12	14	233,3	116,7
30—40	46	79	76	165,2	96,2
40—50	87	119	160	183,9	134,5
50—60	81	96	124	153,1	129,2
60—70	37	40	53	143,2	132,5
70—80	11	11	11	100,0	100,0
20—80	268	357	438	163,4	122,7
			B. Erhöhte		
20—30	14	25	23	164,3	92,0
30—40	60	105	118	196,7	112,4
40—50	71	98	145	204,2	148,2
50—60	50	59	93	186,0	157,6
60—70	27	29	38	140,7	131,0
70—80	5	5	6	120,0	120,0
20—80	227	321	423	—	131,8
			C. Das ganze Material		
20—30	20	36	37	185,0	102,8
30—40	104	180	192	184,6	106,7
40—50	153	210	301	196,7	143,3
50—60	128	150	212	165,6	141,3
60—70	63	68	90	142,9	132,4
70—80	15	16	16	106,7	100,0
20—80	483	660	848	175,6	128,5

Aus dieser Tafel geht deutlich hervor, daß die Syphilitischen eine Übersterblichkeit von 75% aufweisen und daß diese bei den unter Prämienerhöhung angenommenen sogar 86% betrug.

Am stärksten war die Übersterblichkeit ausgesprochen im fünften Jahrzehnt. Sie betrug rund 100%.

E. KLEINSCHMIDT kam unter der von ERB und BLASCHKO berechneten Annahme zu einer Erkrankungshäufigkeit an Syphilis von 20%, mit den von ihm ermittelten 106 Todesfällen an Tabes, Paralyse und Aneurysma zu 21% sicher an Syphilis Gestorbenen.

Von Interesse ist noch nachstehende Tabelle KLEINSCHMIDTS, die das Vorkommen bestimmter Todesursachen der 88 Versicherungsnehmer, die bei der Aufnahme Lues angegeben hatten, vergleicht mit der Zahl der gleichen Todesursachen bei den übrigen Versicherungsnehmern.

Einen sehr wichtigen Beitrag zu diesem Thema liefert die Untersuchung von GOLLMER an Hand der Beobachtungen der Gothaer Lebensversicherungsbank, die die Sterblichkeit der dort versicherten Männer zugrunde legt, die die Vorerkrankung „Syphilis“ deklariert hatten.

Es starben an	Von 88 Luikern	Von den übrigen 2 415 Versicherungsnehmern
Progressiver Paralyse	16 = 18,1%	70 = 2,9 %
Tabes	4 = 4,5 %	14 = 0,58%
Gehirnschlag (unter 50 Jahren)	5 = 5,6 %	53 = 2,2 %
Gehirn- und Rückenmarksleiden (unter 50 Jahren)	3 = 3,4 %	14 = 0,56%
Aneurysma aortae	2 = 2,27%	10 = 0,41%
Herzschlag, Myokarditis usw. (unter 50 Jahren)	8 = 9,0 %	21 = 0,87%

Bei der Durchmusterung der auf den Zählkarten befindlichen Gesundheitscharakteristik war unverkennbar, daß etwa von der Mitte der 1880 er Jahre ab, von wann an die ausdrückliche Frage nach den spezifischen Heilmitteln (Quecksilber und Jod) in die Deklarationen der Antragsteller nur in die vertrauensärztlichen Gutachten der Bank eingefügt wurde, die betreffende Signatur sich immer häufiger verzeichnet fand. Bei den älteren Versicherten prüfte GOLLMER in jedem mit der Signatur Venerie gekennzeichneten Falle auf Grund der zugehörigen Antragspapiere, ob sich die Diagnose Syphilis auch vom modernen ärztlichen Standpunkte sichern ließ. Bei dieser Nachprüfung ergab sich, daß die Zugangsperiode 1829—1851 unberücksichtigt gelassen werden mußte. Aber auch bei den Zugängen von 1852 an fanden sich bis zum Jahre 1886 noch 107 Fälle (einschließlich 51 Sterbefälle und 24 Abgänge bei Lebzeiten), bei denen nicht mit Sicherheit die Diagnose Syphilis aufgestellt werden konnte.

Da diese Fälle unberücksichtigt blieben, könnte die von GOLLMER ermittelte Sterblichkeit der Syphilitiker sogar zu gering erscheinen, um so mehr, da noch weitere 13 Fälle von alter Syphilis, die erst bei der Durchmusterung des Sterbefallmaterials ermittelt wurden, nicht berücksichtigt wurden.

Tabelle 42. Wirkliche und rechnungsmäßige Sterblichkeit der an Syphilis vorerkrankten Versicherten der Gothaer Bank.
(Männer, Zugang 1852—1904, beobachtet 1852 bis zum Prämientermin 1905.)

Die rechnungsmäßigen Sterbefälle sind mit Unterscheidung engerer Zugangsperioden nach den Erfahrungen der Gothaer Bank über sämtliche 1852—1895 zugegangenen lebenslänglich oder mit Abkürzung versicherten Männer in der Geschäftsperiode 1852—1896 ermittelt.

Alter zu Anfang des Beobachtungsjahres	1. bis 5. Vers.-Jahr				6. und höhere Vers.-Jahre				Sämtl. Vers.-Jahre		
	Personen unter Beobachtung für 1 Jahr	Rechnungsmäßige Sterbefälle	Wirkliche Sterbefälle	Auf je 100 rechnungsmäßige treffen wirkliche	Personen unter Beobachtung für 1 Jahr	Rechnungsmäßige Sterbefälle	Wirkliche Sterbefälle	Auf je 100 rechnungsmäßige treffen wirkliche	Rechnungsmäßige Sterbefälle	Wirkliche Sterbefälle	Auf je 100 rechnungsmäßige treffen wirkliche
15—25	102	0,43	1	—	—	—	—	—	0,43	1	—
26—30	1 141	4,04	5	—	62	0,28	—	—	4,32	5	—
31—35	2 448	10,06	11	—	842	4,79	10	—	14,85	21	—
15—35	3 691	14,53	17	117	909	5,07	10	—	19,60	27	138
36—40	2 189	12,39	24	—	2 426	16,59	30	—	28,98	54	—
41—45	1 304	9,55	11	—	3 364	31,26	58	—	40,81	69	—
46—50	510	4,83	8	—	3 210	40,10	82	—	44,93	90	—
36—50	4 003	26,77	43	161	9 000	87,95	170	193	114,72	213	186
51—55	162	2,17	3	—	2 373	43,53	70	—	45,70	73	—
56—60	65	1,42	2	—	1 478	39,70	59	—	41,12	61	—
61—65	16	0,40	—	—	791	31,15	56	—	31,55	56	—
66—70	—	—	—	—	369	20,95	34	—	20,95	34	—
51—70	243	3,99	5	—	5 011	135,33	219	162	139,32	224	161
71—75	—	—	—	—	122	11,05	13	—	11,05	13	—
76—80	—	—	—	—	31	4,13	9	—	4,13	9	—
81—85	—	—	—	—	5	0,94	—	—	0,94	—	—
86—90	—	—	—	—	1	0,28	1	—	0,28	1	—
71—90	—	—	—	—	159	16,40	23	140	16,40	23	140
Sämtliche Alter	7 937	45,29	65	144	15 079	244,75	422	172	290,04	487	168

Tabelle 43. Sterbefälle nach Todesursachen unter den an Syphilis vorerkrankten Männern. Zugang 1852—1904, beobachtet bis zum Prämientermin 1905.

Alter am letzterlebten Prämientermin	1. Infektionskrankheiten							2.	3.	4.	5.	6. Bösartige Neubildungen			7. Stoffwechselkrankheiten					8. Krankheiten des Zentralnervensystems						
	(a) Typhus	(b) Cholera	(c) Pocken	(d) Gelenkrheumatismus	(e) Rose	(f) andere Infektionskrankheiten	insgesamt	Zoonosen	Alkoholismus	Parasiten	Tuberkulose	(a) Krebs	(b) andere bösartige Neubildungen	insgesamt	(a) Zuckerkrankheit	(b) Gicht	(c) Perniziöse Anämie	(d) andere Stoffwechselkrankheiten	insgesamt	(a) Gehirnschlag	(b) Geisteskrankheiten	(c) Gehirnparalyse	(d) andere Gehirnerkrankungen	(e) Rückenmarkskrankheiten	(f) Mittelohrentzündung	insgesamt
												1. bis 5. Versicherungsjahr														
15—35	1	—	—	1	—	2	4	—	1	—	2	—	—	—	—	—	—	—	—	—	—	2	2	—	—	4
36—50	3	—	—	1	—	1	5	—	—	—	4	3	—	3	—	—	—	—	—	3	—	9	1	—	—	13
51—70	—	—	—	—	—	—	—	—	—	—	—	2	—	2	—	—	—	—	—	—	—	—	—	—	—	—
insgesamt	4	—	—	2	—	3	9	—	1	—	6	5	—	5	—	—	—	—	—	3	—	11	3	—	—	17
												6. und höhere Versicherungsjahre														
15—35	—	—	—	—	—	—	—	—	—	—	1	—	—	—	—	—	—	—	—	—	—	3	1	—	—	4
36—50	3	—	—	—	1	1	5	—	—	—	14	12	2	14	3	—	—	—	3	11	—	39	4	11	—	65
51—70	—	—	—	—	2	6	8	—	—	—	4	18	5	23	3	—	1	—	4	28	3	10	9	12	—	62
71—90	—	—	—	—	—	—	—	—	—	—	—	3	2	5	—	—	1	—	1	2	—	—	1	—	—	3
insgesamt	3	—	—	—	3	7	13	—	—	—	19	33	9	42	6	—	2	—	8	41	3	52	15	23	—	134
												Sämtliche Alter und Versicherungsjahre														
	7	—	—	2	3	10	22	—	1	—	25	38	9	47	6	—	2	—	8	44	3	63	18	23	—	151

Alter am letzterlebten Prämientermin	9. Krankheiten der Atmungsorgane			10. Krankheiten des Herzens und der Blutgefäße			11. Krankheiten der Ernährungsorgane				12. Krankheiten der Harnorgane			13.	14.	15.	16.	17.	18.	
	(a) akute	(b) chronische	insgesamt	(a) Aneurysmen	(b) andere Krankheiten des Herzens und der Blutgefäße	insgesamt	(a) Krankheiten des Magens u. des Darms	(b) Leberkrankheiten	(c) Brucheinklemmung	insgesamt	(a) Nierenentzündung	(b) Krankheiten der Blase	insgesamt	Krankheiten der Geschlechtsorgane	Krankheiten der Haut	Krankheiten der Knochen	Unfall	Selbstmord	Altersschwäche	Sämtliche Todesursachen
							1. bis 5. Versicherungsjahr													
15—35	1	—	1	—	1	1	1	—	—	1	1	—	1	—	—	—	1	1	—	17
36—50	2	1	3	2	4	6	3	—	—	3	1	—	1	—	—	—	2	3	—	43
51—70	—	—	—	—	2	2	1	—	—	1	—	—	—	—	—	—	—	—	—	5
insgesamt	3	1	4	2	7	9	5	—	—	5	2	—	2	—	—	—	3	4	—	65
							6. und höhere Versicherungsjahre													
15—35	—	—	—	—	—	—	1	—	—	1	2	—	2	—	—	—	—	2	—	10
36—50	4	1	5	4	22	26	10	3	—	13	6	2	8	—	1	—	6	10	—	170
51—70	11	4	15	6	62	68	4	6	—	10	11	4	15	—	2	—	2	6	—	219
71—90	2	1	3	1	4	5	—	—	1	1	—	2	2	—	—	—	—	—	3	23
insgesamt	17	6	23	11	88	99	15	9	1	25	19	8	27	—	3	—	8	18	3	422
							Sämtliche Alter und Versicherungsjahre													
	20	7	27	13	95	108	20	9	1	30	21	8	29	—	3	—	11	22	3	487

Die Zahl der ermittelten syphilitischen Männer betrug für die Beobachtungszeit 1852 bis zum Prämientermin 1905 im ganzen 1778.

Über den Gang und das Ergebnis der Untersuchungen von GOLLMER gibt Tabelle auf Seite 85 Auskunft.

Eine so hohe Übersterblichkeit hatten frühere Untersuchungen, z. B. die von 34 amerikanischen und die der Vereinigten Skandinavischen Lebensversicherungsanstalten nicht ergeben.

Bei der skandinavischen Untersuchung, bei der es sich um 5175 Syphilitiker mit 863 Sterbefällen handelte, stellte sich die Übersterblichkeit

In den Eintrittsaltern	Wirkliche	Rechnungsmäßige	Auf 100 erwartungsmäßige kommen wirkliche Sterbefälle
15—28	45	42,8	105
29—42	232	172,5	134
43—56	107	69,8	153
57—70	13	12,8	102
15—70	397	297,9	133

Bei den amerikanischen Anstalten beliefen sich die Todesfälle

in den Altern von	20—30 auf	2,8%
„ „ „ „	31—40 „	6,7%
„ „ „ „	41—50 „	43,3%
„ „ „ „	51—60 „	41,3%
„ „ „ „	61—70 „	32,4%
„ „ „ „	71—90 „	0,0%
in sämtlichen Altern	auf	28,5%.

Interessant sind diese Tafeln im Vergleich mit der von GOLLMER aufgestellten dadurch, daß sie in bezug auf die Alter, auf die das Maximum der Übersterblichkeit entfällt, übereinstimmen.

Zur Untersuchung der Gründe der ermittelten großen Übersterblichkeit der bei der Gothaer Gesellschaft versicherten Luiker hat GOLLMER das gesamte Beobachtungsmaterial nach Todesursachen zerlegt, worüber die Tabellen auf Seite 86 und 87 Auskunft geben.

Zum Konto der Krankheiten des Zentralnervensystems ist auch hervorzuheben, daß unter den 22 Selbstmorden 6 Paralytiker und 7 als „geisteskrank“ bezeichnete Personen waren. Außer den 23 als Rückenmarkskrankheiten aufgeführten Fällen waren noch 3 Tabiker, die an interkurrenten Erkrankungen starben, nachweisbar.

Wegen der sehr kleinen, auf die 37 aufgeführten Todesursachen entfallenden Beobachtungszahlen wurden sie nochmals nach 16 Todesursachengruppen zusammengefaßt und nach zwei Versicherungsperioden, sowie nach zwei bzw. drei Altersgruppen getrennt, wie folgende Übersicht auf Seite 89 zeigt.

Die auf Seite 90 folgende graphische Darstellung zeigt das Ergebnis, doch sei dazu bemerkt, daß die Krankheiten des Zirkulationsapparates allein mit 194 nicht mit der von BLASCHKO gegebenen graphischen Darstellung übereinstimmt, da BLASCHKO versehentlich die ganze Gruppe angegeben hat ohne Ausschluß von Gehirnschlag und Aneurysmen.

Faßt man, wie GOLLMER es getan hat, die 16 Todesursachengruppen noch enger — in 3 Hauptgruppen — zusammen, so umfaßt die erste mit 130 Sterbefällen die Geisteskrankheiten, die Gehirnparalyse, die übrigen Gehirnkrankheiten, die Rückenmarkskrankheiten, den Alkoholismus und den Selbstmord.

Tabelle 44. Sterblichkeit nach Todesursachen unter den an Syphilis vorerkrankten Versicherten.
Die rechnungsmäßigen Sterbefälle sind mit Unterscheidung engerer Zugangsperioden nach den Erfahrungen der Gothaer Bank über sämtliche 1852—1895 zugegangenen lebenslänglich oder mit Abkürzung versicherten Männer in der Geschäftsperiode 1852—1896 ermittelt.

Todesursachen	1. bis 5. Vers.-Jahr				6. und höhere Vers.-Jahre						Sämtliche Vers.-Jahre								
	Alter zu Anfang des Beobachtungsjahres																		
	15—50 J.		51—64 J.		15—50 J.		51—70 J.		71—90 J.		15—50 J.			51—90 J.			15—90 J.		
	Rechnungsmäßige Sterbefälle	Wirkliche Sterbefälle	Rechnungsmäßige Sterbefälle	Wirkliche Sterbefälle	Rechnungsmäßige Sterbefälle	Wirkliche Sterbefälle	Rechnungsmäßige Sterbefälle	Wirkliche Sterbefälle	Rechnungsmäßige Sterbefälle	Wirkliche Sterbefälle	Rechnungsmäßige Sterbefälle	Wirkliche Sterbefälle	Auf je 100 rechnungsmäßige treffen wirkliche	Rechnungsmäßige Sterbefälle	Wirkliche Sterbefälle	Auf je 100 rechnungsmäßige treffen wirkliche	Rechnungsmäßige Sterbefälle	Wirkliche Sterbefälle	Auf je 100 rechnungsmäßige treffen wirkliche
1. Infektionskrankheiten, Zoonosen, Parasiten	5,52	9	0,31	—	6,81	5	6,56	8	0,80	—	12,33	14	—	7,67	8	—	20,00	22	110
2. Tuberkulose	12,58	6	0,58	—	22,40	15	15,80	4	0,36	—	34,98	21	60	16,74	4	—	51,72	25	48
3. Bösart. Neubildungen	2,08	3	0,48	2	7,44	14	17,74	23	1,58	5	9,52	17	—	19,80	30	152	29,32	47	160
4. Stoffwechselkrankheiten	0,69	—	0,03	—	2,42	3	5,08	4	0,39	1	3,11	3	—	5,50	5	—	8,61	8	—
5. Geistes- u. Gehirnkrankheiten (ohne Paralyse), Alkoholismus	1,07	4	0,08	—	2,02	5	5,13	12	0,68	1	3,09	9	—	5,89	13	—	8,98	22	245
6. Progressive Gehirnparalyse	2,35	11	0,05	—	7,12	42	3,00	10	0,01	—	9,47	53	560	3,06	10	—	12,53	63	503
7. Rückenmarkskrankheiten	0,12	—	0,01	—	1,00	11	2,20	12	0,12	—	1,12	11	—	2,33	12	—	3,45	23	667
8. Krankheiten der Atmungsorgane	2,66	4	0,38	—	5,22	5	15,39	15	3,58	3	7,88	9	—	19,35	18	93	27,23	27	99
9. Krankheiten des Herzens u. d. Blutgefäße[1]), Gehirnschlag, Aneurysmen	4,91	10	1,21	2	17,26	37	41,14	96	5,72	7	22,17	47	212	48,07	105	218	70,24	152	216
Gehirnschlag allein	1,04	3	0,49	—	3,62	11	12,39	28	1,76	2	4,66	14	—	14,64	30	205	19,30	44	228
Aneurysmen allein	0,18	2	0,02	—	0,88	4	0,83	6	—	1	1,06	6	—	0,85	7	—	1,91	13	680
10. Krankheiten d. Nieren	1,37	2	0,12	—	5,15	8	5,93	11	0,20	—	6,52	10	—	6,25	11	—	12,77	21	164
11. Krankheiten des Magens und Darms	1,78	4	0,16	1	3,84	11	5,00	4	0,67	1	5,62	15	—	5,83	6	—	11,45	21	184
12. Krankheiten der Leber	0,91	—	0,21	—	3,47	3	3,86	6	0,23	—	4,38	3	—	4,30	6	—	8,68	9	—
13. Unfälle	1,97	3	0,09	—	2,74	6	2,51	2	0,08	—	4,71	9	—	2,68	2	—	7,39	11	—
14. Selbstmord	2,61	4	0,18	—	4,54	12	2,51	6	0,06	—	7,15	16	—	2,75	6	—	9,90	22	222
15. Altersschwäche	—	—	—	—	—	—	0,07	—	1,03	3	—	—	—	1,10	3	—	1,10	3	—
16. Übrige Krankheiten	0,68	—	0,10	—	1,59	3	3,41	6	0,89	2	2,27	3	—	4,40	8	—	6,67	11	—
Sämtliche Todesursachen	41,30	60	3,99	5	93,02	180	135,33	219	16,40	23	134,32	240	179	155,72	247	159	290,04	487	168

[1]) Krankheiten des Herzens und der Blutgefäße 194.

Zur zweiten gehören die Krankheiten des Herzens und der Blutgefäße mit Einschluß des Gehirnschlages und die Krankheiten der Nieren; auf sie entfallen 173 Sterbefälle. Die dritte umfaßt alle übrigen Todesursachen mit 184 Sterbefällen.

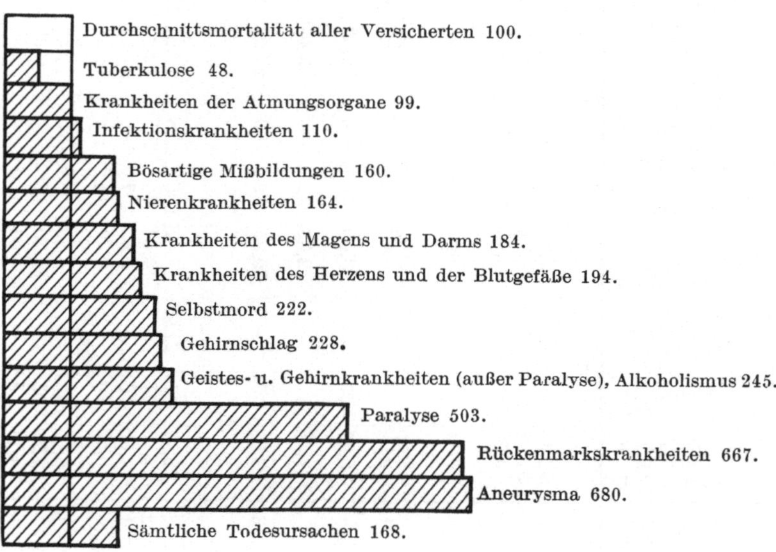

Abb. 29. Sterblichkeit nach Todesursachen unter den an Syphilis erkrankten Versicherten.

Bei Verteilung nach Altersklassen und Versicherungsperioden ist ersichtlich, daß die ermittelte durchschnittliche Übersterblichkeit von 68% in der Hauptsache einerseits den Gehirn- und Rückenmarkskrankheiten usw., anderseits den Krankheiten des Herzens und der Blutgefäße usw. zuzuschreiben ist, nur mit dem Unterschiede, daß die erste Gruppe relativ mehr als die zweite ins Gewicht fällt. Für die einzelnen Altersklassen kann man feststellen: „Das Maximum der Übersterblichkeit von 86% in der Altersgruppe 36—50 ist, wie schon aus dem Übergewicht der wirklichen Sterbefälle ersichtlich, auf die Häufigkeit der in der ersten Hauptgruppe zusammengefaßten Krankheiten, vor allem der Gehirnparalyse, zurückzuführen, während in der Altersgruppe 51—70 mit der Übersterblichkeit von 61% die erste Hauptgruppe mehr zurücktritt und dafür die zweite im vorwiegenden Maße zur Geltung kommt."

Schließlich ist noch das vom Verein der Direktoren schwedischer Lebensversicherungsgesellschaften herausgegebene Gutachten über die Untersuchung der Sterblichkeit gewisser Klassen minderwertiger Leben zu erwähnen, das für die Syphilis ein Ergebnis gezeitigt hat, das nachfolgend verzeichnet ist.

Todesursachen	Risiken ohne Krankheits-anlagen	Risiken mit Anlagen zu Syphilis
Altersschwäche	1,30	1,50
Gehirnschlag und Gehirnerweichung	6,71	10,36
Rückenmarksschwindsucht	0,37	3,00
Geisteskrankheiten	1,09	5,06
Herz- und Gefäßkrankheiten	16,33	29,01
Chronische Leberkrankheiten	1,32	1,82
Nierenentzündung	5,17	7,04

Diese Übersicht ist so errechnet, daß nach Teilung des vorliegenden Materials in einzelne Risikoklassen der prozentuale Anteil der einzelnen Todesursachengruppe an allen Todesfällen jeder Risikoklasse festgestellt wurde. Bei dieser Methode charakterisiert sich also ein minderwertiges Leben dadurch, daß die Sterblichkeit an gewissen Krankheiten größer als bei normalen Leben ist, und man kann demnach durch einen Vergleich zwischen dem Ergebnis des normalen Risikos und dem bei der Krankheitsanlage den Einfluß dieser Krankheitsanlage ablesen.

Diese Erkenntnisse aus den angezogenen Untersuchungen legten es nahe, mit ihrer Hilfe und an Hand klinischer wie pathologischer Erkenntnis das wirkliche Ausmaß der Syphilismortalität abzuschätzen.

Leredde hat nun 1913 versucht, durch Berechnung des prozentualen Anteils der Syphilis an den verschiedenen Todesursachengruppen der Pariser Mortalitätsstatistik die Gefährlichkeit der Syphilis zu beweisen.

Tabelle 45. Mutmaßlicher Anteil von Syphilissterbefällen an der Gesamtsterblichkeit in Paris.

Sterblichkeit	Gesamtmortalität			Zurückzuführen auf Syphilis
	Männer	Frauen	Summe	Sterbefälle
1. Syphilis (im 1. Lebensjahr 1874)	70	41	111	111
2. Krebs und maligne Tumoren der Mundhöhle	93	13	106	80
3. Affektionen des Nervensystems:				
Allgemeine Paralyse	133	55	188	188
Tabes	40	26	66	66
Encephalitis	28	15	43	4 (1/10)
Meningitis (ausgenommen Tuberkulose)	439	350	789	78 (1/10)
Paralyse ohne bestimmte Ursache	240	323	563	188 (1/3)
Affektionen d. Rückenmarks (ausgenommen Tabes)	49	52	101	33 (1/3)
Epilepsie	31	30	61	6 (1/10)
Cerebrale Hämorrhagie, Apoplexie	1 142	1 161	2 303	768 (1/3)
Erweichungsherde	109	134	243	81 (1/3)
Verschiedene Affektionen des Nervensystems	39	37	76	25 (1/3)
4. Affektionen des Zirkulationssystems:				
Organische Herzkrankheiten	1 526	1 807	3 333	1 111 (1/3)
Angina pectoris	87	39	126	96 (3/4)
Affektionen der Arterien, Aneurysma, atheromatöse Gefäßerkrankungen	173	72	245	122 (1/2)
5. Affektionen des Verdauungssystems:				
Lebercirrhose	374	255	629	125 (1/5)
6. Affektionen des Harnapparates:				
Akute Nephritis	26	22	48	4 (1/10)
Brightsche Krankheit	858	642	1 500	300 (1/5)
7. Affektionen der Knochen (Tuberkulose ausgenommen)	26	18	44	4 (1/10)
8. Plötzlicher Tod	139	107	246	24 (1/10)
			Zusammen	3 414

Er schreibt der Syphilis zu:

1/5 der Todesfälle an Lebercirrhose,

1/5 der Todesfälle an chronischer Nephritis,

1/3 der Todesfälle an organischen Herzkrankheiten,

3/4 der Todesfälle an Angina pectoris,

1/2 der Todesfälle, die in der Pariser Statistik unter dem Kopfe „Affektionen der Arterien, Aneurysma, chronische deformierende Entzündung der Aorta (Atheromatose)" vereinigt werden,

1/3 der Todesfälle unter dem Kopfe „Affektionen des Nervensystems, Erweichungsherde, cerebrale Hämorrhagien, Apoplexie, Paralyse ohne bestimmte Ursache, Affektionen des Rückenmarkes außer Tabes",

$^1/_{10}$ der Todesfälle von Encephalitis, von (nichttuberkulöser) Meningitis und von Epilepsie,

$^1/_{10}$ der Todesfälle an Krankheiten der Knochen nichttuberkulöser Natur, der Fälle akuter Nephritis und plötzlichen Todes.

Auf Grund der Statistik der Stadt Paris für das Jahr 1910 gelangt er danach zu vorstehender Tabelle.

Danach sind der Syphilis 3414 Todesfälle zuzuschreiben, gegenüber 111 Fällen der offiziellen Statistik, oder 7% der Gesamtmortalität von 45 814 Fällen.

In seinem Bericht für die Commission de prophylaxie des maladies vénériennes hat LEREDDE 1918 nun betont, daß er die 1913 gegebene Schätzung der Syphilismortalität für zu niedrig halte und ohne zu übertreiben überzeugt sei, diese Ziffer reichlich verdoppeln zu müssen, indem er auf das Konto der Infektion schriebe:

	Gesamtmortalität	zurückzuführen auf Syphilis
50% der Todesfälle an Erkrankungen des Nervensystems	4 481	2 240
50% der Todesfälle an Erkrankungen des Herz- und Gefäßsystems	4 154	2 077
33% an Erkrankungen des Atmungssystems	2 200	733
33% an Erkrankungen des Verdauungsapparates, der Milz und der Leber	3 400	1 133
33% an chronischen Nierenleiden	1 566	522
75% an Mißbildungen	60	45
75% an kongenitaler Schwäche, Ikterus, Sclerema	1 190	892
50% an plötzlichen Todesfällen	344	172
	17 395	7 814

Syphilis 140000
Diphtherie 2500
Typhus 2100
Keuchhusten 1500
Masern 1300
Scharlach 600

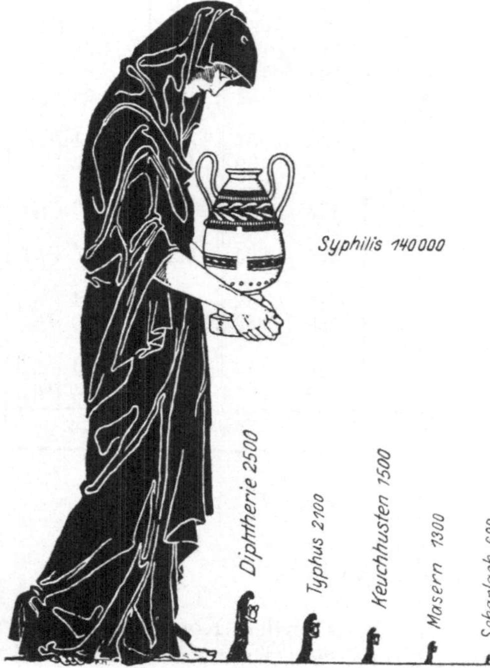

Abb. 30. Jährliche Mortalität an Syphilis in Frankreich in den Nachkriegsjahren, verglichen mit der Sterblichkeit an den hauptsächlichsten anderen Infektionskrankheiten. (Nach der französischen Medizinalstatistik.)

d. h. 17% der Gesamtmortalität ist auf Lues zurückzuführen.

Im gleichen Bericht schätzt LEREDDE die Todesfälle an Syphilis für ganz Frankreich auf 40000 im Jahre 1913 und auf 80000 für das Jahr 1918. Die Höhe der Totgeborenen beträgt für Paris 4182 im Jahre 1910 und 4248 im Jahre 1913, während COUVELAIRE die Höhe der Totgeburten, die durch Syphilis verursacht sind, für ganz Frankreich auf 19 000 pro Jahr schätzt (nach dem 6. Schwangerschaftsmonat).

Die Sterblichkeit an kongenitaler Lues in der Kindheit wird auf annähernd 40 000 pro Jahr geschätzt.

Demnach wird die Gesamtmortalität an Lues für ganz Frankreich mit 140000 angenommen, eine Schätzung, die mit der von GOUGEROT (150 000) ungefähr übereinstimmt.

Unter Zugrundelegung der Berechnungsmethode von LEREDDE

(1913) ist dann in dem offiziellen australischen Bericht über die Geschlechtskrankheiten, der am 24. Mai 1916 dem Handelsminister überreicht wurde, an Hand der Mortalitätsstatistik von 1914 für Australien die Zahl der erfaßbaren Todesfälle durch Syphilis wie nachfolgend berechnet worden:

	Gesamtmortalität	davon wurden auf Syphilis zurückgeführt
Syphilis	167	167
Progressive Paralyse	134	134
Tabes dorsalis	66	66
Apoplexie	2 119	706
Gehirnerweichung	85	28
Paralyse ohne bestimmte Ursache	362	120
Encephalitis	74	7
Meningitis	812	81
Epilepsie	191	19
Organische Herzkrankheiten	4 836	1 612
Erkrankungen der Arterien, Aneurysma, atheromatöse Erkrankungen	599	449
Lebercirrhose	380	76
BRIGHTsche Krankheit	1 971	394
Angeborene Lebensschwäche, Sclerema, Ikterus	3 330	3 330
		7 189

Insgesamt wurden also 7189 Todesfälle der Syphilis zugeschrieben, ohne Berücksichtigung der syphilitischen Totgeburten, sowie der Syphilis von Lunge, Larynx und Magen-Darmkanal. Der Bericht schließt: „However faulty the schedule may be, no one can deny, that thousands of lives are lost in the Commonwealth every year syphilis, that an immense mount of sickness and inefficiency is caused by it, and that the misery entailed is terrible.“

Eine ähnliche Berechnung hat BAYET 1921 vorgenommen. Er legte seiner Untersuchung die Mortalitätsstatistik der Stadt Brüssel (ohne Vorstädte) zugrunde unter Ausschluß aller derjenigen Individuen, die nicht Einheimische waren. Seine Ergebnisse hat er in folgender Tabelle 46 zusammengefaßt, in der in der zweiten Kolumne die Gesamtzahl der für die Syphilis in Betracht kommenden Todesfälle angegeben sind, in der dritten die Proportion der von diesen der Syphilis zuzuschreibenden und in der vierten die so erhaltene Zahl der durch Syphilis bedingten Todesfälle.

Danach ergibt sich für das Jahr 1913 eine Gesamtzahl von 257 der Syphilis zuzuschreibenden Todesfälle in der Stadt Brüssel. Aber diese Zahl ist nach BAYET noch unter der Wirklichkeit. Man müßte ihr nämlich noch einige Syphilisfälle zuschreiben, die sich unter den Todesursachen: Magenulcus, Gangrän, andere Lebererkrankungen als Cirrhose, sonstige Nierenerkrankungen außer chronischer Nephritis verzeichnet finden. Außerdem wäre besonders noch die Zahl der Fälle von angeborener Syphilis hinzuzufügen, die unter sonstigen Bezeichnungen als in der oben angegebenen Liste geführt werden. BAYET erinnert dabei an die Übersterblichkeit der angeboren luischen Kinder an infektiösen Kinderkrankheiten, die aus den Zahlenzusammenstellungen HOCHSINGERS ersichtlich ist. Schließlich wären noch diejenigen Fälle einzurechnen, bei denen die Syphilis als prädisponierende Ursache zum Tode führte durch Untergrabung der Widerstandsfähigkeit anderen Krankheiten gegenüber. Indem BAYET diese Zahl von Todesfällen auf $^1/_{10}$ der ermittelten durch Syphilis bedingten rechnet, kommt er zu einer Gesamtzahl von $257 + 25 = 282$ Todesfällen, die von der Gesamtmortalität 11% ausmachen.

Tabelle 46. Mutmaßliche Mortalität durch Syphilis in Brüssel im Jahre 1913.

Einwohnerzahl: 175 808 Gesamtzahl der Todesfälle: 2546	Zahl der Todesfälle an:	Mutmaßlich der Syphilis zuzuschreibender Teil	Zahl der syphilitisch. Todesfälle
1. Syphilis	6	1/1	6
2. Erkrankungen des Nervensystems:			
Progressive Paralyse	2	1/1	2
Tabes dorsalis	6	1/1	6
Encephalitis	5	1/10	0,5
Meningitis (ausgenommen Tuberkulose)	45	1/10	4,5
Erkrankungen des Rückenmarks (ohne Tabes dorsalis)	7	1/10	0,7
Cerebrale Hämorrhagie, Apoplexie	156	1/3	52
Gehirnerweichung	45	1/3	15
3. Erkrankungen des Gefäßsystems:			
Organische Herzerkrankungen	364	1/3	121,3
Angina pectoris	1	3/4	0,7
Arterienerkrankungen, Sklerose, Aneurysma	30	1/2	15
Nierenerkrankungen, chronische Nephritis	55	1/5	11
Erkrankungen des Verdauungssystems:			
Krebs der Mundhöhle	4	1/2	2
Lebercirrhose	34	1/10	3,4
Plötzlicher Tod	12	1/3	4
Angeborene Schwäche, Ikterus, Sclerema	52	1/4	13
			257,1

BAYET hat nun weiterhin diese hohe Gesamtmortalität an Syphilis durch folgende Berechnung als recht wahrscheinlich nachgewiesen. Ausgehend von der Tatsache, daß mindestens 15% der mehr als 25 Jahre alten Bevölkerung Brüssels syphilitisch sind, kommt er zu einer Zahl von 15863 Syphilitikern dieser 105692 betragenden Altersgruppe. Da nun 1/3 der Syphilitiker im Ablauf ihres Lebens ihrer Krankheit erliegen, sind dies 5286, und da die mittlere Lebenserwartung der über 25 jährigen 24 Jahre beträgt, und man die mittlere Lebensverkürzung durch Syphilis auf vier Jahre schätzen kann, müssen sich die ermittelten 5286 Todesfälle auf 20 Jahre verteilen, auf 1 Jahr also 263 Todesfälle entfallen. Diese Zahl stimmt ziemlich genau mit der oben ermittelten von 282 überein.

Die Bedeutung der Syphilis als Todesursache kann auch daraus ersehen werden, daß bei Richtigstellung der in der Todesursachenstatistik ermittelten Zahlen für die Tuberkulosesterblichkeit eine Zahl von 426 Todesfällen im Jahre 1913 für Brüssel gefunden wurde oder 16,7% der Gesamtsterblichkeit. Demnach ist die Syphilis nach der Tuberkulose die wichtigste Todesursache.

Ferner hat noch Sir WILLIAM OSLER 1917 versucht, das Ausmaß der Syphilis als Todesursache zu berechnen, indem er von der offiziellen Sterblichkeitsstatistik für England und Wales des Jahres 1915 ausgeht.

In diesem Jahre entfielen insgesamt 1885 Sterbefälle auf Syphilis und 61 auf die anderen Geschlechtskrankheiten. Von diesen 1885 luischen Sterbefällen aller Altersklassen betrafen 1162 Säuglinge und 1277 Kinder unter 5 Jahren.

Abgesehen von der buntscheckigen Gruppe der Todesfälle infolge Kinderdiarrhöen nimmt die Syphilis den letzten Platz unter den 12 am häufigsten zum Tode führenden Infektionskrankheiten ein. Nach der Größe ihrer Opfer geordnet präsentieren sie sich, in runden Zahlen gegeben, in nachstehender Reihenfolge:

Tuberkulose	54 000	Keuchhusten	8 000
Pneumonie	49 000	Diphtherie	6 000
Krebs	40 000	Scharlach	2 400
Masern	16 000	Meningitis cerebrospinalis	2 000
Influenza	10 000	Syphilis	1 900

Ausgehend von den vom Registrar General gegebenen Todesfällen hat nun Osler folgendermaßen die durch Syphilis bedingten Sterbefälle festzustellen versucht:

Von den im offiziellen Todesursachenverzeichnis des Jahres 1915 angegebenen 562 000 Sterbefällen waren etwa 58 000 Todesfälle den Erkrankungen des Nervensystems zuzuschreiben. Davon waren *sicher* luisch: Tabes dorsalis und progressive Paralyse mit 735 bzw. 2263 Fällen.

Als luisch zu buchen ist ferner eine gewisse Zahl der Meningitisfälle, doch sind sie aus der Rubrik „andere Formen" nicht herauszufinden. Diese Gruppe stellt aber mehr als die Hälfte der Todesfälle an Meningitis dar. Sie muß deshalb für unsere Fragestellung außer Betracht bleiben.

Von den Fällen der Gruppe „andere Krankheiten des Rückenmarks"(außer Tabes dorsalis) mit 2846 Sterbefällen sind die meisten im 4.—6. Jahrzehnt gestorben. Eine vernünftige Schätzung, der jeder Neurologe zustimmen wird, muß mindestens die Hälfte davon, etwa 1500, für die Syphilis in Anspruch nehmen.

Die Haupttodesursache unter den Erkrankungen des Nervensystems ist die Haemorrhagia cerebri — Apoplexie — mit 25 423 Sterbefällen. Die Mehrzahl von ihnen fällt in die Zeit nach dem 50. Lebensjahr, also in einen Lebensabschnitt, in dem jeder das Recht hat, unverdächtigt an cerebralen Blutungen zu sterben. 3713 solcher Todesfälle ereigneten sich aber zwischen dem 25. und 50. Lebensjahr. Von ihnen können 3000 als durch Lues verursacht angesprochen werden.

Als Gehirnerweichung — ein Ausdruck, der längst schon ins Bereich ungebräuchlicher Wendungen hätte zurückgewiesen werden müssen — sind 1472 Sterbefälle verzeichnet, von denen uns für die Syphilis bestimmt 500 zustehen.

Von der hoffnungslosen Rubrik „Paralyse ohne bestimmte Ursache", von denen aber mehr als zwei Drittel Hemiplegien waren, können mindestens 500 auf das Konto Syphilis gebucht werden.

Sehr wahrscheinlich ist, daß ein Teil der Sterbefälle an anderen Formen von Geisteskrankheiten mit 1100 progressive Paralysefälle waren. Außerdem sind nach den Erfahrungen von Leonard Finlay, Fraser und Watson Epilepsie, Diplegia spastica und Geistesschwäche meist kongenital-luischen Ursprungs.

Auch ist die außerordentliche Verbreitung der Neurosyphilis von Southard (Boston Psychopatic Hospital) gut zum Ausdruck gebracht worden. Mindestens ein paar Tausend der 15 000 Sterbefälle an Epilepsie, Kinderkrämpfen und „anderen Erkrankungen des Nervensystems" müssen als Syphilis angesprochen werden.

So erhalten wir eine Gesamtsumme von etwa 10 000 Sterbefällen an Nervenleiden, bei denen Syphilis die wahrscheinliche Ursache war.

Die Spirochäte befällt weiterhin mit Vorliebe das Gefäßsystem, und viele der als Apoplexie und Meningitis aufgeführten Todesfälle rühren tatsächlich von Gefäßläsionen her. Das Aneurysma und die Aortitis, auf der es beruht, sind hier die wichtigsten inneren, meist der Syphilis zuzuschreibenden Erkrankungen. Immer syphilitischer Natur sind die Fälle zwischen dem 25. und dem 55. Lebensjahr. Bei den Jugendlichen können sie auf Embolie beruhen, bei den Bejahrten können sie atheromatös sein. Von den hierher gehörenden 1141 Sterbefällen können 1000 als syphilitisch gebucht werden.

Durch organische Herzleiden verursacht sind 56 000 Sterbefälle, von denen, meist Männer betreffend, rund 17 000 in die Altersklassen von 30 bis 55 entfallen. Leider sind die Herzklappenerkrankungen weder nach der aortitischen und mitralen Form differenziert, noch von der Myokarditis getrennt. Mindestens ein Drittel der Fälle zwischen 30 und 55, also wenigstens 5000 sind gewiß syphilitisch und ebenso viele sind es von den 10 000 Sterbefällen an Erkrankungen der Arterien, atheromatösen Veränderungen und Aneurysma.

Niedrig geschätzt betragen also die der Syphilis zuzuschreibenden Todesfälle infolge von Gefäßerkrankungen 10 000.

Abgesehen kann werden von der verhältnismäßig kleinen Zahl der Todesfälle, die von anderen Organen: Leber, Lungen, Larynx, Nieren dem Lueskonto beigesteuert werden.

Nach alledem kann die Gesamtsumme der Opfer der Spirochaeta pallida auf etwa 60 000, also auf mehr als 10% der Gesamtsterbefälle, geschätzt werden. Die Lues muß demnach von dem 10. Platz, den sie in der Rangliste des offiziellen Todesursachenverzeichnisses einnimmt, auf den ersten unter den Infektionskrankheiten versetzt werden. Einst traf von der Tuberkulose zu, sie sei „the Captain of the men of death" — der „Haupttotentänzer" —, dies trifft heute nicht mehr zu; in den gemäßigten Zonen gebührt unzweifelhaft die Führerschaft der Syphilis.

Für die Vereinigten Staaten von Nordamerika, in denen 1916 die allgemeine Sterblichkeitsziffer 1389,9, die für die Syphilis 9,6 auf 100 000 Einwohner betrug, hat die American Social Hygiene Association auf Grund der Annahme, daß von den nachfolgenden Erkrankungen und Krankheitsgruppen der Todesursachen prozentual der Lues zuzuschreiben sind:

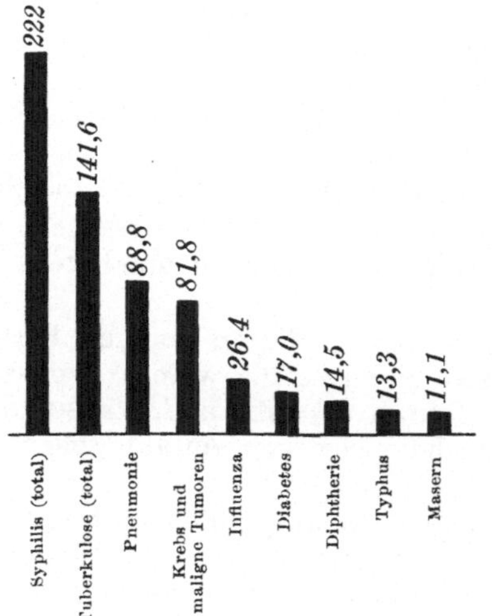

Abb. 31. Sterblichkeit an den wichtigsten Krankheiten in den Vereinigten Staaten (1916).

Tabes dorsalis	100%
Paralysis progr.	100%
Angeborene Schwäche, Ikterus und Sclerema	100%
Organische Herzerkrankungen	50%
Angina pectoris	50%
Erkrankungen der Arterien, Sklerose, Aneurysma usw.	40%
Cerebrale Hämorrhagie, Gehirnschlag	40%
Gehirnerweichung	40%
Chronische Nephritis	20%
Epilepsie	10%
Encephalitis	10%
Meningitis (überhaupt)	10%

die wahrscheinliche Gesamtsterblichkeit an Syphilis für die Jahre 1911 bis 1916 auf 214, 218, 216, 217, 219, 222 auf 100 000 berechnet. Die nebenstehende graphische Darstellung zeigt für 1916, daß die Syphilis von allen Infektionskrankheiten als Todesursache die wichtigste ist, wozu noch hervorgehoben werden soll, daß die Syphilis in 16% aller Sterbefälle oder in je zwei von 13 Fällen Todesursache ist.

III. Die Morbiditäts-Statistik der Geschlechtskrankheiten bis 1900.

„Die Staatswissenschaften haben den entschiedensten Nutzen von der Statistik gehabt und ergänzen, bereichern, erweitern sich täglich durch statistische Untersuchungen; und die Medizin, vorzugsweise vor *allen* die Wissenschaft der Mutmaßungen und Hypothesen, sollte nicht ähnliche Früchte von ihrer Verbindung mit der Statistik erwarten dürfen? Alles kommt hier nur zunächst auf die gehörige und richtige Begrenzung an, alles darauf, daß man nicht auf dem Wege statistischer Forschung ermitteln wolle, was an sich, bei den bestehenden Einrichtungen und Verhältnissen tatsächlich gar nicht zu ermitteln ist, z. B. die Zahl der syphilitischen Kranken in einer Bevölkerung, um etwa den Grad der Ausdehnung dieser Krankheiten zu erforschen, und dgl. mehr.“

So schrieb J. L. Casper, Königl. Preußischer Geheimer Medizinalrat, Mitglied der wissenschaftlichen Deputation für das Medizinalwesen, im Ministerio der Geistlichen-, Unterrichts- und Medizinal-Angelegenheiten und Professor der Heilkunde an der Friedrich-Wilhelms-Universität im Jahre 1835, dem Jahre, in dem am 8. August die im ersten Drittel des 19. Jahrhunderts gewonnenen Erfahrungen auf dem Gebiete der Bekämpfung der Geschlechtskrankheiten ihren Niederschlag im Regulativ fanden, das im § 65 eine beschränkte, namentliche Meldepflicht erstmalig in Preußen anordnete.

Casper hatte seine Auffassung zweifellos aus den Versuchen gewonnen, die in Preußen zu Beginn des 19. Jahrhunderts gemacht worden waren, den Umfang der Ausbreitung der venerischen Erkrankungen festzustellen.

Der erste Versuch in dieser Richtung geht auf einen Erlaß des Ministers des Innern und der Polizei von Schuckmann und des Ministers der Geistlichen-, Unterrichts- und Medizinal-Angelegenheiten von Altenstein vom 14. November 1825 zurück, in dem u. a. die Regierung zu Gumbinnen ersucht wird, der Medizinalpolizei größere Aufmerksamkeit zu widmen, insbesondere die Physiker anzuweisen, daß sie auf schicklichem Wege von dem unter den Bürgern grassierenden venerischen Übel, noch ehe dasselbe den höchsten Grad erreicht habe, sich Kenntnis zu schaffen bemühen und diejenigen, welche sich nicht selbst einem Arzt anvertrauen, auf dem Dienstwege veranlassen, sich behandeln oder in ein Krankenhaus aufnehmen zu lassen.

Ein ähnlicher Erlaß erging dann am 12. März 1826 auch an die Regierung zu Danzig; auf Grund dessen die Regierung in Danzig am 15. April 1826 folgende Instruktion erließ:

Da die venerische Krankheit sich hin und wieder auf dem Lande ungewöhnlich ausbreitet, so wird den Herren Physikern und sämtlichen Kreis- und Ortspolizeibehörden aufgegeben, sich auf schicklichem Wege von dem unter den gemeinen Leuten herrschenden venerischen Übel, noch ehe dasselbe den höchsten Grad erreicht hat, genau Kenntnis zu verschaffen, die aufgefundenen Kranken dieser Art zur Kur anzuhalten und die Armen, von denen die Befolgung der ärztlichen Vorschriften bei denselben nicht zu erwarten ist, oder durch welche die Weiterverbreitung zu befürchten ist, sogleich ins nächste Lazarett unterzubringen.

Zugleich wird den Herren Physikern aufgegeben, in 14 Tagen zu berichten:

1. Wieviel venerisch Kranke ihnen in den Jahren 1823, 1824 und 1825 vorgekommen sind.
2. Welches die gewöhnlichen Formen des venerischen Übels sind, unter denen es erscheint.

Nachdem unter dem 26. August 1826 der Minister des Innern nochmals die Notwendigkeit hervorgehoben hatte, daß erstens die Ärzte und Chirurgen, insbesondere die Physiker, der sich ihnen in ihrer Praxis bietenden Gelegenheit, Erkrankungen festzustellen und die Spuren des Ganges der Ansteckung zu verfolgen, zweitens die Militärärzte bei der Untersuchung der Ersatzmannschaften für das stehende Heer die notwendige Anzeige bei der Polizeibehörde zu machen hätten, drittens derartige Erkrankungen in Dorfgemeinden den

Ortsgeistlichen nicht leicht entgehen könnten, viertens die Ortsgemeinden, Gutsvorsteher und deren Stellvertreter gehörig über ihre Pflicht zur Anzeige aufgeklärt werden müßten, wurde bereits ein Jahr später, am 20. August 1827, seitens des Ministeriums der Geistlichen- usw. Angelegenheiten hervorgehoben, daß Punkt 1, 3 und 4 des letztgenannten Schreibens „sich so oft und vielfach als unzureichend erwiesen habe, daß man für die Zukunft keine größere Hoffnung von ihrer Wirksamkeit haben kann". Zum Punkt 2 wurde hervorgehoben, daß nach der Kabinettsorder vom 20. November 1817 bei der Auswahl der Ersatzmannschaften kein Individuum, das sich selbst als gesund erkläre, visitiert werden sollte. Nur bei der Garde sollten die bisherigen Untersuchungen weiterhin geschehen. Eine spätere Kabinettsorder vom 7. August 1821 erlaubte jedoch eine ärztliche Besichtigung der Rekruten im Falle der Notwendigkeit und bei Einverständnis seitens der Generalkommandos und der Oberpräsidien, jedoch wurde ausdrücklich bestimmt, daß dabei „das Schamhaftigkeitsgefühl möglichst geschont werde".

Was die Zahl der damals behandelten Geschlechtskranken betrifft, so wurden im Regierungsbezirk Gumbinnen am 19. Dezember 1827 folgende Angaben gemacht:

„Vom 1. März 1819 bis 1. März 1825 sind 2197 venerische Kranke ermittelt und behandelt worden, mithin jährlich im Durchschnitt 366, in den folgenden zwei Jahren 640, mithin jährlich durchschnittlich 320. Wenn die Erkrankten von der Verpflichtung für ihre Angehörigen zu sorgen und die Gemeinden für die Ortsarmen aufzukommen entbunden würden, so würden mehr angezeigt werden können und die Zahl der Behandelten sich auf 350 erhöhen, von diesen würde der siebente Teil privatim behandelt, bleiben für die Kreislazarette 300 ..... Nach den bisherigen Erfahrungen besteht der sechste Teil der Kranken aus Kindern unter dem 12. Jahre."

Die Berichte der Physiker auf das Reskript der Regierung zu Danzig bildeten die Grundlage des Schreibens vom 12. Oktober 1826 an die Minister der Geistlichen- usw. Angelegenheiten und des Innern. Daraus folgt, daß festgestellt waren: Im Stadt- und Landkreis Danzig 700 Venerische in drei Jahren, aufgenommen in das Stadtlazarett in Danzig; im Elbinger Kreise 173, im Marienburger Kreise 145, im Stadt- und Landkreis Neustadt 30, aufgenommen im dortigen Kreislazarett. In den Kreisen Stargard und Berend 31, im Stargarder Lazarett aufgenommen. Im Stadt- und Landkreis Danzig wurden jährlich im Durchschnitt 133$^1/_3$ venerische Kranke auf 54 000 Einwohner, darunter viele aus- und inländische Matrosen, festgestellt; in den Kreisen Elbing und Marienburg seien die Zahlen verhältnismäßig größer. Zu diesen Ziffern nahm Hufeland im Auftrage des Ministers der Geistlichen- usw. Angelegenheiten am 19. August 1827 Stellung und bezweifelte die Richtigkeit der von Physikern angegebenen Erkrankungsziffern, da es „trotz aller Verfügungen wohl nie dahin kommen wird, daß alle Ärzte und Wundärzte jeden von ihnen behandelten venerischen Kranken zur Anzeige bringen, der vielen Fälle nicht zu gedenken, wo leichtere primäre venerische Übel von den Kranken selbst behandelt oder abgewartet und durch Naturhilfe, Diät usw. geheilt werden".

Ein weiterer Bericht der Regierung zu Gumbinnen gab für die Zeit vom 1. Mai bis 31. Oktober 1827 in den 6 Kreislazaretten 105, aus der ärztlichen Praxis 55, zusammen 160 Kranke an, während im Halbjahr zuvor 159 und 71, zusammen 230, behandelt worden waren.

Am 20. Januar 1846 machte dann in einem eingehenden „Pro memoria" über die Verbreitung der syphilitischen und überhaupt der unreinen Geschlechtskrankheiten in Berlin und über die dringende Notwendigkeit, daß dem Übel abgeholfen würde, Theodor Friedrich Baltz, Regimentsarzt a. D., den Vorschlag einer Anzeigepflicht aller erkrankten Personen an die Polizei sowie der Zwangsaufnahme in ein Krankenhaus. Zu diesem Vorschlage bemerkte der

Minister des Innern bei der Weitergabe an den Kultusminister, daß er zum Teil undurchführbar sei, zum Teil würde er aber durch sein Eindringen in die Familien- und Privatangelegenheiten die Verheimlichung der Krankheit befördern und damit zur Verbreitung beitragen. Der Kultusminister seinerseits nahm folgenden Standpunkt ein: Was durch eine genaue Kontrolle erreicht werden könne, das habe die Regierung in Gumbinnen gezeigt, es solle dementsprechend an die Ärzte in den großen Städten eine Verfügung erlassen werden, nach der diese verpflichtet würden, mit den vierteljährlichen Sanitätsberichten Angaben über die Zahl der von ihnen behandelten syphilitischen Kranken zu machen. Diese Verfügung erging in der Tat am 6. April 1846 an den Polizeipräsidenten in Berlin und die Regierungen in Erfurt, Köln, Aachen, Koblenz, Breslau, Königsberg, Stettin, Posen, Magdeburg, Potsdam, Frankfurt, Merseburg und Düsseldorf. Demgegenüber wurde aber die im § 65 des Regulativs von 1835 geforderte Meldepflicht der Geschlechtskranken mittels Verfügung vom 18. Oktober 1849 wieder aufgehoben, da sie völlig versagt hatte.

Im Jahre 1848, erneut im Jahre 1851, wurde dann ein wiederholter Versuch unternommen zur Feststellung der Verbreitung der Syphilis, und zwar in Berlin. QUINCKE nahm diese Frage auf. Den Ausgangspunkt bildet der Streit um die Bedeutung der Bordelle für die Bekämpfung der Geschlechtskrankheiten, bei dem zugunsten der Bordelle eine starke Zunahme der Syphilis in Berlin nach Aufhebung der öffentlichen Häuser behauptet worden war. Als statistischen Maßstab benutzte QUINCKE die Zahl der Syphilitiker der Charité, die für die Jahre 1827—1850 folgende Zusammenstellung umfaßt:

	männl.	weibl.	Summe
1827	327	319	646
1828	378	363	741
1829	400	436	836
1830	428	424	852
1831	351	408	759
1832	311	472	783
1833	334	574	908
1834	309	511	820
1835	319	408	727
1836	442	505	947
1837	415	506	921
1838	568	636	1204
1839	651	710	1361
1840	714	788	1502
1841	731	690	1421
1842	675	676	1351
1843	624	611	1235
1844	689	602	1291
1845	697	502	1199
1846	745	558	1303
1847[1])	884	776	1660
1848	973	885	1858
1849	622	733	1355
1850	564	666	1230

Die Berechtigung der Verwendung dieser Zahlen leitete QUINCKE daraus her, daß die Charité die einzige öffentliche Krankenanstalt war, in der syphilitische Kranke vom Zivil aufgenommen und behandelt wurden, auf welche daher alle Individuen angewiesen waren, die durch Polizeimaßregeln oder durch ihre persönliche Lage gezwungen wurden, außerhalb ihrer Wohnung Heilung von diesen Übeln zu suchen; daß dies gerade der Teil der Bevölkerung war, welcher der syphilitischen Ansteckung am meisten ausgesetzt und

[1]) Ergänzt nach LANGE.

dabei auch am häufigsten geneigt und genötigt war, das Übel zu vernachlässigen (besonders unverheiratete Personen beider Geschlechter aus den ärmeren und geringeren Klassen, Gesellen, Lehrlinge und Handwerksburschen, Näherinnen, Dienstboten, sowie diejenigen weiblichen Individuen, welche aus der Liederlichkeit ein Gewerbe machen, endlich alle wegen Vergehen und Verbrechen inhaftierten Personen).

Indem Quincke darauf hinwies, daß sich keine Vermehrung nachweisen läßt, wenn man die Zahl der Aufgenommenen mit der Vermehrung der Bevölkerungszahl Berlins in Beziehung setzt, und daneben hervorhob, daß die Steigerung der Aufnahmeziffern nicht auf eine Zunahme der Krankheit an sich zurückzuführen sei, sondern auf die Teuerung und Arbeitslosigkeit, „wodurch mancher, der zu anderen Zeiten die Kurkosten selbst zu bezahlen imstande war und sich, um seine Arbeit nicht zu verlieren, außerhalb behandeln ließ, jetzt gezwungen wurde, die Aufnahme ins Krankenhaus nachzusuchen“, lehnte er die Ansicht, daß eine Zunahme der Syphilis in Berlin stattgefunden habe, ab.

Ebenfalls mit den Charitézahlen arbeitend, kam Fr. J. Behrend 1850 zum entgegengesetzten Schlusse.

Beide Arbeiten wurden von S. Neumann 1852 kritisch beleuchtet. Er wies darauf hin, daß von den Erkrankten der einzelnen Kategorien der Charitépatienten nicht einmal auf diese Kategorien, noch viel weniger aber auf die Gesamtbevölkerung Berlins geschlossen werden dürfe; daß also mittels der Syphilitischen in der Charité die Verbreitung der Krankheit innerhalb der Berliner Bevölkerung nicht gemessen werden könne.

Behrends Behauptungen wurden völlig abgelehnt, da er unter Vernachlässigung der Bevölkerungsziffer nur mit den absoluten Aufnahmezahlen gearbeitet, also diesen bereits 1848 von Quincke hervorgehobenen wichtigen Gesichtspunkt ignoriert habe. Charakterisiert wird die statistische Arbeitsweise Behrends auch durch folgenden Satz: „Eine Beweisführung, wie sie Behrend, gestützt auf die zufälligen Ergebnisse eines Jahres, für die Vermehrung der Syphilis infolge der z. B. 1839 aufgehobenen polizeilichen Überwachung einiger bisher kontrollierter Weiber versucht, ist ganz und gar unzulässig.“

Tabelle 48. Syphilitisch Erkrankte im Gesundheitspflegeverein 1849—1851.

Jahr	Monatliche Durchschnittszahl der Mitglieder	Zahl der erkrankten Mitglieder	Hiervon waren syphilitisch erkrankt				Von 100 Mitgliedern waren syphilit. erkrankt	Von 100 Krank. waren syphilitisch
			an primärer Syphilis	an sekundärer Syphilis	an venerischer Blennorrhagie	in Summa		
2. Halbjahr 1849	4 901	1 931	—	—	—	261	5,32	13,51
1. „ 1850	6 177	2 386	—	—	—	284	4,59	11,90
2. „ 1850	8 112	3 695	47	51	190	288	3,55	7,78
1. „ 1851	9 483	4 059	61	37	206	304	3,20	7,49
2. „ 1851	10 525	4 272	61	22	215	298	2,83	6,98
In Summa . .	—	16 343	—	—	—	1 435	—	—
Durchschnittl. in jed. Halbjahr	7 827	3 269	—	—	—	2 87	3,67	8,77

Neumann kam also zu dem Schlusse, „daß die syphilitischen Inwohner der Charité zur Feststellung einer Regel, sei es für die Gesamtbevölkerung, sei es für einen besonderen Kreis derselben, einen tatsächlichen Anhaltspunkt nicht abgeben", und zwar aus der Tatsache heraus, daß das Syphiliskontingent der Charité eben nicht repräsentativ weder für einen Sonderteil, noch für die Gesamtheit der Berliner Bevölkerung sein könne. NEUMANN selbst suchte dann der Frage der Verbreitung der Syphilis unter der regelmäßigen Bevölkerung Berlins näher zu kommen und versuchte „diese Schätzung, in Ermangelung anderer Daten, nach den im Gesundheitspflegevereine während eines Zeitraumes von 30 Monaten gesammelten Erfahrungen." Seine Zahlen zeigt die vorhergehende Tabelle.

Bei der Zahl der Kranken wurde der jeweilige Bestand, der am Ende eines Halbjahres verblieben war, ausdrücklich ausgeschlossen und nur der Zugang an neuerkrankten Individuen pro Semester berücksichtigt. Von der Zahl der Mitglieder waren überhaupt während der 30 Monate etwas über 18%, und im halbjährlichen Durchschnitt nahe an 4% syphilitisch. Jährlich erkrankten also im Durchschnitt etwa 8% an syphilitischen Leiden, wonach bei der 1851 vorhandenen männlichen Bevölkerung von über 19 Jahren mit rund 130 000 bei einer jährlichen Erkrankungshäufigkeit von 8% 10400 syphilitische Erkrankungen geschätzt wurden. Übertragen auf heutige Anschauungen erkrankten nach dieser Schätzung damals an Lues I und Ulcus molle 1,6%, an sekundärer Syphilis 0,8% und an Gonorrhöe 5,6%.

Tabelle 49. In der Charité behandelte geschlechtskranke Mädchen 1860–1889.

	Einwohnerzahl	Mädchen unter Kontrolle	Wegen venerischen Erkrankungen im Laufe des Jahres zur Charité gesandt	% der Kontrollierten	Von den zur Charité Gesandten standen nicht unter Kontrolle
1860	528 900	989	1 056	107	—
1861	547 200	954	903	95	—
1862	567 570	990	1 184	120	—
1863	596 390	1 019	1 367	135	—
1864	632 500	936	1 268	135	—
1865	657 690	990	1 148	117	—
1866	665 710	995	1 399	140	—
1867	703 120	1 447	1 506	104	—
1868	728 590	1 625	1 421	81	—
1869	762 450	1 709	1 017	60	—
1870	760 000	1 606	899	56	—
1871	824 880	1 625	842	52	—
1872	864 300	1 701	1 069	62	—
1873	900 610	1 742	1 048	60	—
1874	932 760	1 956	1 127	57	—
1875	964 538	2 241	1 016	45	—
1876	995 699	2 386	763	32	—
1877	1 024 193	2 547	2 150	82	—
1878	1 054 701	2 767	1 584	57	—
1879	1 089 070	3 033	1 538	51	—
1880	1 123 749	3 186	1 407	44	297
1881	1 158 559	3 767	1 405	37	299
1882	1 196 205	3 900	1 598	41	344
1883	1 232 716	3 769	1 321	35	289
1884	1 271 677	3 724	1 167	31	303
1885	1 315 610	3 598	1 101	31	312
1886	1 362 465	3 006	1 129	37	323
1887	1 414 046	3 063	1 174	38	495
1888	1 470 232	3 392	1 577	42	652
1889	1 520 000	3 713	1 855 [1]	50 [1]	631

[1]) Die Zahl für 1889 ist etwas zu groß, da in ihr noch die Krätzekranken enthalten sind.

Neumann beschäftigte sich auch mit der Frage der verschiedenen Erkrankungshäufigkeit der einzelnen Stände. Er lehnte die Anschauung ab, daß die arbeitende Klasse „der syphilitischen Ansteckung vorzugsweise ausgesetzt sei", war aber auch weit davon entfernt, auf Grund der Aufnahmeziffern der Krankenanstalt für zahlende Kranke „die größere Belastung der höheren Stände" zu behaupten: „nur scheint, solange nicht der Beweis des Gegenteils geführt ist, die Gleichheit der Stände vor der Syphilis unzweifelhaft". Gleichermaßen negierten Lange und Baltz eine etwaige Ungleichheit der Stände in der Erkrankungshäufigkeit an Syphilis.

Nach der lebhaften Debatte über das angeblich starke Anwachsen der venerischen Krankheiten zur Zeit der Aufhebung der Bordelle in Berlin wurde die Frage der Verbreitung der Geschlechtskrankheiten erst wieder von Blaschko aufgenommen, zuerst in einer Veröffentlichung im Jahre 1890, dann in seinem am 14. Dezember 1891 in der Deutschen Gesellschaft für öffentliche Gesundheitspflege gehaltenen Vortrag. Das Material, das er diesen Untersuchungen zugrunde legte, bestand aus zahlenmäßigen Nachweisungen über die Geschlechtskranken vom Jahre 1860 an, und zwar aus von den Polizeiärzten geführten Listen, worüber die Tabelle auf Seite 101 berichtet.

Tabelle 50. Venerische Krankheiten der Berliner Garnison.

1. Nach den Angaben des statistischen Jahrbuches					2. Nach den Angaben des Preußischen Kriegsministeriums						
							Gingen zu an venerischen Krankheiten			darunter an konstit. Syphilis	
Iststärke der Berliner Garnison	Beobachtungsjahr	Venerisch Erkrankte	%		Iststärke der Berliner Garnison	Rapportjahr	absolute Zahl	‰	in der ganzen Armee ‰	absolute Zahl	‰
18 746	1869	1055	5,6		16 464	73/74	870	52,8	[38,4]	287	17,4
16 285	1870	982	6,0		15 526	74/75	764	49,2	[31,6]	198	12,7
18 603	1871	993	5,3		15 743	75/76	765	48,6	[28,8]	174	11,1
19 435	1872	974	5,0		16 627	76/77	1 000	64,9	[30,0]	125	7,5
19 255	1873	730	3,7		15 214	77/78	1 007	66,2	[36,0]	117	7,7
20 139	1874	730	3,6	4,5	18 204	78/79	984	54,1	[38,5]	153	8,4
19 505	1875	670	3,4		17 551	79/80	859	48,9	[34,9]	152	8,7
20 749	1876	895	4,3		17 813	80/81	926	52,0	[39,2]	206	11,6
21 268	1877	954	4,4		18 179	81/82	971	53,4	[41,0]	197	10,8
22 046	1878	897	4,0		18 326	82/83	928	50,6	[38,2]	178	9,7
21 173	1879	876	3,8		18 419	83/84	791	42,9	[34,5]	155	8,4
20 422	1880	777	3,8		18 045	84/85	632	35,0	[32,6]	128	7,1
20 293	1881	904	4,5		17 997	85/86	553	30,7	[29,7]	111	6,2
20 293	1882	888	4,4		17 933	86/87	636	35,4	[28,6]	154	8,6
20 440	1883	726	3,5		19 238	87/88	770	40,0	[26,3]	171	8,9
20 310	1884	654	2,5	3,9							
20 034	1885	508	3,2								
20 034	1886	507	2,5								
18 255	1887	746	4,1								
19 615	1888	626	3,1								
18 511	1889	629	3,7								

Danach fiel die Anzahl der wegen venerischer Erkrankungen zur Charité gesandten Prostituierten während der Jahre 1860—1889 von 107% auf 50%, betrug während der 60er Jahre im Mittel 109,4%, während der 70er 55,4% und während der 80er Jahre 38,6%. Zahlen über die einzelnen Krankheitsgruppen konnten nur für drei Jahre gegeben werden. Pistor zeigte, daß für 1886—88 32% der Fälle an konstitutioneller Syphilis, 41% an einfachen Geschwüren und 27% an Gonorrhöe gelitten haben sollen. BLASCHKO schloß aus diesen Zahlen, da auch in der Art der Untersuchung der Prostituierten die Abnahme nicht begründet sein konnte, daß die Häufigkeit der venerischen Erkrankungen in der Berliner Prostitution tatsächlich eine erhebliche Minderung erfahren habe. Er hob aber hervor, daß die gegebenen Ziffern eine große Menge von Fehlerquellen in sich schlossen und zeigte dies für das Jahr 1877, wo durch die infolge der Polizeiverordnung vom 10. Oktober 1876 eingetretene Verschärfung der Kontrolle und die Vermehrung der Kontrollärzte ein Anstieg der Erkrankungsziffer von 32% auf 82% bedingt wurde. Unter der Voraussetzung, daß die Prostituierten Empfängerinnen der venerischen Kontagien seien, folgert er, daß bei der stetigen Abnahme der Erkrankungen sie auch seltener in die Lage sich zu infizieren gekommen sein müssen. So zieht er hieraus den Schluß auch auf die Allgemeinheit. Diese Ansicht findet er bestätigt in zwei Zahlenreihen, die die Häufigkeit der venerischen Erkrankungen in Berlin für die Mannschaften der Berliner Garnison, sowie für die Mitglieder des Gewerkskrankenvereins betreffen. Hierüber belehrt die vorstehende Tabelle auf Seite 338 (nach A. BLASCHKO).

Die Abteilung I dieser Tabelle, wahrscheinlich den Rapporten des Berliner Garnisonkommandos entstammend, zeigt der Zahlenreihe II gegenüber, aus der die sog. Passanten von der Garnisonstärke herausgezogen sind, und die als die zuverlässigere zu betrachten ist, niedrigere Zahlen. Beide zeigen jedoch ein sehr beträchtliches Absinken der Erkrankungsziffer für die Beobachtungsjahre. Die erste Zahlenreihe für die 70er Jahre, 43,5 pro Tausend venerisch Erkrankte pro Tausend der Iststärke der Berliner Garnison und für die 80er Jahre 35,4 pro Tausend. Die zweite zeigt für

	Alle venerischen Erkrankungen		Syphilis	
für die Jahre 73/78	56,3‰	der Mannschaft,	11,3‰	der Mannschaft.
„ „ „ 78/83	51,8‰		9,8‰	
„ „ „ 83/88	36,8‰		7,8‰	

Der Abfall würde noch bedeutender erscheinen, wenn sich für die 60er Jahre Relativzahlen berechnen ließen, da die absoluten Ziffern in diesem Jahrzehnt bedeutend höher waren, was in noch viel stärkerem Maße für die erste Hälfte der 50er Jahre zutrifft.

Aus dieser stetigen Abnahme der Erkrankungsziffer innerhalb der Berliner Garnison schloß BLASCHKO auf eine Abnahme auch innerhalb der Gesamtbevölkerung Berlins. Über die Zahlen der an venerischen Krankheiten behandelten Mitglieder des Berliner Gewerkskrankenvereins belehrt folgende Tabelle auf Seite 340.

Differenzen in den Angaben.

Es waren venerisch erkrankt:

Jahr	Nach dem Statist. Jahrbuch	Nach dem Polizeibericht	Nach PISTOR
1880	3 527	3 594	—
1881	3 722	4 326	4 326
1882	4 130	6 124	6 124
1883	3 781	5 713	5 713
1884	3 642	5 637	5 637
1885	3 545	8 327	8 327
1886	4 625		4 504
1887	4 668		4 668
1888			5 334

Diese Vereinigung zählte bereits in den 60er Jahren über 60 000 Mitglieder und 1888 über 200 000. Leider sind aber die Listen des Vereins, in denen eine

Arbeit von mehr als 30 Jahren steckt, so mangelhaft geführt, daß man die Zahlen nur vorsichtig verwerten kann, um so mehr, da für einzelne Jahre zwei ganz verschiedene und zwar recht stark differierende Zahlenreihen vorhanden sind. Aus der untenstehenden Tabelle geht jedenfalls hervor, daß die Erkrankungsziffer sich belief in den 60er Jahren auf 6,4%, berechnet auf die Mitgliederzahl, und auf 5,9%, berechnet auf die Krankheitsfälle, in den 80er Jahren dagegen auf 4,9% und 2,7%. Die Erkrankungsziffer war also ungefähr auf die Hälfte gesunken, eine Tatsache, die um so auffallender ist, als in der zuerst genannten Zeitperiode noch die meisten Krankenkassen den venerisch Kranken ihre Hilfe ganz oder teilweise versagten, und nach den Untersuchungen von S. NEUMANN anfangs der 50er Jahre die Erkrankungsziffer im Berliner Gesundheitspflegeverein 7,0—8,0% betrug. Im gleichen Zeitraume hatte auch die Zahl der geschlechtskranken Männer in der Charité bedeutend abgenommen, woraus sich aber bei der immer stärker in die Erscheinung tretenden ambulanten Behandlung der Geschlechtskranken keine Schlüsse ziehen lassen. Für eine nicht unwesentliche Abnahme der Syphilis in der Bevölkerung sprach aber die Abnahme der Totgeburtenziffer, die in den 60er Jahren im Mittel 46,2‰, in den 70er Jahren 40,9‰ und in den 80er Jahren 37,7‰, bezogen auf sämtliche Geburten betrug.

Die Frage, wie hoch der Prozentsatz der überhaupt an Syphilis Erkrankten innerhalb der Bevölkerung ist, wurde damals von BLASCHKO folgendermaßen beantwortet:

Tabelle 51. Venerische Krankheiten im Berliner Gewerkskrankenverein.

Jahr	Mitglieder	Gemeldete Krankheitsfälle	Davon venerisch	% der Erkrankungen	% der Mitglieder
1860	—	30 797	1 633	5,30	—
1861	—	41 774	2 739	6,55	—
1862	—	49 416	3 253	6,58	—
1863	—	50 016	3 526	7,04	—
1864	—	55 505	3 406	6,13	—
1865	69 261	60 867	3 241	5,32	4,7
1866	66 578	56 312	3 941	7,05	5,9
1867	66 602	60 014	4 278	7,13	6,4
1868	67 899	66 872	4 436	6,64	6,5
1869	69 916	68 916	4 664	6,73	6,0
1870	69 244	60 683	3 881	6,4	5,6
1871	75 642	70 314	4 106	5,8	5,4
1872	84 650	69 674	4 253	6,1	5,0
1873	90 231	67 366	4 122	6,1	4,5
1874	92 077	77 359	2 994 (?)	—	—
1875	95 764	72 088	4 727	6,5	5,0
1876	85 024	64 983	4 794	7,4	5,6
1877	86 459	65 266	5 169	7,9	6,0
1878	85 375	59 417	?	—	—
1879	80 936	51 442	?	—	—
1880	83 313	52 887	3 527	6,6	4,1
1881	87 854	54 562	3 722	6,8	4,2
1882	89 177	60 014	4 130	6,9	4,6
1883	94 973	62 725	3 781	6,0	4,0
1884	116 321	67 249	3 642	5,4	3,1
1885	193 892	116 009	3 545	3,0	1,8
1886	205 982	136 717	4 625	3,3	2,2
1887	220 411	150 442	4 668	3,1	2,2
1888	230 616	156 906	5 334	3,4	2,3

„Es sind in der Charité in den Jahren von 1874—1889 (oder 31. 3. 90) im ganzen 23 324 Fälle von konstitutioneller Syphilis, d. h. im Durchschnitt pro anno 1530 Fälle behandelt worden, von denen etwa 42%, d. h. etwa 650 frische Fälle sein mögen. Die Zahl der in allen übrigen Krankenhäusern behandelten Syphilitischen läßt sich nicht sicher feststellen, da für einzelne Jahre die im Berliner *Statistischen Jahrbuch enthaltenen Zahlenangaben zweifellos falsch sind.* Soweit aber die Ziffern anderer Jahre ein Urteil zulassen, schwankt die Zahl der daselbst behandelten Syphilisfälle zwischen 200 und 500, von denen etwa 100 frische Fälle sind. Zu diesen 750 in Krankenhäusern behandelten rechne ich auf durchschnittlich 1000 praktizierende Ärzte jährlich die gewiß niedrig gegriffene Zahl von je 3 Fällen frischer Erkrankung, ferner auf die Spezialisten 500, die gar nicht oder von Pfuschern behandelten Fälle auf etwa 800 — Summen, die jeder mit den Verhältnissen Vertraute eher für viel zu niedrig als für zu hoch taxieren wird —, so haben wir für die letzten 15 Jahre eine jährliche Erkrankungsziffer von 5000 oder bei durchschnittlich 1 270 000 Menschen 4‰ der Bevölkerung; für die voraufgegangenen 15 Jahre mit einer Durchschnittsbevölkerung von etwa 700 000 Menschen können wir sehr wohl eine jährliche Erkrankungsziffer von 6‰, das sind jährlich durchschnittlich 4200 frische Fälle, annehmen, so daß im ganzen in den letzten 30 Jahren in Berlin mindestens 150 000 Menschen an Syphilis erkrankt sind, was bei einer durchschnittlichen ferneren Lebensdauer syphilitisch Erkrankter von 30 Jahren eine gleiche Summe jetzt lebender, also etwa 10—12% *der Bevölkerung* ausmacht: d. h. *etwa jeder 9.—10. Mensch der Bevölkerung ist oder war syphilitisch.*"

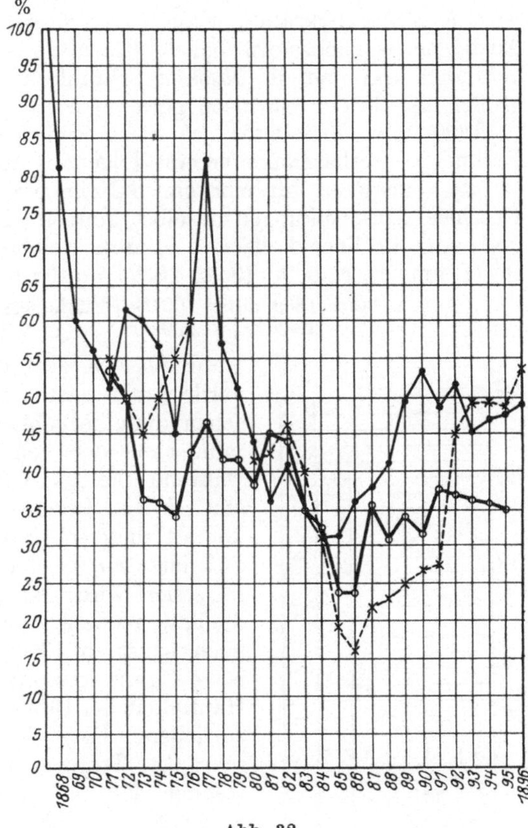

Abb. 32.

•——• Mitglieder des Gewerkskrankenvereins

○——○ Prostituierte

×- - - -× Garnison

Nach etwas mehr als sechs Jahren nahm Blaschko dann wiederum das Wort in der Deutschen Gesellschaft für öffentliche Gesundheitspflege (Berlin) zur Frage der Verbreitung der venerischen Erkrankungen (Sitzung vom 14. Februar 1898) und glaubte jetzt an Hand der aus dem Gewerkskrankenvereine, der überwachten Prostitution und der Garnison gewonnenen Zugangsziffern eine seit 1885/86 einsetzende deutliche Erhöhung der Verbreitung der venerischen Krankheit zeigen zu können, die obenstehendes Diagramm darstellt.

Von diesen Zahlen stellen die weitaus besten auch in bezug auf ihren absoluten Wert die der Berliner Garnison dar, in der vierwöchentlich die gesamten Mannschaften der Gesundheitsbesichtigung unterworfen wurden.

„Schon sehr viel unzureichender ist die Statistik des Berliner Gewerkskrankenvereins. Einmal finden keine regelmäßigen Untersuchungen statt; ferner gehen bei einigen Kassen, welche im Falle der Arbeitsunfähigkeit kein Krankengeld zahlen, die Geschlechtskranken meist gar nicht zum Kassenarzt, sondern zum Privatarzt oder Pfuscher, oder sie lassen sich überhaupt nicht behandeln; dann aber wurde namentlich Anfang der 80er Jahre, als durch das neue Krankenkassengesetz die Mitgliederzahl stark anschwoll, von den Kassenärzten ein großer Teil der Venerischen unbesoldeten Spezialisten zur poliklinischen Behandlung überwiesen und in der Statistik überhaupt nicht geführt, ein Zustand, der erst im Jahre 1892 mit der Anstellung zweier besoldeter Spezialärzte ein Ende erreichte. Das kommt zum Ausdruck in dem plötzlichen Ansteigen der Erkrankungskurve im Jahre 1892, während tatsächlich dieses Ansteigen — ebenso wie bei der Garnison — schon einige Jahre früher stattgefunden hat, und die *absolute* Erkrankungsziffer höchst wahrscheinlich stets größer als die der Garnison gewesen ist."

1890 hatte BLASCHKO schon zu den zahlenmäßigen Nachweisungen des Berliner Gewerkskrankenvereins folgendes ausgeführt:

„So existieren für eine ganze Reihe von Jahren über die Häufigkeit der Geschlechtserkrankungen daselbst doppelte Zahlenangaben (vom Verein selbst und vom Berliner Polizeipräsidium), welche um 1000—2000, im Jahre 1885 sogar um etwa 5000 (3545 : 8327) differieren. So waren ferner angeblich

im Jahre 1869 unter 69 946 Mitgliedern 4 664 Geschlechtskranke
„ „ 1887 „ 220 998 „ 4 668 „

während sich also die Zahl der Mitglieder mehr als verdreifacht hatte, war angeblich die Zahl der Venerischen dieselbe geblieben. Eine so wunderbare Herabminderung der venerischen Erkrankungen in Berlin während dieser 18 Jahre ist im Hinblick auf andere statistische Daten völlig ausgeschlossen; vielmehr kommt diese scheinbare Besserung dadurch zustande, daß jetzt ein großer Teil der Erkrankungsfälle nicht registriert wird. Aber selbst wenn dies geschähe, so ist die bestehende Art der Registrierung — welche übrigens auch sonst in Krankenhäusern, Armeen usw. üblich ist — ganz ungeeignet, ein richtiges Bild von der Häufigkeit der Geschlechtserkrankungen in den Kassen zu geben. Diese Einteilung, welche sich darauf beschränkt, Tripper, weichen Schanker und Syphilis zu trennen, läßt uns gerade über den wichtigsten Punkt — die Neuerkrankungen an Syphilis — im unklaren."

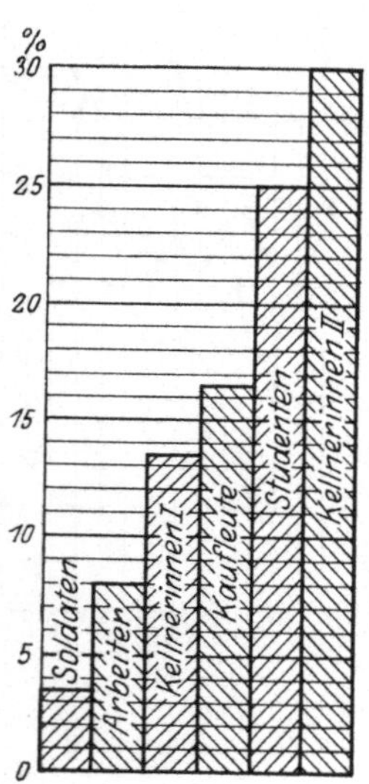

Abb. 33. Morbidität einiger Bevölkerungsschichten.

BLASCHKO stellt dann die Forderung auf, daß die Kassenärzte vierteljährlich, getrennt nach Geschlechtern, ihre Patienten melden sollten nach Gonorrhöe, Ulcus molle, Syphilis recens, Syphilis recidiva.

Die seit Mitte der 80er Jahre wieder stetig ansteigende Krankheitsfrequenz zeigt auch die Kurve der unter Kontrolle stehenden Prostituierten.

In dieser Arbeit versuchte BLASCHKO auch zum ersten Male einen Überblick über die Morbidität der verschiedenen Bevölkerungsschichten zu geben, wie obenstehendes Diagramm zeigt:

Damals bewegte sich die Erkrankungsziffer der Soldaten der Berliner Garnison ungefähr zwischen 3 und 4%; während im Gegensatz zum Gewerkskrankenverein mit durchschnittlich 1½% Erkrankungshäufigkeit, dessen Mitglieder großenteils verheiratet und damit den Geschlechtskrankheiten in geringerem Maße ausgesetzt waren, bei einer anderen Arbeiterkrankenkasse, deren Mitglieder zum größten Teil aus jüngeren und unverheirateten Männern bestand, die Erkrankungsziffer Anfang der 90er Jahre auf 8% festgestellt wurde. An Hand der sehr sorgfältig geführten Bücher einer großen kaufmännischen Kasse, der des Verbandes der Deutschen Handlungsgehilfen, eruierte BLASCHKO 16,4% jährlich Erkrankte. Diese Zahl war somit noch höher als die der Kellnerinnen, die mit 13,5% festgestellt wurde. Bei Herausgreifen derjenigen Kellnerinnen, die ihren Beruf nur als Deckmantel für die Prostitution brauchten, wurden bei einmaliger Untersuchung im Polizeipräsidium 30% Erkrankte festgestellt. Zwei studentische Krankenkassen (die der landwirtschaftlichen und tierärztlichen Hochschule), die 660 Mitglieder umfaßten, zeigten für die Jahre 1891 und 1892 eine Erkrankungsziffer von 25%. Die Zahlen des obenstehenden Diagramms, die auch heute in der Diskussion über die Verbreitung der Geschlechtskrankheiten immer noch eine bedeutsame Rolle spielen, bedürfen insofern einer Revision, als sie nicht verallgemeinert werden dürfen. Besonders die Zahlen für die Studenten sind zweifellos nicht mehr zutreffend.

1910 hob BLASCHKO selbst dazu hervor, daß diese Zahl nicht verallgemeinert werden dürfe und vor allem nicht auf die gesamte Studentenschaft auszudehnen sei; „gerade die Studierenden der beiden genannten Hochschulen sind Leute, die einen hohen Wechsel haben und infolgedessen sehr flott leben. Bei Theologen und Philologen, die einen viel solideren Lebenswandel führen, mögen die Verhältnisse ganz anders liegen, so daß man bei den Studierenden der Universität wahrscheinlich zu einer wesentlich niedrigeren Ziffer kommen würde; und diese Ziffer wird bei anderen, namentlich kleinstädtischen Universitäten, wie Tübingen, Marburg usw. noch bei weitem niedriger sein. Wenn mir also nachgesagt wird, ich hätte behauptet, „die deutschen Studenten seien vollständig von Geschlechtskrankheiten durchseucht, so ist das eine Verallgemeinerung, an der ich nicht schuld bin". Lehnte BLASCHKO die Verallgemeinerung dieser hohen Zahl selbst ab, so bestritt WULLENWEBER die Richtigkeit der angewendeten Berechnungsmethode. Die Mitgliederzahl der Kassen betrug im Wintersemester 1891/92 684, im Sommersemester 1892 636 Studenten. An venerischen Erkrankungen wurden in den beiden Semestern beobachtet 76 und 86. Es erkrankten also in jedem Semester 11,1% und 13,5%, berechnet auf die Zahl der eingeschriebenen Studenten. BLASCHKO hat nun die Zahl der Erkrankungen summiert und bezogen auf die Durchschnittszahl der Studenten, wodurch er zu der Erkrankungsziffer von 24,6% gelangte. „Dieses Verfahren wäre", wie WULLENWEBER ausführte, „aber nur dann gerechtfertigt, wenn in beiden Semestern durchaus die gleichen Individuen Mitglieder der Kassen gewesen wären; da aber unzweifelhaft am Schlusse des einen Semesters ein Teil der Studierenden aus der Kasse austrat und am Anfang des nächsten ein anderer Teil wieder eintrat, hätte er ermitteln müssen, wie viele verschiedene Studenten also im Laufe des Jahres der Kasse angehörten, und auf diese natürlich viel mehr als 660 betragende Zahl hätte er die genannten 162 Fälle beziehen müssen. Es erscheint doch auch höchst verwunderlich, daß im einzelnen Semester immer nur etwa ⅛ der Mitglieder sich venerisch krank meldete, während im ganzen Jahre plötzlich ¼ der Mitgliedschaft krank sein soll."

L. TÖRÖK kam für die Budapester Studentenschaft zu viel günstiger klingenden Ziffern, obwohl auch er die Universitätshörer für sehr häufig venerisch erkrankt erklärte. Nach ihm betrug in den 90er Jahren die Infektionsziffer für frische Syphilis bei den Studierenden 6,6%, wonach er mit einem Prozentsatz venerischer Erkrankungen von 8—10% rechnete.

BLASCHKO nahm erneut Stellung zur Frage der Geschlechtskrankheiten auf der 1. Internationalen Konferenz für Prophylaxe der Syphilis und Geschlechtskrankheiten zu Brüssel und legte seiner Darstellung, um die Verbreitung der venerischen Erkrankungen in der bürgerlichen Bevölkerung geben zu können, eine Untersuchung der Bücher des Deutschen Handlungsgehilfen-Verbandes für die Jahre 1893—1897 zugrunde. Danach betrug der Zugang an venerischen Erkrankungen durchschnittlich 8,0—8,2% der Mitgliederzahl des Verbandes, während er in den Großstädten auf das Doppelte, ja bis auf das Dreifache gesteigert gefunden wurde. Im allgemeinen waren die Zahlen aber überall zu niedrig, da ein großer Teil der Mitglieder, besonders an kleineren Orten, eine Geschlechtskrankheit nicht gern anmeldete und auch die Ärzte die venerischen Erkrankungen unter anderem Namen eintrugen, bzw. viele Mitglieder es vorzogen, sich auf eigene Kosten behandeln zu lassen. Auf Provinzen verteilt, zeigten die Städte der östlichen Provinzen: Ost-Westpreußen und Posen sehr hohe Zahlen; Bayern und Sachsen dagegen relativ niedrige. Die großen Städte wiesen regelmäßig höhere Erkrankungsziffern auf.

Unter Hinweglassung der Orte mit außerordentlich niedriger Mitgliederzahl konnte folgende Zahlenübersicht gegeben werden, der die Zugangsziffern der Garnison zum Vergleich beigesetzt sind.

Tabelle 52. Zugangsziffer der Kaufleute und der Garnison in 41 deutschen Städten 1893—1897.

Namen der Städte	Zugangsziffer der Kaufleute in %	Zugangsziffer der Garnison in %	Namen der Städte	Zugangsziffer der Kaufleute in %	Zugangsziffer der Garnison in %
Breslau	27,9	3,4	Mannheim	8,7	2,2
Posen	19,7	5,0	Bremen	8,7	3,0
Halberstadt	16,9	2,6	München	7,8	6,0
Berlin	16,4	4,1	Frankfurt a. M.	7,0	2,8
Cottbus	14,9	4,0	Freiburg i. Br.	7,0	1,8
Gumbinnen	14,7	2,1	Wiesbaden	6,9	2,7
Kassel	14,6	2,6	Osnabrück	6,8	1,5
Tilsit	13,8	5,1	Dresden	6,5	5,0
Königsberg	13,5	3,9	Braunschweig	6,2	2,8
Magdeburg	13,3	3,3	Chemnitz	6,0	5,9
Stettin	12,4	2,9	Köln	5,9	4,1
Insterburg	11,9	2,2	Mülhausen i. E.	5,1	3,2
Hamburg	11,7	5,5	Düsseldorf	4,9	4,1
Bromberg	11,1	5,2	Hildesheim	4,5	1,8
Halle	11,0	4,2	Mainz	4,5	2,4
Leipzig	10,8	5,6	Bamberg	4,4	1,9
Hannover	10,8	3,3	Münster	4,0	1,3
Görlitz	10,7	3,9	Nürnberg	3,9	4,4
Graudenz	10,2	5,3	Erfurt	3,9	3,9
Danzig	9,7	4,9	Rostock	1,1	1,7
Karlsruhe	9,6	2,9			

Von den einzelnen Geschlechtskrankheiten wurde bei den Kaufleuten die Gonorrhöe durchschnittlich in 70—75%, Syphilis und Ulcus molle zusammen in 25—30% der Fälle gefunden. Über die Erkrankungshäufigkeit an Gonorrhöe, wie an Syphilis und Ulcus molle in den wichtigsten Großstädten unterrichtet folgende Tabelle:

Tabelle 53. Erkrankungshäufigkeit der Kaufleute an den 3 Geschlechtskrankheiten in 9 Großstädten 1893—1897.

Beobachtungszeitraum	Ort	Durchschnittliche Mitgliederzahl	Gonorrhöe % der Mitglieder	Syphilis und Ulcus molle % der Mitglieder
1893—95	Breslau	275	20,1	7,7
—	Berlin	1 451	12,0	4,5
1893—95—97	Hamburg	156	10,3	1,5
—	Hannover	244	7,9	2,6
—	Leipzig	1 594	7,4	3,4
—	Magdeburg	241	7,1	6,4
1893—98	Dresden	1 130	5,5	1,7
1893—95—97	Frankfurt a. M.	372	5,0	2,0
—	Chemnitz	432	4,5	1,5

Unter der Annahme, daß ein junger Kaufmann durchschnittlich 10 Jahre (vom 18.—28. Lebensjahre) auf den außerehelichen Geschlechtsverkehr angewiesen ist, suchte Blaschko die Gefährdung für diesen Zeitraum zu berechnen und kam zu folgenden Zahlen, die also aussagen, daß von 100 jungen Kaufleuten, die das 28. Lebensjahr ledig überlebt haben, an den beiden Krankheitsgruppen während des Ablaufs ihres 18.—28. Lebensjahres erkrankt gewesen sind:

An Syphilis und Ulcus molle	in Berlin	45%
	„ Magdeburg	64%
	„ Breslau	77%
An Gonorrhöe	„ Hamburg	103%
	„ Berlin	120%
	„ Breslau	200%

Auch außerhalb Deutschlands waren an verschiedenen Stellen die Bemühungen rege gewesen, einen Einblick in die Verbreitung der Geschlechtskrankheiten zu erhalten. Dort aber standen meist nur die Militärstatistik und die Statistik der Krankenhäuser und der reglementierten Prostituierten zur Verfügung, so in England, Serbien, Rumänien, den Niederlanden, Frankreich, Ungarn, Bulgarien, Rußland, Schweden, Italien und Belgien.

Erwähnenswert von diesen statistischen Versuchen[1]) sind eigentlich nur die Arbeiten von Emil Jurkiny, Marschalko, Ludwig Török und die gemeinsame Untersuchung von Friedrich und Török (1892).

Jurkiny suchte die Frage der Verbreitung der Geschlechtskrankheiten an Hand der in sämtlichen Budapester Heilanstalten 1872—1881 Behandelten zu lösen. Er benutzte das Material folgender Krankenhäuser: für die Männer aus dem Rochus-Spital, Johannes-Spital, Spital der Barmherzigen Brüder und Israeliten-Spital; für die Frauen aus dem Rochus-, Johannes- und Israeliten-Spital. Ferner für die Kinder ans dem Armen-Kinder-Spital sowie aus Faludis und aus Kövérs Heilanstalt. Ferner wurde als Vergleichsmaterial das Garnison-Spital herangezogen.

Verf. hatte der Bearbeitung des vorliegenden Zahlenmaterials folgende Arbeitshypothese zugrunde gelegt:

Er glaubte aus der Ermittlung der Zahl der in den Spitälern zur Behandlung kommenden venerischen Individuen zum mindesten die beim dritten Teil der Bevölkerung herrschende Morbidität der Lustseuche festzustellen. „Da jede Infektionskrankheit, indem sie fruchtbaren Boden findet in den niederen Volksklassen, zugleich auch die besseren (nämlich nicht das Spitalkontingent bildenden) Klassen gefährdet, und da gewöhnlich die die ersterwähnten

[1]) Ferner sei auf die Arbeiten von O. Hjelt über Finnland und die von Ödmansson, sowie die von Kjellberg über Schweden hingewiesen.

Volksklassen berührenden energischen Maßregeln das Übel im Keime ersticken, so glaube ich, daß wir eben bei Forschung des Verbreitungsgrades der Lustseuche zu richtigen Schlüssen gelangen können, wenn wir die Daten der Heilanstalten in Betracht ziehen und unsere Folgerungen auf dieselben basierend darstellen. Ich war bestrebt, konforme Daten zu gewinnen, damit von keiner Seite gegen die Richtigkeit der Schlüsse Einwand erhoben werden kann."

Er gab eine Teilung der venerischen weiblichen Patienten nach Bordelldirnen sowie anderen Frauen und gab den Prozentsatz an Venerischen unter allen Kranken im Garnison-Spital Nr. 16.

Einmal stets nur vom Vorjahre und dann vom Minimaljahre 1875 ausgehend, berechnete er, um wie viel Prozent die Zahl der an Geschlechtskrankheiten Leidenden im Vergleich je zum Vorjahre zugenommen habe: bei Männern, bei Weibern und bei beiden Geschlechtern. Desgleichen bei den Kindern die prozentuelle Zunahme im Vergleich zur prozentuellen Zunahme der Bevölkerung.

Die Schlußfolgerungen der Arbeit sind: daß die Lustseuche in Budapest seit 1875 konstant zunimmt, und zwar besonders bei den Männern, weniger bei den Frauen, in erheblichem Maße bei Kindern. Eine kontinuierliche Zunahme zeigt sich auch bei den Soldaten. In Zusammenhang mit der Verbreitung der Lustseuche wird die nichtbordellierte Prostitution gebracht und dementsprechend strengere Maßregeln gefordert. Hingewiesen wird auch auf den beträchtlichen materiellen Schaden für den Staat, bewiesen durch den annähernden Kalkül: „daß während der 10 Jahre die Verpflegungskosten der in Budapest behandelten Venerischen (pro Individuum nur 25 Gulden genommen) beinahe 1 Million Gulden betragen. Diese Summe belastet die Staatskasse allein, da die Verpflegungsgebühren der an Lustseuche Leidenden weder vom Arbeitgeber noch von der Heimatbehörde bestritten werden."

Ebenfalls mit dem Gesamtmaterial der Budapester Heilanstalten arbeitend, kam MARSCHALKO zu nachstehenden Schlußfolgerungen:

1. Die Zahl der venerischen Erkrankungen zeigt in den letzten 10 Jahren im Verhältnis zu den Gesamterkrankungen hochgradige Steigerung.
2. An venerischen Leiden erkranken viel mehr Männer als Frauen.
3. Von den venerischen Erkrankungen zeigt die Syphilis die größte Steigerung.
4. Die Zahl der Venerischen im Verhältnis zu der Einwohnerzahl zeigt in den letzten Jahren eine verblüffende Steigerung.

Im gleichen Jahr wie MARSCHALKO veröffentlichte TÖRÖK seine Untersuchung, die auf den Erkrankungen der Mitglieder der Allgemeinen Arbeiter-Krankenunterstützungskasse basierte.

Zur Basis der Berechnung der Syphilisverbreitung nahm er die im Laufe der einzelnen Jahre sich meldenden *frischen* Infektionen und suchte so zu erfahren, welcher Teil einer gewissen Arbeitermenge jährlich Syphilis akquirierte. „Aus sehr naheliegenden Gründen ist die Eruierung der Gesamtzahl der Syphilisfälle unter den Mitgliedern nicht durchführbar. Erwähnen wir nur einige dieser Gründe: Es ist bekannt, daß im Verlaufe der Syphilis längere Pausen einzutreten pflegen, während welcher gar kein Umstand den Kranken daran erinnert, daß die Syphilis bei ihm noch latent besteht. Solche Kranke melden sich natürlich nicht beim Arzt. Bei anderen wieder sind die durch die Rezidive verursachten Unannehmlichkeiten so gering oder nichtig, daß der kranke Arbeiter es nicht der Mühe wert findet, darum seine Arbeit zu unterbrechen und den Arzt aufzusuchen, evtl. bemerkt er sie gar nicht, oder schreibt ihnen nicht genug Wichtigkeit zu. Die Anzahl der Syphilitiker ist also nicht einmal annähernd bestimmbar.

Einem Teil der Mitglieder ist der lange Weg bis zum Vereinsambulatorium zu mühsam, er sucht daher lieber die sog. Bezirksärzte des Vereins auf und läßt sich von diesen behandeln. Andere lassen sich in den zahlreichen Polikliniken oder in den ambulatorischen Ordinationen der Spitäler behandeln oder werden in die Spitäler aufgenommen, ohne sich im Ambulatorium überhaupt zu melden.

Alle diese Umstände verkleinern die Verhältniszahlen nach meiner Schätzung etwa um die Hälfte. Die Zahl der faktischen frischen Infektionen beträgt nach meiner Ansicht das Doppelte der von uns eruierten Fälle. Im Jahre 1892 besaß der Verein in seiner Zentrale Budapest rund 30 000 Mitglieder. Von diesen waren 23 500 Männer, 6500 Frauen. Es infizierten sich hiervon mit Syphilis: 124 Männer und 5 Frauen. Im Jahre 1893 zählte der Verein in Budapest 44 700 Mitglieder, davon waren 36 000 Männer, 8700 Frauen. Hiervon akquirierten Syphilis: 138 Männer und 10 Frauen.

Es beträgt also die Minimalzahl der Syphilisinfektion in der Arbeiterklasse jährlich 2,5‰ bis 2,9‰, wenn wir Männer und Frauen in gleichem Maße in Betracht ziehen. 4,0 bis 5,3‰, wenn wir nur die Männer in Betracht ziehen. Wir können im Durchschnitt annehmen, daß es sich bei den Mitgliedern der Arbeiterkrankenkassen um Individuen zwischen 12—70 Jahren handelt. Von den 552 000 Einwohnern, die Budapest im Jahre 1894 hatte, müssen wir 103 687 (die unter 12 jährigen) und 9 207 (die über 70) abrechnen, insgesamt also 112 894. So werden die bei den Arbeitern gewonnenen Zahlen auf 440 000 zu beziehen sein, wovon die Hälfte, 220 000, Männer sind.

Es infizieren sich demnach von der zwischen 12—70 Jahre stehenden männlichen Bevölkerung Budapests jährlich nach dem minimalsten Kalkül 4—5,3‰, d. h. 880—1166, das ist im Mittel 1023 Individuen mit Syphilis. Von den zwischen 12—70 Jahren stehenden männlichen und weiblichen Einwohnern akquirieren jährlich nach minimalem Kalkül 2,5—2,9‰, das ist 1100 bis 1276 oder im Mittel 1188 Individuen die Syphilis. Wir können annehmen, daß von den 220 000 zwischen 12—70 Jahre stehenden männlichen Einwohnern Budapests 10 462, d. h. jeder 22., und von 440 000 zwischen 12—70 Jahren stehenden Männern und Frauen 12 150, d. h. jeder 30. de facto syphilitisch ist oder syphilitisch war.

Für die Brauchbarkeit der zwischen den Arbeitern gewonnenen Zahlen spricht der Umstand, daß wir bei den Universitätshörern ähnliche Zahlen erhielten. Es meldeten sich von 5000 Hörern der Universität und des Politechnikums mit frischer Syphilis, das ist mit induriertem Geschwür, 33 = 6,6‰. Vergleichen wir damit die Syphilisinfektionen der zwischen 18—28 stehenden Arbeiter, so finden wir keine wesentliche Differenz, da die Zahl dieser zwischen 7—8‰ variiert. Die genannten Verhältniszahlen sind jedoch nur als minimale anzusehen.“

Friedrich und Török gaben mittels des Beobachtungsmaterials der zwei größten Krankenkassen, der Bezirkskrankenunterstützungskasse und der Allgemeinen Arbeiterkrankenkasse, ein brauchbares Material über die Verbreitung der venerischen Erkrankungen unter den Arbeitern. Die Mitgliederzahl bei der Kasse betrug rund 100 000, was dem 6. Teil der Gesamtbevölkerung Budapests entsprach, bzw. dem 5. Teil der in der Altersklasse von 12—70 Stehenden.

Von den 96 449 Mitgliedern des Jahres 1896 hatten sich venerisch infiziert 1,7%, davon mit Gonorrhöe 0,91%, mit Ulcus molle 0,55% und mit Lues 0,23%.

Die Infektionsziffern hatten sich von 1892—1896 deutlich für die Syphilis vermindert, was aus folgender Zusammenstellung ersichtlich ist, die die in der Allgemeinen Arbeiterkrankenkasse Versicherten angibt.

Jahr	Zahl der Versicherten	Syphilisfälle	In % der Versicherten
1892	30 000	148	0,49
1893	44 700	170	0,38
1894	46 314	128	0,29
1895	49 532	100	0,22
1896	49 485	85	0,21

Im Gegensatz zu allen anderen Ländern, über die bisher berichtet wurde, hatten nur zwei Länder — abgesehen von dem mißglückten preußischen Versuche im ersten Viertel des 19. Jahrhunderts — eine Meldepflicht der frisch in die Behandlung kommenden Fälle eingeführt: Dänemark und Norwegen.

In Dänemark war für Kopenhagen schon eine wöchentliche Meldepflicht auf Grund einer Verfügung der Gesundheitsbehörde vom 17. Juni 1854, dann eine jährliche Meldepflicht für das ganze Land auf Verfügung des Justizministeriums vom 15. November 1861 eingeführt worden. In Norwegen war 1874 eine monatliche Meldepflicht angeordnet worden, die 1888 zu einer täglichen erweitert wurde.

Konnten die auf Grund der Meldepflicht angezeigten Fälle von Geschlechtskrankheiten einen Einblick in den Ablauf der Infektionskurve[1]) geben, so versuchte das schweizerische Gesundheitsamt auf Veranlassung von Jadassohn durch eine Sondererhebung, die sich auf die Zeit vom 1. November 1898 bis Ende April 1899 erstreckte, die Häufigkeit der venerischen Krankheiten in der Gesamtbevölkerung zu eruieren. Von den 1841 befragten Ärzten antworteten jedoch in mehr oder weniger vollständiger Weise nur 386, so daß schon die gewonnenen absoluten Ziffern hinsichtlich der Frage der Verbreitung der Geschlechtskrankheiten im ganzen Lande oder in seinen Kantonen keinen Wert beanspruchen konnten.

Vor diesem leider mißglückten schweizerischen Versuch war jedoch eine für die damalige Zeit geradezu vorbildliche Erhebung im Jahre 1881 über die in Basel in den Jahren 1880 und 1881 in Behandlung befindlichen Geschlechtskranken durchgeführt worden. Das Ergebnis dieser Erhebung wurde jedoch der Öffentlichkeit vorenthalten und erst im Jahre 1925 machte mit der Genehmigung der Baseler medizinischen Gesellschaft P. Vollenweider dieses wertvolle Zahlenmaterial endlich zugänglich.

Über das Schicksal dieser Enquete berichtet P. Vollenweider nach den Protokollen der Baseler medizinischen Gesellschaft: „Im Jahre 1880 fand in der medizinischen Gesellschaft eine Diskussion statt über die Prostitutionsfrage, wobei verschiedentlich auf eine starke Vermehrung der Syphilisfälle und der Puellae publicae hingewiesen wurde. Eine Spezialkommission wandte sich im Februar 1881 mit einem Zirkular an die Ärzte mit der Einladung, bei einer Enquete mitzuhelfen, die sich zu erstrecken hat auf alle zur Behandlung gekommenen Fälle von venerischer Erkrankung im Verlaufe der Jahre 1880 und 1881. Verarbeitet wurde dann nur das über das Jahr 1881 zusammengetragene Material, indem es den meisten Ärzten nicht möglich war, anfangs 1881 noch zuverlässige Angaben zu machen über früher oder später im Jahre 1880 behandelte Kranke. Am 2. März 1882 berichtete Dr. Albrecht E. Burckhardt in der medizinischen Gesellschaft über die von ihm zusammengestellten Ergebnisse. In der sich daran anschließenden Diskussion wird auf den Widerspruch hingewiesen, der besteht zwischen den niedrigeren Ziffern für venerisch Kranke in der schweizerischen Rekrutierungs- und Militärstatistik und dem auf starke Verseuchung hinweisenden Ergebnis der Enquete. Ein Vorschlag, die Erhebungen über zwei weitere Jahre fortzusetzen, wird mit dem Hinweis auf das Anwachsen der Fehlerquellen abgelehnt. Bei der Frage der Veröffentlichung entbrannte „der größte Streit“ und ein Redner „eiferte“ gegen Publikation, sei es in einer ausländischen Fachzeitschrift oder im Korrespondenzblatt für Schweizer Ärzte, da er darin einen Vertrauensmißbrauch erblickt. Es wird lediglich beschlossen, die ganze Arbeit mit einem ergänzenden Bericht dem Sanitätskollegium und der Regierung vorzulegen, was am 16. März 1882 geschah. Die weitere Diskussion über die Veröffentlichungsfrage wird auf

[1]) Vgl. die betr. Abschnitte S. 256 und 261.

eine spätere Sitzung verschoben. Am 1. und 15. März 1883 wird neuerdings dringlich die Drucklegung der Burckhardtschen Arbeit gewünscht, der definitive Entscheid aber auf eine spätere Sitzung verschoben. Für diese am 5. April 1883 abgehaltene Sitzung fehlt aber im Protokoll jede diesbezügliche Angabe und später wird die Publikationsfrage nie mehr erwähnt.

Das Material der Enquete bezieht sich auf die Geschlechtskranken, die den Rat eines Arztes in der Zeit vom 1. Januar bis 31. Dezember 1881 nachsuchten. Das Anmeldeformular war so abgefaßt, daß das ärztliche Geheimnis vollständig gewahrt blieb, und das Einsetzen der Initialen des Patientennamens nicht vorgesehen wurde. Es wurde nur gefragt nach der „ungefähren" Wohnung, nach Geschlecht, Alter, Zivilstand, Beschäftigung, Quelle der Ansteckung (hier oder auswärts), Form der Erkrankung und bisherige Dauer der Krankheit. Ausgeschaltet wurden bei der Aufbereitung die von zwei oder mehreren Ärzten gemeldeten Fälle. Zur Feststellung der Identität zweier Anzeigen führte zuweilen die Angabe der Initialen der Patienten oder des Namens des vorbehandelnden Arztes oder eine ungewöhnliche Beschäftigung oder Erkrankungsform. Doch ließ sich natürlich eine Anzahl von Doppelzählungen nicht vermeiden.

Von den 44 in Basel praktizierenden Ärzten beteiligten sich 29 = 66%, das Kinderspital, die Augenheilanstalt und die Poliklinik an der Enquete. Vom Bürgerspital gingen keine Angaben ein, doch entstand dadurch kein bedeutender Ausfall, weil hier nur ärztlich empfohlene Patienten Aufnahme fanden. Der Berichterstatter Burckhardt bemerkt, daß die Kollegen, die nicht mitgearbeitet haben, ihrer Stellung nach von venerischen Patienten wohl nicht besonders häufig aufgesucht wurden, der Ausfall also nicht besonders hoch zu bewerten sei.

Im Verlauf des Untersuchungsjahres kamen 1188 venerisch erkrankte Personen oder 1,85% der Baseler Gesamtbevölkerung von 1880, die 64 207 Köpfe zählte, zur Anzeige. Davon waren männlich 994 = 3,55% aller männlichen Personen und weiblich 194 = 0,58% aller weiblichen Einwohner. Das Verhältnis der männlichen zu den weiblichen Kranken war 5,1 : 1.

Die sämtlichen Fälle wurden nur in zwei Krankheitsgruppen, nämlich Syphilis und Gonorrhöe, zusammengefaßt, da die Dualitätslehre sich noch nicht völlig durchgesetzt hatte.

In der Zusammenstellung wurden unter Syphilis alle lokalen wie allgemeinen Krankheitserscheinungen verstanden, wobei eine Unterabteilung eingefügt wurde, bestehend aus den Fällen mit offenkundiger allgemeiner Infektion: Exantheme, Kondylome, Syphilis der Knochen, der Augen, des Nervensystems usw., und zwar unter dem Namen Lues, so daß sie aber in der Hauptklasse Syphilis schon aufgeführt sind. Von den 994 erkrankten Männern litten 536 oder 53,9% an Syphilis, davon 224 an „Lues", von den 194 Frauen 156 oder 80,4% an Syphilis, und davon 112 an „Lues".

Der Berichterstatter Burckhardt äußert sich über die sehr verschieden starke Beteiligung der Syphilis und Gonorrhöe auf die Geschlechter folgendermaßen: „daß die männliche Harnröhre wegen ihrer anatomischen Verhältnisse wirklich zur Gonorrhöeerkrankung mehr disponiert sei; dann aber kämen gewiß viele venerische Blennorrhöen der Vagina nicht zur ärztlichen Kenntnis, da sie weniger stürmisch und unangenehm verlaufen; sie werden für einfache Verschlimmerung eines chronischen, schon bestehenden weißen Flusses gehalten und weichen den allen Weibern geläufigen Hausmitteln. Ähnliche Umstände mögen es bedingen, daß wir bei den Weibern fast $^2/_3$, bei den Männern aber nicht einmal die Hälfte der Syphilisformen zu den konstitutionellen, und zwar zu den schweren zu rechnen haben. Der weiche und der harte Schanker werden eben vom Weibe leicht übersehen, oder wenn auch bemerkt, nicht weiter beachtet;

ja eine gewisse Klasse von Weibern stellt sich erst dem Arzte, wenn höchst dringliche und augenfällige Symptome zu beseitigen sind."

Nachfolgende Tabelle zeigt die Verteilung der Patienten auf die einzelnen Altersklassen:

Tabelle 54. Die Geschlechtskranken in Basel 1881 nach Altersklassen.

Alter	Männer Gonorrhöe	Männer Syphilis	Total	Frauen Gonorrhöe	Frauen Syphilis	Total	Männer und Frauen Total
Kongenital	—	6	6	—	14	14	20
1—10	1	—	1	3	1	4	5
11—20	74	57	131	4	18	22	153
21—30	255	306	561	21	83	104	665
31—40	102	109	211	6	25	31	242
41—50	21	35	56	2	11	13	69
51—60	4	19	23	1	3	4	27
61—70	1	4	5	1	1	2	7
Total	458	536	994	38	156	194	1 188

20 Kinder hatten eine kongenitale Lues, 5 waren im Alter von weniger als 10 Jahren infiziert worden, 665 oder rund $^1/_3$ der Fälle gehörten dem 3. Jahrzehnt an und 242 dem vierten.

Die absoluten und Verhältniszahlen der Kranken für jede Altersstufe, berechnet auf die Gesamtzahlen der Volkszählung von 1880, unter Fortlassung von 55 auswärts wohnenden Patienten, ergeben:

Tabelle 55. Die Geschlechtskranken in Basel 1881 in $^0/_0$ der Bevölkerung.

Alter	Männer			Frauen		
	Einwohner 1880	absolut	in $^0/_0$ der Bevölkerung	Einwohner 1880	absolut	in $^0/_0$ der Bevölkerung
15—20	3 400	126	3,7	4 119	20	0,4
21—30	5 704	535	9,3	6 899	102	1,4
31—40	4 482	197	4,4	5 428	29	0,5
41—50	2 996	54	1,7	3 796	13	0,3
51—60	1 788	22	1,2	2 478	4	0,1
61—70	903	4	0,4	1 376	2	0,1

Die nächste Tabelle endlich verzeichnet den Familienstand der Patienten:

Tabelle 56. Die Geschlechtskranken in Basel 1881 nach dem Familienstand.

Familienstand	Männer		Lues	Total	Frauen		Lues	Total	Männer und Frauen Total
	Gonorrhöe	Syphilis			Gonorrhöe	Syphilis			
Ledig, alleinstehend	238	282	(101)	520	17	63	(39)	80	600
ledig, in Familien .	72	83	(33)	155	8	28	(25)	36	191
verheiratet	121	127	(64)	248	13	59	(45)	72	320
unbestimmt . . .	27	44	(24)	71	—	6	(3)	6	77
Total	458	536	(224)	994	38	156	(112)	194	1 188

Von den 9664 verheirateten Männern Basels waren 2,5% venerisch krank, und zwar 1,2% gonorrhoisch und 1,3% syphilitisch; von den 9676 verheirateten Frauen waren 0,74% infiziert, 0,13% gonorrhoisch und 0,61% syphilitisch.

Bei Gruppierung der Patienten nach Beruf ergab sich, daß rund 1/3 Kaufleute und Beamte, rund 1/4 Handwerker (einschließlich Lehrlinge) waren, während die Arbeiter nur 5% ausmachten. Hervorzuheben sind ferner die 8 infizierten Polizisten aus der kaum 70 Mann starken Polizei.

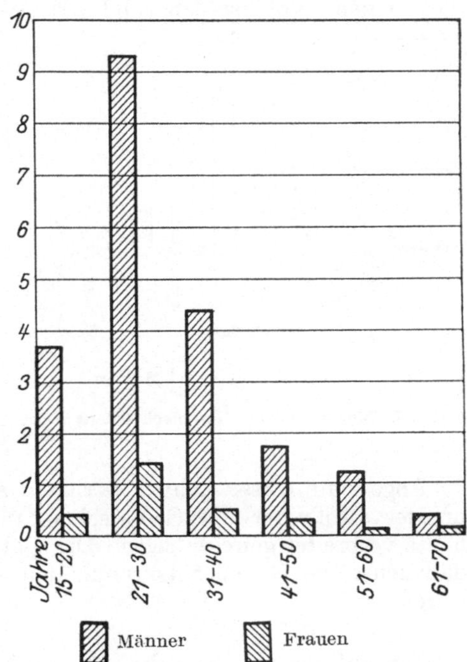

Abb. 34. Geschlechtskranke in Basel auf 100 jeder Altersklasse.

Bei den Frauen stehen die Hausfrauen mit 27,8% an erster Stelle, wozu der Berichterstatter bemerkt, „es sei das nach dem, was wir über die Treue der Ehemänner gehört haben, nicht mehr auffallend."

Es wurden nur 22 Dirnen festgestellt, doch ist diese Zahl viel zu niedrig gewesen, da viele nicht in Behandlung kamen, und ferner auch Fabrikarbeiterinnen, Modistinnen, Ladenmädchen, Kellnerinnen usw. sich mehr oder weniger gewerbsmäßig der Prostitution ergaben.

Im zweiten Teil der Eingabe an die Regierung äußerte sich die medizinische Gesellschaft dahingehend, daß die erhaltenen Zahlen eine Höhe zeigten, die jede Schätzung hinter sich ließe, so daß unter sämtlichen in Basel wohnenden Männern der Altersklasse von 21—30 Jahren 9% venerisch erkrankt wären — wobei es sich indessen nur um Minimalzahlen handle, da längst nicht alle Erkrankten ärztliche Hilfe aufsuchten.

Vollenweider hat nun den heutigen Kenntnissen gemäß versucht, das vorhandene Urmaterial neu aufzubereiten. Von den so erlangten Tabellen sei hier die für die neuen Fälle gewonnene herausgehoben:

Tabelle 57. Erkrankungshäufigkeit an Geschlechtskrankheiten auf 10000 nach Krankheitsform, Altersklasse und Geschlecht in Basel 1881 (auf Grund des Bevölkerungsaufbaues 1880).

Altersklasse	Gonorrhöe			Syphilis			Geschlechtskrankh.		
	m.	w.	zus.	m.	w.	total	m.	w.	zus.
0— 4 Jahre	3	5	4	17	38	27	20	43	31
5— 9 „	—	3	2	—	—	—	—	3	2
10—14 „	—	—	—	—	—	—	—	—	—
15—19 „	147	3	72	85	23	52	232	26	124
20—24 „	383	22	180	425	91	235	808	113	415
25—29 „	367	19	169	422	69	238	789	88	407
30—39 „	217	14	107	221	24	114	438	38	221
40—49 „	107	7	51	89	7	44	196	14	95
50 u. mehr „	17	4	9	65	6	30	82	10	39
Zusammen	138	9	68	151	29	84	289	38	152

Danach beträgt die Zahl der 1881 angesteckten Fälle, also der Frischinfektionen, berechnet auf 10 000 Lebende 125 (68,2 für Gonorrhöe und 83,8 für Syphilis) oder 1,5% der Gesamtbevölkerung. Hervorgehoben muß werden, daß in den Syphilisfällen rund 10% weicher Schanker einbegriffen sind.

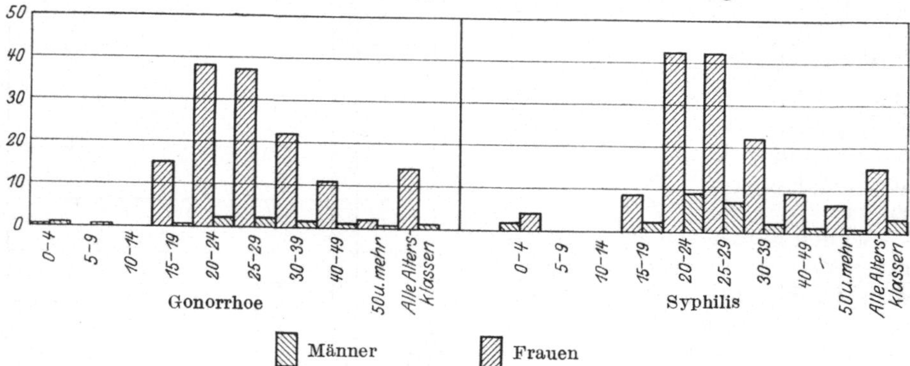

Abb. 35. Morbidität an Geschlechtskrankheiten 1881 in Basel, berechnet auf je 1000 der betr. Altersklasse.

Angesichts dieser Zahlen zerrinnen alle Behauptungen, daß zu den Zeiten unserer Großväter die Geschlechtskrankheiten in viel geringerem Maße als heute verbreitet gewesen seien. Die spätere Untersuchung kann sogar erweisen, daß heute die Geschlechtskrankheiten seltener geworden sind, als sie damals waren.

Die auf der I. Brüsseler Internationalen Konferenz zur Prophylaxe der Syphilis und der Geschlechtskrankheiten im Jahre 1899 erstatteten Berichte zeigten unverkennbar die Notwendigkeit einer statistischen Erfassung der Geschlechtskrankheiten.

Das Fehlen guter Statistiken erwies sich als eine der fühlbarsten Lücken und eines der größten, wenn nicht das größte Hindernis zur Lösung der Probleme der Verhütung der sozialen Krankheiten.

Dies führte zu dem Vorschlage des Vertreters der British Medical Association SAUNDBY: „Die Konferenz ersucht die Regierungen in jedem Staat, eine Kommission einzusetzen mit dem Auftrage, die Häufigkeit der venerischen Krankheiten in der Zivilbevölkerung festzustellen mit Ausnahme der zeitlich beschränkten Erkrankungen."

Ferner brachten PIERSON und FIAUX folgende Resolution ein: „Die Konferenz spricht den Wunsch aus, daß die Statistik der Geschlechtskrankheiten für alle Länder auf gleicher Grundlage aufgebaut werde."

Von diesen Anregungen ausgehend hat dann das Organisationskomitee der II. Brüsseler Konferenz im Jahre 1902 diese wichtige Frage der systematischen Ein- und Durchführung einer Statistik der Syphilis und der Geschlechtskrankheiten zur Beratung unterbreitet.

Als Berichterstatter führte der General-Hygiene-Inspekteur Italiens, SANTOLIQUIDO folgendes aus:

„Alles was wir heute über die Verbreitung der Geschlechtskrankheiten wissen, ist ungewiß, hypothetisch, unwissenschaftlich, so daß daraus keinerlei annehmbare Schlüsse gezogen werden können.

Dies ist übrigens eine allgemein anerkannte Tatsache. Einigkeit herrscht darüber, daß Syphilis und Gonorrhöe stark verbreitet sind, aber sobald es sich um definitive Angaben handelt, die unerläßlich sind, um Methoden zur Abstellung vorzuschlagen, gehen die Hypothesen weit auseinander. Die einen behaupten, 10% seien Syphilitiker, andere sprechen von 20%, einige meinen sogar, auf drei Gesunde komme ein Syphilitiker. Nicht weniger zweifelhaft sind die Ziffern über Gonorrhöe, einige glauben an eine Erkrankungsziffer von 1 auf 3, andere von 1 auf 2.

Prinzipiell ist die Annahme richtig, daß derzeit die Verbreitung der Geschlechtskrankheiten zunimmt; aber das ist nur eine einfache Deduktion, abhängig von den materiellen und moralischen Bedingungen des modernen Lebens, von der Entwicklung des Handels und der Verkehrsmittel und dem Kontakt der entferntesten Völker. Indessen, wir tappen im Dunkeln, sobald wir uns über das Phänomen selbst Rechenschaft geben wollen, seine Schwankungen in örtlicher Beziehung bei den verschiedenen Völkern und den Stand der Volksgesundheit.

Das rührt in erster Linie daher, daß die meisten Statistiken Kompilationen aus Ziffern sind, die durch Analogieschluß oder auf indirektem Wege erlangt wurden, sie beruhen nicht auf genauer Aufnahme zahlreicher Tatsachen, sind vielmehr Wahrscheinlichkeitsrechnungen, die auf unsicheren Schätzungen beruhen."

„Unsere jetzigen Statistiken zeigen zwei Gruppen äußerer Fehler, die ihnen jeden Wert und jede Gültigkeit nehmen:

1. Alle Statistiken — auch die militärischen — schöpfen aus zu speziellen, zu unvollständigen und zu partiellen Quellen; sie umfassen eine ungenügende Anzahl von Beobachtungen, aus denen sich die Ganzheit des Phänomens, das sie ergründen wollen, bemessen ließe.

2. Die Erhebungsmethoden variieren unendlich und sind so verschieden voneinander, daß jede Vergleichbarkeit der Ziffern untereinander von vornherein ausgeschlossen ist."

Als neu einzuschlagenden Weg bezeichnete der Berichterstatter eine auf sehr zahlreichen Beobachtungen und auf sicherem, gleichartigen Fundament beruhende Statistik, die als eine vollständige und genaue Enquete die großen Probleme der sozialen Prophylaxe in ein neues Licht rücken und einen großen Schritt ihrer Lösung näher bringen würden.

Als sichersten Weg zur Erreichung dieses Zieles „wäre in erster Linie an das System der Einführung einer allgemeinen, systematischen und obligatorischen Anzeigepflicht für Geschlechtskrankheiten zu denken, wie sie für andere Infektionskrankheiten bereits in der Zivilbevölkerung gehandhabt wird. In Italien, und nur hier, besteht die obligatorische Anzeigepflicht für Fälle von syphilitischer Ansteckung der Amme auf den Säugling. Viele hervorragende Spezialisten nehmen den Standpunkt ein, daß die Anzeigepflicht der Angelpunkt der modernen Prophylaxe ist.

Doch, da sich die öffentliche Meinung der Anzeigepflicht gegenüber ablehnend verhält, ist davon vorläufig abzusehen."

Daher ist für die hier vorgesehenen Zwecke an in regelmäßigen Intervallen vorzunehmende *Erhebungen* zu denken.

Alle Länder könnten leicht derartige intermittierende Erhebungen vornehmen.

Doch, um diesen Erhebungen wirklichen Wert zu verleihen,

müßten 1. sie in allen Ländern zur gleichen, festgesetzten Zeit und häufig wiederholten Malen vorgenommen werden;

2. dafür einheitliche Formulare gedruckt werden, die zu bestimmter Zeit allen Ärzten übersandt werden mit der Bitte, sie in einer angebenen Frist, auch wenn sie nichts zu melden haben, zu schicken;

müsse 3. eine einheitliche nosologische Nomenklatur angenommen werden;

4. man sich darauf beschränken, die im Zeitraum eines Monats beobachteten oder behandelten Fälle von Geschlechtskrankheiten anzugeben, ohne Angabe von Namen oder Wohnung des Kranken, und Anfügung sonstiger notwendiger Mitteilungen.

1. Die Erhebungen müssen in regelmäßigen, ziemlich häufigen Zwischenräumen wiederholt werden, um einen Überblick über die epidemiologischen Schwankungen zu gestatten, und die Anstiegs- und Abfallsphasen genau zu verfolgen. Eine alle zwei Jahre wiederholte Erhebung würde diesen Forderungen entsprechen. Auf diese Weise würde die Erhebung die Bedeutung eines präzisen Indicators in der Semiotik der Geschlechtskrankheiten bilden.

2. Die Terminologie muß in allen Ländern einheitlich gestaltet werden. Die Erhebung muß sich auf: Syphilis, Gonorrhöe und Ulcus molle beschränken. Bei der Gonorrhöe sollte nach akut oder chronisch unterschieden werden, der Sitz der Erkrankung, Komplikationen oder Ausgang könnte angegeben werden. Ebenso ist beim Ulcus molle zu verfahren. Doch würden im Grunde diese Angaben die Erhebung nur komplizieren und es kann darauf verzichtet werden. Nur bei der Gonorrhöe ist unbedingt anzugeben, ob eine mikroskopische Untersuchung stattgefunden hat oder nicht. Bei der Syphilis ist eine Unterteilung unumgänglich. Es interessiert am meisten zu erfahren:

a) die Frequenz der Syphilis in der Bevölkerung; die Gesamtzahl der befallenen Individuen;

b) wie viele von der Gesamtzahl der Syphilitiker durch ihre besonders hohe Ansteckungsfähigkeit besonders gefährlich sind;

c) wie viele frische Syphilisfälle in einem gegebenen Zeitraum zur Beobachtung gelangen; denn nur die Zahl der Frischinfektionen kann Gradmesser sein für die Tendenz zur Zunahme oder Abnahme der Krankheit.

Die Zahl der Fälle von Syphilis primaria zeigt die frischen Fälle; die Zahl der Fälle von Syphilis secundaria zu denen von Syphilis primaria hinzugerechnet ergibt die Gesamtzahl der Gefährlichen und Infektiösen. Die Zahl der Fälle von Syphilis tertiaria den beiden ersten zugerechnet gibt die Gesamtzahl der Syphilitiker in der Bevölkerung.

Die Einteilung der Syphilis kann nach dem System von Ricord geschehen. Die Syphilitiker, die sich ihre Krankheit im Laufe des Erhebungsjahres zugezogen haben, sind als „frische Fälle" zu verzeichnen, diejenigen, die sich die Krankheit im Laufe der drei vorangehenden Jahre holten, bilden die Gruppe der Ansteckungsgefährlichen, diejenigen, die sich die Krankheit in einer früheren Periode zuzogen, die letzte Gruppe.

Dieses System hat folgende Vorteile:

1. es setzt an Stelle einer technischen, komplexen und hypothetischen Bezeichnung eine historische, und daher einfache, positive, die nicht von subjektiver Betrachtung abhängt,

2. die Statistik wird dadurch fortdauernd, und entgeht den Änderungen der Schulmedizin;

3. es erleichtert die Aufgabe des Praktikers erheblich, indem es die Diagnose auf die Natur der Krankheit begrenzt und die Bestimmung der Periode fortläßt;

4. es verbessert die Statistik, da es die Fehler vermindert, indem es die Methode, sie zu umgehen, weist;

5. es entspricht der Idee der Perioden der Syphilis, einer hauptsächlich chronologischen Auffassung.

Die Statistik muß ferner angeben:

Ob die Ansteckung auf genitalem oder extragenitalem Wege erfolgte. Ob es sich um eine angeborene oder eine erworbene Form handelt. Es ist anzugeben, ob derselbe Kranke an zwei Geschlechtskrankheiten (Syphilis und Gonorrhöe) leidet.

Interessant sind zudem Angaben, betreffend:

a) Alter des Kranken,

b) soziale Stellung des Kranken.

Schließlich ist zu verzeichnen, ob die Krankheit im Monat der Erhebung selbst erworben wurde. Diese Fälle bilden die Gruppe der tatsächlich „frischen Fälle" und aus dem Vergleich der Ergebnisse dieser Gruppe nach verschiedenen Erhebungen wird sich beurteilen lassen, ob die Syphilis ab- oder zunimmt.

3. Die Erhebungsbogen müssen von fachmännischer Hand entworfen werden. Für fortlaufende Meldungen empfiehlt sich ein Individual-, für gelegentliche Erhebungen ein Kollektivbogen. Instruktionen betreffend die Art der Ausfüllung sind jedem Bogen beizufügen.

4. Alle ausgefüllten Fragebögen müssen in ein staatliches Zentralamt geleitet werden, wo das Primärmaterial aufbereitet und bearbeitet wird und von wo aus die Veröffentlichung — in absoluten Zahlen — für alle Länder nach einem einheitlichen System erfolgt. Die Tabellen sind zu trennen nach Zivilbevölkerung und Militär. Die Tabellen für die Zivilbevölkerung sind folgendermaßen aufzuteilen:

A. Krankenhäuser, Irrenanstalten usw., in denen Geschlechtskranke verpflegt werden;

B. Einrichtungen, in denen die Kranken ambulatorisch behandelt werden;

C. Gefängnisse;

D. Tabelle der Erkrankten getrennt nach Berufen;

E. Tabelle de Erkrankten getrennt nach Altersklassen.

Alle Tabellen müssen untergeteilt sein nach Geschlechtern.

Die Synthese aus allen Ergebnissen ist jährlich zu veröffentlichen; der erste, allgemeine Teil hat eine Erläuterung der Ergebnisse zu geben, illustriert von Tabellen; der zweite enthält die aus den verschiedenen Ländern eingegangenen Berichte, die somit einen Anhang des Hauptberichts darstellen.

Diese Publikation wäre anzuvertrauen der Société internationale de prophylaxie sanitaire et morale, das als Office internationale de Statistique zu konstituieren ist."

Er kam zu folgenden Schlußfolgerungen:

1. Die Statistik der Geschlechtskrankheiten muß auf einfachen, genau bestimmten und genau einheitlichen Grundsätzen, gleichartig für alle zivilisierten Staaten, beruhen; sie hat vorläufig alle Momente auszuschließen, die nicht zur schnellen und direkten Kenntnis der Verbreitung der Geschlechtskrankheiten und ihres allgemeinen Wesens beitragen.

2. Die Rubriken der Erhebungsbogen sind daher aufs äußerste zu vereinfachen, als unerläßliche Bedingung zur Erzielung von Einheitlichkeit und erforderlicher Ausdehnung der Statistik.

In bezug auf das Individuum hat man sich zu beschränken auf Angaben über Geschlecht, Alter und Beruf.

In bezug auf die Krankheit ist zu sagen, daß die nosologische Terminologie auf drei Termini zu beschränken ist: Syphilis, Gonorrhöe und Ulcus molle.

Bei der Syphilis ist die Art der Infektion („hereditaria" oder „acquisita") anzugeben.

Bei der erworbenen Syphilis ist das Jahr und der Modus der Ansteckung (genital oder extragenital) zu verzeichnen.

Bei der Gonorrhöe ist anzugeben, ob eine eingehende klinische und eine mikroskopische Untersuchung stattgefunden hat.

3. Das Material ist auf zwei Arten zu erheben: fortlaufend oder intermittierend.

Bei ersterer sind alle Angaben auf Individualbogen zu machen. Bei der zweiten werden zu gegebenen Zeiten alle in dem betreffenden Land existierenden Fälle der Erkrankung festgestellt. Die Angaben sind auf Kollektivbogen, die nach Art der Individualbogen aufgestellt sind, zu machen. Diese Erhebungen sind zu bestimmten — für alle Länder gleichen — Zeiten etwa alle zwei Jahre, zu veranstalten.

4. Zwischen den verschiedenen Regierungen sind Übereinkommen zu treffen zur Vereinheitlichung der Militärstatistiken zwecks ihrer Vergleichbarkeit.

5. Fortlaufende wie intermittierende Erhebungen haben auf Initiative und unter Leitung einer zentralen Regierungsbehörde jeden Landes stattzufinden.

Nur dieser Behörde darf die Aufbereitung des Primärmaterials übergeben werden, und sie hat die Ergebnisse in für alle Länder einheitlich gestalteten Tabellen vorzunehmen.

6. Ein internationales statistisches Amt hat die Ergebnisse der Erhebungen zu sammeln und die in jedem Lande erzielten Resultate in einer Spezialpublikation zu veröffentlichen.

Die nachfolgenden Erhebungsformulare — ein Individualbogen und ein Sammelformular — wurden für die internationale Regelung unterbreitet:

Individualbogen für Geschlechtskranke in der Zivilbevölkerung.

Jahr .... Fortlaufende Nr. ....

Mann.

Kommune (oder administrative Einheit) ....
Institut oder Behandlungsort ....
Behandlungsform (ambulant oder stationär)........................
Datum der ersten Behandlung ....
Alter des Kranken ....
Beruf oder Beschäftigung ....
Krankheit ....

Bei *Syphilis*:

Frage. Hereditaria (kongenital) oder acquisita?

Antwort. ....

Frage. Wenn acquisita, wann geschah die Infektion? Im laufenden Jahre — drei Jahre vor dem laufenden — früher als drei Jahre vor dem laufenden — ungewiß.

Antwort. ....

Frage. Wenn acquisita, erfolgte Infektion auf genitalem oder extragenitalem Wege?

Antwort. ....

Bei *Gonorrhöe*:

Frage. Wurde mikroskopische Untersuchung vorgenommen?

Antwort. ....

Instruktionen auf der Vorderseite. Unterschrift des Arztes

Staat ....

Kommune ....

Kollektiv-Formular für die Erhebung über die Geschlechtskranken.

Beobachtet im Monat ....

des Jahres ....

Die unten verzeichneten Kranken wurden beobachtet oder behandelt von Dr. ....

Als Privatpatienten ....

In einer öffentlichen Krankenanstalt ....Wo? ....

Nr.	Geschlecht		Alter	Syphilis			Gonorrhöe	Ulcus molle	Wann erfolgte die Infektion?	
				hereditär	acquisita				Während des Erhebungsmonats	Früher
	m.	w.			genital	extragenital				

Arzt.

Die übrigen Berichterstatter zu diesem Punkte waren: JACQUES BERTILLON, O. VON PETERSEN und WOLFF.

BERTILLON gab in seinem Referat mehr allgemeine Betrachtungen über den Unterschied zwischen einer allgemeinen Morbiditäts-Statistik der Geschlechtskrankheiten und den Krankenhausstatistiken und wies darauf hin, daß die Krankenhausstatistiken nicht die Häufigkeit einer Krankheit zeigen, sondern nur die Häufigkeit verschiedener Einzelheiten, z. B. die vermutete Dauer der Inkubationszeit; ihre verschiedenen Formen; den Erfolg bestimmter Therapien usw.

Im speziellen forderte er, die Nomenklaturen für die Statistik der Geschlechtskrankheiten in den Armeen der verschiedenen Staaten zu vereinheitlichen, damit sie untereinander vergleichbar werden. In der französischen Armee galt folgende Nomenklatur:

Syphilis,
Ulcus molle,
Gonorrhöe.

In der englischen:

Gonorrhöe,
Syphilis primaria,
Syphilis secundaria.

Die internationale Nomenklatur, von 26 Staaten angenommen, verzeichnet:

Syphilis A primaria,
Syphilis B secundaria
Syphilis C tertiaria,
Syphilis D hereditaria.
Ulcus molle,
Gonorrhöe des Erwachsenen,
Gonorrhöe der Kinder.

Gleichzeitig schlug er für Spezialkrankenhäuser, für Abteilungen für Geschlechtskranke und auch für Ambulatorien die Verwendung von Individualkarten vor, von denen er ein von LE PILEUR benutztes Formblatt und einen neuen eigenen Entwurf vorlegte.

PETERSEN unterzog in seinem Referat die Heeres-, Prostitutions-, Krankenhaus- und Mortalitäts-Statistik kritischer Betrachtung und betonte zum Schluß die Notwendigkeit einer gleichen Nomenklatur in allen Krankenhäusern der Welt.

„Die völlig verschiedene Nomenklatur der verschiedenen Staaten macht vorläufig einen Vergleich der Statistiken noch ganz unmöglich. Die Statistik der Geschlechtskrankheiten muß in einem zentralen Sanitätsbureau vorgenommen werden, doch besitzen ein solches nur wenige Staaten.

Es ist unerläßlich, daß der „II. Internationale Kongreß der Société de prophylaxie sanitaire et morale“ allen Staaten die Annahme einer gleichartigen Nomenklatur empfiehlt, bei der alle frischen Fälle in einer Kategorie vereint sind, wie bei der seit 1897 in Rußland verwendeten: Syphilis recens, Syphilis recidiva und Syphilis tardiva (gummosa).“

Den Begriff „Syphilis recens“ hatte PETERSEN schon auf der I. Konferenz unter Bezugnahme auf den Kongreß der russischen Syphilidologen zu St. Petersburg 1897 auseinandergesetzt. Er hatte in Übereinstimmung mit diesem Kongreß neben der scharfen Unterscheidung der Fälle von angeborener und erworbener Syphilis folgende Einteilung der Lues vorgeschlagen:

I. Die Periode der primären Syphilis (Syphilis primaria).
II. Die Periode der sekundären oder kondylomatösen Syphilis (Syphilis secundaria).
  a) Periode der frischen sekundären Syphilis (Syphilis secundaria recens).
  b) Periode der rezidivierenden sekundären Syphilis (Syphilis secundaria recidiva).
III. Die tertiäre oder gummöse Periode.

Ferner Syphilis hereditaria
a) hereditaria recens,
b) hereditaria tarda.

„Die Gruppe I und II a) beanspruchen vom medizinal-statistischen Gesichtspunkte aus das allergrößte Interesse, denn die Zahl der in diesen Gruppen enthaltenen Fälle repräsentiert die Frischinfizierten und zeigt die Vermehrung oder Verminderung der Ausbreitung der Syphilis an und erlaubt demnach ein Urteil über den Nutzen sanitärer Maßnahmen, die während eines bestimmten Zeitraumes gegen die Syphilis ergriffen worden sind.“

WOLFF nahm den Standpunkt ein, daß die Delegierten der Konferenz nur die in den Resolutionen der Konferenz von 1899 zum Ausdruck gebrachten Forderungen durchzusetzen hätten. Er verlangte unbedingt die Verwendung von Individualkarten und gab einen Entwurf für die Individualkarte der Syphilitiker. Nach ihm sollte die Nomenklatur der Krankheiten lauten:

1. Weicher Schanker und seine Komplikationen,
2. Gonorrhöe und ihre Komplikationen,
3. Syphilis.

„Bei der Syphilis kann durch ein bestimmtes, am Kopf der Karte anzubringendes Zeichen ausgedrückt werden, ob es sich um Syphilis acquisita, genitalis, extragenitalis, recens, recidiva, tertiaria oder hereditaria handelt.“

Die Erhebung müsse sich erstrecken auf:

1. Heer.
2. Flotte.
3. Allgemeine und Spezial-Krankenhäuser,
4. Kliniken und Polikliniken,
5. Krankenkassen,
6. Prostituierte,
7. Öffentliche Behörden, Verwaltungen und Betriebe,
8. Privatbetriebe und Fabriken.

Derartige Statistiken würden, nosologisch betrachtet, eine vorzügliche Grundlage bilden.

„Die Zwangsmeldung, das System KROMAYER usw., würden zur Feststellung der Häufigkeit der venerischen Krankheiten nicht praktisch sein und zahlreichen Denunziationen und Doppelmeldungen Raum geben. Besser scheint dann noch das System SCHMIDTMANN und GUTTSTADT, nach dem in Preußen 1900 verfahren worden ist.“

„Die Militärstatistiken müßten die Fälle von Geschlechtskrankheiten trennen nach denen, die sie während der Dienstzeit akquirieren und denen, die sie als Rekruten bereits mitbringen.“

IV. Die Statistik der Geschlechtskrankheiten in Deutschland seit 1900.

Schon vor der I. internationalen Konferenz zu Brüssel sind in zwei deutschen Städten, in Rostock und in Kiel, Versuche unternommen worden, eine laufende Statistik der in ärztlicher Behandlung befindlichen Geschlechtskranken durchzuführen. Da ihre Erhebungsdauer sich aber über das Jahr 1900 erstreckt, sollen die Ergebnisse beider erst hier behandelt werden.

Seit 1897 wurden allwöchentlich in Rostock (Mecklenburg) von den Ärzten alle von ihnen beobachteten Krankheitsfälle, unter diesen auch die Geschlechtskrankheiten, mittels Zählkarte an das Hygienische Institut gemeldet. Von den Geschlechtskrankheiten wurden alle Gonorrhöefälle, alle Ulcus molle-Fälle und die Syphilisfälle mit Ausnahme von Lues III angezeigt. Bei diesen Erkrankungen wurden aber auf den Meldeformularen niemals die Namen der Erkrankten angegeben; jedoch Geschlecht, Alter und wenn möglich Beruf und Wohnung. In den Fällen, in denen letzteres nicht angängig erschien, wurde wenigstens der Anfangsbuchstabe des Namens verzeichnet. Weiterhin wurde gemeldet der mutmaßliche Beginn der Erkrankung und mitgeteilt, ob und bei wem der Erkrankte früher schon in Behandlung stand.

So war es möglich, mit einer gewissen Wahrscheinlichkeit Doppelzählungen bei der Aufbereitung des Materials auszuschalten.

Der Bearbeiter dieser Statistik, der die Zahlen aus dem Zeitraume von 1897—1903 zugrunde legte, HUGO RAETTIG, hat sich über den Wert des Materials folgendermaßen ausgesprochen: „Leider sind die zuerst mit großer Gewissenhaftigkeit erstatteten Meldungen später nicht mehr so vollständig und regelmäßig erfolgt; jedoch haben gerade die beschäftigten Ärzte und besonders die

Spezialärzte für Geschlechtskrankheiten fleißig fortgemeldet, so daß der Ausfall an Material nicht zu groß ist. Schlimmer ist, daß viele Geschlechtskranke überhaupt nicht in ärztliche Behandlung gelangen, und daß mit dem Aufblühen der Stadt auch das Kurpfuschertum und seine Anhängerschaft sehr aufgeblüht ist.“ Zur Beurteilung des Zahlenmaterials sei angegeben: daß die Stadt Rostock, die größte Stadt des Großherzogtums Mecklenburg-Schwerin Handels- und Hafenstadt ist und in ihren Mauern eine größere Garnison und eine Universität beherbergt. Die in Rostock gemeldeten Erkrankungsfälle an akuter Gonorrhöe, an Ulcus molle und an Syphilis I, getrennt nach Geschlechtern, verzeichnet für die Jahre 1897—1903 die nachfolgende Tabelle:

Tabelle 58. In Rostock gemeldete Geschlechtskrankenfälle 1897—1903, getrennt nach Geschlechtern.

Jahr	Gonorrhoea acuta			Ulcus molle			Syphilis			Zusammen		
	m.	w.	zus.	m.	w.	zus.	m.	w.	zus.	m.	w.	zus.
1897	253	10	263	28	—	28	33	9	42	314	19	333
1898	276	27	303	63	2	65	35	6	41	374	35	409
1899	250	35	285	52	7	59	49	5	54	351	47	398
1900	221	38	259	50	4	54	36	12	48	307	54	361
1901	192	24	216	52	4	56	22	7	29	266	35	301
1902	231	32	263	26	—	26	18	6	24	275	38	313
1903	260	37	297	28	4	32	21	10	31	309	51	360
1897—1903	1683	203	1886	299	21	320	214	55	269	2196	279	2475

Die vorstehende Tabelle gibt aber nur die Erkrankungsfälle der einheimischen Bevölkerung. Die Fälle, die auswärtige Personen betrafen, beliefen sich für den akuten Tripper auf 50 und für den weichen Schanker auf 6; für die Syphilis sind keine Fälle angegeben.

Nach Altersklassen und Krankheitsform verteilt, verzeichnen die nachfolgende Tabelle und das Schaubild die Gesamtzahl der in den 7 Meldejahren angegebenen Erkrankten:

Tabelle 59. In Rostock gemeldete Geschlechtskrankenfälle 1897—1903, getrennt nach Altersklassen und Geschlecht.

Altersklassen Jahre	Gonorrhöe [1]			Ulcus molle [1]			Syphilis I [1]		
	männl.	weibl.	zus.	männl.	weibl.	zus.	männl.	weibl.	zus.
bis 15	1 (0,14)	19 (2,7)	20	—	—	—	—	—	—
15—20	132 (19)	51 (7)	183	13 (2)	7 (1)	20	6 (0,9)	9 (1,3)	15
20—25	629 (90)	60 (8,6)	689	84 (12)	9 (1,3)	93	61 (8,7)	29 (4)	90
25—30	438 (63)	26 (3,7)	464	100 (14)	2 (0,3)	102	74 (10,6)	7 (1)	81
30—35	222 (32)	27 (4)	249	56 (8)	1 (0,14)	57	36 (5)	6 (0,9)	42
35—40	95 (14)	6 (0,9)	101	19 (2,7)	1 (0,14)	20	16 (2,3)	3 (0,4)	19
40—45	64 (9)	2 (0,3)	66	13 (2)	—	13	10 (1,4)	—	10
45—50	23 (3)	2 (0,3)	25	9 (1,3)	1 (0,14)	10	1 (0,14)	1 (0,14)	2
50—55	23 (3)	3 (0,4)	26	2 (0,3)	—	2	2 (0,3)	—	2
über 55	9 (1,3)	1 (0,14)	10	1 (0,14)	—	1	3 (0,4)	—	3
unbek. Alt.	47 (7)	6 (0,9)	53	2 (0,3)	—	2	5 (0,7)	—	5
zus.	1683	203	1886	299	21	320	214	55	269

[1]) Die in Klammern beigefügten Zahlen geben den Jahresdurchschnitt.

Außer den in den vorstehenden Tabellen aufgeführten Fällen von frischer Syphilis wurden noch 283 Fälle sekundärer Lues gemeldet, von denen 207 männliche und 76 weibliche Personen betrafen. Bis auf 10 Männer und 3 Frauen verteilten sie sich auf die einzelnen Altersklassen wie folgt:

Altersklassen	männlich	weiblich	Zusammen
15—20	4	12	16
20—25	43	31	74
25—30	69	15	84
30—35	39	6	45
35—40	21	5	26
40—45	14	3	17
45—50	3	1	4
50—55	2	—	2
55—60	2	—	2

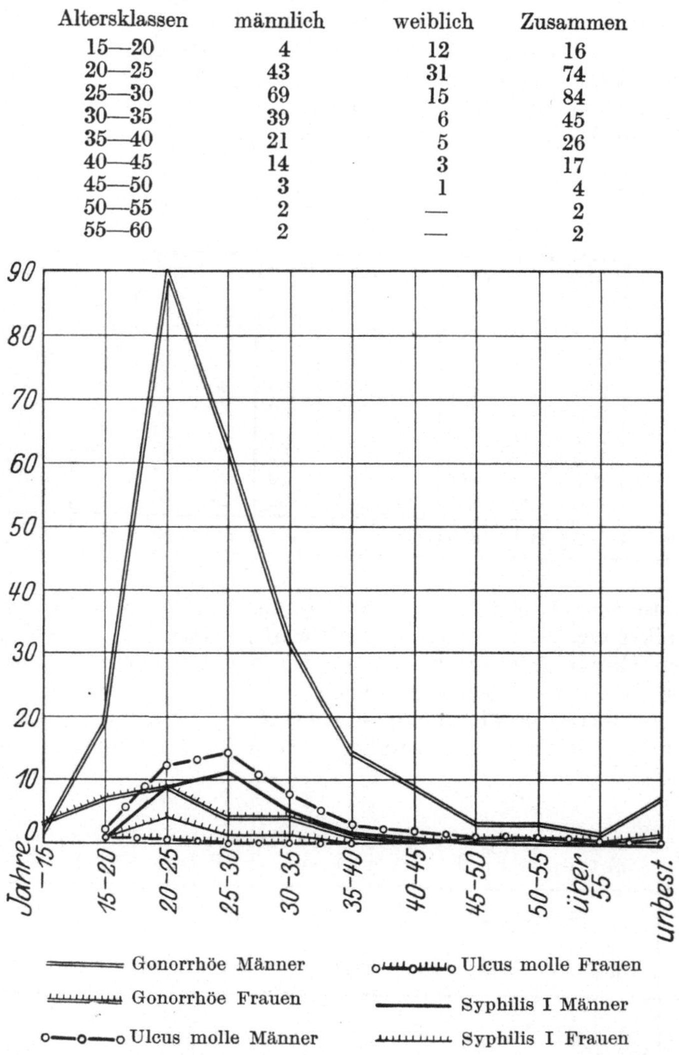

Abb. 36. Die durchschnittlich jährlich in Rostock gemeldeten Fälle von Geschlechtskrankheiten, verteilt nach Krankheitsform, Geschlecht und Alter.

Die vorstehenden Zahlen hat RAETTIG für die Berechnung der Syphilismorbidität nicht verwendet, da bei diesen Fällen Doppelmeldungen nicht absolut auszuschließen waren. Leider ist vom Bearbeiter nirgends angegeben worden, ob es sich bei diesen Fällen um Syphilis secundaria recens, um Syphilis secundaria recidiva oder um beides handelt.

Bei Kindern wurden in der Berichtsperiode 15 mal Erkrankungen an Syphilis beobachtet, 7 bei Knaben, 8 bei Mädchen. Bei 11 Meldekarten war ausdrücklich „angeborene Syphilis“ angegeben.

Was die gemeldeten Fälle chronischer Gonorrhöe betrifft, so waren neben 2 auswärtigen 222 Fälle, 217 bei Männern und 5 bei Frauen, beobachtet worden. Im Alter von 15—20 Jahren standen 5, im Alter von 20—25 : 56, von 25—30 : 94, von 30—35 : 36, von 35—40 und von 40—45 je 10, sowie im Alter von über 45 Jahren: 6. Bei 5 Kranken fehlten Altersangaben.

Die Berechnung der Erkrankungsziffer ist in der Weise erfolgt, daß einmal für die einzelnen Erkrankungen der Jahresdurchschnitt der gemeldeten Fälle, sowie die durchschnittliche Zahl der jährlich in den einzelnen Altersklassen Gemeldeten mit den Bevölkerungsziffern vom 2. Dezember 1895 in Beziehung gesetzt wurde. Das Ergebnis dieser Berechnung ist in den nachfolgenden zwei Tabellen verzeichnet.

Tabelle 60. Durchschnittliche Jahreserkrankungsziffer an Geschlechtskrankheiten in Rostock auf Grund der 1897—1903 erfolgten Meldungen.

	Gonorrhöe			Ulcus molle			Syphilis			Zusammen		
	m.	w.	zus.	m.	w.	zus.	m.	w.	zus.	m.	w.	zus.
Im Jahresdurchschnitt 1897—1903	240,4	29,0	269,4	42,7	3,0	45,7	30,6	7,9	38,5	313,7	39,9	353,6
Auf 1000 Ortsansässige berechnet	9,1	1,0	4,9	1,61	0,10	0,83	1,15	0,28	0,70	11,9	1,4	6,4

Tabelle 61. Durchschnittliche Jahreserkrankungsziffer an Geschlechtskrankheiten in Rostock auf Grund der 1897—1903 erfolgten Meldungen, bezogen auf je 1000 der betreffenden Altersklasse.

Altersklassen in Jahren	Tripperkranke		Schankerkranke		Syphiliskranke		Zusammen		Einwohner
	absolut	auf 1000 Angehörige der Altersklasse	absolut	auf 1000 Angehörige der Altersklasse	absolut	auf 1000 Angehörige der Altersklasse	absolut	auf 1000 Angehörige der Altersklasse	
bis 15	2,86	0,19	—	—	—	—	2,9	0,2	15 317
15—20	26,14	5,12	2,14	0,56	2,14	0,42	31,1	6,1	5 106
20—25	98,43	16,76	13,29	2,24	12,85	2,19	124,6	21,2	5 874
25—30	66,29	13,72	14,57	3,01	11,57	2,39	92,4	19,1	4 831
30—35	35,57	8,87	8,14	2,03	6,00	1,49	51,7	12,4	4 008
35—40	14,43	4,11	2,86	0,81	2,71	0,77	20,0	5,7	3 514
40—45	9,43	3,07	1,86	0,60	1,43	0,47	12,9	4,1	3 074
45—50	3,57	1,18	1,43	0,47	0,29	0,10	5,3	1,7	3 020
50—55	3,71	1,41	0,29	0,11	0,29	0,11	4,3	1,6	2 635
55—60	1,43 (55—über 65)	0,19 (55—über 65)	0,14	0,06	0,43	0,18	—	—	7 521 (55—über 65)
60—65			0,29	0,16	—	—	—	—	
über 65			—	—	—	—	—	—	

Das Ergebnis der vorstehenden Tabellen veranschaulichen folgende graphischen Darstellungen auf Seite 362.

Während beim Tripper das 5. Jahrfünft die höchste Erkrankungsziffer aufweist, liegt das Maximum bei Syphilis und Schanker im 6. Jahrfünft. Nach dem 45. Jahr nehmen die Erkrankungsziffern deutlich ab.

Die Gonorrhöe war die bei weitem überwiegende Geschlechtskrankheit, denn von allen gemeldeten venerischen Kranken litten 80% der Männer und rund 80% der Frauen an Tripper. Der Rest verteilte sich zum größeren Teile auf den weichen Schanker, was nur durch die schlechtere Erfassung der Syphilisfälle erklärt werden kann, begründet wohl in der Verkennung mancher Primäraffekte.

An den Jahreserkrankungsziffern, die sich auf 6,4⁰/₀₀ der Gesamtbevölkerung und 11,9⁰/₀₀ der männlichen und 1,4⁰/₀₀ der weiblichen Bevölkerung für alle Geschlechtskrankheiten belaufen, und die für die Gonorrhöe der Männer 9,1⁰/₀₀, für die Frauen 1,0⁰/₀₀; für das Ulcus molle 1,61⁰/₀₀ und 0,10⁰/₀₀, ferner für die Syphilis 1,15⁰/₀₀ und 0,28⁰/₀₀ betragen, fällt die exzessiv niedrige Erkrankungshäufigkeit der Frauen an Gonorrhöe und Syphilis auf. Bei der Gonorrhöe erklärt sie sich aus der schlechten Erfassung der Erkrankungsfälle der Frauen; bei der Syphilis zweifellos dadurch, daß ein Teil der oben (S. 360) als sekundäre Syphilis verzeichneten Fälle frisch in die Behandlung gekommene Infektionen darstellen, die jedoch durch die Art der Meldung — Fehlen der Unterteilung von Syphilis II recens und Syphilis II recidiva — nicht als solche sich charakterisieren ließen. So muß mindestens mit einer Erkrankungsziffer der Frauen von 0,5⁰/₀₀ gerechnet werden.

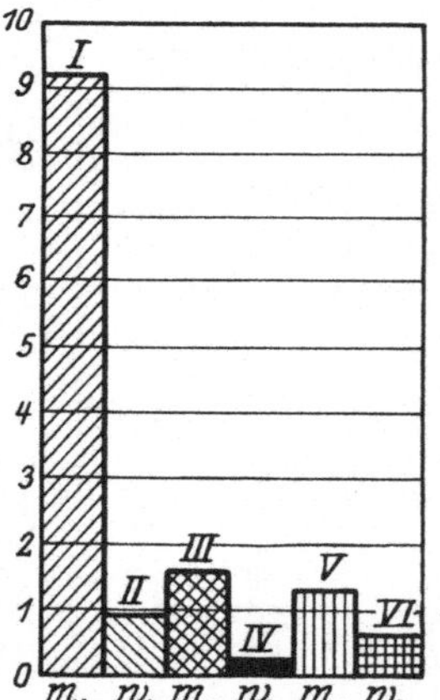

Abb. 37a. Die durchschnittliche Jahreserkrankungsziffer an Geschlechtskrankheiten (I u. II Gonorrhöe, III u. IV Ulcus molle, V u. VI Syphilis) in Rostock auf Grund der Meldungen 1897—1903, auf 1000 Ortsansässige.

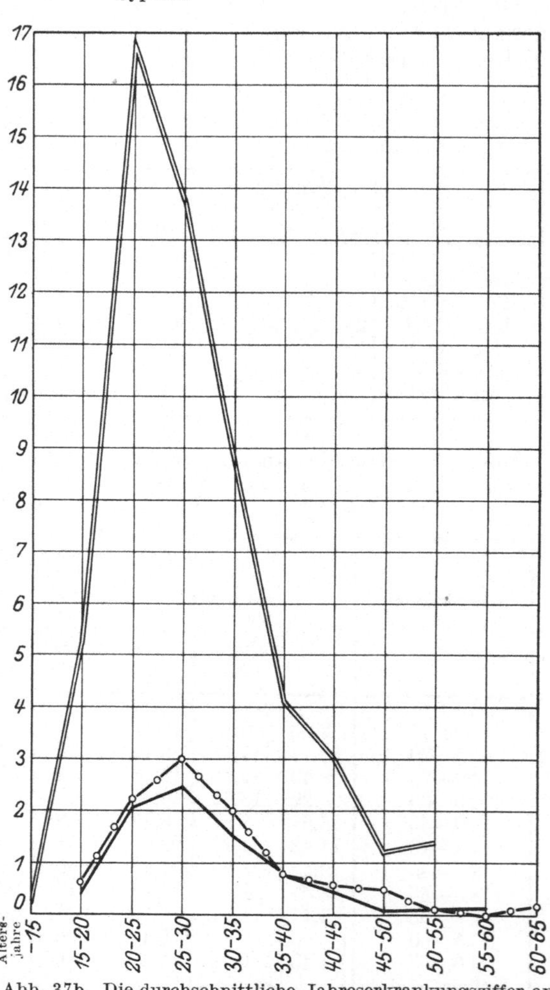

Abb. 37b. Die durchschnittliche Jahreserkrankungsziffer an Geschlechtskrankheiten in Rostock auf Grund der Meldungen 1897—1903 auf je 1000 Angehörige der betreffenden Altersklassen.

Im Dezember 1899 legte als Berichterstatter J. BOCKENDAHL den ersten Bericht vor über die Geschlechtskrankheiten in *Kiel und Umgebung* für das

Jahr vom 1. September 1898 bis 1. September 1899. Es folgten noch drei weitere Berichte, von denen der letzte für das Doppeljahr vom 1. September 1901 bis zum 1. September 1903 nach dem Tode des ersten Bearbeiters von C. SCHIRREN verfaßt wurde. Diese Statistik wurde nach Grundsätzen, die der Vorstand des Allgemeinen ärztlichen Vereins in Kiel gebilligt hatte, veranstaltet, doch konnte über die damaligen Verhandlungen im Vorstande nichts eruiert werden. Der Grund für die Aufnahme scheint das Bestreben gewesen zu sein, außer einer tieferen Kenntnis der Verbreitung der Geschlechtskrankheiten und ihrer Bedingtheiten Material für die Bedeutung der Untersuchung der Prostituierten zu erlangen. Leider beteiligten sich drei Ärzte nicht an der Meldung, von denen einer, Privatdozent für Dermatologie, eine reich besuchte Poliklinik leitete. Dadurch sind auch diese Zahlen nicht ganz vollständig.

Zur Meldung wurde eine Individualkarte von Postkartenformat benutzt, die folgende Fassung hatte:

(Vorderseite.)

Zählblatt.

1. Anfangsbuchstaben:
   des Namens ....
   des Vornamens ....
2. Geschlecht: männlich
   weiblich
3. Alter: ....
4. Stand: ....
5. Infektion:
   hereditär: ....
   genital: ....
   extragenital: ....
6. a) Lues:
   Ulcus primarium durum seu molle
   Lues secundaria
   Lues tertiaria
   b) Gonorrhöe:
   Komplikationen: ....
7. Infektionsquelle:
   Kontrollierte Prostitution
   Wilde Prostitution
   Freie Liebe
   Ehe
   Unbekannt

Anm.: 1, 3 und 4 sind auszufüllen. Bei 2, 5—7 ist das Zutreffende zu unterstreichen.

(Rückseite.)

Bemerkungen.

zu 1. Der Vorname ist möglichst auszuschreiben.

zu 3. Der Geburtstag ist ausdrücklich nur dann verlangt, wenn sich keine Bedenken gegen dessen Angabe von seiten des behandelnden Arztes ergeben.

zu 4. Der Stand ist nur allgemein zu bezeichnen; also a) Arbeiter — Handwerker — Kaufmann — Beamter — Militär.
b) Bei weiblichen Personen: Frau des Arbeiters — Handwerkers — Kaufmanns usw. — Witwe — geschieden — ledig.
c) Bei Kindern: Angabe des Standes des Vaters resp. der Mutter — Waise — Pflegekind.

zu 5. Nähere Angaben über die Körperstelle.

zu 6. Nähere Angaben über die verschiedenen Erscheinungen.

zu 7. Unter „freie Liebe“ sind diejenigen Fälle zu rubrizieren, auf die der Begriff „Prostitution“ nicht anwendbar ist.

Bis zum 7. jeden Monats ist die Summe der Zählblätter aus dem vorangegangenen Monat Herrn Geheimrat BOCKENDAHL einzusenden, eventuell eine Vakat-Anzeige zu erstatten.

Durch die Angaben der Anfangsbuchstaben von Namen und Vornamen, Alter, sowie Stand wurde versucht, den Fehler einer Doppelzählung möglichst zu verringern. Zählblätter, in denen diese Angaben so einander glichen, daß auf ein und dieselbe Person geschlossen werden konnte, wurden ausgeschaltet.

In den 4 Berichtsperioden liefen an Meldungen ein: 3 528 — 2 837 — 2 666 — 6 553.

Die erworbenen Geschlechtskrankheiten entfielen auf:

	Männer	Frauen	Zusammen
im 1. Berichtsjahr	2707	682	3389
„ 2. „	2150	563	2713
„ 3. „	1927	609	2536
„ 4. u. 5. „	4881	1345	6226

Auf Grund der den einzelnen Berichten angefügten Gesamtübersichten ist die nachfolgende Tabelle zusammengestellt, die die gemeldeten Fälle nach Krankheitsform und Geschlecht verteilt, angibt; dabei sind diejenigen Fälle, die an mehreren Geschlechtskrankheiten litten, mit einem Plus (+) den sonst gemeldeten angefügt.

Tabelle 62. Gemeldete Geschlechtskranke in Kiel 1898—1903, nach Krankheitsform und Geschlecht.

Berichtsjahr	Ulcus molle		Ulcus mixt.		Syphilis I		Syphilis II		Syphilis III		Lues congen. Säuglinge		Lues congen. Sonst. Fälle		Syphilit. Totgeburten		Gonorrhöe		Gonorrhöe und Syphilis		Gonorrhöe und Ulcus molle	
	m.	w.	m.	w.	m.	w.	m.	w.	m.	w.	K.	M.	m.	w.	K.	M.	m.	w.	m.	w.	m.	w.
1. IX. 1898 bis 1. IX. 99	110	28	38	3	152	24	246	169	94	56	35	32	9	7	12	12	1650	368	9	25	—	—
1899—1900	142	21	19	2	140	20	303	149	99	46	33	20	10	10	18	15	1453	320	24	12	—	—
1900—1901	134	8	5	—	125	18	229	79	126	58	27	37	5	6	32	13	972	133	19	20	11	4
	+11	+4															+19+11	+20+4				
1901—1903	369	4	12	2	220	14	772	228	251	147	57	45	24	28	63	36	2456	640	41	58	8	4
	+8	+4															+8+41	+62				

Die Alterklassenverteilung der im ansteckenden Stadium befindlichen Geschlechtskranken gibt folgende Tabelle:

Tabelle 63. Ansteckungsfähige Geschlechtskranke in Kiel 1899—1903, nach Altersklassen.

Altersklassen Jahre	Berichtsjahr	Ulcus molle		Ulcus mixt.		Syphilis I		Syphilis II		Gonorrhöe		Gonorrhöe und Syphilis		Gonorrhöe und Ulcus molle	
		m.	w.	m.	w.	m.	w.	m.	w.	m.	w.	m.	w.	m.	w.
10—19	1899/1900	17	7	—	—	13	5	7	34	74	68	3	3	—	—
	1900/1901	6	3	1	—	5	2	7	5	91	80	—	1	—	2
	1901/1903	20	1	—	1	13	3	24	46	143	166	2	7	2	2
20—29	1899/1900	107	11	15	1	104	13	188	85	764	193	17	9	—	—
	1900/1901	106	5	2	—	90	13	163	53	1108	251	13	10	10	2
	1901/1903	303	1	12	1	611	10	516	121	1867	636	29	43	5	2
30—39	1899/1900	11	3	3	1	18	1	90	24	223	44	3	—	—	—
	1900/1901	15	—	2	—	21	2	54	17	197	84	1	3	1	—
	1901/1093	41	—	—	—	32	1	179	28	537	132	8	6	1	—
40 u. darüber	1899/1900	7	—	1	—	5	1	18	6	58	7	1	—	—	—
	1900/1901	7	—	—	—	9	1	4	4	63	15	1	—	—	—
	1901/1903	5	2	—	—	14	—	36	10	107	21	2	1	—	—

Anm.: 1899/1900 fehlen die Fälle des Stationslazaretts, da die dort behandelten 448 Kranken ohne Altersangabe gemeldet wurden.
1900/1901 fehlen 406 Fälle des Stationslazaretts.

Aus den Tabellen geht hervor, daß, abgesehen vom 1. Erhebungsjahr, in dem alle alten, schon in Behandlung stehenden Fälle mit angegeben wurden, während in den folgenden nur die neu in Behandlung tretenden Fälle (d. h. aber nicht nur rezente Infektionen!) gemeldet wurden, — eine Zunahme der Geschlechtskrankheiten in den Jahren 1902 und 1903 festzustellen war. Diese Vermehrung in der Zivilbevölkerung kommt auch deutlich in den Zahlen aus dem Militärlazarett zum Ausdruck. Gründe für diese Zunahme werden jedoch nicht beigebracht.

Setzt man die gewonnenen Ziffern in Beziehung mit der ortsanwesenden Bevölkerung von Kiel und Umgegend, 165 689 Seelen, von denen aber die Militärpersonen von Friedrichsort mit 1281 Personen abzuziehen sind, da ihr Krankenbestand nicht mit in dem des Stationslazarettes in Kiel enthalten ist, so verbleiben 164 408 Köpfe. Auf sie entfallen 3246 Geschlechtskranke (die Gesamtzahl von 1902/03 auf ein Jahr berechnet), von denen 920 syphilitisch und 2326 gonorrhoisch infiziert waren. *Das sind 2°/₀ Geschlechtskranke auf die Bevölkerung von Kiel und Umgegend, von denen 0,6°/₀ auf die Lues und 1,4°/₀ auf die Gonorrhöe* entfallen. Diese Angaben bilden naturgemäß nur einen annähernd richtigen Schätzungswert, da in ihnen die große Zahl Kranker fehlt, die von Homöopathen, Naturärzten und Kurpfuschern behandelt wurden und auch die Zahl der Ärzte, die auch für diese beiden Jahre nicht zu bewegen waren, Meldungen zu leisten. „Es ist dies auch ein kleiner Beweis dafür", — klagt SCHIRREN — „wie schwer selbst in ärztlichen Fragen, wie eine solche Statistik sie doch darstellt, es ist, alle Ärzte zu gemeinsamem, einmütigen Vorgehen zu veranlassen."

Die Geschlechtskrankheiten verteilten sich in der Zivilbevölkerung auf die beiden Geschlechter in folgender Weise:

	Männer	Frauen
1899	75,6	24,4
1900	74,5	25,5
1901	70,1	29,9
1902 u. 1903	71,0	29,0

Unter Einrechnung der Zahlen des Stationslazaretts verschiebt sich das Verhältnis naturgemäß zuungunsten der Männer: 77 : 23 (für 1903/03). Nimmt man den Durchschnitt der in den 5 Jahren der Statistik mit angeborener Syphilis gemeldeten Neugeborenen zusammen mit der Zahl der syphilitischen Totgeburten, so kommt man auf rund 100 Fälle kongenitaler Lues. Demgegenüber beträgt die Zahl der im Jahre 1902 in Kiel Geborenen unter Hinzufügung einer Schätzungszahl für die Umgegend von Kiel 5250. Danach sind rund 2°/₀ aller Geburten mit angeborener Syphilis behaftet gewesen, wobei noch zu bedenken ist, daß die in der Statistik angegebenen Zahlen längst nicht alle Fälle von kongenitaler Lues erfassen.

Der Prozentsatz der unehelichen an allen syphilitischen Lebendgeborenen betrug im ersten Berichtsjahr 25,4°/₀, ihm steht eine Prozentzahl von 17°/₀ lebendgeborener unehelicher Kinder im Jahre 1898 gegenüber. Dieses Übermaß an angeborener Syphilis bringt BOCKENDAHL in Verbindung mit der Anwesenheit der Marine, die auch die hohe Zahl der unehelichen Geburten erklärt. Dies allein mit dem Vorhandensein der akademischen Gebäranstalt zu begründen, geht nicht an, da außer den dort geborenen 267 Kindern noch 294 uneheliche Kinder durch die ganze Stadt verstreut das Licht der Welt erblickten.

Die Zahl der extragenitalen Syphilisfälle beträgt für die Jahre 1902/03 3,5°/₀ aller Syphilisfälle.

An gonorrhoischen Infektionen des Auges der Neugeborenen waren, geteilt nach Knaben und Mädchen in den vier Berichtsperioden: 17 und 10 — 7 und 11 — 15 und 14 — 2 und 3 Fälle beobachtet worden. Bezogen auf die Lebendgeborenen betrug die Zahl im Berichtsjahr 9‰.

Stellt man die Zahlen über die Formen der erworbenen Syphilis für 1902/03 zusammen und berechnet, welcher Prozentsatz auf die einzelnen Formen der akquirierten Lues entfällt, so weisen Männer wie Frauen einen ziemlich gleich hohen Prozentsatz für die sekundären Erscheinungen auf. Im Gegensatz zu den beobachteten Primäraffekten zeigen die Frauen besonders häufig die Spätformen der Syphilis, woraus der Berichterstatter entnahm, daß durch die frühzeitigere Behandlung der Männer ihre geringere Erkrankungshäufigkeit am Tertiarismus bedingt sei.

Für die fünf Jahre der Statistik ergibt sich ferner, daß auf je 100 Fälle berechnet Komplikationen des Trippers aufgetreten sind:

	Männer	Frauen
1899	21%	63%
1900	21%	43%
1901	24,4%	67,8%
1902 u. 1903	32,2%	28,3%

Die Geringfügigkeit der Zahl der Komplikationen in der letzten Zählungsperiode bei den Frauen muß laut Berichterstatter daran denken lassen, „daß von den Krankheitsmeldern die Komplikationen nicht mit der Genauigkeit wie in den Vorjahren gemeldet worden sind.“

Die prozentuale Verteilung der erworbenen Geschlechtskrankheiten im Berichtsjahr 1902/03 auf die einzelnen Altersklassen zeigt folgende Übersicht:

	Männer		Frauen	
	Syphilis	Gonorrhöe	Syphilis	Gonorrhöe
im Alter bis 14 Jahren	—	0,1	0,4	—
„ „ „ 19 „	2,8	5,3	12,7	17,5
„ „ „ 29 „	54,6	70,3	48,5	66,6
„ „ „ 39 „	28,6	20,2	18,7	13,7
„ „ von 40 und mehr	14,0	4,1	19,7	2,2

Hieraus folgt, daß fast $^2/_3$ der Männer und Frauen sich bis zum 30. Jahre infizierten, und daß für die Gonorrhöe dieser Prozentsatz bei den Männern 75% und bei den Frauen 84% betrug.

Die in den Berichten durchgeführte Sonderung der Erkrankten nach Beschäftigung kann leider mangels eines geeigneten Vergleichsmaterials nicht ausgewertet werden; doch ist im ersten Berichtsjahr für die vorhandenen 885 Studenten die Zahl der Erkrankungen mit 53 oder 6,1% angegeben. Von diesen 53 litten 3 an Ulcus molle, 36 an Gonorrhöe und 14 an Syphilis (3 Primäraffekte und 11 Lues II). In den beiden folgenden Jahren erkrankten rund 10%.

Die Quellen der Ansteckung um die Jahrhundertwende in Kiel sind für beide Geschlechter aus folgender Zusammenstellung zu ersehen, die gleichzeitig angibt, wie sich prozentual die Gesamtzahl der Infektionen auf die einzelnen Ansteckungsquellen verteilt:

	Männer			Frauen		
	1899	1900	1901	1899	1900	1901
Bordell	25	30	24	32	31	38
Auswärtige Prostituierte .	3	5	4	—	—	—
Heimliche Prostituierte .	36	30	33	18	12	8
Freie Liebe	10	24	22	22	27	17
Ehe	1	1	2	18	20	15
Unbekannt	25	10	15	10	10	22

Die *erste allgemeine Erhebung* über die Verbreitung der venerischen Erkrankungen fand in *Preußen* statt. Auf Anordnung des Ministers der Geistlichen, Unterrichts- und Medizinalangelegenheiten (Erlaß vom 1. März 1900) wurde eine statistische Erhebung über diejenigen Personen angeordnet, welche sich am 30. April 1900 wegen venerischer Erkrankung im ganzen Staate in Behandlung approbierter Ärzte befanden. Die Angaben sollten sich aber nicht nur auf die am Aufzeichnungstage selbst Behandelten beziehen, sondern alle seit dem 1. April 1900 (sei es in der Praxis, in Polikliniken und in Krankenhäusern Behandelten und noch in Behandlung befindlichen Personen) umfassen. Bei gleichzeitiger Erkrankung an mehreren der genannten Erkrankungsformen war der Kranke nur unter einer der Klassen zu zählen. Folgendes schematische Formblatt war der Enquete zugrunde gelegt:

wegen	männlich	weiblich
Gonorrhöe und Folgezuständen	. . . .	. . . .
Ulcus molle	. . . .	. . . .
Syphilis { primär und sekundär	. . . .	. . . .
Syphilis { tertiär	. . . .	. . . .
zusammen	. . . .	. . . .
	. . . .	

Tabelle 64. Zahl der am 30. April 1900 ermittelten Geschlechtskranken im Verhältnis zur erwachsenen Bevölkerung und die Beteiligung der Ärzte in den Regierungsbezirken, und Preußen an der Erhebung.

Staat, Regierungsbezirke	Geschlechtskranke in Behandlung approbierter Ärzte am 30. April 1900: überhaupt		auf 10000 erwachsene Lebende		Von 100 Ärzten haben geantwortet am 30. April 1900	Staat, Regierungsbezirke	Geschlechtskranke in Behandlung approbierter Ärzte am 30. April 1900: überhaupt		auf 10000 erwachsene Lebende		Von 100 Ärzten haben geantwortet am 30. April 1900
	m.	w.	m.	w.			m.	w.	m.	w.	
Berlin Stadtkr..	8529	3069	141,94	45,73	52,42	Bromberg ..	289	92	13,27	4,02	81,39
Köln	1832	635	58,91	19,44	77,76	Koblenz	279	106	13,02	4,73	83,69
Wiesbaden	1749	524	57,17	15,96	64,29	Oppeln	746	251	12,96	4,00	67,61
Hannover	920	215	44,61	10,27	63,28	Stralsund ..	88	40	12,53	5,36	61,07
Düsseldorf	2615	865	33,30	10,99	77,76	Arnsberg ...	639	193	11,17	3,59	47,38
Breslau	1709	587	33,25	9,95	65,82	Posen	412	117	11,01	2,76	68,77
Stettin	777	223	29,77	8,08	66,97	Kassel	296	115	10,65	3,84	57,18
Danzig	593	195	29,20	8,90	74,79	Hildesheim .	176	60	10,46	3,47	60,42
Königsberg	1083	352	28,32	8,29	54,69	Lüneburg ..	160	69	10,26	4,52	78,58
Aachen	553	130	27,68	6,32	91,14	Stade	119	36	9,69	3,00	80,92
Potsdam	1433	521	24,42	8,36	44,46	Gumbinnen .	244	76	9,55	2,71	65,16
Aurich	182	42	24,34	5,31	64,81	Minden	181	43	9,00	2,09	59,35
Magdeburg.....	855	450	22,67	11,51	64,37	Marienwerder	236	95	8,21	3,14	74,72
Schleswig	977	401	22,42	9,02	74,96	Köslin	126	38	6,70	1,91	77,94
Merseburg	660	232	17,51	5,81	50,89	Münster	103	30	4,76	1,44	58,30
Trier	434	145	16,18	5,42	84,47	Osnabrück ..	55	19	4,69	1,77	67,46
Erfurt	227	84	15,94	5,21	55,43	Sigmaringen	6	4	2,90	1,74	85,19
Liegnitz	523	271	15,53	7,15	70,06	zus. Preußen	30383	10519	28,20	9,24	63,45
Frankfurt......	577	194	15,17	4,74	61,65						

Bearbeitet wurde die Erhebung von A. GUTTSTADT. Als Ergebnis der Erhebung, die mit Unterstützung der Ärztekammern durchgeführt worden war, wurde ermittelt, daß am 30. April 1900 in Preußen 40 902 Personen, 30 383 männliche = 74,28% und 10 519 weibliche = 25,72% wegen geschlechtlicher Krankheiten in Behandlung approbierter Ärzte standen.

Von sämtlichen Ärztekammern waren 14 507 Ärzte mit der vorgeschriebenen Zählkarte versehen worden; 9204 oder 63,45% haben Antworten eingeschickt.

Legt man der Berechnung der Verhältniszahlen die Zahl der Erwachsenen unter der Zivilbevölkerung am 1. Januar 1900 zugrunde, so ergibt sich vorstehende Tabelle 64.

Danach haben neben Berlin die Regierungsbezirke die größte Zahl an Geschlechtskranken, in denen die größten Städte des Landes liegen. Daß die erwachsene Bevölkerung der größeren Städte von den venerischen Krankheiten in bedrohlichster Weise heimgesucht wird, geht aus folgender Tabelle hervor:

Tabelle 65. Verbreitung der Geschlechtskrankheiten in den Städten und Landgemeinden Preußens.

	Erwachsene Bevölkerung am 1. Januar 1900				Geschlechtskranke am 30. April 1900 in Behandlung approbierter Ärzte			
	Männer	%	Frauen	%	Männer	%	Frauen	%
Preußen	10 774 875	100	11 380 657	100	30 383	100	10 519	100
davon								
Berlin	600 907	5,58	671 070	5,90	8 529	28,07	3 069	29,17
17 Städte mit mehr als 100 000 Einw.	1 012 822	9,40	1 194 080	10,49	10 116	33,29	3 330	31,66
42 Städte mit 30 000 bis 100 000 Einw.	702 249	6,52	769 462	6,76	4 101	13,50	1 354	12,87
47 Städte mit weniger als 30 000 Einw.	245 933	2,28	270 584	2,38	1 108	3,65	457	4,35
zusammen in 107 Städten	2 561 911	23,78	2 905 196	25,53	23 854	78,51	8 210	78,05
übrige Städte und Landgemeinden	8 212 964	76,22	8 475 461	74,47	6 529	21,49	2 309	21,95

Tabelle 66. Verbreitung der Geschlechtskrankheiten in den Städten und Landgemeinden Preußens, auf 10 000 der Erwachsenen berechnet.

	überhaupt ansteckende Geschlechtskranke	Davon in %		auf 10 000 der erwachsenen Bevölkerung	
		m.	w.	m.	w.
Preußen	40 902	74,28	25,72	28,20	9,24
davon:					
Berlin	11 598	73,54	26,46	141,94	45,37
17 Städte mit mehr als 100 000 Einw.	13 446	74,49	25,51	99,87	27,89
42 Städte mit 30 000 bis 100 000 Einw.	5 455	75,18	24,82	58,40	17,60
47 Städte mit weniger als 30 000 Einw.	1 565	77,99	22,01	45,05	16,89
Zusammen in 107 Städten	32 064	74,36	25,64	93,11	28,26
Übrige Städte und Landgemeinden	8 838	71,61	28,39	7,95	2,72

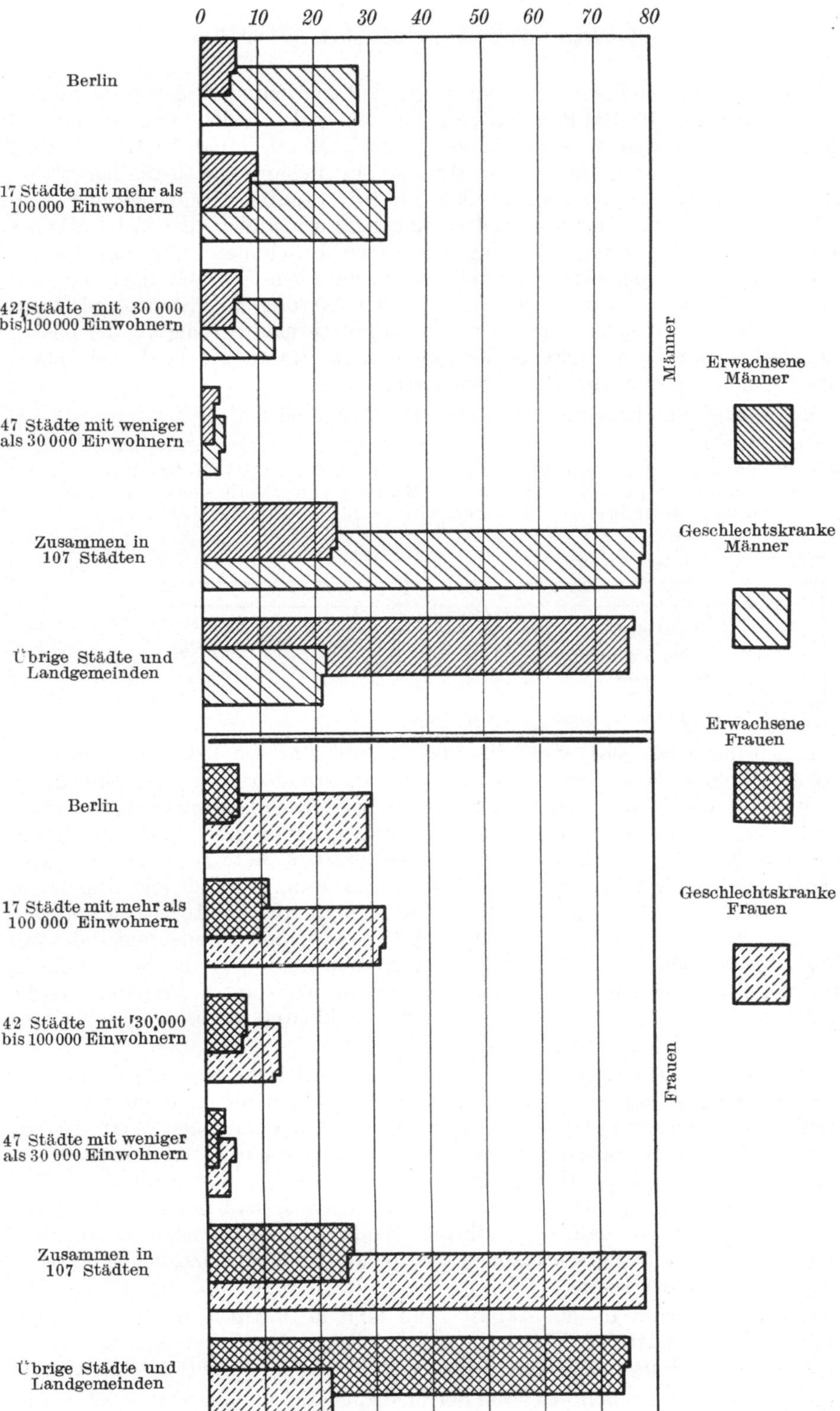

Abb. 38. Erwachsene Bevölkerung am 1. Januar 1900 (%) sowie in ärztlicher Behandlung stehende Geschlechtskranke am 30. April 1900 (%), getrennt nach Männern und Frauen.

Die Zusammenstellung (Abb. 38) zeigt, daß auf Hundert der erwachsenen Bevölkerung in 107 Städten 23,78% Männer und 25,53% Frauen, in den übrigen Städten und Landgemeinden 76,22% Männer und 74,47% Frauen kamen, im Gegensatz dazu vom Hundert in Behandlung befindlicher Geschlechtskranker am 30. April 1900 in 107 Städten 78,51 Männer und 78,05 Frauen, in den übrigen Städten und Landgemeinden aber 21,49 Männer und 21,95 Frauen waren. So ging aus dieser Erhebung wenigstens im allgemeinen die Tatsache hervor, daß die venerischen Erkrankungen im umgekehrten Verhältnis zur Verteilung der Bevölkerung auf Stadt und Land stehen. Dieser Tatsache gegenüber war die prozentuale Beteiligung der beiden Geschlechter an den venerischen Krankheiten im Staate wie in den einzelnen Ortsgrößenkategorien auffallend gleichartig.

Es wurden am Erhebungstage ermittelt (Tab. 66):

Abb. 39. Verteilung der am 30. April 1900 in Preußen in ärztlicher Behandlung befindlichen geschlechtskranken Männer innerhalb verschiedener Ortsgrößenklassen, bezogen auf je 10 000 der Bevölkerung.

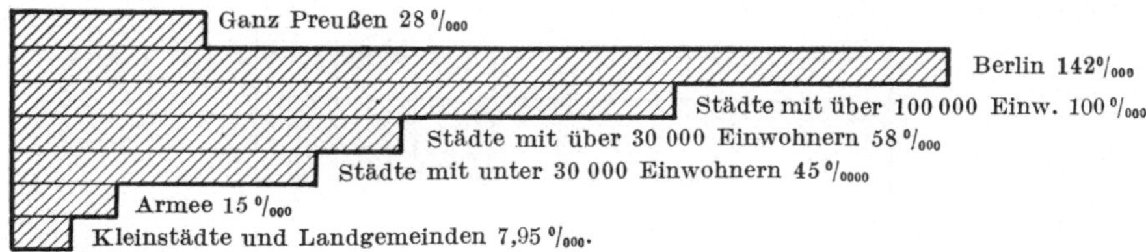

Aus Tabelle 66 geht auch die überwiegend stärkere Erkrankungshäufigkeit der Männer als der Frauen deutlich hervor, was aber auch dadurch bedingt ist, daß die weiblichen Patienten zu einem großen Prozentsatze nicht erfaßt worden waren, was im besonderen von der Gonorrhöe gilt. Als weiteres allgemeines Ergebnis wurde bei der Gruppierung des Materials nach 1. zwölf Städten mit Universitäten, Hochschulen, Garnison, Handel und Industrie, 2. nach elf Hafenstädten, 3. nach 40 Städten mit Handel und Industrie und mit Garnisonen (über 1000 Mann) und 4. nach 17 Städten mit Handel und Industrie ohne Garnison gefunden, daß dort, wo unverheiratete, jugendliche männliche und weibliche Personen in großer Zahl leben, wo starker Fremdenverkehr stattfindet, die Häufigkeit der venerischen Krankheiten für beide Geschlechter deutlich in die Erscheinung tritt.

Daß diese erste große Erhebung am 30. April 1900 nur allgemeine Ergebnisse zeitigen konnte, war von vornherein anzunehmen, denn die völlig unzulängliche Erhebungsdauer eines einzigen Tages mußte den Wert der erwarteten Zahlen illusorisch machen, da eine Berechnung einer Jahreserkrankungsziffer durch Vervielfältigung des erhaltenen Tagesergebnisses absolut unmöglich war. Fragwürdig ist das Resultat auch deshalb gewesen, weil, abgesehen von dem Ausfall an ärztlichen Meldungen, die gemachten Angaben teils Tages-, teils Monatsaufnahmen der in ärztlicher Behandlung stehenden Geschlechtskranken waren.

In der Zeit vom 1.—30. August 1902 fand in *Mecklenburg-Schwerin* eine Zählung der in ärztlicher Behandlung befindlichen Geschlechtskranken statt, über deren Ergebnis nachfolgende Übersicht (Tab. 67) belehrt:

Diese Tabelle, aus dem Material der Medizinalkommission in Rostock stammend, ist von ERNST PIEPER übernommen. Sie ergibt eine Erkrankungsziffer für alle Geschlechtskrankheiten von 1,05‰. Eine Beteiligung der Ärzte an

Tabelle 67. Geschlechtskranke in Mecklenburg-Schwerin vom 1.—30. August 1902.

Im Medizinalbezirk	Syphilis I/II		Syphilis III		Gonorrhöe		Schanker		Venerische Erkrankungen		
	m.	w.	m.	w.	m.	w.	m.	w.	m.	w.	zus.
Hagenow . . .	3	2	1	1	8	1	1	—	13	4	17
Gadebusch . .	2	2	2	2	8	1	2	1	14	6	20
Wismar . . .	6	5	7	—	12	1	2	—	27	6	33
Schwerin . . .	15	8	7	2	45	8	2	—	69	18	87
Ludwigslust .	5	4	6	3	15	8	1	—	27	15	42
Parchim . . .	8	5	1	1	20	7	1	2	30	15	45
Güstrow . . .	2	—	6	7	22	4	—	—	30	11	41
Rostock . . .	37	20	24	16	99	55	5	1	165	92	257
Groien	—	—	1	2	4	3	1	—	6	5	11
Malchin . . .	9	2	14	4	24	5	2	—	49	11	60
Waren	5	1	2	3	13	2	2	—	22	6	28
Mecklenburg-Schwerin . .	92	49	71	41	270	95	19	4	452	189	—
	141		112		365		23		641		

der Beantwortung konnte nicht festgestellt werden. Nur für den Medizinalbezirk Malchin liegen genauere Angaben vor. Es fanden sich dort während der Erhebungszeit und bei Beteiligung aller 16 Ärzte in Behandlung:

Tabelle 68. Bei Ärzten in Behandlung befindliche Geschlechtskranke im Medizinalbezirk Malchin vom 1.—30. August 1902.

wegen	in Teterow		im übrigen Bezirk	
	männl.	weibl.	männl.	weibl.
Tripper	11	4	13	1
Weichem Schanker	2	0	0	—
Syphilis I/II	7	2	2	—
Syphilis III	12	4	2	—
	42 = 2,6‰ der Gesamtbevölkerung		18 = 0,4‰ der Gesamtbevölkerung	

Daraus geht hervor, daß gegenüber einer Erkrankungsziffer der Gesamtbevölkerung von 0,4‰ die Kleinstadt Teterow eine Erkrankungsziffer von 2,6‰ aufwies, eine Tatsache, die auch die spätere Erhebung im Jahre 1921 bestätigte.

Weiterhin folgten dann einige Erhebungen in deutschen Städten. Die erste in *Frankfurt a. M.* unternommene beschränkte sich wieder auf einen einzigen Tag, auf die am 15. Januar *1903* behandelten Geschlechtskranken. Von 329 ausgegebenen Fragebogen wurden 80% beantwortet; 140 Fehlanzeigen gingen ein und der übrige Teil der Antworten ergab einschließlich der im Garnisonlazarett verpflegten Kranken und 8 im Irrenhaus behandelter Privatpatienten 523 in Privatbehandlung stehende Kranke. Die Gesamtziffer, die noch die in verschiedenen Abteilungen des Städtischen Krankenhauses, der Irrenanstalt und im Siechenhaus untergebrachten Personen umfaßte, belief sich unter Zuzählung von 28 Nachmeldungen auf 874.

Die venerischen Erkrankungen verteilten sich folgendermaßen:

Tabelle 69. **Übersicht über die am 15. Januar 1903 ärztlich behandelten Geschlechtskranken in Frankfurt a. M.**

	Privatpat. inklusive Militär	Städt. Krankenhaus			Irrenanstalt	Siechenhaus	Summe	Summe	Summe einschließl. der am 12. Febr. gemeldet. Fälle
		Interne Abt.	Chirurg. Abt.	Dermatol. Abt.					
Syphilis									
1. Primär	20	—	—	14	—	—	34		34
2. Sekundär . . .	95	—	1	64	1[2])	—	161		(164)
3. Tertiär[1])	31	2	—	3	—	—	36		(37)
4. Geisteskrankheit.	15	—	—	—	61	5	81		81
5. Nervenkrankheit.	24	4	—	—	—	21	49		(51)
6. Augenerkrankung.	16	—	—	—	—	—	16	377	(18)
Ulcus molle									
1. ohne Inguinalbubonen . . .	18	—	—	1	—	—	19		—
2. mit Inguinalbubonen . . .	5	—	1	—	—	—	6	25	(7)
Gonorrhöe									
1. ohne Komplikationen	160	—	—	109	2[2])	—	271		(280)
2. mit Komplikationen . .	55	—	2	26	—	—	83		(153)
3. Tripper-Rheumatismus . .	7	4	1	1	—	—	13		—
4. Blennorrhoea neonatorum .	11	—	—	—	—	—	11		—
6. Sonstige sekund. Erkrankungen	6	—	—	—	—	—	6	384	—
	463	10	5	218	64	26	—	786	(825)

Auf den Kopf der Bevölkerung wurde eine Erkrankungsziffer von 2,78‰ für die in privatärztlicher Behandlung Befindlichen allein von 1,72‰ errechnet. Hatte man bei dieser Umfrage nach den Kranken gefragt, die am 15. Januar in der Sprechstunde oder zu Hause den betr. Arzt konsultiert hatten, so wurde bei den *beiden* erneuten *Erhebungen* im Jahre *1910* abweichend davon nach der Zahl der an einem bestimmten Tag in der Behandlung des betr. Arztes befindlichen Patienten gefragt, einerlei, ob sie an dem Tag die Sprechstunde besucht hatten, resp. vom Arzt besucht wurden, oder nicht. Mit der Verarbeitung des statistischen Materials wurde das Statistische Amt betraut. Von den 321 befragten Ärzten antworteten bei der ersten Umfrage vom 1. Februar 1910 rund 81%; bei der zweiten Umfrage am 1. November 1910 von 267 befragten Ärzten rund 77%. (Die Ärzte, die keine Geschlechtskrankheiten behandelten, wurden zu dieser Statistik nicht herangezogen.) Die Erhebung vom 1. Februar ergab 1958 in Behandlung befindliche Personen; davon 333 im städtischen Krankenhause. 760 litten an Lues, davon waren 278 Spätformen, 132 an Ulcus molle und 925 an Gonorrhöe. Bei 174 Kranken hatte die Infektion auswärts stattgefunden. Das Ergebnis der Umfrage vom 1. Febr. 1910 stellt folgende Tabelle zusammen:

[1]) Mehrere Fälle kongenitaler Syphilis, für die wir besser eine besondere Rubrik hätten bilden sollen, sind hier eingezogen.

[2]) Es handelt sich hier um Gelegenheitserkrankungen bei aus anderen Ursachen in der Irrenanstalt lebenden Patienten.

Tabelle 70. Geschlechtskranke in Frankfurt a. M. am 1. Februar 1910 nach dem Familienstande.

Geschlecht und Zivilstand des Kranken		Lues insgesamt	Lues davon Spätformen	Ulcus molle	Gonorrhöe	Verschiedenes	Summe
Männl. Personen	ledig	346 (50)	96 (11)	98 (3)	612 (78)	101 (39)	1157 (176)
	verh.	182 (10)	94 (4)	23 (2)	89 (6)	41 (14)	335 (32)
	zus.	528 (60)	190 (15)	121 (11)	701 (84)	142 (53)	1492 (208)
Weibl. Personen	ledig	91 (24)	29 (6)	9 (3)	163 (60)	27 (17)	290 (104)
	verh.	97 (6)	59 (4)	2 (—)	61 (8)	16 (7)	176 (21)
	zus.	188 (30)	88 (10)	11 (3)	224 (68)	43 (24)	466 (125)
Insgesamt		716 (90)	278 (25)	132 (14)	925 (152)	185 (77)	1958 (333)

Die in Klammern gesetzten Zahlen beziehen sich auf das städtische Krankenhaus und sind in den Gesamtzahlen enthalten.

Das Verhältnis der Männer zu den Frauen betrug rund 3 : 1. Die zweite Erhebung erfolgte nach dem Bekanntwerden des Salvarsans, das die stärkere Inanspruchnahme der Ärzte erklärt, was daraus hervorgeht, daß mehr als die Hälfte der Vergrößerung der gemeldeten Patientenzahl von rund 900 auf die an Lues Erkrankten entfällt. Die Herausgabe des neuen Heilmittels bewog zweifellos viele Patienten, insbesondere auch die an Spätformen der Lues Leidenden dazu, sich in ärztliche Behandlung zu begeben. Für die Vergrößerung der in ärztliche Behandlung gekommenen Zahl von Kranken kann neben dem

Tabelle 71. Geschlechtskranke in Frankfurt a. M. am 1. November 1910 nach dem Familienstande.

Geschlecht und Zivilstand der Kranken		Lues insgesamt	Lues darunter Spätformen	Ulcus molle	Gonorrhöe	Verschiedenes	Summe
Männl. Personen	ledig	663 (106)	259 (33)	110 (25)	712 (94)	120 (43)	1605 (268)
	verh.	283 (39)	171 (28)	26 (1)	127 (11)	58 (27)	494 (78)
	zus.	946 (145)	430 (61)	136 (26)	839 (105)	178 (70)	2099 (346)
Weibl. Personen	ledig	181 (89)	54 (26)	17 (11)	171 (48)	74 (42)	443 (190)
	verh.	132 (27)	85 (20)	3 (—)	78 (3)	92 (13)	305 (43)
	zus.	313 (116)	139 (46)	20 (11)	249 (51)	166 (55)	748 (233)
Insgesamt		1259 (261)	569 (107)	156 (37)	1088 (156)	344 (125)	2847 (579)

Die in Klammern gesetzten Zahlen beziehen sich auf 16 öffentliche und private Krankenanstalten und sind in den Gesamtzahlen enthalten.

Einfluß des neuen Therapeuticums aber auch die Tatsache sprechen, daß im Herbst die Beendigung der Reisezeit mitspricht. Das Ergebnis der Erhebung vom 1. November 1910 gibt vorstehende Zahlenübersicht (Tab. 71):

Die für den Zeitraum eines Jahres vom 11. April 1904 bis 31. März 1905 in *Mannheim* veranstaltete Umfrage wurde vom Vorstande der dortigen Ortsgruppe der Deutschen Gesellschaft zur Bekämpfung der Geschlechtskrankheiten angeregt und von LION und LOEB bearbeitet. Um sich die Mitarbeit der Mannheimer Ärzte zu sichern und auch das Interesse der Patienten in jeder Hinsicht zu wahren, wurde bei der Sammlung des Materials auf die peinlichste Diskretion Wert gelegt. Dies wurde auch in dem Anschreiben, das im März 1904 verschickt wurde, betont.

Jeden Monat, erstmals auf den 1. April 1904, wurden die Listen verschickt und gleichzeitig um Fehlanzeigen gebeten. Im ganzen wurden 107 Fragebogen versandt. Die Umfrage bezog sich aber nur auf Geschlechtskrankheiten bei Männern, und es wurden folgende Fragen gestellt:

1. Alter und Beruf des Patienten,
2. den ungefähren Zeitpunkt der Infektion,
3. frische, im Berichtsmonat zugegangene (nicht behandelte) Infektionen, getrennt nach Gonorrhöe, Ulcus molle, Sklerose, Syphilis II,
4. Beruf der vermutlichen Infektionsquelle (hiesig — auswärts) und endlich
5. alte, noch nicht gemeldete Infektionen (Gonorrhöe, Syphilis II und Syphilis III).

92 oder 86% aller Mannheimer Ärzte sandten die Fragebogen regelmäßig zurück. Unter den fehlenden 15 Ärzten befanden sich leider eine Anzahl Spezialärzte für Geschlechtskrankheiten, „die infolge persönlicher, zweifellos auf einer mißverständlichen Auffassung beruhender Gründe sich von der Mitarbeit ausschlossen". Dadurch wird dem naturgemäß stets schon fehlerhaften Material derartiger Umfragen noch weiter Abbruch getan. Die gemeldeten Geschlechtskranken verteilten sich auf die einzelnen Monate:

	Frische Infektionen	Alte Fälle		Frische Infektionen	Alte Fälle
April 1904	92	141	Oktober 1904	84	25
Mai 1904	106	43	November 1904 . . .	79	12
Juni 1904	87	36	Dezember 1904 . . .	80	20
Juli 1904.	69	32	Januar 1905	75	23
August 1904 . . .	75	21	Februar 1905	66	18
September 1904. .	65	18	März 1905	65	12

Als in ärztlicher Behandlung stehend wurden also im ganzen 1344 Fälle gemeldet, von denen 943 frische und 401 alte Fälle waren. Die Zahl und Art der angezeigten Erkrankungen betrugen:

Frische Gonorrhöe	638
Ulcus molle	124
Lues I	95
Lues II recens	86
zusammen	943

Danach beträgt das Verhältnis der einzelnen Geschlechtskrankheiten bei den frischen Erkrankungen: Gonorrhöe rund 67%, Ulcus molle rund 13%, Syphilis rund 20%.

Demgegenüber standen folgende alte, noch nicht gemeldete Infektionen:

Gonorrhöe	195
Lues II recid.	114
Lues III	92
zusammen	401

Von den als Infektionsquellen angegebenen 594 Fällen hatten sich 345 in Mannheim, 249 angeblich auswärts infiziert. Von ihnen hatten 278 ihre Infektion bei Prostituierten und 130 bei Kellnerinnen und Büfettdamen erlitten. Die erste Kategorie macht also nahezu die Hälfte, die zweite nahezu ein Viertel aller Infektionsquellen aus.

Die Verteilung der als erkrankt Gemeldeten nach Altersklassen gibt folgende Übersicht, nach der im Alter standen:

unter	20	Jahren	159	Personen
von	21—25	„	438	„
„	26—30	„	398	„
„	31—35	„	172	„
„	36—40	„	89	„
„	41—45	„	50	„
„	46—50	„	16	„
	über 50	„	28	„

Danach stellt das Alter von 20—30 Jahren den Hauptteil aller Infektionen — über 62% —.

Auf Grund ihrer Erfahrungen kommen die Bearbeiter dieser Umfrage zu folgendem Endurteil:

„Versucht man nun aus den angegebenen Ziffern — mit äußerster Vorsicht, unter möglichster Berücksichtigung der Fehlerquellen und endlich unter eingehender Würdigung der lokalen Verhältnisse, die in der nicht zu großen Stadt eher eine richtige Verwertung zulassen als in der Groß- und Weltstadt — weitere Schlüsse zu ziehen und aus ihnen die Zahl der männlichen Geschlechtskranken in Mannheim abzuschätzen, so wird man — so weit dies nach Art der Sache überhaupt möglich ist — nicht allzu fehlgehen, wenn man annimmt, daß die oben gemeldeten Zahlen etwa ein Drittel aller diesbezüglichen Fälle ausmachen, daß ein zweites Drittel bei *den* Ärzten in Behandlung stand, die dieser Statistik ihre Mitarbeit, die, wie wir uns nicht verhehlen, im Interesse der Sache äußerst wünschenswert gewesen wäre, leider versagen zu müssen glaubten, während wohl ein letztes Drittel ohne oder ohne sachgemäße ärztliche Behandlung bleibt. Es wären somit für unsere Stadt, die im Berichtsjahr insgesamt etwa 150 000 Einwohner zählte, etwa 4200 geschlechtskranke Männer zu schätzen, unter denen sich etwa 3 000 oder 20‰ frisch infizierte befinden.“ Diese Infektionsziffer stimmt mit der für Kiel und Umgebung gefundenen überein.

Die dann 1909 in *Braunschweig* unternommene Erhebung vermied den Fehler einer allzu kurzen Erhebungsdauer. Der Grund zu dieser Erhebung war die Prüfung der Frage gewesen, ob es zweckmäßig sei, die auf Grund des Preußischen Erlasses vom 11. Dezember 1907 eingeführten Grundsätze für die Überwachung der Prostitution und Verhütung der Geschlechtskrankheiten auch auf das Herzogtum Braunschweig zu übertragen. „Da die Ansichten über die Verbreitung der Geschlechtskrankheiten im Herzogtume und über den Zusammenhang der Geschlechtskrankheiten mit der Prostitution geteilt waren, wurde es für zweckmäßig gehalten, zunächst durch eine statistische Erhebung den Versuch zu machen, die tatsächlichen Verhältnisse zu klären, und hierdurch eine geeignete Unterlage für die endgültige Beschlußfassung zu gewinnen.“

Ausgehend von der in Braunschweig schon im Jahre 1908 gemachten Erfahrung über die Unzulänglichkeit einer Tageserhebung wurde ein halbjähriger Erhebungszeitraum vom 1. Februar bis 31. Juli 1909 vorgeschrieben. „Die Einleitung der Erhebung geschah in der Weise, daß das Landesmedizinalkollegium an sämtliche praktischen Ärzte des Herzogtums ein Schreiben richtete, in dem gebeten wurde, für jede geschlechtskranke Person, die sich während dieses Zeitraums in Behandlung befindet, eine Zählkarte auszufüllen und die ausgefüllte Karte sodann an das mit der Bearbeitung des Materiales beauftragte Statistische Amt einzusenden. In dem Schreiben war noch bemerkt, daß alle in der Erhebungszeit in Behandlung befindlichen Krankheitsfälle, auch wenn sie schon vor dem 1. Februar 1909 ärztlich behandelt seien, gezählt werden sollten und daß, falls ein Kranker im Laufe jenes Zeitraumes wiederholt erkrankt sei, die Ausfüllung einer neuen Zählkarte nur dann zu erfolgen habe, wenn es sich um eine neue Ansteckung handele."

Die Zählkarte hatte folgenden Wortlaut:

An

Herzogliches Statistisches Amt

in

Braunschweig

Portopflichtige Dienstsache.

Anzeige

eines Falles von

Lues (Primäraffekt, kondylomatöses Stadium, tertiäres Stadium), Gonorrhöe [a) akute, b) chronische, aber noch gonokokkenhaltige], Ulcus molle [a) unkompliziert, b) mit venerischem Bubo], Condylomata acuminata.

(Zutreffendes ist zu durchstreichen.)

1. Des Erkrankten Wohnort:

Im Herzogtum { Stadt Braunschweig / andere Stadt / Land

(Zutreffendes ist zu unterstreichen.)

Außerhalb des Herzogtums { in Deutschland / im Ausland

(Zutreffendes ist zu unterstreichen.)

2. Geschlecht: männlich, weiblich

(Zutreffendes ist zu unterstreichen.)

3. Alter: . . . . . . (Jahre)

4. Stand oder Gewerbe: ....

5. Familienstand: ledig, verheiratet, verwitwet, geschieden.

(Zutreffendes ist zu unterstreichen.)

6. Angeblicher Beginn der Krankheit: ....

7. Beginn der Behandlung: ....

8. Ist der Kranke wegen der gleichen Erkrankung seit dem 1. Februar 1909 schon im Herzogtum in Behandlung gewesen? Ja. Nein.

a) beim Arzt b) beim Kurpfuscher.

(Zutreffendes ist zu unterstreichen.)

9. Infektionsquelle: ....

[Jedenfalls ist möglichst genau anzugeben, ob kasernierte Prostituierte, Straßendirne (oder gelegentlich die Prostitution ausübende weibliche Person (Verkäuferin usw.).]

(Bei Frauen, ob Ehemann, Bräutigam oder ein fremder Mann.)

10. Ist die Infektion auf geschlechtlichem Wege erfolgt oder extragenital?

(Zutreffendes ist zu unterstreichen.)

11. Hat der Kranke andere Personen infiziert? Ja. Nein.

Welche? ....

12. Gehört der Kranke einer Krankenkasse an? ....

Bemerkungen:

...................., den .....ten .... 1909.

....

Unterschrift.

Das Ergebnis dieser statistischen Aufnahme zeigt folgende Tabelle:

Tabelle 72. Die vom 1. Februar bis 31. Juli 1909 im Herzogtum Braunschweig *(in der Stadt Braunschweig)* als geschlechtskrank gemeldeten Personen, verteilt nach Krankheitsform, Geschlecht und Alter[1]).

	Männer								Frauen							
	Alter in Jahren								Alter in Jahren							
	unter 14	14—16	16—20	20—25	25—30	30—40	40—50	über 50	unter 14	14—16	16—20	20—25	25—30	30—40	40—50	über 50
Lues I	—	—	3	13	16	10	7	1	—	—	2	4	1	1	—	—
	—	—	—	*10*	*8*	*7*	*6*	—	—	—	*2*	*2*	*1*	—	—	—
Lues II	2	—	2	20	41	44	11	1	1	1	10	18	11	7	1	1
	2	—	—	*13*	*26*	*22*	*9*	—	—	*1*	*7*	*9*	*4*	*4*	*1*	*1*
Lues III	—	—	1	1	6	25	13	7	1	—	—	—	—	4	1	6
	—	—	*1*	*1*	*6*	*11*	*7*	*4*	*1*	—	—	—	—	*9*	*1*	*4*
Zusammen	2	—	6	34	63	79	31	9	2	1	12	22	12	12	2	7
	2	—	*1*	*24*	*40*	*40*	*22*	*4*	*1*	*1*	*9*	*11*	*5*	*7*	*2*	*5*
Gonorrh. acut.	—	—	43	136	110	91	16	6	—	—	3	10	8	6	1	—
	—	—	*29*	*103*	*79*	*61*	*9*	*2*	—	—	*3*	*6*	*6*	*6*	*1*	—
Gonorrh. chron.	—	—	1	26	25	14	—	2	1	—	—	6	5	—	1	—
	—	—	*1*	*18*	*18*	*10*	—	*1*	*1*	—	—	*4*	*4*	—	—	—
Gon. überh.	—	—	44	162	135	105	16	8	1	—	3	16	13	6	2	—
	—	—	*30*	*121*	*97*	*71*	*9*	*3*	*1*	—	*3*	*10*	*10*	*6*	*1*	—
Condyl. acum.	—	—	—	11	7	5	—	1	—	—	2	—	—	—	—	—
	—	—	—	*2*	*3*	*1*	—	*1*	—	—	*2*	*1*	—	—	—	—
Ulcus molle ..	—	—	4	11	7	5	—	—	—	—	1	—	—	—	—	—
	—	—	*3*	*9*	*3*	*4*	—	—	—	—	—	—	—	—	—	—
Insgesamt ...	2	—	54	211	209	192	47	18	3	1	18	41	25	18	5	7
	2	—	*34*	*156*	*143*	*116*	*31*	*8*	*2*	*1*	*14*	*22*	*15*	*13*	*3*	*5*

Zu ihrer Beurteilung muß bedacht werden, daß beim Statistischen Amte nur 842 ausgefüllte Zählkarten von insgesamt 59 Stellen, Ärzten wie Anstalten, eingingen, also von 24,2% der 244 überhaupt zur Teilnahme an der Statistik Aufgeforderten. Zum Teil ist dieses Ergebnis dadurch bedingt, daß Fehlanzeigen nicht erbeten waren. In der Stadt Braunschweig erstatteten von 106 nur 32 Stellen oder 30,2% Anzeigen. Die dort wohnenden vier Spezialärzte haben von den 761 von dort eingehenden Meldungen allein 551 Zählkarten eingesandt, während das Krankenhaus 111 Anzeigen und die anderen Ärzte und Anstalten nur 99 erstatteten. 81 weitere Antworten entfallen auf die Ärzte und Anstalten außerhalb der Stadt, erteilt von 27 Stellen oder von 19,6% der 138 überhaupt vorhandenen.

Hervorgehoben werden muß, daß nur ein einziger Frauenarzt Anzeigen erstattete, obwohl zweifellos auch andere Gynäkologen venerisch erkrankte Frauen behandelt hatten. Dies erklärt, daß gegenüber 726 männlichen Geschlechtskranken nur 116 weibliche Fälle gemeldet worden sind. Wenn demnach diese Statistik hinsichtlich der Verbreitung der Geschlechtskrankheiten unter dem weiblichen Geschlechte keinen Anspruch auf Vollständigkeit machen kann, so nahm das Statistische Amt Braunschweig doch in bezug auf das männliche Geschlecht auf Grund weiterer Erkundigungen im großen und ganzen von der Mehrzahl der Ärzte regelmäßig erstattete Meldungen an. Von den

[1]) Hierin sind auch die Fälle mit mehreren Krankheiten bei jeder Krankheitsform berücksichtigt.

842 eingegangenen Zählkarten waren 10 (8 Männer und 2 Frauen) doppelt gemeldet. 85 Kranke hatten ihren Sitz nicht im Herzogtum.

Die für das Herzogtum übrigbleibenden 747 Erkrankten verteilten sich auf:

	Alle Erkrankte	Lues	Gonorrhöe
Stadt Braunschweig .	$556 = 40\,^0/_{000}$	$13\,^0/_{000}$	$27\,^0/_{000}$
übrige Städte	$100 = 11\,^0/_{000}$	$4\,^0/_{000}$	$7\,^0/_{000}$
Landgemeinden . . .	$91 = 4\,^0/_{000}$	$2\,^0/_{000}$	$2\,^0/_{000}$

Bezogen auf die über 15-Jährigen ergab sich für das Herzogtum Braunschweig:

	Männer	Frauen
Ganz Braunschweig .	40,77 auf 10 000	6,03 auf 10 000
Stadt Braunschweig .	105,48 „ 10 000	13,45 „ 10 000
Übrige Städte . . .	27,40 „ 10 000	5,28 „ 10 000
Landgemeinden . . .	9,47 „ 10 000	1,58 „ 10 000

Diese Verteilung der Erkrankten auf Großstadt, übrige Städte und Landgemeinde zeigen folgende Schaubilder:

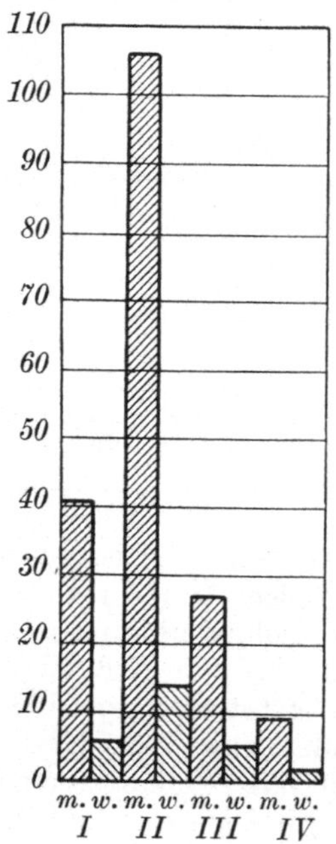

Abb. 40 a. Erkrankungsziffer der über 15-Jährigen an Geschlechtskrankheiten im Herzogtum Braunschweig, verteilt nach Ortsgrößenklassen.

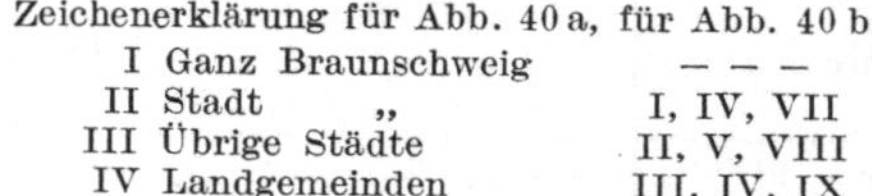

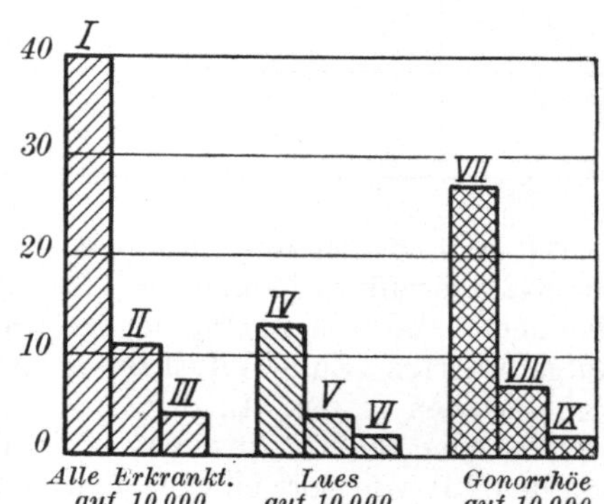

Abb. 40 b. Erkrankungsziffer an Geschlechtskrankheiten im Herzogtum Braunschweig, verteilt nach Ortsgrößenklassen.

Aus diesem Befunde werden folgende Schlüsse gezogen: Die Gründe für diese Erscheinung sind in der Hauptsache darin zu finden, daß sich die gewerbsmäßige Unzucht nur in den größeren Städten, wo den Prostituierten genügende Gelegenheit gegeben ist, ihr Gewerbe mit sichererer Aussicht auf lohnenden Verdienst regelmäßig zu betreiben, entwickeln kann und daß durch das an mannigfachen abendlichen und nächtlichen Vergnügungen zweifelhafter Art reiche Leben in einer größeren Stadt in Verbindung mit der zunehmenden Genußsucht und übermäßigem Alkoholgenuß der Anreiz zu außerehelichem Geschlechtsverkehr stark gesteigert wird. Eine bedeutsame Rolle wird hierbei auch die Schwierigkeit, rechtzeitig eine Ehe einzugehen, spielen, denn eine Reihe von Berufen, deren Angehörige erst in verhältnismäßig späten Jahren finanziell in der Lage sind, sich zu verheiraten, sind fast ausschließlich oder doch überwiegend in den größeren Städten vertreten.

Bei den mitgeteilten Ziffern muß aber bedacht werden, daß hierin alle im Verlauf von sechs Monaten zur Behandlung gekommenen Geschlechtskranken enthalten sind. Also sowohl diejenigen, welche schon vor dem ersten Erhebungsmonate behandelt sind (Bestand), als auch diejenigen, welche erst im Verlaufe der sechs Monate den Arzt aufsuchten. Leider ist in der statistischen Auswertung der Zugang vom Bestande nicht getrennt worden, so daß keine Statistik der frisch in die Behandlung gekommenen Fälle gegeben werden kann und auch eine Umrechnung zu einer Jahres-Infektionsziffer unmöglich ist. Bei einer vergleichenden Betrachtung der für Braunschweig gewonnenen Zahlen muß die Zusammensetzung des Herzogtums Braunschweig im Jahre 1909 beachtet werden. Die gesamte städtische Bevölkerung bezifferte sich auf 263 100 Köpfe und die ländliche auf insgesamt 256 600 Köpfe; eine Großstadt (Braunschweig mit 142 100 Einwohnern), 13 mittlere und kleinere Städte (von 2000—19 000 Einwohner) und 440 Landgemeinden waren vorhanden, und in drei Städten befanden sich Garnisonen.

Die Einzelheiten über die Zahlen der erkrankten Personen nach Krankheitsform, Geschlecht, Altersklasse und Infektionsquelle können aus den nachfolgenden Übersichten entnommen werden. Ihr Wert leidet leider darunter, daß keine Relationen zur Gesamtzahl der einzelnen Gruppen gegeben sind. Die Angaben über den Familienstand werden nicht angeführt, weil die absoluten Zahlen nur aussagen, daß mehr ledige Personen als verheiratete erkranken, eine Aussage, die einen Gemeinplatz darstellt und völlig wertlos ist, wenn man nicht in Relativzahlen angeben kann, wie hoch die Gefährdung der Ledigen, Verheirateten usw. durch Geschlechtskrankheiten ist[1]). Die oben angegebenen 853 Krankheitsfälle, die noch die Erkrankungen der Personen enthalten, die an mehreren Geschlechtskrankheiten litten: 21, sind in folgender Übersicht verzeichnet, die die einzelnen Krankheiten, verteilt nach Erkrankungsform, aufweist:

Krankheit	überhaupt	in Prozenten
Lues		
Primäraffekt	58	6,80
kondylomatöses Stadium . . .	173	20,28
tertiäres Stadium	65	7,62
zusammen	296	34,70
Gonorrhöe		
akute	430	50,41
chronische	81	9,50
zusammen	511	59,91
Ulcus molle	28	3,28
Condylomata acuminata	18	2,11

Das Verhältnis der Geschlechter innerhalb der einzelnen Krankheiten zeigt nachfolgende Übersicht:

Krankheit	überhaupt		in Prozenten	
	m.	w.	m.	w.
Lues	225	71	76,0	24,0
Gonorrhöe	470	41	92,0	8,0
Ulcus molle	27	1	96,4	3,6
Condylomata acuminata . . .	12	6	66,7	33,3
insgesamt	734	119	86,0	14,0

[1]) Diese Bemerkung gilt auch für die späteren Angaben aus der Enquete der deutschen Städte 1913 über die Verteilung nach dem Zivilstand.

Die Verteilung der beiden Geschlechter auf die verschiedenen Geschlechtskrankheiten ergeben folgende Zahlen:

Krankheit	Männer	Frauen
Lues	30,65	59,67
Gonorrhöe	64,03	34,45
Ulcus molle	3,68	0,84
Condylomata acuminata	1,64	5,04

Wenn der Bearbeiter zu dieser Übersicht hervorhebt, „daß das Überwiegen der Gonorrhöe mehr bei dem männlichen Geschlechte vorhanden ist, während bei dem weiblichen Geschlechte in bedenklichem Grade die Lues in den Vordergrund tritt", so ist es zweifellos ein Fehlschluß. Dies ist ein künstliches Ergebnis, dadurch hervorgerufen, daß sich die Gynäkologen nicht an der Umfrage beteiligt haben (s. oben). Von dieser falschen Vorstellung ausgehend, ist Verfasser dann noch zu dem Schluß gekommen, daß „die hohe Zahl der Erkrankungen an Gonorrhöe beim männlichen Geschlechte damit zusammentrifft, daß abweichend von dem Gesamtergebnisse für das weibliche Geschlecht bei den Lohndirnen den nachgewiesenen 3 Fällen an Lues 11 Fälle an Gonorrhöe gegenüberstehen. Dies wird als ein neuer deutlicher Beweis dafür angesehen werden dürfen, in welch engem Zusammenhange mit der Prostitution die Verbreitung der Geschlechtskrankheiten zunächst unter dem männlichen Geschlechte steht." Als weiterer Beweis hierfür wird die Aussage der Männer über die Ansteckungsquelle herangezogen. Auf 732 Krankheitsfälle männlicher Personen über 14 Jahre wurden 384 als auf Ansteckung durch Prostituierte bedingt angegeben und weitere 160 Fälle waren unbekannten Ursprungs, von denen Verfasser auch noch einen Teil auf Rechnung der Prostitution setzen möchte.

Die Verteilung der Erkrankungsfälle auf die einzelnen Altersklassen unter Berücksichtigung der Erkrankungsformen geht aus folgender Übersicht hervor:

Tabelle 73. Geschlechtskrankenfälle in Braunschweig vom 1. Februar bis 31. Juli 1909 nach Erkrankungsformen für die einzelnen Altersklassen.

		Jahre						
		14—16	16—20	20—25	25—30	30—40	40—50	über 50
Lues I u. II	m.	—	5	33	57	54	18	2
	w.	1	12	22	12	8	1	1
Gonorrhoea acuta	m.	—	43	136	110	91	16	6
	w.	—	3	10	8	6	1	—
Ulcus molle	m.	—	—	2	11	5	4	—
	w.	—	—	1	—	—	—	—

Diese Zahlen sind in Abbildung 41 kurvenmäßig dargestellt.

Auffallend an der Kurve der Männer ist die so überaus starke Beteiligung des sechsten Jahrfünfts an Lues. Die Zahlen der Gonorrhöe der Frauen sind ihrer Geringfügigkeit wegen nicht verwendet.

Von einer Mitteilung der Erkrankten nach Stand oder Gewerbe ist Abstand genommen worden, einmal, weil die Bearbeitung der Antworten dem Statistischen Amt die allergrößten Schwierigkeiten bereitet hat, und der gemachte Versuch, „nur in beschränktem Umfange und in nicht stets zweifelsfreier Weise gelungen" ist, dann auch, weil die gewonnenen Zahlen in ein Prozentverhältnis zu dem bei der Berufs- und Betriebszählung für bestimmte Berufe ermittelten Ziffern nicht zu bringen waren.

Die in Deutschland immer wieder vorgenommenen Enqueten drücken deutlich die Überzeugung von der Notwendigkeit eines Einblicks in die Verbreitung der Geschlechtskrankheiten aus, und diese Überzeugung war dann auch der Grund, aus dem sich der Verband deutscher Städtestatistiker im Jahre 1912 entschloß, eine zeitlich und wenigstens in den Hauptpunkten auch sachlich einheitliche Erhebung der Zahl der Geschlechtskranken während eines Monats in einigen deutschen Großstädten zu veranstalten. Die Anregung zu dieser Enquete ging vom Direktor des Statistischen Amtes der Stadt Frankfurt a. M., AUGUST BUSCH, aus, der auf der Konferenz deutscher Städtestatistiker in Elberfeld vom Jahre 1912 diesen Vorschlag einbrachte und der auch diese Enquete bearbeitete. „Wenn auch diese Untersuchung anscheinend nicht völlig in den Rahmen der den städtischen Statistischen Ämtern obliegenden Aufgaben fällt, so wurde doch der Zusammenhang der Frage mit derjenigen der Geburtenhäufigkeit, der Fehlgeburten, Frühgeburten, Unfruchtbarkeit usw. anerkannt, und die Vorbereitung einer solchen Erhebung einer Kommission übertragen mit dem Auftrag, sich zwecks einer möglichst weitgehenden Förderung der Arbeit mit dem Vorsitzenden der Deutschen Gesellschaft zur Bekämpfung der Geschlechtskrankheiten in Verbindung zu setzen.“ Die Kommission zur Vorbereitung der Erhebung setzte sich außer dem Antragsteller aus M. NEEFE (Breslau), H. SILBERGLEIT (Berlin) und O. LANDSBERG (Magdeburg) zusammen, und als beratender Sachverständiger wurde A. BLASCHKO, Vorsitzender der D. G. B. G. herangezogen.

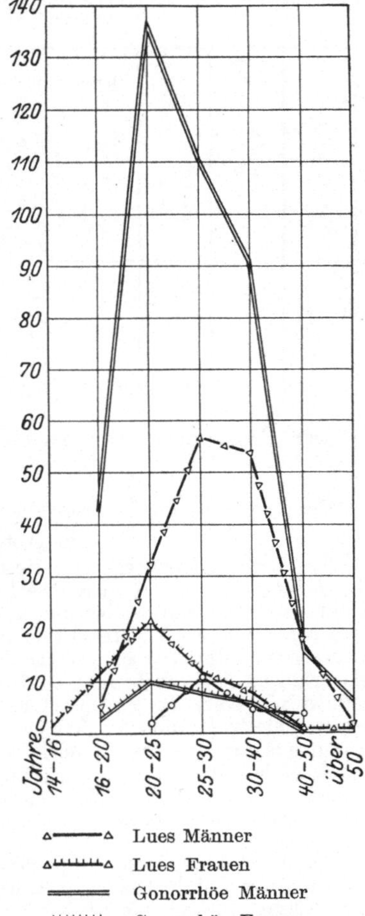

Abb. 41. Verteilung der Erkrankungsfälle auf die einzelnen Altersklassen nach Geschlecht und Erkrankungsform bei der Braunschweigischen Enquete.

Auf der Breslauer Konferenz 1913 wurde dann die Durchführung der Erhebung endgültig beschlossen, und es beteiligten sich daran 37 Großstädte. In Essen wurde die Erhebung auch auf den Landkreis ausgedehnt und für Berlin alle Gemeinden der Ortsportozone miteinbezogen, so daß die dort gewonnenen Zahlen einschließlich der größeren Städte Charlottenburg, Schöneberg, Berlin-Wilmersdorf und Neukölln für Groß-Berlin gelten.

Die Zählung vom 20. 11. bis 20. 12. 1913 einschließlich fand dergestalt statt, daß die Fragebogen von den Statistischen Ämtern in Groß-Berlin nach Übereinkommen zwischen den einzelnen Statistischen Ämtern von Berlin, Charlottenburg, Schöneberg, Wilmersdorf und Neukölln aus versandt wurden. Der Fragebogen hatte folgenden Inhalt:

Stadt ...... Konto Nr.......

Notierung der in der Zeit vom 20. November 1913 bis einschließlich 20. Dezember 1913 in Behandlung gewesenen geschlechtskranken Personen.

(Als Geschlechtskrankheiten gelten nur Ulcus molle, Gonorrhöe und Syphilis und deren Folgekrankheiten; alle nicht venerischen Genitalaffektionen, wie spitze Kondylome, Urethritis non gonorrhoica, Herpes genitalis usw. sind als solche nicht mit aufzuführen.) (Patienten, die einem Krankenhause oder einem anderen Arzt überwiesen sind, sind nicht mitzuzählen.)

Am 21. Dezember 1913 dem städtischen Statistischen Amt einzureichen, unter Benutzung des zur Verfügung gestellten Kuverts.

Lfd. Nr.	Datum	Geschlecht m = männl., w = weibl.	Familienstand l = ledig, v = verheir.	Art der Krankheit (jeder Fall eine Zeile, bei der zutreffenden Krankheit 1 einschreiben)							infiziert h = hier, a = auswärts	Wohnung h = hier, a = auswärts
				Tripper und dessen Komplikationen	Weicher Schanker und dessen Komplikationen	Frische Syphilis	rezidivierende Syphilis und Spätsyphilis einschl. Tabes und Paralyse	bei Tabes und Paralyse, ob: alte Fälle	erstmalig Erkrankte	Erbsyphilis		
1	20. 11.	m	l	1	—	—	—	—	—	—	h	h
2	20. 11.	w	v	—	—	1	—	—	—	—	a	h

Der Fragebogen war begleitet von den nachstehenden beiden Schreiben:

Berlin, Datum des Poststempels.

Erhebung über geschlechtskranke Personen in der Zeit vom 20. XI. bis 20. XII. 1913.

Sehr geehrter Herr!

Der Verband Deutscher Städtestatistiker hat mit Rücksicht auf die Wichtigkeit des Gegenstandes für die Hygiene wie für die Bevölkerungswissenschaft beschlossen, eine Erhebung zu veranstalten über die in ärztlicher Behandlung befindlichen geschlechtskranken Personen. Wie aus früheren Erhebungen bekannt ist, und wie auch jeder Praktiker weiß, wird selbstverständlich eine solche Erhebung nicht die vorhandene Gesamtzahl erfassen, immerhin ist doch auch die Kenntnis der Größenordnung der Zahlen, um welche es sich handelt, von Wert. Im Verein mit dem Vorstand der Deutschen Gesellschaft zur Bekämpfung der Geschlechtskrankheiten hat eine vom Verband eingesetzte Unterkommission ein Verfahren ausgearbeitet, nach welchem erfaßt werden sollen die in der Zeit vom 20. XI. bis einschließlich 20. XII. 1913 in ärztlicher Behandlung befindlichen geschlechtskranken Personen. Dies wird dadurch erreicht, daß in einem Formular die in dieser Zeit die Sprechstunde besuchenden Patienten eingetragen werden, wobei jeder Patient nur einmal einzutragen ist.

Zur Vermeidung von Doppelzählungen dürfte es sich empfehlen, für jeden einzelnen Patienten ein Zählblättchen nach beifolgendem Muster zu verwenden, in welchem die in der Zeit vom 20. XI. bis 20. XII. neu hinzugekommenen Patienten durch einen Stern (*) gekennzeichnet sind.

> Muster des Zählblättchens.
> (Diese Zählblättchen sind nicht mit einzusenden.)
> Ernst Schulze
> männl.
> Gonorrhöe.

Auch die Zählblättchen der Patienten, die einem Krankenhause oder einem anderen Arzt überwiesen worden sind, sind bei der Schlußrechnung auszuscheiden.

Die Einteilung der Krankheitserscheinungen ist in Verabredung mit der D. G. B. G. erfolgt, und es sollen als Geschlechtskrankheiten nur Ulcus molle, Gonorrhöe, Syphilis, sowie deren Folgekrankheiten gelten. Alle nichtvenerischen Genitalaffektionen, wie spitze Kondylome, Urethritis non gonorrhoica, Herpes genitalis usw. sind nicht mit aufzuführen. Mit Rücksicht auf die außerordentliche Bedeutung von Tabes und Paralyse sind für diese besondere Spalten als Untergruppen vorgesehen mit Unterscheidung der alten und der erstmalig behandelten Fälle. Inhaber von Polikliniken und Privatkliniken können die in diesen behandelten Fälle mit denen in ihrer Privatpraxis zusammenzählen. Die in öffentlichen Krankenanstalten behandelten Fälle werden von dem Statistischen Amt direkt erhoben. Aus diesem Grunde mögen die Herren dirigierenden Anstaltsärzte auf eine strenge Auseinanderhaltung ihrer Privatpraxis und der für die Anstalt in Betracht kommenden Fälle achten.

Es wird gebeten, den beiliegenden Erhebungsbogen am 21. XII. d. Js. unter Benutzung des beiliegenden Briefumschlages an das Statistische Amt der Stadt .... zu senden. Wir bitten zu beachten, daß selbstverständlich die Angelegenheit seitens des Statistischen Amts streng vertraulich behandelt wird. Aus diesem Grunde ist auch die Namensnennung der Ärzte vermieden worden und eine Numerierung der Erhebungsbogen erfolgt, welche einer bei dem Amt geführten Namensliste entspricht. Es wird gebeten, daß auch diejenigen Herren Ärzte, welche etwa in der genannten Periode keinen Fall von Geschlechtskrankheiten behandelt haben, dennoch den Bogen, mit Fehlanzeige versehen, mittels des beigefügten frankierten Briefumschlags zurücksenden. Endlich bitten wir, dieser überaus wichtigen Angelegenheit Ihre Unterstützung nicht zu versagen, zumal ja durch die Art der Anordnung eine verhältnismäßig nur kleine Arbeit entsteht. Sofern weitere Formulare benötigt werden, stehen dieselben bei dem (den) Statistischem (n) Amte (Ämtern) der Stadt .... zur Verfügung, woselbst auch Auskünfte erteilt werden.

In der Anlage fügen wir ein Anschreiben der Deutschen Gesellschaft zur Bekämpfung der Geschlechtskrankheiten bei.

Für freundliche Unterstützung sagen wir im voraus verbindlichsten Dank.

Der (Die) Direktor(en) des(r) Statistischen Amtes (Ämter) von ......

Das Anschreiben der D. G. B. G. hatte folgenden Wortlaut:

Deutsche Gesellschaft zur Bekämpfung der Geschlechtskrankheiten.

Berlin W 66, Wilhelmstr. 48 im November 1913.

Sehr geehrter Herr Kollege!

Wir gestatten uns, das beiliegende Schreiben des dortigen Statistischen Amtes Ihrer ganz besonderen Aufmerksamkeit zu empfehlen. Wie Sie aus demselben ersehen, hat der Verband der Deutschen Statistischen Ämter für diesen Herbst eine Enquete über die venerischen Erkrankungen beschlossen. Eine solche Enquete hat bis jetzt innerhalb des Deutschen Reiches — mit Ausnahme der am 30. IV. 1900 gemachten Erhebung, welche sich jedoch nur auf das Königreich Preußen beschränkte — überhaupt noch nicht stattgefunden. Seit dieser Erhebung von 1900, die zu außerordentlich wichtigen Ergebnissen geführt hat, hat, wie Sie wissen, die Lehre von den venerischen Krankheiten ungeheure Fortschritte und Umwälzungen erfahren. Die Entdeckung der Spirochäte, der Überimpfbarkeit der Syphilis auf Tiere, welche die experimentelle Durchforschung der Syphilis ermöglichte, die Entdeckung der Serodiagnostik, die Einführung des Salvarsans in die Syphilisbehandlung, alles das sind Etappen, welche nicht nur die Lehre von der Pathologie und Therapie der Syphilis auf ganz andere Basis stellten, sondern auch die Erkenntnis brachten, daß die Bedeutung der Syphilis einen bis dahin ungeahnten Umfang in der menschlichen Pathologie einnimmt.

Nicht nur in ärztlichen Kreisen, sondern auch bei den staatlichen Behörden besteht daher der begreifliche Wunsch, für die Jetztzeit eine Vorstellung von dem annähernden Umfang zu gewinnen, welchen die Geschlechtskrankheiten in der Bevölkerung besitzen und auch die verbündeten Regierungen würden sehr gern eine sich über ganz Deutschland erstreckende Erhebung veranstalten. Da aber einer solchen Erhebung vorderhand noch sehr große Schwierigkeiten im Wege stehen, so hat sich der Verband der Deutschen Statistischen Ämter entschlossen, jetzt eine solche Erhebung in den deutschen Großstädten zu machen, eine Absicht, die um so berechtigter erscheint, als ja gerade in den Großstädten die Geschlechtskrankheiten die größte Verbreitung haben.

Unsere Gesellschaft, die seit ihrer Begründung im Jahre 1902 den Kampf gegen die Geschlechtskrankheiten in Deutschland zu ihrer Aufgabe gemacht hat und die immer wieder von neuem auf die furchtbaren Gefahren hinweist, die der Volksgesundheit und der ganzen Nation aus diesen Seuchen erwachsen, hat naturgemäß ein großes Interesse daran, erneut den tatsächlichen Umfang der Geschlechtskrankheiten unter der Bevölkerung festgestellt zu wissen. Wir haben daher das Vorgehen der Statistischen Ämter mit großer Freude begrüßt und unsere Mitarbeit im weitesten Sinne zugesagt.

Um zu wirklich brauchbaren Resultaten zu gelangen, ist natürlich die Mitarbeit jedes einzelnen in der Praxis stehenden Arztes notwendig. Wir richten daher, sehr geehrter Herr Kollege, an Sie die Bitte, auch Ihrerseits uns Ihre Unterstützung zu gewähren und sich der verhältnismäßig geringfügigen Mühewaltung zu unterziehen, die Zahlen der während der einmonatigen Erhebungsperiode in Ihrer Behandlung stehenden Geschlechtskranken zu notieren. Sie würden durch Ihre Hilfe der Sache einen großen Dienst erweisen.

In vorzüglicher Hochachtung

Der Vorstand der Deutschen Gesellschaft zur Bekämpfung der Geschlechtskrankheiten.

I. A.: A. Neißer, A. Blaschko.

An der Erhebung[1]) beteiligten sich 37 Städte mit einer Gesamteinwohnerzahl von rund 13 300 000 Köpfen. Gemeldet wurden insgesamt rund 73 200 in ärztlicher Behandlung befindliche geschlechtskranke Personen, was 5,5 auf 1000 der Bevölkerung ausmachte.

In dem Landkreise Essen, der für die Erhebung mit herangezogen war, wurden 129 Erkrankte festgestellt, das sind bei Berechnung auf die bei der Volkszählung 1910 ermittelte Zahl von 227 000 Einwohnern etwa 5 auf 10 000 der Bevölkerung. Aus diesem bedeutenden Zahlenunterschied zwischen diesem Landkreise und der städtischen Bevölkerung kann jedoch nicht ohne weiteres der Gegensatz zwischen Stadt und Land gefolgert werden, da viele Orte der Landkreise um die westlichen Industriestädte herum städtischen Charakter tragen und die erkrankten Personen aus den ländlichen Orten sich in der Großstadt, wo sich ihre Arbeitsstelle befindet, behandeln lassen. Die Zahl der bei dieser Erhebung in Behandlung befindlichen Fälle weist folgende Gesamtübersicht aus:

Tabelle 74. Gesamtübersicht des Ergebnisses der Erhebung.

Behandlung	Gonorrhöe einschl. Komplikationen	Ulcus molle einschl. Komplikationen	Syphilis						Gesamtzahl
			a) frische Syphilis	b) rezidivierende Syphilis einschl. Spätsyphilis einschl. Tabes und Paralyse	davon insbesondere Tabes und Paralyse: bereits in Behandlung gewesen	davon insbesondere Tabes und Paralyse: neu in Behandlung getreten	c) angeborene Syphilis	zusammen	
In Privatpraxis u. Polikliniken...	31 513 85,46%	2 634 78,09%	7 105 75,38%	17 794 81,08%	2 652 69,03%	1 017 77,52%	1 080 67,46%	25 979 78,79%	60 126 82,12%
In Krankenanstalten (ohne Lazarette)....	5 360 14,54%	739 21,91%	2 321 24,62%	4 151 18,92%	1 190 30,97%	295 22,48%	521 32,54%	6 993 21,21%	13 092 17,88%
Gesamtzahl der Kranken......	36 873	3 373	9 426	21 945	3 842	1 312	1 601	32 972	73 218

Die bei der Enquete ermittelte Personenzahl verteilte sich auf die Privatpraxis der Ärzte und auf die Polikliniken sowie auf die Krankenhausbehandlung folgendermaßen:

[1]) Sie wurde von A. BUSCH bearbeitet.

Rund 18% aller Erkrankten waren in Krankenanstalten untergebracht gewesen, während 82% ambulant behandelt wurden. Bei der Gonorrhöe war

Tabelle 75. **Gesamtzahl der in der Zeit vom 20. November bis einschließlich 20. Dezember 1913 in ärztlicher Behandlung gewesenen geschlechtskranken Personen.**

Städte [1])	Gonorrhöe einschl. Komplikationen	Ulcus molle einschl. Komplikationen	Syphilis							in ‰ der Bevölkerung	Fortgeschriebene Bevölkerung am 1. I. 1914 in Tausenden
			a) frische Syphilis	b) rezidivierende Syphilis einschl. Spätsyphilis einschl. Tabes und Paralyse	davon insbesondere Tab. und Paralyse: bereits in Behandlung gewesen	davon insbesondere Tab. und Paralyse: neu in Behandlung getreten	c) angeborene Syphilis	zusammen	Gesamtzahl		
Aachen	412	36	95	249	36	15	20	364	812	5,1	160
Altona	474	49	146	300	41	39	28	474	997	5,4	185
Augsburg	160	11	79	154	16	6	17	250	421	2,8	151
Barmen	198	4	49	96	13	3	20	165	367	2,1	172
Berlin	9768	1010	2517	6405	1392	482	304	9226	20004	5,4	3692
Breslau	1678	167	470	1352	317	58	102	1924	3769	6,9	543
Cassel	370	26	41	110	9	3	10	161	557	3,5	158
Chemnitz	903	45	223	404	72	12	16	643	1591	4,9	322
Crefeld	355	17	96	141	18	7	6	243	615	4,6	133
Danzig	578	90	161	194	30	5	14	369	1037	5,6	182
Dortmund	513	57	163	186	10	5	22	371	941	3,7	251
Dresden	1734	195	377	1030	156	34	78	1485	3414	6,0	566
Düsseldorf	869	90	251	417	33	10	19	687	1646	4,0	409
Elberfeld	175	10	39	78	9	2	6	123	308	1,8	173
Essen	636	37	233	307	26	9	32	572	1245	3,9	320
Frankfurt a. M.	1252	103	295	770	144	55	39	1104	2459	5,4	445
Freiburg i. Br.	149	2	24	136	29	7	12	172	323	3,6	89
Fürth	91	6	28	58	11	6	3	89	186	2,6	70
Görlitz	223	19	41	157	31	10	11	209	451	5,2	86
Halle a. S.	513	25	276	344	45	57	53	673	1211	6,3	191
Hamburg	3906	599	1056	2000	384	142	233	3289	7794	7,5	1031
Hannover	1251	212	339	666	138	31	58	1063	2526	7,8	322
Karlsruhe	386	5	51	138	14	6	9	198	589	4,1	143
Kiel	816	75	273	349	11	5	35	657	1548	7,0	221
Königsberg Pr.	920	34	245	536	65	23	48	829	1783	6,7	265
Leipzig	2870	111	588	1699	346	95	168	2455	5436	8,7	621
Linden v. H.	69	12	33	26	4	1	2	61	142	1,6	86
Lübeck	348	20	42	171	27	13	12	225	593	5,2	114
Magdeburg	646	61	202	353	47	21	28	583	1290	4,4	294
Mainz	185	4	28	95	10	5	1	124	313	2,5	122
Mannheim	540	41	93	263	2	3	17	373	954	4,2	224
München	1705	50	298	1389	170	84	92	1779	3534	5,5	640
Nürnberg	714	41	145	509	68	18	34	688	1443	4,0	361
Plauen i. V.	305	27	135	119	23	6	8	262	594	4,8	124
Posen	416	41	132	237	32	4	18	387	844	5,0	167
Stettin	494	29	111	293	35	20	13	417	940	3,7	249
Wiesbaden	251	12	51	214	28	10	13	278	541	5,1	106
Summe:	36873	3373	9426	21945	3842	1312	1601	32972	73218	5,4	13387

[1]) In 3 Städten mußte von einer Veröffentlichung der Erhebung abgesehen werden. In *Stuttgart,* wo die Enquete im Februar 1914 stattfand, wurden wegen ungenügender Beteiligung der Ärzteschaft greifbare Ergebnisse nicht erzielt, und auch in *Hamborn* am Rhein war das vorliegende Zahlenmaterial nicht vollständig genug. In *Köln* mißglückte die Erhebung infolge der ablehnenden Haltung der Ärzte.

der Prozentsatz der im Krankenhause behandelten (15%) geringer als der Gesamtdurchschnitt. Bei Ulcus molle (22%) und bei der Syphilis (21%) war er höher. Der Prozentanteil der im Krankenhaus Behandelten ist besonders groß bei der frischen Syphilis (25%) sowie bei Tabes und Paralyse (31% bei alten und 22,5% bei neuen Fällen). — Auffallend war auch der hohe Prozentsatz der wegen angeborener Lues (32,5%) in Anstaltsbehandlung befindlichen Kinder, insbesondere der Neugeborenen.

Tabelle 76. In der Zeit vom 20. November bis einschließlich 20. Dez. 1913 in Privatpraxis und Polikliniken in Behandlung gewesene geschlechtskranke Personen.

Städte	Gonorrhöe einschl. Komplikationen	Ulcus molle einschl. Komplikationen	Syphilis						Gesamtzahl
			a) frische Syphilis	b) rezidivierende Syphilis einschl. Spätsyphilis einschl. Tabes und Paralyse	davon insbesondere Tabes und Paralyse: bereits in Behandlung gewesen	davon insbesondere Tabes und Paralyse: neu in Behandlung getreten	c) angeborene Syphilis	zusammen	
Aachen	351	33	63	232	30	14	15	310	694
Altona	391	48	145	209	34	34	16	370	809
Augsburg	129	10	55	124	16	6	12	191	330
Barmen	187	4	43	91	10	2	20	154	345
Berlin	8 906	796	2 049	5 661	1 072	450	269	7 979	17 681
Breslau	1 123	97	220	935	177	32	32	1 187	2 407
Cassel	348	26	40	110	9	3	10	160	534
Chemnitz	809	45	179	338	35	8	12	529	1 383
Crefeld	318	15	84	131	15	7	6	221	554
Danzig	492	83	111	184	29	5	13	308	883
Dortmund	414	37	116	133	10	4	20	269	720
Dresden	1 586	156	290	951	145	32	44	1 285	3 027
Düsseldorf	664	57	143	297	33	10	19	459	1 180
Elberfeld	129	9	20	69	9	2	6	95	233
Essen	518	33	215	224	18	5	18	457	1 008
Frankfurt a. M.	1 037	79	186	562	82	33	29	777	1 893
Freiburg i. Br.	116	2	18	81	12	6	5	104	222
Fürth	85	3	27	57	11	6	3	87	175
Görlitz	210	19	34	148	31	8	10	192	421
Halle a. S.	453	25	206	315	43	56	43	564	1 042
Hamburg	3 132	419	740	1 262	98	50	80	2 082	5 633
Hannover	1 074	161	282	590	128	29	42	914	2 149
Karlsruhe	315	5	44	124	10	4	7	175	495
Kiel	597	57	103	226	9	2	12	341	995
Königsberg i. Pr.	819	33	182	422	44	12	39	643	1 495
Leipzig	2 537	98	494	1 264	179	63	94	1 852	4 487
Linden v. H.	48	9	13	21	3	1	—	34	91
Lübeck	303	19	31	139	19	2	4	174	496
Magdeburg	581	47	141	315	41	12	24	480	1 108
Mainz	144	1	20	77	6	4	1	98	243
Mannheim	387	36	82	221	2	3	16	319	742
München	1 300	36	242	1 046	128	60	76	1 364	2 700
Nürnberg	649	38	125	466	56	15	34	625	1 312
Plauen i. V.	287	26	114	102	17	3	6	222	535
Posen	390	39	109	215	30	4	17	341	770
Stettin	458	23	94	269	33	20	13	376	857
Wiesbaden	226	10	45	183	28	10	13	241	477
	31 513	2 634	7 105	17 794	2 652	1 017	1 080	25 979	60 126

Die Verteilung der ermittelten Geschlechtskranken auf die einzelnen Städte kann aus den drei Tabellen (75—77) erkannt werden, die einmal die Gesamtzahl der in der Zeit vom 20. November bis einschließlich 20. Dezember 1913 in ärztlicher Behandlung gewesenen geschlechtskranken Personen, dann die in Privatpraxis und Polikliniken und schließlich die in Krankenanstalten ausschließlich der Militärlazarette Behandelten verzeichnet.

Tabelle 77. In der Zeit vom 20. November bis einschließlich 20. Dez. 1913 in Krankenanstalten (ausschließlich Militärlazaretten) in Behandlung gewesene geschlechtskranke Personen.

Städte	Gonorrhöe einschl. Komplikationen	Ulcus molle einschl. Komplikationen	Syphilis: a) frische Syphilis	Syphilis: b) rezidivierende Syphilis einschl. Spätsyphilis einschl. Tabes und Paralyse	Syphilis: davon insbesondere Tabes und Paralyse: bereits in Behandlung gewesen	Syphilis: davon insbesondere Tabes und Paralyse: neu in Behandlung getreten	Syphilis: c) angeborene Syphilis	Syphilis: zusammen	Gesamtzahl
Aachen	61	3	32	17	6	1	5	54	118
Altona	83	1	1	91	7	5	12	104	188
Augsburg	31	1	24	30	—	—	5	59	91
Barmen	11	—	6	5	3	1	—	11	22
Berlin	862	214	468	744	320	32	35	1247	2323
Breslau	555	70	250	417	140	26	70	737	1362
Cassel	22	—	1	—	—	—	—	1	23
Chemnitz	94	—	44	66	37	4	4	114	208
Crefeld	37	2	12	10	3	—	—	22	61
Danzig	86	7	50	10	1	—	1	61	154
Dortmund	99	20	47	53	—	1	2	102	221
Dresden	148	39	87	79	11	2	34	200	387
Düsseldorf	205	33	108	120	—	—	—	228	466
Elberfeld	46	1	19	9	—	—	—	28	75
Essen	118	4	18	83	8	4	14	115	237
Frankfurt a. M.	215	24	109	208	62	22	10	327	566
Freiburg i. Br.	33	—	6	55	17	1	7	68	101
Fürth	6	3	1	1	—	—	—	2	11
Görlitz	13	—	7	9	—	2	1	17	30
Halle a. S.	60	—	70	29	2	1	10	109	169
Hamburg	774	180	316	738	286	92	153	1207	2 161
Hannover	177	51	57	76	10	2	16	149	377
Karlsruhe	71	—	7	14	4	2	2	23	94
Kiel	219	18	170	123	2	3	23	316	533
Königsberg i. Pr.	101	1	63	114	41	11	9	186	288
Leipzig	333	13	94	435	167	32	74	603	949
Linden v. H.	21	3	20	5	1	—	2	27	51
Lübeck	45	1	11	32	8	11	8	51	97
Magdeburg	65	14	61	38	6	9	4	103	182
Mainz	41	3	8	18	4	1	—	26	70
Mannheim	153	5	11	42	—	—	1	54	212
München	405	14	56	343	42	24	16	415	834
Nürnberg	65	3	20	43	12	3	—	63	131
Plauen i. V.	18	1	21	17	6	3	2	40	59
Posen	26	2	23	22	2	—	1	46	74
Stettin	36	6	17	24	2	—	—	41	83
Wiesbaden	25	2	6	31	—	—	—	37	64
	5 360	739	2 321	4 151	1 190	295	521	6 993	13 072

Von den 69 797 Kranken, über die Angaben vorlagen, waren 52 180 männlich = rd. 75% der Gesamtzahl und 17 617 weiblich = 25% der Gesamtzahl. Davon entfielen auf Privatärzte und ihre Polikliniken 57 402 Personen (44 743 = 78% männliche und 12 659 = 22% weibliche).

Der Anteil der männlichen Kranken beläuft sich in Städten von nicht mehr als 100 000 Einwohnern auf rund 83%, der der weiblichen auf rund 17%, während in den Städten mit über 100 000 bis 200 000 Einwohnern und in der nächsten Gruppe bis 300 000 Einwohner die Ziffern für die männlichen Kranken 79—80%, für die weiblichen 20—21% betragen. In den Städten von über 300 000 bis 400 000 Einwohnern ist das Verhältnis 77 : 23% und in den ganz großen Städten 76 : 24%, mit Ausnahme der drei Städte mit Einwohnerzahlen zwischen 400 000 und 600 000, in denen wir Zahlen finden von 80 : 20%.

Da sich keine typischen Unterschiede zwischen Städten mit großem Männerüberschuß und solchen mit großem Frauenüberschuß feststellen ließen, ist die Verhältnisziffer für die beteiligten Städte nicht ausgerechnet worden.

Von 45 736 Kranken lagen gleichzeitig Angaben über Familienstand, Geschlecht und Ort der Behandlung vor. Ledig waren 30 975 (67,73%), verheiratet 14 761 (32,27%). Von den Männern waren 23 543 ledig und 10 306 verheiratet (69,55% und 30,45%). Von den Frauen 7432 ledig und 4455 verheiratet (62,52% und 37,48%). Die Verteilung der Kranken auf Privatpraxis und Krankenhäuser zeigt folgende Zusammenstellung:

Tabelle 78. Die in Behandlung befindlichen Geschlechtskranken nach der Verteilung auf Privatpraxis und Krankenhäuser.

Die Personen nach dem Geschlecht	in Privatpraxis und Polikliniken		in Krankenhäusern behandelt (ohne Militärlazarette)	
	absolut	%	absolut	%
Männliche				
Ledige	19 600	68,88	3 943	73,09
Verheiratete	8 854	31,12	1 452	26,91
zusammen	28 454	100,00	5 395	100,00
Weibliche				
Ledige	4 251	54,36	3 181	78,21
Verheiratete	3 569	45,64	886	21,79
zusammen	7 820	100,00	4 067	100,00

Von der Gesamtzahl der männlichen Kranken sind demnach 28 454 (84,1%) in Privatbehandlung und 5 395 (15,9%) in Krankenhäusern gewesen. Diese Zusammenstellung zeigt deutlich, daß das weibliche Geschlecht häufiger Krankenhausbehandlung in Anspruch nimmt als das männliche. Dies ist z. T. auf die zwangsweise Einweisung auch leichterer Fälle in Krankenhäuser zurückzuführen, z. T. auch darauf, daß manche Krankheitszustände bei den Frauen schwerer oder mehr berufshindernd auftreten und Krankenhausbehandlung erforderlich machen, während bei den Männern die Ledigen wie die Verheirateten in ziemlich gleichem Verhältnis sich auf Privat- und Krankenhausbehandlung verteilen, 83,3% bzw. 85,9% in Privatbehandlung und 16,7% bzw. 14,1% in Krankenhausbehandlung, ist diese Verteilung bei den Frauen wesentlich anders. In Privatbehandlung waren 57,2% ledige weibliche Personen und in Krankenhausbehandlung 42,8%; dagegen von den Verheirateten 80,1% in Privat- und

19,9% in Krankenhausbehandlung. Die Zahlen nach dem Familienstand[1]) sind insgesamt:

Familienstand	kranke Männer	kranke Frauen	Gesamtzahl
Ledige	69,6%	62,5%	67,7%
Verheiratete . . .	30,4%	37,5%	32,3%

Nach dem Geschlecht verteilt ergeben sich die folgenden Zahlen:

Geschlecht	ledige Kranke	verheiratete Kranke
Männliche	76,0%	84,2%
Weibliche	24,0%	15,8%

Die Verteilung der Krankheiten nach Krankheitsformen ergab, daß von insgesamt 73 218 Erkrankten litten an:

Gonorrhöe	36 873	(50,4%)
Ulcus molle	3 373	(4,6%)
Syphilis	32 972	(45%)

Von den in Privatbehandlung Befindlichen waren erkrankt an:

Gonorrhöe	31 513	(52,4%)
Ulcus molle	2 634	(4,4%)
Syphilis	25 979	(43,2%)

Von den im Krankenhaus Behandelten hatten:

Gonorrhöe	5 360	(40,9%)
Ulcus molle	739	(5,6%)
Syphilis	6 993	(53,5%)

Demnach ist der Prozentsatz der im Krankenhaus befindlichen Syphilitiker etwa 10% höher als der der Privatbehandelten. Rund 50% aller Erkrankungen entfallen auf die Gonorrhöe, auf die Syphilis rund 45%.

Was die Verteilung des Geschlechtes der Kranken auf die Krankheitsformen betrifft, so waren von 100 an Ulcus molle Erkrankten 80—100% männlichen Geschlechtes.

Von den in Privatbehandlung befindlichen Gonorrhöekranken (52,4% der Gesamtzahl) waren 82,03% Männer und 17,97% Frauen. Von den Luikern (43,2% der Gesamtzahlen) waren 70,75% Männer und 29,25% Frauen.

Von den in Krankenhausbehandlung befindlichen Gonorrhöekranken, 40,9% der Gesamtzahl, waren 3079 Männer und 2281 Frauen, von den Syphilitikern 4 035 männlich und 2 958 weiblich.

Von der Gesamtzahl der an Gonorrhöe Erkrankten waren 78,45% Männer und 21,55% Frauen, von den Syphilitikern 67,98% männlich und 32,02% weiblich.

Auffallend ist der verschiedene Anteil der beiden Geschlechter an den in Privat- und Krankenhausbehandlung befindlichen Kranken. Für die Männer ist der Prozentsatz der in Privatbehandlung befindlichen Gonorrhöekranken 82, der für die Frauen 18. Für die Syphilitiker 71 bzw. 29%. Dagegen ist bei den im Krankenhaus Befindlichen der Anteil der Männer sowohl bei Gonorrhöe wie bei Lues 57—58%, der der Frauen 42—43%.

In der Reihe der Städte war für die in Privatbehandlung befindlichen Kranken der höchste Prozentsatz für Gonorrhöe 65,2%, der niedrigste 38,9%; für die Syphilis 58,1 bzw. 29,9%. Bei den Männern betrug der höchste Prozentsatz für Gonorrhöe 68,8 und für Syphilis 50,1%, der kleinste 47,0% bzw. 30,0%. Bei den Frauen war der höchste Prozentsatz für Gonorrhöe 50,9% und für Syphilis 77,0%, der niedrigste 20,0% bzw. 38,0%. Das Maximum und das

[1]) Vgl. S. 379.

Minimum nach dem Geschlecht in beiden Krankheitsformen war für die in Privatbehandlung befindlichen Kranken wie nachfolgend:

Krankheitsform	Männer	Frauen
Gonorrhöe, Maximum	95,8%	27,9%
„ Minimum	72,1%	4,2%
Syphilis, Maximum	88,2%	39,9%
„ Minimum	60,1%	11,8%

Was die Verteilung der Kranken nach Familienstand, Geschlecht und Krankheitsform anlangt, so lagen Angaben über den Familienstand unter gleichzeitiger Berücksichtigung der Krankheitsform bei 46099 Fällen vor, von denen jedoch 238 nicht nach dem Geschlecht aufgeteilt waren. Davon waren in Privatbehandung 36 615 (einschl. der 238 Fälle), in Krankenhausbehandlung 9 484. Von der Gesamtzahl waren ledig oder verheiratet gewesen 31 227 = 67,74% und verheiratet 14 872 = 32,26%. 24 084 Ledige = 65,78% und 12 531 Verheiratete = 34,22% standen in Privatbehandlung. In Krankenhausbehandlung waren 7 143 Ledige = 75,32% und 2 341 Verheiratete = 24,68%.

Auch hier zeigt sich wieder, daß der Prozentsatz von den in Privatbehandlung befindlichen verheirateten Kranken erheblich größer ist, als bei den in Krankenhausbehandlung Befindlichen. Es kommt etwa rund $^1/_3$ aller Fälle auf die Verheirateten und $^2/_3$ auf die Ledigen; während sich bei der Privatbehandlung die Kranken aufteilen in 65,8% Ledige und 34,2% Verheiratete, beträgt der Anteil bei der Krankenhausbehandlung für die Ledigen 75,3% und für die Verheirateten 24,7%.

Folgende Tabelle gibt die Aufteilung der Kranken nach Familienstand, Geschlecht und Krankheitsformen:

Tabelle 79. Die in Behandlung befindlichen Geschlechtskranken nach Familienstand, Geschlecht und Krankheitsformen.

	Erkrankt an	Männliche Kranke			Weibliche Kranke		
		ledig	verh.	zus.	ledig	verh.	zus.
In Privatbehandlung	Gonorrhöe	12 504	3 639	16 143	1 972	1 247	3 219
	Syphilis	6 051	4 975	11 026	2 202	2 294	4 496
	Summe	18 555	8 614	27 169	4 174	3 541	7 715
In Krankenhausbehandlung	Gonorrhöe	1 844	276	2 120	1 589	231	1 820
	Syphilis	1 800	1 114	2 914	1 547	646	2 193
	Summe	3 644	1 390	5 034	3 136	877	4 013

Für die Ledigen beiderlei Geschlechtes, die sich in Krankenhausbehandlung befinden, sind die Ziffern für Erkrankungen an Gonorrhöe und Syphilis annähernd gleich hoch. Dagegen ist bei den im Krankenhaus befindlichen Verheirateten die Zahl der Syphilitiker erheblich größer als die Zahl der Gonorrhoiker; bei den Frauen fast dreimal, bei den Männern rund viermal so groß. Unter den männlichen in Privatbehandlung befindlichen ledigen Personen sind halb so viel Syphilitiker als Gonorrhoiker. Dagegen ist die entsprechende Zahl bei den Frauen rund 10% höher. Bei den Verheirateten in Privatbehandlung Stehenden finden sich unter den Männern 40% mehr Luiker als Gonorrhoiker und bei den weiblichen rund 90% mehr.

Was die Erkrankungen an Syphilis betrifft, so sind 32 972 Syphilitiker gemeldet worden, von denen sich 25 979 (rund 79%) in Privatbehandlung und

6 993 (rund 21%) in Krankenhausbehandlung befanden. Gemäß der bei der Erhebung gewählten Unterscheidungen von frischer Syphilis, rezidivierender Syphilis und Spätsyphilis einschl., Tabes und Paralyse und kongenitaler Syphilis ergibt sich folgende Aufteilung:

	Frische Syphilis	rezid. Syphilis	angeb. Syphilis
Gesamtzahl	28,6%	66,6%	4,8%
in Privatbehandlung	27,3%	68,5%	4,2%
in Krankenhausbehandlung .	33,2%	59,4%	7,4%

Demnach entfallen auf die kongenitale Lues durchschnittlich rund 5% aller Fälle und von dem Rest rund $^1/_3$ auf frische, rund $^2/_3$ auf rezidivierende Syphilis.

Die 31 576 Fälle, bei denen Angaben nach Krankheitsform und Geschlecht vorlagen, verteilen sich folgendermaßen:

	Frische Syphilis	rezid. Syphilis	angeb. Syphilis	Zusammen
Männliche Kranke	6 054	14 657	724	21 435
Weibliche Kranke	2 869	6 442	830	10 141
Zusammen . . .	8 923	21 099	1 554	31 576

Demnach ist der Anteil der Fälle mit rezidivierender Syphilis bei den männlichen Kranken um rund 5% größer als bei den weiblichen, rund 68% gegen rund 63%. Die Zahl der Fälle von kongenitaler Lues ist bei den männlichen Kranken sowohl an sich als auch im Verhältnis zur Gesamtzahl geringer (724 auf rund 21 000 gegen 830 auf rund 10 000 Fälle). Bei der Erhebung sind insgesamt (ohne Weglassung der Fälle, für die besondere Unterscheidungen nicht vorlagen) 21 945 Fälle von rezidivierender Syphilis gefunden worden. Davon waren 5154 = 23,5% Fälle von Tabes und Paralyse, von denen 3842 = 47,5% bereits in Behandlung standen und 1312 = 25,5% neu in Behandlung getreten sind. In Privatbehandlung standen von den rezidivierenden Fällen 17 794 = 81,1%, in Anstaltsbehandlung 4151 = 18,9%. Von den Tabes- und Paralysefällen wurden 3669 = 71,2% privat und 1485 = 28,8% im Krankenhaus behandelt. Rund 30% der an Tabes und Paralyse Erkrankten befanden sich in Krankenhausbehandlung. Nach Geschlecht und Familienstand der Kranken aufgeteilt (Angaben lagen bei 2896 von insgesamt 5154 Fällen vor), setzten sich die Fälle von Tabes und Paralyse folgendermaßen zusammen:

2896 Fälle von Tabes und Paralyse	männliche Personen	weibliche Personen	Zusammen
Ledige	565	210	775
Verheiratete	1646	475	2121
Zusammen	2211	685	2896

Der größte Anteil entfällt auf die männlichen verheirateten Personen; es folgen die männlichen Ledigen, dann die weiblichen Verheirateten und schließlich die weiblichen ledigen Personen.

In Krankenhäusern befanden sich 1081 = 37,6%, also etwas mehr als $^1/_3$ der Gesamtzahl.

Der Größenaufbau entspricht in den einzelnen Gruppen demjenigen der Gesamtzahl der Fälle von Tabes und Paralyse. Von den in Krankenhäusern Untergebrachten waren:

	männliche Personen	weibliche Personen	Zusammen
Ledige	246	128	374
Verheiratete	490	217	707
Zusammen	736	345	1081

Bei Aufteilung der Fälle von Tabes und Paralyse in solche, die z. Zt. der Erhebung bereits in Behandlung waren und solche, die neu in Behandlung traten, ergab sich, daß von 5154 Fällen 3842 = rund $^3/_4$ bereits früher in Behandlung standen und 1312, rund $^1/_4$, neu in Behandlung gekommen waren.

Rund 47 000 Antworten sind aus denjenigen Städten eingegangen, in welchen die Frage nach dem Ort der Infektion gestellt war. Daraus ging hervor, daß in rund 29 000 Fällen die Infektion am Ort, in 10 000 auswärts stattgefunden hatte; in 8000 Fällen konnte keine Feststellung erfolgen. Darnach ergibt sich, daß in etwa $^3/_4$ der beobachteten Fälle die Infektion am Platz selbst stattfand. Nach den Krankheitsformen und dem Infektionsort aufgeteilt, zergliedern sich die Fälle wie folgt:

Krankheitsform	Die Infektion fand statt: am Ort	auswärts	unbekannt	Summe
Gonorrhöe	16 200	4 450	2 400	23 050
Ulcus molle	1 300	380	200	1 880
Syphilis	10 400	5 170	4 800	20 370
Zusammen	27 900	10 000	7 400	45 300

Diese Zusammenstellung zeigt, daß bei der Gonorrhöe die Feststellung des Infektionsortes leichter ist als bei der Syphilis, bedingt z. T. durch die kürzere Inkubationszeit. Durch Befragung ist festgestellt worden, daß bei der Gonorrhöe rund 70% der Fälle, in denen der Ort der Infektion angegeben

Tabelle 80. Ergebnis der Erhebung über die in der Zeit vom 20. XI. 1913 bis einschl. 20. XII. 1913 in Behandlung gewesenen geschlechtskranken Personen in Groß-Berlin.

Geschlecht	Bestand und Zugang	Tripper und Komplikationen	Weicher Schanker inkl. Komplikationen	Syphilis: (a) frische Syphilis	Syphilis: (b) rezidiv. Syphilis inkl. Spätsyphilis, Tabes u. Paralyse	davon insbesondere Tabes und Paralyse: alte Fälle	davon insbesondere Tabes und Paralyse: erstmalig behandelt	Syphilis: (c) Angeb. Syphilis	Syphilis: zusammen	Gesamtzahl der Kranken
Männlich	Bestand	4 415 *255*	361 *67*	878 *86*	3 271 *283*	847 *173*	245 *18*	108 *14*	4 257 *383*	9 033 *705*
	Zugang	3 184 *423*	478 *122*	761 *153*	1 143 *223*	204 *70*	121 *6*	45 *2*	1 949 *378*	5 611 *923*
Weiblich	Bestand	1 223 *90*	75 *14*	406 *103*	1 407 *93*	261 *51*	70 *3*	97 *8*	1 910 *204*	3 208 *308*
	Zugang	819 *94*	89 *11*	396 *126*	583 *145*	79 *26*	46 *5*	54 *11*	1 033 *282*	1 941 *387*
Zusammen	Bestand	5 638 *345*	436 *81*	1 284 *189*	4 678 *376*	1 108 *224*	315 *21*	205 *22*	6 167 *587*	12 241 *1 013*
	Zugang	4 003 *517*	567 *133*	1 157 *279*	1 726 *368*	283 *96*	167 *11*	99 *13*	2 982 *660*	7 552 *1 310*
Hierzu das nicht spezialisierte Formular Nr. 974		127	7	76	1	1	—	—	77	211
	überhaupt	9 768 *862*	1 010 *214*	2 517 *468*	6 405 *744*	1 392 *320*	482 *32*	304 *35*	9 226 *1 247*	20 004 *2 323*

wurde, für die Infektion am Platz in Frage kommen; rund 19% für die Infektion auswärts und 11% für diejenigen Fälle, in denen keine Angabe gemacht wurde. Bei der Syphilis kommen 51% auf die Fälle, bei denen die Infektion am Ort festgestellt wurde, 25% auf auswärts stattgefundene Infektionen und in 24% erfolgten nur ungenügende Angaben.

Es ergibt sich somit die auffallende Tatsache, daß für die Syphilis die Infektion außerhalb des Wohnortes erheblich stärker hervortritt als bei Gonorrhöe.

Das bei dieser Erhebung in *Berlin* gesammelte Material wurde von ALFRED BLASCHKO im besonderen bearbeitet.

Von den versandten 3593 Fragebogen kamen nur 1668, und zwar 717 leere und 951 ausgefüllte, zusammen also 46,4% zurück.

Die Zahl der gemeldeten Erkrankten verzeichnet folgende Tabelle, in der die Gesamtzahl der in Behandlung gewesenen geschlechtskranken Personen in Groß-Berlin[1]) verzeichnet ist, verteilt nach Geschlecht, Krankheitsform, sowie nach Bestand und Zugang. Die in der Tabelle in Kursivschrift eingefügten Ziffern heben die schon in der Gesamtzahl enthaltenen, im Krankenhause behandelten Patienten hervor, welche aus 22 Fragebogen ermittelt wurden.

Das Verhältnis von Bestand und Zugang für die einzelnen Krankheiten für die beiden Geschlechter, sowie den Anteil der verschiedenen Krankheiten an der Gesamtzahl, getrennt nach Bestand und Zugang und nach Geschlechtern, zeigen nachfolgende Tabellen (81), die außerdem noch die Befunde für die Privatpatienten und für die Krankenhauspatienten aufweisen.

Die statistische Auswertung des in diesen wie auch in den späteren Tabellen der übrigen Städte enthaltenen Materials wird im speziellen Teil erfolgen.

Bei der Verteilung der Geschlechtskrankheiten auf die Geschlechter wurden 74% Männer und 26% Frauen festgestellt, ein Prozentsatz, der jedoch für die einzelnen Erkrankungen verschieden ist, was aus folgender Zusammenstellung hervorgeht:

	Gonorrhöe	Ulcus molle	Syphilis	frische Syphilis	rezidiv. Syphilis	Tabes u. Paralyse	Angeb. Syphilis	Zusammen
	%	%	%	%	%	%	%	%
Männer	79	84	68,6	67	69	76	50	74
Frauen	21	16	31,4	33	31	24	50	26

Im Krankenhaus war der Prozentsatz der Frauen wesentlich größer als in der Privatpraxis, wie folgende Zahlen besagen:

Der Anteil der Frauen an der Gesamtkrankenziffer.

	Gonorrhöe	Ulcus molle	fr. Syph.	rezid. Syph.	Tabes u. Paralyse alte Fälle	Tabes u. Paralyse frische Fälle	Ang. Syph.	Syph. zus.	Alle Krankh. zus.
In der Privatpraxis	21,2	17,6	29,1	31	24,6	24	49,1	31,1	25,5
Im Krankenhaus	21,4	11,7	49	32	24	25	54,3	38,8	29,9

Werden nur die frischen Erkrankungen in Betracht gezogen, so finden sich folgende Verhältniszahlen:

Verhältnis der frischen Erkrankungen bei beiden Geschlechtern. (Nur Zugang an frischen Erkrankungen.)

	Gonorrhöe	%	Ulcus molle	%	frische Syphilis	%	Zusammen
Alle Kranken . . .	4003	69,9	567	9,9	1157	20,2	5727
Männer	3184	72,2	478	10,8	761	17,2	4423
Frauen	819	63,0	89	6,7	396	30,3	1304

[1]) Siehe Tabelle 81.

Tabelle 81. A. Verhältnis von Bestand und Zugang in Groß-Berlin 1. für die verschiedenen Krankheiten an dem Gesamtmaterial: a) für

Geschlecht	Bestand und Zugang	Gon.	% ↓	% →	Ulc. molle	% ↓	% →	Syphilis frische	% ↓	% →	Syphilis rezid.	% ↓	% →
Männer	Bestand	4415	58	49,0	361	43	4	878	53,6	9,7	3271	74,3	36,3
	Zugang	3184	42	56	478	57	8,5	761	46,4	12,6	1143	25,7	20,4
	Summe	7599	100	51	839	100	5,8	1639	100	11,3	4414	100	30,2
Frauen	Bestand	1223	60	38,1	75	45,7	2,3	406	50,7	12,7	1407	70,7	43,7
	Zugang	819	40	42,0	89	54,3	4,7	396	49,3	20,8	583	29,3	30,0
	Summe	2042	100	39,6	164	100	3,2	802	100	15,5	1990	100	38,6
Zusammen	Bestand	5638	58,5	46	436	43,6	3,6	1284	52,6	10,5	4678	73,1	38,2
	Zugang	4003	41,5	53	567	56,2	7,5	1157	47,4	15,3	1726	26,9	22,8
	Summe	9641	100	48	1003	100	5	2441	100	12,2	6404	100	32
Korrigierte Zahlen		9768	100	48	1010	100	5	2517	100	12,5	6405	100	32

% → = Verhältnisziffer der verschiedenen Krankheitsformen bei Männern und Frauen, Krankheitsformen bei beiden Geschlechtern.

Privat-

Geschlecht	Bestand und Zugang	Tripper inkl. Komplikat. Anzahl	Prozentuales Verhältnis von Bestand und Zugang	Prozentuales Verhältnis zur Gesamtzahl aller Erkrankungen	Weicher Schanker inkl. Komplikat. Anzahl	Prozentuales Verhältnis von Bestand und Zugang	Prozentuales Verhältnis zur Gesamtzahl	Syphilis a) frische Syphilis Anzahl	Prozentuales Verhältnis von Bestand und Zugang	Prozentuales Verhältnis zur Gesamtzahl	Syphilis b) rezid. Syphilis inkl. Spätsyphilis, Tabes und Paralyse Anzahl	Prozentuales Verhältnis von Bestand und Zugang	Prozentuales Verhältnis zur Gesamtzahl
Männlich	Bestand	4160	60	50	294	45,2	3,5	792	56,6	9,5	2988	76,4	35,9
	Zugang	2761	40	59	356	54,8	7,5	608	43,4	13,0	920	23,6	19,6
	Summe	6921	100	53,2	650	100	5,0	1400	100	10,7	3908	100	30,0
Weiblich	Bestand	1133	61	39,0	61	44	2,1	303	52,9	10,5	1314	75	45,3
	Zugang	725	39	46,7	78	56	5,0	270	47,1	17,4	438	25	28,5
	Summe	1858	100	41,7	139	100	3,1	573	100	12,9	1752	100	39,3
Zusammen	Bestand	5293	60	47,1	355	45	3,2	1095	55	9,7	4302	76	38,3
	Zugang	3486	40	55,8	434	55	7,0	878	45	14,1	1358	24	21,8
	Summe	8779	100	50,2	789	100	4,6	1973	100	11,3	5660	100	32,4
Endsumme		8906	—	50,4	796	—	4,5	2049	—	11,6	5661	—	32,0

verschiedenen Krankheiten, 2. für die verschiedenen Geschlechter, 3. Anteil der Bestand und Zugang, b) für die verschiedenen Geschlechter.

Syphilis						angeb. Syph.	% ↓	% →	Syph. zus.	% ↓	% →	Zus.	% ↓	% →
Tabes alt	% ↓	% →	Tabes neu	% ↓	% →									
847	80,7	9,4	245	67	2,7	108	70	1,2	4257	68	47	9 033	61	100
204	19,3	3,6	121	33	2,1	45	30	0,9	1949	32	35	5 611	39	100
1051	100	7,2	366	100	2,4	153	100	1,0	6206	100	42	14 644	100	100
261	76,8	8,1	70	56,6	2,2	97	64	3,0	1910	65	59,7	3 208	62,4	100
79	23,2	4,1	46	43,4	2,1	54	36	2,8	1033	35	53,3	1 941	37,6	100
340	100	6,6	116	100	2,1	151	100	2,9	2943	100	57,1	5 149	100	100
1108	80	9,0	315	65,2	2,5	205	68	1,6	6167	67,5	50,3	12 241	61,8	100
283	20	3,7	167	34,8	2,2	99	32	1,3	2982	32,5	39,5	7 552	38,2	100
1391	100	6,9	482	100	2,4	304	100	1,5	9149	100	46	19 793	100	100
1392	100	6,9	482	100	2,4	—	—	—	9226	100	46	20 004	100	100

für Bestand und Zugang. % ↓ = Verhältnis von Bestand und Zugang für die verschiedenen

patienten.

Syphilis												Gesamtzahl der Kranken		
davon insbesondere Tabes und Paralyse						c) Angeb. Syphilis			zusammen					
alte Fälle			erstmalig behandelt				Prozentuales Verhältnis			Prozentuales Verhältnis				
	Prozentuales Verhältnis			Prozentuales Verhältnis										
Anzahl	von Bestand und Zugang	zur Gesamtzahl	Anzahl	von Bestand und Zugang	zur Gesamtzahl	Anzahl	von Bestand und Zugang	zur Gesamtzahl	Anzahl	von Bestand und Zugang	zur Gesamtzahl	Gesamtzahl	Prozentuales Verhältnis von Bestand und Zugang	
674	83,4	8,1	227	66,6	2,7	94	68,6	1,1	3874	71	46,5	8 328	64	100
134	16,6	2,8	115	33,4	2,45	43	31,4	0,9	1571	29	33,5	4 688	36	100
808	100	6,2	342	100	2,6	137	100	1,1	5445	100	41,8	13 016	100	100
210	80	7,2	67	62	2,3	89	67,4	3,1	1706	69,4	58,9	2 900	65	100
53	20	3,4	41	38	2,6	43	32,6	2,7	751	30,6	48,3	1 554	35	100
263	100	5,9	108	100	2,4	132	100	3,0	2457	100	55,2	4 454	100	100
884	82,6	7,9	294	65	2,6	183	68	1,7	5580	71	49,7	11 228	64,3	100
187	17,4	3,0	156	35	2,5	86	32	1,2	2322	29	37,2	6 242	35,7	100
1071	100	6,2	450	100	2,6	269	100	1,5	7902	100	45,2	17 470	100	100
1072	—	6,1	450	—	2,6	269	—	1,5	7979	—	45,1	17 681	—	—

Forts. d. Tab. 81 v. S. 394/395.

Krankenhaus-

Männlich	Bestand	255	37,6	36	67	35,4	9,5	86	36	12,2	283	55,9	40,3
	Zugang	423	62,4	45,8	122	64,6	13,2	153	64	16,6	223	44,1	24,1
	Summe	678	100	41,7	189	100	11,6	239	100	14,7	506	100	31
Weiblich	Bestand	90	49	29,2	14	56	4,6	103	45	33,3	93	39	30,2
	Zugang	94	51	24,3	11	44	2,8	126	55	32,5	145	61	37,6
	Summe	184	100	26,5	25	100	3,5	229	100	33	238	100	34,2
Zusammen	Bestand	345	40	34,1	81	37,8	8	189	40	18,6	376	50,5	37,2
	Zugang	517	60	39,5	133	62,2	10,1	279	60	21,2	368	49,5	28,2
	Summe	862	100	37,1	214	100	9,2	468	100	20,2	744	100	32

A. Verhältnis der beiden Geschlechter

		Gon.	%	Ulc. m.	%	Fr. Lues	%	Rezid.	%
Bestand	Männer	4415	78,5	361	82	878	68,3	3271	70
	Frauen	1223	21,5	75	18	406	31,6	1407	30
	Summe	5638	100	436	100	1284	100	4678	100
Zugang	Männer	3184	79,5	478	84,3	761	65,6	1147	66,3
	Frauen	819	20,5	89	15,7	396	34,5	583	33,7
	Summe	4003	100	567	100	1157	100	1730	100
Bestand u. Zugang	Männer	7599	79	839	84	1639	67,1	4414	69
	Frauen	2042	21	164	16	802	32,9	1990	31
Endsumme		9641	100	1003	100	2441	100	6404	100

Privat-

Bestand und Zugang	Geschlecht	Tripper inkl. Komplikationen			Weicher Schanker inkl. Komplikat.			Syphilis					
			Prozentuales Verhältnis			Prozentuales Verhältnis		a) frische Syphilis			b) rezid. Syph. inkl. Spätsyphilis, Tabes und Paralyse		
									Prozentuales Verhältnis			Prozentuales Verhältnis	
		Anzahl	der Geschlechter zueinander	zur Gesamtzahl	Anzahl	der Geschlechter zueinander	zur Gesamtzahl	Anzahl	der Geschlechter zueinander	zur Gesamtzahl	Anzahl	der Geschlechter zueinander	zur Gesamtzahl
Bestand	Männl.	4160	78,6	50	294	82,8	3,5	792	72,3	9,5	2988	69,4	35,9
	Weibl.	1133	21,4	39,0	61	17,2	2,1	303	27,7	10,5	1314	30,6	45,3
	Summe	5293	100	47,1	355	100	3,2	1095	100	9,7	4302	100	38,3
Zugang	Männl.	2761	79,2	59	356	82	7,5	608	69,2	13,0	920	67,8	19,6
	Weibl.	725	20,8	46,7	78	18	5,0	270	30,8	17,4	438	32,2	28,2
	Summe	3486	100	55,8	434	100	7,0	878	100	14,1	1358	100	21,8
Zusammen	Männl.	6921	78,8	53,2	650	82,4	5,0	1400	70,9	10,7	3908	69	30,0
	Weibl.	1858	21,2	41,7	139	17,6	3,1	573	29,1	12,9	1752	31	39,3
	Summe	8779	100	50,2	789	100	4,6	1973	100	11,3	5660	100	32,4
Endsumme		8906	—	50,4	796	—	4,5	2049	—	11,6	5661	—	32,0

patienten.

173	71	24,5	18	75	2,6	14	87,5	2	383	50,3	54,5	705	43,3	100
70	29	7,5	6	25	0,7	2	12,5	0,3	378	49,7	41	923	56,7	100
243	100	14,9	24	100	1,5	16	100	1	761	100	46,7	1 628	100	100
51	66	16,6	3	37,5	1	8	42,1	2,7	204	42	66,2	308	44,3	100
26	34	6,7	5	62,5	1,3	11	57,9	2,8	282	58	72,9	387	55,7	100
77	100	1,1	8	100	1,2	19	100	2,7	486	100	70	695	100	100
224	70	22,1	21	65,6	2,1	22	62,8	2,1	587	47	57,9	1 013	43,6	100
96	30	7,3	11	34,4	0,85	13	37,2	1	660	53	50,4	1 310	56,4	100
320	100	13,8	32	100	1,4	35	100	1,5	1247	100	53,7	2 323	100	100

getrennt für Bestand und Zugang.

Tabes alt	%	Tabes neu	%	Angeb. Syphilis	%	Alle Syphilisfälle	%	Alle Krankheiten	%
847	77	245	77,8	108	50	4257	69	9 033	73,7
261	23	70	22,2	97	50	1910	31	3 208	26,3
1108	100	315	100	205	100	6167	100	12 241	100
204	71,8	121	72,5	45	45	1949	65	5 611	74,3
79	28,2	46	27,5	54	54	1033	35	1 941	25,7
283	100	167	100	99	100	2982	100	7 552	100
1051	75,5	366	76	153	50	6206	67,8	14 644	74
340	24,5	116	24	151	50	2943	32,2	5 149	26
1391	100	482	100	304	100	9149	100	19 793	100

patienten.

Syphilis												Gesamtzahl der Kranken		
davon insbesondere Tabes und Paralyse						c) Angeb. Syphilis			zusammen					
alte Fälle			erstmalig behandelt				Prozentuales Verhältnis			Prozentuales Verhältnis				
	Prozentuales Verhältnis			Prozentuales Verhältnis										
Anzahl	der Geschlechter zueinander	zur Gesamtzahl	Anzahl	der Geschlechter zueinander	zur Gesamtzahl	Anzahl	der Geschlechter zueinander	zur Geschlechtszahl	Anzahl	der Geschlechter zueinander	zur Gesamtzahl	Gesamtzahl	Prozentuales Verhältnis der Geschlechter zueinander	
674	76,3	8,1	227	77,2	2,7	94	51,3	1,1	3874	69,4	46,5	8 328	74,2	100
210	23,7	7,2	67	22,8	2,3	89	48,7	3,1	1706	30,6	58,9	2 900	25,8	100
884	100	7,9	294	100	2,6	183	100	1,7	5580	100	49,7	11 228	100	100
134	71,6	2,8	115	73,7	2,45	43	50	0,9	1571	67,6	33,5	4 688	75,1	100
53	28,4	3,4	41	26,3	2,6	43	50	2,7	751	32,4	48,3	1 554	24,9	100
187	100	3,0	156	100	2,5	86	100	1,2	2322	100	37,2	6 242	100	100
808	75,4	6,2	342	76	2,6	137	50,9	1,1	5445	68,9	41,8	13 016	74,5	100
263	24,6	5,9	108	24	2,4	132	49,1	3,0	2457	31,1	31,1	4 454	25,5	100
1071	100	6,2	450	100	2,6	269	100	1,5	7902	100	45,2	17 470	100	100
1072	—	6,1	450	—	2,6	269	—	1,5	7979	—	45,1	17 681	—	—

Krankenhaus-

Bestand	Männl.	255	74	36	67	82,7	9,5	86	45,5	12,2	283	75,3	40,3
	Weibl.	90	26	29,2	14	17,3	4,6	103	54,5	33,3	93	24,7	30,2
	Summe	345	100	34,1	81	100	8	189	100	18,6	376	100	37,2
Zugang	Männl.	423	81,8	45,8	122	91,7	13,2	153	54,8	16,6	223	60,6	24,1
	Weibl.	94	18,2	24,3	11	8,3	2,8	126	45,2	32,5	145	39,4	37,6
	Summe	517	100	39,5	133	100	10,1	279	100	21,2	368	100	28,2
Zusammen	Männl.	678	78,6	41,7	189	88,3	11,6	239	51	14,7	506	68	31
	Weibl.	184	21,4	26,5	25	11,7	3,5	229	49	33	238	32	34,2
	Summe	862	100	37,1	214	100	9,2	468	100	20,2	744	100	32

Bei der Berliner Erhebung war eine Trennung des Urmaterials nach Familienstand nicht verlangt worden, auch die Frage nach der Altersgliederung, nach dem Wohnort und dem Orte der Ansteckung nicht gestellt. Als erschwerend für die Auswertung des Materials kommt noch die schon oben hervorgehobene geringe Beteiligung der Berliner Ärzte an der Enquete hinzu. Von den 244 befragten Spezialärzten für Haut- und Geschlechtskrankheiten haben 129 oder 52,9% nicht geantwortet. „Und darunter befanden sich", wie BLASCHKO es ausdrückt, „leider gar nicht wenige, die eine nicht unbeträchtliche Spezialpraxis, aber einen recht betrüblichen Mangel an Gemeinsinn haben."

Zwanzig Städte haben in je einer Sonderveröffentlichung die Ergebnisse der Zählung der geschlechtskranken Personen vom November bis Dezember 1913 herausgebracht: Augsburg, Breslau, Danzig, Düsseldorf, Elberfeld, Halle, Hamburg, Hannover, Kiel, Königsberg i. Pr., Leipzig, Lübeck, Magdeburg, München, Nürnberg, Fürth, Posen, Stettin, Straßburg und Wiesbaden. Diese Veröffentlichungen, die in den Berichten der einzelnen Statistischen Ämter niedergelegt sind, sollen hier wiedergegeben werden. Dazu sei noch darauf hingewiesen, daß die Münchener Erhebung wegen Überlastung des dortigen Statistischen Amtes erst in der Zeit vom 7. Januar bis einschl. 6. Februar 1914 durchgeführt werden konnte. Dadurch sind jedoch die Zahlen für München im Verhältnis zu anderen Städten keineswegs günstiger geworden, da der Münchener Karneval zum Teil in die Erhebungsperiode fiel und erfahrungsgemäß der Stand der Geschlechtskrankheiten in dieser Zeit ziemlich hoch ist.

In *Breslau* antworteten von den befragten 495 Ärzten 27 nicht; unter ihnen ein Spezialarzt für Hautkrankheiten. Von den 468 Ärzten, die berichteten, haben 279 und von 71 Krankenhausabteilungen 26 in der fraglichen Zeit keine Geschlechtskranken behandelt. Das Ergebnis der Umfrage fassen folgende Tabellen (S. 163 u. 164) zusammen.

Zur Vermeidung von Mißverständnissen sei darauf hingewiesen, daß die Zahl der Geschlechtskranken mit 3898 hinter der Zahl der Krankheitsfälle an den 3 Geschlechtskrankheiten: Tripper, Schanker und Syphilis (1844 + 206 + 1995 = 4045) zurückbleibt, weil einzelne Kranke an mehreren Erkrankungen litten. Auf eine Erhebung des Alters der Kranken war in Rücksicht auf die Bequemlichkeit der Meldenden verzichtet worden.

Unter 1000 der männlichen Bevölkerung waren 11,2, der weiblichen 3,9, der Gesamtbevölkerung 7,2 Geschlechtskranke. — Von den Geschlechtskranken waren 70% männlich, 30% weiblich. — Von den männlichen waren 33,6, von den weiblichen 36,5, von der Gesamtzahl 34,5% verheiratet. — 62% der Kranken waren in privatärztlicher, 38% in Anstaltsbehandlung (stationär und poliklinisch).

patienten.

173	77,2	24,5	18	85,5	2,6	14	63,5	2	383	65,2	54,5	705	69,5	100
51	22,8	16,5	3	14,5	1	8	36,5	2,7	204	34,8	66,2	308	30,5	100
224	100	22,1	21	100	2,1	22	100	2,1	587	100	57,9	1 013	100	100
70	73	7,5	6	54,5	0,7	2	15,4	0,3	378	57,2	41	923	70,4	100
26	27	6,7	5	45,5	1,3	11	84,6	2,8	282	42,8	72,9	387	29,6	100
96	100	7,3	11	100	0,85	13	100	1	660	100	50,4	1 310	100	100
243	76	14,9	24	75	1,5	16	45,7	1	761	61,2	46,7	1 628	70,1	100
77	24	11	8	25	1,2	19	54,3	2,7	486	38,8	70	695	29,9	100
320	100	13,8	32	100	1,4	35	100	1,5	1247	100	53,7	2 323	100	100

Tabelle 82. Die vom 20. November bis 20. Dezember 1913 in Breslau ärztlich behandelten geschlechtskranken Personen.

I. Die Kranken nach dem Orte der Infektion und dem Wohnorte.

Geschlechtskranke in	Infektion bezw. Wohnort hier oder auswärts	Tripper und dessen Komplikationen	Weicher Schanker und dessen Komplikationen	Syphilis: a) frische Syphilis	Syphilis: b) rezidivierende Syphilis einschl. Spätsyphilis einschl. Tabes und Paralyse, Herzsyphilis usw.	Syphilis: bei Tabes und Paralyse: bereits in Behandlung gewesen (alte Fälle)	Syphilis: bei Tabes und Paralyse: neu in Behandlung getreten (erstmalig Erkrankte)	Syphilis: c) Angeb. Syphilis	Syphilis: Zusammen	Gesamtzahl der Kranken
Ort der Ansteckung.										
1. privatärztlicher Behandlung	hier	874	67	155	423	52	8	5	583	1486
	ausw.	222	34	53	297	38	11	5	355	589
	unbek.	80	8	12	216	87	13	22	250	332
	Se.	1176	109	220	936	177	32	32	1188	2407
2. stationärer oder poliklin. Behandlung von Anstalten	hier	518	77	193	266	50	10	22	481	1017
	ausw.	108	14	63	104	30	5	7	174	278
	unbek.	42	6	10	100	60	11	42	152	196
	Se.	668	97	266	470	140	26	71	807	1491
3. ärztlicher Behandlung überhaupt	hier	1392	144	348	689	102	18	27	1064	2503
	ausw.	330	48	116	401	68	16	12	529	867
	unbek.	122	14	22	316	147	24	64	402	528
	Se.	1844	206	486	1406	317	58	103	1995	3898
Wohnort.										
1. privatärztlicher Behandlung	hier	885	77	156	612	121	23	20	788	1701
	ausw.	205	23	60	273	50	8	8	341	555
	unbek.	86	9	4	51	6	1	4	59	151
	Se.	1176	109	220	936	177	32	32	1188	2407
2. stationärer oder poliklin. Behandlung von Anstalten	hier	581	80	214	357	92	19	46	617	1204
	ausw.	76	15	51	84	27	5	18	153	237
	unbek.	11	2	1	29	21	2	7	37	50
	Se.	668	97	266	470	140	26	71	807	1491
3. ärztlicher Behandlung überhaupt	hier	1466	157	370	969	213	42	66	1405	2905
	ausw.	281	38	111	357	77	13	26	494	792
	unbek.	97	11	5	80	27	3	11	96	201
	Se.	1844	206	486	1406	317	58	103	1995	3898

II. Die Kranken nach Geschlecht und Familienstand.

Geschlecht, Familienstand [1])		Tripper und dessen Komplikationen	Weicher Schanker und dessen Komplikationen	Syphilis: a) frische Syphilis	Syphilis: b) rezidivierende Syphilis einschl. Spätsyphilis einschl. Tabes und Paralyse, Herzsyphilis usw.	bei Tabes und Paralyse: bereits in Behandlung gewesen (alte Fälle)	bei Tabes und Paralyse: neu in Behandlung getreten (erstmalig Erkrankte)	c) Angeb. Syphilis	zusammen	Gesamtzahl der Kranken
1. In privatärztlicher Behandlung.										
Männliche	ledig	738	85	97	340	38	10	12	449	1227
	verh.	230	9	41	375	106	15	2	418	647
	unbek.	5	3	1	10	7	—	—	11	19
	Se.	973	97	139	725	151	25	14	878	1893
Weibliche	ledig	111	8	63	86	4	—	18	167	276
	verh.	92	3	18	125	22	7	—	143	237
	unbek.	—	1	—	—	—	—	—	—.	1
	Se.	203	12	81	211	26	7	18	310	514
Überhaupt	ledig	849	93	160	426	42	10	30	616	1503
	verh.	322	12	59	500	128	22	2	561	884
	unbek.	5	4	1	10	7	—	—	11	20
	Se.	1176	109	220	936	177	32	32	1188	2407
2. In stationärer oder poliklinischer Behandlung von Anstalten.										
Männliche	ledig	264 *30*	56 *4*	112 *8*	115 *2*	28	3	34	261 *10*	574 *44*
	verh.	98	20	30	124	45	8	1	155	268
	unbek.	1	—	—	—	—	—	—	—	1
	Se.	363 *30*	76 *4*	142 *8*	239 *2*	73	11	35	416 *10*	843 *44*
Weibliche	ledig	230 ^{54}	29 ^{9}	100 ^{8}	136 ^{47}	35	5	34 ^{1}	270 ^{56}	461 ^{81}
	verh.	75 ^{3}	1	24	95 ^{4}	32	10	2	121 ^{4}	187 ^{4}
	unbek.	—	—	—	—	—	—	—	—	—
	Se.	305 ^{57}	21 ^{9}	124 ^{8}	231 ^{51}	67	15	36 ^{1}	391 ^{60}	648 ^{85}
Überhaupt	ledig	494	76	212	251	63	8	68	531	1035
	verh.	173	21	54	219	77	18	3	276	455
	unbek.	1	—	—	—	—	—	—	—	1
	Se.	668	97	266	470	140	26	71	807	1491
3. In ärztlicher Behandlung befindliche Geschlechtskranke überhaupt (Summa 1 u. 2).										
Männliche	ledig.	1002	141	209	455	66	13	46	710	1801
	verh.	328	29	71	499	151	23	3	573	915
	unbek.	6	3	1	10	7	—	—	11	20
	Se.	1336	173	281	964	224	36	49	1294	2736
Weibliche	ledig	341	28	163	222	39	5	52	437	737
	verh.	167	4	42	220	54	17	2	264	424
	unbek.	—	1	—	—	—	—	—	—	1
	Se.	508	33	205	442	93	22	54	701	1162
Überhaupt	ledig	1343	169	372	677	105	18	98	1147	2538
	verh.	495	33	113	719	205	40	5	837	1339
	unbek.	6	4	1	10	7	—	—	11	21
	Se.	1844	206	486	1406	317	58	103	1995	3898

Die schräggestellten Ziffern betreffen Behandelte des Garnisonlazaretts.
Die hochgestellten kleinen Ziffern betreffen öffentliche Mädchen und Frauen.

[1]) „Ledig" bedeutet hier: nicht verheiratet (also einschl. Verwitwete und Geschiedene).

— 74 % waren (soweit bekannt) am Platze, 26 % auswärts infiziert. — 79 % waren (soweit bekannt) in Breslau, 21 % auswärts wohnhaft. Von 100 Krankheitsfällen kamen auf Tripper 46, auf weichen Schanker 5, auf Syphilis 49. Die Syphilisfälle verteilten sich zu 24 % auf frische, zu 71 % auf rezidivierende, zu 5 % auf kongenitale Syphilis.

Das bei der Umfrage erzielte Ergebnis in der Stadt *Cassel* verzeichnet folgende Tabelle:

Tabelle 83. Die vom 20. 11.—20. 12. 1913 in Cassel ärztlich behandelten geschlechtskranken Personen nach Geschlecht und Familienstand.

Geschlecht, Familienstand		Tripper mit Komplikation	Weicher Schanker mit Komplikation	Syphilis						Gesamtzahl der Kranken
				a) frische Syphilis	b) rezidivierende Syphilis einschl. Spätsyphilis einschl. Tabes und Paralyse	davon insbesondere Tabes und Paralyse		c) Erbsyphilis	zusammen	
						bereits in Behandlung gewesen	neu in Behandlung getreten			
Männlich	ledig	235 *13*	16	19 *2*	38	5	2	3	60 *2*	302 *15*
	verh.	84	8	13	34	3	—	—	47	136
	unbek.	1	—	—	2	—	—	—	2	3
	zus.	320 *13*	24	32 *2*	74	8	2	3	109 *2*	441 *15*
Weiblich	ledig	44	3	7	13	—	—	7	27	71
	verh.	23	—	2	21	1	1	—	23	44
	unbek.	1	—	—	—	—	—	—	—	1
	zus.	68	3	9	34	1	1	7	50	116
Zusammen	ledig	279 *13*	19	26 *2*	51	5	2	10	87 *2*	373 *15*
	verh.	107	8	15	55	4	1	—	70	180
	unbek.	2	—	—	2	—	—	—	2	4
	zus.	388 *13*	27	41 *2*	108	9	3	10	159 *2*	557 *15*
Davon waren infiziert	hier	249 *8*	19	24	40	2	2	9	73	332 8
	ausw.	80 *5*	4	11 *2*	48	6	1	—	59 *2*	136 7
	unbek.	59	4	6	20	1	—	1	27	89
	zus.	388 *13*	27	41 *2*	108	9	3	10	159 *2*	557 *15*
Von der Gesamtzahl waren	hier wohnh.	284 *13*	24	26 *2*	71	8	2	10	107 *2*	401 *15*
	von ausw.	43	—	10	21	—	1	—	31	72
	unbek.	61	3	5	16	1	—	—	21	84
	zus.	388 *13*	27	41 *2*	108	9	3	10	159 *2*	557 *15*

Schräge Zahlen = Krankheitsfälle im Militärlazarett (in den anderen Zahlen nicht enthalten).

In *Chemnitz* wurden innerhalb der Erhebungszeit als in Behandlung gewesene geschlechtskranke Personen 1591 (Tab. 84) notiert.

In *Danzig* lehnten von 134 Ärzten 6 eine Beteiligung an der Erhebung ab, von denen aller Wahrscheinlichkeit nach 3 Geschlechtskranke in Behandlung hatten. 71 Ärzte sandten eine Fehlanzeige ein und 57 eine Nachweisung der von ihnen behandelten kranken Personen. Außer den Ärzten waren an der Erhebung beteiligt: das Städtische Krankenhaus, das Diakonissen- und Marienkrankenhaus und das Garnisonlazarett.

Das Ergebnis der Erhebung verzeichnen folgende Übersichten: Tab. 85, 86.

Tabelle 84. In Chemnitz 1. in Privatbehandlung stehende Patienten.

Geschlecht, Familienstand		Tripper mit Komplikationen	Weicher Schanker mit Komplikationen	Syphilis					Zusammen
				a) frische Syphilis	b) rezidivierende Syphilis einschl. Spätsyphilis einschl. Tabes und Paralyse	davon insbesondere Tabes und Paralyse		c) Erbsyphilis	
						bereits in Behandlung gewesen	neu in Behandlung getreten		
Männlich . .	ledig	450	27	82	90	4	1	7	640
	verh.	164	17	35	117	24	3	—	325
	unbek.	63	4	9	19	—	—	—	94
	zus.	677	48	126	226	28	4	7	1059
Weiblich . .	ledig	92	—	36	34	—	—	7	167
	verh.	55	2	17	69	7	4	—	141
	unbek.	7	—	—	9	—	—	—	16
	zus.	154	2	53	112	7	4	7	324
Infiziert . .	hier	512	15	85	154	11	2	4	756
	ausw.	113	9	38	88	10	2	1	243
	unbek.	206	26	56	96	14	4	9	384
	zus.	831	50	179	338	35	8	14	1383
Von der Gesamtzahl waren wohnhaft	hier	657	34	133	240	26	5	10	1054
	ausw.	92	11	32	66	6	3	4	200
	unbek.	81	5	14	32	3	—	—	128
	wohnungsl.	1	—	—	—	—	—	—	1
	zus.	831	50	179	338	35	8	14	1383
2. Im Krankenhaus behandelte Patienten.									
Männlich . .	ledig	29	—	11	15	10	—	3	56
	verh.	4	—	—	26	23	—	—	30
	unbek.	—	—	—	—	—	—	—	—
	zus.	33	—	11	41	33	—	3	86
Weiblich . .	ledig	72	1	32	15	1	2	2	102
	verh.	9	—	2	10	3	2	—	26
	unbek.	—	—	—	—	—	—	—	—
	zus.	81	1	34	25	4	4	2	122
Infiziert . .	hier	102	1	42	14	3	—	—	137
	ausw.	10	—	2	2	1	—	—	14
	unbek.	2	—	1	50	33	4	5	57
	zus.	114	1	45	66	37	4	5	208
Von der Gesamtzahl waren wohnhaft	hier	110	1	44	57	32	3	5	194
	ausw.	2	—	—	9	5	1	—	11
	unbek.	—	—	—	—	—	—	—	—
	wohnungsl.	2	—	1	—	—	—	—	3
	zus.	114	1	45	66	37	4	5	208

Tabelle 85. Nachweisung der Ärzte in Danzig, an die Fragebogen abgesandt wurden.

Art der Ärzte	Zahl der angefragten Ärzte	Zahl der Ärzte, welche eine Nachweisung einsandten	eine Fehlanzeige einsandten	überhaupt nicht antworteten
Ärzte überhaupt	134	57	71	6
darunter Spezialärzte:				
für Haut-, Harn- und Blasenkrankheiten	10	9	—	1
„ Augenkrankheiten	8	3	5	—
„ Ohrenkrankheiten	10	2	8	—
„ Zahn- und Mundkrankheiten	2	—	2	—
„ Nerven- und Gehirnkrankh.	3	1	1	1
„ Chirurgie u. Frauenkrankh.	16	8	7	1
„ Magen-, Darm- und innere Krankheiten	7	1	6	—

Tabelle 86. Geschlechtskranke bei den Privatärzten einschl. deren Kliniken in Danzig.

Geschlecht, Familienstand		Tripper mit Komplikation	Weicher Schanker mit Komplikation	Syphilis: a) frische Syphilis	b) rezidivierende Syphilis einschl. Spätsyphilis einschl. Tabes und Paralyse	davon insbesondere Tabes und Paralyse: bereits in Behandlung gewesen	neu in Behandlung getreten	c) Erbsyphilis	zusammen	Gesamtzahl der Kranken
Männlich . .	ledig	368	68[2])	63[4])	81[5])[6])	4	1	2	146	582
	verh.	74	10[3])	20	57[3])	18	3	—	77	161
	unbek.	—	—	—	—	—	—	—	—	—
	zus.	442	78	83	138	22	4	2	223	743
Weiblich . .	ledig	29	2	17	14[3])[7])	1	—	9	40	71
	verh.	16	3	11	32	6	1	2	45	64
	unbek.	—	—	—	—	—	—	—	—	—
	zus.	45	5	28	46	7	1	11	85	135
Zusammen .	ledig	397	70	80	95	5	1	11	186	653
	verh.	90	13	31	89	24	4	2	122	225
	unbek.	5[1])	—	—	—	—	—	—	—	5[1])
	zus.	492	83	111	184	29	5	13	308	883[1])
Davon waren angesteckt	hier	367	64	85	83	12	2	8	176	607
	ausw.	85	17	20	83	10	2	5	108	210
	unbek.	40	2	6	18	7	1	—	24	66
	zus.	492	83	111	184	29	5	13	308	883
Von der Gesamtzahl waren	hier wohnh.	394	66	81	127	21	4	8	216	676
	von ausw.	62	15	24	54	8	1	5	83	160
	unbek.	36	2	6	3	—	—	—	9	47
	zus.	492	83	111	184	29	5	13	308	883

[1]) Dar.: 5 Fälle, in welchen Geschlecht, Familienstand, Wohnung und Infektionsort unbekannt sind. [2]) Dar.: 5 Fälle außerdem noch mit Tripper. [3]) Dar.: 1 Fall außerdem noch mit Tripper. [4]) Dar. 3 Fälle außerdem noch mit Tripper. [5]) Dar.: 1 Fall außerdem noch mit Tripper, 2 Fälle außerdem noch mit Schanker. [6]) Dar.: 1 Fall verwitwet. [7]) Dar.: 1 Fall geschieden.

Tabelle 86a. Geschlechtskranke in den Krankenhäusern ausschl. des Militärlazaretts in Danzig.

Geschlecht, Familienstand		Tripper mit Komplikation	Weicher Schanker mit Komplikation	Syphilis: a) frische Syphilis	Syphilis: b) rezidivierende Syphilis einschl. Spätsyphilis einschl. Tabes und Paralyse	davon insbesondere Tabes und Paralyse: bereits in Behandlung gewesen	davon insbesondere Tabes und Paralyse: neu in Behandlung getreten	Syphilis: c) Erbsyphilis	Syphilis: zusammen	Gesamtzahl der Kranken
Männlich . .	ledig	20	3	8	1	—	—	1	10	33
	verh.	4	3	3	3	1	—	—	6	13
	unbek.	—	—	—	—	—	—	—	—	—
	zus.	24	6	11	4	1	—	1	16	46
Weiblich . .	ledig	59	1	38	5	—	—	—	43	103
	verh.	3	—	1	1	—	—	—	2	5
	unbek.	—	—	—	—	—	—	—	—	—
	zus.	62	1	39	6	—	—	—	45	108 [1])
Zusammen .	hier	79	4	46	6	—	—	1	53	136
	ausw.	7	3	4	4	1	—	—	8	18
	unbek.	—	—	—	—	—	—	—	—	—
	zus.	86	7	50	10	1	—	1	61	154 [1])
Davon waren angesteckt	hier	6	2	4	—	—	—	1	5	13
	ausw.	4	—	1	—	—	—	—	1	5
	unbek.	76	5	45	10	1	—	—	55	136
	zus.	86	7	50	10	1	—	1	61	154
Von der Gesamtzahl waren	hier wohnh.	78	6	48	10	1	—	1	59	143
	von ausw.	8	1	2	—	—	—	—	2	11
	unbek.	—	—	—	—	—	—	—	—	—
	zus.	86	7	50	10	1	—	1	61	154 [1])

[1]) Darunter 57 Prostituierte.

Prozentberechnung.

Art der Erkrankung	Tripper mit Komplikationen	Weicher Schanker mit Komplikationen	Syphilis	Zusammen
Geschlechtskranke überhaupt	55,9	9,2	34,9	100
Insbesondere: männliche	59,0	11,2	29,8	100
weibliche	44,0	2,5	53,5	100
Familienstand: ledig	60,5	9,6	29,9	100
verheiratet	39,9	6,6	53,5	100
unbekannt	53,7	19,5	26,8	100
In Danzig angesteckt . .	60,3	10,9	28,8	100
Auswärts angesteckt . . .	42,3	7,7	50,0	100
Ansteckungsort unbekannt	55,9	6,3	37,8	100
In Danzig wohnhaft . . .	57,8	9,0	33,2	100
Auswärts wohnhaft . . .	41,6	9,2	49,2	100
Wohnort unbekannt . . .	63,9	12,0	24,1	100

Tabelle 86b. Geschlechtskranke im Militärlazarett in Danzig.

Geschlecht, Familienstand		Tripper mit Komplikationen	Weicher Schanker mit Komplikationen	Syphilis						Gesamtzahl der Kranken
				a) frische Syphilis	b) rezidivierende Syphilis einschl. Spätsyphilis einschl. Tabes und Paralyse	davon insbesondere Tabes und Paralyse		c) Erbsyphilis	zusammen	
						bereits in Behandlung gewesen	neu in Behandlung getreten			
Männer . .	ledig	12	3	2	—	—	—	—	2	17
	verh.	—	—	—	—	—	—	—	—	—
	unbek.	22	8	10	1	—	—	—	11	41
	zus.	34	11	12	1	—	—	—	13	58
Davon waren angesteckt	hier	8	3	1	—	—	—	—	1	12
	ausw.	4	—	1	—	—	—	—	1	5
	unbek.	22	8	10	1	—	—	—	11	41
	zus.	34	11	12	1	—	—	—	13	58
Von den Männern waren	hier wohnh.	10	3	2	—	—	—	—	2	15
	von ausw.	2	—	—	—	—	—	—	—	2
	unbek.	22	8	10	1	—	—	—	11	41
	zus.	34	11	12	1	—	—	—	13	58

Die Hauptergebnisse für Danzig sind folgende:

Art der Erkrankung			Tripper mit Komplikationen	Weicher Schanker mit Komplikationen	Syphilis	Zusammen
Geschlechtskranke überhaupt			612	101	382	1095
In Behandlung von Privatärzten .		m.	442	78	223	743
		w.	45	5	85	135
In Krankenhäusern		m.	24	6	16	46
		w.	62	1	45	108
Im Garnisonlazarett		m.	34	11	13	58
	Überhaupt	m.	500	95	252	847
		w.	107	6	130	243
	Zusammen		607[1])	101	382	1090[1])
Darunter	ledig		488	77	241	806
	verheiratet		97	16	130	243
	unbekannt		22[1])	8	11	41[1])
Der Ansteckungsort war	Danzig		381	69	182	632
	auswärts		93	17	110	220
	unbekannt		133[1])	15	90	238[1])
Von der Gesamtzahl sind wohnhaft	in Danzig		482	75	277	834
	auswärts		72	16	85	173
	unbekannt		53[1])	10	20	83[1])

[1]) Außerdem 5 Tripperkranke bei Privatärzten, für welche Angaben über das Geschlecht usw. fehlen.

Von weiteren Einzelheiten sei nur noch die Verteilung der Geschlechtskranken nach dem Familienstand betrachtet.

Verteilung der Geschlechtskrankheiten nach Familienstand- und Krankheitsform in Danzig.

	Tripper		Weicher Schanker		Syphilis		Zusammen	
	m.	w.	m.	w.	m.	w.	m.	w.
ledig %	80,0	82,2	77,9	50,0	62,7	63,8	74,6	71,6
verheiratet %	15,6	17,8	13,7	50,0	32,9	36,2	20,6	28,4
unbekannt %	4,4	—	8,4	—	4,4	—	4,8	—
zusammen %	100	100	100	100	100	100	100	100

Über die Ergebnisse der Umfrage in der Stadt *Dresden* unterrichten folgende Tabellen:

Tabelle 87a. I. In Dresden bei Privatärzten (einschließlich deren Polikliniken) behandelte Geschlechtskranke.

Geschlecht, Familienstand		Tripper mit Komplikation	Weicher Schanker mit Komplikation	Syphilis: a) frische Syphilis	Syphilis: b) rezidivierende Syphilis einschl. Spätsyphilis einschl. Tabes und Paralyse	davon insbesondere Tabes und Paralyse: bereits in Behandlung gewesen	davon insbesondere Tabes und Paralyse: neu in Behandlung getreten	Syphilis: c) Erbsyphilis	Syphilis: zusammen	Gesamtzahl der Kranken
Männlich	ledig	1018	114	128	280[1])	12	6	22	430	1562
	verh.	354	20	70	392	106	21	—	462	836
	unbek.	2	—	1	3	—	—	—	4	6
	zus.	1374	134	199	675[1])	118	27	22	896	2404
Weiblich	ledig	128	16	49[1])	107	11	3	20	176	320
	verh.	83	6	41	169[1])	16	2	2	212	301
	unbek.	1	—	1	—	—	—	—	1	2
	zus.	212	22	91[1])	276[1])	27	5	22	389	623
Zusammen	ledig	1146	130	177[1])	387[2])	23	9	42	606	1882
	verh.	437	26	111	561	122	23	2	674	1137
	unbek.	3	—	2	3	—	—	—	5	8
	zus.	1586	156	290[1])	951[2])	145	32	44	1285	3027
Davon waren infiziert	hier	817	75	62[1])	519[2])	19	3	32	613	1505
	ausw.	429	39	84	91	36	8	12	187	655
	unbek.	340	42	144	341	90	21	—	485	867
	zus.	1586	156	290[1])	951[2])	145	32	44	1285	3027
Von der Gesamtzahl waren	hier wohnh.	1019	106	192[1])	551[2])	67	21	32	775	1900
	von ausw.	178	22	49	211	46	7	12	272	472
	unbek.	389	28	49	189	32	4	—	238	655
	zus.	1586	156	290[1])	951[2])	145	32	44	1285	3027

Zahl der befragten Ärzte: 413. Eingegangene Antworten: 245.

[1]) Hierunter 1 Fall zugleich mit Tripper. [2]) Hierunter 2 Fälle zugleich mit Tripper.

Tabelle 87b. II. In Dresden in Krankenhäusern (ausschließl. Militärlazarette) behandelte Geschlechtskranke.

Geschlecht, Familienstand		Tripper mit Komplikationen	Weicher Schanker mit Komplikationen	Syphilis: a) frische Syphilis	Syphilis: b) rezidivierende Syphilis einschl. Spätsyphilis einschl. Tabes und Paralyse,	davon insbesondere Tabes und Paralyse: bereits in Behandlung gewesen	davon insbesondere Tabes und Paralyse: neu in Behandlung getreten	Syphilis: c) Erbsyphilis	Syphilis: zusammen	Gesamtzahl der Kranken
Männlich	ledig	48	25	50	16	3	—	13	79	152
	verh.	3	6	1	24	6	2	—	25	34
	unbek.	—	—	—	—	—	—	—	—	—
	zus.	51	31	51	40	9	2	13	104	186
Weiblich	ledig	95 *31*	8 *6*	36 *5*	27 *20*	—	—	21	84 *25*	187 *62*
	verh.	2	—	—	12	2	—	—	12	14
	unbek.	—	—	—	—	—	—	—	—	—
	zus.	97 *31*	8 *6*	36 *5*	39 *20*	2	—	21	96 *25*	201 *62*
Zusammen .	ledig	143 *31*	33 *6*	86 *5*	43 *20*	3	—	34	163 *25*	339 *62*
	verh.	5	6	1	36	8	2	—	37	48
	unbek.	—	—	—	—	—	—	—	—	—
	zus.	148 *31*	39 *6*	87 *5*	79 *20*	11	2	34	200 *25*	387 *62*
Davon waren infiziert	hier	38 *15*	15 *4*	27 *3*	32 *8*	6	1	26	85 *11*	138 *30*
	ausw.	46	5	21	5	1	1	8	34	85
	unbek.	64 *16*	19 *2*	39 *2*	42 *12*	4	—	—	81 *14*	164 *32*
	zus.	148 *31*	39 *6*	87 *5*	79 *20*	11	2	34	200 *25*	387 *62*
Von der Gesamtzahl waren	hier wohnh.	112 *31*	27 *6*	74 *5*	67 *20*	10	2	32	173 *25*	312 *62*
	von ausw.	30	10	11	7	1	—	2	20	60
	unbek.	6	2	2	5	—	—	—	7	15
	zus.	148 *31*	39 *6*	87 *5*	79 *20*	11	2	34	200 *25*	387 *62*

Die schräg eingesetzten Zahlen bezeichnen die Prostituierten und sind in den anderen Zahlen bereits mitenthalten.

Daß bei allen Krankheitsformen die Ledigen überwiegen, bedarf keiner Erklärung. Bei den Tripperkranken finden wir bei beiden Geschlechtern 16—18% Verheiratete; bei den Syphiliskranken ist der Prozentsatz fast genau doppelt so groß (33 und 36%); dieser höhere Anteil ist wohl vornehmlich in der längeren Dauer der Krankheit begründet. Dies bestätigt auch eine Betrachtung der Fälle bei Unterscheidung nach frischen und anderen Fällen:

	Frische Syphilis	Rezidivierende und angeb. Syphilis
ledig	128	113
verh.	35	95

Insgesamt wurden 1095 Geschlechtskranke ermittelt; davon 847 männliche, 243 weibliche und 5 ohne Geschlechtsangabe. 56% litten an Tripper, 9% an weichem Schanker und 35% an Syphilis. Bei den Frauen war die Zahl der Syphiliskranken mit 53,5% wesentlich größer als die der Tripperkranken (44%), bei den Männern litten an Syphilis 29,8%, 11,2% an weichem Schanker und

59% an Tripper. Unter den Ledigen waren 128 Fälle frischer Syphilis und 113 rezidivierender und angeborener Syphilis. Bei den Verheirateten dagegen 35 und 95; bei der rezidivierenden Syphilis ist der Anteil der Verheirateten danach etwa dreimal größer als bei der frischen Syphilis, wobei hervorgehoben wird, daß immer noch Syphiliserkrankte vor der vollständigen Heilung die Ehe schließen.

In *Elberfeld* beteiligten sich von 91 Ärzten, die Privatpraxis ausübten, 73 sowie die vorhandenen 5 öffentlichen Krankenanstalten an der Umfrage. Fehlanzeigen reichten 32 Ärzte und 2 Krankenanstalten ein, teils weil sie Geschlechtskranke überhaupt nicht, teils weil sie sie während der Erhebungszeit nicht behandelten. Von den meldenden 41 Ärzten betrieben 28 Allgemeinpraxis, 4 waren Dermatologen, 3 Frauenärzte, 6 andere Spezialärzte. Von den 9 Fachärzten für Hautkrankheiten hatten sich leider 5 und von den 8 Frauenärzten 4 von der Erhebung ausgeschlossen, so daß das Ergebnis der Erhebung, (siehe Tab. 89) nicht als vollständig angesehen werden kann.

In *Essen* wurden die Fragebogen an 225 Stellen geschickt, davon blieben 17 unbeantwortet. 96 Fehlanzeigen wurden erstattet, darunter 11 von Assistenten und 11 von Krankenanstalten, 12 von Ärzten wegen Nichtausübung der Praxis und weitere 11 wegen Wegzugs vom Ort.

112 ausgefüllte Fragebogen gingen also ein, deren Ausfüllungsergebnis nachfolgend tabellarisch zusammengestellt ist:

Tabelle 88. In Essen behandelte Geschlechtskranke

Geschlecht, Familienstand	Gonorrhöe						Ulcus molle					Frische	
	Wohnort	Nichtfachärztliche Behandl.	Fachärztliche Behandlung				Wohnort	Nichtfachärztliche Behandl.	Fachärztliche Behandlung			Wohnort	Nichtfachärztliche Behandl.
		Insgesamt	F	K	Fr	Insgesamt		Insgesamt	F	K	Insgesamt		Insgesamt
Männlich ledig	h 386 a 78	167 *43,3* 14 *18*	142 46	77 18		219 *65,7* 64 *82*	28 (8) 1	20 (2)	3(6)	5	8 (6)	112 30	41 *36,4* 1 *3.3*
	464	181	188	95		283						142	42
Männlich verh.	h 116 a 25	52 *44,9* 6 *24*	58 18	6 1		64 *55,1* 19 *76*	3 (2)	3 (1)		(1)	(1)	37 16	17 *46* 2 *3,1*
	141	58	76	7		83						53	19
Weiblich ledig	h 58 a 9	19 *32,8* 1 *12,2*	13 2	24 6	2	39 *67,2* 8 *87,8*		( ) = verheiratet				22 1	13 *58,1*
	67	20	15	30	2	47						23	13
Weiblich verh.	h 56 a 24	16 *28,6* 0	 21	16 3	24	40 *71,4* 24 *100*						24 5	11 *45,8*
	80	16	21	19	24	64						29	11

K = Krankenanstalt, F = Facharzt, Fr = Frauenarzt, a = außerhalb der betreffenden Ziffern = Prozentzahlen der bei Nichtfach- bzw. Fachärzten Behandelten.

Bei einer Einwohnerzahl von 294 000 Personen am (1. Dezember 1910) betrug die Zahl der Geschlechtskranken 1245 oder 4,3‰.

In *Fürth* meldeten 38 Ärzte und Anstalten. Insgesamt wurden 186 Personen als erkrankt gemeldet, davon waren 149 (80,1%) männlich und 37 (19,9%) weiblich. Ledig waren 128 (68,8%), verheiratet 55 (29,6%), verwitwet 2 (1,1%) und geschieden 1 (0,5%). Nach der Art der Erkrankung verteilt beliefen sich die

Fälle an Tripper auf 92 (49,5%), von weichem Schanker auf 6 (3,2%) und von Syphilis auf 88 (47,3%). Bei einer Bevölkerungszahl von 70 378 (Dezember 1913) kamen durchschnittlich 2,6 Geschlechtskranke auf 1000 Einwohner, und zwar waren erkrankt:

	Männlich	Weiblich	Zusammen
an Tripper	1,1	0,2	1,3
„ Ulcus molle. . . .	0,06	0,07	0,1
„ Syphilis	0,9	0,3	1,2
Zusammen. . .	2,06	0,57	oder 2,6

Die Gesamtergebnisse der Zählung faßt Tabelle 91 (S. 411) zusammen.

In *Halle* wurde das Zählmaterial vom Statistischen Amt an insgesamt 183 in Halle wohnhafte Ärzte und an 16 Krankenanstalten versandt. Bis zum 31. Dezember 1913 gingen 94 Fragebogen ein; der Rest folgte erst in großen Abständen, so daß erst im Mai 1915 an die Aufbereitung des Materials gegangen werden konnte.

„Von den 183 befragten Ärzten brachten 81 = 44,3% ausgefüllte Nachweisungen bei, 63 = 34,4% erstatteten Fehlanzeigen, weil sie sich entweder überhaupt nicht oder in der angegebenen Zeit nicht mit der Behandlung Geschlechtskranker befaßt hatten. 21 Ärzte = 11,5% hatten vor der fraglichen Zeit ihren Wohnsitz in Halle aufgegeben oder aus anderen Gründen eine Praxis hier nicht ausgeübt. Von 18 Ärzten = 9,8% war überhaupt eine Auskunft nicht zu

nach Familienstand und Krankheitsformen.

Syphilis			Rezidivierende Syphilis					Tabes u. Paralyse ( ) = Lues congenita				
Fachärztliche Behandlung			Wohnort	Nichtfachärztliche Behandl.	Fachärztliche Behandlung			Wohnort	Nichtfachärztliche Behandl.	Fachärztliche Behandlung		
F	K	Insgesamt		Insgesamt	F	K	Insgesamt		Insgesamt	F	K	Insgesamt
57	14	71 *63,6*	69	23 *33,3*	27	19	46 *66,7*	4 (12)	3 (5)	1 (1)	(6)	1 (7)
29		29 *96,7*	25	3 *2*	15	7	22 *88*	1 (1)		(1)	1	1 (1)
86	14	100	94	26	42	16	68	5 (13)	3 (5)	1 (2)	1 (6)	2 (8)
17	3	20 *54*	60	30 *50*	23	7	30 *50*	26	16	2	8	10
14		14 *96,9*	20	2 *10*	16	2	18 *90*	3			3	3
31	3	34	80	32	39	9	48	29	16	2	11	13
9		9 *41,9*	34	7 *20,5*	4	23	27 *79,5*	(5)	(2)		(3)	(3)
1		1 *100*	3		1	2	3 *100*					
10		10	37	7	5	25	30	(5)	(2)		(3)	(3)
13		13 *54,2*	57	35 52,2	11	11	22 *47,8*	6 (4)	1 (2)	1	4 (2)	5 (2)
5		5 *100*	16		15	1	16 *100*	1 (2)	1		(2)	(2)
18		18	73	35	26	12	38	7 (6)	2 (2)	1	(4) 4	5 (4)

Stadt wohnhaft, h = hier, d. h. in der betreffenden Stadt wohnhaft. Schräge (Kursiv-)

erlangen, was wohl hauptsächlich darauf zurückzuführen ist, daß sie als Assistenzärzte an den Kgl. Kliniken nicht selbständig praktiziert haben. Jedenfalls ist festzustellen, daß es dank der rührigen Mitarbeit der Ärzte, denen zum Teil keine kleine Aufgabe zugemutet war, und des von ihnen entgegengebrachten Interesses wohl gelungen ist, die sämtlichen hier in ärztlicher Behandlung gewesenen Geschlechtskranken zu erfassen.“

Tabelle 89. Die in Elberfeld in der Zeit vom 20. November bis 20. Dezember 1913 in ärztlicher Behandlung befindlichen geschlechtskranken Personen [1]).

Geschlecht, Familienstand		Tripper mit Komplikationen		Weicher Schanker mit Komplikationen		Syphilis										Zusammen		Gesamtzahl der Kranken	
						a) frische Syphilis		b) rezidivierende Syphilis einschl. Spätsyphilis einschl. Tabes und Paralyse		davon insbesondere Tabes und Paralyse				c) Erbsyphilis					
										bereits in Behandlung gewesen		neu in Behandlung getreten							
		a [2])	b	a	b	a	b	a	b	a	b	a	b		b	a	b		
Männlich	ledig [3])	80	13	8	1	14	4	27	4	—	—	1	—	—	—	41	8	129	22
	verh.	35	2	1	—	3	1	34	3	7	1	1	—	2	—	39	4	75	6
	unbek.	2	—	1	—	—	—	—	—	—	—	—	—	—	—	—	—	3	—
	zus.	117	15	10	1	17	5	61	7	7	1	2	—	2	—	80	12	207	28
Weiblich	ledig [3])	39 [4])	28	—	—	22	15	5	1	1	—	—	—	3	—	30	16	69	44
	verh.	20	4	—	—	2	1	12	3	2	—	—	—	1	—	15	4	35	8
	unbek.	—	—	—	—	—	—	2	—	—	—	—	—	—	—	2	—	2	—
	zus.	59	32	—	—	24	16	19	4	3	—	—	—	4	—	47	20	106	52
Zusammen	ledig [3])	119	41	8	1	36	19	32	5	1	—	1	—	3	—	71	24	198	66
	verh.	55	6	1	—	5	2	46	6	9	1	1	—	3	—	54	8	110	14
	unbek.	2	—	1	—	—	—	2	—	—	—	—	—	—	—	2	—	5	—
	zus.	176	47	10	1	41	21	80	11	10	1	2	—	6	—	127	32	313	80
Davon waren infiziert	hier	125	40	7	1	21	9	30	5	1	—	—	—	—	—	51	14	183	55
	ausw.	45	7	3	—	14	8	32	4	2	1	2	—	—	—	46	12	94	19
	unbek.	6	—	—	—	6	4	18	2	7	—	—	—	6	—	30	6	36	6
	zus.	176	47	10	1	41	21	80	11	10	1	2	—	6	—	127	32	313	80
Davon waren wohnhaft	hier	143	45	7	1	28	12	54	8	8	1	2	—	5	—	87	20	237	66
	ausw.	31	2	3	—	12	9	19	3	—	—	—	—	1	—	32	12	66	14
	unbek.	2	—	—	—	1	—	7	—	2	—	—	—	—	—	8	—	10	—
	zus.	176	47	10	1	41	21	80	11	10	1	2	—	6	—	127	32	313	80

[1]) Soweit Nachweisungen geliefert wurden. [2]) a = überhaupt, b = in öffentlichen Krankenanstalten. [3]) Auch verwitwet und geschieden.
[4]) Darunter 1 Fall von Tripper in Verbindung mit weichem Schanker.

Tabelle 90. In Fürth gemeldete Geschlechtskranke nach Familienstand und Krankheitsformen.

Geschlecht, Familienstand		Tripper mit Komplikationen	Weicher Schanker mit Komplikationen	Syphilis: a) frische Syphilis	Syphilis: b) rezidivierende Syphilis einschl. Spätsyphilis einschl. Tabes und Paralyse	davon insbesondere Tabes und Paralyse: bereits in Behandlung gewesen	davon insbesondere Tabes und Paralyse: neu in Behandlung getreten	Syphilis: c) Erbsyphilis	Syphilis: zusammen	Gesamtzahl der Kranken
Männlich	ledig	66[1]	3	20	20	2	2	3	43	112[1]
	verh.	13	1	4	17	5	2	—	21	35
	verw.	1	—	—	—	—	—	—	—	1
	gesch.	—	—	—	1	—	—	—	1	1
	zus.	80[1]	4	24	38	7	4	3	65	149[1]
Weiblich	ledig	7	1	1	7	2	—	—	8	16
	verh.	5	1	2	12	1	2	—	14	20
	verw.	—	—	—	1	1	—	—	—	1
	gesch.	—	—	—	—	—	—	—	1	—
	zus.	12	2	3	20	4	2	—	23	37
Zusammen	ledig	73[1]	4	21	27	4	2	3	51	128[1]
	verh.	18	2	6	29	6	4	—	35	55
	verw.	1	—	—	1	1	—	—	1	2
	gesch.	—	—	—	1	—	—	—	1	1
	zus.	92[1]	6	27	58	11	6	3	88	186[1]
Darunter im städt. Krankenhaus		6	3	1	1	—	—	—	2	11
Infiziert waren	hier	64[1]	6	20	38	6	5	2	60	130[1]
	ausw.	27	—	6	11	2	—	—	17	44
	unbek.	1	—	1	9	3	1	1	11	12
Wohnhaft waren	hier	83[1]	6	23	53	11	6	3	79	168
	ausw.	8	—	4	5	—	—	—	9	17
	unbek.	1	—	—	—	—	—	—	—	1

[1]) Darunter 1 Tripperfall in Verbindung mit frischer Syphilis.

In ärztlicher Behandlung befanden sich insgesamt 1211 geschlechtskranke Personen, von denen 659 = 54,4% in Halle, 264 = 21,8% auswärts ansässig waren; bei 288 = 23,8% war der Wohnort unbekannt.

In der Annahme, daß bei den Fällen unbekannten Wohnortes ein gleiches Zahlenverhältnis obwaltete wie bei den mit bekanntem, ergibt sich, daß in der fraglichen Zeit auf 221 Einwohner der Stadt Halle einer sich wegen einer Geschlechtskrankheit in ärztlicher Behandlung befunden hat. Dabei handelt es sich lediglich um die Zivilbevölkerung. In Wirklichkeit wird der Prozentsatz etwas größer sein. 169 = 14% wurden in öffentlichen und privaten Krankenanstalten behandelt.

Das Ergebnis der Erhebung fasst folgende Tabelle 91 zusammen:

Tabelle 91. I. In Halle in Privatbehandlung befindliche Patienten.

Geschlecht, Familienstand		Tripper mit Komplikationen	Weicher Schanker mit Komplikationen	Syphilis: a) frische Syphilis	Syphilis: b) rezidivierende Syphilis einschl. Spätsyphilis einschl. Tabes und Paralyse	davon insbesondere Tabes und Paralyse: bereits in Behandlung gewesen	davon insbesondere Tabes und Paralyse: neu in Behandlung getreten	Syphilis: c) Erbsyphilis	Syphilis: zusammen	Gesamtzahl der Kranken
Männlich . .	ledig	280	18	104	83	4	5	17	204	502
	verh.	86	6	42	122	27	37	3	167	259
	zus.	366	24	146	205	31	42	20	371	761
Weiblich . .	ledig	62	—	28	47	3	4	22	97	159
	verh.	25	1	32	63	9	10	1	96	122
	zus.	87	1	60	110	12	14	23	193	281
Zusammen .	ledig	342	18	132	130	7	9	39	301	661
	verh.	111	7	74	185	36	47	4	263	381
	überh.	453	25	206	315	43	56	43	564	1042
II. In Krankenanstalten behandelte Patienten (ausschließl. Garnisonlazarett).										
Männlich . .	ledig	34	—	42	5	—	—	4	51	85
	verh.	6	—	10	12	1	1	—	22	28
	zus.	40	—	52	17	1	1	4	73	113
Weiblich . .	ledig	20[1])	—	18[2])	7	—	—	6	31	51
	verh.	—	—	—	5	1	—	—	5	5
	zus.	20[1])	—	18[2])	12	1	—	6	36	56
Zusammen .	ledig	54[1])	—	60[2])	12	—	—	10	82	136
	verh.	6	—	10	17	2	1	—	27	33
	überh.	60[1])	—	70[2])	29	2	1	10	109	169
III. In ärztlicher Behandlung befindliche überhaupt.										
Männlich . .	ledig	314	18	146	88	4	5	21	255	587
	verh.	92	6	52	134	28	38	3	189	287
	zus.	406	24	198	222	32	43	24	444	874
Weiblich . .	ledig	82	—	46	54	3	4	28	128	210
	verh.	25	1	32	68	10	10	1	101	127
	zus.	107	1	78	122	13	14	29	229	337
Zusammen .	ledig	396	18	192	142	7	9	49	383	797
	verh.	117	7	84	202	38	48	4	290	414
	überh.	513	25	276	344	45	57	53	673	1211
Davon waren infiziert	hier	257	10	141	74	11	—	5	220	487
	ausw.	123	8	68	75	10	4	—	143	274
	unbek.	133	7	67	195	24	53	48	310	450
	überh.	513	25	276	344	45	57	53	673	1211
Von der Gesamtzahl waren	hier wohnh.	330	17	161	134	25	3	17	312	659
	von ausw.	97	6	73	76	7	6	12	161	264
	unbek.	86	2	42	134	13	48	24	200	288
	zus.	513	25	276	344	45	57	53	673	1211

[1]) Davon 13 Prostituierte. [2]) Davon 5 Prostituierte.

Von den 1211 Kranken litten an Syphilis aller Formen 673 = 55,6%; an Gonorrhöe 513 = 42,3% und an Ulcus molle 25 = 2,1%. Die auffallend niedrige Gonorrhöeziffer ist bedingt durch den geringen Anteil gemeldeter weiblicher Gonorrhöe-Kranker, was ebenfalls dafür spricht, wie schlecht gerade dieses Leiden bei der Frau erfaßt wird. Auf 100 Tripperkranke männlichen entfielen nur 26,3 weiblichen Geschlechts, auf 100 männliche Syphilitiker aber 51,6 weibliche.

Von sämtlichen Geschlechtskranken waren männlichen Geschlechtes 874 = 72,2%, weiblichen Geschlechts 337 = 27,8%. Bei den Männern litten von 100 Kranken an Gonorrhöe 46,4%, an Ulcus molle 2,8%, an Syphilis 50,8%. Die entsprechenden Zahlen betrugen bei den Frauen: 31,7%; 0,3%; 68,0%.

Wie die einzelnen Erscheinungsformen der Syphilis sich auf Ledige und Verheiratete prozentual verteilen, zeigt die folgende Tabelle:

Tabelle 92.

Von 100 an . . . Erkrankten waren	frischer Syphilis	rezidivierender Syphilis einschl. Spätsyphilis einschl. Tabes und Paralyse	Darunter Tabes und Paralyse		Erbsyphilis
			alte Fälle	erstmalig Erkrankte	
unverheiratet	50,1	37,1	4,9	6,3	12,8
verheiratet	29,0	69,6	18,8	23,8	1,4
Insgesamt	41,0	51,1	13,1	16,6	7,9

Daraus ist ersichtlich, daß die Mehrzahl der Unverheirateten an frischer, die Mehrzahl der Verheirateten an rezidivierender Syphilis usw. litten, wie auch, daß die größere Zahl der wegen Tabes und Paralyse Behandelten bei den Verheirateten zu finden ist. Von den Tabes- und Paralysekranken waren 16 = 15,7% ledig, 86 = 84,3% verheiratet. Bei den mit kongenitaler Syphilis Behafteten handelte es sich größtenteils um syphilitische Kinder.

In *Hamburg* blieb die Aufnahme nicht auf die Stadt Hamburg beschränkt, sondern wurde auf das Landgebiet ausgedehnt. In sachlicher Hinsicht ging die Erfragung auch über das empfohlene Erhebungsmuster dadurch noch hinaus, daß das Alter der Patienten anzugeben war.

Von den 799 Ärzten im Staate — 762 Ärzte und 34 Krankenanstalten im Stadtgebiet, sowie 37 Ärzte und 7 Anstalten im Landgebiet — schieden 137 ganz aus, da sie entweder inzwischen gestorben, nach auswärts verzogen waren oder nicht praktizierten. 256 praktizierende Ärzte haben keine Fälle von Geschlechtskrankheiten behandelt. 2 Ärzte hatten zwar geschlechtskranke Patienten, doch waren genaue Angaben von ihnen nicht zu erlangen; ermittelt wurde nur, daß es sich um keine erhebliche Anzahl von Fällen handelte. Die übrigen 404 Ärzte haben Geschlechtskrankheitsfälle behandelt und auch gemeldet. Von den 41 Krankenanstalten hatten 13 keine Geschlechtskranken behandelt.

372 Ärzte lieferten das Erhebungsformular bald nach Ablauf der Aufnahmezeit ausgefüllt zurück. Nach *einer* Erinnerung gingen 219 weitere Antworten ein, nach der zweiten 53, nach der dritten 51, nach der vierten 13; mit 7 Ärzten mußte dann noch persönlich verhandelt werden, um sie zur Mitteilung der Angaben über die von ihnen behandelten Fälle zu bewegen, was nur bei den vorgenannten zwei Ärzten nicht gelang. Von den 41 Anstalten mußten 11 einmal, 2 zweimal und 1 dreimal an die Rücksendung des Aufnahmeformulares erinnert werden.

Das Ergebnis der Umfrage verzeichnen folgende Tabellen:

Tabelle 93. Ärztlich behandelte Geschlechtskrankheitsfälle im hamburgischen Staate nach Krankheitsarten, Geschlecht, Familienstand und Alter der Patienten für die Zeit vom 20. November bis 20. Dezember 1913.

Geschlecht, Familienstand, Altersklassen	Tripper	Weicher Schanker	Syphilis: a) frische Syphilis	Syphilis: b) rezidivierende Syphilis einschl. Spätsyphilis einschl. Tabes und Paralyse	davon insbesondere Tabes und Paralyse: bereits in Behandlung gewesen	davon insbesondere Tabes und Paralyse: neu in Behandlung getreten	Syphilis: c) Erbsyphilis	Syphilis: zusammen	Behandelte Fälle: überhaupt	Behandelte Fälle: davon in Anstalten
Männlich . . verh.	568	78	172	683	178	90	—	855	1501	*294*
Männlich . . ledig	2685	474	563	683	99	23	102	1348	4507	*1088*
Männlich . . überh.	3253	552	735	1366	277	113	102	2203	6008	*1382*
Weiblich . . verh.	205	10	79	341	78	21	—	420	635	*176*
Weiblich . . ledig	542	41	253	319	32	9	132	704	1287	*647*
Weiblich . . überh.	747	51	332	660	110	30	132	1124	1922	*823*
Alle Fälle zusammen	4000	603	1067	2026	387	143	234	3327	7930[1]	....
Davon in Anstalten	*805*	*180*	*320*	*747*	*287*	*93*	*153*	*1220*	....	*2205*
Alter in Jahren										
Bis 1	9	—	—	—	—	—	62	62	71	*27*
über 1— 5	8	—	3	—	—	—	27	30	38	*23*
„ 5—10	5	—	1	1	—	—	36	38	43	*26*
„ 10—15	15	2	6	5	—	—	53	64	81	*62*
„ 15—18	269	31	79	17	—	—	26	122	422	*197*
„ 18—20	555	71	124	54	—	—	8	186	812	*256*
„ 20—25	1384	207	343	260	—	1	8	611	2202	*572*
„ 25—30	900	163	224	354	15	7	8	586	1649	*287*
„ 30—35	430	58	133	306	34	26	2	441	929	*194*
„ 35—40	211	38	79	299	74	28	—	378	627	*160*
„ 40—45	100	13	25	258	92	34	1	284	397	*141*
„ 45—50	60	12	21	185	70	22	1	207	279	*101*
„ 50—55	18	3	11	114	36	13	1	126	147	*59*
„ 55—60	12	2	5	91	36	6	1	97	111	*55*
„ 60—65	5	1	2	44	13	3	—	46	52	*21*
„ 65—71	2	—	1	16	9	2	—	17	19	*12*
„ 70	—	—	—	10	6	—	—	10	10	*8*
ohne Angabe	17	2	10	12	2	1	—	22	41	*4*

Von den 7734 geschlechtskranken Patienten im Staate hatten 7542 eine Krankheit, 188 gleichzeitig zwei und 4 gleichzeitig drei Krankheiten, so daß im ganzen 7930 Fälle von Geschlechtskrankheiten ärztlich behandelt wurden. Hiervon betrafen 6008 oder 75,8% männliche und 1922 oder 24,2% weibliche Patienten. Die Hälfte aller Erkrankungen, 4000 oder 50,4% bestand in Tripper, 7,6% in weichem Schanker und 42,0% in Syphilis. Bei den Fällen männlicher Patienten trat die Gonorrhöe noch stärker hervor mit 54,1% gegen 9,2% weicher Schanker und 36,7% Syphilis. Bei den Frauen verteilten sich diese Fälle mit 38,8%, 2,7% und 58,5%.

Nahezu die Hälfte aller Erkrankungen, 48,6%, entfiel auf die Altersklasse von 20—30; ein Fünftel, 19,6%, auf 30—40 Jährige. Zwei Drittel aller Fälle,

[1]) Die Zahl der Patienten beträgt 7734, darunter 2151 in Anstalten. Die übrigen 196 Fälle kommen auf die 192 Geschlechtskranken, die in der Erhebungszeit an mehreren Geschlechtskrankheiten behandelt wurden.

Tabelle 94. Ärztlich behandelte Geschlechtskrankheitsfälle in der Stadt Hamburg nach Krankheitsarten, Geschlecht, Alter, Familienstand, Infektions- u. Wohnort der Patienten.

Geschlecht, Familienstand, Altersklassen	Tripper		Weicher Schanker		Syphilis: a) frische Syphilis		Syphilis: b) rezidivierende Syphilis einschl. Spätsyphilis einschl. Tabes und Paralyse		davon insbesondere Tabes und Paralyse: bereits in Behandlung gewesen		davon insbesondere Tabes und Paralyse: neu in Behandlung getreten		Syphilis: c) Erbsyphilis		Syphilis: zusammen		Behandelte Fälle überhaupt	
Männl. Personen																		
Bis 1 Jahr		5		—		—		—		—		—	*13*	31	*13*	31	*13*	36
über 1—5 Jahre	*1*	1		—		2		—		—		—	*5*	12	*5*	14	*6*	15
,, 5—10 ,,	*2*	2		—	*1*	1		—		—		—	*11*	16	*12*	18	*14*	20
,, 10—15 ,,	*1*	3		1	*1*	2		1		—		—	*15*	18	*16*	20	*17*	24
,, 15—18 ,,	*38*	162	*10*	25	*15*	28	*1*	2		—		—	*4*	9	*20*	39	*68*	226
,, 18—20 ,,	*83*	422	*16*	62	*28*	64	*3*	17		—		—	*2*	3	*33*	84	*132*	568
,, 20—25 ,,	*201*	1088	*47*	188	*71*	222	*21*	124		—		—	*4*	5	*96*	351	*344*	1627
,, 25—30 ,,	*96*	763	*45*	152	*28*	173	*37*	233	*4*	11	*4*	5	*4*	5	*69*	411	*210*	1326
,, 30—35 ,,	*45*	359	*16*	54	*27*	108	*54*	214	*19*	27	*11*	18		—	*81*	322	*412*	735
,, 35—40 ,,	*19*	191	*9*	35	*9*	68	*89*	226	*45*	58	*15*	22		—	*98*	294	*126*	520
,, 40—45 ,,	*8*	87	*5*	13	*4*	20	*90*	197	*53*	69	*19*	30		—	*94*	217	*107*	317
,, 45—50 ,,	*2*	51	*3*	11		15	*60*	134	*34*	47	*11*	17	*1*	1	*61*	150	*66*	212
,, 50—55 ,,	*3*	12	*1*	3	*4*	9	*35*	88	*19*	29	*7*	8	*1*	1	*40*	98	*44*	113
,, 55—60 ,,		12	*1*	2	*1*	5	*32*	61	*14*	20	*3*	6	*1*	1	*34*	67	*35*	81
,, 60 Jahre		7		1		2	*21*	40	*11*	12	*4*	5		—	*21*	42	*21*	50
Ohne Altersangabe		12		2		9	*2*	12		2	*1*	1		—	*2*	21	*2*	35
Überhaupt. . .	*499*	3177	*153*	549	*189*	728	*445*	1349	*199*	275	*75*	112	*61*	102	*695*	2179	*1347*	5905
und zwar verh..	*26*	551	*14*	76	*15*	171	*236*	673	*121*	176	*56*	89	—	—	*251*	844	*291*	1471
und zwar unverh.	*473*	2626	*139*	473	*174*	557	*209*	676	*78*	99	*19*	23	*61*	102	*444*	1335	*1056*	4434
Infektionsort hier .	*319*	2419	*100*	397	*111*	489	*159*	640		—		—	*13*	34	*283*	1163	*702*	3979
Infektionsort ausw.	*167*	637	*48*	137	*50*	177	*95*	417		—		—	*1*	7	*146*	601	*361*	1375
Infektionsort unbek	*13*	121	*5*	15	*28*	62	*191*	292		—		—	*47*	61	*266*	415	*284*	551
Wohnort hier . .	*416*	2818	*139*	498	*171*	637	*402*	1139		—		—	*56*	92	*629*	1868	*1184*	5184
Wohnort ausw. .	*79*	294	*14*	42	*17*	74	*40*	170		—		—	*1*	6	*58*	250	*151*	586
Wohnort unbek. .	*4*	65		9	*1*	17	*3*	40		—		—	*4*	4	*8*	61	*12*	135
Weibl. Personen																		
Bis 1 Jahr	*1*	4		—		—		—		—		—	*13*	31	*13*	31	*14*	35
über 1—5 Jahre	*4*	4		—		1		—		—		—	*11*	15	*11*	16	*15*	20
,, 5—10 ,,	*2*	3		—		—		—		—		—	*10*	19	*10*	19	*12*	22
,, 10—15 ,,	*7*	12	*1*	1	*3*	4	*3*	4		—		—	*30*	35	*36*	43	*44*	56
,, 15—18 ,,	*63*	97	*2*	6	*32*	51	*11*	15		—		—	*16*	17	*59*	83	*124*	186
,, 18—20 ,,	*56*	118	*5*	8	*31*	60	*20*	35		—		—	*4*	5	*55*	100	*116*	226
,, 20—25 ,,	*95*	260	*9*	19	*43*	115	*58*	132		—	*1*	1	*2*	3	*103*	250	*207*	529
,, 25—30 ,,	*23*	121	*5*	9	*9*	48	*34*	111	*3*	4	*1*	2	*3*	3	*46*	162	*74*	292
,, 30—35 ,,	*12*	66	*3*	4	*5*	25	*29*	90	*7*	7	*6*	8	*2*	2	*36*	117	*51*	187
,, 35—40 ,,	*4*	19	*1*	2	*1*	10	*27*	71	*11*	16	*2*	6		—	*28*	81	*33*	102
,, 40—45 ,,	*4*	11		—	*1*	4	*28*	59	*19*	22	*1*	4	*1*	1	*30*	64	*34*	75
,, 45—50 ,,	*2*	8	*1*	1	*1*	6	*29*	49	*15*	22	*4*	4		—	*30*	55	*33*	64
,, 50—55 ,,		1		—	*1*	2	*14*	26	*5*	7	*2*	5		—	*15*	28	*15*	29
,, 55—60 ,,		—		—		—	*20*	29	*13*	15		—		—	*20*	29	*20*	29
,, 60 Jahre		—		—		1	*20*	30	*14*	16		—		—	*20*	31	*20*	31
Ohne Altersangabe	*2*	5		—		1		—		—		—		—		1	*2*	6
Überhaupt . .	*275*	729	*27*	50	*127*	328	*293*	651	*87*	109	*17*	30	*92*	131	*512*	1110	*814*	1889
und zwar verh. .	*28*	198	*6*	10	*7*	76	*134*	335	*60*	77	*10*	21	—	—	*141*	411	*175*	619
und zwar unverh.	*247*	531	*21*	40	*120*	252	*159*	316	*27*	32	*7*	9	*92*	131	*371*	699	*639*	1270
Infektionsort hier .	*198*	574	*20*	39	*97*	264	*124*	371		—		—	*22*	40	*243*	675	*461*	1288
Infektionsort ausw.	*67*	113	*6*	9	*23*	45	*60*	124		—		—	*4*	12	*87*	181	*160*	303
Infektionsort unbek	*10*	42	*1*	2	*7*	19	*109*	156		—		—	*66*	79	*182*	254	*193*	298
Wohnort hier . .	*254*	675	*21*	42	*119*	298	*247*	560		—		—	*82*	113	*448*	971	*723*	1688
Wohnort ausw. .	*21*	46	*6*	8	*7*	22	*21*	56		—		—	*4*	12	*32*	90	*59*	144
Wohnort unbek. .		8		—	*1*	8	*25*	35		—		—	*6*	6	*32*	49	*32*	57

Die schrägen Zahlen geben die in öffentlichen Krankenanstalten behandelten Fälle noch besonders an; sie sind in den Hauptzahlen enthalten. Unter ihnen befinden sich (in der polizeilichen Abteilung des Krankenhauses St. Georg) 64 Prostituierte und 157 Umhertreiberinnen.

68,2%, betrafen Patienten im Alter von 20—40 Jahren. Nach der Höhe des Anteils an allen Erkrankungen folgte die Altersklasse 15—20 mit 15,6%; 40—50 mit 8,5%; über 50 mit 4,3% und 0—15 mit 2,9%; 0,5% waren ohne Altersangabe. In der Alterklasse 0—15 betrafen 76% aller Fälle Lues congenita; bei den 15—20jährigen waren 66,8% Gonorrhöekranke und 5,8% Luiker; bei den 20—30jährigen 59,3% Gonorrhoiker und 31,1% Luiker; bei den 30—40jährigen betrafen 52,6% der Fälle Syphilis und 41,2% Tripper. Bei den 40—50jährigen waren 72,6% Syphilitiker gegenüber 23,7% Gonorrhöekranker und bei den über 50jährigen beliefen sich diese Zahlen auf 87,0% und 10,9%.

In den öffentlichen Krankenanstalten wurden 27,8% aller Fälle behandelt, und zwar von den Tripperfällen 20,1%, von den Fällen mit weichem Schanker 29,9% und von den Luikern 36,7%.

Die in den Krankenanstalten behandelten Fälle zeigten eine andere Zusammensetzung als alle überhaupt behandelten; auf männliche Personen kamen 1382 oder 62,7% (gegen 75,8% überhaupt), auf weibliche 823 oder 37,3% (gegen 24,2% überhaupt). Demnach gelangen verhältnismäßig weniger männliche und mehr weibliche geschlechtskranke Personen in eine Krankenanstalt. Eine nicht festgestellte Anzahl der in Krankenanstalten behandelten Geschlechtskranken war wegen anderer Krankheiten dort aufgenommen. Stärker als in der Privatpraxis traten die unverheirateten bei den Anstaltsfällen hervor. Bei den männlichen Personen waren es 78,7% (gegen 75%) und bei den weiblichen Personen 78,6% (gegen 67,0%). In den Krankenhäusern wurden wegen Tripper nur 805 Fälle behandelt = 36,5%, wegen weichen Schankers 180 oder 8,2% und wegen Syphilis 1220 oder 55,3% aller Anstaltsfälle. Auch in der Alterszusammensetzung der Anstaltsfälle traten wesentliche Abweichungen gegenüber der Privatpraxis oder der Gesamtzahl der Fälle hervor. Während von den überhaupt ärztlich behandelten Geschlechtskranken 80,5% im Alter bis zu 20 Jahren standen, waren es bei den in Anstalten Behandelten im besonderen nur 26,8%; in der Altersgruppe von 20—40 Jahren war es umgekehrt, denn in ihr standen überhaupt 68,2% gegenüber nur 55% in Anstalten und im Alter von 40 und mehr Jahren befanden sich 18% der Geschlechtskranken in Anstalten gegenüber nur 12,8% der Gesamtzahl.

In Verbindung mit den Bevölkerungszahlen, für die die Zahlen der Volkszählung vom Jahre 1910 verwendet wurden, wurde ermittelt: 7,6 ärztlich behandelte Geschlechtskranke oder 7,8 Krankheitsfälle auf 1000 Einwohner; ferner 11,9 auf 1000 männliche und 3,8 auf 1000 weibliche Einwohner.

Unter je 1000 männlichen Unverheirateten waren 14,5 Geschlechtskranke, unter 1000 Verheirateten dagegen 7,7; dagegen trafen auf je 1000 weibliche Unverheiratete nur 4,1 Geschlechtskranke, auf Verheiratete 3,3.

Nach Altersgruppen verteilt wurden von 1000 der 0—15jährigen im Freistaat Hamburg 0,8 ärztlich wegen Geschlechtskrankheiten behandelt; von 1000 der 15—20jährigen 12,9, der 20—30jährigen 19,2, der 30—40jährigen 9,2, der 40—50jährigen 5,6, der über 50jährigen 2,3.

Auf die Stadt Hamburg entfielen 7794 oder 98,3% der im Hamburgischen Staat ärztlich Behandelten. Die Zahl der auf 1000 Bewohner überhaupt entfallenden Geschlechtskranken (Behandlungsfälle) betrug 8,2, war also etwas größer als die Ziffer für den Staat mit 7,8. Für die Fälle männlicher Patienten waren die entsprechenden Ziffern 12,5 gegen 11,9, für die weiblichen 4,0 gegen 3,8. Bei Zugrundelegung der Einwohnerzahlen vom Jahre 1913 verkleinern sich die Verhältnisziffern um ein geringes. Der Infektionsort der Hamburger Patienten ist in 9,3% aller die männlichen und 15,8% die weiblichen Patienten betreffenden Fälle nicht angegeben worden. Nach den angegebenen

Fällen waren von 100 der männlichen 74,3 in der Stadt Hamburg und 25,7 auswärts infiziert worden, unter 100 weiblichen 80,9 und 19,1. Von allen Patienten mit Wohnortsangabe hatten 92,1% ihren Wohnsitz in der Stadt und 7,9% auswärts. Bei 2,3% der männlichen und 3% der weiblichen ist der Wohnort unermittelt geblieben.

Die 136 in dem Hamburgischen Landgebiete behandelten Fälle machten nur 1,7% aller Fälle im Staate aus; auf 1000 Einwohner in dem Landgebiete kamen 2,1 Behandlungsfälle, gegenüber 8,2‰ in der Stadt Hamburg an ärztlich behandelten Geschlechtskrankheiten.

In *Hannover* haben sich *alle* Ärzte an der Meldung beteiligt.

Für die Stadt Hannover einschließlich des in Linden gelegenen Stadtkrankenhauses II hat sich für den Zählmonat folgende Zahl Behandelter ergeben:

Art der Geschlechtskrankheit	Männer	Frauen	Darunter im Krankenhaus II Männer	Darunter im Krankenhaus II Frauen	Garnisonlazarett
Tripper	996	277	80	79	22
Weicher Schanker	192	20	46	5	—
Frische Syphilis	279	83	40	7	23
Rezidivierende Syphilis	489	180	6	45	3
(darunter Tabes und Paralyse)	(133)	(36)	—	—	—
Syphilis cong.	31	27	—	5	—
Zusammen	1987	587	176	141	48

Unter den 141 Frauen des Städtischen Krankenhauses II befanden sich 58 Prostituierte, von denen 41 an Tripper, 3 an weichem Schanker und 14 an rezidivierender Syphilis litten. Die nochmals genau nachgeprüften und für richtig befundenen Angaben des Garnisonlazarettes zeigen eine geringe Erkrankungshäufigkeit der Militärbevölkerung, besonders gering im Verhältnis zu der Erkrankungshäufigkeit der gleichalterigen Zivilbevölkerung. Gründe waren dafür nicht zu ermitteln, falls man nicht den regelmäßigen ärztlichen Belehrungen einen wesentlichen Einfluß zuschreiben will. Von den in ambulanter Behandlung befindlichen Kranken wurde die Hälfte von Dermatologen behandelt. Den weiblichen Tripper behandelten je zur Hälfte Dermatologen und Gynäkologen, während bei der Syphilis die Frauenärzte als Behandelnde mehr in den Hintergrund traten. Seutemann hat, um zu Jahreserkrankungsziffern gelangen zu können, nachträglich noch eine Scheidung der gemeldeten Fälle in Bestand und Zugang vorzunehmen versucht. Er konnte, dank dem großen Entgegenkommen der Dermatologen, ermitteln, daß von den im Zählmonat Behandelten erstmalig in die Behandlung eingetreten sind:

bei Tripper 42%
„ Schanker 67%
„ frischer Syphilis . . . . . 47%.

Unter dem Vorbehalt, daß manche Kranke über eine etwaige vorhergehende Behandlung nicht immer wahrheitsgemäß berichten, hat Seutemann unter Ausscheidung der angeborenen und der rezidivierenden Syphilis als im Laufe des Zählmonats Erkrankte berechnet:

$$\text{bei den Männern } \frac{42}{100} \times 996 + \frac{67}{100} \times 192 + \frac{47}{100} + 279 = 678$$

$$\text{bei den Frauen } \frac{42}{100} \times 227 + \frac{67}{100} \times 20 + \frac{47}{100} \times 83 = 168.$$

Diese Monatszahlen mit 12 multipliziert ergaben als Jahreserkrankungsziffer an Geschlechtskrankheiten:

bei den Männern rund . . . 8200,
bei den Frauen rund . . . 2000.

Aus dem Gesichtspunkt heraus, daß in den Großstädten über $^4/_5$ aller Behandelten sich im Alter von 20—40 Jahren befinden, hat SEUTEMANN den Erkrankten die lebende Bevölkerung von 18—45 Jahren gegenüber gestellt. Dieser Vergleich ist wohl zulässig, da die Infektionen in früherem und späterem Alter sehr gering sind. Für Hannover und für Hannover und Linden zusammen, da die Einwohner von Linden sich zum größten Teil in Hannover spezialärztlich behandeln lassen, sind folgende Übersichten zusammengestellt:

Hannover	Lebende Bevölkerung im Alter von 18—45 Jahren am 1. Dez. 1913	Erkrankte absolut	Im Laufe eines Jahres in $^0/_0$ der Lebenden
Männer	76 500	8100	10,6
Frauen	78 700	2000	2,5

Hannover und Linden	Lebende Bevölkerung im Alter von 18—45 Jahren am 1. Dez. 1913	Erkrankte absolut	Im Laufe eines Jahres in $^0/_0$ der Lebenden
Männer	95 000	8550	9,0
Frauen	97 400	2100	2,2

Auch unter Berücksichtigung, daß die hannoverischen Spezialärzte von Personen der näheren und weiteren Umgebung aufgesucht werden, dürften die festgestellten Zahlen nicht zu hoch sein, da viele Geschlechtskranke sich an Kurpfuscher wenden oder sich selbst behandeln. Die gefundene Jahreserkrankungsziffer der Männer im Alter von 18—45 Jahren ist mit $9^0/_0$ allerdings außerordentlich hoch. Aus ihr geht hervor, daß die Erkrankungsziffer, die sich jährlich in der 27 Jahrgänge umfassenden Altersgruppe wiederholt und jedes Mitglied wohl etwa 10 Jahre der Gefahrenchance dieser Altersgruppe aussetzt, die Zahl der Männer, die überhaupt einmal geschlechtlich erkranken, selbst unter Berücksichtigung mehrfacher Erkrankung von Einzelpersonen stark anschwellen läßt.

In *Kiel* wurden an 123 Ärzte Fragebogen geschickt, von denen nur drei

Tabelle 95. Geschlechtskranke in Kiel nach

Geschlecht, Familienstand	Gonorrhöe						Ulcus molle					Frische	
	Wohnort	Nichtfachärztliche Behandlung	Fachärztliche Behandlung				Wohnort	Nichtfachärztliche Behandlung	Fachärztliche Behandlung			Wohnort	Nichtfachärztliche Behandlung
		Insgesamt	F	K	Fr	Insgesamt		Insgesamt	F	K	Insgesamt		Insgesamt
Männlich ledig	h 378	107 *28,3*	186	85		271 *71,7*	51(24)	14 (4)	25(14)	12(6)	37 (20)	116	12 *10,3*
	a 58	9 *13,8*	24	36		50 *86,2*	10 (2)		8	2(2)	10 (2)	24	2 *8,4*
	436	116	210	121		321	61(26)	14 (4)	33(14)	14(8)	47 (22)	140	14
Männlich verh.	h 115	23 *20*	69	23		92 *80*	4	2		2	2	46	2 *4,4*
	a 19	4 *21,1*	13	4		15 *78,9*						11	3 *27,3*
	134	27	82	27		107						57	5
Weiblich ledig	h 201	6 *3,2*	35	137	23	195 *96,8*						68	8 *11,9*
	a 9	0	2	3	2	9 *100*						11	
	210	6	37	140	25	204						79	8
Weiblich verh.	h 64	16 *23,5*	4	39	6	49 *76,5*						16	4 *25*
	a 8	0			8	8 *100*						6	3 *50*
	72	16	4	39	14	57						22	7

K = Krankenanstalt, F = Facharzt, Fr = Frauenarzt, h = hier, d. h. in der betreffenden
= Prozentzahlen der bei Nichtfach- bzw. Fachärzten Behandelten.

nicht zurückgereicht wurden. Eine Fehlanzeige erstatteten von den 120 beteiligten Ärzten 54, da sie keine Fälle von Geschlechtskranken in Behandlung hatten und 4 wegen Zeitmangels und aus Unmut über den Streit mit den Krankenkassen (hierunter ein Facharzt).

Es antworteten also 62 Ärzte, darunter 7 Fachärzte, die Geschlechtskranke in Behandlung hatten, sowie sämtliche 15 Krankenanstalten, von ihnen 6 mit Fehlanzeige.

Das Ergebnis der Umfrage ist aus untenstehender Tabelle ersichtlich:

Bei einer Einwohnerzahl von 211 000 nach dem Stande vom 1. Dezember 1910 beträgt die in der Erhebungszeit ermittelte Zahl von Geschlechtskranken 1548 oder 7,3$^0/_{00}$.

In *Königsberg* wurden 233 Ärzte über die in ihrer Behandlung stehenden Geschlechtskranken befragt. Von ihnen übten 18 keine Praxis mehr aus und 94 sandten Fehlanzeige ein, so daß nur 121 Ärzte sich an der Umfrage beteiligten. Abgesehen vom Garnisonlazarett wurden 15 Anstalten befragt, von denen 3 Fehlanzeige einsandten.

1783 geschlechtskranke Personen wurden ermittelt, von denen 1322 in Königsberg wohnhaft waren, 350 von auswärts stammten und 11 ohne Wohnortangaben blieben. Unter Einrechnung dieser nach dem gleichen Zahlenverhältnis zwischen Hiesigen und Auswärtigen wie unter den Bekannten wurden als Einheimische 1410, als Auswärtige 373, d. h. rund 21$^0/_0$ ermittelt.

Die 1410 einheimischen Patienten machten 5,56$^0/_{00}$ der am 30. November 1913 auf 253 556 fortgeschriebenen Zivilbevölkerung aus.

In Anstaltsbehandlung befanden sich 288 Patienten oder 16,15$^0/_0$ der Gesamtzahl. Von den 1495 privatärztlich Behandelten waren 1181 oder 79$^0/_0$ Einheimische.

An Gonorrhöe litten 920 Personen (51,59$^0/_0$), 705 Männer und 215 Frauen; an Ulcus molle 34 (1,92$^0/_0$), 32 Männer und 2 Frauen; an Syphilis 829 Personen (46,49$^0/_0$), 577 Männer und 252 Frauen.

Eine Übersicht über das Ergebnis der Erhebung vermittelt umstehende Tabelle.

Geschlecht, Familienstand und Krankheitsformen.

Syphilis			Rezidivierende Syphilis					Tabes u. Paralyse ( ) = Lues congenita				
Fachärztliche Behandlung			Wohnort	Nichtfachärztliche Behandlung	Fachärztliche Behandlung			Wohnort	Nichtfachärztliche Behandlung	Fachärztliche Behandlung		
F	K	Insgesamt		Insgesamt	F	K	Insgesamt		Insgesamt	F	K	Insgesamt
36	68	104 *89,7*	84	15 *17,9*	51	18	69 *82,1*	2 (12)	(4)	2	(8)	2 (8)
13	9	22 *91,6*	16	1 *6,3*	13	2	15 *93,7*	(6)	(2)	(1)	(3)	(4)
49	77	126	100	16	64	20	84	2 (18)	(6)	2 (1)	(11)	2 (12)
11	33	44 *95,6*	113	28 *24,8*	38	47	85 *75,2*	4	3	1		1
4	4	8 *72,7*	23	5 *21,8*	11	7	18 *78,2*	1		1		1
15	37	52	136	33	49	54	103	5	3	2		2
7	53	60 *88,1*	30	6 *20*	9	15	24 *80*	(13)	(2)		(11)	(11)
1	10	11 *100*	3	1 *33,3*		2	2 *66,7*	(3)	(1)		(2)	(2)
8	63	71	33	7	9	17	26	(16)	(3)		11(2)	(13)
1	11	12 *75*	71	28 *39,5*	14	29	43 *60,5*	3 (1)	3 (1)			
2	1	3 *50*	8	5 *62,5*		3	3 *37,5*					
3	12	15	79	33	14	32	46	3 (1)	3 (1)			

Stadt wohnhaft, a = außerhalb der betreffenden Stadt wohnhaft, Schräge (Kursiv-)Ziffern

Tabelle 96. Geschlechtskranke in Königsberg nach Familienstand, Geschlecht, Krankheitsformen und Art der Behandlung.

Geschlecht	Familienstand	Tripper mit Komplikationen	Weicher Schanker mit Komplikationen	Syphilis: a) frische Syphilis	Syphilis: b) rezidivierende Syphilis einschl. Spätsyphilis einschl. Tabes und Paralyse	davon insbesondere Tabes und Paralyse: neu in Behandlung getreten	davon insbesondere Tabes und Paralyse: bereits in Behandlung gewesen	Syphilis: c) Erbsyphilis	Syphilis: zusammen	Gesamtzahl der Kranken
A. Die in privatärztlicher Behandlung stehenden Patienten.										
Männlich . .	ledig [23])	483 [1])	24	90 [2])	165 [3])	10	3	12 [5])	267	774
	verh.	121	4	33	129 [4])	30	8	1	163	288
	unbek.	59	3	12	35	—	—	—	47	109
	zus.	663 [1])	31	135 [2])	329 [3]) [4])	40	11	13 [5])	477	1171
Weiblich . .	ledig [23])	83	2	37 [6])	42 [8])	2	—	25 [9])	104	189
	verh.	73	—	10 [7])	15	2	1	1	62	135
	unbek.	—	—	—	—	—	—	—	—	—
	zus.	156	2	47 [6]) [7])	93 [8])	4	1	26 [9])	166	324
Zusammen .	ledig [23])	566 [1])	26	127 [2]) [6])	207 [3]) [8])	12	3	37 [5]) [9])	371	963
	verh.	194	4	43 [7])	180 [4])	32	9	2	225	423
	unbek.	59	3	12	35	—	—	—	47	109
	überh.	819 [1])	33	182[2])[6])[7])	422 [3]) [4]) [8])	44	12	39 [5]) [9])	643	1495
B. Die in Anstalten (ausschl. Garnisonlazarett) behandelten Patienten.										
Männlich . .	ledig [23])	36	1	19	40	3	5	4 [11])	63	100
	verh.	5	—	3	31 [10])	11	4	—	34	39
	unbek.	1	—	3	—	—	—	—	3	4
	zus.	42	1	25	71 [10])	14	9	4 [11])	100	143
Weiblich . .	ledig [23])	*19* 53 [12])	—	*2* 35 [13])	*5* 30 [14])	4	2	5 [16])	*7* 70	*26* 123
	verh.	6	—	3	13 [15])	3	—	—	16	22
	unbek.	—	—	—	—	—	—	—	—	—
	zus.	*19* 59 [12])	—	*2* 38 [13])	*5* 43 [14]) [15])	7	2	5 [16])	*7* 86	*26* 145
Zusammen .	ledig [23])	*19* 89 [12])	1	*2* 54 [13])	*5* 70 [14])	7	7	9 [11]) [16])	*7* 133	*26* 223
	verh.	11	—	6	44 [10]) [15])	14	4	—	50	61
	unbek.	1	—	3	—	—	—	—	3	4
	überh.	*19* 101 [12])	1	*2* 63 [13])	*5* 114 [10])[14])[15])	21	11	9 [11]) [16])	*7* 186	*26* 288

C. In ärztlicher Behandlung befindliche Geschlechtskranke überhaupt.

Männlich . .	ledig[23])	519	25	109	205	13	8	16	330	874
	verh.	126	4	36	160	41	12	1	197	327
	unbek.	60	3	15	35	—	—	—	50	113
	zus.	705	32	160	400	54	20	17	577	1314
Weiblich . .	ledig[23])	*19* 136	2	*2* 72	*5* 72	6	2	30	*7* 174	*26* 312
	verh.	79	—	13	64	5	1	1	78	157
	unbek.	—	—	—	—	—	—	—	—	—
	zus.	*19* 215	2	*2* 85	*5* 136	11	3	31	*7* 252	*26* 469
Zusammen .	ledig[23])	*19* 655	27	*2* 181	*5* 277	19	10	46	*7* 504	*26* 1186
	verh.	205	4	49	224	46	13	2	275	484
	unbek.	60	3	15	35	—	—	—	50	113
	überh.	*19* 920	34	*2* 245	*5* 536	65	23	48	*7* 829	*26* 1783
Davon waren infiziert	hier[23])	*17* 678	22	*2* 168	*5* 273	26	6	10	*7* 451	*24* 1151
	ausw.	*2* 167	9	54	145	17	9	9	208	*2* 384
	unbek.	75	3	23	118	22	8	29	170	248
	zus.	*19* 920	34	*2* 245	*5* 536	65	23	48	*7* 829	*26* 1783
Von der Gesamtzahl waren wohnhaft	hier	*18* 725 [17])	20	*2* 175 [18])	*5* 370 [20])	47	14	32 [21])	*7* 577	*25* 1322
	ausw.	*1* 138	11	57	128	18	8	16 [22])	201	*1* 350
	unbek.	57	3	13 [19])	38	—	1	—	51	111
	zus.	*19* 920 [17])	34	*2* 245 [18]) [19])	*5* 536 [20])	65	23	48 [21]) [22])	*7* 829	*26* 1783

Die schrägen Ziffern bezeichnen die Fürsorgezöglinge und öffentlichen Mädchen; sie sind in den Gesamtzahlen mitenthalten.

[1]) Darunter ein Fall außerdem noch mit Schanker. [2]) Darunter 8 Fälle außerdem noch mit Tripper. [3]) Darunter 7 Fälle außerdem noch mit Tripper. [4]) Darunter 1 Fall außerdem noch mit Tripper. [5]) Darunter 2 Fälle außerdem noch mit rezidivierender Syphilis und 1 Fall außerdem noch mit frischer Syphilis. [6]) Darunter 2 Fälle außerdem noch mit Tripper. [7]) Darunter 1 Fall außerdem noch mit Tripper. [8]) Darunter 1 Fall außerdem noch mit Tripper. [9]) Darunter 1 Fall außerdem noch mit frischer Syphilis. [10]) Darunter 1 Fall außerdem noch mit Tripper. [11]) Darunter 1 Fall außerdem noch mit rezidivierender Syphilis. [12]) Darunter 1 Fall außerdem noch mit Schanker. [13]) Darunter 8 Fälle außerdem noch mit Tripper. [14]) Darunter 7 Fälle außerdem noch mit Tripper. [15]) Darunter 1 Fall außerdem noch mit Tripper. [16]) Darunter 1 Fall außerdem noch mit frischer Syphilis. [17]) Darunter 2 Fälle außerdem noch mit Schanker. [18]) Darunter 16 Fälle außerdem noch mit Tripper. [19]) Darunter 3 Fälle außerdem noch mit Tripper. [20]) Darunter 18 Fälle außerdem noch mit Tripper. [21]) Darunter 2 Fälle außerdem noch mit rezidivierender Syphilis und 3 Fälle außerdem noch mit frischer Syphilis. [22]) Darunter 1 Fall außerdem noch mit rezidivierender Syphilis. [23]) Auch verwitwet oder geschieden.

Das Ergebnis der Umfrage für *Krefeld* fassen folgende Übersichten zusammen:

Tabelle 97. Geschlechtskranke Personen in Krefeld, in Behandlung von Privatärzten und deren Polikliniken.
(20. November bis 20. Dezember 1913 einschl.)

Geschlecht, Familienstand		Tripper mit Komplikationen	Weicher Schanker mit Komplikationen	Syphilis: a) frische Syphilis	Syphilis: b) rezidivierende Syphilis einschl. Spätsyphilis einschl. Tabes und Paralyse	davon insbesondere Tabes und Paralyse: bereits in Behandlung gewesen	davon insbesondere Tabes und Paralyse: neu in Behandlung getreten	Syphilis: c) Erbsyphilis	Syphilis: zusammen	Gesamtzahl der Kranken
Männlich . .	ledig	169	11	30	42	2	—	3	75	255
	verh.	77	3	27	46	6	3	—	73	153
	unbek.	—	—	—	—	—	—	—	—	—
	zus.	246	14	57	88	8	3	3	148	408
Weiblich . .	ledig	39	—	15	19	4	1	3	37	76
	verh.	33	1	12	24	3	3	—	—	70
	unbek.	—	—	—	—	—	—	—	36	—
	zus.	72	1	27	43	7	4	3	73	146
Zusammen .	ledig	208	11	45	61	6	1	6	112	331
	verh.	110	4	39	70	9	6	—	109	223
	unbek.	—	—	—	—	—	—	—	—	—
	zus.	318	15	84	131	15	7	6	221	554
Davon waren infiziert	hier	174	2	20	41	—	—	2	63	239
	ausw.	50	1	8	38	4	1	—	46	97
	unbek.	94	12	56	52	11	6	4	112	218
	zus.	318	15	84	131	15	7	6	221	554
Von der Gesamtzahl waren wohnhaft	hier	253	10	54	90	4	3	5	149	412
	ausw.	54	3	28	37	7	4	1	66	123
	unbek.	11	2	2	4	4	—	—	6	19
	zus.	318	15	84	131	15	7	6	221	554
Geschlechtskranke Personen in Krefeld in den Krankenhäusern ausschl. der Militärlazarette.										
Männlich . .	ledig	10	1	5	3	—	—	—	8	19
	verh.	5	1	3	1	2	—	—	4	10
	unbek.	—	—	—	—	—	—	—	—	—
	zus.	15	2	8	4	2	—	—	12	29
Weiblich . .	ledig	19	—	2	5	—	—	—	7	26
	verh.	3	—	2	1	1	—	—	3	6
	unbek.	—	—	—	—	—	—	—	—	—
	zus.	22	—	4	6	1	—	—	10	32
Zusammen .	ledig	29	1	7	8	—	—	—	15	45
	verh.	8	1	5	2	2	—	—	7	16
	unbek.	—	—	—	—	—	—	—	—	—
	zus.	37	2	12	10	2	—	—	22	61
Davon waren infiziert	hier	20	—	3	3	—	—	—	6	26
	ausw.	7	1	3	4	—	—	—	7	15
	unbek.	10	1	6	3	3	—	—	9	20
	zus.	37	2	12	10	3	—	—	22	61
Von der Gesamtzahl waren wohnhaft	hier	6	1	6	7	4	—	—	13	20
	ausw.	2	—	—	—	—	—	—	—	2
	unbek.	29	1	6	3	—	—	—	9	39
	zus.	37	2	12	10	4	—	—	22	61

Tabelle 98. Geschlechtskranke Personen in Leipzig und zwar in Behandlung:

A. Bei Privatärzten.

Geschlecht, Familienstand		Tripper mit Komplikationen	Weicher Schanker mit Komplikationen	Syphilis: a) frische Syphilis	Syphilis: b) rezidivierende Syphilis einschl. Spätsyphilis einschl. Tabes und Paralyse	davon insbesondere Tabes und Paralyse: bereits in Behandlung gewesen	davon insbesondere Tabes und Paralyse: neu in Behandlung getreten	Syphilis: c) Erbsyphilis	Syphilis: zusammen	Gesamtzahl der Kranken
Männlich	ledig	1419	60	249	388	27	7	49	686	2165
	verh.	468	14	85	487	125	41	—	572	954
	unbek.	29	6	13	20	—	1	—	33	68
	zus.	1816	80	347	895	152	49	49	1291	3525 *338*
Weiblich	ledig	238	9	75	123	6	4	45	243	490
	verh.	124	6	55	221	21	10	—	276	406
	unbek.	2	—	4	—	—	—	—	4	6
	zus.	364	15	134	344	27	14	45	523	962 *60*
Zusammen	ledig	1657	69	324	511	33	11	94	929	2655
	verh.	492	20	140	708	146	51	—	848	1360
	unbek.	377 *346*	20 *14*	17	20	—	1	—	75 *38*	472 *398*
	zus.	2526 *346*	109 *14*	481	1239	179	63	94	1852 *38*	4487 *398*
Davon waren infiziert	hier	1786	80	379	684	58	33	—	1063	2929
	ausw.	263	9	71	244	39	10	—	315	587
	unbek.	477 *346*	20 *14*	31	311	82	20	94	474 *38*	971 *398*
	zus.	2526 *346*	109 *14*	481	1239	179	63	94	1852 *38*	4487 *398*
Von der Gesamtzahl waren wohnhaft	hier	1975	84	410	1076	155	54	87	1573	3632
	ausw.	180	10	53	120	13	6	4	177	367
	unbek.	371 *346*	15 *14*	18	43	11	3	3	102 *38*	488 *398*
	zus.	2526 *346*	109 *14*	481	1239	179	63	94	1852 *38*	4487 *398*

B. In Krankenhäusern (ausschließlich Garnisonlazarett).

Geschlecht, Familienstand		Tripper mit Komplikationen	Weicher Schanker mit Komplikationen	Syphilis: a) frische Syphilis	Syphilis: b) rezidivierende Syphilis einschl. Spätsyphilis einschl. Tabes und Paralyse	davon insbesondere Tabes und Paralyse: bereits in Behandlung gewesen	davon insbesondere Tabes und Paralyse: neu in Behandlung getreten	Syphilis: c) Erbsyphilis	Syphilis: zusammen	Gesamtzahl der Kranken
Männlich	ledig	180	4	63	96	23	7	34	193	377
	verh.	25	3	16	141	84	13	—	157	185
	unbek.	5	—	1	22	4	4	—	23	28
	zus.	210	7	80	259	111	24	34	373	590
Weiblich	ledig	111 [9]	7 [2]	12 [2]	88 [25]	16	1	40	140 [27]	258 [38]
	verh.	10	1	2	88 [3]	40	7	—	90 [3]	101 [3]
	unbek.	—	—	—	—	—	—	—	—	—
	zus.	121 [9]	8 [2]	14 [2]	176 [28]	56	8	40	230 [30]	359 [41]
Zusammen	ledig	291 [9]	11 [2]	75 [2]	184 [25]	39	8	74	333 [27]	635 [38]
	verh.	35	4	18	229 [3]	124	20	—	247 [3]	286 [3]
	unbek.	5	—	1	22	4	4	—	23	28
	zus.	331 [9]	15 [2]	94 [2]	435 [28]	167	32	74	603 [30]	949 [41]
Davon waren infiziert	hier	257 [6]	12 [2]	80 [2]	185 [26]	30	9	—	265 [28]	534 [36]
	ausw.	46 [3]	3	13	95 [2]	34	13	—	108 [2]	157 [5]
	unbek.	28	—	1	155	103	10	74	230	258
	zus.	331 [9]	15 [2]	94 [2]	435 [28]	167	32	74	603 [50]	949 [41]
Von der Gesamtzahl waren wohnhaft	hier	281 [6]	12 [2]	82 [2]	381 [26]	155	25	63	526 [28]	819 [36]
	ausw.	19	2	10	47 [1]	12	7	11	68 [1]	89 [1]
	unbek.	31 [3]	1	2	7 [1]	—	—	—	9 [1]	41 [4]
	zus.	331 [9]	15 [2]	94 [2]	435 [28]	167	32	74	603 [30]	949 [41]

Tabelle 98 (Fortsetzung). C. Bei Privatärzten und in Krankenhäusern zusammen.

Geschlecht, Familienstand		Tripper mit Komplikationen	Weicher Schanker mit Komplikationen	Syphilis: a) frische Syphilis	Syphilis: b) rezidivierende Syphilis einschl. Spätsyphilis einschl. Tabes und Paralyse	davon insbesondere Tabes und Paralyse: ob bereits in Behandlung gewesen	davon insbesondere Tabes und Paralyse: neu in Behandlung getreten	Syphilis: c) Erbsyphilis	Syphilis: zusammen	Gesamtzahl der Kranken
Männlich	ledig	1599	64	312	484	50	14	83	879	2542
	verh.	393	17	101	628	209	54	—	729	1139
	unbek.	34	6	14	42	4	5	—	56	96
	zus.	2026	87	427	1154	263	73	83	1664	4115 *338*
Weiblich	ledig	349 [9]	16 [2]	87 [2]	211 [25]	22	5	85	383 [27]	748 [38]
	verh.	134	7	57	309 [3]	61	17	—	366 [3]	507 [3]
	unbek.	2	—	4	—	—	—	—	4	6
	zus.	485 [9]	23 [2]	148 [2]	520 [28]	83	22	85	753 [30]	1321 *60* [41]
Zusammen	ledig	1948	80	399	695	72	19	168	1262	3290
	verh.	527	24	158	937	270	71	—	1095	1646
	unbek.	382 *346*	20 *14*	18	42	4	5	—	98 *38*	500 *398*
	zus.	2857 *346*	124 *14*	575	1674	346	95	168	2455 *38*	5436 *398*
Es waren infiziert: ledige Männer	hier	1332	58	251	284	12	3	—	535	1925
	ausw.	188	4	51	125	15	9	—	176	368
	unbek.	79	2	10	75	23	2	—	85	166
	zus.	1599	64	312	484	50	14	—	796	2459
verheiratete Männer	hier	314	13	83	274	53	25	—	357	684
	ausw.	56	3	13	135	47	9	—	148	207
	unbek.	23	1	5	219	109	20	—	224	248
	zus.	393	17	101	628	209	54	—	729	1139
ledige Frauen	hier	275 [6]	14 [2]	74 [2]	142 [24]	5	4	—	216 [26]	505 [34]
	ausw.	41 [3]	2	5	30 [1]	3	—	—	35 [1]	78 [4]
	unbek.	33	—	8	39	14	1	—	47	80
	zus.	349 [9]	16 [2]	87 [2]	211 [25]	22	5	—	298 [27]	663 [38]
verheiratete Frauen	hier	109	6	43	161 [2]	16	9	—	204 [1]	319 [2]
	ausw.	17	1	12	35 [1]	6	2	—	47 [2]	65 [1]
	unbek.	8	—	2	113	39	6	—	115	123
	zus.	134	7	57	309 [3]	61	17	—	366 [3]	507 [3]
Es waren wohnhaft: ledige Männer	hier	1453	59	275	410	40	8	—	685	2197
	ausw.	132	5	32	66	8	6	—	98	235
	unbek.	14	—	5	8	2	—	—	13	27
	zus.	1599	64	312	484	50	14	—	796	2459
verheiratete Männer	hier	354	13	84	550	192	48	—	634	1001
	ausw.	34	4	16	55	11	4	—	71	109
	unbek.	5	—	1	23	6	2	—	24	29
	zus.	393	17	101	628	209	54	—	729	1139
ledige Frauen	hier	310 [6]	14 [2]	75 [2]	194 [24]	19	5	—	269 [26]	593 [34]
	ausw.	18	1	5	10	2	—	—	15	34
	unbek.	21 [3]	1	7	7 [1]	1	—	—	14 [1]	36 [4]
	zus.	349 [9]	16 [2]	87 [2]	211 [25]	22	5	—	298 [27]	663 [38]
verheiratete Frauen	hier	123	6	48	278 [2]	57	15	—	326 [2]	455 [2]
	ausw.	10	1	9	23 [1]	2	1	—	32 [1]	43 [1]
	unbek.	1	—	—	8	2	1	—	8	9
	zus.	134	7	57	309 [3]	61	17	—	366 [3]	507 [3]

Die hochgestellten kleinen Zahlen der Tabelle 98 A—C bezeichnen die Prostituierten. — Die schrägen Zahlen bezeichnen die Fälle, für die nähere Angaben nicht gemacht worden sind und die deshalb nicht bei allen Spalten berücksichtigt werden konnten. In den Gesamtzahlen sind sie mit enthalten.

Tabelle 98 (Fortsetzung). D. Im Garnisonlazarett.

Geschlecht, Familienstand, Wohnort		Tripper und dessen Komplikationen	Weicher Schanker und dessen Komplikationen	Frische Syphilis	Zusammen
Männlich, ledig		40	1	9	50
Davon waren infiziert	hier	26	1	6	33
	auswärts	14	—	3	17
Wohnhaft waren	hier	37	1	9	47
	auswärts	3	—	—	3

Fälle, in denen für einen Kranken mehrere Geschlechtskrankheiten angegeben waren.
(In den Tabellen sind diese Fälle bei der schwereren — obenstehenden — Krankheit gezählt.)

Geschlecht, Familienstand		Weicher Schanker	Frische Syphilis	Rezidivierende Syphilis	Frische Syphilis	Rezidivierende Syphilis	Frische Syphilis	Rezidivierende Syphilis
		und Tripper			und Schanker		und Tripper und Schanker	
Männlich	ledig	6	31	22	—	1	2	1
	verheiratet	1	5	7	1	—	—	—
	unbekannt	1	—	1	—	—	—	—
Weiblich	ledig	3	4[1]	20[2]	—	—	—	—
	verheiratet	2	3	2	—	—	—	—
	unbekannt	—	—	—	—	—	—	—
Zusammen		13	43	52	1	1	2	1

In *Leipzig* sind in der Zeit vom 20. November bis zum 20. Dezember 1913 5436 geschlechtskranke Personen gezählt worden, abgesehen von den Kranken im Garnisonlazarett, die besonders behandelt werden müssen, um die Zahlen mit denen aus den Städten ohne Garnisonen vergleichen zu können.

Die vorstehenden Tabellen (S. 423—425) zeigen das Ergebnis der Erhebung.

Die durch die Erhebung gewonnenen Zahlen hat das Statistische Amt der Stadt Leipzig nach der Verteilung der einzelnen Geschlechtskrankheiten auf Männer, Frauen und alle Kranken zusammen berechnet, ferner danach, in welchem Verhältnis die verschiedenen Arten der Lues zahlenmäßig zueinander stehen. Der Wert der Berechnung wird kaum dadurch beeinträchtigt, daß nicht die sämtlichen Fälle berücksichtigt werden konnten, da für 398 Erkrankungen keine vollständigen Angaben vorliegen, denn man wird annehmen können, daß die unbekannten Fälle sich etwa in gleichem Verhältnis auf die einzelnen Kategorien verteilen und die Zahlen, die berücksichtigt werden konnten, noch groß genug sind, um ein zutreffendes Bild zu gewinnen. Das Ergebnis zeigen nachstehende Tabellen:

In Leipzig litten von 100 Geschlechtskranken an:

	Tripper und dessen Komplikationen	weichem Schanker und dessen Komplikationen	Syphilis
Männer	53,64	2,30	44,06
Frauen	38,46	1,82	59,72
Überhaupt	52,56	2,28	45,16

[1]) und [2]) = Prostituierte.

Von 100 Luesfällen waren

	frische Syphilis	rezidiv. Syphilis und Spätsyphilis einschl. Tabes und Paralyse	darunter bei Tabes und Paralyse alte Fälle	darunter bei Tabes und Paralyse erstmalig Erkrankte	Erbsyphilis
Männer	25,66	69,35	15,81	4,39	4,99
Frauen	19,65	69,06	11,02	2,92	11,29
Überhaupt	23,79	69,26	14,32	3,93	6,95

Daraus geht hervor, daß etwa $50^0/_0$ aller Geschlechtskranken an Gonorrhöe, etwa $45^0/_0$ an Lues und etwa $2^0/_0$ an Ulcus molle litten. Doch sind die vorliegenden Zahlen zu klein, um aus ihnen eine Gesetzmäßigkeit in der Verteilung der Krankheiten erkennen zu können.

In *Lübeck*, wo der ärztliche Verein in dankenswerter Weise die Erhebung durchführen half, und wo die Versendung und der Wiedereingang der Formulare sowie ihre Verarbeitung streng vertraulich behandelt wurde, indem das Material nur durch die Hände des Direktors und des Bureauvorstehers des Statistischen Amtes ging, hatte die Erhebung nachstehendes Ergebnis:

Art der Erkrankung	Zahl der Erkrankten männlich	weiblich	zusammen	hiervon in Anstalten
1. Tripper mit Komplikation	267	81	348	45
2. Weicher Schanker mit Komplikation	18	2	20	1
3. Syphilis				
a) frische Syphilis	24	18	42	11
b) rezidivierende Syphilis einschl. Spätsyphilis einschl. Tabes und Paralyse	124	47	171	32
davon Tabes und Paralyse:				
bereits behandelt	24	3	27	8
neu in Behandlung getreten	8	5	13	11
c) Erbsyphilis	9	3	12	8
Zusammen Syphilis	157	68	225	51
Gesamtzahl der Kranken	442	151	593	97

In *Magdeburg* beteiligten sich an der Erhebung von 166 Ärzten 141, und zwar von 94 Allgemeinpraktikern 77, von 10 Dermatologen 9 und von 62 sonstigen Spezialisten 55.

Im ganzen wurden nach Ausschluß von 226 Auswärtigen 1072 Geschlechtskranke nachgewiesen, und zwar 787 männliche und 285 weibliche.

Nach den einzelnen Krankheiten, von denen in der weiter unten stehenden großen Tabelle die Fälle mit mehr als einer Krankheit nur der schwereren zugerechnet sind, verteilen sich diese Fälle folgendermaßen:

	männlich	weiblich
Gonorrhöe	423	116
Gonorrhöe und Ulcus molle	3	—
Ulcus molle	52	5
Gonorrhöe und frische Syphilis	8	6
Ulcus molle und frische Syphilis	1	—
Frische Syphilis	93	57
Gonorrhöe und rezidivierende Syphilis	5	2
Ulcus molle und rezidivierende Syphilis	—	1
Rezidivierende Syphilis	150	71
Tabes und Paralyse (alte Fälle)	33	7
desgl. (erstmalig Erkrankte)	12	3
Angeborene Syphilis	7	17
	787	285

Tabelle 99. Geschlechtskranke in Magdeburg nach Alter, Familienstand, [illegible]

Krankheiten	Patienten in Magdeburg wohnhaft: im Alter von .. Jahren: 0/15	15/20	20/25	25/30	30/40	40/50	50/60	60 und darüber	nicht angegeben	überhaupt	darunter infiziert: in Magdeburg	auswärts	Ohne Angabe	Patienten auswärts wohnhaft
1. Männliches Geschlecht: Ärztliche Privatpraxis.														
a) Gonorrhöe	—	24	121 *7*	94 *19*	81 *58*	22 *18*	15 *13*	—	37 *10*	394 *125*	309 *92*	43 *21*	42 *12*	79 *32*
b) Ulcus molle	—	1	15 *2*	9 *2*	8 *2*	3 *5*	2 *1*	1	2	41 *12*	35 *11*	2 *1*	4	4 *2*
c) Frische Syphilis	—	2	25	24 *9*	16 *11*	8 *7*	2 *2*	—	2	79 *29*	63 *23*	13 *5*	3 *1*	22 *5*
d) Rezidivierende Syphilis	—	4	9	23 *5*	70 *42*	24 *17*	9 *8*	4 *4*	9 *6*	152 *82*	96 *48*	32 *15*	24 *19*	33 *18*
e) Tabes u. Paralyse (alt. Fälle)	—	—	—	1	8 *8*	10 *8*	5 *5*	2 *2*	2 *1*	28 *24*	10 *8*	5 *5*	13 *11*	7 *6*
f) desgl. (erstmal. Erkrankte)	—	—	—	1	2 *1*	2 *1*	—	—	—	5 *2*	1 *1*	—	4 *1*	5 *4*
g) Erbsyphilis	4	1	—	1	—	—	—	—	—	6	.	.	.	1
Zusammen	4	32	170 *9*	153 *35*	185 *122*	69 *56*	33 *29*	7 *6*	52 *17*	705 *274*	514[1]) *183*	95[1]) *47*	90[1]) *44*	151 *67*
2. Männliches Geschlecht: Krankenanstalten.														
a) Gonorrhöe	—	4	14	5 *3*	4 *3*	2 *2*	—	—	—	29 *8*	7 *4*	—	22 *4*	5 *1*
b) Ulcus molle	—	4	7	2 *1*	1 *1*	—	—	—	—	14 *2*	—	—	14 *2*	—
c) Frische Syphilis	—	3	7	4 *1*	4 *4*	4 *3*	1	—	—	23 *8*	22 *8*	—	1	11 *4*
d) Rezidivierende Syphilis	—	—	—	1 *1*	—	2 *1*	—	—	—	3 *2*	1	—	2 *2*	9 *8*
e) Tabes u. Paralyse (alt. Fälle)	—	—	—	—	2 *1*	2 *1*	1 *1*	—	—	5 *3*	3 *2*	—	2 *1*	—
f) desgl. (erstmal. Erkrankte)	—	—	—	—	2 *2*	4 *4*	—	1 *1*	—	7 *7*	7 *7*	—	—	1 *1*
g) Erbsyphilis	1	—	—	—	—	—	—	—	—	—	.	.	.	—
Zusammen	1	11	28	12 *6*	13 *11*	14 *11*	2 *1*	1 *1*	—	82 *30*	40[1]) *21*	—[1])	41[1]) *9*	26 *14*
Insgesamt	5	43	198 *9*	165 *41*	198 *136*	83 *64*	35 *30*	8 *7*	52 *17*	787 *304*	554[1]) *204*	95[1]) *47*	131[1]) *53*	177 *81*
3. Weibliches Geschlecht: Ärztliche Privatpraxis.														
a) Gonorrhöe	—	19	15 *3*	17 *7*	16 *16*	2 *2*	2 *2*	1 *1*	16 *1*	88 *32*	65 *27*	4 *2*	19 *3*	17 *10*
b) Ulcus molle	—	1	2	1 *1*	1	—	—	—	—	5 *1*	5 *1*	— —	—	—
c) Frische Syphilis	—	6	14 *2*	11 *5*	6 *5*	—	1 *1*	—	1	39 *13*	33 *13*	2	4	5 *1*
d) Rezidivierende Syphilis	—	2	13 *1*	11 *6*	22 *19*	6 *2*	5 *2*	2 *1*	3 *2*	64 *33*	40 *22*	10 *5*	14 *7*	16 *11*
e) Tabes u. Paralyse (alt. Fälle)	—	—	—	—	1 *1*	—	5 *2*	—	—	6 *3*	2 *1*	—	4 *2*	—
f) desgl. (erstmal. Erkrankte)	—	—	—	—	—	2 *2*	—	—	—	2 *2*	2 *2*	—	—	—
g) Erbsyphilis	12	—	1	1 *1*	—	—	—	—	—	14 *1*	.	.	.	3
Zusammen	12	28	45 *6*	41 *20*	46 *41*	10 *6*	13 *7*	3 *2*	20 *3*	218 *85*	147[1]) *66*	16[1]) *7*	41[1]) *12*	41 *21*
4. Weibliches Geschlecht: Krankenanstalten.														
a) Gonorrhöe	2	6	11 *2*	4 *1*	5 *2*	—	—	—	—	28 *5*	—	—	28 *5*	2 *2*
b) Ulcus molle	—	—	—	—	—	—	—	—	—	—	—	—	3	1 *1*
c) Frische Syphilis	—	12 *1*	10 *2*	1 *1*	1	—	—	—	—	24 *4*	17 *3*	4	— *1*	4 *2*
d) Rezidivierende Syphilis	—	1	3	1	3 *1*	2 *2*	—	—	—	10 *3*	7 *2*	—	3 *1*	1 *1*
e) Tabes u. Paralyse (alt. Fälle)	—	—	—	—	1 *1*	—	—	—	—	1 *1*	1 *1*	—	—	—
f) desgl. (erstmal. Erkrankte)	—	—	—	—	1	—	—	—	—	1	1	—	—	—
g) Erbsyphilis	1	2	—	—	—	—	—	—	—	.	3	.	.	—
Zusammen	3	21 *1*	24 *4*	6 *2*	11 *4*	2 *2*	—	—	—	67 *13*	29[1]) *6*	4[1])	34[1]) *7*	8 *6*
Insgesamt	15	49 *1*	69 *10*	47 *22*	57 *45*	12 *9*	13 *7*	3 *2*	20 *3*	285 *99*	173[1]) *72*	20[1]) *7*	75[1]) *19*	49 *18*

Schräggestellte Zahlen = darunter Verheiratete. [1]) Ohne Erbsyphilis.

Tabelle 100. In München in der Zeit vom 7. Januar bis einschl. 6. Februar 1914 in ärztlicher Behandlung befindliche geschlechtskranke Personen.

Geschlecht, Familienstand, Infektionsort, Wohnort		Tripper mit Komplikationen	Weicher Schanker mit Komplikationen	Syphilis: a) frische Syphilis	Syphilis: b) rezidivierende Syphilis einschl. Spätsyphilis einschl. Tabes und Paralyse	Syphilis: davon insbesondere Tabes und Paralyse: bereits in Behandlung gewesen	Syphilis: davon insbesondere Tabes und Paralyse: neu in Behandlung getreten	Syphilis: c) Erbsyphilis	Syphilis: zusammen	Gesamtzahl der Kranken
1. Die in Anstalten (ausschl. Garnisonlazarett) behandelten Patienten.										
Männlich	ledig [1])	192 [2])	10	21	143	13	2	7	171	373
	verheiratet	18 [3])	1	6	80	15	10	—	86	105
	unbekannt	—	—	—	2	—	—	—	2	2
	zusammen	210	11	27	225	28	12	7	259	480
Weiblich	ledig [1])	181 [4])	3	27	78	8	8	9	114	298
	verheiratet	14 [5])	—	2	40	6	4	—	42	56
	unbekannt	—	—	—	—	—	—	—	—	—
	zusammen	195	3	29	118	14	12	9	156	354
Zusammen	ledig [1])	373	13	48	221	21	10	16	285	671
	verheiratet	32	1	8	120	21	14	—	128	161
	unbekannt	—	—	—	2	—	—	—	2	2
	zusammen	405	14	56	343	42	24	16	415	834
Davon waren infiziert	hier	323	13	45	164	20	2	—	209	545
	auswärts	66	1	10	61	3	—	—	71	138
	unbekannt	16	—	1	118	19	22	—	119	135
	zusammen	405	14	56	343	42	24	—	399	818
Davon waren wohnhaft	hier	349	14	48	263	34	18	15	326	689
	auswärts	55	—	8	80	8	6	1	89	144
	unbekannt	1	—	—	—	—	—	—	—	1
	zusammen	405	14	56	343	42	24	16	415	834

Bemerkungen:

[1]) Auch verwitwet oder geschieden.

[2]) Darunter 3 Fälle in Verbindung mit weichem Schanker, 9 Fälle mit frischer, 12 mit rezidivierender Syphilis.

[3]) Darunter 1 Fall in Verbindung mit weichem Schanker, 3 Fälle mit frischer, 5 mit rezidivierender Syphilis.

[4]) Darunter 1 Fall in Verbindung mit weichem Schanker, je 7 Fälle in Verbindung mit frischer und rezidivierender Syphilis.

[5]) Darunter 1 Fall in Verbindung mit weichem Schanker, je 2 Fälle in Verbindung mit frischer und rezidivierender Syphilis.

2. Die im Garnisonlazarett behandelten Patienten.

Männlich ledig hier wohnh.		63	—	3	—	—	—	—	3	66
Davon waren infiziert	hier	52	—	1	—	—	—	—	1	53
	auswärts	11	—	2	—	—	—	—	2	13
	unbekannt	—	—	—	—	—	—	—	—	—
	zusammen	63	—	3	—	—	—	—	3	66

3. Die von Privatärzten behandelten Patienten.

Männlich	ledig [1])	835 [6])	22	127	284	22	6	36	447	1304
	verheiratet	191 [7])	8	40	381	75	36	2	423	622
	unbekannt	3	—	—	19	1	4	1	20	23
	zusammen	1029	30	167	684	98	46	39	890	1949
Weiblich	ledig [1])	196 [8])	4	48	123	10	3	32	203	403
	verheiratet	75 [9])	2	27	235	20	11	3	265	342
	unbekannt	—	—	—	4	—	—	2	6	6
	zusammen	271	6	75	362	30	14	37	474	751
Zusammen	ledig [1])	1031	26	175	407	32	9	68	650	1707
	verheiratet	266	10	67	616	95	47	5	688	964
	unbekannt	3	—	—	23	1	4	3	26	29
	zusammen	1300	36	242	1046	128	60	76	1364	2700
Davon waren infiziert	hier	1018	34	175	538	45	18	—	713	1765
	auswärts	221	2	60	287	25	13	—	347	570
	unbekannt	61	—	7	221	58	29	—	228	289
	zusammen	1300	36	242	1046	128	60	—	1288	2624
Davon waren wohnhaft	hier	1146	30	198	862	100	46	61	1121	2297
	auswärts	130	2	39	138	11	12	8	185	317
	unbekannt	24	4	5	46	17	2	7	58	86
	zusammen	1300	36	242	1046	128	60	76	1364	2700

[6]) Darunter 1 Fall in Verbindung mit weichem Schanker, 18 Fälle in Verbindung mit frischer, 26 mit rezidivierender Syphilis.

[7]) Darunter 1 Fall in Verbindung mit weichem Schanker, 4 Fälle in Verbindung mit frischer, 12 mit rezidivierender Syphilis.

[8]) Darunter 3 Fälle in Verbindung mit frischer, 7 mit rezidivierender Syphilis.

[9]) Darunter 4 Fälle in Verbindung mit rezidivierender Syphilis.

Tabelle 100 (Fortsetzung).

Geschlecht, Familienstand, Infektionsort, Wohnort		Tripper mit Komplikationen	Weicher Schanker mit Komplikationen	Syphilis: a) frische Syphilis	Syphilis: b) rezidivierende Syphilis einschl. Spätsyphilis einschl. Tabes und Paralyse	davon insbesondere Tabes und Paralyse: bereits in Behandlung gewesen	davon insbesondere Tabes und Paralyse: neu in Behandlung getreten	Syphilis: c) Erbsyphilis	Syphilis: zusammen	Gesamtzahl der Kranken	Bemerkungen
4. Summe der in ärztlicher Behandlung stehenden Geschlechtskranken überhaupt.											
Männlich . . .	ledig[1]) . .	1090	32	151	427	35	8	43	621	1743	[1]) Auch verwitwet oder geschieden.
	verheiratet	209	9	46	461	90	46	2	509	727	
	unbekannt	3	—	—	21	1	4	1	22	25	
	zusammen	1302	41	197	909	126	58	46	1152	2495	
Weiblich	ledig[1]) . .	377	7	75	201	18	11	41	317	701	
	verheiratet	89	2	29	275	26	15	3	307	398	
	unbekannt	—	—	—	4	—	—	2	6	6	
	zusammen	466	9	104	480	44	26	46	630	1105	
Zusammen . . .	ledig[1]) . .	1467	39	226	628	53	19	84	938	2444	
	verheiratet	298	11	75	736	116	61	5	816	1125	
	unbekannt	3	—	—	25	1	4	3	28	31	
	zusammen	1768	50	301	1389	170	84	92	1782	3600	
Davon waren infiziert	hier . . .	1393	47	221	702	65	20	—	923	2363	
	auswärts .	298	3	72	348	28	13	—	420	721	
	unbekannt	77	—	8	339	77	51	92	439	516	
	zusammen	1768	50	301	1389	170	84	92	1782	3600	
Davon waren wohnhaft	hier . . .	1558	44	249	1125	134	64	76	1450	3052	
	auswärts .	185	2	47	218	19	18	9	274	461	
	unbekannt	25	4	5	46	17	2	7	58	87	
	zusammen	1768	50	301	1389	170	84	92	1782	3600	

Das Verhältnis der Geschlechter stellt sich im ganzen wie 100 : 36, bei Gonorrhöe auf 100 : 27, bei Ulcus molle auf 100 : 9, bei frischer Syphilis 100 : 62.

Eine Übersicht über die gewonnenen Ergebnisse, verteilt nach Altersklassen und Krankheitsform, gibt Tabelle 100 (S. 428).

Die Erhebung in *München* stieß in der Ausführung auf erhebliche Schwierigkeiten, denn an zahlreiche Privatärzte mußten Mahnschreiben versandt werden, um eine genügende Zahl von Antworten zu erhalten. Von den 855 Münchener Ärzten schieden 22 aus, da sie in der Zwischenzeit teils verstorben, teils nach auswärts verzogen waren oder keine Praxis mehr ausübten. Von den übrigen 833 Ärzten sandten 486 Fehlanzeigen ein; 80 Ärzte, die als Chirurgen oder Spezialisten für Krankheiten, die mit Geschlechtskrankheiten in keinerlei Beziehung stehen, und die Mahnschreiben nicht beantworteten, wurden den Ärzten, die Fehlanzeigen einsandten, gleichgestellt. Von den übrigbleibenden 267 Ärzten beteiligten sich 220 an der Meldung, während 47 ihr kein Interesse entgegenbrachten. Leider haben sich auch 4 Spezialärzte nicht an der Erhebung beteiligt.

Die Hauptergebnisse der Erhebung sind kurz zusammengefaßt folgende:

In der Zeit vom 7. Januar bis 6. Februar 1914 standen in München rund 3600 Personen wegen Geschlechtskrankheiten in ärztlicher Behandlung. Da am 1. Februar 1914 die Gesamteinwohnerzahl Münchens rund 640 000 betrug, trafen auf 1000 Einwohner 5,62 in München wohnhafte, in ärztlicher Behandlung befindliche Geschlechtskranke.

Von sämtlichen Geschlechtskranken wurden 900 in Anstalten (einschl. des Garnisonlazaretts behandelt) = 25%, während 2700 = 75% in privatärztlicher Behandlung standen.

Von den Kranken überhaupt waren 2495 oder 69,31% männlichen und 1105 oder 30,69% weiblichen Geschlechts. Im ganzen waren 67,89% aller Kranken ledig (bzw. verwitwet oder geschieden), 31,25% verheiratet und bei 0,86% der Familienstand unbekannt.

Von den Männern waren 69,85% ledig (bzw. verwitwet oder geschieden), 29,13% verheiratet und bei 1,02% der Familienstand unbekannt. Bei den Frauen verhalten sich diese Ziffern: 63,66%, 36,02%, 0,32%. Von sämtlichen Kranken litten 1768 = 49,11% an Gonorrhöe, und zwar waren von diesen 73,6% männlichen und 26,4% weiblichen Geschlechts.

An Ulcus molle waren 50 oder 1,39% aller Kranken erkrankt, und zwar 82% männlichen und 18% weiblichen Geschlechts.

An Syphilis litten 1782 Personen oder 49,50% aller Patienten; davon waren 64,64% männlichen und 35,36% weiblichen Geschlechts. Von den Syphilisfällen waren 301 frische Lues, 1389 rezidivierende und 92 kongenitale. Es litten also von den Luikern 16,64% an frischer, 77,95% an rezidivierender und 5,16% an kongenitaler Syphilis. Davon waren bei frischer Syphilis 65,44% männlichen und 34,56% weiblichen Geschlechts. Bei rezidivierender Syphilis 65,51% männlichen und 34,49% weiblichen Geschlechts, während die kongenitale Lues sich gleichmäßig auf beide Geschlechter verteilte.

Während bei allen Geschlechtskrankheiten insgesamt die ledigen Personen weitaus den größten Prozentsatz bildeten, ist bemerkenswert, daß bei rezidivierender Syphilis sich das umgekehrte Verhältnis zeigt. Hier waren 45,21% der Erkrankten ledig und 52,99% verheiratet. (Bei 1,80% ist der Familienstand unbekannt.) Von den Männern waren 46,97% ledig, 50,72% verheiratet und bei 2,31% der Familienstand unbekannt. Von den an rezidivierender Lues erkrankten Frauen waren 57,29% verheiratet, 41,87% ledig und bei 0,84% der Familienstand unbekannt.

Über alle weiteren Einzelheiten gibt Tabelle 100 Aufschluß.

Für *Nürnberg* kamen für die Enquete 237 praktizierende Ärzte, das Städtische Krankenhaus und das Garnisonlazarett in Betracht.

Einschließlich der geschlechtskranken Personen (151), die sich in den beiden Anstalten befanden, wurden in Nürnberg 1463 in ärztlicher Behandlung stehende Kranke gezählt. Von ihnen waren 932 (63,7%) ledig, 488 (33,4%) verheiratet, 24 (1,6%) verwitwet, 14 (1,0%) geschieden und 5 (0,3%) unbekannten Familienstandes.

Es handelte sich um 735 Fälle von Tripper und Komplikationen (50,2%), 46 Fälle von weichem Schanker (3,2%), 145 Fälle von frischer Syphilis (9,9%), 503 Fälle (34,4%) von rezidivierender Syphilis einschließlich Spätsyphilis sowie Tabes und Paralyse und 34 Fälle von angeborener Syphilis (2,3%), zusammen also 682 Syphilisfälle (46,6%). Bei 13 Fällen waren beim gleichen Kranken zwei verschiedene Geschlechtskrankheiten vorhanden.

1073 männlichen Fällen (73,3%) standen 390 weibliche (26,7%) gegenüber.

Auf 1000 Einwohner, nach der Einwohnerzahl vom 1. Dezember 1913 berechnet, wurden Erkrankte gefunden:

	Männlich	Weiblich	Zusammen
an Tripper	1,6	0,4	2,0
„ weichem Schanker .	0,1	0,03	0,1
„ Syphilis	1,2	0,7	1,9
zusammen	2,9	1,13	4,0

Über die Gesamtzahl der Geschlechtskranken unterrichtet folgende Tabelle:

Tabelle 101. Geschlechtskranke in Nürnberg nach Geschlecht und Familienstand.

Familienstand		Erkrankte			Davon im städtischen Krankenhaus
		männlich	weiblich	zusammen	
Ledig		719[1]	213[3]	932	101[5]
verheiratet		335[2]	153	488	22
verwitwet		13	11	24	5
geschieden		2	12[4]	14	3
unbekannt		4	1	5	—
Infiziert waren	hier	777	252	1029	91
	auswärts . . .	239	70	309	19
	unbekannt wo	57	68	125	21
Wohnhaft waren	hier	938	348	1286	117
	auswärts . . .	125	35	160	13
	unbekannt wo .	10	7	17	1
zusammen		1073	390	1463	131

[1]) Darunter 2 Tripperfälle in Verbindung mit weichem Schanker, 3 Fälle von weichem Schanker in Verbindung mit frischer Syphilis und 2 Tripperfälle in Verbindung mit rezidivierender Syphilis.

[2]) Darunter 1 Fall von Tripper in Verbindung mit rezidivierender Syphilis und 1 Fall von weichem Schanker in Verbindung mit frischer Syphilis.

[3]) Darunter 1 Tripperfall in Verbindung mit rezidivierender Syphilis, 1 mit frischer Syphilis und 1 Fall von weichem Schanker in Verbindung mit rezidivierender Syphilis.

[4]) Darunter 1 Tripperfall in Verbindung mit frischer Syphilis. [5]) Darunter 4 Prostituierte.

Die einzelnen Krankheitsgruppen verteilen sich folgendermaßen:

Tabelle 102. Geschlechtskranke in Nürnberg nach Familienstand und Krankheitsgruppen.

Familienstand	Gonorrhöe und Komplikationen				Ulcus molle und Komplikatienen				Syphilis			
	Erkrankte			davon im städt. Krankenhaus	Erkrankte			davon im städt. Krankenhaus	Erkrankte (an allen Formen von Lues)			davon im städt. Krankenhaus
	m.	w.	zus.		m.	w.	zus.		m.	w.	zus.	
ledig	448	96	544	61	28	4	32	4	243	113	356	36
verheiratet	139	39	178	3	8	5	13	1	188	109	297	18
verwitwet	5	1	6	1	—	1	1	1	8	9	17	3
geschieden	—	6	6	3	—	—	—	—	2	6	8	—
unbekannt	1	—	1	—	—	—	—	—	3	1	4	—
Infiziert waren hier	457	98	555	54	31	9	40	6	289	145	434	31
Infiziert waren ausw.	124	29	153	13	5	1	6	—	110	40	150	6
Infiziert waren unbek.	12	15	27	1	—	—	—	—	45	53	98	20
wohnhaft waren hier	528	124	652	59	34	9	43	6	376	215	591	52
wohnhaft waren ausw.	63	15	78	9	2	—	2	—	60	20	80	4
wohnhaft waren unbek.	2	3	5	—	—	1	1	—	8	3	11	1
Zusammen	593	142	735	68	36	10	46	6	444	238	682	57

Tabelle 102 (Fortsetzung).

Familienstand	Davon: a) frische Syphilis				b) rezidiv. Syphilis einschl. Spätsyphilis Tabes u. Paralyse				c) darunter: Tabes- und Paralysefälle								d) Lues congenita		
	Erkrankte			Davon im städt. Krankenhaus	Erkrankte			Davon im städt. Krankenhaus	Erkrankte						davon im Städtischen Krankenhaus		Erkrankte		
									erstmalig			alte Fälle							
	m.	w.	zus.		m.	w.	zus.		m.	w.	zus.	m	w.	zus.	erstmalig	alte Fälle	m.	w.	zus.
ledig	70	25	95	15	161	67	228	12	4	1	5	10	1	11	—	3	12	21	33
verheiratet	31	18	49	2	156	91	247	16	7	2	9	31	19	50	2	9	1	—	1
verwitwet	—	1	1	—	8	8	16	3	3	—	3	2	—	2	1	—	—	—	—
geschieden	—	—	—	—	2	6	8	—	—	—	—	1	2	3	—	—	—	—	—
unbekannt	—	—	—	—	3	1	4	—	1	—	1	2	—	2	—	—	—	—	—
infiziert waren hier	79	36	115	16	200	97	297	15	4	1	5	21	7	28	—	2	10	12	22
infiziert waren ausw.	20	5	25	1	88	34	122	5	6	—	6	11	2	13	1	—	2	1	3
infiziert waren unbek.	2	3	5	—	42	42	84	20	5	2	7	14	13	27	2	10	1	8	9
wohnhaft waren hier	84	39	123	16	281	159	440	36	12	3	15	43	21	64	2	11	11	17	28
wohnhaft waren ausw.	16	4	20	1	42	14	56	3	3	—	3	1	1	2	1	1	2	2	4
wohnhaft waren unbek.	1	1	2	—	7	—	7	1	—	—	—	2	—	2	—	—	—	2	2
Zusammen	101	44	145	17	330	173	503	40	15	3	18	46	22	68	3	12	13	21	34

In der Stadt *Plauen* standen in der Erhebungszeit bei Privatärzten, im Stadtkrankenhaus und im Garnisonlazarett 613 geschlechtskranke Personen in Behandlung (Tab. 103).

In *Posen* wurden die Fragebogen an 127 Ärzte und 7 Krankenanstalten versandt. 54 von ihnen sandten Fehlanzeige, 7 Ärzte antworteten trotz zweimaliger schriftlicher und mehrfacher telephonischer Aufforderung überhaupt nicht. Von den 7 Krankenanstalten sandte 1 Fehlanzeige, die anderen reichten die ausgefüllten Erhebungsformulare zurück.

Tabelle 103. Geschlechtskranke in Plauen nach Geschlecht, Familienstand und Krankheitsgruppen.

Geschlecht, Familienstand		Tripper mit Komplikationen	Weicher Schanker mit Komplikationen	Syphilis						Gesamtzahl der Kranken
				a) frische Syphilis	b) rezidivierende Syphilis einschl. Spätsyphilis einschl. Tabes und Paralyse	davon insbesondere Tabes und Paralyse		c) Erbsyphilis	zusammen	
						bereits in Behandlung gewesen	neu in Behandlung getreten			
Männlich .	ledig	169	18	50[1])	25	2	—	2	77	264
	verh.	69	3	33	49[2])	17	4	—	82	154
	unbek.	16	1	2	5	—	—	—	7	24
	zus.	254	22	85	79	19	4	2	166	442
Weiblich .	ledig	50	2	43[3])	22	2	2	6	71	123
	verh.	18	3	8	18[4])	2	—	—	26	47
	unbek.	—	—	1	—	—	—	—	1	1
	zus.	68	5	52	40	4	2	6	98	171
Zusammen .	ledig	219	20	93	47	4	2	8	148	387
	verh.	87	6	41	67	19	4	—	108	201
	unbek.	16	1	3	5	—	—	—	8	25
	zus.	322	27	137	119	23	6	8	264	613
Davon waren infiziert	hier	196	20	81	45	4	—	3	129	345
	ausw.	84	4	43	40	10	2	1	84	172
	unbek.	42	3	13	34	9	4	4	51	96
	zus.	322	27	137	119	23	6	8	264	613
Von der Gesamtzahl waren wohnhaft	hier	266	25	114	91	17	4	6	211	502
	ausw.	41	1	18	24	6	2	2	44	86
	unbek.	15	1	5	4	—	—	—	9	25
	zus.	322	27	137	119	23	6	8	264	613

In der Erhebungszeit befanden sich 844 Geschlechtskranke in Behandlung, von ihnen waren 564 (66,8$^0/_0$) in Posen wohnhaft, 184 (21,8$^0/_0$) auswärtige und bei 96 (11,4$^0/_0$) fehlte die Wohnortsangabe. Unter Hinzurechnung dieser unbekannten Fälle nach dem Prozentsatz der bekannten steigt die Zahl der hier wohnhaften Kranken auf $564 + 72 = 636$, während die Zahl der auswärts Wohnenden $184 + 24 = 208$ beträgt; rund 24,6$^0/_0$ aller hier ärztlich behandelten Kranken wohnten sonach auswärts.

Die Zivilbevölkerung der Stadt Posen betrug nach der Fortschreibung Ende November 1913 rund 158 200; auf das Tausend der Bevölkerung entfielen somit 4,02 Geschlechtskranke, die hier wohnhaft waren.

In Anstalten wurden behandelt 74 Kranke oder 8,8$^0/_0$ der Gesamtzahl. Auf Hiesige entfielen 62 oder 83,8$^0/_0$, auf Auswärtige 11 oder 14,9$^0/_0$, bei einem Fall war der Wohnort unbekannt.

Von Privatärzten wurden 770 Kranke behandelt; davon entfielen — wenn man die 95 Patienten unbekannten Wohnorts wieder nach dem gleichen

[1]) Darunter befanden sich 4 Personen, die gleichzeitig an Tripper miterkrankt waren.
[2]) Desgl. 2 Personen.
[3]) Desgl. 4 Personen.
[4]) Desgl. 2 Personen und 1 Person, die gleichzeitig an Schanker erkrankt waren.

Alle diese 13 Personen sind in obiger Tabelle nur einmal, und zwar unter „frischer Syphilis" oder „rezidivierender Syphilis" gezählt worden.

Es läßt sich nicht mehr feststellen, ob in der Erhebungszeit etwaige „öffentliche Mädchen" im Krankenhause behandelt worden sind, zumal hier keine „öffentlichen Häuser" bestehen.

Verhältnis verteilt wie die bekannten — 504 + 63 = 567 auf hiesige Fälle (73,6%) und 171 + 32 = 203 (26,4%) auf auswärtige Patienten.

Von den 844 Kranken waren 673 oder 79,7% männlich und 171 oder 20,3% weiblich; von den in privatärztlicher Behandlung stehenden Kranken waren 641 oder 83,2% männlich, 129 oder 16,8% weiblich, während bei den Anstaltskranken 32 oder 43,2% männlich und 42 oder 56,8% weiblich waren. Bei der Gesamtzahl sowohl wie bei den Privatpatienten waren also die männlichen Kranken in der Überzahl, während bei den Anstaltskranken das weibliche Geschlecht bedeutend überwog.

Über den Familienstand der 844 Kranken ist zu berichten, daß von den 673 männlichen Patienten 494 (73,4%) ledig, verwitwet oder geschieden und 172 (25,6%) verheiratet waren, während bei 7 (1%) Kranken der Familienstand unbekannt war; bei den 171 weiblichen Kranken sind 99 (57,9%) ledige,

Tabelle 104. Die in der Zeit vom 20. November bis 20. Dezember 1913 in ärztlicher Behandlung ermittelten geschlechtskranken Personen in der Stadt Posen.

Geschlecht, Familienstand, Infektionsort, Wohnort		Tripper mit Komplikationen	Weicher Schanker mit Komplikationen	Syphilis: a) frische Syphilis	Syphilis: b) rezidivierende Syphilis einschl. Spätsyphilis einschl. Tabes und Paralyse	davon insbesondere Tabes und Paralyse: bereits in Behandlung gewesen	davon insbesondere Tabes und Paralyse: neu in Behandlung getreten	Syphilis: c) Erbsyphilis	Syphilis: zusammen	Gesamtzahl der Kranken
A. Die in privatärztlicher Behandlung stehenden Kranken.										
Männlich	ledig	280	28	73	79	17	2	8	160	468
	verh.	49	7	13	97	20	3	—	110	166
	unbek.	1	—	2	4	1	—	—	6	7
	zus.	330	35	88	180	38	5	8	276	641
Weiblich	ledig	37	3	12	12	1	—	6	30	70
	verh.	23	1	8	23	2	—	2	33	57
	unbek.	—	—	1	—	—	—	1	2	2
	zus.	60	4	21	35	3	—	9	65	129
Zusammen	led.	317	31	85	91	18	2	14	190	538
	verh.	72	8	21	120	22	3	2	143	223
	unbek.	1	—	3	4	1	—	1	8	9
	zus.	390	39	109	215	41	5	17	341	770
B. Die in Anstalten (ausschl. Garnisonlazarett) behandelten Kranken.										
Männlich	ledig	8	2	11	5	—	—	—	16	26
	verh.	1	—	2	3	1	—	—	5	6
	unbek.	—	—	—	—	—	—	—	—	—
	zus.	9	2	13	8	1	—	—	21	32
Weiblich	ledig	15	—	6	7	1	—	1	14	29
	verh.	2	—	4	7	—	—	—	11	13
	unbek.	—	—	—	—	—	—	—	—	—
	zus.	17	—	10	14	1	—	1	25	42
Zusammen	ledig	23	2	17	12	1	—	1	30	55
	verh.	3	—	6	10	1	—	—	16	19
	unbek.	—	—	—	—	—	—	—	—	—
	zus.	26	2	23	22	2	—	1	46	74

Tabelle 104 (Fortsetzung).

Geschlecht, Familienstand, Infektionsort, Wohnort		Tripper mit Komplikationen	Weicher Schanker mit Komplikationen	Syphilis: a) frische Syphilis	b) rezidivierende Syphilis einschl. Spätsyphilis einschl. Tabes und Paralyse	davon insbesondere Tabes und Paralyse: bereits in Behandlung gewesen	neu in Behandlung getreten	c) Erbsyphilis	zusammen	Gesamtzahl der Kranken
C. In ärztlicher Behandlung standen Geschlechtskranke überhaupt.										
Männlich	ledig	288	30	84	84	17	2	8	176	494
	verh.	50	7	15	100	21	3	—	115	172
	unbek.	1	—	2	4	1	—	—	6	7
	zus.	339	37	101	188	39	5	8	297	673
Weiblich	ledig	52	3	18	19	2	—	7	44	99
	verh.	25	1	12	30	2	—	2	44	70
	unbek.	—	—	1	—	—	—	1	2	2
	zus.	77	4	31	49	4	—	10	90	171
Zusammen	ledig	340	33	102	103	19	2	15	220	593
	verh.	75	8	27	130	23	3	2	159	242
	unbek.	1	—	3	4	1	—	1	8	9
	zus.	416	41	132	237	43	5	18	387	844
Davon waren infiziert	hier	224	22	77	86	9	—	1	164	410
	ausw.	130	12	39	80	11	1	1	120	262
	unbek.	62	7	16	71	23	4	16	103	172
	zus.	416	41	132	237	43	5	18	387	844
Von der Gesamtzahl waren wohnhaft	hier	279	27	92	156	30	2	10	258	564
	ausw.	92	7	28	51	10	1	6	85	184
	unbek.	45	7	12	30	3	2	2	44	96
	zus.	416	41	132	237	43	5	18	387	844

D. Prozentualer Anteil der einzelnen Krankheiten.

Von 100 Kranken litten an	Tripper	weichem Schanker	frischer Syphilis	rezidivierender Syphilis einschl. Tabes und Paralyse	Erbsyphilis	überhaupt
Bei den Männern .	50,4	5,5	15,0	27,9	1,2	100
Bei den Frauen . .	45,0	2,3	18,0	28,7	5,9	100
Bei allen Patienten .	49,3	4,9	15,6	28,1	2,1	100

verwitwete oder geschiedene und 70 (40,9%) verheiratete gezählt worden, während bei 2 (1,2%) der Familienstand nicht bekannt war.

Von den 844 ermittelten Kranken litten an Tripper und dessen Komplikationen 416 (49,3%), an Schanker waren erkrankt 41 (4,9%), an Syphilis überhaupt 387 (45,8%); von den 387 an Syphilis Erkrankten litten 132 (34,1%) an frischer Syphilis, 237 (61,2%) an rezidivierender Syphilis und 18 (4,7%) an Erbsyphilis.

Von den an rezidivierender Syphilis einschl. Tabes und Paralyse erkrankten

Personen waren 43 oder 18,1% bereits früher in Behandlung gewesen, während 5 oder 2,1% neu in Behandlung gekommen waren.

Von den an Tripper und dessen Komplikationen erkrankten 416 Personen waren 340 oder 81,8% ledig, 75 oder 18,0% verheiratet, 1 oder 0,2% unbekannten Familienstandes; bei den 41 an weichem Schanker Erkrankten waren 33 oder 80,5% ledig, 8 oder 19,5% verheiratet. Von den 387 Syphilisfällen entfielen 220 oder 56,8% auf unverheiratete, 159 oder 41,1% auf verheiratete und 8 oder 2,1% auf Personen unbekannten Familienstandes. Nach dem Geschlecht entfielen von den 416 an Tripper erkrankten Personen 339 oder 81,5% auf Männer und 77 oder 18,5% auf Frauen; von den 41 an weichem Schanker leidenden Personen kamen 37 oder 90,2% auf das männliche und 4 oder 9,8% auf das weibliche Geschlecht.

Die an Syphilis überhaupt erkrankten 387 Personen verteilten sich mit 297 oder 76,7% auf das männliche und mit 90 oder 23,3% auf das weibliche Geschlecht.

Tabelle 105. Verteilung der Geschlechtskrankheiten in Posen nach Altersgruppen.

Altersgruppen		Tripper mit Komplikationen		Weicher Schanker mit Komplikationen		Frische Syphilis		rezidiv. Syphilis einschl. Tabes und Paralyse		bei Tabes und Paralyse				Erbsyphilis		Zusammen	
			auf 100 entfallen		auf 100 entfallen		auf 100 entfallen		auf 100 entfallen	alte Fälle	auf 100 entfallen	neue Fälle	auf 100 entfallen		auf 100 entfallen		auf 100 entfallen
Kinder bis zu 12 Jahren	m.	4	—	—	—	1	—	—	—	—	—	—	—	5	—	10	—
	w.	3	—	—	—	1	—	—	—	—	—	—	—	6	—	10	—
	zus.	7	1,7	—	—	2	1,5	—	—	—	—	—	—	11	61,1	20	2,4
über 12—16 Jahre	m.	—	—	—	—	—	—	—	—	—	—	—	—	1	—	1	—
	w.	—	—	—	—	—	—	—	—	—	—	—	—	1	—	1	—
	zus.	—	—	—	—	—	—	—	—	—	—	—	—	2	11,1	2	0,2
über 16—20 Jahre	m.	30	—	—	—	4	—	2	—	—	—	—	—	—	—	36	—
	w.	15	—	—	—	7	—	3	—	—	—	—	—	2	—	27	—
	zus.	45	10,8	—	—	11	8,3	5	2,1	—	—	—	—	2	11,1	63	7,5
über 20—30 Jahre	m.	198	—	17	—	61	—	46	—	—	—	1	—	2	—	324	—
	w.	39	—	1	—	15	—	17	—	1	—	—	—	—	—	72	—
	zus.	237	56,9	18	43,9	76	57,6	63	26,6	1	2,3	1	20,0	2	11,1	396	46,9
über 30—50 Jahre	m.	63	—	9	—	20	—	96	—	29	—	1	—	—	—	188	—
	w.	15	—	2	—	4	—	21	—	3	—	—	—	1	—	43	—
	zus.	78	18,8	11	26,8	24	18,2	117	49,4	32	74,4	1	20,0	1	5,6	231	27,4
über 50 Jahre	m.	4	—	1	—	—	—	21	—	8	—	1	—	—	—	26	—
	w.	—	—	—	—	1	—	6	—	—	—	—	—	—	—	7	—
	zus.	4	1,0	1	2,5	1	0,8	27	11,4	8	18,6	1	20,0	—	—	33	3,9
unbekannt	m.	40	—	10	—	15	—	23	—	2	—	2	—	—	—	88	—
	w.	5	—	1	—	3	—	2	—	—	—	—	—	—	—	11	—
	zus.	45	10,8	11	26,8	18	13,6	25	10,5	2	4,7	2	40,0	—	—	99	11,7
übcrhaupt	m.	339	—	37	—	101	—	188	—	39	—	5	—	8	—	673	—
	w.	77	—	4	—	31	—	49	—	4	—	—	—	10	—	171	—
	zus.	416	—	41	—	132	—	237	—	43	—	5	—	18	—	844	—

Über die Verteilung der an den genannten Krankheiten Leidenden auf Anstaltspatienten und auf solche, die sich in privatärztlicher Behandlung befanden, ergibt die Tabelle 104 folgendes: Von den in Anstaltspflege stehenden 74 Kranken waren 26 oder 35,1% an Tripper erkrankt, 2 oder 2,7% litten an weichem Schanker und 46 oder 62,2% an Syphilis. Von den in privatärztlicher Behandlung befindlichen 770 Kranken litten 390 oder 50,6% an Tripper usw., 39 oder 5,1% an weichem Schanker und 341 oder 44,3% an Syphilis überhaupt. Die beiden Geschlechter sind hierbei wie folgt beteiligt: Von den 390 an Tripper erkrankten Personen waren 330 oder 84,7% männlich und 60 oder 15,3% weiblich, während die 39 an weichem Schanker Leidenden sich mit 35 oder 89,7% auf das männliche und mit 4 oder 10,3% auf das weibliche Geschlecht verteilen; von den 341 Syphiliskranken waren 276 oder 80,9% männlich und 65 oder 19,1% weiblich. Bei den 74 Anstaltspatienten waren die entsprechenden Zahlen folgende: An Tripper litten 9 Männer und 17 Frauen (34,6% bzw. 65,4%); an weichem Schanker waren erkrankt 2 Männer. Von den 46 Syphiliskranken waren 45,7% (21) männlich und 54,3% (25) weiblich.

Über den Infektionsort der 844 Kranken ergibt die Tabelle 104 C, daß 410 oder 48,6% sich die Ansteckung in Posen zugezogen hatten, während 262 oder 31% die Infektion auswärts akquiriert hatten und in 172 Fällen (20,4%) jegliche Angabe über den Infektionsort fehlte.

Von den an Tripper Leidenden 416 Personen waren 224 oder 53,8% in Posen infiziert, 130 oder 31,3% auswärts. In 62 Fällen (14,9%) war der Ansteckungsort unbekannt.

Tabelle 104 D gibt den prozentualen Anteil an den einzelnen Krankheiten, sowohl für beide Geschlechter getrennt, wie für alle Patienten.

Über die Verteilung der einzelnen Krankheiten auf die verschiedenen Altersklassen der Patienten unterrichtet Tabelle 105.

In *Stettin* waren 164 Ärzte zur Meldung aufgefordert worden, von ihnen sandten 78 eine Nachweisung, sowie 78 eine Fehlanzeige ein, während 8 garnicht antworteten, darunter 1 Dermatologe.

Von den 78 berichtenden Ärzten wurden 961 geschlechtskranke Personen gemeldet. Männlich waren 565 und weiblich 157, während von 239 Personen das Geschlecht nicht angegeben worden war.

Von den 961 Kranken waren 288 = 30% verheiratet, 663 = 69% unverheiratet, d. h. ledig, verwitwet oder geschieden. Bei 10 Personen war der Familienstand unbekannt. 511 = 53% hatten sich in Stettin infiziert, 301 = 31% auswärts; in 149 = 16% Fällen war der Infektionsort unbekannt. Von 930 Kranken, deren Wohnort bekannt war, wohnten 707 = 76% aller Kranken in Stettin und 223 = 24% auswärts. In Privatpraxis befanden sich 857 = 89% aller Personen, während 104 = 11% in Krankenhäusern und sonstigen öffentlichen Anstalten lagen, und zwar 76 in den städtischen Krankenanstalten, 21 im Garnisonlazarett und 7 in sonstigen Anstalten.

990 Geschlechtskrankheiten wurden bei den 961 Personen festgestellt, und zwar Tripper 509 mal, Syphilis 450 mal, der Rest — 31 — entfiel auf Schanker. Die Zahl der männlichen Personen verhielt sich zur Zahl der weiblichen bei den Tripperkranken wie 100 : 21 und bei den Syphiliskranken wie 100 : 40. Während auf 100 Erkrankungen 39 Syphilisfälle unter den Männern gezählt wurden, betrug ihre Zahl unter den Frauen 59. Syphilis war also unter den Frauen verhältnismäßig stärker vertreten als unter den Männern. Besonders auffallend ist die Verbreitung dieser Krankheit unter den Verheirateten. Während von den Tripper- und Schankerkranken 23% und 19% verheiratet waren, waren es 38% der Syphilitiker. Groß ist namentlich der Prozentsatz unter den mit rezidivierender Syphilis einschließlich Spätsyphilis behafteten Personen.

Tabelle 106. In der Zeit vom 20. November bis zum 20. Dezember 1913 in Stettin behandelte Geschlechtskranke.

Gesamtzahl.

Geschlecht, Familienstand		Tripper mit Komplikationen	Weicher Schanker mit Komplikationen	Syphilis: a) frische Syphilis	Syphilis: b) rezidivierende Syphilis einschl. Spätsyphilis einschl. Tabes und Paralyse	davon insbesondere Tabes und Paralyse: bereits in Behandlung gewesen	davon insbesondere Tabes und Paralyse: neu in Behandlung getreten	Syphilis: c) Erbsyphilis	Syphilis: zusammen	Gesamtzahl der Kranken
Männlich	ledig	262	16 *2*	41 *3*	69 *9, 1, 1*	11	10	8 *2*, 1	118	396 *19*
	verh.	64	2	21	69	14	7	1	91	160
	unbek.	3	5	—	4	3	—	—	4	9
	zus.	329	23 *2*	62 *3*	142 *11*	28	17	9 *3*	213	565 *19*
Weiblich	ledig	39	1	26 *1, 1*	24	1	—	2 *1*	52	92 *3*
	verh.	29	—	8 *1*	28 *1*	3	3	—	36	65 *2*
	unbek.	—	—	—	—	—	—	—	—	—
	zus.	68	1	34 *3*	52 *1*	4	3	2 *1*	88	157 *2*
Unbekannt	ledig	89	4	13 *1*	67 *2, 2*	—	—	2	82	175 *5*
	verh.	22	1	4	36	3	—	—	40	63
	unbek.	1	—	—	—	—	—	—	—	1
	zus.	112	5	17 *1*	103 *4*	3	—	2	122	239 *5*
Zusammen	ledig	390	21 *2*	80 *6*	160 *15*	12	10	12 *4*	252	663 *27*
	verh.	115	6	33 *1*	133 *1*	20	10	1	167	288 *2*
	unbek.	4	2	—	4	3	—	—	4	10
	zus.	509	29 *2*	113 *7*	297 *16*	35	20	13 *4*	423	961 *29*
Davon waren infiziert	hier	314	14	62	117	5	6	4	183	511
	ausw.	140	9	33	116	12	11	3	152	301
	unbek.	55	6	18	64	18	3	6	88	149
	zus.	509	29	113	297	35	20	13	423	961
Von der Gesamtzahl waren wohnhaft	hier	380	19	85	216	18	9	7	308	707
	ausw.	113	7	24	74	9	8	5	103	223
	unbek.	16	3	4	7	8	3	1	12	31
	zus.	509	29	113	297	35	20	13	423	961

Schräggestellte Zahlen bedeuten:

Zu männlich ledig: 2 Tripperfälle noch mit Schanker.
" " " 3 Tripperfälle noch mit frischer Syphilis.
" " " 9 Tripperfälle noch mit rezidiv. Syphilis.
" " " 1 Schankerfall noch mit rezidiv. Syphilis.
" " " 1 frischer Syphilisfall noch mit rezidiv. Syphilis.
" " " 2 Erbsyphilisfälle noch mit frischer Syphilis.
" " " 1 Erbsyphilisfall noch mit rezidiv. Syphilis.
zu weiblich ledig: 1 Tripperfall noch mit frischer Syphilis.
" " " 1 frischer Syphilisfall noch mit Erbsyphilis.
" " " 1 frischer Syphilisfall noch mit rezidiv. Syphilis.
" " verh.: 1 Tripperfall noch mit frischer Syphilis.
" " " 1 frischer Syphilisfall noch mit rezidiv. Syphilis.
Geschlecht unbek., ledig: 1 Tripperfall noch mit frischer Syphilis.
" " " 2 Tripperfälle noch mit rezidiv. Syphilis.
" " " 2 frische Syphilisfälle noch mit rezidiv. Syphilis.

Tabelle 106 (Forts.). Von Privatärzten behandelte Geschlechtskranke.

Geschlecht, Familienstand		Tripper mit Komplikationen	Weicher Schanker mit Komplikationen	Syphilis: a) frische Syphilis	Syphilis: b) rezidivierende Syphilis einschl. Spätsyphilis einschl. Tabes und Paralyse	davon insbesondere Tabes und Paralyse: bereits in Behandlung gewesen	davon insbesondere Tabes und Paralyse: neu in Behandlung getreten	Syphilis: c) Erbsyphilis	Syphilis: zusammen	Gesamtzahl der Kranken
Männlich	ledig	218	10	28 *2*	54 *8, 1*	10	10	8 *2, 1*	90	318 *14*
	verh.	61	5	19	64	14	7	1	84	150
	unbek.	3	2	—	4	3	—	—	4	9
	zus.	282	17	47 *2*	122 *9*	27	17	9 *3*	178	477 *14*
Weiblich	ledig	37	1	22 *1*	20	1	—	2 *1*	44	82 *2*
	verh.	27	—	8 *1*	24 *1*	2	3	—	32	59 *2*
	unbek.	—	—	—	—	—	—	—	—	—
	zus.	64	1	30 *2*	44 *1*	3	3	2 *1*	76	141 *4*
Unbekannt	ledig	89	4	13 *1*	67 *2, 2*	—	—	2	82	175 *2*
	verh.	22	1	4	36	3	—	—	40	63
	unbek.	1	—	—	—	—	—	—	—	1
	zus.	112	5	17 *1*	103 *4*	3	—	2	122	239 *5*
Zusammen	ledig	344	15	63 *4*	141 *13*	11	10	12 *4*	216	575 *21*
	verh.	110	6	31 *1*	124 *1*	19	10	1	156	272 *2*
	unbek.	4	2	—	4	3	—	—	4	10
	zus.	458	23	94 5	269 *14*	33	20	13 *4*	376	857 *23*
Davon waren infiziert	hier	298	12	55	106	5	6	4	165	475
	ausw.	112	6	23	108	11	11	3	134	252
	unbek.	48	5	16	55	17	3	6	77	130
	zus.	458	23	94	269	33	20	13	376	857
Von der Gesamtzahl waren wohnhaft	hier	363	16	76	197	16	9	7	280	659
	ausw.	82	5	14	66	9	8	5	85	172
	unbek.	13	2	4	6	8	3	1	11	26
	zus.	458	23	94	269	33	20	13	376	857

Zu männlich ledig: 2 Tripperfälle noch mit frischer Syphilis.
„ „ „ 8 Tripperfälle noch mit rezidiv. Syphilis.
„ „ „ 1 frischer Syphilisfall noch mit rezidiv. Syphilis.
„ „ „ 2 Erbsyphilisfälle noch mit frischer Syphilis.
„ „ „ 1 Erbsyphilisfall noch mit rezidiv. Syphilis.
zu weiblich ledig: 1 Tripperfall noch mit frischer Syphilis.
„ „ „ 1 frischer Syphilisfall noch mit Erbsyphilis.
„ „ verh.: 1 Tripperfall noch mit frischer Syphilis.
„ „ „ 1 frischer Syphilisfall noch mit rezidiv. Syphilis.
Geschlecht unbek., ledig: 1 Tripperfall noch mit frischer Syphilis.
„ „ „ 2 Tripperfälle noch mit rezidiv. Syphilis.
„ „ „ 2 frische Syphilisfälle noch mit rezidiv. Syphilis.

Von 313 Kranken waren 134 = 43% verheiratet, von den 53 an Tabes und Paralyse Erkrankten sogar 29 = 55%. Dagegen waren von den 120 Personen mit frischer Syphilisaffektion 34 = 28% und von den 17 an Erbsyphilis Leidenden einer verehelicht. Scheidet man nach dem Geschlecht, so ergibt sich folgendes Bild: 20% der an Tripper, 32% der an frischer und 46% der an rezidivierender Syphilis erkrankten Männer waren verheiratet. Anders war das Verhältnis bei den weiblichen Personen. Von diesen waren 43% der an Tripper, 24% der an frischer und 50% der an rezidivierender Syphilis erkrankten weiblichen Personen verheiratet. Bemerkenswert erscheint die im Verhältnis zu den männlichen Personen hohe Zahl der an Tripper und die niedrige Zahl der an frischer Syphilis erkrankten Verheirateten unter den Frauen.

Die Zahl der in Stettin erfolgten Infektionen war bei Tripper erheblich größer als bei Syphilis. Es hatten sich infiziert an Tripper hier 61%, auswärts 28% und unbekannt wo 11%; an Syphilis hier nur 45%, auswärts aber 35% und unbekannt wo 20%, davon an frischer Syphilis hier 53%, auswärts 29% und unbekannt wo 18%. Hinsichtlich des Wohnortes der Erkrankten waren bei den einzelnen Erkrankungen keine wesentlichen Unterschiede festzustellen.

Von den an Tripper Erkrankten wohnten hier 75% und auswärts 23%, von den Syphilitikern 72% hier und 25% auswärts und von den an Schanker Erkrankten 74% hier und 23% auswärts. Bei 3% der Erkrankten war der Wohnort unbekannt.

Tabelle 106 (Forts.). Im städtischen Krankenhaus und im Krankenhaus Bethanien behandelte Kranke.

Geschlecht, Familienstand		Tripper mit Komplikationen	Weicher Schanker mit Komplikationen	Syphilis				Gesamtzahl der Kranken
				a) frische Syphilis	b) rezidivierende Syphilis einschl. Spätsyphilis einschl. Tabes und Paralyse	davon insbesondere wegen Tabes und Paralyse bereits behandelt	zusammen	
Männlich . .	ledig	26	5 *2*	11 *1*	11 *1*, *1*	1	22	53 *5*
	verh.	2	—	2	5	—	7	9
	unbek.	—	—	—	—	—	—	—
	zus.	28	5 *2*	13 *1*	16 *2*	1	29	62 *5*
Weiblich . .	ledig	1	—	1 *1*	3	—	4	5 *1*
	verh.	1	—	—	4	1	4	5
	unbek.	—	—	—	—	—	—	—
	zus.	2	—	1 *1*	7	1	8	10 *1*
Zusammen .	ledig	27	5 *2*	12 *2*	14 *2*	1	26	58 6
	verh.	3	—	2	9	1	11	14
	unbek.	—	—	—	—	—	—	—
	zus.	30	5 *2*	14 *2*	23 *2*	2	37	72 *6*
Davon waren infiziert	hier	11	2	5	8	—	13	26
	ausw.	18	3	9	6	1	15	36
	unbek.	1	—	—	9	1	9	10
	zus.	30	5	14	23	2	37	72
Von der Gesamtzahl waren wohnhaft	hier	11	3	6	17	2	23	37
	ausw.	19	2	8	5	—	13	34
	unbek.	—	—	—	1	—	1	1
	zus.	30	5	14	23	2	37	72

Zu männlich ledig: 2 Tripperfälle noch mit Schanker.
„ „ „ 1 Tripperfall noch mit frischer Syphilis.
„ „ „ 1 Tripperfall noch mit rezidiv. Syphilis.
„ „ „ 1 Schankerfall noch mit rezidiv. Syphilis.
zu weiblich ledig: 1 frischer Syphilisfall noch mit rezidiv. Syphilis.

In *Straßburg* wurden Mitte November 1913 die Fragebogen an 179 Ärzte und an die Krankenanstalten versandt.

Unter den Ärzten waren 141 Zivilärzte, von denen 87 in der oben angegebenen Zeit geschlechtskranke Personen behandelten, während 54 Fehlanzeigen einsandten. Von den letzteren übten 3 keine Praxis mehr aus, 3 waren abwesend, ein Arzt lehnte die Beantwortung des Fragebogens ab. Von den 38 Militärärzten hatten nur zwei in der Privatpraxis geschlechtskranke Personen behandelt, 36 sandten Fehlanzeigen ein.

Der größte Teil der Ärzteschaft schickte bereitwillig und pünktlich den Fragebogen zurück, so daß eine verhältnismäßig geringe Anzahl von Erinnerungen erforderlich wurden.

Wie an die Ärzte, so richtete sich die Anfrage auch an die Krankenhäuser, wobei das Bürgerspital und die Universitätskliniken hauptsächlich in Frage kamen. Die in den übrigen Krankenanstalten behandelten Kranken wurden in der Privatpraxis der betreffenden behandelnden Ärzte mitgezählt.

Die Hauptergebnisse der Erhebung sind folgende:

a) In Privatpraxis wurden im Erhebungsmonat zusammen 803 Krankheitsfälle behandelt. Bei 6 männlichen Personen bestand gleichzeitig Tripper und Syphilis, so daß die Zahl der geschlechtskranken Personen eigentlich nur 797 betrug.

Die 803 Krankheitsfälle zerfallen in 603 = 75,1% männliche und 200 = 24,9% weibliche Personen. Unter den männlichen waren 312 = 51,7% ledig (bzw. verwitwet oder geschieden), 193 = 32,0% verheiratet, bei 98 = 16,3% der Zivilstand unbekannt.

Der größte Teil der geschlechtskranken Männer war tripperkrank (323 = 53,6%), während 262 = 43,4% wegen Syphilis in Behandlung standen. Bei den ledigen Männern herrschte Tripper vor, bei den verheirateten dagegen litten 126 an Syphilis [davon 117 an rezidivierender (sekundärer und tertiärer) Syphilis] und 64 an Tripper. Von den 98 Männern, deren Familienstand nicht festgestellt wurde, waren 71 wegen Tripper in Behandlung. Weicher Schanker wurde bei Männern in 18 Fällen festgestellt.

Von den 200 weiblichen Personen waren ohne Berücksichtigung der gewerbsmäßigen Prostituierten 90 = 45,0% ledig (bzw. verwitwet oder geschieden), 96 = 48,0% verheiratet, bei 14 = 7,0% war der Zivilstand unbekannt.

Auch hier herrscht bei den Ledigen der Tripper, bei den Verheirateten die Syphilis vor. Der große Prozentanteil der verheirateten Frauen unter den weiblichen Geschlechtskranken mag daher kommen, daß die Zahl der kranken öffentlichen Mädchen hierbei nicht berücksichtigt wurde, und daß ledige Personen (kranke Dienstboten usw.) sich eher ins Krankenhaus begeben als verheiratete. Die im Krankenhaus behandelten Personen sind weiter unten zusammengefaßt.

Bei den 803 in Privatpraxis behandelten Krankheitsfällen wurde 395 mal Straßburg, 298 mal ein auswärtiger Ort als Infektionsort angegeben, während 210 den Infektionsort nicht angeben konnten oder wollten. Unter den letzteren waren 105 Tripperkranke und 102 Syphiliskranke.

Von den übrigen Tripperkranken waren 244 hier und 61 auswärts infiziert worden, von den übrigen Syphiliskranken 140 hier und 132 auswärts.

Nicht alle diese Kranken wohnten in Straßburg, 489 gaben Straßburg als Wohnort an (262 Tripper-, 216 Syphiliskranke und 11 Fälle von weichem Schanker); 149 Kranke wohnten auswärts (davon 96 Syphilitiker). Bei 165 wurde der Wohnort nicht ermittelt.

Die 803 Krankheitsfälle zerfallen in: 410 Tripper einschl. Komplikationen, 19 weiche Schanker, 374 Syphilis (darunter 64 frische Syphilis), 297 sekundäre und tertiäre Syphilis (davon 39 alte und 8 neue Tabesfälle), 13 angeborene Syphilis.

b) Außer den in der Privatpraxis behandelten 803 Fällen wurden zu gleicher Zeit in Straßburg noch 289 Fälle (bzw. 286 Personen) (bei drei Personen wurden mehrere Krankheiten zugleich festgestellt) in Krankenhäusern behandelt, 145 Männer und 144 Frauen. Von den Männern waren 80 ledig und 63 verheiratet, bei zwei Männern wurde der Familienstand nicht ermittelt. Während bei den ledigen Männern Tripper und Syphilis mit der gleichen Zahl vertreten waren, wurde bei den 63 verheirateten in 52 Fällen Syphilis festgestellt.

Bei den weiblichen Geschlechtskranken in Krankenhäusern sind die verheirateten Frauen seltener vertreten; unter 144 waren 31 verheiratet, wovon 27 wegen Syphilis im Krankenhaus waren. Bei den ledigen ragen die Tripperkranken (64 von 113) besonders hervor, darunter 22 öffentliche Mädchen.

Die 3 Ledigen mit weichem Schanker waren Prostituierte, und unter den 46 ledigen Syphiliskranken waren es 28 (16 mit frischer und 12 mit sekundärer Syphilis).

Von den 289 Kranken waren 202 hier und 87 auswärts wohnhaft, 135 wurden hier und 93 auswärts infiziert, 61, darunter 47 Syphiliskranke, hatten keinen Infektionsort angegeben.

c) Die Gesamtzahl der geschlechtskranken Personen belief sich, soweit sie in der Zeit vom 20. November bis zum 20. Dezember 1913 in Behandlung waren, auf 1092, bzw. 1083, da 9 Personen, die zu gleicher Zeit Tripper und Syphilis hatten, doppelt gezählt sind. Die ledigen Personen stellen sowohl bei Männern wie bei Frauen den Hauptteil der Geschlechtskranken, wobei jedoch zu bemerken ist, daß bei 10,4% der Kranken der Familienstand nicht angegeben war und daß zu den ledigen auch die verwitweten und geschiedenen Personen hinzugezählt sind. Die verheirateten machen 35,1% aus; Männer und Frauen sind dabei fast gleich stark vertreten.

Bei rund 25% konnte der Infektionsort nicht angegeben werden, 48% hatten sich hier und 27% auswärts infiziert; 63,3% waren hier, 21,6% auswärts wohnhaft, während bei 15,1% der Wohnort nicht angegeben war.

Nach den drei Hauptkrankheitsarten setzten sich die geschlechtskranken Personen prozentual folgendermaßen zusammen:

	Tripper mit Komplikation	Weicher Schanker	Syphilis
männlich	49,3	3,4	47,3
weiblich	45,1	1,1	53,8
zusammen	48,0	2,6	49,4

Wegen der großen Zahl der auswärts wohnhaften und der Personen, welche keinen Wohnort angegeben haben (zusammen 36,7%) gäbe die prozentuale Berechnung auf die Straßburger Bevölkerung ein ungenaues Bild.

Unter der Annahme gleicher monatlicher Häufigkeit der in Behandlung befindlichen Geschlechtskranken wie im Probemonat würde sich ergeben, daß die Ärzte in Straßburg im Jahre 1913 rund 13 000 mal wegen Geschlechtskrankheiten in Anspruch genommen worden sind.

Über das Ergebnis der Erhebung in *Wiesbaden* belehren nachstehende Tabellen (S. 444):

Tabelle 107. Die in Wiesbaden an Geschlechtskrankheiten in Privatpraxis und in Krankenhäusern behandelten Personen nach Geschlecht, Familienstand und Krankheitsformen.

Geschlecht Familienstand		Tripper mit Komplikationen	Weicher Schanker mit Komplikationen	Syphilis: a) frische Syphilis	Syphilis: b) rezidivierende Syphilis einschl. Spätsyphilis einschl. Tabes und Paralyse	davon insbesondere Tabes und Paralyse: bereits in Behandlung gewesen	davon insbesondere Tabes und Paralyse: neu in Behandlung getreten	Syphilis: c) Erbsyphilis	Syphilis: zusammen	Gesamtzahl der Kranken
a) In Privatpraxis behandelte Personen.										
Männlich	ledig	188	15	35	71	4	—	3	109	312
	verh.	64	3	9	117	29	6	—	126	193
	unbek.	71	—	3	24	1	—	—	27	98
	zus.	323	18	47	212	34	6	3	262	603
Weiblich	ledig	50	1	10	22	4	—	7	39	90
	verh.	28	—	7	58	6	1	3	68	96
	unbek.	9	—	—	5	—	1	—	5	14
	zus.	87	1	17	85	10	2	10	112	200
Zusammen	ledig	238	16	45	93	8	—	10	148	402
	verh.	92	3	16	175	35	7	3	194	289
	unbek.	80	—	3	29	1	1	—	32	112
	zus.	410	19	64	297	44	8	13	374	803
Davon waren infiziert	hier	244	11	36	102	6	1	2	140	395
	ausw.	61	5	24	103	11	3	5	132	198
	unbek.	105	3	4	92	22	4	6	102	210
	zus.	410	19	64	297	69	8	13	374	803
Von der Gesamtzahl waren wohnhaft	hier	262	11	39	172	21	3	5	216	589
	ausw.	48	5	22	70	5	2	4	96	149
	unbek.	100	3	3	55	13	3	4	62	165
	zus.	410	19	64	297	39	8	13	374	803
b) In Krankenhäusern behandelte geschlechtskranke Personen.										
Männlich	ledig	37	5	8	25	4	3	5	38	80
	verh.	9	2	—	51	14	13	1	52	63
	unbek.	—	—	—	2	—	—	—	2	2
	zus.	46	7	8	78	18	16	6	92	145
Weiblich	ledig	64	3	23	22	—	—	1	46	113
	verh.	4	—	2	23	3	2	2	27	31
	unbek.	—	—	—	—	—	—	—	—	44
	zus.	68	3	25	45	3	2	3	73	144
Zusammen	ledig	101	8	31	47	4	3	6	84	193
	verh.	13	2	2	74	17	15	3	79	94
	unbek.	—	—	—	2	—	—	—	2	2
	zus.	114	10	33	123	21	18	9	165	289
Davon waren infiziert	hier	73	5	14	42	2	—	1	57	135
	ausw.	28	4	12	43	13	9	6	61	93
	unbek.	13	1	7	38	6	9	2	47	61
	zus.	114	10	33	123	21	18	9	165	289
Von der Gesamtzahl waren wohnhaft	hier	92	6	20	81	11	8	3	104	202
	ausw.	22	4	13	42	10	10	6	61	87
	unbek.	—	—	—	—	—	—	—	—	—
	zus.	114	10	33	123	21	18	9	165	289

Geschlecht, Familienstand		Tripper mit Komplikationen	Weicher Schanker mit Komplikationen	Syphilis: a) frische Syphilis	Syphilis: b) rezidivierende Syphilis einschl. Spätsyphilis einschl. Tabes und Paralyse	davon insbesondere Tabes und Paralyse: bereits in Behandlung gewesen	davon insbesondere Tabes und Paralyse: neu in Behandlung getreten	Syphilis: c) Erbsyphilis	Syphilis: zusammen	Gesamtzahl der Kranken
a) Privatärzte einschl. deren Polikliniken.										
Männlich	ledig	121	3	19	50	5	5	6	75	199
	verh.	40	4	9	84	20	4	1	94	138
	unbek.	2	—	—	2	—	—	—	2	4
	zus.	163	7	28	136	25	9	7	171	341
Weiblich	ledig	35	1	9	16	—	1	6	31	67
	verh.	28	1	8	30	3	—	—	38	67
	unbek.	—	1	—	1	—	—	—	1	2
	zus.	63	3	17	47	3	1	6	70	136
Zusammen	ledig	156	4	28	66	5	6	12	106	266
	verh.	68	5	17	114	23	4	1	132	205
	unbek.	2	1	—	3	—	—	—	3	6
	zus.	226	10	45	183	28	10	13	241	477
Davon waren infiziert	hier	148	5	29	48	—	—	3	80	233
	ausw.	67	4	14	118	—	—	3	135	206
	unbek.	11	1	2	17	—	—	7	26	38
	zus.	226	10	45	183	—	—	13	241	477
Davon waren wohnhaft	hier	174	6	33	109	—	—	11	153	333
	ausw.	48	4	10	71	—	—	2	83	135
	unbek.	4	—	2	3	—	—	—	5	9
	zus.	226	10	45	183	—	—	13	241	477
b) Krankenhäuser ausschl. Militärlazarett.										
Männlich	ledig	16	1	3	12	—	—	—	15	32
	verh.	2	1	2	1	—	—	—	3	6
	unbek.	—	—	—	—	—	—	—	—	—
	zus.	18	2	5	13	—	—	—	18	38
Weiblich	ledig	7	—	1	14 *1*	—	—	—	15 *1*	22 *1*
	verh.	—	—	—	4 *2*	—	—	—	4 *2*	4 *2*
	unbek.	—	—	—	—	—	—	—	—	—
	zus.	7	—	1	18 *3*	—	—	—	19 *3*	26 *3*
Zusammen	ledig	23	1	4	26 *1*	—	—	—	30 *1*	54 *1*
	verh.	2	1	2	5 *2*	—	—	—	7 *2*	10 *2*
	unbek.	—	—	—	—	—	—	—	—	—
	zus.	25	2	6	31 *3*	—	—	—	37 *3*	64 *3*
Davon waren infiziert	hier	1	—	—	—	—	—	—	—	1
	ausw.	—	—	—	—	—	—	—	—	—
	unbek.	24	2	6	31 *3*	—	—	—	37 *3*	63 *3*
	zus.	25	2	6	31 *3*	—	—	—	37 *3*	64 *3*
Davon waren wohnhaft	hier	1	—	—	—	—	—	—	—	1
	ausw.	—	—	—	—	—	—	—	—	—
	unbek.	24	2	6	31 *3*	—	—	—	37 *3*	63 *3*
	zus.	25	2	6	31 *3*	—	—	—	37 *3*	64 *3*

Die schrägen Ziffern bedeuten die in den Zahlen enthaltenen Prostituierten.

Tabelle 108. Die in der Zeit vom 20. November bis 20. Dezember 1913 in ärztlicher Behandlung befindlichen Fälle von Gonorrhöe, Ulcus molle und frischer Syphilis in 37 Städten auf 1000 der Bevölkerung.

Städte	Gonorrhöe einschl. Komplikationen	Ulcus molle einschl. Komplikationen	Frische Syphilis	Städte	Gonorrhöe einschl. Komplikationen	Ulcus molle einschl. Komplikationen	Frische Syphilis
Aachen	2,57	0,22	0,59	Hannover . . .	3,89	0,65	1,05
Altona	2,56	0,26	0,78	Karlsruhe . . .	2,68	0,04	0,35
Augsburg . . .	1,06	0,07	0,52	Kassel	2,35	0,16	0,26
Barmen	1,15	0,02	0,28	Kiel	3,69	0,34	1,23
Berlin	2,64	0,27	0,67	Königsberg . .	3,47	0,12	0,92
Breslau	3,09	0,30	0,86	Krefeld	2,67	0,13	0,72
Chemnitz . . .	2,80	0,14	0,69	Leipzig	4,62	0,17	0,94
Danzig	3,17	0,49	0,88	Linden v. H. .	0,80	0,14	0,38
Dortmund . . .	2,04	0,22	0,65	Lübeck	3,05	0,17	0,36
Dresden	3,06	0,34	0,67	Magdeburg . .	2,19	0,20	0,68
Düsseldorf . . .	2,12	0,22	0,61	Mainz.	1,51	0,03	0,23
Elberfeld . . .	1,01	0,05	0,22	Mannheim . . .	2,41	0,18	0,41
Essen	1,99	0,11	0,73	München . . .	2,67	0,07	0,46
Frankfurt a. M.	2,81	0,23	0,66	Nürnberg . . .	1,98	0,12	0,40
Freiburg i. Br.	1,67	0,02	0,27	Plauen i. V. . .	2,46	0,21	1,09
Fürth	1,30	0,08	0,40	Posen	2,49	0,24	0,79
Görlitz	2,59	0,22	0,47	Stettin	1,98	0,11	0,44
Halle a. S. . . .	2,68	0,13	1,44	Wiesbaden. . .	2,37	0,11	0,48
Hamburg . . .	3,78	0,58	1,02				

Die letzte große deutsche Enquete, und zwar eine Reichserhebung der Geschlechtskranken, fand für die Zeit vom 15. November bis 14. Dezember 1919 statt. Die Vorgeschichte dieser Erhebung geht zurück bis auf eine Beratung im Preußischen Kultusministerium am 15. Januar 1910, bei der Einigkeit darüber erzielt wurde, daß die Erhebung auf das ganze Reich ausgedehnt werden und den Zeitraum von einem Monat umfassen sollte. Die geplante Erhebung kam aber dadurch nicht zustande, daß die Salvarsan-Behandlung eingeführt wurde und zunächst ihre Erfolge abgewartet werden sollten. Die Ausführung dieses Planes wurde dann durch den Weltkrieg vereitelt, jedoch forderte schon während des Krieges der XVI. Ausschuß des Reichstages für Bevölkerungspolitik eine solche Erhebung, die die einstimmige Billigung des Gesundheitsrates fand. In den Sitzungen im Reichsgesundheitsamt einigte man sich entsprechend der Enquete vom Jahre 1913 auf einen Erhebungszeitraum von einem Monat, und nahm zuerst die Zeit vom 1.—31. Oktober 1919, dann den 1.—30. November 1919 in Aussicht, mußte dann aber die Erhebung auf die Zeit vom 15. November bis 14. Dezember 1919 verschieben. Der der Erhebung zugrunde liegende Sammelbogen hatte folgende Form (S. 448/449).

Die Versendung der Zählbogen an die Ärzte erfolgte über die Landesbehörden, die Rücksendung durch die Ärzte unmittelbar an das Reichsgesundheitsamt, nur Hannover machte eine Ausnahme, da dort der Direktor des Statistischen Amtes die Erhebung persönlich durchführte.

Das Ziel dieser Zählung war einmal die Feststellung derjenigen Personen, die sich am 15. November 1919 wegen einer der in Betracht kommenden Krankheiten in ärztlicher Behandlung befanden, dann die Zahl derjenigen, die während des Zählmonates neu in die Behandlung traten. Bei dieser Erhebung wurde zum ersten Male nicht nach Behandlungsorten, sondern nach Wohnorten ausgezählt, wodurch sich Unterschiede gegen die deutsche Städtestatistik von

Fortsetzung des Textes s. S. 456.

Tabelle 109. **Wegen Geschlechtskrankheiten wurden im Zählmonat 1913 behandelt, berechnet auf je 1000 Einwohner:**

Städte	Auf je 1000 Einwohner männlichen Geschlechtes entfallen geschlechtskranke Männer	Auf je 1000 Einwohner weiblichen Geschlechtes entfallen geschlechtskranke Frauen	Auf je 1000 Einwohner beiderlei Geschlechtes entfallen geschlechtskranke Personen insges.
Augsburg	3,9	2,1	3,0
Breslau.	11,4	4,2	7,4
Danzig	9,6	2,6	6,0
Düsseldorf	5,8	2,2	4,1
Halle	9,5	3,4	6,3
Hamburg (Stadt)	11,8	3,6	7,7
Lübeck	7,9	2,6	5,2
Magdeburg	6,7	2,2	4,4
Stettin	4,6 [1])	1,2 [1])	3,8
Wiesbaden	8,2	2,7	5,1

[1]) Das Geschlecht von 239 Personen ist unbekannt geblieben; sie sind daher nur in der letzten Rubrik berücksichtigt.

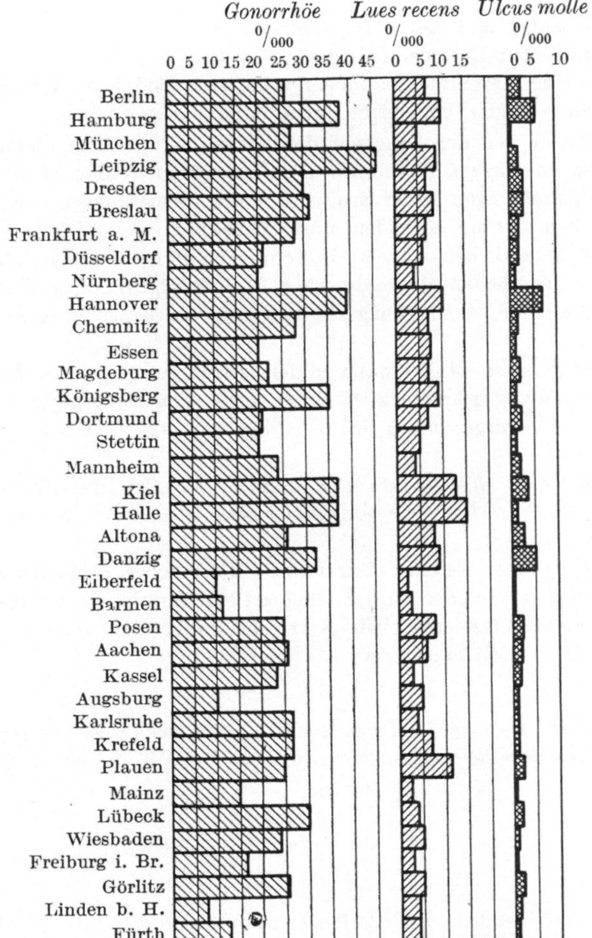

Abb. 42. Die in der Zeit vom 20. Nov. bis 20. Dez. 1913 in ärztlicher Behandlung befindlichen Fälle von Gonorrhöe, Ulcus molle und Syphilis recens auf 10 000 der Bevölkerung.

Reichsstatistik der Geschlechtskranken. November/Dezember 1919.

Zusammenstellung

der in der Zeit vom 15. November bis einschließlich 14. Dezember 1919 von dem Unterzeichneten oder in dem umseitig bezeichneten Krankenhause, Irrenanstalt, Militärlazarett behandelten geschlechtskranken Personen.

Vorbemerkungen.

1. Als Geschlechtskrankheiten haben zu gelten:

a) Tripper und dessen Komplikationen (z. B. Nebenhodenentzündung, Blasenkatarrh, Bartholinitis),

b) Weicher Schanker und dessen Komplikationen,

c) Syphilis und deren Komplikationen.

Alle *nicht* venerischen Genitalaffektionen, wie spitze Kondylome, Urethritis non gonorrhoica, Herpes genitalis usw. sind nicht aufzuführen.

2. Wenn im Laufe der Erhebungszeit der Kranke in die Behandlung eines *anderen Arztes übergegangen* oder in ein Krankenhaus aufgenommen worden ist, soll dies zur Vermeidung von Doppelzählungen in der Spalte 15 unter „Bemerkungen" angegeben werden. (Vgl. Fall 1 und 3 in der umstehenden Musterausfüllung.)

3. Wenn im Laufe der Erhebungszeit selbst ein schon vorher in Behandlung gekommener Geschlechtskranker nicht behandelt wurde, wie z. B. ein Syphiliskranker, dessen Behandlung wegen fehlender Wa.R. in der Erhebungszeit ausgesetzt wurde, so ist er *nicht* in den Zählbogen einzutragen.

4. Falls ein und derselbe Kranke während der Erhebungszeit *wegen mehrerer Geschlechtskrankheiten* in Behandlung gekommen ist, ist er *nur einmal* einzutragen, jedoch bei jeder Krankheit in der dafür vorgesehenen Spalte zu buchen. (Vgl. Fall 2 in der umstehenden Musterausfüllung.)

5. *Auch wenn kein Geschlechtskranker während der Erhebungszeit behandelt wurde, ist der Zählbogen, jedoch alsdann nur mit der Unterschrift und der Adresse des Arztes versehen, einzusenden.*

6. Etwaige wegen einer Geschlechtskrankheit in ärztlicher Behandlung stehende *Angehörige der Besatzungsarmee* oder sonstige einquartierte Angehörige der früher feindlichen Staaten in den besetzten Gebieten sowie geschlechtskranke nichtdeutsche *Kriegsgefangene* sind in den Zählbogen *nicht* einzutragen.

Die Zählbogen sind bis zum 31. Dezember 1919 unter Benutzung des anliegenden Briefumschlags unfrankiert dem Reichsgesundheitsamt in Berlin NW 23 einzusenden.

Weitere Zählbogen werden im Bedarfsfalle nach Anfordern mittels anliegender Postkarte, die nicht zu frankieren ist, vom Reichsgesundheitsamt in Berlin NW 23 nachgeliefert.

Staat:.................... Regierungsbezirk:.................... Kreis:....................

Wohnort des Arztes bzw. Name und Sitz des Krankenhauses: ....

Name und Vorname des Kranken (Diese Spalte ist vor der Absendung des Zählbogens abzutrennen und für die Beantwortung etwa erforderlicher Rückfragen aufzubewahren.)	Fortlaufende Nummer	Geschlecht m. = männlich w. = weiblich	Alter (Angabe des vollendeten Altersjahres)	Familienstand l. = ledig v. = verheiratet, g. = geschieden, e. = ehe-verlassen, w. = verwitwet	Krankheiten, an denen bei mir bzw. in dem vorstehend bezeichneten Krankenhause der Kranke in Behandlung war: Akuter Tripper und dessen Komplikationen seit[1])	Chronischer Tripper und dessen Komplikationen seit[1])	Weicher Schanker und dessen Komplikationen seit[1])	Syphilis: Frische Syphilis seit[1])	Syphilis: Rezidivierende u. Spätsyphilis: a) Überhaupt seit[1])	Darunter im besond.: b) Tabes seit[1])	Darunter im besond.: c) Paralyse seit[1])	Darunter im besond.: d) Aorten-Aneurysma seit[1])	Angeborene Syphilis seit[1])	Falls von auswärts oder einem Vororte Angabe des Wohnortes des Kranken (bei kleineren Orten auch Bezeichnung des Kreises)	Bemerkungen
	1	2	3	4	5	6	7	8	9	10	11	12	13	14	15
Musterausfüllung:															
Schulze, Karl	1	*m.*	*27*	*l.*	*21. Nov. 1919*									*h. (= hier)*	*An Herrn Dr. (Name) in (Wohnort) überwiesen*
Müller, Fritz	2	*m.*	*25*	*l.*		*Juli 1919*		*15. Nov. 1919*						*h.*	
Lehmann, Marie	3	*w.*	*20*	*l.*			*1. Dez. 1919*							*Lankwitz (Kreis Teltow)*	*Dem Kreiskrankenhause Berlin-Lichterfelde überwiesen.*
Meier, Oskar	4	*m.*	*56*	*v.*					*April 1917*	*April 1917*		*März 1918*		*h.*	
	1														
	12														
Die Zusammenzählung erfolgt nicht durch den Arzt oder das Krankenhaus, sondern durch die Zählbehörde, welche die Fragebogen bearbeitet.				l. | v | g. | e. | w.										Ortsansässige | Auswärtige	
	a)	m.													
		w.													
	b)	m.													
		w.													

[1]) Bei denjenigen Kranken, welche erst während der Erhebungszeit in die Behandlung eingetreten sind, ist auch der Tag des Behandlungsbeginnes anzugeben. Dagegen genügt bei den Kranken, welche schon vor dem 15. November 1919 sich in die Behandlung begeben hatten, die **Angabe des Monats und Jahres des Behandlungsbeginnes.**

Name und genaue Adresse des Arztes: ....

Name des Krankenhausarztes: ....

Tabelle 110. Übersicht über die Beteiligung der Ärzte und Krankenanstalten an der Erhebung über die Geschlechtskranken im Deutschen Reiche November/Dezember 1919.

Länder, Provinzen, Regierungsbezirke und dergleichen	Fragebogen sind gesandt worden an			Fragebogen sind eingegangen von			Beteiligung in Prozenten der Zahl der befragten		
	Ärzte	Fachärzte	Krankenhäuser	Ärzten	Fachärzten	Krankenhäusern	Ärzte	Fachärzte	Krankenhäuser
I. Preußen . . .	**16795**	**557**	**2326**	**8371**	350	**1377**	**49,8**	**62,8**	**59,2**
Ostpreußen	695	14	136	348	11	86	50,1	78,6	63,2
Königsberg	438	10	75	198	9	40	45,2	90,0	53,3
Gumbinnen	122	3	27	63	1	22	51,6	33,3	81,5
Allenstein	95	1	22	62	1	17	65,3	100,0	77,3
Marienwerder . . .	40	—	12	25	—	7	62,5	—	58,3
Berlin	1460	105	72	718	101	39	49,2	96,2	54,2
Brandenburg . . .	3174	98	225	1350	55	143	42,5	56,1	63,6
Potsdam	2716	93	133	1114	50	99	41,0	53,8	74,4
Frankfurt	458	5	92	236	5	44	51,5	100,0	47,8
Pommern	599	9	99	327	8	65	54,6	88,9	65,7
Stettin	351	6	35	171	6	26	48,7	100,0	74,3
Köslin	173	2	49	100	1	27	57,8	50,0	55,1
Stralsund	75	1	15	56	1	12	74,7	100,0	80,0
Grenzmark Posen-Westpreußen	84	—	26	39	—	9	46,4	—	34,6
Schlesien	1698	59	360	1025	35	236	60,3	59,3	65,6
Breslau	845	33	155	485	21	96	57,4	63,6	61,9
Liegnitz	413	7	66	270	6	44	65,4	85,7	66,7
Oppeln	440	19	139	270	8	96	61,4	42,1	69,1
Sachsen	1267	24	175	604	12	104	47,7	50,0	59,4
Magdeburg	599	10	80	269	7	39	44,9	70,0	48,8
Merseburg	470	9	67	240	2	49	51,1	22,2	73,1
Erfurt	198	5	28	95	3	16	48,0	60,0	57,1
Schleswig-Holstein	606	17	99	404	13	67	66,7	76,5	67,7
Hannover	1226	30	158	848	19	116	69,2	63,3	73,4
Hannover	421	22	33	362	16	30	86,0	72,7	90,9
Hildesheim	238	2	36	154	2	23	64,7	100,0	63,9
Lüneburg	181	1	18	106	1	13	58,6	100,0	72,2
Stade	138	—	16	86	—	13	62,3	—	81,3
Osnabrück	138	2	38	80	—	23	58,0	—	60,5
Aurich	110	3	17	60	—	14	54,5	—	82,4
Westfalen	1530	29	383	731	5	149	47,8	17,2	38,9
Münster	346	10	84	161	2	36	46,5	20,0	42,9
Minden	290	4	54	135	1	28	46,6	25,0	51,9
Arnsberg	894	15	245	435	2	85	48,7	13,3	34,7
Hessen-Nassau. . .	1365	47	154	688	33	105	50,4	70,2	68,2
Kassel	426	9	43	209	8	34	49,1	88,9	79,1
Wiesbaden.	939	38	111	479	25	71	51,0	65,8	64,0
Rheinland	3071	115	434	1277	58	257	41,6	50,4	59,2
Koblenz	344	4	84	150	3	35	43,6	75,0	41,7
Düsseldorf	1531	77	154	589	35	113	38,5	45,5	73,4
Köln	706	21	105	306	14	63	43,3	66,7	60,0
Trier	239	7	37	112	4	22	46,9	57,1	59,5
Aachen	251	6	54	120	2	24	47,8	33,3	44,4
Hohenzollern . . .	20	—	5	12	—	1	60,0	—	20,0

Länder, Provinzen, Regierungsbezirke und dergleichen	Fragebogen sind gesandt worden an			Fragebogen sind eingegangen von			Beteiligung in Prozenten der Zahl der befragten		
	Ärzte	Fachärzte	Krankenhäuser	Ärzten	Fachärzten	Krankenhäusern	Ärzte	Fachärzte	Krankenhäuser
II. Bayern	**3681**	**99**	**692**	**2225**	**58**	**607**	**60,4**	**58,6**	**87,7**
Oberbayern	1579	57	161	928	37	135	58,8	64,9	83,9
Niederbayern	193	1	80	124	1	68	64,2	100,0	85,0
Pfalz	331	4	62	176	2	59	53,2	50,0	95,2
Oberpfalz	161	1	70	108	—	59	67,1	—	84,3
Oberfranken	231	2	63	144	2	49	62,3	100,0	77.8
Mittelfranken	491	14	92	290	7	87	59,1	50,0	94,6
Unterfranken	329	15	67	201	4	64	61,1	26,7	95,5
Schwaben	335	5	94	235	5	84	70,1	100,0	89,4
Koburg	31	—	3	19	—	2	61,3	—	66,7
III. Sachsen	**2026**	**80**	**258**	**1219**	**50**	**172**	**60,2**	**62,5**	**66,7**
Bautzen	156	3	26	101	3	21	64,7	100,0	80,8
Chemnitz	300	8	49	179	6	32	59,7	75,0	65,3
Dresden	700	23	73	428	16	53	61,1	69,6	72,6
Leipzig	618	41	63	359	21	41	58,1	51,2	65,1
Zwickau	252	5	47	152	4	25	60,3	80,0	53,2
IV. Württemberg	**1005**	**16**	**242**	**593**	**11**	**123**	**59,0**	**68,8**	**50,8**
Neckarkreis	491	13	74	274	10	44	55,8	76,9	59,5
Schwarzwaldkreis	216	2	60	122	—	25	56,5	—	41,7
Jagstkreis	101	—	43	79	—	18	78,2	—	41,9
Donaukreis	197	1	65	118	1	36	59,9	100,0	55,4
V. Baden	**1112**	**37**	**193**	**670**	**22**	**109**	**60,3**	**59,5**	**56,5**
Konstanz	146	3	42	94	—	20	64,4	—	47,6
Freiburg	298	6	62	186	4	29	62,4	66,7	46,8
Karlsruhe	339	13	44	187	7	27	55,2	53,8	61,4
Mannheim	329	15	45	203	11	33	61,7	73,3	73,3
VI. Thüringen	**631**	**5**	**54**	**367**	**5**	**40**	**58,2**	**100,0**	**74,1**
Sachsen-Weimar	217	1	12	118	1	12	54,4	100,0	100,0
Sachsen-Meiningen	99	—	10	54	—	6	54,5	—	60,0
Gera-Greiz (Reuß)	81	2	8	51	2	6	63,0	100,0	75,0
Sachsen-Altenburg	71	1	7	45	1	7	63,4	100,0	100,0
Sachsen-Gotha	80	1	7	53	1	6	66,3	100,0	85,7
Schwarzb.-Rudolstadt	49	—	6	26	—	1	53,1	—	16,7
Schwarzb.-Sondersh.	34	—	4	20	—	2	58,8	—	50,0
VII. Hessen	**591**	**16**	**40**	**324**	**9**	**37**	**54,8**	**56,3**	**92,5**
Starkenburg	274	6	16	152	3	15	55,5	50,0	93,8
Oberhessen	138	2	13	87	2	12	63,0	100,0	92,3
Rheinhessen	179	8	11	85	4	10	47,5	50,0	90,9
VIII. Hamburg	**698**	**40**	**21**	**359**	**32**	**21**	**51,4**	**80,0**	**100,0**
IX. Mecklb.-Schw.	**302**	**5**	**43**	**193**	**2**	**27**	**63,9**	**40,0**	**62,8**
X. Braunschweig	**252**	**8**	**15**	**162**	**3**	**14**	**64,3**	**37,5**	**93,3**
XI. Oldenburg	**181**	**1**	**37**	**102**	—	**18**	**56,4**	—	**48,6**
Landesteil Oldenburg	153	1	36	85	—	17	55,6	—	47,2
„ Lübeck	28	—	1	17	—	1	60,7	—	100,0
„ Birkenfeld	.	.	.	.	.	.	.	.	.
XII. Anhalt	**141**	**2**	**17**	**74**	**2**	**11**	**52,5**	**100,0**	**64,7**
XIII. Bremen	**221**	**14**	**33**	**125**	**10**	**17**	**56,6**	**71,4**	**51,5**
XIV. Lippe	**59**	—	**14**	**30**	—	**8**	**50,8**	—	**57,1**
XV. Lübeck	**86**	**5**	**4**	**43**	**3**	**4**	**50,0**	**80,0**	**100,0**
XVI. Mecklb.-Strelitz	**51**	**1**	**11**	**37**	**1**	**7**	**72,5**	**100,0**	**63,6**
XVII. Waldeck	**45**	—	**4**	**32**	—	**3**	**71,1**	—	**75,0**
XVIII. Schaumburg-L.	**17**	—	**4**	**11**	—	**4**	**64,7**	—	**100,0**
Deutsches Reich	**27894**	**886**	**4008**	**14937**	**558**	**2599**	**53,5**	**63,0**	**64,8**

Tabelle 111. Übersicht über das Hauptergebnis der Reichserhebung der

Laufende Nr.	Länder	B. = Bestand Z. = Zugang zus. = zusammen	Zahl der in der Zeit vom 15. November bis einschl. 14. Dezember 1919														
			Akuter Tripper			Chronischer Tripper			Tripper			Weicher Schanker			Angeborene Syphilis		
			m.	w.	zus.	m.	w.	zus.	m.	w.	zus.	m.	w.	zus.	m.	w.	zus.
1	2	3	.	.	.	.	.	.	4	5	6	7	8	9	10	11	12
1	Preußen . .	B.	10446	4123	14569	5895	3174	9069	16341	7297	23638	1683	219	1902	442	440	882
		Z.	9446	3190	12636	1379	865	2244	10825	4055	14880	2044	251	2295	172	192	364
		zus.	19892	7313	27205	7274	4039	11313	27166	11352	38518	3727	470	4197	614	632	1846
2	Bayern . . .	B.	1738	708	2446	1209	697	1906	2947	1405	4352	119	14	133	104	131	235
		Z.	1307	621	1928	242	188	430	1549	809	2358	97	22	119	40	38	78
		zus.	3045	1329	4374	1451	885	2336	4496	2214	6710	216	36	252	144	169	313
3	Sachsen . .	B.	1785	613	2398	922	543	1465	2707	1156	3863	319	35	354	93	79	172
		Z.	1289	464	1753	207	164	371	1496	628	2124	331	46	377	32	34	66
		zus.	3074	1077	4151	1129	707	1836	4203	1784	5987	650	81	731	125	113	238
4	Württembg.	B.	456	162	618	349	157	506	805	319	1124	22	4	26	29	27	56
		Z.	316	139	455	48	63	111	364	202	566	19	3	22	14	22	36
		zus.	772	301	1073	397	220	617	1169	521	1690	41	7	48	43	49	92
5	Baden . . .	B.	522	217	739	375	234	609	897	451	1348	28	—	28	27	24	51
		Z.	426	154	580	67	68	135	493	222	715	45	5	50	8	6	14
		zus.	948	371	1319	442	302	744	1390	673	2063	73	5	78	35	30	65
6	Thüringen .	B.	388	91	479	203	79	282	591	170	761	51	3	54	14	17	31
		Z.	257	78	335	27	17	44	284	95	379	24	4	28	5	3	8
		zus.	645	169	814	230	96	326	875	265	1140	75	7	82	19	20	39
7	Hessen . . .	B.	256	110	366	180	104	284	436	214	650	15	1	16	5	9	14
		Z.	171	53	224	23	34	57	194	87	281	22	2	24	6	9	15
		zus.	427	163	590	203	138	341	630	301	931	37	3	40	11	18	29
8	Hamburg .	B.	888	316	1204	533	225	758	1421	541	1962	258	21	279	34	42	76
		Z.	641	184	825	105	56	161	746	240	986	236	28	264	17	12	29
		zus.	1529	500	2029	638	281	919	2167	781	2948	494	49	543	51	54	105
9	Mecklenbg.-Schwerin	B.	309	78	387	103	36	139	412	114	526	23	1	24	2	5	7
		Z.	209	60	269	32	14	46	241	74	315	18	1	19	3	2	5
		zus.	518	138	656	135	50	185	653	188	841	41	2	43	5	7	12
10	Oldenburg (ohne Birkenfeld)	B.	88	35	123	51	30	81	139	65	204	2	—	2	2	1	3
		Z.	68	31	99	12	7	19	80	38	118	4	—	4	4	—	4
		zus.	156	66	222	63	37	100	219	103	322	6	—	6	6	1	7
11	Braunschweig . .	B.	165	64	229	105	34	139	270	98	368	19	—	19	7	7	14
		Z.	126	37	163	13	10	23	139	47	186	16	—	16	5	2	7
		zus.	291	101	392	118	44	162	409	145	554	35	—	35	12	9	21
12	Anhalt . . .	B.	80	36	116	56	25	81	136	61	197	6	2	8	3	2	5
		Z.	77	17	94	13	13	26	90	30	120	11	2	13	1	3	4
		zus.	157	53	210	69	38	107	226	91	317	17	4	21	4	5	9
13	Bremen . .	B.	212	157	369	194	178	372	406	335	741	19	2	21	8	8	16
		Z.	184	127	311	50	82	132	234	209	443	29	3	32	1	7	8
		zus.	396	284	680	244	260	504	640	544	1184	48	5	53	9	15	24
14	Lippe	B.	7	2	9	16	6	22	23	8	31	1	—	1	—	—	—
		Z.	11	6	17	—	—	—	11	6	17	1	—	1	—	—	—
		zus.	18	8	26	16	6	22	34	14	48	2	—	2	—	—	—
15	Lübeck . . .	B.	97	23	120	42	19	61	139	42	181	17	—	17	4	1	5
		Z.	55	10	65	5	7	12	60	17	77	7	1	8	2	1	3
		zus.	152	33	185	47	26	73	199	59	258	24	1	25	6	2	8
16	Mecklenbg.-Strelitz . .	B.	39	9	48	53	16	69	92	25	117	2	—	2	—	—	—
		Z.	31	9	40	3	6	9	34	15	49	1	—	1	—	—	—
		zus.	70	18	88	56	22	78	126	40	166	3	—	3	—	—	—
17	Waldeck . .	B.	10	3	13	6	1	7	16	4	20	—	—	—	1	—	1
		Z.	1	2	3	—	—	—	1	2	3	—	—	—	—	—	—
		zus.	11	5	16	6	1	7	17	6	23	—	—	—	1	—	1
18	Schaumburg-Lippe	B.	2	—	2	4	—	4	6	—	6	—	—	—	—	—	—
		Z.	1	2	3	3	—	3	4	2	6	—	—	—	—	—	—
		zus.	3	2	5	7	—	7	10	2	12	—	—	—	—	—	—
	Deutsches Reich . . .	B.	**17488**	**6747**	**24235**	**10296**	**5558**	**15554**	**27784**	**12305**	**40089**	**2584**	**302**	**2886**	**775**	**793**	**1568**
		Z.	**14616**	**5184**	**19000**	**2229**	**1594**	**3823**	**16845**	**6778**	**23623**	**2905**	**368**	**3273**	**310**	**331**	**641**
		zus.	**32104**	**11931**	**44035**	**12525**	**7152**	**19677**	**44629**	**19083**	**63712**	**5489**	**670**	**6159**	**1085**	**1124**	**2209**

Geschlechtskranken in der Zeit vom 15. November bis 15. Dezember 1919.

ärztlich gemeldeten, wegen nachstehender Geschlechtskrankheit behandelten Personen																	
Frische Syphilis			Rezidivierende und Spät-Syphilis												Mehrere Geschlechtskrankheiten		
			überhaupt			darunter											
						Tabes			Paralyse			Aorten-Aneurysma					
m.	w.	zus.	m.	w.	zus.	m.	w.	zus.	m.	w.	zus.	m.	w.	zus.	m.	w.	zus.
13	14	15	16	17	18	19	20	21	22	23	24	25	26	27	28	29	30
6687	4464	11151	9944	6288	16172	1030	310	1340	861	261	1122	197	58	255	1202	1121	2323
3658	2403	6061	2185	1473	3658	186	70	256	146	42	188	51	11	62	544	531	1075
10345	6867	17212	12129	7701	19830	1216	380	1596	1007	303	1310	248	69	317	1746	1652	3398
775	568	1343	1605	1036	2641	159	82	241	197	84	281	59	28	87	182	176	358
377	280	657	382	241	623	41	18	59	22	14	36	25	6	31	63	70	133
1152	848	2000	1987	1277	3264	200	100	300	219	98	317	84	34	118	245	246	491
898	652	1550	1602	1104	2706	256	102	358	172	40	212	36	8	44	173	222	395
441	356	797	347	274	621	44	18	62	33	8	41	6	3	9	70	108	178
1339	1008	2347	1949	1378	3327	300	120	420	205	48	253	42	11	53	243	330	573
198	126	324	362	187	549	31	15	46	34	12	46	15	—	15	47	33	80
127	67	194	73	56	129	6	2	8	2	—	2	1	—	1	13	12	25
325	193	518	435	243	678	37	17	54	36	12	48	16	—	16	60	45	105
255	188	443	493	264	757	47	12	59	39	19	58	15	6	21	40	49	89
110	102	212	102	62	164	8	3	11	3	4	7	2	—	2	17	12	29
365	290	655	595	326	921	55	15	70	42	23	65	17	6	23	57	61	118
283	254	537	402	317	719	32	9	41	10	6	16	4	2	6	40	22	62
76	65	141	54	46	100	6	4	10	—	—	—	2	—	2	11	7	18
359	319	678	456	363	819	38	13	51	10	6	16	6	2	8	51	29	80
136	99	235	269	138	407	24	16	40	22	3	25	5	1	6	29	14	43
45	41	86	28	25	53	5	4	9	2	—	2	1	—	1	4	5	9
181	140	321	297	163	460	29	20	49	24	3	27	6	1	7	33	19	52
472	286	758	992	571	1563	121	32	153	103	43	146	28	7	35	127	143	270
200	172	372	185	141	326	20	12	32	8	—	8	9	6	15	29	82	111
672	458	1130	1177	712	1889	141	44	185	111	43	154	37	13	50	156	225	381
113	59	172	139	71	210	22	4	26	13	5	18	1	1	2	29	10	39
60	19	79	29	15	44	4	—	4	1	—	1	—	—	—	11	5	16
173	78	251	168	86	254	26	4	30	14	5	19	1	1	2	40	15	55
32	48	80	68	33	101	3	1	4	12	1	13	—	—	—	9	3	12
17	26	43	10	8	18	—	1	1	—	—	—	—	—	—	3	—	3
49	74	123	78	41	119	3	2	5	12	1	13	—	—	—	12	3	15
104	74	178	140	84	224	15	3	18	6	—	6	2	—	2	26	25	51
39	37	76	20	14	34	3	—	3	2	1	3	2	—	2	8	14	22
143	111	254	160	98	258	18	3	21	8	1	9	4	—	4	34	39	73
53	41	94	81	38	119	7	3	10	6	5	11	—	1	1	3	19	22
23	17	40	29	9	38	2	—	2	—	—	—	—	—	—	2	2	4
76	58	134	110	47	157	9	3	12	6	5	11	—	1	1	5	21	26
102	99	201	244	144	388	31	7	38	13	9	22	4	—	4	24	34	58
71	45	116	46	35	81	2	1	3	1	3	4	2	—	2	10	10	20
173	144	317	290	179	469	33	8	41	14	12	26	6	—	6	34	44	78
3	3	6	12	5	17	—	—	—	4	—	4	—	—	—	1	—	1
5	3	8	1	—	1	—	—	—	—	—	—	—	—	—	1	—	1
8	6	14	13	5	18	—	—	—	4	—	4	—	—	—	2	—	2
44	23	67	57	42	99	1	1	2	5	2	7	—	—	—	20	3	23
17	12	29	9	8	17	—	1	1	3	2	5	—	—	—	3	—	3
61	35	96	66	50	116	1	2	3	8	4	12	—	—	—	23	3	26
29	15	44	34	13	47	1	—	1	2	—	2	2	1	3	4	3	7
10	3	13	1	1	2	—	—	—	—	—	—	—	—	—	1	—	1
39	18	57	35	14	49	1	—	1	2	—	2	2	1	3	5	3	8
3	1	4	9	2	11	—	—	—	—	1	1	—	—	—	1	—	1
—	1	1	3	—	3	—	—	—	—	—	—	—	—	—	—	—	—
3	2	5	12	2	14	—	—	—	—	1	1	—	—	—	1	—	1
2	3	5	4	1	5	1	—	1	—	—	—	—	—	—	—	—	—
1	—	1	1	—	1	—	—	—	—	—	—	—	—	—	—	—	—
3	3	6	5	1	6	1	—	1	—	—	—	—	—	—	—	—	—
10189	**7003**	**17192**	**16457**	**10078**	**26735**	**1781**	**597**	**2378**	**1499**	**491**	**1990**	**368**	**113**	**481**	**1957**	**1877**	**3854**
5277	**3649**	**8926**	**3505**	**2408**	**5913**	**327**	**134**	**461**	**223**	**74**	**297**	**101**	**26**	**127**	**790**	**858**	**1648**
15466	**10652**	**26118**	**19962**	**12686**	**32648**	**2108**	**731**	**2839**	**1722**	**565**	**2287**	**469**	**139**	**608**	**2747**	**2735**	**5482**

Tabelle 111 (Fortsetzung). Übersicht über das Hauptergebnis usw.

Laufende Nr.	Länder	B. = Bestand Z. = Zugang zus. = zusammen	Gesamtzahl männl.	darunter Militärpersonen	weibl.	zus.	Verhältnis auf je 1000 ortsanwesende Einwohner gleichen Geschlechts nach der Volkszählung am 8. Oktober 1919 m.	w.	zus.	Von je 100 der Gesamtzahl entfallen auf Bestand bzw. Zugang m.	w.	zus.	Beteiligung in Prozenten d. Zahl d. befragten Ärzte	Krankenanstalten
.	.	.	31	32	33	34	35	36	37	38	39	40	41	42
1	Preußen	B.	36299	4597	19769	56068	2,0	1,0	1,5	65,1	68,9	66,4	—	—
		Z.	19428	2248	8905	28333	12,9 [1]	5,4 [1]	9,0	34,9	31,1	33,6	.	.
		zus.	55727	6845	28674	84401	3,1	1,5	2,2	.	.	.	49,8	59,2
2	Bayern	B.	5732	760	3330	9062	1,7	0,9	1,3	69,6	69,5	69,5	.	.
		Z.	2508	158	1460	3968	8,9 [1]	4,7 [1]	6,7 [1]	30,4	30,5	30,5	.	.
		zus.	8240	918	4790	13030	2,4	1,3	1,8	.	.	.	60,4	87,7
3	Sachsen	B.	5792	636	3248	9040	2,7	1,3	1,9	68,1	69,2	68,5	.	.
		Z.	2717	187	1446	4163	15,0 [1]	7,0 [1]	10,7 [1]	31,9	30,8	31,5	.	.
		zus.	8509	823	4694	13203	3,9	1,9	2,8	.	.	.	60,2	66,7
4	Württembg.	B.	1463	118	696	2159	1,2	0,5	0,9	70,6	65,8	69,0	.	.
		Z.	610	45	362	972	6,1 [1]	3,3 [1]	4,6 [1]	29,4	34,2	31,0	.	.
		zus.	2073	163	1058	3131	1,7	0,8	1,2	.	.	.	59,0	50,8
5	Baden	B.	1740	161	976	2716	1,7	0,8	1,2	69,2	70,5	69,6	.	.
		Z.	775	72	409	1184	8,8 [1]	4,2 [1]	6,4	30,8	29,5	30,4	.	.
		zus.	2515	233	1385	3900	2,4	1,2	1,8	.	.	.	60,3	56,5
6	Thüringen	B.	1381	240	783	2164	1,9	1,0	1,4	75,3	78,1	76,3	.	.
		Z.	454	31	220	674	7,6 [1]	3,3 [1]	5,4 [1]	24,7	21,9	23,7	.	.
		zus.	1835	271	1003	2838	2,6	1,3	1,9	.	.	.	58,2	74,1
7	Hessen	B.	890	77	475	1365	1,4	0,7	1,1	74,9	73,8	74,5	.	.
		Z.	299	23	169	468	5,8 [1]	3,0 [1]	4,4 [1]	25,1	26,2	25,5	.	.
		zus.	1189	100	644	1833	1,9	1,0	1,4	.	.	.	54,8	92,5
8	Hamburg	B.	3304	172	1604	4908	6,7	2,9	4,7	70,0	70,4	70,2	.	.
		Z.	1413	87	675	2088	34,4 [1]	14,5 [1]	23,9 [1]	30,0	29,6	29,0	.	.
		zus.	4717	259	2279	6996	9,6	4,1	6,7	.	.	.	51,4	100,0
9	Mecklenbg.-Schwerin	B.	718	198	260	978	2,3	0,8	1,5	66,5	69,1	67,2	.	.
		Z.	362	60	116	478	13,7 [1]	4,1 [1]	8,7 [1]	33,5	30,9	32,8	.	.
		zus.	1080	258	376	1456	3,4	1,1	2,2	.	.	.	63,9	62,8
10	Oldenburg (ohne Birkenfeld)	B.	252	—	150	402	1,0	0,6	0,8	68,1	67,6	67,9	.	.
		Z.	118	—	72	190	5,6 [1]	3,2 [1]	4,4 [1]	31,9	32,4	32,1	.	.
		zus.	370	—	222	592	1,5	0,8	1,1	.	.	.	56,4	48,6
11	Braunschweig	B.	566	—	288	854	2,5	1,1	1,8	71,4	71,6	71,5	.	.
		Z.	227	—	114	341	12,0 [1]	5,4 [1]	8,5 [1]	28,6	28,4	28,5	.	.
		zus.	793	—	402	1195	3,5	1,6	2,5	.	.	.	64,3	93,3
12	Anhalt	B.	282	3	163	445	1,8	0,9	1,3	64,4	72,1	67,0	.	.
		Z.	156	1	63	219	11,9 [1]	4,4 [1]	7,9 [1]	35,6	27,9	33,0	.	.
		zus.	438	4	226	664	2,8	1,3	2,0	.	.	.	52,5	64,7
13	Bremen	B.	803	22	622	1425	5,4	3,8	4,6	67,3	66,8	67,1	.	.
		Z.	391	7	309	700	31,6 [1]	22,8 [1]	27,0 [1]	32,7	33,2	32,9	.	.
		zus.	1194	29	931	2125	8,0	5,7	6,8	.	.	.	56,6	51,5
14	Lippe	B.	40	—	16	56	0,6	0,2	0,4	67,8	64,0	66,7	.	.
		Z.	19	—	9	28	3,2 [1]	1,3 [1]	2,2 [1]	32,2	36,0	33,3	.	.
		zus.	59	—	25	84	0,8	0,3	0,5	.	.	.	50,8	57,1
15	Lübeck	B.	281	63	111	392	4,9	1,8	3,3	74,1	74,0	74,1	.	.
		Z.	98	5	39	137	20,4 [1]	7,4	13,6	25,9	26,0	25,9	.	.
		zus.	379	68	150	529	6,6	2,4	4,4	.	.	.	50,0	100,0
16	Mecklenbg.-Strelitz	B.	161	—	56	217	3,1	1,0	2,0	77,4	74,7	76,7	.	.
		Z.	47	—	19	66	11,0 [1]	4,1 [1]	7,4 [1]	22,6	25,3	23,3	.	.
		zus.	208	—	75	283	4,1	1,4	2,7	.	.	.	72,5	63,6
17	Waldeck	B.	30	—	7	37	1,0	0,2	0,6	88,2	70,0	84,1	.	.
		Z.	4	—	3	7	1,5 [1]	1,0	1,3	11,8	30,0	15,9	.	.
		zus.	34	—	10	44	1,1	0,3	0,7	.	.	.	71,1	75,0
18	Schaumburg-Lippe	B.	12	—	4	16	0,5	0,2	0,3	66,7	66,7	66,7	.	.
		Z.	6	—	2	8	3,3 [1]	1,0 [1]	2,1 [1]	33,3	33,3	33,3	.	.
		zus.	18	—	6	24	0,8	0,2	0,5	.	.	.	64,7	100,0
	Deutsches Reich	B.	**59746**	**7047**	**32558**	**92304**	**2,1**	**1,0**	**1,5**	**66,8**	**69,3**	**67,7**	.	.
		Z.	**29632**	**2924**	**14392**	**44024**	**12,3**	**5,4**	**8,7**	**33,2**	**30,7**	**32,3**	.	.
		zus.	**89378**	**9971**	**46950**	**136328**	**3,1**	**1,5**	**2,2**	.	.	.	**53,5**	**64,8**

[1]) Verhältnis des mutmaßlichen Jahreszugangs zur Einwohnerzahl.

Tabelle 112. Übersicht über die Gesamtzahl der gemeldeten Geschlechtskranken im Vergleich mit der Beteiligung der Ärzte an der Reichserhebung der Geschlechtskranken November-Dezember 1919 in den einzelnen deutschen Ländern und ihren größeren Verwaltungsbezirken.

Länder bzw. Regierungsbezirke und dergleichen (mit Angabe des zuständigen Landes bzw. der preußischen Provinz)	Gesamtzahl der gemeldeten Geschlechtskranken, die während des Zählmonats in ärztlicher Behandlung gewesen sind, auf je 1000 Einwohner	Beteiligung in Prozenten der Zahl der befragten Ärzte
1	2	3
A. Länder		
a) mit über 70% ärztlicher Beteiligung		
Mecklenburg-Strelitz	2,7	72,5
Waldeck	0,7	71,1
b) mit über 60–70% ärztlicher Beteiligung		
Schaumburg-Lippe	0,5	64,7
Braunschweig	2,5	64,3
Mecklenburg-Schwerin	2,2	63,9
Bayern	1,8	60,4
Baden	1,8	60,3
Sachsen	2,8	60,2
c) mit über 50–60% ärztlicher Beteiligung		
Württemberg	1,2	59,0
Thüringen	1,9	58,2
Bremen	6,8	56,6
Oldenburg	1,1	56,4
Hessen	1,4	54,8
Anhalt	2,0	52,5
Hamburg	6,7	51,4
Lippe	0,5	50,8
d) mit weniger als 50% ärztlicher Beteiligung		
Lübeck	4,4	50,0
Preußen	2,2	49,8
B. Regierungsbezirke u. dgl.		
a) mit über 70% ärztlicher Beteiligung		
Hannover (Prov. Hannover)	3,9	86,0
Jagstkreis (Württemberg)	0,5	78,2
Stralsund (Prov. Pommern)	2,5	74,7
Schwaben (Bayern)	1,6	70,1
b) mit über 60–70% ärztlicher Beteiligung		
Oberpfalz (Bayern)	0,6	67,1
Schleswig (Preußen)	3,4	66,7
Sachsen-Gotha (Thür.)	2,2	66,3
Liegnitz (Prov. Schlesien)	2,0	65,4
Allenstein (Prov. Ostpreußen)	0,9	65,3
Hildesheim (Prov. Hannover)	1,5	64,7
Bautzen (Sachsen)	1,7	64,7
Konstanz (Baden)	0,9	64,4
Niederbayern (Bayern)	1,0	64,2
Sachsen-Altenburg (Thüringen)	2,5	63,4
Gera-Greiz (Thüringen)	2,6	63,0
Oberhessen (Hessen)	1,5	63,0
Marienwerder (Prov. Ostpreußen)	1,2	62,5
Freiburg (Baden)	1,7	62,4
Stade (Prov. Hannover)	1,0	62,3
Oberfranken (Bayern)	0,9	62,3
Mannheim (Baden)	2,3	61,7
Oppeln (Prov. Schlesien)	1,4	61,4
Koburg (Bayern)	2,8	61,3
Unterfranken (Bayern)	1,2	61,1
Dresden (Sachsen)	3,3	61,1
Landesteil Lübeck (Oldenburg)	1,9	60,7
Zwickau (Sachsen)	1,8	60,3
c) mit über 50–60% ärztlicher Beteiligung		
Sigmaringen (Preußen)	0,3	60,0
Donaukreis (Württemb.)	1,1	59,9
Chemnitz (Sachsen)	2,5	59,7
Mittelfranken (Bayern)	2,0	59,1
Oberbayern (Bayern)	3,8	58,8
Schwarzburg-Sondershausen (Thüringen)	1,3	58,8
Lüneburg (Prov. Hannover)[3]	1,5	58,6
Leipzig (Sachsen)[3]	3,6	58,1
Osnabrück (Prov. Hannover)	0,5	58,0
Köslin (Prov. Pommern)	0,8	57,8
Breslau (Prov. Schlesien)	2,9	57,4
Schwarzwaldkreis (Württemberg)	0,7	56,5
Neckarkreis (Württemb.)	2,0	55,8
Landesteil Oldenburg (Oldenburg)	1,2	55,6
Starkenburg (Hessen)	1,5	55,5
Karlsruhe (Baden)	1,7	55,2
Aurich (Prov. Hannover)	1,2	54,5
Sachsen-Meiningen (Thüringen)	1,4	54,5
Sachsen-Weimar (Thür.)	1,7	54,4
Pfalz (Bayern)	1,0	53,2
Schwarzburg-Rudolstadt (Thüringen)	1,1	53,1
Gumbinnen (Prov. Ostpreußen)	2,0	51,6
Frankfurt (Prov. Brandenburg)	2,1	51,5
Merseburg (Prov. Sachsen)	1,5	51,1
Wiesbaden (Prov. Hessen-Nassau)	2,8	51,0
d) mit über 40–50% ärztlicher Beteiligung		
Berlin (Preußen)	7,9	49,2
Kassel (Prov. Wiesbaden)	1,2	49,1
Stettin (Prov. Pommern)	2,8	48,7
Arnsberg (Prov. Westf.)	1,1	48,7
Erfurt (Prov. Sachsen)	1,5	48,0
Aachen (Prov. Rheinl.)	1,4	47,8
Rheinhessen (Hessen)	1,3	47,5
Trier (Prov. Rheinland)	0,8	46,9
Minden (Prov. Westf.)	0,8	46,6
Münster (Prov. Westf.)	1,0	46,5
Grenzmark Posen-Westpreußen (Preußen)[3]	0,9	46,4
Königsberg (Prov. Ostpreußen)	2,0	45,2
Magdeburg (Prov. Sachsen)	2,2	44,9
Koblenz (Prov. Rheinl.)	1,0	43,6
Köln (Prov. Rheinland)	2,1	43,3
Potsdam (Prov. Brandenburg)	3,1	41,0
e) mit weniger als 40% ärztlicher Beteiligung		
Düsseldorf (Prov. Rheinl.)	2,1	38,5

1913 ergeben mußten. Der Bearbeiter der Statistik, WEDEL, beurteilt den Wert der Statistik folgendermaßen:

„Zur Bewertung der Ergebnisse ist im voraus zu sagen, daß die ärztliche Beteiligung an der Erhebung im allgemeinen nicht sehr groß und für die verschiedenen Gebiete überhaupt recht ungleichmäßig war. Auskunft über die *Beteiligung der Ärzte, Fachärzte und Krankenhäuser* gibt die Tabelle 110."

„Die Gründe für die teilweise so schlechte Beteiligung der Ärzteschaft an der Erhebung waren sehr mannigfaltig, u. a. politische Gegnerschaft und Nichthonorierung der Arbeit. Im Rheinlande kam das bereits erwähnte verspätete Eintreffen der Fragebogen hinzu. Doch läßt sich anderseits vermuten, daß die Mehrzahl der nicht einsendenden Ärzte nur deshalb keine Antwort gaben, weil sie Kranke nicht in Behandlung hatten (bei Krankenhäusern ließ sich dies vielfach tatsächlich feststellen), wenngleich für diesen Fall die Einsendung einer Fehlanzeige vorgeschrieben war."

Tabelle 111 unterrichtet über die Gesamtzahl der gemeldeten Erkrankungsfälle in den einzelnen Ländern und ihre Verteilung auf die einzelnen Krankheitsarten.

Doch sind diese Zahlen wegen der ungleichen ärztlichen Beteiligung nicht untereinander vergleichbar, da es nur angeht, solche Gebiete miteinander zu vergleichen, in denen die Beteiligung der Ärzte an der Umfrage eine annähernd gleiche war. Eine dementsprechend geordnete Aufstellung stellt Tabelle 112 dar.

Diese Übersicht zeigt für die Gruppe der Länder mit 50—60% ärztlicher Beteiligung besonders hohe Ziffern für Bremen (6,8‰) und Hamburg (6,7‰) und sehr niedrige Ziffern für die Länder mit bedeutender landwirtschaftlicher Bevölkerung, Württemberg 1,2‰, Oldenburg 1,1‰ und Lippe 0,5‰.

Über die Häufigkeit der Geschlechtskrankheiten in einigen deutschen Großstädten belehrt folgende Tabelle:

Tabelle 113. **Häufigkeit der Geschlechtskrankheiten in einigen deutschen Großstädten.**

Lfd. Nr.	Großstädte	1919			
		Beteiligung der Ärzte usw. in % der Gesamtzahl der befragten Ärzte	Ortsanwesende und vorübergehend anwesende Zivilpersonen nach der Volkszählung am 8. 10. 1919 in Tausenden	Geschlechtskranke Zivilpersonen insgesamt	Geschlechtskranke Zivilpersonen auf je 1000 der Bevölkerung
1	2	3	4	5	6
1	Hamburg	52,0	1 002	6 857	7,0
2	München	57,5	623	4 681	7,4
3	Leipzig	55,0	607	3 363	5,6
4	Dresden	64,5	530	3 104	5,9
5	Breslau	53,2	490	3 419	6,5
6	Frankfurt a. M.	51,4	433	2 532	5,8
7	Nürnberg	54,4	352	1 237	3,5
8	Hannover	97,2	309	2 505	8,1
	Zusammen	—	**4 346**	**27 698**	**6,4**
	Hierzu:				
	Berlin	49,2	1 903	15 013	7,9
	Groß-Berlin [1])	42,4	2 947	18 990	6,4

[1]) Berlin, Charlottenburg, Lichtenberg, Neukölln, Schöneberg und Wilmersdorf.

Im Gegensatz zu den Großstädten wiesen die vorwiegend ländlichen Bezirke viel geringere Erkrankungsziffern auf, wie folgende repräsentativ ausgewählte Bezirke zeigen:

Vorwiegend ländliche Bezirke	Gesamtzahl der gemeldeten Geschlechtskranken bei der Erhebung 1919 auf je 1000 Einwohner	Beteiligung in Prozenten der Zahl der befragten Ärzte
Jagstkreis (Württemberg)	0,5	78,2
Mecklenburg-Strelitz (Staat)	2,7	72,5
Waldeck (Staat)	0,7	71,1
Oberpfalz (Bayern)	0,6	67,1
Niederbayern (Bayern)	1,0	64,2
Sigmaringen (Preußen)	0,3	60,0
Schwarzburg-Sondershausen (Thüringen) . . .	1,3	58,8
Köslin (Preußen)	0,8	57,8
Schwarzburg-Rudolstadt (Thüringen)	1,1	53,1

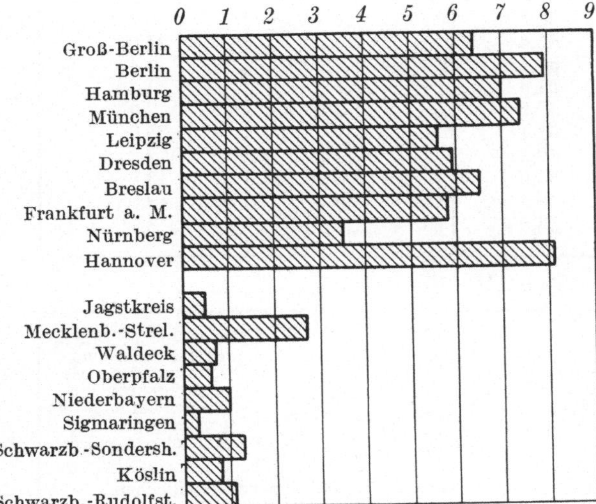

Abb. 43. Häufigkeit der Geschlechtskrankheiten in einigen deutschen Großstädten und ländlichen Bezirken, nach der Erhebung von 1919 auf 1000 der Bevölkerung.

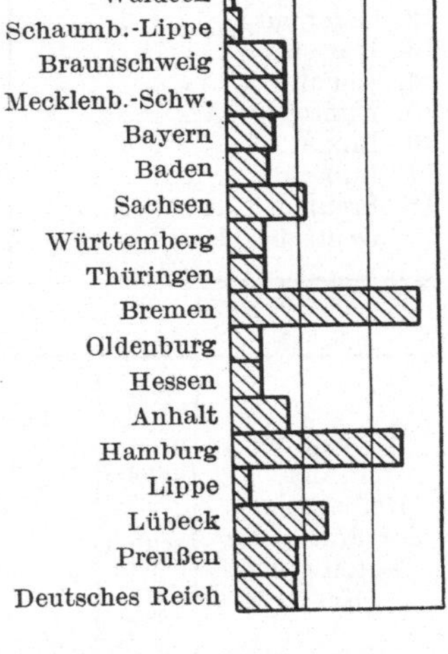

Abb. 44. Mutmaßlich. Jahreszugang an venerischen Frischerkrankungen auf je 1000, nach den Ergebnissen der Erhebung von 1919 berechnet, in einigen deutschen Ländern.

Diese Ziffern erweisen, da sie fast durchweg Minimalwerte für die Verbreitung der Geschlechtskrankheiten darstellen, daß von einer Verseuchung der Landbevölkerung mit Geschlechtskrankheiten nicht die Rede sein kann.

Einen Überblick über die Ergebnisse der Erhebung geben nachfolgende Tabellen, die sowohl den Bestand der bereits bei Beginn der Erhebung in ärztlicher Behandlung befindlichen Geschlechtskranken, wie auch den mutmaßlichen Jahreszugang der Geschlechtskranken, d. h. die errechneten (durch Multiplikation des monatlichen Zuganges mit 12) Neuerkrankungen auf je 1000 der Bevölkerung, angeben.

Weiterhin hat der Bearbeiter die errechneten Jahreszugangsziffern nach den wichtigsten Altersklassen ausgezählt und auf die Gesamtzahl der Lebenden jeden Alters nach der Volkszählung vom 8. Oktober 1919 bezogen. Er mußte sich dabei mit einer repräsentativen Darstellung einiger Großstädte wie

Tabelle 114.

Deutsche Länder in der Reihenfolge der Höhe der ärztlichen Beteiligung	Von je 100 befragten Ärzten haben sich an der Reichserhebung der Geschlechtskranken beteiligt	Bestand der bereits bei Beginn der Erhebung (15. Nov. 1919) in ärztlicher Behandlung befindlichen Geschlechtskranken auf je 1000 der Bevölkerung (Bestandsziffer)	Mutmaßlicher Jahreszugang der Geschlechtskranken (Neuerkrankungen), wenn der einmonatige Zugang mit 12 multipliziert wird, auf je 1000 der Bevölkerung (Jahreserkrankungsziffer)
1. Mecklenburg-Strelitz . .	72,5	2,0	7,4
2. Waldeck	71,1	0,6	1,3
3. Schaumburg-Lippe . . .	64,7	0,3	2,1
4. Braunschweig	64,3	1,8	8,5
5. Mecklenburg-Schwerin. .	63,9	1,5	8,7
6. Bayern	60,4	1,3	6,7
7. Baden	60,3	0,8	6,4
8. Sachsen	60,2	1,9	10,7
9. Württemberg.	59,0	0,9	4,6
10. Thüringen	58,2	1,4	5,4
11. Bremen	56,6	4,6	27,0
12. Oldenburg	56,4	1,2	4,4
13. Hessen	54,8	1,1	4,4
14. Anhalt	52,5	1,3	7,9
15. Hamburg	51,4	4,7	23,9
16. Lippe	50,8	0,4	2,2
17. Lübeck	50,0	3,3	13,6
18. Preußen	49,8	1,5	9,0
Deutsches Reich	53,5	1,5	8,7

Tabelle 115.

Großstädte in der Reihenfolge der ärztlichen Beteiligung (Sp. 2)	Ärztliche Beteiligungsziffer in Prozenten der befragten Ärzte	Bestand der Geschlechtskranken zu Beginn der Erhebung am 15. Nov. 1919 (Bestandsziffer)			Einmonatiger Zugang von Neuerkrankungen an Geschlechtskranken während des Erhebungszeitraumes vom 15. Nov. bis 14. Dez. 1919			Mutmaßlicher Jahreszugang von Neuerkrankungen an Geschlechtskranken, wenn der einmonatige Zugang mit 12 multipliziert wird		
		auf je 1000 der mittleren männlichen bzw. weiblichen bzw. Gesamtbevölkerung								
		m.	w.	zus.	m.	w.	zus.	m.	w.	zus.
1	2	3	4	5	6	7	8	9	10	11
Hannover . . .	97,2	7,5	3,7	5,5	3,9	1,4	2,6	47,1	16,8	31,0
Altona	96,3	3,8	4,0	3,9	2,2	2,0	2,1	26,8	23,5	25,0
Augsburg . . .	66,7	1,1	1,8	2,9	1,9	1,1	1,5	22,4	13,8	17,8
Dresden	64,5	5,7	2,5	4,0	2,9	1,1	1,9	34,9	12,7	22,8
Braunschweig .	64,5	5,6	2,6	4,0	2,1	1,0	1,5	25,2	11,7	17,9
Plauen i. Vogtl.	63,9	2,6	1,7	2,1	1,1	0,8	0,9	12,8	9,7	11,1
München . . .	57,5	7,1	4,0	5,5	2,6	1,4	1,9	31,4	16,5	23,4
Leipzig	55,0	5,4	2,7	3,9	2,3	1,1	1,6	27,1	12,9	19,5
Bremen	54,5	5,1	3,9	4,5	2,6	2,0	2,3	31,2	23,9	27,4
Nürnberg . . .	54,4	2,5	1,5	2,0	2,0	1,1	1,5	24,5	12,7	18,2
Breslau	53,2	6,4	2,7	4,3	3,5	1,0	2,1	42,6	12,3	25,6
Barmen	52,5	2,9	2,0	2,4	1,7	1,0	1,3	19,9	12,3	15,8
Hamburg . . .	52,0	7,0	3,0	4,9	3,0	1,3	2,1	36,2	15,2	25,1
Krefeld	51,6	3,0	1,2	2,0	1,6	0,6	1,1	19,1	7,7	12,9
Frankfurt a. M.	51,4	4,7	2,8	3,7	2,7	1,6	2,1	32,8	19,3	25,6
Aachen	51,4	2,4	1,9	2,1	1,5	0,8	1,2	18,5	10,0	13,8
Stuttgart . . .	51,0	4,4	1,5	2,8	1,6	0,7	1,1	19,5	8,7	13,7
Lübeck	50,0	4,9	1,8	3,3	1,7	0,6	1,1	20,4	7,4	13,6
Berlin	49,2	7,2	4,0	5,4	3,7	1,4	2,4	44,2	17,0	29,3

ländlicher Bezirke begnügen, die die Tabellen 116—118 zusammenfassen: für die Erkrankungshäufigkeit an akutem Tripper, für frische Syphilis und für die Erkrankungshäufigkeit an allen Geschlechtskrankheiten.

In der Tabelle über den Jahreszugang für alle Geschlechtskrankheiten S. 462 ist hervorzuheben, daß hierin die Fälle von angeborener Syphilis mit verzeichnet sind, wodurch für die Altersklasse unter 1 Jahr bedeutend höhere Zahlen als in den vorstehenden Tabellen aufgeführt sind.

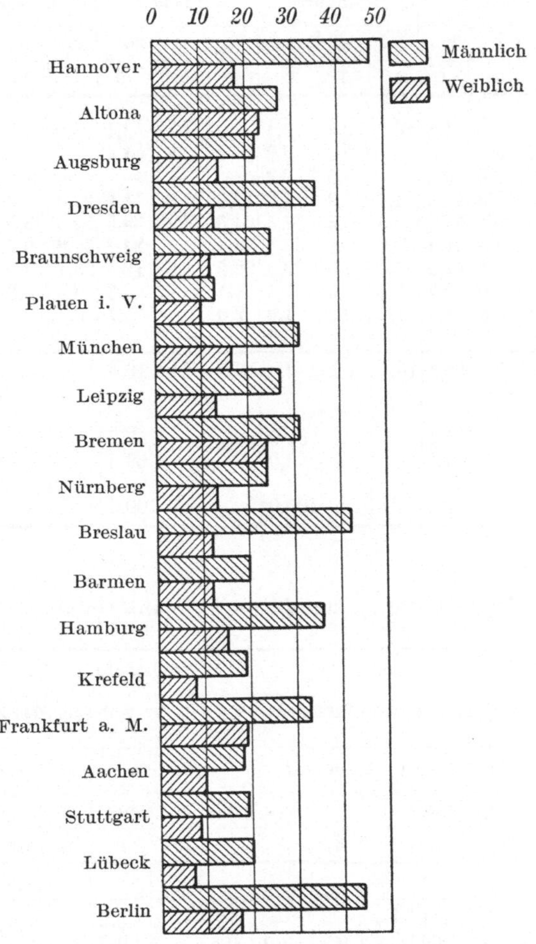

Abb. 45. Mutmaßlicher Jahreszugang an venerischen Erkrankungen auf je 1000 der mittleren männlichen und weiblichen Bevölkerung in einigen Großstädten, berechnet auf Grund der Erhebung von 1919.

Schließlich faßt Tab. 119 schätzungsweise alle überhaupt 1919 erfaßten Geschlechtskrankheiten (Bestand und Zugang) zusammen.

Aus der Umfrage 1919 muß eine Stadt hervorgehoben werden, da sie allein wirklich brauchbares Material lieferte: Hannover. Zu danken ist dies dem dortigen Direktor des Statistischen Amtes, Karl Seutemann, der sich in vorbildlicher Weise der Sammlung und Bearbeitung des Materials annahm.

Die beiden Tabellen 120—121 geben die behandelten Geschlechtskranken nach Geschlecht, Alter und Familienstand, in absoluten Ziffern und in Verhältniszahlen an.

Tabelle 116. Die Häufigkeit der gemeldeten Erkrankungen an akutem Tripper
ländlichen Bezirken

Altersklasse	I. Großstädte														
	Berechnung des Zwölffachen der Zahl der während des Zählmonats wegen Er- gleichen Alters														
	Berlin			Hamburg			München			Dresden			Breslau		
	m.	w.	zus.	m.	w.	zus.	m.	w.	zus.	m.	w.	zus.	m.	w.	zus.
1	2	3	4	5	6	7	8	9	10	11	12	13	14	15	16
unter 1 Jahr	2,4	1,3	**1,8**	16,5	2,1	**9,4**	3,0	3,1	**3,1**	8,0	4,3	**6,2**	15,2	3,2	**9,4**
1— 9 Jahre	0,2	3,4	**1,8**	—	0,4	**0,2**	—	2,8	**1,4**	—	1,6	**0,8**	—	1,7	**0,8**
10—14 „	0,5	0,3	**0,4**	—	0,5	**0,3**	—	—	—	—	—	—	—	0,5	**0,2**
15—19 „	19,2	9,3	**13,9**	21,4	7,9	**14,2**	13,6	15,6	**14,6**	22,3	9,5	**15,7**	21,5	10,1	**15,1**
20—24 „	73,5	23,6	**44,1**	68,8	16,3	**37,5**	54,0	28,1	**39,5**	59,9	13,5	**33,4**	86,2	12,9	**43,6**
25—29 „	58,9	11,8	**31,4**	58,6	9,7	**29,7**	42,4	9,1	**23,7**	54,6	5,7	**26,2**	47,7	10,3	**25,9**
30—39 „	26,3	4,6	**14,5**	18,4	3,5	**10,5**	22,5	4,2	**12,5**	23,1	4,6	**12,3**	24,7	1,3	**11,3**
40—49 „	9,0	1,0	**4,9**	6,4	0,5	**3,4**	7,1	—	**3,3**	5,5	0,3	**2,8**	7,7	0,9	**4,0**
50—59 „	3,2	0,8	**1,9**	1,7	0,2	**1,0**	2,0	0,4	**1,1**	3,7	—	**1,7**	4,6	—	**1,9**
60 u. mehr „	0,8	—	**0,3**	0,7	—	**0,3**	—	—	—	—	—	—	0,8	—	**0,3**
Insgesamt . . .	19,8	5,8	**12,2**	16,4	4,1	**9,8**	15,5	6,4	**10,6**	17,0	3,9	**9,8**	20,0	3,9	**11,0**
Beteiligung in Prozenten der befragten Ärzte			49,2			52,0			57,5			64,5			53,2
Fachärzte . . .			96,2			80,0			69,8			69,6			63,3
Kranken- anstalten . .			54,2			100,0			100,0			77,8			64,3

Tabelle 117. Die Häufigkeit der gemeldeten Erkrankungen an frischer Syphilis
ländlichen Bezirken

Altersklasse	I. Großstädte														
	Berechnung des Zwölffachen der Zahl der während des Zählmonats wegen Er- gleichen Alters														
	Berlin			Hamburg			München			Dresden			Breslau		
	m.	w.	zus.	m.	w.	zus.	m.	w.	zus.	m.	w.	zus.	m.	w.	zus.
1	2	3	4	5	6	7	8	9	10	11	12	13	14	15	16
unter 1 Jahr	—	—	—	—	—	—	—	—	—	—	—	—	—	—	—
1— 9 Jahre	—	0,1	**0,1**	—	—	—	0,3	—	**0,2**	—	—	—	—	—	—
10—14 „	0,3	—	**0,2**	—	0,3	**0,1**	0,5	—	**0,2**	—	—	—	—	0,5	**0,2**
15—19 „	6,6	8,3	**7,5**	4,6	8,9	**6,9**	5,5	4,2	**4,8**	1,5	8,5	**5,3**	4,2	8,8	**6,8**
20—24 „	26,8	17,3	**21,2**	18,0	17,7	**17,8**	14,4	11,0	**12,5**	15,2	14,7	**14,9**	21,6	14,4	**17,4**
25—29 „	20,8	8,8	**13,8**	15,7	7,3	**10,7**	2,2	3,5	**7,3**	13,5	6,6	**9,5**	15,5	7,3	**10,7**
30—39 „	10,0	2,4	**5,9**	9,0	2,3	**5,5**	5,1	2,0	**3,4**	9,6	2,0	**5,2**	7,8	1,5	**4,2**
40—49 „	4,3	1,1	**2,6**	2,4	1,0	**1,7**	0,5	0,2	**0,4**	2,2	—	**1,0**	2,6	0,9	**1,7**
50—59 „	1,1	0,4	**0,8**	1,2	0,7	**1,0**	—	0,4	**0,2**	3,2	—	**1,5**	0,6	0,4	**0,5**
60 u. mehr „	0,8	—	**0,3**	0,7	—	**0,3**	0,6	—	**0,5**	1,7	—	**0,6**	1,0	—	**0,6**
Insgesamt . . .	7,4	4,0	**5,6**	5,2	3,9	**4,5**	4,1	2,3	**3,1**	4,9	3,3	**4,0**	5,5	3,5	**4,4**
Beteiligung in Prozenten der befragten Ärzte			49,2			52,2			57,5			64,5			53,2
Fachärzte . . .			96,2			80,0			69,8			69,6			63,3
Kranken- anstalten . .			54,2			100,0			100,0			77,8			64,3

nach Alter und Geschlecht in einigen deutschen Großstädten und vorwiegend im Jahre 1919.

I. Großstädte									II. Vorwiegend ländliche Bezirke								
krankung an akutem Tripper in ärztliche Behandlung getretenen Geschlechtskranken auf je 1000 Lebende und Geschlechts in																	
Frankfurt a. M.			Hannover			Stuttgart			Reg.-Bez. Köslin			Mecklenburg-Strelitz			Reg.-Bez. Niederbayern		
m.	w.	zus.	m.	w.	zus.	m.	w.	zus.	m.	w.	zus.	m.	w.	zus.	m.	w.	zus.
17	18	19	20	21	22	23	24	25	26	27	28	29	30	31	32	33	34
8,5	13,3	**10,9**	13,4	7,1	**10,4**	—	—	—	—	2,5	**1,2**	—	—	—	1,7	—	**0,8**
—	4,2	**2,1**	—	1,4	**0,7**	—	1,2	**0,6**	—	—	—	—	—	—	—	—	—
0,6	1,3	**0,9**	—	1,0	**0,5**	—	—	—	—	—	—	—	—	—	—	0,3	**0,1**
11,0	13,7	**12,4**	28,1	12,8	**20,0**	6,7	6,5	**6,6**	0,6	1,6	**1,1**	6,2	4,3	**5,3**	3,8	5,2	**4,5**
72,0	28,5	**46,2**	75,6	17,5	**43,0**	35,6	11,9	**21,8**	14,1	4,0	**8,5**	30,8	7,0	**17,8**	19,7	5,8	**12,0**
58,2	11,6	**30,7**	64,2	4,8	**30,4**	27,5	8,6	**16,6**	8,3	1,3	**4,3**	27,0	11,0	**18,1**	11,1	5,0	**7,5**
18,0	6,0	**11,6**	23,8	1,7	**11,9**	17,8	1,2	**9,0**	2,1	1,4	**1,7**	13,9	—	**6,3**	3,3	0,7	**1,9**
4,9	1,1	**2,6**	9,9	0,5	**5,1**	7,1	—	**3,5**	1,1	0,3	**0,7**	1,9	—	**0,9**	1,2	—	**0,6**
2,5	—	**1,2**	1,6	0,8	**1,2**	1,0	—	**0,5**	—	—	—	2,2	—	**1,1**	—	—	—
—	—	—	1,1	—	**0,5**	—	—	—	—	—	—	—	—	—	—	—	—
16,3	7,6	**11,7**	21,9	4,4	**12,6**	10,6	3,2	**6,6**	2,2	0,9	**1,5**	7,3	2,0	**4,5**	3,2	1,6	**2,4**
		51,4			97,2			51,0			57,8			72,5			64,2
		72,4			75,0			75,0			50,0			100,0			100,0
		80,0			94,4			85,0			55,1			63,6			85,0

nach Alter und Geschlecht in einigen deutschen Großstädten und vorwiegend im Jahre 1919.

I. Großstädte									II. Vorwiegend ländliche Bezirke								
krankung an frischer Syphilis in ärztliche Behandlung getretenen Personen auf je 1000 Lebende und Geschlechts in																	
Frankfurt a. M.			Hannover			Stuttgart			Reg.-Bez. Köslin			Mecklenburg-Strelitz			Reg.-Bez. Niederbayern		
m.	w.	zus.	m.	w.	zus.	m.	w.	zus.	m.	w.	zus.	m.	w.	zus.	m.	w.	zus.
17	18	19	20	21	22	23	24	25	26	27	28	29	30	31	32	33	34
—	—	—	—	—	—	—	—	—	—	—	—	—	—	—	—	—	—
—	—	—	—	—	—	—	—	—	—	—	—	—	—	—	—	—	—
—	—	—	0,9	—	**0,5**	—	—	—	—	—	—	—	—	—	—	—	—
—	1,6	**0,9**	10,2	7,5	**8,8**	1,7	3,6	**2,7**	0,6	0,3	**0,5**	4,1	2,2	**3,2**	0,6	1,4	**1,0**
18,3	11,6	**14,3**	26,6	18,1	**21,8**	7,3	2,6	**4,6**	5,7	2,5	**4,0**	14,0	4,7	**8,9**	—	2,4	**1,3**
13,8	3,5	**7,8**	18,4	10,4	**13,8**	12,8	7,2	**9,5**	5,3	1,8	**3,3**	—	—	—	0,6	1,7	**1,2**
9,6	2,9	**6,0**	13,2	3,0	**7,7**	6,1	1,2	**3,5**	1,0	—	**0,5**	5,9	—	**2,7**	1,2	0,2	**0,7**
1,8	0,7	**1,1**	5,0	0,5	**2,7**	2,7	—	**1,3**	—	0,7	**0,3**	—	—	—	0,3	0,3	**0,3**
0,6	0,6	**0,6**	2,4	—	**1,2**	1,0	—	**0,5**	—	—	—	—	—	—	—	—	—
1,0	—	**0,4**	—	—	—	1,3	—	**0,5**	0,4	—	**0,2**	—	—	—	—	—	—
4,8	2,5	**3,6**	8,5	4,4	**6,3**	3,6	1,6	**2,5**	1,1	0,5	**0,8**	2,3	0,7	**1,5**	0,3	0,6	**0,4**
		51,4			97,2			51,0			57,8			72,5			64,2
		72,4			75,0			75,0			50,0			100,0			100,0
		80,0			94,4			85,0			55,1			63,6			85,0

Tabelle 118. Jahreszugang an Geschlechtskrankheiten nach Alter und Ge-
Bezirken im
(Zwölffacher Zugang während

Altersklasse	I. Großsädte														
	Berechnung des Zwölffachen der Zahl der während des gleichen Alters														
	Berlin			Hamburg			München			Dresden			Breslau		
	m.	w.	zus.	m.	w.	zus.	m.	w.	zus.	m.	w.	zus.	m.	w.	zus.
1	2	3	4	5	6	7	8	9	10	11	12	13	14	15	16
unter 1 Jahr	16,6	13,9	**15,2**	32,9	10,5	**21,9**	23,8	12,6	**18,3**	35,9	30,3	**33,2**	30,4	16,2	**23,5**
1— 9 Jahre	1,4	5,2	**3,3**	0,6	1,0	**0,8**	2,1	4,1	**3,1**	—	1,6	**0,8**	0,7	2,3	**1,5**
10—14 ,,	1,6	0,8	**1,2**	—	1,1	**0,5**	2,5	1,9	**2,2**	1,6	0,5	**1,0**	1,0	1,4	**1,2**
15—19 ,,	36,0	25,5	**30,4**	35,2	27,9	**31,3**	26,0	26,6	**26,3**	33.5	27,7	**30,3**	38,2	25,2	**31,0**
20—24 ,,	145,2	62,1	**96,3**	133,2	61,3	**90,2**	85,7	61,1	**72,0**	113,3	46,2	**74,9**	153,1	36,6	**85,5**
25—29 ,,	121,5	37,0	**72,1**	118,9	30,6	**66,7**	83,1	27,3	**51,6**	96,2	23,0	**53,7**	115,0	30,9	**66,1**
30—39 .,	63,0	14,3	**36,6**	49,1	11,7	**29,4**	45,0	16,0	**29,1**	51,1	10,2	**27,7**	59,5	10,6	**31,3**
40—49 ,,	25,9	6,1	**15,6**	19,1	4,8	**11,9**	21,8	3,0	**11,9**	20,0	3,6	**11,3**	20,6	5,1	**12,1**
50—59 ,,	13,2	4,6	**8,6**	11,0	5,1	**8,0**	9,4	6,0	**7,6**	12,0	2,8	**7,1**	13,1	0,8	**6,0**
60 u. mehr,,	4,4	0,9	**2,2**	4,8	1,5	**2,8**	5,9	4,2	**4,9**	6,9	1,7	**3,7**	6,6	—	**2,3**
Insgesamt .	44,2	17,0	**29,3**	36,2	15,2	**25,1**	31,4	16,5	**23,4**	34,9	12,7	**22,8**	42,6	12,3	**25,6**
Beteiligung in Prozenten der befragten															
Ärzte . . .			49,2			52,0			57,5			64,5			53,2
Fachärzte .			96,2			80,0			69,8			69,6			63,3
Kranken-anstalten .			54,2			100,0			100,0			77,8			64,3

Tabelle 119. Die Häufigkeit der gemeldeten Erkrankungen an Geschlechtskrank-
ländlichen Bezirken
Gesamtzahl
(Anfangsbestand + 12-facher

Altersklasse	I. Großstädte														
	Berechnung der Summe aus den bereits bei Beginn der Zählung in Behandlung ärztliche Behandlung getretenen Geschlechtskranken														
	Berlin			Hamburg			München			Dresden			Breslau		
	m.	w.	zus.	m.	w.	zus.	m.	w.	zus.	m.	w.	zus.	m.	w.	zus.
1	2	3	4	5	6	7	8	9	10	11	12	13	14	15	16
unter 1 Jahr	18,8	16,2	**17,5**	34,8	11,1	**23,1**	24,5	14,7	**19,7**	39,2	32,1	**35.8**	34,5	19,7	**27,3**
1— 9 Jahre	2,0	7,1	**4,5**	0,7	1,5	**1,1**	2,5	5,2	**3,8**	0,4	2,0	**1,2**	1,0	2,9	**1,9**
10—14 ,,	2,0	1,2	**1,6**	0,2	1,4	**0,8**	2,9	2,4	**2,6**	1,8	0,9	**1,4**	1,1	1,8	**1,5**
15—19 ,,	40,5	30,5	**35,2**	40,3	33,1	**36,5**	30,2	32,8	**31,6**	37,4	30,4	**33,5**	43,0	27,9	**34,6**
20—24 ,,	164,6	74,3	**111,3**	154,7	70,9	**104,6**	103,2	72,8	**86,2**	130,0	53,2	**86,1**	171,9	44,1	**97,7**
25—29 ,,	140,7	45,1	**84,8**	139,2	37,1	**78,9**	101,9	34,6	**64,0**	111,7	29,1	**63,7**	132,5	36,6	**76,7**
30—39 ,,	73,7	18,5	**43,9**	60,4	14,9	**36,4**	55.5	20,3	**36,3**	60,3	13,0	**33,3**	69,0	13,9	**37,2**
40—49 ,,	31,9	8,0	**19,4**	24,5	6,1	**15,2**	29,1	5,4	**16,1**	23,7	5,1	**13,9**	25,7	7,0	**15,4**
50—59 ,,	16,5	6,0	**10,9**	14,0	6,1	**10,0**	13,1	7,8	**10,3**	15,0	3,8	**9,0**	16,1	2,0	**8,0**
60 u. mehr,,	5,5	1,3	**2,9**	5,8	1,8	**3,4**	7,3	4,9	**5,9**	8,4	2,2	**4,6**	7,9	0,5	**3,1**
Insgesamt	51,4	20,9	**34,8**	43,2	18,2	**29,9**	38,6	20,5	28,8	40,7	15,2	**26,8**	49,0	15,8	**30,0**

schlecht in einigen deutschen Großstädten und vorwiegend ländlichen Jahre 1919.
des Zählmonats allein.)

I. Großstädte									II. Vorwiegend ländliche Bezirke								
Zählmonats in ärztliche Behandlung getretenen Geschlechtskranken auf je 1000 Lebende und Geschlechts in																	
Frankfurt a. M.			Hannover			Stuttgart			Reg.-Bez. Köslin			Mecklenburg-Strelitz			Reg.-Bez. Niederbayern		
m.	w.	zus.	m.	w.	zus.	m.	w.	zus.	m.	w.	zus.	m.	w.	zus.	m.	w.	zus.
17	18	19	20	21	22	23	24	25	26	27	28	29	30	31	32	33	34
21,4	22,2	**21,8**	20,1	14,2	**17,3**	17,4	6,1	**11,9**	—	2,5	**1,2**	—	—	—	1,7	—	**0,8**
0,5	5,7	**3,0**	0,7	1,4	**1,0**	0,6	1,2	**0,9**	0,2	—	**0,1**	—	—	—	—	0,2	**0,1**
0,6	3,8	**2,2**	2,8	1,9	**2,4**	—	0,9	**0,4**	—	—	—	—	—	—	—	0,3	**0,1**
14,6	23,0	**19,0**	44,3	27,2	**35,2**	9,3	10,9	**10,1**	1,5	2,5	**2,0**	10,3	6,5	**8,5**	5,6	7,5	**6,5**
115,0	67,7	**86,9**	138,7	62,2	**95,7**	52,9	29,7	**39,5**	22,0	8,0	**14,3**	50,4	16,4	**31,8**	22,7	10,0	**15,6**
104,7	28,8	**60,0**	130,3	31,8	**74,2**	57,0	23,7	**37,8**	15,9	5,7	**10,1**	27,0	13,7	**19,7**	21,0	8,7	**13,9**
44,3	20,3	**31,6**	65,3	15,6	**38,5**	32,2	6,6	**18,6**	4,9	3,4	**4,1**	21,8	5,4	**12,5**	8,5	2,4	**5,2**
19,7	9,5	**12,7**	32,6	4,6	**18,1**	14,7	3,6	**9,0**	1,8	1,3	**1,6**	5,8	1,8	**3,7**	4,0	0,9	**2,4**
11,2	4,3	**7,7**	8,1	1,5	**4,7**	3,8	—	**1,8**	0,4	—	**0,2**	4,5	—	**2,2**	1,2	0,7	**0,9**
6,8	0,7	**3,4**	3,3	0,8	**1,8**	2,7	—	**1,1**	0,8	—	**0,4**	—	—	—	0,3	—	**0,2**
32,8	19,3	**25,6**	47,1	16,8	**31,0**	19,5	8,7	**13,7**	4,0	2,1	**3,0**	11,0	4,1	**7,4**	5,2	2,9	**4,0**
		51,4			97,2			51,0			57,8			72,5			64,2
		72,4			75,0			75,0			50,0			100,0			100,0
		80,0			94,4			85,0			55,1			63,6			85,0

heiten nach Alter und Geschlecht in einigen deutschen Großstädten und im Jahre 1919.
der Behandelten.
Zugang während des Zählmonats.)

I. Großstädte									Vorwiegend ländliche Bezirke								
gewesenen Geschlechtskranken und dem Zwölffachen der Zahl der während des Zählmonats in auf je 1000 Lebende gleichen Alters und Geschlechts in																	
Frankfurt a. M.			Hannover			Stuttgart			Reg.-Bez. Köslin			Mecklenburg-Strelitz			Reg.-Bez. Niederbayern		
m.	w.	zus.	m.	w.	zus.	m.	w.	zus.	m.	w.	zus.	m.	w.	zus.	m.	w.	zus.
17	18	19	20	21	22	23	24	25	26	27	28	29	30	31	32	33	34
24,9	23,3	**24,1**	20,6	16,0	**18,4**	18,8	7,6	**13,3**	0,2	3,0	**1,5**	—	—	—	1,7	0,4	**1,0**
0,6	6,4	**3,5**	0,8	3,4	**2,1**	0,8	1,8	**1,3**	0,2	0,02	**0,1**	0,1	0,3	**0,2**	—	0,2	**0,1**
1,0	4,4	**2,7**	3,2	3,3	**3,3**	0,1	1,1	**0,6**	—	—	—	—	—	—	0,02	0,3	**0,2**
16,8	26,4	**21,8**	48,4	31,6	**39,5**	10,9	12,7	**11,9**	1,9	3,0	**2,5**	12,9	6,8	**10,0**	6,1	8,2	**7,2**
126,4	76,1	**96,6**	158,4	72,7	**110,7**	63,3	33,7	**46,1**	24,3	9,2	**16,0**	56,2	18,9	**35,9**	26,1	11,8	**18,1**
117,2	34,6	**68,5**	151,5	40,5	**88,2**	70,2	26,3	**44,9**	19,8	6,4	**12,1**	38,5	17,1	**26,7**	26,0	10,1	**16,6**
52,5	23,2	**37,0**	76,9	19,4	**45,9**	40,0	8,4	**23,0**	6,7	4,2	**5,3**	30,2	7,4	**17,3**	10,3	3,0	**6,3**
23,7	11,1	**15,2**	37,9	5,8	**21,3**	17,8	4,5	**11,0**	2,7	1,8	**2,2**	8,0	3,0	**5,4**	4,8	1,2	**2,9**
13,9	4,8	**9,3**	10,8	2,4	**6,4**	6,2	0,6	**3,3**	0,7	0,1	**0,4**	6,3	0,2	**3,2**	1,6	0,8	**1,2**
7,5	1,0	**3,8**	4,4	0,8	**2,3**	3,8	0,2	**1,6**	0,9	—	**0,4**	0,7	0,3	**0,5**	0,4	—	**6,0**
37,5	22,1	**29,3**	54,6	20,5	**36,5**	23,8	10,2	**16,5**	4,8	2,5	**3,6**	14,2	5,1	**9,5**	6,2	3,3	**4,7**

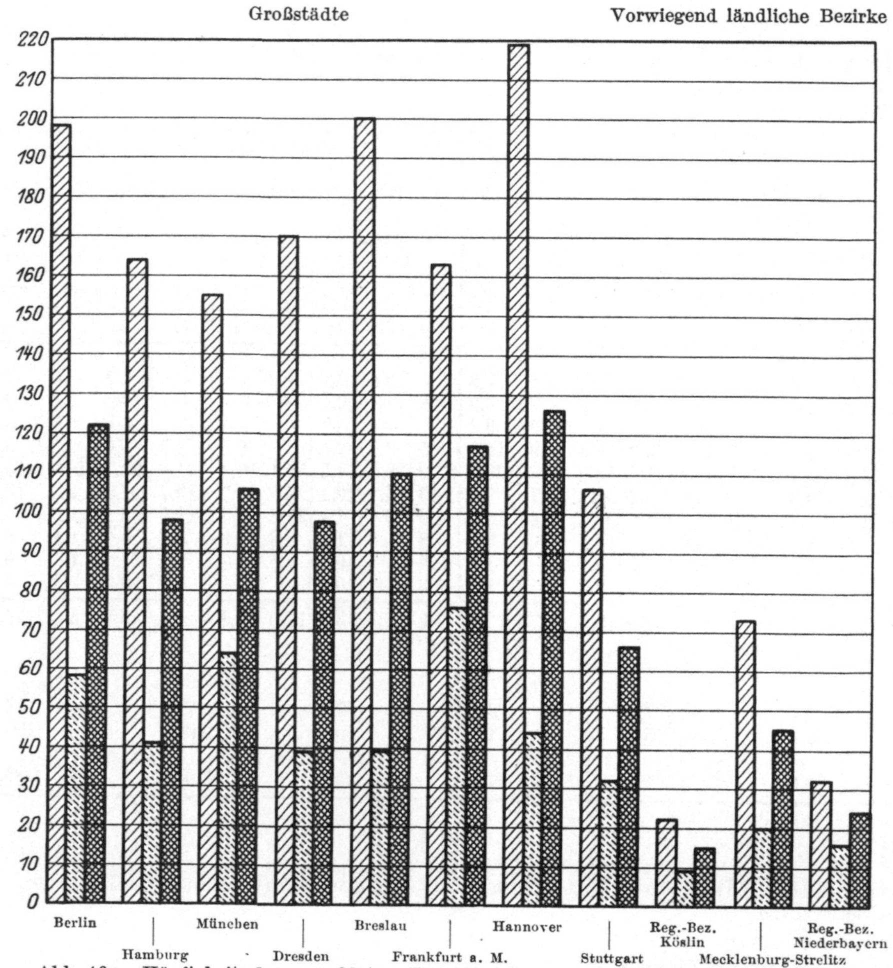

Großstädte
Vorwiegend ländliche Bezirke
220
210
200
190
180
170
160
150
140
130
120
110
100
90
80
70
60
50
40
30
20
10
0
Berlin
Hamburg
München
Dresden
Breslau
Frankfurt a. M.
Hannover
Stuttgart
Reg.-Bez. Köslin
Mecklenburg-Strelitz
Reg.-Bez. Niederbayern

Abb. 46a. Häufigkeit der gemeldeten Ersterkrankungen an akuter Gonorrhöe (⁰/₀₀₀) in einigen deutschen Großstädten und vorwiegend ländlichen Bezirken im Jahre 1919.

Großstädte
Vorwiegend ländliche Bezirke
90
80
70
60
50
40
30
20
10
0
Berlin
Hamburg
München
Dresden
Breslau
Frankfurt a. M.
Hannover
Stuttgart
Reg.-Bez. Köslin
Mecklenburg-Strelitz
Reg.-Bez. Niederbayern
Männer
Frauen
zusammen

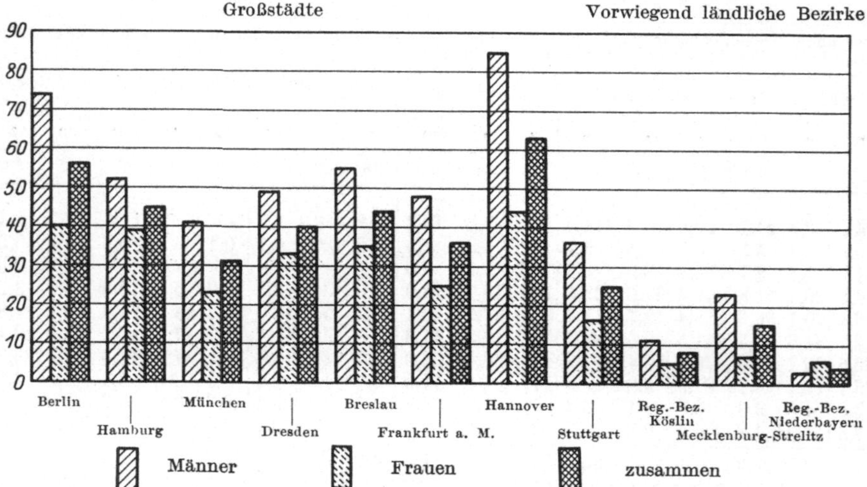

Abb. 46b. Häufigkeit der gemeldeten Ersterkrankungen an frischer Syphilis (⁰/₀₀₀) in einigen deutschen Großstädten und vorwiegend ländlichen Bezirken im Jahre 1919.

Tabelle 120. Behandelte Geschlechtskranke nach Geschlecht, Alter und Familienstand in Hannover. (Absolute Zahlen.)

Alter, Familienstand, Geschlecht			Lebende am 8. Okt. 1919	Im Zählmonat 1919 sind in der Stadt Hannover ärztlich behandelt (ohne Auswärtige und ohne die einem anderen Arzte Überwiesenen) an: akutem Tripper	chron. Tripper	weichem Schanker	frischer Syphilis	rezidiv. Syphilis	angeb. Syphilis	zusammen
bis 15 Jahre zus.		m.	32 768	3	—	—	1	1	11	16
		w.	32 159	39	7	—	1	2	11	60
über 15 bis 21 J. zus.		m.	17 300	88	6	23	33	4	—	154
		w.	19 683	62	9	11	56	16	6	160
über 21 bis 25 Jahre	ledig	m.	10 410	134	45	30	70	33	—	312
		w.	10 830	63	19	13	72	36	1	204
	verh.	m.	820	—	1	2	3	1	—	7
		w.	4 022	7	3	—	16	10	—	36
	verw.	m.	—	—	—	—	—	—	—	—
		w.	30	1	—	—	—	—	—	1
	gesch.	m.	—	—	—	—	—	—	—	—
		w.	15	—	—	—	—	1	—	1
	zus.	m.	**11 230**	**134**	**46**	**32**	**73**	**34**	—	**319**
		w.	**14 897**	**71**	**22**	**13**	**88**	**47**	**1**	**242**
über 25 bis 30 Jahre	ledig	m.	7 198	134	50	34	64	62	1	345
		w.	6 887	28	22	1	44	23	1	119
	verh.	m.	5 811	24	4	10	6	13	—	57
		w.	10 132	16	5	2	21	20	—	64
	verw.	m.	52	—	—	—	—	—	—	—
		w.	156	1	—	—	2	4	—	7
	gesch.	m.	26	—	—	—	—	—	—	—
		w.	69	—	—	—	2	2	—	4
	zus.	m.	**13 088**	**158**	**54**	**44**	**70**	**75**	**1**	**402**
		w.	**17 244**	**45**	**27**	**3**	**69**	**49**	**1**	**194**
über 30 bis 40 Jahre	ledig	m.	4 492	54	26	20	35	41	—	176
		w.	5 332	7	3	3	7	8	—	28
	verh.	m.	18 819	46	29	19	38	80	—	212
		w.	21 106	15	12	1	20	52	—	100
	verw.	m.	213	2	—	—	1	1	—	4
		w.	856	2	—	—	3	—	—	5
	gesch.	m.	118	3	1	—	—	1	—	5
		w.	332	—	1	1	—	1	—	3
	zus.	m.	**23 642**	**105**	**56**	**39**	**74**	**123**	—	**397**
		w.	**27 626**	**24**	**16**	**5**	**30**	**61**	—	**136**
über 40 bis 50 Jahre	ledig	m.	1 901	10	3	3	7	8	—	31
		w.	3 189	—	—	—	1	1	—	2
	verh.	m.	19 101	27	8	5	28	56	—	124
		w.	17 099	2	2	—	5	19	—	28
	verw.	m.	432	3	—	—	—	3	—	6
		w.	2 542	2	—	—	—	2	—	4
	gesch.	m.	173	—	—	—	—	—	—	—
		w.	277	—	—	—	—	1	—	1
	zus.	m.	**21 607**	**40**	**11**	**8**	**35**	**67**	—	**161**
		w.	**23 107**	**4**	**2**	—	**6**	**23**	—	**35**
über 50 Jahre zus.		m.	**25 186**	**10**	**6**	**5**	**10**	**37**	—	**68**
		w.	**30 894**	**3**	—	—	—	**13**	—	**16**

Tabelle 121. **Behandelte Geschlechtskranke, nach Geschlecht, Alter und Familienstand in Hannover.** (Verhältniszahlen.)

Alter, Familienstand, Geschlecht			Auf 100 Lebende der Gruppe der Vorspalte sind im Zählmonat in Hannover ärztlich behandelt (ohne Auswärtige und ohne die einem anderen Arzt Überwiesenen) an					
			akutem Tripper	chron. Tripper	weichem Schanker	frischer Syphilis	rezidiv. Syphilis	zus. (einschl. angeb. Syphilis)
über 15 bis 21 J. zus.		m.	5,1	0,3	1,3	1,9	0,2	8,9
		w.	3,1	0,5	0,6	2,8	0,8	8,1
über 21 bis 25 Jahre	ledig	m.	12,9	4,2	2,9	6,7	3,2	30,0
		w.	5,8	1,8	1,2	6,6	3,3	18,8
	verh.	m.	—	1,2	2,4	3,7	1,2	8,5
		w.	1,7	0,7	—	4,0	2,5	9,0
	zus.[1]	m.	**11,9**	**4,1**	**2,8**	**6,5**	**3,0**	**28,4**
		w.	**4,8**	**1,5**	**0,9**	**5,9**	**3,2**	**16,2**
über 25 bis 30 Jahre	ledig	m.	18,6	6,9	4,7	8,9	8,6	47,9
		w.	4,1	3,2	—	6,4	3,3	17,3
	verh.	m.	4,1	0,7	1,7	1,0	2,2	9,8
		w.	1,6	0,5	0,2	2,1	2,0	6,3
	zus.[1]	m.	**12,1**	**4,1**	**3,4**	**5,3**	**5,7**	**30,7**
		w.	**2,6**	**1,6**	**0,2**	**4,0**	**2,8**	**11,3**
über 30 bis 40 Jahre	ledig	m.	12,0	5,8	4,5	7,8	9,1	39,2
		w.	1,3	0,6	0,6	1,3	1,5	5,3
	verh.	m.	2,4	1,5	1,0	2,0	4,3	11,3
		w.	0,7	0,6	—	0,9	2,5	4,7
	verw.	m.	9,4	—	—	4,7	4,7	18,8
		w.	2,3	—	—	3,5	—	5,8
	gesch.	m.	25,4	8,5	—	—	8,5	42,4
		w.	—	3,0	3,0	—	3,0	9,0
	zus.	m.	**4,4**	**2,4**	**1,6**	**3,1**	**5,2**	**16,8**
		w.	**0,9**	**0,6**	**0,2**	**1,1**	**2,2**	**4,9**
über 40 bis 50 Jahre	ledig	m.	5,3	1,6	1,6	3,7	4,2	16,3
		w.	—	—	—	0,3	0,3	0,6
	verh.	m.	1,4	0,4	0,3	1,5	2,9	6,5
		w.	0,1	0,1	—	0,3	1,1	1,6
	verw.	m.	6,9	—	—	—	6,9	13,9
		w.	0,8	—	—	—	0,8	1,6
	gesch.	m.	—	—	—	—	—	—
		w.	—	—	—	—	3,6	3,6
	zus.	m.	**1,9**	**0,5**	**0,4**	**1,6**	**3,1**	**7,5**
		w.	**0,2**	**0,1**	—	**0,3**	**1,0**	**1,5**
über 50 Jahre zus.		m.	**0,4**	**0,2**	**0,2**	**0,4**	**1,5**	**2,7**
		w.	**0,1**	—	—	—	**0,4**	**0,5**

Um zu einer Jahreserkrankungsziffer zu kommen, sind die Neuzugänge des Zählmonats mit 12 multipliziert worden. Die Neuzugänge können ungefähr gleichgesetzt werden den monatlichen Neuerkrankungen, soweit sie überhaupt

[1]) Einschließlich Verwitwete und Geschiedene (die im einzelnen wegen der Kleinheit der Zahl der Lebenden hier nicht besonders nachgewiesen sind).

ärztlich behandelt werden, wenigstens bei akutem Tripper, frischer Syphilis und weichen Schanker (Abb. 47).

Tabelle 122. Jahreserkrankungsziffer an Geschlechtskrankheiten 1919 nach Geschlecht und Alter, in Hannover.

Alter in Jahren und Geschlecht		Lebende 8. Okt. 1919	Jahreserkrankte in Hannover (Neuzugang im Zählmonat 1919, multipliziert mit 12; ohne Auswärtige und ohne die einem anderen Arzt Überwiesenen) an									
			akutem Tripper		chronischem Tripper		weichem Schanker		frischer Syphilis		Krankheiten zusammen (chronischer Tripper nur mit 1/3 mitgezählt)	
			wirkliche Zahl	auf 100 Lebende	wirkliche Zahl	auf 100 Lebende	wirkliche Zahl	auf 100 Lebende	wirkliche Zahl	auf 100 Lebende	wirkliche Zahl	auf 100 Lebende
über 15—21	m.	17 300	480	2,77	12	0,07	132	0,76	144	0,83	760	4,39
	w.	19 683	96	0,49	—	—	36	0,18	72	0,37	204	1,04
„ 21—25	m.	11 230	756	6,73	60	0,53	204	1,82	204	1,82	1184	10,54
	w.	14 897	360	2,42	60	0,40	96	0,64	480	3,22	956	6,42
„ 25—30	m.	13 088	792	6,05	252	1,93	240	1,83	204	1,56	1320	10,09
	w.	17 244	84	0,49	60	0,35	12	0,07	132	0,77	248	1,44
„ 30—35	m.	12 332	420	3,41	72	0,58	96	0,78	168	1,36	708	5,74
	w.	15 035	12	0,08	12	0,08	24	0,16	60	0,40	100	0,67
„ 35—40	m.	11 310	120	1,06	48	0,42	24	0,21	120	1,06	280	2,48
	w.	12 501	36	0,29	—	—	—	—	—	—	36	0,29
„ 40—45	m.	11 503	168	1,46	12	0,10	24	0,21	84	0,73	280	2,43
	w.	12 887	12	0,09	—	—	24	0,19	36	0,28	72	0,56
„ 45—50	m.	10 104	36	0,36	24	0,24	36	0,36	—	—	80	0,79
	w.	10 220	—	—	—	—	—	—	—	—	—	—
„ 50—60	m.	14 572	12	0,08	12	0,08	—	—	36	0,25	52	0,36
	w.	15 823	12	0,08	—	—	—	—	—	—	12	0,08
über 15—60	m.	**101 439**	**2784**	**2,74**	**492**	**0,49**	**756**	**0,75**	**960**	**0,95**	**4664**	**4,60**
	w.	**118 380**	**612**	**0,52**	**132**	**0,11**	**192**	**0,16**	**780**	**0,66**	**1617**	**1,37**

Im Jahre 1920 sind zur Feststellung der Verbreitung der Geschlechtskrankheiten in *Hessen* zwei Versuche unternommen worden. Hugo Müller ging dieser Frage für *Rheinhessen* und A. Jesionek für *Oberhessen* nach.

Um eine auf Zahlen gestützte Unterlage für die Verbreitung der Geschlechtskrankheiten in Rheinhessen zu erhalten, haben 5 Mainzer Fachkollegen sämtliche Fälle von primärer bzw. sekundärer Syphilis, sowie von Gonorrhöe zusammengestellt, welche innerhalb des vierwöchentlichen Zeitraumes vom 15. XI. bis 15. XII. 1920 die Sprechstunde bzw. die Krankenhausabteilungen aufsuchten.

Die zentrale Lage von Mainz bewirkt, daß ein großer Teil der Provinzbevölkerung sich hierher zur fachärztlichen Behandlung wendet, da Mainz der Sitz der einzigen fachärztlichen Abteilung für Haut- und freiwillig sich meldende Geschlechtskranke in Rheinhessen ist und im St. Rochusspital eine Abteilung für polizeilich internierte weibliche Geschlechtskranke besitzt.

Nicht berücksichtigt werden konnten bei der Zählung die Patienten: 1. der praktischen Ärzte in Stadt und Land, 2. der Fachärzte in Worms, 3. der Kurpfuscher, 4. Zivil- und Militärfranzosen.

Im Zeitraum vom 15. XI. bis 15. XII. 1920 wurden in *Mainz* gemeldet:

	Gesamt-zahl	Bewohner von Stadt	Bewohner von Land	Männer Stadt	Männer Land	Frauen Stadt	Frauen Land	Kinder
Syphilis I u. II .	448	302	146	151	69	149	73	6
Gonorrhöe . . .	336	256	80	174	62	73	17	10
Zusammen . .	784	558	226	325	131	222	90	16

(Die spärlich gemeldeten weichen Schanker ergaben Mischinfektion und sind als Syphilis I geführt.)

Die unverhältnismäßig kleine Zahl von Meldungen tripperkranker Landfrauen weist MÜLLER dem Umstande zu, daß die Landbewohnerinnen nur die Sprechstunde aufsuchen, wenn der Ehemann vom behandelnden Arzt auf die Notwendigkeit der Untersuchung der Frau aufmerksam gemacht wird.

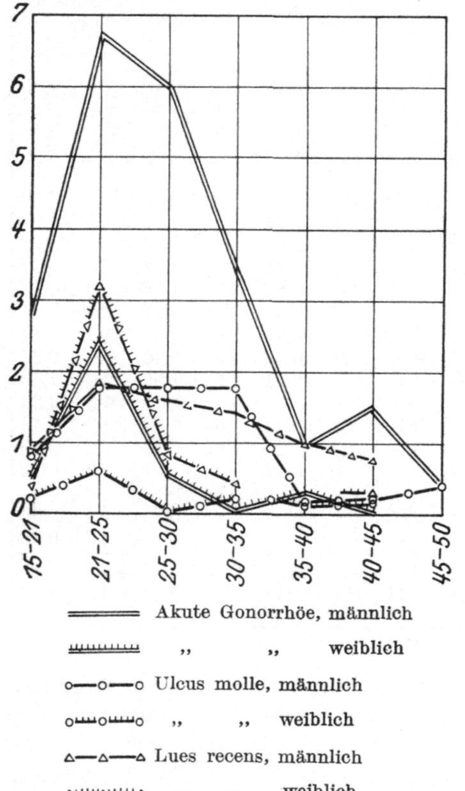

Abb. 47. Jahreserkrankungsziffer an Geschlechtskrankheiten in Hannover 1919, nach Alter und Geschlecht.

Um zu Jahresziffern zu kommen, hat MÜLLER folgenden Weg eingeschlagen: Er nimmt an, daß zur Behandlung des Trippers ein Zeitraum von drei Monaten erforderlich sei und multipliziert demgemäß die Monatskrankenzahl mit 4. Für die frische Lues nimmt er eine halbjährige Behandlungsdauer an und multipliziert die Monatszahl mit 2. Auf diese Weise berechnet er für

Lues I und II:	896
Gonorrhöe:	1344
Zusammen:	2240, oder 64 auf 10000 der Bevölkerung.

JESIONEK stützte sich bei der Beurteilung der Verbreitung der Geschlechtskrankheiten in Oberhessen auf seine vierzehnjährigen Erfahrungen als Direktor der Universitäts-Hautklinik zu Gießen, auf die Beobachtungen, die er in der Klinik, Poliklinik und in der Privatsprechstunde gesammelt hatte.

Im Jahre 1919 gelangten zu seiner Kenntnis 850 geschlechtskranke Hessen, darunter 800 Oberhessen. Im Jahre 1920 700 geschlechtskranke Hessen, darunter 650 Oberhessen. Indem er mit einem Jahresdurchschnitt 1919/20 von 700 Oberhessen rechnete und auf Grund von Mitteilungen anderer Ärzte sich zur Annahme berechtigt fühlte, daß weitere 300 Geschlechtskranke in Oberhessen nicht zu seiner Kenntnis gelangten, schätzte er für Oberhessen mit einer Einwohnerzahl von rund 300000 die Summe der Geschlechtskranken auf 1000. Damit ermittelte er für Oberhessen eine Erkrankungsziffer von 33 auf 10000. Neben der allgemeinen Zunahme der Geschlechtskrankheiten in Oberhessen als Folge von Krieg und Nachkriegszeit war besonders die Zunahme der Geschlechtskranken weiblichen Personen auffallend, sowohl in der Klinik wie in der Poliklinik.

Die Zahlen der in der Poliklinik zu Gießen beobachteten Fälle gibt nachstehende Übersicht:

	Alle geschlechtskranken Frauen	% der Gesamtfrequenz	Die Fälle verteilen sich auf Gonorrhöe	Vulvovag. gon.	Syphilis
1913	32	21,6	1	0	31
1914	46	27,0	7	0	39
1915	60	28,1	24	0	36
1916	85	41,8	22	3	63
1917	174	50,8	96	5	78
1918	267	40,4	163	22	104
1919	404	32,3	199	26	205
1920	370	34,7	151	17	219

Daraus folgt, daß nicht nur der Friedenserfahrung gegenüber die Geschlechtskrankheiten unter den Frauen des poliklinischen Materials eine absolute, sondern auch eine prozentuale Steigerung innerhalb der Gesamtfrequenz erfahren haben. Bemerkenswert ist auch die Vermehrung der seit 1916 beobachteten und 1919 einen Höhepunkt erreichenden Fälle von Vulvovaginitis gonorrhoica.

Als Ergebnis seiner Gesamtbetrachtungen stellt Jesionek fest, daß vor dem Kriege innerhalb der oberhessischen ländlichen Bevölkerung Geschlechtskrankheiten eigentlich nicht vorkamen, daß man sie aber 1920 überall in die ländlichen und kleinbürgerlichen Kreise eingeschleppt fand.

Im Jahre 1921 veranstaltete Ernst Pieper in den *beiden Mecklenburg* für die Zeit vom 1. bis 31. Oktober 1921 eine Umfrage. An 425 Ärzte wurde folgender Fragebogen mit Begleitschreiben gesandt:

I.

1. Wie viel Fälle von ....männl.............weibl........
   a) Syphilis,
   b) Tripper,
   c) weichem Schanker

befanden sich in der Zeit vom 1.—31. Oktober 1921 in Ihrer Behandlung?

2. Haben in Ihrer Praxis die Geschlechtskrankheiten im Jahre 1921
   a) gegen das Jahr 1920 — bedeutend — nicht wesentlich — zugenommen — abgenommen?
   b) gegen die Vorkriegszeit — bedeutend — nicht wesentlich — zugenommen — abgenommen?

Nichtzutreffendes bitte zu streichen.

II. Fragebogen für Fachärzte und Kliniken.

1. Wieviel Fälle von

	aus dem Ort				von außerhalb			
	von selbst gekommen		von anderen Ärzten überwiesen		von selbst gekommen		von anderen Ärzten überwiesen	
	m.	w.	m.	w.	m.	w.	m.	w.
a) Syphilis	—	—	—	—	—	—	—	—
b) Gonorrhöe.	—	—	—	—	—	—	—	—
c) weichem Schanker	—	—	—	—	—	—	—	—

behandelten Sie in Ihrer Praxis — Klinik — vom 1.—31. Oktober 1921?

2. Wie in I.

Tabelle 123. Die in beiden Mecklenburg vom 1.—31. Oktober 1921 gemeldeten Fälle von Geschlechtskrankheiten in absoluten Zahlen und bezogen auf je 1000 der Bevölkerung.

	Syphilis						Gonorrhöe						Weicher Schanker						Venerische Erkrankungen insgesamt						Antwort der Ärzte in %
	absolut			‰			absolut			‰			absolut			‰			absolut			‰			
	m.	w.	zus.	m.	w.	zus.	m.	w.	zus.	m.	w.	zus.	m.	w.	zus.	m.	w.	zus.	m.	w.	zus.	m.	w.	zus.	
Mecklb.-Schw.	669	500	1169	2,10	1,47	1,78	756	393	1149	2,38	1,15	1,74	44	5	49	0,13	0,01	0,07	1469	898	2367	4,62	2,64	3,6	94,3
Schwerin	137	105	242	3,70	2,56	3,10	134	89	223	3,62	2,12	2,63	7	2	9	0,18	0,05	0,11	278	196	474	7,51	4,69	5,9	94,6
Hagenow	31	25	56	1,24	0,96	1,07	51	15	66	2,00	0,58	1,27	6	—	6	0,24	—	0,11	88	40	128	3,52	1,54	2,3	93,3
Ludwigslust	33	32	65	1,21	1,23	1,30	40	27	67	1,54	1,03	1,34	—	—	—	—	—	—	73	59	132	3,04	2,27	2,4	88,2
Parchim	46	29	75	2,00	1,20	1,56	38	24	62	1,58	1,00	1,29	4	—	4	0,16	—	0,08	88	53	141	3,66	2,20	2,9	100,0
Wismar	44	27	71	1,43	0,90	1,15	88	29	117	3,00	1,00	1,95	4	1	5	0,13	0,03	0,08	136	57	193	4,68	1,90	3,2	94,1
Grevesmühlen	31	19	50	1,72	1,00	1,35	34	16	50	1,00	0,84	1,35	—	—	—	—	—	—	65	35	100	3,61	1,84	2,6	92,8
Doberan	44	26	68	1,91	1,04	1,42	61	13	74	2,65	0,52	1,54	4	1	5	0,22	0,04	0,10	109	40	149	4,73	1,60	3,0	95,0
Rostock	138	128	266	2,87	2,37	2,64	149	103	252	3,10	2,00	2,50	5	—	5	0,10	—	0,05	292	231	523	6,08	4,28	5,2	95,1
Ribnitz	28	19	47	1,75	1,00	1,34	26	12	38	1,53	0,63	1,09	5	—	5	0,30	—	0,14	59	31	90	3,47	1,63	2,4	100,0
Güstrow	38	16	54	1,46	0,61	1,04	41	15	56	1,58	0,58	1,08	5	—	5	0,15	—	0,10	84	31	115	3,23	1,19	2,1	95,6
Malchin	64	50	114	2,78	2,00	2,37	56	40	96	2,00	1,60	2,00	4	1	5	0,17	0,04	0,10	124	91	215	5,39	3,64	4,3	86,9
Waren	35	24	59	1,52	1,00	1,25	38	10	48	1,65	0,41	1,00	—	—	—	—	—	—	73	34	107	3,17	1,41	2,2	88,8
Städte:																									
Rostock	112	110	222	3,57	3,00	3,26	121	91	212	3,86	2,48		2	—	2	0,06	—	—	235	201	436	7,50	5,48	—	96,0
Schwerin	112	95	207	5,39	3,84	4,60	114	84	198	5,49	3,40	—	6	2	8	0,28	0,08	—	232	181	413	11,13	7,32	—	92,0
Wismar	26	15	41	2,11	1,16	1,43	64	26	90	5,21	2,01	—	4	1	5	0,32	0,07	—	94	42	136	7,66	3,24	—	90,0
Güstrow	34	15	49	3,60	1,59	2,57	33	14	47	3,49	1,48	—	4	—	4	0,42	—	—	71	29	100	7,52	3,08	—	94,0
Parchim	20	20	40	3,43	3,56	3,64	14	12	26	2,40	2,13	—	3	—	3	0,51	—	—	37	32	69	6,34	5,70	—	100,0
Bezirke:																									
Mecklenb.-Strel.	101	58	159	1,99	1,05	—	138	50	188	2,69	0,90	—	4	—	4	0,07	—	—	243	108	351	4,74	1,95	3,3	96,1
Neustrelitz	49	25	74	—	—	—	60	15	75	—	—	—	—	—	—	—	—	—	109	40	149	—	—	3,2	100,0
Neubrandenb.	47	28	75	—	—	—	66	29	95	—	—	—	4	—	4	—	—	—	117	57	174	—	—	3,7	95,4
Schönberg	5	5	10	—	—	—	12	6	18	—	—	—	—	—	—	—	—	—	17	11	28	—	—	1,8	75,0
Städte:																									
Neubrandenb.	27	19	46	4,64	2,78	—	45	25	70	7,74	3,68	—	1	—	1	0,17	—	—	73	44	117	12,55	6,47	—	100,0
Neustrelitz	27	15	42	5,23	2,64	—	26	11	37	5,04	1,96	—	—	—	—	—	—	—	53	26	79	12,91	4,26	—	100,0

Fragebogen I wurde an 425 Ärzte versandt und allen Fachärzten für Haut- und Geschlechtskrankheiten, für Augen-, Ohren, Mund-, Kinder-, Nerven-, inneren, Frauenkrankheiten und Chirurgie (90) Fragebogen für Fachärzte beigefügt. 402 oder 94,5% antworteten; 94,3% in Mecklenburg-Schwerin und 96,1% in Mecklenburg-Strelitz; die fehlenden 23 Antworten waren trotz zweimaliger Bitte nicht zu erlangen. Unter ihnen befand sich ein Dermatologe, 2 waren verreist und 1 krank. Das Ergebnis der Umfrage verzeichnet nebenstehende Tabelle 123:

Im ganzen wurden gemeldet in Mecklenburg-Schwerin 2367 und in Mecklenburg-Strelitz 351 geschlechtskranke Personen als während der Erhebungszeit in ärztlicher Behandlung stehend. Nicht mit eingerechnet wurden 1 Tabes-, 11 Paralysefälle, 10 Kinder, sowie 23 Zivilgefangene mit positiver Wa.R. Auf 1000 Einwohner kamen an venerischen Erkrankungen in Mecklenburg-Schwerin 3,6‰, auf Männer 4,6‰ und auf Frauen 2,6‰; in Mecklenburg-Strelitz: 3,3 bzw. 4,7 und 1,9. Die höchsten Erkrankungsziffern fanden sich in den Bezirken Rostock und Schwerin, sowie auch auffallenderweise in dem Bezirke Malchin, hier bedingt durch das schon früher durch seine große Zahl von Geschlechtskranken bekannte Städtchen Teterow.

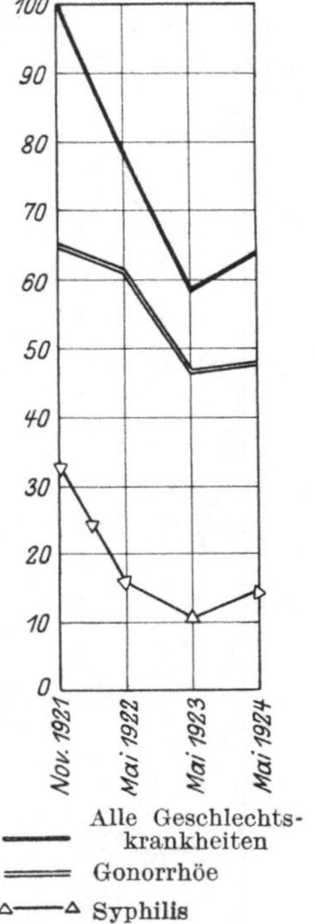

Abb. 48. Morbidität an Geschlechtskrankheiten (‰) in Nürnberg in den Erhebungsmonaten 1921—1924.

Weiterhin sind noch die statistischen Aufnahmen der in Behandlung befindlichen Geschlechtskranken zu erwähnen, die in den fünf deutschen Städten Nürnberg, Bremen, Mannheim, Neumünster und Frankfurt a. M. durchgeführt wurden.

Die in *Nürnberg* in den 4 Jahren 1921—1924 auf Initiative von LEONHARD VOIGT durchgeführte Geschlechtskrankenzählung stützt sich auf die Meldungen aller Geschlechtskranken, die sich im Laufe eines Monats in Krankenanstalten, Polikliniken, bei den Ärzten des Heeres und der Landespolizei, sowie bei den praktischen Ärzten in Behandlung befanden. Probemonate waren: November 1921 und Mai 1922, 1923 und 1924.

Zahl der Erkrankungen in Nürnberg an:

		Lues			Gonorrhöe			Ulcus molle		
		m.	w.	zus.	m.	w.	zus.	m.	w.	zus.
Nov.	1921	486	422	908	435	205	640	—	—	7
Mai	1922	350	376	726	357	220	577	—	—	11
Mai	1923	279	263	542	327	166	493	—	—	5
Mai	1924	339	278	617	306	183	489	—	—	4

Die Zahl der frischen Fälle an Lues und Gonorrhöe:

		Lues	Gonorrhöe
Nov.	1921	102	200
Mai	1922	54	192
Mai	1923	38	153
Mai	1924	50	160

Durch Multiplikation der im Probemonat gefundenen Erkrankungsziffer mit 12 sind die Jahreserkrankungsziffern und die Prozentzahlen errechnet worden:

Probemonat	Bevölkerungszahl	frische Fälle	in %	davon Gonorrhöe	Lues
Nov. 1921	369 797	3 624	1,00	0,65	0,33
Mai 1922	374 393	2 952	0,79	0,61	0,16
Mai 1923	389 377	2 292	0,59	0,47	0,11
Mai 1924	396 133	2 520	0,64	0,48	0,15

In den Jahren 1925 und 1926 wurde in Nürnberg keine Zählung der Geschlechtskranken durchgeführt; und zwar aus dem Gesichtspunkte heraus, daß das Interesse der Ärzte an dem Unternehmen erlahmen würde, wenn es gewohnheitsmäßig fortgeführt würde. Nach einer gewissen Pause soll wiederum eine Erhebung veranstaltet werden.

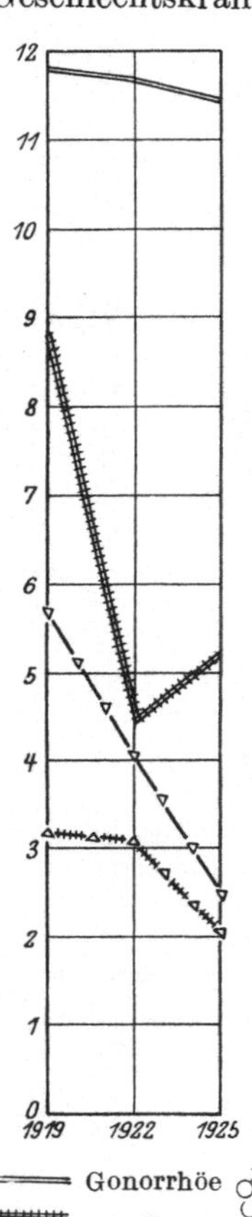

Abb. 49. Mutmaßliche jährliche Erkrankungshäufigkeit an Gonorrhöe und Syphilis in Bremen, 1919, 1922 und 1925.

In *Bremen* wurde die erneute Zählung der Geschlechtskranken durch eine auf drei Monate ausgedehnte Umfrage vom 1. April 1922 bis 30. Juni 1922 veranstaltet. Sie erstreckte sich aber nur auf die frischen Fälle von Syphilis und Gonorrhöe. Die Bremer Krankenhäuser haben sich daran sämtlich, die Ärzte zu 98% beteiligt, von den Fachärzten für Haut- und Geschlechtskrankheiten fehlte nur einer, so daß das Material also fast vollständig ist.

Im Zählquartal kamen 919 in Bremen-Stadt und Landgebiet wohnhafte Personen mit frischem Tripper und mit frischer Syphilis in ärztliche Behandlung. Mit 4 multipliziert ergibt sich eine Jahresinfektionsziffer von 3600 bis 4000, oder da Bremen-Stadt und Landgebiet im Berichtsjahre rund 300 000 Einwohner zählten, kam auf 75 bis 80 Personen eine Ansteckung mit Tripper oder Lues. Von den gemeldeten 919 Fällen betrafen 628 Gonorrhöe, 279 Lues und 12 beide Krankheiten zusammen. 455 Männer und 185 Frauen waren an Tripper, und 160 Männer und 131 Frauen an Syphilis erkrankt.

Nach weiteren drei Jahren hat der Gesundheitsrat der Stadt Bremen eine dritte Umfrage, und zwar in der Zeit vom 1. September bis 30. November 1925 vorgenommen.

In diesem Zeitraum — vom 1. IX. bis 30. XI. 1925 — kamen 864 in Bremen-Stadt und Landgebiet wohnhafte Personen mit frischem Tripper oder frischer Lues in ärztliche Behandlung. Die Multiplikation mit 4 ergibt eine Jahresinfektionsziffer von 3456, so daß bei einer Bevölkerungszahl von 310 000 (nach der Volkszählung vom 16. Juni 1925) auf etwa 85 bzw. 90 Personen eine Infektion mit Tripper oder Lues entfiel. Von den 864 frisch Infizierten waren 562 Männer und 302 Frauen. Mit Tripper waren 670, mit Syphilis 179 infiziert.

Für die Erhebungen 1919, 1922 und 1925 faßt folgende Übersicht die Ergebnisse zusammen, und zwar berechnet für das ganze Jahr:

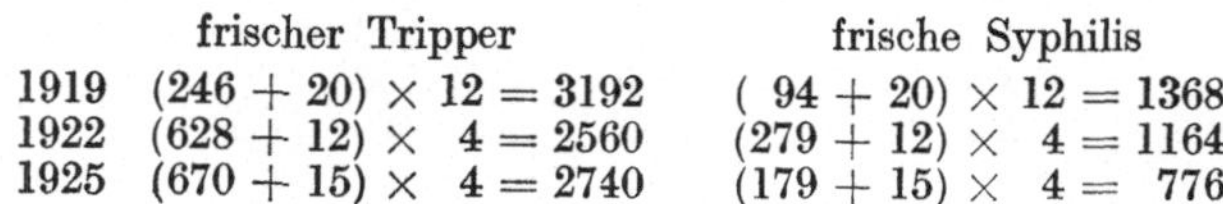

	frischer Tripper	frische Syphilis
1919	$(246 + 20) \times 12 = 3192$	$(94 + 20) \times 12 = 1368$
1922	$(628 + 12) \times 4 = 2560$	$(279 + 12) \times 4 = 1164$
1925	$(670 + 15) \times 4 = 2740$	$(179 + 15) \times 4 = 776$

Verteilung der frischen Fälle auf beide Geschlechter in Bremen auf Grund der geschätzten Ziffern:

	Gonorrhoe		Syphilis		auf 1000 der Bevölkerung Gonorrhoe		Syphilis	
	Männer	Frauen	Männer	Frauen	Männer	Frauen	Männer	Frauen
1919	1752	1440	840	528	11,8	8,8	5,7	3,2
1922	1820	740	640	524	11,7	4,5	4,1	3,1
1925	1856	884	412	364	11,4	5,2	2 5	2,1

Der Fragebogen, der mit nachstehendem Anschreiben verschickt wurde,

Gesundheitsrat. Bremen, den 20. August 1925.

Sehr geehrter Herr Kollege!

In der Zeit vom 1. April bis 30. Juni 1922 hat in Bremen eine Aufnahme über die während des genannten Zeitraumes in ärztliche Behandlung gekommenen Fälle von frischem Tripper und frischer Syphilis stattgefunden . . .

Um ein Urteil zu gewinnen, ob die Geschlechtskrankheiten zu- oder, wie von verschiedenen Seiten behauptet wird, abgenommen haben, soll die Aufnahme während der Zeit vom 1. September bis 30. November ds. Js. wiederholt werden. Das Ergebnis wird wieder wissenschaftlich verarbeitet.

Wir bitten Sie erneut um Ihre Unterstützung in dem Sinne, daß Sie sich der kleinen Mühe unterziehen und fortlaufend (nicht summarisch etwa nach Schluß der einzelnen Monate) das beigefügte Schema ausfüllen. Weitere Stücke stehen gern zur Verfügung. Das ausgefüllte Formular bitten wir unter Benutzung des beigefügten Freiumschlags am 1. Dezember 1925 an den Gesundheitsrat zurückzusenden.

Sollten Sie nicht in der Lage oder gewillt sein, sich zu beteiligen oder behandeln Sie grundsätzlich keine frischen Fälle von Tripper oder Syphilis, so bitten wir, die Anlage jetzt zurückzusenden. Geschieht letzteres nicht, so dürfen wir annehmen, daß Ihre Hilfe uns bei den Feststellungen zuteil wird.

gez. Dr. Tjaden.

hatte folgende Form:

Arzt:..........................

Nur in Stadt- und Landgebiet Bremen Wohnende aufzunehmen.

Muster: 1. September bis 30. November

Lfd. Nr.	Datum	Geschlecht m.	Geschlecht w.	Alter	verheiratet oder ledig	Beruf	frische(r) Tripper	frische(r) Syphilis	wann ungefähr infiziert	infiziert in Bremen Helenenstraße	infiziert in Bremen anderswo	auswärts	schon anderswo behandelt	in ein Krankenhaus verwiesen	Bemerkungen
1	17. 10.	1	—	25	verh.	Kaufmann Arbeiter usw.	—	1	vor 3 Wochen	—	—	1	1	—	
2	3. 11.	—	1	22	led.	ohne Beruf usw.	1	—	vor 8 Tagen	—	1	—	—	1	Krätze

In *Mannheim* (Bevölkerungszahl[1]) 248000) ist in Ergänzung zu den früher schon veranstalteten Erhebungen seit 1922 eine in zweijährigen Intervallen auf je 2 Monate sich erstreckende (zuerst April—Mai, dann Mai—Juni) Erhebung über die Zahl der geschlechtskranken Männer durchgeführt worden. Das Ergebnis der drei bisherigen Erhebungen, das mir vom Bearbeiter Heinrich Loeb zur Verfügung gestellt wurde, veranschaulicht folgende Übersicht:

[1]) 1925 in Tausenden: Männer 119, Frauen 129.

Tab. 124. Bei den Mannheimer Dreimonate-Erhebungen 1921/1924 und 1926 gemeldete geschlechtskranke Männer.

Jahr	Lues			Gonorrhöe[1])		Ulcus molle	Lues und Gonorrhöe	Ulcus molle und Gonorrhöe	Lues und Ulcus molle	Alle Geschlechts-krankheiten
	I.	II.	III.	frisch	alt					
1922	35	105	10	195	76	16	13	4	2	456
1924	36	60	17	151	36	11	3	1	2	317
1926	14	33	21[2])	188	60	7	3	—	—	326

Schon aus der absoluten Zahl ist klar ersichtlich, in wie starkem Maße die Syphilisfälle in ansteckendem Stadium zurückgegangen sind, während im Jahre 1926 die Zahl der frischen Gonorrhöefälle nur wenig geringer als die im Jahre 1922 war. Auch das Ulcus molle zeigt ebenso wie die primäre Lues einen sehr starken Abfall. Leider ist bei der Lues II keine Trennung nach frischen und rezidivierenden Fällen erfolgt, so daß der feststellbare starke Abfall der frischen Syphilis nicht zahlenmäßig angegeben werden kann.

In *Neumünster*, einer Industriestadt von 40 000 Einwohnern, haben sich die Ärzte 1923 bereit erklärt, jedes Jahr während des Monats Oktober auf einem, ihnen vom Gesundheitsamt übersandten Fragebogen alle in Behandlung befindlichen Geschlechtskranken zu vermerken. An der Statistik, die von NEUMANN bearbeitet wurde, haben sich *alle* Ärzte beteiligt.

Zahl der Geschlechtskranken:

	1923	1924	1925	1926
Männer	145 = 67,1%	148 = 63,0%	121 = 61,4%	132 = 69,8%
Frauen	71 = 32,9%	87 = 37,0%	76 = 38,6%	57 = 30,1%
Summe	216 = 54,5‱	235 = 58,4‱	197 = 49,25‱	189 = 47,25‱

Verteilung der Geschlechtskranken nach Alter:

	1923 Männer	1923 Frauen	1923 Gesamtzahl	1924 Männer	1924 Frauen	1924 Gesamtzahl
0— 5 Jahre	1	—	1 }	1	2	3 }
5—10 „	—	1	1 } = 1,8%	1	2	3 } = 4,2%
10—15 „	1	1	2 }	—	4	4 }
15—20 „	11	13	24 = 11,1%	12	11	23 = 9,8%
über 20 „	132	56	188 = 87,0%	134	68	202 = 85,9%
	145	71	216 = 99,9%	148	87	235 = 99,9%

	1925 Männer	1925 Frauen	1925 Gesamtzahl	1926 Männer	1926 Frauen	1926 Gesamtzahl
0— 5 Jahre	—	1	1 }	3	1	4 }
5—10 „	1	1	2 } = 2,3%	—	1	1 } = 3,2%
10—15 „	—	1	1 }	1	—	1 }
15—20 „	8	9	17 = 8,6%	11	13	24 = 12,7%
über 20 „	112	64	176 = 89,3%	117	42	159 = 84,1%
	121	76	197	132	57	189

Von 1923 bis 1926 ist ein Abfall der Morbilität festzustellen, doch betraf dieser (S. 475) nur die Syphilis, während die Gonorrhöe auf gleicher Höhe verharrt. Der Anteil der Frauen betrug etwa $^1/_3$, gegen $^1/_4$ in der Statistik der

[1]) Hierin nur Gonorrhöefälle.
[2]) Davon 9 Metaluesfälle.

deutschen Großstädte von 1913. Mit 54,5—58,4 auf 10000 der Bevölkerung steht Neumünster zwischen Lübeck und Hamburg nach der Reichsstatistik von 1919 und hat fast genau die Zahl der deutschen Großstädte von 1913 (55 auf 10000). Die Zahl von 50—60 Geschlechtskranken auf 10000 scheint die durchschnittliche für deutsche Städte zu sein.

Der Anteil der Kinder von 0—15 Jahren im Jahr 1924 beruht bei der Kleinheit der Zahlen auf Zufälligkeiten. Die Fälle von 0—5 Jahren betrafen 1923, 1924 und 1925 nur Syphilis, während sie von 5—15 Jahren nur Gonorrhöe betrafen.

Von den über 20 Jahre alten Geschlechtskranken waren verheiratet:

	1923	1924	1925	1926
Männer	45 = 34,1%	62 = 46,2%	45 = 40,17%	43 = 36,7%
Frauen	28 = 50,0%	38 = 55,8%	21 = 32,8 %	25 = 59,5%

Der Anteil der Verheirateten ist bei den Männern, besonders aber bei den Frauen höher als in der Statistik der deutschen Großstädte.

Die Verteilung der Geschlechtskranken auf Gonorrhöe und Syphilis zeigen folgende beide Übersichten:

Tabelle 125. Geschlechtskranke in Neumünster 1923—1926 nach Alter und Geschlecht.

Alter in Jahren	Gonorrhöe								Syphilis							
	Männer				Frauen				Männer				Frauen			
	1923	1924	1925	1926	1923	1924	1925	1926	1923	1924	1925	1926	1923	1924	1925	1926
0— 5	—	—	—	1	—	—	—	—	1	1	—	2	—	2	1	1
5—10	—	1	1	—	1	2	1	1	—	—	—	—	—	—	—	—
10—15	1	—	—	1	1	4	1	—	—	—	—	—	—	—	—	—
15—20	9	10	8	9	6	6	7	8	2	2	—	2	7	5	2	5
über 20	78	81	84	83	25	27	27	17	54	53	28	34	31	41	37	25
Gesamt	88	92	93	94	33	39	36	26	57	56	28	38	38	48	40	31

Anteil von Gonorrhöe und Syphilis.

	1923			1924		
	Männer	Frauen	Gesamt	Männer	Frauen	Gesamt
Gonorrhöe	88 = 60,6%	33 = 46,4%	121 = 56,0%	92 = 62,1%	39 = 44,8%	131 = 55,7%
Syphilis	57 = 39,3%	38 = 53,5%	95 = 44,0%	56 = 37,8%	48 = 55,1%	104 = 44,2%
Insgesamt	145	71	216	148	87	235

	1925			1926		
	Männer	Frauen	Gesamt	Männer	Frauen	Gesamt
Gonorrhöe	93 = 76,8%	36 = 47,3%	129 = 65,4%	94 = 71,2%	26 = 45,6%	120 = 63,5%
Syphilis	28 = 23,1%	40 = 52,6%	68 = 34,6%	38 = 28,8%	31 = 54,4%	69 = 36,5%
Insgesamt	121	76	197	132	57	189

Auf 10000 Einwohner berechnet waren in Neumünster Fälle von

	Gonorrhöe	Syphilis
1923	121 = 30,5 ‱	95 = 24,0‱
1924	131 = 32,6 ‱	104 = 25,8‱
1925	129 = 32,25‱	68 = 17,0‱
1926	120 = 30,0 ‱	69 = 17,2‱

Da die Ärzte sich weiter zur Mitarbeit bereit erklärt haben, soll in Neumünster diese Statistik in den nächsten Jahren fortgesetzt werden.

Wie wenig die Statistiken der Krankenkassen einen Anhalt über die Verbreitung der Geschlechtskrankheiten geben können, geht daraus hervor, daß, während nach der Statistik der Ärzte im Oktober 1924 235 Geschlechtskranke in ärztlicher Behandlung standen, die Aufzeichnungen der Ortskrankenkasse (die 1924 14832 Mitglieder umfaßte) im gleichen Zeitraum nur zwei Fälle von Geschlechtskrankheiten, die Erwerbsunfähigkeit bedingten, ergaben.

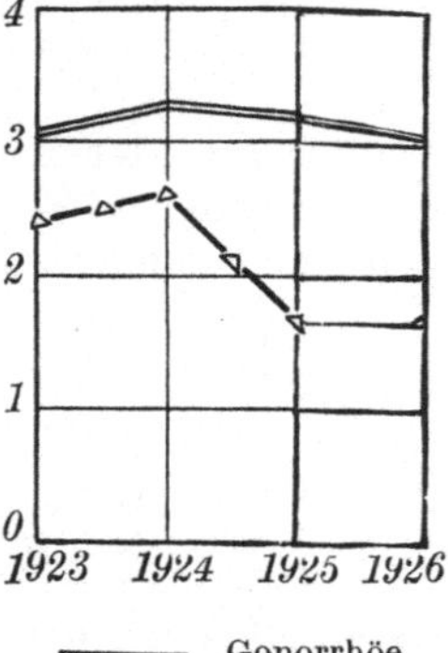

Abb. 50. Mutmaßliche jährliche Erkrankungszahl an Gonorrhöe und Lues auf 1000 der Bevölkerung 1923, 1924 und 1925 in Neumünster.

In *Frankfurt a. M.* wurde, da ärztliche Kreise den Wunsch nach Wiederholung einer Erhebung über die Zahl der in ärztlicher Behandlung befindlichen Geschlechtskranken gleich der vom Statistischen Amt im Jahre 1910 durchgeführten anregten, eine erneute Umfrage mit dem 22. März 1926 als Stichtag wiederum vom Statistischen Amt der Stadt veranstaltet mit dem Vorsatz, während eines Jahres in vierteljährlichen Abständen 4 Aufnahmen vorzunehmen. Befragt wurden insgesamt 554 Ärzte und 33 Anstalten, von denen 206 Ärzte und 11 Anstalten, die für die Behandlung Geschlechtskranker nicht in Frage kommen, ausschieden. Von den übrigen 348 Ärzten haben trotz mehrfacher Mahnung 45 den Fragebogen nicht zurückgesandt, somit haben sich also 87% der Ärzte an der Umfrage beteiligt. Die Gesamtzahl des ermittelten Krankenbestandes belief sich auf 3790 Fälle, von denen 641 in

Tabelle 126. Am 22. März 1926 in Frankfurt a. M. in ärztlicher Behandlung befindlich gewesene geschlechtskranke Personen.

Erkrankt an		I. Syphilis								II. Gonorrhöe			III.	IV.	V.
		a) Erwachsene					b) Kinder								
		Frische (nicht vorbehandelte) Lues	Ältere Lues (Lues latens, Wiederholungskuren, Rezidive)	Spätformen (Lues III, Aortitis)	Nervenlues (Tabes, Paralyse)	zusammen	Lues congenita	Lues acquisita infantum	zusammen	der Erwachsenen	der Kinder	zusammen	Ulcus molle	Sonstige	Summe
männlich	ledig	*24*	*41*	*7*	*9*	*81*	*15*	—	*15*	*81*	*1*	*82*	*1*	—	*179*
		105	320	47	69	541	51	1	52	641	5	646	5	1	1245
	verh.	*4*	*31*	*10*	*16*	*61*	—	—	—	*17*	—	*17*	—	—	*78*
		41	259	127	201	628	—	—	—	207	—	207	—	1	836
weiblich	ledig	*22*	*78*	*2*	*6*	*108*	*19*	—	*19*	*136*	*31*	*167*	—	—	*294*
		74	319	30	35	458	62	6	68	382	62	444	—	—	970
	verh.	*3*	*46*	*5*	*20*	*74*	—	—	—	*16*	—	*16*	—	—	*90*
		32	306	92	146	576	—	—	—	162	—	162	1	—	739
zus.	ledig	*46*	*119*	*9*	*15*	*189*	*34*	—	*34*	*217*	*32*	*249*	*1*	—	*473*
		179	639	77	104	999	113	7	120	1023	67	1090	5	1	2215
	verh.	*7*	*77*	*15*	*36*	*135*	—	—	—	*33*	—	*33*	—	—	*168*
		73	565	219	347	1204	—	—	—	369	—	369	1	1	1575
Gesamtsumme		*53*	*196*	*24*	*51*	*324*	*34*	—	*34*	*250*	*32*	*282*	*1*	—	*641*
		252	1204	296	451	2203	113	7	120	1392	67	1459	6	2	3790

Die schrägen Zahlen beziehen sich auf die in Krankenanstalten untergebrachten Fälle und sind in den Gesamtzahlen enthalten. In Polikliniken behandelte Fälle sind der Privatpraxis der betreffenden Ärzte zugerechnet worden. (Ebenso in Tab. 127.)

Krankenhausbehandlung waren, während die übrigen in der Privatpraxis und in Polikliniken behandelt wurden. Die Gesamtzahl der männlichen Patienten belief sich auf 2081, darunter 57 Knaben; die der weiblichen auf 1709, davon 130 Mädchen. Aus dieser Summe geht hervor, daß auf 1000 Einwohner 8 Geschlechtskranke entfallen.

Tabelle 126 gibt die Einteilung der Erkrankten nach Krankheitsform, Geschlecht und Familienstand:

Das Ergebnis der zweiten Aufnahme über die am 19. Juni 1926 in ärztlicher Behandlung befindlichen geschlechtskranken Personen verzeichnet nachstehende Übersicht:

Tabelle 127. Am 6. X. 1926 und 7. II. 1927 in Frankfurt a. M. in ärztlicher Behandlung befindlich gewesene geschlechtskranke Personen.

Erkrankt an		I. Syphilis								II. Gonorrhöe			III.	IV.	V.
		a) Erwachsene					b) Kinder								
		Frische (nicht vorbehandelte) Lues	Ältere Lues (Lues latens, Wiederholungskuren, Rezidive)	Spätformen (Lues III, Aortitis)	Nervenlues (Tabes, Paralyse)	zusammen	Lues congenita	Lues acquisita infantum	zusammen	der Erwachsenen	der Kinder	zusammen	Ulcus molle	Sonstige	Summe
männlich	ledig	*11*	*35*	*4*	*7*	*57*	*16*	—	*16*	*67*	—	*67*	—	—	*140*
		57	221	33	54	365	50	2	52	485	4	489	7	22	935
	verh.	*5*	*30*	*8*	*29*	*72*	—	—	—	*17*	—	*17*	—	—	*89*
		19	215	83	165	482	—	—	—	148	—	148	—	17	647
weiblich	ledig	*14*	*50*	*1*	*5*	*70*	*20*	—	*20*	*77*	*19*	*96*	—	—	*186*
		44	249	21	37	351	58	—	58	281	43	324	1	1	735
	verh.	*4*	*37*	*11*	*13*	*65*	—	—	—	*17*	—	*17*	—	—	*82*
		19	230	54	127	430	—	—	—	133	—	133	—	11	574
zus.	ledig	*25*	*85*	*5*	*12*	*127*	*36*	—	*36*	*144*	*19*	*163*	—	—	*326*
		101	470	54	91	716	108	2	110	766	47	813	8	23	1670
	verh.	*9*	*67*	*19*	*42*	*137*	—	—	—	*34*	—	*34*	—	—	*171*
		38	445	137	292	912	—	—	—	281	—	281	—	28	1221
Gesamtsumme (Aufnahme)		*34*	*152*	*24*	*54*	*264*	*36*	—	*36*	*178*	*19*	*197*	—	—	*497*
		139	915	191	383	1628	108	2	110	1047	47	1094	8	51	2891
Ergänzt auf die Gesamtzahl der Ärzte		155	1029	232	441	1857	115	5	120	1192	51	1243	8	51	3279
III. Erhebung[1]) 11. X. 1926.		108	798	200	292	1398	87	—	87	946	45	991	10	162	2648
IV. Erhebung[2]) 7. II. 1927.		134	807	215	323	1479	68	2	70	932	37	969	11	215	2744

Nach Ausscheidung der Ärzte, die bei der ersten Aufnahme erklärt hatten, keine geschlechtskranken Personen zu behandeln, blieben 347 Ärzte, von denen 281 oder 80% antworteten. 57 erstatteten Fehlanzeige und 224 berichteten über ihre Fälle. Gegen die erste Erhebung ist die Beteiligung demnach um rund 7% heruntergegangen. Veranlassung dazu war teilweise die beginnende Reisezeit, vielleicht auch ein Rückgang der Zahl der Erkrankten.

Die Zahl der gemeldeten Kranken belief sich auf 2 891, von denen 497 hospitalisiert waren. Gegenüber der ersten Umfrage war ein Rückgang der Zahl der Krankheitsfälle um 15% zu verzeichnen. Ergänzt man die gemeldeten Fälle auf die Gesamtzahl der Ärzte, so ermittelt man auf 1000 Einwohner 7 Geschlechtskranke. Ein Vergleich beider Aufnahmen zeigt

[1]) Beteiligung der Ärzte 258, Anstalten 18. [2]) Ärzte 268, Anstalten 19.

ein starkes Zurückgehen der Fälle von frischer Syphilis am 19. Juni 139 (34) gegenüber 252 (53) am 22. März 1926, während die Gonorrhöe der Erwachsenen keine so starke Abnahme aufweist: 1047 (178) gegenüber 1392 (250).

V. Die Länder mit fortlaufend geführter Erkrankungsstatistik.

Skandinavien.

In Norwegen, Dänemark, Schweden und in Finnland, das dem skandinavischen Kulturkreise zugezählt werden muß, werden schon seit längerer Zeit Erkrankungsstatistiken fortlaufend geführt. Diese umfassen nur die frischen, erstmalig in die Behandlung gekommenen Fälle.

Die Durchführung einer namenlosen Meldepflicht in diesen Ländern war dadurch möglich, daß schon frühzeitig eine Fürsorge für die Geschlechtskranken eingesetzt hatte, entsprungen aus dem lebhaften Interesse und dem weitreichenden Verständnis für die soziale Bedeutung einer allgemeinen Bekämpfung der venerischen Krankheiten. Bereits von 1773 an wurden in Norwegen, seit 1788 in Dänemark und seit 1817 in Schweden die Geschlechtskranken bei freiem Krankenhausaufenthalt und freier Medikation hospitalisiert. Sehr frühzeitig wurde aber auch dort schon der Quacksalberei entgegengetreten. 1672 erging für Norwegen und Dänemark ein Kurpfuschereiverbot, während Schweden erst 1916 ein solches ausdrücklich erließ, wobei aber zu beachten ist, daß die Heilbehandlung auf diesem Gebiete in Schweden in unserem Jahrhundert keine irgendwie nennenswerte Rolle mehr spielte.

Diese Tatsachen machen verständlich, daß die Meldepflicht in Skandinavien nicht mit irgendwie beachtlichen Schwierigkeiten zu kämpfen hat, wobei gleichzeitig natürlich auch die geringe Bevölkerungsdichte bzw. die Kleinheit dieser Länder von Bedeutung sind.

In *Dänemark* wurde für Kopenhagen eine wöchentliche Meldepflicht auf Grund einer Verfügung der Gesundheitsbehörde vom 17. Juni 1854, eine jährliche Meldepflicht für das ganze Land durch Verfügung des Justizministeriums vom 5. November 1861, eine monatliche durch Instruktion vom 16. Dezember 1875 und schließlich eine wöchentliche Meldepflicht durch die Instruktion der Gesundheitsbehörde vom 1. Dezember 1888 eingeführt.

Die näheren Bestimmungen über die Anmeldungen der ansteckenden Erkrankungen faßt die Instruktion der Obersten Medizinalbehörde vom 30. Dezember 1915 wie folgt zusammen:

Gemäß § 24, 1. Absatz des Gesetzes vom 10. Mai 1915 über Maßnahmen gegen die Ausbreitung ansteckender Erkrankungen hat jeder Arzt wöchentlich an den zuständigen Kreisarzt, in Kopenhagen an den Stadtarzt einen Bericht über die in seiner Praxis vorgekommenen Fälle von ansteckenden Erkrankungen zu melden, und zwar auf besonderen von der Obersten Medizinalbehörde ausgearbeiteten Formblättern. Die Liste umfaßt die Woche vom Sonntag bis Sonnabend, beide Tage mitgerechnet, und muß jede Woche eingesandt werden — spätestens am Montag früh. Praktiziert ein meldender Arzt in mehreren Kreisarztbezirken, so muß er besondere Listen an jeden Kreisarzt senden. Fällt die Woche in zwei Monate, müssen zwei Listen eingesandt werden, eine für die Tage des einen, die andere für die Tage des anderen Monates. Der Meldepflicht sind aber nicht nur die praktizierenden Ärzte, sondern auch Krankenanstalten, Gefängnisse und Kasernen usw. unterworfen. Gleichzeitig soll der praktizierende Arzt auf der Wochenliste vermerken, wie viele der auf seiner Liste verzeichneten Erkrankten jeder Krankheit ins Krankenhaus überwiesen worden sind.

In Hinsicht auf § 8 des Gesetzes vom 30. März 1906 über die Bekämpfung der öffentlichen Unsittlichkeit und der Geschlechtskrankheiten ist jeder Arzt verpflichtet, dem zuständigen Kreisarzt in wöchentlichen Berichten ausdrücklich zu bestätigen, daß er die in § 7 des Gesetzes erteilten Bestimmungen, wonach er jeden geschlechtskranken Patienten, den er untersucht oder behandelt, auf die Ansteckungsgefahr der Krankheit und die rechtlichen Folgen aufmerksam gemacht hat, die entstehen, wenn jemand infiziert oder der Infektion ausgesetzt wird und ganz besonders bezüglich des Eingehens einer Ehe so lange noch Infektionsgefahr besteht, eingehalten hat. Ferner hat der Arzt auf einer Wochenliste anzugeben, wie vielen geschlechtskranken Patienten er bestimmte Vorstellzeiten gemäß § 6 angegeben hat.

Das dänische Meldeformular, das für Kopenhagen gelb, für die großen Provinzstädte weiß und für die Landgemeinden blau ist, hat folgende Form:

Schematische Wochenliste

für die Woche von Sonntag den .... bis Sonnabend den ....

	(beide Tage inklusiv)								
	0—1 Jahr	1—5 Jahre	5—15 Jahre	15—65 Jahre		über 65 Jahre		Summe	davon ins Krankenhaus eingelegt
				M.	F.	M.	F.		
1. Febris typhoidea ..									
....									
24. Gonorrhöe									
25. Ulcus venereum ..									
26. Syphilis acquisita (e coitu imp.).......									
27. Syphilis (acquisita insons)............									
28. Syphilis congenita .									
29. Scabies...........									
30. Delirium tremens..									

Hierdurch wird bescheinigt, daß ich in meiner Praxis den § 7 der Bestimmungen des Gesetzes vom 30. März 1906 über die Bekämpfung der öffentlichen Unsittlichkeit und der Geschlechtskrankheiten befolgt habe. Die im § 6 des gleichen Gesetzes behandelte Aufforderung ist .... Personen gegeben.

(Name)..............................

(Wohnung).........................

In *Norwegen* wurde 1874 eine monatliche Meldepflicht angeordnet, die 1888 zu einer täglichen erweitert wurde.

Die Grundlage der Meldepflicht ist der nachfolgend abgedruckte § 20 des Gesetzes über Gesundheitskommissionen und über Maßnahmen betreffend epidemische und ansteckende Krankheiten vom 16. Mai 1860:

„Bei Verbreitung bösartiger epidemischer und übertragbarer Krankheiten muß jeder Arzt, der davon befallene Personen in Behandlung hat, der zuständigen Gesundheitskommission Bericht erstatten. Diese gibt durch den zivilen

Amtsarzt und die Behörde der Obersten Medizinalbehörde ständig Bericht über die Krankheit und ihren Verlauf, gemäß einer von dort ausgefertigten Instruktion."

In Oslo (Christiania) wird zur Anzeige der Geschlechtskranken das allgemeine Meldeformular für Infektionskrankheiten benutzt. Es hat folgende Form:

Anmeldung an den Gesundheitsrat.

Einzusenden dem Bureau des Gesundheitsrates, Oslo, Akersgaten 55.

Krankheit ....

Des Kranken

Name ....

Alter ....

Bürgerliche Stellung [1]) ....

Wohnung (Straße und Nr.) ....

Wann infiziert ....

Krankheitsursache ....

Verfügungen, die zu treffen sind, um die Übertragung auf andere zu verhüten

....

Bemerkungen ....

(Hier ist anzugeben, wie weit das Einschreiten des Gesundheitsrates wünschenswert oder notwendig erscheint oder was der behandelnde Arzt sonst zu bemerken hat.)

[1]) Bei Frauen Beruf des Mannes, bei Kindern der der Eltern.

Oslo, den ....

Unterschrift.

In *Finnland* müssen laut „Förordning angående helsovården i Finland"[1]) vom 22. Dezember 1879

§ 44. „Um das Zustandekommen einer zuverlässigen Morbiditäts- und Mortalitätsstatistik sicherzustellen, hat die Oberste Medizinalbehörde ein Formular herauszugeben und jeder in den Städten praktizierende Arzt hat, nach von der Medizinalbehörde festzusetzenden Bestimmungen, die notwendigen statistischen Angaben auf den gedruckten Formblättern, die von der Medizinalbehörde zu diesem Zwecke ausgehändigt werden, dorthin zu machen.

In einer Stadt, in der ein Arzt zwecks Behandlung herangeholt wird, ist die Anzeige über den Todesfall dem Pfarramt gemäß dem vorgeschriebenen, unentgeltlich abzugebenden vom Arzt ausgefüllten Formular mit der Angabe der Todesursache zu erstatten und diese Bescheinigung ist zusammen mit den in § 4 genannten Angaben dem Gesundheitsamt zur Verwendung und Aufbewahrung einzureichen.

Das griechisch-katholische Pfarramt hat die gleichen Pflichten wie das lutherische bezüglich des Einsendens der Bescheinigung."

praktizierende Ärzte den städtischen Gesundheitskommissionen, in praxi also dem ersten Stadtarzt, nach einem von der Medizinalbehörde festgesetzten Formular, Meldungen über behandelte Krankheitsfälle machen. Die jetzt verwendeten Formblätter wurden am 8. Dezember 1893 eingeführt und enthielten zuerst nur Syphilis recens und Gonorrhöe. Die Aufnahme des Ulcus molle in das Meldeformular wurde durch Rundschreiben der Obersten Medizinalbehörde vom 6. Oktober 1896 verfügt.

[1]) Verordnung betr. Gesundheitsfürsorge in Finnland.

Außerdem kommt für die venerischen Erkrankungen noch eine Bekanntmachung der Regierung vom 28. Mai 1894 in Betracht (Kongörelse innefattande närmare föreskrifter om atgårder mot de veneriska sjukdomarna, § 1 b):

„Die Oberste Medizinalbehörde bearbeitet alle die venerischen Erkrankungen betreffenden und mit ihr zusammenhängenden Angelegenheiten. Sie hat eine möglichst vollständige und zweckmäßige Statistik über die venerischen Erkrankungen bereitzustellen; auch soll ein Vorschlag zu einer derartigen Statistik von der obersten Medizinalbehörde aufgestellt und dem Finanzdepartement des Senates zur weiteren Entscheidung eingesandt werden."

Die Oberste Medizinalbehörde hat ihrerseits die Ärzte durch Rundschreiben vom 15. November 1895 betreffs der Einsendung statistischer Angaben über die behandelten Fälle von Geschlechtskrankheiten daran erinnert, daß sie regelmäßige und vollständige Meldungen der neuen Krankheitsfälle an die städtischen Gesundheitskommissionen zu senden haben.

In Helsingfors werden die statistischen Meldeformulare wöchentlich durch Angestellte der städtischen Gesundheitskommission von den Ärzten und Krankenhäusern abgeholt. Zusammenfassende Übersichten über die erfolgten Meldungen gehen allmonatlich der Obersten Medizinalbehörde zu. Das allgemeine ständig 42 meldepflichtige Erkrankungen umfassende Formular, in dem die Kranken in vier Gruppen — 0—1 Jahr, 1—10 Jahre, männlich über 10 Jahre und weiblich über 10 Jahre — geteilt sind, hat folgende Form:

Wochenrapport über Fälle von unten angegebenen Krankheiten, die in der Praxis oder im .... Krankenhause des Unterzeichneten während der Woche, die mit Sonnabend, den .... 19.. schließt, vorgekommen sind.

Krankheit	Kinder		Frauen	Männer	Militär in Helsingfors	Zusammen	Aus anderen Orten als Helsingfors		Mitteilungen über Infektionsquellen usw.
	0—1 J.	1—10 J.					Zivilpers.	Militär	
Typhus abdominalis									
Paratyphus									
Scabies									
Syphilis recens									
Gonorrhöe									
Ulcus molle									
Summa									

Anmerkung. Fälle, die bereits von einem anderen Arzt behandelt oder dem Krankenhause überwiesen sind, werden in diesem Rapport nicht gemeldet.

Daneben hat die Gesundheitskommission von Helsingfors im Jahre 1905 besondere Formulare drucken lassen, die im Jahre 1912 unter Mitwirkung des städtischen statistischen Amtes verbessert wurden, aber nur in Helsingfors Verwendung gefunden haben. Sie haben folgende Form:

Die Zahl der frischen[1]) Fälle von Geschlechtskranken bei in Helsingfors wohnhaften Personen, in der mit Sonnabend, den .... 19.. abschließenden Woche.

Alter in Jahren	Syphilis recens									Ulcus molle									Gonorrhöe									Bemerkungen betr. Infektionsort (nur bei außerhalb von Helsingfors Infizierten), Infektionsquelle usw.
	verh.		ledig		verwitwet, geschieden		Summa	Infiziert		verh.		ledig		verwitwet, geschieden		Summa	Infiziert		verh.		ledig		verwitwet, geschieden		Summa	Infiziert		
	m.	w.	m.	w.	m.	w.		In Helsingfors	Wo anders	m.	w.	m.	w.	m.	w.		In Helsingfors	Wo anders	m.	w.	m.	w.	m.	w.		In Helsingfors	Wo anders	
0—5																												
5—10																												
10—15																												
15—20																												
20—25																												
25—30																												
30—35																												
35—40																												
Über 40 Jahr																												
Summa																												
Beruf.																												
Beamter, größerer Geschäftsmann, freier Beruf usw.[2])																												
Kleinere Gewerbetreibende usw.[3])																												

Gehilfen, Angestellte usw.[4])	
Industriearbeiter	
Andere Arbeiter	
Hausangestellte[5])	
Militär (Unteroffizier oder Soldaten)	
Studenten	
Schüler in höheren und Volksschulen	
Schüler anderer Schulen[6])	
Hotel- und Kaffeehausangestellte	
Prostituierte	
Summa	

[1]) Früher nicht behandelte Fälle. [2]) Städtische oder Kommunalbeamte, Großkaufleute, Geschäftsleiter, Direktoren usw., Großgrundbesitzer, Rentiere, Ärzte, Rechtsanwälte, Architekten und Ingenieure, Schriftsteller, Künstler, Offiziere usw., sowie ihnen sozial gleichgestellte Personen. [3]) Handwerker, Kleinhändler, kleinere Grundbesitzer und ihnen sozial gleichgestellte Personen. [4]) Kaufmännische Angestellte und Verkäufer, Werkmeister, Vorarbeiter, sowie Angestellte in Privatbetrieben (z. B. Amtsdiener, Rendanten, Polizei-, Brand- und Hafen-Konstabler, Postillione) usw. [5]) Dienstboten, Bediente, Kutscher, Aufwärterinnen usw. [6]) Z. B. Handels-, Industrie- und Gewerbeschulen.

Helsingsfors, den . . . . 19 . .

. . . .

Diese Formulare werden den Spezialisten (Ärzten, Krankenhäusern wie Polikliniken) zugesandt und von diesen wöchentlich zusammen mit dem allgemeinen Formular ausgefüllt. Erst seit 1912 existiert eine Einteilung der Kranken nach Alter und Geschlecht. Da aber venerische Krankheitsfälle auch bei Nichtspezialisten vorkommen, werden bei Meldung derartiger Erkrankungen auf dem allgemeinen Formular nähere Nachrichten entweder telephonisch oder durch Übersendung des Spezialformulars eingezogen. Falls auf diese Weise eine nähere Information nicht zu erreichen ist, so bleibt für diese Fälle, wenn es sich um Kinder unter 10 Jahren handelt, das Geschlecht, wenn es sich um ältere Personen handelt, das Alter unbekannt. So erklären sich die in der Helsingforser Statistik als unbekannt eingeführten Kolumnen (OTTO BRUUN, Direktor des Städtischen Statistischen Amtes).

Was den Wert der Helsingforser Statistik betrifft, so melden die Spezialärzte recht genau, da sie an dem Zustandekommen einer zuverlässigen Statistik interessiert sind. Die ausfallenden privatärztlichen Fälle machen nach Ansicht des ersten Stadtarztes nur etwa 10% der venerischen Erkrankungen aus. Die Statistik in Helsingfors ist seit 1906 ab gleich gut. Für die früheren Jahre kann ein Werturteil nicht mit Sicherheit gefällt werden.

Doppelzählungen kommen zweifellos nur sehr selten vor, da die Ärzte jedesmal einen neuen Patienten fragen, ob er bereits früher behandelt wurde. Da das Spezialformular von „neuen“ Fällen spricht, werden selbstverständlich früher

Luettelo seuraavista sairastapauksista, jotka ovat sattuneet allekirjoittaneen praktiikassa viikolla mikä loppuu lauvantaina .... kuun....p. 192.

Huom.! Toisten lääkärien aikaisemmin hoitamia tahi sairaalaan lähetettyjä tapauksia ei oteta tähän luetteloon.

	m.	w.	Kinder		Summa	Sotilasviranomaisten ilmoittamat	Asunto-osote ilmoitetuista tarttuvista taudeista
			0–1 J.	1–10 J.			
Typhus abdominalis ...							
„ exanthematicus							
„ recurrens							
Rheumatismus articulorum acutus							
Meningitis tuberculosa..							
Syphilis recens							
Ulcus molle							
Gonorrhoea							

Formular I.

Für den meldepflichtigen Arzt.

Anmeldung gemäß § 11 des Gesetzes über Maßnahmen gegen die Ausbreitung der Geschlechtskrankheiten vom 20. Juni 1918.

Angaben

über einen Fall von ansteckender Geschlechtskrankheit.

Nr. ....

auszufüllen vom Gesundheitsinspektor.

Krankheit: Syphilis acquisita { primaria [1]) / secundaria }

Syphilis congenita

Gonorrhoea

Ulcus molle

Geschlecht des Kranken: Mann — Frau

(Das Zutreffende ist in vorstehenden Rubriken zu unterstreichen.)

Geburtsjahr (-Tag) des Kranken ....

Wohnort des Kranken ....

Vermutlicher Infektionsort ....

in der Provinz ....

Wo wurde die Infektion übertragen [2]) ....

Bemerkungen ....

.... den ....192.

Arzt.

[1]) Hierunter alle Fälle, bei denen der Primäraffekt noch vorhanden ist.
[2]) Hier sind anzugeben: Absteigequartier und ähnliche bordellartige Einrichtungen.

................................Perforierung ....

Angaben über die Ansteckungsquelle

Nr. ....

auszufüllen vom Gesundheitsinspektor.

Zunamen ....

Vornamen ....

Beruf ....

Wohnung ....

Krankheit ....

.....................den.................. 19..

Arzt.

Anmerkung: Betr. Wahrscheinlichkeit der Angaben, inwieweit die angezeigte Ansteckungsquelle in Behandlung steht usw.

nichtbehandelte Lues secundaria-Fälle gemeldet. Es können auch Fälle mit Tertiärerscheinungen, die noch nicht in ärztlicher Behandlung waren, gemeldet werden, doch ist dies sehr selten, da im allgemeinen die Patienten sich bald nach Ausbruch der Erkrankung behandeln lassen.

Für die Provinzstädte und seit 1925 auch für das platte Land ist das Formblatt (S. 484) in Gebrauch.

Die Ausübung der Heilkunst ist gemäß Verordnung vom 18. Februar 1890 Finnländern mit Med. liz.-Examen und ausländischen Ärzten nach Erlaubnis der Obersten Medizinalbehörde, die in zweifelhaften Fällen eine Prüfung fordern kann, gestattet. Das Gesetz vom 23. Januar 1925 hat diese Bestimmungen noch verschärft. Kurpfuscherei wird mit Geldbuße, falls nach dem Strafgesetz nicht andere schärfere Strafmittel in Frage kommen, geahndet. Sie kommt zwar in Helsingfors vor, ist aber ohne größere Bedeutung.

In *Schweden* wurde die Meldepflicht aller erstmalig in Behandlung kommenden Fälle vom Juli 1912 an durch das Kgl. Rundschreiben vom 10. Juni 1912 erlassen. Demgemäß gab die Oberste Medizinalbehörde ein Rundschreiben heraus an alle Ärzte im Reiche betreffend ein Formular über die Meldung eines Falles von ansteckenden Geschlechtskrankheiten (26. Juni 1912), weiterhin ein Rundschreiben am gleichen Tage an die ersten Provinzialärzte. Mit Einführung des schwedischen Gesetzes zur Bekämpfung der Geschlechtskrankheiten am 20. Juni 1918 wurden diese Bestimmungen außer Kraft gesetzt und im § 11 die Meldepflicht erneut verfügt. Das Meldeverfahren wurde mit den sonstigen Bestimmungen in den Ausführungsbestimmungen noch besonders erläutert. Das Meldeformular ist ein Individualbogen (Formular I).

Formular II.

Für den Gesundheitsinspektor der Stadt.

Zusammenstellung

der eingelaufenen Meldungen über die Fälle von ansteckenden Geschlechtskrankheiten

in .... während des halben Monats .... 19..
(Stadt)

Dem ersten Provinzialarzt der Provinz zu erstatten.

Syphilis congenita			Syphilis acquisita									Gonorrhoea			Ulcus molle		
			Primaria			Secundaria			Zusammen								
			m.	w.	zus.	m.	w.	zus.	m.	w.	zus.	m.	w.	zus.	m.	w.	zus.

Bemerkungen: ....

....

....

....
Gesundheitsinspektor.

Formular III.

Für den 1. Provinzialarzt oder ihm gleichgestellten Stadtarzt.

Zusammenstellung

der eingelaufenen Meldungen über die Fälle von ansteckenden Geschlechtskrankheiten in ....während des halben Monats ....19....

(Provinz, Stadt)

Der Obersten Medizinalbehörde zu erstatten.

Städte	Syphilis congenita			Syphilis acquisita									Gonorrhoea			Ulcus molle		
				Primaria			Secundaria			Zusammen								
	m.	w.	zus.	m.	w.	zus.	m.	w.	zus.	m.	w.	zus.	m.	w.	zus.	m.	w.	zus.
zus.																		
Land-distrikt																		
zus.																		

Bemerkungen: ....

....

....

....

Auf ihm werden, jedoch ohne Namensnennung, die Erkrankten angezeigt. Die einzelnen Meldungen werden dem zuständigen Amtsarzt — in den Städten dem Gesundheitsinspektor, auf dem Lande dem Ersten Provinzialarzt — übersandt. Dieser stellt alle halbe Monat sämtliche bei ihm eingelaufenen Meldungen, also die Einzelmeldungen aus seiner Provinz, sowie die Halbmonatsmeldungen der Städte (Formular II), auf Formular III zusammen, welches er der Obersten Medizinalbehörde einreicht, wo diese Meldungen dann zentral verarbeitet werden. Diese halbmonatlichen Zwischenmeldungen unterrichten die Medizinalbehörde über den allgemeinen Gang der Infektionskurve der Geschlechtskrankheiten in Stadt und Land.

Formular II und III haben vorstehende Form (S. 486 und 487).

Am Schluß des Jahres meldet der erste Provinzialarzt oder der ihm in den größeren Städten gleichgestellte Stadtarzt bei gleichzeitiger Erstattung des Jahresberichts über die zur Bekämpfung der Geschlechtskrankheiten getroffenen Maßnahmen an die Oberste Medizinalbehörde alle Fälle von frischen venerischen Erkrankungen und der Verteilung nach Krankheitsform, Geschlecht und Alter, unter Benutzung von Formular IV; ferner ihre Verteilung nach dem Ansteckungsort, und zwar so, daß die wichtigsten Städte hervorgehoben sind und für die einzelnen Provinzen die Fälle nach Stadt- und Landbevölkerung verteilt werden, unter Benutzung von Formular V.

Formular IV.

Für den 1. Provinzialarzt oder ihm gleichgestellten Stadtarzt.

Übersicht

über die eingelaufenen Meldungen der Fälle von ansteckenden Geschlechtskrankheiten in .... während des Jahres 19... getrennt nach Alter und Geschlecht.
(Provinz, Stadt)

Als Beilage zum Jahresbericht.

	Zusammen	Der Erkrankten											
		Geschlecht	Alter in Jahren										
			unter 1	1—10[2])	10—15	15—20	20—25	25—30	30—40	40—50	50—60	über 60	unbekannt
Syphilis[1]) . .		Männer											
		Frauen											
Gonorrhoea .		Männer											
		Frauen											
Ulcus molle .		Männer											
		Frauen											

[1]) Hierunter sämtliche Fälle von Syphilis, sowohl angeborene wie erworbene.
[2]) Von und mit dem 1. bis zum 10. Lebensjahr usw.

Formular V.

Für den l. Provinzialarzt oder ihm gleichgestellten Stadtarzt.

Übersicht

über die gemeldeten Fälle von ansteckenden Geschlechtskrankheiten in ....
(Provinz, Stadt)
im Jahre 19.... unter Berücksichtigung des angegebenen Ansteckungsortes.

Als Beilage zum Jahresbericht.

Ort der Ansteckung		Syphilis congenita			Syphilis acquisita									Gonorrhoea			Ulcus molle		
					Primaria			Secundaria			Summa								
		M.	Kv.	S:a	M.	Kv.	S:a	M.	Kv.	S:a	M.	Kv.	S:a	M.	Kv.	S:a	M.	Kv.	S:a
Stockholm (Stadt)																			
Provinz Stockholm	Stadt																		
	Landgem.																		
Provinz Uppsala	Stadt																		
	Landgem.																		
Provinz Södermanland	Stadt																		
	Landgem.																		
Norrköping (Stadt)																			
Provinz Östergötland .	Stadt[1])																		
	Landgem.																		
Provinz Norrbotten	Stadt																		
	Landgem.																		
Norwegen . . .	Stadt																		
	Landgem.																		
Dänemark . .	Stadt																		
	Landgem.																		
Finnland . . .	Stadt																		
	Landgem.																		
Andere Länder																			
Unbekannt																			
Summe																			

[1]) Ohne Norrköping.

Tabelle 128. Zahl der in Oslo von den Ärzten angemeldeten

Jahr	Gonorrhöe						Ulcus molle					
	absolute Ziffern			in $^0/_{00}$ der Bevölkerungsmenge			absolute Ziffern			in $^0/_{00}$ der Bevölkerungsmenge		
	M.	F.	zus.	M.	F.	zus.	M.	F.	zus.	M.	F.	zus.
1876	—	—	593	—	—	7,5	—	—	—	—	—	—
1877	—	—	909	—	—	8,5	—	—	134	—	—	1,3
1878	—	—	1040	—	—	9,2	—	—	166	—	—	1,4
1879	951	176	1127	21,2	2,8	9,7	200	114	314	4,4	1,8	2,7
1880	1208	219	1427	21,9	3,4	11,9	265	99	364	4,8	1,5	3,0
1881	1277	199	1468	22,8	3,0	12,0	353	78	431	6,2	1,2	3,5
1882	1140	146	1286	22,4	2,2	10,5	580	127	707	10,3	1,9	5,7
1883	1100	186	1286	19,5	2,7	10,4	257	49	306	4,5	0,7	2,5
1884	1118	142	1260	18,9	2,0	9,8	208	57	265	3,5	0,8	2,1
1885	997	186	1183	16,6	2,6	8,9	175	32	207	2,9	0,4	1,6
1886	1095	99	1194	17,9	1,3	8,1	292	65	357	4,8	0,9	2,7
1887	829	106	935	13,4	1,4	6,9	306	37	343	4,9	0,5	2,5
1888	509	66	575	8,0	0,9	4,1	71	16	87	1,1	0,2	0,6
1889	585	85	670	9,0	1,0	4,6	73	8	81	1,1	0,1	0,6
1890	679	60	739	9,8	0,7	4,8	213	25	238	3,0	0,3	1,6
1891	759	42	801	15,4	0,5	5,1	180	15	195	2,5	0,2	1,2
1892	935	90	1025	12,6	1,0	6,3	192	13	205	2,6	0,2	1,3
1893	1069	97	1166	13,9	1,0	6,9	260	23	283	3,4	0,2	1,7
1894	1283	121	1404	16,0	1,3	8,0	281	29	310	3,5	0,3	1,8
1895	1482	126	1608	17,6	1,3	8,8	387	34	421	4,6	0,3	2,3
1896	1471	149	1620	16,7	1,4	8,4	393	49	442	4,4	0,4	2,3
1897	2031	173	2204	21,6	1,6	10,8	447	46	493	4,8	0,4	2,4
1898	2125	207	2332	20,6	1,7	10,5	433	51	484	4,2	0,4	2,2
1899	1966	191	2157	18,9	1,5	9,5	491	44	535	4,7	0,4	2,4
1900	1871	170	2041	17,9	1,3	8,9	507	43	550	4,8	0,3	2,4
1901	1684	174	1858	16,5	1,4	8,2	292	32	324	2,8	0,2	1,4
1902	1576	159	1735	15,5	1,3	7,6	418	37	455	4,1	0,3	2,0
1903	1570	183	1753	15,7	1,4	7,8	401	39	440	4,0	0,3	2,0
1904	1392	139	1531	14,0	1,1	6,9	347	20	367	3,4	0,1	1,6
1905	1384	139	1523	13,7	1,1	6,7	278	16	294	2,7	0,1	1,3
1906	1108	132	1240	10,8	1,0	5,4	169	14	183	1,6	0,1	0,8
1907	903	112	1015	8,8	0,9	4,4	133	10	143	1,3	0,07	0,6
1908	1055	107	1162	10,5	0,8	4,9	198	21	219	1,8	0,2	0,9
1909	1149	101	1250	10,7	0,8	5,2	172	19	191	1,6	0,1	0,8
1910	1261	98	1359	10,7	0,7	5,5	206	14	220	1,9	0,1	0,9
1911	1373	94	1467	12,2	0,7	5,9	327	27	354	2,9	0,2	1,4
1912	1266	121	1387	11,1	0,9	5,5	147	18	165	1,3	0,1	0,7
1913	1326	137	1463	11,6	1,0	5,8	93	6	99	0,8	0,04	0,4
1914	1135	172	1307	9,9	1,2	5,2	157	14	171	1,4	0,1	0,7
1915	1403	146	1549	12,1	1,0	6,1	228	15	243	1,9	0,1	1,0
1916	1756	174	1930	15,1	1,2	7,6	383	22	405	3,3	0,2	1,6
1917	1514	188	1702	12,8	1,3	6,6	259	14	273	2,2	0,1	1,1
1918	1384	183	1567	11,7	1,2	6,0	219	31	250	1,9	0,2	1,0
1919	1719	262	1981	14,6	1,8	7,7	197	14	211	1,7	0,09	0,8
1920	1548	201	1749	13,0	1,4	6,7	199	24	203	1,5	0,2	0,8
1921	1744	204	1948	14,7	1,4	7,5	215	22	237	1,8	0,2	0,9
1922	1690	297	1987	14,4	2,0	7,6	257	26	283	2,2	0,2	1,1
1923	1658	394	2052	14,1	2,8	7,9	145	24	169	1,2	0,2	0,6
1924	2224	514	2738	19,1	3,6	10,6	142	15	157	1,2	0,1	0,6
1925	2196	580	2776	18,7	4,0	10,7	105	11	116	0,9	0,08	0,4
1926	1562	437	1999	13,4	3,1	7,8	56	5	61	0,5	0,03	0,2

Fälle von Geschlechtskrankheiten für die Jahre 1876—1926.

Syphilis									alle gemeldeten Fälle von Geschlechtskrankheiten					
erworbene			angeborene			zus. in $^0/_{00}$ der Bevölkerungsmenge			bei Männern		bei Frauen		zusammen	
M.	F.	zus.	M.	F.	zus.	M.	F.	zus.	abs. Zahl	$^0/_{00}$	abs. Zahl	$^0/_{00}$	abs. Zahl	$^0/_{00}$
—	—	—	—	—	—	—	—	5,3	—	—	—	—	1012	12,8
—	—	297	—	—	33	—	—	3,1	—	—	—	—	1373	12,8
—	—	311	—	—	31	—	—	3,0	—	—	—	—	1548	13,7
211	154	365	21	15	36	5,2	2,7	3,4	1383	30,8	459	7,3	1842	15,8
268	156	424	21	22	43	5,2	2,8	3,9	1762	31,9	496	7,7	2258	18,9
302	151	453	33	39	72	5,9	2,8	4,3	1965	34,9	467	7,0	2432	19,9
308	188	496	21	23	44	5,8	3,2	4,4	2049	38,5	484	7,3	2533	20,7
175	111	286	21	15	36	3,4	1,9	2,6	1553	27,4	361	5,3	1914	15,5
172	126	298	17	22	39	3,2	2,1	2,7	1515	25,6	347	4,9	1862	14,5
148	123	271	33	29	62	3,0	2,1	2,5	1353	22,5	370	5,1	1723	13,2
163	101	264	25	14	39	3,1	1,6	2,3	1575	25,8	279	3,8	1854	13,9
175	97	272	21	23	44	3,2	1,6	2,3	1331	21,5	263	3,5	1594	11,8
103	109	212	18	14	32	1,9	1,6	1,8	701	11,0	205	2,7	906	6,6
187	107	294	10	22	32	3,0	1,6	2,3	855	13,1	222	2,7	1077	7,5
330	178	508	16	13	29	5,0	2,3	3,5	1238	17,8	276	3,3	1514	10,0
303	170	473	10	10	20	4,4	2,1	3,1	1252	22,3	237	2,8	1489	9,5
355	208	563	9	18	27	4,9	2,6	3,7	1491	20,1	329	3,8	1820	11,3
278	229	507	12	15	27	3,8	2,6	3,2	1619	21,1	364	3,8	1983	11,8
353	193	546	25	17	42	4,7	2,2	3,4	1942	24,2	360	3,8	2302	13,2
518	206	724	26	14	40	6,5	2,2	4,2	2413	28,7	380	3,8	2793	15,2
498	235	733	32	28	60	6,0	2,5	4,1	2394	27,1	461	4,3	2855	14,8
450	233	683	25	25	50	5,1	2,4	3,6	2953	31,5	477	4,4	3430	16,9
565	259	824	25	27	52	5,8	2,4	4,0	3148	30,6	544	4,5	3692	16,7
543	221	764	35	34	69	5,5	2,1	3,7	3035	21,1	490	4,0	3525	15,6
457	195	652	28	26	54	4,7	1,7	3,1	2863	27,4	434	3,3	3297	14,4
432	208	640	23	17	40	4,5	1,8	3,0	2431	23,8	431	3,4	2862	12,7
368	196	564	20	28	48	3,8	1,8	2,7	2382	23,4	420	3,4	2802	12,4
431	183	614	24	20	44	4,5	1,6	2,9	2426	24,2	425	3,3	2851	12,7
355	154	509	26	34	60	3,9	1,5	2,6	2120	21,3	347	2,7	2467	11,1
340	128	468	24	26	50	3,6	1,2	2,3	2026	20,0	309	2,4	2335	10,3
302	129	431	19	16	35	3,1	1,1	2,1	1598	15,5	291	2,2	1889	8,2
251	123	374	10	25	35	2,5	1,2	1,8	1297	12,6	270	2,2	1567	6,8
278	134	412	24	26	50	2,9	1,2	2,0	1555	15,2	288	2,2	1843	7,8
315	142	457	31	27	58	3,2	1,3	2,1	1667	15,5	289	2,2	1956	8,1
332	141	473	27	13	40	3,3	1,1	2,1	1826	15,9	266	1,9	2092	8,6
356	163	519	19	17	36	3,3	1,3	2,2	2075	18,4	301	2,2	2376	9,6
372	164	536	22	18	40	3,5	1,3	2,3	1807	15,9	321	2,3	2128	8,5
404	169	573	27	25	52	3,8	1,4	2,5	1850	16,2	337	2,4	2187	8,7
411	145	556	24	14	38	3,8	1,2	2,4	1727	15,1	375	2,5	2102	8,3
407	178	585	31	16	47	3,8	1,4	2,5	2069	17,8	355	2,5	2424	9,7
631	229	860	28	17	45	5,7	1,8	3,5	2798	24,1	442	3,2	3240	12,7
600	266	866	19	18	37	5,3	2,0	3,5	2392	20,3	486	3,4	2878	11,2
464	213	677	18	20	38	4,1	1,7	2,8	2085	17,7	447	3,1	2532	9,8
656	258	914	11	12	23	5,7	1,9	3,6	2583	22,0	546	3,8	3129	12,1
495	218	713	14	12	26	4,3	1,6	2,8	2256	18,8	455	3,2	2711	10,3
430	202	632	20	18	38	3,8	1,5	2,6	2409	20,2	446	3,1	2855	10,9
551	220	771	13	14	27	4,9	1,7	3,1	2511	21,1	557	3,9	3068	11,8
508	203	711	6	13	19	4,4	1,6	2,9	2317	19,8	634	4,4	2951	11,4
486	214	700	20	7	27	4,4	1,6	2,9	2822	24,3	750	5,3	3572	14,0
395	176	571	7	8	15	3,4	1,3	2,3	2703	22,7	775	5,4	3478	13,4
321	169	490	4	4	8	2,7	1,2	1,5	1962	16,6	615	4,3	2577	9,8

1. Norwegen.

Seit 1876 kann die Statistik der Geschlechtskrankheiten für Oslo sowie für das ganze Land betrachtet werden. Die Tabellen 128—130 geben das vorliegende Zahlenmaterial:

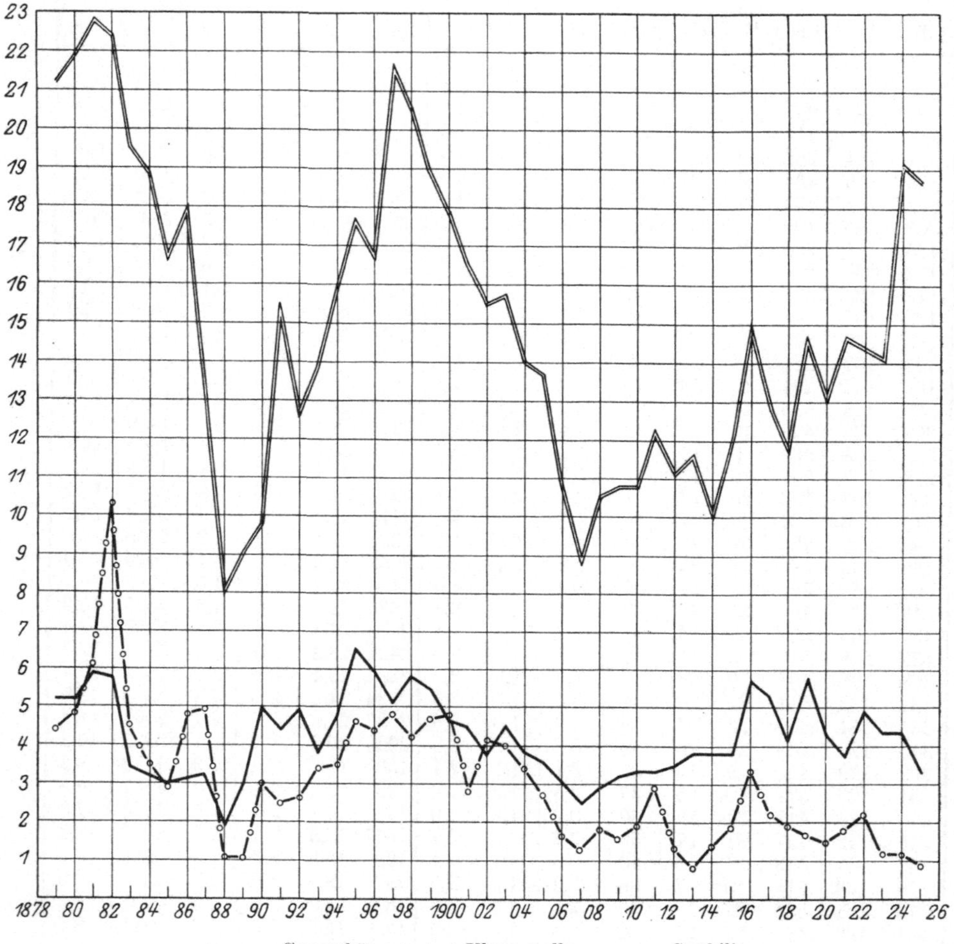

Abb. 51 a. Erkrankungshäufigkeit der Männer an venerischen Krankheiten in Oslo, verteilt nach Krankheitsform, auf 1000 der mittleren Bevölkerung für die Jahre 1879—1925.

Die dritte Zahlenübersicht gibt die vorliegenden Meldungen für Norwegen ohne Oslo an. Sie ist deshalb aufgestellt worden, um den Einfluß der Hauptstadt auf die Gesamtzahl des Landes auszuschalten, da bei der Betrachtung der Zahlen für Oslo und für ganz Norwegen leicht der Kurventyp von Oslo sich auch in der Kurve für das ganze Land ausprägen könnte, und so eine Parallelität zutage treten könnte, die möglicherweise gar nicht besteht. Die vorhandene Parallelität aller drei Zahlenreihen zeigt jedoch, daß die erhaltenen Ziffern — wenn auch nicht alle Erkrankungsfälle erfaßt sind — als Indexzahlen gut brauchbar sind. Dies geht auch aus den gegebenen Schaubildern hervor.

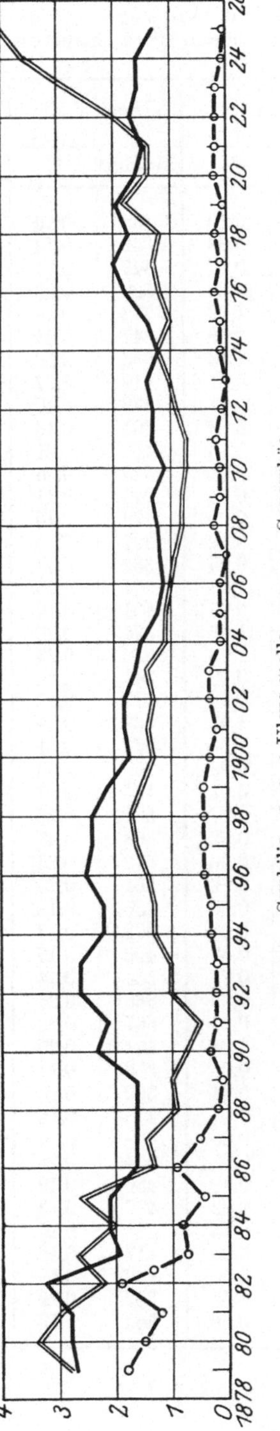

—— Syphilis. o—o—o Ulcus molle. ═══ Gonorrhöe.

Abb. 51 b. Erkrankungshäufigkeit der Frauen an venerischen Krankheiten in Oslo, verteilt nach Krankheitsform, auf 1000 der mittleren Bevölkerung für die Jahre 1879–1925.

Tabelle 129. Zahl der in Norwegen gemeldeten Fälle von Geschlechtskrankheiten.

Jahr	Gonorrhöe		Lues		Ulcus molle		alle Geschlechtskrankheiten		Mittlere Bevölkerungsmenge Norwegens
	absolut	‰	absolut	‰	absolut	‰	absolut	‰	
1876	2009	1,09	1273	0,70	289	0,16	3571	1,95	1 829 600
1877	2578	1,40	1525	0,83	342	0,19	4445	2,41	1 839 850
1878	2716	1,45	1639	0,87	447	0,24	4802	2,57	1 865 527
1879	2783	1,47	1680	0,89	529	0,28	4992	2,64	1 891 034
1880	3486	1,83	1946	1,02	772	0,40	6024	3,15	1 908 513
1881	3594	1,87	2102	1,09	847	0,44	6543	3,41	1 963 600
1882	3540	1,84	2176	1,13	1063	0,56	6779	3,64	1 912 600
1883	3320	1,73	1674	0,87	510	0,27	5504	2,87	1 914 000
1884	3517	1,83	1742	0,91	372	0,19	5631	2,92	1 923 000
1885	3090	1,59	1423	0,73	305	0,16	4818	2,48	1 938 000
1886	3226	1,64	1476	0,75	417	0,21	5119	2,62	1 954 000
1887	2764	1,41	1407	0,71	485	0,25	4656	2,36	1 967 000
1888	2408	1,22	1361	0,69	219	0,11	3988	2,02	1 975 000
1889	2664	1,34	1264	0,60	199	0,10	4127	2,13	1 980 000
1890	3083	1,55	1837	0,92	397	0,20	5317	2,67	1 985 000
1891	3163	1,58	1900	0,95	332	0,17	5395	2,70	1 995 900
1892	3363	1,67	2070	1,03	304	0,15	5737	2,86	2 006 500
1893	3606	1,79	1911	0,95	401	0,19	5918	2,93	2 014 600
1894	3987	1,96	2100	1,03	396	0,20	6483	3,19	2 030 300
1895	4521	2,20	2213	1,08	522	0,25	7256	3,53	2 055 100
1896	4483	2,15	2083	0,99	541	0,26	7107	3,41	2 083 600
1897	4830	2,29	1908	0,90	577	0,27	7315	3,47	2 110 400
1898	5238	2,45	2301	1,08	639	0,29	8178	3,82	2 138 600
1899	5526	2,59	2305	1,06	664	0,31	8495	3,91	2 167 500
1900	5324	2,42	2171	0,99	759	0,35	8254	3,75	2 200 700
1901	5244	2,35	2019	0,91	474	0,21	7737	3,47	2 228 100
1902	5151	2,31	1716	0,77	581	0,26	7448	3,32	2 239 700
1903	5113	2,25	2076	0,92	608	0,27	7797	3,44	2 266 400
1904	4837	2,13	1491	0,66	579	0,23	6907	3,04	2 274 100
1905	4674	2,04	1639	0,72	564	0,25	6877	3,01	2 285 700
1906	4692	2,04	1500	0,66	336	0,15	6528	2,84	2 296 300
1907	4390	1,90	1530	0,66	302	0,13	6222	2,69	2 305 700
1908	5003	2,15	1587	0,68	406	0,17	7016	3,02	2 321 575
1909	5035	2,58	1661	0,71	554	0,24	7250	3,10	2 338 444
1910	5045	2,14	1594	0,69	568	0,24	7207	3,06	2 353 311
1911	5468	2,30	1655	0,69	667	0,28	7790	3,28	2 370 687
1912	5248	2,19	1537	0,64	484	0,20	7269	3,04	2 393 339
1913	5344	2,21	1535	0,65	333	0,14	7212	2,98	2 416 788
1914	4904	2,00	1560	0,64	382	0,16	6846	2,80	2 440 520
1915	5532	2,24	1756	0,71	418	0,18	7706	3,12	2 465 388
1916	6666	2,67	2136	0,85	498	0,20	9300	3,72	2 497 304
1917	5728	2,23	2358	0,92	564	0,22	8573	3,37	2 563 901
1918	5162	1,69	2096	0,80	486	0,19	7744	2,94	2 624 479
1919	6070	2,35	2360	0,92	477	0,19	8907	2,67	2 583 893
1920	5069	1,93	1959	0,75	381	0,15	7409	2,83	2 616 183
1921	4585	1,73	1832	0,69	417	0,16	6834	2,58	2 652 442
1922	5286	1,97	1594	0,60	499	0,19	7379	2,75	2 684 011
1923	5381	1,96	1516	0,55	382	0,12	7283	2,58	2 731 619
1924	6468	2,35	1610	0,58	363	0,13	8441	3,07	2 742 563

Tabelle 130. Zahl der in Norwegen ohne Oslo gemeldeten Fälle von Geschlechtskrankheiten.

In ganz Norwegen ohne Oslo in den Jahren	Die Erkrankungsziffern an:							
	Gonorrhöe		Lues		Ulcus molle		allen Geschlechtskrankheiten	
	absolut	‰	absolut	‰	absolut	‰	absolut	‰
1876	1416	0,81	—	—	—	—	2259	—
1877	1669	0,96	1195	0,69	208	0,12	3072	1,77
1878	1676	0,95	1297	0,74	281	0,16	3254	1,85
1879	1656	0,96	1279	0,71	215	0,12	3150	1,79
1880	2359	1,31	1479	0,82	408	0,23	3766	2,36
1881	2118	1,18	1577	0,88	416	0,23	4119	2,29
1882	2254	1,25	1636	0,91	356	0,19	4246	2,34
1883	2034	1,13	1352	0,75	204	0,11	3580	1,99
1884	2257	1,25	1405	0,70	107	0,06	3769	2,01
1885	1907	1,05	1090	0,60	98	0,05	3095	1,70
1886	2032	1,11	1173	0,64	60	0,03	3265	1,78
1887	1829	0,99	1091	0,59	142	0,08	3062	1,66
1888	1833	0,99	1117	0,60	32	0,01	3082	1,60
1889	1994	1,08	938	0,51	18	0,009	3050	1,60
1890	2344	1,22	1300	0,70	159	0,08	3803	2,00
1891	2363	1,28	1407	0,76	137	0,07	3906	2,11
1892	2338	1,26	1480	0.80	99	0,05	3917	2,11
1893	2440	1,32	1377	0,74	118	0,06	3935	2,12
1894	2583	1,31	1512	0,81	86	0,04	4181	2,16
1895	2913	1,54	1549	0,82	101	0,05	4463	2,41
1896	2863	1,52	1284	0,67	99	0,05	4252	2,24
1897	2626	1,37	1175	0,61	64	0,03	3885	2,01
1898	2906	1,51	1425	0,74	155	0,08	4486	2,33
1899	3369	1,70	1472	0,76	129	0,06	4970	2,52
1900	3283	1,66	1465	0,74	209	0,10	4957	2,50
1901	3386	1,69	1439	0,71	150	0,07	4875	2,47
1902	3416	1,94	1104	0,52	126	0,06	4646	2,52
1903	3360	1,64	1418	0,69	168	0,08	4866	2,41
1904	3306	1,61	922	0,45	212	0,10	3840	2,16
1905	3151	1,53	1121	0,54	220	0,10	4542	2,17
1906	3452	1,67	1034	0,50	253	0,12	4639	2,29
1907	3375	1,62	1121	0,54	159	0,07	4655	2,23
1908	3841	1,84	1125	0,54	187	0,09	5173	2,47
1909	3785	1,79	1146	0,54	363	0,17	5294	2,50
1910	3686	1,74	1081	0,51	348	0,16	5115	2,41
1911	4001	1,88	1100	0,51	313	0,14	5414	2,53
1912	3861	1,75	961	0,45	319	0,14	5141	2,34
1913	3881	1,79	910	0,42	234	0,10	5035	2,40
1914	3597	1,66	966	0,44	211	0,09	4774	2,19
1915	3983	1,77	1124	0,50	175	0,08	5282	2,35
1916	4736	2,11	1231	0,55	93	0,04	6059	2,70
1917	4026	1,74	1378	0,59	291	0,12	5695	2,45
1818	3595	1,52	1381	0,58	236	0,10	5212	2,20
1919	4089	1,75	1423	0,61	266	0,11	5778	2,47
1920	3320	1,41	1220	0,51	178	0,07	4718	1,99
1921	3637	1,52	1162	0,49	180	0,07	4979	2,08
1922	3299	1,36	796	0,33	216	0,09	4311	1,78
1923	3329	1,33	786	0,32	217	0,08	4332	1,73
1924	3730	1,39	883	0,35	206	0,08	4819	1,93

Die Kurven zeigen mehrere Maxima und Minima. Die Höhepunkte liegen in den Jahren 1882, 1899 und 1916, die Minima bilden die Jahre 1888 und 1907,

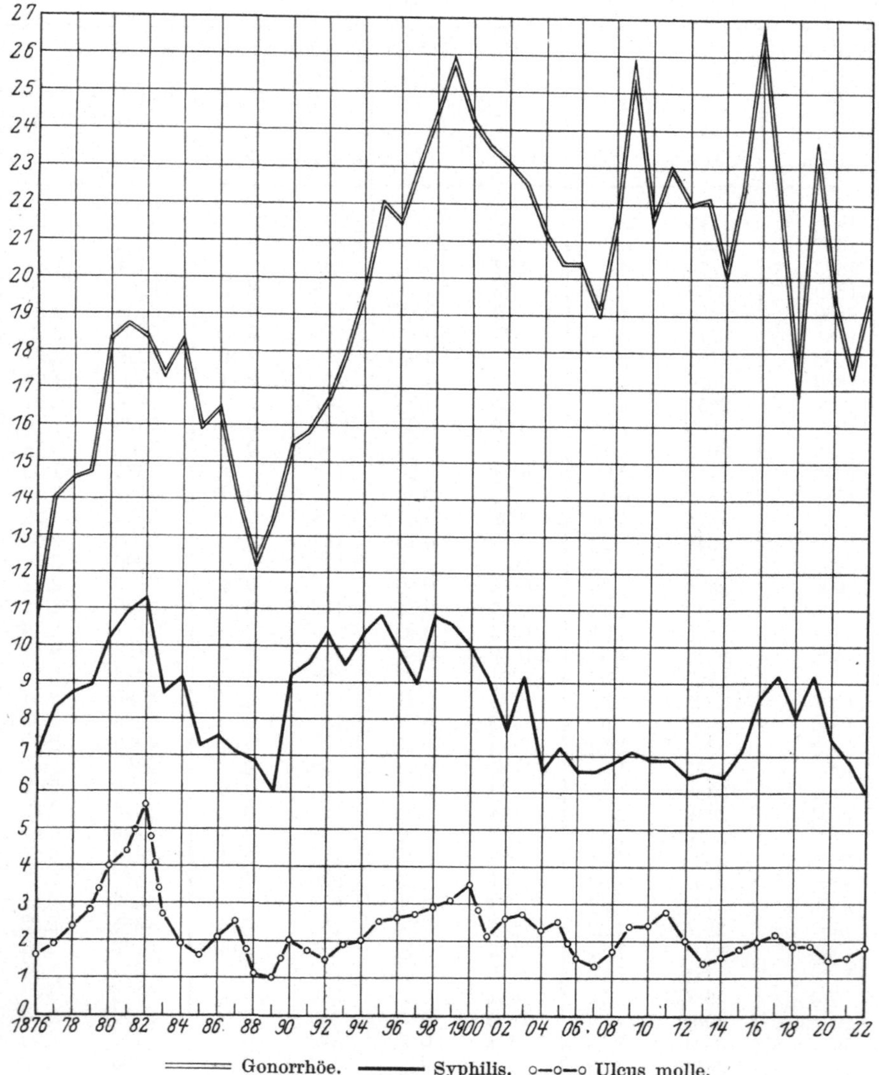

Abb. 52. Zahl der in Norwegen gemeldeten Fälle von Geschlechtskrankheiten, verteilt nach Krankheitsform auf 10000 der mittleren Bevölkerung in den Jahren 1876–1922.

schließlich 1923. Allerdings ergibt sich für die letzten Jahre insofern eine Differenz, als die Zahlen für Syphilis in viel stärkerem Maße gefallen sind, während die Zahlen für die Gonorrhöe im Gegensatz dazu eine steigende Tendenz aufweisen. Über die Gründe der Periodizität der Kurven wird im allgemeinen Teile im Zusammenhang gesprochen werden.

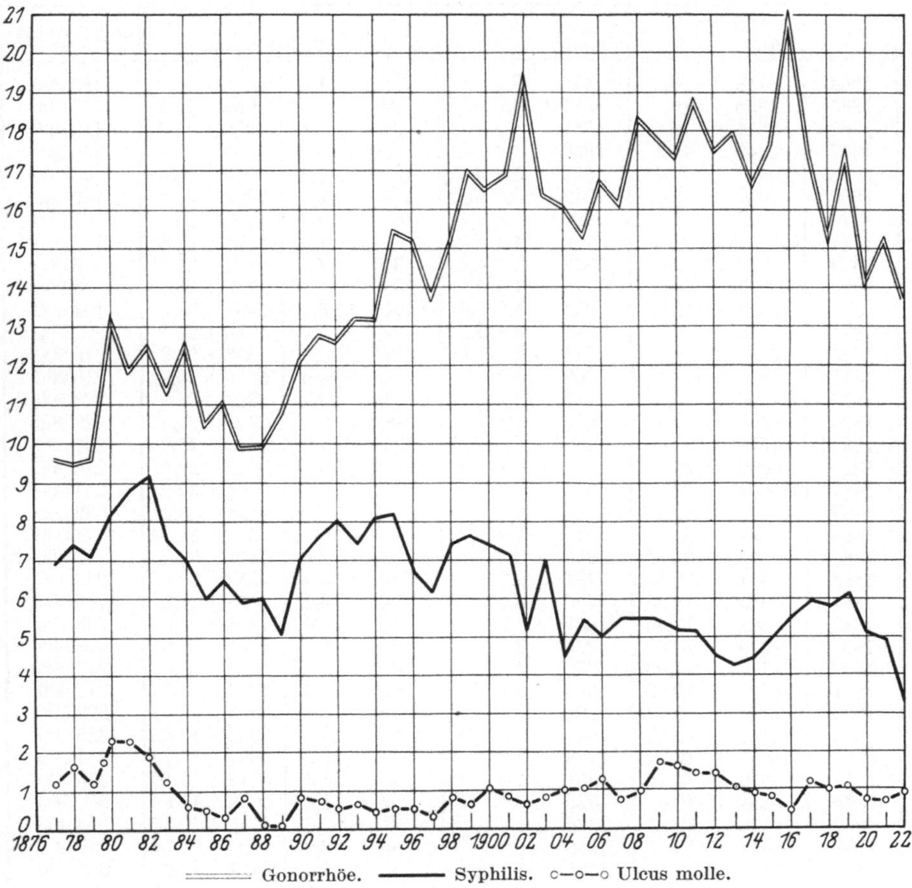

Abb. 53. Zahl der ihn Norwegen ohne Oslo gemeldeten Fälle von Geschlechtskrankheiten, verteilt nach Krankheitsform, auf 10 000 der Bevölkerung, für die Jahre 1877—1922.

2. Dänemark.

Seit 1864 kann die Statistik der Geschlechtskrankheiten für Kopenhagen und für ganz Dänemark verfolgt werden. Einen Einblick in den Verlauf der Erkrankungskurve gibt für Kopenhagen umstehende Tabelle 131.

Für die Gesamtzahl der Geschlechtskranken zeigt die Kurve merkwürdige Schwankungen. Maxima werden in den Jahren 1869, 1886, 1901, 1908, 1919 und Minima 1875, 1892, 1905 und 1913 gefunden. Für die Schwankungen der Erkrankungskurve muß bis zur Jahrhundertwende aller Wahrscheinlichkeit nach ein wechselndes Meldeverfahren verantwortlich gemacht werden: Mehr oder minder scharfe Erfassung der venerischen Infektionen der Prostituierten, Wiedermeldungen von bereits früher angezeigten Rezidiven usw. Die auffallende Steigerung, die sich in dem Zeitabschnitte nach 1878 bis 1886 zeigte, fiel vermutlich, wie Sören Hansen brieflich dem Verfasser mitteilte, mit der Tätigkeit eines Spezialarztes zusammen, der mit rücksichtsloser Reklame eine Menge Patienten an sich zog, die sonst keinen Arzt aufgesucht hätten. 1886 verließ er Kopenhagen und 1887 ist ein plötzliches Absinken der Erkrankungsziffer festzustellen, das allerdings bis 1895 anhält.

Tab. 131. Die Zahl der gemeldeten Geschlechtskranken in Kopenhagen 1864 1925.

Jahr	Gonorrhöe		Syphilis		Ulcus molle		überhaupt		Mittlere Bevölkerungszahl
	absolut	‰	absolut	‰	absolut	‰	absolut	‰	
1864	2488	15,2	514	3,1	1083	6,6	4085	24,4	163 000
1865	2656	16,0	577	3,6	836	5,0	4069	23,9	166 000
1866	2511	16,0	766	4,1	945	5,6	4222	24,9	169 000
1867	2248	12,8	869	4,9	886	5,0	4003	23,1	173 000
1868	2456	14,4	982	5,9 *5,6*[1])	1255	7,3	4673	27,0	173 000
1869	2631	15,2	1019	6,0 *5,8*	1639	9,2	5289	30,0	176 000
1870	2877	15,8	861	4,8 *4,7*	1052	5,9	4790	26,4	181 000
1871	2137	14,8	770	4,3 *4,2*	898	4,9	4405	23,8	185 000
1872	3005	16,0	858	4,7 *4,5*	1344	7,2	5207	27,5	189 000
1873	2817	14,7	743	4,0 *3,9*	1366	7,1	4926	25,5	193 000
1874	3262	15,9	824	4,2 *4,0*	1413	6,9	5499	28,2	194 500
1875	3425	16,2	708	3,4 *3,3*	820	4,2	5013	24,1	207 500
1876	3843	17,8	696	3,3 *3,2*	1154	5,3	5693	26,8	212 500
1877	4129	18,6	709	3,2	1018	4,6	5856	26,9	218 000
1878	4426	19,6	717	3,2	845	3,7	5988	26,8	223 500
1879	4498	19,4	940	4,1	882	3,8	6320	27,5	229 000
1880	4558	19,0	954	4,0	968	4,0	6480	27,2	237 500
1881	5000	20,0	1005	4,1 *4,0*	1340	5,4	7345	29,8	246 000
1882	5654	22,2	1077	4,2	1533	6,0	8264	32,6	254 000
1883	5947	22,6	1182	4,5	1329	5,1	8458	32,2	262 500
1884	5673	20,7	1341	4,9	1670	6,1	8684	31,69	274 000
1885	6023	21,21	1868	6,6	1453	5,1	9344	32,90	284 000
1886	5844	20,19	2122	7,3	1590	5,5	9556	33,01	289 500
1887	5385	18,25	1736	5,9	934	3,2	8055	27,31	295 000
1888	5281	17,40	1257	4,1	727	2,4	7265	23,94	303 500
1889	4576	14,83	970	3,1	955	3,1	6501	21,07	308 600
1890	4389	14,02	939	3,0	894	2,8	6222	19,88	313 000
1891	4101	12,92	985	3,1	807	2,5	5893	18,56	317 500
1892	4159	12,92	898	2,8	778	2,4	5835	18,12	322 000
1893	4413	13,52	1040	3,2	640	2,6	6093	18,66	326 500
1894	4051	12,24	1178	3,6	658	2,0	5887	17,79	331 000
1895	3976	11,84	1331	4,0	440	1,3	5747	17,12	335 700
1896	4224	12,41	1320	3,9	529	1,6	6073	17,69	340 500
1897	4426	12,83	1460	4,2	762	2,2	6648	19,27	345 000
1898	4644	13,31	1688	4,8	768	2,2	7100	20,34	349 000
1899	4431	12,53	1693	4,8	667	1,9	6791	19,21	353 500
1900	4632	12,94	1799	5,0	592	1,7	7023	19,62	358 000
1901	5238	13,75	2171	5,7	896	2,4	8305	21,80	381 000
1902	5216	12,69	1873	4,6	568	1,4	7657	18,63	411 000
1903	5230	12,54	1787	4,3	438	1,1	7455	17,88	417 000
1904	4861	11,5	1667	3,9	485	1,1	7013	16,5	423 000
1905	4849	11,4	1370	3,2	447	1,1	6666	15,6	425 000
1906	4848	11,2	1422	3,3	795	1,8	7065	16,3	432 000
1907	5684	12,9	1971	4,5	728	1,7	8383	19,1	439 000
1908	6320	14,2	2473	5,6	1164	2,6	9957	22,3	445 000
1909	6029	13,4	2217	4,9	1034	2,3	9280	20,6	450 000
1910	6076	13,2	2454	5,3	848	1,8	9378	20,4	451 000
1911	6500	14,0	2696	5,8	612	1,5	9868	21,2	465 000
1912	5786	12,2	2383	5,0	670	1,4	8839	18,6	473 500
1913	5860	12,1	1713	3,5	518	1,1	8091	16,7	483 000
1914	6931	14,1	2214	4,5	596	1,2	9741	19,8	492 000
1915	7220	14,7	2275	4,6	779	1,6	10 294	20,6	498 000
1916	7342	14,4	2498	4,9	863	1,7	10 703	21,1	511 000
1917	7069	13,5	2321	4,4	544	1,0	9934	19,1	524 000
1918	8530	15,8	2364	4,4	494	0,9	11 388	21,1	539 000
1919	8783	15,9	2991	5,4	684	1,2	12 448	22,5	552 000
1920	7279	13,1	2879	5,2	732	1,3	10 890	19,4	562 000
1921	6584	11,7	2496	4,4	571	1,0	9651	17,2	561 344[2])
1922	6067	10,6	1515	2,7	337	0,6	7919	13,9	570 000
1923	6241	10,9	1338	2,3	253	0,4	7832	13,6	575 000
1924	6015	10,3	1245	2,1	178	0,3	7438	12,7	584 700
1925	6234	10,6	1279	2,2	137	0,2	7650	13,0	587 000
1926	6737	11,4	1511	2,5	153	0,3	8401	14,2	592 000
1927[3])	2894	—	662	—	63	—	—	—	—

[1]) Diese und die anderen nebengefügten Zahlen nach Aarsberetning angaaende Sundhedstillstanden in København for 1908, von E. m. Hoff. — [2]) Volkszählung 1. II. 1921. — [3]) 1927 = Januar bis Juni.

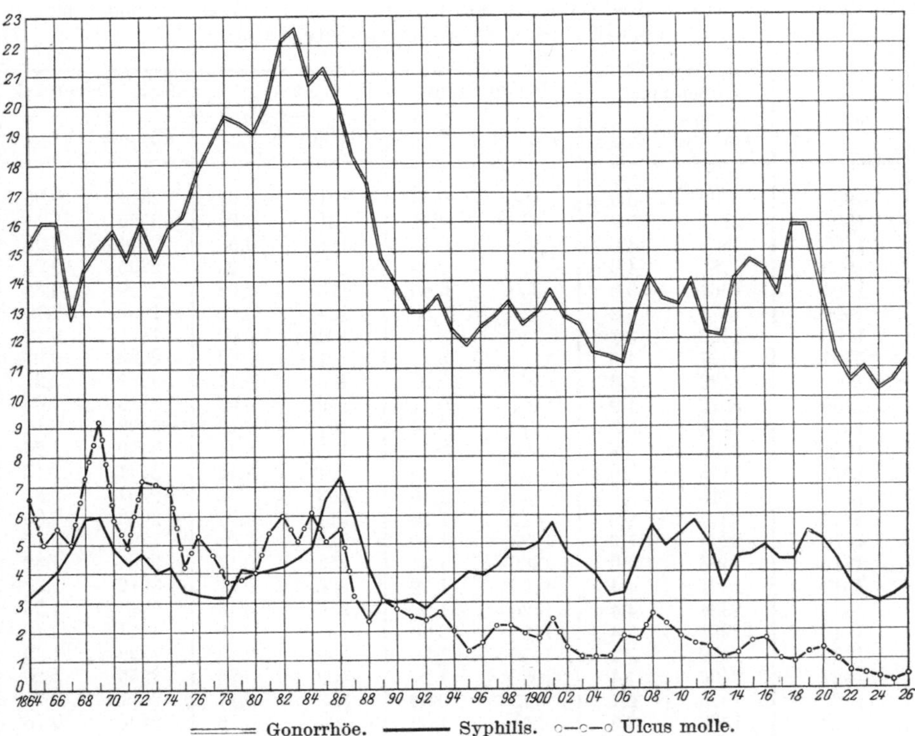

Abb. 54. Zahl der gemeldeten Geschlechtskranken in Kopenhagen, verteilt nach Krankheitsform auf 1000 der mittleren Bevölkerung in den Jahren 1864—1924.

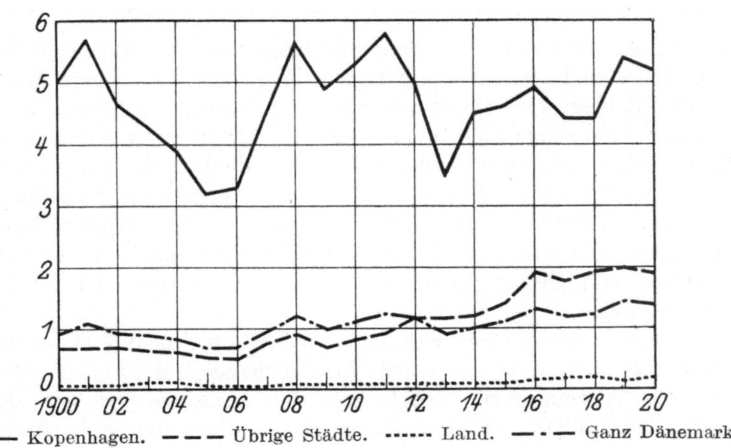

Abb. 55. Zahl der frischen Syphilisfälle in Dänemark, verteilt nach dem Ort der Meldung, 1900—1924, auf 1900 der mittleren Bevölkerung.

Einen Überblick über die gemeldeten Fälle an Syphilis recens, Gonorrhoea acuta und Ulcus molle, verteilt nach Kopenhagen, übrigen Städten und Land, sowie für ganz Dänemark in der Zeit von 1900—1927 geben folgende Zusammenstellungen:

Tabelle 132. Zahl der frischen Syphilisfälle in Dänemark 1900—1927, verteilt nach dem Ort der Meldung.

Jahr	Kopenhagen		Übrige Städte		Land		Ganz Dänemark	
	absolut	$^0/_{00}$	absolut	$^0/_{00}$	absolut	$^0/_{00}$	absolut	$^0/_{00}$
1900	1799	5,0	384	0,73	131	0,08	2314	0,95
1901	2171	5,7	398	0,71	151	0,09	2720	1,11
1902	1853	4,6	403	0,72	128	0,08	2404	0,96
1903	1787	4,3	368	0,65	135	0,09	2290	0,91
1904	1667	3,9	360	0,63	123	0,08	2150	0,85
1905	1376	3,2	328	0,55	104	0,06	1802	0,70
1906	1422	3,3	345	0,58	104	0,06	1871	0,72
1907	1971	4,5	455	0,75	107	0,06	2533	0,96
1908	2473	5,6	565	0,91	175	0,11	3211	1,21
1909	2213	4,9	447	0,71	149	0,09	2813	1,05
1910	2454	5,3	540	0,84	164	0,10	3109	1,14
1911	2696	5,8	599	0,92	185	0,11	3480	1,26
1912	2383	5,0	758	1,15	204	0,12	3141	1,13
1913	1713	3,5	784	1,16	163	0,12	2497	0,87
1914	2214	4,5	819	1,20	211	0,11	3033	1,06
1915	2275	4,6	1023	1,45	223	0,13	3298	1,10
1916	2498	4,9	1366	1,94	253	0,15	3864	1,32
1917	2321	4,4	1291	1,79	286	0,17	3612	1,22
1918	2364	4,4	1420	1,96	316	0,18	3784	1,25
1919	2981	5,4	1490	2,00	295	0,16	4471	1,46
1920	2879	5,2	1450	1,89	339	0,19	4329	1,40
1921	2496	4,4	1050	1,27	409	0,22	3955	1,20
1922	1515	2,7	773	0,92	323	0,17	2611	0,79
1923	1338	2,3	851	1,09	307	0,16	2496	0,75
1924	1245	2,1	740	0,88	227	0,12	2212	0,66
1925	1279	2,2	—	—	—	—	—	—
1926	1511	2,5	—	—	—	—	—	—
1927	623[1])	—	—	—	—	—	—	—

HANS JÜRGEN HANSEN, der Medizinalstatistiker der Obersten Medizinalbehörde in Dänemark, schreibt über den Wert der dänischen Morbiditätsstatistik: „Das Meldesystem dieser Krankheiten ist sehr mangelhaft: Eine gewisse Zahl von Fällen unterzieht sich niemals der ärztlichen Behandlung und andere werden zwei- oder mehrfach gemeldet. Diese Beobachtungen beziehen sich vornehmlich auf die Syphilis, die oft zweimal oder mehrmals als Rezidive gemeldet wird. Trotzdem besteht in den Meldungen eine gewisse Regelmäßigkeit.“

Die Wertigkeit der dänischen Statistik ist für Kopenhagen in der sehr interessanten Arbeit von SVEND LOMHOLT untersucht worden, der zu folgenden Ergebnissen gelangte.

Bei den gemeldeten Fällen von Ulcus venereum ist die Wochenstatistik ganz irreführend, oder, wenn man will, ganz nichtssagend. Bei der Durchsicht eines Teiles der Wochenlisten drängte sich dies ohne weiteres auf. Es zeigte sich nämlich, daß ein Teil der Spezialärzte gewissenhaft die beobachteten Fälle Jahr für Jahr meldete, während andere, und sehr gesuchte Fachärzte dagegen auch nicht einen einzigen Fall zur Anzeige brachten. Diese großen Unterschiede im Meldeverfahren der verschiedenen Ärzte gründen sich auf die Unsicherheit bei der Beurteilung dieses Krankheitsbegriffes. Offenbar verzeichneten einige Ärzte auf dem Meldeformular jeden Fall von ulcerativer Balanoposthitis als Ulcus molle, andere dagegen gingen soweit, dieses Krankheitsbild überhaupt

[1]) Januar bis Juni 1927.

Tabelle 133. Zahl der frischen Gonorrhöefälle in Dänemark 1900—1927, verteilt nach dem Ort der Meldung.

Jahr	Kopenhagen		Übrige Städte		Land		Ganz Dänemark	
	absolut	$^0/_{00}$	absolut	$^0/_{00}$	absolut	$^0/_{00}$	absolut	$^0/_{00}$
1900	4632	12,94	1094	2,0	301	0,19	6027	2,4
1901	5238	13,75	1119	2,0	277	0,18	6634	2,7
1902	5216	12,69	1220	2,2	255	0,16	6691	2,7
1903	5230	12,54	1233	2,2	282	0,18	6745	2,6
1904	4861	11,5	1370	2,3	264	0,17	6495	2,5
1905	4849	11,4	1295	2,2	346	0,22	6490	2,5
1906	4848	11,2	1525	2,5	348	0,22	6721	2,5
1907	5684	12,9	1702	2,8	368	0,23	7754	2,9
1908	6320	14,2	1771	2,9	398	0,25	8489	3,1
1909	6029	13,4	1746	2 8	406	0 28	8181	3,0
1910	6076	13,2	1989	3,1	488	0,29	8553	3,1
1911	6500	14,0	2316	3,6	497	0,29	9313	3,3
1912	5786	12,2	2058	3,1	511	0,30	8355	2,9
1913	5860	12,1	2473	3,8	517	0,30	8850	3,1
1914	6931	14,1	2241	3,2	627	1,37	9799	3,4
1915	7220	14,7	2750.	3,9	780	0,46	10 750	3,7
1916	7342	14,4	2831	4,0	710	0,41	11 883	3,7
1917	7067[1])	13,5	3260	4,5	806	0,46	11 133	4,4
1918	8530	15,8	4472	6,0	1163	0,66	14 165	4,6
1919	8783	15,9	4557	6,1	1167	0,66	14 507	4,7
1920	7279	13,1	3527	4,6	927	0,52	11 733	3,8
1921	6584	11,7	3521	4,2	1077	0,56	11 182	3,4
1922	6067	10,6	3403	4,0	996	0,52	10 466	3,1
1923	6241	10,9	3796	4,5	1078	0,56	11 115	3,3
1924	6015	10,3	3913	4,8	1112	0,56	11 050	3,2
1925	6234	10,6	—	—	—	—	—	—
1926	6737	11,4	—	—	—	—	—	—
1927	2894[1])	—	—	—	—	—	—	—

nicht als besondere Krankheit anzuerkennen. Sie faßten es als eine Solutio continuitatis oder dergleichen auf, bei der es zu einer Mischinfektion von Bakterien des Typus Unna-Ducrey und Krefting mit auf den Genitalien saprophytisch lebenden Bakterien gekommen ist, die der Geschwürsbildung ein besonderes Gepräge gibt.

Sören Hansen dagegen äußert sich zur Statistik des Ulcus molle folgendermaßen[2]): „Meiner Meinung nach ist die Wochen-Statistik des Ulcus molle weder „irreführend" noch „nichtssagend"; sie zeigt vielmehr ganz deutlich, daß die Zahl der Syphilisfälle in früherer Zeit, bis ungefähr 1885/86 zu niedrig ist, weil eine ganze Menge zweifelhafter Ulcerationen nicht als syphilitisch erkannt, vielmehr als Ulcus venereum angemeldet wurden, so daß dieses bis etwa zum gleichen Zeitpunkt mit zu hohen Zahlen figuriert. Außerdem geht daraus hervor, daß, nachdem die dualistische Auffassung der Ulcerationen sich durchgesetzt, etwa um 1895 herum, die relative Zahl von Ulcus venereum sich im wesentlichen bis in die allerletzten Jahre hinein konstant gehalten hat, da man ganz allgemein darunter alle nicht-syphilitischen Ulcerationen der Geschlechtsteile versteht, ohne der subtilen Differentialdiagnose des Ulcus molle im engsten Sinne großes praktisches Interesse beizumessen. Die Einführung der Wa.R. ist

[1]) Januar bis Juni 1927. [2]) Briefliche Mitteilung.

Tabelle 134. Zahl der Ulcus molle-Fälle in Dänemark 1900—1927, verteilt nach dem Ort der Meldung.

Jahr	Kopenhagen		Übrige Städte		Land		Ganz Dänemark	
	absolut	‰	absolut	‰	absolut	‰	absolut	‰
1900	592	1,7	140	0,26	42	0,02	774	0 31
1901	896	2 4	201	0,30	75	0,05	1172	0,48
1902	568	1,4	240	0,43	38	0,02	846	0,34
1903	438	1,1	165	0,29	28	0.01	631	0,25
1904	485	1,1	140	0,24	41	0,02	666	0,25
1905	447	1,1	143	0,24	26	0,01	616	0,24
1906	795	1,8	126	0,21	26	0,01	947	0,35
1907	728	1,7	117	0,19	35	0,02	880	0,33
1908	1164	2,6	165	0,26	50	0,03	1379	0,52
1909	1034	2,3	151	0,24	37	0,02	1222	0,45
1910	848	1,8	128	0,20	46	0,02	1022	0,37
1911	692	1,5	145	0,22	33	0,02	870	0,31
1912	670	1,4	160	0,24	39	0,02	869	0,31
1913	518	1,1	188	0,28	42	0,02	748	0,28
1914	596	1,2	182	0,27	67	0,04	845	0,29
1915	779	1,6	231	0,32	74	0,04	1084	0,37
1916	863	1,7	313	0,44	60	0,03	1236	0,42
1917	544	1,0	160	0,22	42	0,02	746	0,25
1918	494	0,9	179	0,24	61	0,03	734	0,24
1919	684	1,2	251	0,33	44	0,02	979	0,31
1920	732	1,3	233	0,30	32	0,01	997	0,32
1921	571	1,0	149	0,18	51	0,03	771	0,23
1922	337	0,6	127	0,15	38	0,02	502	0,14
1923	253	0,4	117	0,14	34	0,02	404	0,12
1924	178	0,3	105	0,13	23	0,01	306	0,09
1925	137	0,2	—	—	—	—	—	—
1926	153	0,3	—	—	—	—	—	—
1927	63[1])	—	—	—	—	—	—	—

augenscheinlich nicht von besonders großer Bedeutung gewesen, weil man bereits vorher darüber im reinen war, daß jede zweifelhafte Ulceration als syphilitisch zu betrachten ist.“

Was die Gonorrhöestatistik anlangt, betont LOMHOLT die ungeheure Schwierigkeit der Feststellung der Zahl der Neuinfektionen im Ablauf des Jahres und führt als Hauptursache dafür an:

1. Obgleich man jetzt genügend Gelegenheit zur guten und freien Behandlung hat, kommt die *Selbstbehandlung* noch in vielen Fällen vor, wenn auch die Anzahl dieser Fälle stark abgenommen hat.

2. In vielen Fällen der wiederholten Infektion bei *Männern* stößt man bei Feststellung, ob es sich um einen Rückfall oder um eine neue Infektion handelt, auf größte Schwierigkeiten.

3. Bei vielen *Frauen* ist es überhaupt unmöglich zu entscheiden, ob man einer neuen Infektion gegenübersteht.

Diese Zustände in Verbindung mit vielen anderen ergeben aus sich selbst, daß die Wochenlisten-Statistik notwendigerweise an einer gewissen Unsicherheit leiden muß. Dahingegen ist der Einfluß der „technischen“ Fehler, der sich in hohem Maße in bezug auf die Syphilis geltend macht (siehe unten),

[1]) Januar bis Juni 1927.

wobei namentlich an die Gefahr der doppelten Meldungen gedacht werden muß, hier weit geringer, weil eine viel kleinere Prozentzahl im Hospital behandelt wird.

Die Kurve über die in den Wochenlisten verzeichneten Fälle zeigt im Zeitraum von 1900—1913 nur recht geringe Schwankungen, die unter Berücksichtigung des Bevölkerungszuwachses recht stationäre Zustände ergibt. Das

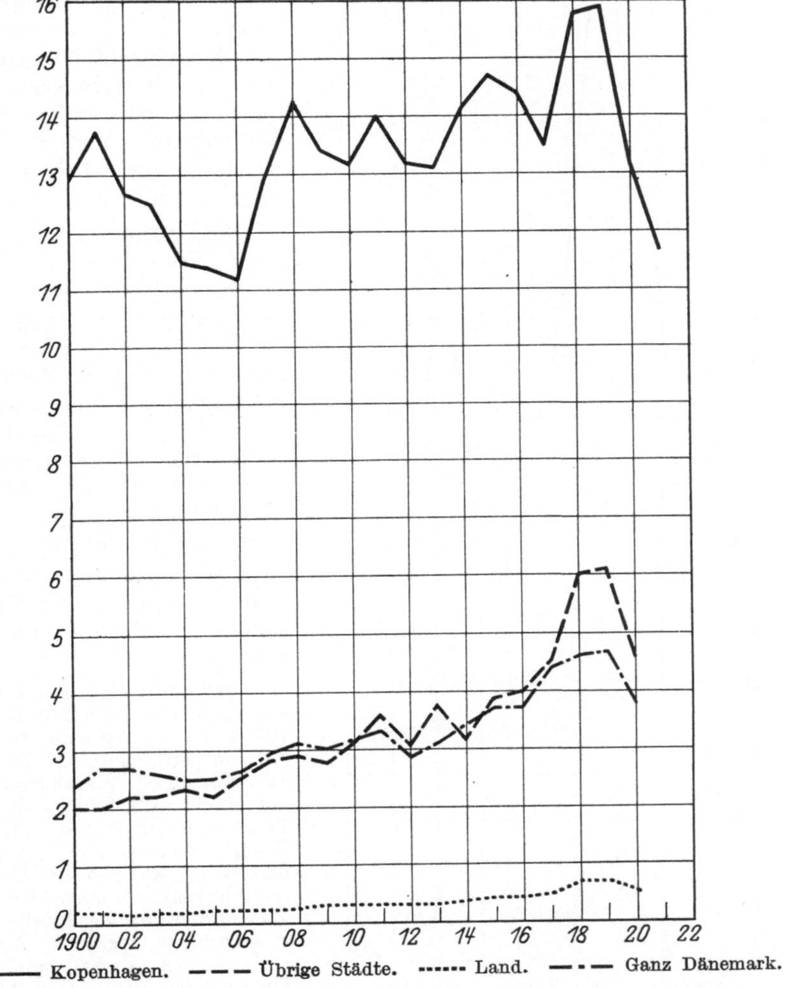

Abb. 56. Zahl frischer Gonorrhöefälle in Dänemark, verteilt nach dem Ort der Meldung, 1900—1914, auf 1000 der mittleren Bevölkerung.

gleiche wie die Gesamtstatistik der Kopenhagener Jahresberichte zeigt die Statistik der 12 Kommunalärzte, aus der ebenfalls hervorgeht, daß seit 1906, dem Jahr, in dem das dänische Gesetz zur Bekämpfung der Geschlechtskrankheiten in Kraft trat, keine wesentliche Veränderung eingetreten ist. Da man aus der Tatsache, daß nun durch die bequeme Möglichkeit unentgeltlicher Behandlung die Zahl der sich selbst Behandelnden abgenommen haben muß, und damit gleichzeitig auch — unter Berücksichtigung der zunehmenden öffentlichen Behandlung — die Meldungen gegen früher sich bedeutend vervollständigten, und auch die Zahl der Patienten, die sonst privat behandelt und nicht gemeldet wurden, wesentlich sich verminderte, eigentlich eine deutliche Erhöhung hätte erwarten müssen, so könnte vielmehr ein Rückgang der Infektionsziffern angenommen werden. Gleichzeitig ist bezüglich der Doppelmeldungen darauf hinzuweisen, daß sie in den städtischen Krankenhausabteilungen ziemlich unverändert geblieben sind, so daß sich während der ganzen untersuchten Periode nur ein gleichmäßiger Fehler geltend machen kann.

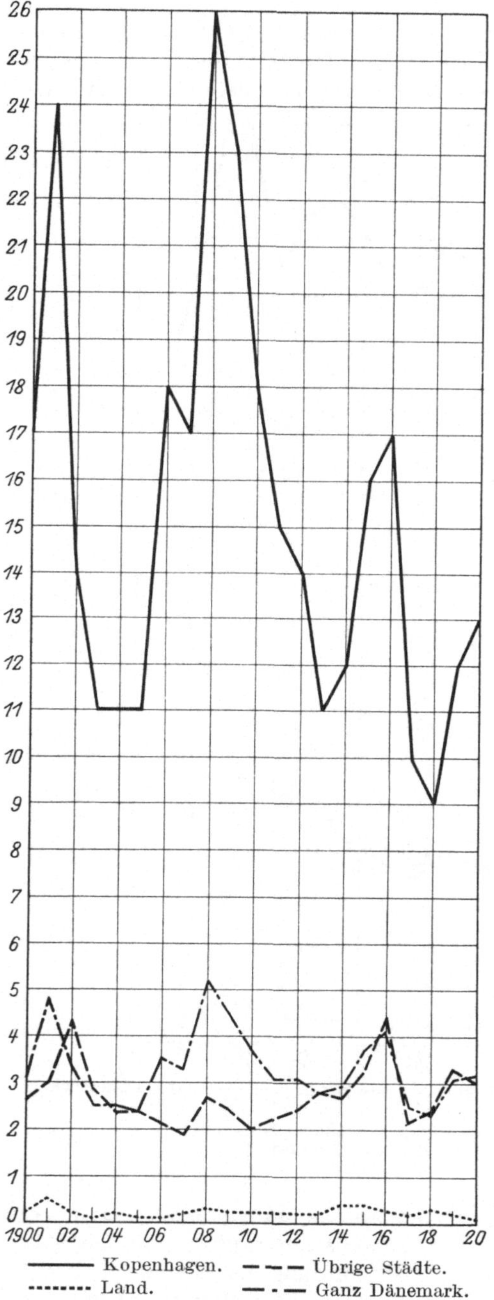

Abb. 57. Zahl der Ulcus molle-Fälle in Dänemark, verteilt nach dem Ort der Meldung, 1900–1920, auf 10 000 der Bevölkerung.

Der LOMHOLTschen Auffassung einer ziemlich unverändert gebliebenen Höhe der Gonorrhöeinfektionen mit wahrscheinlicherweise leicht fallender Tendenz gegenüber, hat E. PONTOPPIDAN das Gegenteil in einer Diskussionsbemerkung in der British Medical Association (Jahresversammlung im Juli 1914 — s. Brit. Med. Journ. vom 8. August 1914) betont. Der Grund dieser Behauptung war die im Steigen begriffene Zahl der hospitalisierten Epididymitisfälle. Dagegen führt LOMHOLT aus:

„daß erstens diese Steigerung nur ganz gering ist (von 190 in 1908 auf 204 in 1912), abgesehen davon, daß z. B. in 1903 schon 187 Fälle waren, so daß diese Schwingungen sehr gut nur rein zufällige sein können. Zweitens ist die Prozentanzahl solcher Komplikationen recht schwankend und hängt ab von nicht damit in Zusammenhang stehenden Bedingungen wie die angewandte Behandlungstechnik (spez. die Anwendung vorbeugender Verhaltungsmaßregeln, Suspensorien usw.). Und drittens ist die Anzahl der Patienten mit Epididymitis, die in den städtischen Krankenhäusern aufgenommen werden, abhängig von dem z. Zt. fungierenden Aufnahmearzt. Epididymitis ist ja keine aufnahmepflichtige Krankheit. Im Gegenteil – werden solche Patienten häufig abgewiesen, um Platz für Syphiliskranke zu schaffen. Folglich kann die Anzahl von hospitalsbehandelten Patienten mit Epididymitis keinen Ausdruck für die Gesamtheit aller Epididymitisfälle geben, ebensowenig wie die Häufigkeit von Epididymitis überhaupt einen zuverlässigen Maßstab für die Häufigkeit männlicher Gonorrhöe gibt. Man muß im Gegenteil damit rechnen, besonders wenige Fälle von Epididymitis im Hospital zu finden in einer Periode, wo besonders viel Geschlechtskrankheiten und namentlich viel

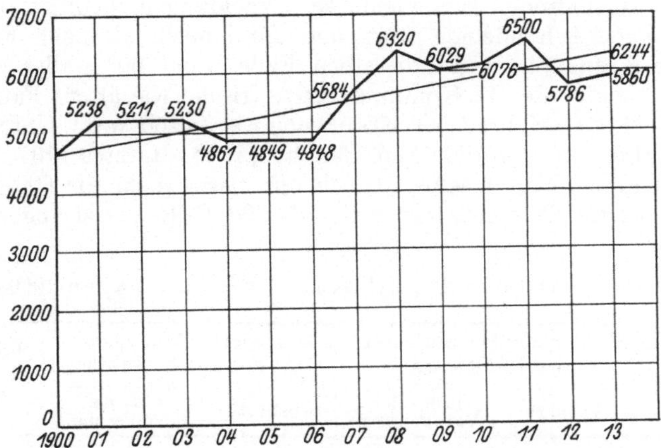

Abb. 58. Häufigkeit der Gonorrhöe in Kopenhagen 1900—1913.

Syphilis herrscht, die bevorzugt in den Krankenhäusern aufgenommen werden — da diese Abteilungen ja ständig überbelegt sind und die beiden Krankheiten sich gegenseitig ausbalancieren."

A: Wochenliste des Stadtarztes.
B: desgl. ohne cong. Lues.
C: „ „ Militärfälle.
D: „ „ Falschmeldungen der Krankenhäuser.
E: ohne Fehlmeldungen der beamteten Ärzte.
F: Korrigierte Kurve.
G: D—I.
H: Krankenhausbehandelte (Wochenliste).
I: Krankenhausbehandelte (Zahlen der Krankenhäuser).

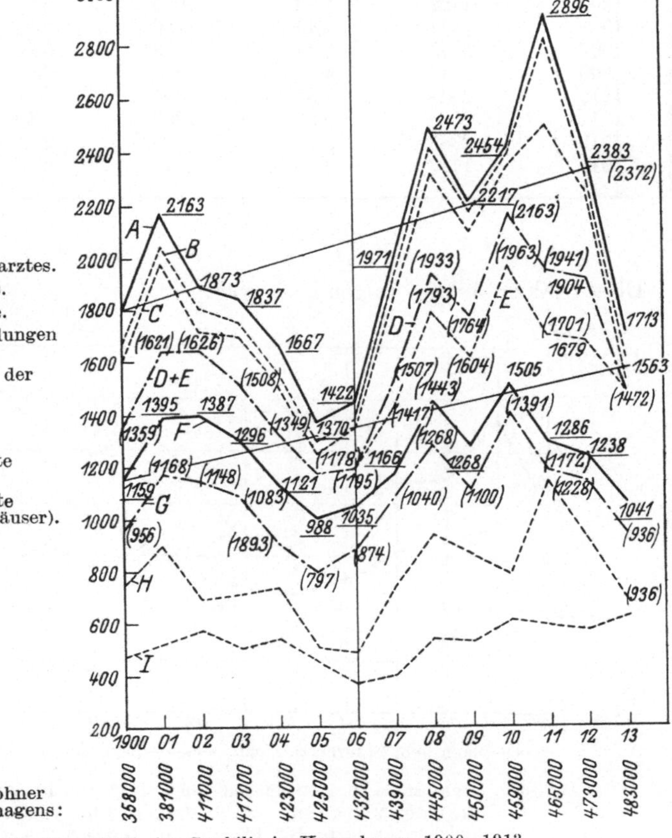

Abb. 59. Häufigkeit der Syphilis in Kopenhagen 1900—1913.

Bei der Untersuchung der Wertigkeit der gemeldeten Syphilisfälle kommt LOMHOLT zu folgendem Resultat, dessen Aufbau Abb. 59 und 60 beleuchten.

In Kopenhagen finden sich viele Doppelmeldungen, bedingt dadurch, daß einmal der zuerst behandelnde Arzt, und dann nochmals nach Einlegung ins Hospital der Krankenhausarzt dieselben Fälle, rund 60% aller zur Meldung brachten; daß einige der 12 Kommunalärzte frische wie ältere Fälle anzeigten, und daß das Meldeverfahren der Krankenhäuser falsch war. Unter Zugrundelegung des Jahres 1911 wurden laut Bericht des Stadtarztes 1137, laut Jahresbericht der Krankenhäuser selbst jedoch nur etwas mehr als 600 frische Fälle im Hospital behandelt, somit also mehr als 500 Fälle zuviel angemeldet.

Tabelle 135. Zahl der Syphilisfälle in Kopenhagen 1900—1913.

Jahr	Zahl nach den Berichten des Stadtarztes		Korrigierte Zahl nach Dr. SVEND LOMHOLT		Bevölkerungszahl in Tausenden
	absolut	in ‰ der Bevölkerung	absolut	in ‰ der Bevölkerung	
1900	1799	4,02	1159	3,24	358
1901	2163	5,67	1393	3,65	381
1902	1873	4,55	1387	3,37	411
1903	1837	4,40	1296	3,10	417
1904	1667	3,94	1121	2,65	423
1905	1370	3,22	988	2,32	425
1906	1422	3,29	1035	2,39	432
1907	1971	4,49	1166	2,65	439
1908	2473	5,56	1443	3,24	445
1909	2217	4,92	1268	2,82	450
1910	2454	5,34	1505	3,28	459
1911	2896	6,23	1286	2,76	465
1912	2383	5,03	1238	2,61	473,5
1913	1713	3,45	1041	2,15	483

Diese Zahlen bilden folgende Kurve:

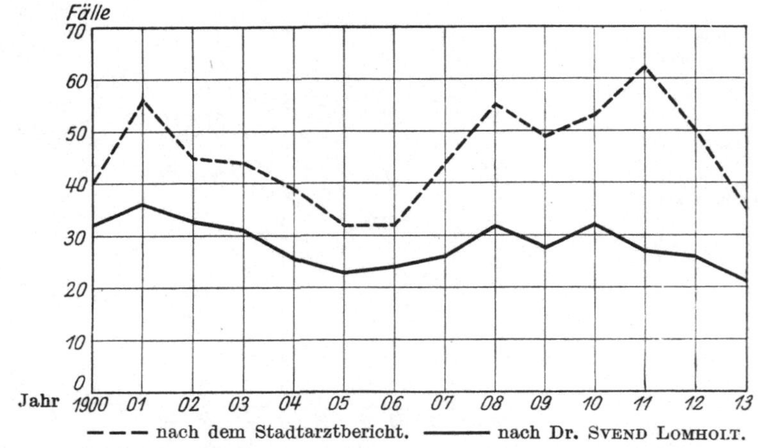

Abb. 60. Syphilisfälle in Kopenhagen 1900—1913 auf 10 000 Einwohner. (Aus E. MEIROWSKY und F. PINKUS: Die Syphilis. Fachbücher für Ärzte, Bd. IX. Berlin: Julius Springer 1923.

Die angeführten Tatsachen erklären auch das starke Steigen der Zahlen nach 1906, dem Jahre, in dem das neue Gesetz über die Geschlechtskrankheiten in Kraft trat und die Reglementierung der Prostitution abgeschafft wurde. Die Auffassung, daß durch Aufhebung der Präventivkontrolle eine Vermehrung der Syphilisfälle bewirkt worden sei, *kann in dieser irreführenden Statistik leicht eine Stütze finden.*

Tatsächlich war jedoch die Vermehrung der Erkrankungsziffer dadurch hervorgerufen, daß eine recht beträchtliche Anzahl von Patienten die kostenlose Behandlung bei den Kommunalärzten in Anspruch nahm, die vorher bei Privat- oder Krankenkassenärzten in Behandlung gestanden hatten, die es mit ihrer Meldepflicht nicht allzu genau genommen hatten. Ihre nun erfolgende Anzeige durch die Kommunalärzte erhöhte die Erkrankungsziffer.

Unter Berücksichtigung aller faßbaren Fehlerquellen ergeben sich folgende Zahlen, die im Vergleich mit den offiziellen in obenstehender Tabelle 60 mitgeteilt werden.

Ihre Werte sind natürlich Minimalzahlen, die zwar gegenseitig vergleichbar sind, aber ihrerseits nicht alle Erkrankungen erfassen, da unmöglich der Ausfall der Meldungen der Privatärzte abgeschätzt werden kann. Ein Minimum zeigt das Jahr 1905 und Maxima die Jahre 1901 und 1910.

Zu den Ausführungen von Svend Lomholt hat der damalige Stadtarzt Axel Ulriz im Jahresbericht (1913) Stellung genommen:

„In den Jahresberichten des Stadtarztes ist des öfteren auf die Mängel hingewiesen worden, an denen die Morbiditätsstatistik der Geschlechtskrankheiten in Kopenhagen, die auf Grund der Meldungen der Ärzte zustande kommt, beruht." „Es liegt in der Natur der Sache, daß die ärztlichen Meldungen von Krankheitsfällen, die oft nur Gegenstand ambulatorischer Behandlung sind, häufig sehr langwierig und mit zahlreichen Rezidiven, häufig eine dubiose Prognose haben und daher den Patienten zum Wechsel des Arztes veranlassen, nicht fehlerfrei sind, und daß besonders viele Doppelmeldungen vorkommen. Eine Kontrolle hierüber ist ausgeschlossen, solange die Wohnung auf dem Meldeformular nicht mit angegeben werden muß. Dennoch ist die auf diesen Angaben aufgebaute Statistik nicht ohne Wert. Es liegt keinerlei Grund zu der Annahme vor, daß die Fehler in der Statistik in einem Jahr größer sein sollten als in einem anderen, und deshalb kann man schließen, daß der Vergleich zwischen den verschiedenen Jahren — eine der Hauptaufgaben der Medizinalstatistik — durch die genannten Mängel nicht beeinflußt wird. Möglicherweise könnte man diese Fehlerquellen dadurch beseitigen, daß in diskreter Form die *namentliche* Meldepflicht eingeführt würde; aber über die Zweckmäßigkeit dieser Methode sind die Meinungen noch sehr geteilt. Wenn man zwischen vorsätzlichen Verheimlichungen — die bei obligatorischer Namensmeldung wohl nicht ganz zu vermeiden sind — und Doppelmeldungen die Wahl hat, sind vom statistischen Standpunkt letztere vorzuziehen."

3. Schweden.

Vor Einführung der Meldepflicht ist in Schweden bereits ein Versuch zur Erfassung der in Behandlung stehenden Fälle von venerischen Krankheiten durch eine im Herbst 1904 von der am 6. November 1903 eingesetzten Kommission zum Studium der Bekämpfung der Geschlechtskrankheiten beschlossen worden, der am 31. Januar 1905, als Stichtag, ausgeführt wurde. Alle an diesem Tage in Krankenanstalten wegen einer Geschlechtskrankheit befindlichen Patienten sollten gemeldet werden, sowie alle poliklinischen und Privatpatienten, die am Stichtage sich in Behandlung befanden; in dem Sinne, daß alle während des Monats Januar in Behandlung gekommenen Patienten angegeben werden sollten, die noch über den 31. Januar hin weiter behandelt wurden. Patienten, die an mehreren Erkrankungen litten, sollten nur einmal aufgeführt werden. Unter sekundärer Syphilis wurden alle Fälle gerechnet, die sich in den ersten 3—4 Jahren post infectionem befanden.

Das Enqueteformular war ein Sammelfragebogen folgender Gestalt:

Provinz . . . .

Angaben über die Häufigkeit der Geschlechtskrankheiten.

Den 31. Januar 1905 waren in meiner Behandlung:
im Krankenhaus oder in einer anderen Anstalt (Name und Ort): ....
....
....
in der Poliklinik (Name und Ort): ....
....
in meiner Privatpraxis:

folgende Fälle von		Männer	Frauen
Syphilis	recens	....	....
	secundaria recidiv.	....	....
	tertiaria	....	....
Ulcus molle		....	....
Gonorrhöe und Folgekrankheiten	bei Erwachsenen (über 15 Jahre)	....	....
	bei Kindern	....	....
Die Syphilis war			
a) erworben			
1. genital		....	....
2. extragenital		....	....
b) angeboren		....	....
c) unbekannten Ursprungs		....	....

.... den ... Februar 1925.

Name ....
approbierter Arzt
Dienstbezeichnung ....

Im ganzen wurden 1264 Fragebogen verschickt, von denen 1181 ausgefüllt oder als Fehlanzeige einliefen. Nur 83 Ärzte antworteten nicht, so daß die Beteiligung an der Umfrage 93,4% betrug, ein Resultat, das als bemerkenswert gut hervorgehoben werden muß.

Das Ergebnis der Umfrage, die von S. E. JOHANSSON bearbeitet wurde, verzeichnet folgende Tabelle 136/37.

In dieser Übersicht sind die gemeldeten Fälle nach Provinzen verteilt, sowie nach *den* größeren Städten, die eigene Krankenfürsorgebezirke besaßen: Stockholm, Gotenburg, Malmö, Norrköping. Sonstige Städte konnten nicht ausgesondert werden, da in ihren Krankenhäusern Patienten aus der ganzen Provinz verpflegt wurden, die dort gewonnenen Zahlen also nicht die Stadt allein repräsentieren. Die in den Arbeitshäusern Norrköping und Landskrona befindlichen Prostituierten wurden bei der Berechnung der Erkrankungsziffer dieser Städte nicht aufgenommen, da eine Sonderuntersuchung erwiesen hatte, daß allein 75% von ihnen aus Stockholm stammten.

In die verschieden hohe Verbreitung der Geschlechtskrankheiten gibt die Tabelle 138 einen Einblick, die die gemeldeten Geschlechtskranken, berechnet auf 10 000 Einwohner, angibt. Die Zahlen für Syphilis umfassen alle Recens- und Secundaria-Fälle; unter Gonorrhöe sind alle gemeldeten Fälle eingerechnet. Die Syphilis tertiaria-Fälle waren zum großen Teil von Nervenspezialisten und von den größeren Krankenanstalten gemeldet.

Tabelle 136. Am 31. Januar 1905 in ärztlicher Behandlung stehende Fälle ansteckender Geschlechtskrankheiten verteilt nach Provinzen.

Länder		Syphilis recens		Syphilis secundaria recidiva		Syphilis tertiaria		Ulcus molle		Gonorrhöe und Folgekrankheiten über 15 Jahre		Gonorrhöe und Folgekrankheiten bei Kindern	
		m.	w.	m.	w.	m.	w.	m.	w.	m.	w.	m.	w.
Privatpraxis.													
Stockholm	Stadt	54	11	216	47	179	63	25	1	362	57	1	8
Stockholm	Prov.	1	–	2	1	–	–	–	–	10	1	–	–
Uppsala	,,	7	–	2	1	6	3	–	–	18	1	–	–
Södermanlands	,,	5	1	8	2	14	4	2	–	22	3	1	1
Östergötlands [1]	,,	–	1	2	–	11	1	2	–	19	2	–	2
Norrköpings	Stadt	5	1	13	8	6	4	1	–	31	17	–	2
Jönköpings	Prov.	3	–	5	2	9	3	1	–	14	–	–	–
Kronobergs	,,	2	1	2	2	1	1	–	–	15	1	–	2
Kalmar	,,	2	1	11	2	13	6	–	–	18	1	–	–
Gottlands	,,	–	–	2	–	3	–	–	–	6	–	–	–
Blekinge	,,	–	–	4	1	12	2	–	–	18	–	–	–
Kristianstads	,,	4	1	5	3	5	1	3	–	12	–	–	–
Malmöhus [2]	,,	18	2	46	7	20	10	14	–	99	9	2	3
Malmö	Stadt	11	3	49	6	7	6	11	–	120	16	–	5
Hallands	Prov.	6	–	10	3	10	6	4	–	35	1	–	–
Göteborgs och Bohus [3]	,,	2	2	2	2	–	–	–	–	13	1	–	–
Göteborg	Stadt	23	10	87	16	25	16	11	1	153	17	1	2
Älfsborgs	Prov.	–	–	8	1	3	4	3	1	36	1	–	–
Skaraborgs	,,	3	–	5	2	5	1	–	–	8	–	–	–
Värmlands	,,	2	1	13	2	12	8	4	2	26	2	–	–
Örebro	,,	3	–	8	–	17	6	3	–	37	1	2	2
Västmanlands	,,	–	–	5	1	3	2	–	–	14	2	–	1
Kopparbergs	,,	4	–	9	1	13	1	2	–	12	3	–	–
Gäfleborgs	,,	9	2	17	5	5	5	–	–	23	4	–	1
Västernorrlands	,,	8	1	6	7	12	6	3	–	49	9	–	3
Jämtlands	,,	–	–	2	1	2	2	–	–	14	2	–	–
Västerbottens	,,	2	–	2	–	2	1	–	–	4	1	–	–
Norrbottens	,,	6	2	4	1	11	1	–	–	21	–	–	–
		180	40	545	124	406	163	89	5	1209	152	7	32
	Summe	220		669		569		94		1361		39	
Krankenanstalten.													
Stockholm	Stadt	8	4	36	61	44	45	2	1	58	109	1	2
Stockholm	Prov.	–	–	3	2	3	–	1	–	–	11	2	–
Uppsala	,,	–	–	–	–	1	2	–	–	1	5	1	–
Södermanlands	,,	–	–	–	–	3	2	–	–	–	–	–	–
Östergötlands [1]	,,	–	–	1	1	6	3	–	–	4	–	–	–
Norrköpings	Stadt	–	1	2	36 [4]	1	78 [5]	–	–	4	50 [6]	–	–
Jönköpings	Prov.	–	–	–	–	1	1	–	–	–	–	–	–
Kronobergs	,,	–	–	–	–	–	–	–	–	1	–	–	–
Kalmar	,,	–	–	2	1	–	–	–	–	1	–	–	–
Gottlands	,,	–	–	–	–	–	–	–	–	1	–	–	–
Blekinge	,,	1	–	5	–	6	1	3	–	15	1	1	–
Kristianstads	,,	1	–	1	1	1	2	–	–	3	1	–	–
Malmöhus [2]	,,	7	–	3	2	–	2 [7]	–	1 [7]	13	6 [7]	1	–
Malmö	Stadt	3	–	4	3	–	2	4	2	4	9	–	3
Hallands	Prov.	–	–	–	–	1	2	–	–	–	1	–	–
Göteborgs och Bohus [3]	Prov.	–	–	–	2	1	–	–	–	1	1	–	–
Göteborgs	Stadt	7	4	11	8	7	16	3	–	26	3	–	–
Älfsborgs	Prov.	1	–	1	1	1	–	–	4	–	–	–	–
Skaraborgs	,,	–	–	–	–	–	1	–	–	1	–	–	–
Värmlands	,,	1	–	2	1	–	–	–	–	1	–	–	–
Örebro	,,	1	–	–	1	4	–	1	1	4	1	–	–
Västmanlands	,,	–	–	–	–	–	1	–	–	5	1	–	–
Kopparbergs	,,	–	–	–	–	1	3	–	–	2	–	–	–
Gäfleborgs	,,	4	–	7	3	1	–	1	–	4	2	–	–
Västernorrlands	,,	–	–	2	1	5	4	–	–	3	2	–	2
Jämtlands	,,	–	–	–	1	–	–	–	–	2	–	–	–
Västerbottens	,,	–	–	–	–	–	–	–	–	2	4	1	–
Norrbottens	,,	2	1	2	3	–	–	–	–	1	1	1	1
		36	10	82	128	87	165	15	9	157	208	8	8
	Summe	46		210		252		24		365		16	

[1]) Stadt Norrköping nicht eingerechnet. [2]) Stadt Malmö nicht eingerechnet. [3]) Stadt Göteborg nicht eingerechnet. [4]) Davon 27 aus Zwangsarbeitsanstalten. [5]) Alle aus Zwangsarbeitsanstalten. [6]) Davon 46 aus Zwangsarbeitsanstalten. [7]) Davon 1 aus der Zwangsarbeitsanstalt Landskrona.

Tabelle 137. Am 31. Januar 1905 in ärztlicher Behandlung stehende Fälle ansteckender Geschlechtskrankheiten, verteilt nach Provinzen.

Länder		Syphilis recens		Syphilis secundaria recidiva		Syphilis tertiaria		Ulcus molle		Gonorrhöe und Folgekrankheiten über 15 Jahre		Gonorrhöe und Folgekrankheiten bei Kindern	
		m.	w.	m.	w.	m.	w.	m.	w.	m.	w.	m.	w.
						Polikliniken.							
Stockholm	Stadt	9	—	80	21	34	21	—	—	104	25	—	6
Stockholm	Prov.	1	—	—	—	—	—	2	—	2	—	—	—
Uppsala	„	—	—	—	—	—	1	—	—	—	2	—	—
Södermanlands	„	—	—	—	—	—	—	—	—	—	—	—	—
Östergötlands [1])	„	—	—	—	—	—	—	—	—	—	—	—	—
Norrköpings	Stadt	—	—	—	—	—	—	—	—	—	—	—	—
Jönköpings	Prov.	—	—	—	—	—	—	—	—	—	—	—	—
Kronobergs	„	—	—	—	—	—	—	—	—	—	—	—	—
Kalmar	„	—	—	—	—	—	—	—	—	—	—	—	—
Gottlands	„	—	—	—	—	—	—	—	—	—	—	—	—
Blekinge	„	1	—	—	—	—	—	—	—	—	—	—	—
Kristianstads	„	—	—	—	—	—	—	—	—	—	—	—	—
Malmöhus [2])	„	—	—	3	—	—	—	—	—	—	1	—	—
Malmö	Stadt	—	—	—	—	—	—	—	—	—	—	—	—
Hallands	Prov.	—	1	—	—	—	—	—	—	—	—	—	—
Göteborgs och Bohus [3])	Prov.	—	—	—	—	—	—	—	—	—	—	—	—
Göteborgs	Stadt	—	—	—	—	—	—	—	—	—	—	—	—
Älfsborgs	Prov.	—	—	—	—	—	—	—	—	—	—	—	—
Skaraborgs	„	—	—	—	—	—	—	—	—	—	—	—	—
Värmlands	„	—	—	—	—	—	—	—	—	—	—	—	—
Örebro	„	—	—	2	—	—	—	—	—	—	—	—	—
Västmanlands	„	—	—	—	—	—	—	—	—	—	—	—	—
Kopparbergs	„	—	—	—	—	—	—	—	—	—	—	—	—
Gäfleborgs	„	—	—	—	—	—	—	—	—	—	—	—	—
Västernorrlands	„	—	—	—	—	—	—	—	—	—	—	—	—
Jämtlands	„	—	—	—	—	—	—	—	—	—	—	—	—
Västerbottens	„	—	—	—	—	—	—	—	—	—	—	—	—
Norrbottens	„	—	—	8	—	—	—	—	—	2	—	—	—
		11	1	93	21	34	22	2	—	108	28	—	6
	Summa	12		114		56		2		136		6	

Die Verteilung der Erkrankungsfälle nach dem Geschlecht zeigt folgende Übersicht:

		männl.	weibl.	zus.
Syphilis	recens	227	51	278
	secundaria recidiva	720	273	993
	tertiaria	527	350	877
Ulcus molle		106	10	116
Gonorrhöe und Folgekrankheiten	bei Erwachsenen (über 15 Jahren)	1489	379	1868
	bei Kindern	12	45	57

Über den Infektionsmodus bei Syphilis unterrichtet folgende Zusammenstellung:

	männl.	weibl.	zus.
a) erworbene			
1. genital	1317	486	1803
2. extragenital	41	34	75
b) angeboren	57	64	121
c) unbekannten Ursprungs	46	82	128

Danach sind 6% aller Fälle mit bekanntem Infektionsmodus als angeboren angegeben, gegenüber 4,5% der 1901—1905 in den Zivilkrankenhäusern behandelten Syphilisfälle. 3,1% der Männer und 7% der Frauen waren bei der Enquete, dagegen 3,6% der Männer und 8,5% der Frauen nach dem Krankenhausmaterial als extragenital infiziert bezeichnet worden.

[1]) Stadt Norrköping nicht eingerechnet. [2]) Alle aus Zwangsarbeitsanstalten. [3]) Davon 1 aus der Zwangsarbeitsanstalt Landskrona.

Tabelle 138. Zahl der am 31. Januar 1905 in ärztlicher Behandlung stehenden Fälle von ansteckenden Geschlechtskrankheiten, berechnet auf 10 000 Einwohner.

Provinz, Stadt	Zahl der Einwohner am 31. Dezember 1904	Syphilis recens et secundaria			Ulcus molle			Gonorrhoea		
		m.	w.	zus.	m.	w.	zus.	m.	w.	zus.
Stockholm Stadt .	317 964	27,98	9,48	17,86	1,87	0,17	0,94	36,53	13,97	24,19
Stockholm Prov.	188 199	0,75	0,32	0,53	0,32	—	0,16	2,47	0,32	1,38
Uppsala „	125 541	1,49	0,15	0,80	—	—	—	3,30	1,23	2,23
Södermanlands „	169 052	1,56	0,35	0,95	0,24	—	0,12	2,75	0,47	1,60
Östergötlands „ [1])	241 889	0,25	0,16	0,21	0,17	—	0,08	1,94	0,32	1,12
Norrköpings Stadt	44 378	10,09	7,73	8,79	0,50	—	0,23	7,67	9,36	13,07
Jönköpings Prov.	204 882	0,80	0,19	0,49	0,10	—	0,05	11,40	—	0,68
Kronobergs „	158 003	0,52	0,37	0,44	—	—	—	2,06	0,37	1,20
Kalmar „	226 932	1,35	0,34	0,84	—	—	—	1,71	0,09	0,88
Gottlands „	53 171	0,79	—	0,38	—	—	—	2,76	—	1,32
Blekinge „	147 958	1,50	0,13	0,81	0,41	—	0,20	4,63	0,13	2,37
Kristianstadt „	219 242	1,03	0,44	0,73	0,28	—	0,14	1,40	0,09	0,73
Malmöhus „ [2])	356 186	4,41	0,61	2,47	0,80	—	0,39	6,59	0,99	3,73
Malmö Stadt . . .	70 797	20,07	3,21	11,16	4,49	0,53	2,40	37,14	8,82	22,
Hallands Prov. . .	142 671	2,32	0,41	1,33	0,58	—	0,28	5,08	0,27	2,59
Göteborgs och Bohus Prov. [3]) . . .	214 629	0,38	0,55	0,47	—	—	—	1,32	0,18	0,71
Göteborgs Stadt .	138 030	20,21	5,22	12,10	2,21	0,13	1,09	28,42	2,94	4,65
Älfsborgs Prov. . .	280 514	0,74	0,14	0,43	0,22	0,07	0,14	2,96	0,07	1,43
Skaraborgs „ . .	240 149	0,69	0,16	0,42	—	—	—	0,77	—	0,30
Värmlands „ . . .	255 223	1,45	0,30	0,86	0,32	0,15	0,24	2,17	0,15	1,17
Örebro „ . . .	199 327	1,43	0,10	0,75	0,41	0,10	0,25	4,38	0,40	2,34
Västmanlands Prov.	149 403	0,68	0,13	0,40	—	—	—	2,58	0,53	1,56
Kopparbergs „	221 987	1,18	0,09	0,63	0,18	—	0,09	1,27	0,27	0,74
Gäfleborgs „	244 216	3,36	0,81	1,92	0,08	—	0,04	2,23	0,57	1,37
Västernorrlands „	238 777	1,34	0,75	1,05	0,25	—	0,13	4,37	1,34	2,89
Jämtlands „	112 840	0,35	0,36	0,35	—	—	—	2,78	0,36	1,65
Västerbottens „	151 205	0,53	—	0,26	—	—	—	0,79	0,80	0,70
Norrbottens „	147 646	2,92	0,97	1,96	—	—	—	3,31	0,28	1,83
Ganz Schweden	5 260 811	3,69	1,20	2,42	0,41	0,04	0,22	5,85	1,57	3,66

Der Bearbeiter der Enquete hat dann noch den Versuch gemacht, die Zahl der jährlichen Neuerkrankungen zu schätzen. Er bediente sich dazu des „Lazarettquotienten", ging also aus von der Verhältniszahl sämtlicher ärztlich Behandelten zu den im Krankenhaus (Lazarett) aufgenommenen Fällen und kam zu folgenden Zahlen:

Geschätzte Zahlen der 1905 behandelten Fälle von

	Syphilis recens		Ulcus molle		Gonorrhoea acuta	
	männl.	weibl.	männl.	weibl.	männl.	weibl.
In ganz Schweden . .	2369	874	1369	83	11 026	1184
„ Stockholm	565	154	386	26	4375	478
„ Gotenburg'. . . .	201	101	77	4	1584	188

Nach dieser Berechnung wurde die Zahl der jährlichen Infektionen der Männer auf wenigstens 2400 für Syphilis und 11 000 für Gonorrhöe geschätzt. Für die weibliche Bevölkerung wurde mit einer wahrscheinlichen Zahl von 900 Syphilis- und 1200 Gonorrhöe-Infektionen gerechnet.

[1]) Außer Norrköping. [2]) Außer Malmö. [4]) Außer Göteborg.

Bezogen auf 10 000 Einwohner ergeben die berechneten Fälle folgende Erkrankungsziffer für das Jahr 1905:

	Syphilis	Ulcus molle	Gonorrhöe
Ganz Schweden	6,2	2,8	23,2
Stockholm	22,6	13,0	152,6
Gotenburg	21,9	5,9	128,4

Es sind damit Schätzungswerte aufgestellt worden, die, wie die weitere Untersuchung zeigt, in ihrer Größenordnung vollkommen richtige Vorstellungen von der Verbreitung der venerischen Krankheiten in Schweden schufen.

Das Resultat der *laufenden* Statistik der Geschlechtskrankheiten für die Jahre 1913—1926 ist in den nachfolgenden Tabellen enthalten.

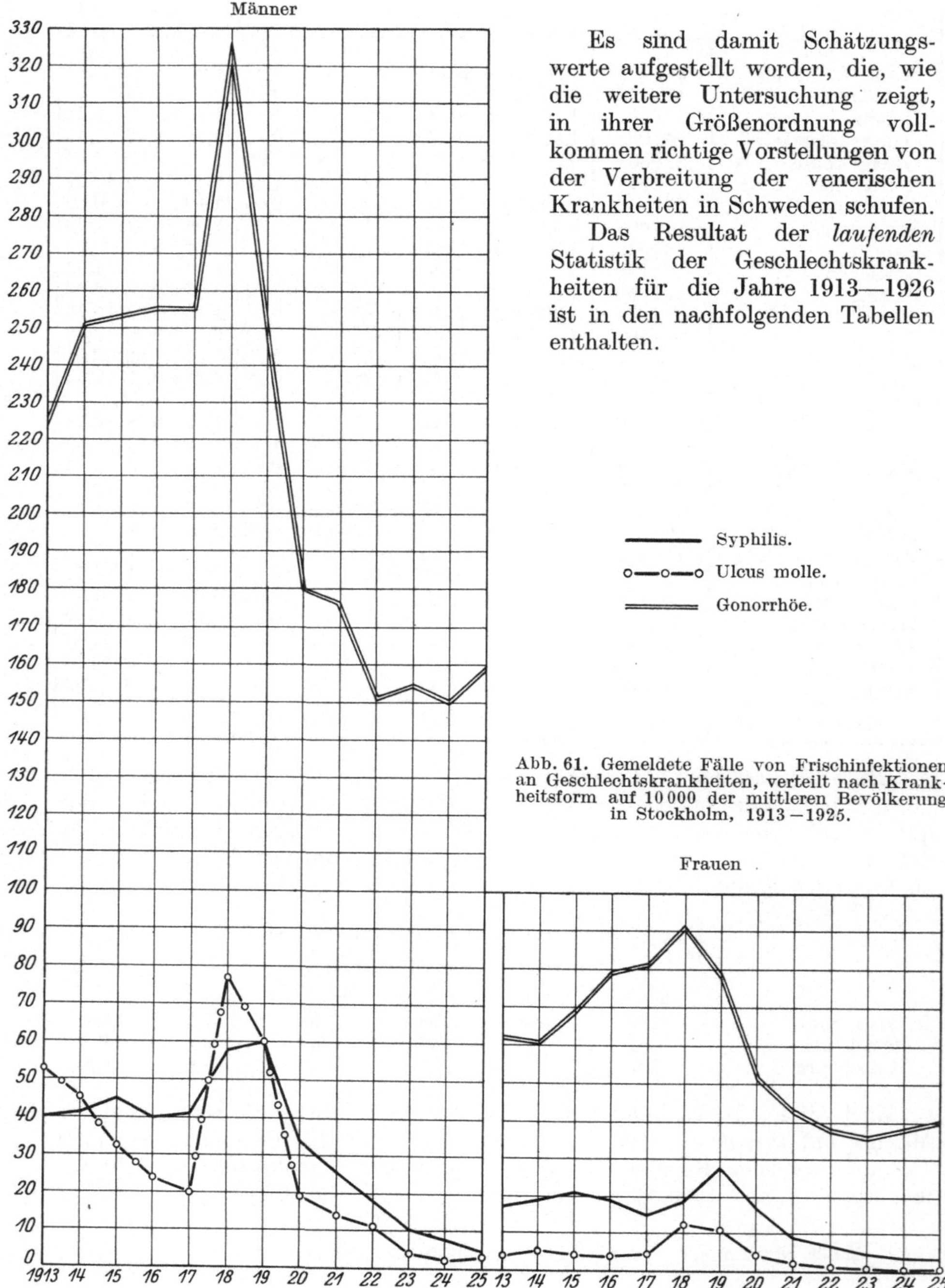

Abb. 61. Gemeldete Fälle von Frischinfektionen an Geschlechtskrankheiten, verteilt nach Krankheitsform auf 10 000 der mittleren Bevölkerung in Stockholm, 1913–1925.

Tabelle 139. Gemeldete Fälle von Frischinfektion an Geschlechtskrankheiten in Stockholm 1913—1925[1]).

Jahr	Syphilis						Ulcus molle						Gonorrhöe					
	m.		w.		zus.		m.		w.		zus.		m.		w.		zus.	
	abs.	°/ooo	abs.	°/ooo	abs.	°/ooo	abs.	°/ooo	abs.	°/ooo	abs.	°/ooo	abs.	°/ooo	abs.	°/ooo	abs.	°/ooo
1913	671	39,7	349	16,9	1020	27,1	890	52,6	79	3,8	969	25,8	3813	225,5	1282	61,9	5095	135,4
1914	714	41,4	399	18,9	1113	29,0	781	45,2	112	5,3	893	23,2	4336	251,2	1286	60,8	5622	146,3
1915	792	45,3	454	21,2	1246	32,0	563	32,2	85	4,0	648	16,6	4431	253,3	1485	69,2	5916	151,9
1916	720	39,8	419	18,8	1139	28,2	442	24,4	83	3,7	525	13,0	4631	255,7	1771	79,6	6402	158,6
1917	751	40,8	341	15,0	1092	26,6	362	19,7	102	4,5	464	11,3	4702	255,6	1835	80,8	6537	159,1
1918	1063	58,0	434	19,3	1497	36,6	1415	77,2	282	12,4	1697	41,3	5942	324,0	2078	91,4	8020	195,2
1919	1097	59,8	648	28,4	1745	42,4	1088	59,3	247	10,8	1335	32,4	4568	248,9	1795	78,6	6363	194,5
1920	631	33,9	379	16,4	1010	24,2	365	19,6	99	4,3	464	11,1	3360	180,5	1183	51,1	4543	108,8
1921	495	26,3	205	8,8	700	16,6	273	14,5	49	2,1	322	7,7	3309	176,1	993	42,6	4302	102,2
1922	334	17,7	164	7,0	498	11,8	209	11,1	22	0,9	231	5,5	2860	151,3	901	38,4	3761	88,8
1923	192	10,0	105	4,5	297	6,9	74	3,9	10	0,4	84	2,0	2934	153,9	864	36,5	3798	88,9
1924	164	8,4	85	3,5	249	5,7	42	2,2	6	0,3	48	1,1	2903	149,7	925	38,5	3828	88,2
1925	98	5,0	71	2,9	169	3,8	64	3,3	8	0,3	72	1,6	3129	159,2	976	40,0	4105	93,2
1926	203	10,2	116	4,7	319	7,1	43	2,2	4	0,2	47	1,0	3232	161,6	1097	44,1	4329	98,4

[1]) 1913—1919 umfaßt von den überhaupt als in Behandlung befindlich Gemeldeten, die in Stockholm Infizierten, von 1920 an nur die in Stockholm Wohnhaften und dort frisch Infizierten.

Tabelle 140. Gemeldete Syphilis recens - Fälle, 1913—1926 in

Jahr	Stockholm		Ganz Schweden		Schweden ohne Stockholm		Mittlere Bevölkerungszahl in Tausenden in		
	absol. Zahl	°/ooo	absol. Zahl	°/ooo	absol. Zahl	°/ooo	Stockholm	ganz Schweden	Schweden ohne Stockholm
	1078	*28,4*							
1913[1])	880	23,22	1941	3,46	1061	2,02	379	5621	5242
	1144	*29,7*							
1914	964	25,10	2171	3,87	1207	2,28	384	5659	5275
	1295	*33,2*							
1915	1081	27,78	2457	4,32	1376	2,59	389	5696	5307
	1167	*28,8*							
1916	1003	24,76	2549	4,46	1546	2,90	404	5735	5331
	1117	*27,1*							
1917	952	23,16	2720	4,69	1768	3,29	411	5779	5368
	1512	*36,8*							
1918	1330	32,36	4006	6,96	2676	4,95	411	5807	5396
	1825	*44,3*							
1919	1632	39,61	5823	8,98	4191	7,73	412	5830	5418
1920[2])	1053	25,25	3221	5,50	2168	3,97	417	5876	5459
1921	738	17,53	2232	3,77	1494	2,72	421	5929	5508
1922	524	12,39	1480	2,47	956	1,72	423	5970	5547
1923	324	7,59	1087	1,81	763	1,36	427	5997	5570
1924	276	6,36	853	1,41	577	103	434	6021	5587
1925	205	4,66	698	1,15	493	0,88	441	6045	5604
1926	338	7,51	912	1,50	574	1,02	448	(6070)	(5622)

[1]) Die Zahlen 1913—1919 umfassen die in Stockholm wohnhaften und dort behandelten Fälle; die kursiv gedruckten Zahlen dagegen alle in Stockholm gemeldeten Fälle von Syphilis recens ohne Rücksicht auf Ansteckungsort und Wohnort des Kranken.

[2]) Die Zahlen 1920—1926 umfassen alle Lues recens-Fälle von in Stockholm Wohnhaften.

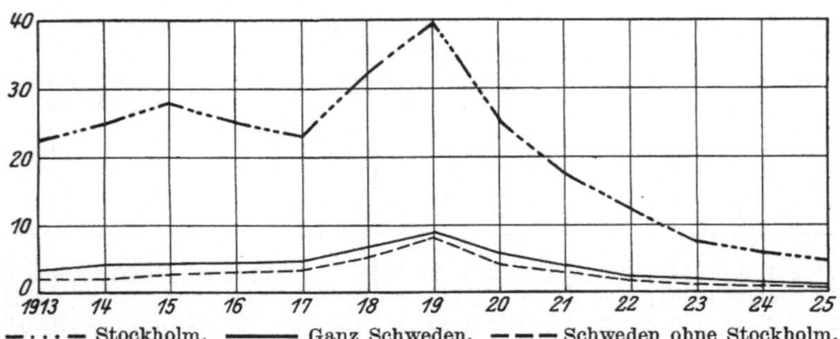

Abb. 62. Gemeldete Fälle von Syphilis recens auf 10 000 der Bevölkerung in Stockholm, Schweden ohne Stockholm und ganz Schweden, 1913–1925.

Tabelle 141. Gemeldete Ulcus molle-Fälle in

Jahr	Stockholm		Ganz Schweden		Schweden ohne Stockholm	
	absolut	°/₀₀₀	absolut	°/₀₀₀	absolut	°/₀₀₀
1913[1])	969	25,5	1448	2,6	479	0,9
1914	893	23,5	1452	2,5	559	1,0
1915	648	16,6	1260	2,2	612	1,1
1916	525	13,1	1101	1,9	576	1,0
1917	464	11,3	1118	1,9	654	1,2
1918	1697	41,4	3148	5,4	1451	2,7
1919	1335	32,4	3341	5,7	2006	3,7
1920	515	12,2	1237	2,1	722	1,3
1921	347	8,2	867	1,4	520	0,9
1922	255	6,0	509	0,8	254	0,4
1923	99	2,3	295	0,5	196	0,3
1924	62	1,4	215	0,4	153	0,3
1925	83	1,9	249	0,4	166	0,3
1926	53	1,2	230	0,4	177	0,3

Tabelle 142. Gemeldete frische Gonorrhöe-Fälle in

Jahr	Stockholm		Ganz Schweden		Schweden ohne Stockholm	
	absolut	°/₀₀₀	absolut	°/₀₀₀	absolut	°/₀₀₀
1913[1])	5095	134,0	10 271	18,2	5 176	9,9
1914	5622	147,9	10 676	18,8	5 054	9,5
1915	5916	151,7	10 968	19,2	5 052	9,5
1916	6402	160,0	12 100	21,0	5 698	10,6
1917	6537	159,2	12 444	21,0	5 907	10,9
1918	8020	195,6	16 648	28,6	8 628	15,9
1919	6363	154,4	20 471	35,1	14 108	25,0
1920	4875	116,0	14 996	25,5	10 121	18,7
1921	4574	108,9	12 723	21,4	8 149	14,8
1922	3968	94,5	11 053	18,5	7 085	12,7
1923	4024	94,2	10 337	17,2	6 313	11,3
1924	3972	91,5	10 199	16,9	6 227	11,1
1925	4267	96,7	11 444	18,9	7 177	12,8
1926	4516	100,7	12 720	20,9	8 204	14,6

[1]) Die Zahlen 1913–19 umfassen die in Stockholm wohnhaften und dort behandelten Fälle.

50
40
30
20
10
0
1913
14
15
16
17
18
19
20
21
22
23
24
25
Stockholm.
Ganz Schweden.
Schweden ohne Stockholm.

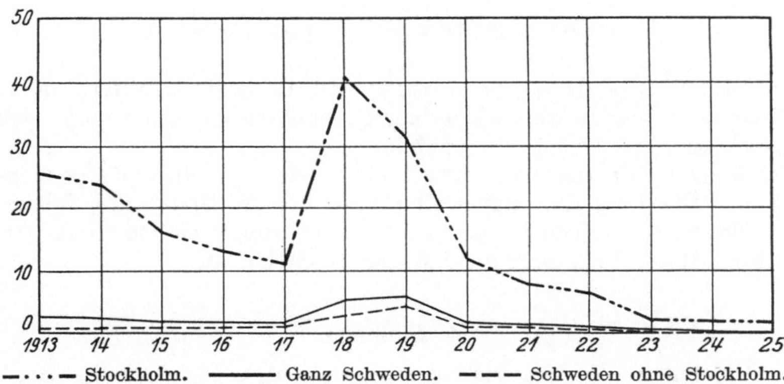

Abb. 63. Gemeldete Fälle von Ulcus molle auf 10 000 der Bevölkerung in Stockholm, Schweden ohne Stockholm und ganz Schweden, 1913–1925.

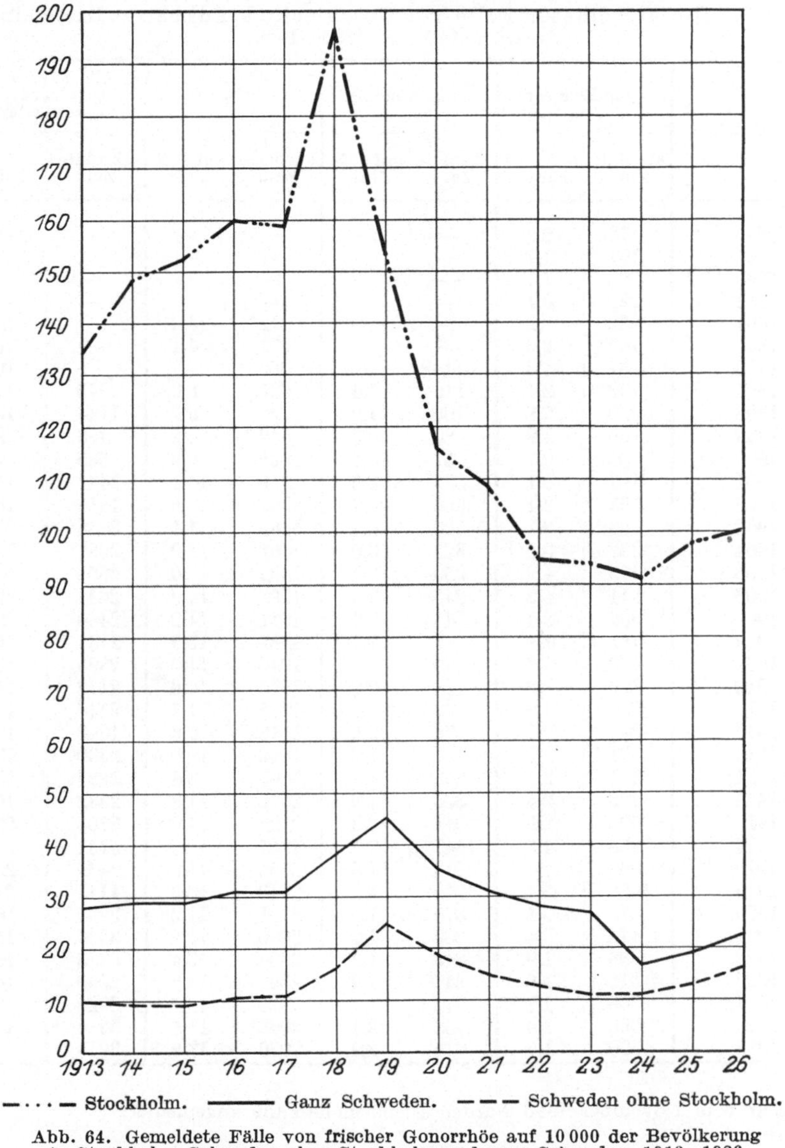

200
190
180
170
160
150
140
130
120
110
100
90
80
70
60
50
40
30
20
10
0
1913
14
15
16
17
18
19
20
21
22
23
24
25
26
Stockholm.
Ganz Schweden.
Schweden ohne Stockholm.

Abb. 64. Gemeldete Fälle von frischer Gonorrhöe auf 10 000 der Bevölkerung in Stockholm, Schweden ohne Stockholm und ganz Schweden, 1913–1926.

Einen Einblick in die starke Abnahme der Erkrankungsziffern an Syphilis und Ulcus molle und in die viel geringere Abnahme der Gonorrhöe zeigen vor allem auch die vorstehenden Schaubilder.

1926 können wir wiederum eine Zunahme der Syphilis und der Gonorrhöe feststellen. Die Lueserkrankungsziffer erreicht den Stand des Jahres 1923, die des Trippers ist jedoch noch höher und steigt bis zu einer zwischen den Jahren 1921—1922 liegenden Morbiditätshöhe an.

4. Finnland.

Die Ergebnisse der Statistik der Geschlechtskrankheiten in Helsingfors ist in folgenden Übersichten zusammengefaßt:

Tabelle 143. Die gemeldeten Fälle von Geschlechtskrankheiten in Helsingfors in den Jahren 1890—1926.

Im Jahre	Syphilis recens		Ulcus molle		Urethritis acuta		Alle Fälle von Geschlechtskrankheiten	
	absolute Zahl	auf 1000 Einw.	absolute Zahl	auf 1000 Einw.	absolute Zahl	auf 1000 Einw.	absolute Zahl	auf 1000 Einw.
1890	173	2,9	—	—	—	—	—	—
1891	107	1,7	—	—	—	—	—	—
1892	308	4,7	—	—	—	—	—	—
1893	229	3,4	—	—	—	—	—	—
1894	222	3,2	—	—	312[2])	(4,4)[2])	—	(7,6)
1895	146	2,0	—	—	297	4,1	—	(6,1)
1896	137	1,8	(13)[1])	—	356	4,7	—	(6,5)
1897	190	2,4	116	1,4	639	8,0	945	11,8
1898	236	2,8	156	1,9	752	9,0	1144	13,6
1899	166	1,9	80	0,9	542	6,2	788	9,0
1900	61	0,7	37	0,4	565	6,2	663	7,2
1901	198	2,1	332	3,5	959	10,1	1489	15,6
1902	203	2,1	566	5,7	1050	10,6	1819	18,4
1903	283	2,7	500	4,8	1455	14,1	2238	21,7
1904	352	3,2	329	3,0	1406	12,9	2087	19,2
1905	479	4,2	350	3,1	1832	16,0	2661	23,3
1906	511	4,2	346	2,9	1797	14,9	2654	22,0
1907	302	2,4	341	2,7	1817	14,2	2460	19,3
1908	181	1,4	144	1,1	1862	13,9	2187	16,4
1909	179	1,3	240	1,7	1946	14,0	2365	17,0
1910	179	1,2	118	0,8	1815	12,6	2112	14,6
1911	286	1,9	90	0,6	1772	11,7	2148	14,2
1912	349	2,2	76	0,5	1518	9,6	1943	12,2
1913	471	2,8	167	1,0	1662	10,0	2300	13,9
1914	414	2,4	208	1,2	1603	9,4	2225	13,0
1915	423	2,4	333	1,9	2076	11,8	2832	16,1
1916	532	2,9	611	3,3	2622	14,3	3765	20,6
1917	858	4,5	1447	7,7	2947	15,6	5252	27,8
1918	864	4,6	919	4,8	2656	14,0	4439	23,4
1919	1026	5,4	775	4,1	2340	12,3	4141	21,7
1920	675	3,4	375	1,9	2181	11,2	3231	16,5
1921	474	2,4	239	1,2	2386	12,0	3099	15,6
1922	386	1,9	243	1,2	2684	13,4	3313	16,5
1923	315	1,6	247	1,2	2397	11,8	2959	14,6
1924	358	1,7	342	1,7	3228	15,7	3928	19,1
1925	396	1,9	455	2,1	3063	14,5	3914	18,5
1926	320	1,5	615	2,9	2980	13,9	3915	18,3

[1]) Erst vom November 1896 wurden Ulcus molle-Fälle angemeldet.
[2]) Vom 1. März.

Aus dieser Tabelle geht ebenso wie aus dem untenstehenden Schaubild hervor, daß im Jahre 1900 und im Jahre 1912 Minima und in den Jahren 1905, 1906, sowie 1917 Maxima beobachtet wurden. 1926 ist für die Syphilis wiederum seit 1910 der tiefste Stand erreicht, während beim Ulcus molle

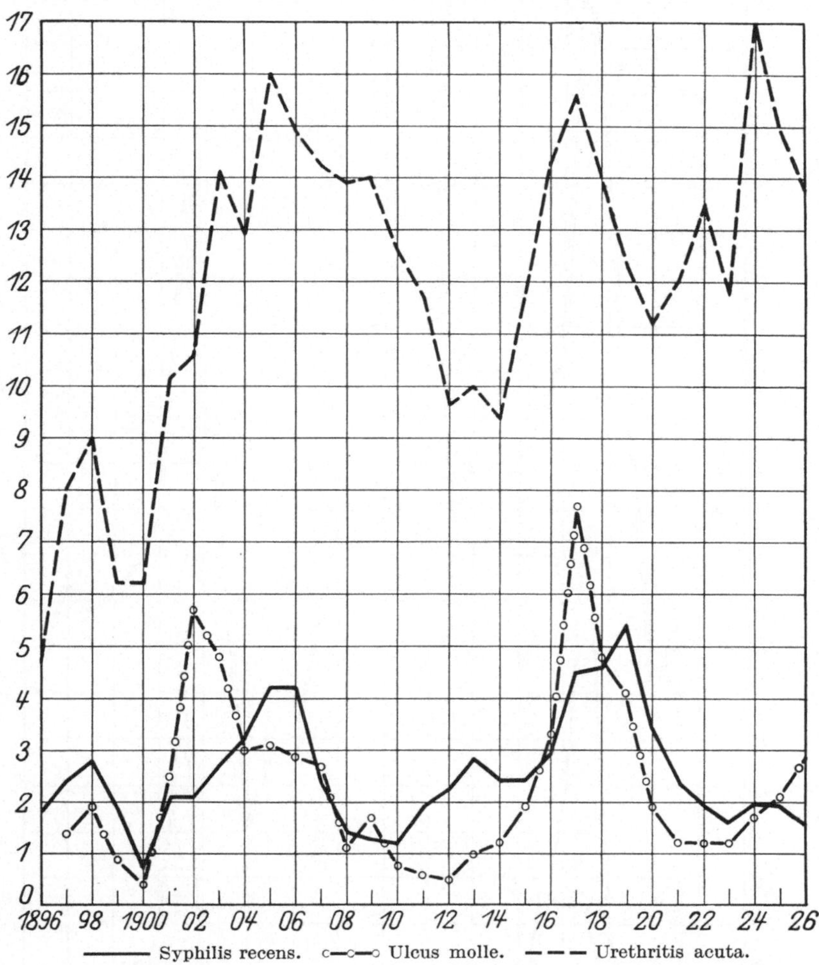

Abb. 65. Die gemeldeten Fälle von Geschlechtskrankheiten in Helsingfors auf 10000 Einwohner 1896—1926.

und bei der Gonorrhöe seit dem Jahre 1925 die Ziffern sich erneut im Ansteigen befinden.

Für die Jahre 1910—1924 sind die vorliegenden Ziffern für beide Geschlechter getrennt berechnet worden, und zwar einmal bezogen auf 1000 Einwohner aller Altersklassen und dann auf 1000 Einwohner über 10 Jahre, um die starke Belastung der Ziffern durch die Jugendlichen auszuschalten.

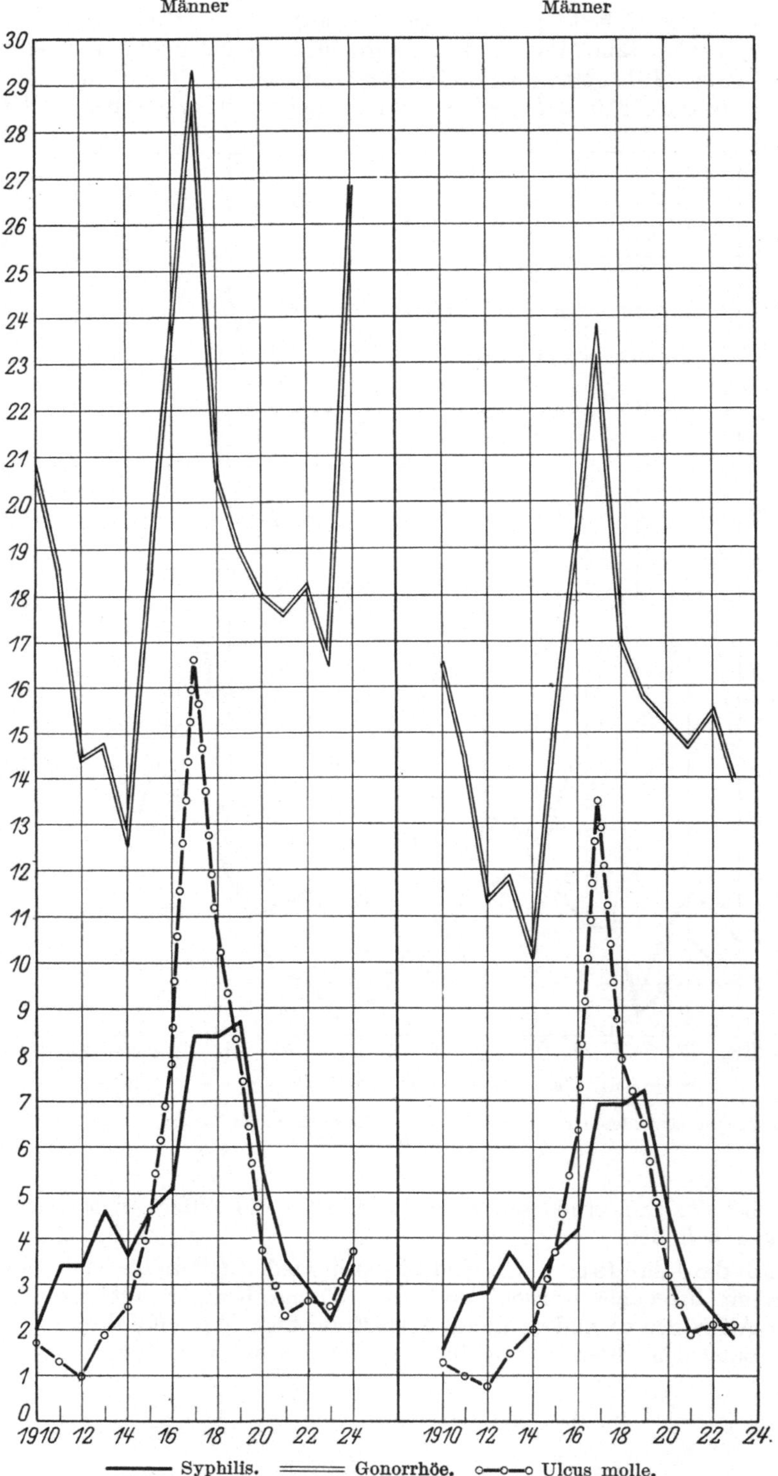

Abb. 66. Geschlechtskrankheiten in Helsingfors
bezogen auf 1000 Einwohner über 10 Jahre für 1910—1924. bezogen auf 1000 Einwohner aller Altersklassen 1910—1923.

Tabelle 144. In Helsingfors erkrankten in den Jahren 1910—1926 an:

Im Jahre	Syphilis					Gonorrhöe					Ulcus molle					Geschlechtskrankheiten bezogen auf 1000 Einwohner	Mittlere Bevölkerungszahl nach der kirchlichen Statistik		
	Männer	Frauen	Überhaupt bezogen auf 1000 Einwohner aller Altersklassen			Männer	Frauen	Überhaupt bezogen auf 1000 Einwohner aller Altersklassen			Männer	Frauen	Überhaupt bezogen auf 1000 Einwohner über 10 Jahre						
	bezogen auf 1000 Einwohner über 10 Jahre		M.	Fr.	zus.	bezogen auf 1000 Einwohner über 10 Jahre		M.	Fr.	zus.	bezogen auf 1000 Einwohner über 10 Jahre		M.	Fr.	zus.		Männer	Frauen	zus.
1910	2,0	1,1	1,6	1,0	1,2	20,8	11,0	16,5	9,1	12,6	1,7	0,4	1,3	0,4	0,8	14,6	66 043	78 632	144 675
1911	3,4	1,4	2,7	1,2	1,9	18,6	10,9	14,5	9,3	11,7	1,3	0,3	1,0	0,2	0,6	14,2	68 927	82 084	151 011
1912	3,4	1,9	2,8	1,7	2,2	14,3	9,5	11,3	8,0	9,6	1,0	0,2	0,8	0,2	0,5	12,2	72 451	86 222	158 673
1913	4,6	2,4	3,7	2,1	2,8	14,7	9,9	11,8	8,4	10,0	1,9	0,7	1,5	0,5	1,0	13,9	75 768	90 111	165 879
1914	3,6	2,3	2,9	2,0	2,4	12,6	10,1	10,1	8,6	9,4	2,5	0,6	2,0	0,5	1,2	13,0	77 825	92 959	170 784
1915	4,6	1,5	3,7	1,3	2,4	18,5	10,5	14,9	8,9	11,8	4,6	0,5	3,7	0,4	1,9	16,1	80 021	95 631	175 652
1916	5,1	2,1	4,2	1,8	2,9	23,7	11,6	19,3	10,0	14,3	7,8	0,9	6,4	0,7	3,3	20,6	83 921	99 270	183 191
1917	8,4	2,9	6,9	2,5	4,5	29,2	9,6	23,8	8,5	15,6	16,6	3,1	13,5	2,6	7,7	27,8	86 822	102 427	189 249
1918	8,4	2,9	6,9	2,5	4,6	20,5	13,0	17,0	11,3	14,0	10,7	1,7	8,9	1,5	4,8	23,4	86 327	103 621	189 948
1919	8,7	4,4	7,2	3,8	5 4	19,0	10,2	15,8	9,1	12,3	7,8	2,3	6,5	2,0	4,1	21,7	86 050	104 812	190 862
1920	5,4	2,8	4,6	2,4	3 4	18,0	8,7	15,2	7,7	11,2	3,7	1,1	3,2	0,9	1,9	16,5	88 052	107 320	195 372
1921	3,5	2,1	2,9	1,9	2,4	17,6	10,8	14,7	9,6	12,0	2,3	0,7	1,9	0,6	1 2	15,6	89 707	109 321	199 028
1922	2,9	1,7	2,4	1,5	1,9	18,2	13,3	15,4	11,7	13,5	2,6	0,5	2,1	0,4	1,2	16,5	90 469	110 353	200 822
1923	2,2	1,5	1,8	1,3	1 6	16 5	11,4	13,9	10,0	11,8	2,5	0,6	2,1	0,5	1,2	14,6	91 232	111 563	202 795
1924	3,4	1,3	2,6	1,1	1,8	26,8	13,9	21,2	11,1	15,7	3,7	0,7	3,0	0,5	1,7	19,1	92 661	113 394	206 055
1925	—	—	2,7	1,3	1,9	—	—	20,5	9,8	14,5	—	—	4,0	0,6	2,1	18,5	93 547	114 407	207 954
1926	—	—	2,2	0,9	1,5	—	—	21,3	—	13,9	—	—	5,5	0,7	3,9	18,3	96 016	117 398	213 414

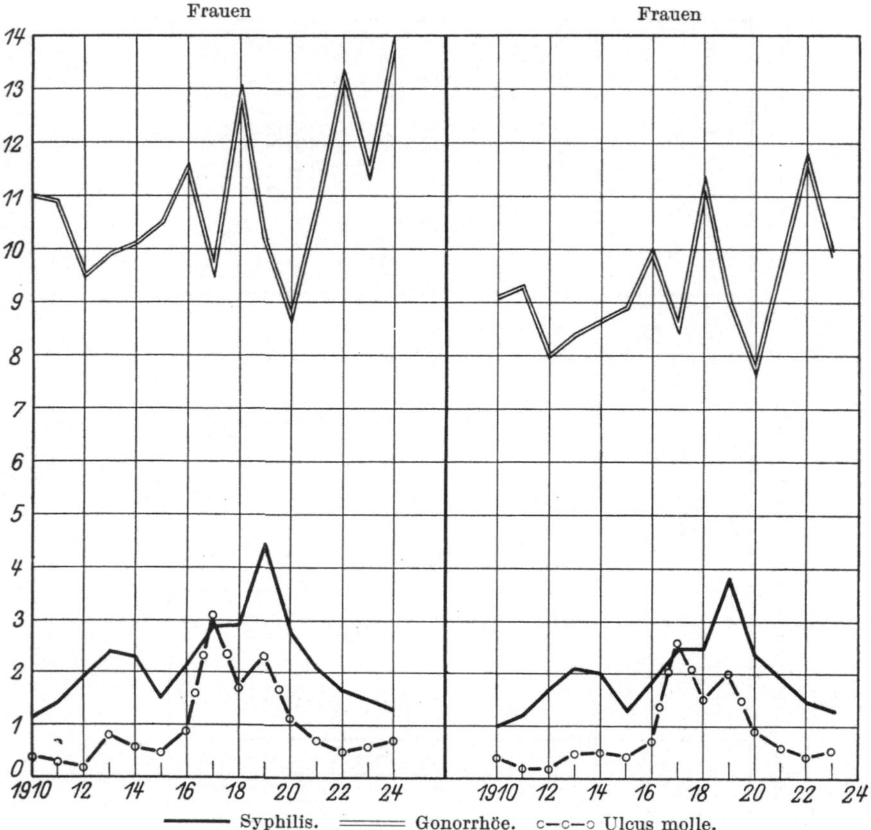

Abb. 67. Geschlechtskranke in Helsingfors 1910—1923,
bezogen auf 1000 Einwohner über 10 Jahre. bezogen auf 1000 Einwohner aller Altersklassen

Es sei hierzu darauf hingewiesen, daß die Verhältniszahlen mit früher schon publizierten nicht übereinstimmen. OTTO BRUUN, der Direktor des Statistischen Amtes der Stadt Helsingfors hatte die Liebenswürdigkeit, die Prozentzahlen aufs neue zu berechnen, und zwar deshalb, weil die Bevölkerungszahl nur jedes 10. Jahr ermittelt und die Bevölkerung der übrigen Jahre nur berechnungsweise fortgeschrieben wird. Die Ergebnisse der Volkszählung im Jahre 1920 zwangen zu einer Korrektur der angegebenen mittleren Bevölkerung der Jahre 1911—1919. Diese neuen mittleren Bevölkerungszahlen sind in den nachstehenden Tabellen aufgeführt. Die Differenzen gegen früher sind ziemlich groß geworden, was von den abnormen Verhältnissen des Jahrzehntes 1910/20 abhängt. In gleichem Sinne ist auch die Altersverteilung der Bevölkerung korrigiert worden. Es sei hervorgehoben, daß 1910 die Zahl der männlichen Bevölkerung unter 10 Jahren 21,0% der Gesamtbevölkerung, 1920 dagegen nur 15,5% und für das weibliche Geschlecht 17,5 bzw. 12,5% betrug. Hierdurch erklären sich die großen Unterschiede zwischen den alten und den neuen Prozentzahlen für die Bevölkerung über 10 Jahren, ein Hinweis, der für diejenigen bestimmt ist, die früher veröffentlichtes Zahlenmaterial kennen und mit dem vorliegenden vergleichen.

Die Zahl der gemeldeten Geschlechtskranken in Helsingfors, geteilt nach Erkrankungsform und Geschlecht, sowie nach größeren Altersgruppen und Geschlecht, fassen folgende Tabellen zusammen:

Tabelle 145. **Zahl der gemeldeten Geschlechtskranken in Helsingfors, geteilt nach Erkrankungsform und Geschlecht in den Jahren 1890—1926.**

Jahr	Syphilis recens				Ulcus molle				Gonorrhöe				Bevölkerungszahl, Jahresmittel		
	Männer	Frauen	unbek.	zus.	Männer	Frauen	unbek.	zus.	Männer	Frauen	unbek.	zus.	Männer	Frauen	zus.
1890	—	—	—	173	—	—	—	—	—	—	—	—	27 942	32 168	60 110
1891	—	—	—	107	—	—	—	—	—	—	—	—	29 296	33 852	63 148
1892	—	—	—	308	—	—	—	—	—	—	—	—	30 558	35 295	65 853
1893	—	—	—	229	—	—	—	—	—	—	—	—	31 572	36 560	68 132
1894	165	50	7	222	—	—	—	—	308	4	—	312[2])	32 475	37 867	70 342
1895	126	19	1	146	—	—	—	—	289	8	—	297	33 475	39 360	72 835
1896	109	26	2	137	—	—	—	13[1])	328	28	—	356	34 999	41 215	76 214
1897	141	47	2	190	112	4	—	116	534	102	3	639	36 784	43 225	80 009
1898	161	65	10	236	130	26	—	156	612	136	4	752	38 608	45 330	83 938
1899	128	36	2	166	75	5	—	80	444	84	14	542	40 481	47 404	87 885
1900	46	14	1	61	35	2	—	37	519	40	6	565	42 235	49 450	91 685
1901	153	42	3	198	303	29	—	332	869	81	9	959	43 806	51 494	95 300
1902	139	62	2	203	458	108	—	566	792	232	26	1050	45 315	53 574	98 889
1903	217	65	1	283	436	64	—	500	1209	221	25	1455	47 327	56 027	103 354
1904	257	90	5	352	286	43	—	329	1151	231	24	1406	49 763	58 961	108 724
1905	359	118	2	479	304	46	—	350	1333	461	38	1832	52 316	61 978	114 294
1906	384	127	—	511	303	43	—	346	1246	551	—	1797	55 364	65 354	120 718
1907	219	83	—	302	290	51	—	341	1198	619	—	1817	58 442	68 973	127 415
1908	111	70	—	181	123	21	—	144	1072	787	3	1862	61 307	72 392	133 699
1909	107	72	—	179	199	41	—	240	949	996	1	1946	63 844	75 677	139 521
1910	103	76	—	179	88	30	—	118	1089	723	3	1815	66 043	78 632	144 675
1911	184	102	—	286	73	17	—	90	1006	766	—	1772	68 927	82 084	151 011
1912	205	144	—	349	60	16	—	76	818	695	5	1518	72 451	86 222	158 673
1913	281	189	1	471	117	50	—	167	897	759	6	1662	75 768	90 111	165 879
1914	227	187	—	414	159	49	—	208	792	800	11	1603	77 825	92 959	170 784
1915	298	125	—	423	296	37	—	333	1198	856	22	2076	80 021	95 631	175 652
1916	351	181	—	532	536	75	—	611	1624	993	5	2622	83 921	99 270	183 191
1917	600	257	1	858	1179	268	—	1447	2077	869	1	2947	86 822	102 427	189 249
1918	601	263	—	864	765	154	—	919	1466	1175	15	2656	86 327	103 621	189 948
1919	624	399	3	1026	561	214	—	775	1366	958	16	2340	86 050	104 812	190 862
1920	409	265	1	675	273	102	—	375	1340	831	10	2181	88 052	107 320	195 372
1921	268	201	5	474	174	65	—	239	1330	1053	3	2386	89 707	109 321	199 028
1922	220	164	2	386	196	47	—	243	1386	1291	7	2684	90 469	110 353	200 822
1923	169	144	2	315	191	56	—	247	1267	1120	10	2397	91 232	111 563	202 795
1924	238	120	—	358	280	62	—	342	1969	1259	—	3228	92 661	113 394	206 055
1925	251	145	—	396	379	75	—	454	1935	1128	—	3063	95 200	116 400	211 600
1926	213	107	—	320	529	86	—	615	2051	929	—	2980	96 016	117 398	213 414

[1]) Von Ende November an. [2]) Vom 1. März an.

Tabelle 146. Die Zahl der gemeldeten Geschlechtskranken in Helsingfors, getrennt nach Alter und Geschlecht in den Jahren 1906—1926.

Im Jahre	Bis 15 Jahre				15—40 Jahre			Über 40 Jahre			Alter unbekannt[1])			Zusammen			
	M.	Fr.	unb.	zus.	M.	Fr.	zus.	M.	Fr.	zus.	M.	Fr.	zus.	M.	Fr.	unb.	zus.
								Syphilis recens									
1906	5	4	—	9	364	121	485	13	2	15	2	—	2	384	127	—	511
1907	7	4	—	11	199	72	271	13	7	20	—	—	—	219	83	—	302
1908	2	1	—	3	103	62	165	6	7	13	—	—	—	111	70	—	181
1909	1	1	—	2	93	67	160	8	4	12	5	—	5	107	72	—	179
1910	—	2	—	2	95	68	163	6	6	12	2	—	2	103	76	—	179
1911	1	4	—	5	174	86	260	8	5	13	1	7	8	184	102	—	286
1912	9	6	—	15	187	133	320	8	5	13	1	—	1	205	144	—	349
1913	2	6	1	9	264	175	439	14	6	20	1	2	3	281	189	1	471
1914	4	7	—	11	208	176	384	14	4	18	1	—	1	227	187	—	414
1915	3	5	—	8	281	116	397	13	3	16	1	1	2	298	125	—	423
1916	4	3	—	7	315	168	483	16	7	23	16	3	19	351	181	—	532
1917	3	2	1	6	529	231	760	28	13	41	40	11	51	600	257	1	858
1918	1	3	—	4	558	252	810	42	8	50	—	—	—	601	263	—	864
1919	5	—	3	8	556	345	901	43	20	63	20	34	54	624	399	3	1026
1920	5	3	1	9	346	229	575	33	16	49	25	17	42	409	265	1	675
1921	3	2	—	5	221	180	401	16	11	27	—	—	—	240	193	—	433
1922	1	4	—	5	183	133	316	16	10	26	—	—	—	200	147	—	347
1923	3	2	—	5	146	125	271	15	10	25	—	—	—	164	137	—	301
1924	1	1	—	2	221	111	332	16	8	24	—	—	—	238	120	—	358
1925	—	1	—	1	228	144	372	23	8	31	—	—	—	251	145	—	396
1926	—	1	—	1	173	102	275	20	4	24	—	—	—	213	107	—	320
								Ulcus molle									
1906	—	—	—	—	289	40	329	14	3	17	—	—	—	303	43	—	346
1907	—	—	—	—	278	49	327	12	2	14	—	—	—	290	51	—	341
1908	—	—	—	—	116	21	137	7	—	7	—	—	—	123	21	—	144
1909	—	—	—	—	189	38	227	10	3	13	—	—	—	199	41	—	240
1910	—	—	—	—	79	28	107	9	2	11	—	—	—	88	30	—	118
1911	—	1	—	1	72	16	88	1	—	1	—	—	—	73	17	—	90
1912	—	—	—	—	55	16	71	4	—	4	1	—	1	60	16	—	76
1913	—	—	—	—	112	50	162	4	—	4	1	—	1	117	50	—	167
1914	—	—	—	—	151	45	196	7	4	11	1	—	1	159	49	—	208
1915	—	—	—	—	274	33	307	19	4	23	3	—	3	296	37	—	333
1916	—	1	—	1	489	70	559	23	2	25	24	2	26	536	75	—	611
1917	—	—	—	—	1115	237	1352	56	11	67	8	20	28	1179	268	—	1447
1918	—	—	—	—	711	121	832	35	6	41	19	27	46	765	154	—	919
1919	1	1	—	2	513	187	700	29	8	37	18	18	36	561	214	—	775
1920	—	—	—	—	236	76	312	21	2	23	16	24	40	273	102	—	375
1921	—	—	—	—	146	51	137	18	1	19	—	—	—	164	52	—	216
1922	—	—	—	—	171	42	213	4	1	5	—	—	—	175	43	—	218
1923	1	—	—	1	177	53	230	13	3	16	—	—	—	191	56	—	247
1924	1	—	—	1	268	60	328	11	2	13	—	—	—	280	62	—	342
1925	—	1	—	1	359	68	427	20	6	26	—	—	—	379	75	—	474
1926	—	1	—	1	498	79	577	31	7	38	—	—	—	529	86	—	615

[1]) Jedoch über 10 Jahren.

Tabelle 146 (Fortsetzung).

								Gonorrhöe								
1906	3	31	—	34	1175	508	1683	68	12	80	—	—	—	1246	551	—	1797
1907	2	20	—	22	1122	582	1704	60	17	77	14	—	14	1198	619	—	1817
1908	2	20	3	25	1014	739	1753	54	28	82	2	—	2	1072	787	3	1862
1909	—	13	1	14	923	934	1857	26	31	57	—	18	18	949	996	1	1946
1910	1	21	3	25	1036	672	1708	52	23	75	—	7	7	1089	723	3	1815
1911	2	23	—	25	951	716	1667	53	27	80	—	—	—	1006	766	—	1772
1912	—	20	5	25	756	643	1399	40	32	72	22	—	22	818	695	5	1518
1913	1	15	6	22	850	700	1550	37	37	74	9	7	16	897	759	6	1662
1914	1	14	11	26	752	752	1504	28	30	58	11	4	15	792	800	11	1603
1915	1	13	22	36	1128	814	1942	56	26	82	13	3	16	1198	856	22	2076
1916	3	16	5	24	1510	913	2423	66	40	106	45	24	69	1624	993	5	2622
1917	7	34	1	42	1914	770	2684	98	25	123	58	40	98	2077	869	1	2947
1918	—	24	15	39	1372	1112	2484	62	39	101	32	—	32	1466	1175	15	2656
1919	3	22	16	41	1237	885	2122	87	21	108	39	30	69	1366	958	16	2340
1920	5	22	10	37	1159	769	1928	83	13	96	93	27	120	1340	831	10	2181
1921	1	24	—	25	1163	947	2110	87	25	112	—	—	—	1251	996	—	2247
1922	1	12	—	13	1160	1095	2255	75	23	98	—	—	—	1236	1130	—	2366
1923	5	14	—	19	1165	1040	2205	76	44	120	—	—	—	1246	1098	—	2344
1924	8	25	—	33	1876	1180	3056	85	54	139	—	—	—	1969	1259	—	3228
1925	2	17	—	19	1833	1046	2879	100	65	165	—	—	—	1935	1128	—	3063
1926	1	17	—	18	1931	878	2809	120	34	154	—	—	—	2051	929	—	2986

Die in den Städten Finnlands 1897 bis 1925 gemeldeten Fälle von Geschlechtskrankheiten, geteilt nach Krankheitsform, verzeichnet nachstehende Tabelle und Abb. 68 S. 529.

Tabelle 147.

In den Jahren	Syphilis recens		Ulcus molle		Gonorrhöe		Bevölkerung in Tausenden
	absol.	$^0/_{000}$	absol.	$^0/_{000}$	absol.	$^0/_{000}$	
1897	480	16	182	6	1373	47	290
1898	470	12	240	8	1499	49	301
1899	353	11	119	4	1290	40	315
1900	259	8	91	3	1391	42	329
1901	468	14	533	16	1906	56	340
1902	409	11	753	21	1914	55	349
1903	503	14	678	19	2380	66	359
1904	614	16	537	14	2375	64	369
1905	678	17	500	13	2799	73	382
1906	676	17	543	14	2871	73	393
1907	414	10	485	12	2934	72	407
1908	356	8	285	7	3018	70	421
1909	445	10	406	9	3307	75	434
1910	414	9	408	9	3335	74	446
1911	614	13	309	7	3143	69	457
1912	744	16	227	5	3029	64	471
1913	881	18	284	6	3218	66	486
1914	798	16	388	8	3055	61	500
1915	789	15	544	11	3676	72	507
1916	976	19	940	18	5034	97	516
1917	1728	33	2181	42	5888	112	525
1918	1909	37	1685	33	5745	111	533
1919	2427	46	1561	30	5641	107	528
1920	1768	33	818	15	5192	97	534
1921	1438	26	699	13	5130	96	543
1922	1139	21	664	12	5641	102	549
1923	993	18	687	12	5682	102	554
1924	1075	19	997	18	6976	124	562
1925	1173	20	1175	20	6822	116	587

Schließlich sei noch für Helsingfors die Verteilung der verschiedenen Geschlechtskrankheiten auf die einzelnen Altersklassen und Geschlechter gegeben, und zwar in absoluten und in relativen Zahlen.

Tabelle 148. Zahl der an Syphilis recens, an Ulcus molle und an Urethritis für die Jahre

Alter in Jahren	Männer																
	1910	1911	1912	1913	1914	1915	1916	1917	1918	1919	1920	1921	1922	1923	1924	1925	1926
	Syphilis recens																
0—5	—	1	9	2	3	2	3	3	1	2	4	2	1	3	1	—	—
5—10	—	—	—	—	1	1	1	—	—	—	1	—	—	—	—	—	—
10—15	—	—	—	—	—	—	—	—	—	3	—	1	—	—	—	—	—
15—20	8	24	12	12	18	28	23	41	41	51	34	26	13	8	21	10	15
20—25	} 59	} 118	} 144	94	89	104	122	177	239	193	118	75	55	52	75	75	65
25—30				107	64	97	119	198	156	164	118	70	54	54	78	90	69
30—35	} 28	} 32	} 31	38	26	35	36	86	89	108	48	32	40	22	37	36	31
35—40				13	11	17	15	27	33	40	28	18	21	10	10	17	13
über 40	6	8	8	14	14	13	16	28	42	43	33	16	16	15	16	23	20
unbek. Alters	—	—	1	1	1	1	16	40	—	20	25	22	20	5	—	—	—
zus.	101	183	205	281	227	298	351	600	601	624	409	268	230	169	238	251	213
	Ulcus molle																
5—10	—	—	—	—	—	—	—	—	—	1	—	—	—	—	—	—	—
10—15	—	—	—	—	—	—	—	—	—	—	—	—	—	1	1	—	—
15—20	8	7	1	14	18	28	43	90	60	65	24	14	7	8	15	27	44
20—25	} 58	} 51	} 41	35	57	114	213	430	322	195	81	60	61	77	114	141	176
25—30				41	46	87	151	368	188	146	77	43	64	53	87	134	207
30—35	} 13	} 14	} 13	11	20	31	65	166	97	64	38	21	30	24	34	42	59
35—40				11	10	14	17	61	44	43	16	8	9	15	18	15	12
über 40	9	1	4	4	7	19	23	56	35	29	21	18	4	13	11	20	31
unbek. Alters	—	—	1	1	1	3	24	8	19	18	16	10	21	—	—	—	—
zus.	88	73	60	117	159	296	536	1179	765	561	273	174	196	191	280	379	529
	Urethritis acuta																
0—5	1	1	—	—	—	—	1	—	—	1	—	—	1	1	1	—	—
5—10	—	—	—	—	—	—	—	1	—	—	1	1	—	—	2	—	—
10—15	—	1	—	1	1	1	2	6	—	2	4	—	—	4	5	2	1
15—20	97	69	72	92	88	123	157	198	107	138	128	132	91	103	169	128	161
20—25	} 753	} 721	} 548	345	320	453	581	715	598	402	394	399	417	430	634	594	631
25—30				258	217	344	505	627	418	383	370	334	388	382	684	689	695
30—35	} 186	} 161	} 136	107	79	149	196	264	185	229	174	199	192	179	295	337	332
35—40				48	48	59	71	110	64	85	93	99	72	71	94	85	111
über 40	52	53	40	37	28	56	66	98	62	87	83	87	75	76	85	100	120
unbek. Alters	—	—	22	9	11	13	45	58	32	39	39	79	150	21	—	—	—
zus.	1089	1006	818	897	792	1198	1624	2077	1466	1366	1340	1330	1386	1267	1969	1935	2051

acuta in Helsingfors Gemeldeten, nach Altersklassen und Geschlecht getrennt, 1910—1926.

Frauen																
1910	1911	1912	1913	1914	1915	1916	1917	1918	1919	1920	1921	1922	1923	1924	1925	1926
Syphilis recens																
1	2	6	3	4	3	1	—	1	—	2	—	2	2	1	1	1
1	2	—	3	2	1	2	—	2	—	—	1	—	—	—	—	—
—	—	—	—	1	1	—	2	—	—	1	1	2	—	—	2	—
19	21	35	45	55	30	36	64	69	62	43	38	28	19	12	18	14
34	56	83	67	61	48	87	101	112	160	96	72	55	65	50	56	48
			39	35	21	24	37	44	71	43	39	23	26	28	27	29
15	9	15	17	17	9	15	19	17	39	25	18	20	10	16	23	9
			7	8	8	6	10	10	13	17	13	7	5	5	10	2
6	5	5	6	4	3	7	13	8	20	16	11	10	10	8	8	4
—	—	—	2	—	1	3	11	—	34	17	8	17	7	—	—	—
76	95	144	189	187	125	181	257	263	399	265	201	164	144	120	145	107
Ulcus molle																
—	—	—	—	—	—	—	—	—	1	—	—	—	—	—	—	—
—	1	—	—	—	—	1	—	—	—	—	—	—	—	—	1	1
9	9	5	21	11	12	22	77	32	32	11	10	8	19	6	6	17
16	6	6	16	17	11	30	105	50	105	34	26	22	21	31	34	31
			10	9	8	14	35	23	34	22	13	8	5	14	18	16
3	1	5	3	5	—	3	14	9	14	5	1	4	6	6	5	9
			—	3	2	1	6	7	2	4	1	—	2	3	5	5
2	—	—	—	4	4	2	11	6	8	2	1	1	3	2	6	7
—	—	—	—	—	37	2	20	27	18	24	13	4	—	—	1	—
30	17	16	50	49	37	75	268	154	214	102	65	47	56	62	76	86
Urethritis acuta																
11	16	14	9	5	3	5	19	9	7	12	9	4	8	10	5	7
4	4	6	4	3	8	6	12	11	11	3	11	2	5	8	9	7
6	3	—	2	6	2	5	3	4	4	7	4	6	1	7	3	3
172	131	129	161	157	214	214	183	204	130	137	171	196	177	169	152	138
403	473	405	277	314	332	373	323	545	424	338	409	501	455	551	448	347
			168	182	155	202	167	225	217	157	230	274	260	326	271	233
97	112	109	52	58	73	87	69	105	88	102	89	91	96	116	125	110
			42	41	40	37	28	33	26	35	48	33	52	38	50	50
23	27	32	37	30	26	40	25	39	21	13	25	23	44	54	65	34
—	—	—	7	4	3	24	40	—	30	27	57	161	22	—	—	—
716	766	695	759	800	856	993	869	1175	958	831	1053	1291	1120	1259	1128	929

Tabelle 149. Die Erkrankungshäufigkeit an Syphilis recens, Ulcus molle und ... in Helsingfors für ...

Alter in Jahren	Männer																
	1910	1911	1912	1913	1914	1915	1916	1917	1918	1919	1920	1921	1922	1923	1924	1925	1926
								Syphilis recens									
0—5	—	0,1	1,1	0,2	0,3	0,2	0,3	0,3	0,2	0,3	0,6	0,3	0,2	0,5	0,2	—	—
5—10	—	—	—	—	0,1	0,1	0,1	—	—	—	0,1	—	—	—	—	—	—
10—15	—	—	—	—	—	—	—	—	—	0,4	—	0,1	—	—	—	—	—
15—20	1,5	4,4	2,1	2,0	2,9	4,4	3,5	6,0	5,9	7,3	4,8	3,6	1,8	1,1	2,8	1,3	—
20—25	4,1	7,9	9,1	11,7	10,8	12,3	13,8	19,5	32,0	25,9	15,5	9,7	7,0	6,6	9,4	9,2	—
25—30				12,8	7,5	11,0	13,0	21,0	16,9	17,9	12,6	7,3	5,6	5,5	7,9	8,9	—
30—35	2,3	2,5	2,3	4,8	3,2	4,2	4,2	9,7	9,4	11,4	5,0	3,2	4,0	2,2	3,6	3,5	—
35—40				2,2	1,8	2,7	2,3	4,0	4,1	5,0	3,4	2,2	2,5	1,2	1,2	1,9	—
über 40	0,4	0,5	0,5	0,8	0,8	0,7	0,9	1,5	1,8	1,9	1,4	0,7	0,7	0,6	0,6	0,9	—
unbek. Alters	—	—	—	—	—	—	—	—	—	—	—	—	—	—	—	—	—
zus.	1,5	2,7	2,8	3,8	3,0	3,8	4,3	6,6	7,0	7,0	4,4	2,7	2,2	1,8	2,6	2,7	2,2
								Ulcus molle									
10—15	—	—	—	—	—	—	—	—	—	—	—	—	—	0,1	0,1	—	—
15—20	1,5	1,3	0,2	2,3	2,9	4,4	6,5	13,2	8,6	9,3	3,4	1,9	1,0	1,1	2,0	3,5	—
20—25	4,0	3,4	2,6	4,4	6,9	13,5	24,1	47,4	43,1	26,2	10,6	7,7	7,8	9,8	14,2	17,3	—
25—30				4,9	5,4	9,9	16,4	38,9	20,4	15,9	8,2	4,5	6,6	5,4	8,8	13,3	—
30—35	1,1	1,1	1,0	1,4	2,5	3,7	7,5	18,7	10,2	6,8	3,9	2,1	3,0	2,4	3,3	4,0	—
35—40				1,8	1,6	2,2	2,6	8,9	5,5	5,4	2,0	1,0	1,1	1,8	2,1	1,7	—
über 40	0,6	0,1	0,2	0,2	0,4	1,1	1,2	2,9	1,5	1,2	0,9	0,7	0,2	0,5	0,4	0,8	—
unbek. Alters	—	—	—	—	—	—	—	—	—	—	—	—	—	—	—	—	—
zus.	1,3	1,1	0,8	1,6	2,1	3,7	6,5	13,8	8,6	6,3	2,9	1,8	1,9	2,1	3,0	4,0	5,5
								Urethritis acuta									
0—5	0,1	0,1	—	—	—	—	0,1	—	—	0,2	—	—	0,2	0,2	0,2	—	—
5—10	—	—	—	—	—	—	—	0,1	—	—	0,1	0,1	—	—	0,2	—	—
10—15	—	0,2	—	0,2	0,2	0,2	0,3	0,9	—	0,2	0,5	6,0	—	0,5	0,6	0,2	—
15—20	18,7	12,7	12,4	15,3	14,3	19,4	23,7	29,1	15,3	19,8	18,0	18,2	12,4	14,0	22,5	16,8	—
20—25	52,1	48,0	34,8	43,1	38,9	53,6	65,9	78,7	80,0	54,0	51,7	51,4	53,3	54,5	79,1	72,7	—
25—30				30,9	25,3	39,1	55,0	66,3	45,0	41,7	39,4	34,9	40,2	39,2	69,2	68,4	—
30—35	15,2	12,6	10,2	13,6	9,8	18,0	22,7	29,7	19,5	24,2	18,0	20,2	19,3	17,8	28,9	32,4	—
35—40				8,0	7,8	9,3	10,7	16,1	8,0	10,7	11,4	11,9	8,6	8,4	11,0	9,7	—
über 40	3,5	3,4	2,5	2,2	1,6	3,1	3,5	5,1	2,7	3,7	3,5	3,6	3,1	3,1	3,4	3,9	—
unbek. Alters	—	—	—	—	—	—	—	—	—	—	—	—	—	—	—	—	—
zus.	16,5	14,6	11,4	12,0	10,3	15,2	19,7	23,9	16,6	15,4	14,2	13,9	13,7	13,7	21,2	20,5	21,4

Urethritis acuta in den einzelnen Altersklassen bei Männern und Frauen die Jahre 1910—1926.

Frauen																
1910	1911	1912	1913	1914	1915	1916	1917	1918	1919	1920	1921	1922	1923	1924	1925	1926
Syphilis recens																
0,1	0,3	0,8	0,4	0,5	0,3	0,1	—	0,2	—	0,3	—	0,3	0,3	0,2	0,2	—
0,2	0,3	—	0,4	0,3	0,1	0,3	—	0,3	—	—	0,1	—	—	—	—	—
—	—	—	—	0,2	0,2	—	0,3	—	—	0,1	0,1	0,2	—	—	0,2	—
2,9	3,1	5,0	6,1	7,2	3,8	4,5	7,7	8,8	7,9	5,3	4,6	3,4	2,3	1,4	2,1	—
1,8	2,9	4,1	6,3	5,6	4,3	7,5	8,4	11,2	15,8	9,3	6,8	5,2	6,0	4,6	5,0	—
			3,6	3,2	1,8	2,0	3,1	3,7	5,9	3,9	3,1	1,8	2,0	2,2	2,0	—
1,1	0,6	1,0	1,9	1,8	0,9	1,5	1,9	1,5	3,4	2,1	1,5	1,7	0,8	1,3	1,8	—
			1,0	1,1	1,1	0,8	1,3	1,0	1,3	1,7	1,2	0,7	0,5	0,5	0,9	—
0,3	0,2	0,2	0,3	0,2	0,1	0,3	0,5	0,3	0,6	0,5	0,3	0,3	0,3	0,2	0,2	—
—	—	—	—	—	—	—	—	—	—	—	—	—	—	—	—	—
1,0	1,2	1,7	2,1	2,0	1,3	1,9	2,5	2,5	3,5	2,3	1,8	1,3	1,2	1,1	1,3	0,9
Ulcus molle																
—	0,2	—	—	—	—	0,2	—	—	—	—	—	—	—	—	0,1	—
1,4	1,3	0,7	2,8	1,4	1,5	2,7	9,3	4,1	4,1	1,4	1,2	1,0	2,3	0,7	0,7	—
0,9	0,3	0,5	1,5	1,6	1,0	2,6	8,9	5,0	10,4	3,3	2,5	2,1	2,0	2,8	3,1	—
			0,9	0,8	0,7	1,2	2,9	1,9	2,8	1,8	1,0	0,6	0,4	1,1	1,4	—
0,2	0,1	0,3	0,3	0,5	—	0,3	1,4	0,8	1,2	0,4	0,08	0,3	0,5	0,5	0,4	—
			—	0,4	0,3	0,1	0,8	0,7	0,2	0,4	0,1	—	0,2	0,3	0,5	—
0,1	—	—	—	0,2	0,2	0,1	0,4	0,2	0,3	0,1	0,03	0,03	0,09	0,1	0,2	—
—	—	—	—	—	—	—	—	—	—	—	—	—	—	—	—	—
0,4	0,2	0,2	0,6	0,5	0,4	0,8	2,5	1,2	1,9	0,7	0,5	0,4	0,5	0,5	0,6	0,7
Urethritis acuta																
1,5	2,1	1,8	1,1	0,6	0,3	0,5	2,0	1,6	1,2	2,0	1,5	0,7	1,3	1,6	0,8	—
0,6	0,6	0,9	0,6	0,4	1,0	0,8	1,5	1,5	1,5	1,5	1,4	0,3	0,6	1,0	1,1	—
1,1	0,5	—	0,3	1,0	0,3	0,8	0,4	0,5	0,5	0,8	0,5	0,7	0,1	0,8	0,3	—
26,5	19,4	18,3	21,8	20,7	27,1	26,5	22,0	26,1	16,5	16,9	20,8	23,6	21,1	19,8	17,5	—
21,6	24,3	19,9	26,2	28,9	29,7	32,3	27,2	54,6	42,0	32,7	38,8	47,1	42,3	48,6	40,3	—
			15,7	16,5	13,7	17,2	13,8	18,9	18,0	12,4	18,3	21,6	20,3	25,0	20,4	—
7,0	7,7	7,2	5,8	6,3	7,7	8,9	6,8	9,2	7,6	8,7	7,4	7,5	7,8	9,3	9,9	—
			6,1	5,8	5,5	4,9	3,6	3,3	2,6	3,4	4,6	3,1	4,9	3,5	4,5	—
1,1	1,3	1,4	1,6	1,3	1,1	1,6	1,0	1,2	0,7	0,4	0,8	0,7	1,3	1,6	1,9	—
—	—	—	—	—	—	—	—	—	—	—	—	—	—	—	—	—
9,1	9,4	8,1	8,5	8,7	9,1	10,2	8,2	11,3	8,9	7.5	9,1	10,2	9,9	11,1	9,8	7,9

Um die Belastung dieser Zahlen durch das Überwiegen des venerischen Zentrums Helsingfors auszuschalten, ist in nachfolgender Übersicht (Tab. 150) für die 3 Geschlechtskrankheiten die Zahl der in Helsingfors gemeldeten Erkrankten herausgezogen worden und somit die Zahl der in den finnischen Provinzstädten gemeldeten Geschlechtskranken ermittelt.

Tabelle 150. Die in den Provinzstädten Finnlands gemeldeten Fälle von Syphilis recens, Gonorrhöe und Ulcus molle, in den Jahren 1897—1925, in absoluten Zahlen und auf 1000 der Bevölkerung.

Jahr	Syphilis		Gonorrhöe		Ulcus molle	
	absolut	‰	absolut	‰	absolut	‰
1897	290	1,4	734	3,4	66	0,31
1998	234	1,0	747	3,4	84	0,38
1899	187	0,8	748	3,3	39	0,17
1900	198	0,8	826	3,5	54	0,22
1901	270	1,1	947	3,9	201	0,80
1902	206	0,9	864	3,4	187	0,74
1903	220	0,9	925	3,6	178	0,69
1904	262	1,0	969	3,7	208	0,79
1905	199	0,7	967	3,6	150	0,55
1906	165	0,6	1074	3,9	197	0,71
1907	112	0,4	1117	3,9	144	0,50
1908	175	0,6	1156	3,9	141	0,48
1909	266	0,9	1361	4,6	166	0,56
1910	235	0,8	1520	5,0	290	0,95
1911	328	1,1	1371	4,4	219	0,70
1912	395	1,2	1511	4,8	151	0,47
1913	410	1,2	1556	4,8	117	0,36
1914	384	1,1	1452	4,4	180	0,54
1915	247	0,8	1182	3,5	99	0,29
1916	444	1,3	2412	7,1	329	0,98
1917	870	2,6	2941	8,7	734	2,17
1918	1075	3,0	3089	9,0	766	2,24
1919	1401	4,1	3301	9,7	786	2,31
1920	1093	3,2	3011	8,8	443	1,30
1921	1005	2,9	2883	8,3	483	1,40
1922	753	2,1	2957	8,5	421	1,21
1923	678	1,9	3225	9,1	460	1,25
1924	719	2,0	3748	10,5	635	1,84
1925	777	2,0	3759	10,0	721	1,92

Den Ablauf der Infektionskurve veranschaulicht nebenstehende Abb. 69.

Aus dem Bilde geht deutlich hervor, daß bis zum Jahre 1915 die Syphiliskurve und die Ulcus molle-Kurve je um einen Zahlenwert schwingen, während die Gonorrhöekurve von 1909 ab eine etwas steigende, von 1913 wiederum eine geringfallende Tendenz aufweist. Von 1916 an ist bei allen drei Kurven eine deutliche Steigerung bis zu einem Maximum im Jahre 1919 zu verzeichnen. Der dann wieder einsetzende Abfall hält bei der Syphilis bis 1923 an; seit diesem Jahre ist eine gleichhoch bleibende Morbidität feststellbar. Bei der Gonorrhöe und beim Ulcus molle folgt dagegen 1922 bzw. 1923 eine erneute Zunahme, die beim Tripper sogar einen derartigen Umfang annahm, daß 1924/25, die seit der Jahrhundertwende überhaupt beobachtete höchste Erkrankungsziffer erreicht ist.

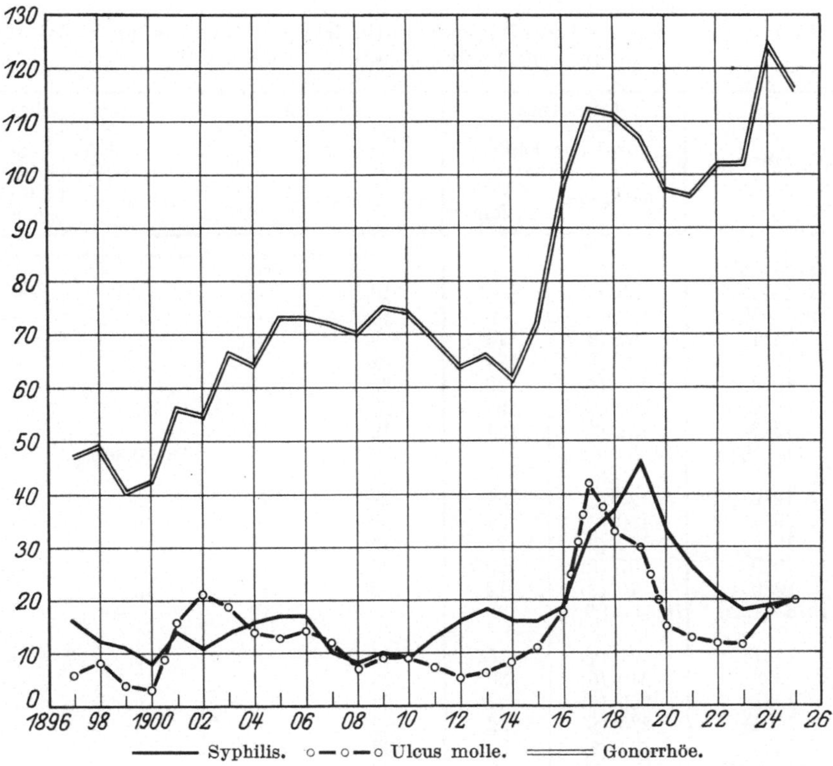

Abb. 68. Die in den Städten Finnlands gemeldeten Fälle von Geschlechtskrankheiten auf 10 000 der Bevölkerung in den Jahren 1897—1925.

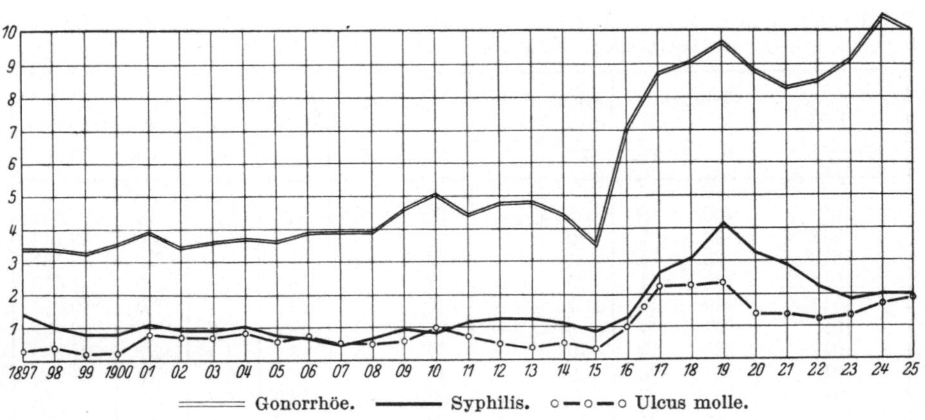

Abb. 69. Die Erkrankungshäufigkeit (‰) an Syphilis recens, Urethritis acuta und Ulcus molle in den Provinzstädten Finnlands, 1897—1921.

5. Island.

In Island waren Geschlechtskrankheiten mehrfach ins Land geschleppt worden. Die erste, indessen fragliche Einschleppung der Syphilis soll 1528 stattgefunden haben. Dann wird erst wieder das Jahr 1760 erwähnt und im

Tabelle 151. Die in Island gemeldeten Fälle frischer Geschlechtskrankheiten unter Angabe der gezählten Ausländer.

Jahr	Gonorrhöe		Syphilis		Ulcus molle	
	Zahl der Fälle		Zahl der Fälle		Zahl der Fälle	
	überhaupt	davon Ausländer	überhaupt	davon Ausländer	überhaupt	davon Ausländer
1896—1900	29,4	—		3,6 (ü)	3,6 (A)	
1901—1905	55,0	—	10,6	—	2,1	—
1906—1910	170,0	—	14,2	—	6,8	—
1911	167 (8)	13	29	9	7	—
1912	107 (6)	14	12	3	10	—
1913	103 (4)	29	28	9	4	—
1914	140 (1)	22	27	7	11	—
1915	154 (2)	27	19	3	7	—
1911—1915	134,2=1,5‰	21	23,0=0,26‰	6	7,8=0,86‰	—
1916	123 (2)	38	22	11	5	—
1917	150 (7)	24	20	10	10	—
1918	172 (2)	21	15	8	3	—
1919	187 (2)	29	24	18	7	—
1920	170 (2)	12	33	11	13	—
1916—1920	160,4=1,7‰	25	22,8=0,25‰	12	7,6=0,80‰	—
1921	191 (4)	13	23	6	16	—
1922	210 (6)	30	23	7	17	—
1923	266 (5)	27	24 (1)	9 + 1 Kind	6	—
1924	230 (8)	22	19	6	1	—
1925	237 (6)	36	32	18	7	—
1921—1925						

Tabelle 152. Die in Island gemeldeten Fälle frischer Geschlechtskrankheiten, verteilt nach Krankheitsform und Geschlecht.

Jahr	Gonorrhöe		Ulcus molle		Syphilis		Gonorrhöe ‱	Ulcus molle ‱	Syphilis ‱	Bevölkerungsmenge
	m.	w.	m.	w.	m.	w.				
1911	150	9	7	—	26	3	18,5	0,8	3,4	85 661
1912	92	9	10	—	7	5	11,7	1,1	1,4	86 116
1913	95	4	4	—	24	4	11,4	0,4	3,2	87 137
1914	128	11	9	2	21	6	15,8	1,2	3,0	88 076
1915	139	14	7	—	10	8	17,2	0,8	2,0	89 059
1916	107	14	5	—	20	1	13,4	0,5	2,3	89 831
1917	130	13	10	—	17	3	15,7	1,1	2,2	91 380
1918	150	20	3	—	11	4	18,4	0,3	1,6	91 912
1919	168	17	7	—	24	—	19,9	0,7	2,5	92 818
1920	146	22	13	—	29	4	17,7	1,4	3,4	94 690
1921[1]	170	17	15	1	19	4	—	—	—	95 226
1922	190	14	16	1	18	5	—	—	—	96 433
1923	220	41	6	—	20	3+1 Kind	—	—	—	97 758
1924	189	33	1	—	18	1	—	—	—	98 370
1925	194	37	7	—	31	1	—	—	—	99 863

[1]) Dazu noch Gonorrhöefälle von Kindern im Alter von 0—15 Jahren: 1921 vier; 1922 sechs; 1923 fünf; 1924 acht; 1925 sechs.

19. Jahrhundert: 1825, 1867, 1875, doch gelang es stets, der Krankheit Herr zu werden.

Erst nach 1890, vor allem in Reykjavik konnten Tripper und Syphilis festen Fuß fassen, bedingt durch den dauernden Import auf dem Seewege. So betreffen die 3—4 jährlich gemeldeten Fälle in dem Lustrum 1896—1900 nur Ausländer, während nach der Jahrhundertwende der größere Teil der beobachteten Fälle Eingeborene betrifft, wie nebenstehende Tabelle 151 erweist.

Eine Zusammenfassung nach Art der Erkrankung, Geschlecht und Erkrankungsziffern auf 10 000 für alle Krankheitsfälle gibt vorstehende Tabelle 152.

6. Rußland.

Die gemeldeten Fälle von Geschlechtskrankheiten finden sich bis zum Jahre 1914 verzeichnet in den Medizinalberichten. Die Zahlen für 1921 bis 1924 sind vom Verfasser aus den in der medizinalstatistischen Abteilung des Narkomsdraws (Moskau) vorhandenen Tabellen ausgezogen worden, für 1922—1924 sind sie jetzt auch zusammenfassend von J. A. Dobreitzer veröffentlicht.

Die Zählkarte für die ambulatorisch Behandelten hat folgenden Wortlaut:

Gesundheitsamt der Stadt Moskau.

M. W.

Nr. ....

Stadt Moskau, Ambulatorium.

192.. Monat .... Tag ....

1. Name ....

2. Vorname .... Vatersname ....

2. Alter .... Jahr ....Monate

3. Nationalität ....

4. Wohnung ....

Straße ....Nr. ....Quartier ....

5. Beruf ....

6. Lage der Arbeitsstätte ....

zu Hause .... in der Fabrik ....beim Meister ....

In welcher Abteilung arbeitet der Kranke? ....

Name der Fabrik ....

Genaue Angabe der Beschäftigungsart ....

7. Seit wann besteht die Erkrankung? ....

8. Diagnose ....

Name des Arztes ....

Monatsstatistik für Kranke, die zum ersten Male kommen.

Die Registrierung der Kranken erfolgte früher und jetzt — so z. B. im Moskauer Gouvernement, dessen Meldeformulare nachstehend mitgeteilt werden für die in Krankenhäusern, dann auch für die ambulatorisch behandelten Kranken.

Im Krankenhaus werden zwei Karten ausgefüllt: eine im Hospital verbleibende klinische und eine für das Gouvernements-Sanitätsbureau bestimmte.

Am Jahresende müssen sowohl die ambulatorischen als auch die statistischen Krankenhauskarten dem Gouvernements-Sanitätsbureau eingereicht werden, wobei bei den noch in Behandlung Stehenden zu bemerken ist, daß diese Kranken über den 1. Januar hinaus verbleiben.

Für die einzelnen Medizinalbezirke werden zudem noch Monatsberichte und Jahresberichte zusammengestellt. Das Formular für den Monatsbericht hat folgende Form:

Formular Nr. V.

Monatsbericht über den ärztlichen Bezirk .... des Kreises ....

Für den Monat .... des Jahres 192..

Tabelle I. Verbreitung der hauptsächlichsten Infektionskrankheiten nach Ortschaften.

Hier werden angegeben: Masern, Scharlach, Diphtherie und Croup, Pocken, Keuchhusten, Flecktyphus, Unterleibstyphus, unbestimmter Typhus, Rückfallfieber, Dysenterie, asiatische Cholera, Lungentuberkulose, Meningitis cerebrospinalis, Lepra, Pest, Syphilis I, II, III, Malaria, Milzbrand, Biß tollwütiger Tiere.

Benennung der Krankheit nach der Nomenklatur	Benennung der bevölkerten Orte mit Angabe des Amtsbezirkes (Wolost)	Im Berichtsmonat erstmalig registrierte Krankheitsfälle			Anzahl der Ausfahrten des Arztes nach den bezeichneten Ortschaften	Zeitpunkt der Feststellung des ersten Krankheitsfalles
		im Ambulatorium	in den Ortschaften	zusammen		
1	2	3	4	5	6	7

Tabelle II. Ambulatorische und Bezirkstätigkeit des Krankenhauses.

1. Gesamtzahl der amulatorischen Konsulationen (erstmalig, wiederholt, zusammen)	.....
Darunter:	
a) neu registrierte Krankheitsfälle	.....
b) erstmalige Erkrankungen, ob Verlust der Arbeitsfähigkeit .	.....
c) neu ermittelte Fälle von Geisteskrankheiten	.....
2. Zahl der geburtshilflichen Fälle außerhalb des Krankenhauses .	.....
3. Zahl der Besuche	.....

4. Zahl der Pockenimpfungen . . .	.....
5. Zahl der Wiederimpfungen . . .	.....
6. Zahl der prophylaktischen Impfungen	.....
a) gegen Darmtyphus	.....
b) gegen Cholera	.....
c) gegen	.....
d) gegen	.....
7. Zahl der ausgeführten Desinfektionen	.....
8. Zahl der ärztlichen Schulbesuche	.....

Tabelle III. Krankenhaus-Kranke und -Wöchnerinnen.

Abteilungen des Krankenhauses	Zahl der Betten nach Rauminhalt in der Baracke	Zahl der von den Kranken im Berichtsmonat verbrachten Tage	Es waren Kranke bis zum 1. des Monats verblieben	Es sind im Berichtsmonat in Behandlung getreten	Überführt von anderen Abteilungen des Krankenhauses	Ausgeschieden	Überführt in andere Abteilungen des Krankenhauses	Gestorben	Es verbleiben am 1. des nächsten Monats
1	2	3	4	5	6	7	8	9	10
1. Allgemeines Krankenhaus									
2.									
3. Infektionsbaracke . .									
4.									
5. Geburtshilfliche Abtlg.									
6.									
7. Chirurgische Abtlg. .									
8.									
9. Syphilitische Abtlg. .									
10. Abtlg. f. chronische Kranke									
zusammen									

11. Außerdem Zahl der Verwandten bei dem Kranken .... es verbleiben ...., kommen dazu .... schieden aus .... im ganzen verbleiben am Tage ....

12. Zahl der nach dem Anschlag bestimmten Betten insgesamt ....

Bemerkungen:

Daß die Statistik der Geschlechtskrankheiten, die alle in öffentliche medizinische Behandlung gekommenenen Erkrankten erfaßt, bei dem Riesenausmaß des russischen Reiches ungleichwertig sein muß, ist selbstverständlich. Da die Erfassung der Erkrankten nur durch die Ärzte bzw. die Feldscherer erfolgen kann, hängt der Prozentsatz der gemeldeten Erkrankungsfälle davon ab, ob genügende ärztliche Einrichtungen zur Verfügung stehen oder nicht. Daher haben O. v. PETERSEN und C. v. STÜRMER hervorgehoben, daß die gegebenen Angaben über die Geschlechtskrankheiten nur einen relativen Wert besitzen.

„Genaue Zahlenangaben über die Syphilis werden wir aus bekannten Gründen nie erhalten können, und derartige Tabellen werden immer nur angeben können, wie viele Syphilitiker und Veneriker in Hospitälern und Ambulanzen behandelt wurden. Es ist aber bekannt, daß in diesen Anstalten nur die unbemittelten oder wenig bemittelten Klassen der Bevölkerung sich behandeln lassen. Die wohlhabenden und zu den oberen Klassen gehörenden Kranken kommen in die Privatpraxis der Ärzte, und diese letzteren werden, wenn sie eine ausgebreitete Praxis haben, wohl kaum imstande sein, Zahlenangaben zu machen.“

Dabei aber haftet den Zahlen für die Syphilis — falls man sie für ihre Verbreitung verwenden will — noch ein Fehler an, der die Zahl der an Syphilis wirklich Erkrankten nicht erkennen läßt, begründet in der Natur der Lues als chronischer Erkrankung. Beim Auftreten eines Rezidivs sucht der Kranke immer wieder den Arzt auf und wird so mehrfach als erkrankt gemeldet. Gleichzeitig entgeht aber, wie weiter unten noch die Zahlen aus dem Moskauer Gouvernement erweisen werden, ein großer Teil der frischen Fälle der Erfassung und belastet erst als tertiäre Lues das Konto der Syphilis oder erscheint nie darauf. Dies geht deutlich auch aus der Veröffentlichung von DINA SANDBERG hervor.

DINA SANDBERG fand in einem Dorfe im Kreise Koslow im Jahre 1883 20,6% aller ambulanten Kranken an Syphilis leidend. Der Semstwoarzt BARSSUKOW, der 1878 ebenfalls über den Kreis Koslow Mitteilungen machte, gab an, daß in den ersten 4 Bezirken des Kreises laut den ärztlichen Jahresberichten die syphilitischen im Durchschnitt 6% aller Kranken überhaupt ausmachten, während diese Zahl im 5. von BARSSUKOW selbst verwalteten Bezirke 18% betrug. Im Kreise Tambow fand der Semstwoarzt NIKOLSKY 15,7% aller Kranken luisch, und MASLOWSKY gab 1890 an, daß im Kreise Berissoglebsk zahlenmäßig die Syphilitiker nur 2,5% aller Kranken ausmachten, doch war er überzeugt, daß die Syphilisation der Bevölkerung eine fast vollständige war.

Allgemein hängt für das platte Land der Besuch der Ambulatorien davon ab, ob die Behandlungsstelle im Dorf selbst sich befindet oder nur für mehrere Dörfer *ein* Ambulatorium zur Verfügung steht. Die Bedeutung dieser Tatsache konnte der Moskauer Sanitätsstatistiker W. S. LEBEDEW dahin formulieren, daß die Konsultationsfrequenz seitens der Bewohner der einzelnen Dörfer regelmäßig proportional ihrer Entfernung vom Ambulatorium fällt.

Ins Gewicht fällt, besonders in schwach besiedelten Gebieten, das Kurpfuschertum, das in einem Gouvernement wie Moskau mit guter ärztlicher Versorgung naturgemäß keine große Rolle spielt. In solchen ärztlich gut versorgten Gouvernements geben die veröffentlichten Zahlen eine gute Schilderung der Zusammensetzung des Krankenbestandes, wie es vor allem die Arbeiten von PIOTR IWANOWITSCH KURKIN und SPERANSKYs Veröffentlichung erwiesen haben.

Zu den Zahlen der registrierten Syphilisfälle kann zusammenfassend gesagt werden: Sie umfassen sowohl die frischen wie die rezidivierenden und die tertiären Luesfälle, so daß sie also nichts Bindendes über den Gang der Infektionskurve aussagen können. Selbst bei Aussonderung der tertiären können die ansteckenden Formen, da die Fälle von Lues II, sowohl die frischen wie die rezidivierenden umfassend, kein Bild von dem Ablauf der Lueskurve geben, ist doch auch in den einzelnen Gouvernements die Inanspruchnahme der medizinischen Hilfe, wie schon betont, eine ganz verschiedene.

Auf eine Wiedergabe der Zahlen für die Gonorrhöe- und Ulcus molle-Fälle ist für ganz Rußland verzichtet worden. Schon aus dem Grunde, weil von vornherein die absolute Wertlosigkeit der Meldungen über die Tripperfälle feststand. Dazu haben v. PETERSEN und v. STÜRMER ausgeführt, daß man selbst in den Städten durch den zufälligen Charakter der Zahlen für Ulcus molle naturgemäß nicht den Prozentsatz der an diesem Leiden Erkrankten feststellen kann, und daß das vorliegende Zahlenmaterial für dieses Leiden wie für die Gonorrhöe von der Wirklichkeit weit entfernt sei.

Einen Einblick in die Häufigkeit der einzelnen Geschlechtskrankheiten gibt jedoch nachstehende Übersicht:

Anzahl der registrierten Krankheitsfälle in ganz Rußland im Jahre 1911.

an:	absolut	davon von Ärzten registriert	auf 1000 Einwohner
Syphilis	1 264 435	955 107	7,9
Gonorrhöe	457 110	391 880	2,8
Ulcus molle	152 723	136 648	1,0
Zusammen	1 874 268	1 483 635	11,7

Der Hauptanteil an den venerischen Krankheiten entfällt also in Rußland auf die Syphilis, im Gegensatz zu allen anderen Ländern, was vornehmlich der schlechten Erfassung der Gonorrhöe auf dem Lande zuzuschreiben ist.

Daß aber auch die Luesfälle, besonders ihre ansteckenden Formen, wie oben schon gesagt, auf dem Lande ungenügend erfaßt sind, geht aus folgenden

Zahlen hervor, die sie nach der Form der Erkrankung und nach Stadt und Land gliedern:

Anzahl der registrierten Syphilisfälle in ganz Rußland im Jahre 1911.

an:	in den Städten	in den Kreisen (Land)	insgesamt
Primärer Syphilis . .	61 076	33 879	94 955
Sekundärer Syphilis .	257 737	323 441	581 178
Tertiärer Syphilis . .	134 592	453 710	588 302
Zusammen	453 405	811 030	1 264 435

Obgleich die Bevölkerung der Städte nur 13,9% der Gesamtbevölkerung ausmacht, trifft danach nahezu ein Drittel aller Luesfälle auf die Städte. Bezeichnend für die ungenügende Heilbehandlung auf dem Lande ist die Tatsache, daß dort die tertiäre Lues häufiger registriert wird als die primäre und sekundäre, während in den Städten das Umgekehrte der Fall ist (E. ROESLE).

Einen Einblick in die ländliche Bevölkerung gibt die Zahl der registrierten Syphilisfälle unter der Landbevölkerung im Semstwo-Gouvernement Kostroma in den Jahren 1895—1910, die wir ZWJETAJEFF verdanken. Nach der Infektionsart verteilt fanden sich eigentlich venerische Infektionen 3324 oder 17,6%; Fälle von extragenital erworbener Lues 13 255 oder 70% und Lues congenita 2 340 oder 12,4%.

Genauer belehrt über die Erfassung der Geschlechtskranken auf dem Lande die Sanitätsstatistik des Moskauer Gouvernements für die Jahre 1906—1908, die KURKIN zusammengestellt hat.

Tabelle 153. Die im Moskauer Gouvernement 1906—1908 registrierten Fälle von Geschlechtskrankheiten verteilt nach Altersklassen und Krankheitsform.

	Geschlecht	Zahl der an nebenstehenden Krankheiten erkrankten Personen auf je 1000 Personen des gleichen Alters und Geschlechts in den Jahresklassen											Absolut 1906—1908
		0—1	1—4	5—9	10—14	15—18	20—29	30—39	40—49	50—59	60 und darüber	zus.	
Syphilis überh.	m.	9,2	3,5	1,4	1,8	4,1	8,7	8,3	7,9	6,6	4,2	5,7	13 843
	w.	10,2	3,5	2,3	3,4	7,1	11,2	12,0	14,0	14,1	7,7	8,8	22 909
Syphilis I und II	m.	4,0	2,3	0,7	0,6	1,6	4,1	2,9	1,7	0,9	0,4	2,9	4 979
	w.	4,0	2,2	1,1	1,1	2,1	3,6	2,3	1,4	1,1	0,4	1,9	5 006
Syphilis III	m.	0,3	0,3	0,4	0,7	1,7	3,3	4,1	4,9	4,7	3,3	2,5	6 386
	w.	0,5	0,3	0,5	2,0	3,8	5,8	7,9	10,5	11,1	6,4	5,3	13 994
Syphilis cong.	m.	4,0	0,5	0,2	0,1	0,1	0,1	—	—	—	—	0,2	566
	w.	4,6	0,4	0,3	0,3	0,2	—	—	—	—	—	0,2	635
Blennorrhoe	m.	4,5	1,0	0,3	0,2	1,0	2,5	1,4	0,7	0,3	0,2	1,1	2 727
	w.	4,0	1,0	0,4	0,3	0,9	2,1	1,1	0,6	0,4	0,3	1,0	2 602
Ulcus molle	m.	—	—	—	—	0,6	1,8	1,0	0,5	0,2	0,1	0,6	1 395
	w.	—	—	—	—	0,1	0,2	0,1	—	—	—	0,1	144

Die Lueszahlen geben ein ganz anderes Bild als die der europäischen Kulturländer, wo die Lues hauptsächlich durch den Geschlechtsverkehr erworben wird. Ganz anders in den ländlichen Teilen Rußlands; 4‰ der Säuglinge kommen bereits wegen frischer und rezidivierender Syphilis in ärztliche Behandlung, ebensoviel wie mit kongenitaler im 1. Lebensjahr ärztlichen Rat fanden. Auch die Infektionen bis zum 14. Jahre weisen eine recht beträchtliche Höhe auf. Dieses findet seine Erklärung in der großen Zahl der erkrankten Frauen, besonders der wegen Lues tertiaria zur Behandlung gekommenen. Letztere Ziffer macht es wahrscheinlich, daß ein großer Teil der Infektionen bis dahin überhaupt nicht oder ohne genügende Behandlung war, und daß demnach im Laufe der Jahre reichlich Gelegenheit sich bieten konnte zu einer Infektion der Kinder, wenn man die Lebensbedingungen der auf einen engen Wirkungskreis eingestellten Existenz der Frauen in der Bauernfamilie in Betracht zieht. Die Frauen und Kinder werden fast immer in der Familie infiziert, während der Mann außerhalb der Familie sich ansteckt.

Der Indolenz der Bauernfrau gegenüber zeigt der Mann mit seiner höheren Erkrankungshäufigkeit an primären und sekundären Manifestationen der

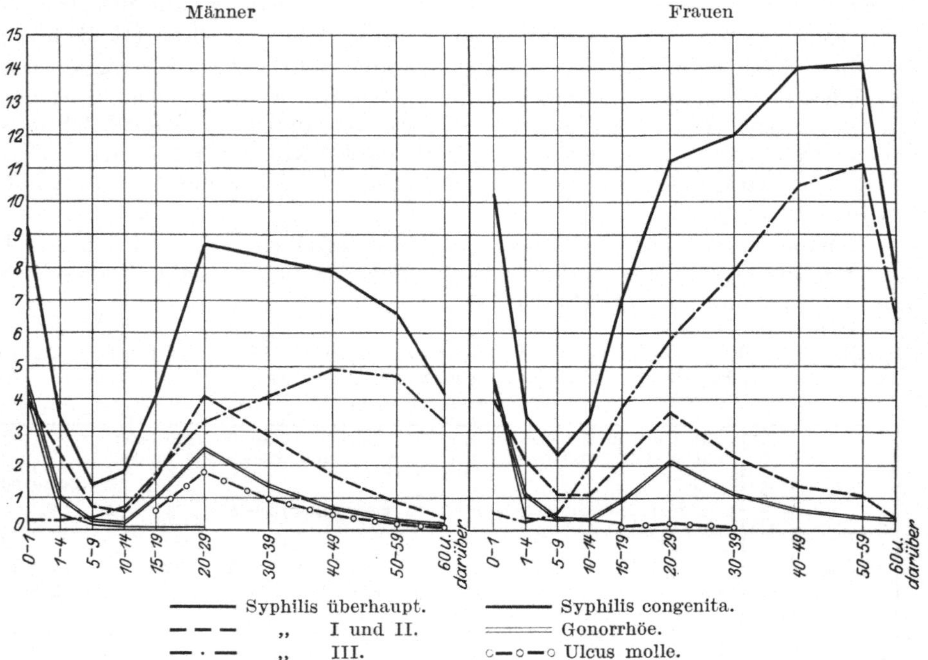

Abb. 70. Die im Moskauer Gouvernement 1906–1908 registrierten Fälle von Geschlechtskrankheiten nach Krankheitsformen und Altersklassen, auf je 1000 Personen gleichen Alters und Geschlechts.

Lues eine viel geringere Erkrankungshäufigkeit an Tertiärerscheinungen. Dies ist dadurch bedingt, daß der Mann viel häufiger in den ersten Jahren seiner Erkrankung ärztliche Hilfe in Anspruch nimmt. Dazu hat er bei seiner Lebensführung viel mehr Gelegenheit, muß er doch häufiger in die nächste Stadt, z. B. an Markttagen usw., und kann so alle diese Gelegenheiten zu ärztlichen Besuchen benutzen.

v. PETERSEN und v. STÜRMER geben hierzu noch die Ergänzung, daß „in großen und mittelgroßen Städten die Verbreitung der Syphilis hauptsächlich auf dem Wege des Coitus geschieht, während in kleinen Städten, die einen mehr ländlichen Charakter haben, und wo die Lebensbedingungen denen der Landbevölkerung gleich kommen, die Verbreitung der Syphilis vorzugsweise auf extragenitalem Wege erfolgt".

An den Zahlen für die Gonorrhöe ist vor allem auffallend im Vergleich zu der der späteren Altersklassen die hohe Morbiditätsziffer für das erste Lebensjahr, die sich wohl auch auf die Augenerkrankungen bezieht. Die Höhe der Erkrankungsziffer zeigt deutlich, in wie geringem Maße die Gonorrhöe erfaßt wird.

Wie verschieden hoch jedoch schon auf relativ engem Gebiet innerhalb einzelner kleinerer Bezirke die Erkrankungshäufigkeit an Syphilis ist, zeigt eine 1899 vorgenommene Durchuntersuchung der Gesamtbevölkerung von drei Kreisen (Wolost) im Gouvernement Minsk, über die A. G. Liwschitz berichtet hat. Über die Zahl und die Größenverhältnisse der im Untersuchungsgebiet liegenden Dörfer belehrt folgende Tabelle:

Tabelle 154. Erkrankungsfälle an Syphilis in 3 Kreisen des Gouvernements Minsk 1899 nach Größe der Ortschaften.

Wolost	Ujesd	bis 50 Einw.	50—100 Einw.	100—150 Einw.	150—200 Einw.	200—250 Einw.	250—300 Einw.	300—400 Einw.	400—500 Einw.	über 500 Einw.	Zahl der Dörfer
Minsk	Stankow	6	9	7	2	8	—	2	1	5	40
	Koidanaw	5	6	12	4	5	2	2	2	3	41
	Swerschen	—	3	—	4	4	1	1	—	2	15
Igumen	Usdjen	19	3	—	3	—	—	3	2	3	33
	Mogiliansk	—	—	—	—	—	1	—	2	4	7
Slutsk	Klotsk	—	—	—	—	1	1	2	1	2	7
	Gritzewitschi	—	1	—	1	1	—	1	2	1	7
	Sinajawi	—	—	—	—	—	—	—	—	1	1
Insgesamt	Minsk	11	18	19	10	17	3	5	3	10	96
	Igumen	19	3	—	3	—	1	3	4	7	40
	Slutsk	—	1	—	2	2	2	2	2	4	15
		30	22	19	15	19	6	10	9	21	151

Die Zahl der in den einzelnen Kreisen und Bezirken überhaupt Untersuchten und syphilitisch Befundenen verzeichnet folgende Übersicht:

Tabelle 155. Untersuchte und syphilitisch Befundene in den Ortschaften des Gouvernements Minsk.

		Zahl der Dörfer	Untersucht				davon Syphilis				in % der Gesamtzahl
			M.	F.	K.	zus.	K.	F.	K.	zus.	
Minsk	Stankow	40	2397	3024	3106	8527	295	195	54	544	6,4
	Koidanaw	41	2300	2838	3049	8187	297	191	63	551	6,73
	Swerschen	15	1161	1345	1503	4005	107	51	9	167	4,16
	zus.	96	5858	7207	7658	20719	699	437	126	1262	6,08
Igumen	Usdjen	7	1160	1348	1507	4015	70	46	18	134	3,36
	Mogiliansk	33	1744	2237	2440	6421	107	86	19	212	3,3
	zus.	40	2904	3585	3947	10436	177	132	37	346	3,32
Slutsk	Klotsk	7	725	867	1007	2599	32	26	—	58	2,23
	Gritzewitschi	7	647	751	904	2302	25	14	—	39	1,69
	Sinajawi	1	168	180	249	597	4	4	1	9	1,50
	zus.	15	1540	1798	2160	5498	61	44	1	106	1,92
Insgesamt	Minsk	96	5858	7207	7658	20723	699	437	126	1262	6,08
	Igumen	40	2904	3585	3947	10436	177	132	37	346	3,32
	Slutsk	15	1540	1798	2160	5498	61	44	1	106	1,92
	zus.	151	10302	12590	13765	36657	937	613	164	1714	4,67

Nach Krankheitsform verteilt, ergibt sich folgende Übersicht:

Tabelle 156. Krankheitsformen der Syphilis bei den Erkrankten des Gouvernements Minsk.

		Primär-Affekt	Lues II recens	Lues II recidiva sichere Fälle + wahrsch. Fälle	Lues III gummosa manifest + abgeheilt	Lues cong. gummosa	Lues cong. populosa	zus.
Minsk	Stankow .	—	22	81 + 21	362 + 10	21	27	544
	Koidanaw	—	40	104 + 10	357 + 10	14	15	550
	Swerschen	1	8	30 + 3	105 + 5	11	4	167
Igumen	Mogiliansk	—	20	56 + 2	114 + 5	9	6	212
	Usdjen	—	3	46 + 4	72 + 1	4	4	134
Slutsk		1	2	23 + 6	67 + 4	3	—	106
Im Ambulatorium .		2	6	19 + 1	63 + 1	4	3	99
zusammen		4	101	359 + 47	1140 + 36	66	59	1812

Die Altersklassenverteilung zeigt nachstehende Tabelle:

Tabelle 157. Die an Syphilis Erkrankten des Gouvernements Minsk nach Altersklassen und Krankheitsformen.

Alter in Jahren																			
0—1		1—5		5—10			10—15			15—20			20—25			25—30			
a.	c.	a.	c.	a.	a.	c.	a.	a.	c.	a.	a.	c.	a.	a.	c.	a.	a.	c.	
kondyl.	kondyl.	kondyl.	kondyl.	k.	gumm.	gumm.	k.	gumm.	gumm.	k.	gumm.	gumm.	k.	gumm.	gumm.	k.	gumm.	gumm.	
4	15	29	20	46	1	3	40	5	18	45	43	35	56	36	6	89	87		

Alter in Jahren												
30—35 acquisita		35—40 acquisita		40—50 acquisita		50—60 acquisita		60—70 acquisita		über 70 acquisita		Insgesamt
k.	gumm.	k.	gumm.	k.	gumm.	k.	gumm.	k.	gumm.	k.	gumm.	
107	143	38	135	58	300	25	227	4	152	—	45	1812

a. = acquisita, c. = congenita, k. = kondylomatosa, gumm. = gummosa.

Auf eine Wiedergabe der vom Verf. gesammelten zahlenmäßigen Nachweise über die in den einzelnen Gouvernements während der Jahre 1896—1913 als behandelt gemeldeten Syphilitiker muß wegen Raummangels verzichtet werden. Aus diesem Zahlenmaterial geht hervor, daß viele Gouvernements eine ununterbrochene Zunahme der erfaßten Syphilisfälle aufweisen, andere zeigen wieder, z. B. Saratow, nach einem Maximum ein Zurückgehen der Zahl der medizinisch versorgten Kranken. Dies hängt aller Wahrscheinlichkeit nach mit der besseren Durchbehandlung der Bevölkerung zusammen.

Das in verschiedenen Gouvernements feststellbare auffällige Schwanken der Zahlen könnte nur in eingehender Untersuchung der Materialien der Gouvernements-, insbesondere an Hand der Semstwo-Gouvernements-Sanitätsstatistik aufgedeckt werden. Diese Arbeit kann allein in der Bibliothek des British Museum in London durchgeführt werden, da diese in regelmäßigen Zwischenräumen bis zum Ausbruch des Weltkrieges einen wissenschaftlichen Mitarbeiter nach Rußland zur Sammlung dieses wertvollen epidemiologischen Materials — das meines Wissens noch nicht im Zusammenhang bearbeitet worden ist — entsandte. Auf die Durcharbeitung dieser bedeutsamen Veröffentlichungen und ihrer Verwertung mußte hier jedoch leider aus Platzmangel verzichtet werden.

Das vorliegende Zahlenmaterial für ganz Rußland faßt folgende Tabelle zusammen:

Tabelle 158. Erkrankungshäufigkeit an Syphilis in ganz Rußland 1894—1914.

Jahr	Zahl der gemeldeten Syphilisfälle	auf 10 000	ohne Polen	
			Zahl der gemeldeten Syphilisfälle	auf 10 000
1894	768 942	63,0	—	—
1895	804 402	65,4	—	—
1896	882 666	70,6	—	—
1897	941 958	74,3	—	—
1898	939 020	72,9	—	—
1899	909 033	69,5	—	—
1900	936 985	70,4	—	—
1901	961 628	71,1	—	—
1902	1 007 429	73,2	—	—
1903	1 054 387	75,3	—	—
1904	999 869	70,2	—	—
1905	988 965	68,4	—	—
1906	1 098 366	74,7	—	—
1907	1 100 944	73,6	—	—
1908	1 181 647	77,6	—	—
1909	1 199 148	76,9	1 172 626	84,4
1910	1 214 915	76,7	1 186 812	84,2
1911	1 264 435	78,6	1 236 058	86,3
1912	1 241 822	75,7	1 217 097	83,2
1913	1 248 002	76,8	1 222 366	82,0
1914	—	—	1 124 437	74,7

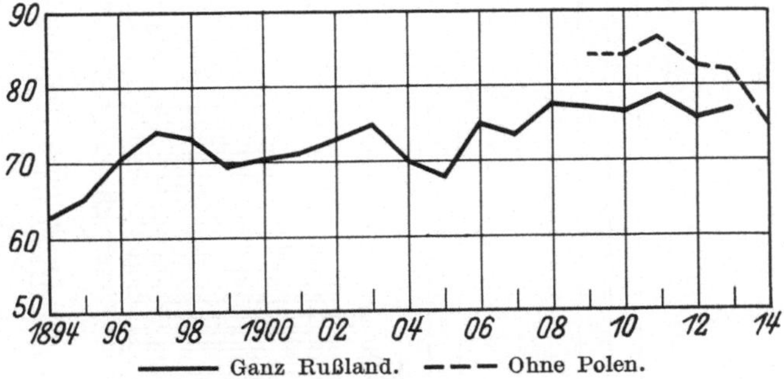

Abb. 71. Erkrankungshäufigkeit an Syphilis in Rußland auf 10 000 der Bevölkerung 1894—1914.

Hieraus geht hervor, daß von 1894 an bis zum Weltkriege, nur unterbrochen durch den Eintritt des russisch-japanischen Krieges, die Zahl der in Behandlung stehenden Syphilitiker in dauerndem Steigen begriffen war. Scheidet man das asiatische Rußland aus, so erhält man für das Jahr 1911 nach E. Roesle 1 222 481 Luesfälle, oder bei der mit 130 Millionen angegebenen Bevölkerung eine Behandlungsziffer von 8,6 auf 1000. Danach müßte man die in der Tabelle angegebenen Erkrankungsziffern um etwa 8% erhöhen, wenn man sie gleichfalls auf das europäische Rußland beschränken will.

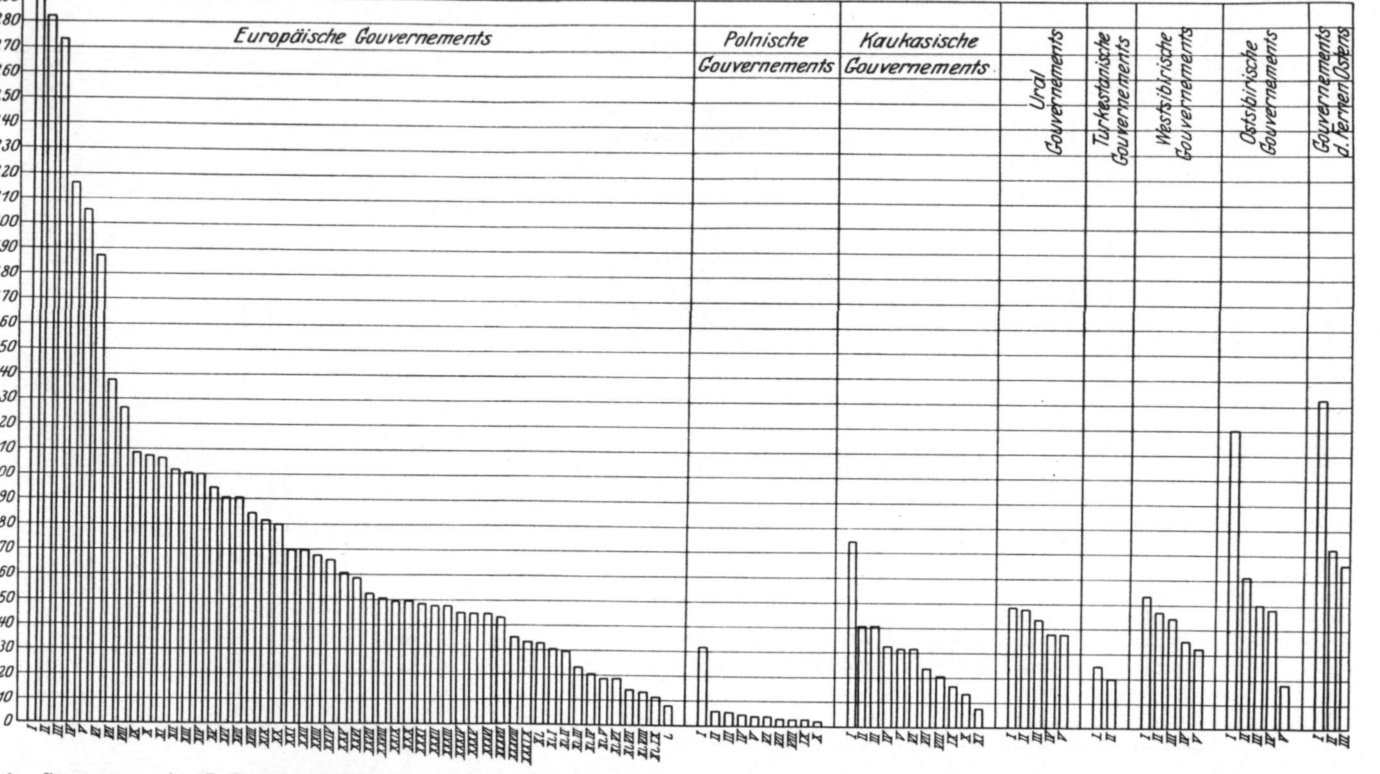

Europäische Gouvernements: I. Pensa. II. Simbirsk. III. Tambow. IV. Saratow. V. Woronesch. VI. Smolensk. VII. Samara. VIII. Olonetz. IX. Kursk. X. Orel. XI. Rjasan. XII. Pskow. XIII. Kostroma. XIV. Tula. XV. Witebsk. XVI. Nowgorod. XVII. Nischegorod. XVIII. Moskau. XIX. Jaroslaw. XX. Twer. XXI. Kaluga. XXII. Don-Gebiet. XXIII. Wologda. XXIV. Charkow. XXV. Wladimir. XXVI. Taurien. XXVII. Livland. XXVIII. Archangelsk. XXIX. Kasan. XXX. Tschernigow. XXXI. Wjatka. XXXII. Cherson. XXXIII. Kiew. XXXIV. Astrachan. XXXV. Perm. XXXVI. Jekaterinoslaw. XXXVII. Poltawa. XXXVIII. Bessarabien. XXXIX. Petrograd. XL. Ufa. XLI. Estland. XLII. Orenburg. XLIII. Mohilew. XLIV. Podolien. XLV. Kurland. XLVI. Minsk. XLVII. Wolhynien. XLVIII. Grodno. XLIX. Wilna. L. Kowno. — Polnische Gouvernements: I. Pietrokow. II. Lublin. III. Kielce. IV. Suwalki. V. Warschau. VI. Plock. VII. Kalisch. VIII. Radom. IX. Siedlce. X. Lomza. — Kaukasische Gouvernements: I. Tschernomorsk. II. Baku. III. Kuban. IV. Batum. V. Tiflis. VI. Dagestan. VII. Terskesches Gebiet. VIII. Jelisawetpol. IX. Kutai. X. Kars. XI. Eriwan. — Ural-Gouvernements: I. Stawropol. II. Turgai. III. Syr-Darja. IV. Ural. V. Transkaspisches Gebiet. — Turkestanische Gouvernements: I. Ferghana. II. Samarlandk — Westsibirische Gouvernements: I. Akmolinsk. II. Tomsk. III. Tobolsk. IV. Semirjetschensk. V. Semipalatinsk. — Ostsibirische Gouvernements: I. Irkutsk. II. Jenesseisk. III. Kamtschatka. IV. Transbeikalien. V. Jakutsk. — Gouvernements des Fernen Ostens: I. Sachalin. II. Primorsk. III. Amur.

Abb. 72. Zahl der registrierten Syphilisfälle im Durchschnitt der Jahre 1904—1913 auf 10000 der Bevölkerung in den russischen Gouvernements.

Das Absinken im Jahre 1914 erklärt sich allein aus dem lückenhaften Eingehen der statistischen Berichte, bedingt durch den Kriegsausbruch.

Faßt man noch die in der Zehn-Jahresperiode 1904—1913 registrierten Erkrankungsfälle an Syphilis zusammen, so erhält man die nachfolgende Tab. 159, zu der bemerkt werden muß, daß die Verhältniszahlen darunter leiden, daß sie nicht mit Hilfe der faktischen, sondern nur mit fortgeschriebenen Bevölkerungsziffern berechnet werden konnten, und zwar mittels des natürlichen Zuwachses, fortgeschrieben seit der letzten Volkszählung im zaristischen Rußland im Jahre 1897.

Erst 1916 fand die erste, unvollkommen gebliebene Volkszählung wieder statt, und die erste, einigermaßen brauchbare Resultate liefernde in der Union im Jahre 1920.

Tabelle 159. Zahl der registrierten Syphilisfälle im Durchschnitt der Jahre 1904—1913, berechnet auf 10 000 der Bevölkerung.

A. In den europäischen Gouvernements:

Gouvernement		Gouvernement	
Pensa	288,8	Taurien (Krim)	58,7
Simbirsk	282,2	Livland	52,2
Tambow	272,7	Archangelsk	50,2
Saratow	215,8	Kasan	49,4
Woronesch	205,0	Tschernigow	49,1
Smolensk	187,2	Wjatka	48,5
Samara	137,0	Cherson	47,2
Olonetz	126,2	Kiew	47,1
Kursk	108,0	Astrachan	44,3
Orel	107,0	Perm	43,9
Riasan	106,1	Jekaterinoslaw	42,5
Pskow	101,7	Poltawa	42,3
Kostroma	100,8	Bessarabien	34,6
Tula	99,8	Petrograd	33,4
Witebsk	94,3	Ufa	32,6
Nowgorod	90,5	Estland	30,4
Nischegorod	90,0	Orenburg	29,2
Moskau	84,2	Mohilew	22,8
Jaroslaw	81,0	Podolien	20,6
Twer	79,8	Kurland	18,6
Kaluga	69,1	Minsk	18,6
Don-Gebiet	69,1	Wolhynien	14,2
Wologda	67,3	Grodno	13,5
Charkow	65,5	Wilna	10,8
Wladimir	60,1	Kowno	7,5

B. In den polnischen Gouvernements:

Gouvernement		Gouvernement	
Pietrokow	31,9	Plock	4,1
Lublin	5,7	Kalisch	3,4 [1])
Kielce	5,6	Radom	3,1
Suwalki	4,7	Siedlce	3,1 [1])
Warschau	4,4 [1])	Lomza	2,7

C. In den kaukasischen Gouvernements:

Gouvernement		Gouvernement	
Tschernomorsk	74,3	Terskesches Gebiet	23,0
Baku	40,2	Jelisawetpol	20,3
Kuban	40,1	Kutai	15,8
Batum	31,7	Kars	13,0
Tiflis	31,1	Eriwan	6,8
Dagestan	31,0		

[1]) 1903—1912, da von 1913 kein Bericht mehr vorliegt.

D. In den Ural-Gouvernements:

Stawropol	48,3
Turgai	47,5
Syr-Darja	43,2
Ural	37,6
Transkaspisches Gebiet	37,3

E. In den turkestanischen Gouvernements:

Ferghana	23,7
Samarkand	19,6

F. In den westsibirischen Gouvernements:

Akmolinsk	53,0
Tomsk	46,6
Tobolsk	44,2
Semirjetschensk	35,2
Semipalatinsk	32,1

G. In den ostsibirischen Gouvernements:

Irkutsk	119,9
Jenesseisk	60,7
Kamtschatka	49,5
Transbaikalien	48,1
Jakutsk	18,1

H. In den Gouvernements des Fernen Ostens:

Sachalin	131,7 [1])
Primorsk	72,1
Amur	64,6

Trotz der oben gezeigten Schwierigkeiten einer statistischen Aufnahme der Syphilis in Rußland geben die vorliegenden Zahlen dennoch eine gute Vorstellung von der verschiedenartigen Höhe der Verbreitung der Lues in den einzelnen Gouvernements, veranschaulicht durch die nachstehenden Kartenübersichten (S. 543 u. 544).

Den Ursachen der Verschiedenartigkeit der Verbreitung der Lues ist für das europäische Rußland, unter Zugrundelegung der Jahre 1902—1907, schon S. P. PORFILJEW nachgegangen. Seinen Befunden gegenüber zeigen die hier verwendeten Jahre, in denen die Erfassung der Erkrankten besser geworden war, immerhin eine Verschiebung der Zahlenverhältnisse, zum Teil auch dadurch bedingt, daß PORFILJEW nur die von den Ärzten gemeldeten Kranken berücksichtigte.

Die allerhöchsten Ziffern (über 120 auf 10 000), also Großstadtziffern, die zum Vergleich folgende Tabelle zusammenfaßt:

Die Zahl der registrierten Syphilisfälle in einigen russischen Städten 1913—1914.

	1913	1914
Rostow a. Don	—	382,8
Petersburg	290,3	269,0
Moskau	206,1	227,3
Odessa	187,1	176,9
Nikolajewsk	142,6	129,6
Baku	144,0	120,2
Warschau	128,4	149,9

[1]) 1909—1913.

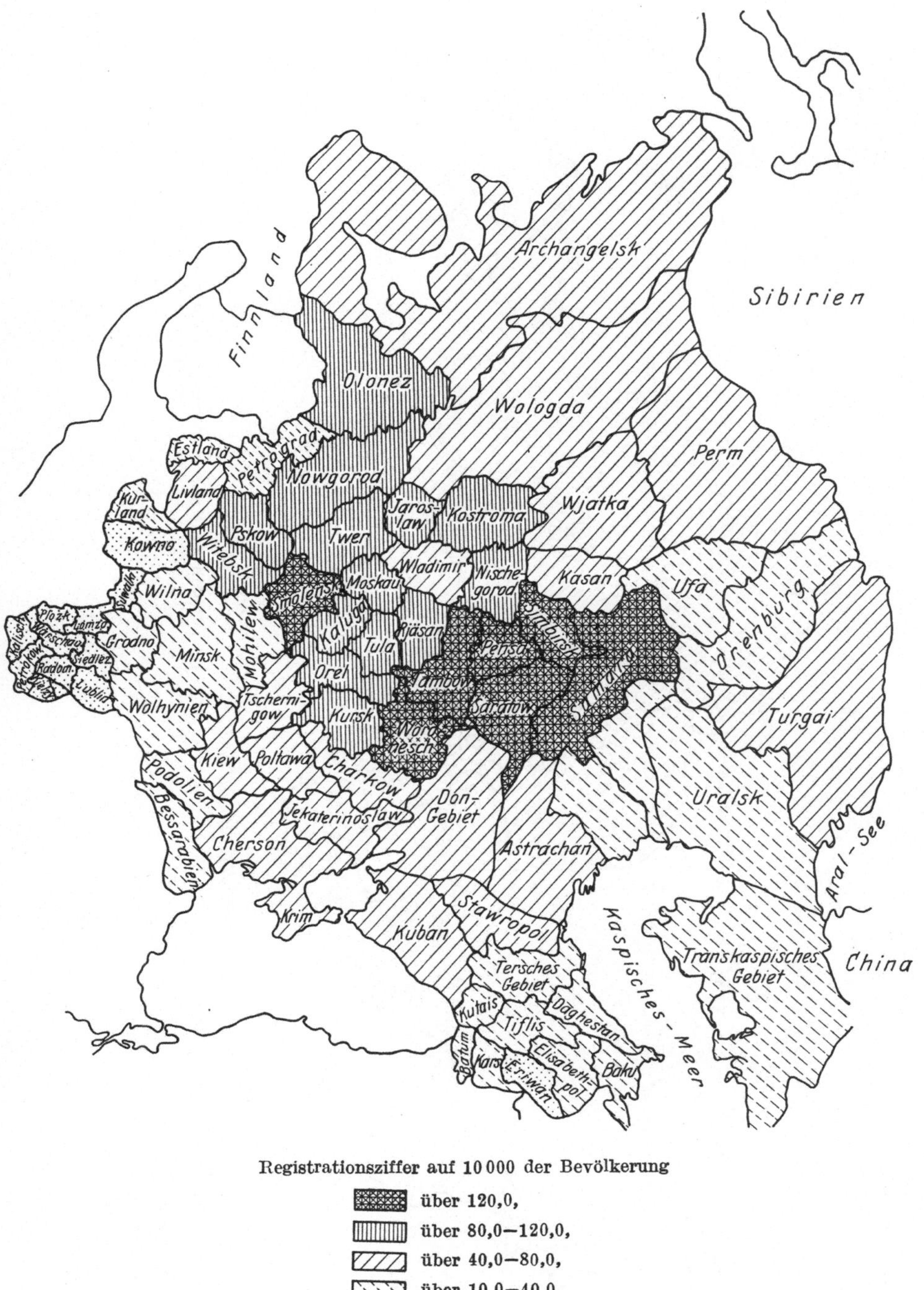

Registrationsziffer auf 10 000 der Bevölkerung

- über 120,0,
- über 80,0—120,0,
- über 40,0—80,0,
- über 10,0—40,0,
- bis 10,0.

Abb. 73. Syphilisregistrierungsziffer im europäischen Rußland im Durchschnitt der Jahre 1903—1914.

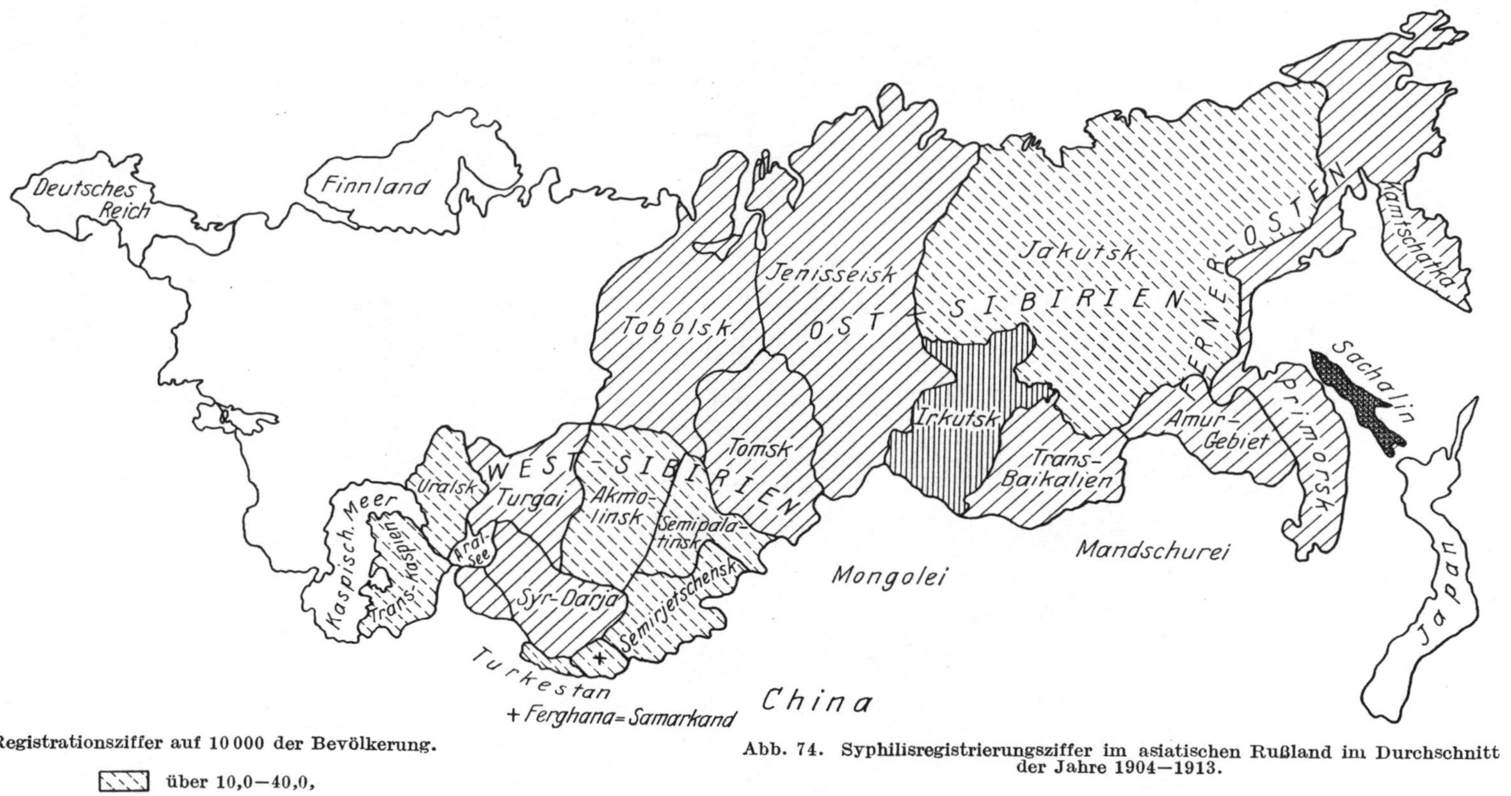

Abb. 74. Syphilisregistrierungsziffer im asiatischen Rußland im Durchschnitt der Jahre 1904—1913.

Registrationsziffer auf 10 000 der Bevölkerung.

- über 10,0—40,0,
- über 40,0—80,0,
- über 80,0—120,0,
- über 120,0.

zeigen das mittlere Wolgagebiet (Saratow, Samara und Simbirsk) und die Gouvernements Pensa, Tambow, Woronesch, also die zentral gelegenen Hauptagrargebiete, sowie das Gouvernement Smolensk.

Demnach sind in Rußland die Zentren für die stärkste Durchseuchung mit Syphilis die Hauptagrargouvernements und die Städte. Auf der einen Seite die unaufgeklärtesten, auf der anderen die aufgeklärtesten Teile des alten Rußlands. Hier findet man venerische Infektionen im eigentlichen Sinne des Wortes, dort endemische Verbreitung auf extragenitalem Wege, worüber schon (s. S. 537) gesprochen worden ist.

Dann folgen mit einer Registrierungsziffer von 80—120 auf 10000 von dem Zentralgebiet aus in breitem Streifen nach Nordosten zu die zentralen industriellen Gouvernements, die übrigen landwirtschaftlichen Gouvernements und das Seengebiet, zusammen 14 Gouvernements.

Mit 40—80 auf 10000 schließen sich die Ukrainischen Gouvernements und die Gouvernements einschließlich der Krim, sowie das Don-Gebiet, Astrachan und die beiden nordkaukasischen Gouvernements an. Außerdem die nordöstlichen Gouvernements des europäischen Rußland.

Die übrigen Teile des Reiches zeigen noch niedrigere Zahlen, doch werden die kaukasischen Registrierungsziffern und die für Südostrußland wohl auf schlechterer Erfassung der Erkrankten beruhen, während die gleich hohen Zahlen (über 10—40) der Westgouvernements, die den die allergeringsten Ziffern (bis 10) aufweisenden polnischen Gouvernements benachbart sind, sowie die Registrierungen für Kurland, Estland und Petersburg der Wirklichkeit wahrscheinlich näher kommen.

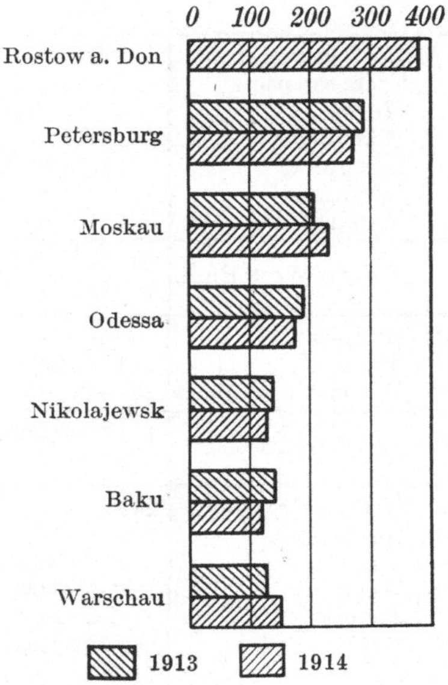

Abb. 75.
Zahl der registrierten Syphilisfälle in einigen russischen Städten, 1913 u. 1914.

Als Hauptursache dieser großen Schwankungen in der Registrierungsziffer wurde nach PORFILJEW vor allen Dingen der Typus der Siedlung festgestellt; denn dort waren die Erkrankungsziffern am höchsten, wo kleine, aber dicht beieinander liegende Dörfer vorhanden sind. Eine bedeutende Rolle spielte ferner die starke Fluktuation der Wanderarbeiter zur Sommerszeit vom Norden nach dem Süden. Dagegen ließen sich keine besonderen Zusammenhänge nachweisen zwischen Industrialisierung und Lueshäufigkeit, begründet durch die Art der Erhebung des Zahlenmaterials. Interesant ist die Verteilung der verschiedenen Formen der Lues. Die gummöse Form wurde in der Hauptsache beobachtet in den der asiatischen Steppe benachbarten Ost-Gouvernements, im Wolga-Gouvernement und in der Zone von Wolga bis Baltikum. Die kondylomatöse Form war für die Gouvernements im Süden und Westen charakteristisch, die sich durch geringe Lueshäufigkeit auszeichnen. Eine Mittelstellung nahmen die übrigen Gebiete ein. Da die gummöse Form hauptsächlich in den Semstwo-Gouvernements, die kondylomatöse aber in den Gouvernements ohne Selbstverwaltung und im Ostseegebiet überwiegen, so folgt daraus, daß die verschiedene Kulturhöhe einen maßgeblichen Einfluß dabei spielt.

Wie wir gesehen haben, wurden in den letzten Vorkriegsjahren rund $1^1/_4$ Million Syphilisfälle jährlich registriert, oder ungefähr 8—$9^0/_{00}$. Von diesen Fällen

Tabelle 160. In R.S.F.S.R. 1921—1924 registrierte Syphilisfälle.

Gouvernement	Zahl der behandelten Lues I und II-Fälle					auf 10 000 der Bevölkerung				
	1913	1921	1922	1923	1924	1913	1921	1922	1923	1924
1. Archangelsk	1 545	1 191	1 136	1 297	999	32,9	33,0	30,0	33,0	25,3
2. Wologda	4 260	3 212	1 111	1 835	2 327	25,4	35,0	12,0	19,0	23,8
3. Nord-Dwinsk	—	—	691	1 214	1 673	—	—	11,0	18,0	25,4
4. Sirjan-Gebiet	—	—	407	427	459	—	—	21,0	20,0	21,8
1.—4. Nord-Ost-Rußl.	5 805	4 403	3 345	4 773	5 458	27,0	—	15,8	21,3	24,4
	7 003	—	*1 858*	*1 508*	—	*32,6*	—	*6,5*	*8,3*	—
5. Leningrad (Stadt)	41 742	—	2 403	11 070	11 464	244,3	—	23,0	106,0	109,9
6. Tscherepowetz	—	5 920	4 139	4 527	5 024	—	94,0	63,0	69,0	76,8
7. Murman	—	103	45	66	72	—	51,0	22,0	33,0	42,5
8. Pskow	5 226	—	1 229	—	4 691	36,1	—	9,0	—	35,8
9. Nowgorod	8 775	2280	1 260	2 226	2 956	52,6	25,0	13,0	24,0	31,6
10. Leningrad	2 718	—	1 125	987	1 094	16,7	—	18,0	9,0	10,3
11. Karelien-Republik	1 617	—	289	180	182	35,8	—	7,0	9,0	8,6
5.–11. Nord-West-Rußl.	60 078	8 303	10 490	19 056	25 483	87,0	—	21,0	48,5	48,6
	30 812	—	*2 297*	*6 556*	—	*44,6*	—	*5,8*	*16,7*	—
12. Brjansk	—	—	3 703	—	4 977	—	—	36,0	—	44,2
13. Smolensk	14 854	22 850	10 326	7 007	5 324	70,4	144,0	49,0	31,0	23,7
14. Gomelsk (Mohilew)	3 649	—	—	—	1 854	15,3	—	—	—	8,4
12.–14. West-Rußland	18 503	22 850	12 850	7 007	12 155	41,3	—	41,0	31,0	21,7
	27 557	—	*5 523*	*3 078*	—	*61,2*	—	*17,6*	*14,0*	—
15. Moskau (Stadt)	24 952	—	—	12 927	—	149,0	—	—	84,0	—
16. Nischegorod	10 699	7 356	4 871	11 036	12 021	50,8	40,0	25,0	44,0	77,9
17. Kaluga	7 526	6 989	3 686	3 920	5 186	50,3	73,0	37,0	37,0	48,4
18. Wladimir	8 372	6095	4 072	5 188	4 953	37,2	47,0	31,0	39,0	37,5
19. Jaroslaw	7 544	4 293	5 765	3 893	4 673	52,9	66,0	39,0	26,0	35,6
20. Twer	8 604	37 543	2 525	6 756	7 167	36,2	111,0	13,0	32,0	34,6
21. Rjäsan	11 810	—	11 076	14 852	8 285	44,5	—	49,0	59,8	33,3
22. Moskau	6 762	—	4 052	6 203	5 746	37,1	—	30,0	29,0	27,2
23. Kostroma	6 644	4 703	1 517	2 097	2 212	37,2	39,0	12,0	27,0	27,2
24. Iwanowo-Wosniesensk	—	267	489	—	2 305	—	4,0	7,0	—	26,5
25. Tula	10 368	3 997	3 566	3 501	3 565	52,3	23,0	20,0	21,0	21,4
15.—25. Zentral-Industrie-Gebiet	103281	73 243	41 130	70 373	55 813	52,8	—	30,6	41,8	34,6
	84 571	—	*14 581*	*19 094*	—	*43,2*	—	*12,1*	*12,3*	—
26. Tambow	50 127	—	22 347	17 138	23 723	130,4	—	63,0	64,0	88,1
27. Woronesch	29 160	14 187	5 868	16 953	23 444	78,8	46,0	20,0	51,0	70,9
28. Kursk	19 029	11 421	8 717	15 705	16 082	62,1	42,0	31,0	56,0	57,0
29. Orel	14 513	986	7 054	8 573	8 766	53,4	45,0	41,0	54,0	55,0
26.—29. Zentral-Schwarzerde-Gebiet	112829	26 594	43 986	58 369	72 015	84,6	—	40,5	56,1	69,2
	125636	—	*24 533*	*23 206*	—	*94,2*	—	*22,6*	*22,3*	—
30. Ulianow (=Simbirsk)	21 959	1 822	20 448	8 909	11 002	107,7	29,0	128,0	60,0	73,4
31. Samara	16 801	—	6 950	10 003	11 967	44,1	—	29,0	39,0	46,8
32. Pensa	25 493	10 506	7 928	7 439	8 846	126,3	69,0	44,0	36,0	42,5
33. Tschuwaschen-Gebiet	—	543	1 648	1 916	2 096	—	7,0	23,0	25,0	28,0
34. Tataren-Republik	7 274	4 986	3 994	—	4 089	25,5	18,0	14,0	—	14,7
30.—34. Mittel-Wolga-Gebiet	71 527	17 857	40 968	28 267	38 000	66,1	—	44,2	41,0	39,2
	89 598	—	*18 246*	*16 818*	—	*82,9*	—	*44,5*	*24,4*	—

Gouvernement	Zahl der behandelten Lues I und II-Fälle					auf 10 000 der Bevölkerung				
	1913	1921	1922	1923	1924	1913	1921	1922	1923	1924
35. Kalmücken-Gebiet	—	—	820	507	1 155	—	—	82,0	42,0	91,8
36. Astrachan . . .	4 184	—	662	2 183	3 231	31,0	—	17,0	56,0	82,2
37. Stalingrad . . .	—	—	5 009	—	7 986	—	—	43,0	—	64,6
38. Saratow	19 734	—	10 711	15 872	14 867	60,0	—	36,0	58,0	54,2
39. Njemen-Republik	—	—	1 255	1 304	674	—	—	33,0	21,0	11,1
35.—39. Unter-Wolga-	23 918	—	18 457	19 866	27 913	51,7	—	36,9	51,3	54,7
Gebiet	*33 792*	—	*1 372*	*2 301*	—	*73,0*	—	*15,9*	*15,9*	—
Wjatisch-Wjetluga-	10 775	—	3 951	10 505	11 452	28,3	—	40,2	32,3	35,2
Gebiet	*7 198*	—	*1 856*	*2 690*	—	*18,9*	—	*6,6*	*8,3*	—
Ural-Gebiet	18 988	—	9 023	11 049	50 371	27,2	—	23,1	26,8	53,8
	9 908	—	*2 314*	*3 554*	—	*14,2*	—	*5,6*	*8,6*	—
Krim	4 405	—	—	—	3 881	36,6	—	—	—	64,5
Nordkaukasisches	35 680	—	18 170	31 808	44 127	39,0	—	50,6	60,4	58,4
Gebiet	*18 778*	—	*2 316*	*6 523*	—	*20,5*	—	*6,9*	*14,8*	—
Dagestan-Republik .	1 013	—	—	—	3 890	14,5	—	—	—	44,0
Transkaukasus . . .	12 453	—	1 401	3 078	—	32,8	—	7,0	13,8	30,8
	2 681	—	*594*	*348*	16 998	*7,1*	—	*3,0*	*1,6*	—
Kaukasus	49 146	—	19 571	34 886	65 015	38,0	—	30,4	48,4	46,5
Sibirisches Gouverne-	30 931	—	15 509	20 373	34 695	38,0	—	25,6	37,9	43,2
ment-Gebiet	*16 510*	—	*5 243*	*8 644*	—	*20,3*	—	*8,4*	*13,7*	—
Ferner Osten	13 822	—	—	3 470	3 425	74,0	—	—	19,7	19,5
	3 282	—	—	*435*	—	*17,6*	—	—	*4,4*	—
Kirgisen-Republik .	2 206	—	4 101	6 691	9 167	9,7	—	10,0	13,1	18,0
	11 722	—	*1 949*	*2 225*	—	*18,6*	—	*5,0*	*4,4*	—
Turkestan	17 833	—	11 081	11 579	11 069	16,1	—	15,0	16,0	15,4
	14 597	—	*6 569*	*3 818*	—	*20,6*	—	*9,0*	*5,3*	—
Aserbaidschan . . .	5 545	2 038	1 995	—	8 228	46,1	10,0	10,0	—	41,0
Armenien	571	—	—	—	2 090	6,2	—	—	—	14,9
Grusinien	5 505	—	—	—	6 261	36,8	—	—	—	34,9
Burjato-Mongol.-Republik	—	—	—	1 670	4 338	—	—	—	139,0	367,9
Altai	—	—	4 186	—	12 178	—	—	24,0	—	73,6
Nowo-Nikolajewsk .	—	—	3 887	4 144	6 072	—	—	30,0	31,0	45,6
Oiraten-Gebiet . . .	—	—	—	305	290	—	—	—	38,0	36,6
Jenisseisk	4 681	—	1 345	477	4 026	41,8	—	11,0	4,0	32,9
Tomsk	19 725	—	5 338	2 665	3 481	31,4	—	48,0	24,0	31,3
Irkutsk	6 525	—	5 996	8 328	1 648	88,6	—	67,0	108,0	21,4
Omsk	—	—	—	2 784	2 662	—	—	—	16,0	15,2
Primorsk	6 034	—	—	1 536	2 277	97,5	—	—	24,0	35,1
Amur	2 529	—	—	678	572	78,6	—	—	24,0	16,9
Transbaikalien . . .	5 259	—	—	1 256	576	56,7	—	—	16,0	7,4

Anmerkung zu Tab. 160: Alle kursiv gedruckten Zahlen betreffen Lues III. Die Zahlen für 1921 umfassen Lues I, II, III.

entfielen rund 8% auf das Primärstadium und je 46% auf die sekundäre wie auf die tertiäre Syphilis.

Die Angaben, die über die seit 1921 registrierten Syphilisfälle zur Verfügung stehen, sind unter Beifügung der Zahlen für 1913 in vorstehender Tabelle 160 zusammengestellt.

Einen Überblick über die Registrierung in der ganzen Union gibt folgende Aufstellung:

Tabelle 161. In der ganzen Union registrierte Syphilisfälle, verteilt nach Krankheitsform und bezogen auf 10000 der Bevölkerung.

Jahr	Lues I und II		Lues III		ohne Angabe des Stadiums	Zusammen	
	absolut	auf 10000	absolut	auf 10000		absolut	auf 10000
1921	—	—	—	—	—	336 073	52
1922	237 346	27,3	91 438	13,2	—	328 784	40,5
1923	309 497	34,4	101 219	12,4	43 295	454 001	46,4
1924	430 610	40,4	—	—	—	—	—

Nachstehende Übersicht vermittelt einen Einblick in die Einwohnerzahl der Gebiete, für die 1921 und 1922 Angaben vorliegen:

	Einwohnerzahl 1921	Einwohnerzahl 1922
Europäische Gouvernements	43 604 846	51 343 369
Autonome Gebiete	2 024 834	2 555 919
Autonome Republiken	4 928 747	6 036 000
Europäisches Rußland	50 558 427	59 935 288
Sibirien	5 058 555	6 262 000
Kirgisen-Republik	—	4 077 000
Turkestan	7 201 551	7 201 551
Asiatisches Rußland	12 260 106	17 540 551
Autonome Republiken	2 096 973	3 761 862
Union	64 915 506	81 237 701

Ein Vergleich der Registrierungsziffern der Jahre 1921, 1922, 1923 und 1924 mit denen des Jahres 1913 ergibt, daß jetzt die Lues in geringerem Maße registriert worden ist als vor dem Weltkriege; besonders unvollständig ist die Erfassung der Fälle von Lues III.

„Diese Tatsache des Absinkens der Lues III wurde auch von Beobachtern lokaler Zustände bemerkt (SCHOSTAK: Die Syphilis und die venerischen Erkrankungen sowie ihre Bekämpfung im Gouvernement Ulianow. 1924). Einzelne Autoren, wie SCHOSTAK, sind geneigt, dieses Aussterben der tertiären Lues als Folge von Hunger und Infektionskrankheiten zu erklären. Unseres Erachtens ist diese Tatsache in der unvollständigen Registrierung zu suchen. Die Analyse der Zahlen über die Frischerkrankungen ergibt in vielen Gouvernements im Jahre 1924 eine Steigerung gegenüber 1922 und 1923, eine Annäherung an den Vorkriegsstand, ja in einzelnen Gouvernements sogar noch höhere Registrierungsziffern. Dies findet eine Erklärung in der Konsolidierung des medizinischen Netzes, sowie in der besseren Registrierung. Mit dieser werden auch die Zahlen für die tertiäre Lues ansteigen. Einzelne lokale Untersuchungen erweisen auch, daß die Lues noch lange nicht vollständig unter der Landbevölkerung registriert wird (vgl. TAPELSON: Zu den Untersuchungen der Gehöfte von 77 Dörfern des Belskischen Kreises im Gouvernement Smolensk). Der Prozentsatz der durch die Untersuchungen der Gehöfte in 42 syphilitischen Siedlungen festgestellt wurde, betrug 7,87 gegenüber den 0,6% der auf Grund der Ambulatoriumsregistration festgestellten offiziellen Ziffern.

Es ist also in jedem Falle erforderlich, tiefere und gründlichere Untersuchungen anzustellen, um ein Bild von der tatsächlichen Verbreitung der Lues zu gewinnen" (DOBREITZER).

Die bis jetzt vorliegenden Zahlen aus Sowjetrußland sind keinesfalls als wirklicher Index der Verbreitung der Lues anzusprechen. In einer Reihe von Gouvernements ist die Registrierung schlechter als früher, in anderen findet sich eine starke Zunahme der Registrierung gegenüber 1913. Ob diese Zunahme mit einer besseren Registrierung oder mit einer tatsächlichen Vermehrung der

Syphilis zusammenhängt, muß dahingestellt bleiben. Eine große Rolle spielen für das Schwanken der Zahlen die Änderungen, die das medizinische Netz in den einzelnen Gouvernements in den letzten Jahren erfahren hat, und die Stellungnahme der Bevölkerung zu den medizinischen Einrichtungen. — Einflüsse auf die Gestaltung der Zahlenangaben, die nur an Ort und Stelle in eingehender Untersuchung geklärt werden können.

Einen weiteren Einblick in die Verbreitung der Geschlechtskrankheiten in Sowjetrußland geben ausgedehnte Stichprobenuntersuchungen, die in den letzten Jahren in Dorfgemeinschaften vorgenommen wurden. Aus ihnen kann gefolgert werden, daß die Syphilis besonders in den entlegensten und kulturlosesten Gegenden verbreitet ist. Überall ist jedoch, was sich schon aus früheren Untersuchungen ergeben hatte, die Ausbreitung der Lues ganz unregelmäßig. Benachbarte Dörfer weisen ganz verschiedene Erkrankungshöhen auf. Als

Tabelle 162.

Untersuchungsgebiet	Zahl der Untersuchten	Davon syphilitisch in %
Gouvernement Nowgorod		
Kreis Demianow, Gemeinde Welilskaja	9 578	5,6
„ „ Gemeinde Moissejewskaja	11 129	3,6
Gouvernement Saratow		
Kreis Serdobsk	6 256	6,15
Gouvernement Twer		
Kreis Ostaschkow	9 832	2,15
Kreis Rschew	1 863	6,0
Gouvernement Astrachan		
Angestellte des Staatlichen Fischtrustes	1 102	4,3
Gouvernement Pskow		
Kreis Noworschew	13 237	2,17
Gouvernement Orenburg		
Kreise Orsk und Kaschir	4 500	2,06
Gouvernement und Kreis Kostroma	4 751	5,6
Gouvernement Stalingrad		
Kreise Nowo-Nikolajewsk und Lenin	9 786	5,4
Gouvernement Briansk		
Kreis Beschitz	1 635	12,5
Gouvernement Smolensk		
Kreis Belsk	9 920	5,8
Gouvernement Woronesch		
Kreis Waluisk, Meiereien	8 178	20,0
Gouvernement Ulianow		
7 Dörfer	9 630	3,81
Gouvernement Leningrad		
Kreis Ladigeipol	11 643	7,4
Kleine Volksstämme:		
Gouvernement Tomsk, Kreis Kusnietz		
Samojeden	4 536	15,5
Osseten	2 307	3,7
Inguschen	2 332	16,5
Tschetschenen	3 057	25,8
Mongolische Burjaten	4 600	42,0
Burjaten	1 300	61,1
Russische Altgläubige im burjatisch-mongolischen Gebiet	278	0,71
Kalmücken am Kaspischen Meer	3 880	14,5
Turkmenen in Transkaspien	1 251	30,1

Mittelwert ergab sich bei der Untersuchung von 55 000 Bauern eine Verbreitung an manifester Syphilis von 1,6%. Jedoch war in Gegenden mit nichtrussischer Bevölkerung die Durchseuchung wesentlich höher, so in der Burjaten-Republik am Baikalsee, wo 42% und im Dagestan (Kaukasus), wo 30—40% manifeste Fälle gefunden wurden. Daß durch Krieg und Bürgerkrieg eine Vermehrung der Ansteckung auf den Dörfern erfolgt ist, ergab vielerorts die Höhe des Prozentsatzes der im Sekundärstadium Befindlichen (bis 84%). Gleich geblieben ist der Infektionsmodus, denn, bis zu 81% sind die Infektionen auf extragenitalem Wege gesetzt.

Für 1925 sind die Untersuchungsergebnisse in der Tabelle 162 S. 549 zusammengefaßt.

Die interessante Feststellung in der Tab. 162 ist der krasse Unterschied der Syphilisverbreitung zwischen den russischen Altgläubigen im burjatisch-mongolischen Gebiet und den burjatischen Mongolen selbst. Er zeigt, welche Bedeutung religiöse wie ethnische Verschiedenheiten und darauf sich bauende Lebensgewohnheiten auf die Erwerbung der Syphilis haben können.

Im übrigen muß darauf hingewiesen werden, daß die Angaben der vorstehenden Tabelle untereinander unvergleichbar sind, da die Untersuchungen nicht einheitlich durchgeführt worden sind. Teilweise beziehen sich die Zahlen auf tatsächliche Durchuntersuchungen ganzer Gebiete, teilweise nur auf die sich freiwillig zur Untersuchung Eingefundenen.

Genaue Zahlen über die heutige Verbreitung der Syphilis wie die Geschlechtskrankheiten überhaupt in den Städten von R.S.F.S.R. zu geben, ist im Moment unmöglich, da die statistische Verarbeitung der von den verschiedenen Organisationen erfaßten Fälle noch nicht nach einheitlichem Schema erfolgt, was jedoch im Laufe der allernächsten Zeit durchgeführt werden soll.

Ukraine.

Die Statistik der Geschlechtskrankheiten in der Ukraine basiert auf den Angaben der in den öffentlichen Behandlungsstellen erstmalig in Behandlung gekommenen Kranken. Das in den lokalen Jahresberichten niedergelegte Zahlenmaterial wird in der sanitäts-statistischen Abteilung des Volkskommissariats für Gesundheitswesen (Narkomsdraw) gesammelt und im Venereologischen Staatsinstitut in Charkow bearbeitet. Eine besondere Kartenregistrierung wurde erst 1925 in den Heilanstalten der Ukraine eingeführt. Die Formblätter gleichen im wesentlichen den in der R.S.F.S.R verwendeten.

Über den Wert der gesammelten Materialien schreibt ALEXANDER N. FEDOROWSKY:

„Die von uns benutzten Unterlagen sind bei weitem nicht einwandfrei und können auch keinesfalls ein erschöpfendes Bild von der tatsächlichen Verbreitung der Geschlechtskrankheiten in der Ukraine geben. Trotzdem glauben wir, daß die beigebrachten Angaben einen Wert als Gradmesser für die Syphilisation der Bevölkerung besitzen.

Zur Beurteilung der Zahlen der Jahre 1924/25 und 1925/26 ist außerdem wichtig, daß gerade in diesem Zeitraum den vorangehenden Jahren gegenüber das Netz der speziellen und allgemeinen Heilanstalten[1]) sich bedeutend erweitert und die Erfassung der Kranken durch die vollkommenere Registrierung sich erheblich gebessert hatte."

Über die Zahl der gemeldeten Syphilisfälle 1924/25 und 1925/26 belehrt nebenstehende Tabelle 163.

[1]) Die Zahl der Dispensaires und Ven.-Punkte betrug 1922/23 18, 1923/24 89, 1924/25 143 und 1925/26 186.

Tabelle 163. Zahl der gemeldeten Syphilisfälle in der Ukraine.

Bezirk	1. 10. 1924 bis 30. 9. 1925		1. 10. 1925 bis 30. 9. 1926	
	absolut	auf 10000	absolut	auf 10000
1. Wolynj	2 533	37,5	1 742	25,5
2. Gluchow	1 190	24,5	1 423	25,8
3. Kiew	12 950	85,9	8 072	51,3
4. Konotop	1 455	27,4	1 728	26,2
5. Korosten	1 387	28,4	1 079	20,7
6. Nieschin	1 167	24,3	1 286	27,3
7. Tschernigow	2 764	50,6	1 680	30,6
zus. in Polessien	23 446	48,7	17 010	34,0
8. Belozeskow	2 127	23,9	1 621	18,9
9. Berditschew	2 683	35,5	2 165	29,8
10. Winnitza	1 572	19,9	2 591	38,8
11. Kamenietz	922	14,7	808	15,0
12. Brogilew	1 120	20,2	1 320	25,3
13. Proskurowo	793	13,5	1 047	18,5
14. Tultscha	1 870	24,6	1 787	25,4
15. Uruani	2 378	27,0	2 499	28,0
16. Tscherkasin	3 996	32,9	3 592	31,6
17. Tschepetowka	1 866	27,5	1 799	77,8
zus. in Prawobereschien	19 327	27,2	19 229	26,1
18. Krementschug	3 967	50,2	2 703	34,3
19. Lubny	943	16,7	1 093	19,2
20. Poltawa	3 260	29,6	3 353	30,9
21. Prilukki	1 844	36,5	1 673	32,8
22. Romny	1 191	21,7	1 412	26,3
23. Summy	2 312	36,93	2 124	30,8
24. Charkow	8 640	61,4	13 266	83,3
zus. in Lievobereschien	22 157	39,8	25 624	44,4
25. Sinowiewo	4 767	65,7	3 917	51,4
26. Melitopol	3 121	44,5	1 890	25,7
27. Nikolajew	1 200	27,1	1 318	26,8
28. Odessa	10 921	149,8	7 574	88,6
29. Perwomajsk	2 619	40,5	—	—
30. Cherson	3 622	65,3	1 723	30,5
31. Republik Moldau	1 420	24,0	2 734	48,2
zus. in den Weststeppen	27 670	61,8	19 156	47,9
32. Astiomowo	5 702	89,7	5 166	68,1
33. Driepropetrowsk	3 948	54,6	5 155	40,0
34. Zaporoschie	2 221	43,7	1 734	32,5
35. Kriroj Rog	4 394	79,4	3 115	55,2
36. Kupiansk	2 574	71,6	2 254	53,0
37. Zagansk	5 229	107,3	3 698	60,3
38. Mariupol	1 365	32,2	1 937	46,9
39. Izüm	1 700	46,5	1 062	28,2
40. Italino	2 999	65,5	3 306	50,6
41. Starobelsk	4 336	65,3	2 574	30,5
42. Pawlograd	1 758	32,4	—	—
zus. in der Oststeppe	36 176	61,4	30 001	49,1
Insgesamt in der Ukraine	128 776	46,2	111 020	39,3

Danach ist zu erkennen, daß trotz besserer Erfassung der Erkrankten im letzten Berichtsjahr (1925/26) weniger Krankheitsfälle in Behandlung standen.

Daß in der Tat ein Rückgang der Syphiliserkrankungen in der Bevölkerung vorliegt, scheinen folgende Übersichten zu zeigen, in denen zum Vergleich die Zahlen von 1923/24 und 1912 zugefügt worden sind:

Tabelle 164. Zahl der registrierten Syphilitiker auf 1000 Einwohner in der Ukraine und ihre geographischen Gebiete.

Geographisches Gebiet	1912	1923/24	1924/25	1925/26
1. Oststeppe	46,3	50,3	61,4	49,1
2. Weststeppe	50,2	77,8	61,8	47,9
3. Lewobereschje	52,6	50,3	39,8	44,0
4. Prawobereschje	31,4	28,7	27,2	26,0
5. Pollessje	35,0	28,0	48,7	34,0
Ukraine	41,3	44,9	46,2	39,3

Tabelle 165.

Jahr	Lues I			Lues II			Lues III			Lues ohne Angabe des Stadiums		
	abs.	%	auf 10000 Einw.	abs.	%	auf 10000 Einw.	abs.	%	auf 10000 Einw.	abs.	%	auf 10000 Einw.
1912	—	7,6	—	—	46,4	—	—	46,0	—	—	—	—
1923/24	15 990	13,0	—	86 923	71,0	—	19 394	16,0	—	—	—	—
1924/25	13 042	10,2	4,7	86 250	67,7	31,3	20 076	15,8	7,3	7986	6,3	2,9
1925/26	10 647	9,6	3,3	76,310	68,8	27,1	20 485	18,4	7,3	3257	3,2	1,2

Der wachsenden Behandlungsziffer der Jahre 1923/25 gegenüber zeigt das Jahr 1925/26 einen deutlichen Abfall.

Die Verteilung der gemeldeten Syphilisfälle nach dem Krankheitsstadium gibt die Übersicht der Tabelle 166 sowie 167.

Sie zeigt vor allem, daß, verglichen mit dem Jahre 1912, der Prozentsatz der Lues III bedeutend abgenommen hat. Die Zunahme betrifft vornehmlich die sekundäre Lues.

Tabelle 166. Zahl der Syphilisfälle in den Städten und ländlichen Bezirken 1912 und 1923—1926.

Jahr	Lues I		Lues II		Lues III		Lues ohne Angaben		zusammen	
	abs.	%	abs.	%	abs.	%	abs.	%	abs.	%
					In den Städten					
1912	—	13,5	—	57,9	—	28,1	—	—	—	35,0
1923/24	7410	13,2	41 336	73,7	7291	13,1	—	—	56 037	45,9
1924/25	4771	8,2	40 868	70,1	7332	12,6	5294	9,1	58 265	45,7
1925/26	3465	7,2	35 159	72,9	7154	14,9	2408	5,0	48 186	43,4
					In den ländlichen Bezirken					
1912	—	4,4	—	40,2	—	55,4	—	—	—	65,0
1923/24	8580	12,9	45 587	68,7	12 103	18,4	—	—	66 270	54,1
1924/25	8271	11,9	45 382	65,7	12 744	18,5	26 943	3,9	69 021	54,3
1925/26	7182	11,4	41 150	65,6	13 331	21,2	1 119	1,8	62 783	56,6

Tabelle 167. Zahl der Syphilisfälle in den einzelnen Gebieten 1924—1926.

Namen der geographischen Gebiete	Lues I		Lues II		Lues III		Lues ohne Angaben	
	abs.	‰₀	abs.	‰₀	abs.	‰₀	abs.	‰₀
				1924/25				
Oststeppe	4359	7,4	24 427	41,5	5420	9,2	1970	3,3
Weststeppe	2325	5,2	17 824	39,8	5245	11,7	2276	5,1
Liewobereschje	1971	3,5	15 548	28,0	3061	5,5	1577	2,8
Polessje	2036	4,2	16 287	33,8	4032	8,4	1091	2,3
Prawebereschje	2471	3,5	13 079	18,4	2703	3,8	1074	1,5
				1925/26				
Oststeppe	3910	6,4	19 933	32,7	5401	8,8	757	1,2
Weststeppe	1660	4,1	12 209	30,6	4228	10,6	1059	2,6
Liewobereschje	1943	3,4	18 737	32,5	4055	7,0	888	1,5
Pollessje	1182	2,4	11 829	23,7	3598	7,2	351	0,7
Prawebereschje	1952	2,7	13 002	18,5	3203	4,3	472	0,6

Verteilt nach Städten und ländlichen Bezirken ist aus vorstehender Tabelle klar ersichtlich, daß im Gegensatz zum Jahre 1912 der prozentuale Anteil der Lues I und der Lues III in den Städten zurückgegangen, derjenige der Lues II gewachsen ist. In den ländlichen Bezirken hingegen ist der Anteil der Lues I und Lues II gestiegen, während der der Lues III einen starken Rückgang aufweist.

Damit ergibt sich im Vergleich zur Vorkriegszeit, daß heute auf dem ukrainischen Lande nicht mehr wie früher die gummösen Formen der Lues überwiegen, wodurch die Dorfsyphilis sich jetzt der Stadtsyphilis angleicht. Die Erklärung hierfür ist darin zu suchen, daß die Behandlung der Lues auf dem Lande sich gegen die Vorkriegszeit gebessert hat, und daß die Luiker relativ früher und in größerer Zahl in Behandlung kommen. Es geht dies hervor aus der prozentualen Verteilung der sekundären Luesfälle, die sich nach den Berichten der venereologischen Dispensaires, sowie der Ven.-Punkte folgendermaßen verteilen:

Lues II recens = 15%, Lues II recidiva = 15%, Lues II latens = 70%.

Bei Zugrundelegung vorstehender Verteilung der Lues II-Fälle ist gemäß der Behandlungshäufigkeit der Luesstadien in den verschiedenen geographischen Gebieten die Frequenz der frischen Lues festgestellt worden.

Dabei ergeben sich folgende Ziffern über die Erkrankungshäufigkeit an frischer Syphilis:

Tabelle 168. Erkrankungshäufigkeit an frischer Syphilis in den einzelnen Gebieten.

	Lues I ‰₀		Lues II recens ‰₀		Lues recens zus. ‰₀	
	1924/25	1925/26	1924/25	1925/26	1924/25	1925/26
Oststeppe . . .	7,4	6,4	6,2	4,9	13,7	11,3
Weststeppe . .	5,2	4,1	5,9	4,6	11,4	8,7
Liewobereschje .	3,5	3,4	4,2	4,9	7,7	8,3
Polessje	4,2	2,4	5,1	3,6	9,3	5,9
Prawobereschje.	3,5	2,7	2,8	2,8	6,3	5,5
Ganze Ukraine .	4,7	3,8	4,7	4,06	9,4	7,9

Auch diese Zahlen zeigen, daß bis auf das Gebiet von Liewobereschje überall die frische Syphilis 1925/26 zurückgegangen ist.

Estland.

In Estland war seit den siebenziger Jahren des 19. Jahrhunderts, ebenso wie auch sonst in Rußland, jeder Arzt verpflichtet, nach Jahresschluß seiner vorgesetzten Behörde einen Bericht einzureichen, in dem nach Krankheitsgruppen getrennt, alle von ihm behandelten Krankheitsfälle aufgezählt werden mußten. Dies geschieht auch heute noch, und zwar wird berichtet über die im Hospital, über die in Ambulatorien und über die von Privatpraktikern behandelten Fälle.

A. SPINDLER hat 1913 auf Grund dieser Statistik und auf Grund von Angaben des Statistischen Bureaus die Verbreitung der Geschlechtskrankheiten in Reval untersucht und folgende Ziffern für die Jahre 1875—1911 angegeben (s. auch Abb. 76):

Tabelle 169. Geschlechtskranke in Reval in den Jahren 1875—1911.

Jahr	Alle Geschlechtskrankheiten pro 1000 der Bevölkerung nach Angaben des Stat. Bureaus	Davon		
		Syphilis	Gonorrhöe	Ulcus molle
1875	8,0	—	—	—
1876	10,7	—	—	—
1877	11,2	—	—	—
1878	12,6	—	—	—
1879	9,6	—	—	—
1880	15,0	—	—	—
1881	15,8	—	—	—
1882	18,8	—	—	—
1883	16,1	—	—	—
1884	17,5	—	—	—
1885	18,3	—	—	—
1886	21,6	10,6	—	—
1887	18,1	7,7	—	—
1888	16,8	6,0	—	—
1889	21,8	6,6	—	—
1890	22,5	5,9	—	—
1891	31,9	5,6	—	—
1892	—	—	—	—
1893	40,0	14,4	—	—
1894	48,6	14,2	—	—
1895	—	—	—	—
1896	34,8	8,2	—	—
1897	29,6	3,1	—	—
1898	32,4	8,4	16,6	7,4
1899	20,6	6,1	9,6	4,9
1900	24,4	8,1	11,8	4,2
1901	—	—	—	—
1902	29,7	8,8	14,9	5,9
1903	33,0	12,9	15,2	5,0
1904	29,5	9,6	14,7	5,0
1905	20,0	7,6	8,9	3,5
1906	23,6	9,5	10,7	3,5
1907	38,0	14,5	17,5	5,0
1908	40,0	13,8	21,5	6,3
1909	47,7	18,7	22,6	6,3
1910	38,8	17,2	16,7	4,8
1911	58,8	23,0	25,0	7,1

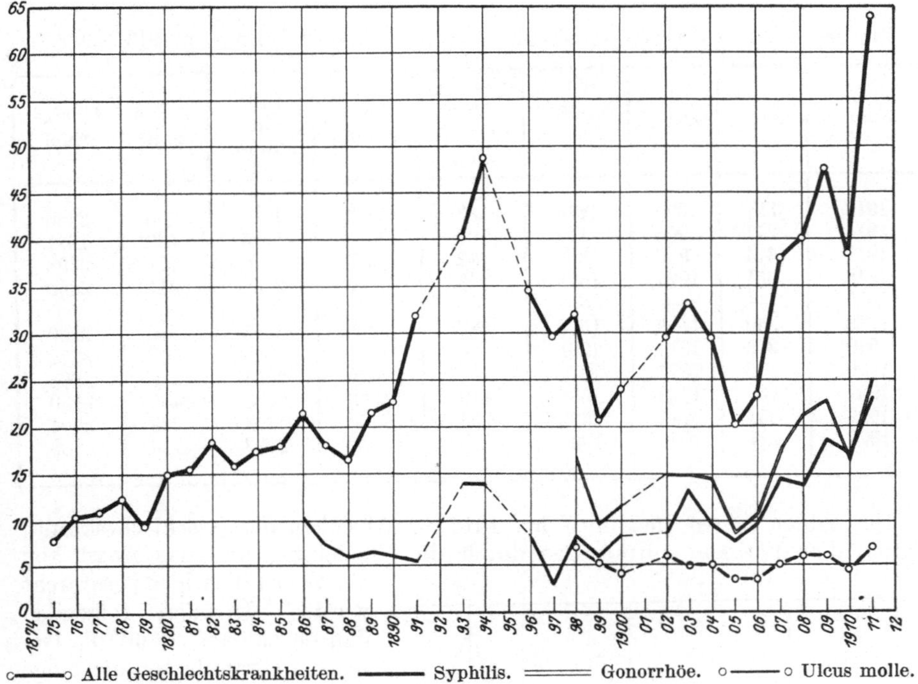

Abb. 76. Die Erkrankungshäufigkeit an Geschlechtskrankheiten in Reval 1875—1911.

Außer einer allmählichen allgemeinen Steigerung alle 5—6 Jahre zeigt die Kurve für Reval besonders 1894 einen Anstieg, der auch für die Garnison sehr ausgesprochen ist. Die zweite hohe Steigerung fällt in die Zeit des Krieges mit Japan.

Die Angaben für das frühere russische Gouvernement Estland sind in der russischen Statistik enthalten. Auf Grund ihrer Daten sei hier die Statistik der als in ärztlicher Behandlung befindlichen Fälle von Syphilis gegeben für die Jahre 1896—1914.

Die in den Jahren 1896—1914 in Alt-Estland (russisches Gouvernement) registrierten Erkrankungsfälle an Syphilis, berechnet auf 10000 der Bevölkerung.

Jahr	Syphilis	Jahr	Syphilis
1896	17,0	1905	14,1
1897	11,0	1906	19,3
1898	19,0	1907	26,5
1899	17,0	1908	25,6
1900	19,0	1909	34,6
1901	17,0	1910	32,1
1902	25,0	1911	40,4
1903	22,3	1912	48,2
1904	18,1	1913	43,0
		1914	32,5

Zum Vergleich mit diesen Ziffern seien Angaben wiedergegeben, die SPINDLER für das Gebiet von Alt-Estland in absoluten Zahlen gemacht hat. Da auch hier die Jahre 1913 und 1914 berücksichtigt sind, ist wenigstens schätzungsweise ein Vergleich möglich.

Tabelle 170. Die Geschlechtskrankheiten in Alt-Estland von 1913—1922.

Jahr	Lues I	Lues II	Zusammen frische Lues	Lues ohne nähere Bezeichnung	Lues gumm.	Lues in summa	Ulcus molle	Gonorrhöe
1913	321	1095	1416	283	392	2091	605	2366
1914	271	905	1176	194	335	1705	436	1841
1915	374	895	1269	182	328	1779	771	2698
1916	551	1024	1575	223	358	2156	911	2800
1917	—	—	—	—	—	—	—	—
1918	350	1158	1508	683	382	2573	369	2900
1919	348	1013	1361	—	557	1918	548	3272
1920	302	1377	1679	—	415	2094	312	2993
1921	460	1228	1688	113	922	2723	486	3230
1922	354	2241	2595	228	555	3358	208	3704
1923	217	1089	1306	210	517	2033	156	2700

Die Zahlen zeigen, daß im Jahre 1914 ein Absinken der Geschlechtskrankheiten aller Formen eintrat, das durch die Einziehung und das Ausrücken der Wehrpflichtigen verursacht wurde. In den folgenden Jahren nahmen dann die Geschlechtskrankheiten als Folge der verstärkten Garnison deutlich zu. 1918 werden wieder, bis auf die Gonorrhöe, Ziffern gefunden, die niedriger sind als die des letzten Friedensjahres. SPINDLER spricht die Abnahme als eine Folge des rigorosen Vorgehens der deutschen Okkupationsbehörden gegen die Straßenprostitution an. 1919 fällt eine stärkere Zunahme des Ulcus molle auf, die den nahen Beziehungen Estlands zur russischen Nordarmee zugeschrieben wird. Mit dem Eintreten mehr geordneter Verhältnisse in Estland werden Zahlenwerte gefunden, die 1923 schließlich so niedrig sind wie nie zuvor. Eine Ausnahme bildet jedoch die Gonorrhöe, deren Verbreitung 1923 immer noch höher ist als 1913. Auffallend an den Zahlen ist die 1921 und 1922 eingetretene zwischenzeitliche Vermehrung sowohl der Fälle von Syphilis in ansteckendem Stadium wie auch der Gonorrhöe.

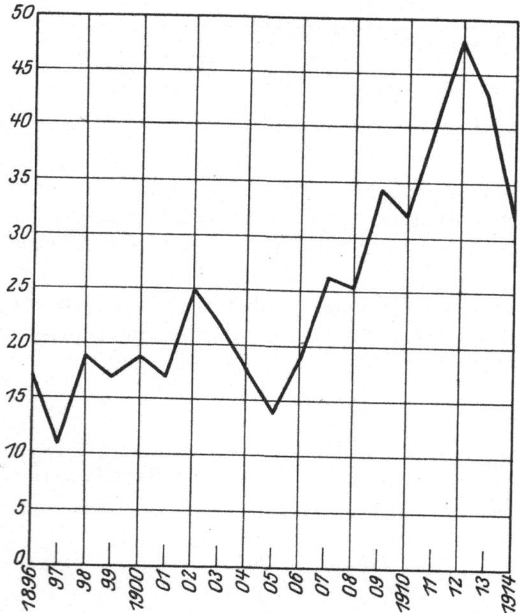

Abb. 77. Die in den Jahren 1896—1914 in Alt-Estland (russisches Gouvernement) registrierten Syphilisfälle, berechnet auf 1000 der Bevölkerung.

Der Vergleich der Jetztzeit mit der russischen Zeit ist deshalb so schwierig, weil dauernd die Grenzen der einzelnen Bezirke sich verschoben haben, und das Gebiet der Republik Estland nicht mit dem des einstigen Gouvernements übereinstimmt.

Neben der oben geschilderten Registrationspflicht besteht noch eine Meldepflicht über alle von den Ärzten behandelten Fälle von Geschlechtskrankheiten, die der Medizinalbehörde gegenüber bis März 1926 auf folgender Meldekarte — gleichmäßig für Stadt und Land — zu erfolgen hat.

Offizielle Meldekarte der Republik Estland.

Geschlechtskrankheits-Meldung.

Lues — Ulcus durum, Stad. secund. (recens, recidiva), Stad. tert. latens, maligna, congenita, Tabes dors., Paralysis progr., Ulcus molle, Gonorrhöe (akut, chron.).

(Die betreffende Krankheit zu unterstreichen.)

Des Kranken Geburtsdatum: Monatstag .... Jahr ....

Des Kranken Geburtsort ....

Von wem infiziert (Frau, Mann), Wohnort (Stadt, Kreis) und Beruf der Infektionsquelle

....

Wie lange krank ....

Wo bisher behandelt (Arzt, Ambulatorium, Krankenhaus) ....

Wie lange behandelt ....

Geschlecht (männl., weibl.) ....

Beruf ....

Volkszugehörigkeit ....

Zivilstand (ledig, verheiratet, verwitwet) ....

Seit wann in Reval ....

Bemerkungen ....

....

.... 192.. Arzt ....

Diese Form der Meldepflicht wurde vom April 1921 an für Reval und seit 1923 für ganz Estland erlassen.

Vergleicht man nun die Angaben der Jahresberichte mit den auf Grund der Meldekarten gewonnenen Ergebnissen, so zeigt sich, daß beide nicht miteinander übereinstimmen. Die Ziffern erwecken den Eindruck, daß trotz der Anzeigepflicht nicht alle Ärzte regelmäßig die Meldekarten einsenden, so daß die daraus ermittelten Erkrankungsziffern erheblich unter der tatsächlichen Morbidität zu stehen scheinen. Den Unterschied der Wertigkeit beider Angaben erkennt man daraus, daß 1922 auf Grund der Jahresberichte 7270 Fälle von Geschlechtskrankheiten in Behandlung gestanden haben sollen, während nur 4648 Meldekarten einliefen.

A. Spindler hat dem Verf. darüber folgendes geschrieben:

„Die Zahlen der Meldekarten stimmen nun aber mit denen der Jahresberichte nicht überein. Die der Meldekarten sind immer niedriger. Im statistischen Amt wird das darauf zurückgeführt, daß in den Jahresberichten viele Kranke mehrfach gezählt werden, da sich dieselben von verschiedenen Ärzten behandeln lassen. Bei den Meldekarten werden aber die Dubletten ausgeschaltet. Daher seien die Zahlen der Karten richtiger. *Meiner* Ansicht nach liegt der Grund hauptsächlich darin, daß manche Ärzte keine Meldekarten schicken. Das sieht man u. a. beim Vergleich der Zahlen für Paralysis progressiva nach den Meldekarten 1923: fürs ganze Land — 7 Fälle; nach den Jahresberichten für Reval allein 42! Für Dorpat allein 12. Übrigens wird diese Diagnose gewiß fast nur in den Irrenanstalten in Dorpat und Reval gestellt.“

Seit März 1926 ist folgendes Formular in Kraft, das aus zwei Teilen besteht: einem abtrennbaren Abschnitt, der in den Händen des Arztes bleibt und dem abzusendenden Meldeformular, das in drei gleiche Teile gefaltet, in der Art eines Kartenbriefes, dem Kreis- oder Stadtarzt übersandt wird.

Geschlechtskrankheits-Registrierkarte.

Geschlechtskrankheiten Registrierungs-Abriß

1. Des Kranken Vor- und Familienname
....

2. Ständiger Wohnsitz
....

3. Diagnose ....
....

Jahr ..... Monat .....
.... Tag ....

Unterschrift des Arztes
....

1. Diagnose: Lues (usw. wie auf der früheren Meldekarte).
2. Geburtsdatum (Jahr, Monat, Tag) ....
3. Wohnort (Kreis, Stadt) ....
4. Geschlecht (männl., weibl.) ....
5. Zivilstand (verheiratet, verwitwet, ledig, geschieden, getrennt lebend) ....
6. Volkszugehörigkeit ....
7. Beruf, Amt ....
   Was für Arbeit er (sie) verrichtet ....
8. Wann erkrankt ....
9. Wie die Krankheit bekommen
   a) durch Geschlechtsverkehr (ja, nein) ....
   b) unabhängig von Geschlechtsverkehr (auf welche Weise) ....
10. Die Person, von der angesteckt:
    a) Geschlecht (Mann, Frau) ....
    b) Wohnort: Kreis, Stadt Flecken, Landgemeinde ....
       Ausland ....
    c) Verwandtschaft mit dem Kranken (Vater, Mutter, Ehemann resp. -frau, Bruder, Schwester, Miteinwohner, fremde Person, bekannt, zufällig getroffen) ....
    d) Beruf oder Amt ....
       Was für Arbeit er (sie) macht ....
11. Ob er (sie) die gegenwärtige Krankheit früher behandelt hat (ja, nein)..................
12. Wie behandelt (im Krankenhause, ambulatorisch, bei einem Arzt, selbst zu Hause) und wie lange..................
13. Ob er (sie) früher an einer Geschlechtskrankheit gelitten und an welcher ....
14. Auf wessen Kosten behandelt (eigene, des Staates, der Selbstverwaltung, der Krankenkasse) ....
15. Anmerkungen ....

192.. Jahr.............. Monat.............. Tag

Unterschrift des Arztes ....

Auf der Rückseite:

Drucksache — Statistische Daten.

Das Porto bezahlt das Arbeits- und Fürsorgeministerium.

An den .... Kreis-/Stadt-Arzt

N..............................

Tabelle 171. Die Geschlechtskrankheiten in Estland auf Grund der Meldekarten in den Jahren 1923—1926.

Jahr	Lues: Ulcus durum		Stadium secundar.: ohn. näh. Angaben		recens		recidiva		Stad. tert.		Latens		maligna		congenita		Tabes dorsalis		Paralyse		cerebri		sonstige Formen		Ulcus molle		Gonorrhöe: acuta		chronica		sonstige Formen		Zus.		Alle Geschlechtskrankheiten		
	m.	w.	m.	w.	m.	w.	m.	w.	m.	w.	m.	w.	m.	w.	m.	w.	m.	w.	m.	w.	m.	w.	m.	w.	m.	w.	m.	w.	m.	w.	m.	w.	m.	w.	m.	w.	zus.
1923	145	25	35	37	75	70	156	55	68	69	168	114	1	1	20	10	24	2	4	3	7	—	—	—	123	28	1859	819	349	86	1	—	2209	905	3035	1319	4354
1924	104	31	109	58	35	32	42	18	73	52	92	77	—	—	15	8	9	4	6	—	2	—	2	1	47	9	1872	805	245	82	37	4	2154	891	2690	1181	3871
1925	154	40	85	52	34	50	36	28	65	61	62	51	2	1	18	23	11	2	2	—	3	—	10	10	48	6	1501	868	163	62	21	15	1685	945	2215	1269	3484
1926	235	51	164	153	—	—	—	—	83	54	82	105	—	—	26	25	26	5	5	—	—	—	6	8	42	6	1718	851	122	85	16	5	1856	941	2525	1348	3873
	Davon a) in Städten:																																				
1923	117	17	17	19	67	63	150	49	54	56	162	111	1	1	18	9	22	2	4	2	7	—	—	—	111	28	1630	779	311	69	—	—	1941	848	2671	1205	3876
1924	90	23	100	51	28	30	35	14	61	41	85	75	—	—	10	6	7	3	5	—	2	—	—	—	43	7	1613	752	209	59	29	3	1843	814	2309	1064	3373
1925	132	28	69	41	29	41	28	21	53	44	59	45	2	—	12	20	10	2	2	—	3	—	10	9	36	4	1224	832	126	43	16	15	1366	890	1811	1145	2956
1926	181	41	102	104	—	—	—	—	58	28	60	92	—	—	13	9	18	3	4	—	—	—	4	8	32	4	1260	793	87	46	11	2	1358	841	1830	1130	2960
	b) auf dem Lande:																																				
1923	28	8	18	18	8	7	6	6	14	13	6	3	—	—	2	1	2	—	—	1	—	—	—	—	12	—	229	40	38	17	1	—	268	57	364	114	478
1924	14	8	9	7	7	2	7	4	12	11	7	2	—	—	5	2	2	1	1	—	—	—	2	1	4	2	259	53	44	23	8	1	311	77	381	117	498
1925	22	12	16	11	5	9	8	7	12	17	3	6	—	1	6	3	1	—	—	—	—	—	—	1	12	2	277	36	37	19	5	—	319	55	404	124	528
1926	54	10	62	49	—	—	—	—	25	26	22	13	—	—	13	16	8	2	1	—	—	—	2	—	10	2	458	58	35	39	5	3	498	100	695	218	913

Tabelle 172. Die Geschlechtskrankheiten in Reval, nach den ärztlichen Jahresberichten 1888—1925.

Jahr	Lues I	Lues II recens	Frische Lues		Lues II recidiv.	Lues I u. II		Lues latens und verschiedene Formen	Lues III	Lues congenita	Lues insgesamt (ohne Nervenlues)		Tabes	Paralyse	Lues cerebri	Ulcus molle		Gonorrhöe		Bevölkerungszahl
			abs.	‰		abs.	‰				abs.	‰				abs.	‰	abs.	‰	
1888	—	—	—	—	—	—	—	—	—	—	311	—	—	—	—	—	—	551	—	—
1889	—	—	—	—	—	—	—	—	—	—	349	—	—	—	—	—	—	793	—	—
1894	—	—	—	—	—	—	—	—	—	—	557	—	—	—	—	—	—	1720	—	52 000
1895	—	—	—	—	—	—	—	—	—	—	791	—	—	—	—	—	—	1481	—	55 000
1896	—	—	—	—	—	—	—	—	—	—	444	—	—	—	—	—	—	1424	—	58 000
1898	144	58	202	—	—	—	—	—	—	—	554	—	—	—	—	—	—	1567	—	61 000
1899	148	163	311	—	—	—	—	—	—	—	405	—	—	—	—	—	—	—	—	64 000
1900	173	108	281	—	—	—	—	—	—	—	534	—	—	—	—	—	—	—	—	66 000
1901	150	100	250	—	—	—	—	—	—	—	—	—	—	—	—	—	—	—	—	69 000
1902	120	203	323	—	—	—	—	—	—	—	604	—	—	—	—	—	—	—	—	71 000
1903	322	131	453	—	—	—	—	—	—	—	882	—	—	—	—	—	—	—	—	74 000
1904	238	174	412	—	—	—	—	—	—	—	678	—	—	—	—	—	—	—	—	76 000
1905	144	135	279	—	—	—	—	—	—	—	537	—	—	—	—	—	—	—	—	79 000
1906	122	149	271	—	—	—	—	—	—	—	675	—	—	—	—	—	—	—	—	81 000
1907	295	179	474	—	—	—	—	—	—	—	1029	—	—	—	—	—	—	—	—	84 000
1908	280	271	551	—	—	—	—	—	—	—	985	—	—	—	—	—	—	—	—	87 000
1909	296	340	636	—	—	—	—	—	—	—	1356	—	—	—	—	—	—	—	—	89 000
1910	214	381	495	5,3	—	—	—	—	—	—	1673	18,1	—	—	—	—	—	—	—	91 538
1915	361	341	702	5,2	464	1166	8,3	163	319	4	1652	12,3	—	—	—	734	5,4	2592	19,3	133 850
1918	293	456	749	6,7	604	1353	12,1	366	339	6	2064	18,5	—	—	—	321	2,8	1914	17,2	111 291
1919	309	—	—	—	956[1])	1265	12,2	80	456	30	1842	17,8	97	39	11	461	4,4	3000	29,1	102 860
1920	219	—	—	—	1024	1243	11,7	230	349	52	1874	17,6	59	30	1	240	2,5	2575	24,2	105 535
1921	331	—	—	—	815	1146	10,5	24	742	60	1972	17,2	43	45	—	337	2,9	2890	25,3	114 340
1922	204	—	—	—	1345	1549	12,9	59	343	125	2076	17,3	54	95	—	111	0,92	2506	20,8	120 179
1923	138	—	—	—	639	777	6,06	—	233	26	1096	8,5	38	55	—	112	0,87	2042	15,9	127 566
1924	122	—	—	—	511	633	4,8	—	466	31	1236	9,4	54	36	—	37	0,28	2573	19,6	130 599
1925	—	—	—	—	—	—	—	—	—	—	—	—	—	—	—	—	—	—	—	129 576

[1]) Seit 1910 alle Fälle von Lues II.

Über das heutige Estland, das das frühere russische Gouvernement gleichen Namens und einen Teil des früheren Gouvernements Livland umfaßt, unterrichtet auf Grund der Jahresberichte der Ärzte nachfolgende Übersicht:

Tabelle 173[1]). Auf Grund der ärztlichen Jahresberichte behandelte Geschlechtskranke der Zivilbevölkerung in Estland 1920—1924, verteilt nach Erkrankungsart und Erkrankungsform.

Jahr	Einwohnerzahl am 1. Dez.	Lues I	Lues II	Zusammen Lues in ansteckendem Stadium	Ansteckende Lues in ‰ der Einwohner	Alle behandelten Luesfälle ohne L. cong. u. L. IV	Lues cong.	Tabes und Paralyse	Ulcus molle	in ‰ der Bevölkerungsmenge	Gonorrhöe	in ‰ der Bevölkerungsmenge
1920	1 079 640	790	2412	3202	2,9	4483	109	192	844	0,78	5687	5,2
1921	1 101 200	751	2670	3421	3,1	4706	97	219	728	0,66	5470	4,9
1922	1 112 958	564	3579	4143	3,7	4627	312	325	368	0,33	6369	5,7
1923	1 110 372	372	1798	2170	1,9	3667	212	282	241	0,21	4782	4,0
1924	1 114 498	307	2011	2318	2,1	3715	201	297	143	0,12	6028	5,4

[1]) 1920—1923 nach Spindler, 1924 auf Grund von Eesti Demograafia Vihk III, Tabelle 32.

Die Jahre 1923/24 zeigen für Lues I und II sowie für Ulcus molle auffallend niedrige Zahlen, im Gegensatz zu den Jahren 1920 bis 1922, in denen die Syphilis im infektiösen Stadium von Jahr zu Jahr zugenommen hatte. Auffallend hoch war 1922 die Vermehrung der Fälle von Lues congenita. Die Gonorrhöeziffern zeigen für alle 5 Jahre schwankende Werte.

Deutlich ist auch in diesen Zahlen die starke Zunahme der Nervensyphilis, die, wie die der Lues congenita, wohl eine Folge der vielen Ansteckungen mit Syphilis während der Kriegsjahre bei gleichzeitig ungenügender Behandlung ist.

Nach den Meldekarten ergeben sich für ganz Estland die Zahlenwerte der Tabelle 171 S. 559.

Über die beiden größeren Städte von Estland, über Reval und über Dorpat, berichten die beiden Tabellen 172 und 174 auf Grund der Jahresberichte der Ärzte:

Tabelle 174. Die Geschlechtskrankheiten in Dorpat nach den ärztlichen Jahresberichten in den Jahren 1918—1924.

Jahr	Lues I	Lues II	Lues I u. II		Lues III	Lues congenita	Lues zus. ohne Nervenlues		Tabes	Paralyse	Ulcus molle		Gonorrhöe	
			abs.	‰			abs.	‰			abs.	‰	abs.	‰
1918	105	386	491	10,6	19	—	510	11,0	—	—	159	3,4	700	15,2
1919	236	359	595	11,2	153	9	757	14,2	34	4	331	6,2	1054	19,8
1920	242	685	927	17,3	517	20	1464	27,1	36	14	342	6,3	1530	28,3
1921	182	846	1028	18,6	187	42	1257	22,8	45	14	18,8	3,4	1728	31,4
1922	88	549	637	11,5	159	39	829	15,0	41	20	64	1,1	1045	19,0
1923	55	380	435	7,7	189	47	671	11,0	55	20	28	0,4	1071	19,1
1924	46	403	449	7,0	235	39	723	12,6	56	50	39	0,6	1351	23,7
1925	—	—	—	—	—	—	—	—	—	—	—	—	—	—

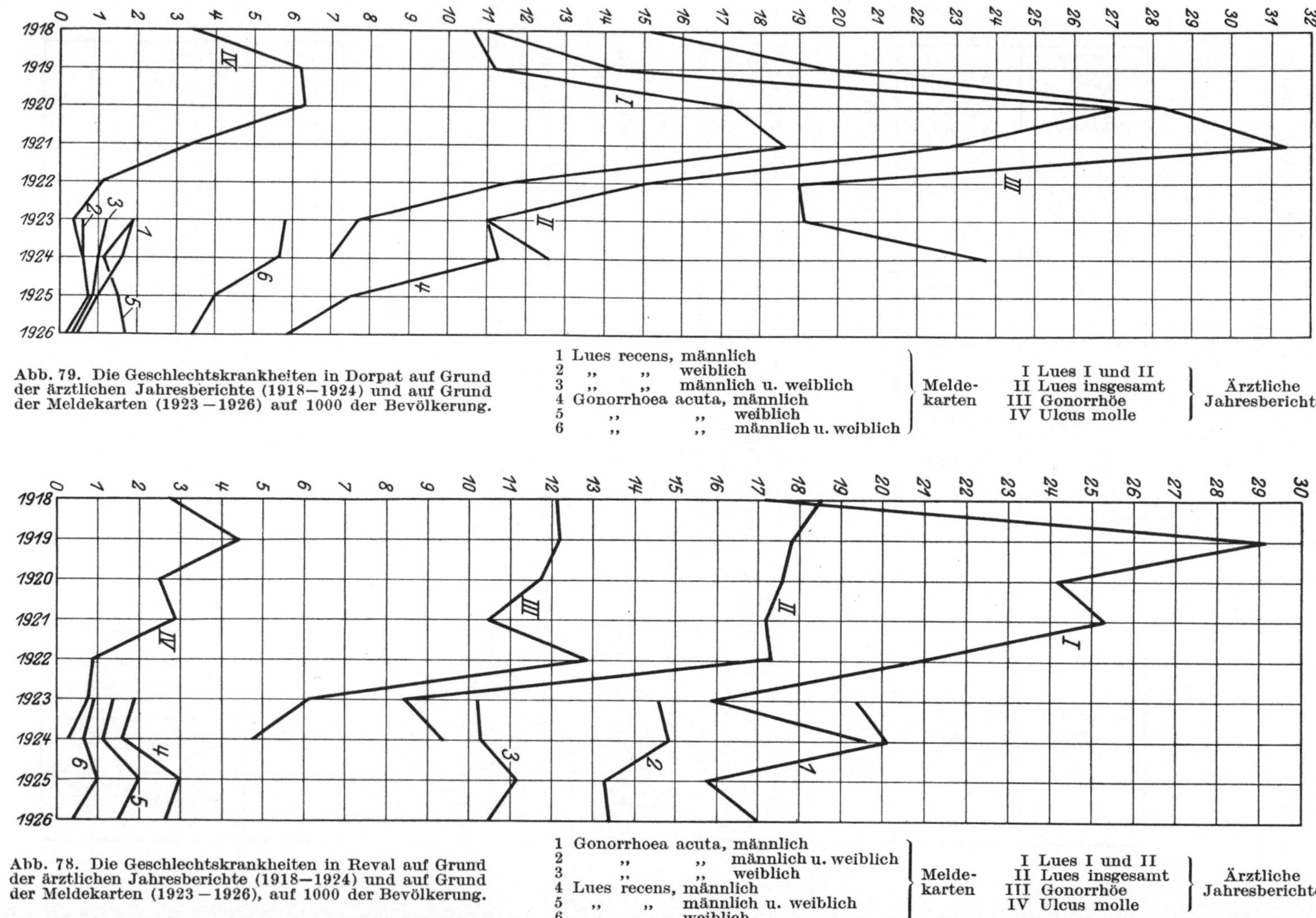

Abb. 79. Die Geschlechtskrankheiten in Dorpat auf Grund der ärztlichen Jahresberichte (1918–1924) und auf Grund der Meldekarten (1923–1926) auf 1000 der Bevölkerung.

Abb. 78. Die Geschlechtskrankheiten in Reval auf Grund der ärztlichen Jahresberichte (1918–1924) und auf Grund der Meldekarten (1923–1926), auf 1000 der Bevölkerung.

In beiden Städten ist im Jahre 1923 und 1924 ein deutlicher Abfall der Syphilisfälle im infektiösen Stadium festzustellen, auch die Gesamtsyphilisfälle sind in Reval stark zurückgegangen. Besonders stark ist der Rückgang der Ulcus molle-Morbidität, während die Erkrankungshäufigkeit an Gonorrhöe in beiden Städten im Jahre 1924, gegenüber dem einen Abfall zeigenden Jahre 1923, eine Zunahme aufweist.

Für die Jahre 1854—1866 seien zur Ergänzung für die Stadt Dorpat noch die von E. BERGMANN ermittelten Syphilisfälle angegeben.

Tabelle 175. Syphilisfälle in Dorpat von 1854—1867.

Jahre	Stadt-hospital	davon: aus der Stadt	davon: vom Lande	Universitäts-klinik	davon: aus der Stadt	davon: vom Lande	6 Privat-ärzte
1854	53	19	34	64	47	17	—
1855	135	62	73	72	49	23	—
1856	154	66	88	63	45	18	—
1857	118	59	59	42	31	11	—
1858	148	71	77	36	27	9	—
1859	114	54	60	60	37	23	—
1860	104	42	62	48	26	22	—
1861	111	45	66	63	41	22	—
1862	106	58	48	52	28	24	—
1863	92	55	37	54	34	20	117
1864	—	—	—	—	—	—	97
1865	123	70	53	—	—	—	230
1866	108	65	43	—	—	—	194

Darin fehlen die Ziffern der Universitätspoliklinik. Nach SPINDLER erklären sich die vielen Patienten vom Lande wahrscheinlich dadurch, daß die mit Syphilis verseuchten, am Peipussee lebenden Russen in die Dorpater Krankenhäuser kamen, wie auch dadurch, daß die Universitätskliniken von Patienten aus dem ganzen Lande aufgesucht wurden. Zur Vermittlung eines Begriffes der Zahlengröße sei angegeben, daß 1854 Dorpat eine Einwohnerzahl von 10 816 und 1867 von 21 014 hatte.

Das bisher beigebrachte Zahlenmaterial beschäftigt sich in der Hauptsache mit allen — als in Behandlung stehend — gemeldeten Fällen. Da bei den als Lues II angegebenen Fällen keine Unterscheidung gemacht ist zwischen Lues II recens und Lues II recidiva, auch bei der Gonorrhöe die akuten Erkrankungen nicht von den chronischen, bzw. den Rezidiven getrennt sind, können auf Grund der Jahresberichte der Ärzte keine Morbiditätsziffern für Frischinfektionen aufgestellt werden.

Die Erkrankungsziffer an Frischinfektionen kann jedoch auf Grund der mittels Meldeformular angezeigten Erkrankungsfälle festgestellt werden. Indessen sei nochmals darauf hingewiesen, daß die dabei gewonnenen Zahlen zweifellos zu niedrig sind. Für die Syphilisziffern besteht jedoch die Schwierigkeit, daß ein Teil der Sekundärfälle nicht als recens oder recidiva angegeben ist, wodurch die Zahlen für 1923—1925, die sich zusammensetzen aus Ulcus durum, Stadium secundarium (ohne nähere Bezeichnung) und Stadium secundarium recens als unsicher bezeichnet werden müssen, während die für 1926 angeführten Zahlen durch Änderung der Aufbereitung sogar alle Rezidive enthalten, da in diesem Jahre keine Unterscheidung der Fälle des Sekundärstadiums erfolgt war.

Für das ganze Land verzeichnet folgende Übersicht die auf Karten gemeldeten Fälle an Lues recens, Ulcus molle und Gonorrhoea acuta.

Tabelle 176. In Estland auf Karten gemeldete Fälle von Lues recens, Ulcus molle und Gonorrhoea acuta.

Jahr	Lues recens						Ulcus molle						Gonorrhoea acuta					
	Männer		Frauen		zusammen		Männer		Frauen		zusammen		Männer		Frauen		zusammen	
	abs.	‰	abs.	‰	abs.	‰	abs.	‰	abs.	‰	abs.	‰	abs.	‰	abs.	‰	abs.	‰
1923	255	—	132	—	387	0,34	123	—	28	—	151	0,13	1859	—	819	—	2678	2,41
1924	248	—	121	—	369	0,33	47	—	9	—	56	0,05	1872	—	805	—	2677	2,41
1925	273	—	142	—	415	0,37	48	—	6	—	54	0,04	1501	—	868	—	2369	2,13
1926	(399)	—	(204)	—	(603)	0,50	42	—	6	—	48	0,04	1780	—	851	—	2631	2,37

Das gleiche geben für Reval und Dorpat nachfolgende Übersichten:

Tabelle 177. In Reval auf Grund der Meldekarten angezeigte Fälle von frischer Syphilis und frischer Gonorrhöe in den Jahren 1923—1926.

Jahr	Syphilis recens						Gonorrhoea acuta						Ulcus molle					
	M.	‰	F.	‰	zus.	‰	M.	‰	F.	‰	zus.	‰	M.	‰	F.	‰	zus.	‰
1923	117	1,91	60	0,89	177	1,38	1182	19,37	687	10,22	1869	14,60	—	—	—	—	—	—
1924	102	1,64	49	0,72	151	1,15	1247	20,11	699	10,28	1946	14,85	—	—	—	—	—	—
1925	181	3,02	69	1,03	250	2,00	916	15,79	747	11,15	1663	13,30	25	0,43	3	0,04	28	0,22
1926	154	2,65	32	0,44	186	1,48	985	16,98	703	10,49	1688	13,42	24	0,41	3	0,04	27	0,22

Tabelle 178. In Dorpat auf Grund der Meldekarten angezeigte Fälle von frischer Syphilis und frischer Gonorrhöe, 1923—1926.

Jahr	Syphilis recens						Gonorrhoea acuta						Ulcus molle					
	M.	‰	F.	‰	zus.	‰	M.	‰	F.	‰	zus.	‰	M.	‰	F.	‰	zus.	‰
1923	46	1,91	23	0,63	69	1,21	265	11,0	64	1,93	329	5,77	—	—	—	—	—	—
1924	38	1,58	21	0,63	59	1,03	286	11,9	38	1,15	324	5,68	—	—	—	—	—	—
1925	25	1,04	28	0,84	53	0,93	181	7,54	50	1,51	231	4,05	4	0,16	1	0,03	5	0,08
1926	13	0,54	8	0,24	21	0,36	141	5,87	55	1,66	196	3,45	4	0,16	—	—	4	0,07

Tabelle 179. In Reval gemeldete Fälle von Geschlechtskranken 1920—1926 (nach den Jahresberichten des Statist. Amtes).

Jahr	Syphilis						Ulcus molle						Gonorrhöe						Bevölkerungszahl in Tausenden		
	M.	‰	F.	‰	zus.	‰	M.	‰	F.	‰	zus.	‰	M.	‰	F.	‰	zus.	‰	M.	F.	zus.
1920	536	9,7	221	3,7	757	6,7	103	1,8	12	0,2	115	1,0	1199	21,8	219	3,7	1418	12,4	55	59	114
1921	479	8,2	236	3,8	715	5,9	90	1,5	16	0,3	106	0,9	1270	21,9	283	4,5	1553	12,9	58	62	120
1922	557	9,1	252	3,8	809	6,3	40	0,7	8	0,1	48	0,4	1128	18,5	785	11,9	1913	15,0	61	66	127
1923	435	7,0	246	3,6	681	5,2	77	1,2	21	0,3	98	0,7	1341	21,6	719	10,6	2060	15,8	62	68	130
1924	330	5,1	190	2,7	520	4,0	29	0,5	7	0,1	36	0,3	1393	23,2	729	10,6	2122	16,4	60	69	129
1925	373	6,4	176	2,5	549	4,4	28	0,5	3	0,04	31	0,3	1199	20,6	788	11,6	1987	15,8	58	67	125
1926	370	6,4	231	3,5	601	4,5	24	0,4	3	0,04	27	0,2	1042	17,9	726	10,8	1768	14,1	58	67	125

Für Reval gibt ferner der Jahresbericht des Statistischen Amtes noch Angaben auf Grund der Meldekarten über die 1920—1925 gemeldeten Geschlechts-

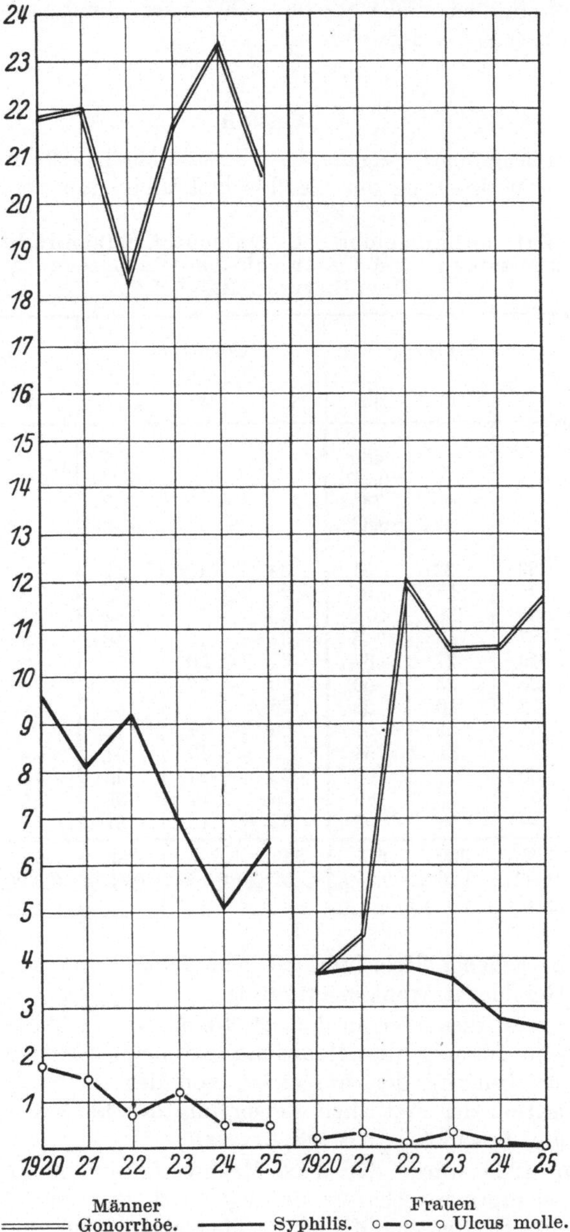

Abb. 80. Die in Reval gemeldeten Geschlechtskrankheiten, verteilt nach Krankheitsform und Geschlecht, berechnet auf 1000 der Bevölkerung, 1920—1925. (Nach Angaben des Statistischen Amtes der Stadt Reval.)

krankheiten, nach Art der Erkrankungen und Geschlecht, die ich auf Grund der Meldekartenstatistik für 1926 ergänzt habe.

Diese Zahlen stimmen mit denen zuvor auf Grund der Jahresberichte der Ärzte angegebenen nicht überein, aber auch nicht mit der Statistik (Meldekarte) des Statistischen Landesamtes. Bei Syphilis und Ulcus molle ist ein Abfall der Morbidität deutlich ausgesprochen, während die Gonorrhöe recht stationär ist und bei den Frauen eine wohl nur scheinbare Zunahme — durch bessere statistische Erfassung — aufweist.

Litauen.

Für Litauen liegen nach Angabe der Obersten Medizinalbehörde nur folgende Zahlen über die Verbreitung der Geschlechtskrankheiten vor:

Tabelle 180. Die Zahl der gemeldeten Geschlechtskranken in Litauen, getrennt nach Krankheitsform und Geschlecht, sowie berechnet auf 1000 der Bevölkerung, 1923—1925.

Jahr	Lues			Gonorrhöe			Ulcus molle		
	m.	w.	zus.	m.	w.	zus.	m.	w.	zus.
1923			580 =0,27‰			577 =0,27‰			99 =0,05‰
1924			733 =0,33‰			718 =0,33‰			80 =0,04‰
1925									
Januar . .	29	22	51	39	13	52	—	—	—
Februar . .	25	26	51	26	9	35	2	—	2
März . . .	35	36	71	35	19	54	5	—	5
April . . .	27	18	45	31	15	46	3	—	3
Mai	40	27	67	61	20	81	2	—	2
Juni . . .	25	25	50	40	12	52	—	—	—
Juli . . .	12	10	22	39	7	46	—	—	—
August . .	39	22	61	55	17	72	1	1	2
September .	23	31	54	72	19	91	—	1	1
Oktober. .	36	27	63	72	24	96	16	4	20
November .	42	38	80	76	17	93	1	—	1
Dezember .	44	18	62	52	15	67	1	—	1
Insges. 1925	377 =0,36‰	300 =0,26‰	677 =0,31‰	598 =0,57‰	187 =0,16‰	785 =0,35‰	31 =0,03‰	6 =0,005‰	37 =0,01‰

Aus den angegebenen Relativzahlen geht deutlich hervor, wie ungenügend die Zahl der Geschlechtskranken erfaßt ist.

Konstatiert wird dies auch in dem Protokoll Nr. 18 über die am 12. März 1926 abgehaltene Sitzung des Medizinalrates beim Gesundheitsdepartement (Ministerium des Innern), der, ausgehend von der Wichtigkeit der Statistik für die Organisation der ärztlichen Versorgung des Landes, eine Neuordnung der Registrierung beschloß.

Am 6. Juni 1926 wurde das neue Meldeverfahren durch Zirkular an die einzelnen Kreishauptmannschaften verfügt und trat am 1. Juli 1926 in Kraft, als „Neues System der Mitteilung über ansteckende und andere Krankheiten".

„Gemäß den beigelegten je 50 Formularen (Formblätter „A", „B" und „C") müssen die Meldungen an die Sanitätsabteilung gesandt werden."

Außerdem ist laut Beschluß des Medizinalrates beim Gesundheitsdepartement jeder praktizierende Arzt verpflichtet, jede festgestellte ansteckende Erkrankung zu registrieren und auf nachstehender Postkarte dem Kreisarzt zu melden:

Formular.

Vorderseite.

Postkarte

für die Registrierung der Ansteckungskrankheiten

№ ....

An den Kreisarzt ....

....

....

Rückseite.

Name und Vorname des Kranken	
Erkrankungsort	
Benennung der Krankheit	
Ist der Kranke isoliert oder nicht	
Unterschrift und Adresse des Meldenden	
Datum	*192 Jahr* .... *Monat* . *Tag*

Der Kreisarzt verzeichnet die bei ihm eingelaufenen Meldungen auf dem nachfolgend abgedruckten Formblatt „C" und sendet dieses dem Gesundheitsdepartement allmonatlich ein. Krankenhäuser und Ambulatorien sind verpflichtet, ihre Angaben über neue Erkrankungsfälle unmittelbar dem Gesundheitsdepartement einzureichen.

Formblatt C.

Kreis-Angaben

über Geschlechts- und Hautkrankheiten.

Benennung der Krankheit	Geschlecht	Alter	Beruf	Wohnort	Seit wann erkrankt	Erste oder wiederholte Behandlung	Wo in Behandlung	Ansteckungsmodus	Anmerkungen
Lues I									
Lues II									
Lues III									
Gonorrhoea									
Ulcus molle									

Benennung der Krankheit	Erkrankungsort	Beruf	Seit wann erkrankt	Zahl der Erkrankten	Anmerkungen
(Herpes tonsurans) Trichophytia					
Lupus vulgaris					
Favus					
Scabies					
Ekzem					
Sonstige Hautkrankheit					

192 .... Leitender Arzt des Ambulatoriums

Lettland.

Am 18. August 1920 erließ das Gesundheitsdepartement auf Grund der am 6. Februar 1920 veröffentlichten Bestimmungen des Befehlshabers der Armee eine Verfügung an alle in Riga praktizierenden Ärzte, dem Departement

Übersicht über die behandelten Geschlechtskranken

vom .... bis .... 192..

Krankheitsform	Bestand vom vorigen Monat		Neu in Behandlung gekommen				Aus der Behandlung entlassen				Bestand der in Behandlung Befindlichen		Summe der zur Zeit Behandelten	Bemerkungen über Unterbrechung und Komplikationen
			früher nicht behandelt		Früher schon behandelt		Vom Arzt entlassen		Patient unterbricht Behandlung					
	m.	w.	m.	w.	m.	w.	m.	w.	m.	w.	m.	w.		
1. Syphilis mit manifesten Erscheinungen														
2. Syphilis ohne manifeste Erscheinungen														
3. Gonorrhöe														
4. Ulcus molle														
zusammen														

Prakt. Arzt ....

Seit dem 1. Januar 1927 ist das nachstehende Formblatt eingeführt:

Monatsübersicht über die behandelten Geschlechtskranken

vom .... bis .... 192...

Krankheitsform	Im Laufe des Monats behandelte		Gesamtzahl der Behandelten	Bemerkungen
	Männer	Frauen		
Syphilis recens — Syphilis I	—	—	—	—
„ secundaria — Syphilis II	—	—	—	—
„ tertiaria — Syphilis III	—	—	—	—
„ latens	—	—	—	—
„ congenita	—	—	—	—
Ulcus molle et complicat. . .	—	—	—	—
Gonorrhoea et complicat. . .	—	—	—	—
zusammen	—	—	—	—

Name des Arztes ....

Tabelle 181. Die Zahl der gemeldeten Fälle von Geschlechtskrankheiten in Riga in den Jahren 1921—1926.

Jahr	Syphilis												Gonorrhöe						Ulcus molle						Alle Geschlechtskrankheiten					
	mit manifesten Erscheinungen						ohne manifeste Erscheinungen																							
	m.		w.		zus.		m.		w.		zus.		m.		w.		zus.		m.		w.		zus.		m.		w.		zus.	
	abs.	‰	abs.	‰	abs.	‰	abs.	‰	abs.	‰	abs.	‰	abs.	‰	abs.	‰	abs.	‰	abs.	‰	abs.	‰	abs.	‰	abs.	‰	abs.	‰	abs.	‰
1921	318	—	241	—	559	2,15	356	—	267	—	623	2,40	702	—	212	—	914	3,51	61	—	13	—	74	0,28	1437	—	733	—	2150	8,27
1922	177	—	125	—	302	1,12	358	—	239	—	597	2,21	553	—	272	—	825	3,05	27	—	13	—	40	0,15	1115	—	649	—	1764	6,53
1923	120	—	81	—	201	0,72	339	—	413	—	752	2,68	500	—	465	—	965	3,80	96	—	84	—	180	0,64	1055	—	1043	—	2098	7,20
1924	75	—	34	—	109	0,38	203	—	255	—	458	1,60	291	—	298	—	589	2,06	13	—	2	—	15	0,005	582	—	599	—	1171	4,11
1925	69	0,46	36	0,20	105	0,31	54	0,36	116	0,62	170	0,50	316	2,10	186	1,00	502	1,48	16	0,10	2	0,01	18	0,005	455	3,03	340	1,82	795	2,35
1926	76	0,50	57	0,30	133	0,39	43	0,28	110	0,58	153	0,45	393	2,60	227	1,20	620	1,83	39	0,26	9	0,05	48	0,01	551	3,65	403	2,14	954	2,82

Tabelle 182. Die in Lettland gemeldeten Fälle von Geschlechtskrankheiten in den Jahren 1921—1926.

Jahr	Gonorrhöe				Ulcus molle				Syphilis (I u. II)				Syphilis latens				Alle Geschlechtskrankheiten				Bevölkerung in Taus.		
	m.	w.	zus.		m.	w.	zus.		m.	w.	zus.		m.	w.	zus.		m.	w.	zus.		m.	w.	zus.
			abs.	‰			abs.	‰			abs.	‰			abs.	‰			abs.	‰			
1921	1491	399	1890	—	191	31	222	—	724	482	1206	—	628	370	998	—	3034	1282	4316	—	—	—	—
1922	953	406	1359	7,4	72	19	91	0,5	366	257	623	3,3	500	300	800	4,3	1891	982	2873	15,5	—	—	1851
1923	1074	645	1719	9,2	167	97	264	1,4	375	265	640	3,4	525	499	1024	5,3	2141	1506	3647	19,3	—	—	1886
1924	860	423	1283	6,6	48	19	67	0,3	263	168	431	2,2	369	359	728	3,8	1540	969	2509	13,1	—	—	1910
1925	799	282	1081	5,8	73	15	88	0,5	202	116	318	1,7	140	172	312	1,6	1214	585	1799	9,9	860	985	1845
1926	890	341	1231	6,6	70	13	83	0,4	160	115	275	1,4	118	180	298	1,6	1238	649	1887	10,1	866	991	1875

unverzüglich darüber Meldung zu erstatten, wie viele an Syphilis erkrankte Personen seit dem 6. Februar 1920 behandelt worden seien, und wie viele sich zur Zeit in Behandlung befänden. Gleichzeitig wurde eine fortlaufende Monatsstatistik angeordnet.

Das Meldeformular hatte bis Ende 1926 vorstehende Form (S. 569 oben).

Einen Überblick über die in den Jahren 1921—1926 in Riga sowie in ganz Lettland gemeldeten Fälle von Geschlechtskrankheiten geben die beiden Tabellen 181 u. 182 (S. 570).

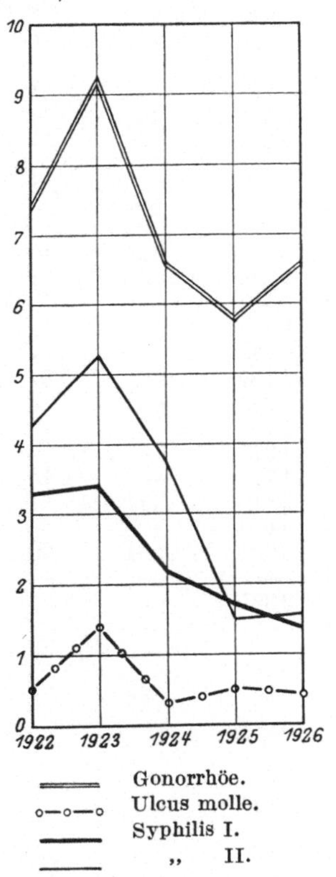

Abb. 81. Die in Lettland gemeldeten Fälle von Geschlechtskrankheiten auf 10 000 der Bevölkerung, 1922—1926.

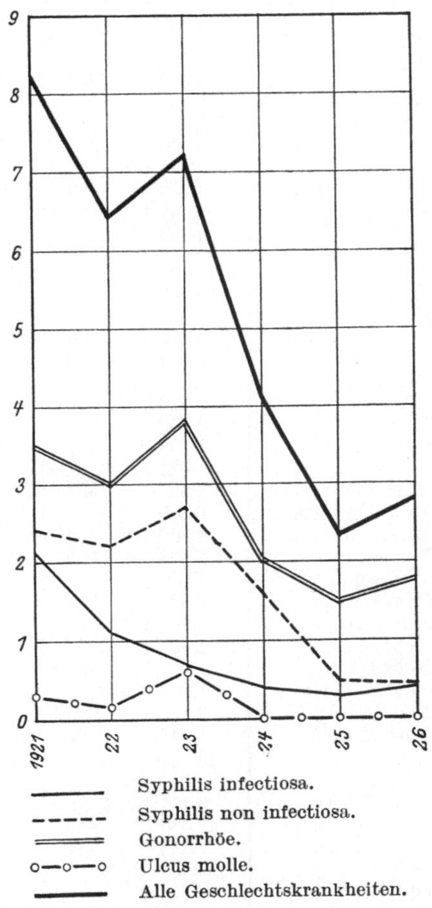

Abb. 82. Die gemeldeten Fälle von Geschlechtskrankheiten in Riga, auf 1000 der Bevölkerung, 1921—1926.

In diesen 6 Jahren ist eine starke Abnahme der venerischen Krankheiten festzustellen, besonders deutlich ausgesprochen ist sie bei der Syphilis, während die Gonorrhöe nur weniger zurückgegangen ist. Der sehr starken Verminderung der Ulcus molle-Häufigkeit in Riga, steht eine viel geringere in ganz Lettland gegenüber.

Auffallend ist die sich aus den Meldungen ergebende überaus niedrige Morbidität, in Riga wie im ganzen Lande.

Vereinigte Staaten von Nord-Amerika.

Die Meldepflicht der Geschlechtskrankheiten knüpft in den Vereinigten Staaten an das Chamberlain-Kahn-Gesetz vom 9. Juni 1918 an. Auf seiner

Fortsetzung des Textes S. 578.

Tabelle 183. Die Gesamtzahl der in den Vereinigten Staaten 1919—1925 gemeldeten Fälle von Geschlechtskrankheiten.

Staaten	Zahl der eingetragenen Ärzte	Zahl der Geschlechtskranke meldenden Ärzte	%	Zahl der gemeldeten Fälle 1922			
				Syphilis	Gonorrhöe	Ulcus molle	Durchschnittszahl an G.-Kr. pro Arzt gemeldet
Alabama	2 300	341[1])	15	5 334	3 655	231	27
Arizona	—	—	—	—	—	—	—
Arkansas	2 750	339	12	3 898	2 876	—	20
California	6 720	—	—	5 074	4 994	—	—
Colorado	[2])r. 1 812	365	19	978	1 830	95	8
Connecticut	1 800	272	15	936	658	—	6
Delawara	283	nicht über 10	4	5	209	—	21
Florida	1 401	268	19	1 775	1 561	186	13
Georgia	r. 3 500	nicht festgestellt	—	4 837	3 782	—	—
Idaho	über 500	r. 200	40	350	400	—	4
Illinois	10 716	—	—	8 885	13 816	640	—
Illinois außer Chicago	5 173	805	16	4 002	4 229	192	10
Indiana	r. 4 000	418	10	2 355	2 408	—	11
Jowa	—	—	—	—	—	—	—
Kansas	r. 2 560	263	10	1 302	1 719	—	11
Kentucky	r. 2 700	—	—	25 408	19 755	—	—
Louisiana	1 798	197	11	4 040	3 194	—	37
Maine	1 025	237	23	529	998	11	6
Maryland	2 364	369	16	1 942	2 764	—	13
Massachusetts	r. 6 500	—	—	1 933	4 973	—	—
Michigan	4 500	1 316	29	7 900	1 717	—	13
Minnesota	2 628	r. 1 500	57	4 291	6 112	111	7
Mississippi	r. 1 700	—	—	6 772	9 620	—	—
Missouri	5 673	596	11	5 181	6 024	894	20
Montana	—	—	—	—	—	—	—
Nebraska	r. 1 885	1 153	61	1 338	3 331	—	4
Nevada	—	—	—	—	—	—	—
New Hampshire	—	—	—	—	—	—	—
New Jersey	3 100	630	20	2 944	2 128	—	8
New Mexico	341	91	27	124	276	13	5
New York	15 600	—	—	23 245	9 694	—	—
New York außer N. Y. City	6 471	2 492	39	10 046	4 095	—	6
North Carolina	r. 2 000	841	42	4 671	4 045	—	10
North Dacota	530	224	42	282	747	—	5
Ohio	—	—	—	—	—	—	—
Oklahoma	—	—	—	—	—	—	—
Oregon	1 036	367	35	1 257	2 381	64	4
Pennsylvania	r. 12 000	—	—	3 589	2 981	—	—
Rhode Island	r. 710	118	17	456	394	—	7
South Carolina	r. 12 000	—	—	2 547	3 072	237	—
South Dacota	586	126	21	239	609	—	7
Tennessee	3 328	wenigstens 340	10	3 850	3 292	440	22
Texas	6 094	—	—	20 179	14 391	—	—
Utah	—	—	—	—	—	—	—
Vermont	—	—	—	—	—	—	—
Virginia	2 485	127	5	163	494	—	5
Washington	1 700	150	9	947	1 977	—	19
West Virginia	r. 1 700	r. 350	21	3 951	3 898	—	22
Wisconsin	2 750	545	20	527	2 510	27	6
Wyoming	270	72	27	153	562	—	10
Zusammen	136 259	15 122	22	178 235	166 171	3 141	10
	69 529[3])	—	—	75 766 [4])	79 093 [4])	2 264 [4])	—

[1]) Die Zahl für Alabama bezieht sich auf Januar—April 1923. [2]) r. = rund. [3]) Gesamtzahl der eingetragenen Ärzte der Staaten, in denen die Zahl der meldenden Ärzte bekannt ist. [4]) Gesamtzahl der Fälle. Woher die große Abweichung? Summe = Gesamtzahl.

Tabelle 184. Die in den Berichtsjahren 1919—1925 bei den Staatsgesundheitsämtern der Vereinigten Staaten von Nordamerika gemeldeten Ulcus molle-Fälle.

Staaten	1. 7. 1918 bis 30. 6. 1919	1. 7. 1919 bis 30. 6. 1920	1. 7. 1920 bis 30. 6. 1921	‰	1. 7. 1921 bis 30. 6. 1922	1. 7. 1922 bis 30. 6. 1923	1. 7. 1923 bis 30. 6. 1924	1. 7. 1924 bis 30. 6. 1925
Alabama	—	654	754	3,21	328	245	276	321
Arizona	—	1	11	0,32	5	11	12	8
Arkansas	295	280	339	1,93	142	158	90	59
California	—	—	—	—	—	2	302	260
Colorado	203	138	225	2,43	121	101	84	61
Connecticut	39	4	—	—	—	—	—	—
Delawara	23	42	72	3,27	76	26	96	62
District of Columbia	—	—	—	—	1	—	7	—
Florida	340	203	259	2,69	245	184	219	219
Georgia	396	342	459	1,58	368	512	475	419
Idaho	—	5	1	0,02	9	1	2	3
Illinois	755	984	980	1,51	284	809	904	559
Indiana	130	243	116	0,39	74	147	140	114
Jowa	19	119	129	0,53	58	33	28	6
Kansas	32	58	25	0,14	41	5	11	14
Kentucky	221	127	237	0,98	367	309	485	287
Louisiana	220	941	1 224	6,83	592	425	570	451
Maine	3	40	20	0,26	11	14	12	16
Maryland	286	311	241	1,67	111	200	377	309
Massachusetts	9	4	—	—	4	4	6	—
Michigan	—	291	210	0,56	106	153	235	134
Minnesota	154	209	225	0,98	94	106	69	58
Mississippi	81	184	366	2,04	219	69	43	60
Missouri	—	359	575	1,67	843	934	1 020	914
Montana	—	5	3	0,05	—	3	1	2
Nebraska	144	304	395	4,64	247	189	125	85
Nevada	—	—	—	—	—	—	—	—
New Hampshire	4	21	16	0,36	4	4	—	2
New Jersey	537	265	132	0,41	87	63	67	63
New Mexico	—	17	24	0,66	6	10	2	8
New York	—	38	6	0,005	42	290	169	64
North Carolina	790	544	338	1,32	258	232	207	168
North Dacota	5	19	9	0,14	16	—	—	—
Ohio	265	557	429	0,74	537	399	431	197
Oklahoma	25	366	390	1,93	119	85	75	12
Oregon	38	9	30	0,39	79	54	45	12
Pennsylvania	—	48	13	0,01	64	118	132	99
Rhode Island	25	7	8	0,13	16	9	6	2
South Carolina	450	599	725	4,31	433	111	85	142
South Dacota	6	31	21	0,32	20	9	6	8
Tennessee	—	536	313	1,34	449	413	474	446
Texas	2 013	1 150	3 026	6,49	1 935	1 132	879	776
Utah	5	26	17	0,38	20	5	2	9
Vermont	3	—	—	—	—	—	—	—
Virginia	48	371	274	1,19	190	79	77	77
Washington	22	58	152	1,12	7	6	—	29
West Virginia	244	222	350	2,39	287	89	160	111
Wisconsin	11	102	54	0,20	20	25	23	57
Wyoming	2	27	33	1,73	18	4	—	3
Zusammen	7 843	10 168	13 226	—	8 935	7 777	8 429	6 706

Tabelle 185. Die in den Berichtsjahren 1919—1925 bei den Staatsgesundheitsämtern der Vereinigten Staaten von Nordamerika gemeldeten Syphilis-Fälle.

Staaten	1. 7. 1918 bis 30. 6. 1919	1. 7. 1919 bis 30. 6. 1920	1. 7. 1920 bis 30. 6. 1921	In ‰ für 1. 7. 1920 bis 30. 6. 1922	1. 7. 1921 bis 30. 6. 1922	1. 7. 1922 bis 30. 6. 1923	1. 7. 1923 bis 30. 6. 1924	1. 7. 1924 bis 30. 6. 1925
Alabama . . .	3 776	9 162	8 178	34,8	7 181	6 634	6 816	7 916
Arizona	71	113	84	2,5	90	101	220	185
Arkansas . . .	752	1 633	4 116	23,4	5 377	2 944	2 522	3 142
California . . .	2 018	4 225	4 578	13,3	4 171	5 616	15 387	9 856
Colorado. . . .	690	1 607	1 228	13,0	1 173	844	944	736
Connecticut . .	1 370	2 359	2 343	16,1	1 591	711	1 129	1 370
Delawara . . .	33	262	186	8,3	484	305	196	164
District of Columbia . .	—	—	—	5,4 (1921/22)	230	49	482	—
Florida	5 657	2 766	3 297	34,2	2 068	1 923	2 930	4 693
Georgia	5 091	5 483	3 598	12,4	4 908	5 234	5 598	6 018
Idaho	—	131	136	3,1	138	67	102	78
Illinois	5 538	13 222	9 823	15,1	6 129	10 341	0 364	10 981
Indiana	1 944	4 364	2 540	8,6	2 682	2 189	11 930	2 117
Jowa	896	1 113	1 254	5,2	906	1 314	1 353	1 074
Kansas	830	1 388	1 519	8,4	1 278	1 242	1 242	665
Kentucky . . .	2 402	1 810	14 947	61,7	19 735	21 360	6 001	29 817
Louisiana . . .	909	2 901	4 106	22,8	3 788	4 064	24 274	3 862
Maine	426	711	545	7,0	618	418	380	460
Maryland . . .	950	1 475	2 014	13,8	1 920	2 245	2 541	2 810
Massachusetts .	5 469	3 889	2 781	7,2	3 049	5 168	5 649	3 921
Michigan . . .	2 269	8 355	7 799	21,2	7 105	8 818	2 104	14 150
Minnesota . . .	2 890	3 952	4 132	17,2	3 196	4 597	15 201	4 898
Mississippi . . .	745	1 115	4 165	25,7	1 754	7 131	8 256	11 040
Missouri	—	2 157	4 245	12,5	4 977	4 268	3 727	3 673
Montana. . . .	297	625	534	9,6	371	150	353	251
Nebraska . . .	539	1 866	2 139	16,4	1 547	1 124	1 197	1 024
Nevada	—	—	—		—	—	—	—
New Hampshire	170	422	320	7,2	209	149	182	158
New Jersey . .	3 302	3 477	3 616	11,4	3 015	2 988	3 469	4 139
New Mexico . .	—	165	159	4,4	119	131	105	121
New York . . .	19 071	27 563	26 819	25,8	23 817	25 152	7 344	27 388
North Carolina	553	2 461	2 505	9,8	3 534	4 299	23 189	3 215
North Dacota .	63	301	291	4,6	231	261	246	229
Ohio	9 435	6 353	5 931	10,3	5 691	5 165	5 713	5 264
Oklahoma . . .	1 294	2 869	3 123	15,3	1 032	1 152	3 616	1 223
Oregon	397	359	291	3,7	750	1 008	694	679
Pennsylvania. .	—	1 002	4 473	5,1	2 810	3 413	2 631	2 681
Rhode Island .	1 602	732	5 506	91,7	7 651	450	414	453
South Carolina	4 081	5 508	5 967	35,4	3 004	2 203	1 995	3 850
South Dacota .	40	257	208	3,2	292	200	138	121
Tennessee . . .	—	2 655	2 885	12,3	3 909	3 584	3 410	3 669
Texas	11 597	5 324	22 006	47,1	21 025	16 637	2 964	12 920
Utah	250	556	248	5,5	189	133	1 25	182
Vermont. . . .	230	351	373	10,7	306	223	254	256
Virginia	733	2 570	3 139	13,6	2 627	2 321	2 071	2 138
Washington . .	1 035	945	897	6,5	531	639	655	787
West Virginia .	965	1 417	3 594	24,6	3 951	2 670	3 114	5 385
Wisconsin . . .	75	641	511	1,9	510	570	685	742
Wyoming . . .	11	266	491	25,8	164	53	32	85
Zusammen	100 466	142 869	184 090	17,5	171 824	172 258	193 844	200 584

Tabelle 186. Die in den Berichtsjahren 1919—1925 bei den Staatsgesundheitsämtern der Vereinigten Staaten von Nordamerika gemeldeten Gonorrhöefälle.

Staaten	1. 7. 1918 bis 30. 6. 1919	1. 7. 1919 bis 30. 6. 1920	1. 7. 1920 bis 30. 6. 1921	‰oo	1. 7. 1921 bis 30. 6. 1922	1. 7. 1922 bis 30. 6. 1923	1. 7. 1923 bis 30. 6. 1924	1. 7. 1924 bis 30. 6. 1925
Alabama . . .	2 865	8 147	6 587	28,14	4 244	4 466	4 505	4 636
Arizona	287	309	229	6,93	97	107	134	146
Arkansas . . .	2 269	2 856	4 432	25,32	4 560	2 119	1 876	1 645
California . . .	2 144	4 877	4 415	12,90	3 878	5 436	9 410	7 800
Colorado. . . .	3 268	2 958	1 963	21,10	2 065	1 515	1 587	1 389
Connecticut . .	1 698	1 213	1 281	9,28	744	623	854	1 159
Delawara . . .	206	634	426	19,36	478	267	418	345
District of Columbia . .	—	—	—	—	63	14	347	—
Florida	5 043	2 041	2 133	22,21	1 796	1 277	2 006	2 113
Georgia	5 436	6 079	4 941	17,09	4 483	4 025	3 917	5 158
Idaho	—	222	153	3,58	244	195	276	176
Illinois	10 622	17 670	17 828	27,51	9 458	15 354	17 775	19 714
Indiana	3 775	5 282	2 801	9,59	2 422	2 433	2 179	2 512
Jowa	1 288	2 935	2 643	11,01	2 043	2 142	2 344	948
Kansas	2 230	2 093	1 828	10,38	1 526	1 590	1 544	1 236
Kentucky . . .	2 688	2 228	9 467	39,28	9 277	11 544	10 659	14 141
Louisiana . . .	2 215	5 104	5 000	27,93	3 464	3 181	3 320	3 107
Maine	674	1 431	1 161	15,27	920	885	721	661
Maryland . . .	2 016	1 928	2 419	16,79	2 065	3 183	2 628	2 545
Massachusetts .	12 432	8 420	6 791	17,63	6 258	7 700	7 814	6 660
Michigan . . .	4 003	10 986	11 277	30,81	9 038	9 898	10 062	10 558
Minnesota . . .	3 723	5 366	5 248	22,05	4 442	6 230	6 438	5 193
Mississippi . . .	1 609	2 052	2 949	16,85	1 138	9 681	12 211	15 951
Missouri	—	3 537	5 431	15,97	6 073	5 172	4 175	4 034
Montana. . . .	628	1 665	928	17,18	432	433	248	188
Nebraska . . .	1 298	3 829	4 205	32,59	3 376	3 178	2 617	2 196
Nevada	—	—	—	—	—	—	—	—
New Hampshire	346	769	597	13,54	431	271	260	239
New Jersey . .	8 824	3 445	3 100	9,84	2 428	2 157	2 617	3 089
New Mexico . .	—	292	394	10,94	250	268	282	316
New York . . .	4 946	8 250	7 801	7,51	9 598	10 854	11 201	10 494
North Carolina	2 258	5 740	4 499	17,64	3 702	3 536	2 733	2 507
North Dacota .	242	944	831	12,98	5 093	838	663	782
Ohio	9 595	6 838	4 768	8,29	4 865	4 230	4 438	4 426
Oklahoma . . .	1 913	4 430	3 146	15,57	982	1 260	2 669	691
Oregon	1 309	966	1 131	14,50	1 478	2 147	1 887	1 233
Pennsylvania. .	—	534	2 686	3,08	3 728	2 639	2 252	2 299
Rhode Island .	625	485	1 979	32,98	3 526	510	656	637
South Carolina	3 111	5 719	5 467	32,53	3 638	2 553	1 993	3 507
South Dacota .	208	962	559	8,87	526	641	643	643
Tennessee . . .	—	3 702	2 945	12,63	3 204	2 865	2 412	2 272
Texas	17 826	8 790	25 653	55,04	19 100	11 339	8 501	10 185
Utah	335	1 343	761	17,29	510	301	52	184
Vermont. . . .	462	619	391	11,17	376	264	344	356
Virginia	722	2 680	3 244	14,10	2 173	1 876	1 420	1 134
Washington . .	1 954	3 186	3 179	23,54	557	928	973	883
West Virginia .	3 699	4 607	6 318	43,27	3 898	2 223	2 481	2 730
Wisconsin . . .	381	3 334	2 903	11,03	2 373	2 460	2 233	2 682
Wyoming . . .	20	890	1 039	54,68	439	46	15	59
Zusammen	131 193	172 387	189 927	17,96	152 959	156 826	160 790	165 523

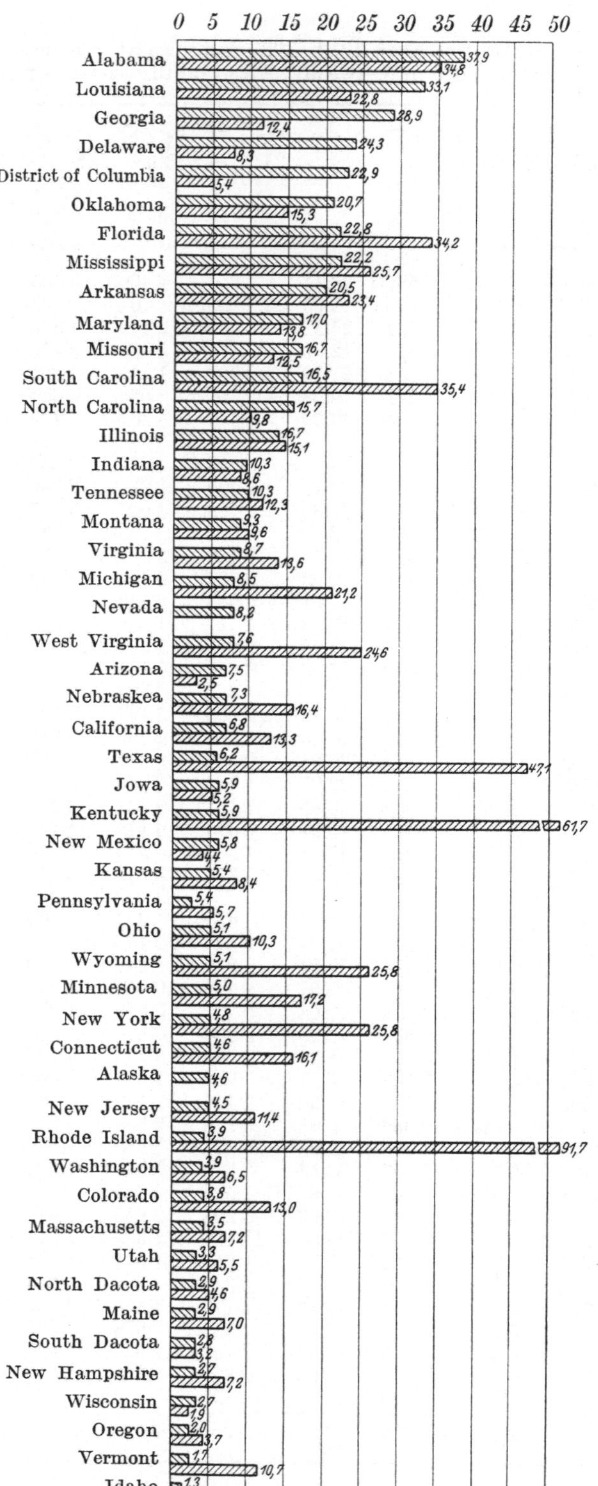

Abb. 83.

Zahl der bei der Musterung der zweiten Million Eingezogener gefundenen Syphilisfälle zur Zeit des Eintreffens bei der Truppe, verteilt nach der Staatsangehörigkeit, bezogen auf 1000.

Zahl der von Staatsgesundheitsämtern gemeldeten Syphilisfälle im Berichtigungsjahr 1921, bezogen auf 10 000 der Bevölkerung.

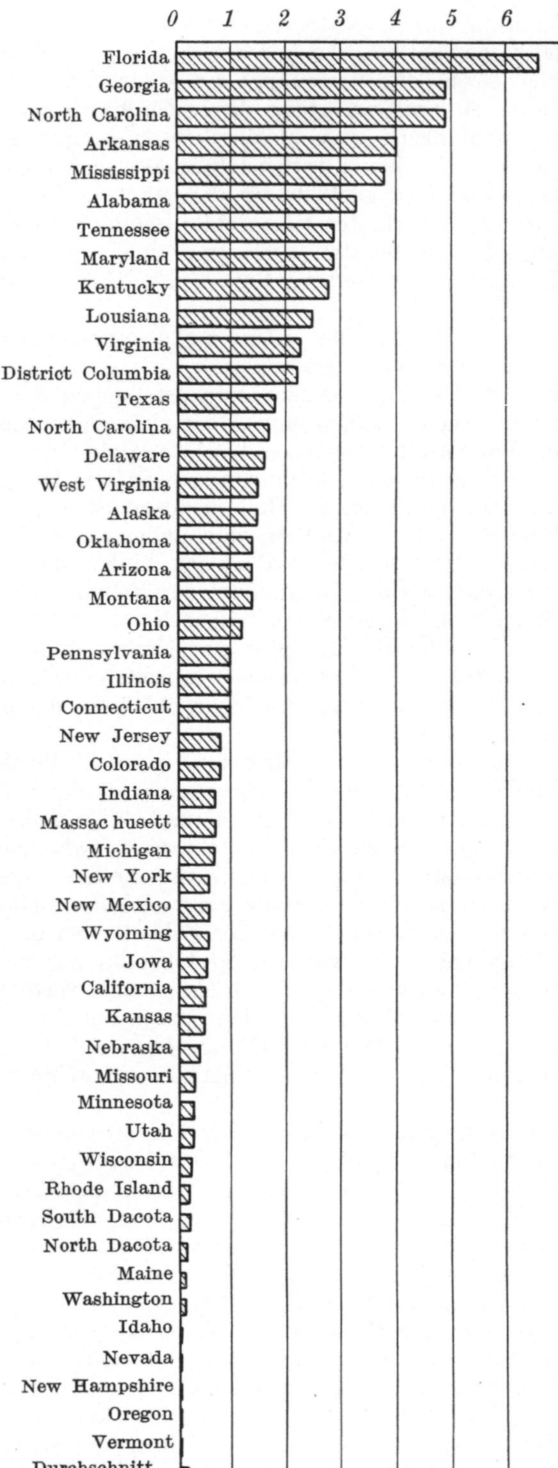

Abb. 84. **Ulcus molle-Fälle unter der zweiten Million Rekruten, berechnet auf 1000 Mann, in den einzelnen Staaten Nordamerikas.**

Basis wurde die Abteilung für Geschlechtskrankheiten im Gesundheitsamt der Vereinigten Staaten geschaffen, der die systematische Bekämpfung der Geschlechtskrankheiten sowie die Verteilung der staatlichen Zuschüsse an die Einzelstaaten obliegt. An die Gewährung dieser Zuschüsse sind bestimmte Bedingungen, so die Durchführung einer Meldepflicht, geknüpft, und sie sind von 46 Staaten angenommen worden. Die meisten Staaten haben eine anonyme und beschränkte namentliche Anzeigepflicht für die Kranken, die ihre Behandlung unterbrechen, oder deren Verhalten sie zu einer Gefahr für die Allgemeinheit macht, erlassen. Sieben Staaten verlangen eine namentliche Meldepflicht: Indiana, Maryland, New Jersey, New York, North Dakota, Ohio und Vermont.

Die vorliegenden Zahlen für Syphilis, Ulcus molle und Gonorrhöe sind in den nachstehenden Tabellen zusammengestellt:

Ein Blick auf die vorstehenden Zahlenzusammenstellungen zeigt vor allem bei einem Vergleich der Syphiliszahlen und Gonorrhöezahlen, daß in ganz besonderem Maße die Tripperfälle ungenügend erfaßt sind. Dies liegt daran, daß die Meldungen dadurch zustande kommen, daß in der Hauptsache nur die Fälle angezeigt werden, bei denen die Heilmittel auf Staatskosten — was besonders für das Salvarsan gilt — beschafft und andererseits die Meldungen von den Laboratorien erstattet werden. Demnach bilden die vorliegenden Ziffern nur einen Ausschnitt aus der Gesamtzahl der Erkrankungsfälle, einen Ausschnitt, dessen Ausmaß nicht sicher feststellbar ist.

Einen Einblick in die Art der Meldung gibt eine Untersuchung von JOSEPH S. LAWRENCE über die Zahl der Geschlechtskrankheiten meldenden Ärzte, sowie über die Durchschnittszahl an Geschlechtskrankheiten, die pro Arzt im Jahre 1922 behandelt worden sind.

Aus der vorstehenden Tabelle geht deutlich die Unterschiedlichkeit hervor, mit der in den einzelnen Staaten gemeldet wird, schwankt doch die Zahl der Geschlechtskranke meldenden Ärzte zwischen 4 und 57% und die Durchschnittszahl an pro Arzt gemeldeten Geschlechtskranken zwischen 4 und 37.

Da die Rekrutierungsstatistik von den 1917/18 Ausgehobenen einen besseren Einblick in die relative Verbreitung der Geschlechtskrankheiten in den einzelnen Staaten gibt, ist hier eine Gegenüberstellung der Zahl der bei der Musterung der zweiten Million Eingezogener gefundenen Syphilisfälle zur Zeit des Eintreffens bei der Truppe, bezogen auf je 1000 Mann und verteilt nach der Staatszugehörigkeit, mit der Zahl der von den Staatsgesundheitsämtern gemeldeten Syphilisfälle im Berichtsjahre 1921, bezogen auf 10000 der Bevölkerung, vorgenommen worden, worüber folgende Darstellung (Abb. 84) belehrt.

Die stark ausgeprägte Ungleichheit der bei der Zivilbevölkerung und den Ausgemusterten festgestellten Erkrankungshäufigkeit bestätigt ebenfalls, daß die von den Staatsgesundheitsämtern mitgeteilten Erkrankungsfälle an Syphilis — wie naturgemäß die an Gonorrhöe — keineswegs ein prägnantes Bild der tatsächlichen Verbreitung der Geschlechtskrankheiten in den einzelnen Staaten zu geben vermögen. Nachstehende Schaubilder, die ebenfalls der Militärstatistik entnommen sind (vgl. des Näheren S. 815), geben eine Übersicht über die verschiedene Durchseuchung der Bundesstaaten mit venerischen Krankheiten.

Die Einsicht, daß das Fehlen verläßlicher Angaben über die Verbreitung der Geschlechtskrankheiten einen fühlbaren Mangel bedeutet, hat das Bundesgesundheitsamt der Vereinigten Staaten veranlaßt, eine statistische Erhebung zu veranstalten. Bisher liegt eine Sonderuntersuchung in *Detroit* vor. Der Fragebogen, der bei dieser Erhebungsart verwendet wird, hat folgende Form, (siehe S. 582).

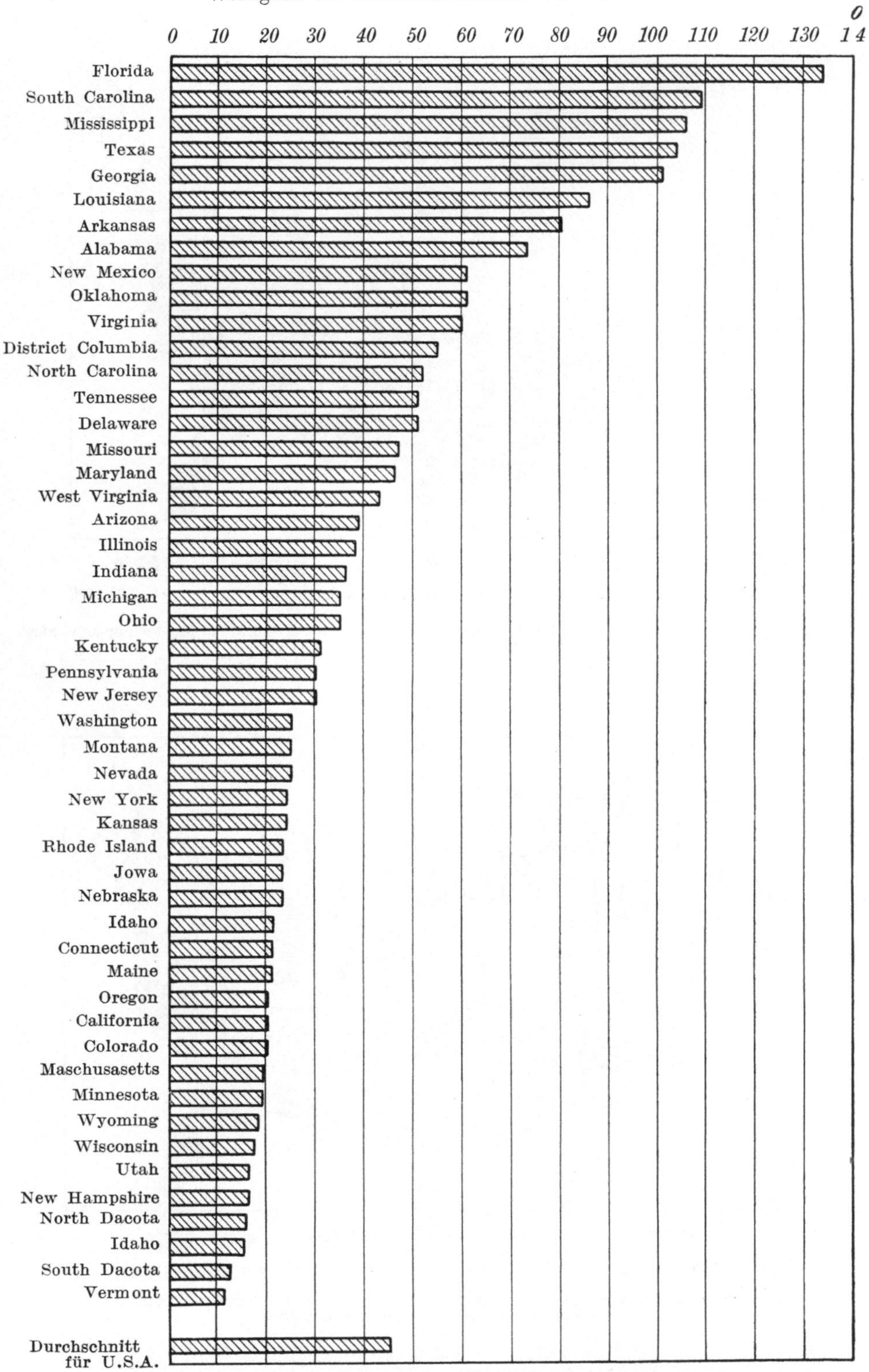

0 10 20 30 40 50 60 70 80 90 100 110 120 130 140

Florida
South Carolina
Mississippi
Texas
Georgia
Louisiana
Arkansas
Alabama
New Mexico
Oklahoma
Virginia
District Columbia
North Carolina
Tennessee
Delaware
Missouri
Maryland
West Virginia
Arizona
Illinois
Indiana
Michigan
Ohio
Kentucky
Pennsylvania
New Jersey
Washington
Montana
Nevada
New York
Kansas
Rhode Island
Jowa
Nebraska
Idaho
Connecticut
Maine
Oregon
California
Colorado
Maschusasetts
Minnesota
Wyoming
Wisconsin
Utah
New Hampshire
North Dacota
Idaho
South Dacota
Vermont

Durchschnitt für U.S.A.

Abb. 85. Erkrankungshäufigkeit an Gonorrhöe der zweiten Million Rekruten in den nordamerikanischen Staaten, berechnet auf je 1000 Mann.

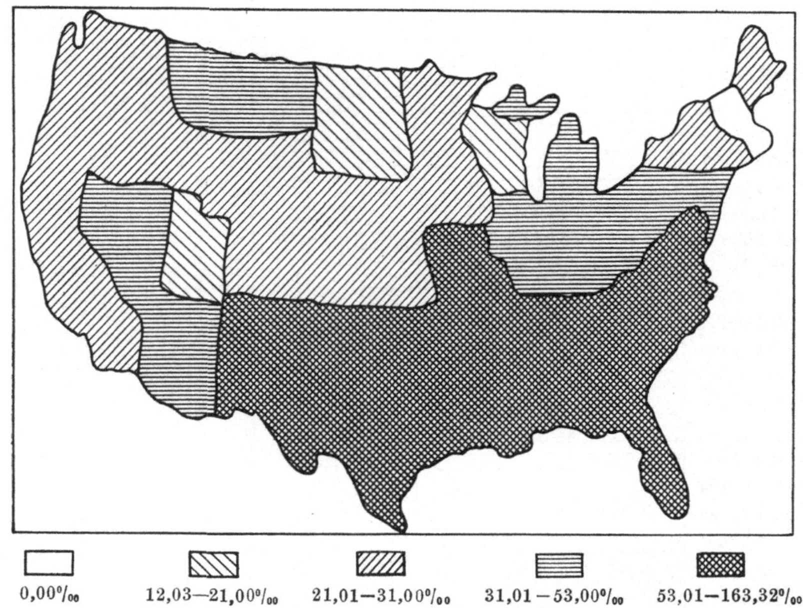

Abb. 86 a. Die Häufigkeit an Geschlechtskrankheiten überhaupt auf Grund der Musterungsergebnisse der 2. Million in den einzelnen Staaten.

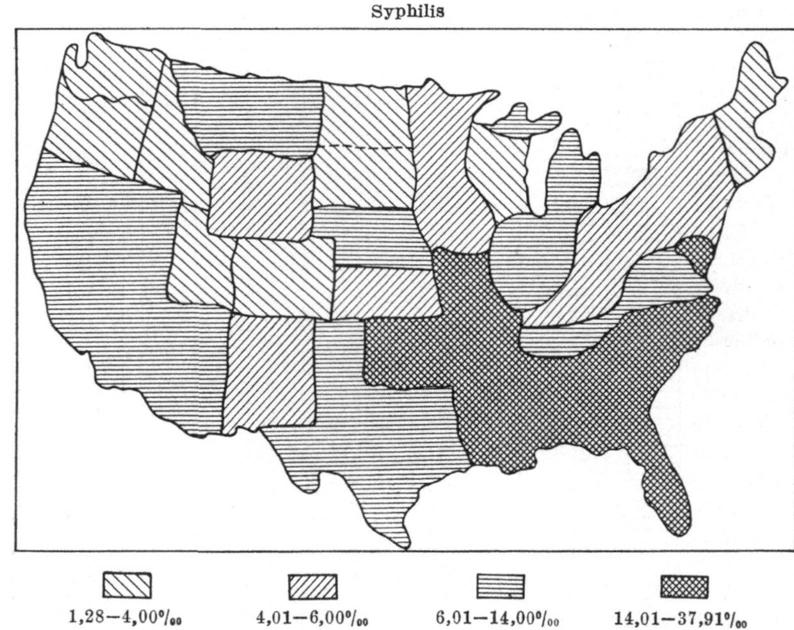

Abb. 86 b. Die Häufigkeit der Syphilis auf Grund der Musterungsergebnisse der 2. Million in den einzelnen Staaten.

Gonorrhöe

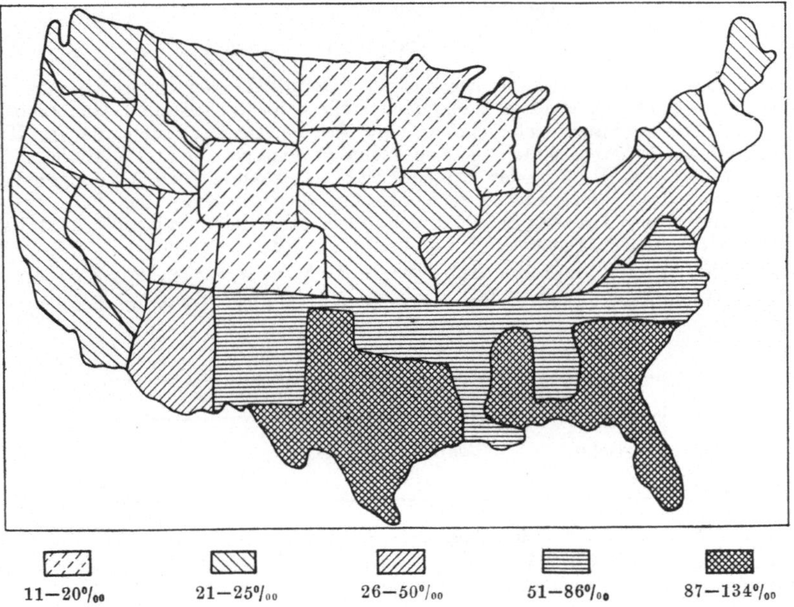

Abb. 86 c. Die Häufigkeit der Gonorrhöe auf Grund der Musterungsergebnisse der 2. Million in den einzelnen Staaten.

Ulcus molle

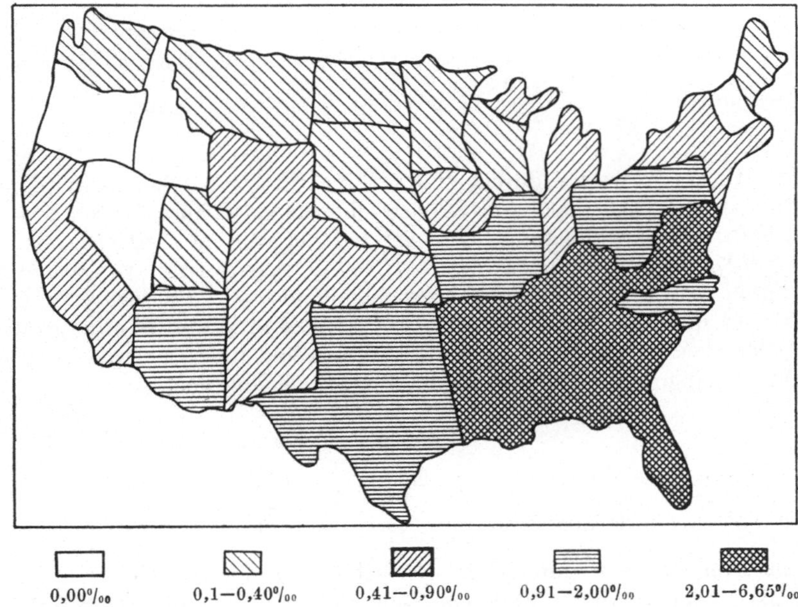

Abb. 86 d. Die Häufigkeit an Ulcus molle auf Grund der Musterungsergebnisse der 2. Million in den einzelnen Staaten.

Bundesgesundheitsamt der Vereinigten Staaten.

Abteilung: Geschlechtskrankheiten.

(Vertrauliche statistische Umfrage.)

Zweck dieser Umfrage ist die Angabe der Gesamtzahl der am .... 1927 in Behandlung oder Beobachtung stehenden Fälle von Syphilis und Gonorrhöe.

Die Ärzte werden hierdurch gebeten, ihre Privatpatienten, auch die im Krankenhaus behandelten Privatpatienten, jedoch nicht Patienten, die in Polikliniken, Dispensaires, Ambulatorien, Straf- oder Armen-Anstalten behandelt werden, anzumelden, da Meldungen über die Letztgenannten getrennt eingezogen werden.

Die eingereichten Angaben werden *vertraulich* behandelt, und nur zu statistischen Gesamtübersichten der Ergebnisse der Umfrage Verwendung finden.

1. *Zahl der zur Zeit in Behandlung oder Beobachtung stehenden Syphilisfälle.*

(Als frische Syphilis ist ein Fall zu betrachten, wenn seit der wahrscheinlichen Infektion nicht mehr als ein Jahr verflossen ist.)

Syphilis.

Mann		Frau	
frische Fälle	alte Fälle	frische Fälle	alte Fälle

2. *Zahl der zur Zeit in Behandlung oder Beobachtung stehenden Fälle von Gonorrhöe.*

(Als frische Gonorrhöe ist ein Fall zu betrachten, bei dem nicht mehr als 6 Monate seit der wahrscheinlichen Infektion verflossen sind.)

Gonorrhöe.

Mann		Frau	
frische Fälle	alte Fälle	frische Fälle	alte Fälle

3. Schließen Sie aus Ihrer Erfahrung auf eine Zu- oder Abnahme der Geschlechtskrankheiten in den letzten Jahren?

Was dürften die vermutlichen Ursachen dieser Zu- oder Abnahme sein?

Die Umfrage wurde durchgeführt mit Hilfe von Medizinstudenten des Detroit-College of Medicine and Surgery, die für jeden ausgefüllten Fragebogen einen halben Dollar erhielten. Persönlich besucht wurden 2180 Ärzte (von denen 8 oder $^1/_2$% die Auskunft verweigerten), 50 „Osteopathen", von denen 34 sich beteiligten, sowie 66 Krankenhäuser, Kliniken usw. Die Enquete fand am 15. Mai 1926 statt. Detroit wurde deswegen gewählt, weil es eine große Stadt mit hochstehender Industrie, bei hohen Löhnen und geringer Arbeitslosigkeit ist.

Die Beteiligung der Ärzte gibt nachstehende Übersicht:

	Gesamtzahl	Fehlanzeigen	Meldende	Prozentsatz der Meldenden
Ärzte	1739	895	844	49
„Osteopathen"	34	27	7	21
Krankenhäuser, Polikliniken usw. .	66	43	23	35

Das Ergebnis der Umfrage ist ersichtlich aus Tabelle 187.

Danach wurden 16 735 Fälle von Gonorrhöe und Syphilis als in Behandlung oder Beobachtung stehend am 15. Mai 1926 angegeben, oder 13,48 auf 1000 der Gesamtbevölkerung. 8665 oder 6,98‰ waren Syphilitiker, und 8070 oder 6,50‰ Gonorrhoiker.

Tabelle 187. Die bei der Enquete am 15. Mai 1926 gemeldeten Syphilis- und Gonorrhöefälle, verteilt nach Geschlecht und Altersgruppe.

	Überhaupt			Männer				Frauen			
				unter 16 Jahren		16 Jahre u. darüber		unter 16 Jahren		16 Jahre u. darüber	
	Zus.	Männer	Frauen	akut	chron.	akut	chron.	akut	chron.	akut.	chron.
				Syphilis und Gonorrhöe:							
Ärzte . . .	11 605	8 740	2865	17	66	3787	4870	44	88	958	1775
„Osteopathen"	24	14	10	—	—	8	6	—	—	3	7
Krankenh. .	5 106	3 002	2104	145	78	1218	1561	151	146	549	1258
Zusammen	16 735	11 756	4979	162	144	5013	6437	195	234	1510	3040
				Davon: Syphilis							
Ärzte . . .	5 153	3 504	1649	7	46	1317	2134	15	53	526	1055
„Osteopathen"	10	3	7	—	—	1	2	—	—	—	7
Krankenh. .	3 502	1 945	1557	120	69	620	1136	114	84	333	1026
Zusammen	8 665	5 452	3213	127	115	1938	3272	129	137	859	2088
				Davon: Gonorrhöe							
Ärzte . . .	6 452	5 236	1216	10	20	2470	2736	29	35	432	720
„Osteopathen"	14	11	3	—	—	7	4	—	—	3	—
Krankenh. .	1 604	1 057	547	25	9	598	425	37	62	216	232
Zusammen	8 070	6 304	1766	35	29	3075	3165	66	97	651	952

Die Altersverteilung der Gemeldeten wurde, bezogen auf die Gesamtbevölkerung nach zwei großen Gruppen — unter und über 16 Jahren — wie folgende Tabelle zeigt, vorgenommen:

Tabelle 188. Verteilung der am 15. Mai 1926 in Detroit gemeldeten Syphilis- und Gonorrhöefälle nach Altersgruppen auf 1000 der Bevölkerung.

	Männer			Frauen		
	Zusammen	akute Fälle	chronische Fälle	Zusammen	akute Fälle	chronische Fälle
Syphilis und Gonorrhöe zus.						
Alle Alterskl. .	17,86	7,87	10,00	8,52	2,92	5,61
Unter 16 Jahr.	1,64	0,87	0,77	2,33	1,06	1,27
16 Jahr. u. dar.	24,29	10,64	13,66	11,37	3,77	7,60
Syphilis:						
Alle Alterskl. .	8,29	3,14	5,15	5,50	1,69	3,81
Unter 16 Jahr.	1,30	0,68	0,62	1,44	0,70	0,74
16 Jahr. u. dar.	11,05	4,11	6,94	7,37	2,15	5,22
Gonorrhöe:						
Alle Alterskl. .	9,58	4,73	4,85	3,02	1,23	1,80
Unter 16 Jahr.	0,34	0,19	0,16	0,89	0,36	0,53
16 Jahr. u. dar.	13,24	6,52	6,71	4,01	1,63	2,38

Zur Übertragung der gewonnenen Ziffern auf die Länge eines Jahres wurden die sich beteiligenden Ärzte darüber befragt, den wievielten Teil der Gesamtjahresfrequenz die gemeldeten Behandelten ausmachten. Die Schätzungen schwanken zwischen $^1/_5$ und $^1/_{20}$. Bei Berücksichtigung, daß viele Patienten im Laufe des Jahres zwischen verschiedenen Ärzten und Kliniken wechseln, und auf Grund der Tatsache, daß die Fälle der städtischen venereologischen Klinik $^1/_5$ der Jahresgesamtzahl ausmachten, wurde die Jahresziffer auf das Fünffache der Tagesziffer geschätzt.

Oceanien.

1. Neu-Süd-Wales.

Am 1. Dezember 1920 trat das Gesetz zur Bekämpfung der Geschlechtskrankheiten (Gesetz Nr. 46, 1918), das eine anonyme Meldepflicht einführte, in Kraft.

§ 9 dieses Gesetzes lautet: „Beobachtet ein praktischer Arzt bei einer ihn konsultierenden oder bei einer von ihm untersuchten oder behandelten Person, daß sie an irgendeiner Geschlechtskrankheit leidet, so soll er darüber der Gesundheitsbehörde (Commissioner) in der vorgeschriebenen Form und innerhalb der vorgeschriebenen Frist Meldung erstatten (s. nebenstehendes Formular).

Eine solche Meldung soll weder Namen noch Adresse des Patienten enthalten.

Jeder gegen diesen Paragraphen verstoßende Arzt soll einer Geldstrafe bis zu 20 £ unterliegen und im Wiederholungsfalle einer Geldstrafe von wenigstens 20 bis zu 100 £."

Gemeldet wurden an Geschlechtskranken vom 1. Dezember 1920 bis zum 31. Dezember 192:

Jahr	1920	1921	1922	1923	1924	1925
Geschlechtskranke	2238	9405	6298	6829	6090	5314

Tabelle 189. Gemeldete Geschlechtskranke nach Krankheitsform und Geschlecht.

Jahr	Gonorrhoea		Syphilis		Ulcus molle		Condylomata accuminata		Ophthalmia gonorrhoica		Granuloma venereum		Alle Geschlechtskrankheiten	
	m.	w.	m.	w.	m.	w.	m.	w.	m.	w.	m.	w.	m.	w.
1921	6341	651	1474	581	280	8	30	10	14	10	3	3	8142	1263
1922	4428	422	980	290	113	2	36	5	4	5	13	—	5574	724
1923	4677	438	987	262	99	1	17	—	2	—	7	1	5789	702
1924	4559	455	738	230	75	1	17	—	3	3	9	—	5401	689
1925	3584	349	762	253	43	—	20	1	1	4	2	—	4412	607

Tabelle 190. Gemeldete Geschlechtskranke nach Distrikten, 1923—1925.

	Hauptstädte-Gebiet			Newcastle			Übriges Land		
	1923	1924	1925	1923	1924	1925	1923	1924	1925
Gonorrhöe	5074	4890	3901	54	42	96	304	282	231
Syphilis	1162	896	968	36	33	25	42	39	22
Ulcus molle	95	74	42	2	—	—	3	2	1
Condylomata	16	17	20	—	—	—	1	—	—
Ophth. gon.	2	5	1	—	—	—	—	1	3
Granuloma v.	8	9	—	—	—	—	—	—	1
Zusammen	6357	5891	4932	92	75	121	350	324	258

Formular B. Nr. . . . . . .

Gesetz zur Bekämpfung der Geschlechtskrankheiten.

Meldung

(behält der Arzt)

Identitäts-Nr. . . . .

Name des Patienten

. . . .

Adresse . . . .

Art der Krankheit . . . . . .

. . . .

Datum der ersten Konsultation . . . .

Vermutliches Datum der Infektion . . . .

Alter. . . . .

Geburtsort . . . .

Geschlecht. . . . .

Stand . . . .

Ledig oder verheiratet. . .

Wenn vorher schon wegen Geschlechtskrankheit behandelt, Name des Arztes

. . . .

Adresse . . . .

Früher gemeldet . . . .

Infektionsquelle . . . .

Bemerkungen . . . .

. . . .

Aufklärungsschriften ausgehändigt . . . .

Wann Meldung abgeschickt

. . . .

Formular B. Nr. . . . . [1])

Gesetz zur Bekämpfung der Geschlechtskrankheiten 1918 (Neu-Süd-Wales).

Abteilung 9, Anordnung 7.

Meldung.

An den Kommissar zur Bekämpfung der Geschlechtskrankheiten, 93 Macquarie Street, Sydney.

Ich teile hierdurch mit, daß die folgenden Einzelheiten sich auf eine geschlechtskranke Person beziehen, die ich beraten oder behandelt habe.

Identitäts-Nr. . . . .

Art der Krankheit [2]) . . . .

Datum der ersten Konsultation . . . .

Vermutliches Datum der Infektion . . . .

Alter . . . . Geburtsort . . . .

Geschlecht . . . . Stand . . . .

ledig oder verheiratet . . . .

Wurde Patient schon durch einen anderen Arzt wegen des Leidens behandelt? . . . .

Wenn ja, wann und Name und Adresse des Arztes angeben

. . . .

Wurde Patient von Ihnen bereits früher gemeldet? . . . .

Wenn ja, Datum angeben . . . .

Infektionsquelle (Örtlichkeit) . . . .

Bemerkungen: Auf Grund des § 11 des Gesetzes habe ich dem Patienten die vorgeschriebenen Aufklärungsschriften ausgehändigt.

Unterschrift des Arztes . . . .

Adresse . . . .

Datum . . . .

[1]) Fortlaufend numerieren und im nächsten Buch fortfahren.

Dieser Patient $\frac{\text{ist}}{\text{ist nicht}}$ behandelt im . . . . Hospital.

[2]) Geschlechtskrankheiten im Gesetz sind: Gonorrhöe, Tripper, Augentripper, Syphilis, Weicher Schanker, Feigwarzen oder venerische Granulome.

Folgende Tabelle gibt die Verteilung nach Altersklassen:

Tabelle 191. Zahl der in Neu-Süd-Wales gemeldeten Geschlechtskranken, verteilt nach Altersklassen.

Alter in Jahren	Männer					Frauen				
	1921	1922	1923	1924	1925	1921	1922	1923	1924	1925
					Gonorrhöe.					
unter 10	16	7	7	13	3	96	65	60	43	39
10—19	479	355	445	578	565	143	101	75	92	114
20—29	3217	2309	2571	2494	1930	303	178	205	86	125
30—39	1842	1348	1436	1052	1003	71	43	58	51	51
40—49	502	283	413	283	270	29	12	22	23	15
50—59	149	73	104	3	87	11	5	7	12	4
60 u. mehr	39	31	35	—	—	3	—	2	—	—
					Syphilis.					
unter 10	44	23	29	17	21	50	27	28	25	30
10—19	72	37	46	42	52	57	29	26	25	37
20—29	593	389	333	243	237	250	114	105	86	81
30—39	407	316	337	219	227	132	69	65	51	67
40—49	227	123	144	118	124	47	35	26	23	29
50—59	81	51	42	94	93	30	11	6	12	9
60 u. mehr	43	33	31	—	—	11	3	—	—	—

2. Victoria.

Am 28. Dezember 1916 trat in Victoria ein Gesetz in Kraft, das die obligatorische Behandlung aller geschlechtskranken Personen durch approbierte Ärzte, eine Zwangsbehandlung für widerspenstige Patienten sowie eine anonyme Meldepflicht für die venerischen Krankheiten vorsieht.

Victoria hat eine Bevölkerung von etwas mehr als einer Million, Melbourne, die Hauptstadt, etwas mehr als 800 000.

Die Zahl der in Victoria jährlich gemeldeten Geschlechtskranken zeigt folgende Übersicht:

Juli bis Dezember:	1917	4252	1922	5584
	1918	6929	1923	4541
	1919	7560	1924	5264
	1920	6888	1925	5711
	1921	5414	1926	5249

In der Meldezeit vom 1. Juli 1917 bis 31. Dezember 1926 zeigen die Gemeldeten nach Krankheitsform und Geschlecht folgende Verteilung:

Tabelle 192. Die vom 1. Juli 1917 bis 31. Dezember 1926 Erkrankten nach Krankheitsform und Geschlechter.

Geschlecht	Gonorrhöe	Syphilis	Weicher Schanker	Angeborene Syphilis	Zusammen
Männlich .	34 769	8 428	1 266	397	44 861
Weiblich .	3 040	3 756	33	453	7 282
Zusammen	37 809	12 184	1 299	850	52 143

Eine Übersicht über die in den einzelnen Teilen des Landes gemeldeten Erkrankten gibt folgende Tabelle:

Tabelle 193. Die an den einzelnen Krankheitsformen Gemeldeten nach Landesteilen.

Distrikt	Gonorrhöe	Syphilis	Weicher Schanker	Angeborene Syphilis	Zusammen
Hauptstadt .	36 007	11 812	1 261	839	49 919
Ballarat . . .	118	24	2	—	144
Bendigo . . .	137	67	—	2	206
Geelong . . .	323	78	13	2	416
Übriges Land	1 224	204	23	7	1 458
Zusammen	37 809	12 185	1 299	850	52 143

Ein Vergleich der ersten fünf Jahre mit den zweiten fünf Jahren erweckt den Eindruck, daß auch in Victoria die Geschlechtskrankheiten an Häufigkeit zurückgegangen sind. Da aber die niedrigen Zahlen für die Frauen genau wie für Westaustralien erweisen, daß die gemachten Angaben weit davon entfernt sind, die wirkliche Verbreitung des Venerismus widerzuspiegeln, können sie nur mit großer Vorsicht benutzt werden. Auch deshalb, weil diese Zahlen nicht nur die frisch Infizierten, sondern alle Fälle umfassen, die früher noch nicht gemeldet worden sind.

3. Queensland.

Die 1917 eingeführte Lex veneris sieht eine Meldepflicht für Geschlechtskrankheiten auf Grund des Absatzes 162 (5) vor: „Jeder praktische Arzt soll von jetzt an in der vorgeschriebenen Form der Gesundheitsbehörde (to the Commissioner) eine Meldung erstatten, falls er bei einer von ihm untersuchten oder behandelten Person bemerkt, daß sie an irgendeiner Geschlechtskrankheit leidet. Für jeden Verstoß hiergegen wird der Arzt in eine Geldstrafe bis zu 5 Pfund Sterling genommen. Die Meldung soll enthalten: Alter, Geschlecht, Zivilstand und Beruf des Patienten, sowie die Art seiner Erkrankung, aber soll weder Namen noch Adresse des Patienten angeben."

Die Gesamtzahl der Gemeldeten beträgt unter Zufügung der Ziffern für das hauptstädtische Gebiet von 1915—1926 nach folgender Tabelle:

Tabelle 195. Die in Queensland gemeldeten Geschlechtskranken in den Jahren 1915—1926.

Jahr	Hauptstädt. Gebiet	Übriges Gebiet	Zusammen	Bevölkerungszahl
1914—1915	1414	—	1414	685 067
1915—1916	1946	—	1946	—
1916—1917	1477	—	1477	—
1917—1918	—	—	—	—
1918—1919	1087	916	2003	736 138
1919—1920	1892	956	2848	—
1920—1921	1431	871	2302	—
1921—1922	1091	720	1811	—
1922—1923	958	752	1710	—
1923—1924	894	627	1521	834 113
1924—1925	—	—	1503	—
1925—1926	—	—	1401	—

Die Verteilung nach dem Gebiet der Meldung und nach Krankheitsform zeigt nachstehende Tabelle:

Tabelle 195. Die gemeldeten Geschlechtskranken nach Gebieten und Krankheitsformen.

	1915/16	1916/17	1917/18	1918—19		1919—20		1920—21	
	H.	H.	H.	H.	L.	H.	L.	H.	L.
Gonorrhöe	1596	1148	—	925	825	1439	817	1206	738
Lues I	303	294	—	94	53	252	99	150	91
Lues II	47	35	—	58	17	65	14	25	7
Ulcus molle	—	—	—	10	18	130	21	44	33
Granuloma venerum	—	—	—	—	—	—	—	—	—
Condylomata accum.	—	—	—	—	3	6	5	6	2
Gonorrhöe + Lues I	—	—	—	—	—	—	—	—	—
Gonorrhöe + Lues II	—	—	—	—	—	—	—	—	—
Zusammen	1946	1477	—	1087	916	1892	956	1431	871

	1921—22		1922—23		1923—24		1924—25		1925—29	
	H.	L.	H.	L.	H.	L.	H.	L.	H.	L.
Gonorrhöe	969	612	857	651	807	562	801	542	705	432
Lues I	98	56	82	59	76	42	54	44	29	39
Lues II	11	9	7	6	9	6	25	4	20	3
Ulcus molle	11	29	8	16	2	4	2	—	4	4
Granuloma venerum	—	11	—	20	—	13	—	18	—	10
Condylomata accum.	6	3	4	—	—	—	—	3	—	6
Gonorrhöe + Lues I	—	—	—	—	—	—	7	2	4	—
Gonorrhöe + Lues II	—	—	—	—	—	—	—	1	1	—
Zusammen	1095	720	958	752	894	627	889	614	763	494

H. = Hauptstadt, L. = Land.

Die Verteilung nach Altersklassen ist aus Tabelle 196 zu ersehen.

Tabelle 196. In Queensland gemeldete Geschlechtskranke, getrennt nach Altersklassen in den Jahren 1920/21—1925/26.

Alter	Hauptstädt. Bezirk				Ländlicher Bezirk				Zusammen					
	1920/21	1921/22	1922/23	1923/24	1920/21	1921/22	1922/23	1923/24	1920/21	1921/22	1922/23	1923/24	1924/25	1925/26
unbek.	19	12	17	20	52	39	62	23	71	51	79	43	47	31
1—2	5	1	1	2	—	—	—	—	5	1	1	2		
2—3	4	—	3	4	2	1	—	—	6	1	3	4		
3—4	6	1	2	1	—	—	1	1	6	1	3	2	17	4
4—5	1	2	1	2	—	5	—	1	1	7	1	3		
5—10	7	—	7	4	7	9	5	1	14	9	12	5	9	12
10—15	8	1	1	1	6	5	7	3	14	6	8	4	2	10
15—20	130	109	96	81	102	55	74	52	232	164	170	133	158	141
20—25	408	329	299	265	227	223	209	182	635	552	508	447	415	406
25—30	388	273	214	201	163	145	143	143	551	418	357	344	352	324
30—35	194	161	144	142	147	102	96	80	341	263	240	222	234	183
35—40	107	97	77	76	76	53	57	59	183	150	134	135	130	117
40—45	65	51	47	53	42	37	36	39	107	88	83	92	59	81
45—50	38	23	25	15	14	15	25	12	52	38	50	27	38	42
50—55	16	10	5	11	15	14	15	14	31	24	20	25	18	34
55 u. mehr	20	15	9	13	18	13	11	12	38	28	20	25	24	16

4. Tasmanien.

Die Novelle zum Public Health Act vom Jahre 1917 bestimmt im § 41f: „Wenn ein praktischer Arzt bei einer von ihm beratenen, untersuchten oder behandelten Person irgendeine Geschlechtskrankheit beobachtet, soll er in der vorgeschriebenen Form und innerhalb der vorgeschriebenen Frist darüber der Gesundheitsbehörde (to the Chief Health Officer) Meldung erstatten.

Eine solche Meldung soll weder Namen noch Adresse des Patienten angeben.

Strafbestimmungen: Für die erste Zuwiderhandlung 20 £; für eine zweite und jede weitere Zuwiderhandlung 100 £."

Die Zahl der auf Grund des vorstehenden Paragraphen gemeldeten Fälle von Geschlechtskrankheiten, verteilt nach Krankheitsform und Geschlecht, gibt für die Jahre 1919—1924 folgende Zusammenstellung:

Tabelle 197. Die in Tasmanien gemeldeten Fälle von Geschlechtskrankheiten nach Krankheitsform und Geschlecht in den Jahren 1919—1924.

		1919	1920	1921	1922	1923	1924
Gonorrhöe	m.	342	346	137 [1])	204	246	353
	w.	—	—	—	52	80	87
Lues I	m.	86	90	65 [1])	54	—	33
	w.	—	—	—	29	—	23
Lues II	m.	—	—	—	3	—	2
	w.	—	—	—	—	—	—
Lues cong.	m.	—	—	—	2	—	3
	w.	—	—	—	1	—	—
Ulcus molle	m.	11	12	19 [1])	1	—	3
	w.	—	—	—	—	—	2
Gonorrhöe + Lues	m.	—	—	—	4	—	1
	w.	—	—	—	2	—	5
Gonorrhöe + Ulcus molle	m.	—	—	—	2	—	—
	w.	—	—	—	—	—	—
Lues + Ulcus molle	m.	—	—	—	1	—	1
	w.	—	—	—	—	—	—
Ophthalmia gon.	m.	—	—	—	—	—	1
	w.	—	—	—	2	—	2
Zusammen		439	448		271 / 86 } 357	326	397 / 119 } 516

[1]) Nur Januar bis Juli.

5. West-Australien.

Seit dem 13. Juni 1916 sind auf Grund des Gesetzes zur Bekämpfung der Geschlechtskrankheiten (Novelle zu den Public Health Acts Nr. 55 von 1915, Teil IX, § 242 a—p) alle in Behandlung kommenden Fälle von Geschlechtskrankheiten meldepflichtig. Die Anzeigepflicht ist in § 242 d folgendermaßen verordnet:

„Jeder praktische Arzt soll von nun an der Gesundheitsbehörde (Commissioner) auf dem vorgeschriebenen Meldeformular jede Person melden, bei der er während der Untersuchung oder Behandlung beobachtet, daß sie an einer Geschlechtskrankheit in ansteckendem Stadium leidet. Die Meldung soll Alter und Geschlecht des Patienten, sowie die Natur der Erkrankung enthalten, jedoch weder seinen Namen noch seine Adresse angeben.

Strafbestimmung: 5 £."

Das Meldeformular hat folgende Form:

Formular.

Datum ....

Adresse ....

An das Gesundheitsamt.

Heute habe ich zum ersten Male in Behandlung genommen einen Fall von

Syphilis (I) . . . .

„ (II) . . . .

„ (III) . . . .

„ (angeboren) . . . .

Gonorrhöe . . . .

Weicher Schanker . . . .

Infektiöses Granulom der Genitalien . . . .

bei einem(r) $\frac{\text{Mann}}{\text{Frau}}$ im Alter von ....

Ich habe den Patienten über die Ansteckungsfähigkeit seines Leidens belehrt und habe ihm (ihr) das vorgeschriebene Merkblatt ausgehändigt.

Der Kranke ist (ist nicht) früher wegen des vorliegenden Leidens behandelt worden.

....

Unterschrift des prakt. Arztes.

Anm. Nur ein Formular soll für jeden Patienten benutzt werden; bei Vorhandensein einer oder mehrerer Krankheiten ist (sind) das (die) dafür vorgesehene(n) Feld(er) anzukreuzen (×).

Über die während der ersten fünf Jahre seit Durchführung des Gesetzes gemeldeten Fälle berichtet die nachfolgende Zusammenstellung:

Tabelle 198. Die an das Gesundheitsamt von Westaustralien gemeldeten Fälle von Geschlechtskrankheiten während der Zeit vom Juni 1916 bis 1926.

Jahr	Geschlecht	Syphilis I	Syphilis II	Syphilis III	Syphilis congenita	Syphilis alle Formen	Gonorrhöe	Ulcus molle	Granuloma	Zusammen
1916 (Juni bis Dezember)	Männer	77	55	26	4	162	488	35	—	685
	Frauen	2	13	8	3	26	44	1	2	73
	zus.	79	68	34	7	188	532	36	2	758
1917	Männer	94	53	35	13	195	823	39	8	1065
	Frauen	15	41	20	8	84	141	7	19	251
	zus.	109	94	55	21	279	964	46	27	1316
1918	Männer	44	37	29	4	114	681	36	5	836
	Frauen	11	22	18	1	52	106	2	2	162
	zus.	55	59	47	5	166	787	38	7	998
1919	Männer	42	28	43	2	115	720	50	7	892
	Frauen	2	20	17	5	44	91	3	8	146
	zus.	44	48	60	7	159	811	53	15	1038
1920	Männer	79	31	26	1	137	683	43	4	867
	Frauen	13	10	6	—	29	82	1	4	116
	zus.	92	41	32	1	166	765	44	8	983
1921	Männer	63	23	29	5	120	782	34	4	940
	Frauen	5	14	20	5	44	124	2	4	174
	zus.	68	37	49	10	164	906	36	8	1114
1922	Männer	44	7	15	2	68	536	25	2	632
	Frauen	5	10	19	1	35	55	2	2	94
	zus.	49	17	34	3	103	591	27	4	726
1923	Männer	36	10	31	3	80	507	40	1	628
	Frauen	5	8	5	1	19	38	—	8	65
	zus.	41	18	36	4	99	545	40	9	693
1924	Männer	18	10	38	6	72	485	14	2	473
	Frauen	1	3	12	—	16	51	—	11	78
	zus.	19	13	50	6	88	536	14	13	651
1925	Männer	8	—	25	6	39	485	8	3	535
	Frauen	1	1	13	2	17	49	—	1	67
	zus.	9	1	38	8	56	534	8	4	602
1926	Männer	13	3	18	5	39	638	12	2	691
	Frauen	2	4	15	2	23	69	—	4	96
	zus.	15	7	33	7	62	707	12	6	787

Auf Grund obiger Zahlen beträgt bei einer geschätzten Bevölkerungszahl von 323 220 (am 30. Juni 1919) die durchschnittliche Zahl für Syphiliserkrankungen jährlich 150 Fälle oder rund 0,5‰, die Zahl der Gonorrhöekranken: 870 Fälle oder 2,7‰ und die Zahl der gemeldeten Erkrankungen an Schanker 68 Fälle oder 0,2‰.

Die Verteilung nach Alter und Geschlecht und nach den einzelnen Formen der Geschlechtskrankheiten gibt wenigstens für das Jahr 1921 nachstehende Übersicht:

Tabelle 199. Die Verteilung der im Jahre 1921 in Westaustralien gemeldeten Geschlechtskrankheiten nach Alter und Geschlecht.

Krankheit	Alter in Jahren														ohne Altersangabe		alle Altersklassen		
	unter 10		10—20		20—30		30—40		40—50		50—60		über 60						
	m.	w.	m.	w.	m.	w.	m.	w.	m.	w.	m.	w.	m.	w.	m.	w.	m.	w.	zus.
Syphilis:																			
Primäre . .	—	—	1	1	17	3	19	3	16	—	4	—	2	—	2	—	61	7	68
Sekundäre .	—	—	—	2	10	5	5	4	7	1	—	1	2	—	—	—	24	13	37
Tertiäre . .	—	—	1	—	4	5	6	6	7	5	9	2	3	1	—	—	30	19	49
Kongenitale	2	3	—	2	1	—	1	1	—	—	—	—	—	—	—	—	4	6	10
Zusammen	2	3	2	5	32	13	31	14	30	6	13	3	7	1	2	—	119	45	164
Gonorrhöe . .	7	13	72	36	369	53	193	10	85	9	27	3	18	—	11	—	782	124	906
Ulcus molle .	—	—	—	—	11	2	9	—	10	—	—	—	4	—	—	—	34	2	36
Granuloma. .	—	—	—	—	2	1	2	—	11	1	—	1	—	—	—	—	5	3	8
Gonorrhoische Ophth. . .	—	1	—	—	—	—	—	—	—	—	—	—	—	—	—	—	—	1	1
Zusammen	9	17	74	41	414	69	235	24	126	16	40	7	29	1	13	—	940	175	1115

Besonders auffallend ist in dieser wie auch in den zuvor schon mitgeteilten Tabellen die Niedrigkeit der Ziffern für die weiblichen Kranken. Dies erklärt sich, wie es Neville Rolfe nach Little John mitgeteilt hat, dadurch, daß die Frauen in Australien im allgemeinen die Behandlung beim Privatarzt vorziehen. Diese melden aber nur die Frauen, die in ansteckendem Stadium ihre Behandlung abbrechen. Deshalb können die australischen Zahlen keinesfalls den Anspruch machen, als Indicator für die Verbreitung der Geschlechtskrankheiten genommen zu werden.

6. Neuseeland.

Der Ausschuß für Bekämpfung der Geschlechtskrankheiten in Neuseeland veranstaltete eine Umfrage über die Verbreitung der Geschlechtskrankheiten mit dem Stichtage 16. September 1922. Als in Behandlung stehend sollten alle Patienten angegeben werden, die als Patienten des einzelnen Arztes in Betracht kamen, also: alle an diesem Tage in der Sprechstunde Erscheinenden, sowie alle zu diesem Zeitpunkt überhaupt bei dem betreffenden Arzt in Behandlung Befindlichen. Über die Zahl der bei dieser Enquete gemeldeten Fälle belehrt folgende Tabelle 200.

Die Art der Durchführung dieser Enquete gestattet leider keinen statistischen Vergleich mit anderen Ländern, da aus ihr nicht hervorgeht, welchen Prozentsatz aller Erkrankten die in Behandlung befindlichen Fälle von Geschlechtskrankheiten darstellen. Es ist bedauerlich, daß die Art der Erhebung eine Auswertung des Materials im Sinne einer vergleichenden internationalen Statistik nicht gestattet, besonders auch deshalb, weil von den 750 praktizierenden Ärzten 653 eingehend beantwortete Fragebogen eingesandt haben.

Tabelle 200. Geschlechtskrankheiten in Neuseeland am 16. September 1922.
Ihre Verbreitung in den Hauptzentren auf 1000 der geschätzten Bevölkerungszahl.

Distrikte	Geschätzte Bevölkerung am 1. April 1922	Frische Fälle						Alte Fälle								Gesamtziffer	
		Gonorrhöe		Syphilis		zusammen		Chronische Gonorrhöe		Angeborene Syphilis		Tertiäre Syphilis		zusammen			
		Fälle	$^0/_{00}$	Fälle	$^0/_{00}$	Fälle	$^0/_{00}$	Fälle	$^0/_{00}$	Fälle	$^0/_{00}$	Fälle	$^0/_{00}$	Fälle	$^0/_{00}$	Fälle	$^0/_{00}$
Auckland	164 450	224	1,30	146	0,89	360	2,19	147	0,89	42	0,26	194	1,18	383	2,33	743	4,52
Wellington . . .	110 680	159	1,44	99	0,89	258	2,33	240	2,17	42	0,38	183	1,65	465	4,20	723	6,53
Christchurch . .	110 200	79	0,72	59	0,53	138	1,25	63	0,57	15	0,14	87	0,79	165	1,50	303	2,75
Dunedin	73 470	54	0,74	102	1,39	156	2,13	96	1,31	18	0,25	59	0,80	173	2,36	329	4,48
Hamilton . . .	14 950	15	1,01	3	0,20	18	1,21	22	1,47	—	—	10	0,67	32	2,14	50	3,34
Gisborne	14 920	7	0,47	—	—	7	0,47	9	0,60	2	0,13	9	0,60	20	1,33	27	1,81
Napier	17 670	17	0,96	13	0,74	30	1,70	8	0,45	3	0,17	9	0,51	20	1,13	50	2,83
Hastings	13 530	—	—	2	0,15	2	0,15	1	0,07	2	0,15	2	0,15	5	0,37	7	0,52
New Plymouth .	13 510	3	0,22	—	—	3	0,22	3	0,22	—	—	—	—	3	0,22	6	0,52
Wanganin . . .	24 170	14	0,58	12	0,50	26	1,08	29	1,20	6	0,25	21	0,87	56	2,32	82	3,39
Palmerston North	17 510	5	0,29	13	0,74	18	1,03	12	0,69	5	0,29	3	0,17	20	1,14	38	2,17
Nelson	10 880	1	0,09	—	—	1	0,09	—	—	4	0,37	10	0,92	14	1,29	15	1,38
Timarn	16 040	6	0,37	1	0,06	7	0,43	5	0,31	—	—	8	0,50	13	0,81	20	1,25
Invercargill . . .	19 590	1	0,05	—	—	1	0,05	7	0,36	—	—	10	0,51	17	0,87	18	0,92

Canada.

1. Provinz Quebec.

Vom Jahre 1921 an wurde eine freiwillige Meldepflicht unter Benutzung nachstehenden Meldeformulars durchgeführt:

Provinz Quebec.

Provinzial-Gesundheitsamt.

Abteilung für Geschlechtskrankheiten.

Bericht des Arztes — Fall Nr. 68 882[1]).

Syphilis, Gonorrhöe oder Ulcus molle. (Nichtzutreffendes durchstreichen.)

Datum .... Stadt ....

Geschlecht? .... Alter? .... ledig, verheiratet, oder verwitwet?

.... Nationalität? .... Beruf? ....

Infektionsquelle: Prostitution, organisierte oder heimliche, Mann oder Frau, angeboren oder unbekannt? ....

War Patient unter Alkoholeinfluß? .... Ohne Beschäftigung? ....

Ist Diagnose durch Wa.R. gemacht? .... Durch Mikroskop? ....

Bemerkungen ....

Unterschrift des Arztes ....

Adresse: ....

Die Karte ist unverzüglich unter Benutzung des Freikuverts abzuschicken.

....

Provinz Quebec.

Provinzial-Gesundheitsamt.

Abteilung für Geschlechtskrankheiten.

Fall Nr. 68 882[1]).

Syphilis, Gonorrhöe oder Ulcus molle. (Nichtzutreffendes durchstreichen.)

Datum ....

Name .... Wohnung ....

Alter .... Stand ....

Wassermann .... Mikroskop ....

Behandlung ....

NB. Um neue Formulare zu erhalten schreiben an Direktor der Abtlg. zur Bekämpfung der Geschlechtskrankheiten, 63, St. Gabriel Street, Montreal.

---

[1]) Bei Berichten über diesen Fall stets diese Nummer angeben und gleichfalls in der eigenen Registratur benutzen

NB. Der Arzt behält diesen Abschnitt.

Für die Jahre 1921—1924 verzeichnet der Bericht der Abteilung für Geschlechtskrankheiten des Provinzial-Gesundheitsamtes die ihm von Ärzten gemeldeten Fälle von Geschlechtskrankheiten wie folgt:

Tabelle 201. Die von Ärzten während der Jahre 1921—1924 in der Provinz Quebec gemeldeten Fälle von Geschlechtskrankheiten.

	1921	1922	1923	1924
Syphilis	2320	2314	2391	2587
Gonorrhöe	2763	3108	2987	2525
Ulcus molle	125	121	155	88
Zusammen	5208	5543	5533	5200

Der Bericht des Jahres 1923 bemerkt hierzu:

„Die Meldung der Fälle gibt uns keine genauen Nachweise über die Zahl der venerischen Infektionen. In allen Ländern der Welt ist die Meldung dieser Fälle wenig befriedigend, und diese Lücke besteht hier wie überall. Es ist bedauerlich, daß die Ärzte nicht alle ihre Fälle anzeigen, wäre dies doch das sicherste Mittel, um eine Statistik über die Zahl der Infektionen, die Örtlichkeiten, in denen diese Infektionen besonders hervorstechen usw., aufzustellen.“

Der Bericht für 1924 hebt ferner hervor:

„Die Ärzte sind gesetzlich *nicht* verpflichtet, ihre Fälle von Geschlechtskrankheiten zu melden. Wir haben ein System, durch das die Meldungen anonym erfolgen, und zwar geschieht die Bezeichnung durch Nummern. Wir sind überzeugt, daß die Zahl dieser Meldungen weit hinter der wirklichen Zahl der Infektionen zurücksteht. Ohne Übertreibung kann daher die Gesamtsumme der gemeldeten venerischen Erkrankungen mit 20 multipliziert werden. Ausgehend von den seit Beginn der Kampagne gemeldeten 21 484 Fällen kämen wir so zu einer der Tatsächlichkeit besser entsprechenden Gesamtsumme von 429 680“.

Im Jahre 1925 ist dann darauf verzichtet worden, noch Zahlen zu veröffentlichen, da eine nicht obligatorische Meldepflicht unbefriedigend ist, und man darauf keine endgültige Statistik aufbauen kann.

2. Provinz Ontario.

In den Ausführungsbestimmungen zu dem am 1. Juli 1918 in Kraft getretenen Gesetz zur Bekämpfung der Geschlechtskrankheiten wird verordnet, daß jeder Arzt täglich über neu in Behandlung genommene Fälle von Geschlechtskrankheiten dem Gesundheitsamt Meldung zu machen hat, und zwar unter Hinzufügung des früher behandelnden Arztes. Die anonyme Meldung erfolgt auf nachstehendem Formblatt:

Form VI. V. D.

Name der Krankheit ....

Seriennummer ....

Geschlecht ....

Zivilstand ....

Wohnort ....

Datum ....

Unterschrift des meldenden Arztes.

Gemäß dieser Verordnung sind in den Jahren 1920—1925 gemeldet worden:

Tabelle 202. Zahl der gemeldeten Geschlechtskranken in der Provinz Ontario, in den Jahren 1920—1925.

im Jahre	Syphilis	Gonorrhöe	Ulcus molle
1920	1740	2158	82
1921	2477	2554	61
1922	2136	2270	43
1923	1699	1992	43
1924	1331	1695	30
1925	1302	1708	25

Die Jahresberichte des Provinzialgesundheitsamtes bemerken zur Durchführung der Meldepflicht:

1921: Es ist noch ein großer Teil Arbeit erforderlich, um die Berichterstattung dahin zu bringen, daß die gemeldeten Fälle der tatsächlichen Verbreitung der Geschlechtskrankheiten näher kommen.

1922: Immer noch werden viele von Privatpraktikern behandelte Fälle nicht gemeldet, so daß es bis jetzt unmöglich ist, wertvolle Schlußfolgerungen aus dem Zahlenmaterial zu ziehen.

1923: Der Abfall der gemeldeten Syphilis- und Gonorrhöefälle ist zum Teil durch die großzügig gehandhabte unentgeltliche Behandlung in den staatlichen Kliniken und Polikliniken zurückzuführen, wie auch auf die Tatsache, daß die Ärzte ihre Patienten nicht melden. Es ist außerordentlich schwierig, die Ärzte allgemein zum Melden zu bewegen, ungeachtet der unablässigen Bemühungen seitens des Provinzialgesundheitsamtes.

3. Provinz Manitoba.

Am 19. Juni 1919 wurde im Rahmen des Public Health Act ein Gesetz zur Bekämpfung der Geschlechtskrankheiten angenommen, das unter § 8 eine Meldepflicht verordnet.

Tabelle 203. Die in der Provinz Manitoba gemeldeten Fälle von Geschlechtskrankheiten in den Jahren 1920—1926.

	1920	1921	1922	1923	1924	1925	1926
				Gonorrhöe.			
Zahl der gemeldeten Fälle	1100	1135	1247	1457	1700	1375	1433
davon: Erwachsene							
Männer	971	978	1050	1201	1440	1164	1173
Frauen	113	140	177	224	223	189	228
Kinder (0—12 Jahre)							
Knaben	5	3	4	7	9	4	3
Mädchen	11	14	16	25	28	18	29
				Syphilis.			
Zahl der gemeldeten Fälle	973	596	346	370	455	492	647
davon: Erwachsene							
Männer	715	582	238	233	310	353	453
Frauen	229	194	95	125	129	130	184
Kinder (0—12 Jahre)							
Knaben	14	12	8	2	9	2	6
Mädchen	15	8	5	10	7	7	4
				Ulcus molle.			
Männer	0	1	1	1	2	0	5

„Jeder Arzt, der eine an Geschlechtskrankheiten leidende, oder vermutlich geschlechtskranke Person berät, behandelt oder ihr etwas verschreibt, soll innerhalb von 24 Stunden dem Vorsitzenden des Gesundheitsamtes davon Meldung machen. Alle Anzeigen müssen auf vom Gesundheitsamt herausgegebenen Formblättern erfolgen. Die Fälle sind fortlaufend numeriert zu melden, und der behandelnde Arzt hat auf seinem Krankenblatt Anfangsbuchstaben und Nummer des betreffenden Patienten zu vermerken, um eine spätere Identifizierung zu erleichtern; alle geschlechtskranke Personen betreffende Meldungen und Auskünfte sind streng geheim und Unbefugten unzugänglich zu bewahren, es sei denn, daß der Vorsitzende des Gesundheitsamtes von dem meldenden Arzt Auskunft verlangt."

Durch besonderes Rundschreiben wurden die Ärzte vom Gesundheitsamt auf die Meldepflicht hingewiesen und darauf, daß Nichtmeldung Strafverfolgung nach sich ziehe.

In den Jahren 1920—1926 wurden nach den Jahresberichten folgende Tabellen 204—205 gemeldet:

Tabelle 204.
Die in der Provinz Manitoba gemeldeten Fälle von Geschlechtskrankheiten, verteilt nach dem Zivilstande[1]), in den Jahren 1920—1926.

Geschlecht und Alter	1920	1921	1922	1923	1924	1925	1926
Gonorrhöe.							
Männer insgesamt . . .	960	978	1050	1201	1440	1164	1173
davon:							
ledig	698	695	729	879	1076	889	828
verheiratet	241	267	294	296	339	254	309
verwitwet	17	12	24	20	24	17	31
geschieden	4	2	3	6	1	4	5
Syphilis.							
Männer insgesamt . . .	704	382	238	233	310	353	453
davon:							
ledig	445	198	133	133	190	212	266
verheiratet	248	174	99	92	112	135	173
verwitwet	8	6	4	7	7	5	14
geschieden	3	4	2	1	1	1	6
Gonorrhöe.							
Frauen insgesamt . . .	108	140	177	224	223	189	228
davon:							
ledig	55	69	90	106	128	97	126
verheiratet	50	65	80	111	92	88	101
verwitwet	2	2	6	4	2	4	1
geschieden	1	4	1	3	1	—	—
Syphilis.							
Frauen insgesamt . . .	224	194	95	125	129	130	184
davon:							
ledig	64	55	31	26	38	43	98
verheiratet	151	128	54	83	81	79	79
verwitwet	6	7	6	10	7	8	6
geschieden	3	4	4	6	3	—	1

[1]) Soweit bekannt.

Tabelle 205. Die in der Provinz Manitoba gemeldeten Fälle von Geschlechtskrankheiten, verteilt nach Altersklassen[1]), in den Jahren 1920—1926.

Geschlecht und Alter	1920	1921	1922	1923	1924	1925	1926	Geschlecht und Alter	1920	1921	1922	1923	1924	1925	1926
Gonorrhöe.															
Männer insgesamt	965	981	1054	1208	1449	1168	1176	Frauen insgesamt	119	154	193	249	251	207	257
davon:								davon:							
0—12 Jahre	5	3	4	7	9	4	3	0—12 Jahre	11	14	16	25	28	18	29
12—20 ,,	87	106	105	146	203	152	122	12—20 ,,	38	55	77	87	114	80	98
20—30 ,,	549	519	575	657	768	615	611	20—30 ,,	47	60	70	107	87	75	107
30—40 ,,	270	252	264	293	357	296	294	30—40 ,,	17	20	27	22	17	28	17
40—50 ,,	43	91	80	85	90	84	107	40—50 ,,	5	5	3	8	5	6	5
50—60 ,,	7	8	21	16	21	13	30	50—60 ,,	1	—	—	—	—	—	1
60—70 ,,	4	2	5	4	1	4	8	60—70 ,,	—	—	—	—	—	—	—
70—80 ,,	—	—	—	—	—	—	1	70—80 ,,	—	—	—	—	—	—	—
Syphilis.															
Männer insgesamt	718	394	246	235	319	355	459	Frauen insgesamt	239	202	100	135	136	137	188
davon:								davon:							
0—12 Jahre	14	12	8	2	9	2	6	0—20 Jahre	15	8	5	10	7	7	4
12—20 ,,	56	18	16	15	22	22	25	12—20 ,,	45	47	21	19	28	34	41
20—30 ,,	365	142	108	98	139	153	192	20—30 ,,	101	89	40	53	62	58	95
30—40 ,,	194	105	59	73	88	104	146	30—40 ,,	50	42	22	29	27	22	26
40—50 ,,	71	80	43	35	41	55	67	40—50 ,,	19	9	9	17	8	10	18
50—60 ,,	15	28	10	8	16	14	18	50—60 ,,	7	5	3	6	4	6	3
60—70 ,,	—	—	2	3	3	4	4	60—70 ,,	2	1	—	1	—	—	1
70—80 ,,	—	—	—	1	1	1	1	70—80 ,,	—	1	—	—	—	—	—

[1]) Soweit bekannt.

4. Provinz Saskatchawan.

Das Gesetz zur Bekämpfung der Geschlechtskrankheiten vom Jahre 1920 schreibt in § 4 eine Meldepflicht vor.

„Ärzte, die Geschlechtskranke behandeln, sollen innerhalb von drei Tagen auf vorgeschriebener Meldekarte, die Alter, Geschlecht, Farbe, Zivilstand und Beruf des Erkrankten, sowie die Natur, bisherige Dauer der Krankheit und ihren wahrscheinlichen Ursprung angibt, dem Gesundheitsminister Anzeige erstatten."

In den Ausführungsbestimmungen für die Vorbeugung, Meldung und Bekämpfung der übertragbaren Krankheiten ist unter dem Kapitel „Meldung" § 3 ebenfalls die allgemeine Meldepflicht verordnet.

Das Meldeformular hat folgenden Wortlaut (S. 364).

Das umstehende Formblatt wurde gesetzlich eingeführt und am 28. Mai 1920 bekanntgegeben. Die Meldung erfolgt demgemäß anonym, und nur wenn der Patient seine Behandlung 30 Tage lang unterbricht, wird er unter Angabe der ursprünglichen Meldenummer, namentlich gemeldet. Am Ende der ordnungsgemäßen Behandlung erfolgt eine Schlußmeldung, die über das Behandlungsresultat berichtet. In den Jahren 1919 und 1920 sind nach den Jahresberichten an Geschlechtskrankheiten gemeldet worden:

Zahl der gemeldeten Geschlechtskranken in der Provinz Saskatchawan, in den Jahren 1919—1920.

im Jahre	Lues	Gonorrhöe	Ulcus molle
1919	68	205	3
1920	262	478	4

Der Jahresbericht von 1923 bemerkt, daß von 592 Praktikern 128 Fälle von Geschlechtskrankheiten gemeldet wurden.

5. Provinz New Brunswick.

Nach der Verordnung des Gesundheitsministers (Public Health Regulations), § 115, ist eine Meldepflicht innerhalb von zwei Tagen auf nachstehendem Formblatt vorgeschrieben:

Gesundheitsamt New Brunswick. Form F — 6.

Dem Distriktsmedizinalbeamten vom Arzte innerhalb von zwei Tagen nach der ersten Behandlung eines Geschlechtskranken zu übersenden.

Serien-Nr. .... Krankheit ....

Wohnung ....Datum ....

Alter ....Geschlecht .... Farbe ......Zivilstand ....

Besondere Kennzeichen: Farbe der Haare ....der Augen ....

Form des Kinns ....Figur ....

Beruf: Arbeiter .... arbeitslos ....

gelernt .... ungelernt ....

Intelligenz: Durchschnittlich .... darüber ....darunter ....

Vermutliche Infektionsquelle .... öffentlich ....geheim ....

Genital ....Insons ....kongenital ....

Früher behandelt bei .... in ....

der den Fall als Nr. .... meldete.

Name des meldenden Arztes ....

Wohnung ....

Nr. 14 391.

Regierung der Provinz Saskatchawan
Gesundheitsamt.

Krankheit .... Datum ....
Name ....
Wohnung .... Beruf ....
Alter .... Geschlecht .... Farbe ......
Zivilstand ....
Wahrscheinliche Infektionsquelle ....
Wahrscheinliche bisherige Dauer ....
Bisher behandelt bei ....
Wassermann-Reaktion .... Datum ....
Resultat .... **Flockungsreaktion** ....
Abstrich .... Datum ....
Resultat ....

(Dieser Abschnitt ist in verschlossenem Umschlag innerhalb von 3 Tagen dem Gesundheitsamt einzusenden.)

Nr. 14 391.

Regierung der Provinz Saskatchawan
Gesundheitsamt,

Krankheit .... Datum ....
Wohnung .... Alter ....
Geschlecht .... Farbe .... Zivilstand ....
Besondere Kennzeichen: Haarfarbe .... Kinnform ....
Augenfarbe .... Figur .... Beruf ....
gelernter ...... Intelligenz: ..... durchschnittlich ......, darunter.......
darüber .... Vermutliche Infektionsquelle ....
Öffentliche .... Geheime ....
Ehegatte .... insons .... kongenital ....
Bisher behandelt bei ....
Meldender Arzt ....

(Dieser Abschnitt ist dem Gesundheits-Amt einzusenden, wenn der Patient 30 Tage lang seine Behandlung unterbrochen hat.)

Nr. 14 391.

Name ....
Augenblickliche Wohnung ....
Derzeitiger Stand der Krankheit ....

(Schlußmeldung nach Entlassung aus der Behandlung.)

Nr. 14 391.

Resultat ....
Patient ist, gemäß Krankenblatt, geheilt ....

Nach dem Jahresbericht des Gesundheitsamtes für 1922 wurden in diesem Verwaltungsjahr (endend mit dem 31. Oktober) durch die Distriktsmedizinalbeamten 407 neue Fälle von Geschlechtskrankheiten zur Meldung gebracht. In späteren Jahresberichten sind nur poliklinische Angaben gemacht. Doch hebt der Bericht von 1923 hervor, daß in allen Polikliniken in diesem Jahr durchschnittlich nur 2 Primäraffekte im Monat beobachtet wurden gegen 7 im vorhergehenden Jahr. Dazu ist zu bemerken, daß mit einer Ausnahme die „Polikliniken" sich in den Privatsprechstundenräumen der Ärzte befinden.

6. Provinz Alberta.

Hier besteht bisher keine allgemeine Meldepflicht, doch ist im Gesetz von 1922 unter Nr. 13/1 f vorgesehen, daß das Gesundheitsamt diese, und zwar anonym, für die Ärzte anordnen kann. In den Jahresberichten finden sich zahlenmäßige Angaben nur über polizeigerichtlich zugeführte Fälle.

7. Provinz Neufundland.

Das am 5. Juli 1921 angenommene Gesetz zur Bekämpfung der Geschlechtskrankheiten schreibt in § 7 vor, daß jeder praktische Arzt, der einen Geschlechtskranken behandelt, innerhalb von zwei Tagen in geschlossenem Umschlag auf vorgeschriebenem Formblatt unter Angabe von Seriennummer, Alter, Geschlecht, Zivilstand und Beruf des Patienten, bisherige Dauer, Natur der Erkrankung und vermutliche Infektionsquelle diesen dem Gesundheitsamt zu melden hat.

Da jedoch nach brieflicher Mitteilung von R. A. Brehm, Direktor des Provinzialgesundheitsamtes, kurz nach Annahme des Gesetzes ein ausgesprochener und schneller Abfall der Verbreitung der venerischen Krankheiten eintrat, ist das Gesetz niemals richtig in Kraft getreten. Dadurch ist auch bedingt, daß keinerlei statistische Angaben über die Verbreitung der Geschlechtskrankheiten vorliegen.

Für die Jahre 1921—1923 stellt außerdem das Canadische Dominion-Gesundheitsamt folgende Zahlen über die von Ärzten wegen Geschlechtskrankheiten Gemeldeten zusammen:

Gesamtübersicht der in ganz Canada gemeldeten Fälle von Geschlechtskrankheiten.

	1921	1922	1923
Gesamtzahl neuer Fälle in Polikliniken und sonstigen Behandlungsstellen	10 267	12 252	12 526
Gesamtzahl der von Ärzten gemeldeten Fälle	15 189	16 220	15 477
Alle neuen Fälle	25 456	28 472	28 003

VI. Die Länder mit Sondererhebungen.

1. Schweiz.

Die erste allgemeine Enquete des Jahres 1898, sowie die Baseler im Jahre 1881 sind bereits (s. S. 348) behandelt worden. Eine weitere lokale Enquete wurde auch in Zürich unternommen. Die Erhebung erstreckte sich auf ein Jahr, und zwar vom 1. November 1906 bis 31. Oktober 1907. Sie umfaßte alle im Verlauf dieses Jahres behandelten infektiösen Geschlechtskranken in der Stadt wie auch in ihrer Umgebung.

Sie ging aus von der Gesellschaft der Ärzte in Zürich, deren Kommission sich mit folgendem Rundschreiben an die Ärzteschaft wandte:

Titl.

Angesichts der stets wachsenden Erkenntnis von der Bedeutung der venerischen Krankheiten als Volksseuchen und im Hinblick auf das vielerorts, so auch bei uns, regere Interesse für die mit der Bekämpfung der Geschlechtskrankheiten zusammenhängenden, vor allem hygienisch-sanitären, Fragen, hat die Gesellschaft der Ärzte in Zürich eine *Kommission zum Studium der züricherischen Verhältnisse* eingesetzt. Diese Kommission ist in ihren bisherigen Beratungen u. *A.* zu dem Schlusse gekommen, *es sollte in erster Linie allem weiteren Vorgehen eine Enquete zugrunde gelegt werden können, welche über die Verbreitung der verschiedenen Arten der Geschlechtskrankheiten in Zürich und womöglich auch über die Infektionsquellen Aufschluß gäbe; und dieser Vorschlag ist von der Ärztegesellschaft in ihrer III. Sommersitzung, 7. Juli a. c., gutgeheißen worden.* Es ist aber ohne weiteres klar, daß *eine solche Enquete nur von Erfolg sein kann, wenn möglichst alle Ärzte und Krankenhäuser und Polikliniken ihre Mitwirkung ihr angedeihen lassen.* Es ergeht daher *an alle in Zürich praktizierenden Ärzte und alle die genannten Anstalten die höfliche und dringende Bitte, durch Unterzeichnung umstehenden Anmeldeformulares ihre Zusage für die Teilnahme an der Enquete bis spätestens 1. Oktober a. c. zu bekunden,* damit dann die nötigen Formulare zugesandt werden können und die Enquete selbst am *1. November a. c.* ihren *Anfang nehmen kann.* Die Mühewaltung ist eine geringe und dürfte sich gewiß durch das Interesse an der wichtigen Sache lohnen. Diese Probe-Enquete, *deren nicht amtlicher, sondern durchaus privatvertraulicher Charakter hier nochmals besonders betont werden soll,* und damit die *Dauer* der *Verpflichtung* zur *Teilnahme* ist auf *1 Jahr* vorgesehen und soll sich auf folgende Weise vollziehen:

Jeder Teilnehmer erhält zur Anzeige gedruckte Formulare (ähnlich denjenigen für die Anzeige der übrigen Infektionskrankheiten, siehe umstehend; die auch vom Stadtarzt zu beziehen sind) von denen er für jeden frisch, auch von auswärts in Behandlung kommenden Fall von infektiöser Geschlechtskrankheit (siehe unten) umgehend ein ausgefülltes Exemplar der Sammelstelle (Stadtarzt) zuzuschicken hätte. Diese Anzeige erfolgt selbstverständlich so, daß das ärztliche Berufsgeheimnis vollständig gewahrt bleibt, anderseits aber auch so, daß die Sammelstelle Duplikate möglichst zu erkennen vermag. Es sind daher zur Mitteilung vorgesehen: Eine Erkennungs- (Journal) Nummer des anzeigenden Arztes, die Anfangsbuchstaben von Vor- und Geschlechtsname des Patienten; Angabe des Geschlechtes, Zivilstandes, Berufes, Geburtsjahres, des Wohnortes (Kreis, Gemeinde), Art der Erkrankung, Datum der Infektion und womöglich genaue Angabe der Infektionsquelle, Angabe der bisherigen Behandlung, Unterschrift des Arztes.

Anzuzeigen und zu bezeichnen wären:

I. a) frische *Syphilis,* I., II. Stadium.
 b) *Hereditäre Lues* des ersten Jahres.

II. *Ulcus venereum,* als Sammelbegriff für Ulcus molle und alle Ulcerationen noch unbestimmten Charakters, deren genaue Diagnose später angegeben werden soll.

III. *Gonorrhoe*; dazu auch Fälle von urethritis und fluor, wenn begründeter Verdacht auf Gonorrhöe vorliegt; Gonokokken-Nachweis natürlich stets erwünscht.

Selbstverständlich sollen ebenso *alle Fälle extragenitaler Infektion* angezeigt werden. In der Hoffnung auf allseitige Teilnahme zeichnet

hochachtungsvollst

Für die Kommission:
Dr. **Kruker,** Präs.

Zürich, im September 1906.

Auf den dem Rundschreiben anhängenden Verpflichtungsscheinen zur Anzeige sämtlicher in Behandlung kommender Fälle erklärten sich von den rund 180 praktizierenden Ärzten und den 12 in Betracht kommenden Krankenanstalten 130 Ärzte und alle Krankenanstalten zur Teilnahme bereit. Aktiv arbeiteten jedoch schließlich nur 67 Ärzte und 8 Krankenanstalten mit. Der Bearbeiter der Enquete, Dr. R. HOTTINGER, Aktuar der Erhebungskommission, kann leider nicht mehr angeben, wie viele der nicht meldenden Ärzte keine Geschlechtskranken in Behandlung hatten, da keine Fehlanzeigen vorgeschrieben waren.

Das Erhebungsformular war ein Individualbogen folgender Form:

Formular zur Anmeldung venerischer Krankheiten.

An den Stadtarzt zu senden und von ihm zu beziehen.

Journal-Nummer des Arztes ....

Anfangsbuchstaben von Vor- .... und Geschlechtsname .... des Patienten

Geburtsjahr: .... Wohnort (Kreis, Gemeinde) ....

Beruf: ....

* männlich, weiblich; ledig, verheiratet, geschieden.

Krankheit: .... Infektionsdatum: ....

Infektionsquelle: ....

Frühere Behandlung bei: ....

Besondere Bemerkungen: ....

Zürich, den ....

Der Arzt: ....

* Entsprechendes zu unterstreichen.

In Zürich, das zur Zeit der Erhebung eine Bevölkerungszahl von 176 000 (85 000 Männer und 91 000 Frauen) aufwies, liefen aus der Stadt selbst und aus ihrer Umgebung 1219 Anzeigen ein über 1000 männliche und 219 weibliche Kranke mit 1243 Krankheiten. Darunter waren 42 Kinder, von denen 10 an Augenblennorrhöe, 13 an Vulvovaginitis gonorrhoica und 19 an Lues congenita litten. Die Zahl der Krankheitsfälle verteilte sich folgendermaßen:

	Männlich	Weiblich	Zusammen
Gonorrhöe	718	135	853
Lues	192	87	279
Ulcus molle	34	4	38
Ulcus venereum . . .	63	3	66
Urethritis	7	—	7

Die Gonorrhöefälle betrafen *alle* in Behandlung Gekommenen, von den Luesfällen dagegen wurden nur die im primären und sekundären Stadium stehenden angezeigt, doch ist nicht angegeben, ob sich unter den Lues II-Fällen nur frische oder auch rezidivierende befinden, was wohl zu vermuten ist. Soweit Angaben vorlagen, ist der Zivilstand der Erkrankten angeführt worden; es waren von

	921 Männern	192 Frauen
ledig	726	138
verheiratet	186	47
geschieden	4	5
verwitwet	5	2

Abgesehen von 16 Männern und 4 Frauen war der Wohnort der Erkrankten angegeben worden, und zwar:

	bei Männern	bei Frauen
Zürich	761	193
Umgebung Zürichs	47	14
Übriger Kanton Zürich . .	42	2
Schweiz	95	2
Ausland usw.	39	4

Demnach waren 76% der gemeldeten Männer und 88% der gemeldeten Frauen in Zürich wohnhaft; doch fehlen leider Angaben über ihre Verteilung nach Krankheitsformen, weshalb auf eine Berechnung der Relativzahlen für die Stadt Zürich abgesehen werden mußte.

Die Gründung der schweizerischen Gesellschaft zur Bekämpfung der Geschlechtskrankheiten im Jahre 1918 führte dann zu einer Erhebung der Geschlechtskranken im ganzen Lande, vor allem auf Betreiben von BRUNO BLOCH, dem damaligen Präsidenten und Dr. CARRIÈRE, dem Direktor des eidgenössischen Gesundheitsamtes.

Diese Enquete fand in der Zeit vom 1. Oktober 1920 bis 30. September 1921 statt und fiel zusammen mit der alle 10 Jahre stattfindenden allgemeinen Volkszählung. Sie fand eine ausgezeichnete Bearbeitung durch JÄGER.

Was diese Enquete von allen früheren unterscheidet, ist die ausgezeichnete Vorbereitung: bereits im August 1920 wurde ein erster Aufruf an alle Ärzte versandt, der Zweck und Sinn der Enquete darlegte. Außerdem wurde dieser Aufruf noch mit besonderem Begleitschreiben an alle medizinischen Gesellschaften verschickt. Im September folgte dann ein Kreisschreiben an alle kantonalen Sanitätsbehörden, um sie für die Enquete zu interessieren und sie zur Begünstigung ihrer Durchführung möglichst zu bestimmen[1]). Der Fragebogen, der der Enquete zugrunde lag, das Einzelbulletin, hatte folgende Form:

Nr. ....
Journal-Nr. ......
Name: ....
....
Geschlecht ....
Wohnung:
....
Krankheit: ....
....
....
....
Bes. Bemerkungen:
....
....
....
....
....
....
....
....
....
....
....
....
Datum: ....

— Enquete venerischer Krankheiten —

Schweizerische Enquete der Geschlechtskrankheiten 1920/21.

Nr. .... Journal-Nr. des Arztes: ....

Anfangsbuchstaben von Vor- ..... und Geschlechtsname: ...... des Patienten.

Geschlecht: männlich / weiblich Alter: .... Zivilstand*: ledig, verheiratet, verwitwet, geschieden.
Bei Kindern*: ehelich, unehelich.

Wohnort: .... Beruf, resp. Beschäftigung: ....

Diagnose: Gonorrhöe* ohne Komplikation, mit Komplikation (Ophthalmoblennorrhöe).
Syphilis*: I. und II. Stadium — III. Stadium [1]) — latens [2]), Tabes, Paralysis progressiva, Lues congenita. Wassermann: positiv, negativ, nicht ausgeführt.
Ulcus molle*.

Infektionsdatum: .... Beginn der Behandlung..........

Infektionsquelle: wo? Ort? ....
durch wen?* Prostituierte, Ehegatte, Braut oder Bräutigam, andere Person.
Beruf derselben: ....

Frühere Behandlung bei: .... Überwiesen an (Krankenhaus, Spezialarzt usw.) ....

Besondere Bemerkungen (Ansteckung weiterer Personen, Berufsinfektion usw.): ....

................, den..............

Unterschrift des Arztes:
....

[1]) Alle gummösen Formen der Haut und anderen Organe (Knochen-, Haut-, Eingeweide-, Gefäß-, Nerven-Lues).
[2]) = Lues ohne klin. Sympt., aber mit posit. Wassermann.
* Zutreffendes unterstreichen.

[1]) Die einzelnen Rundschreiben gibt JÄGER.

Dem Fragebogen war folgende Erklärung beigegeben:

1. Der Talon des Formulares bleibt im Besitze des Arztes, das Anzeigeblatt ist unter Benützung des beigelegten Kuverts einzusenden an das Schweizerische Gesundheitsamt Bern.

2. Die Enquete wird durchgeführt vom 1. Oktober 1920 bis und mit 30. September 1921.

3. Die Angabe der Anfangsbuchstaben des Geschlechts- und Vornamens des Patienten ist dringend erwünscht. *Die Wahrung des ärztlichen Geheimnisses wird garantiert.*

4. Zu zählen sind alle Personen, die während dieser Zeit wegen Geschlechtskrankheit, Gonorrhöe, Ulcus molle, Lues *in allen Stadien und Lokalisationen* mit Einschluß von Tabes, progressiver Paralyse, luetischen Aortaaffektionen usw. in ärztlicher Behandlung stehen. Ein Patient, der während des Zähljahres wegen der gleichen Krankheit zu verschiedenen Zeiten in Behandlung steht, wird nur einmal angezeigt; dagegen muß eine zweite Infektion neu gemeldet werden.

5. Wenn ein Patient während des Zähljahres von einem anderen Kollegen an der gleichen Geschlechtskrankheit behandelt worden ist, ist dies auf dem Formular anzugeben, um eine Doppelzählung zu verhüten; ebenso die Überweisung der Patienten an einen anderen Kollegen oder an eine Heilstätte.

6. Auch auswärts wohnende venerische Kranke sind zu melden, unter Angabe ihres Wohnortes.

7. Weitere Anzeige-Formulare und Kuverts sind zu beziehen beim Schweizerischen Gesundheitsamt.

8. Die Herren Kollegen werden gebeten, diese Anzeigen fortlaufend einzusenden an das Schweizerische Gesundheitsamt.

9. *Für jede Anzeige wird den Herren Ärzten eine Vergütung von 50 Cts. erstattet.*

Die Zustellung dieser Entschädigung erfolgt am Ende jedes Quartals.

Schweizerische Gesellschaft zur Bekämpfung der Geschlechtskrankheiten.
Schweizerische Ärztekommission.
Eidgenössisches Gesundheitsamt.

Um spätere Nachforschungen bei zweifelhaften oder unvollständig ausgefüllten Fragebogen zu erleichtern, ist eine besondere Rubrik für die Registernummer des Arztes vorgesehen. Da alle Maßregeln getroffen waren, daß das Material der Enquete nur in die Hände der Ärzte, die zu dessen Verarbeitung bestimmt waren, gelangen konnte, wurde durch die Angabe der Initialen der Kranken das Berufsgeheimnis in keiner Weise verletzt; diese Angabe erhöhte aber die Genauigkeit der Enquete, indem sie einen weitgehenden Schutz gegen Doppelmeldungen bildete. Zur Vermeidung derartiger doppelter Meldungen und zur Erleichterung ihrer Richtigstellung hatte der behandelnde Arzt außerdem in einer besonderen Rubrik einzutragen, ob der Kranke wegen der gleichen Affektion schon von einem anderen Arzt behandelt oder einem Spital überwiesen worden war.

Vom Monat Oktober an langten die ausgefüllten Fragebogen in großer Zahl im Gesundheitsamt an. Gleichzeitig waren verschiedene Anfragen eingesandt worden, die zur Richtigstellung von falscher Auffassung einzelner Fragen zur Veröffentlichung zweier Kreisschreiben im Wochenbulletin des Gesundheitsamtes führten. Das eine wandte sich an die Direktionen der öffentlichen und privaten Irren- und Nervenheilanstalten und das zweite an die schweizerischen Ärzte.

Kurz vor Abschluß der Enquete wurde dann nochmals ein Rundschreiben an alle Ärzte versandt, in dem auf die Notwendigkeit einer möglichst vollständigen und lückenlosen Anzeige sämtlicher durch die praktischen Ärzte im Laufe des Jahres behandelten Geschlechtskranken hingewiesen wurde. Nochmals wurden die Ärzte gebeten, nachträglich noch die Formulare für die von ihnen behandelten oder gesehenen Geschlechtskranken auszufüllen, im Falle der Unmöglichkeit jedoch einen summarischen Bericht einzusenden.

Dieser summarische Bericht, die Sammelkarte, hatte folgenden Wortlaut:

Der Unterzeichnete hat vom 1. Oktober 1920 bis 30. September 1921 wegen Geschlechtskrankheiten behandelt:

Gonorrhöe: ....Fälle (männlich: ...., weiblich: ....)

Syphilis: ....Fälle (männlich: ...., weiblich: ....)

Ulcus molle: ....Fälle (männlich: ...., weiblich: ....)

Zusammen: ....Fälle (männlich: ...., weiblich: ....)

Wohnort: Name:

....

(Bitte leserlich zu schreiben!)

NB. Auf diesem Bulletin müssen nur die Fälle erwähnt werden, welche durch Einzelanzeigen nicht bereits gemeldet worden sind.

Die Zahl der in den vier Quartalen des Enquetejahres eingesandten Einzelbulletins beträgt ohne Rücksicht auf die doppelt gemeldeten Fälle

für das erste Quartal = 4465
„ „ zweite „ = 2477
„ „ dritte „ = 2489
„ „ vierte „ = 3906

In Beantwortung des vorstehenden Kreisschreibens wurden etwa 3250 Fälle auf 602 Sammelkarten gemeldet. Um das auf diese Weise gesammelte Krankenmaterial möglichst weitgehend benützen zu können, ohne dadurch neue Fehlerquellen zu schaffen, wurden eine Anzahl der Karten (diejenigen, die eine nennenswerte Zahl von Fällen aufwiesen) an die einsendenden Ärzte zurückgeschickt mit dem Ersuchen, für jeden darauf verzeichneten Fall ein Einzelbulletin auszufüllen; es konnten auf diese Weise noch 350 Einzelbulletins den schon erhaltenen beigefügt werden.

Die Gesamtzahl der eingesandten Bulletins betrug 13357. Nach Ausschaltung von Doppelmeldungen belief sich ihre Zahl auf 12707, so daß also 5% zweimal gemeldet waren. Mittels Sammelkarten wurden 2900 Fälle angezeigt, unter denen wahrscheinlich auch eine gewisse Anzahl von Doppelmeldungen sich fanden.

Die Beteiligung der Ärzte an der Enquete war recht rege. Das Enqueteformular war an 2650 Ärzte versandt worden, von denen etwa 230 nicht mehr praktizierten. 1841 der 2420 praktizierenden Ärzte arbeiteten an der Enquete mit, oder 75,7% der Ärzteschaft. Von den 1841 Ärzten erstatteten 196 Fehlanzeigen, 1280 meldeten mittels Einzelbulletins und 365 durch Sammelkarte. Wichtig ist, daß 95% der Spezialärzte für Haut- und Geschlechtskrankheiten antworteten, sowie sämtliche Kliniken und Polikliniken.

Die Beteiligung an der Enquete in den einzelnen Kantonen ergibt folgende Übersicht:

Zürich	76%	Freiburg	70%	Aargau	80%
Bern	65%	Solothurn	80%	Thurgau	82%
Luzern	65%	Baselstadt	80%	Tessin	63%
Uri	85%	Baselland	75%	Waadt	73%
Schwyz	65%	Schaffhausen	90%	Wallis	71%
Unterwalden	65%	Appenzell	94%	Neuenburg	80%
Glarus	90%	St. Gallen	72%	Genf	55%
Zug	60%	Graubünden	68%		

Die Hauptergebnisse der Enquete lassen sich folgendermaßen zusammenfassen:

Die Zahl der im Verlaufe des Enquetejahres behandelten Geschlechtskranken.

Fälle gemeldet durch	Gonorrhöe	Syphilis	Ulcus molle	Zusammen
1. Einzelbulletins	6965	5615	127	12707
2. Sammelkarten	2053	794	53	2900
Zusammen	9018	6409	180	15607

Im ganzen wurden also 15 607 Erkrankte gemeldet. Auf die einzelnen Krankheiten verteilten sich die Fälle, wie folgt:

Gonorrhöe 57,8%
Syphilis 41,6%
Ulcus molle 0,6%

Es kommen nach dieser Zusammenstellung auf 10 Geschlechtskranke in runden Zahlen 6 mit Gonorrhöe und 4 mit Syphilis behaftete; die Zahl der mit Ulcus molle Angesteckten ist im Verhältnis zu derjenigen der Tripperkranken und Syphilitiker außerordentlich klein.

Bei einer Bevölkerungszahl von 3 880 320 am 1. Dezember 1920 (Wohnbevölkerung) entfielen bei 15 600 Geschlechtskranken auf je 10 000 Einwohner berechnet 40,2, und zwar auf Gonorrhöe 23,2, auf Lues 16,5 und auf Ulcus molle 0,5. Auf 250 Einwohner kam demnach 1 Geschlechtskranker.

Eine Übersicht über die gemeldeten Geschlechtskranken in der ganzen Schweiz, verteilt nach Krankheitsform, Altersklassen, Geschlecht und Zivilstand vermitteln folgende Übersichten (Tab. 209 und 210).

Einen Einblick in die Morbidität im Enquetejahre geben die Tabellen 206—208.

Tabelle 206. Erkrankungshäufigkeit an Gonorrhöe, Syphilis und Ulcus molle in den einzelnen schweizerischen Kantonen auf Grund der Enquete 1920/21 (auf 1000 Einwohner).

Kantone	Gonorrhöe			Syphilis			Ulcus molle		
	m.	w.	zus.	m.	w.	zus.	m.	w.	zus.
Zürich	39,3	9,07	23,7	8,3	4,0	6,0	0,62	0,10	0,35
Bern	14,5	4,01	9,3	3,8	1,7	2,7	0,39	0,02	0,20
Luzern	18,8	6,00	12,5	4,4	2,1	2,7	0,22	—	0,11
Uri	6,2	2,07	4,6	0,7	1,8	1,2	—	—	—
Schwyz	2,8	0,30	1,5	1,0	0,67	0,8	0,33	—	0,16
Obwalden, Nidwalden	3,7	0,70	2,2	1,8	1,9	1,9	—	—	—
Glarus	9,6	2,08	5,9	1,2	1,7	1,4	—	—	—
Zug	10,0	2,05	5,9	7,3	0,62	3,8	—	—	—
Freiburg	9,4	2,02	5,8	3,3	1,9	2,6	0,14	—	0,07
Solothurn	11,4	3,04	7,3	2,9	0,9	1,9	—	—	—
Baselstadt	62,9	15,70	37,1	10,4	3,9	6,8	0,78	0,12	0,42
Baselland	11,0	4,00	7,3	2,2	1,7	1,9	—	—	—
Schaffhausen	12,9	5,00	8,8	3,3	1,5	2,4	—	—	—
Appenzell A.-Rh., Appenzell I.-Rh.	4,5	3,05	4,0	0,6	0,3	0,4	—	0,27	0,14
St. Gallen	10,7	4,08	7,5	2,6	1,9	2,3	0,07	—	0,34
Graubünden	6,9	2,02	4,6	1,8	1,3	1,5	0,17	0,16	0,17
Aargau	10,0	2,00	5,7	2,4	1,04	1,7	0,26	0,08	0,16
Thurgau	9,5	1,07	5,5	1,3	0,85	1,1	0,45	0,04	0,29
Tessin	12,0	3,09	7,6	4,1	1,3	2,6	0,57	—	0,26
Waadt	31,5	6,07	18,6	7,2	5,1	6,1	0,72	0,11	0,41
Wallis	4,0	0,63	2,3	2,9	1,1	2,0	0,30	—	0,15
Neuenburg	14,6	2,08	8,3	7,0	1,7	4,2	0,16	—	0,07
Genf	59,1	8,08	31,7	26,6	10,6	17,8	4,50	0,21	2,16
Schweiz:	21,0	5,3	12,9	5,6	2,7	4,1	0,55	0,06	0,30

Tabelle 207. Die Geschlechtskrankheiten in der Schweiz.
(Gesamtzahl der mit Einzelbulletins und Sammelkarten gemeldeten Fälle, *nach Wohnkantonen.*)

Kanton	Gonorrhöe			Syphilis			Ulcus molle			Zusammen			auf $^0/_{000}$ Einwohner			Bevölkerung in Tausend (1920)		
	m.	w.	zus.	m.	w.	zus.	m.	w.	zus.	m.	w.	zus.	m.	w.	zus.	m.	w.	zus.
Zürich	1569	630	2199	882	643	1525	26	6	32	2477	1279	3756	97,1	45,0	69,8	255	284	539
Bern	758	304	1062	386	211	597	20	2	22	1164	517	1681	34,8	15,0	24,9	334	340	674
Luzern	233	127	360	92	53	145	4	1	5	329	181	510	37,4	20,3	28,8	88	89	177
Uri	17	7	24	2	8	10	—	—	—	19	15	34	14,6	13,6	14,2	13	11	24
Schwyz	21	2	23	12	12	24	1	—	1	34	14	48	11,7	4,7	8,0	29	30	60
Obwalden, Nidwalden	14	4	18	8	8	16	1	—	1	23	12	35	14,4	7,5	11,3	16	16	31
Glarus	20	8	28	6	8	14	—	—	—	26	16	42	16,7	8,8	12,3	15,5	18	34
Zug	26	7	33	23	8	31	—	—	—	49	15	64	32,7	9,3	20,0	15	16	31
Freiburg	103	29	132	68	35	103	4	—	4	175	64	239	24,3	9,0	16,7	72	71	143
Solothurn	133	49	182	74	43	117	—	—	—	207	92	299	32,3	13,7	22,8	64	67	131
Baselstadt	644	382	1026	307	208	515	7	1	8	958	591	1549	149,7	76,7	109,8	64	77	141
Baselland	86	38	124	33	26	59	—	—	—	119	64	183	29,7	15,2	22,3	40	42	82
Schaffhausen	48	18	66	29	20	49	—	—	—	77	38	115	32,1	14,6	23,0	24	26	50
Appenzell A.-Rh., Appenzell I.-Rh.	36	22	58	12	8	20	—	2	2	48	32	80	14,5	8,6	11 4	33	37	70
St. Gallen	247	138	385	137	115	252	3	2	5	387	255	642	28,0	16,2	21,8	138	157	295
Graubünden	93	36	129	55	23	78	2	1	3	150	60	210	25,4	9,8	17,5	59	61	120
Aargau	181	62	243	90	48	138	7	3	10	278	113	391	23,7	9,1	16,2	117	124	241
Thurgau	87	23	110	36	20	56	4	1	5	127	44	171	19,2	6,2	12,6	66	70	136
Tessin	185	77	262	116	49	165	7	—	7	308	126	434	44,0	15,3	28,5	70	82	152
Waadt	954	259	1213	593	418	1011	22	2	24	1569	679	2248	102,5	41,1	70,9	153	165	317
Wallis	65	11	76	39	12	51	2	—	2	106	23	129	16,3	3,6	10,0	65	63	128
Neuenburg	165	50	215	114	53	167	1	—	1	280	103	383	45,9	14,7	29,2	61	70	131
Genf	696	214	910	677	403	1080	42	2	44	1415	619	2034	181,4	66,5	118,9	78	93	171
Fremde und Durchreisende	120	20	140	146	40	186	4	—	4	270	60	330	—	—	—	—	—	—
Schweiz:	6501	2517	9018	3937	2472	6409	157	23	180	10 595	5012	15 607	—	—	—	1871	2009	3880
Von der Schweizer Gesamtbevölkerung:	—	—	—	—	—	—	—	—	—	10 325	4952	15 277	55,2	24,5	39,4	—	—	—

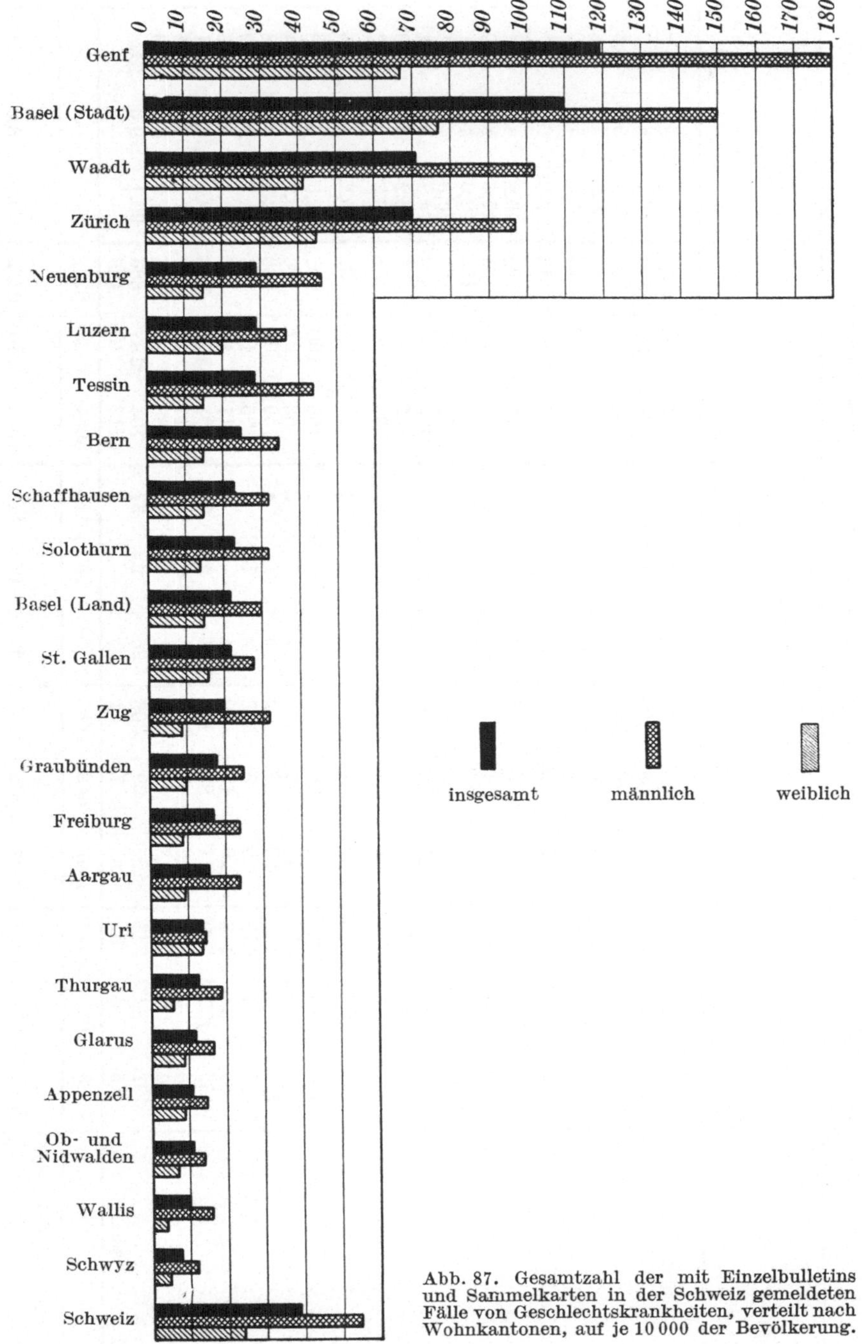

Abb. 87. Gesamtzahl der mit Einzelbulletins und Sammelkarten in der Schweiz gemeldeten Fälle von Geschlechtskrankheiten, verteilt nach Wohnkantonen, auf je 10 000 der Bevölkerung.

Aus beiden Tabellen und aus der umstehenden graphischen Darstellung geht hervor, daß sich die Zahl aller gemeldeten Geschlechtskranken, wie auch die Erkrankungshäufigkeit an venerischen Krankheiten in den verschiedenen Kantonen in sehr weiten Grenzen bewegt. Die Kantone Genf und Baselstadt, beides Grenzkantone, weisen die höchste Verseuchung auf.

Tabelle 208. Die Geschlechtskrankheiten in der Schweiz.

Die im Enquetejahr (1920/21) erworbenen Geschlechtskrankheiten, *nach Wohnkantonen.*

Kanton	Gonorrhöe			Syphilis			Ulcus molle			Zusammen			auf $^0/_{000}$ Einwohner		
	m.	w.	zus.	m.	w.	zus.	m.	w.	zus.	m.	w.	zus.	m.	w.	zus.
Zürich	1003	277	1280	212	114	326	16	3	19	1231	394	1625	48,2	13,8	30,1
Bern	485	140	625	127	58	185	13	1	14	625	199	824	18,7	5,8	13,7
Luzern	166	56	222	39	19	58	2	—	2	207	75	282	23,7	8,4	15,3
Uri	8	3	11	1	2	3	—	—	—	9	5	14	6,9	4,5	5,8
Schwyz	8	1	9	3	2	5	1	—	1	12	3	15	4,1	1,0	2,0
Obwalden, Nidwalden	6	1	7	3	3	6	—	—	—	9	4	13	5,6	2,5	4,1
Glarus	15	5	20	2	3	5	—	—	—	17	8	25	10,9	4,4	7,3
Zug	15	4	19	11	1	12	—	—	—	26	5	31	17,3	3,1	10,0
Freiburg	68	16	84	24	14	38	1	—	1	93	30	123	12,9	4,2	8,1
Solothurn	73	23	96	19	6	25	—	—	—	92	29	121	14,3	4,3	9,5
Basel (Stadt)	403	121	524	67	30	97	5	1	6	475	152	627	74,2	19,7	44,4
Basel (Land)	44	17	61	9	7	16	—	—	—	53	24	77	13,2	5,7	9,3
Schaffhausen	31	13	44	8	4	12	—	—	—	39	17	56	16,2	6,5	11,2
Appenzell A.-Rh., Appenzell I.-Rh.	15	13	28	2	1	3	—	1	1	17	15	32	5,2	4,0	4,5
St. Gallen	148	76	224	37	30	67	1	—	1	186	106	292	13,5	6,7	9,8
Graubünden	41	14	55	11	8	19	1	1	2	53	23	76	8,9	3,7	6,4
Aargau	117	25	142	29	13	42	3	1	4	149	39	188	12,7	3,1	7,8
Thurgau	63	12	75	9	6	15	3	1	4	75	19	94	11,3	2,7	6,9
Tessin	84	32	116	29	11	40	4	—	4	117	43	160	16,7	5,2	10,5
Waadt	482	107	589	111	85	196	11	2	13	604	194	798	39,5	11,1	25,1
Wallis	26	4	30	19	7	26	2	—	2	47	11	58	7,2	1,7	4,5
Neuenburg	89	20	109	43	12	55	1	—	1	133	32	165	21,8	4,5	12,5
Genf	461	82	543	207	99	306	35	2	37	703	183	886	90,1	19,6	51,8
Fremde und Durchreisende	85	6	91	24	7	31	3	—	3	112	13	125	—	—	—
Schweiz	3936	1068	5004	1046	542	1588	102	13	115	5084	1623	6707	—	—	—
Von der Schweizer Gesamtbevölkerung	3851	1062	4913	1022	535	1557	99	13	112	4972	1610	6582	26,5	8,0	16,7

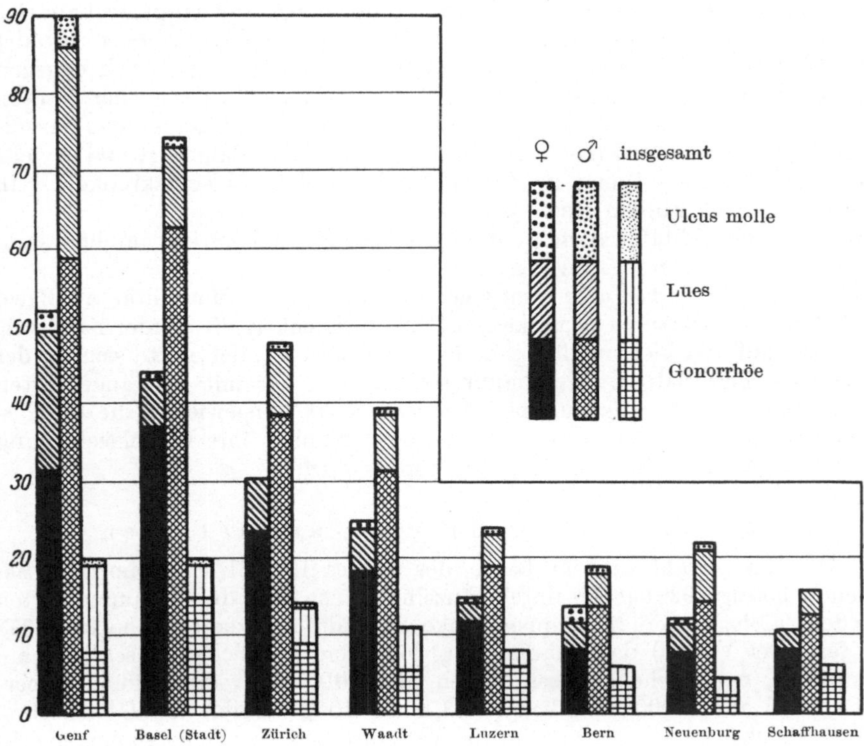

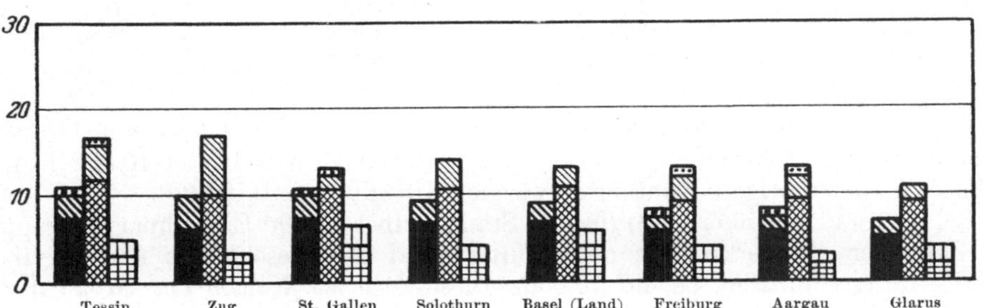

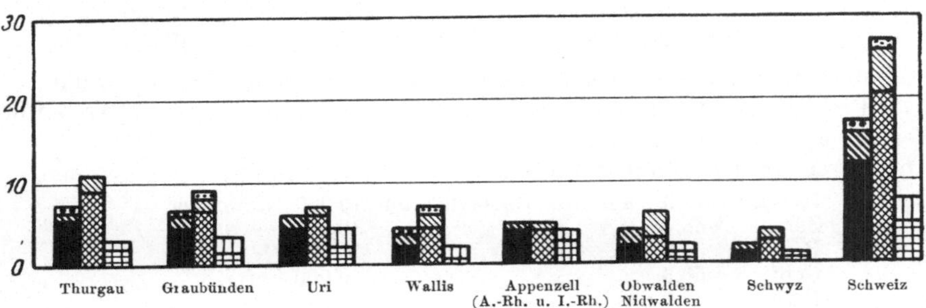

Abb. 88. Erkrankungshäufigkeit an Geschlechtskrankheiten in den einzelnen schweizerischen Kantonen, auf Grund der Enquete 1920/21, auf 10 000 der Bevölkerung.

In Genf wurden wegen Geschlechtskrankheiten überhaupt behandelt: 118,9 auf 10 000; von Männern 181,4 und von Frauen 66,5; in Basel (Stadt) 109,8 auf 10 000, von Männern 149,7 und von Frauen 76,7; in Zürich dagegen 69,8, von Männern 97,1 und von Frauen 45,0. Demgegenüber zeigt der Kanton Schwyz ganz minimale Ziffern: 8,0, bzw. 11,7 und 4,7. Daraus geht hervor, daß in Genf 15 mal soviel (bei Berücksichtigung nur der Männer 16 mal soviel); in Basel (Stadt) 13—14 und in Zürich 9 mal soviel Geschlechtskranke als in Schwyz behandelt worden sind.

Auch die Morbidität war in Genf, Basel (Stadt) und Zürich am höchsten, im Kanton Schwyz am geringsten.

Wenn nach dieser Enquete Genf eine nur etwas höhere Morbidität als Basel (Stadt) hat, so ist dazu zu bemerken, daß in Wirklichkeit die Genfer Zahl weit höher sein muß, da hier nur 55%, in Basel jedoch 80% der Ärzte sich an der Umfrage beteiligt hatten. Überhaupt sei für den, der mit den angeführten Zahlen weiterarbeiten will, auf die Übersicht S. 606 hingewiesen, die die Beteiligung der Ärzte an der Enquete verzeichnet, da ohne ihre Berücksichtigung keine weitergehenden Schlüsse gezogen werden dürfen.

a) Die Gonorrhöe und ihre Komplikationen.

1. Die Gesamtzahl der im Laufe des Jahres 1920/21 an Gonorrhöe Behandelten beträgt 9291 (6965 durch Einzelbulletins, 2053 durch Sammelkarten gemeldete Fälle, ferner 273 tripperkranke Syphilitiker); davon gehörten 6653 (also fast drei Viertel) dem männlichen, 2638 dem weiblichen Geschlecht an. Es entfallen, entsprechend diesen Zahlen, auf 10000 Einwohner 26,6 Tripperkranke, 35,6 auf 10000 männlichen, 13,1 auf 10000 weiblichen Geschlechts.

In den einzelnen Kantonen zeigt die Verhältniszahl der Gonorrhoiker merkliche Unterschiede. Sie beträgt

für Basel (Stadt)	74,3‰₀	für Luzern	20,7‰₀
„ Genf	53,2‰₀	„ Tessin	17,9‰₀
„ Zürich	41,8‰₀	„ Neuenburg	16,9‰₀
„ Waadt	39,7‰₀	„ Bern	16 ‰₀

In den Kantonen Basel (Land), Solothurn, St. Gallen, Schaffhausen, Graubünden, Aargau, Uri bewegt sich die Zahl zwischen 15 und 10 auf 10 000 Einwohner, in den übrigen Kantonen zwischen 10 und 6 auf 10 000.

Bei der Stadtbevölkerung [1]) (in den Städten über 10 000 Einwohner) beträgt die Zahl der Tripperkranken ohne Unterschied des Geschlechts oder Zivilstandes durchschnittlich 50 auf 10 000. Diese Zahl ist je nach der Größe der Städte starken Änderungen unterworfen; so kommen

in den Städten	mit	über	50 000	Einwohnern	57,5	Tripperkranke	auf 10 000	Einwohner
„ „	„	„	20—50 000	„	25	„	„ 10 000	„
„ „	„	„	10—20 000	„	20	„	„ 10 000	„

Auf dem Lande kommen auf 10 000 Einwohner nur 5 Tripperkranke.

Der Prozentsatz der Tripperkranken ist also in den Städten etwa elfmal größer als auf dem Lande.

In einigen großen Städten finden sich folgende Zahlen:

Lausanne	77,3	Fälle	von Gonorrhöe	auf	10 000	Einwohner
Zürich	68,1	„	„ „	„	10 000	„
Basel	64,2	„	„ „	„	10 000	„
Genf	56,3	„	„ „	„	10 000	„
Bern	40,8	„	„ „	„	10 000	„

[1]) Die folgenden Zahlen sind nur aus den Meldungen der Einzelbulletins berechnet. Um mit den Gesamtzahlen der Enquete in Übereinstimmung gebracht zu werden, wären sie um 20 bis 25% zu erhöhen.

2. *Neue Fälle.* Die Zahl der im Verlaufe der Enquete gemeldeten Fälle von frischer Gonorrhöe belief sich auf 5004 (6400, wenn die Meldungen mittels Sammelkarten hinzugenommen werden). Die Zahl der Personen, die sich jährlich mit Gonorrhöe infizieren, beträgt also im Mittel für die gesamte Wohnbevölkerung der Schweiz, ohne Rücksicht auf Alter und Wohnort, 12,9 auf 10000 Einwohner; davon entfallen auf das männliche Geschlecht 21,0‰0, auf das weibliche 5,3‰0. (Die Gesamtzahl erhöht sich von 13 auf 17 : 10 000, wenn wir die Sammelkarten berücksichtigen.) Für die einzelnen Kantone sei auf die vorstehende Übersicht (Tabelle 20C) hingewiesen.

Die Zahlen für das weibliche Geschlecht sind natürlich erheblich ungenauer als die für das männliche Geschlecht berechneten.

Komplikationen der Gonorrhöe. Die 6965 mittels Einzelbulletins angezeigten Fälle von Gonorrhöe verteilen sich nach dem klinischen Bilde wie folgt:

5327 Fälle (76%) ohne Komplikationen
1638 „ (24%) mit „

Die Häufigkeit der Komplikationen ist etwas größer bei den Frauen (39%) als bei den Männern (33%).

Vulvovaginitis der Kinder. Die Zahl der im Jahre 1920/21 an Vulvovaginitis gonorrhoica behandelten minderjährigen Mädchen betrug 124; 86 davon waren während des Enquete-Jahres infiziert worden. Die Häufigkeit der Affektion wechselt mit dem Alter der Kinder:

39 Mädchen (31%) waren unter 5 Jahren
64 „ (52%) „ 5—9 Jahre und
21 „ (1,7%) „ 10—14 Jahre alt.

Nach diesem Befund wäre also die Vulvovaginitis der Kinder am häufigsten im Alter von 5 bis 9 Jahren.

Ophthalmoblennorrhöe. Die Zahl der im Enquete-Jahr gemeldeten Fälle von gonorrhoischen Augenerkrankungen belief sich auf 61, davon 25 beim männlichen, 36 beim weiblichen Geschlecht. Alle diese Kranken waren weniger als 10 Jahre alt, beinahe alle (58) hatten die Krankheit während der Zeit der Enquete akquiriert. Die Zahl der von ihrer Mutter bei der Geburt angesteckten Neugeborenen beträgt 48.

9018 Tripperfälle wurden während der Enquete gemeldet. Bei einer Beteiligung *aller* statt nur von 75% der Ärzte an der Enquete wäre wahrscheinlich die Zahl der Meldungen entsprechend auf etwa 12 000 im Jahre 1920/21 behandelte Fälle von Gonorrhöe gestiegen, das wären rd. 3‰ der Gesamtbevölkerung. Diese Zahl muß wohl immer noch als ein Minimum betrachtet werden, weil eine Menge von gonorrhoischen Erkrankungen des Weibes von der Enquete nicht erfaßt wurde und außerdem eine nicht bestimmbare, aber sicher nicht unbeträchtliche Zahl von mit Gonorrhöe infizierten Personen den Arzt nicht aufsuchte.

b) Die Syphilis.

Die Gesamtzahl der im Jahre 1920/21 behandelten Syphilitiker belief sich auf 6409, davon 5615 mittels Einzelbulletins und 794 durch Sammelkarten gemeldet, *nach dem Geschlecht* 3937 Männer (61%) und 2472 Frauen (39%). Demnach wären also auf 10000 Einwohner 16,6 syphilitisch; 21,0 auf 10000 männlichen, 12,3 auf 10 000 weiblichen Geschlechts.

Die Verbreitung der Syphilis in den einzelnen Kantonen. Die Häufigkeit der Syphilis ist in den einzelnen Kantonen sehr verschieden; die Zahl der Syphilitiker, aus den sämtlichen Meldungen des Jahres 1920/21 (Einzelbulletins und Sammelkarten) berechnet, wechselt zwischen 63,1 auf 10 000 Einwohner und 3 auf 10 000 Einwohner. Sie beträgt in den Kantonen

Genf	63,1	auf 10 000 Einwohner
Baselstadt	36,6	„ 10 000 „
Waadt	31,8	„ 10 000 „
Zürich	28,3	„ 10 000 „
Neuenburg	12,7	„ 10 000 „
Tessin	10,8	„ 10 000 „

In den Kantonen Zug, Solothurn, Bern, Baselland, St. Gallen, Luzern, Freiburg, Graubünden und Aargau bewegt sich die Zahl zwischen 10 und 5, in den übrigen Kantonen zwischen 5 und 3 auf 10 000 Einwohner.

Über die Verbreitung in Stadt und Land vgl. den betr. Sonderabschnitt.

Klinische Einteilung der Syphilisfälle. Unter den 5615 mittels Einzelbulletins gemeldeten Syphilisfällen werden aufgeführt:

Lues I und II	2483 Fälle	(44%)
Davon frische Syphilis I und II 1520 Fälle (27%)		
Alte Lues II 963 „ (17%)		
Lues latens	1296 „	(23%)
Lues III	930 „	(16,5%)
Parasyphilis	579 „	(10,5%)
Lues congenita	327 „	(6%)

1. *Frisch erworbene Syphilis.* Die Zahl der Fälle von frisch, d. h. im Verlaufe des Enquete-Jahres akquirierter Syphilis *(neue Fälle)* beträgt nach den Meldungen mittels Einzelbulletins, ausschließlich der Fälle von Lues congenita, 1520 (1012 Männer und 508 Frauen); werden außerdem die durch Sammelkarten gemeldeten Fälle (794) in Betracht gezogen, so können davon noch etwa 29% (entsprechend dem Prozentsatz der neuen Fälle unter der Gesamtzahl der mittels Einzelbulletins gemeldeten Syphiliskranken), also etwa 230, hinzugerechnet werden, so daß die Zahl auf etwa 1750 steigt. Zu der vorher genannten Zahl von 1520 kommen noch 68 neue Fälle von kongenitaler Syphilis, wodurch die Zahl der durch Einzelbulletins gemeldeten, also durch sichere Angaben festgestellten neuen Fälle auf 1588 anwächst (die wahrscheinliche Zahl mit Berücksichtigung der Sammelkarten-Meldungen wäre also etwas über 1800).

An Hand dieser Ziffern können wir die Verhältniszahl der jährlich mit Syphilis Angesteckten auf die Gesamtbevölkerung berechnen; sie beträgt im Mittel 4,1 auf 10 000 Einwohner (4,5 bei Berücksichtigung der Meldungen mit Sammelkarten). Bei der männlichen Bevölkerung entfallen 5,6, bei der weiblichen 2,7 auf 10 000 Einwohner.

In der städtischen Bevölkerung ist die Zahl der Syphilitiker im Verhältnis zur Einwohnerzahl wesentlich höher als das genannte Mittel; sie beträgt in Genf 17,2, in Lausanne 19,1, in Zürich 12,8, in Bern 9,0 und in Basel 7,1 auf 10 000 Einwohner[1]).

2 *Alte Fälle von sekundärer Syphilis.* Unter den 2483 Fällen von Lues I und II, die während der Enquete gemeldet wurden, befanden sich 963 Fälle von Syphilis im zweiten Stadium, bei denen das Datum der Infektion bis vor den Beginn der Enquete zurückging, d. h. vor den Monat August 1920.

3. *Latente und tertiäre Syphilis.* Nach den Meldungen der Einzelbulletins waren im Jahre 1920/21 im ganzen 1296 Personen — 748 Männer und 548 Frauen — wegen latenter Syphilis zur Behandlung gekommen. Die Zahl der wegen tertiärer Syphilis Behandelten belief sich auf 930 (530 Männer und 400 Frauen).

Diese Zahlen entsprechen sicher nicht den wirklichen Verhältnissen. Die große Mehrzahl der Syphilitiker, deren Krankheit sich in der Latenz befindet, sucht in dieser Zeit den Arzt nicht auf und wird deshalb von der Enquete nicht erfaßt. Auch die tertiären Erscheinungen, besonders diejenigen von seiten der

[1]) Für die Männer: 25.2, 22,4, 18.2, 13,1 und 10,6.

inneren Organe und der Gefäße, werden bei weitem nicht alle diagnostiziert; auch hier entgingen also eine Anzahl von Syphilisfällen der Enquete. Es sind deshalb die Zahlen dieser Enquete bezüglich der Häufigkeit der Fälle von alter Syphilis nicht zuverlässig, und wir können annehmen, daß sie von allen Zahlen, die die Enquete gebracht hat, am wenigsten der Wirklichkeit entsprechen.

4. *Tabes und progressive Paralyse.* Die Gesamtzahl der während des Jahres der Enquete behandelten Parasyphilitiker betrug nach den Einzelanzeigen 579; davon waren 409 (70%) Männer und 170 (30%) Frauen. Die 579 Fälle verteilten sich folgendermaßen:

Tabes	213 Männer,	103 Frauen,	im ganzen	316
Progressive Paralyse	189 „	61 „	„ „	250
Tabo-Paralyse	7 „	6 „	„ „	13

Die beiden nervösen Spätkomplikationen der Syphilis sind also nach diesen Zahlen beide ungefähr gleich häufig (Tabes 54%, progressive Paralyse 43% der Fälle).

Was die Verteilung der parasyphilitischen Affektionen auf die beiden Geschlechter anbetrifft, so können wir feststellen, daß auf 2—3 Männer (genau 2,4) nur eine Frau davon betroffen wird. Diese Feststellung stimmt mit den schon früher in der Schweiz gemachten (siehe Dissertationen von E. von May und von Hüny) überein.

Verteilung der Tabiker und Paralytiker nach dem Alter:

	Tabes	Paralyse	Tabo-Paralyse	im ganzen
20—30 Jahre	1 (0,3%)	7 (3%)	—	8 (2%)
30—40 „	51 (16%)	51 (20%)	2	104 (18%)
40—50 „	117 (37%)	100 (40%)	6	223 (38%)
über 50 „	147 (46,7%)	92 (37%)	5	244 (42%)

Diese Zusammenstellung verlangt keine weitere Erklärung. Bemerkenswert daran ist die Beobachtung, daß bei einer Anzahl von Paralytikern die Krankheit in verhältnismäßig sehr jungen Jahren aufgetreten ist.

c) Ulcus molle.

Von Ulcus molle wurden insgesamt 180 Fälle gemeldet: 157 (87%) Männer und 23 (13%) Frauen. Von den mittels Einzelbulletins gemeldeten Fällen waren 115 *neue Fälle.*

Nach diesem Ergebnis kann der weiche Schanker als eine in der Schweiz recht seltene Krankheit angesehen werden. Die Zahl der jährlich auftretenden neuen Fälle dieser Krankheit beträgt 0,30 auf 10 000 Einwohner. In den Städten mit mehr als 50000 Einwohnern steigt diese Zahl auf 1,2 von 10000 Einwohnern; sie erreicht ihr Maximum (2,1 auf 10 000 Einwohner) in Genf; auf dem Lande kommt die Krankheit sozusagen gar nicht vor. In einer ganzen Anzahl von Kantonen und Städten scheinen die Ärzte während der ganzen Dauer der Enquete keinen einzigen Fall gesehen zu haben.

Es sei hervorgehoben, daß ein guter Teil der Fälle von Ulcus molle, mehr als ein Drittel, im Auslande erworben worden war.

Im folgenden ist eine Übersicht über die genauen Ergebnisse der Enquete in den wichtigsten Kantonen, sowie in den wichtigsten Städten gegeben. Angeführt werden nicht nur die Zahl aller gemeldeten Geschlechtskranken, sondern auch die während der Dauer der Enquete Frischinfizierten. Alle Morbiditätsziffern und die Verhältnisziffer für alle in der Schweiz überhaupt Behandelten wurden vom Verf. neu berechnet, da jetzt erst die genauen Bevölkerungsziffern vorliegen (Tabellen 209—221):

Tabelle 209. Die Geschlechtskrankheiten in der Schweiz[1]). (Gesamtzahl *aller wäh-*

Alter des Kranken	Zivilstand	Gonorrhöe							Syphilis			
		ohne Komplikationen		mit Komplikationen		zusammen			I. und II. Stadium		III. Stad.	
		m.	w.	m.	w.	m.	w.	zus.	m.	w.	m.	w.
0 – 4 Jahre	—	2	38	24	35	26	73	99	1	1	—	—
5 – 9 „	—	3	60	—	9	3	69	72	1	1	—	—
10 – 14 „	—	3	20	1	2	4	22	26	—	2	—	—
15 – 19 „	ledig	209	163	48	31	257	194	451	49	70	1	—
	verh.	—	5	—	—	—	5	5	—	2	—	—
20 – 24 „	ledig	1229	383	265	105	1494	488	1982	410	248	5	12
	verh.	28	55	16	38	44	93	137	11	49	2	6
	geschieden	1	2	—	—	1	2	3	2	4	—	—
	verw.	—	1	—	—	—	1	1	—	3	—	—
25 – 29 „	ledig	858	185	222	60	1080	245	1325	330	116	26	11
	verh.	162	105	48	67	210	172	382	88	72	12	13
	geschieden	7	6	2	11	9	17	26	2	16	—	1
	verw.	4	3	1	4	5	7	12	3	4	—	—
30 – 39 „	ledig	544	69	169	26	713	95	808	250	66	60	24
	verh.	453	160	138	74	591	234	825	185	118	74	73
	geschieden	14	15	7	4	21	19	40	9	11	3	4
	verw.	15	6	5	8	20	14	34	7	14	2	11
40 – 49 „	ledig	86	10	32	1	118	11	129	51	10	37	15
	verh.	225	50	87	17	312	67	379	109	42	123	87
	geschieden	5	6	3	4	8	10	18	9	6	1	10
	verw.	22	2	7	4	29	6	35	6	11	4	15
50 Jahre und darüber	ledig	16	2	10	1	26	3	29	20	—	35	9
	verh.	60	8	45	—	105	8	113	34	16	119	66
	geschieden	4	1	—	—	4	1	5	3	1	6	6
	verw.	21	1	7	—	28	1	29	13	7	20	37
	Zusammen	3971	1356	1137	501	5108	1857	**6965**	1593	890	530	400
Mit Sammelkarten angezeigte Fälle						1393	660	2053				
	Zusammen					6501	2517	**9018**				

Gesamtzahl aller gemeldeten Fälle

Alter des Kranken	Zivilstand	Gonorrhöe							Syphilis					
		ohne Komplikationen		mit Komplikationen		zusammen			I. und II. Stadium		III. Stadium		Latenz	
		m.	w.	m.	w.	m.	w.	zus.	m.	w.	m.	w.	m.	w.
0 – 4 Jahre	—	0,12	2,23	1,44	2,15	1,56	4,48	3,01	0,06	0,06	—	—	—	—
5 – 9 „	—	0,16	3,31	—	0,49	0,16	3,80	1,95	0,05	0,55	—	—	—	0,55
10 – 14 „	—	0,15	1,02	0,05	0,10	0,20	1,12	0,66	—	0,10	—	—	—	0,10
15 – 19 „	ledig[2])	10,97	8,36	2,52	1,59	13,49	9,95	11,70	2,52	3,59	0,5	—	0,05	0,87
	verh.	—	3,53	—	—	—	3,58	3,17	—	1,41	—	—	—	1,41
20 – 24 „	ledig	80,91	25,48	17,44	6,98	98,35	32,46	65,59	26,99	16,50	0,32	0,79	6,12	4,79
	verh.	21,45	16,72	12,30	23,64	33,84	28,18	29,78	8,46	14,84	1,53	1,84	5,38	11,21
	geschieden	111,11	80,00	—	—	111,11	80,00	88,23	222,22	160,00	—	—	—	80,0
	verw.	—	27,02	—	—	—	27,02	20,00	—	81,08	—	—	—	27,02
25 – 29 „	ledig	100,94	23,12	26,12	7,50	127,06	30,62	80,30	38,82	14,50	3,06	1,37	17,65	8,75
	verh.	28,80	13,17	8,53	8,40	37,34	21,58	28,10	15,65	9,03	2,13	1,63	5,87	7,90
	geschieden	149,57	61,10	42,74	112,02	192,31	173,12	179,31	42,74	162,93	—	10,18	21,37	30,55
	verw.	55,63	16,78	13,91	22,37	69,54	39,16	47,87	41,72	22,37	—	—	—	11,19
30 – 39 „	ledig	74,55	9,03	23,16	3,40	97,71	12,44	54,10	34,26	8,64	8,22	3,14	17,40	5,63
	verh.	24,97	8,26	7,61	3,82	32,58	12,08	22,00	10,20	6,09	4,08	3,77	5,73	6,40
	geschieden	64,75	39,59	32,38	10,57	97,13	50,15	67,22	41,63	29,03	13,88	10,56	23,13	31,67
	verw.	39,14	6,24	13,05	8,31	52,19	14,55	25,27	18,27	14,55	5,22	11,43	7,83	6,24
40 – 49 „	ledig	22,86	2,16	8,50	0,22	31,36	2,37	15,36	13,55	2,16	9,83	3,24	9,57	1,94
	verh.	11,88	2,79	4,59	0,95	16,47	3,74	10,28	5,75	2,34	6,49	4,86	4,91	2,51
	geschieden	17,48	12,58	10,49	8,39	27,97	20,96	23,59	31,47	12,58	3,50	20,96	20,98	16,77
	verw.	29,36	0,96	9,34	1,92	38,70	2,88	12,35	8,01	5,28	5,34	7,20	10,68	5,76
50 Jahre und darüber	ledig	3,64	0,29	2,28	0,15	5,92	0,44	2,59	4,55	—	7,97	1,32	6,15	0,88
	verh.	2,62	0,44	1,97	—	4,59	0,44	2,75	1,49	0,88	5,21	3,62	1,97	0,93
	geschieden	9,13	1,35	—	—	9,13	1,35	4,24	6,85	1,35	13,70	8,11	6,85	1,35
	verw.	3,99	0,07	1,33	—	5,31	0,07	1,53	2,47	0,51	3,80	2,70	1,14	0,95
	Zusammen	21,22	6,75	6,08	2,49	27,30	9,24	17,95	8,51	4,43	2,83	1,99	4,00	2,73

[1]) Herrn Prof. NEY und Herrn Dr. WYLER gebührt besonderer Dank für ihre ständig gewährte Hilfs-
Resultate der Enquete und ihm, sowie der Schweizerischen Gesellschaft zur Bekämpfung der Geschlechts-

rend der Enquete gemeldeten Fälle nach Krankheit, Geschlecht, Alter und Zivilstand der Kranken.)

Syphilis									Ulcus molle			Im ganzen		
Latenz		Parasyphilis		Lues congenita		zusammen			nach Geschlecht		zus.	männl.	weibl.	zus.
m.	w.	m.	w.	m.	w.	m	w.	zus.	m.	w.				
—	—	—	—	40	48	41	49	90	—	—	—	67	122	189
—	1	—	—	20	20	21	22	43	—	—	—	24	91	115
—	2	—	—	16	27	16	31	47	—	1	1	20	54	74
1	17	—	—	18	30	69	117	186	7	—	7	333	311	644
—	2	—	—	—	—	—	4	4	—	—	—	—	9	9
93	72	—	—	22	31	530	363	893	32	5	37	2056	856	2912
7	17	—	1	—		20	76	96	—	—	—	64.	169	233
—	2	—	—	—	3	2	6	8	—	—	—	3	8	11
—	1	—	—	—	—	—	4	4	—	—	—	—	5	5
150	70	2	1	5	8	513	206	719	22	3	25	1615	454	2069
33	63	3	1	4	3	140	152	292	5	1	6	355	325	680
1	3	—	—	—	—	3	20	23	—	—	—	12	37	49
—	2	—	—	—	—	3	6	9	—	—	—	8	13	21
127	43	20	4	4	7	461	144	605	20	—	20	1194	239	1433
104	124	50	21	2	10	415	346	761	11	1	12	1017	581	1598
5	12	1	3	—	2	18	32	50	—	—	—	39	51	90
3	6	1	4	—	—	13	35	48	1	—	1	34	49	83
36	9	32	8	2	—	158	42	200	1	—	1	277	53	330
93	45	134	38	1	—	460	212	672	7	1	8	779	280	1059
6	8	4	1	—	—	22	25	45	2	—	2	30	35	65
8	12	2	4	—	—	20	42	62	1	—	1	50	48	98
27	6	27	11	1	2	110	28	138	—	—	—	136	31	167
45	17	100	46	—	1	298	146	444	5	1	6	408	155	563
3	1	10	5	—	—	22	13	35	—	—	—	26	14	40
6	13	23	22	—	—	62	79	141	—	—	—	90	80	170
748	548	409	170	135	192	3415	2200	**5615**	114	13	**117**	8637	4070	**12707**
						522	272	794	43	10	53	1958	942	2900
						3937	2472	**6409**	157	23	**180**	10595	5012	**15607**

auf je 10000 der Bevölkerung.

Syphilis							Ulcus molle			Im ganzen			männlich	weiblich
Parasyphilis		Lues congenita		zusammen			nach Geschlecht		zus.	m.	w.	zus.		
m.	w.	m.	w.	m.	w.	zus.	m.	w.						
—	—	2,46	2,95	2,46	3,01	2,73	—	—	—	4,02	7,50	5,74	166 377	162 489
—	—	1,09	1,10	1,07	1,65	1,18	—	—	—	1,30	4,09	3,15	183 289	180 774
—	—	0,84	1,38	0,84	1,58	1,20	—	0,05	0,02	1,05	2,77	1,89	195 731	194 634
—	—	0,94	1,53	3,62	6,00	4,83	0,36	—	0,18	17,48	15,96	16,71	190 459	194 838 [3])
—	—	—	—	—	2,82	2,53	—	—	—	—	6,36	5,70	163	1 413
—	—	1,44	2,06	34,89	24,15	29,55	2,10	0,33	1,22	135,36	56,30	95,67	151 885	150 275
—	0,30	—	0,90	15,38	23,03	20,87	—	—	—	49,23	51,21	50,65	12 933	32 715
—	—	—	—	222,22	240,00	235,29	—	—	—	333,33	320,00	323,53	91	249
—	—	—	—	—	108,19	80,00	—	—	—	—	135,13	100,00	140	368
0,23	0,12	0,58	1,00	60,35	25,75	42,37	2,58	0,57	1,51	190,00	56,75	125,39	85 193	79 720
0,53	0,13	0,71	0,38	24,89	19,07	21,48	0 89	0,13	0,44	63,12	40,77	50,01	56 241	79 719
—	—	—	—	64,10	203,67	158,62	—	—	—	256,41	376,78	337,93	468	982
—	—	—	—	41,72	33,56	35,90	—	—	—	111,27	72,71	83,77	719	1 788
2,74	0,52	0,55	0,92	63,17	18,85	40,51	2,74	—	1,34	163,62	31,29	95,95	72 972	76 376
2,76	1,08	0,11	0,52	22,88	17,87	20,29	0,61	0,05	0,32	56,06	30,00	42,60	181 414	193 660
4,63	7,92	—	5,28	83,26	84,46	84,02	—	—	—	180,39	134,60	151,24	2 162	3 789
2,61	4,16	—	—	33,92	36,37	35,67	2,61	—	0,74	88,73	50,92	61,69	3 832	9 623
8,50	1,73	0,53	—	41,99	9,06	23,81	0,27	—	0 12	73,62	11,43	39,29	37 628	46 366
7,07	2,12	0,05	—	24,28	11,83	18,23	0,37	0,06	0 22	41,12	15,63	28,73	189 457	179 161
13,99	2,10	—	—	69,93	52,41	58,98	6,99	—	2,62	104,90	73,38	85,19	2 860	4 770
2,67	1,92	—	—	26,69	20,15	21,88	1,33	—	0,35	66,73	23,03	34,59	7 493	20 841
6,15	1,61	0,23	0,29	25,04	4,10	12,30	—	—	—	30,96	4,54	14,89	43 933	68 231
4,37	2,53	—	0,05	13,04	8,01	10,81	0,22	0,05	0,15	17,85	8,51	13,71	228 604	182 173
22,83	6,75	—	—	50,22	17,56	29,70	—	—	—	59,35	18.91	33,95	4 381	7 402
4,37	1,61	—	—	11,77	5,77	7,44	—	—	—	17,08	5,77	8,97	52 691	136 820
2,19	0,85	0,72	0,96	18,25	10,95	14,47	0,61	0,06	0,33	46,16	20,26	32,75	1 871 116	2 009 176

bereitschaft. Gleichermaßen danke ich Herrn Dr. CARRIÈRE für die mir erlaubte Einsichtnahme in die krankheiten für die Erlaubnis, dieses wertvolle Material neu bearbeiten zu dürfen. [2]) 1 gesch., 6 verw. [3]) 5,85.

Tabelle 210. Die Geschlechtskrankheiten in der Schweiz. (Während der Enquete

Alter des Kranken	Zivilstand	Gonorrhöe							Syphilis			
		ohne Komplikationen		mit Komplikationen		zusammen			I. und II. Stadium		III. Stad.	
		m.	w.	m.	w.	m.	w.	zus.	m.	w.	m.	w.
0 – 4 Jahre	—	2	25	24	34	26	59	85	—	—	—	—
5 – 9 ,,	—	2	41	—	8	2	49	51	1	—	—	—
10 – 14 ,,	—	3	14	1	1	4	15	19	—	1	—	—
15 – 19 ,,	ledig	186	117	32	13	218	130	348	42	56	—	—
	verh.	—	5	—	—	—	5	5	—	1	—	—
20 – 24 ,,	ledig	1044	250	158	56	1202	306	1508	300	152	—	—
	verh.	25	39	7	19	32	58	90	6	35	—	—
	geschieden	1	1	—	—	1	1	2	1	—	—	—
	verw.	—	1	—	—	—	1	1	—	2	—	—
25 – 29 ,,	ledig	783	100	118	26	901	126	1027	204	64	—	—
	verh.	123	52	31	32	154	84	268	57	47	—	—
	geschieden	6	3	2	6	8	9	17	2	11	—	—
	verw.	2	3	1	4	3	7	10	3	2	—	—
30 – 39 ,,	ledig	444	40	68	13	512	53	565	146	35	—	—
	verh.	368	82	69	27	437	109	546	113	48	—	—
	geschieden	11	11	4	2	15	13	28	4	9	—	—
	verw.	12	5	2	1	14	6	20	6	2	—	—
40 – 49 ,,	ledig	63	3	12	—	75	3	78	23	4	—	—
	verh.	185	23	31	3	216	26	242	54	19	—	—
	geschieden	4	1	1	1	5	2	7	5	2	—	—
	verw.	18	—	5	1	23	1	24	4	8	—	—
50 Jahre und darüber	ledig	12	—	4	—	16	—	16	11	—	—	—
	verh.	45	3	10	—	55	3	58	18	5	—	—
	geschieden	2	1	—	—	2	1	3	3	1	—	—
	verw.	12	1	3	—	15	1	16	9	4	—	—
	Zusammen	3353	821	583	247	3936	1068	**5004**	1012	508	—	—

Morbiditätsziffern, bezogen auf

Alter des Kranken	Zivilstand	Gonorrhöe							Syphilis					
		ohne Komplikationen		mit Komplikationen		zusammen			I. und II. Stadium		III. Stadium		Latenz	
		m.	w.	m.	w.	m.	w.	zus.	m.	w.	m.	w.	m.	w.
0 – 4 Jahre	—	0,12	1,53	1,44	2,09	1,56	3,62	2,58	—	—	—	—	—	—
5 – 9 ,,	—	0,10	2,26	—	0,44	0,10	2,70	1,40	0,05	—	—	—	—	—
10 – 14 ,,	—	0,15	0,71	0,05	0,05	0,20	0,77	0,48	—	0,05	—	—	—	—
15 – 19 ,,	ledig	9,76	6,00	1,68	0,66	11,44	6,66	9,03	2,20	2,87	—	—	—	—
	verh.	—	3,53	—	—	—	3,53	3,17	—	0,70	—	—	—	—
20 – 24 ,,	ledig	68,73	46,73	10,40	3,72	79,13	20,36	49,90	19,65	10,11	—	—	—	—
	verh.	19,33	11,92	5,41	5,81	24,74	17,73	19,72	4,64	10,70	—	—	—	—
	geschieden	109,89	40,16	—	—	109,89	40,16	58,82	109,89	—	—	—	—	—
	verw.	—	27,17	—	—	—	27,17	19,69	—	54,35	—	—	—	—
25 – 29 ,,	ledig	91,91	12,54	13,85	3,46	105,76	15,81	62,28	23,95	8,03	—	—	—	—
	verh.	21,87	6,52	5,51	4,01	27,38	10,54	17,51	10,13	5,90	—	—	—	—
	geschieden	128,21	30,55	42,74	61,10	170,94	91,65	117,24	42,74	112,02	—	—	—	—
	verw.	27,82	16,78	13,91	22,37	41,72	39,15	39,89	41,72	11,19	—	—	—	—
30 – 39 ,,	ledig	60,85	5,24	9,32	1,70	70,16	6,94	37,83	20,01	4,58	—	—	—	—
	verh.	20,29	4,23	3,80	1,39	24,09	5,63	14,56	6,23	2,48	—	—	—	—
	geschieden	50,88	29,03	18,50	5,28	69,38	34,31	47,05	18,50	23,75	—	—	—	—
	verw.	31,32	5,20	5,22	1,04	36,53	6,24	14,86	15,66	2,08	—	—	—	—
40 – 49 ,,	ledig	16,74	0,65	3,19	—	19,93	0,65	9,29	6,11	0,86	—	—	—	—
	verh.	9,76	1,28	1,64	0,17	11,40	1,45	6,57	2,85	1,06	—	—	—	—
	geschieden	13,99	2,10	3,50	2,10	17,48	4,19	9,17	17,48	4,19	—	—	—	—
	verw.	24,02	—	6,67	0,48	30,70	0,48	8,47	5,34	3,84	—	—	—	—
50 Jahre und darüber	ledig	2,73	—	0,91	—	3,64	—	1,43	2,50	—	—	—	—	—
	verh.	1,97	0,16	0,44	—	2,41	0,16	1,41	0,79	0,27	—	—	—	—
	geschieden	4,57	1,35	—	—	4,57	1,35	2,55	6,85	1,35	—	—	—	—
	verw.	2,28	0,07	0,57	—	2,85	0,07	0,84	1,71	0,29	—	—	—	—
	Zusammen	17,92	4,09	3,12	1,23	21,04	5,32	12,90	5,41	2,53	—	—	—	—

erworbene Krankheiten *(neue Fälle)* nach Krankheit, Geschlecht, Alter und Zivilstand.)

Syphilis									Ulcus molle			Im ganzen		
Latenz		Parasyphilis		Lues congenita		zusammen			nach Geschlecht		zus.	männl.	weibl.	zus.
m.	w.	m.	w.	m.	w.	m.	w.	zus.	m.	w.				
—	—	—	—	34	34	34	34	68	—	—	—	60	92	153
—	—	—	—	—	—	1	—	1	—	—	—	3	49	52
—	—	—	—	—	—	—	1	1	—	1	1	4	17	21
—	—	—	—	—	—	42	56	98	7	—	7	267	186	453
—	—	—	—	—	—	—	1	1	—	—	—	—	6	6
—	—	—	—	—	—	300	152	452	27	5	32	1529	463	1992
—	—	—	—	—	—	6	35	41	—		—	38	93	131
—	—	—	—	—	—	1	—	1	—	—	—	2	1	3
—	—	—	—	—	—	—	2	2	—	—	—	—	3	3
—	—	—	—	—	—	204	64	268	19	3	22	1124	193	1317
—	—	—	—	—	—	57	47	104	4	1	5	215	132	347
—	—	—	—	—	—	2	11	13	—	—	—	10	20	30
—	—	—	—	—	—	3	2	5	—	—	—	6	9	15
—	—	—	—	—	—	146	35	181	20	—	20	678	88	766
—	—	—	—	—	—	113	48	161	11	1	12	561	158	719
—	—	—	—	—	—	4	9	13	—	—	—	19	22	41
—	—	—	—	—	—	6	2	8	1	—	1	21	8	29
—	—	—	—	—	—	23	4	27	1	—	1	99	7	106
—	—	—	—	—	—	54	19	73	7	1	8	277	46	323
—	—	—	—	—	—	5	2	7	1	—	1	11	4	15
—	—	—	—	—	—	4	8	12	1	—	1	28	9	37
—	—	—	—	—	—	11	—	11	—	—	—	27	—	27
—	—	—	—	—	—	18	5	23	3	1	4	76	9	85
—	—	—	—	—	—	3	1	4	—	—	2	5	2	7
—	—	—	—	—	—	9	4	13	—	—	—	24	5	29
—	—	—	—	34	34	1046	542	**1588**	102	13	**115**	5084	1623	**6707**

je 10000 der Bevölkerung.

Syphilis							Ulcus molle			Im ganzen			männlich	weiblich
Parasyphilis		Lues congenita		zusammen			nach Geschlecht		zus.	m.	w.	zus.		
m.	w.	m.	w.	m.	w.	zus.	m.	w.						
—	—	2,04	2,09	2,04	2,09	2,06	—	—	—	3,60	5,72	4,65	166 377	162 489
—	—	—	—	0,05	—	0,02	—	—	—	0,16	2,71	1,42	183 289	180 774
—	—	—	—	—	0,05	0,02	—	0,05	0,02	0,20	0,87	0,53	195 731	194 634
—	—	—	—	2,20	2,87	2,54	0,36	—	0,18	14,02	9,54	11,75	190 459	194 838
—	—	—	—	—	0,70	0,63	—	—	—	—	4,24	3,80	163	1 413
—	—	—	—	19,65	16,11	14,95	1,77	0,33	1,05	100,66	30,81	65,92	151 885	150 275
—	—	—	—	4,64	10,70	8,98	—	—	—	29,38	28,43	28,70	12 933	32 715
—	—	—	—	109,89	—	29,41	—	—	—	219,78	80,32	88,24	91	249
—	—	—	—	—	54,35	39,37	—	—	—	—	81,52	59,06	140	368
—	—	—	—	23,95	8,03	16,25	2,23	0,38	1,33	131,94	24,21	79,86	85 193	79 720
—	—	—	—	10,13	5,90	7,65	0,71	0,13	0,37	38,23	16,56	25,52	56 241	79 719
—	—	—	—	42,74	112,02	89,66	—	—	—	213,68	203,67	206,90	468	982
—	—	—	—	41,72	11,19	19,94	—	—	—	83,45	50,34	59,83	719	1 788
—	—	—	—	20,01	4,58	12,12	2,74	—	1,34	92,91	11,52	51,29	72 972	76 376
—	—	—	—	6,23	2,48	4,29	0,61	0,05	0,32	30,92	8,16	19,17	181 414	193 660
—	—	—	—	18,50	23,75	21,85	—	—	—	87,88	58,06	68,90	2 162	3 789
—	—	—	—	15,66	2,08	5,95	2,61	—	0,74	54,80	8,31	21,55	3 832	9 623
—	—	—	—	6,11	0,86	3,21	0,27	—	0,12	26,31	1,51	12,62	37 628	46 366
—	—	—	—	2,85	1,06	1,98	0,37	0,06	0,22	14,62	2,57	8,76	189 457	179 161
—	—	—	—	17,48	4,19	9,17	3,50	—	1,31	38,46	8,39	19,66	2 860	4 770
—	—	—	—	5,34	3,84	4,24	1,33	—	0,35	37,37	4,32	13,06	7 493	20 841
—	—	—	—	2,50	—	0,98	—	—	—	6,15	—	2,41	43 933	68 231
—	—	—	—	0,79	0,27	0,56	0,13	0,05	0,10	3,32	0,49	2,07	228 604	182 173
—	—	—	—	6,85	1,35	3,39	—	—	—	11,41	2,70	5,94	4 381	7 402
—	—	—	—	1,71	0,29	0,69	—	—	—	4,55	0,37	1,53	52 691	136 820
—	—	0,18	0,17	5,59	2,70	4,09	0,55	0,06	0,30	27,17	8,08	17,28	1 871 116	2 009 176

Tabelle 211. Gesamtzahl aller und der frischen Fälle von Geschlechtskrank-

Alter des Kranken	Zivilstand	Gonorrhöe: ohne Komplikationen m.		mit Komplikationen m.		zusammen m.			Syphilis: I. und II. Stadium m.		III. Stad. m.	
		ohne Komplikationen m.	ohne Komplikationen w.	mit Komplikationen m.	mit Komplikationen w.	zusammen m.	zusammen w.	zusammen zus.	I. und II. Stadium m.	I. und II. Stadium m.	III. Stad. m.	III. Stad. w.
0–4 Jahre	—	1 *1*	8 *6*	4 *4*	4 *4*	5 *5*	12 *10*	17 *15*	1	—	—	—
5–9 ,,	—	2 *1*	15 *9*	—	1	2 *1*	16 *9*	18 *10*	—	—	—	—
10–14 ,,	—	—	5 *3*	—	—	—	5 *3*	5 *3*	—	—	·	—
15–19 ,,	ledig	55 *47*	42 *32*	10 *6*	6 *4*	65 *53*	48 *36*	113 *89*	11 *8*	20 *15*	—	—
	verh.	—	2 *2*	—	—	—	2 *2*	2 *2*	—	1 *1*	—	—
20–24 ,,	ledig	340 *280*	130 *78*	62 *40*	20 *9*	402 *320*	150 *87*	552 *407*	103 *60*	81 *45*	2	2
	verh.	9 *7*	10 *5*	4	3 *1*	13 *7*	13 *6*	26 *13*	1 *1*	10 *2*	·	2
	geschieden	1 *1*	1 *1*	—	—	1 *1*	1 *1*	2 *2*	—	1	—	—
	verw.	—	1 *1*	—	—	—	1 *1*	1 *1*	—	1	—	—
25–29 ,,	ledig	258 *210*	69 *34*	56 *35*	14 *5*	314 *245*	83 *39*	397 *284*	81 *40*	29 *11*	5	2
	verh.	28 *22*	32 *16*	15 *10*	10 *5*	43 *32*	42 *21*	85 *53*	15 *6*	12 *7*	2	6
	geschieden	1 *1*	—	—	4 *2*	1 *1*	4 *2*	5 *3*	1 *1*	4 *1*	—	—
	verw.	—	—	—	4 *4*	—	4 *4*	4 *4*	1 *1*	2 *1*	—	—
30–39 ,,	ledig	153 *125*	31 *15*	35 *15*	3 *1*	188 *140*	34 *16*	222 *156*	60 *32*	21 *9*	8	5
	verh.	114 *91*	43 *18*	22 *12*	4 *2*	136 *103*	47 *20*	183 *123*	46 *29*	29 *7*	14	20
	geschieden	2 *1*	8 *6*	—	—	2 *1*	8 *6*	10 *7*	1	5 *3*	—	1
	verw.	3 *1*	—	—	4 *1*	3 *1*	4 *1*	7 *2*	—	4 *1*	—	1
40–49 ,,	ledig	27 *20*	3 *1*	3 *1*	—	30 *21*	3 *1*	33 *22*	8 *5*	4 *2*	6	4
	verh.	49 *39*	18 *9*	14 *9*	1	63 *48*	19 *9*	82 *57*	20 *8*	7 *2*	29	23
	geschieden	2 *2*	3 *1*	1	1	3 *2*	4 *1*	7 *3*	2 *1*	3 *1*	—	2
	verw.	3 *2*	1	—	1	3 *2*	2 *0*	5 *2*	1 *1*	1	—	4
50 Jahre und darüber	ledig	4 *4*	—	—	—	4 *4*	—	4 *4*	1 *1*	—	6	3
	verh.	14 *11*	4 *1*	4 *2*	—	18 *13*	4 *1*	22 *14*	11 *6*	3 *1*	21	16
	geschieden	2 *1*	—	—	—	2 *1*	—	2 *1*	1 *1*	—	1	3
	verw.	4 *2*	1 *1*	—	—	4 *2*	1 *1*	5 *3*	2 *2*	1 *1*	5	9
	Zusammen	1072 *869*	427 *239*	230 *134*	80 *38*	1302 *1003*	507 *277*	**1809** *1280*	367 *203*	239 *110*	99	103
Mit Sammelkarten angezeigte Fälle						267	123	390				
						1569	630	**2199**				
						25	28	53				
						1594	658	2252				

Morbiditätsziffern, bezogen auf

Alter des Kranken	Zivilstand	Gonorrhöe: ohne Komplikationen m.		mit Komplikationen m.		zusammen m.			Syphilis: I. und II. Stadium m.		III. Stadium m.		Latenz m.	
		ohne Komplikationen m.	ohne Komplikationen w.	mit Komplikationen m.	mit Komplikationen w.	zusammen m.	zusammen w.	zusammen zus.	I. und II. Stadium m.	I. und II. Stadium w.	III. Stadium m.	III. Stadium w.	Latenz m.	Latenz w.
0–4 Jahre	—	0,53	3,26	3,04	2,17	2,68	5,44	4,05	—	—	—	—	—	—
5–9 ,,	—	0,47	4,30	—	—	0,47	4,30	2,37	—	—	—	—	—	—
10–14 ,,	—	—	1,26	—	—	—	1,26	—	—	—	—	—	—	—
15–19 ,,	ledig	18,39	12,54	2,34	1,56	20,73	14,11	17,41	3,12	5,87	—	—	—	—
	verh.	—	152,67	—	—	—	152,67	136,05	—	76,33	—	—	—	—
20–24 ,,	ledig	120,25	32,97	17,17	3,80	137,42	36,74	86,66	25,76	16,80	—	—	—	—
	verh.	36,32	10,67	—	2,13	36,32	12,70	19,67	5,18	6,38	—	—	—	—
	geschieden	526,31	175,43	—	—	526,31	175,43	262,15	—	—	—	—	—	—
	verw.	—	182,30	—	—	—	187,30	—	—	—	—	—	—	—
25–29 ,,	ledig	167,33	24,98	27,88	3,67	195,21	28,65	108,56	31,87	8,08	—	—	—	—
	verh.	25,02	13,28	11,37	4,15	36.39	17,43	25,43	6,82	5,81	—	—	—	—
	geschieden	90,00	—	—	88,10	90,00	88,10	88,75	90,00	44,05	—	—	—	—
	verw.	—	—	—	158,73	—	158,73	114,61	103,09	39,68	—	—	—	—
30–39 ,,	ledig	124,72	11,87	14,96	0,79	139,68	12,51	68,87	31,92	7,12	—	—	—	—
	verh.	33,23	6,13	4,38	0,65	37,61	6,78	81,68	10,59	2,38	—	—	—	—
	geschieden	19,84	61,98	—	—	19,84	61,98	47,55	—	30,99	—	—	—	—
	verw.	24,39	—	—	7,55	24,39	7,55	11,53	—	7,55	—	—	—	—
40–49 ,,	ledig	42,38	1,45	2,11	—	44,49	1,45	18,99	10,59	2,99	—	—	—	—
	verh.	13,20	3,21	3,04	—	16,24	3,21	9,90	2,70	0,71	—	—	—	—
	geschieden	30,76	8,65	—	—	30,76	8,65	16,62	15,38	8,65	—	—	—	—
	verw.	23,33	—	—	—	23,33	—	5,22	11,66	—	—	—	—	—
50 Jahre und darüber	ledig	9,18	—	—	—	9,18	—	3,16	2,29	—	—	—	—	—
	verh.	3,26	0,36	0,59	—	3,85	0,36	2,29	1,78	0,36	—	—	—	—
	geschieden	11,04	—	—	—	11,04	—	3,67	11,04	—	—	—	—	—
	verw.	3,32	0,50	—	—	3,32	0,50	1,16	3,32	0,50	—	—	—	—

Alle kursiv gesetzten Zahlen beziehen sich auf die frischen Fälle. [1]) 2 verwitwet, 2 geschieden.

heiten im Kanton Zürich nach Krankheit, Geschlecht, Alter und Zivilstand.

Syphilis									Ulcus molle			Im ganzen		
Latenz		Parasyphilis		Lues congenita		zusammen			nach Geschlecht		zus.	männl.	weibl.	zus.
m.	w.	m.	w.	m.	w.	m.	w.	zus.	m.	w.				
—	—	—	—	13 *9*	7 *4*	14 *9*	7 *4*	21 *13*	—	—	—	19 *14*	19 *14*	38 *28*
—	—	—	—	6	3	6 *0*	3 *0*	9 *0*	—	—	—	8 *1*	19 *9*	27 *10*
—	—	—	—	5	10	5 *0*	10 0	15 *0*	—	—	—	5 *0*	15 *3*	20 *3*
—	4	—	—	5	14	16 *8*	38 *15*	54 *13*	—	—	—	81 *61*	86 *51*	167 *112*
—	—	—	—	—	—	—	1 *1*	1 *1*	—	—	—	—	3 *3*	3 *3*
20	15	—	—	9	8	134 *60*	106 *45*	240 *105*	6 *5*	1 *1*	7 *6*	542 *385*	257 *133*	799 *518*
1	3	—	—	—	—	2 *1*	15 *2*	17 *3*	—	—	—	15 *8*	28 *8*	43 *16*
—	—	—	—	—	—	—	1 *0*	1 *0*	—	—	—	1 *1*	2 *1*	3 *2*
—	—	—	—	—	—	—	1 *0*	1 *0*	—	—	—	—	2 *1*	2 *1*
34	20	1	1	1	3	122 *40*	55 *11*	177 *51*	3 *3*	1 *1*	4 *4*	439 *288*	139 *51*	578 *339*
4	20	—	—	—	2	21 *6*	40 *7*	61 *13*	1 *1*	—	1 *1*	65 *39*	82 *22*	147 *67*
—	2	—	—	—	—	1 *1*	6 *1*	7 *2*	—	—	—	2 *2*	10 *3*	12 *5*
—	—	—	—	—	—	1 *1*	2 *1*	3 *2*	—	—	—	1	6 *5*	7 *6*
34	12	5	1	2	1	109 *32*	40 *9*	149 *41*	3 *3*	—	3 *3*	300 *175*	74 *25*	374 *200*
25	28	18	8	—	1	103 *29*	86 *7*	189 *36*	2 *2*	—	2 *2*	241 *134*	133 *27*	374 *161*
2	4	1	1	—	1	4 *0*	12 *3*	16 *3*	—	—	—	6 *1*	20 *9*	26 *10*
2	1	—	1	—	—	2 *0*	7 *1*	9 *1*	—	—	—	5 *1*	11 *2*	16 *3*
9	1	6	1	1	—	30 *5*	10 *2*	40 *7*	—	—	—	60 *26*	13 *3*	73 *29*
27	16	33	12	—	—	109 *8*	58 *2*	167 *10*	1 *1*	1 *1*	2 *2*	173 *57*	78 *12*	251 *69*
2	1	—	1	—	—	4 *1*	7 *1*	11 *2*	1 *0*	—	1 *0*	8 *3*	11 *2*	19 *5*
2	3	—	1	—	—	3 *1*	9 *0*	12 *1*	—	—	—	6 *3*	11	17 *3*
5	3	7	4	1	—	20 *1*	10 *0*	30 *1*	—	—	—	24 *5*	10	34 *5*
12	5	30	17	—	—	74 6	41 *1*	115 *7*	1 *1*	—	1 *1*	93 *20*	45 *2*	138 *22*
1	—	3	1	—	—	6 *1*	4 *0*	10 *1*	—	—	—	8 *2*	4	12 *2*
3	2	7	3	—	—	17 *2*	15 *1*	32 *3*	—	—	—	21 *4*	16 *2*	37 *6*
183	140	111	52	43 *9*	50 *4*	803 *212*	*584* *114*	**1387** *326*	18 *16*	3 *3*	**21** *19*	2123 *1231*	1094 *394*	**3217** *1625*
						79	59	138	8	3	11	354	185	539
						882	643	**1525**	26	6	**32**	2477	1279	**3756**

je 10 000 der Bevölkerung.

Syphilis							Ulcus molle			Im ganzen			männlich	weiblich
Parasyphilis		Lues congenita		zusammen			nach Geschlecht		zus.	m.	w.	zus.		
m.	w.	m.	w.	m.	w.	zus.	m.	w.						
—	—	4,82	2,17	4,82	2,17	3,51	—	—	—	7,50	7,62	7,56	18 652	18 355
—	—	—	—	—	—	—	—	—	—	0,47	4,30	2,37	21 143	20 915
—	—	—	—	—	—	—	—	—	—	—	1,26	0,63	23 727	23 666
—	—	—	—	3,12	5,87	4,50	—	—	—	23,86	19,99	21,93	25 560	25 511
—	—	—	—	—	76,33	68,02	—	—	—	—	—	204,08	16	131 ¹)
—	—	—	—	25,76	16,80	22,35	2,14	0,42	—	165,34	56,17	110,30	23 284	23 677
—	—	—	—	5.18	6,38	4,53	—	—	—	41,51	17,08	24,20	1 927	4 682
—	—	—	—	—	—	—	—	—	—	526,31	175,43	263,15	19	57
—	—	—	—	—	—	—	—	—	—	—	182,30	138,88	20	52
—	—	—	—	31,87	8,08	19,49	2,39	0,73	1,54	229,48	37,47	129,59	12 550	13 609
—	—	—	—	6,82	5,81	6,23	1,13	—	0,47	44,35	23,24	32,15	8 792	12 045
—	—	—	—	180,18	44,05	51,86	—	—	—	180,00	132,15	147,92	111	227
—	—	—	—	103,09	39,68	57,30	—	—	—	103,09	198,05	171,91	97	252
—	—	—	—	31,92	7,12	18,10	2,99	—	1,32	174,62	19,79	88,29	10 022	12 629
—	—	—	—	10,59	2,38	6,34	0,73	—	0,35	48,94	9,20	28,38	27 378	29 337
—	—	—	—	—	30,99	20,38	—	—	—	19,84	92,97	67,93	504	968
—	—	—	—	—	7,55	5,76	—	—	—	24,39	15,10	17,29	410	1 324
—	—	—	—	10,59	2,91	6,04	—	—	—	55,09	4,37	25,03	4 719	6 862
—	—	—	—	2,70	0,71	1,73	0,33	0,35	0,24	19,29	4,28	11,98	29 538	28 026
—	—	—	—	15,38	8,65	11,08	—	—	—	46,15	17,30	27,70	650	·1 155
—	—	—	—	11,66	—	2,61	—	—	—	34,99	—	7,84	857	2 968
—	—	—	—	2,29	—	0,79	—	—	—	11,47	—	3,95	4 356	8 287
—	—	—	—	1,78	0,36	1,14	0,29	—	0,16	5,93	0,72	3,61	33 700	27 173
—	—	—	—	11,04	—	3,67	—	—	—	22,08	—	7,34	905	1 817
—	—	—	—	3,32	0 50	1,16	—	—	—	6,64	1,00	2,32	6 015	19 821

Tabelle 212. Gesamtzahl aller und der frischen Fälle von Geschlechtskrank-…

Alter des Kranken	Zivilstand	Gonorrhöe: ohne Komplikationen m.	ohne Komplikationen w.	mit Komplikationen m.	mit Komplikationen w.	zusammen m.	zusammen w.	zusammen zus.	Syphilis: I. und II. Stadium m.	I. und II. Stadium w.	III. Stad. m.	III. Stad. w.
0–4 Jahre	–	—	8 *6*	6 *6*	5 *5*	6 *6*	13 *11*	19 *17*	—	—	—	—
5–9 „	–	—	9 *6*	—	—	—	9 *6*	9 *6*	—	—	—	—
10–14 „	–	1 *1*	1 *1*	—	1	1 *1*	2 *1*	3 *2*	—	—	—	—
15–19 „	ledig	18 *18*	15 *11*	4 *3*	5 *2*	22 *21*	20 *13*	42 *34*	5 *5*	5 *5*	1	—
	verh.	—	—	—	—	—	—	—	—	—	—	—
20–24 „	ledig	125 *108*	55 *36*	40 *17*	24 *13*	165 *125*	79 *49*	244 *174*	44 *39*	27 *17*	1	1
	verh.	2 *2*	8 *6*	1 *1*	7 *4*	3 *3*	15 *10*	18 *13*	1 *1*	7 *5*	—	—
	geschieden	—	—	—	—	—	—	—	1 *1*	1 *0*	—	—
	verw.	—	—	—	—	—	—	—	—	1 *1*	—	—
25–29 „	ledig	115 *104*	21 *11*	23 *20*	16 *7*	138 *124*	37 *18*	175 *142*	34 *26*	12 *8*	5	1
	verh.	19 *15*	11 *5*	5 *5*	9 *3*	24 *20*	20 *8*	44 *28*	9 *7*	7 *5*	2	1
	geschieden	—	1 *1*	—	—	—	1 *1*	1 *1*	—	2 *1*	—	—
	verw.	—	—	—	—	—	—	—	—	—	—	—
30–39 „	ledig	61 *56*	4 *4*	20 *8*	2	81 *64*	6 *4*	87 *68*	31 *25*	4 *3*	8	1
	verh.	58 *56*	19 *11*	16 *12*	9 *4*	74 *68*	28 *15*	102 *83*[2]	13 *8*	13 *6*	5	7
	geschieden	—	2 *2*	—	—	—	2 *2*	2 *2*	—	—	—	—
	verw.	5 *4*	—	—	—	5 *4*	—	5 *4*	1 *1*	—	—	1
40–49 „	ledig	7 *6*	—	1 *0*	—	8 *6*	—	8 *6*	7 *3*	1 *1*	2	1
	verh.	30 *24*	2 *2*	8 *5*	2 *0*	38 *29*	4 *2*	42 *31*	11 *5*	2 *1*	10	7
	geschieden	1 *1*	1 *0*	—	1 *0*	1 *1*	2 *0*	3 *1*	—	—	1	1
	verw.	2 *2*	—	—	—	2 *2*	—	2 *2*	—	1 *1*	1	2
50 Jahre und darüber	ledig	4 *3*	—	—	—	4 *3*	—	4 *3*	1 *1*	—	3	—
	verh.	5 *4*	—	4 *0*	—	9 *4*	—	9 *4*	1 *0*	2 *1*	14	4
	geschieden	—	—	—	—	—	—	—	—	—	1	—
	verw.	4 *4*	—	—	—	4 *4*	—	4 *4*[1]	—	1 *0*	3	2
	Zusammen	457 *408*	157 *102*	128 *77*	81 *38*	585 *485*	238 *434*	**823** *619*	159 *122*	86 *55*	57	29
Mit Sammelkarten angezeigte Fälle						173	66	239				
						758	304	**1062**				
Ohne Altersangabe . .						12	10	22				
						770	314	1084				

Morbiditätsziffern, bezogen auf …

Alter des Kranken	Zivilstand	Gonorrhöe: ohne Komplikationen m.	ohne Komplikationen w.	mit Komplikationen m.	mit Komplikationen w.	zusammen m.	zusammen w.	zusammen zus.	Syphilis: I. und II. Stadium m.	I. und II. Stadium w.	III. Stadium m.	III. Stadium w.	Latenz m.	Latenz w.
0–4 Jahre	–	—	1,91	1,84	1,59	1,84	3,50	2,60	—	—	—	—	—	—
5–9 „	–	—	1,77	—	—	—	1,77	0,08	—	—	—	—	—	—
10–14 „	–	0,26	0,27	—	—	0,26	0,27	0,27	—	—	—	—	—	—
15–19 „	ledig	5,32	3,37	0,88	0,61	6,20	3,98	5,11	1,47	1,53	—	—	—	—
	verh.	—	—	—	—	—	—	—	—	—	—	—	—	—
20–24 „	ledig	39,93	14,71	6,28	5,31	46,23	20,02	33,77	14,42	6,94	—	—	—	—
	verh.	8,83	9,78	4,41	6,53	13,23	16,31	15,48	4,41	8,15	—	—	—	—
	geschieden	—	—	—	—	—	—	—	625,00	—	—	—	—	—
	verw.	—	—	—	—	—	—	—	—	—	—	—	—	—
25–29 „	ledig	67,80	9,07	13,04	5,77	80,84	14,84	51,71	16,95	6,59	—	—	—	—
	verh.	14,25	3,43	4,75	2,06	19,00	5,49	11,16	6,65	3,43	—	—	—	—
	geschieden	—	69,44	—	—	—	69,44	46,94	—	69,94	—	—	—	—
	verw.	—	—	—	—	—	—	—	—	—	—	—	—	—
30–39 „	ledig	43,00	3,63	6,14	—	49,14	3,63	28,29	19,19	2,72	—	—	—	—
	verh.	18,72	3,74	4,01	1,36	22,74	5,11	14,01	2,67	2,04	—	—	—	—
	geschieden	—	20,66	—	—	—	20,66	—	—	—	—	—	—	—
	verw.	66,44	—	—	—	66,44	—	20,76	16,61	—	—	—	—	—
40–49 „	ledig	8,91	—	—	—	8,91	—	4,51	4,45	1,52	—	—	—	—
	verh.	7,68	0,68	1,60	—	9,28	0,68	5,11	1,60	0,34	—	—	—	—
	geschieden	24,63	—	—	—	24,63	—	9,46	—	—	—	—	—	—
	verw.	16,00	—	—	—	16,00	—	4,47	—	3,10	—	—	—	—
50 Jahre und darüber	ledig	3,54	—	—	—	3,54	—	1,61	1,18	—	—	—	—	—
	verh.	1,06	—	—	—	1,06	—	0,59	—	0,33	—	—	—	—
	geschieden	—	—	—	—	—	—	—	—	—	—	—	—	—
	verw.	4,33	—	—	—	4 33	—	1,30	—	—	—	—	—	—

Alle kursiv gesetzten Zahlen beziehen sich auf die frischen Fälle. [1]) 1 verwitwet. [2]) 1 geschieden.

heiten im Kanton Bern, nach Krankheit, Geschlecht, Alter und Zivilstand.

Syphilis									Ulcus molle			Im ganzen		
Latenz		Parasyphilis		Lues congenita		zusammen			nach Geschlecht		zus.	männl.	weibl.	zus.
m.	w.	m.	w.	m.	w.	m.	w.	zus.	m.	w.				
—	—	—	—	5 *5*	8 *3*	5 *5*	8 *3*	13 *8*	—	—	—	11 *11*	21 *14*	32 *25*
—	—	—	—	2 *0*	1 *0*	2 *0*	1 *0*	3 *0*	—	—	—	2 *0*	10 *6*	12 *6*
—	—	—	—	3	3	3 *0*	3 *0*	6 *0*	—	—	—	4 *1*	5 *1*	9 *2*
1	2	—	—	3	2	10 *5*	9 *5*	19 *10*	1 *1*	—	1 *1*	33 *27*	29 *18*	62 *45*
—	—	—	—	—	—	—	—	—	—	—	—	—	—	—
9	5	—	—	2	2	56 *39*	35 *17*	91 *56*	3 *3*	1 *1*	4 *4*	224 *167*	115 *67*	339 *234*
1	1	—	—	—	—	2 *1*	8 *5*	10 *6*	—	—	—	5 *4*	23 *15*	28 *19*
—	1	—	—	—	—	1 *1*	2 *0*	3 *1*	—	—	—	1 *1*	2 *0*	3 *1*
—	—	—	—	—	—	—	1 *1*	1 *1*	—	—	—	—	1 *1*	1 *1*
14	6	—	—	—	—	53 *26*	19 *8*	72 *34*	5 *4*	—	5 *4*	196 *154*	56 *26*	252 *180*
3	5	—	—	1	—	15 *7*	13 *5*	28 *12*	2 *2*	—	2 *2*	41 *29*	33 *13*	74 *42*
—	—	—	—	—	—	—	2 *1*	2 *1*	—	—	—	—	3 *2*	3 *2*
—	—	—	—	—	—	—	—	—	—	—	—	—	—	—
10	8	—	—	—	—	49 *25*	13 *3*	62 *28*	2 *2*	—	2 *2*	132 *91*	19 *7*	151 *98*
5	6	4	1	—	2	27 *8*	29 *6*	56 *14*	1 *1*	—	1 *1*	102 *77*	57 *4*	159 *98*
—	1	—	—	—	1	—	2 *0*	2 *0*	—	—	—	—	4 *2*	4 *2*
—	—	—	—	—	—	1 *1*	1 *0*	2 *1*	—	—	—	6 *5*	1 *0*	7 *5*
—	2	3	1	—	—	12 *3*	5 *1*	17 *4*	—	—	—	20 *9*	5 *1*	25 *10*
5	—	20	4	—	—	46 *5*	13 *1*	59 *6*	—	—	—	84 *34*	17 *3*	101 *37*
1	3	—	—	—	—	2 *0*	4 *0*	6 *0*	—	—	—	3 *1*	6 *0*	9 *1*
2	1	—	1	—	—	3 *0*	5 *1*	8 *1*	—	—	—	5 *2*	5 *1*	10 *3*
4	—	2	—	—	—	10 *1*	—	10 *1*	—	—	—	14 *4*	—	14 *4*
6	1	11	2	—	—	32 *0*	9 *1*	41 *1*	—	—	—	41 *4*	9 *1*	50 *5*
—	—	1	—	—	—	2 *0*	—	2 *0*	—	—	—	2 *0*	—	2 *0*
—	2	1	1	—	—	4 *0*	6 *0*	10 *0*	—	—	—	8 *4*	6 *1*	14 *4*
61	44	42	10	16 *5*	19 *3*	335 *127*	188 *58*	**523** *185*	14 *13*	1 *1*	**15** *14*	934 *625*	427 *193*	**1361** *188*
						51	23	74	6	1	7	230	90 *193*	320 *818*
						386	211	**597**	20	2	**22**	1164	517	**1681**

je 10000 der Bevölkerung.

Syphilis							Ulcus molle			Im ganzen			männlich	weiblich
Parasyphilis		Lues congenita		zusammen			nach Geschlecht		zus.	m.	w.	zus.		
m.	w.	m.	w.	m.	w.	zus.	m.	w.						
—	—	1,53	0,95	1,53	0,95	1,25	—	—	—	3,37	4,46	3,91	32 573	31 332
—	—	—	—	—	—	—	—	—	—	—	1,77	0,08	34 276	33 877
—	—	—	—	—	—	—	—	—	—	0,26	0,27	0,27	37 081	36 128
—	—	—	—	1,47	1,53	1,50	0,29	—	—	7,98	5,52	6,61[1])	35 827	32 604 [2])
—	—	—	—	—	—	—	—	—	—	—	—	—	21	258 [3])
—	—	—	—	14,42	6,94	10,87	1,10	0,40	—	61,75	27,38	45,42	27 043	24 469
—	—	—	—	4,41	8,15	7,14	—	—	—	17,64	24,47	22,62	2 267	6 129
—	—	—	—	625,00	—	192,30	—	—	—	625,00	—	192,30	16	36
—	—	—	—	—	—	—	—	—	—	—	—	—	15	56
—	—	—	—	16,95	6,59	12,38	2,60	—	1,45	80,41	21,44	65,55	15 337	12 122
—	—	—	—	6,65	3,43	4,78	1,90	—	0,79	27,55	8,93	16,74	10 525	14 554
—	—	—	—	—	69,44	46,94	—	—	—	—	138,88	93,88	69	144
—	—	—	—	—	—	—	—	—	—	—	—	—	134	305
—	—	—	—	19,19	2,72	11,65	1,53	—	0,83	69,87	6,35	40,77	13 023	11 009
—	—	—	—	2,67	2,04	2,36	0,33	—	—	25,75	7,15	16,54	29 899	29 337
—	—	—	—	—	—	—	—	—	—	—	20,66	15,91	289	968
—	—	—	—	16,61	—	5,19	—	—	—	83,05	—	25,96	602	1 324
—	—	—	—	4,45	1,52	3,04	—	—	—	13,36	1,52	7,52	6 733	6 548
—	—	—	—	1,60	0,34	0,99	—	—	—	10,88	1,02	6,10	31 226	29 367
—	—	—	—	—	—	—	—	—	—	24,63	—	9,46	406	650
—	—	—	—	—	3,10	2,23	—	—	—	16,00	3,10	6,70	1 250	3 221
—	—	—	—	1,18	—	0,53	—	—	—	4,72	—	2,14	8 463	10 113
—	—	—	—	—	0,33	0,14	—	—	—	1,06	0,33	0,74	37 544	29 946
—	—	—	—	—	—	—	—	—	—	—	—	—	700	1 028
—	—	—	—	—	—	—	—	—	—	4 33	—	1,30	9 236	21 332

[3]) 3 verwitwet.

Tabelle 213. Gesamtzahl aller und der frischen Fälle von Geschlechtskrank-

Alter des Kranken	Zivilstand	Gonorrhöe							Syphilis			
		ohne Komplikationen		mit Komplikationen		zusammen			I. und II. Stadium		III. Stad.	
		m.	w.	m.	w.	m.	w.	zus.	m.	w.	m.	w.
0—4 Jahre	—	—	2 *2*	1 *1*	3 *2*	1 *1*	5 *4*	6 *5*	—	—	—	—
5—9 „	—	1 *1*	5 *5*	—	1 *1*	1 *1*	6 *6*	7 *7*	—	1 *0*	—	—
10—14 „	—	1 *1*	1 *1*	—	1 *1*	1 *1*	2 *2*	3 *3*	—	—	—	—
15—19 „	ledig	33 *28*	6 *4*	7 *4*	4 *2*	40 *32*	10 *6*	50 *38*	8 *7*	10 *6*	—	—
	verh.	—	—	—	—	—	—	—	—	—	—	—
20—24 „	ledig	165 *138*	22 *14*	33 *16*	12 *9*	198 *154*	34 *23*	232 *177*	84 *62*	45 *28*	1	—
	verh.	5 *4*	6 *5*	—	3 *2*	5 *4*	9 *7*	14 *11*	5 *2*	6 *6*	—	—
	geschieden	—	—	—	—	—	—	—	1 *0*	2 *0*	—	—
	verw.	—	—	—	—	—	—	—	—	—	—	—
25—29 „	ledig	122 *104*	12 *8*	27 *15*	7 *4*	149 *119*	19 *12*	168 *131*	68 *40*	27 *14*	1	1
	verh.	27 *17*	8 *5*	8 *5*	8 *4*	35 *22*	16 *9*	51 *31*	17 *13*	21 *11*	3	2
	geschieden	1 *1*	1 *1*	1 *1*	3 *2*	2 *2*	4 *3*	6 *5*	—	2 *2*	—	—
	verw.	1 *0*	1 *1*	—	—	1 *0*	1 *1*	2 *1*	—	1 *0*	—	—
30—39 „	ledig	51 *39*	1 *0*	17 *9*	4 *1*	68 *48*	5 *1*	73 *49*	65 *36*	10 *7*	11	3
	verh.	43 *36*	4 *1*	9 *2*	11 *3*	52 *38*	15 *4*	67 *42*	37 *21*	20 *11*	5	8
	geschieden	1 *1*	1 *0*	3 *2*	1 *1*	4 *3*	2 *1*	6 *4*	2 *1*	1 *1*	1	1
	verw.	—	1 *1*	2 *2*	2 *0*	2 *2*	3 *1*	5 *3*	1 *0*	1 *0*	—	1
40—49 „	ledig	5 *4*	—	8 *5*	—	13 *9*	—	13 *9*	14 *7*	2 *0*	6	3
	verh.	21 *17*	1 *0*	10 *2*	4 *1*	31 *19*	5 *1*	36 *20*	22 *8*	11 *5*	14	10
	geschieden	1	—	1 *1*	2 *1*	2 *1*	2 *1*	4 *2*	3 *1*	2 *0*	—	1
	verw.	2	—	1 *0*	1 *0*	3 *0*	1 *0*	4 *0*	2 *1*	2	1	2
50 Jahre und darüber	ledig	2 *1*	—	2 *1*	—	4 *2*	—	4 *2*	4 *0*	—	4	—
	verh.	5 *2*	—	9 *0*	—	14 *2*	—	14 *2*	7 *2*	5 *4*	15	10
	geschieden	1 *0*	—	—	—	1 *0*	—	1 *0*	1 *1*	—	—	1
	verw.	5 *1*	—	1 *0*	—	6 *1*	—	6 *1*	3 *1*	2	4	5
	Zusammen	493 *395*	72 *48*	140 *66*	67 *34*	633 *461*	139 *82*	**772** *543*	344 *203*	171 *93*	66	48
Mit Sammelkarten angezeigte Fälle						63	75	138				
						696	214	**910**				

Morbiditätsziffern, bezogen auf

Alter des Kranken	Zivilstand	Gonorrhöe							Syphilis					
		ohne Komplikationen		mit Komplikationen		zusammen			I. und II. Stadium		III. Stadium		Latenz	
		m.	w.	m.	w.	m.	w.	zus.	m.	w.	m.	w.	m.	w.
0—4 Jahre	—	—	4,80	2,32	4,80	2,32	9,61	5,91	—	—	—	—	—	—
5—9 „	—	1,99	9,97	—	1,99	1,99	7,96	6,98	—	—	—	—	—	—
10—14 „	—	1,77	1,70	—	1,70	1,77	3,40	2,60	—	—	—	—	—	—
15—19 „	ledig	41,58	4,84	5,94	2,42	47,58	7,26	25,34	10,39	7,26	—	—	—	—
	verh.	—	—	—	—	—	—	—	—	—	—	—	—	—
20—24 „	ledig	189,27	18,86	21,94	12,12	211,21	30,99	120,83	85,03	37,72	—	—	—	—
	verh.	41,97	26,26	—	10,50	41,97	36,76	38,50	20,98	31 51	—	—	—	—
	geschieden	—	—	—	—	—	—	—	—	—	—	—	—	—
	verw.	—	—	—	—	—	—	—	—	—	—	—	—	—
25—29 „	ledig	256,09	19,08	36,94	9,54	293,03	28,62	158,71	98,50	33,39	—	—	—	—
	verh.	52,00	10,33	15,30	8,27	67,30	18,60	38,23	39,77	22,73	—	—	—	—
	geschieden	149,25	61,73	149,25	123,46	298,51	185,19	218,34	—	123,46	—	—	—	—
	verw.	—	64,52	—	—	—	64,52	49,26	—	—	—	—	—	—
30—39 „	ledig	113,41	—	26,17	2,27	139,58	2,27	62,47	104,68	15,89	—	—	—	—
	verh.	37,68	0,99	2,09	2,96	39,77	3,94	21,32	21,98	10,84	—	—	—	—
	geschieden	30,49	—	60,98	18,28	91,46	18,28	45,71	30,49	18,28	—	—	—	—
	verw.	—	11,68	79,68	—	79,68	11,68	27,10	—	—	—	—	—	—
40—49 „	ledig	22,52	—	28,15	—	50,68	—	19,71	39,41	—	—	—	—	—
	verh.	17,83	—	2,10	1,09	19,93	1,09	10,69	8,39	5,45	—	—	—	—
	geschieden	—	—	28,57	15,87	28,57	15,87	20,41	28,57	—	—	—	—	—
	verw.	—	—	—	—	—	—	—	23,36	—	—	—	—	—
50 Jahre und darüber	ledig	6,05	—	6,05	—	12,09	—	3,58	—	—	—	—	—	—
	verh.	1,91	—	—	—	1,91	—	1,06	1,91	2,39	—	—	—	—
	geschieden	—	—	—	—	—	—	—	26,67	—	—	—	—	—
	verw.	4 57	—	—	—	4,57	—	0,96	4,57	—	—	—	—	—
	Zusammen	50,81	5,12	8,49	3,63	59,30	8,75	31,67	26,11	9,92	—	—	—	—

Alle kursiv gesetzten Zahlen beziehen sich auf die frischen Fälle. [1]) 1 geschieden, 4 verwitwet.

heiten im Kanton Genf, nach Krankheit, Geschlecht, Alter und Zivilstand.

Syphilis										Ulcus molle			Im ganzen		
Latenz		Parasyphil.		Lues congen.		zusammen			nach Geschlecht		zus.	männl.	weibl.	zus.	
m.	w.	m.	w.	m.	w.	m.	w.	zus.	m.	w.					

Latenz m.	Latenz w.	Parasyphil. m.	Parasyphil. w.	Lues congen. m.	Lues congen. w.	zusammen m.	zusammen w.	zusammen zus.	Ulcus molle m.	Ulcus molle w.	Ulcus molle zus.	Im ganzen männl.	Im ganzen weibl.	Im ganzen zus.
—	—	—	—	4 *4*	6 *6*	4 *4*	6 *6*	10 *10*	—	—	—	5 *5*	11 *10*	16 *15*
—	—	—	—	3	3	3 *0*	4 *0*	7	—	—	—	4 *1*	10 *6*	14 *7*
—	—	—	—	1	4	1 *0*	4 *0*	5 *0*	—	—	—	2 *1*	6 *2*	8 *3*
—	4	—	—	3	5	11 *7*	19 *6*	30 *13*	3 *3*	—	3 *3*	54 *42*	29 *12*	83 *54*
—	—	—	—	—	—	—	—	—	—	—	—	—	—	—
22	19	—	—	—	7	107 *62*	71 *28*	178 *90*	11 *9*	1 *1*	12 *10*	316 *225*	106 *52*	422 *277*
1	5	—	1	—	1	6 *2*	13 *6*	19 *8*	—	—	—	11 *6*	22 *13*	33 *19*
—	1	—	—	—	—	1 *0*	3 *0*	4 *0*	—	—	—	1 *0*	3 *0*	4 *0*
—	1	—	—	—	—	—	1 *0*	1 *0*	—	—	—	—	1 *0*	1 *0*
37	14	—	—	—	2	106 *40*	44 *14*	150 *54*	8 *6*	1 *1*	9 *7*	263 *165*	64 *27*	327 *192*
7	10	1	—	—	1	28 *13*	34 *11*	62 *24*	1 *1*	—	1 *1*	64 *36*	50 *20*	114 *56*
1	—	—	—	—	—	1 *0*	2 *2*	3 *2*	—	—	—	3 *2*	6 *5*	9 *7*
—	—	—	—	—	—	—	1 *0*	1 *0*	—	—	—	1 *0*	2 *1*	3 *1*
17	6	4	—	—	2	97 *36*	21 *7*	118 *43*	7 *7*	—	7 *7*	172 *91*	26 *8*	198 *99*
21	21	6	6	1	5	70 *21*	60 *11*	130 *32*	4 *4*	—	4 *4*	126 *63*	75 *15*	201 *78*
1	2	—	—	—	—	4 *1*	4 *1*	8 *2*	—	—	—	8 *4*	6 *2*	14 *6*
—	—	—	1	—	—	1 *0*	3 *0*	4 *0*	1 *1*	—	1 *1*	4 *3*	6 *1*	10 *4*
9	2	6	2	1	—	36 *7*	9 *0*	45 *7*	—	—	—	49 *16*	9 *0*	58 *16*
15	5	18	6	—	—	69 *8*	32 *5*	101 *13*	1 *1*	—	1 *1*	101 *28*	37 *6*	138 *34*
1	2	1	—	—	—	5 *1*	5 *0*	10 *1*	1 *1*	—	1 *1*	8 *3*	7 *1*	15 *4*
1	3	1	—	—	—	5 *1*	7 *0*	12 *1*	1 *1*	—	1 *1*	9 *2*	8 *0*	17 *2*
3	1	2	3	—	—	13 *0*	4 *0*	17 *0*	—	—	—	17 *2*	4 *0*	21 *2*
10	3	8	8	—	1	40 *2*	27 *2*	67 *4*	1 *1*	—	1 *1*	55 *5*	27 *2*	82 *7*
—	—	—	1	—	—	1 *1*	2 *0*	3 *1*	—	—	—	2 *1*	2 *0*	4 *1*
—	2	2	4	—	—	9 *1*	13 *0*	22 *1*	—	—	—	15 *2*	13 *0*	28 *2*
146	101	49	32	13 *4*	37 *6*	618 *207*	389 *99*	**1007** *306*	39 *35*	2 *2*	**41** *37*	1290 *703*	530 *183*	**1820** *886*
						59	14	73	3	—	3	125	89	214
						677	403	**1080**	42	2	**44**	1415	619	**2034**

je 10000 der Bevölkerung.

Syphilis							Ulcus molle			Im ganzen			männlich	weiblich
Parasyphil.		Lues congen.		zusammen			nach Geschlecht		zus.	m.	w.	zus.		
m.	w.	m.	w.	m.	w.	zus.	m.	w.						
—	—	9,31	14,42	9,31	14,42	11,83	—	—	—	11,64	24,04	17.74	4 292	4 159
—	—	—	—	—	—	—	—	—	—	1 99	7,96	6,98	5 010	5 014
—	—	—	—	—	—	—	—	—	—	1,77	3,40	2,60	5 626	5 873
—	—	—	—	10,39	7,26	8,67	4,45	—	2,00	62,37	14,52	36,01	6 733	8 261 [1])
—	—	—	—	—	—	—	12,34	—	—	—	—	—	17	99
—	—	—	—	85,03	37,72	61,46	—	1,34	6,82	308,59	70,07	189,18	7 291	7 421
—	—	—	—	20,98	31,51	28,00	—	—	—	62,95	68,27	66,50	953	1 904
—	—	—	—	—	—	—	—	—	—	—	—	—	20	39
—	—	—	—	—	—	—	—	—	—	—	—	—	12	28
—	—	—	—	98,50	33,39	65,42	14,77	2,38	8,48	406,30	64,39	232,61	4 061	4 193
—	—	—	—	39,77	22,73	29,60	3,06	—	1 23	110,13	41,33	69,07	3 269	4 839
—	—	—	—	—	123,46	87,34	—	—	—	298,51	308,64	305,68	67	162
—	—	—	—	—	—	—	—	—	—	—	64,52	49,26	48	155
—	—	—	—	104,68	15,89	54,82	20,35	—	8,92	264,61	18,16	126,21	3 439	4 405
—	—	—	—	21,98	10,84	16,24	4,19	—	2,03	65,93	14,79	39,60	9 555	10 144
—	—	—	—	30,49	18,28	22,86	—	—	—	121,95	36,56	68,57	328	547
—	—	—	—	—	—	—	39,84	—	9,03	119,52	11,68	36,13	251	856
—	—	—	—	39,41	—	15,33	—	—	—	90,09	—	35,04	1 776	2 790
—	—	—	—	8,39	5,45	6,95	1,05	—	0,53	29,37	6,54	18,17	9 533	9 179
—	—	—	—	28,57	—	10,20	28,57	—	10,20	85,71	15,87	40,82	350	630
—	—	—	—	23,36	—	4,80	23,36	—	4,80	46,73	—	9,60	428	1 655
—	—	—	—	—	—	—	—	—	—	12,09	—	3,58	1 654	3 939
—	—	—	—	1,91	2,39	2,13	1,91	—	0,53	4,78	2,39	3,72	10 467	8 354
—	—	—	—	26,67	—	8,32	—	—	—	26,67	—	8,32	375	827
—	—	—	—	4,57	—	0,96	—	—	—	9,14	—	1,92	2 187	8 230
—	—	0,51	0,64	26,63	10,57	18,75	4,50	0,21	2,16	90,43	19,53	51,68	77 742	93 703

Tabelle 214. Gesamtzahl aller und der frischen Fälle von Geschlechtskrank-

Alter des Kranken	Zivilstand	Gonorrhöe: ohne Komplikationen m.	ohne Komplikationen w.	mit Komplikationen m.	mit Komplikationen w.	zusammen m.	zusammen w.	zusammen zus.	Syphilis: I. und II. Stadium m.	I. und II. Stadium w.	III. Stad. m.	III. Stad. w.
0 – 4 Jahre	—	—	1 *1*	3 *3*	1 *1*	3 *3*	2 *2*	5 *5*	—	—	—	—
5 – 9 „	—	—	5 *4*	—	—	—	5 *4*	5 *4*	—	—	—	—
10 – 14 „	—	—	4 *3*	1 *1*	—	1 *1*	4 *3*	5 *4*	—	—	—	—
15 – 19 „	ledig	37 *35*	17 *8*	9 *9*	5 *1*	46 *44*	22 *9*	68 *53*	9 *8*	17 *15*	—	—
	verh.	—	1 *1*	—	—	—	1 *1*	1 *1*	—	—	—	—
20 – 24 „	ledig	145 *130*	30 *24*	35 *23*	14 *10*	180 *153*	44 *34*	224 *187*	47 *33*	27 *18*	—	3
	verh.	5 *5*	12 *10*	6 *5*	5 *3*	11 *10*	17 *13*	28 *23*	2 *0*	7 *4*	—	—
	geschieden	—	—	—	—	—	—	—	—	—	—	—
	verw.	—	—	—	—	—	—	—	—	—	—	—
25 – 29 „	ledig	96 *88*	4 *2*	39 *14*	5 *3*	135 *102*	9 *5*	144 *107*	29 *15*	15 *10*	8	2
	verh.	21 *19*	9 *6*	5 *2*	6 *3*	26 *21*	15 9	41 *30*	10 *3*	8 *5*	3	—
	geschieden	1 *1*	1 *0*	—	—	1 *1*	1 *0*	2 *1*	—	1 *1*	—	1
	verw.	—	—	—	—	—	—	—	1 *1*	1 *1*	—	—
30 – 39 „	ledig	55 *47*	6 *6*	32 *10*	4 *2*	87 *57*	10 *8*	97 *65*	23 *14*	15 *8*	16	9
	verh.	33 *28*	18 *11*	17 *10*	7 *3*	50 *38*	25 *14*	75 *52*	22 *13*	24 *12*	16	12
	geschieden	2 *1*	—	2 *1*	—	4 *2*	—	4 *2*	1 *1*	—	—	—
	verw.	—	1 *1*	—	—	—	1 *1*	1 *1*	—	1	1	2
40 – 49 „	ledig	9 *9*	1 *0*	5 *1*	—	14 *10*	1 *0*	15 *10*	5 *1*	2 *1*	5	1
	verh.	20 *20*	6 *3*	8 *5*	—	28 *25*	6 *3*	34 *28*	16 *9*	6 *2*	21	12
	geschieden	1 *1*	—	—	—	1 *1*	—	1 *1*	1 *1*	—	—	1
	verw.	2 *2*	—	2 *1*	—	4 *3*	—	4 *3*	1 *0*	2 *2*	1	2
50 Jahre und darüber	ledig	2 *1*	—	3 *2*	—	5 *3*	—	5 *3*	6 *3*	—	10	2
	verh.	6 *6*	1 *1*	7 *0*	—	13 *6*	1 *1*	14 *7*	3 *1*	3 *1*	13	17
	geschieden	—	—	—	—	—	—	—	—	—	2	—
	verw.	5 *2*	—	1 *0*	—	6 *2*	—	6 *2*	3 *2*	1 *1*	2	4
	Zusammen	440 *395*	117 *81*	175 *87*	47 *26*	615 *482*	164 *107*	**779** *589*	179 *105*	130 *81*	98	68
Mit Sammelkarten angezeigte Fälle						339	95	434				
						954	259	**1213**				

Morbiditätsziffern, bezogen auf

Alter des Kranken	Zivilstand	Gonorrhöe: ohne Komplikationen m.	ohne Komplikationen w.	mit Komplikationen m.	mit Komplikationen w.	zusammen m.	zusammen w.	zusammen zus.	Syphilis: I. und II. Stadium m.	I. und II. Stadium w.	III. Stad. m.	III. Stad. w.	Latenz m.	Latenz w.
0 – 4 Jahre	—	—	0,85	2,46	0,85	2,46	1,70	2,08	—	—	—	—	—	—
5 – 9 „	—	—	2,98	—	—	—	2,98	1,48	—	—	—	—	—	—
10 – 14 „	—	—	1,99	0,66	—	0,66	1,99	1,33	—	—	—	—	—	—
15 – 19 „	ledig	21,13	4,39	5,43	0,55	26,56	4,94	15,24	4,83	8,24	—	—	—	—
	verh.	—	49,75	—	—	—	49,75	45,45	—	—	—	—	—	—
20 – 24 „	ledig	103,35	20,68	18,28	8,62	121,63	29,30	77,33	26,23	15,51	—	—	—	—
	verh.	37,15	30 28	37,15	9,08	74,29	39,36	49,47	—	12,11	—	—	—	—
	geschieden	—	—	—	—	—	—	—	—	—	—	—	—	—
	verw.	—	—	—	—	—	—	—	—	—	—	—	—	—
25 – 29 „	ledig	138,02	3,56	21,96	5,35	159,97	8,91	89,26	23,53	17,82	—	—	—	—
	verh.	36,53	8,78	3,85	4,39	40,38	13,17	24,93	5,77	7,32	—	—	—	—
	geschieden	227,27	—	—	—	227,27	—	65,79	—	92,59	—	—	—	—
	verw.	—	—	—	—	—	—	—	172,41	49,50	—	—	—	—
30 – 39 „	ledig	85,55	10,55	18,20	3,52	103,75	14,07	58,14	25,48	14,07	—	—	—	—
	verh.	18,20	6,64	6,50	1,81	24,70	8,45	16,28	8,45	7,25	—	—	—	—
	geschieden	52,08	—	52,08	—	104,17	—	34,66	52,08	—	—	—	—	—
	verw.	—	10,40	—	—	—	10,40	7,33	—	—	—	—	—	—
40 – 49 „	ledig	29,39	—	3,27	—	32,66	—	15,11	3,27	2,81	—	—	—	—
	verh.	12,84	2,03	3,21	—	16,04	2,03	9,21	5,78	1,35	—	—	—	—
	geschieden	35,46	—	—	—	35,46	—	14,06	35,46	—	—	—	—	—
	verw.	28,45	—	14,22	—	42,67	—	11,27	—	10,21	—	—	—	—
50 Jahre und darüber	ledig	2,62	—	5,24	—	7,86	—	3,26	7,86	—	—	—	—	—
	verh.	3,09	0,64	—	—	3,09	0,64	2,00	0,51	0,64	—	—	—	—
	geschieden	—	—	—	—	—	—	—	—	—	—	—	—	—
	verw.	4,08	—	—	—	4,08	—	1 18	4,08	0,83	—	—	—	—
	Zusammen	25,84	4,93	5,69	1,58	31,53	6,51	18,57	6,87	4,93	—	—	—	—

Alle kursiv gesetzten Zahlen beziehen sich auf die frischen Fälle. [1]) 1 gesch., 3 verw. [2]) 1 gesch., 1 verw.

heiten im Kanton Waadt, nach Krankheit, Geschlecht, Alter und Zivilstand.

Syphilis									Ulcus molle			Im ganzen		
Latenz		Para-syphil.		Lues congen.		zusammen			nach Geschlecht		zus.	männl.	weibl.	zus.
m.	w.	m.	w.	m.	w.	m.	w.	zus.	m.	w.				
—	—	—	—	6 *6*	5 *4*	6 *6*	5 *4*	11 *10*	—	—	—	9 *9*	7 *6*	16 *15*
—	—	—	—	3	5	3 *0*	5 *0*	8 *0*	—	—	—	3 *0*	10 *4*	13 *4*
—	—	—	—	2	4	2 *0*	4 *0*	6 *0*	—	—	—	3 *1*	8 *3*	11 *4*
—	4	—	—	—	3	9 *8*	24 *15*	33 *23*	1 *1*	—	1 *1*	56 *53*	46 *24*	102 *77*
—	1	—	—	—	—	—	1 *0*	1 *0*	—	—	—	—	2 *1*	2 *1*
17	9	—	—	2	5	66 *33*	44 *18*	110 *51*	4 *4*	1 *1*	5 *5*	250 *190*	89 *53*	339 *243*
3	3	—	—	—	—	5 *0*	10 *4*	15 *4*	—	—	—	16 *10*	27 *17*	43 *27*
—	—	—	—	—	—	—		—	—	—	—	—	—	—
—	—	—	—	—	—	—	—	—	—	—	—	—	—	—
24	10	1	—	—	1	62 *15*	28 *10*	90 *25*	2 *2*	1 *1*	3 *3*	199 *119*	38 *16*	237 *135*
8	12	1	—	1	—	23 *3*	20 *5*	43 *8*	—	—	—	49 *24*	35 *14*	84 *38*
—	—	—	—	—	—	—	2 *1*	2 *1*	—	—	—	1 *1*	3 *1*	4 *2*
—	—	—	—	—	—	1 *1*	1 *1*	2 *2*	—	—	—	1 *1*	1 *1*	2 *2*
19	9	3	1	1	1	62 *14*	35 *8*	97 *22*	— *3*	—	— *3*	149 *74*	45 *16*	194 *90*
13	15	5	1	1	—	57 *13*	52 *12*	109 *25*	3 *1*	—	3 *1*	110 *52*	77 *26*	187 *78*
—	2	—	1	—	—	1 *1*	3 *0*	4 *1*	1	—	1	6 *3*	3 *0*	9 *3*
—	1	—	—	—	—	1 *0*	4 *0*	5 *0*	—	—	—	1 *0*	5 *1*	6 *1*
9	—	4	2	—	—	23 *1*	5 *1*	28 *2*	—	—	—	37 *11*	6 *1*	43 *12*
16	14	11	5	—	—	64 *9*	37 *2*	101 *11*	—	—	—	92 *34*	43 *5*	135 *39*
1	—	—	—	—	—	2 *1*	1 *0*	3 *1*	—	—	—	3 *2*	1 *0*	4 *2*
—	2	1	1	—	—	3 *0*	7 *2*	10 *2*	—	—	—	7 *3*	7 *2*	14 *5*
3	1	4	1	—	—	23 *3*	4 *0*	27 *3*	—	—	—	28 *6*	4 *0*	32 *6*
3	3	14	5	—	—	33 *1*	28 *1*	61 *2*	1 *0*	—	1 *0*	47 *7*	29 *2*	76 *9*
—	—	4	—	—	—	6 *0*	—	6 *0*	—	—	—	6 *0*	—	6 *0*
—	2	4	6	—	—	9 *2*	13 *1*	22 *3*	—	—	—	15 *4*	13 *1*	28 5
116	88	52	23	16 *6*	24 *4*	461 *111*	333 *85*	**794** *196*	12 *11*	2 *2*	**14** *13*	1088 *604*	499 *194*	**1587** *798*
						132	85	217	10	—	10	584	180	661
						593	418	**1011**	22	2	**24**	1569	679	**2248**

je 10000 der Bevölkerung.

Syphilis							Ulcus molle			Im ganzen			männlich	weiblich
Para-syphil.		Lues congen.		zusammen			nach Geschlecht		zus.	m.	w.	zus.		
m.	w.	m.	w.	m.	w.	zus.	m.	w.						
—	—	4,91	3,39	4,91	3,39	4,17	—	—	—	7,37	5,09	6,25	12 208	11 788
—	—	—	—	—	—	—	—	—	—	—	2,98	1,48	13 672	13 406
—	—	—	—	—	—	—	—	—	—	0,66	1,99	1,33	15 095	15 070
—	—	—	—	4,83	8,24	6,61	0,60	—	0,29	32,00	13,18	22,14	16 564	18 112 [2])
—	—	—	—	—	—	—	—	—	—	—	49,75	45,45	19 [1])	201
—	—	—	—	26,23	15,51	21,09	3,18	0,86	2,07	151,05	45,67	100,48	12 579	11 604
—	—	—	—	—	12,11	8,60	—	—	—	74,29	51,47	58,08	1 346	3 303
—	—	—	—	—	—	—	—	—	—	—	—	—	7	21
—	—	—	—	—	—	—	—	—	—	—	—	—	17	50
—	—	—	—	23,53	17,82	20,86	3,14	1,78	2,50	186,64	28,52	112,62	6 376	5 611
—	—	—	—	5,77	7,32	6,65	—	—	—	46,14	20,49	31,58	5 201	6 833
—	—	—	—	—	92,59	65,79	—	—	—	227,27	92,59	131,58	44	108
—	—	—	—	172,41	49,50	76,92	—	—	—	172,41	49,50	76,92	58	202
—	—	—	—	25,48	14,07	19,68	5,46	—	2,68	134,69	28,14	80,50	5 494	5 686
—	—	—	—	8,45	7,25	7,83	0,65	—	0,31	33,79	15,70	24,42	15 387	16 560
—	—	—	—	52,08	—	17,33	—	—	—	156,25	—	51,99	192	385
—	—	—	—	—	—	—	—	—	—	—	10,40	7,33	402	962
—	—	—	—	3,27	2,81	3,02	—	—	—	35,92	2 81	18,13	3 062	3 558
—	—	—	—	5,78	1,35	3,62	—	—	—	21,82	3,38	12,83	15 582	14 809
—	—	—	—	35,46	—	14,06	—	—	—	70,92	—	28,13	282	429
—	—	—	—	—	10,21	7,52	—	—	—	42,67	10,21	18,79	703	1 958
—	—	—	—	7,86	—	3,26	—	—	—	15,72	—	6,52	3 816	5 303
—	—	—	—	0,51	0,64	0,57	—	—	—	3,60	1,29	2,57	19 436	15 519
—	—	—	—	—	—	—	—	—	—	—	—	—	436	597
—	—	—	—	4,08	0,83	1,77	—	—	—	8,17	0,83	2,95	4 897	12 073
—	—	0,39	0,24	7,26	5,17	6,18	0,72	0,12	0,41	39,51	11,80	25,16	152 875	164 338

Tabelle 215. Gesamtzahl aller und der frischen Fälle von Geschlechtskrank-

Alter des Kranken	Zivilstand	Gonorrhöe							Syphilis			
		ohne Komplikationen		mit Komplikationen		zusammen			I. und II. Stadium		III. Stad.	
		m.	w.	m.	w.	m.	w.	zus.	m.	w.	m.	w.
0– 4 Jahre	—	—	—	—	1 *1*	—	1 *1*	1 *1*	—	—	—	—
5– 9 „	—	—	1 *1*	—	—	—	1 *1*	1 *1*	—	—	—	—
10–14 „	—	—	—	—	—	—	—	—	—	—	—	—
15–19 „	ledig	2 *2*	2 *2*	4 *3*	1 *0*	6 *5*	3 *12*	9 *7*	2 *2*	—	—	—
	verh.	—	—	—	—	—	—	—	—	—	—	—
20–24 „	ledig	15 *15*	4 *4*	17 *7*	4 *2*	32 *22*	8 *6*	40 *28*	10 *6*	6 *4*	—	—
	verh.	—	2 *1*	2 *0*	1 *1*	2 *0*	3 *2*	5 *2*	1 *1*	—	—	—
	geschieden	—	—	—	—	—	—	—	—	—	—	—
	verw.	—	—	—	—	—	—	—	—	1 *1*	—	—
25–29 „	ledig	10 *8*	3 *2*	14 *8*	5 *2*	24 *16*	8 *4*	32 *20*	10 *5*	3 *1*	1	3
	verh.	—	3 *1*	—	10 *6*	—	13 *7*	13 *7*	1 *1*	4 *2*	—	—
	geschieden	—	—	—	—	—	—	—	—	—	—	—
	verw.	—	—	—	—	—	—	—	—	—	—	—
30–39 „	ledig	10 *9*	1 *1*	20 *9*	4 *3*	30 *18*	5 *4*	35 *22*	10 *5*	2 *2*	2	—
	verh.	6 *6*	4 *1*	9 *6*	6 *4*	15 *12*	10 *5*	25 *17*	4 *1*	4 *1*	7	2
	geschieden	1 *1*	—	—	—	1 *1*	—	1 *1*	—	—	—	—
	verw.	—	—	1 *0*	1 *0*	1 *0*	1 *0*	2 *0*	—	—	—	2
40–49 „	ledig	2 *1*	—	—	—	2 *1*	—	2 *1*	4 *3*	—	1	—
	verh.	4 *4*	2 *0*	5 *3*	3 *0*	9 *7*	5 *0*	14 *7*	1 *1*	—	6	3
	geschieden	—	—	—	—	—	—	—	1	—	—	—
	verw.	1 *1*	—	1 *1*	—	2 *2*	—	2 *2*	—	—	—	—
50 Jahre und darüber	ledig	—	—	1 *0*	—	1 *0*	—	1 *0*	1 *1*	—	—	—
	verh.	—	—	—	—	—	—	—	—	—	2	1
	geschieden	—	—	—	—	—	—	—	1 *1*	—	—	—
	verw.	—	—	—	—	—	—	—	2 *2*	—	—	2
Zusammen		51 *47*	22 *13*	74 *37*	36 *19*	125 *84*	58 *32*	**183** *116*	48 *29*	20 *11*	19	13
Mit Sammelkarten angezeigte Fälle						60 / 185	19 / 77	79 / **262**				

Morbiditätsziffern, bezogen auf

Alter des Kranken	Zivilstand	Gonorrhöe							Syphilis					
		ohne Komplikationen		mit Komplikationen		zusammen			I. und II. Stadium		III. Stad.		Latenz	
		m.	w.	m.	w.	m.	w.	zus.	m.	w.	m.	w.	m.	w.
0– 4 Jahre	—	—	—	—	1,66	—	1,66	0,83	—	—	—	—	—	—
5– 9 „	—	—	1,32	—	—	—	1,32	0,65	—	—	—	—	—	—
10–14 „	—	—	—	—	—	—	—	—	—	—	—	—	—	—
15–19 „	ledig	3,08	2,76	4,63	—	7,71	2,76	5,10	3,08	—	—	—	—	—
	verh.	—	—	—	—	—	—	—	—	—	—	—	—	—
20–24 „	ledig	29,45	7,00	13,74	3,50	43,20	10,50	25,91	11,78	7,00	—	—	—	—
	verh.	—	9,60	—	9,60	—	19,19	14,66	31,06	—	—	—	—	—
	geschieden	—	—	—	—	—	—	—	—	—	—	—	—	—
	verw.	—	—	—	—	—	—	—	—	625,00	—	—	—	—
25–29 „	ledig	26,15	5,78	26,15	5,78	52,30	11,57	30,69	16,35	2,89	—	—	—	—
	verh.	—	3,75	—	22,51	—	26,26	16,86	6,72	7,50	—	—	—	—
	geschieden	—	—	—	—	—	—	—	—	—	—	—	—	—
	verw.	—	—	—	—	—	—	—	—	—	—	—	—	—
30–39 „	ledig	30,79	2,73	30,79	8,19	61,58	10,92	33,40	17,11	5,46	—	—	—	—
	verh.	9,82	1,36	9,82	5,43	19,65	6,79	12,62	1,64	1,36	—	—	—	—
	geschieden	322,58	—	—	—	322,58	—	109,89	—	—	—	—	—	—
	verw.	—	—	—	—	—	—	—	—	—	—	—	—	—
40–49 „	ledig	6,56	—	—	—	6,56	—	2,53	19,69	—	—	—	—	—
	verh.	5,74	—	4,30	—	10,04	—	5,12	1,43	—	—	—	—	—
	geschieden	—	—	—	—	—	—	—	—	—	—	—	—	—
	verw.	27,55	—	27,55	—	55,10	—	14,29	—	—	—	—	—	—
50 Jahre und darüber	ledig	—	—	—	—	—	—	—	5,58	—	—	—	—	—
	verh.	—	—	—	—	—	—	—	—	—	—	—	—	—
	geschieden	—	—	—	—	—	—	—	243,90	—	—	—	—	—
	verw.	—	—	—	—	—	—	—	8,03	—	—	—	—	—
Zusammen		6,70	1,58	5,27	2,31	11,97	3,90	7,62	4,13	1,34	—	—	—	—

Alle kursiv gesetzten Zahlen beziehen sich auf die frischen Fälle.

heiten im Kanton Tessin, nach Krankheit, Geschlecht, Alter und Zivilstand.

Syphilis									Ulcus molle			Im ganzen		
Latenz		Para-syphil.		Lues congen.		zusammen			nach Geschlecht		zus.	männl.	weibl.	zus.
m.	w.	m.	w.	m.	w.	m.	w.	zus.	m.	w.				
—	—	—	—	—	—	—	—	—	—	—	—	—	1 *1*	1 *1*
—	—	—	—	—	—	—	—	—	—	—	—	—	1 *1*	1 *1*
—	—	—	—	—	—	—	—	—	—	—	—	—	—	—
—	—	—	—	1	—	3 *2*	—	3 *2*	—	—	—	9 *7*	3 *2*	12 *9*
—	—	—	—	—	—	—	—	—	—	—	—	—	—	—
—	—	—	—	—	—	10 *6*	6 *4*	16 *10*	1 *1*	—	1 *1*	43 *29*	14 *10*	57 *39*
—	—	—	—	—	—	1 *1*	—	1 *1*	—	—	—	3 *1*	3 *2*	6 *3*
—	—	—	—	—	—	—	—	—	—	—	—	—	—	—
—	—	—	—	—	—	—	1 *1*	1 *1*	—	—	—	—	1 *1*	1 *1*
—	—	—	—	—	1	11 *5*	7 *1*	18 *6*	1 *1*	—	1 *1*	36 *22*	15 *5*	51 *27*
—	—	—	—	—	—	1 *1*	4 *2*	5 *3*	—	—	—	1 *1*	17 *9*	18 *10*
—	—	—	—	—	—	—	—	—	—	—	—	—	—	—
—	—	—	—	—	—	—	—	—	—	—	—	—	—	—
—	—	1	—	—	—	13 *5*	2 *2*	15 *7*	1 *1*	—	1 *1*	44 *24*	7 *6*	51 *30*
—	—	—	—	—	—	11 *1*	6 *1*	17 *2*	—	—	—	26 *13*	16 *6*	42 *19*
—	—	—	—	—	—	—	—	—	—	—	—	1 *1*	—	1 *1*
—	1	—	—	—	—	—	3	3 *0*	—	—	—	1 *0*	4 *0*	5 *0*
—	—	1	—	—	—	6 *3*	—	6 *3*	1 *1*	—	1 *1*	8 *4*	—	8 *4*
2	—	2	—	—	—	11 *1*	3	14 *1*	—	—	—	21 *9*	8 *0*	29 *9*
—	—	—	—	—	—	1	—	1 *0*	—	—	—	1 *0*	—	1 *0*
—	—	—	—	—	—	—	—	—	—	—	—	2 *2*	—	2 *2*
—	—	1	—	—	—	2 *1*	—	2 *1*	—	—	—	3 *1*	—	3 *1*
—	—	1	1	—	—	3	2	5 *0*	—	—	—	3 *0*	2 *0*	5 *0*
1	—	—	—	—	—	2 *1*	—	2 *1*	—	—	—	2 *1*	—	2 *1*
—	—	1	—	—	—	3 *2*	2	5 *2*	—	—	—	3 *2*	2 *0*	5 *2*
3	1	7	1	1	1	78 *29*	36 *11*	**114** *40*	4 *4*	—	**4** *4*	207 *117*	94 *43*	**301** *160*
						38	13	51	3		3	101	32	133
						116	49	**165**	7		**7**	308	126	**434**

je 10000 der Bevölkerung.

Syphilis							Ulcus molle			Im ganzen			männlich	weiblich
Para-syphil.		Lues congen.		zusammen			nach Geschlecht		zus.	m.	w.	zus.		
m.	w.	m.	w.	m.	w.	zus.	m.	w.						
—	—	—	—	—	—	—	—	—	—	—	1,66	0,83	6 072	6 038
—	—	—	—	—	—	—	—	—	—	—	1,32	0,65	7 763	7 595
—	—	—	—	—	—	—	—	—	—	—	—	—	7 811	7 803
—	—	—	—	3,08	—	1,46	—	—	—	10,79	2,76	6,56	6 486	7 237
—	—	—	—	—	—	—	—	—	—	—	—	—	6	71
—	—	—	—	11,78	7,00	9,25	1,96	—	0,93	56,94	17,50	36,08	5 093	5 715
—	—	—	—	31,06	—	7,33	—	—	—	31,06	19,19	21,99	322	1 042
—	—	—	—	—	—	—	—	—	—	—	—	—	2	3
—	—	—	—	—	625,00	434,78	—	—	—	—	625,00	434,78	7	16
—	—	—	—	16,35	2,89	9,21	3,27	—	1,53	71,92	14,46	41,43	3 059	3 458
—	—	—	—	6,72	7,50	7,22	—	—	—	6,72	33,76	24,08	1 487	2 666
—	—	—	—	—	—	—	—	—	—	—	—	—	4	9
—	—	—	—	—	—	—	—	—	—	—	—	—	26	85
—	—	—	—	17,11	5,46	10,63	3,42	—	1,52	82,11	16,38	45,55	2 923	3 663
—	—	—	—	1,64	1,36	1,48	—	—	—	21,28	8,15	14,10	6 108	7 366
—	—	—	—	—	—	—	—	—	—	322,58	—	109,89	31	60
—	—	—	—	—	—	—	—	—	—	—	—	—	187	520
—	—	—	—	19,69	—	7,60	—	—	—	26,25	—	10,13	1 524	2 424
—	—	—	—	1,43	—	0,73	1,43	—	0,73	12,91	—	6,58	6 971	6 697
—	—	—	—	—	—	—	—	—	—	—	—	—	47	46
—	—	—	—	—	—	—	—	—	—	55,10	—	14,29	363	1 037
—	—	—	—	5,58	—	1,61	—	—	—	5,58	—	1,61	1 791	4 432
—	—	—	—	—	—	—	—	—	—	—	—	—	9 545	7 379
—	—	—	—	243,90	—	98,04	—	—	—	243,90	—	98,04	41	61
—	—	—	—	8 03	—	2,18	—	—	—	8,03	—	2,18	2 491	6 673
—	—	—	—	4,13	1,34	2,63	0,57	—	0,26	16,68	5,24	10,51	70 160	82 096

Tabelle 216. Gesamtzahl aller und der frischen Fälle von Geschlechtskrank-

Alter des Kranken	Zivilstand	Gonorrhöe: ohne Komplikationen m.	w.	mit Komplikationen m.	w.	zusammen m.	w.	zus.	Syphilis: I. und II. Stadium m.	w.	III. Stad. m.	w.
0–4 Jahre	—	—	—	4 *4*	5 *5*	4 *4*	5 *5*	9 *9*	—	—	—	—
5–9 „	—	—	2 *2*	—	—	—	2 *2*	2 *2*	—	—	—	—
10–14 „	—	—	1 *1*	—	—	—	1 *1*	1 *1*	—	—	—	—
15–19 „	ledig	8 *8*	21 *16*	1 *1*	—	9 *9*	21 *16*	30 *25*	—	3 *1*	—	—
	verh.	—	1 *1*	—	—	—	1 *1*	1 *1*	—	—	—	—
20–24 „	ledig	44 *38*	17 *13*	5 *3*	9 *3*	49 *41*	26 *16*	75 *57*	8 *7*	14 *10*	—	1
	verh.	*1* *1*	4 *2*	—	—	1 *1*	4 *2*	5 *3*	—	1 *1*	—	—
	geschieden	—	—	—	—	—	—	—	—	—	—	—
	verw.	—	—	—	—	—	—	—	—	—	—	—
25–29 „	ledig	37 *30*	11 *7*	4 *2*	3 *2*	41 *32*	14 *9*	55 *41*	10 *7*	4 *3*	—	1
	verh.	5 *5*	3 *3*	3 *1*	2 *1*	8 *6*	5 *4*	13 *10*	5 *5*	2 *2*	1	—
	geschieden	—	1 *1*	1 *1*	—	1 *1*	1 *1*	2 *2*	—	—	—	—
	verw.	—	—	1 *1*	—	1 *1*	—	1 *1*	—	—	—	—
30–39 „	ledig	16 *11*	3 *2*	3 *1*	—	19 *12*	3 *2*	22 *14*	7 *4*	5 *3*	1	3
	verh.	22 *19*	14 *12*	4 *2*	3 *0*	26 *21*	17 *12*	43 *33*	8 *2*	2 *2*	4	3
	geschieden	1 *1*	—	—	—	1 *1*	—	1 *1*	3 *1*	2 *2*	—	—
	verw.	1 *1*	1 *1*	—	—	1 *1*	1 *1*	2 *2*	—	2 *1*	—	—
40–49 „	ledig	3 *2*	—	1	—	4 *2*	—	4 *2*	3 *1*	—	—	1
	verh.	11 *9*	5 *4*	3 *2*	—	14 *11*	5 *4*	19 *15*	9 *5*	3 *2*	8	6
	geschieden	—	—	—	—	—	—	—	—	—	—	3
	verw.	1 *1*	—	—	—	1 *1*	—	1 *1*	—	—	—	1
50 Jahre und darüber	ledig	—	—	—	—	—	—	—	1 *0*	—	1	—
	verh.	*2* *1*	—	6 *3*	—	8 *4*	—	8 *4*	2 *2*	—	6	3
	geschieden	—	—	—	—	—	—	—	—	—	—	1
	verw.	—	—	1 *0*	—	1 *0*	—	1 *0*	—	—	—	2
	Zusammen	152 *127*	84 *65*	37 *21*	22 *11*	189 *148*	106 *76*	**295** *224*	56 *34*	38 *27*	21	25
Mit Sammelkarten angezeigte Fälle						58	32	90				
						247	138	**385**				

Morbiditätsziffern, bezogen auf

Alter des Kranken	Zivilstand	Gonorrhöe: ohne Komplikationen m.	w.	mit Komplikationen m.	w.	zusammen m.	w.	zus.	Syphilis: I. und II. Stadium m.	w.	III. Stad. m.	w.	Latenz m.	w.
0–4 Jahre	—	—	—	3,06	4,00	3,06	4,00	3,52	—	—	—	—	—	—
5–9 „	—	—	1,36	—	—	—	1,36	0,67	—	—	—	—	—	—
10–14 „	—	—	0,62	—	—	—	0,62	0,32	—	—	—	—	—	—
15–19 „	ledig	5,86	10,83	0,73	—	6,68	10,83	8,79	—	0,68	—	—	—	—
	verh.	—	256,41	—	—	—	256,41	250,00	—	—	—	—	—	—
20–24 „	ledig	40,16	11,18	3,17	2,58	43,34	13,76	27,02	7,40	8,60	—	—	—	—
	verh.	16,05	11,12	—	—	16,05	11,12	12,39	—	5,56	—	—	—	—
	geschieden	—	—	—	—	—	—	—	—	—	—	—	—	—
	verw.	—	—	—	—	—	—	—	—	—	—	—	—	—
25–29 „	ledig	52,85	10,39	3,52	2,97	56,38	13,36	33,03	12,33	4,45	—	—	—	—
	verh.	14,93	5,65	2,99	1,88	17,91	7,53	11,55	14,93	3,77	—	—	—	—
	geschieden	—	181,82	625,00	—	625,00	181,82	281,69	—	—	—	—	—	—
	verw.	—	—	250,00	—	250,00	—	66,67	—	—	—	—	—	—
30–39 „	ledig	21,79	3,33	1,98	—	23,77	3,33	12,66	7,92	4,99	—	—	—	—
	verh.	13,88	7,94	1,46	—	15,35	7,94	11,46	1,46	1,32	—	—	—	—
	geschieden	75,19	—	—	—	75,19	—	26,39	75,19	81,30	—	—	—	—
	verw.	39,53	13,97	—	—	39,53	13,97	20,64	—	13,97	—	—	—	—
40–49 „	ledig	8,05	—	—	—	8,05	—	3,04	4,03	—	—	—	—	—
	verh.	6,21	2,87	1,38	—	7,58	2,87	5,27	3,45	1,43	—	—	—	—
	geschieden	—	—	—	—	—	—	—	—	—	—	—	—	—
	verw.	19,98	—	—	—	19,38	—	4,95	—	—	—	—	—	—
50 Jahre und darüber	ledig	—	—	—	—	—	—	—	—	—	—	—	—	—
	verh.	0,56	—	1,67	—	2,22	—	1,24	1,11	—	—	—	—	—
	geschicden	—	—	—	—	—	—	—	—	—	—	—	—	—
	verw.	—	—	—	—	—	—	—	—	—	—	—	—	—
	Zusammen	9,18	4,16	1,52	0,70	10,70	4,87	7,61	2,46	1,73	—	—	—	—

Alle kursiv gesetzten Zahlen beziehen sich auf die frischen Fälle. [1]) 1 verw. [2]) 1 verw.

heiten im Kanton St. Gallen, nach Krankheit, Geschlecht, Alter und Zivilstand.

Syphilis									Ulcus molle			Im ganzen		
Latenz		Para-syphil.		Lues congen.		zusammen			nach Geschlecht		zus.	männl.	weibl.	zus.
m.	w.	m.	w.	m.	w.	m.	w.	zus.	m.	w.				
—	—	—	—	3 *3*	2 *2*	3 *3*	2 *2*	5 *5*	—	—	—	7 *7*	7 *7*	14 *14*
—	—	—	—	1 *0*	—	1 *0*	—	1 *0*	—	—	—	1 *0*	2 *2*	3 *2*
—	—	—	—	—	1 *0*	—	1 *0*	1 *0*	—	—	—	—	2 *1*	2 *1*
—	—	—	—	—	—	—	3 *1*	3 *1*	—	—	—	9 *9*	24 *17*	33 *26*
—	—	—	—	—	—	—	—	—	—	—	—	—	1 *1*	1 *1*
2	1	—	—	—	1 *0*	10 *7*	17 *10*	27 *17*	—	—	—	59 *48*	43 *26*	102 *74*
—	—	—	—	—	—	—	1 *1*	1 *1*	—	—	—	1 *1*	5 *3*	6 *4*
—	—	—	—	—	—	—	—	—	—	—	—	—	—	—
—	—	—	—	—	—	—	—	—	—	—	—	—	—	—
3	3	—	—	—	—	13 *7*	8 *3*	21 *10*	—	—	—	54 *39*	22 *12*	76 *51*
—	2	1	—	—	—	7 *5*	4 *2*	11 *7*	—	—	—	15 *11*	9 *6*	24 *17*
—	—	—	—	—	—	—	—	—	—	—	—	1 *1*	1 *1*	2 *2*
—	—	—	—	—	—	—	—	—	—	—	—	1 *1*	—	1 *1*
3	—	—	—	—	2	11 *4*	10 *3*	21 *7*	—	—	—	30 *16*	13 *5*	43 *21*
4	16	3	2	—	—	19 *2*	23 *2*	42 *4*	—	—	—	45 *23*	40 *14*	85 *37*
—	1	—	—	—	—	3 *1*	3 *2*	6 *3*	—	—	—	4 *2*	3 *2*	7 *4*
—	—	—	—	—	—	—	2 *1*	2 *1*	—	—	—	1 *1*	3 *2*	4 *3*
—	1	2	—	—	—	5 *1*	2 *0*	7 *1*	—	—	—	9 *3*	2 *0*	11 *3*
1	3	8	2	—	—	26 *5*	14 *2*	40 *7*	—	—	—	40 *16*	19 *6*	59 *22*
—	—	—	—	—	—	—	3 *0*	3 *0*	—	—	—	—	3 *0*	3 *0*
—	1	—	—	—	—	—	2 *0*	2 *0*	—	—	—	1 *1*	2 *0*	3 *1*
—	—	3	—	—	—	5 *0*	—	5 *0*	—	—	—	5 *0*	—	5 *0*
1	—	7	3	—	—	16 *2*	6 *0*	22 *2*	1 *1*	—	1 *1*	25 *7*	6 *0*	31 *7*
—	—	—	1	—	—	—	2 *0*	2 *0*	—	—	—	—	2 *0*	2 *0*
—	—	2	1	—	—	2 *0*	3 *0*	5 *0*	—	—	—	3 *0*	3 *0*	6 *0*
14	28	26	9	4 *3*	6 *2*	121 *37*	106 *29*	**227** *66*	1 *1*	—	**1** *1*	311 *186*	212 *105*	**523** *291*
						16	9	25	2	2	4	76	43	119
						137	115	**252**	3	2	**5**	387	255	**642**

je 10000 der Bevölkerung.

Syphilis							Ulcus molle			Im ganzen			männlich	weiblich
Para-syphil.		Lues congen.		zusammen			nach Geschlecht		zus.	m.	w.	zus.		
m.	w.	m.	w.	m.	w.	zus.	m.	w.						
—	—	2,30	1,60	2,30	1,60	1,96	—	—	—	5,36	5,60	5,48	13 054	12 496
—	—	—	—	—	—	—	—	—	—	—	1,36	0,67	14 968	14 720
—	—	—	—	—	—	—	—	—	—	—	0,62	0,32	15 564	16 142
—	—	—	—	—	0,68	0,35	—	—	—	6,68	11,51	9,14	13 661	14 770 [2]
—	—	—	—	—	—	—	—	—	—	—	256,41	250,00	1 [1]	39
—	—	—	—	7,40	8,60	8,06	—	—	—	50,73	22,35	35,08	9 461	11 631
—	—	—	—	—	5,56	4,13	—	—	—	16,05	16,69	16,52	623	1 798
—	—	—	—	—	—	—	—	—	—	—	—	—	4	12
—	—	—	—	—	—	—	—	—	—	—	—	—	5	22
—	—	—	—	12,33	4,45	8,06	—	—	—	68,71	17,81	41,08	5 676	6 738
—	—	—	—	14,93	3,77	8,08	—	—	—	32,84	11,30	19,63	3 350	5 311
—	—	—	—	—	—	—	—	—	—	625,00	181,82	281,69	16	55
—	—	—	—	—	—	—	—	—	—	250,00	—	66,67	40	110
—	—	—	—	7,92	4,99	6,33	—	—	—	31,70	8,31	18,98	5 048	6 014
—	—	—	—	1,46	1,39	1,32	—	—	—	16,81	9,26	12,84	13 685	15 121
—	—	—	—	75,19	81,30	79,16	—	—	—	150,38	81,30	105,54	133	246
—	—	—	—	—	13,97	10,32	—	—	—	39,53	27,93	30,96	253	716
—	—	—	—	4,03	—	1,52	—	—	—	12,08	—	4,56	2 483	4 095
—	—	—	—	3,45	1,43	2,46	—	—	—	11,03	4,30	7,73	14 504	13 950
—	—	—	—	—	—	—	—	—	—	—	—	—	174	386
—	—	—	—	—	—	—	—	—	—	19,38	—	4,95	516	1 504
—	—	—	—	—	—	—	—	—	—	—	—	—	2 864	5 250
—	—	—	—	1,11	—	0,62	0,56	—	0,31	3,89	—	2,18	17 978	14 179
—	—	—	—	—	—	—	—	—	—	—	—	—	308	661
—	—	—	—	—	—	—	—	—	—	—	—	—	3 988	10 218
—	—	0,22	0,13	2,67	1,86	2,24	0,07	—	0,03	13,44	6,72	9,88	138 357	156 184

Tabelle 217. Gesamtzahl aller und der frischen Fälle von Geschlechtskrankheiten

Alter des Kranken	Zivilstand	Gonorrhöe: ohne Komplikationen m.	ohne Komplikationen w.	mit Komplikationen m.	mit Komplikationen w.	zusammen m.	zusammen w.	zusammen zus.	Syphilis: I. und II. Stadium m.	I. und II. Stadium w.	III. Stad. m.	III. Stad. w.
0—4 Jahre	—	—	9 *4*	1 *1*	1 *1*	1 *1*	10 *5*	11 *6*	—	—	—	—
5—9 ,,	—	—	11 *7*	—	—	—	11 *7*	11 *7*	—	—	—	—
10—14 ,,	—	1 *1*	4 *2*	—	—	1 *1*	4 *2*	5 *3*	—	—	—	—
15—19 ,,	ledig	19 *16*	26 *17*	4	7 *1*	23 *16*	33 *18*	56 *34*	2 *2*	4 *3*	—	—
	verh.	—	—	—	—	—	—	—	—	—	—	—
20—24 ,,	ledig	127 *106*	58 *31*	34 *23*	9 *1*	161 *129*	67 *32*	228 *161*	23 *16*	17 *12*	—	—
	verh.	—	7 *4*	—	5 *1*	—	12 *5*	12 *5*	—	—	—	—
	geschieden	—	—	—	—	—	—	—	—	—	2	1
	verw.	—	—	—	—	—	—	—	—	—	—	—
25—29 ,,	ledig	108 *85*	32 *16*	31 *15*	6 *2*	139 *100*	38 *18*	177 *118*	22 *14*	6 *3*	1	—
	verh.	14 *11*	17 *2*	6 *2*	5 *2*	20 *13*	22 *4*	42 *17*	8 *4*	4 *2*	1	1
	geschieden	—	1	—	1	—	2	2	—	—	—	—
	verw.	1	1 *1*	—	—	1	1 *1*	2 *1*	—	—	—	—
30—39 ,,	ledig	59 *51*	11 *5*	12 *2*	4 *4*	71 *53*	15 *9*	86 *62*	12 *6*	4 *1*	3	1
	verh.	53 *41*	31 *9*	22 *5*	14 *4*	75 *46*	45 *13*	120 *59*	11 *9*	8 *1*	5	5
	geschieden	3 *2*	3 *2*	1	2 *1*	4 *2*	5 *3*	9 *5*	—	—	1	1
	verw.	—	1	1	—	1	1	2	1 *1*	—	—	1
40—49 ,,	ledig	5 *4*	4 *1*	8 *1*	1	13 *5*	5 *1*	18 *6*	2 *1*	—	5	2
	verh.	31 *25*	9 *2*	24 *1*	2	55 *26*	11 *2*	66 *28*	12 *8*	1	12	10
	geschieden	—	2	—	—	—	2	2	—	—	—	—
	verw.	2 *1*	—	—	—	2 *1*	—	2 *1*	—	1 *1*	—	3
50 Jahre und darüber	ledig	2 *1*	2	2 *1*	—	4 *2*	2	6 *2*	4 *3*	—	3	3
	verh.	9 *6*	2 *1*	7 *1*	—	16 *7*	2 *1*	18 *8*	—	3	19	9
	geschieden	—	—	—	—	—	—	—	—	—	—	1
	verw.	—	—	2 *1*	—	2 *1*	—	2 *1*	—	—	1	6
	Zusammen	434 *350*	231 *104*	155 *53*	57 *17*	589 *403*	288 *121*	**877** *524*	97 *64*	48 *23*	53	44
Mit Sammelkarten angezeigte Fälle						55 644	94 382	149 **1026**				

Morbiditätsziffern, bezogen auf

Alter des Kranken	Zivilstand	Gonorrhöe: ohne Komplikationen m.	ohne Komplikationen w.	mit Komplikationen m.	mit Komplikationen w.	zusammen m.	zusammen w.	zusammen zus.	Syphilis: I. und II. Stadium m.	I. und II. Stadium w.	III. Stad. m.	III. Stad. w.	Latenz m.	Latenz w.
0—4 Jahre	—	—	9,93	2,35	2,48	2,35	12,41	7,24	—	—	—	—	—	—
5—9 ,,	—	—	13,16	—	—	—	13,16	6,50	—	—	—	—	—	—
10—14 ,,	—	1,67	3,27	—	—	1,67	3,27	2,48	—	—	—	—	—	—
15—19 ,,	ledig	24,50	25,86	—	1,52	24,50	27,38	25,95	3,06	4,56	—	—	—	—
	verh.	—	—	—	—	—	—	—	—	—	—	—	—	—
20—24 ,,	ledig	179,87	60,18	39,03	1,94	218,90	62,12	145,78	27,15	23,30	—	—	—	—
	verh.	—	32,00	—	8,00	—	40,00	27,89	—	—	—	—	—	—
	geschieden	—	—	—	—	—	—	—	—	—	—	—	—	—
	verw.	—	—	—	—	—	—	—	—	—	—	—	—	—
25—29 ,,	ledig	268,39	38,88	47,36	4 86	315,76	43,74	162,04	44,21	7,29	—	—	—	—
	verh.	51,26	6,63	9,32	6,63	60,58	13,27	32,94	18.64	6,63	—	—	—	—
	geschieden	—	—	—	—	—	—	—	—	—	—	—	—	—
	verw.	—	147,06	—	—	—	147,06	106,38	—	—	—	—	—	—
30—39 ,,	ledig	226,06	13,22	8,87	10,58	234,93	23,80	102,70	26,60	2,64	—	—	—	—
	verh.	57,14	11,44	6,97	5,08	64,11	16,52	39,22	12,54	1,27	—	—	—	—
	geschieden	157,48	94,34	—	47 17	157,48	141,51	147,49	—	—	—	—	—	—
	verw.	—	—	—	—	—	—	—	92,59	—	—	—	—	—
40—49 ,,	ledig	40,36	8,22	10,09	—	50,45	8,22	27,19	10,09	—	—	—	—	—
	verh.	34,64	2,56	1,39	—	36,03	2,56	18,65	11,08	—	—	—	—	—
	geschieden	—	—	—	—	—	—	—	—	—	—	—	—	—
	verw.	40,65	—	—	—	40,65	—	8,73	—	11,11	—	—	—	—
50 Jahre und darüber	ledig	12,00	—	12,00	—	24,01	—	5,41	36,01	—	—	—	—	—
	verh.	7,21	1,52	1,20	—	8,41	1,52	5,37	—	—	—	—	—	—
	geschieden	—	—	—	—	—	—	—	—	—	—	—	—	—
	verw.	—	—	7 03	—	7,03	—	1 49	—	—	—	—	—	—
	Zusammen	55,50	14,18	8,40	2,32	63,91	16,50	38,42	10,15	3,14	—	—	—	—

Alle kursiv gesetzten Zahlen beziehen sich auf die frischen Fälle.

im Kanton Basel-Stadt, nach Krankheit, Geschlecht, Alter und Zivilstand.

Syphilis									Ulcus molle			Im ganzen		
Latenz		Para-syphil.		Lues congen.		zusammen			nach Geschlecht		zus.	männl.	weibl.	zus.
m.	w.	m.	w.	m.	w.	m.	w.	zus.	m.	w.				
—	—	—	—	4 *3*	9 *7*	4 *3*	9 *7*	13 *10*	—	—	—	5 *4*	19 *12*	24 *16*
—	—	—	—	2	2	2	2	4	—	—	—	2	13 *7*	15 *7*
—	—	—	—	1	3	1	3	4	—	1 *1*	1 *1*	2 *1*	8 *3*	10 *4*
—	2	—	—	3	2	5 *2*	8 *3*	13 *5*	1 *1*	—	1 *1*	29 *19*	41 *21*	70 *4 0*
—	1	—	—	—	—	—	1	1	—	—	—	—	1	1
10	8	—	—	2	3	35 *16*	28 *12*	63 *28*	—	—	—	196 *145*	95 *44*	291 *189*
—	2	—	—	—	2	2	5	7	—	—	—	2	17 *5*	19 *5*
—	—	—	—	—	—	—	—	—	—	—	—	—	—	—
—	—	—	—	—	—	—	—	—	—	—	—	—	—	—
16	8	—	—	—	—	39 *14*	14 *3*	53 *17*	—	—	—	178 *114*	52 *21*	230 *135*
4	2	—	1	1	—	14 *4*	8 *2*	22 *6*	1	—	1	35 *17*	30 *6*	65 *23*
—	—	—	—	—	—	—	—	—	—	—	—	—	2	2
—	—	—	—	—	—	—	—	—	—	—	—	1	1 *1*	2 *1*
11	2	—	1	—	1	26 *6*	9 *1*	35 *7*	—	—	—	97 *59*	24 *10*	121 *69*
14	17	4	—	—	1	34 *9*	31 *1*	65 *10*	1 *1*	—	1 *1*	110 *56*	76 *14*	186 *70*
1	2	—	—	—	—	2	3	5	—	—	—	6 *2*	8 *3*	14 *5*
—	1	—	—	—	—	1 *1*	2	3 *1*	—	—	—	2 *1*	3	5 *1*
4	2	1	1	—	—	12 *1*	5	17 *1*	1 *1*	—	1 *1*	26 *7*	10 *1*	36 *8*
7	3	11	5	—	—	42 *8*	19	61 *8*	2 *2*	—	2 *2*	99 *36*	30 *2*	129 *38*
—	1	—	—	—	—	—	1	1	—	—	—	—	3	3
2	1	—	—	—	—	2	5 *1*	7 *1*	—	—	—	4 *1*	5 *1*	9 *2*
3	1	3	—	—	1	13 *3*	5	18 *3*	—	—	—	17 *5*	7 *0*	24 *5*
4	2	10	2	—	—	33	16	49	—	—	—	49 *7*	18 *1*	67 *2*
—	—	—	1	—	—	—	2	2	—	—	—	—	2	2
2	3	2	3	—	—	5	12	17	—	—	—	7 *1*	12 *0*	19 *1*
78	58	31	14	13 *3*	24 *7*	272 *67*	188 *30*	**460** *97*	6 *5*	1 *1*	**7** *6*	867 *475*	477 *152*	**1344** *627*
						35	20	55	1	—	1	91	114	205
						307	208	**515**	7	1	**8**	958	591	**1549**

je 10 000 der Bevölkerung.

Syphilis							Ulcus molle			Im ganzen			männlich	weiblich
Para-syphil.		Lues congen.		zusammen			nach Geschlecht		zus.	m.	w.	zus.		
m.	w.	m.	w.	m.	w.	zus.	m.	w.						
—	—	7,04	17,37	7,04	17,37	12,07	—	—	—	9,39	29,78	19,31	4 259	4 029
—	—	—	—	—	—	—	—	—	—	—	13,16	6,50	5 450	5 318
—	—	—	—	—	—	—	—	1,64	0,83	1,67	4,91	3,31	5 982	6 108
—	—	—	—	3,06	4,56	3,82	1,53	—	0,76	29,09	31,95	30,53	6 531	6 573
—	—	—	—	—	—	—	—	—	—	—	—	—	4	35
—	—	—	—	27,15	23,30	25,35	—	—	—	246,05	85,42	171,13	5 893	5 151
—	—	—	—	—	—	—	—	—	—	—	40,00	27,89	543	1 250
—	—	—	—	—	—	—	—	—	—	—	—	—	1	8
—	—	—	—	—	—	—	—	—	—	—	—	—	4	15
—	—	—	—	44,21	7,29	23,35	—	—	—	359,96	51,03	185,39	3 167	4 115
—	—	—	—	18,64	6,63	11,63	—	—	—	79,22	19,90	44,57	2 146	3 015
—	—	—	—	—	—	—	—	—	—	—	—	—	23	61
—	—	—	—	—	—	—	—	—	—	—	147,06	106,38	26	68
—	—	—	—	26,60	2,64	11,60	—	—	—	261,52	26,45	114,30	2 256	3 781
—	—	—	—	12,54	1,27	6,65	1,39	—	0,66	78,05	17,79	46,53	7 175	7 868
—	—	—	—	—	—	—	—	—	—	157,48	141,51	147,49	127	212
—	—	—	—	92,59	—	18,08	—	—	—	92,59	—	18,08	108	445
—	—	—	—	10,09	—	4,53	10,09	—	4,53	70,64	8,22	36,25	991	1 216
—	—	—	—	11,08	—	5,33	2,77	—	1,33	49,88	2,56	25,31	7 217	7 799
—	—	—	—	—	—	—	—	—	—	—	—	—	145	280
—	—	—	—	—	11,11	8,73	—	—	—	40,65	11,11	17,45	246	200
—	—	—	—	36,01	—	8 12	—	—	—	60,02	—	13,53	833	2 863
—	—	—	—	—	—	—	—	—	—	8,41	1,52	5,37	8 324	6 583
—	—	—	—	—	—	—	—	—	—	—	—	—	189	361
—	—	—	—	—	—	—	—	—	—	7,03	—	1,49	1 422	5 283
—	—	0,48	0,95	10,62	4,09	7,11	0,79	0,14	0,44	75,32	20,73	45,97	63 062	75 337

Tabelle 218. Gesamtzahl aller und der frischen Fälle von Geschlechtskrank-

Alter des Kranken	Zivilstand	Gonorrhöe: ohne Komplikationen m.	w.	mit Komplikationen m.	w.	zusammen m.	w.	zus.	Syphilis: I. und II. Stadium m.	w.	III. Stad. m.	w.
0 – 4 Jahre	—	—	4 *3*	1 *1*	2 *2*	1 *1*	6 *5*	7 *6*	1	—	—	—
5 – 9 ,,	—	—	9 *5*	—	—	—	9 *5*	9 *5*	—	—	—	—
10 – 14 ,,	—	—	2 *1*	—	—	—	2 *1*	2 *1*	—	—	—	—
15 – 19 ,,	ledig	38 *31*	34 *26*	8 *4*	4 *3*	46 *35*	38 *29*	84 *64*	6 *4*	17 *13*	—	—
	verh.	—	2 *2*	—	—	—	2 *2*	2 *2*	—	1 *1*	—	—
20 – 24 ,,	ledig	261 *220*	102 *61*	51 *32*	15 *7*	312 *252*	117 *68*	429 *320*	75 *44*	64 *37*	1	2
	verh.	5 *4*	4 *2*	2	3 *1*	7 *4*	7 *3*	14 *7*	—	5 *2*	—	2
	geschieden	1 *1*	1 *1*	—	3 *1*	1 *1*	4 *2*	5 *3*	—	—	—	—
	verw.	—	—	—	—	—	—	—	—	1	—	—
25 – 29 ,,	ledig	221 *182*	57 *28*	44 *29*	12 *5*	265 *251*	69 *33*	334 *244*	71 *37*	21 *9*	4	1
	verh.	16 *13*	29 *14*	7 *5*	5 *3*	23 *18*	34 *17*	57 *35*	10 *5*	11 *6*	2	4
	geschieden	—	—	—	—	—	—	—	1 *1*	3 *1*	—	—
	verw.	—	—	—	3 *3*	—	3 *3*	3 *3*	1 *1*	2 *1*	—	—
30 – 39 ,,	leidg	130 *113*	29 *14*	29 *12*	3 *1*	159 *125*	32 *15*	191 *140*	54 *28*	18 *8*	8	4
	verh.	92 *78*	37 *14*	16 *9*	6 *2*	108 *87*	43 *16*	151 *103*	41 *27*	27 *6*	8	16
	geschieden	*1* *1*	8 *6*	—	—	1 *1*	8 *6*	9 *7*	1	4 *2*		1
	verw.	3 *1*	—	—	3 *1*	3 *1*	3 *1*	6 *2*	—	4 *1*	—	1
40 – 49 ,,	ledig	22 *17*	3 *1*	2 *1*	—	24 *18*	3 *1*	27 *19*	6 *3*	3 *1*	5	3
	verh.	34 *25*	12 *6*	11 *7*	—	45 *32*	12 *6*	57 *38*	14 *5*	4 *1*	23	18
	geschieden	2 *2*	2 *1*	1	—	3 *2*	2 *1*	5 *3*	2 *1*	1	—	2
	verw.	3 *3*	—	—	1	3 *3*	1 *0*	4 *3*	1 *1*	1	—	3
50 Jahre und darüber	ledig	3 *3*	—	—	—	3 *3*	—	3 *3*	1 *1*	—	5	3
	verh.	9 *7*	1	3 *2*	—	12 *9*	1	13 *9*	9 *4*	3 *1*	14	14
	geschieden	2 *1*	—	—	—	2 *1*	—	2 *1*	—	—	1	3
	verw.	2 *1*	1 *1*	—	—	2 *1*	1 *1*	3 *2*	1 *1*	1 *1*	4	3
	Zusammen	845 *703*	337 *186*	175 *102*	60 *29*	1020 *805*	397 *215*	**1417** *1020*	295 *163*	191 *91*	75	80
Mit Sammelkarten angezeigte Fälle						182	97	279				
						1202	494	**1696**				

Morbiditätsziffern, bezogen auf

Alter des Kranken	Zivilstand	Gonorrhöe: ohne Komplikationen m.	w.	mit Komplikationen m.	w.	zusammen m.	w.	zus.	Syphilis: I. und II. Stadium m.	w.	III. Stad. m.	w.	Latenz m.	w.
0 – 4 Jahre	—	—	5,38	1,77	3,58	1,77	8,96	5,34	—	—	—	—	—	—
5 – 9 ,,	—	—	7,39	—	—	—	7,39	3,70	—	—	—	—	—	—
10 – 14 ,,	—	—	1,29	—	—	—	1,29	0,65	—	—	—	—	—	—
15 – 19 ,,	ledig	35,53	26,34	4,58	3,04	40,11	29,38	34,41	4,58	13,17	—	—	—	—
	verh.	—	344,83	—	—	—	344,83	322,58	—	172,41	—	—	—	—
20 – 24 ,,	ledig	224,84	54,78	32,70	6,29	257,54	61,07	152,96	44,97	33,23	—	—	—	—
	verh.	48,60	10,72	—	5,36	48,60	16,07	26,03	—	10,72	—	—	—	—
	geschieden	909,09	344,83	—	344,83	909,09	689,66	750,00	—	—	—	—	—	—
	verw.	—	—	—	—	—	—	—	—	—	—	—	—	—
25 – 29 ,,	ledig	341,08	38,37	54,35	6,85	395,43	45,22	193,14	69,34	12,33	—	—	—	—
	verh.	36,23	27,94	13,94	5,99	50,17	33,93	40,71	13,94	11,98	—	—	—	—
	geschieden	—	—	—	—	—	—	—	188,68	76,92	—	—	—	—
	verw.	—	—	—	258,62	—	258,62	186,34	222,22	86,20	—	—	—	—
30 – 39 ,,	ledig	257,64	20,46	27,36	1,46	285,00	21,92	124,70	263,84	11,69	—	—	—	—
	verh.	69,85	11,60	8,06	1,66	77,91	13,26	44,33	24,18	4,97	—	—	—	—
	geschieden	31,65	101,69	—	—	31,65	101,69	77,26	—	33,90	—	—	—	—
	verw.	62,50	—	—	15,72	62,50	15,72	25,13	—	15,72	—	—	—	—
40 – 49 ,,	ledig	89,05	2,99	5,24	—	94,29	2,99	36,19	15,72	2,99	—	—	—	—
	verh.	21,12	5,37	5,91	—	27,03	5,37	16,51	4,22	0,89	—	—	—	—
	geschieden	55,56	14,88	—	—	55,56	14,88	29,07	27,78	—	—	—	—	—
	verw.	82,42	—	—	—	82,42	—	17,35	27,47	—	—	—	—	—
50 Jahre und darüber	ledig	22,47	—	—	—	22,47	—	6,57	7,49	—	—	—	—	—
	verh.	5,97	—	1,71	—	7,68	—	4,28	3,41	1,08	—	—	—	—
	geschieden	2,46	—	—	—	2,46	—	7,83	—	—	—	—	—	—
	verw.	5,40	1,37	—	—	5,40	1,37	2,19	5,40	1,37	—	—	—	—
	Zusammen	74,65	16,46	10,83	2,57	85,48	19,03	49,23	17,31	8,05	—	—	—	—

Alle kursiv gesetzten Zahlen beziehen sich auf die frischen Fälle. [1]) 1 gesch.

heiten in der Stadt Zürich, nach Krankheit, Geschlecht, Alter und Zivilstand.

Syphilis									Ulcus molle			Im ganzen		
Latenz		Para-syphil.		Lues congen.		zusammen			nach Geschlecht		zus.	männl.	weibl.	zus.
m.	w.	m.	w.	m.	w.	m.	w.	zus.	m.	w.				
—	—	—	—	12 *8*	5 *4*	13 *8*	5 *4*	18 *12*	—	—	—	14 *9*	11 *9*	25 *18*
—	—	—	—	—	2	—	2	2	—	—	—	—	11 *5*	11 *5*
—	—	—	—	4	7	4	7	11	—	—	—	4	9 *1*	13 *1*
—	4	—	—	1	8	7 *4*	29 *13*	36 *17*	—	—	—	53 *39*	67 *42*	120 *81*
—	—	—	—	—	—	—	1 *1*	1 *1*	—	—	—	—	3 *3*	3 *3*
15	12	—	—	5	5	96 *44*	83 *37*	179 *81*	5 *5*	—	5 *5*	413 *301*	200 *105*	613 *406*
1	2	—	—	—	—	1 *0*	9 *2*	10 *2*	—	—	—	8 *4*	16 *5*	24 *9*
—	—	—	—	—	—	—	—	—	—	—	—	1 *1*	4 *2*	5 *3*
—	—	—	—	—	—	—	1	1	—	—	—	—	1	1
28	15	1	1	1	3	105 *97*	41 *9*	146 *46*	1 *1*	1 *1*	2 *2*	371 *249*	111 *43*	482 *292*
3	14	—	—	—	—	15 *5*	29 *6*	44 *11*	—	—	—	38 *23*	63 *23*	101 *46*
—	2	—	—	—	—	1 *1*	5 *1*	6 *2*	—	—	—	1 *1*	5 *1*	6 *2*
—	—	—	—	—	—	1 *1*	2 *1*	3 *2*	—	—	—	1 *1*	5 *4*	6 *5*
28	12	5	1	2	—	97 *28*	35 *8*	132 *36*	3 *3*	—	3 *3*	259 *156*	67 *23*	326 *179*
20	25	13	4	—	1	82 *27*	73 *6*	155 *33*	2 *2*	—	2 *2*	192 *116*	116 *22*	308 *138*
2	4	1	1	—	1	4 *1*	11 *2*	15 *2*	—	—	—	5 *1*	19 *8*	24 *9*
2	—	1	1	—	—	3 *0*	6 *1*	9 *1*	—	—	—	6 *1*	9 *2*	15 *3*
8	1	4	1	1	—	24 *3*	8 *1*	32 *4*	—	—	—	48 *21*	11 *2*	59 *23*
21	15	22	11	—	—	80 *5*	48 *1*	128 *6*	1 *1*	—	1 *1*	126 *38*	60 *7*	186 *45*
1	1	—	1	—	—	3 *1*	5 *0*	8 *1*	1	—	1	7 *3*	7 *1*	14 *4*
1	2	—	—	—	—	2 *1*	6 *0*	8 *1*	—	—	—	5 *4*	7 *0*	12 *4*
4	3	5	3	—	—	15 *1*	9 *0*	24 *1*	—	—	—	18 *4*	9 *0*	27 *4*
11	4	24	16	—	—	58 *4*	37 *1*	95 *5*	1 *1*	—	1 *1*	71 *14*	38 *1*	109 *15*
1	—	2	1	—	—	4	4	8	—	—	—	6 *1*	4 *0*	10 *1*
3	1	3	3	—	—	11 *1*	8 *1*	19 *2*	—	—	—	13 *2*	9 *2*	22 *4*
149	117	81	44	26 *8*	32 *4*	626 *171*	464 *95*	**1090** *266*	14 *13*	1 *1*	**15** *14*	1660 *989*	862 *311*	**2522** *1300*
						65	48	113	7	3	10	254	148	402
						691	512	**1203**	21	4	**25**	1914	1010	**2924**

je 10000 der Bevölkerung.

Syphilis							Ulcus molle			Im ganzen			männlich	weiblich
Para-syphil.		Lues congen.		zusammen			nach Geschlecht		zus.	m.	w.	zus.		
m.	w.	m.	w.	m.	w.	zus.	m.	w.						
—	—	14,13	7,16	14,13	7,16	10,67	—	—	—	15,90	16,12	16,01	5 663	5 579
—	—	—	—	—	—	—	—	—	—	—	7,39	3,70	6 731	6 769
—	—	—	—	—	—	—	—	—	—	—	1,29	0,65	7 584	7 740
—	—	—	—	4,58	13,17	9,14	—	—	—	44,69	42,55	43,55	8 725	9 872 [1])
—	—	—	—	—	172,41	161,29	—	—	—	—	517,24	483,87	4	58
—	—	—	—	44,97	33,23	38,72	5,11	—	2,39	307,62	94,30	194,07	9 785	11 135
—	—	—	—	—	10,72	7,44	—	—	—	48,60	26,79	33,47	823	1 866
—	—	—	—	—	—	—	—	—	—	909,09	689,66	750,00	11	29
—	—	—	—	—	—	—	—	—	—	—	—	—	10	25
—	—	—	—	69,34	12,33	36,41	1,87	1,37	1,58	466,64	58,92	231,13	5 336	7 297
—	—	—	—	13,94	11,98	12,79	—	—	—	64,11	45,91	53,50	3 588	5 010
—	—	—	—	188,68	76,92	156,83	—	—	—	188,68	76,92	156,83	53	130
—	—	—	—	222,22	86,20	124,22	—	—	—	222,22	344,82	310,56	45	116
—	—	—	—	63,84	11,69	32,07	6,87	—	2,67	355,68	33,61	159,44	4 386	6 841
—	—	—	—	24,18	4,97	14,20	1,79	—	0,86	103,88	18,23	59,39	1 167	12 066
—	—	—	—	—	33,90	22,07	—	—	—	31,65	135,59	99,33	316	590
—	—	—	—	—	15,72	12,56	—	—	—	62,50	31,44	37,69	160	636
—	—	—	—	15,72	2,99	7,62	—	—	—	110,01	5,98	43,81	1 909	3 341
—	—	—	—	4,22	0,89	2,61	0,84	—	0,43	32,09	6,26	19,55	11 837	11 178
—	—	—	—	27,78	—	9,69	—	—	—	83,34	14,88	38,76	360	672
—	—	—	—	27,47	—	5,78	—	—	—	109,89	—	23,13	364	1 365
—	—	—	—	7,49	—	2,19	—	—	—	29,96	—	8,76	1 335	3 232
—	—	—	—	3,41	1,08	2,38	0,85	—	0,48	11,94	1,08	7,14	11 724	9 287
—	—	—	—	—	—	—	—	—	—	2,46	—	7,83	406	871
—	—	—	—	5,40	1,37	2,19	—	—	—	10,80	2,74	4,38	1 853	7 284
—	—	0,85	0,35	18,16	8,40	12,84	1,38	0,09	0,68	105,02	27,52	62,75	94 175	112 989

Tabelle 219. Gesamtzahl aller und der frischen Fälle von Geschlechtskrank-

Alter des Kranken	Zivilstand	Gonorrhöe							Syphilis			
		ohne Komplikationen		mit Komplikationen		zusammen			I. und II. Stadium		III. Stad.	
		m.	w.	m.	w.	m.	w.	zus.	m.	w.	m.	w.
0 – 4 Jahre	–	—	3 *3*	2 *2*	—	2 *2*	3 *3*	5 *5*	—	—	—	—
5 – 9 ,,	–	—	6 *2*	—	—	—	6 *2*	6 *2*	—	—	—	—
10 – 14 ,,	–	—	1 *1*	—	—	—	1 *1*	1 *1*	—	—	—	—
15 – 19 ,,	ledig	12 *11*	8 *7*	2 *1*	2 *1*	14 *12*	10 *8*	24 *20*	5 *4*	2 *2*	—	—
	verh.	—	1	—	—	—	1	1	—	—	—	—
20 – 24 ,,	ledig	75 *68*	30 *19*	25 *14*	8 *4*	100 *82*	38 *23*	138 *105*	19 *18*	14 *8*	—	1
	verh.	—	4 *2*	—	1	—	5 *2*	5 *2*	—	4 *2*	—	—
	geschieden	—	—	—	—	—	—	—	1 *1*	—	—	—
	verw.	—	—	—	—	—	—	—	—	1	—	—
25 – 29 ,,	ledig	64 *62*	13 *6*	9 *7*	7 *4*	73 *69*	20 *10*	93 *79*	17 *11*	9 *5*	3	1
	verh.	—	6 *3*	4 *4*	5 *2*	4 *4*	11 *5*	15 *9*	5 *4*	5 *3*	1	—
	geschieden	—	—	—	—	—	—	—	—	1 *1*	—	—
	verw.	—	—	—	—	—	—	—	—	—	—	—
30 – 39 ,,	ledig	36 *31*	4 *2*	9 *4*	2 *2*	45 *35*	6 *4*	51 *39*	18 *16*	4 *2*	2	—
	verh.	27 *26*	8 *6*	6 *5*	*8* *5*	33 *31*	16 *11*	49 *42*	5 *5*	4 *2*	2	2
	geschieden	—	1 *1*	—	—	—	1 *1*	1 *1*	—	—	—	—
	verw.	2 *1*	—	—	—	2 *1*	—	2 *1*	—	—	—	1
40 – 49 ,,	ledig	4 *3*	—	—	—	4 *3*	—	4 *3*	3 *1*	1 *1*	1	1
	verh.	15 *13*	1 *1*	4 *2*	1 *1*	19 *15*	2 *2*	21 *17*	4 *1*	2 *1*	6	2
	geschieden	—	1	—	1	—	2	2	—	—	1	1
	verw.	1 *1*	—	—	—	1 *1*	—	1 *1*	—	1 *1*	—	1
50 Jahre und darüber	ledig	2 *2*	—	—	—	2 *2*	—	2 *2*	—	—	2	—
	verh.	2 *1*	—	—	—	2 *1*	—	2 *1*	—	1	7	2
	geschieden	—	—	—	—	—	—	—	—	—	—	—
	verw.	1 *1*	—	—	—	1 *1*	—	1 *1*	—	—	3	—
	Zusammen	241 *220*	87 *53*	61 *39*	35 *19*	302 *259*	122 *72*	**424** *331*	77 *61*	49 *28*	28	12
Mit Sammelkarten angezeigte Fälle						58	13	71				
	Zusammen					360	135	**495**				

Morbiditätsziffern, bezogen auf

Alter des Kranken	Zivilstand	Gonorrhöe							Syphilis					
		ohne Komplikationen		mit Komplikationen		zusammen			I. und II. Stadium		III. Stad.		Latenz	
		m.	w.	m.	w.	m.	w.	zus.	m.	w.	m.	w.	m.	w.
0 – 4 Jahre	–	—	8,50	5,41	—	5,41	8,50	6,92	—	—	—	—	—	—
5 – 9 ,,	–	—	4,95	—	—	—	4,95	2,48	—	—	—	—	—	—
10 – 14 ,,	–	—	2,21	—	—	—	2,21	1,13	—	—	—	—	—	—
15 – 19 ,,	ledig	24,03	12,50	2,18	1,79	26,22	14,28	19,65	8,74	3,57	—	—	—	—
	verh.	—	—	—	—	—	—	—	—	—	—	—	—	—
20 – 24 ,,	ledig	148,50	34,89	30,57	7,35	179,08	42,24	104,75	39,31	14,69	—	—	—	—
	verh.	—	22,68	—	—	—	22,68	15,40	—	22,68	—	—	—	—
	geschieden	—	—	—	—	—	—	—	5000,00	—	—	—	—	—
	verw.	—	—	—	—	—	—	—	—	—	—	—	—	—
25 – 29 ,,	ledig	214,09	18,98	24,17	12,65	238,26	31,64	130,43	37,98	15,82	—	—	—	—
	verh.	—	12,00	21,83	8,00	21,83	20,01	20,78	21,83	12,00	—	—	—	—
	geschieden	—	—	—	—	—	—	—	—	—	—	—	—	—
	verw.	—	—	—	—	—	—	—	—	208,33	—	—	—	—
30 – 39 ,,	ledig	148,25	6,80	19,13	6,80	167,38	13,59	77,47	76,52	6,80	—	—	—	—
	verh.	44,99	10,06	8,65	8,38	53,64	18,43	35,76	8,65	3,35	—	—	—	—
	geschieden	—	52,63	—	—	—	52,63	35,34	—	—	—	—	—	—
	verw.	111,11	—	—	—	111,11	—	25,77	—	—	—	—	—	—
40 – 49 ,,	ledig	34,09	—	—	—	34,09	—	12,08	11,36	6,23	—	—	—	—
	verh.	23,51	1,99	3,62	1,99	27,13	3,98	16,11	1,81	1,99	—	—	—	—
	geschieden	—	—	—	—	—	—	—	—	—	—	—	—	—
	verw.	58,14	—	—	—	58,14	—	12,39	—	15,75	—	—	—	—
50 Jahre und darüber	ledig	26,04	—	—	—	26,04	—	7,16	—	—	—	—	—	—
	verh.	1,92	—	—	—	1,92	—	1,07	—	—	—	—	—	—
	geschieden	—	—	—	—	—	—	—	—	—	—	—	—	—
	verw.	10,43	—	—	—	10,43	—	2,62	—	—	—	—	—	—
	Zusammen	45,59	9,46	8,08	3,39	53,68	12,85	31,74	12,64	5,00	—	—	—	—

Alle kursiv gesetzten Zahlen beziehen sich auf die frischen Fälle. [1]) 1 gesch., 1 verw.

heiten in der Stadt Bern, nach Krankheit, Geschlecht, Alter und Zivilstand.

Syphilis									Ulcus molle			Im ganzen		
Latenz		Para-syphil.		Lues congen.		zusammen			nach Geschlecht		zus.	männl.	weibl.	zus.
m.	w.	m.	w.	m.	w.	m.	w.	zus.	m.	w.				
—	—	—	—	2 *2*	3 *3*	2 *2*	3 *3*	5 *5*	—	—	—	4 *4*	6 *6*	10 *10*
—	—	—	—	—	1	—	1	1	—	—	—	—	7 *2*	7 *2*
—	—	—	—	1	2	1	2	3	—	—	—	1	3 *1*	4 *1*
2	1	—	—	1	—	8 *4*	3 *2*	11 *6*	1 *1*	—	1 *1*	23 *17*	13 *10*	36 *27*
—	—	—	—	—	—	—	—	—	—	—	—	—	1	1
5	4	—	—	1	1	25 *18*	20 *8*	45 *26*	2 *1*	1 *1*	3 *2*	127 *101*	59 *32*	186 *133*
—	1	—	—	—	—	—	5 *2*	5 *2*	—	—	—	—	10 *4*	10 *4*
—	—	—	—	—	—	1 *1*	—	1 *1*	—	—	—	1 *1*	—	1 *1*
—	—	—	—	—	—	—	1	1	—	—	—	—	1	1
10	5	—	—	—	—	30 *11*	15 *5*	45 *16*	3 *3*	—	3 *3*	106 *83*	35 *15*	141 *98*
4	4	—	—	—	—	10 *4*	9 *3*	19 *7*	1 *1*	—	1 *1*	15 *9*	20 *8*	35 *17*
—	—	—	—	—	—	—	1 *1*	1 *1*	—	—	—	—	1 *1*	1 *1*
—	—	—	—	—	—	—	—	—	—	—	—	—	—	—
8	4	—	—	—	—	28 *16*	8 *2*	36 *18*	2 *2*	—	2 *2*	75 *53*	14 *6*	89 *59*
5	2	3	—	—	2	15 *5*	10 *2*	25 *7*	—	—	—	48 *36*	26 *13*	74 *49*
—	—	—	—	—	—	—	—	—	—	—	—	—	1 *1*	1 *1*
—	—	—	—	—	—	—	1	1	—	—	—	2 *1*	1	3 *1*
—	1	—	1	—	—	4 *1*	4 *1*	8 *2*	—	—	—	8 *4*	4 *1*	12 *5*
4	1	12	2	—	—	26 *1*	7 *1*	33 *2*	—	—	—	45 *16*	9 *3*	54 *19*
1	1	—	1	—	—	2	3	5	—	—	—	2	5	7
2	—	—	1	—	—	2	3 *1*	5 *1*	—	—	—	3 *1*	3 *1*	6 *2*
1	—	—	—	—	—	3	—	3	—	—	—	5 *2*	—	5 *2*
2	—	4	2	—	—	13	5	18	—	—	—	15 *1*	5	20 *1*
—	—	—	—	—	—	—	—	—	—	—	—	—	—	—
—	—	—	—	—	—	3	—	3	—	—	—	4 *1*	—	4 *1*
44	24	19	7	5 *2*	9 *3*	173 *63*	101 *31*	**274** *94*	9 *8*	1 *1*	**10** *9*	484 *330*	224 *104*	**708** *434*
						13	4	17	4	—	4	75	17	92
						186	105	**291**	13	1	**14**	559	241	**800**

je 10 000 der Bevölkerung.

Syphilis							Ulcus molle			Im ganzen			männlich	weiblich
Para-syphil.		Lues congen.		zusammen			nach Geschlecht		zus.	m.	w.	zus.		
m.	w.	m.	w.	m.	w.	zus.	m.	w.						
—	—	5,41	8,50	5,41	8,50	6,92	—	—	—	10,81	17,01	13,84	3 699	3 528
—	—	—	—	—	—	—	—	—	—	—	4,95	2,48	4 030	4 038
—	—	—	—	—	—	—	—	—	—	—	2,21	1,13	4 333	4 534
—	—	—	—	8,74	3,57	5,89	2,18	—	0,98	37,14	17,85	26,53	4 577	5 602 [1]
—	—	—	—	—	—	—	—	—	—	—	—	—	2	28
—	—	—	—	39,31	14,69	25,94	2,18	1,84	2,00	220,57	58,77	132,68	4 579	5 445
—	—	—	—	—	22,68	15,40	—	—	—	—	45,35	30,79	417	882
—	—	—	—	5000,00	—	714,29	—	—	—	5000,00	—	714,29	2	12
—	—	—	—	—	—	—	—	—	—	—	—	—	5	9
—	—	—	—	37,98	15,82	26,42	10,36	—	4,95	286,60	47,45	162,80	2 896	3 161
—	—	—	—	21,83	12,00	16,16	5,46	—	2,31	49,13	32,01	39,25	1 832	2 499
—	—	—	—	—	208,33	151,52	—	—	—	—	208,33	151,52	18	48
—	—	—	—	—	—	—	—	—	—	—	—	—	26	52
—	—	—	—	76,52	6,80	35,76	9,56	—	3,97	253,47	20,39	117,20	2 091	2 943
—	—	—	—	8,65	3,35	5,96	—	—	—	62,29	21,79	41,72	5 779	5 967
—	—	—	—	—	—	—	—	—	—	—	52,63	35,34	93	190
—	—	—	—	—	—	—	—	—	—	111,11	—	25,77	90	298
—	—	—	—	11,36	6,23	8,05	—	—	—	45,45	6,23	20,13	880	1 604
—	—	—	—	1,81	1,99	1,90	—	—	—	28,94	5,97	18,01	5 529	5 022
—	—	—	—	—	—	—	—	—	—	—	—	—	126	226
—	—	—	—	—	15,75	12,39	—	—	—	58,14	15,75	24,78	172	635
—	—	—	—	—	—	—	—	—	—	26,04	—	7,16	768	2 026
—	—	—	—	—	—	—	—	—	—	1,92	—	1,07	5 204	4 135
—	—	—	—	—	—	—	—	—	—	—	—	—	146	308
—	—	—	—	—	—	—	—	—	—	10,43	—	2,62	959	2 852
—	—	0,41	0,54	13,06	5,53	9,01	1,66	0,18	0,86	68,39	18,56	41,61	48 253	56 044

Tabelle 220. Gesamtzahl aller und der frischen Fälle von Geschlechtskrank-

Alter des Kranken	Zivilstand	Gonorrhöe ohne Komplikationen m.	Gonorrhöe ohne Komplikationen w.	Gonorrhöe mit Komplikationen m.	Gonorrhöe mit Komplikationen w.	Gonorrhöe zusammen m.	Gonorrhöe zusammen w.	Gonorrhöe zusammen zus.	Syphilis I. und II. Stadium m.	Syphilis I. und II. Stadium w.	Syphilis III. Stad. m.	Syphilis III. Stad. w.
0— 4 Jahre	—	—	1 *1*	2 *2*	—	2 *2*	1 *1*	3 *3*	—	—	—	—
5— 9 „	—	—	3 *3*	—	—	—	3 *3*	3 *3*	—	—	—	—
10—14 „	—	—	2 *1*	—	—	—	2 *1*	2 *1*	—	—	—	—
15—19 „	ledig	31 *30*	9 *5*	7 *7*	1 *1*	38 *37*	10 *6*	48 *43*	2 *2*	10 *9*	—	—
	verh.	—	1 *1*	—	—	—	1 *1*	1 *1*	1 *1*	—	—	—
20—24 „	ledig	112 *93*	22 *19*	23 *17*	11 *6*	135 *110*	33 *25*	168 *135*	30 *20*	15 *9*	—	3
	verh.	3 *3*	4 *3*	3 *2*	2 *1*	6 *5*	6 *4*	12 *9*	1	3 *1*	—	—
	geschieden	—	—	—	—	—	—	—	—	—	—	—
	verw.	—	—	—	—	—	—	—	—	—	—	—
25—29 „	ledig	56 *50*	3 *2*	26 *8*	3 *2*	82 *58*	6 *4*	88 *62*	19 *9*	11 *9*	4	1
	verh.	16 *14*	7 *5*	4 *2*	6 *3*	20 *16*	13 *8*	33 *24*	6 *2*	7 *4*	3	—
	geschieden	1 *1*	1	—	—	1 *1*	1	2 *1*	—	1 *1*	—	—
	verw.	—	—	—	—	—	—	—	1 *1*	1 *1*	—	—
30—39 „	ledig	40 *34*	5 *5*	22 *5*	3 *2*	62 *39*	8 *7*	70 *46*	17 *10*	16 *8*	10	7
	verh.	21 *17*	7 *3*	13 *7*	4 *1*	34 *24*	11 *4*	45 *28*	13 *8*	17 *9*	12	6
	geschieden	1	—	—	—	1	—	1	1 *1*	—	—	—
	verw.	—	1 *1*	—	—	—	1 *1*	1 *1*	—	1	1	2
40—49 „	ledig	5 *5*	1	4 *1*	1	9 *6*	2	11 *6*	2	2 *1*	3	—
	verh.	16 *15*	1	4 *2*	1	20 *17*	2	22 *17*	7 *4*	6 *2*	16	9
	geschieden	1 *1*	—	—	—	1 *1*	—	1 *1*	—	—	—	1
	verw.	1 *1*	—	1	—	2 *1*	—	2 *1*	—	2 *2*	1	2
50 Jahre und darüber	ledig	1	—	2	—	3	—	3	3 *1*	—	8	2
	verh.	4 *3*	1 *1*	7	—	11 *3*	1 *1*	12 *4*	1	2 *1*	10	13
	geschieden	—	—	—	—	—	—	—	—	—	2	—
	verw.	2 *1*	—	—	—	2 *1*	—	2 *1*	2 *1*	1	2	4
Zusammen		311 *268*	69 *50*	118 *53*	32 *16*	429 *321*	101 *66*	**530** *387*	106 *60*	95 *57*	72	50
Mit Sammelkarten angezeigte Fälle						170	89	259				
Zusammen						609	190	**799**				
						16	14	30				
						625	204	829				

Morbiditätsziffern, bezogen auf

Alter des Kranken	Zivilstand	Gonorrhöe ohne Komplikationen m.	Gonorrhöe ohne Komplikationen w.	Gonorrhöe mit Komplikationen m.	Gonorrhöe mit Komplikationen w.	Gonorrhöe zusammen m.	Gonorrhöe zusammen w.	Gonorrhöe zusammen zus.	Syphilis I. und II. Stadium m.	Syphilis I. und II. Stadium w.	Syphilis III. Stad. m.	Syphilis III. Stad. w.	Syphilis Latenz m.	Syphilis Latenz w.
0— 4 Jahre	—	—	5,41	10,09	—	—	5,41	7,83	—	—	—	—	—	—
5— 9 „	—	—	12,47	—	—	—	12,47	6,19	—	—	—	—	—	—
10—14 „	—	—	3,54	—	—	—	3,54	1,84	—	—	—	—	—	—
15—19 „	ledig	86,41	10,17	20,16	2,09	106,57	12,57	52,15	5,76	18,85	—	—	—	—
	verh.	—	256,41	—	—	—	256,41	243,90	5000,00	—	—	—	—	—
20—24 „	ledig	320,25	55,41	58,54	17,50	378,79	72,91	213,17	68,87	26,25	—	—	—	—
	verh.	97,72	43,60	65,15	14,53	162,87	58,14	90,45	—	14,53	—	—	—	—
	geschieden	—	—	—	—	—	—	—	—	—	—	—	—	—
	verw.	—	—	—	—	—	—	—	—	—	—	—	—	—
25—29 „	ledig	340,83	10,71	54,53	10,71	395,36	21,41	185,91	61,35	48,18	—	—	—	—
	verh.	114,85	32,09	16,41	19,26	131,26	51,35	86,42	16,41	25,67	—	—	—	—
	geschieden	588,24	—	—	—	588,24	—	153,85	—	208,33	—	—	—	—
	verw.	—	—	—	—	—	—	—	769,23	149,25	—	—	—	—
30—39 „	ledig	314,81	26,19	46,30	10,48	361,11	36,67	153,90	92,59	41,91	—	—	—	—
	verh.	46,40	14,25	19,10	4,75	65,50	18,99	48,53	21,83	42,74	—	—	—	—
	geschieden	—	—	—	—	—	—	—	114,94	—	—	—	—	—
	verw.	—	36,36	—	—	—	36,36	26,81	—	—	—	—	—	—
40—49 „	ledig	109,65	—	21,93	—	131,58	—	37,04	—	8,59	—	—	—	—
	verh.	44,01	—	5,87	—	49,88	—	25,35	11,74	6,07	—	—	—	—
	geschieden	94,34	—	—	—	94,34	—	31,65	—	—	—	—	—	—
	verw.	81,97	—	—	—	81,97	—	14,20	—	34,36	—	—	—	—
50 Jahre und darüber	ledig	—	—	—	—	—	—	—	27,62	—	—	—	—	—
	verh.	10,77	3,56	—	—	10,77	3,56	7,15	—	3,56	—	—	—	—
	geschieden	—	—	—	—	—	—	—	—	—	—	—	—	—
	verw.	13,83	—	—	—	13,83	—	2,88	13,83	—	—	—	—	—
Zusammen		90,96	13,70	17,99	4,38	108,95	18,08	58,67	20,36	15,62	—	—	—	—

Alle kursiv gesetzten Zahlen beziehen sich auf die frischen Fälle. [1]) 1 verw. [2]) 1 gesch.

heiten in der Stadt Lausanne, nach Krankheit, Geschlecht, Alter und Zivilstand.

Syphilis									Ulcus molle			Im ganzen		
Latenz		Parasyphil.		Lues congen.		zusammen			nach Geschlecht		zus.	männl.	weibl.	zus.
m.	w.	m.	w.	m.	w.	m.	w.	zus.	m.	w.				
—	—	—	—	6 *6*	3 *3*	6 *6*	3 *3*	9 *9*	—	—	—	8 *8*	4 *4*	12 *12*
—	—	—	—	3	3	3	3	6	—	—	—	3	6 *3*	9 *3*
—	—	—	—	1	3	1	3	4	—	—	—	1	5 *1*	6 *1*
—	3	—	—	—	1	2 *2*	14 *9*	16 *11*	1 *1*	—	1 *1*	41 *40*	24 *15*	65 *55*
—	1	—	—	—	—	*1* *1*	1	2 *1*	—	—	—	1 *1*	2 *1*	3 *2*
14	8	—	—	2	3	46 *20*	29 *9*	75 *29*	3 *3*	—	3 *3*	184 *133*	62 *34*	246 *167*
1	3	—	—	—	—	2	6 *1*	8 *1*	—	—	—	8 *5*	12 *5*	20 *10*
—	—	—	—	—	—	—	—	—	—	—	—	—	—	—
—	—	—	—	—	—	—	—	—	—	—	—	—	—	—
18	10	1	—	—	1	42 *9*	23 *9*	65 *18*	1 *1*	1 *1*	2 *2*	125 *68*	30 *14*	155 *82*
7	11	1	—	—	—	17 *2*	18 *4*	35 *6*	—	—	—	37 *18*	31 *12*	68 *30*
—	—	—	—	—	—	—	1 *1*	1 *1*	—	—	—	1 *1*	2 *1*	3 *2*
—	—	—	—	—	—	1 *1*	1 *1*	2 *2*	—	—	—	1 *1*	1 *1*	2 *2*
14	8	1	1	1	1	43 *10*	33 *8*	76 *18*	2 *2*	—	2 *2*	107 *51*	41 *15*	148 *66*
7	8	4	1	—	—	36 *8*	32 *9*	68 *17*	1 *1*	—	1 *1*	71 *33*	43 *13*	114 *46*
—	2	—	1	—	—	1 *1*	3	4 *1*	—	—	—	2 *1*	3	5 *1*
—	1	—	—	—	—	1	4	5	—	—	—	1	5 *1*	6 *1*
6	—	4	3	—	—	15	5 *1*	20 *1*	—	—	—	24 *6*	7 *1*	31 *7*
13	10	10	3	—	—	46 *4*	28 *2*	74 *6*	—	—	—	66 *21*	30 *2*	96 *23*
—	—	—	—	—	—	—	1	1	—	—	—	1 *1*	1	2 *1*
1	2	1	1	—	—	3	7 *2*	10 *2*	—	—	—	5 *1*	7 *2*	12 *3*
1	1	3	1	—	—	15 *1*	4	19 *1*	—	—	—	18 *1*	4	22 *1*
3	3	11	5	—	—	25	23 *1*	48 *1*	1	—	1	37 *3*	24 *2*	61 *5*
—	—	3	—	—	—	5	—	5	—	—	—	5	—	5
—	1	3	6	—	—	7 *1*	12	19 *1*	—	—	—	9 *2*	12	21 *2*
85	72	42	22	13 *6*	15 *3*	318 *66*	254 *60*	**572** *126*	9 *8*	1 *1*	**10** *9*	756 *395*	356 *127*	**1112** *523*
						68	64	132	4	—	4	242	153	395
						386	318	**604**	13	1	**14**	998	509	**1507**

je 10 000 der Bevölkerung.

Syphilis							Ulcus molle			Im ganzen			männlich	weiblich
Parasyphil.		Lues congen.		zusammen			nach Geschlecht		zus.	m.	w.	zus.		
m.	w.	m.	w.	m.	w.	zus.	m.	w.						
—	—	30,27	16,23	30,27	16,23	23,50	—	—	—	40,36	21,65	31,33	1 982	1 848
—	—	—	—	—	—	—	—	—	—	—	12,47	6,19	2 443	2 405
—	—	—	—	—	—	—	—	—	—	—	3,54	1,84	2 613	2 826
—	—	—	—	5,76	18,85	13,34	2,88	—	1,21	115,21	31,42	66,70	3 472 [1])	4 774 [2])
—	—	—	—	5000,00	—	243,90	—	—	—	5000,00	256,41	487,80	2	39
—	—	—	—	68,87	26,25	45,79	10,33	—	4,74	457,99	99,15	263,70	2 904	3 429
—	—	—	—	—	14,53	10,05	—	—	—	162,87	72,67	100,50	307	688
—	—	—	—	—	—	—	—	—	—	—	—	—	2	14
—	—	—	—	—	—	—	—	—	—	—	—	—	8	14
—	—	—	—	61,35	48,18	53,97	6,82	5,35	6,00	463,53	74,95	245,88	1 467	1 868
—	—	—	—	16,41	25,67	21,61	—	—	—	147,66	77,02	108,03	1 219	1 558
—	—	—	—	—	208,33	153,85	—	—	—	588,24	208,33	307,69	17	48
—	—	—	—	769,23	149,25	250,00	—	—	—	769,23	149,25	250,00	13	67
—	—	—	—	92,59	41,91	60,22	18,52	—	6,69	472,22	78,58	220,81	1 080	1 909
—	—	—	—	21,83	42,74	29,46	2,73	—	1,73	90,07	61,73	79,72	3 664	2 106
—	—	—	—	114,94	—	35,09	—	—	—	114,94	—	35,09	87	198
—	—	—	—	—	—	—	—	—	—	—	36,36	26,81	98	275
—	—	—	—	—	8,59	6,17	—	—	—	131,58	8,59	43,21	456	1 164
—	—	—	—	11,74	6,07	8,95	—	—	—	61,62	6,07	34,30	3 408	3 297
—	—	—	—	—	—	—	—	—	—	94,34	—	31,65	106	210
—	—	—	—	—	34,36	28,41	—	—	—	81,97	34,36	42,61	122	582
—	—	—	—	27,62	—	5,61	—	—	—	27,62	—	5,61	362	1 420
—	—	—	—	—	3,56	1,79	—	—	—	10,77	7,13	8,94	2 785	2 806
—	—	—	—	—	—	—	—	—	—	—	—	—	2 124	216
—	—	—	—	13,83	—	2,88	—	—	—	27,66	—	5,77	723	2 746
—	—	2,04	0,82	22,40	16,44	19,10	2,72	0,27	1,36	134,06	34,79	79,13	29 464	36 502

Tabelle 221. Gesamtzahl aller und der frischen Fälle von Geschlechtskrank-

Alter des Kranken	Zivilstand	Gonorrhöe: ohne Komplikationen m.	ohne Komplikationen w.	mit Komplikationen m.	mit Komplikationen w.	zusammen m.	zusammen w.	zusammen zus.	Syphilis: I. und II. Stadium m.	I. und II. Stadium w.	III. Stad. m.	III. Stad. w.
0— 4 Jahre	—	—	2 *2*	1 *1*	3 *2*	1 *1*	5 *4*	6 *5*	—	—	—	—
5— 9 ,,	—	1 *1*	5 *5*	—	1 *1*	1 *1*	6 *6*	7 *7*	—	1	—	—
10—14 ,,	—	1 *1*	1 *1*	—	1 *1*	1 *1*	2 *2*	3 *3*	—	—	—	—
15—19 ,,	ledig	33 *28*	6 *4*	7 *4*	4 *2*	40 *32*	10 *6*	50 *38*	7 *6*	10 *6*	—	—
	verh.	—	—	—	—	—	—	—	—	—	—	—
20—24 ,,	ledig	165 *138*	22 *14*	31 *15*	12 *9*	196 *153*	34 *23*	230 *176*	80 *59*	43 *27*	1	—
	verh.	4 *3*	6 *5*	1	3 *2*	5 *3*	9 *7*	14 *10*	5 *2*	6 *6*	—	—
	geschieden	—	—	—	—	—	—	—	1	2	—	—
	verw.	—	—	—	—	—	—	—	—	—	—	—
25—29 ,,	ledig	119 *102*	12 *8*	27 *15*	7 *4*	146 *117*	19 *12*	165 *129*	64 *36*	27 *14*	1	1
	verh.	27 *17*	8 *5*	8 *4*	8 *4*	35 *22*	16 *9*	51 *31*	17 *13*	21 *11*	3	2
	geschieden	1 *1*	1 *1*	1 *1*	3 *2*	*2* *2*	4 *3*	6 *5*	—	2 *2*	—	—
	verw.	1	1 *1*	—	—	1	1 *1*	2 *1*	—	1	—	—
30—39 ,,	ledig	51 *31*	1	17 *9*	4 *1*	68 *48*	5 *1*	73 *49*	65 *36*	10 *7*	11	3
	verh.	41 *34*	4 *1*	9 *2*	9 *3*	50 *36*	13 *4*	63 *40*	36 *20*	20 *11*	5	8
	geschieden	1 *1*	1	3 *2*	1 *1*	4 *3*	2 *1*	6 *4*	2 *1*	1 *1*	1	1
	verw.	—	—	2 *2*	2	2 *2*	2	4 *2*	1	1	—	1
40—49 ,,	ledig	5 *4*	—	8 *5*	—	13 *9*	—	13 *9*	12 *5*	2	6	3
	verh.	20 *16*	1	10 *2*	4 *1*	30 *18*	5 *1*	35 *19*	22 *8*	11 *5*	14	10
	geschieden	1	—	1 *1*	2 *1*	2 *1*	2 *1*	4 *2*	3 *1*	2	—	1
	verw.	2	—	1	1	3	1	4	2 *1*	2	1	2
50 Jahre und darüber	ledig	2 *1*	—	1	—	3 *1*	—	3 *1*	4	—	4	—
	verh.	5 *2*	—	9	—	14 *2*	—	14 *2*	6 *2*	5 *2*	14	9
	geschieden	1 *1*	—	—	—	1	—	1	1 *1*	—	—	1
	verw.	5 *1*	—	1	—	6 *1*	—	6 *1*	3 *1*	2	4	4
	Zusammen	486 *389*	71 *47*	138 *64*	65 *34*	624 *453*	136 *81*	**760** *534*	331 *192*	169 *92*	65	46
Mit Sammelkarten angezeigte Fälle						55	72	127				
						679	208	**887**				
						40	29	69				
						719	237	956				

Morbiditätsziffern, bezogen auf

Alter des Kranken	Zivilstand	Gonorrhöe: ohne Komplikationen m.	ohne Komplikationen w.	mit Komplikationen m.	mit Komplikationen w.	zusammen m.	zusammen w.	zusammen zus.	Syphilis: I. und II. Stadium m.	I. und II. Stadium w.	III. Stad. m.	III. Stad. w.	Latenz m.	Latenz w.
0— 4 Jahre	—	—	4,81	2,33	4,81	2,33	9,62	5,92	—	—	—	—	—	—
5— 9 ,,	—	2,00	9,97	—	1,99	2,00	11,97	6,98	—	—	—	—	—	—
10—14 ,,	—	1,78	1,70	—	1,70	1,78	3,41	2,61	—	—	—	—	—	—
15—19 ,,	ledig	41,59	4,84	5,94	2,42	47,53	7,26	25,34	8,91	7,26	—	—	—	—
	verh.	—	—	—	—	—	—	—	—	—	—	—	—	—
20—24 ,,	ledig	189,27	18,87	20,57	12,13	209,85	30,99	119,63	80,92	36,38	—	—	—	—
	verh.	31,48	26,26	—	10,50	31,48	36,76	35,00	20,99	31,51	—	—	—	—
	geschieden	—	—	—	—	—	—	—	—	—	—	—	—	—
	verw.	—	—	—	—	—	—	—	—	—	—	—	—	—
25—29 ,,	ledig	251,17	19,08	36,94	9,54	288,11	28,62	156,29	88,65	33,39	—	—	—	—
	verh.	52,00	11,39	15,30	9,11	67,30	20,51	40,48	39,77	25,06	—	—	—	—
	geschieden	149,25	61,73	149,25	123,46	298,51	185,19	218,34	—	123,46	—	—	—	—
	verw.	—	64,52	—	—	—	64,52	49,26	—	—	—	—	—	—
30—39 ,,	ledig	113,41	—	26,17	2,27	139,58	2,27	62,47	104,68	15,89	—	—	—	—
	verh.	35,58	0,99	2,09	2,96	37,68	3,94	20,31	20,93	10,84	—	—	—	—
	geschieden	30,49	—	60,98	18,28	91,46	18,28	45,71	30,49	18,28	—	—	—	—
	verw.	—	—	79,68	—	79,68	—	18,07	—	—	—	—	—	—
40—49 ,,	ledig	22,52	—	28,15	—	50,68	—	19,71	28,15	—	—	—	—	—
	verh.	16,78	—	2,10	1,09	18,88	1,09	10,15	8,39	5,45	—	—	—	—
	geschieden	—	—	28,57	15,87	28,57	15,87	20,41	28,57	—	—	—	—	—
	verw.	—	—	—	—	—	—	—	23,36	—	—	—	—	—
50 Jahre und darüber	ledig	6,05	—	—	—	6,05	—	1,79	—	—	—	—	—	—
	verh.	1,91	—	—	—	1,91	—	1,06	1,91	2,39	—	—	—	—
	geschieden	—	—	—	—	—	—	—	—	26,67	—	—	—	—
	verw.	4 57	—	—	—	4 57	—	0,96	4,57	—	—	—	—	—
	Zusammen	50,04	5,04	8,23	3,65	58,27	8,69	31,23	24,70	9,87	—	—	—	—

Alle kursiv gesetzten Zahlen beziehen sich auf die frischen Fälle. [1]) 1 geschied., 4 verw.

heiten in der Stadt Genf, nach Krankheit, Geschlecht, Alter und Zivilstand.

Syphilis										Ulcus molle			Im ganzen		
Latenz		Para-syphil.		Lues congen.		zusammen				nach Geschlecht		zus.	männl.	weibl.	zus.
m.	w.	m.	w.	m.	w.	m.	w.	zus.		m.	w.				
—	—	—	—	4 *4*	6 *6*	4 *4*	6 *6*	10 *10*		—	—	—	5 *5*	11 *10*	16 *15*
—	—	—	—	3	3	3	4	7		—	—	—	4 *1*	10 *6*	14 *7*
—	—	—	—	1	3	1	3	4		—	—	—	2 *1*	5 *2*	7 *3*
—	4	—	—	3	5	10 *6*	19 *6*	29 *12*		3 *2*	—	3 *2*	53 *40*	29 *12*	82 *52*
—	—	—	—	—	—	—	—	—		—	—	—	—	—	—
20	19	—	—	—	7	101 *59*	69 *27*	170 *86*		11 *9*	1 *1*	12 *10*	308 *221*	104 *51*	412 *272*
1	5	—	1	—	1	6 *2*	13 *6*	19 *8*		—	—	—	11 *5*	22 *13*	33 *18*
—	1	—	—	—	—	1	3	4		—	—	—	1	3	4
—	1	—	—	—	—	—	1	1		—	—	—	—	1	1
36	14	—	—	—	1	101 *36*	43 *14*	144 *50*		8 *6*	1 *1*	9 *7*	255 *159*	63 *27*	318 *186*
7	8	1	—	—	1	28 *13*	32 *11*	60 *24*		1 *1*	—	1	64 *36*	48 *20*	112 *56*
1	—	—	—	—	—	1	2 *2*	3 *2*		—	—	—	3 *2*	6 *5*	9 *7*
—	—	—	—	—	—	—	1	1		—	—	—	1	2 *1*	3 *1*
17	6	4	—	—	2	97 *36*	21 *7*	118 *43*		7 *7*	—	7 *7*	172 *91*	26 *8*	198 *99*
21	21	5	6	1	5	68 *20*	60 *11*	128 *31*		4 *4*	—	4 *4*	122 *60*	73 *15*	195 *75*
1	2	—	—	—	—	4 *1*	4 *1*	8 *2*		—	—	—	8 *4*	6 *2*	14 *6*
—	—	—	1	—	—	1	3	4		1 *1*	—	1 *1*	4 *3*	5	9 *3*
9	2	6	2	1	—	34 *5*	9	43 *5*		—	—	—	47 *14*	9	56 *14*
15	4	18	6	—	—	69 *8*	31 *5*	100 *13*		1 *1*	—	1 *1*	100 *27*	36 *6*	136 *33*
1	2	1	—	—	—	5 *1*	5	10 *1*		1 *1*	—	1 *1*	8 *3*	7 *1*	15 *4*
1	3	1	—	—	—	5 *1*	7	12 *1*		1 *1*	—	1 *1*	9 *2*	8	17 *2*
3	1	2	3	—	—	13	4	17		—	—	—	16 *1*	4	20 *1*
9	3	7	8	—	1	36 *2*	26 *2*	62 *4*		1 *1*	—	1 *1*	51 *5*	26 *2*	77 *7*
—	—	—	1	—	—	1 *1*	2	3 *1*		—	—	—	2 *1*	2	4 *1*
—	2	2	4	—	—	9 *1*	13	22 *1*		—	—	—	15 *2*	13	28 *2*
142	98	47	32	13 *4*	35 *6*	598 *196*	381 *98*	**979** *294*		39 *34*	2 *2*	**41** *36*	1261 *683*	519 *181*	**1780** *864*
						52	13	65		6	—	6	113	85	198
						650	394	**1044**		45	2	**47**	1374	604	**1978**

je 10000 der Bevölkerung.

Syphilis							Ulcus molle			Im ganzen			männlich	weiblich
Para-syphil.		Lues congen.		zusammen			nach Geschlecht		zus.	m.	w.	zus.		
m.	w.	m.	w.	m.	w.	zus.	m.	w.						
—	—	9,32	14,43	9,32	14,43	11,83	—	—	—	11,65	24,04	17,75	4 292	4 159
—	—	—	—	—	—	—	—	—	—	2,00	11,97	6,98	5 010	5 014
—	—	—	—	—	—	—	—	—	—	1,78	3,41	2,61	5 626	5 873
—	—	—	—	8,91	7,26	8,00	2,97	—	1,33	59,41	14,53	34,68	6 733	8 261 [1])
—	—	—	—	—	—	—	—	—	—	—	—	—	17	99
—	—	—	—	80,92	36,38	58,46	12,34	1,35	6,80	303,11	68,72	184,88	7 291	7 421
—	—	—	—	20,99	31,51	28,00	—	—	—	52,47	68,28	63,00	953	1 904
—	—	—	—	—	—	—	—	—	—	—	—	—	20	39
—	—	—	—	—	—	—	—	—	—	—	—	—	12	28
—	—	—	—	88,65	33,39	60,58	14,77	2,38	8,48	391,53	64,39	225,34	4 061	4 193
—	—	—	—	39,77	25,06	31,34	3,06	—	1,31	110,13	45,57	73,13	3 269	4 389
—	—	—	—	—	123,46	87,34	—	—	—	298,51	308,64	305,68	67	162
—	—	—	—	—	—	—	—	—	—	64,52	—	49,26	48	155
—	—	—	—	104,68	15,89	54,82	20,35	—	8,92	264,61	18,16	126,21	3 439	4 405
—	—	—	—	20,93	10,84	15,74	4,19	—	2,03	62,79	14,79	38,07	9 555	10 144
—	—	—	—	30,49	18,28	22,86	—	—	—	121,95	36,56	68,57	328	547
—	—	—	—	—	—	—	39,84	—	9,03	119,52	—	27,10	251	856
—	—	—	—	28,15	—	10,95	—	—	—	78,83	—	30,66	1 776	2 790
—	—	—	—	8,39	5,45	6,95	1,05	—	0,53	28,32	6,54	17,64	9 533	9 179
—	—	—	—	28,57	—	10,20	28,57	—	10,20	85,71	15,87	40,82	350	630
—	—	—	—	23,36	—	4,80	23,36	—	4,80	46,73	—	9,60	428	1 655
—	—	—	—	—	—	—	—	—	—	6,05	—	1,79	1 654	3 939
—	—	—	—	1,91	2,39	2,13	0,96	—	0,53	4,78	2,39	3,72	10 467	8 354
—	—	—	—	26,67	—	8,32	—	—	—	26,67	—	8,32	375	827
—	—	—	—	4 57	—	0 96	—	—	—	9,14	—	1,92	2 187	8 230
—	—	0,51	0,64	25,21	10,51	17,19	4,37	0,21	2,11	87,85	19,41	50,53	77 742	93 253

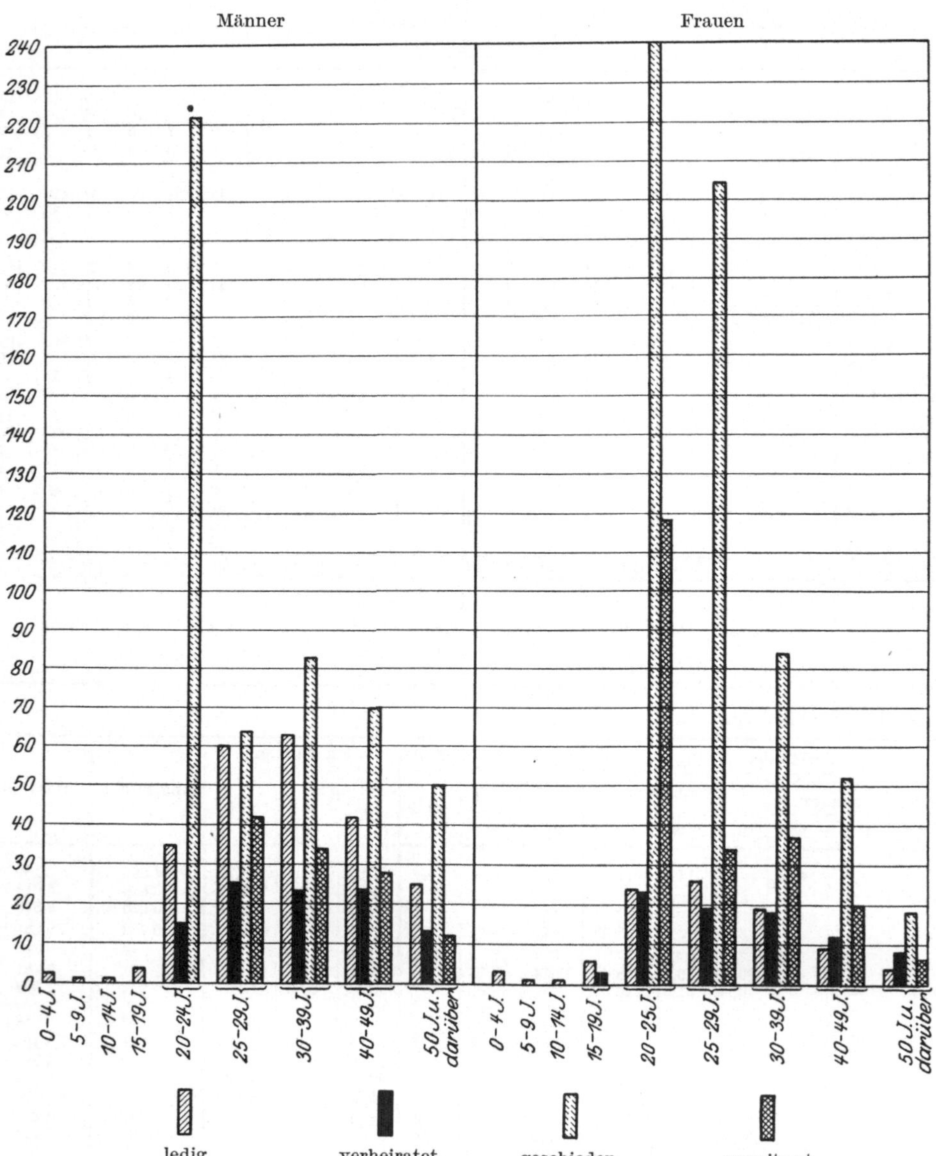

Abb. 89a. Gesamtzahl der während der Enquete 1920/21 in der Schweiz gemeldeten Fälle von Syphilis, verteilt nach Alter, Geschlecht und Zivilstand, berechnet auf je 10 000.

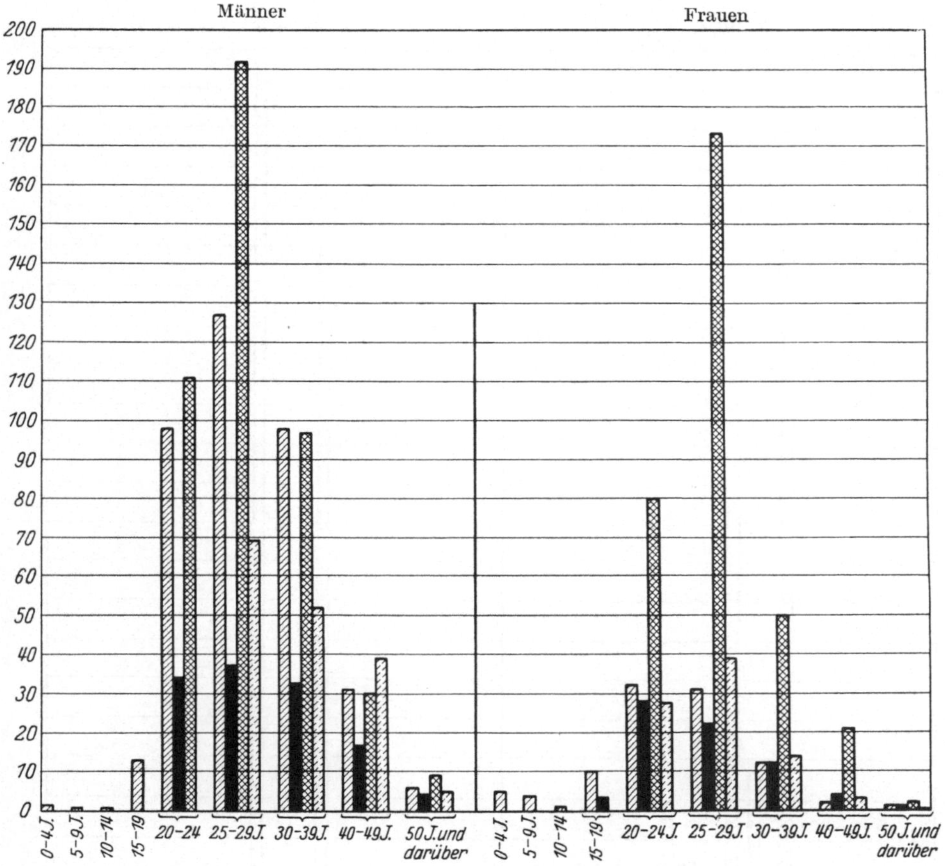

Abb. 89b. Gesamtzahl der während der Enquete 1920/21 in der Schweiz gemeldeten Gonorrhöe-Fälle, verteilt nach Geschlecht, Alter und Zivilstand, berechnet auf je 10 000.

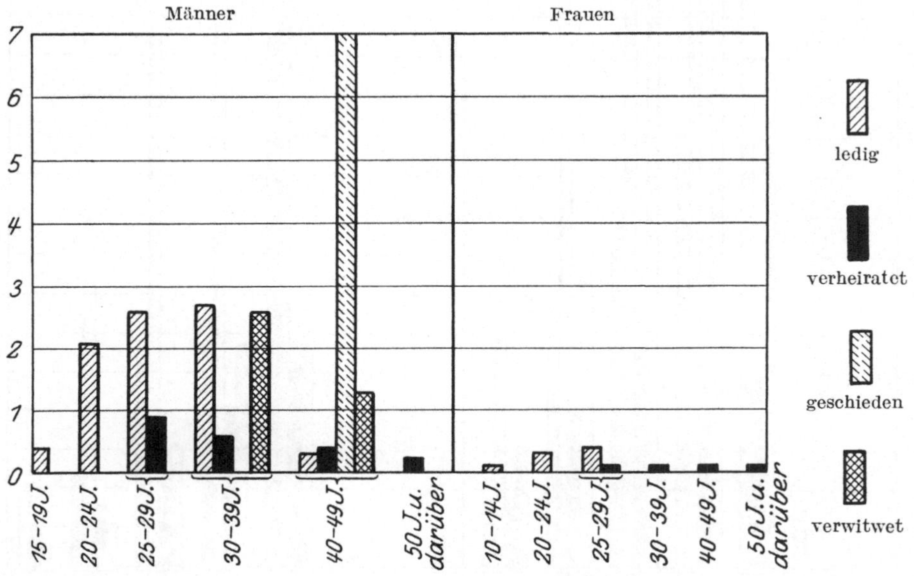

Abb. 89c. Gesamtzahl der während der Enquete 1920/21 in der Schweiz gemeldeten Ulcus molle-Fälle, verteilt nach Geschlecht, Alter und Zivilstand, berechnet auf je 10 000.

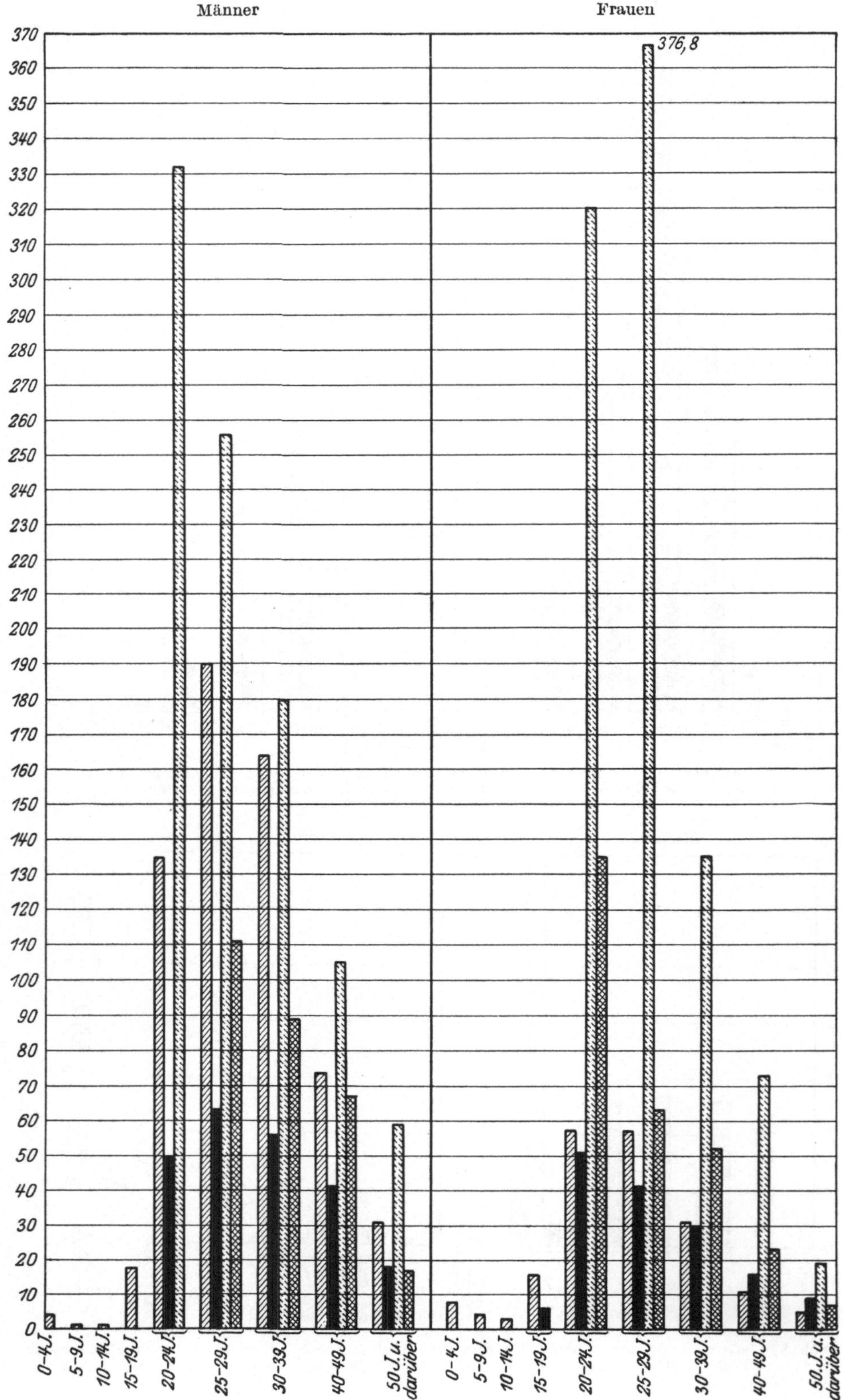

Männer
Frauen
376,8
370
360
350
340
330
320
310
300
290
280
270
260
250
240
230
220
210
200
190
180
170
160
150
140
130
120
110
100
90
80
70
60
50
40
30
20
10
0
0–4 J.
5–9 J.
10–14 J.
15–19 J.
20–24 J.
25–29 J.
30–39 J.
40–49 J.
50 J. u. darüber
0–4 J.
5–9 J.
10–14 J.
15–19 J.
20–24 J.
25–29 J.
30–39 J.
40–49 J.
50 J. u. darüber

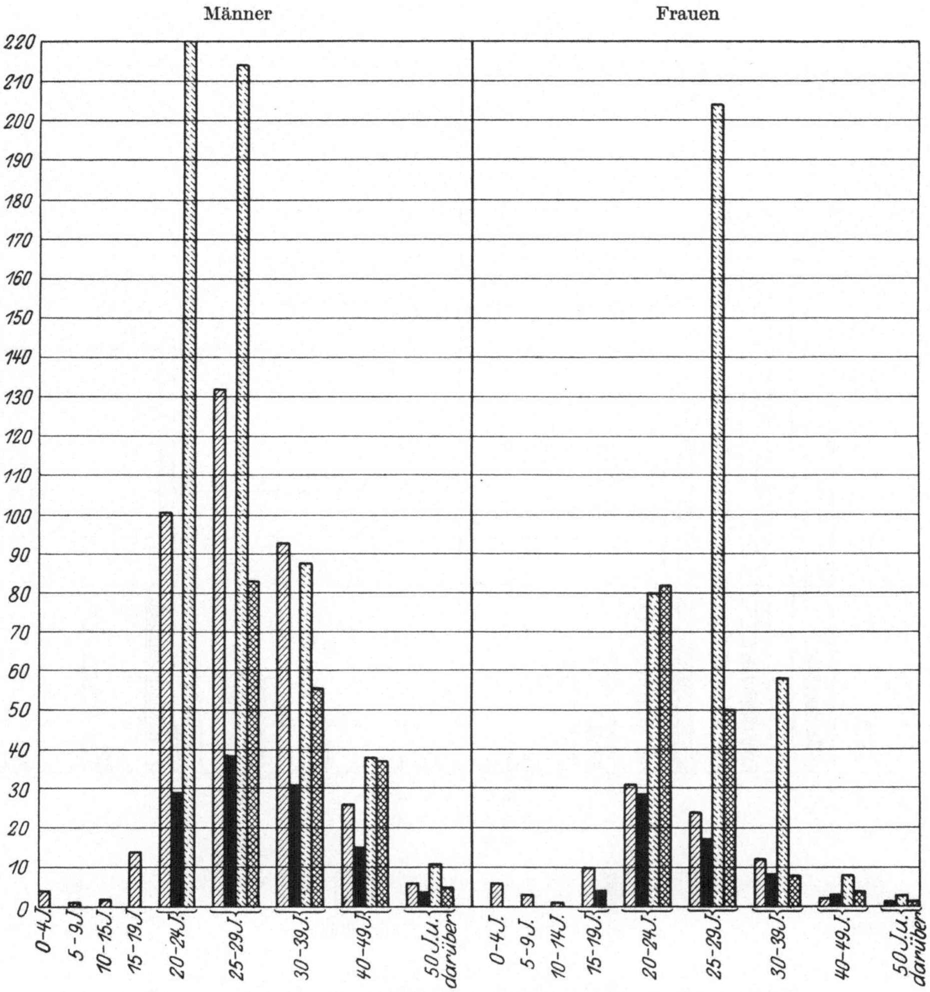
Männer
Frauen
220
210
200
190
180
170
160
150
140
130
120
110
100
90
80
70
60
50
40
30
20
10
0
0-4.J.
5-9J.
10-15J.
15-19J.
20-24J.
25-29J.
30-39J.
40-49J.
50J.u. darüber
0-4.J.
5-9J.
10-14J.
15-19J.
20-24J.
25-29J.
30-39J.
40-49J.
50J.u. darüber

Abb. 90a. Zahl der während der Enquete 1920/21 in der Schweiz gemeldeten Fälle von venerischen Neuerkrankungen, verteilt nach Alter, Geschlecht und Zivilstand, berechnet auf je 10 000.

ledig
verheiratet
geschieden
verwitwet

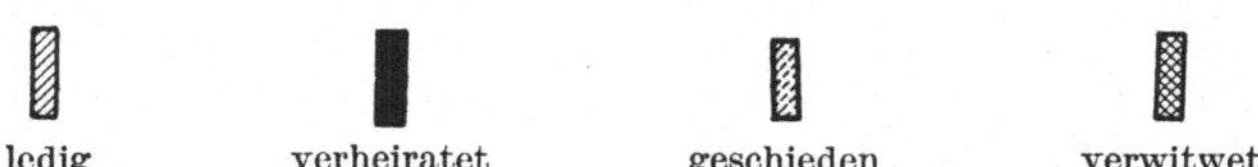

Erklärung zur nebenstehenden Abbildung:

Abb. 89d. Gesamtzahl der während der Enquete 1920/21 in der Schweiz gemeldeten Fälle von Geschlechtskrankheiten, verteilt nach Geschlecht, Alter und Zivilstand, berechnet auf je 10 000.

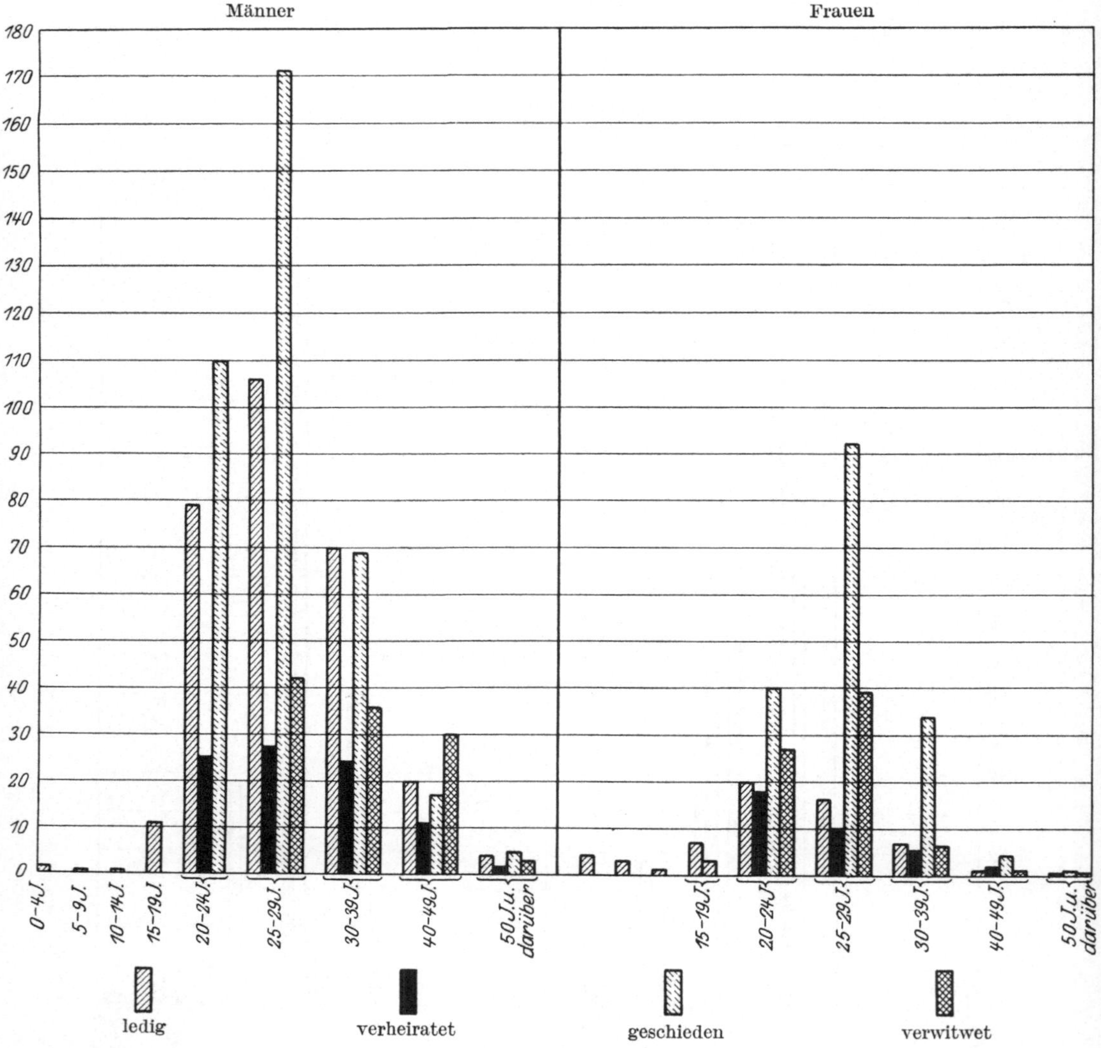

Männer
Frauen
180
170
160
150
140
130
120
110
100
90
80
70
60
50
40
30
20
10
0
0-4J.
5-9J.
10-14J.
15-19J.
20-24J.
25-29J.
30-39J.
40-49J.
50J.u. darüber
15-19J.
20-24J.
25-29J.
30-39J.
40-49J.
50J.u. darüber
ledig
verheiratet
geschieden
verwitwet

Abb. 90b. Zahl der während der Enquete 1920/21 gemeldeten Neuerkrankungen an Gonorrhöe, verteilt nach Geschlecht, Alter und Zivilstand, berechnet auf je 10 000.

Männer
Frauen
4
3
2
1
0
15-19J.
20-24J.
25-29J.
30-39J.
40-49J.
50J.u. darüber
10-14J.
20-24J.
25-29J.
30-39J.
40-49J.
50J.u. darüber

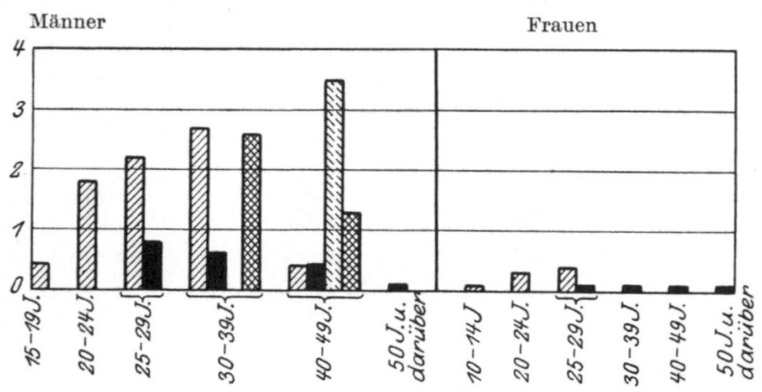

Abb. 90c. Zahl der während der Enquete 1920/21 gemeldeten Neuerkrankungen an Ulcus molle, verteilt nach Alter, Geschlecht und Zivilstand, berechnet auf je 10 000.

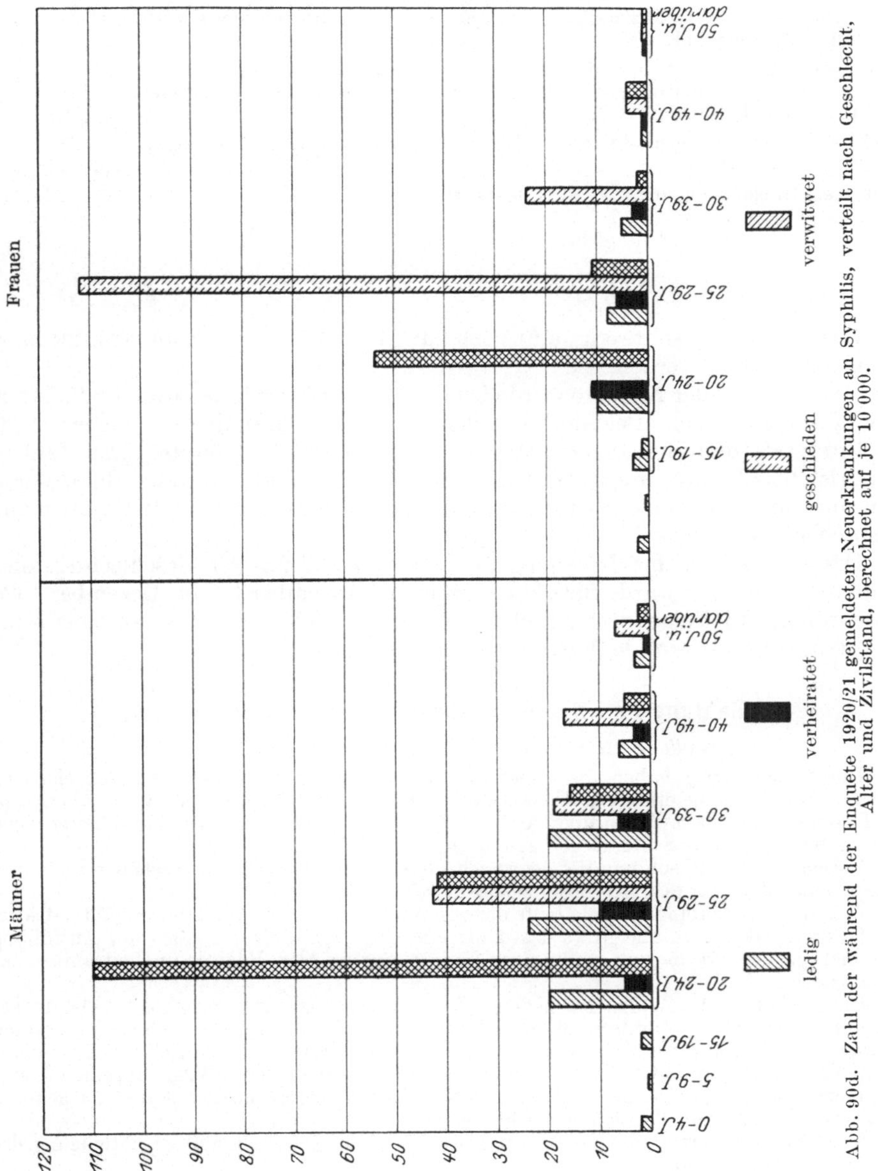

Abb. 90d. Zahl der während der Enquete 1920/21 gemeldeten Neuerkrankungen an Syphilis, verteilt nach Geschlecht, Alter und Zivilstand, berechnet auf je 10 000.

2. Österreich.

Im Jahre 1907 inaugurierte die österreichische Gesellschaft zur Bekämpfung der Geschlechtskrankheiten eine Enquete, die das ganze Gebiet der sexuellen Frage, soweit es mit dem Venerismus zusammenhängt, umfaßte. Diese Umfrage zog auch die Verbreitungswege, sowie die Häufigkeit der Geschlechtskrankheiten in ihre Betrachtungen. Die dazu gestellten Fragen umriß der umstehende Fragebogen II:

Verbreitung der Geschlechtskrankheiten.

Wie groß ist in Ihrer Körperschaft die Zahl der Geschlechtskranken relativ zur Mitgliederzahl? . . . .

Wie verteilen sich dieselben auf die einzelnen Berufe und innerhalb dieser auf Alter, Geschlecht, Stand? besonders mit Rücksicht auf frische und erste Infektion? . . . .

Welche Gewerbe bringen durch die Art der Hantierung die Gefahr einer Syphilisinfektion? . . . .

Kommen Infektionen vor und in welcher Häufigkeit? . . . .

Unterschrift: ....

Ort: .... Datum: ....

Das Formblatt sollte ausgefüllt bis zum 15. Oktober 1907 an FINGER nach Wien eingesandt werden.

Das Ergebnis der Enquete wurde bei der Tagung über diese, sowie im 9. Bande der Zeitschrift zur Bekämpfung der Geschlechtskrankheiten niedergelegt. S. EHRMANN und SCHIFF erstatteten die betreffenden Referate. Das Zahlenmaterial betrifft aber nicht die Gesamtbevölkerung und stützt sich hauptsächlich nur auf Krankenkassenstatistik, über die späterhin noch im Zusammenhang gesprochen werden soll.

Die erste allgemeine Erhebung über die Verbreitung der Geschlechtskrankheiten in Österreich wurde für die Zeit vom 15. November bis 14. Dezember 1920 angeordnet. Mit folgendem Anschreiben wandte sich das Volksgesundheitsamt im Staatsamt für soziale Verwaltung an die Ärzteschaft:

Zählung der Geschlechtskrankheiten in Österreich.

An alle Ärzte Österreichs!

Durch den Krieg haben die Geschlechtskrankheiten nach allgemeiner Ansicht eine weitgehende Zunahme erfahren. Genaue Angaben hierüber fehlen jedoch, wie es überhaupt an Daten gebricht, aus denen über Art und Verbreitung der Geschlechtskrankheiten auch nur halbwegs sichere Schlüsse gezogen werden können.

Diesem Übelstand soll nun für Österreich, so wie es in Deutschland geschehen ist, durch eine genaue Zählung der Geschlechtskranken abgeholfen werden.

Daß sich die Zählung nur mit Hilfe der gesamten Ärzteschaft durchführen läßt, ist klar. Es ergeht daher an alle Ärzte das dringende Ersuchen, sich der Mühe der Ausfüllung des beiliegenden Zählbogens und seiner Einsendung an das Volksgesundheitsamt nicht zu entziehen.

Die Ausfüllung des Zählbogens bedeutet für den einzelnen Arzt zweifellos eine besondere von ihm bisher nicht geforderte Mühewaltung. Das Volksgesundheitsamt hat daher einen Betrag von 200 000 Kronen veranschlagt, um ihn der Ärzteschaft als Zeichen besonderer Anerkennung für ihre Mitwirkung zu widmen. Von diesem Betrag soll den einzelnen Ärztekammern ein der Anzahl der einlaufenden Zählbogen entsprechender Anteil zu gemeinnützigen Zwecken zur Verfügung gestellt werden.

Es steht zu erwarten, daß solcherart die so dringend nötige einmütige Beteiligung der Ärzteschaft erzielt wird.

Für die Zählung ist die Zeit vom 15. November 1920 bis einschließlich 14. Dezember 1920 in Aussicht genommen.

Es wird ausdrücklich bemerkt, daß die von den Ärzten (Anstalten und Ambulatorien) ausgefüllten Zählbogen ausschließlich für gesundheitsstatistische Zwecke benützt werden sollen. Das ärztliche Geheimnis bleibt gewahrt; den Ärzten darf wie den Kranken durch die Einsendung kein wie immer gearteter Nachteil erwachsen.

Damit jedes Bekanntwerden der Namen der Erkrankten vermieden wird, wolle die die Namen enthaltende Spalte vor der Absendung des ausgefüllten Zählbogens vom Einsender abgetrennt und für die Beantwortung etwa erforderlicher Rückfragen aufbewahrt werden.

Auch jene Ärzte, welche in der Erhebungszeit oder — wie die Theoretiker, und vielleicht auch manche Amtsärzte oder Zahnärzte — überhaupt nicht von Geschlechtskranken in Anspruch genommen werden, sind gebeten, auf alle Fälle den Zählbogen mit der Unterschrift zu versehen und dem Volksgesundheitsamte einzusenden.

Wien, am 23. September 1920.

Das verwandte Formblatt hat folgende Gestalt:

Zählung der Geschlechtskranken in Österreich.

Zählbogen

für die beim umseitig bezeichneten Arzte (Heilanstalt) in der Zeit vom 15. November 1920 bis einschließlich 14. Dezember 1920 in Behandlung gestandenen geschlechtskranken Personen.

Vorbemerkungen:

Bei der Zusammenstellung des Zählbogens wurden die Verhältnisse, wie sie sich den praktischen Ärzten darbieten — auf diese kommt es ja besonders an — mit jenen der Fachärzte möglichst in Einklang gebracht. Es ist natürlich unmöglich, allen Wünschen und Meinungen in gleichem Maße gerecht zu werden. Es können sich Fälle ergeben, deren Einreihung in die vorgedruckten Spalten gewissen Schwierigkeiten begegnet. Darum sei bemerkt, daß das Volksgesundheitsamt (Abteilung 6 b) auf Anfragen jederzeit gerne und umgehend Aufschluß geben wird.

Um die Fragenbeantwortung möglichst einheitlich zu gestalten und Fehlerquellen möglichst auszuschalten, wird grundsätzlich festgesetzt:

1. In den Zählbogen einzutragen ist, wer immer sich in der Erhebungszeit wegen einer Geschlechtskrankheit ärztlichen Rat einholt (auch Ausländer, Angehörige der Wehrmacht usw.).

2. Als Geschlechtskrankheiten haben zu gelten: Tripper, Schanker, Syphilis sowie *alle Erkrankungen, deren Ätiologie auf eine der drei genannten Grundkrankheiten zurückzuführen ist* (z. B. Nebenhodenentzündung, Prostatitis, Bartholinitis, Salpingitis, Endokarditis, Arthritis, Tabes, Paralyse, Iritis, Blennorrhoea neonatorum usw.). Nicht anzuführen sind hingegen Erkrankungen der Geschlechtsteile nicht venerischen Ursprungs (z. B. Condylomata acuminata, Varicocele, Fluor albus, Balanitis, Herpes progenitalis usw.).

Durch die Zählung soll nicht nur festgestellt werden:

a) die Zahl der an Geschlechtskrankheiten und deren Folgen leidenden Kranken überhaupt, sondern auch

b) der Zuwachs an Geschlechtskranken im Erhebungsmonate.

Von diesem Gesichtspunkte aus werden in den Spalten „frisch erworben“ alle jene Fälle einzutragen sein, wo eine vor kürzerer oder längerer Zeit erfolgte Ansteckung *zum ersten Male* ärztlich festgestellt oder behandelt wird. Als „latent“ sind jene Fälle einzutragen, bei denen eine sichere Lues vorhanden war, aber Merkzeichen für das Fortbestehen der Lues vollständig fehlen.

3. Wenn ein und derselbe Kranke während der Erhebungszeit wegen mehrerer Geschlechtskrankheiten in Behandlung gekommen ist, so ist sein Name nur einmal einzutragen, jede einzelne Krankheit jedoch für sich in der zutreffenden Spalte zu verzeichnen.

Wenn im Laufe der Erhebungszeit ein Kranker den ihn behandelnden Arzt wechselt oder in eine Heilanstalt aufgenommen wird, so soll dies — soweit es bekannt wird — von der zweiten behandelnden Stelle in der Spalte 15 unter „Anmerkung“ angegeben werden.

5. Geschlechtskranke, welche zwar in ärztlicher Beobachtung stehen, aber während der Erhebungszeit nicht beim Arzt erscheinen, sind in den Zählbogen *nicht* aufzunehmen.

Reichen die zugestellten Zählbogen nicht aus, so ist die nötige Stückzahl mittels beiliegender gebührenfreier Postkarte bei der zuständigen Landesregierung (Gesundheitsabteilung) anzufordern.

Wer *mehr als einen* Zählbogen verwendet, möge die Zählbogen auf der ersten Seite oben rechts und links in den vorgedruckten Kreisen fortlaufend numerieren. (Die vorgedruckten fortlaufenden Nummern im Zählbogen brauchen dabei nicht geändert zu werden.)

Die Zählbogen sind bis Ende Dezember 1920 unter Benützung des beiliegenden Briefumschlages gebührenfrei an das Volksgesundheitsamt im Staatsamte für soziale Verwaltung (Abteilung 6 b) einzusenden.

Land: .... Politischer Bezirk: ....

Wohnort des Arztes oder Name und Sitz der Heilanstalt oder des Ambulatoriums: .... Namensstempel des Arztes oder der Heilanstalt: ....

Fortlaufende Zahl	Name und Vorname des Kranken (Diese Spalte ist vor Absendung des Zählbogens vom Arzte abzutrennen und für die Beantwortung etwa erforderlicher Rückfragen aufzubewahren)	Fortlaufende Zahl	Geschlecht m = männlich w = weiblich	Alter[1])	Familienstand[1]) l = ledig, v = verheiratet, g = geschieden, getrennt, w = verwitwet	Beruf[1])	Wohnort des Kranken und politischer Bezirk[1])	Krankheiten, an denen der Kranke vom 15. November bis 14. Dezember 1920 in Behandlung stand: Tripper und dessen Folgekrankheiten: Frisch erworben seit[2])	Tripper: Alt[2]) seit[2])	Weicher Schanker und dessen Folgekrankheiten seit[2])	Syphilis: Frisch erworben seit[2])	Syphilis: Ältere Fälle mit Einschluß aller Folgekrankheiten, wie Tabes, Paralyse, Gefäßerkrankungen usw. seit[2])	Syphilis: Latent seit[2])	Syphilis: Angeboren seit[3])	Infektionsquelle[3]) B P S E U	Anmerkung (Erläuterungen, Anregungen erwünscht; allenfalls ein Sonderblatt beilegen)
		1	2	3	4	5	6	7	8	9	10	11	12	13	14	15
	Muster.															
1	*Ullrich Hermine*	1	w.	25	*v.*	*Agentensgattin*	*Wien*	*20. Nov. 1920*							*E*	*Von Dr. N. N. in (Wohnort) übernommen*
2	*Schlager Oskar*	2	m.	27	*l.*	*Hilfsarbeiter*	*Weigelsdorf Bez. Mödling*		*Juli 1920*		*15. Nov. 1920*				*B*	
3	*Gruber Margarete*	3	w.	21	*l.*	*Kellnerin*	*Linz*			*5. Dez. 1920*					*S*	*Dem allgemeinen Krankenhause überwiesen*
4	*Jaksch Heinrich*	4	m.	48	*v.*	*Buchhalter*	*Graz*					*Mai 1918*			*P*	*Dr. X. Y. in (Wohnort) überwiesen.*
5																
6																
7																

[1]) Werden die Personaldaten vom Kranken nicht angegeben, so ist in der betreffenden Spalte ein *U* (= unbekannt) einzusetzen.

[2]) Bei jenen Kranken, die erst *während* der Erhebungszeit in die Behandlung eingetreten sind, ist der *Tag* des Behandlungsbeginnes anzugeben. Dagegen genügt bei Kranken, die schon vor dem 15. November 1920 in die Behandlung eingetreten sind, die Angabe des Monates und des Jahres des Behandlungsbeginnes.

[3]) Infektionsquelle: *B* = Bordell; *P* = freie Prostitution (Beischlaf gegen Entgelt, und zwar ein Entgelt in was immer für einer Form); *S* = sonstiger außerehelicher Beischlaf; *E* = ehelicher Beischlaf; *U* = Infektionsquelle unbekannt.

Name und genaue Anschrift des Arztes:

....

....

Name des Anstaltsarztes:

....

....

Das Ergebnis der Erhebung, an der sich 63% der befragten Ärzte beteiligten, läßt sich kurz folgendermaßen zusammenfassen:

Mit Ausnahme des Burgenlandes standen von Personen mit ständigem Wohnsitze in den österreichischen Bundesländern in Behandlung:

Wegen	Insgesamt		Davon seit 15. XI. in Behandlung	
	männl.	weibl.	männl.	weibl.
frischer Gonorrhöe	3916	1457	1817	592
alter Gonorrhöe	3007	1548	324	233
Ulcus molle	503	86	228	34
frisch erworbener Lues	1561	1152	531	270
angeborener Lues (Erbsyphilis) .	196	208	62	40
älterer Formen der Lues	2810	1583	507	275
latenter Lues	1525	1100	108	139

Am meisten war das Alter von 20—40 Jahren betroffen.

Von insgesamt gezählten 20 662 Geschlechtskranken waren 16 368 (davon 11 040 Männer, 5328 Weiber) verheiratet, was einen sehr hohen Prozentsatz (rund 80%) von venerischen Erkrankungen in den Familien bedeutet. Nimmt man obige auf die Periode eines Monats bezügliche Daten zur Grundlage, um daraus einen Schluß auf die Gesamtzahlen an Geschlechtskrankheiten pro Jahr zu ziehen — indem man die entsprechenden Werte der Stäbe 3 und 4 obiger Tabelle mit 12 multipliziert —, so wäre für das Jahr 1920 mit einer Gesamtzahl an Geschlechtskranken von 42 924 Männern und 18 996 Weibern zu rechnen gewesen, wobei auf Gonorrhöe 35 592 (25 692 Männer, 9900 Weiber), auf Lues 23 184 (14 496 Männer, 8688 Weiber), auf Ulcus molle 3144 (2736 Männer, 408 Weiber) gekommen wären. Auf einen Tag im Jahre würden dies 170 (117 Männer, 55 Weiber) Fälle von venerischer Erkrankung sein.

Nach einer solchen Betrachtung würde bei einer Bevölkerungsziffer der österreichischen Bundesländer (für das Jahr 1920 mit Ausnahme des Burgenlandes) von 6 131 445 Personen rund 1% der Bevölkerung an venerischen Krankheiten und deren Folgen leiden. Es kann dies aber nur eine ganz aproximative Schätzung bedeuten, da ja die monatliche Frequenz an Geschlechtskrankheiten stets schwanken wird, und es sich bei den in Behandlung tretenden Fällen nicht ausschließlich um frisch Infizierte handelt.

Um einen Einblick in die Verbreitung der Geschlechtskrankheiten, vor allem in die Schwankungen ihrer Häufigkeit zu bekommen, erließ dann auf Anregung von HERMANN SCHROETTER, Referenten im Bundesministerium für soziale Verwaltung, das Volksgesundheitsamt unter Nr. 9915 einen Erlaß am 21. Februar 1925, nach dem die Universitätskliniken für Haut- und Geschlechtskrankheiten in Wien, Graz und Innsbruck ersucht, sowie die entsprechenden Abteilungen der Wiener allgemeinen öffentlichen Fonds-Krankenanstalten und die öffentlichen Spitäler in den Landeshauptstädten und größeren Industrieorten angewiesen wurden, über ihr während der letzten 5 Jahre, das ist vom Anfange 1920 bis Ende 1924 zugegangenes Material an frischen Infektionen mit Lues sowohl in absoluten Zahlen als in Prozenten der Gesamtfrequenz (bzw. Prozenten der Anstalts- und Abteilungsfrequenz) mit Angabe des Alters der Kranken, sowie nach Geschlechtern getrennt zu berichten und eine gleiche Aufstellung auch für die rezenten Fälle von Ulcus molle und Gonorrhöe vorzulegen.

Das Material lief zumeist in Vollständigkeit bis zum Anfang des Herbstes 1925 ein und verteilte sich folgendermaßen. Es kommen

auf Kärnten	3	Krankenanstalten	mit	2 535 Fällen
„ Niederösterreich .	16	„	„	4 577 „
„ Oberösterreich . .	12	„	„	3 927 „
„ Salzburg	3	„	„	1 055 „
„ Steiermark	12	„ (einschl. der Grazer Klinik	„	6 446 „
„ Tirol	6	„ (einschl. der Innsbrucker Klinik)	„	1 978 „
„ Vorarlberg	2	„	„	64 „
„ Wien	5	„ (einschließlich der beiden Wiener Kliniken) . .	„	21 978 „
„ das gesamte Österreich . . .	59	„	„	42 560 „

Bezüglich der einzelnen Geschlechtskrankheiten entfallen von diesen 42 560 Beobachtungen 13 432 auf frische Infektionen mit Lues, 26 794 auf solche mit Gonorrhöe und 2226 auf Ulcus molle, was einer Relation von 31,3% : 63,0% : 5,7% entspricht.

Was die beiden Geschlechter anlangt, so kommen von obiger Zahl auf Männer 29 086 oder 69%, auf Weiber 13 475 oder 31%.

Die drei Geschlechtskrankheiten sind dabei derart verteilt, daß von den

29 086 Männern	auf Lues	7 225	oder 24,8%
	auf Gonorrhöe	19 984	„ 68,7%
	auf Ulcus molle	1 877	„ 6,4%
13 475 Weibern	auf Lues	6 207	„ 46,1%
	auf Gonorrhöe	6 919	„ 51,3%
	auf Ulcus molle	349	„ 2,6%

entfallen.

Es ergibt sich somit, daß hinsichtlich der *einzelnen Geschlechtskrankheiten* die Männer zu den Weibern an Lues im Verhältnisse von 2,3 : 1,2, an Gonorrhöe von 6,9 : 5,1, an Ulcus molle von 3,2 : 1,3 vertreten sind, daß also durchweg die Zahl der geschlechtskranken beziehungsweise frischinfizierten Männer wesentlich höher ist als jene der Weiber.

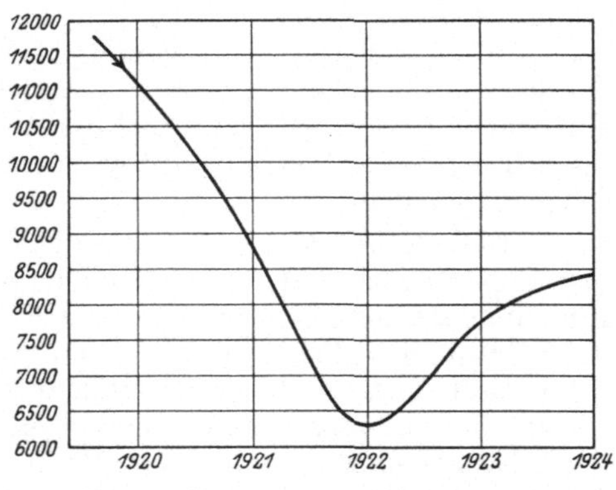

Abb. 91. Frequenz der rezenten Fälle von Geschlechtskrankheiten in Österreich, 1920—1924.

Die Kurve über die Frequenz der rezenten Fälle der Geschlechtskrankheiten in den Jahren 1920 bis 1924 verzeichnet beistehende graphische Darstellung.

Die Zahl der erfaßten Fälle in den einzelnen Jahren gibt folgende Übersicht:

Jahr	Summen der in den Spitälern erfaßten Fälle rezenter Infektionen
1920	11 123
1921	8 848
1922	6 290
1923	7 749
1924	8 450

Bis zum Jahre 1922 besteht ein steiler Abfall, dem dann bis zum Jahre 1924 ein Wiederanstieg, der nicht ganz die Höhe des Jahres 1921 erreicht, folgt. Daß dieser Wiederanstieg lediglich der Gonorrhöe zuzuschreiben ist, zeigen die nachstehend aufgeführten Zahlen, für die frischen Lues-, für die frischen Gonorrhöe- und für die frischen Ulcus molle-Fälle, sowie die graphische Darstellung dieser Befunde:

Tabelle 222.

Jahr	Zahl der frischen Lues-Fälle			Zahl der frischen Gonorrhöe-Fälle			Zahl der frischen Ulcus molle-Fälle		
	Insges.	Männer	Weiber	Insges.	Männer	Weiber	Insges.	Männer	Weiber
1920	3647	1936	1711	6505	5030	1475	971	799	172
1921	3184	1633	1551	5173	3820	1353	491	432	59
1922	2240	1247	993	3686	2554	1132	364	306	58
1923	2348	1301	1047	5192	3695	1497	209	181	28
1924	2021	1116	905	6238	4876	1362	191	159	32

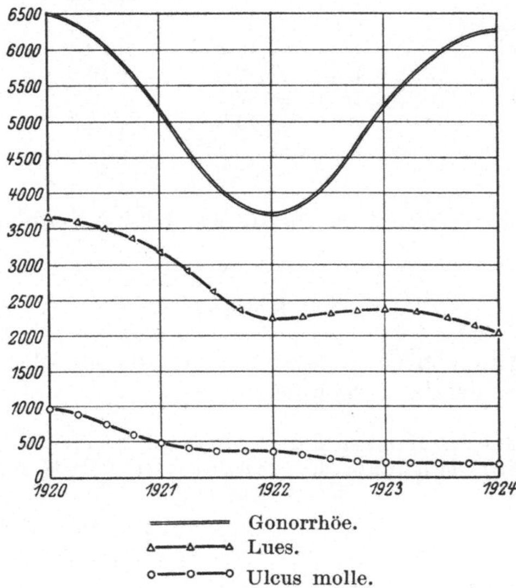

Abb. 92. Frequenz von Gonorrhöe, Lues und Ulcus molle in Österreich, 1920—1924.

Die besondere *Verteilung der Geschlechtskrankheiten* in den einzelnen *Bundesländern* kommt auch in dem Verhältnisse der rezenten Infektionen zur Bevölkerungsziffer (bezogen auf die Zählung vom 7. März 1923) zum Ausdruck, wobei sich jedoch die entsprechenden Relationen nur auf einen Teil, nämlich auf die in den Spitälern erfaßten Kranken, beziehen und demgemäß nur bedingt zur Schätzung der tatsächlichen Durchseuchung der Bundesländer herangezogen werden dürfen.

So entfallen prozentual ausgedrückt:

	als Durchschnitt der letzten fünf Jahre	als Ergebnis des letzten Jahres
auf Kärnten . . .	0,14	0,12
„ Niederösterreich	0,03	0,03
„ Oberösterreich .	0,09	0,08
„ Salzburg. . . .	0,09	0,10
„ Steiermark. . .	0,13	0,16
„ Tirol	0,13	0,11
„ Vorarlberg . . .	0,01	0,01
, Wien	0,26	0,25

Beide Reihen lassen gleichsinnige Relationen erkennen, derart, daß in *epidemiologischer Hinsicht* — stets mit Bezug auf die rezenten Infektionen —, zunächst Wien, dann die Bundesländer Kärnten, Steiermark, Tirol am stärksten, Vorarlberg und Niederösterreich am schwächsten vertreten erscheinen, während Oberösterreich und Salzburg gewissermaßen in der Mitte liegen. Durch Berücksichtigung der auf 100 Einwohner entfallenden frisch infizierten Geschlechtskranken ergibt sich sonach, daß trotz der deutlichen Abnahme der Geschlechtskrankheiten in Wien und Kärnten, wie nachfolgende Übersicht zeigt:

Land	Schwankung (±) der Frequenz des Jahres 1924 gegenüber jener des Jahres 1920 in Prozenten		
	männl.	weibl.	Zusammen
Kärnten	— 16,5	— 54,4	— 37,4
Niederösterreich	+ 11 9	+ 9,4	+ 15,4
Oberösterreich	— 19,6	— 19,2	— 19,5
Salzburg	+ 8,0	+ 10,6	+ 9,0
Steiermark	+ 33,0	+ 5,1	+ 24,0
Tirol	— 15,9	+ 13,3	— 3,8
Vorarlberg	— 18,2	—	— 14,3
Wien	— 28,6	— 49,3	— 33,8

die Gefahr der Weiterverbreitung in diesen beiden Ländern am größten ist.

3. Holland.

In Holland wurde vom Zentralgesundheitsamt im Mai 1914 eine Enquete durchgeführt, die folgendes Ergebnis hatte:

Die im Mai 1914 in Holland gemeldeten Fälle von Geschlechtskrankheiten bei Männern, berechnet auf 100000 der männlichen Bevölkerung.

	Zahl der Geschlechtskranken $^0/_{0000}$	Zahl der meldenden Ärzte
Reich	6,3	51,7%
Gemeinden mit mehr als 100 000 Einw. . .	18	45,7%
Gemeinden mit 20 000—100 000 Einw. . . .	8	53,8%
Gemeinden bis 20 000 Einw.	1,2	55,7%
Hafenstädte: Delfzijl, Harlingen, Helder, Velsen, Rotterdam, Schiedam, Klaardingen, Maßluis, Hellevoetsluis, Vlissingen	18,7	49%

4. Tschechoslowakei.

In der tschechoslowakischen Republik wurde während des Monats Februar 1921 eine Umfrage über die in Behandlung stehenden Geschlechtskranken durchgeführt. Laut Meldevorschrift waren alle während des Zeitraumes vom 1.—28. Februar untersuchten und behandelten geschlechtskranken Personen, auch wenn sie bereits vorher in Behandlung gestanden hatten, anzugeben. Gleichzeitig mußte gemeldet werden, ob der Patient schon im Januar in ärztlicher Behandlung gewesen war. Es meldeten 52% der praktizierenden Ärzte. In Böhmen meldeten von den Spezialisten 50% der tschechischen und 74% der deutschen Sektion der Ärztekammer. Unter Berücksichtigung der medizinischen Institute und der Amtsärzte kann geschätzt werden, daß 75% der in ärztlicher Behandlung stehenden Erkrankten erfaßt wurden.

Der Fragebogen hatte folgende Fassung:

Provinz ....

Ort ....

Im Februar 1921 behandelte Falle von Geschlechtskrankheiten

Doktor .... (Krankenhaus) .... in ....

Laufende Nummer	Vor- und Zuname des Patienten (Dieser Abschnitt ist abzutrennen und vom Arzt aufzubewahren.)	Angaben über den Patienten																	Angaben über die Erkrankung[1])									Infektionsquelle[2]) B P A E U	Bemerkungen
								Wohnort mit				Syphilis							Gonorrhoe						Ulcus molle				
		Laufende Nummer	Schon im Februar ärztlich behandelt	Geschlecht: männlich, weiblich	Alter	Zivilstand: l(edig), v(erheiratet), verw(itwet), g(eschieden)	Beruf	Unter 3000 Einwohnern	Unter 30 000 Einwohnern	Über 30 000 Einwohnern	Groß-Prag	Primäre	Sekundäre	Tertiäre	Latente	Kongenitale	Innere Komplik.	Tabes und Paralyse	Akute	Chronische	Komplikat.: Epidid., Prostat.	Endometritis	Adnexitis	Andere Komplikat.	Ohne Komplikat.	Welche Komplikat.	Extragenitale Infektion		
		1	2	3	4	5	6	7	8	9	10	11	12	13	14	15	16	17	18	19	20	21	22	23	24	25	26	27	28
		Muster																											
1																													
2																													
3																													
4																													

Perforiert

[1]) Hier ist das Datum des Krankheitsbeginns einzutragen.

[2]) Infektionsquelle: B Bordell, P Prostituierte, freie, A Außerehelich, E Ehelich, U Unbekannt.

Name und Adresse des Arztes:
....

Name des Krankenhausarztes:
....

Die Gesamtzahl aller im Februar 1921 gemeldeten Fälle von Geschlechtskrankheiten gibt nachstehende Tabelle:

Tabelle 223. Die in den tschechoslowakischen Provinzen im Februar 1921 behandelten Geschlechtskranken, verteilt nach Krankheitsform und Geschlecht.

Provinz	Syphilis	Gonorrhöe	Ulcus molle	Insgesamt
Böhmen:				
Männer	4 911	3 921	559	9 391
Frauen	2 353	1 220	61	3 634
zusammen	7 264	5 141	620	13 025
Mähren und Schlesien:				
Männer	1 625	1 503	149	3 277
Frauen	830	393	17	1 240
zusammen	2 455	1 896	166	4 517
Slowakei:				
Männer	1 127	1 234	209	2 570
Frauen	440	245	20	705
zusammen	1 567	1 479	229	3 275
Karpatho-Rußland:				
Männer	268	148	28	444
Frauen	147	47	10	204
zusammen	415	195	38	648
Tschechoslowakische Republik:				
Männer	7 931	6 806	945	15 682
Frauen	3 770	1 905	108	5 783
zusammen	11 701	8 711	1 053	21 465

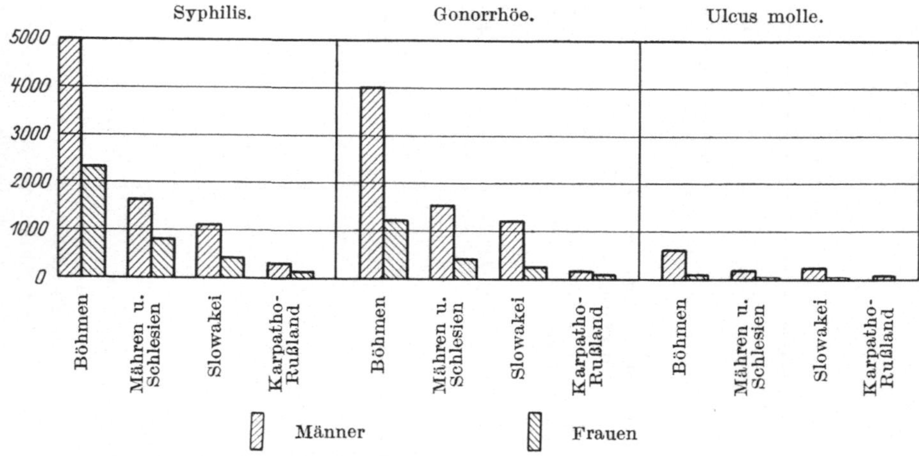

Abb. 93. Die in den tschechoslowakischen Provinzen im Februar 1921 behandelten Geschlechtskrankheiten, verteilt nach Krankheitsform und Geschlecht.

Folgende Tabelle faßt die im Februar 1921 gemeldeten Syphilisfälle, verteilt nach Ortsgruppen, zusammen:

Tabelle 224. Im Februar 1921 behandelte Syphilisfälle. (Absolute Zahlen.)

Provinz	Alter in Jahren																Alle Altersklassen
	0—4	5—9	10—14	15—19	20—24	25—29	30—34	35—39	40—44	45—49	50—54	55—59	60—64	65—69	über 70	nicht angegeben	
Böhmen:																	
Männer	67	14	19	247	1469	1088	683	451	330	209	119	54	42	20	5	94	4911
Frauen	59	22	30	268	711	484	295	168	107	74	39	25	14	3	2	52	2353
zusammen	126	36	49	515	2180	1572	978	619	437	283	158	79	56	23	7	146	7264
Mähren u. Schlesien:																	
Männer	21	4	6	58	617	370	187	99	102	70	43	23	10	5	—	9	1625
Frauen	17	6	10	108	244	194	107	60	35	21	12	3	3	—	1	7	830
zusammen	38	10	16	166	861	564	294	159	137	91	55	26	13	5	1	16	2455
Slowakei:																	
Männer	16	—	2	40	505	274	143	61	30	30	8	4	5	1	1	7	1127
Frauen	18	3	8	89	158	78	34	22	10	9	3	3	—	—	1	4	440
zusammen	34	3	10	129	663	352	177	83	40	39	11	7	5	1	2	11	1567
Karpatho-Rußland:																	
Männer	3	—	1	9	145	55	19	14	9	5	5	1	2	—	—	—	268
Frauen	6	3	3	31	41	23	16	8	9	1	5	1	—	—	—	—	147
zusammen	9	3	4	40	186	78	35	22	18	6	10	2	2	—	—	—	415
Tschechoslowakei:																	
Männer	107	18	28	354	2736	1787	1032	625	471	314	175	82	59	26	6	111	7931
Frauen	100	34	51	496	1154	779	452	258	161	105	59	32	17	3	4	65	3770
zusammen	207	52	79	850	3890	2566	1484	883	632	419	234	114	76	29	10	176	11701

Auf Grund der vorstehenden Angaben sind die Erkrankungshäufigkeit an einzelnen Geschlechtskrankheiten, die die nachstehenden Tabellen 224—226 verzeichnen, auf 10 000 der mittleren Bevölkerungszahl berechnet worden: Zu ihrer Feststellung sind die gemeldeten Fälle unter der nicht ganz zutreffenden Voraussetzung einer gleichbleibenden monatlichen Infektionschance wie im Meldemonat mit 12 und dann noch für Syphilis mit dem Faktor 0,184, mit 0,413 für Gonorrhöe und mit 0,695 für Schanker multipliziert worden. Dieser Faktor wurde gewonnen durch die Division der Zahl derjenigen Patienten, deren Infektion nicht weiter als einen Monat zurücklag, durch alle in der Tschechoslowakei während der Enquete als behandelt gemeldeten Fälle.

Die Erkrankungshäufigkeit an Syphilis in der ganzen Tschechoslowakei ist demnach für die Männer 20,4 und für die Frauen 7,1 und beide Geschlechter zusammen 13,8 auf 10 000 der mittleren Bevölkerung. Unter Berücksichtigung des Prozentsatzes der erfaßten Fälle kann danach mit einer jährlichen Infektionsziffer von $2^0/_{00}$ gerechnet werden. Bei einer Verteilung der Erkrankungshäufigkeit nach einzelnen Verwaltungsdistrikten fällt die Übereinstimmung

Über die Ulcus molle-Fälle belehrt folgende Tabelle:

Tabelle 225. Im Februar 1921 behandelte Fälle von Ulcus molle. (Absolute Zahlen.)

Provinz	Alter in Jahren															ohne Angabe
	0—4	5—9	10—14	15—19	20—24	25—29	30—34	35—39	40—44	45—49	50—54	55—59	60—64	65—69	über 70	
Böhmen:																
Männer	—	—	—	42	258	133	50	35	16	10	8	2	—	—	1	4
Frauen	—	—	—	15	29	10	5	—	—	—	1	—	—	—	—	1
zusammen	—	—	—	57	287	143	55	35	16	10	9	2	—	—	1	5
Mähren u. Schlesien																
Männer	—	—	—	4	79	36	20	5	1	2	1	1	—	—	—	—
Frauen	1	—	—	2	8	2	1	1	1	—	1	—	—	—	—	—
zusammen	1	—	—	6	87	38	21	6	2	2	2	1	—	—	—	—
Slowakei:																
Männer	—	—	—	13	116	53	15	5	2	2	—	2	—	—	—	1
Frauen	—	—	—	2	13	3	—	2	—	—	—	—	—	—	—	—
zusammen	—	—	—	15	129	56	15	7	2	2	—	2	—	—	—	1
Karpatho-Rußland:																
Männer	—	—	—	1	17	7	1	1	—	—	—	—	—	1	—	—
Frauen	—	—	—	5	2	1	2	—	—	—	—	—	—	—	—	—
zusammen	—	—	—	6	19	8	3	1	—	—	—	—	—	1	—	—
Tschechoslowakische Republik:																
Männer	—	—	—	60	470	229	86	46	19	14	9	5	—	1	1	5
Frauen	1	—	—	24	52	16	8	3	1	—	2	—	—	—	—	1
zusammen	1	—	—	84	522	245	94	49	20	14	11	5	—	1	1	6

mit der Bevölkerungsdichte auf. Die Geschlechtskrankheiten spielen im allgemeinen, wie auch die Lues im besonderen eine erhebliche Rolle in den industriellen Distrikten des nordwestlichen Böhmens und sie kommen häufig vor in den Städten über 10 000 Einwohner. Hier aber ist daran zu erinnern, daß die *Fälle nach dem Orte der Behandlung gemeldet* worden sind, daß also *in den Städten,* wo günstige Behandlungsmöglichkeiten sind, auch mehr *Geschlechtskranke aus anderen Bezirken zusammenströmen.*

Von den drei in Beziehung auf die Syphilis eine Einheit bildenden Provinzen Böhmen, Slowakei und Mähren-Schlesien haben die beiden ersten offensichtlich die doppelte Erkrankungshäufigkeit. In diesen Provinzen bilden die Syphilisfälle bei beiden Geschlechtern rund 30% aller Fälle von Geschlechtskrankheiten; in Karpatho-Rußland beträgt dieser Prozentsatz dagegen 49%. Die Erklärung hierfür ist die Tatsache, daß die Syphilis hier häufig auf extragenitalem Wege verbreitet wird, während in den anderen Provinzen sie eine venerische Erkrankung s. s. ist.

Die Erkrankungshäufigkeit für Gonorrhöe beträgt in der ganzen Tschechoslowakei 24,8 auf 10000, für die Männer 41,9 und für die Frauen nur 8,7, was beweist, wie schlecht auch hier die weiblichen Erkrankungsfälle erfaßt werden. Die höchsten Ziffern sind in Böhmen gemeldet, 53,0 auf 10 000 für

Das Ergebnis über die Gonorrhöemeldungen verzeichnet nachstehende Übersicht:

Tabelle 226. Im Februar 1921 behandelte Gonorrhöefälle.
(Absolute Zahlen.)

Provinz	Alter in Jahren															ohne Angabe
	0—4	5—9	10—14	15—19	20—24	25—29	30—34	35—39	40—44	45—49	50—54	55—59	60—64	65—69	über 70	
Böhmen:																
Männer	19	—	6	251	1473	980	566	267	153	80	50	25	7	2	2	40
Frauen	13	9	11	147	423	265	170	82	35	15	6	4	1	—	—	39
zusammen	32	9	17	398	1896	1245	736	349	188	95	56	29	8	2	2	79
Mähren u. Schlesien:																
Männer	7	2	2	88	589	390	220	105	52	30	6	3	1	1	—	7
Frauen	4	2	3	49	157	100	54	13	5	—	1	—	—	—	—	5
zusammen	11	4	5	137	746	490	274	118	57	30	7	3	1	1	—	12
Slowakei:																
Männer	1	2	1	54	623	313	123	65	32	6	2	2	—	1	1	8
Frauen	—	1	1	43	95	70	20	7	3	1	1	1	—	—	—	2
zusammen	1	3	2	97	718	383	143	72	35	7	3	3	—	1	1	10
Karpatho-Rußland:																
Männer	—	—	—	8	85	22	26	4	2	1	—	—	—	—	—	—
Frauen	2	—	—	12	21	5	4	1	2	—	—	—	—	—	—	—
zusammen	2	—	—	20	106	27	30	5	4	1	—	—	—	—	—	—
Tschechoslowakische Republik:																
Männer	27	4	9	401	2770	1705	935	441	239	117	58	30	8	4	3	55
Frauen	19	12	15	251	696	440	248	103	45	16	8	5	1	—	—	46
zusammen	46	16	24	652	3466	2145	1183	544	284	133	66	35	9	4	3	101

Männer, 11,8 für die Frauen. Dann folgen die Slowakei mit 37,7 und 5,9, Karpatho-Rußland mit 27,9 und 8,6 und schließlich Mähren und Schlesien mit 26,0 und 4,8.

Böhmen und die Slowakei haben ebenfalls die höchsten Ziffern für Ulcus molle aufzuweisen, jenes für Männer 11,8 und für Frauen 1,4, diese 10,6 und 0,9. Kaum halb so hohe Erkrankungshäufigkeiten wurden aus den beiden anderen Provinzen gemeldet; für Mähren und Schlesien ist die Erkrankungshäufigkeit auf 3,9 und 0,4, für Karpatho-Rußland mit 4,9 und 1,6 berechnet. Bei den letzten Angaben fällt die Höhe der Ziffer für die Frauen im Verhältnis zu der der Männer auf.

Zusammenfassend kann man sagen, daß in der Tschechoslowakei jährlich rund 0,4°/₀ der Gesamtbevölkerung wegen einer frischen Geschlechtskrankheit den Arzt aufsuchen — unter Berücksichtigung des Ausfalls der nichtmeldenden Ärzte: 0,6°/₀. Davon entfallen 0,2°/₀ auf die Syphilis und 0,4°/₀ auf die Gonorrhöe. Von den verschiedenen Erkrankungsfällen scheint die größte Anzahl auf

Tabelle 227. Jährliche Syphilisfälle, verteilt nach Altersklassen, auf 10 000 der mittleren Bevölkerung.

Provinz	Alter in Jahren															Zusammen
	0—4	5—9	10—14	15—19	20—24	25—29	30—34	35—39	40—44	45—49	50—54	55—59	60—64	65—69	Über 70	
Böhmen:																
Männer	6,7	1,0	1,1	15,2	100,8	97,5	69,0	45,0	37,0	25,4	16,2	8,7	8,1	5,2	1,1	24,4
Frauen	6,2	1,5	1,8	16,6	40,6	43,2	24,0	16,0	17,1	8,2	5,0	4,2	2,3	0,7	0,3	9,2
zusammen	6,5	1,2	1,4	15,9	75,5	64,5	45,5	31,0	23,4	16,4	10,4	6,1	5,0	2,8	0,6	16,5
Mähren u. Schlesien:																
Männer	3,5	0,5	0,6	6,9	94,5	69,5	40,9	21,8	25,0	18,1	12,3	8,4	4,5	3,1	0,0	10,1
Frauen	2,9	0,7	1,1	13,7	32,7	30,8	19,7	12,0	7,7	4,8	3,2	0,9	1,0	0,0	0,3	5,1
zusammen	3,2	0,6	0,9	10,6	60,0	48,4	29,0	16,8	15,8	12,2	7,9	4,5	2,5	1,3	0,2	7,5
Slowakei:																
Männer	2,5	0,0	0,2	4,2	70,0	56,0	38,0	18,0	9,7	9,8	2,7	1,6	2,4	0,6	0,5	21,7
Frauen	2,8	0,4	1,0	11,5	23,6	15,0	7,5	5,4	2,7	2,6	0,9	1,1	0,0	0,0	0,4	5,2
zusammen	2,6	0,2	0,6	8,5	48,5	34,7	21,7	11,2	5,9	6,6	1,7	1,3	1,1	0,3	0,5	13,2
Karpatho-Rußland:																
Männer	2,0	0,0	0,5	6,1	104,5	55,6	25,3	21,2	16,6	9,3	9,0	2,0	4,8	0,0	0,0	27.1
Frauen	4,1	1,7	1,6	18,4	29,7	21,6	17,5	10,3	14,1	1,7	9,2	2,3	0,0	0,0	0,0	13,7
zusammen	3,0	0,9	1,1	12,6	67,1	38,0	21,5	15,2	15,2	5,3	9,1	2,1	2,2	0,0	0,0	20,3
Tschechoslowakei:																
Männer	4,5	0,6	0,8	10,5	94,2	72,7	54,2	35,1	28,6	20,0	12,3	7,0	5,9	3,6	0,7	20,4
Frauen	4,3	1,1	1,4	14,7	37,6	30,3	20,2	12,7	8,6	7,2	3,8	2,5	1,5	0,4	0,4	7,1
zusammen	4,4	0,8	1,1	12,7	65,1	50,9	35,8	23,1	17,8	13,8	7,8	4,5	3,5	1,8	0,5	13,8

Böhmen zu fallen. In Mähren und Schlesien ist die Situation um mehr als die Hälfte besser, aber sie ist auffallend schlecht in der Slowakei und in Karpatho-Rußland, wo die Verbreitung der Geschlechtskrankheiten noch die in Böhmen zu überragen scheint, besonders wenn man den relativ geringen Prozentsatz der meldenden Ärzte in der Slowakei und die Spärlichkeit der Ärzte in diesen Teilen des Landes berücksichtigt.

Die Infektion der Männer beträgt das Vierfache der der Frauen, eine Proportion, die für Böhmen, Mähren und Schlesien gilt. Fünf- bis sechsmal so groß sind die männlichen Infektionen in der Slowakei, dagegen in Karpatho-Rußland nur doppelt so groß. Für die ganze Republik werden für ein Jahr berechnet, 50 000 Syphilisfälle, 35 000 auf Männer, 15 000 auf Frauen entfallend, für Gonorrhöe 90 000, 72 000 für Männer und 18 000 für Frauen (die Zahl der Frauen ist naturgemäß viel zu niedrig) und für Schanker 20 000, davon 18 000 männliche und 2000 weibliche Erkrankungsfälle gefunden. Die Gesamtzahl der Geschlechtskrankheiten beträgt demnach 160 000, von denen rund 125 000 die Männer und 35 000 die Frauen betreffen. Zu diesen Zahlen führt der Bearbeiter PELC aus, daß man bei diesen Zahlenangaben nicht vergessen darf, daß die Zahl der nicht Behandelten ebenso groß ist als die der Behandelten, und daß die Schätzung immerhin eine rohe sei und in diesem Sinne gewertet werden müsse.

Tabelle 228. Jährliche Ulcus-molle-Fälle, verteilt nach Altersklassen, auf 10 000 der Bevölkerung.

Provinz	Alter in Jahren														
	0–4	5–9	10–14	15–19	20–24	25–29	30–34	35–39	40–44	45–49	50–54	55–59	60–64	65–69	über 70
Böhmen:															
Männer	—	—	—	9,7	72,3	45,0	19,1	14,0	6,8	4,5	4,1	1,2	—	—	0,8
Frauen	—	—	—	3,5	6,7	3,3	1,6	—	—	—	0,4	—	—	—	—
zusammen	—	—	—	6,6	37,6	22,3	9,6	6,7	3,3	2,1	2,2	0,5	—	—	0,4
Mähren u. Schlesien:															
Männer	—	—	—	1,8	43,4	25,6	16,3	4,3	0,9	1,9	1,0	1,4	—	—	—
Frauen	—	—	—	0,9	4,1	1,2	0,7	0,7	0,8	—	0,9	—	—	—	—
zusammen	—	—	—	1,4	22,8	12,4	8,5	2,4	0,9	0,9	1,0	0,6	—	—	—
Slowakei:															
Männer	—	—	—	6,6	60,0	41,0	14,8	5,5	2,4	2,4	—	3,0	—	—	—
Frauen	—	—	—	0,9	7,3	2,1	—	1,8	—	—	—	—	—	—	—
zusammen	—	—	—	3,8	35,0	20,8	7,0	3,5	1,1	1,1	—	1,4	—	—	—
Karpatho-Rußland:															
Männer	—	—	—	2,5	46,2	26,8	5,0	5,7	—	—	—	—	—	15,1	—
Frauen	—	—	—	11,2	5,4	3,5	8,2	—	—	—	—	—	—	—	—
zusammen	—	—	—	7,1	25,9	14,7	6,8	2,6	—	—	—	—	—	8,1	—
Tschechoslowakische Republik:															
Männer	—	—	—	6,7	61,2	35,0	17,0	9,7	4,3	3,4	2,4	1,6	—	0,5	0,4
Frauen	—	—	—	2,7	6,4	2,3	1,3	0,6	0,2	—	0,5	—	—	—	—
zusammen	—	—	—	4,7	33,0	17,6	8,5	4,8	2,1	1,7	1,4	0,8	—	0,2	0,2

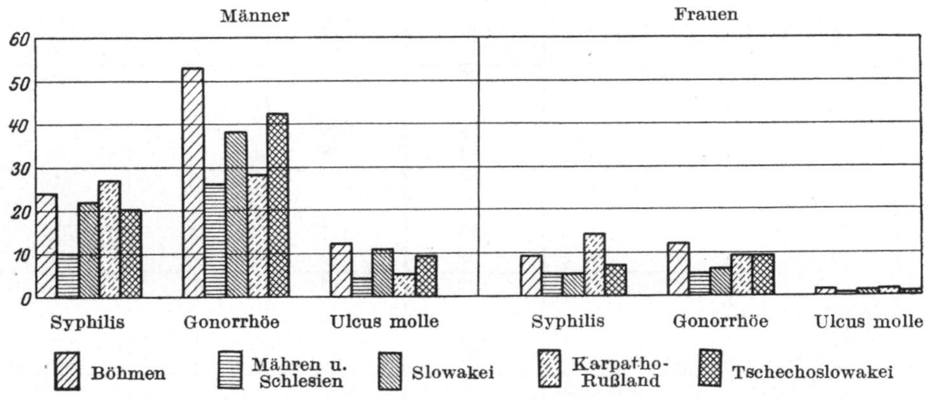

Abb. 94. Die mutmaßliche Jahreszugangsziffer (°/₀₀₀) an Geschlechtskrankheiten in der Tschechoslowakei auf Grund der Enquete im Februar 1921.

Tabelle 229. Jährliche Gonorrhöefälle, verteilt nach Altersklassen, auf 10 000 der Bevölkerung.

Provinz	Alter in Jahren														
	0—4	5—9	10—14	15—19	20—24	25—29	30—34	35—39	40—44	45—49	50—54	55—59	60—64	65—69	über 70
Böhmen:															
Männer	4,2	—	0,7	34,0	245,0	156,0	128,0	64,0	38,6	21,7	15,4	9,1	2,6	1,1	1,0
Frauen	3,0	1,4	1,5	20,4	62,5	45,2	32,7	17,0	3,9	3,7	1,7	1,3	0,3	—	—
zusammen	3,7	0,7	1,1	27,5	148,0	114,5	77,0	39,0	22,5	12,4	8,3	5,1	1,6	0,5	0,4
Mähren u. Schlesien:															
Männer	2,7	0,6	0,5	23,0	191,0	174,0	105,0	53,0	28,4	17,4	3,9	2,4	1,0	1,4	—
Frauen	1,5	0,6	0,8	13,0	47,0	35,3	22,7	5,8	2,4	—	0,6	—	—	—	—
zusammen	2,1	0,6	0,6	18,5	137,0	94,0	60,9	28,0	14,7	8,2	2,1	1,1	0,4	0,6	—
Slowakei:															
Männer	0,3	0,7	0,3	16,2	194,0	143,5	72,5	43,0	21,0	4,3	1,5	1,8	—	1,4	1,2
Frauen	0,0	0,3	0,3	12,5	33,3	30,1	10,3	3,9	1,8	0,6	0,6	0,8	—	—	—
zusammen	0,1	0,4	0,3	14,3	115,0	85,0	39,4	22,0	11,5	2,4	1,1	1,3	—	0,6	0,6
Karpatho-Rußland:															
Männer	—	—	—	12,0	137,0	49,8	77,3	13,6	8,3	4,1	—	—	—	—	—
Frauen	3,0	—	—	16,0	34,0	10,5	9,8	2,9	7,0	—	—	—	—	—	—
zusammen	1,5	—	—	14,0	80,6	29,5	43,3	7,8	7,6	2,0	—	—	—	—	—
Tschechoslowakische Republik:															
Männer	2,5	0,3	0,6	27,7	210,5	155,0	110,0	55,3	32,2	16,7	9,1	,5,7	1,6	1,2	0,8
Frauen	1,8	0,8	0,9	16,7	50,7	39,0	24,9	11,3	5,4	2,4	1,1	0,9	0,2	—	—
zusammen	2,2	0,5	0,8	21,6	130,0	94,0	64,0	31,9	18,0	9,8	4,9	3,1	0,9	0,6	0,3

Tabelle 230. Infektionen an Geschlechtskrankheiten pro Jahr auf 100 000 der Bevölkerung.

Provinz	Syphilis	Gonorrhöe	Ulcus molle	Insgesamt
Böhmen:				
Männer	244	530	118	892
Frauen	92	118	14	224
zusammen	165	317	64	546
Mähren und Schlesien:				
Männer	101	260	39	400
Frauen	51	48	4	103
zusammen	75	150	21	246
Slowakei:				
Männer	217	377	106	700
Frauen	52	59	9	120
zusammen	132	214	57	403
Karpatho-Rußland:				
Männer	271	279	49	599
Frauen	137	86	16	239
zusammen	203	181	32	416
Tschechoslowakische Republik:				
Männer	204	419	93	716
Frauen	71	87	11	169
zusammen	138	248	51	437

5. Polen.

Das polnische Gesundheitsministerium hat, um einen Einblick in die Verbreitung der Geschlechtskrankheiten zu gewinnen, fünfmal (in den Jahren 1918—1923) je eine monatliche Aufnahme der in Hospitälern behandelten Personen durchgeführt. Das Ergebnis für die Jahre 1918—1923 verzeichnet folgende Übersicht:

	1918	1919	1922	1923
Warschau	3 915	4 010	7 236	6 986
Lodz	792	859	1 333	784
Kielce	70	55	175	62
Lublin	260	260	523	514
Krakau	—	353	885	825
Posen	—	553	1 202	423
Lwow	—	112	990	633
Thorn	—	—	171	298
Bydgoszez	—	—	246	197

Aus dieser Zahlen können natürlich keine weitergehenden Schlüsse gezogen werden.

Zur Feststellung der Verbreitung der Geschlechtskrankheiten in der Zivilbevölkerung wurde dann vom 1. bis zum 30. September 1925 eine neue Umfrage veranstaltet, deren Ergebnis nachstehende Tabelle (S. 664) verzeichnet.

Außerdem fand in der Provinz Staneslawow, und zwar in 66 Gemeinden mit einer Bevölkerung von 134 299 Köpfen eine Sonderuntersuchung auf Syphilis statt. Von 11 363 Untersuchten waren 752 syphilitisch. Bis Ende 1925 waren überhaupt 32 561 Personen untersucht worden, von denen 2081 oder 6,41% luisch befunden wurden (s. umstehende Tabelle 231).

VII. Armee- und Marine-Statistik.

Schon frühzeitig ist die Bedeutung der Geschlechtskrankheiten in ihrer Wichtigkeit für die kämpfende Truppe erkannt worden. Leitet doch Beque de Presle in der Übersetzung von Monros Kriegsarzneiwissenschaft den Abschnitt über die venerischen Krankheiten mit den Worten ein: „Man muß eingestehen, daß bei einer Armee die venerischen Kranken eine weit größere Anzahl als alle diejenigen, welche andere Krankheiten haben, zusammengenommen, ausmachen.“ Trotz dieser Erkenntnis existieren in den verschiedenen europäischen Armeen über die Verbreitung der Geschlechtskrankheiten kaum exakte ziffernmäßige Angaben, mit Ausnahme der Zahlen über die bayerische Armee, aus der ersten Hälfte des 19. Jahrhunderts. 1859 beklagte auch Meyenne, daß die statistischen Angaben über die Geschlechtskrankheiten sehr unvollständig seien.

„Die englischen Gardedragoner wiesen jährlich eine Verhältniszahl von 181 auf 1000 auf, dagegen die Marine nur 77‰.

In der russischen Armee sind nach Russdorf diese Krankheiten sehr verbreitet. Die europäische Armee, die man auf 220 000 Mann schätzt, ergab durchschnittlich 11 500 bis 12 000 Venerische, d. h. 1 Erkrankten auf 19 Soldaten jährlich (54,5‰).

In der belgischen Armee bildeten die Geschlechtskranken den 6. Teil aller Erkrankten (164 auf 1000 Krankenhausaufnahmen), oder jährlich 1 Venerischer auf 10 Mann der Effektivstärke (100‰).“

In das Stadium gesicherterer Kenntnisse treten wir erst vom Ende der sechziger und Anfang der siebziger Jahre des vergangenen Jahrhunderts ein, erst in dem Augenblick, in dem die militärärztliche Rapporterstattung ausgebaut und Rapporte und Berichte veröffentlicht wurden.

Tabelle 231. Die vom 1. bis 30. September 1925 gemeldeten Geschlechtskranken der Zivilbevölkerung in Polen.

Provinz	Bevölkerung	Gonorrhöe					Ulcus molle			Syphilis					Alle Geschlechtskrankheiten					‰o
		Erwachsene		Kinder		zus.				Erwachsene		Kinder		zus.	Erwachsene		Kinder		zus.	
		m.	w.	m.	w.		m.	w.	zus.	m.	w.	m.	w.		m.	w.	m.	w.		
Stadt Warschau	992 450	2778	411	4	52	3 245	119	19	138	1070	971	58	68	2167	3 967	1401	62	120	5 550	55,92
Warschau	2 112 498	370	126	5	8	509	23	4	27	227	147	11	12	397	620	277	16	20	933	4,41
Lodz	2 252 769	1029	376	3	32	1 440	60	5	65	815	701	24	33	1573	1 904	1082	27	65	3 078	13,66
Kielce	2 535 781	455	184	5	4	648	39	9	48	336	161	18	14	529	830	354	23	18	1 225	4,83
Lublin	2 087 951	352	119	—	11	482	14	1	15	214	125	19	12	370	580	245	19	23	867	4,15
Bijalistock	—	—	—	—	—	—	—	—	—	—	—	—	—	—	—	—	—	—	—	—
Wilna	—	—	—	—	—	—	—	—	—	—	—	—	—	—	—	—	—	—	—	—
Nowogrodek	—	—	—	—	—	—	—	—	—	—	—	—	—	—	—	—	—	—	—	—
Polésien	880 898	137	110	—	2	249	8	—	8	103	63	4	12	182	248	173	4	14	439	4,98
Wolhynien	1 437 907	340	65	1	4	410	21	—	21	198	114	13	16	341	559	179	14	20	772	5,37
Posnanien	1 967 649	1582	604	5	17	2 208	85	18	103	850	476	18	27	1371	2 517	1098	23	44	3 682	18,71
Pomerellen	935 679	582	243	2	21	848	24	2	26	326	187	8	19	540	932	432	10	40	1 414	15,11
Schlesien	1 124 967	712	234	1	9	956	53	8	61	503	323	49	62	937	1 268	564	50	72	1 954	17,37
Krakau	—	—	—	—	—	—	—	—	—	—	—	—	—	—	—	—	—	—	—	—
Lwow	2 718 014	657	310	—	11	978	28	7	35	430	256	34	35	755	1 115	573	34	46	1 768	6,5
zusammen	19 046 563	8994	2782	26	171	11 973	474	73	547	5072	3524	256	310	9162	14 540	6378	282	482	21 682	11,38

Tabelle 232. Die Zugangsziffer (‰) an venerischen Krankheiten in den wichtigsten Armeen in den Jahren 1873—1925.

Rapport-jahr	Preußische Armee	Bayerische Armee	Kalenderjahr	Österr.-Ungar. Armee	Französische Armee	Russische Armee	Italienische Armee	Belgische Armee	Niederländische Armee	Spanische Armee	Dänische Armee	Schwedische Armee	Englische Armee (Heimat)	Amerikanische Armee	Japanische Armee
1873/74	38,4	—	1873	55,7	72,5	—	89,0	70,9	—	—	—	—	—	101,7	—
1874/75	21,6	32,1	1874	53,0	74,6	—	73,0	67,8	—	—	—	—	—	92,6	—
1875/76	28,8	35,8	1875	59,5	72,8	—	77,2	67,4	—	—	—	—	—	116,4	—
1876/77	30,0	35,2	1876	65,8	53,2	—	114,0	64,2	—	—	—	—	—	107,6	—
1877/78	36,0	38,8	1877	66,9	52,7	—	102,0	64,2	—	—	—	—	—	97,8	160,0
1878/79	38,5	42,5	1878	75,4	54,7	—	107,0	64,2	—	—	—	—	—	97,9	—
1879/80	34,9	40,5	1879	81,4	58,4	—	113,7	63,0	—	—	—	—	—	95,2	—
1880/81	39,2	41,7	1880	75,7	60,6	—	118,6	65,1	—	—	—	—	—	96,8	—
1881/82	41,0	45,7	1881	79,0	59,9	—	123,9	64,1	—	—	—	—	—	91,8	—
1882/83	38,2	42,4	1882	73,7	61,1	—	109,5	64,2	—	—	—	—	—	78,4	—
1883/84	34,5	37,9	1883	73,3	55,0	—	102,0	54,3	—	—	—	—	—	76,7	—
1884/85	32,6	34,6	1884	73,5	47,7	—	94,7	55,1	—	—	—	—	—	75,1	—
1885/86	29,7	35,0	1885	69,0	47,5	—	86,0	49,8	—	—	—	—	—	79,7	—
1886/87	28,6	34,4	1886	65,8	45,3	—	81,8	45,1	—	55,7	—	—	267,1	71,9	—
1887/88	26,3	33,1	1887	64,4	47,8	—	95,0	40,3	—	—	—	114,4	252,9	74,4	—
1888/89	26,7	32,8	1888	65,4	43,1	42,4	79,5	35,9	—	56,5	—	95,8	224,5	80,0	—
1889/90	26,7	35,4	1889	65,3	42,1	40,7	99,0	31,4	—	79,7	—	64,1	212,1	84,7	—
1890/91	27,2	31,9	1890	65,4	40,9	43,0	104,0	33,1	—	71,6	—	64,9	212,4	85,2	—
1891/92	27,9	36,9	1891	63,7	39,9	41,5	104,0	32,3	60,0	74,6	—	63,8	197,4	72,5	—
1892/93	29,6	33,8	1892	61,6	39,8	44,8	100,0	32,8	53,1	73,6	—	82,3	201,2	76,7	—
1893/94	32,9	36,5	1893	64,5	40,0	43,1	96,6	34,5	46,1	94,0	—	96,2	194,6	73,1	—
1894/95	29,9	35,6	1894	64,8	35,3	39,5	91,9	33,0	54,1	83,1	—	128,1	182,4	80,4	—
1895/96	25,5	30,9	1895	61,0	31,9	36,0	84,9	30,1	48,6	106,9	—	103,5	173,8	73,7	—
1896/97	21,9	22,9	1896	61,4	29,2	34,9	96,8	33,1	46,8	—	—	86,9	158,3	78,1	—
1897/98	21,0	21,9	1897	60,6	26,7	35,4	90,1	28,3	44,6	77,0	—	91,4	139,7	84,6	64,0
1898/99	19,9	23,3	1898	61,5	27,1	36,3	96,0	28,1	40,2	85,6	—	103,2	132,7	82,0	—
1899/00	18,5	20,5	1899	64,0	28,6	37,9	93,4	29,3	33,3	—	—	87,7	122,4	133,0	—
1900/01	17,8	21,8	1900	59,7	27,5	42,1	89,7	28,3	31,0	—	—	56,6	93,3	133,9	—
1901/02	18,3	20,9	1901	59,9	27,1	44,2	87,4	29,3	28,0	—	—	62,8	105,4	150,4	—
1902/03	19,4	18,3	1902	57,6	26,3	41,3	91,5	27,1	25,7	—	38,9	33,1	122,7	160,9	36,0
1903/04	19,8	17,4	1903	58,9	27,1	40,5	85,2	26,4	31,3	63,4	45,2	20,5	125,0	151,5	—
1904/05	19,4	14,6	1904	61,6	29,8	46,4	87,9	30,2	23,7	62,1	40,9	18,1	107,6	172,4	—
1905/06	19,4	17,0	1905	60,0	29,1	59,2	81,5	28,6	23,4	57,8	32,7	18,1	90,5	180,0	—
1906/07	19,1	15,5	1906	60,6	28,6	62,7	87,7	27,9	26,3	63,4	34,3	16,5	82,4	172,4	—
1907/08	18,8	15,6	1907	54,2	27,8	60,1	85,2	26,7	23,1	67,9	34,1	20,2	72,1	175,9	—
1908/09	19,4	14,4	1908	51,5	24,7	54,3	71,4	25,3	24,6	69,9	46,8	26,0	68,9	175,9	—
1909/10	20,8	17,2	1909	54,7	23,0	47,9	80,2	25,6	23,2	93,7	49,8	15,7	66,4	179,3	—
1910/11	19,9	16,5	1910	55,2	23,4	—	70,2	19,1	20,6	73,3	42,8	19,2	65,7	159,0	21,2
1911/12	20,5	16,5	1911	55,2	24,5	—	79,1	—	19,8	68,3	37,4	20,2	60,4	168,2	22,9
1912/13	—	14,5	1912	—	26,5	—	90,4	27,2	14,0	62,4	36,5	22,2	56,5	125,3	22,8
1913/14	—	—	1913	—	16,7	42,8	72,3	[3]	11,6	69,6	47,2	23,0	50,9	89,3	24,7
1914/15	21,1 [1]		1914	—	—	—	(78,0)		—	59,2	42,5	23,8	51,9	103,0	25,2
1915/16	20,5		1915	—	—	—	—	17,1	—	61,1	38,9	18,2	—	99,3	24,7
1916/17	18,5		1916	—	(67,4)	—	—	36,2	—	66,7	43,4	19,9	—	90,0	22,0
1917/18	22,1		1917	—	(88,3)	—	—	52,9	—	73,3	42,8	20,2	—	107,2	20,3
1918/19	—		1918	—	(82,9)	—	—	56,8	—	74,7	41,6	23,3	—	90,5	20,0
1919/20	—		1919	—	(55,8)	—	—	—	33,5	83,8	65,8	33,3	—	61,3	22,6
1920/21	—		1920	—	32,5	—	—	49,6	14,2	84,2	49,8	27,0	—	79,0	—
1921	65,2 [2]		1921	—	25,0	—	73,2	32,7	11,6	102,3	46,2	21,1	40,2	66,8	19,0
1922	78,99		1922	—	23,8	—	56,4	18,6	7,1	82,6	40,1	17,9	35,4	64,6	—
1923	83,6		1923	—	21,5	—	37,6	20,4	6,6	58,1	41,2	16,6	27,2	59,2	—
1924	—		1924	—	21,7	—	—	16,9	4,0	—	41,7	15,5	25,1	56,1	—
1925	53,1		1925	—	21,6	—	—	9,6	5,0	—	22,0	20,2	22,3	52,2	—

[1]) Deutsches Heer (Feld und Besatzung). [2]) Deutsches Reichsheer. [3]) Zahlenunterlagen für 1913 und 1914 sind während der deutschen Besetzung verloren gegangen.

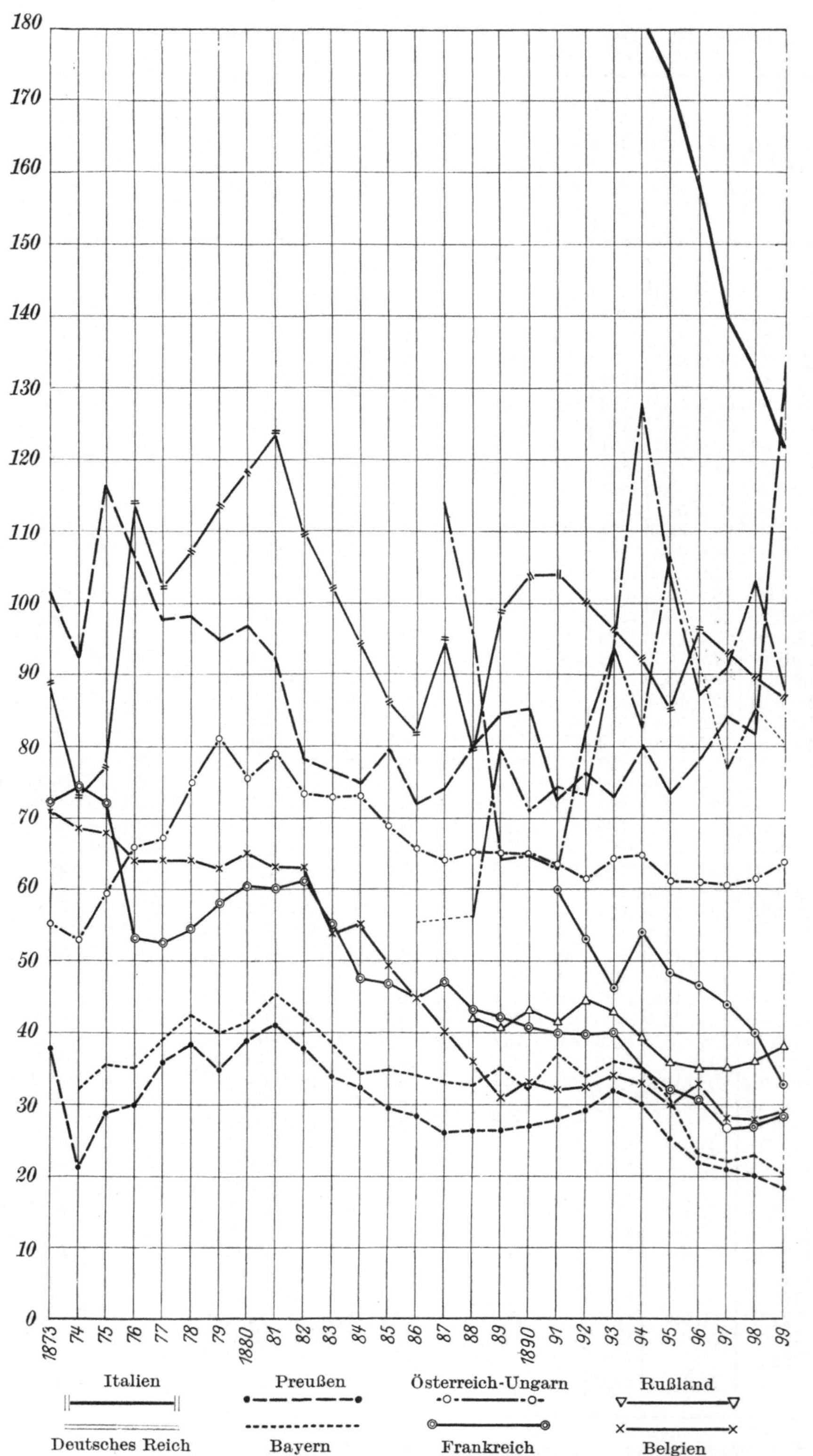

Abb. 95. Zugangsziffer an Geschlechtskrankheiten in den Armeen der wichtigsten

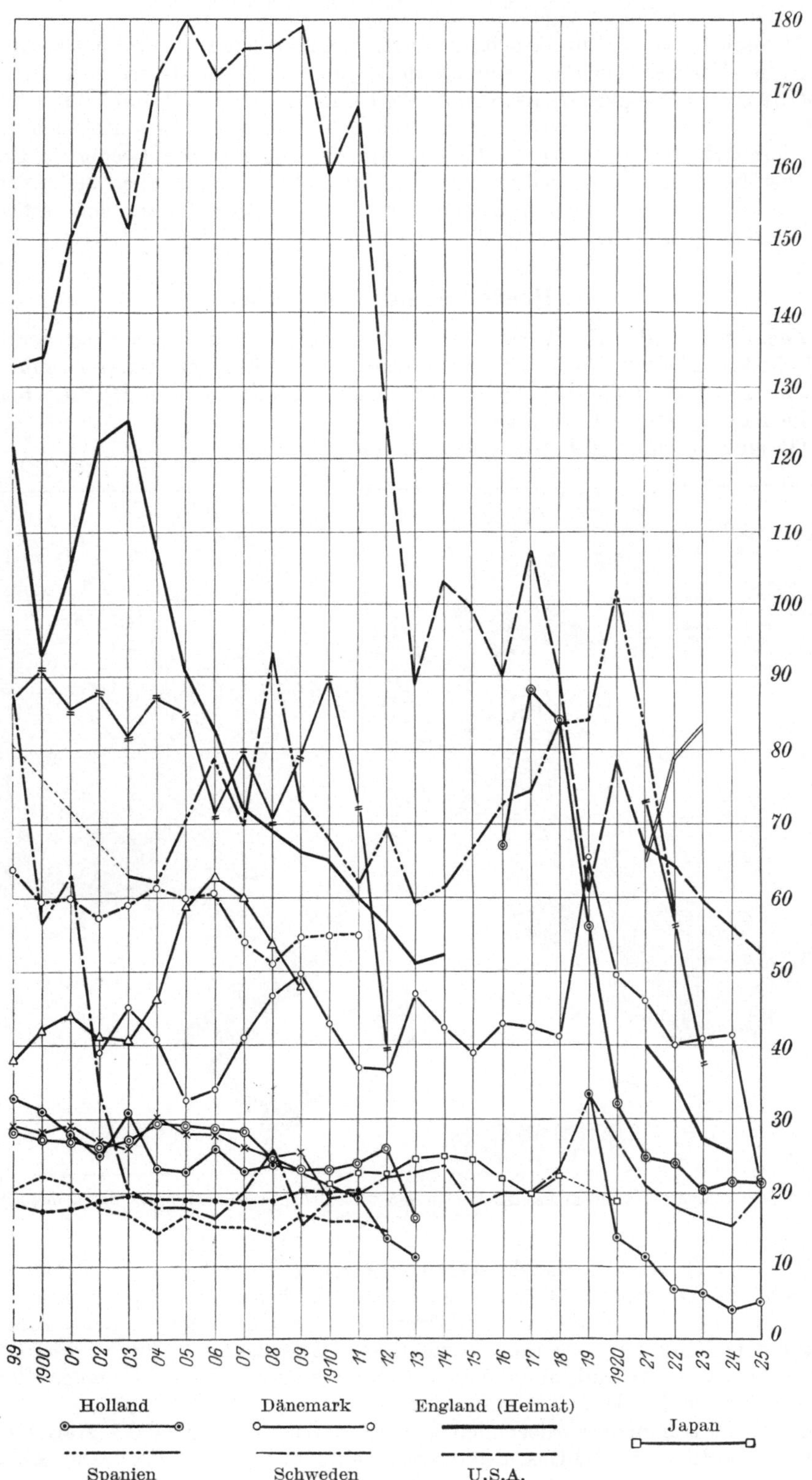

Staaten, berechnet auf je 1000 Mann der Kopfstärke 1873—1925.

Abgesehen von Einzelarbeiten, liegen ausführlichere Veröffentlichungen über die Verbreitung der venerischen Krankheiten im Heere von ADOLF ZEMANEK, von ROBERT TÖPLY, von TYNE JOKINEN, von HEINRICH SCHWIENING und von JOSEF URBACH vor. Die nachfolgende Untersuchung stützt sich zwar auf diese Arbeiten, doch wurde das gesamte Zahlenmaterial entweder an Hand der veröffentlichten offiziellen Berichte kontrolliert, oder aber seitens der Sanitätschefs der einzelnen Armeen in zuvorkommendster Weise dem Verfasser zur Verfügung gestellt.

I. Heeres-Sanitätsstatistik.

Zugangsstatistik. Zur Vermittlung eines Begriffes der Verbreitung der Geschlechtskrankheiten innerhalb der Heere der wichtigsten Staaten sind in Tabelle 232 die Zugangsziffern für venerische Krankheiten in $^0/_{00}$ der Kopfstärke zusammengestellt worden.

Sie sind vereinigt auf dem vorstehenden Schaubilde 95.

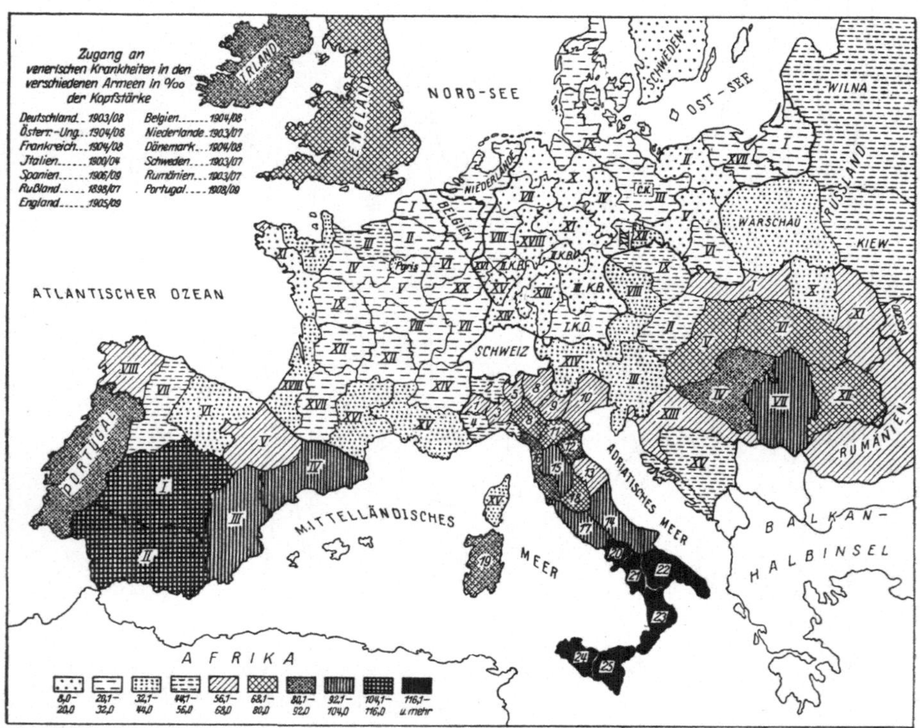

Abb. 96. Zugang an Geschlechtskrankheiten in den verschiedenen Armeen in $^0/_{00}$ der Kopfstärke. (Nach SCHWIENING.)

In der Zeit vor der Jahrhundertwende zeigte besonders hohe Zahlen die englische Heimatarmee. Allgemein wird dafür die besondere Zusammensetzung des Söldnerheeres und die hohe Löhnung als Ursache angenommen. Andere Söldnerheere dagegen, wie die amerikanische Armee, deren Zahlen allerdings zu niedrig registriert sind, und die niederländische Armee, hatten Zugangsziffern, wie sie auch stehende Heere aufwiesen.

Sonst ist aus dem vorliegenden Zahlenmaterial vor allem die starke Abnahme ersichtlich, die die Geschlechtskrankheiten in fast allen Heeren im Ablauf der Beobachtungszeit erlitten haben. Bis auf Rußland, für das mir keine Nachkriegszahlen zur Verfügung stehen, hat bis zum Weltkrieg die Zugangsziffer an venerischen Krankheiten überall abgenommen. Die mannigfaltigen, plötzlich auftretenden Erhöhungen sind fast durchweg auf Kriegs- oder Nachkriegseinflüsse zurückzuführen, nach deren Aufhören der Rückgang wieder einsetzte. Im Jahre 1924—1925 sind dann sogar Zahlenwerte von bis dahin unbekannter Tiefe erreicht worden.

Die bisher betrachteten Gesamtziffern verwischen naturgemäß die Unterschiede, die innerhalb der einzelnen Korpsbezirke der Armeen, also regional, bestehen. Einen Einblick in die verschieden hohe Zugangsziffer an Geschlechtskrankheiten innerhalb der einzelnen Armeen Europas vermittelt nebenstehende, SCHWIENING entnommene Landkarte.

Aus dieser Karte ist ersichtlich, daß in Deutschland mit Ausnahme des I. Bayerischen Armeekorps (München) und des XV. Armeekorps (Straßburg-Elsaß), der ganze Süden erheblich günstiger als die übrigen Gebietsteile gestellt war. Das Maximum der Zugangsziffern besaß stets das Königreich Sachsen, sowie nach Norden anschließend, die Provinz Brandenburg einschließlich Berlin. Auch das nördliche Küstengebiet bis Ostpreußen wies ungünstigere Verhältnisse auf, mit Ausnahme von Pommern.

In Österreich-Ungarn war die Reihenfolge der Zugangsziffern innerhalb der Korpsbezirke fast stets die gleiche. Das VII. Korps (Temesvar) wies immer die höchsten, das XIV. Korps, Innsbruck, die niedrigsten Zugangsziffern auf. URBACH begründet dies damit, daß hier die weniger Ansteckungsgefahren beherbergenden, minder verseuchten Alpenländer und der körperlich sehr anstrengende Gebirgsdienst, dort die in der Tiefebene gelegenen seit langem mit Geschlechtskrankheiten verseuchten ungarischen Bezirke[1]) die bestimmende Ursache bildeten.

In Frankreich wiesen die höchsten Ziffern auf: im Süden Marseille und im Norden Rouen, also internationale Hafenplätze. Sonst hatten, gegenüber Mittel- und Westfrankreich mit günstigen Zugangsziffern, einen überdurchschnittlichen Zugang die in Küstengebieten stationierten Korps.

In Italien nimmt die Zugangsziffer an Geschlechtskrankheiten deutlich von Norden nach Süden zu. Die höchsten Zugangsziffern weisen Messina, Neapel, Palermo und Bari auf.

Auch in Spanien stehen die nördlichen Bezirke entschieden günstiger da als die übrigen.

In Großbritannien war nach der Statistik von 1905—09 Schottland mit 71,0‰ etwas günstiger gestellt als England und Wales mit 73,5‰, während Irland eine Zugangsziffer von 85,3 aufwies. Von England und Wales hatte die ungünstigste Stellung naturgemäß der Londoner Distrikt mit 156,8‰.

Zur Gewinnung eines genaueren Einblicks in den Ablauf der Kurven der Zugangsziffer an den einzelnen Geschlechtskrankheiten wird im folgenden eine Übersicht über die wichtigsten Heere gegeben:

1. Preußen.

Die nachfolgend angegebenen Zahlen beziehen sich für die Jahre 1867—1869 nur auf die preußischen Armeekorps. Für die Zeit von 1872—1881/82 einschließlich begreifen sie auch das XIII., das württembergische Armeekorps mit ein

[1]) In den Jahren 1751—1769 wurden die in Wien arretierten liederlichen Weibspersonen, sowie Bettler, Vagabunden und sonstige im Zucht- und Arbeitshause Inhaftierte per Wasserschub nach Temesvar geschickt und da ihnen die Rückkehr nach Wien verboten wurde, siedelten sie sich im Banat an.

und von 1882/83 an umfassen sie auch noch die Truppenteile des Königreichs Sachsen. Die Zahlen für 1867—1872 entsprechen den Kalenderjahren. Von 1873—1874 an sind Rapportjahre gegeben. Diese stimmen bis zum Jahre 1896 mit den Etatsjahren (vom 1. April bis zum 31. März) überein; vom Jahre 1896 an aber entsprechen sie dem militärischen Dienstjahr (der Zeit vom 1. Oktober bis zum 30. September). Das gleiche gilt für die Zahlen der bayerischen Armee (s. S. 672).

Den Kurvenablauf der Zugangsziffern an Geschlechtskrankheiten illustriert folgende Übersicht:

Tabelle 233. Zugang und Zugangsziffer an Geschlechtskrankheiten in der preußischen Armee 1867—1912/13.

Jahr	Gonorrhöe und Folgezustände		Ulcus molle und Bubo		Syphilis		Iststärke
	Zugang	‰	Zugang	‰	Zugang	‰	
1867	6106	24,1	4714[1]	18,6	2821[2]	11,1	253 230
1868	5536	22,1	3614[1]	14,4	2929[2]	11,7	250 376
1869	5348	21,5	3223[1]	12,9	2701[2]	10,8	248 746
1873/74	5056	16,9	3442	11,6	2982	10,0	298 876
1874/75	4552	14,6	2734	8,8	2551	8,2	311 609
1875/76	4770	14,7	2558	7,8	2088	6,4	327 254
1876/77	5278	16,0	2613	7,9	2029	6,1	330 646
1877/78	6307	19,2	3074	9,4	2413	7,4	327 271
1878/79	6444	19,7	3197	9,8	2974	9,1	327 298
1879/80	5917	17,9	2668	8,1	2934	8,9	330 430
1880/81	6489	19,6	3155	9,5	3376	10,2	331 747
1881/82	7237	20,3	3716	10,4	3621	10,2	355 794
1882/83	7332	19,2	3381	8,8	3889	10,2	382 193
1883/84	7146	18,7	2704	7,1	3349	8,7	383 021
1884/85	6810	17,7	2428	6,3	3274	8,5	383 714
1885/86	6586	17,0	1930	5,0	2850	7,4	386 269
1886/87	6551	16,9	1845	4,8	2652	6,9	386 662
1887/88	6824	16,2	1505	3,6	2626	6,3	417 104
1888/89	6824	16,2	1929	4,6	2469	5,9	420 320
1889/90	6646	15,9	2279	5,4	2275	5,4	418 913
1890/91	7123	16,3	2365	5,4	2359	5,4	435 699
1891/92	7727	17,8	1934	4,4	2488	5,7	434 680
1892/93	7867	17,9	2020	4,6	3121	7,1	439 144
1893/94	8685	18,6	3111	6,7	3527	7,6	466 255
1894/95	8564	16,9	3093	6,1	3462	6,8	505 811
1895/96	7914	15,4	2195	4,3	3016	5,9	514 410
1896/97	7106	13,8	1744	3,4	2417	4,7	514 698
1897/98	6947	13,5	1614	3,1	2251	4,4	514 538
1898/99	6637	12,9	1381	2,7	2200	4,3	514 569
1899/00	6189	11,9	1288	2,5	2148	4,1	520 869
1900/01	6187	11,7	1293	2,4	1913	3,6	528 489
1901/02	6493	12,0	1267	2,3	2150	4,0	540 548
1902/03	6747	12,8	1290	2,4	2179	4,1	526 554
1903/04	6852	12,9	1344	2,5	2303	4,4	529 124
1904/05	6634	12,6	1245	2,4	2296	4,4	525 717
1905/06	6520	12,3	1282	2,4	2491	4,7	531 735
1906/07	6584	12,3	1214	2,3	2422	4,5	535 849
1907/08	6584	12,2	1240	2,3	2374	4,4	540 790
1908/09	6920	12,7	1081	2,0	2571	4,7	545 916
1909/10	7499	13,6	1119	2,0	2828	5,1	550 364
1910/11	7153	12,9	940	1,7	2981	5,4	554 448
1911/12	7418	13,4	866	1,6	3067	5,5	554 787
1912/13	8046	14,1	957	1,7	3037	5,3	569 159

[1]) Primäre Syphilis. [2]) Konstitutionelle Syphilis.

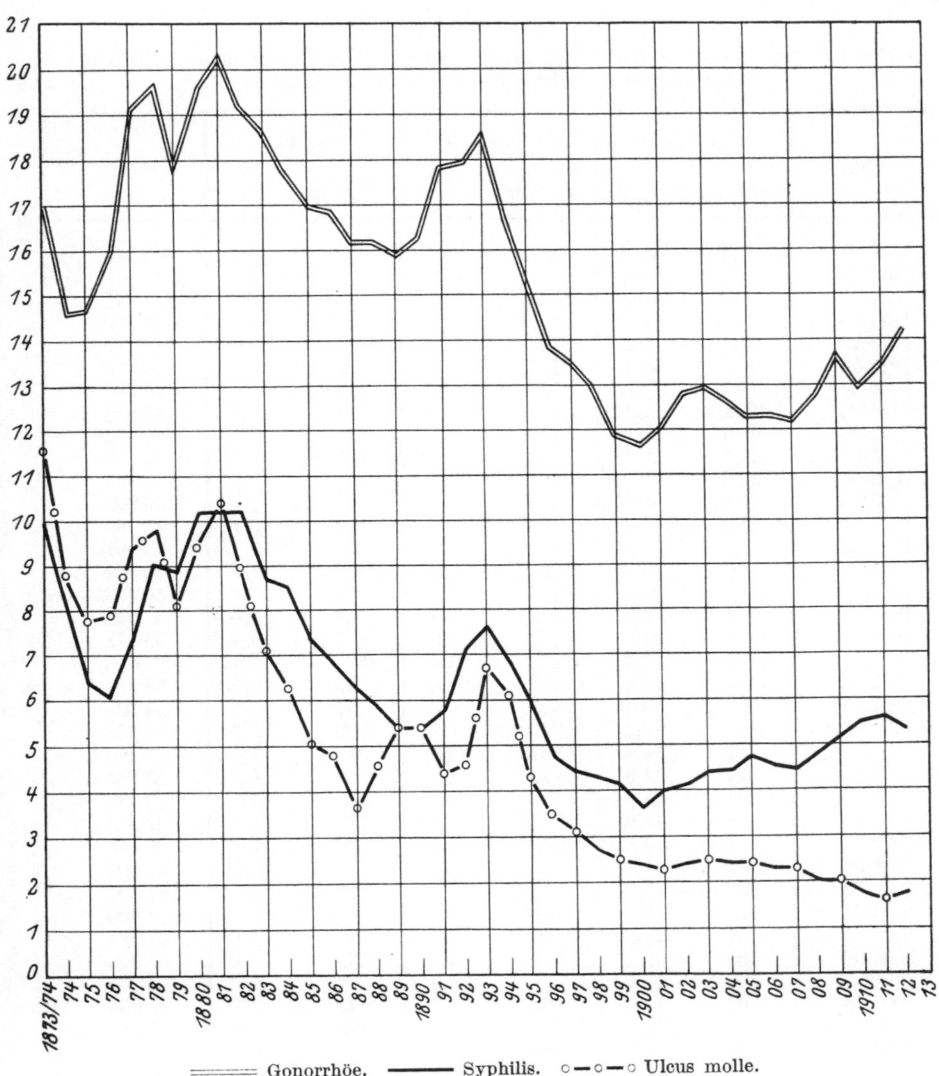

Abb. 96. Zugangsziffer an Geschlechtskrankheiten in der preußischen Armee 1873/74 – 1912/13, berechnet auf 1000 Mann der Iststärke.

2. Bayern.

Über den Zugang und die Zugangsziffer an Geschlechtskrankheiten in der bayerischen Armee unterrichten folgende Zahlenzusammenstellungen und Kurve (s. S. 673):

Tabelle 234. Zugang und Zugangsziffer an Geschlechtskrankheiten in der bayerischen Armee 1874/75—1912/13.

Jahr	Gonorrhöe		Ulcus molle		Syphilis		Iststärke
	Zugang	‰	Zugang	‰	Zugang	‰	
1874/75	728	16,9	373	8,7	288	6,7	43 115
1875/76	829	18,6	498	11,2	272	6,1	44 548
1876/77	875	19,3	426	9,4	294	6,5	45 245
1877/78	937	20,6	476	10,5	360	7,0	45 390
1878/79	933	20,8	528	11,8	450	10,0	44 770
1879/80	872	19,4	495	11,0	467	10,3	45 015
1880/81	1037	23,4	399	9,0	427	9,6	44 369
1881/82	1034	22,1	531	11,3	584	12,4	46 851
1882/83	946	20,2	476	10,2	576	12,2	46 876
1883/84	947	20,2	313	6,7	525	11,1	46 866
1884/85	936	20,0	275	5,9	418	8,9	46 795
1885/86	924	19,7	344	7,5	387	8,2	46 993
1886/87	898	19,7	402	8,8	271	5,9	45 469
1887/88	909	18,6	382	7,8	340	6,9	48 991
1888/89	930	18,4	363	7,2	377	7,4	50 599
1889/90	1041	20,8	373	7,5	374	7,4	50 063
1890/91	994	19,1	333	6,4	342	6,5	51 948
1891/92	1130	21,2	372	7,0	471	8,8	53 179
1892/93	1133	17,3	262	7,0	494	8,8	65 598
1893/94	1152	19,4	392	6,6	625	10,5	59 362
1894/95	1196	18,9	415	6,6	657	10,3	63 303
1895/96	1170	18,2	329	5,1	503	9,7	64 239
1896/97	927	14,4	227	3,5	317	4,9	64 180
1897/98	947	14,9	172	2,7	273	4,3	63 636
1898/99	961	15,3	181	2,9	317	5,0	62 730
1899/00	788	12,6	204	3,3	288	4,6	62 385
1900/01	914	14,5	155	2,5	300	4,8	62 863
1901/02	917	14,1	158	2,4	283	4,3	65 094
1902/03	852	13,2	103	1,6	222	3,5	64 305
1903/04	822	12,7	101	1,6	202	3,1	64 690
1904/05	681	10,5	80	1,2	185	2,9	64 995
1905/06	788	12,1	81	1,2	235	3,6	65 352
1906/07	733	11,1	57	0,9	232	3,5	66 265
1907/08	709	10,6	92	1,4	243	3,6	67 053
1908/09 [1]	669	10,0	102	1,5	193	2,9	67 191
1909/10	777	11,7	86	1,3	278	4,2	66 819
1910/11	753	11,3	56	0,84	295	4,4	67 128
1911/12	754	11,2	66	0,98	298	4,4	67 885
1912/13	764	10,9	66	0,94	188	2,7	70 617

Der Kurvenablauf der Zugangsziffern für Preußen und Bayern nimmt einen fast parallelen Verlauf. Bis zum Anfang der 80er Jahre ist ein Anstieg zu beobachten, dem bis zum Ende der 80er Jahre ein beträchtliches Absinken folgt, dem sich dann nach einem vorübergehenden Wiederanstieg ein erneutes Abfallen anschließt. Die in den Jahren vor dem Weltkriege festzustellenden

[1]) Seit 1908/09 Wa.R. eingeführt.

etwas höheren Zugangsziffern sind bei der Syphilis wohl auf die vertiefte Diagnostik zurückzuführen.

Den stärksten Abfall weist im Laufe der Beobachtungszeit das Ulcus molle auf, den geringsten dagegen die Gonorrhöe.

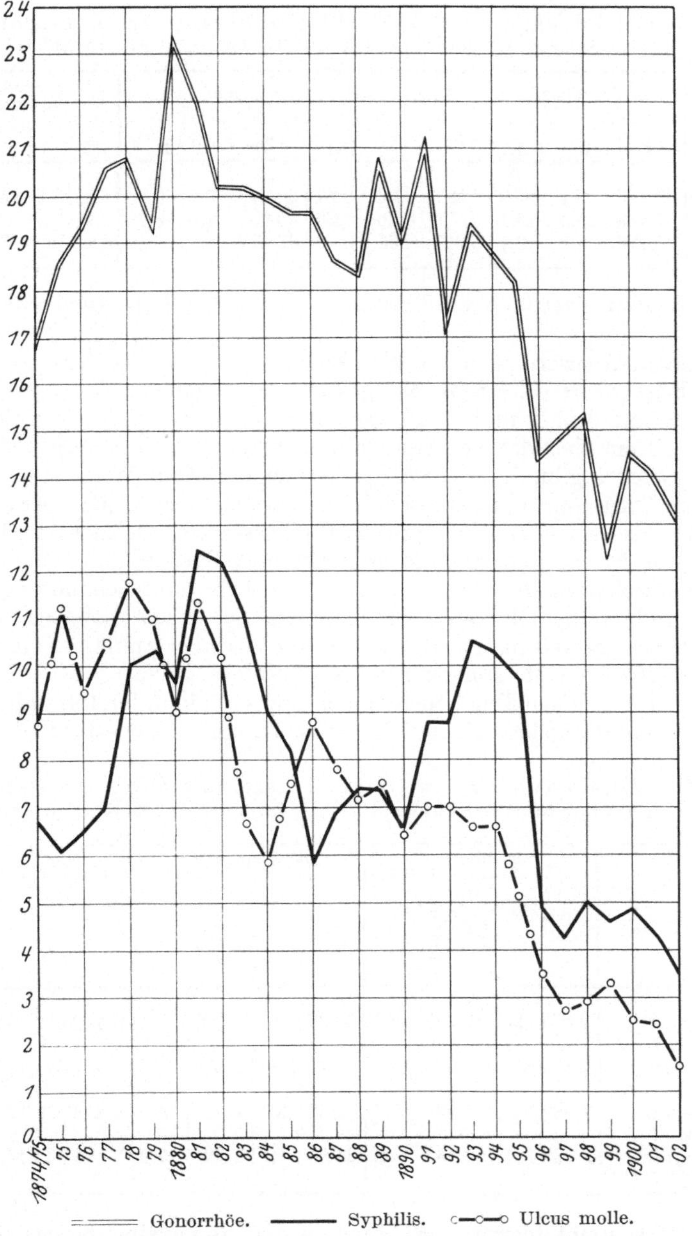

Abb. 97. Zugangsziffer an Geschlechtskrankheiten in der bayerischen Armee berechnet auf 1000 Mann der Kopfstärke, 1874/75—1902.

3a. Deutsches Heer während des Weltkrieges 1914—1918.

Auf Grund der vorliegenden amtlichen Unterlagen wurde die Statistik der Geschlechtskrankheiten für die Zeit des Weltkrieges von JUNGBLUT bearbeitet. Basierend auf der Zählblatterhebung ergibt sich folgendes Bild:

Tabelle 235. Die Zugänge an Geschlechtskrankheiten im Deutschen Heere während der drei ersten Kriegsjahre, auf Grund der Zählblatterhebung.

	Gonorrhöe			Ulcus molle			Syphilis			Alle Geschlechtskrankheiten		
	abs.	‰ N.[1]	‰ D.I.[2]	abs.	‰ N.	‰ D.I.	abs.	‰ N	‰ D.-I.	abs.	‰ N.	‰ D.I.
1. Kriegsjahr	62 493	9,1	13,9	4315	0,63	0,87	24 676	3,6	5,53	94 231	13,7	21,2
2. Kriegsjahr	87 488	11,5	13,1	5775	0,76	0,86	38 032	5,0	5,7	135 530	17,9	20,3
3. Kriegsjahr	75 786	8,2	10,4	5087	0,55	0,69	37 115	4,0	5,1	121 238	13,2	16,7

[1]) N. Gesamtzahl der zum Kriegsdienst Eingestellten. [2]) D.I. Durchschnitts-Iststärke.

Nach diesen Ausweisungen war der Zugang während des Krieges niedriger als in der Friedensarmee. Im 3. Kriegsjahr sank sogar die Zugangsziffer noch unter den Stand des 1. und 2. Kriegsjahres; auch bei Berücksichtigung der Tatsache, daß ein Teil der venerisch Kranken im 3. Kriegsjahre nicht erfaßt wurde. JUNGBLUT gibt dann noch auf Grund der Zählblätter Zugangsziffer, verteilt nach Offizieren und Mannschaften. Danach fanden sich, berechnet auf je 1000 der insgesamt zum Kriegsdienst eingestellten Offiziere 28,1‰ D.I. und 48,4‰ der Mannschaften. Dazu bemerkt MAX FLESCH, daß die geschlechtskranken Mannschaften so gut wie ausnahmslos in Lazarettbehandlung gegeben wurden. „Anders die Offiziere. Sie konnten sich nach Belieben ambulant behandeln lassen. Soweit das der Fall war, wurden sie aber wohl nur zum kleinsten Teil in den offiziellen Meldungen bzw. Zählblättern geführt."

Gemäß den 10tägigen Truppen-Krankenrapporten konnten folgende Gesamtzugänge an Geschlechtskrankheiten in den 4 Kriegsjahren festgestellt werden:

Tabelle 236. Gesamtzugänge an Geschlechtskrankheiten, auf Grund der 10tägigen Truppenkrankenrapporte während der 4 Kriegsjahre.

	Feldheer			Besatzungsheer			Gesamt-Heer		
	D.I.	Geschlechtskrankheiten	‰	D.I.	Geschlechtskrankheiten	‰	D.I.	Geschlechtskrankheiten	‰
1. Kriegsjahr (1. 8. 14—31. 7. 15)	2 577 126	39 228	15,2	1 863 566	54 386	29,2	4 440 692	93 614	21,1
2. Kriegsjahr (1. 8. 15—31. 7. 16)	4 135 853	65 425	15,8	2 548 488	72 053	28,3	6 684 341	137 478	20,5
3. Kriegsjahr (1. 8. 16—31. 7. 17)	4 989 739	77 196	15,5	2 258 840	57 146	26,3	7 248 579	134 342	18,5
4. Kriegsjahr (1. 8. 17—31. 7. 18)	5 028 161	101 464	20,2	2 086 744	56 698	27,2	7 114 905	158 162	22,1

JUNGBLUT schreibt hierzu: „Während in den drei ersten Kriegsjahren der Zugang von Geschlechtskrankheiten im Feldheer erheblich unter dem Durchschnitt des Zuganges in den letzten fünf Vorkriegsjahren (20,4‰) war, wurde dieser im vierten Kriegsjahre im Feldheer fast erreicht. Die hohen Zugangszahlen im Besatzungsheere lagen erheblich über dem Durchschnitt der fünf letzten Vorkriegsjahre, trotzdem blieb der Jahresdurchschnitt der drei ersten Kriegsjahre infolge der geringeren Stärke des Besatzungsheeres um etwas (0,4$^0/_{00}$) hinter dem Vorkriegsstand zurück. Erst die erhöhten Zugänge an Geschlechtskranken des vierten Kriegsjahres beim Feldheer hoben auch den Gesamtdurchschnitt auf den Vorkriegsstand.“

3b. Deutsches Reichsheer.

Über das Reichsheer liegt bisher nur der Sanitätsbericht für die Jahre 1921 bis 1924 vor. Die Gesamtzugangsziffer, die in der Haupttabelle (S. 665) aufgeführt und durch die von der Sanitätsabteilung des Reichswehrministeriums freundlichst dem Verf. zur Verfügung gestellte Gesamtzugangsziffer für 1925 ergänzt ist, setzte sich 1921—23 zusammen:

Zugangsziffer an Geschlechtskrankheiten im Deutschen Reichsheer ($^0/_{00}$), in den Jahren 1921—1923.

Jahr	Gonorrhöe	Ulcus molle	Syphilis
1921	40,6	6,1	18,4
1922	50,0	3,1	25,9
1923	50,4	3,4	26,5

Von den Zugangsziffern entfielen auf:

Jahr	Tripper	Tripperfolge-krankheiten	Ulcus molle	Bubo	Syphilis Neuerkrank.	Rückfälle
1922	47,5	2,5	2,8	0,3	10,7	15,1

Zahlen für 1925 und 1926 siehe Nachtrag II, Seite 1017.

Der Sanitätsbericht hebt hervor, daß, gemessen am Gesamtzugang, die Neuerkrankungen an Lues im Jahre 1922 13,6$^0/_0$ gegenüber 20$^0/_0$ in der Vorkriegszeit betrugen. Demnach sei die Zunahme durch die Rückfälle an den Erkrankungen bedingt, während die Neuerkrankungen abgenommen hätten. Zu der Zunahme der Geschlechtskrankheiten innerhalb des Deutschen Reichsheeres bemerkt der Sanitätsbericht:

Aus den Sanitätsberichten der früheren Armee ist zu erwähnen, daß vor dem Kriege die preußische Armee bedeutend weniger Geschlechtskrankenzugänge aufwies, als die englische Heimatarmee; während nach dem Kriege das Reichsheer höhere Zahlen als diese hat; dabei sind jedoch die hohen Zahlen der englischen Besatzungstruppen am Rhein außer Betracht gelassen. Aus diesem Vergleich wie auch dem der Armee der Vereinigten Staaten von Nordamerika geht hervor, daß die freiwilligen Heere höhere Zahlen von Geschlechtskranken zeigen als Armeen der allgemeinen Wehrpflicht mit kürzerer Dienstzeit. Auch in der früheren königlich preußischen Armee ist in den Sanitätsberichten nachgewiesen, daß die Geschlechtskrankenzahlen mit der Länge der Dienstzeit zunehmen. Wenn im Reichsheer diese Beobachtung in der Gliederung nach Dienstgrad und Dienstzeit scheinbar nicht so klar zum Ausdruck kommt, so spricht dies nicht gegen die Annahme, daß es gerade die Verpflichtung auf eine 12 Jahre währende Dienstzeit ist, der die Schuld an dem Anwachsen der Geschlechtskranken im Vergleich zu früher zuzuschieben ist.

Anhangsweise seien die Zugangsziffern an Geschlechtskrankheiten der preußischen Schutzpolizei gegeben:

Zugangsziffer an Geschlechtskrankheiten in der preußischen Schutzpolizei ($^0/_{00}$), in den Jahren 1921—1925.

Jahr	Gonorrhöe	Ulcus molle	Syphilis	Alle Geschlechtskrankheiten
1921	—	—	—	62,0
1922	—	—	—	53,0
1923	—	—	—	48,0
1924	27,5	0,86	6,2	35,0
1925	19,5	0,30	3,5	23,0

4. Österreich-Ungarn.

Über die Zugangsziffern in der österreichisch-ungarischen Armee bis zum Kriege unterrichten folgende Angaben, die nach dem Kriege nicht fortgesetzt sind, da keine Vergleichsmöglichkeiten der Vor- und Nachkriegskopfstärke der Armee mehr besteht. Bis zum Jahre 1901 einschließlich basieren die Zahlen auf dem Krankenabgang, dagegen ist vom Jahre 1902 an mit Zugangsziffern gerechnet worden.

Tabelle 237. Zugang und Zugangsziffer an Geschlechtskrankheiten in der österreichisch-ungarischen Armee 1870—1911.

Jahr	Gonorrhöe		Ulcus molle		Syphilis		Iststärke
	Zugang	‰	Zugang	‰	Zugang	‰	
1870	7025	27,5	7228	28,3	5593	21,9	254 639
1871	6128	25,4	5325	22,0	4632	19,1	241 976
1872	6012	25,1	4606	19,2	3693	15,4	238 722
1873	6129	25,4	4478	14,6	3538	14,7	240 662
1874	6372	25,2	3713	14,7	2704	10,7	252 586
1875	7198	28,1	3849	15,0	3407	13,3	256 133
1876	8494	32,9	3792	14,7	3913	15,2	258 435
1877	7278	28,1	4408	17,0	4997	19,3	258 985
1878	8963	27,7	5577	17,2	5820	18,0	323 835
1879	7350	26,1	4864	17,0	4389	15,2	281 799
1880	8305	32,7	5208	20,5	4743	18,7	254 170
1881	9414	37,0	4788	18,8	4925	19,4	254 247
1882	9907	35,6	4655	16,7	4896	17,6	278 456
1883	9541	35,4	4251	15,8	4933	18,4	269 200
1884	8903	34,2	4165	16,0	5046	19,0	260 575
1885	9292	35,2	3293	12,5	4690	17,8	263 986
1886	8719	32,9	3026	11,4	4762	18,0	264 718
1887	8666	32,1	3002	11,1	4761	17,6	269 845
1888	8773	32,3	3162	11,6	4865	17,9	271 860
1889	8949	31,8	3049	10,8	5231	18,6	281 569
1890	9349	33,0	3486	12,3	4518	15,6	282 905
1891	9150	32,1	2989	10,5	4959	17,4	284 743
1892	8598	29,7	3230	11,2	4830	17,4	289 460
1893	8838	29,7	3784	12,7	5398	18,1	298 035
1894	9153	32,9	3756	13,5	5130	18,4	278 203
1895	9115	31,9	3212	11,3	5098	17,8	285 562
1896	9154	31,5	3393	11,8	5274	18,1	290 468
1897	9168	31,0	3459	11,7	5296	17,9	295 400
1898	9231	31,1	3310	11,2	5717	19,2	296 482
1899	9289	31,4	3362	11,3	6301	21,3	295 992
1900	8968	30,1	3213	10,8	5623	18,2	297 752
1901	8847	29,9	3208	10,8	5701	19,2	296 125
1902	8734	29,4	3046	10,3	5306	17,9	296 913
1903	8772	30,1	2809	9,6	5607	19,2	291 809
1904	9279	31,8	3061	10,5	5637	19,3	291 975
1905	8236	29,0	3102	10,9	5693	20,5	283 558
1906	8420	30,1	3157	11,3	5362	19,2	280 033
1907	8023	28,1	2894	10,1	4588	16,0	285 455
1908	—	27,6	—	8,9	—	15,5	283 558
1909	—	30,0	—	8,6	—	16,1	—
1910	—	30,0	—	8,9	—	16,3	—
1911	—	30,0	—	8,9	—	16,3	—

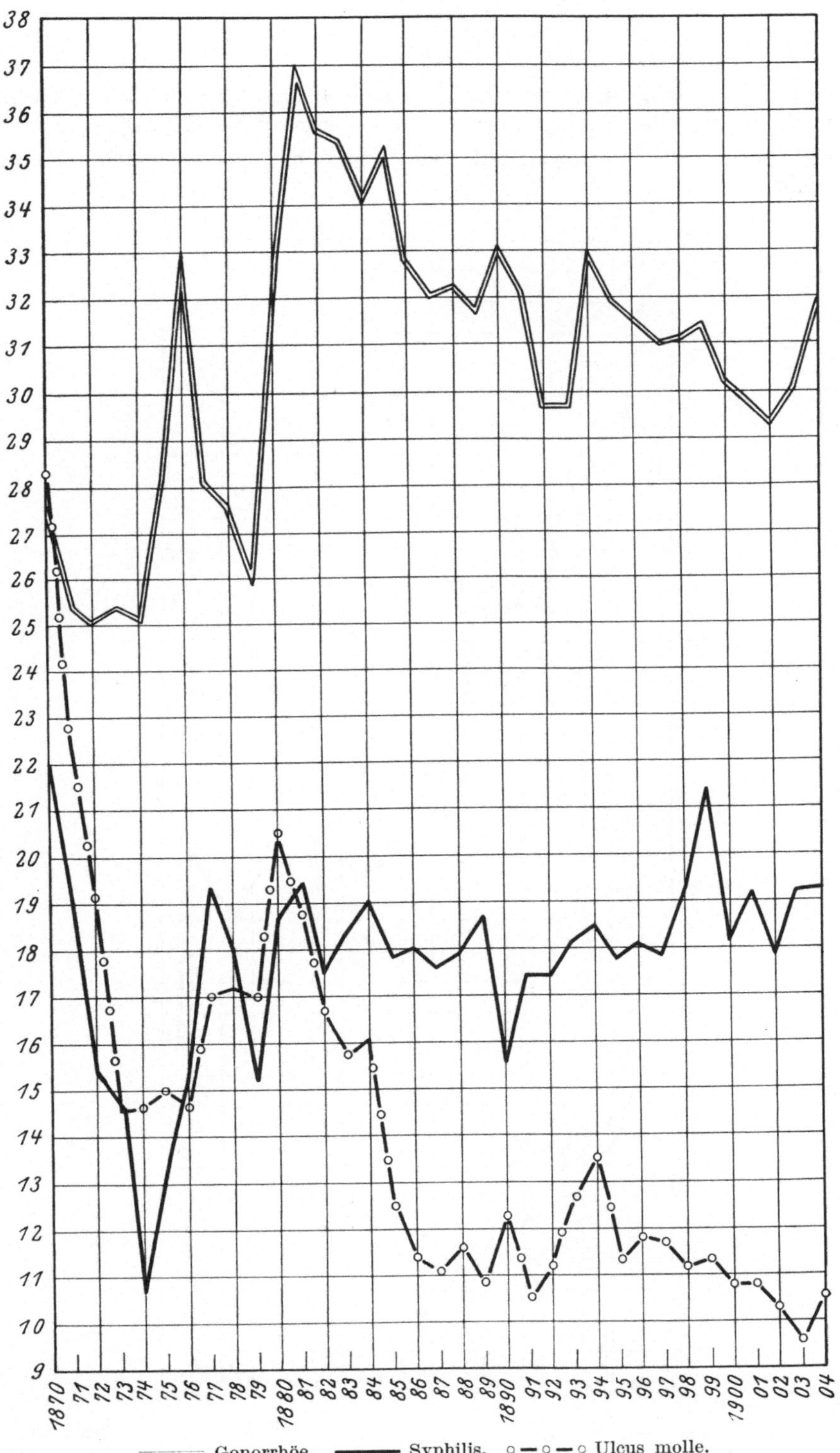

Abb. 98. Zugangsziffer an Geschlechtskrankheiten in der österreichisch-ungarischen Armee, berechnet auf 1000 Mann der Kopfstärke in den Jahren 1870—1904.

5. Frankreich.

Über die Zugangsziffern an Geschlechtskrankheiten bei der französischen Armee kann folgendes Zahlenmaterial gegeben werden (s. S. 679):

Den Ablauf der Zugangszifferkurve verzeichnet nachstehende Kurvendarstellung:

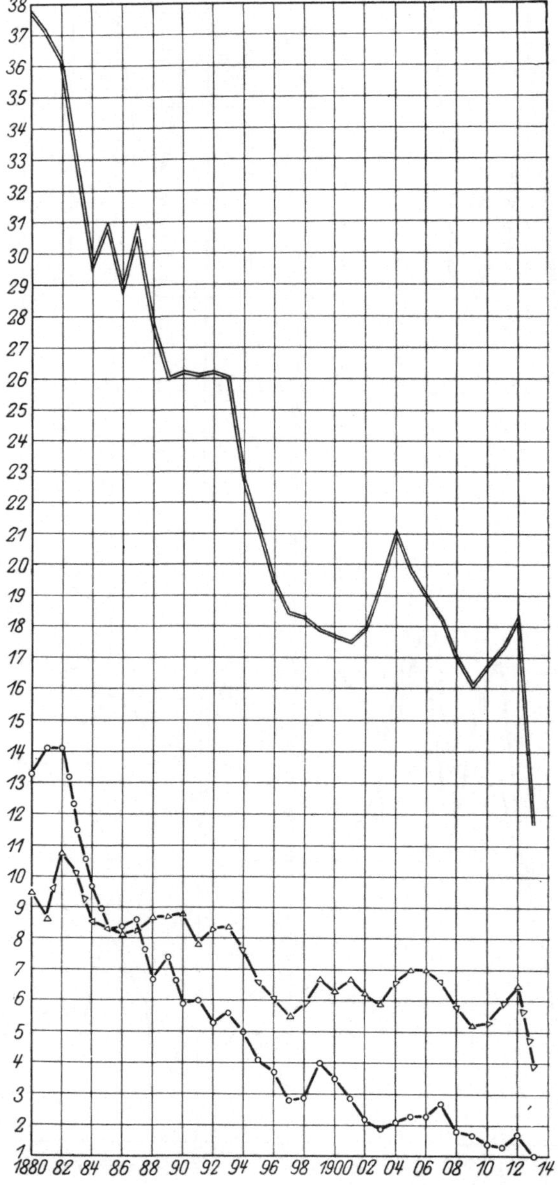

═══ Gonorrhöe. —···— Lues I. △—△—△ Lues insgesamt. ○—○—○ Ulcus molle.

Abb. 99. Zugangsziffer an Geschlechtskrankheiten in der französischen Armee (Heimat). berechnet auf 1000 Mann der Effektivstärke, 1880 – 1913.

berechnet auf 1000 Mann der Effektivstärke von 1875—1913.

Jahre	Gonorrhöe				Ulcus molle				Syphilis			
	Heimat		Algerien-Tunis		Heimat		Algerien-Tunis		Heimat		Algerien-Tunis	
	abs.	‰	abs.	‰	abs.	‰	abs.	‰	abs.	‰	abs.	‰
1876	15 625	39,4	3483	65,5	2537	6,4	708	13,3	2930	7,4	394	7,4
1877	16 382	39,6	3635	66,2	2690	6,5	1165	21,2	2733	6,6	485	8,8
1878	15 845	63,7	3635	66,7	4053	9,4	1149	22,9	3741	8,6	497	9,1
1879	15 413	36,9	3924	73,9	4736	11,3	1224	23,0	4245	10,2	454	8,5
1880	16 515	37,8	3818	69,9	5817	13,3	1401	25,7	4171	9,5	627	11,5
1881	15 899	37,2	3401	38,1	6089	14,1	1533	17,2	3720	8,6	840	9,4
1882	13 264	36,2	3655	37,7	5070	14,1	1924	18,8	3962	10,8	860	8,9
1883	12 574	33,4	3784	47,9	4353	11,5	1431	18,1	4218	10,1	847	10,7
1884	11 509	29,5	3013	45,2	3789	9,7	1332	20,0	3320	8,5	832	12,5
1885	11 947	30,9	2577	39,2	3188	8,3	1201	18,1	3289	8,3	688	10,5
1886	11 735	28,8	1972	46,5	3450	8,4	1117	17,5	3299	8,1	873	13,6
1887	12 161	30,9	3139	49,2	3396	8,6	863	13,5	3295	8,3	774	12,1
1888	12 047	27,7	3063	42,6	2937	6,7	933	13,4	3793	8,7	957	13,8
1889	12 014	26,0	2839	41,8	3322	7,4	1080	14,4	3926	8,7	831	11,4
1890	12 121	26,2	2727	38,5	2750	5,9	857	11,9	4057	8,8	815	11,5
1891	11 870	26,1	2674	38,8	2730	6,0	1065	15,5	3555	7,8	935	13,6
1892	12 012	26,2	2853	42,5	2410	5,3	1008	15,0	3820	8,3	1004	14,9
1893	10 985	26,0	3226	34,1	2520	5,6	941	13,6	3885	8,4	939	14,4
1894	10 807	22,7	3094	44,3	2387	5,0	1364	19,6	3629	7,6	1068	15,3
1895	10 041	21,2	2943	41,5	1928	4,1	1266	17,8	3215	6,6	1140	16,1
1896	9 528	19,4	2808	37,8	1842	3,7	1055	14,2	2972	6,1	957	12,9
1897	9 422	18,4	2893	39,9	1442	2,8	1085	14,9	2821	5,5	996	13,7
1898	9 870	18,3	3167	44,6	1563	2,9	1141	16,1	3165	5,9	1001	13,9
1899	9 334	17,9	3086	36,4	2105	4,0	1461	17,2	3493	6,7	1292	15,2
1900	8 809	17,7	2881	38,5	1753	3,5	1119	14,9	3125	6,3	1092	14,6
1901	8 427	17,5	2933	40,6	1390	2,9	1128	15,6	3249	6,7	1095	15,1
1902	8 722	17,9	2986	38,7	1071	2,2	1209	15,7	3024	6,2	1219	15,8
1903	9 406	19,3	2792	37,5	974	1,9	877	11,8	2926	5,9	1204	16,1
1904	9 991	21,1	2783	39,1	1029	2,1	869	12,2	3157	6,6	1090	15,3
1905	9 966	19,8	3037	41,8	1158	2,3	1012	14,0	3510	7,0	1193	16,4
1906	9 716	19,0	3492	47,8	1192	2,3	1044	14,3	3584	7,0	1381	19,0
1907	9 157	18,3	3597	52,4	1365	2 7	987	14,4	3370	6,7	1284	18,7
1908	8 635	17,0	2976	50,6	941	1,8	1051	17,8	2945	5,8	1133	19,2
1909	8 411	16,1	3283	48,9	892	1,7	1045	15,5	2680	5,15	1531	22,8
1910	—	16,7	—	—	—	1,4	—	—	—	5,28	—	—
1911	8 404	17,30	—	—	635	1,3	—	—	2883	5,93	—	—
1912	8 736	18,20	—	—	866	1,80	—	—	3096	6,48	—	—
1913	5 858	11,70	—	—	519	1,04	—	—	2007	3,99	—	—

Anmerkung: Die Promillezahlen beziehen sich auf den „effectif total“ mit Ausnahme der Jahre 1882—1887, für die die Sanitätsberichte nur die Kopfstärke als „effectif présent“ angeben und demgemäß auch die Berechnungen durchgeführt haben. Die mittels des „effectif présent“ berechneten Zahlen sind etwas höher und unzweifelhaft richtiger, doch sind in den französischen Sanitätsberichten, bis auf die genannten Jahre, die Zahlen stets nach dem „effectif total“ berechnet.

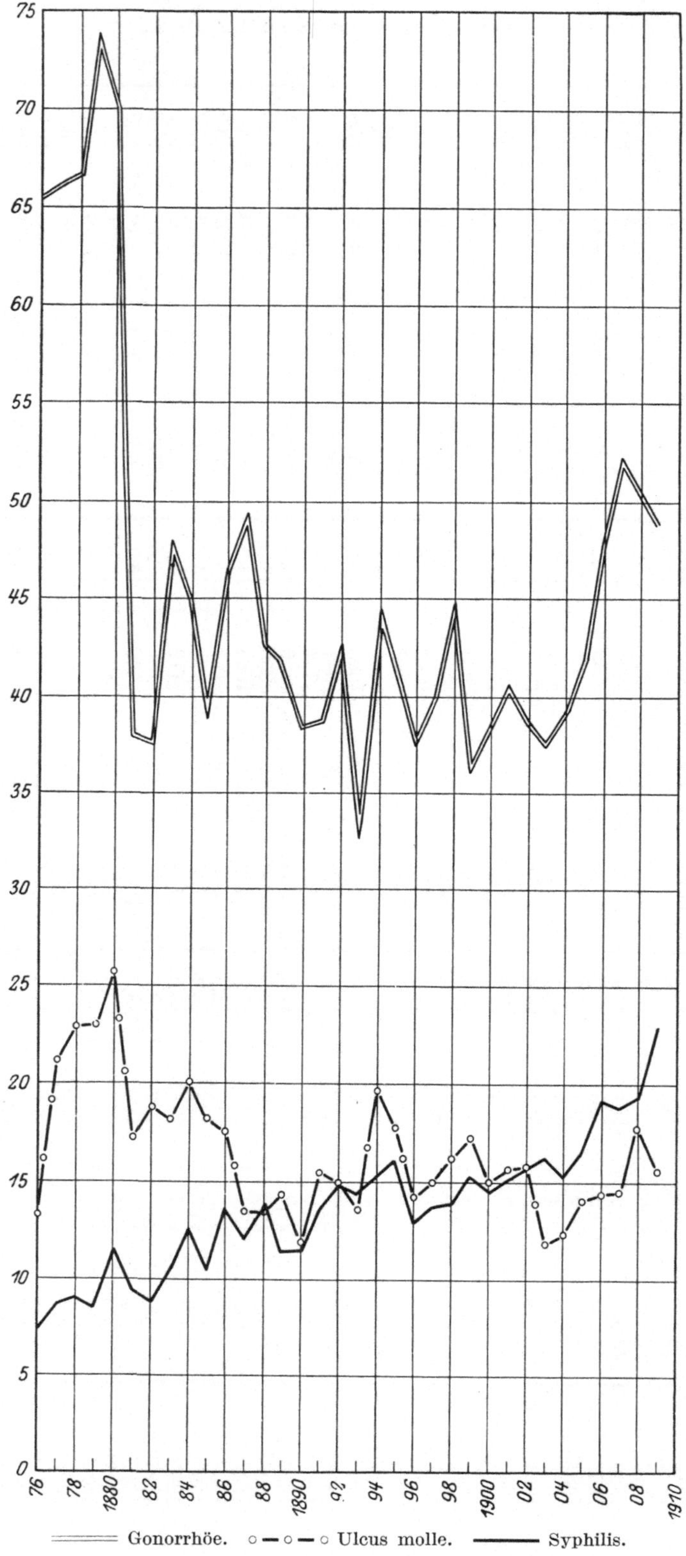

Abb. 100. Zugangsziffer an Geschlechtskrankheiten in der französischen Armee (Algerien-Tunis) auf 1000 Mann der Effektivstärke, 1876–1909.

Der Kurvenverlauf zeigt bis Kriegsbeginn, besonders für Gonorrhöe mit einer leichten Remission im Jahre 1904 eine deutlich fallende Tendenz. Besonders stark ist diese auch beim Ulcus molle ausgesprochen, während die Lueskurve ein viel geringeres Absinken zeigt.

Die Kurve der Zugangsziffern in der französischen Armee (Heimat) zeigt für die Gonorrhöe vom Jahre 1876 an einen dauernden Abfall. Beim Ulcus molle dagegen fand sich in den Jahren von 1879 bis 1883 eine vorübergehende Steigerung, der dann ebenfalls ein dauernder Abfall folgte. Bei der Syphilis war allerdings mit mehrfachen Schwankungen vor dem Kriege gleichfalls die geringste Höhe der Zugangsziffern erreicht. An den Zahlen von Algerien und Tunis fällt die bedeutend größere Höhe besonders für die Zugangsziffern an Ulcus molle auf. Die Syphilis-Zugangsziffer war hier vor dem Weltkriege sogar höher als in den 70er Jahren des vorigen Jahrhunderts. Dies hängt wahrscheinlich mit der heutigen besseren Berichterstattung zusammen.

Wie bedeutend nach dem Kriege wieder der Rückgang der Erkrankungsziffer an Syphilis in der französischen Armee war, zeigt vor allem nachfolgende Übersicht:

Tabelle 239. Zugang und Zugangsziffer an Geschlechtskrankheiten in der französischen Armee (Heimat) in den Jahren 1911—1925.

Jahr	Syphilis[1]		Syphilis primaria		Ulcus molle		Gonorrhöe	
	Fälle	auf 1000 der Kopfstärke	Fälle	auf 1000 der Kopfstärke	Fälle	auf 1000 der Kopfstärke	Fälle	auf 1000 der Kopfstärke
1911	2,883	5,93	786	1,62	635	1,31	8.404	17,30
1912	3,096	6,48	877	1,83	866	1,80	8,736	18,20
1913	2,002	3,99	534	1,06	519	1,04	5,858	11,70
1914	—	—	—	—	—	—	—	—
1915	—	—	—	—	—	—	—	—
1916	—	—	11,251	14,16	5,235	6,63	36,808	46,65
1917	—	—	15,341	21,10	8,853	12,18	39,983	55,01
1918	—	—	13,858	20,29	9,068	13,28	34,391	50,37
1919	—	—	7,894	11,51	7,444	10,85	22,905	33,40
1920	2,673	7,71	1,797	6,43	1,419	4,12	7,066	20,21
1921	2,673	7,04	1,244	3,27	631	1,66	6,182	16,27
1922	2,082	6,15	889	2,63	438	1,29	5,552	16,37
1923	1,564	4,93	693	2,18	259	0,82	5,012	15,80
1924	1,377	4,74	465	1,60	293	1,01	4,622	15,90
1925	1,112	3,75	482	1,63	352	1,19	4,950	16,70
1926	(1,387)		(601)		(440)		(6,180)	

Von 1916—1919 beziehen sich die Angaben für Schanker nur auf Ulcus molle, sonst auf Ulcus molle mit oder ohne Komplikationen. Ferner finden sich unter „Syphilis insgesamt" zahlreiche Doppelzählungen, so daß man als Maßstab für die Beurteilung von Zu- oder Abnahme der Syphilis nur die Ziffern für primäre Lues verwenden kann.

Aus der vorstehenden Übersicht geht vor allem die kolossal starke Zunahme der Syphilis während des Krieges hervor; betrug doch im Jahre 1913 die Gesamtzugangsziffer an Syphilis überhaupt nur 3,99‰ und erreichte die Zugangsziffer allein an primärer Syphilis im Jahre 1918: 20,29‰, während sie seit 1919 wieder in rapider Abnahme begriffen ist.

[1]) Syphilis insgesamt.

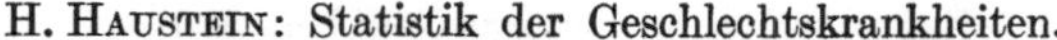

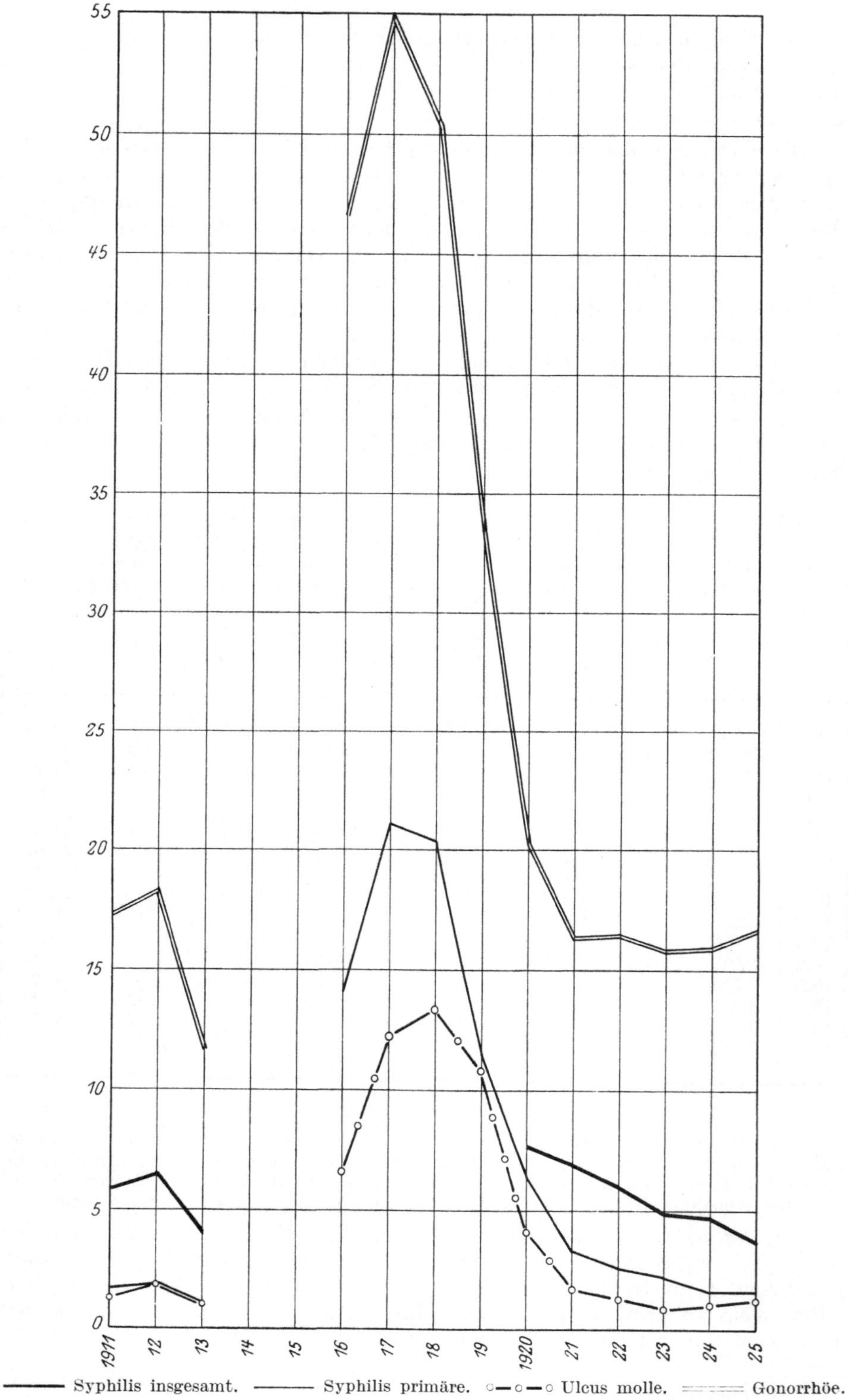

—— Syphilis insgesamt. —— Syphilis primäre. ○—○—○ Ulcus molle. ═══ Gonorrhöe.

Abb. 101. Zugangsziffer an Geschlechtskrankheiten in der französischen Armee (Heimat) auf 1000 Mann, 1911–1925.

6. Belgien.

In Belgien wurde erstmalig über die Morbidität des stehenden Heeres für das Doppeljahr 1868/69 berichtet. Erst von 1870 an stehen fortlaufende jährliche Berichte zur Verfügung.

Für die Geschlechtskrankheiten ist hervorzuheben, daß in den Jahren 1868—1884 ein anderes Meldeschema als vom Jahre 1885 an in Geltung war. In dem ersten Zeitabschnitt sind die Geschlechtskrankheiten nach folgender Einteilung gemeldet worden: Balanitis — Balanoposthitis — Urethritis — Urethritis chronica — Orchitis — Verengerungen — Ulcus simplex — weicher Schanker — harter Schanker — Schanker und Bubo — konstitutionelle Syphilis — Condylomata und Vegetationen — Paraphimosis.

Seit 1885 wurden die Meldungen nach folgender Einteilung erstattet: Balanitis — Urethritis — Orchitis — weicher Schanker — harter Schanker — sekundäre Syphilis — tertiäre Syphilis.

Die nachfolgende Übersicht über die Zugänge an Geschlechtskrankheiten ist so zusammengestellt worden, daß im ersten Zeitabschnitt zur Gonorrhöe gerechnet wurden: Urthritis, Urethritis chronica, Orchitis, Verengerung, Condylomata und Vegetationen sowie Paraphimosis. Dagegen sind die Fälle von Balanitis und Balanoposthitis, die Schwiening mit zu den Tripperfällen rechnete, gesondert aufgeführt. Zum Ulcus molle sind in Übereinstimmung mit Schwiening gezählt: weicher Schanker, Schanker und Bubo, sowie Ulcus simplex, obwohl anzunehmen ist, daß unter letzteren wahrscheinlich gerade Primäraffekte sich verbergen. Da jedoch die Fälle von Ulcus simplex ganz unbeträchtlich sind, ist die Schwieningsche Zusammenfassung beibehalten worden, um nicht unnötigerweise nur in der Dezimale abweichende, also auch nur unbedeutend geänderte Relativzahlen zu geben.

In gleicher Weise sind in der Berichtsperiode ab 1885 Urethritis und Orchitis gonorrhoica zur Gonorrhöe gezählt. Auch hier sind die Fälle von Balanitis nicht einbegriffen.

Auf Grund des angegebenen Berechnungsmodus ergibt sich umstehende Übersicht Tabelle 240.

Sondert man die frischen Erkrankungsfälle aus der Gesamtzahl aller zugegangenen Syphilisfälle aus, so erhält man für die Jahre 1910—1925 folgende Ziffern:

Zugang an Syphilis I u. II in der belgischen Armee 1910—1925, berechnet auf je 1000 Mann der Iststärke:

1910	3,7	1922	4,9
1911	3,7	1923	3,1
1912	3,9	1924	2,3
1920	16,5	1925	1,1
1921	10,4	1926	0,8

Diese Ziffern gibt beistehende graphische Darstellung wieder.

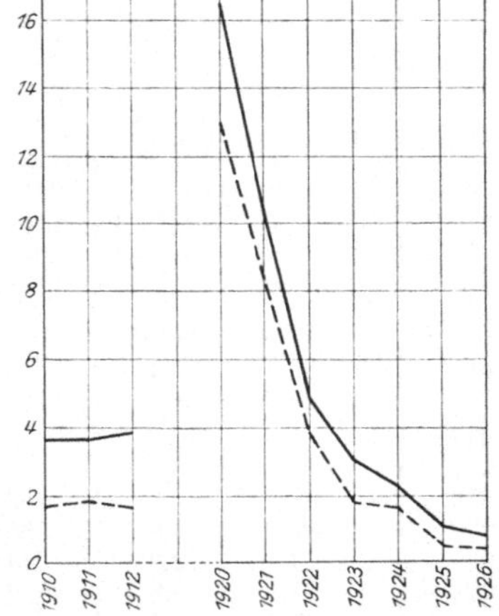

Abb. 102. Zugangsziffer an primärer und sekundärer Syphilis in der belgischen Armee.

Der General-Inspekteur Dr. Wilmaers äußert sich über diese Kurve (nach Bayet) folgendermaßen:

„Die frische Syphilis, die in den Jahren 1918—1919—1920 ihren Scheitelpunkt erreicht hatte, hat sich in regelmäßiger Progression seit 1921 vermindert und im Augenblick einen verschwindend niedrigen Prozentsatz erreicht ......

Tabelle 240. Zugang und Zugangsziffer an Geschlechtskrankheiten in der belgischen

Jahr	Balanitis				Urethritis				Orchitis gon.			Gonorrhöe zusammen[1]			
	Zugang	Rez.	Zahl der Erkrankten	‰	Zugang	Rez.	Zahl der Erkrankten	‰	Zugang	Rez.	Zahl der Erkrankten	Zugang	Rez.	Zahl der Erkrankten	‰
1868/69	392	4	388	6,1	3863	177	3686	57,6	325	9	316	4301	190	4111	64,2
1870	230	—	230	5,2	2457	127	2330	52,9	168	2	166	2705	129	2576	58,5
1871	240	8	232	5,9	2246	134	2112	54,0	160	12	148	2490	150	2340	60,0
1872	215	2	213	6,0	1476	126	1450	41,4	110	1	109	1639	128	1511	43,2
1873	178	—	178	5,4	1299	68	1231	37,3	113	1	112	1460	69	1391	42,1
1874	203	1	202	5,8	1442	102	1340	38,2	108	3	105	1593	105	1488	42,5
1875	239	10	229	5,8	1389	227	1162	29,8	139	8	131	1684	254	1430	36,7
1876	275	1	274	6,7	1424	129	1395	34,0	95	—	95	1638	131	1507	36,7
1877	249	10	239	5,6	1475	222	1253	29,1	150	5	145	1716	236	1480	34,4
1878	336	20	316	7,3	1529	92	1437	33,4	134	28	106	1767	128	1549	36,0
1879	226	34	192	4,5	1560	78	1482	34,4	119	7	112	1765	89	1676	38,9
1880	227	2	225	5,2	1635	169	1466	34,0	89	—	89	1835	178	1657	38,5
1881	249	3	246	5,7	1603	139	1464	34,0	99	4	95	1783	147	1636	38,0
1882	259	8	251	5,8	1547	185	1362	31,6	97	1	96	1719	192	1527	35,5
1883	263	3	260	5,8	1469	139	1330	29,5	96	6	90	1636	149	1487	33,0
1884	266	—	266	5,7	1478	119	1359	29,5	99	3	96	1703	127	1576	34,2
1885	213	1	212	4,6	1452	171	1281	27,7	135	6	129	1587	176	1410	30,6
1886	234	4	230	4,5	1494	167	1327	26,0	109	2	107	1603	169	1434	28,1
1887	176	1	175	3,6	1271	136	1135	23,6	95	4	91	1366	140	1226	25,5
1888	162	1	161	3,4	1039	120	919	19,5	75	4	71	1114	124	990	21,0
1889	132	2	130	2,8	916	88	828	18,0	78	3	75	994	91	903	19,6
1890	152	—	152	3,4	1006	69	937	20,8	82	1	81	1086	70	1018	22,6
1891	150	3	147	3,4	816	50	766	17,8	96	4	92	912	54	858	19,9
1892	169	3	166	3,7	845	83	762	17,3	75	2	73	920	85	835	18,6
1893	178	—	178	3,8	907	73	834	17,7	88	6	82	995	79	916	19,5
1894	163	—	163	3,3	906	93	813	16,6	108	2	106	1014	95	919	18,8
1895	144	—	144	2,9	982	67	915	18,6	106	3	103	1088	70	1018	20,7
1896	125	3	122	2,5	921	63	858	17,8	92	3	89	1013	66	947	19,7
1897	121	1	120	2,5	835	87	748	15,9	76	7	69	911	94	817	17,4
1898	121	1	120	2,5	751	82	669	14,5	65	1	64	816	83	733	15,9
1899	95	6	89	2,0	774	98	676	15,7	112	4	108	886	102	784	17,8
1900	128	2	126	2,8	805	125	680	15,1	70	5	65	875	130	745	16,5
1901	126	3	123	2,7	801	93	708	15,7	78	6	72	879	99	780	17,3
1902	115	4	111	2,5	772	122	750	17,4	78	4	74	850	126	824	19,2
1903	97	2	95	2,2	761	92	669	15,9	49	1	48	810	93	717	17,0
1904	126	3	123	3,0	817	128	689	17,2	53	4	49	870	132	738	18,5
1905	107	5	102	2,6	770	158	612	16,1	71	7	64	841	165	676	17,8
1906	120	—	120	3,1	745	88	657	17,2	45	1	44	790	89	701	18,4
1907	94	1	93	2,6	683	78	605	16,8	39	—	39	722	78	644	17,9
1908	111	1	110	3,0	625	90	535	14,9	48	—	48	673	90	583	16,2
1909	116	3	113	3,0	700	74	626	16,4	45	—	45	745	74	671	17,6
1910	100	1	99	2,4	670	50	620	15,1	35	—	35	705	50	655	16,0
1911	86	—	86	2,1	783	59	721	17,1	69	—	69	842	—	—	20,2
1912	—	—	—	—	923	—	—	21,7	45	—	45	968	—	—	22,8
1913, 1914[3]	Gonorrhoea acuta				Gonorrhoea chronica				Gon. complic.			—	—	—	—
1915	—			13,1	—			—	—		—	—	—	—	—
1916	—			27,3	—			—	—		—	—	—	—	—
1917	—			42,2	—			—	—		—	—	—	—	—
1918	—			45,4	—			—	—		—	—	—	—	—
1919	792			—	156			—	150		—	1098	—	—	—
1920	2187			21,8	390			3,9	499		5,0	3076	—	—	30,7
1921	1263			12,9	344			3,3	563		5,5	2170	—	—	21,2
1922	1087			9,6	226			2,8	200		1,8	1513	—	—	13,4
1923	1226			11,4	309			2,9	223		2,0	1758	—	—	16,4
1924	689			9,5	190			2,6	122		1,7	1001	—	—	13,9
1925	482			6,2	123			1,6	29		0,3	634	—	—	8,2
1926	345			5,0	58			0,8	122		1,7	525	—	—	7,6

[1]) Hierin noch 1868—1884: Strikturen, Kondylome und Vegetationen sowie Paraphimosen.
[3]) Die Berichte sind während der deutschen Besetzung verloren gegangen.

Armee, berechnet auf je 1000 Mann der Kopfstärke, in den Jahren 1868/1869—1912.

Ulcus molle				Syphilis prim.				Syphilis sec. [2]				Syphilis tert.			Syphilis insgesamt				Iststärke
Zugang	Rez.	Zahl der Erkrankten	‰	Zugang	Rez.	Zahl der Erkrankten	‰	Zugang	Rez.	Zahl der Erkrankten	‰	Zugang	Rez.	Zahl der Erkrankten	Zugang	Rez.	Zahl der Erkrankten	‰	
950	15	935	14,6	625	3	622	9,7	332	16	316	4,9	—	—	—	957	19	938	13,6	64 204
984	20	964	22,4	416	9	407	9,4	184	5	179	4,0	—	—	—	600	14	586	14,6	43 686
754	17	737	19,3	454	8	446	11,4	100	2	98	2,4	—	—	—	554	10	544	14,2	39 335
571	11	566	16,3	200	2	198	5,6	145	7	138	3,3	—	—	—	345	9	336	9,8	35 316
496	7	489	14,9	147	3	144	4,3	77	2	75	2,3	—	—	—	274	5	219	6,7	33 246
227	—	227	6,5	249	—	249	7,1	112	4	108	3,0	—	—	—	361	4	357	10,2	35 162
395	66	329	10,1	216	18	198	5,0	109	12	97	2,4	—	—	—	375	30	295	8,3	39 217
428	—	428	10,9	177	—	177	4,4	107	35	72	1,7	—	—	—	284	35	249	7,2	40 894
404	7	397	9,3	245	—	245	5,7	165	39	126	3,0	—	—	—	410	39	371	9,4	43 286
373	24	359	8,6	167	4	163	3,7	142	43	99	2,3	—	—	—	309	47	262	7,1	43 349
372	15	357	8,6	177	3	174	4,0	183	21	162	3,7	—	—	—	360	24	336	8,3	43 200
250	8	242	5,8	249	—	249	5,7	249	32	217	5,0	—	—	—	498	32	466	11,5	43 185
293	8	285	6,8	207	3	204	4,7	242	19	223	5,2	—	—	—	449	22	427	10,4	43 243
388	14	374	9,0	159	—	159	3,7	253	22	231	5,4	—	—	—	412	22	390	9,5	43 255
210	5	205	4,7	129	—	129	2,9	198	18	180	4,2	—	—	—	327	18	309	7,3	44 887
243	1	242	5,3	138	—	138	3,0	193	28	165	3,6	—	—	—	331	28	303	7,2	46 185
151	1	150	3,3	148	2	146	3,1	184	38	146	3,2	1	—	1	333	40	293	7,2	46 017
117	1	116	2,3	138	—	138	2,7	169	26	143	3,1	5	2	3	312	28	284	6,2	50 571
108	1	107	2,2	119	1	118	2,4	162	18	144	2,8	3	—	3	284	19	265	6,9	48 343
91	3	88	1,9	148	6	142	3,0	166	19	147	3,0	1	—	1	315	25	290	6,7	46 961
58	1	57	1,2	128	—	128	2,0	140	13	127	2,7	2	—	2	270	13	257	5,8	46 471
54	—	54	1,2	76	—	76	1,6	124	7	117	2,5	1	—	1	201	7	194	4,4	45 230
64	—	64	1,5	122	—	122	2,8	143	7	136	3,0	1	—	1	266	7	259	6,9	43 184
56	—	56	1,3	144	—	144	3,2	149	9	140	3,2	6	—	6	299	9	290	6,7	44 549
89	—	89	1,9	178	1	177	3,7	182	16	166	3,7	—	—	—	360	17	243	7,7	47 045
79	—	79	1,6	199	—	199	4,1	174	14	160	3,4	2	—	2	375	14	361	7,6	49 462
58	—	58	1,2	132	—	132	2,9	186	15	171	3,5	—	—	—	318	15	303	6,5	48 839
34	—	34	0,72	105	—	105	2,1	135	15	120	2,5	2	—	2	242	15	227	5,1	47 859
19	—	19	0,40	112	4	108	2,2	158	16	142	3,0	1	—	1	271	16	255	5,8	47 024
47	1	46	1,0	130	—	130	2,8	169	24	145	3,1	10	—	10	309	24	285	6,7	46 069
37	1	36	0,85	88	—	88	2,1	163	12	151	3,5	—	—	—	251	12	239	5,8	43 543
20	—	20	0,44	94	—	94	2,0	150	31	119	2,6	4	—	4	248	31	217	5,5	45 065
30	—	30	0,67	104	—	104	2,3	165	22	143	3,2	5	1	4	274	23	251	6,1	44 853
30	—	30	0,65	122	1	121	2,8	121	13	108	2,5	8	1	7	251	15	236	5,4	43 205
18	—	18	0,40	109	—	109	2,6	130	21	109	2,6	2	—	2	241	21	220	5,8	41 645
38	1	37	0,87	131	8	123	3,0	136	30	106	2,6	3	—	3	270	38	232	6,2	40 382
34	3	31	0,88	79	—	79	2,0	144	27	117	3,0	1	—	1	224	27	197	5,8	38 425
13	—	13	0,34	114	—	114	3,0	157	15	122	3,2	1	—	1	272	15	257	6,7	37 785
21	2	19	0,58	80	1	79	2,2	141	17	124	3,4	—	—	—	221	18	203	6,1	36 113
25	—	25	0,70	92	1	91	2,5	109	16	93	2,6	1	—	1	202	17	185	5,7	35 710
30	2	28	0,77	77	1	76	2,0	122	5	117	3,0	4	1	3	196	7	189	5,2	37 644
27	—	27	0,65	72	2	70	1,7	101	17	84	2,0	18	—	18	191	19	172	4,6	41 262
22	2	20	0,52	81	—	81	1,9	87	10	77	1,8	20	—	—	188	10	178	4,3	41 609
21	—	—	0,47	71	—	71	1,7	94	—	—	2,2	—	—	—	147	—	147	3,9	—
—	—	—	—	—	—	—	—	—	—	—	—	—	—	—	—	—	—	—	—
—	—	—	—	—	—	—	—	—	—	—	—	—	—	—	—	—	—	—	—
—	—	—	0,2	—	—	—	3,8	—	—	—	—	—	—	—	—	—	—	—	—
—	—	—	1,3	—	—	—	7,6	—	—	—	—	—	—	—	—	—	—	—	—
—	—	—	1,3	—	—	—	9,4	—	—	—	—	—	—	—	—	—	—	—	—
—	—	—	1,4	—	—	—	10,0	—	—	—	—	—	—	—	—	—	—	—	—
118	—	—	—	354	—	—	—	83	—	—	—	6	—	—	444	—	—	—	—
211	—	—	2,1	1300	—	—	13,0	353	—	—	3,5	16	—	—	1670	—	—	16,6	99 994
97	—	—	0,97	856	—	—	8,4	201	—	—	2,0	13	—	—	1070	—	—	10,5	102 385
25	—	—	0,22	438	—	—	3,9	118	—	—	1,0	5	—	—	562	—	—	5,0	113 269
69	—	—	0,54	211	—	—	1,9	128	—	—	1,2	16	—	—	355	—	—	3,3	107 257
9	—	—	0,12	124	—	—	1,7	44	—	—	0,6	31	—	—	199	—	—	2,7	72 376
11	—	—	0,14	40	—	—	0,5	47	—	—	0,6	8	—	—	101	—	—	1,3	76 817
13	—	—	0,18	30	—	—	0,4	27 [4])	—	—	0,4	19	—	—	76	—	—	1,1	60 056

[2]) 1868—1884 betreffen die hier geführten Fälle konstitutionelle Syphilis.
[4]) Davon: 11 Lues II recens und 16 Lues II recidiva.

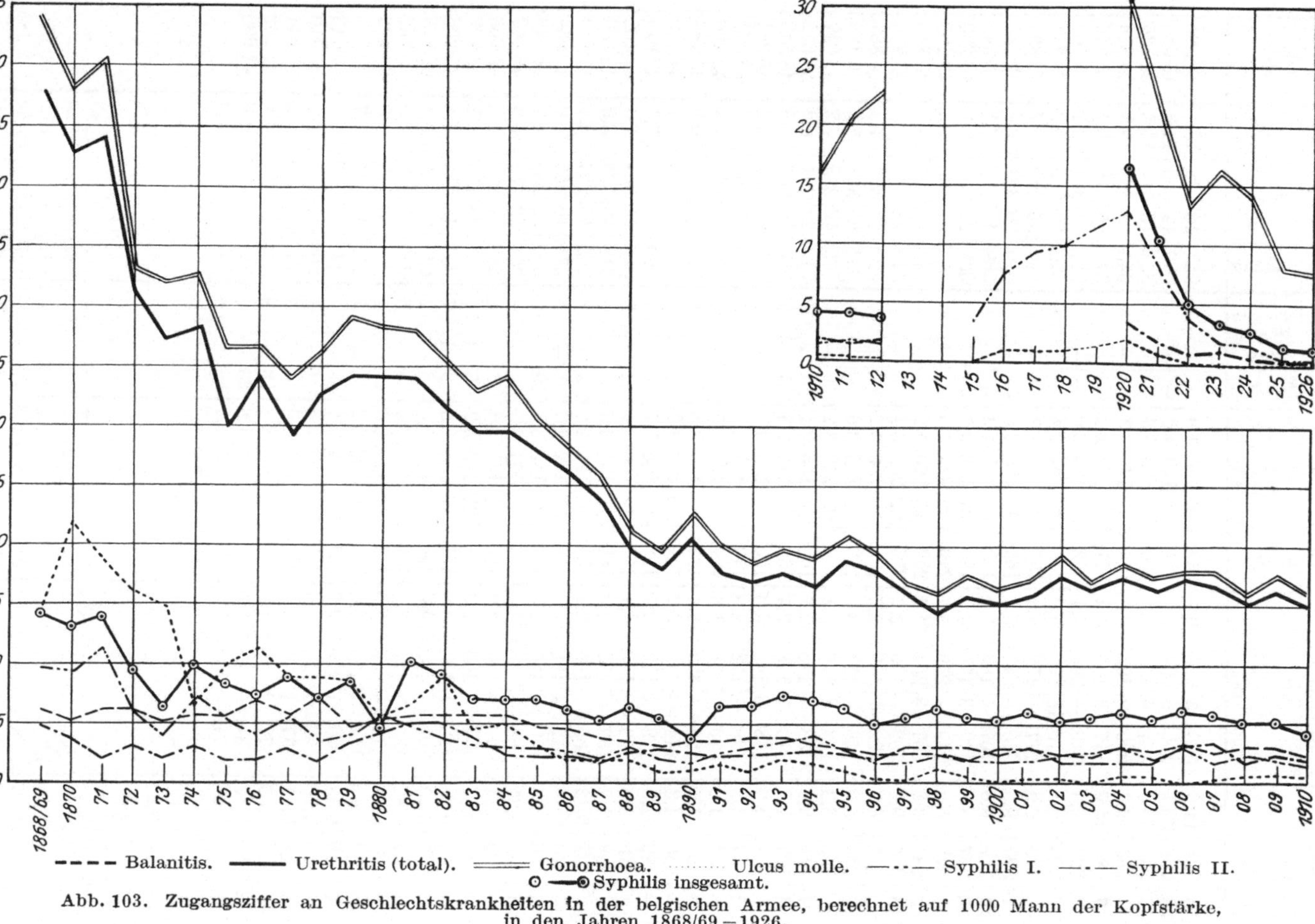

Abb. 103. **Zugangsziffer an Geschlechtskrankheiten in der belgischen Armee, berechnet auf 1000 Mann der Kopfstärke, in den Jahren 1868/69 – 1926.**

Die frische Syphilis nimmt von Jahr zu Jahr ab und neigt ihrem Ende zu."

Im Jahre 1925 wurden in der ganzen belgischen Armee nur 13 Soldaten mit Primäraffekt festgestellt, ein Ergebnis, das schlagend für die Verminderung der Zahl der Frischansteckungen spricht.

7. Italien.

Die zuerst gegebenen Ziffern für den Zugang an den einzelnen venerischen Krankheiten der italienischen Armee beziehen sich nur auf die in den Militärlazaretten behandelten Kranken, da die in den Zivilkrankenhäusern und den „Infermerie di corpo" Behandelten nur als Gesamtzahl venerisch Erkrankter ohne Teilung nach Erkrankungsform bis 1897 angegeben sind. Dadurch ergibt die Addition der nachstehenden Zahlen stets viel geringere Werte als die S. 690 angeführten Gesamtziffern.

Die Zahl dieser nicht in Militärlazaretten Behandelten ist recht groß, denn von 100 venerisch Kranken wurden in Militärlazaretten behandelt:

1881—1885	54,5%
1886—1890	63,5%
1891—1895	69,1%
1896—1900	70,8%
1901—1905	72,4%

Die in den Militärlazaretten behandelten Erkrankungsfälle faßt umstehende Übersicht (Tabelle 241) zusammen.

Während also 1881—85 nur etwas mehr als die Hälfte aller Zugänge an Geschlechtskranken in den Militärlazaretten behandelt wurden, waren es 1901 bis 1905 fast drei Viertel. Hieraus geht hervor, daß ein Vergleich dieser Zugangsziffern untereinander im Ablauf der 30jährigen Berichtszeit nicht ohne weiteres zulässig ist. Unter der Voraussetzung, daß der Anteil der wegen der einzelnen venerischen Krankheiten in den Militärlazaretten Aufgenommenen der gleiche ist wie der an allen Erkrankungen zusammen, kann man die oben angeführten Ziffern für die Jahre 1881—85 und für 1901—05 auf die Gesamtzahl der wegen Lues, wegen Gonorrhöe und wegen Ulcus molle überhaupt im Heere Zugegangenen umrechnen. Diese Umrechnung ergibt folgende Zahlen: Lues 1881—85 = 15,3‰; Ulcus molle 49,5‰; Gonorrhöe 46,4‰. Die schätzungsweise errechnete Zugangsziffer für 1901—05 beträgt 17,0‰; 27,6‰; 41,8‰. In Wirklichkeit beträgt nun aber für diesen Zeitabschnitt die durchschnittliche Gesamt-Zugangsziffer des Jahrfünfts: 13,8‰; 28,3‰; 44,0‰. Dies zeigt, daß von den Gesamtzugängen im höheren Prozentsatz Luesfälle hospitalisiert wurden, dagegen relativ weniger Gonorrhöefälle, während die Schankerfälle ungefähr im Durchschnittsverhältnis aller Geschlechtskrankheiten aufgenommen wurden. Aus diesem Beispiel geht aber noch etwas viel wichtigeres hervor: daß man an Krankenhauszahlen — selbst offiziell über eine lange Reihe von Jahren geführten — keinen Maßstab für die tatsächliche Zu- oder Abnahme der Geschlechtskrankheiten hat. Nur dadurch, daß man in diesem Falle zufälligerweise den Anteil der im Krankenhaus Behandelten an der Gesamtzahl der überhaupt Behandelten kennt, war die Möglichkeit einer Umrechnung geschaffen, die jedenfalls erkennen läßt, daß trotz Steigens der Zugangsziffer der in Militärlazaretten behandelten Kranken, von einer wirklichen Zunahme der Gesamt-Zugangsziffer an Geschlechtskrankheiten keine Rede sein kann.

Seit 1898 liegen genaue Nachweisungen vor über die in den Militärlazaretten, in den Zivilkrankenhäusern und in den Infermerie di corpo behandelten Geschlechtskranken, getrennt nach Krankheitsform, also über die Gesamtzahl

Tabelle 241. Zugang und Zugangsziffer an Geschlechtskrankheiten der italienischen Armee in den Militärlazaretten 1867—1922.

Jahr	Gonorrhöe		Ulcus molle		Syphilis		Iststärke
	Zugang	‰	Zugang	‰	Zugang	‰	
1867	8905	43,0	10135	49,0	1365	6,6	206 452
1868	8975	41,0	11076	51,0	1502	7,0	216 501
1869	7644	40,0	9269	49,0	1806	9,6	187 149
1870	10506	50,0	12344	59,0	1413	6,8	207 000
1871	7485	39,0	8459	44,0	1009	5,3	189 571
1872	8344	45,0	9746	53,0	934	5,1	182 891
1873	7074	42,0	8913	46,0	964	5,0	191 186
1874	6342	32,0	7499	38,0	1142	5,9	193 663
1875	6107	30,0	7420	36,0	940	4,6	200 524
1876	5125	26,0	5185	27,0	909	4,7	190 376
1877	5187	26,0	4970	25,0	1063	5,4	196 192
1878	6405	32,0	5419	27,0	1129	6,3	195 172
1879	6454	33,0	6499	33,0	1451	7,0	193 370
1880	6026	31,0	6099	31,0	1313	6,8	193 075
1881	6090	31,8	6370	33,3	1687	8,8	191 366
1882	5078	26,8	5650	29,9	1622	8,6	189 506
1883	4579	23,7	5181	26,9	1606	8,3	192 881
1884	4464	21,6	4942	24,0	1709	8,3	206 263
1885	4553	22,4	4048	19,9	1471	7,2	203 406
1886	4494	22,0	3909	19,1	1336	6,9	204 428
1887	5137	24,1	4778	22,4	1209	5,7	212 898
1888	4641	22,1	4497	21,4	1249	5,9	209 918
1889	5385	24,6	6846	31,3	1886	8,6	218 917
1890	5595	25,3	7029	31,7	3032	13,7	221 384
1891	6050	27,4	6776	30,7	2083	14,0	220 714
1892	5434	25,5	6266	29,4	3101	14,5	213 307
1893	5590	26,1	5776	26,9	2691	12,6	214 439
1894	5145	26,4	4677	24,0	2385	12,3	194 670
1895	5219	25,7	4627	32,8	2442	12,0	202 915
1896	5574	27,3	5923	29,0	2708	13,2	204 382
1897	5775	28,2	4877	23,9	2696	13,2	204 312
1898	7423	31,6	4745	20,2	3122	13,3	234 756
1899	6503	31,5	4266	20,7	2774	13,4	206 429
1900	5721	30,9	4184	21,0	2402	12,1	198 813
1901	6536	30,1	3674	19,4	2379	12,5	189 848
1902	6253	32,8	4055	20,4	2584	13,0	199 253
1903	6375	30,3	4001	19,4	2323	11,2	206 468
1904	6375	30,3	4290	20,4	2447	11,6	210 637
1905	6082	27,8	4416	20,2	2877	13,1	218 409
1906	5533	26,2	4160	19,7	2682	12,7	211 245
1907	5301	26,2	3914	19,4	2193	10,9	—
1908	5757	26,5	3757	17,3	2393	11,0	—
1909	—	—	—	—	—	—	—
1910	—	—	—	—	—	—	—
1911	—	—	—	—	—	—	—
1912	—	—	—	—	—	—	—
1913	—	—	—	—	—	—	—
1914	—	—	—	—	—	—	—
1915	—	—	—	—	—	—	—
1916	—	—	—	—	—	—	—
1917	—	—	—	—	—	—	—
1918	—	—	—	—	—	—	—
1919	—	—	—	—	—	—	—
1920	—	—	—	—	—	—	—
1921	4577	18,44	6926	27,91	5387	21,71	—
1922	4493	18,35	3801	15,52	3745	15,30	—

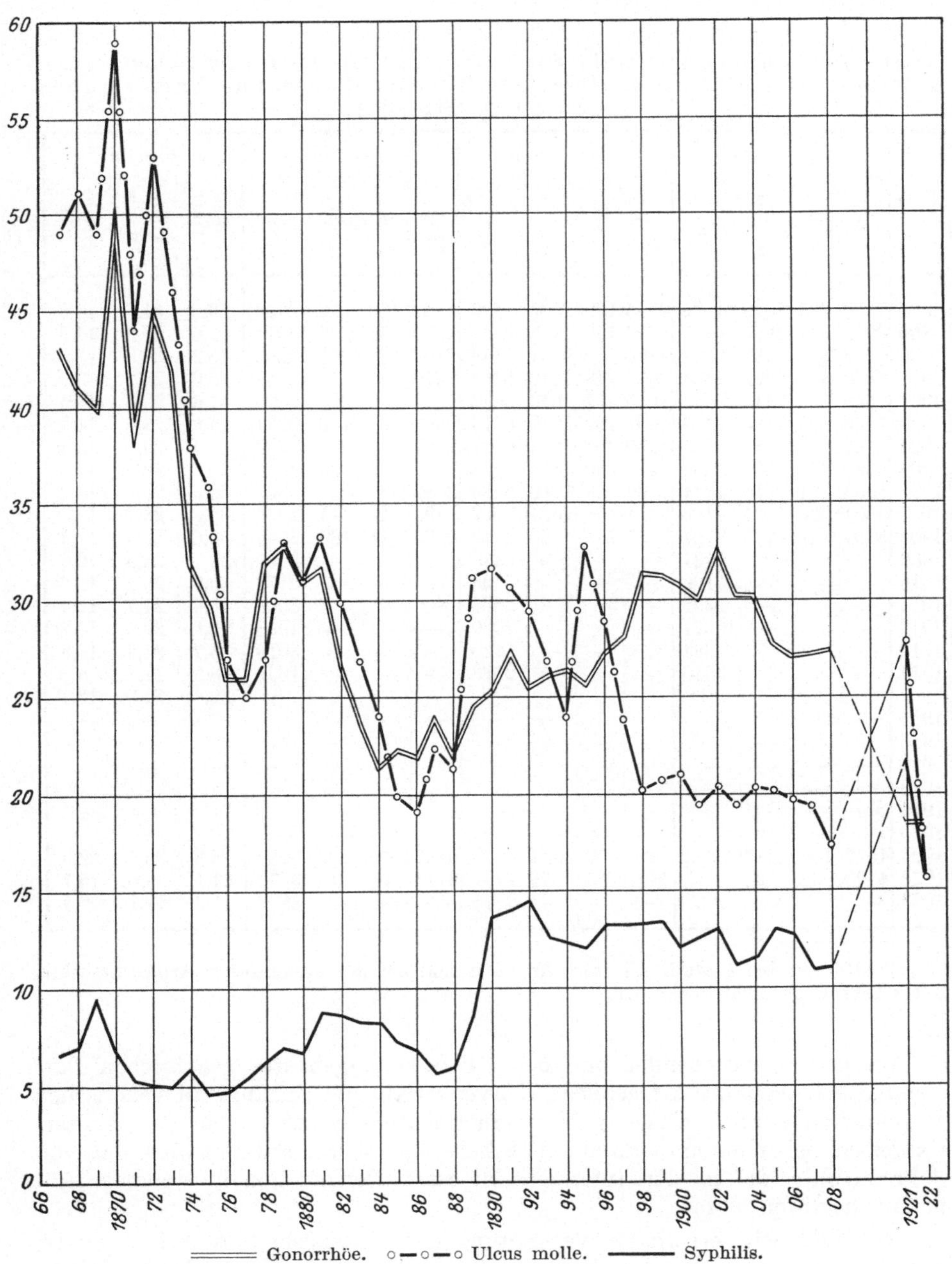

Abb. 104. Zugangsziffer an Geschlechtskrankheiten bei der italienischen Armee in den Militärlazaretten, auf 1000 Mann, in den Jahren 1867—1922.

der wegen Gonorrhöe, Ulcus molle und Syphilis jährlich zugegangenen Fälle. Sie werden in der nachfolgenden Tabelle zusammengefaßt:

Tabelle 242. Zugang an Geschlechtskrankheiten in der italienischen Armee, getrennt nach Militärlazaretten, Zivilkrankenhäusern und Revierstuben, in den Jahren 1898—1906.

Jahr	Gonorrhöe				Ulcus molle				Syphilis				Zusammen an:		
	M.-L.	Z.-K.	R.-St.	zus.	M.-L.	Z.-K.	R.-St.	zus.	M.-L.	Z.-K.	R.-St.	zus.	Gonorrhöe ‰	Ulcus molle ‰	Syphilis ‰
1898	7550	385	3670	11515	4745	199	2535	1479	3122	108	216	3446	49,0	31,8	14,6
1899	6652	327	2936	9825	4226	160	1968	6354	2774	72	172	3018	47,6	30,8	14,6
1900	6242	329	2439	9010	4184	129	1831	6143	2402	97	200	2690	45,2	30,8	13,5
1901	5856	373	2332	8551	3674	148	1546	5368	2379	95	174	2648	45,0	28,2	13,9
1902	6649	413	2413	9475	4055	207	1610	5872	2584	105	206	2895	47,6	29,7	14,5
1903	6363	342	2494	9199	4001	192	1680	5873	2323	61	140	2524	44,6	28,6	12,3
1904	6494	287	2886	9667	4290	204	1833	6327	2447	82	291	2820	45,7	29,9	13,4
1905	6082	269	2000	8351	4416	250	1469	6135	2877	92	293	3262	38,3	28,1	15,0
1906	5533	271	1910	7714	4160	188	1340	5688	2682	69	211	2962	36,5	26,9	14,0
1907	5301	304	1521	7126	3914	154	1624	5692	2193	49	145	2387	35,2	28,2	11,8
1908	5757	189	1778	7724	3757	133	1220	5120	2393	71	180	2644	35,6	23,6	12,2
1909	—	—	—	8131	—	—	—	5848	—	—	—	2465	39,7	28,5	12,0
1910	—	—	—	7166	—	—	—	5528	—	—	—	2173	33,8	26,1	10,3
1911	—	—	—	9392	—	—	—	5666	—	—	—	3069	41,0	24,7	13,4
1912	—	—	—	10371	—	—	—	7030	—	—	—	4088	43,6	29,6	17,2
1913	—	—	—	7384	—	—	—	5420	—	—	—	3019	33,7	24,8	13,8
1914	—	—	—	3840	—	—	—	2613	—	—	—	1638	18,9	12,8	8,0
				[1]				[1]				[1]	(32,4)	(21,9)	(13,7)
1915	—	—	—	—	—	—	—	—	—	—	—	—	—	—	—
1916	—	—	—	—	—	—	—	—	—	—	—	—	—	—	—
1917	—	—	—	—	—	—	—	—	—	—	—	—	—	—	—
1918	—	—	—	—	—	—	—	—	—	—	—	—	—	—	—
1919	—	—	—	—	—	—	—	—	—	—	—	—	—	—	—
1920	—	—	—	—	—	—	—	—	—	—	—	—	—	—	—
1921	4577	104	1212	5893	6926	75	2022	9023	5387	46	253	5686	23,8	36,4	22,9
1922	4493	62	620	5175	3801	56	951	4794	3745	11	97	3870	21,1	19,6	15,7
1923	—	—	—	4207	—	—	—	3225	—	—	—	2582	15,8	12,1	9,7

[1]) 1914 nur bis 1. Juli. Weitere Angaben sind bei der italienischen Armee-Sanitäts-Inspektion noch nicht verfügbar.

Aus der nebenstehenden auf dieser Tabelle aufgebauten graphischen Darstellung geht erst der tatsächliche Kurvenverlauf des Zugangs an venerischen Krankheiten hervor, während bei Berücksichtigung nur der in den Militärlazaretten Behandelten dadurch eine falsche Vorstellung erweckt wird, daß von Jahr zu Jahr die in den Infermerie di corpo Behandelten in ständiger Abnahme begriffen waren.

Die nicht sehr ernsthafte Verbreitung der Geschlechtskrankheiten in der italienischen Armee und ihr stationäres Verhalten, das sogar in der Vorkriegszeit zu einer unmerklichen Abnahme neigte (mit Ausnahme des Anstiegs im Jahre 1912, der bestimmt in Verbindung mit dem lybischen Feldzug steht), hatten die Militärsanitätsbehörden zu keinen anderen speziellen Bekämpfungsmaßnahmen veranlaßt, als sie durch den Gesundheitsüberwachungsdienst der Truppen durch wöchentliche ärztliche Untersuchungen, Isolierung und Behandlung der Erkrankten vorgeschrieben sind (DE BERARDINIS).

Der Weltkrieg hat in der italienischen Armee gleich wie in den anderen Heeren ein rasches starkes Anschwellen der Geschlechtskrankheiten verursacht, so daß die Militärbehörden schleunige Kampfmaßnahmen anordneten, die sich folgendermaßen gestalteten:

Einrichtung von antivenerischen Ambulatorien, engste Zusammenarbeit mit den zivilen Sanitätsbehörden und dem öffentlichen Sicherheitsdienst zwecks Erforschung und Isolierung der Ansteckungsquellen, Einrichtung von Erholungsstätten, Verteilung von Mitteln zur persönlichen Prophylaxe und Einrichtung von Prophylaxe-Stationen.

Der Kriegsschluß und die schnelle Demobilisierung führten zu einem Nachlassen des so zäh durchgeführten Kampfes, der nach Auffassung von Sachverständigen günstige Ergebnisse gezeitigt hatte, wenn dies auch aus den Statistiken nicht klar hervorgeht.

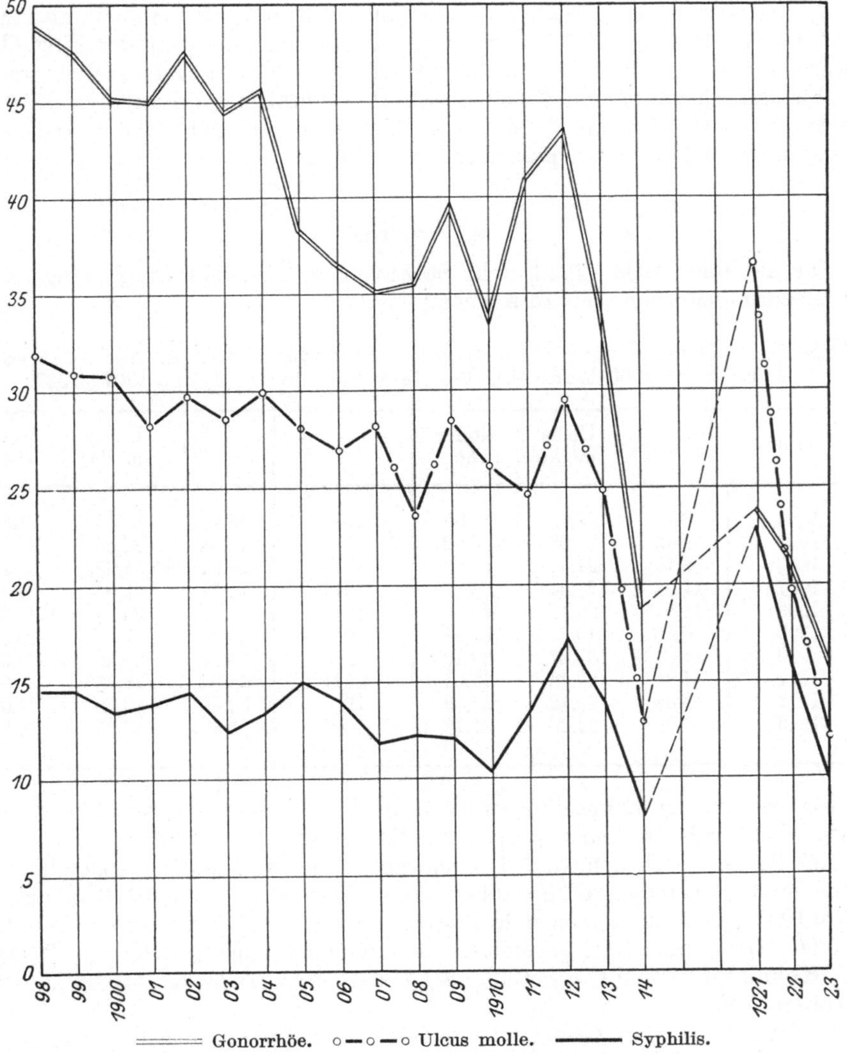

Abb. 105. Gesamtzugangsziffer an Geschlechtskrankheiten in der italienischen Armee auf je 1000 Mann, in den Jahren 1898—1923.

Im Jahre 1922 begannen nach teilweisen Aushebungen von Rekruten die Geschlechtskrankheiten, besonders die Syphilis, sich wieder beunruhigend zu verbreiten, und die Militärbehörden inaugurierten auf Grund der Kriegserfahrungen und wie es die italienische Marine bereits seit langen Jahren getan hatte, einen Feldzug gegen die Geschlechtskrankheiten, und zwar wurde anfangs 1922 die Prophylaxe, auf folgenden Prinzipien gründend, angeordnet:

Hebung der hygienischen und moralischen Erziehung der Soldaten, Einrichtung von Erholungsräumlichkeiten, Einrichtung von Prophylaxe-Stationen, frühzeitige und intensive Behandlung der Kranken in von Spezialisten geleiteten Krankenhaussonderabteilungen. Indessen erfolgt die individuelle Prophylaxe nicht obligatorisch, sondern nur fakultativ in den Spezialeinrichtungen der Kasernen.

Die Erfolge der antivenerischen Prophylaxe im Heer zeigten sich schon 1922 durch das Absinken der Zahl der in allen Heilstätten Behandelten auf 56‰; und stärker noch 1923, wo ein Abfall auf 37,6‰ und eine Herabsetzung der Lues von 16,1‰ auf 7,9‰ bei den Syphilisfällen, die nach der Einstellung erworben und erstmalig behandelt wurden (vgl. S. 751) festzustellen war.

Wie mir Generaloberarzt Dr. LUIGI DE BERARDINIS mitteilt, ist für die Jahre seit 1923 mit einem weiteren Absinken der Zahl der Geschlechtskranken, besonders der Syphilitiker, zu rechnen.

8. Spanien.

Für die Jahre 1904—1923 stellt nachfolgende Übersicht die Zugangsziffern an Geschlechtskrankheiten zusammen:

Tabelle 243. Zugangsziffern an Geschlechtskrankheiten in der spanischen Armee auf 1000 Mann der Kopfstärke, für die Jahre 1904—1923.

Jahr	Syphilis	Ulcus molle	Gonorrhöe	Jahr	Syphilis	Ulcus molle	Gonorrhöe
1904	10,43	28,65	23,05	1914	13,45	24,10	21,69
1905	9,42	27,95	20,42	1915	15,58	22,55	22,98
1906	8,79	27,34	27,27	1916	19,67	21,93	25,12
1907	11,64	27,84	28,41	1917	19,39	25,04	28,89
1908	11,97	29,10	28,81	1918	19,36	25,96	29,37
1909	16,12	40,11	37,44	1919	25,32	27,95	30,56
1910	11,91	31,27	30,10	1920	24,52	31,39	28,28
1911	14,84	28,46	25,01	1921	26,82	36,88	38,60
1912	13,84	26,12	22,39	1922	33,00	25,60	24,00
1913	15,10	27,26	27,19	1923	19,86	18,23	18,98

Den Ablauf der Erkrankungskurven an den 3 Geschlechtskrankheiten veranschaulicht nebenstehende graphische Darstellung (Abb. 106).

Aus ihr ist ersichtlich, daß den schwankenden Werten von Gonorrhöe und Ulcus molle gegenüber die Syphiliszugangsziffern vom Jahre 1904 an bis zum Jahre 1922 eine dauernd steigende Tendenz aufweisen, abgesehen von den Jahren 1905/06. Dem Jahre 1922 gegenüber, das mit einer Zugangsziffer von 33,00‰ den Kulminationspunkt darstellt, zeigt das Jahr 1923 mit 19,86‰ einen schroffen Abfall.

Leider ist aus den Heeressanitätsberichten nicht ersichtlich, ob innerhalb der spanischen Armee besondere Maßnahmen zur Bekämpfung unternommen worden sind oder unternommen werden.

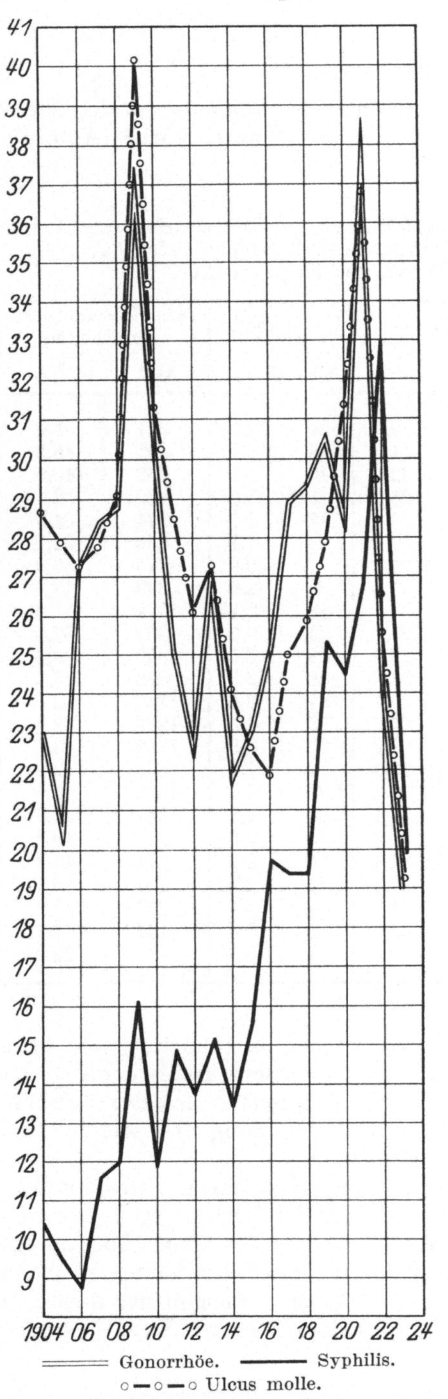

Abb. 106. Zugangsziffer an Geschlechtskrankheiten in der spanischen Armee, berechnet auf 1000 Mann, 1904—1923.

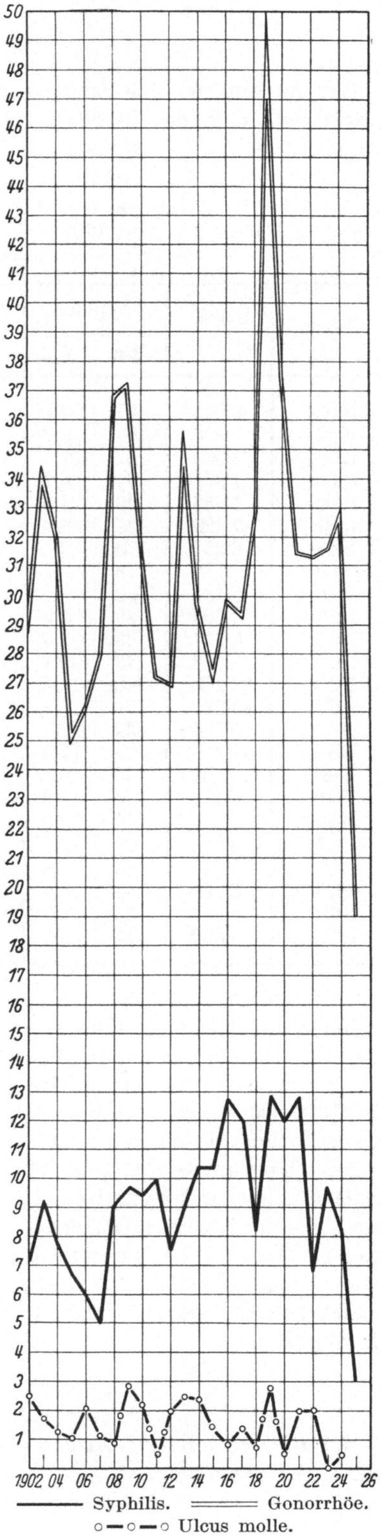

Abb. 107.

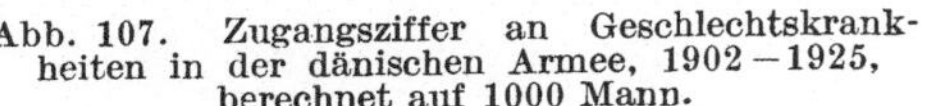

Abb. 107. Zugangsziffer an Geschlechtskrankheiten in der dänischen Armee, 1902—1925, berechnet auf 1000 Mann.

9. Dänemark.

Den Zugang, wie die Zugangsziffer an Geschlechtskrankheiten in der Armee verzeichnet folgende Übersicht und die darauf aufgebaute Kurve (Abb. 106 S. 693).

Tabelle 244. Zugang an Geschlechtskrankheiten in der dänischen Armee in den Jahren 1902—1925, getrennt nach Krankheitsform, berechnet auf je 1000 Mann der Kopfstärke.

Jahr	Kopfstärke	Syphilis		Gonorrhöe		Ulcus molle		Alle Geschlechtskrankheiten	
		abs.	‰	abs.	‰	abs.	‰	abs.	‰
1902	8 042	57	7,1	234	29,3	20	2,5	311	38,9
1903	7 923	74	9,2	274	34,3	14	1,7	362	45,2
1904	8 059	62	7,7	256	32,0	10	1,2	338	40,9
1905	7 871	54	6,7	200	25,0	8	1,0	262	32,7
1906	7 856	48	6,0	209	26,2	17	2,1	274	34,3
1907	7 429	35	5,0	196	28,0	8	1,1	239	34,1
1908	8 236	73	9,1	295	36,8	7	0,9	375	46,8
1909	8 119	78	9,7	298	37,2	23	2,9	399	49,8
1910	8 484	80	9,4	281	31,2	18	2,2	379	42,8
1911	8 605	89	9,9	245	27,2	5	0,5	339	37,4
1912	8 677	68	7,5	243	27,0	18	2,0	329	36,5
1913	8 082	73	9,1	285	35,6	20	2,5	378	47,2
1914	27 253	280	10,4	803	29,7	67	2,4	1150	42,5
1915	48 222	501	10,4	1299	27,2	62	1,3	1862	38,9
1916	40 794	522	12,7	1225	29,9	35	0,8	1782	43,4
1917	37 220	444	12,0	1088	29,4	54	1,4	1586	42,8
1918	28 702	238	8,2	948	32,7	21	0,7	1207	41,6
1919	8 477	116	12,9	451	50,1	24	2,8	591	65,8
1920	6 349	72	12,0	224	37,3	3	0,5	299	49,8
1921	6 810	90	12,8	220	31,4	14	2,0	324	46,2
1922	6 927	48	6,8	219	31,3	14	2,0	281	40,1
1923	5 857	58	9,7	189	31,5	—	—	247	41,2
1924	5 640	46	8,2	198	33,0	3	0,5	247	41,7
1925	5 600	17	3,0	114	19,0	—	—	131	22,0

Bis auf belehrende Vorträge über die venerischen Krankheiten sind keine weiteren Maßnahmen zur Bekämpfung der Geschlechtskrankheiten bisher getroffen worden. Vor allem wird eine persönliche Prophylaxe *nicht* durchgeführt. Seit 1900 ist die chronisch-intermittierende Hg-Behandlung und seit 1913 die Salvarsantherapie eingeführt.

Am Kurvenverlauf sind die beträchtlichen, dauernden Schwankungen für Gonorrhöe und Syphilis auffällig, für die keine Erklärung gegeben werden kann. Bemerkenswert ist ferner die enorme Zunahme der Gonorrhöezugangsziffer im Jahre 1919, während die Lueszifter in diesem Jahre keinen stärkeren Anstieg zeigt. Wie in den anderen Armeen findet sich auch in der dänischen in den letzten Jahren ein bedeutender Abfall der Zugangsziffern, besonders für Syphilis.

10. Schweden.

Für die schwedische Armee sind die Zahlen für die Jahre 1887—1901 auf Grund der Angaben von TYNE JOKINEN gegeben.

Tabelle 245. Zugangshäufigkeit an Geschlechtskrankheiten in der schwedischen Armee auf je 1000 Mann der Kopfstärke 1887—1901.

Jahr	Syphilis	Ulcus molle	Gonorrhöe	Jahr	Syphilis	Ulcus molle	Gonorrhöe
1887	15,5	—	98,9	1895	9,1	18,7	75,7
1888	10,5	—	85,3	1896	8,8	18,1	60,0
1889	9,6	—	54,5	1897	9,6	26,4	55,4
1890	10,7	—	54,2	1898	13,2	28,7	61,3
1891	8,8	—	55,0	1899	8,1	27,7	51,9
1892	10,7	14,7	56,9	1900	4,8	10,6	41,2
1893	13,3	23,2	59,7	1901	4,0	15,4	43,4
1894	14,8	23,4	99,9				

Für die Jahre 1903—1925 sind für die ganze schwedische Armee, berechnet auf die mittlere Präsenzstärke, die vorliegenden Angaben nachstehend zusammengestellt, die dem Verf. durch J. E. Johanssen vom Chef der Armeesanitätsverwaltung liebenswürdigst zur Verfügung gestellt wurden:

Tabelle 246. Zugang und Zugangsziffer an Geschlechtskrankheiten in der schwedischen Armee 1903—1925.

Jahr	Syphilis				Ulcus molle		Gonorrhöe		Stärke
	abs.	Davon recens	‰	Davon recens	abs.	‰	abs.	‰	
1903	45	—	1,8	—	35	1,4	428	16,9	25 333
1904	55	—	2,0	—	30	1,1	403	14,9	27 026
1905	42	—	1,5	—	24	0,8	453	15,8	28 597
1906	36	33	1,2	1,1	17	0,6	431	14,8	29 081
1907	46	46	1,7	1,7	49	1,8	459	16,7	27 412
1908	41	40	2,2	2,2	36	1,9	405	21,9	18 462
1909	52	49	1,6	1,5	30	0,9	430	13,2	32 648
1910	43	28	1,4	0,9	25	0,8	530	17,0	31 259
1911	53	38	1,7	1,2	35	1,1	551	17,4	31 677
1912	71	48	2,3	1,5	31	1,0	588	18,9	31 134
1913	65	48	2,1	1,5	37	1,2	610	19,7	30 971
1914	134	93	2,6	1,8	74	1,4	1027	19,8	51 774
1915	192	127	2,6	1,7	72	1,0	1058	14,6	72 713
1916	151	116	2,6	2,0	39	0,7	952	16,6	57 439
1917	168	134	3,3	2,6	34	0,7	838	16,2	51 689
1918	151	115	3,9	2,9	90	2,3	669	17,1	39 119
1919	149	118	6,5	5,2	87	3,8	525	23,0	22 858
1920	130	105	4,2	3,4	36	1,2	696	22,6	30 779
1921	73	50	2,1	1,5	34	1,0	618	18,0	34 343
1922	48	36	1,3	1,0	15	0,4	598	16,2	36 811
1923	38	30	1,1	0,9	23	0,7	522	14,8	35 271
1924	34	24	1,0	0,8	4	0,1	509	14,4	35 394
1925	27	10	0,8	0,3	19	0,3	513	15,2	33 686

Beide Tabellen sind in den folgenden Kurven (108 u. 109) veranschaulicht. An den zuvor angegebenen Zugangsziffern fällt der starke Unterschied zwischen den Jahren 1887—1901 einerseits und der Zeit seit 1903 auf. Die Armee-Sanitätsverwaltung ist nun leider nicht in der Lage, hierfür eine Erklärung zu geben. „Falls Jokinen mit seinen Angaben wirklich die *ganze*

Armee erfaßt, ist der Unterschied um so auffallender. Eine Überprüfung des vorhandenen offiziellen Materials läßt nicht erkennen, worum es sich dabei handelt; es kann sein, daß JOKINEN teils die Erkrankungen bei den Truppenteilen, teils auch die im Garnisonlazarett in Stockholm u. a. m. zusammen-

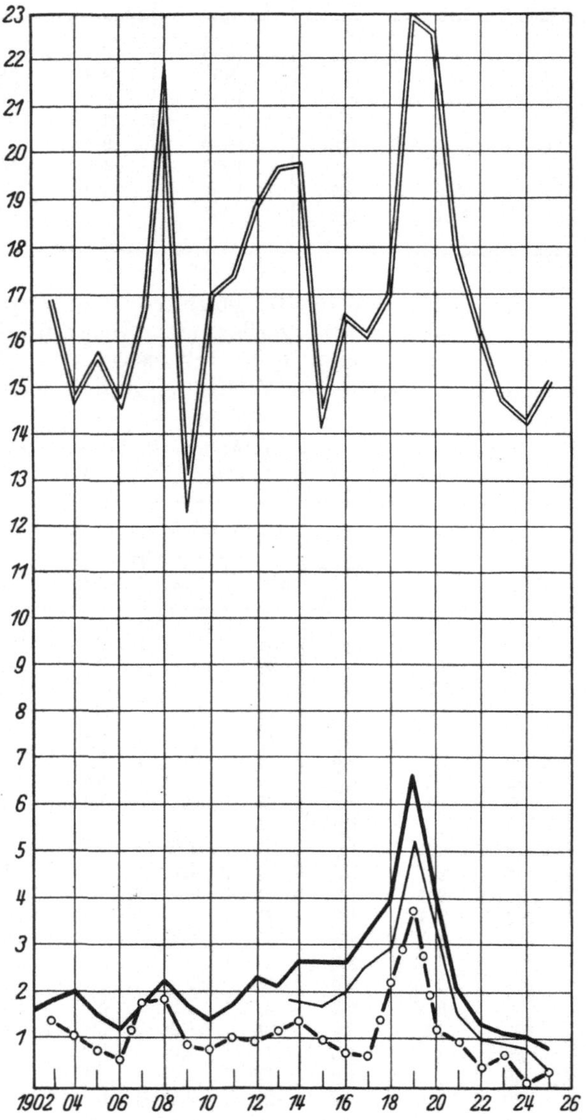

Gonorrhöe. Syphilis überhaupt. frische Syphilis. o—o—o Ulcus molle.

Abb. 108. Zugang an Geschlechtskrankheiten in der schwedischen Armee, auf je 1000 Mann der Kopfstärke, 1903—1925.

gerechnet hat. Auf Grund der Beschaffenheit des Zahlenmaterials sehen wir uns nicht in der Lage, Ziffern für die ganze Armee im Jahre 1902 angeben zu können. Auch sind wir nicht imstande Bestimmtes darüber auszusagen, wie weit Rezidivfälle mitgerechnet worden sind, aber wir halten es für wahrscheinlich, daß dies der Fall ist."

Für die Periode von 1903 bis 1925 ist im Gegensatz zur Ulcus molle- und Lueskurve, die recht ähnlich verlaufen, das unregelmäßige Schwanken der Gonorrhöekurve zu bemerken.

Hervorgehoben sei noch, daß für die Syphilis die Fälle von Lues recens seit 1906 ausgesondert werden.

Der seit 1910 auffallende Unterschied zwischen der Zugangsziffer an frischer Syphilis und Syphilis überhaupt gegenüber den Jahren 1904—1909 hängt zusammen mit der 1910 eingeführten Wa.R.

Das Maximum der Erkrankungshäufigkeit an allen drei Geschlechtskrankheiten in unserem Jahrhundert wies das Jahr 1919 auf. Die allergeringste Zugangsziffer an frischer Syphilis mit 0,3‰ das Jahr 1925, während die niedrigsten Ziffern für Ulcus molle und Gonorrhöe 1924 beobachtet wurden.

Der starke Rückgang der Geschlechtskrankheiten, besonders aber der Syphilis wird einmal zurückgeführt auf die persönliche Prophylaxe, die gemäß dem königlichen Brief vom 31. Dezember 1919 gehandhabt wird, dann auf die Salvarsanbehandlung, die 1914 eingeführt, seit 1918 bis 1919 mit hohen Dosen durchgeführt wird (Justus Bengtsson). 1914 ist auch im Garnisonhospital von Stockholm die chronisch-intermittierende Hg-Behandlung nach der gleichzeitig stattgehabten Einrichtung einer Poliklinik begonnen worden. Vorher wurde nur

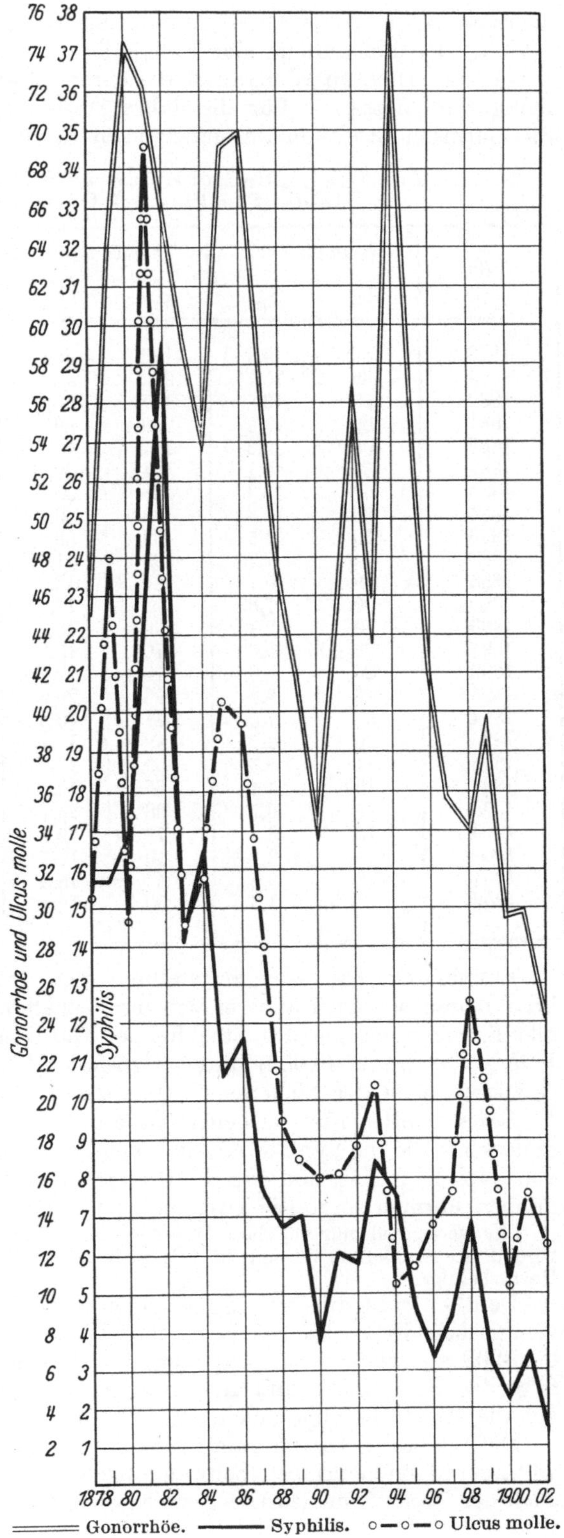

Abb. 109. Morbidität an Geschlechtskrankheiten in der Garnison Stockholm, 1878—1902, auf je 1000 Mann.

Gonorrhöe. Syphilis. Ulcus molle.

symptomatisch behandelt, Symptomfreie entlassen und Rezidivfälle zur Fortsetzung der Behandlung der Poliklinik des Krankenhauses St. Göran überwiesen, wo EDVARD WELANDER die chronisch-intermittierende Hg-Behandlung inauguriert hatte. — Für die Jahre 1878—1902 sind nachstehend auch für die Garnison Stockholm Angaben nach C. FLENSBURG aufgeführt:

Tabelle 247. Die Morbidität an Geschlechtskrankheiten in der Stockholmer Garnison, 1878—1902.

Jahr	Syphilis rec.		Ulcus molle		Gonorrhoea acuta		Stärke
	abs.	‰	abs.	‰	abs.	‰	
1878	66	15,7	128	30,5	189	45,0	4200
1879	66	15,7	202	48,1	266	63,3	4200
1880	67	16,8	117	29,3	297	74,3	4000
1881	66	17,8	256	69,2	267	72,2	3700
1882	108	29,2	167	45,1	243	65,7	3700
1883	55	14,1	114	29,2	231	59,2	3900
1884	67	16,3	126	30,7	221	53,9	4100
1885	36	10,6	138	40,6	235	69,1	3400
1886	39	11,5	135	39,7	238	70,0	3400
1887	34	7,7	139	31,6	261	59,3	4400
1888	29	6,7	81	18,8	204	47,4	4300
1889	30	7,0	73	17,0	179	41,6	4300
1890	16	3,7	69	16,0	149	34,7	4300
1891	26	6,0	70	16,3	191	44,4	4300
1892	25	5,8	76	17,7	243	56,5	4300
1893	36	8,4	90	20,9	194	45,1	4300
1894	30	7,5	41	10,3	300	75,0	4000
1895	20	4,7	49	11,4	240	55,8	4300
1896	14	3,3	59	13,7	180	41,9	4300
1897	19	4,4	66	15,3	153	35,6	4300
1898	26	6,7	98	25,1	133	34,1	3900
1899	12	3,2	75	19,7	151	39,7	3800
1900	8	2,1	40	10,5	112	29,5	3800
1901	12	3,5	52	15,3	101	29,7	3400
1902	7	1,5	60	12,5	118	24,6	4800

FLENSBURG hat zur Feststellung der Infektionsziffer an Geschlechtskrankheiten wie auch anderer von ihm behandelter chronischer Erkrankungen alle Krankenjournale des Stockholmer Garnisonlazarettes für die Zeitperiode 1878—1902 (rund 40 000) durchgearbeitet. Für die Periode 1878—1893 hat er zudem noch der Sicherheit wegen die Entlassungsbücher nachgeprüft.

Dabei wurden nur die neuen Fälle aufgenommen und alle Rezidive ausgeschlossen. Die für Syphilis angegebenen Zahlen entsprechen also nur den Fällen von Syphilis recens, und was die Gonorrhöe betrifft, so sind auch hier die chronischen Formen sorgfältig ausgeschlossen worden. Dazu bemerkt FLENSBURG:

„Es ist ja auch nur auf diese Weise möglich, eine sichere Statistik zu erhalten; leider wird dieses Aufstellungsprinzip im allgemeinen keineswegs in den Berichten der fremden Heere befolgt."

Deutlich geht aus der vorstehenden Tabelle hervor, daß die Frequenz der venerischen Erkrankungen sehr beträchtlich während der Periode von 1878 bis 1902 abgesunken ist. Die stärkste Abnahme weist die Syphilis auf, dann folgt das Ulcus molle und an letzter Stelle steht die Gonorrhöe, die ungefähr auf die Hälfte herabgesunken ist.

Die Lueskurve hat im Jahre 1882 ihren Höhepunkt erreicht und fällt von da an dauernd mit einzelnen Schwankungen ab. Einen sehr ähnlichen Typ zeigt auch der Verlauf für das Ulcus molle, doch sind hier die Schwankungen stärker ausgesprochen. Nach einem jähen Abfall in den Jahren 1882 und 1883 fällt die Kurve bei mehrmaligem Wiederanstieg stufenförmig zu den niedrigen Zahlen nach der Jahrhundertwende ab.

Die größten Schwankungen zeigt die Gonorrhöekurve; auch sie ist beherrscht von der Tendenz des Sinkens, doch findet sich in den Jahren 1891—1894 ein Wiederanstieg zur Höhe vom Jahre 1880. Vom Jahre 1895 an wird dann ein ständiger Abfall beobachtet.

Für die Garnison Stockholm sind für die Jahre 1903—1925 zur Zeit Morbiditätsziffern für die einzelnen Geschlechtskrankheiten nicht verfügbar. Das Urmaterial ist von der Heeressanitätsverwaltung noch nicht bearbeitet, steht aber in Stockholm zur Verfügung.

11. Norwegen.

Über die venerischen Krankheiten in der norwegischen Armee liegen nur die nachstehenden Angaben vor. Sie umfassen nur Zugangsziffern für die Rekrutenschulen sowie für die zu jährlichen kurzen militärischen Übungen Eingezogenen, darunter auch die Regimentsübungen für ältere Mannschaften. Für die Abteilungen, die mehrere Monate in Garnison liegen, sind keine bearbeiteten Angaben verfügbar. Außerdem fehlen alle Zahlen für die Jahre 1910—1916.

Tabelle 248. Geschlechtskrankheiten in der norwegischen Armee, 1900—1924, in absoluten Zahlen und berechnet auf je 1000 Mann der Kopfstärke.

Jahr		Kopfstärke a) Rekrutenschule b) Regimentsübungen	Gonorrhöe		Syphilis	
			absolut	‰	absolut	‰
1900	a)	11 753	13	1,08	7	0,58
	b)	26 376	19	0,73	4	0,15
1901	a)	11 376	16	1,45	4	0,36
	b)	24 333	15	0,62	5	0,20
1902	a)	11 718	16	1,33	4	0,33
	b)	34 607	21	0,60	12	0,34
1903	a)	9 537	15	1,55	3	0,31
	b)	27 165	15	0,55	1	0,04
1904[1]	a)	—	16	—	—	—
	b)	—	0	—	—	—
1905	a)	—	14	—	—	—
	b)	—	52	—	—	—
1906	a)	—	16	—	—	—
	b)	—	15	—	—	—
1907	a)	—	14	—	—	—
	b)	—	11	—	—	—
1908	a)	—	17	—	—	—
	b)	—	21	—	—	—
1909	a)	—	21	—	—	—
	b)	—	25	—	—	—
1917[2]	a)	15 944	82	5,13	13	0,81
	b)	38 847	37	0,95	8	0,20
1918	a)	11 262	28	2,55	7	0,63
	b)	5 709	7	1,22	3	0,50
1919	a)	22 837	60	2,60	13	0,56
	b)	—	—	—	—	—
1920	a)	19 508	64	3,28	25	1,28
	b)	33 160	34	1,03	6	0,18
1921	a)	18 904	59	3,10	20	1,05
	b)	—	—	—	—	—

[1]) Keine Angaben über Kopfstärke. [2]) Alle Angaben fehlen für 1910—1916.

12. Finnland.

Über die alte Finnische Armee, die 1901 bezw. 1905 aufgelöst wurde, hat alles sanitätsstatistisch Interessante TYNE JOKINEN zusammengetragen. Seinem Buche sind für die venerischen Krankheiten die nachstehenden Angaben entnommen.

Die allgemeine Wehrpflicht war in Finnland durch Gesetz vom 17. Dezember 1878 eingeführt und die ersten Rekruten am 1. November 1881 eingezogen worden. Zum Verständnis der beigebrachten Zahlenzusammenstellungen sei hervorgehoben, daß das Leib-Garde-Bataillon (L.-G.-B.) seinen Garnisonort in Helsingfors hatte, ebenso wie das Scharfschützenbataillon Nr. 1, während die übrigen 7 Bataillone in Åbo, Nikolaistad, Uleåborg, Kuopio, St. Michel, Tavastehus und Wiborg ihren Standort hatten.

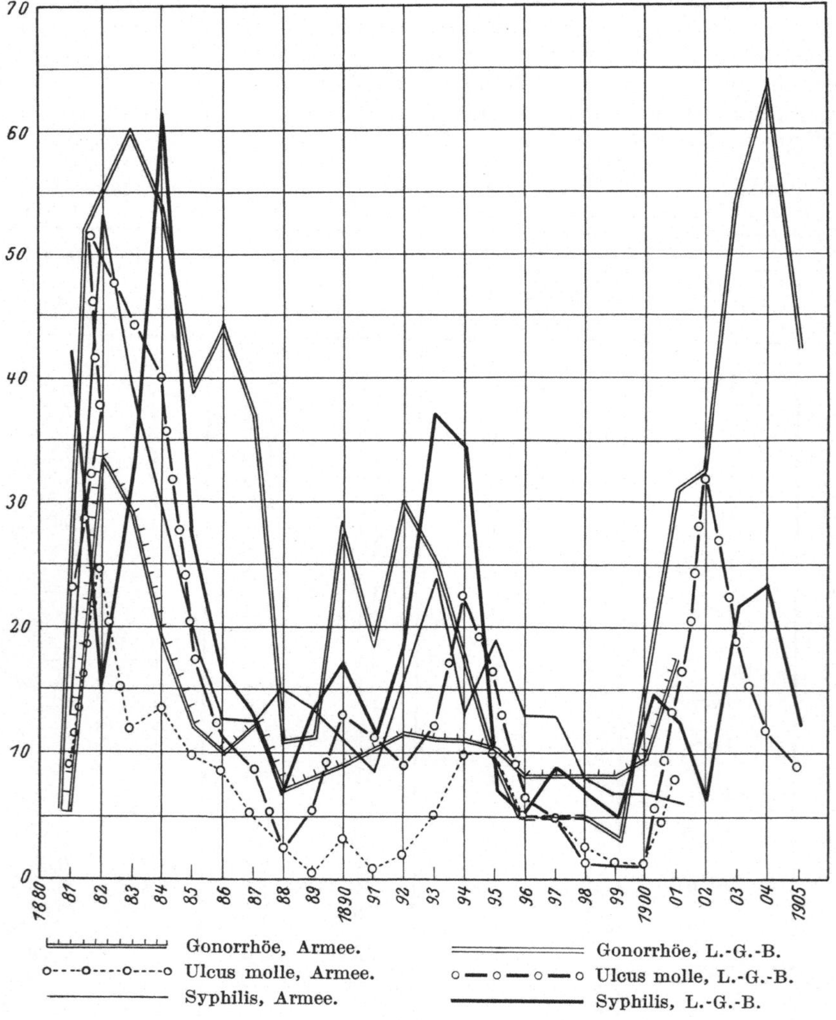

Abb. 110. Zugangsziffer an Geschlechtskrankheiten im finnischen Heere (Armee und L.-B.-G.) in den Jahren 1881—1905.

Tabelle 249. Zugang und Zugangsziffer an Geschlechtskrankheiten im finnischen Heere in den Jahren 1881—1905.

Jahr	Kopfstärke		Gonorrhöe				Ulcus molle				Syphilis				Alle Geschlechtskrankheiten			
	Armee	L.-G.-B.	Armee		L.-G.-B.		Armee		L.-G.-B.		Armee		L.-G.-B.		Armee		L.-G.-B.	
			abs.	$^0/_{00}$	abs.	$^0/_{00}$	abs.	$^0/_{00}$	abs.	$^0/_{00}$	abs.	$^0/_{00}$	abs.	$^0/_{00}$	abs.	$^0/_{00}$	abs.	$^0/_{00}$
1881	2833	730	14	4,94	4	5,48	26	9,18	17	23,29	34	13,42	31	42,47	74	—	52	71,24
1882	2929	520	98	33,45	27	51,92	72	24,61	20	38,46	155	52,98	8	15,38	325	111,09	55	105,77
1883	3893	513	114	29,27	31	60,43	49	12,58	15	29,24	151	38,78	17	33,14	314	80,64	63	122,81
1884	4459	518	89	19,96	28	54,05	61	13,68	21	40,54	132	29,61	32	61,78	282	63,25	81	156,37
1885	4445	536	54	12,15	21	39,17	44	9,90	10	18,66	85	19,12	15	27,98	183	41,16	46	85,82
1886	4580	543	47	10,26	24	44,20	41	8,95	6	11,05	70	15,28	9	16,57	158	34,50	39	71,82
1887	4603	560	58	12,60	21	37,49	25	5,43	5	8,93	58	12,60	7	12,50	141	30,63	33	58,93
1888	4597	555	32	6,96	6	10,81	13	2,83	1	1,80	69	15,01	4	7,21	114	24,80	11	19,82
1889	4630	535	37	7,99	6	11,21	3	0,65	3	5,61	64	13,82	7	13,08	104	22,46	16	29,90
1890	4914	531	44	8,95	15	28,28	18	3,67	7	13,20	53	10,79	9	16,96	115	23,41	31	58,44
1891	4970	520	54	10,86	11	19,42	6	1,21	—	—	44	8,85	6	11,54	104	20,92	17	32,69
1892	5329	532	62	11,64	16	30,08	12	2,25	5	9,40	90	16,89	10	18,80	164	30,78	31	58,28
1893	5638	588	64	11,35	15	25,52	28	4,97	7	11,91	136	24,14	22	37,42	228	40,45	44	74,84
1894	5690	574	62	10,89	10	17,42	55	10,19	13	22,65	76	13,35	20	34,84	196	34,44	43	74,91
1895	5509	542	59	10,71	5	9,23	58	10,53	9	16,61	107	19,42	4	7,38	224	40,66	18	33,21
1896	5443	588	45	8,27	3	5,10	30	5,51	4	6,80	70	12,86	3	5,10	145	26,64	10	17,01
1897	5547	549	45	8,11	—	—	28	5,05	3	5,46	74	13,34	5	9,11	147	26,50	8	14,57
1898	5699	562	47	8,24	3	5,34	16	2,81	1	1,78	46	8,07	4	7,12	109	19,13	8	14,25
1899	5698	555	46	8,07	2	3,60	10	1,76	1	1 80	41	7,20	3	5,41	97	17,03	6	10,81
1900	5566	545	49	8,81	5	9,17	10	1,80	1	1,83	40	7,19	8	14,68	99	17,79	14	25,69
1901	3704	548	63	17,01	17	31,02	30	8,10	7	12,77	25	6,75	7	12,77	118	31,86	31	56,56
1902	—	583	—	—	19	32,59	—	—	19	32,59	—	—	4	6,86	—	—	42	72,04
1903	—	558	—	—	30	53,76	—	—	11	19,71	—	—	12	21,50	—	—	53	94,98
1904	—	517	—	—	33	63,83	—	—	6	11,61	—	—	12	23,20	—	—	51	98,64
1905	—	543	—	—	23	42,35	—	—	5	9,21	—	—	7	12,89	—	—	35	64,46

13. Holland.

Die Zugangsziffer an Geschlechtskrankheiten in der Niederländischen Heimatarmee gibt folgende Übersicht:

Tabelle 250. Zugang und Zugangsziffer an Geschlechtskrankheiten in der niederländischen Armee, getrennt nach Erkrankungsform und berechnet auf je 1000 Mann der Kopfstärke in den Jahren 1880—1925.

a) Heimatarmee.

Jahr	Kopfstärke	Syphilis				Ulcus molle		Gonorrhoea		Venerische Krankheiten	
		I	II	zus.	‰		‰		‰	total	‰
1880	30 173	—	—	—	—	—	—	—	—	2462	81,6
1881	27 084	—	—	—	—	—	—	—	—	2384	88,0
1882	32 439	—	—	—	—	—	—	—	—	2484	76,5
1883	27 510	—	—	—	—	—	—	—	—	2674	97,0
1884	29 450	—	—	—	—	—	—	—	—	2652	90,1
1885	29 450	—	—	—	—	—	—	—	—	2734	93,0
1886	31 415	—	—	—	—	—	—	—	—	2851	90,7
1887	31 216	—	—	417	14,3	—	—	—	—	2807	89,9
1888	27 510	—	—	296	10,8	—	—	—	—	2489	90,5
1889	27 764	—	—	399	14,4	—	—	—	—	2601	93,7
1890	27 032	—	—	353	13,6	—	—	—	—	2727	100,8
1891[2])	28 229	159 *5,6*	96	255	9,0	245	9,0	1197	42,0	1697	60,0
1892	28 069	136 *4,8*	74	210	7,4	169	6,0	1116	39,7	1495	55,3
1893	30 549	106 *3,5*	64	170	5,5	164	5,3	1094	35,3	1428	46,7
1894	29 390	141 *4,8*	90	231	7,8	164	5,3	1219	41,0	1647	56,0
1895	28 621	154 *5,3*	102	256	8,9	136	4,7	990	35,0	1382	48,2
1896	29 186	158 *5,4*	126	284	9,7	89	3,1	1001	34,0	1374	46,9
1897	29 417	100 *3,4*	97	197	6,7	135	4,5	984	33,4	1316	44,7
1898	28 148	97 *3,4*	42	139	5,0	139	5,0	859	30,2	—	40,2
1899	27 393	77 *2,8*	60	137	5,0	92	3,3	690	25,0	—	33,3
1900	28 133	63 *2,2*	58	121	4,3	188	6,7	561	20,0	—	31,0
1901	27 773	83 *2,9*	45	120	4,6	67	2,4	575	21,0	—	28,0
1902	26 840	84 *3,1*	55	139	5,2	40	1,5	512	19,0	—	25,7
1903	28 827	111 *3,8*	50	161	5,6	64	2,2	679	23,5	—	31,3
1904	30 131	83 *2,8*	38	121	4,0	45	1,5	549	18,2	—	23,7
1905	30 172	81 *2,7*	50	131	4,3	47	1,5	531	17,6	—	23,4
1906	30 933	93 *3,0*	33	126	4,0	55	1,8	633	20,5	—	26,3
1907	22 610	69 *3,0*	26	95	4,2	25	1,1	399	17,8	—	23,1
1908	23 561	61 *2,5*	20	81	3,4	20	0,8	481	20,4	—	24,6
1909	24 000	68 *2,8*	22	90	3,7	24	1,0	444	18,5	—	23,2
1910	23 407	66 *2,8*	23	89	3,8	28	1,2	366	15,6	—	20,6
1911	25 046	41 *1,6*	27	68	2,7	24	0,9	407	16,2	—	19,8
1912	25 015	38 *1,5*	22	60	2,4	20	0,8	266	10,8	—	14,0
1913	27 493	29 *1,0*	15	44	1,6	6	0,2	109	4,0	—	11,6
1914–1918	Nicht bearbeitet, da die besonderen Umstände, unter denen sich die mobilisierte Armee befand, keine einigermaßen verläßliche Statistik zuließen.										
1919	42 887	235 *5,4*	65	300	7,0	29	0,7	1105	25,8	—	33,5
1920	22 144	73 *3,3*	25	95	4,3	14	0,6	205	9,3	—	14,2
1921	16 665	45 *2 6*	18	63	3 8	12	0,7	118	7,1	—	11,6
1922	17 355	13 *0,7*	18	31	1,8	1	—	93	5,3	—	7,1
1923	16 478	17 *1,0*	8	25	1,5	5	0,3	79	4,8	—	6,6
1924	15 878	6 *0,4*	10	16	1,0	1	—	48	3,0	—	4,0
1925	14 954	5 *0,3*	6	11	0,7	1	—	65	4,3	—	5,0

[1]) Seit 1891 sind die Rezidive nicht mehr in den gegebenen Zahlen enthalten. Bis 1906 (einbegriffen): Erkrankungsfälle. Seit 1907 Erkrankte.

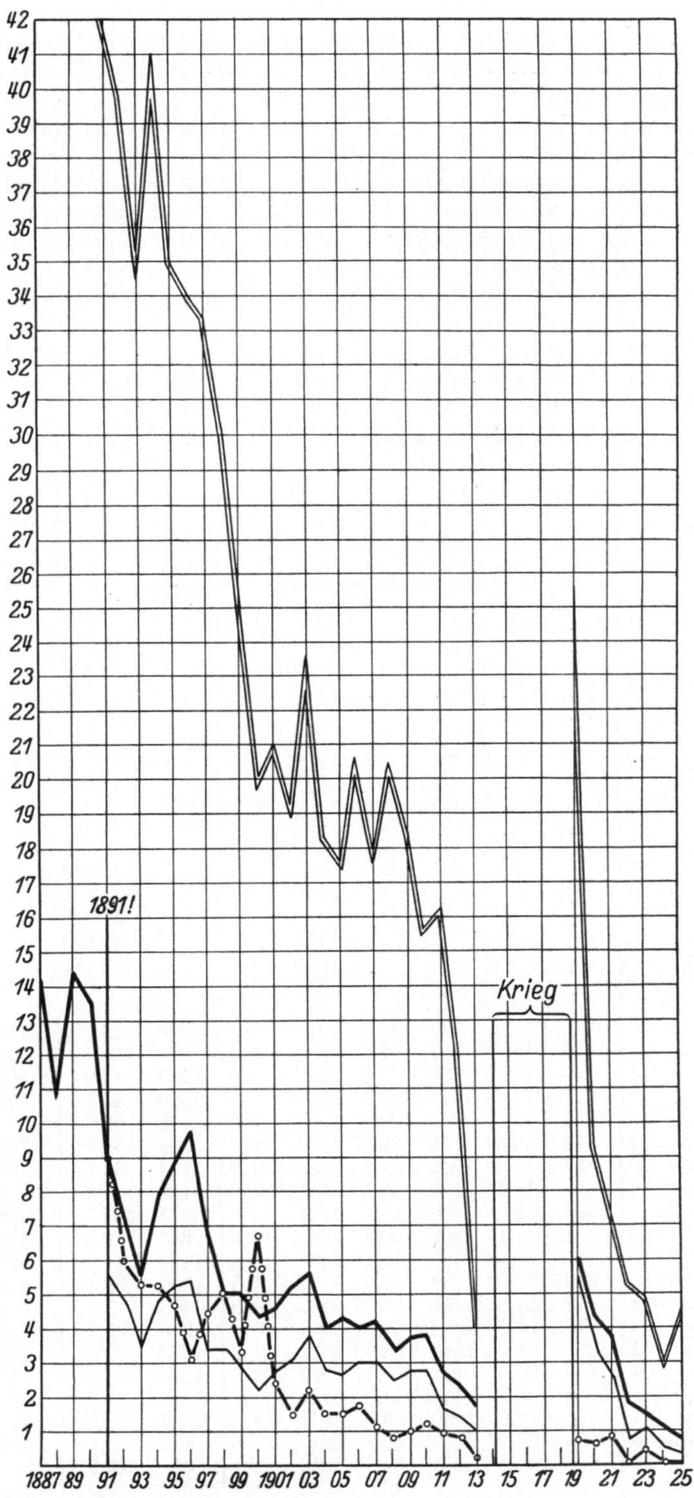

Abb. 112. Die Zahl der zugegangenen Erkrankungsfälle, bzw. Erkrankten (seit 1907) an Geschlechtskrankheiten in der Armee der Niederlande (Heimat) in den Jahren 1887—1925 berechnet auf je 1000 Mann der Kopfstärke.

Die Betrachtung der vorstehenden graphischen Darstellung zeigt den starken Abfall der Zugangsziffer vom Jahre 1891 bis zum Jahre 1913 an allen 3 Geschlechtskrankheiten.

Besonders deutlich war der Abfall bei der Gonorrhöe, bei der für die Jahre 1900—1908 ein Schwanken innerhalb der Zahlenwerte zu beobachten war. Bei der Gesamtzugangsziffer für Syphilis war dem starken Zurückgehen bis zum Jahre 1893 ein Wiederanstieg bis 1896 gefolgt, doch setzte von 1897 an der Rückgang erneut ein. Auch die für die Jahre 1891—1913 vorliegenden Angaben für Syphilis primaria zeigen einen ähnlichen Verlauf mit einem Maximum im Jahre 1896, einem Minimum im Jahre 1900, dem dann ein Wiederanstieg bis 1903

Tabelle 251. Zugang und Zugangsziffer an Geschlechtskrankheiten in der Niederl.-Indischen Armee, getrennt nach Erkrankungsform und berechnet auf je 1000 Mann der Kopfstärke in den Jahren 1885—1925.

Jahr	Kopfstärke	Syphilis						Ulcus molle		Gonorrhöe	
		I		II		zusammen					
		abs.	‰	abs.	‰	abs.	‰	abs.	‰	abs.	‰
1885	29 257	—	—	—	—	1058	36		7 653		261
1886	28 085	—	—	—	—	1065	38		8 816		313
1887	31 688	—	—	—	—	1215	39		10 413		328
1888	33 903	—	—	—	—	1115	32,9		9 876		290
1889	33 659	—	—	—	—	1000	29		10 717		301
1890	31 727	—	—	—	—	975	30		10 315		325
1891	33 033	—	—	—	—	839	25		10 078		305
1892	33 427	—	—	—	—	836	25		9 812		293
1893	34 186	—	—	—	—	766	22		8 978		259
1894	37 532	—	—	—	—	790	20		10 131		269
1895	38 568	—	—	—	—	863	22		10 478		271
1896	42 782	—	—	—	—	938	22		10 829		253
1897	42 080	—	—	—	—	1016	24		11 661		277
1898	41 281	—	—	—	—	1304	31		11 666		282
1899	40 526	—	—	—	—	1216	30		11 622		286
1900	38 956	—	—	—	—	965	24		9 785		251
1901	36 927	—	—	—	—	847	23		8 010		219
1902	37 079	—	—	—	—	886	24		7 096		190
1903	36 300	554	15,3	517	14,3	1071	29	1626	45	5872	167
1904	36 988	524	16,8	507	13,7	1036	28	1278	34	5419	147
1905	36 579	611	16,5	704	19,0	1315	35,9	1747	47,8	5667	155
1906	35 740	677	18,8	622	17,2	1299	36,3	1720	48,1	3583	100
1907	33 788	555	16,3	706	20,7	1261	37,3	1815	53,7	3508	104
1908	33 590	342	10,5	111	32,6	1453	43,3	1308	38,9	3923	116,8
1909	33 890	327	9,6	1062	31,2	1389	40,9	1223	36,1	3999	118
1910	33 348	388	11,7	1179	35,7	1567	47,0	1159	34,8	4142	124,2
1911	32 117	403	12,5	1328	41,5	1731	53,8	1977	61,7	4060	126,3
1912	31 536	452	14,1	1609	50,3	2061	65,3	1654	52,4	3759	119,2
1913	33 684	466	13,6	1569	46,1	2035	60,4	1487	44,1	3879	115,2
1914	35 980	599	16,6	1139	31,6	1738	48,3	1200	33,4	4335	120,5
1915	39 094	1078	27,6	1454	37,3	2532	64,8	1458	37,3	5115	130,8
1916	39 993	1048	26,2	1649	41,2	2697	67,4	1325	33,1	5181	129,6
1917	41 264	1079	26,3	1843	45,0	2922	70,8	1278	31,0	5455	132,2
1918	41 704	852	20,3	2131	50,7	2983	71,5	1270	30,5	5433	130,3
1919	41 681	1300	30,9	2145	51,0	3445	82,7	1468	35,2	5607	134,5
1920	40 184	1477	37,0	2600	65,0	4077	101,5	1207	30,0	5284	131,6
1921	37 896	1206	31,7	2607	68,6	3813	100,6	874	23,1	4003	105,6
1922	35 804	967	26,8	2252	62,5	3219	82,1	564	20,9	3559	94,4
1923	34 390	636	18,6	1586	46,6	2222	64,6	669	19,4	3135	91,1
1924	33 183	477	14,4	1264	38,3	1741	52,4	658	19,8	3139	94,4
1925	33 411	534	16,2	1081	32,7	1615	48,3	570	17,1	2774	83,0

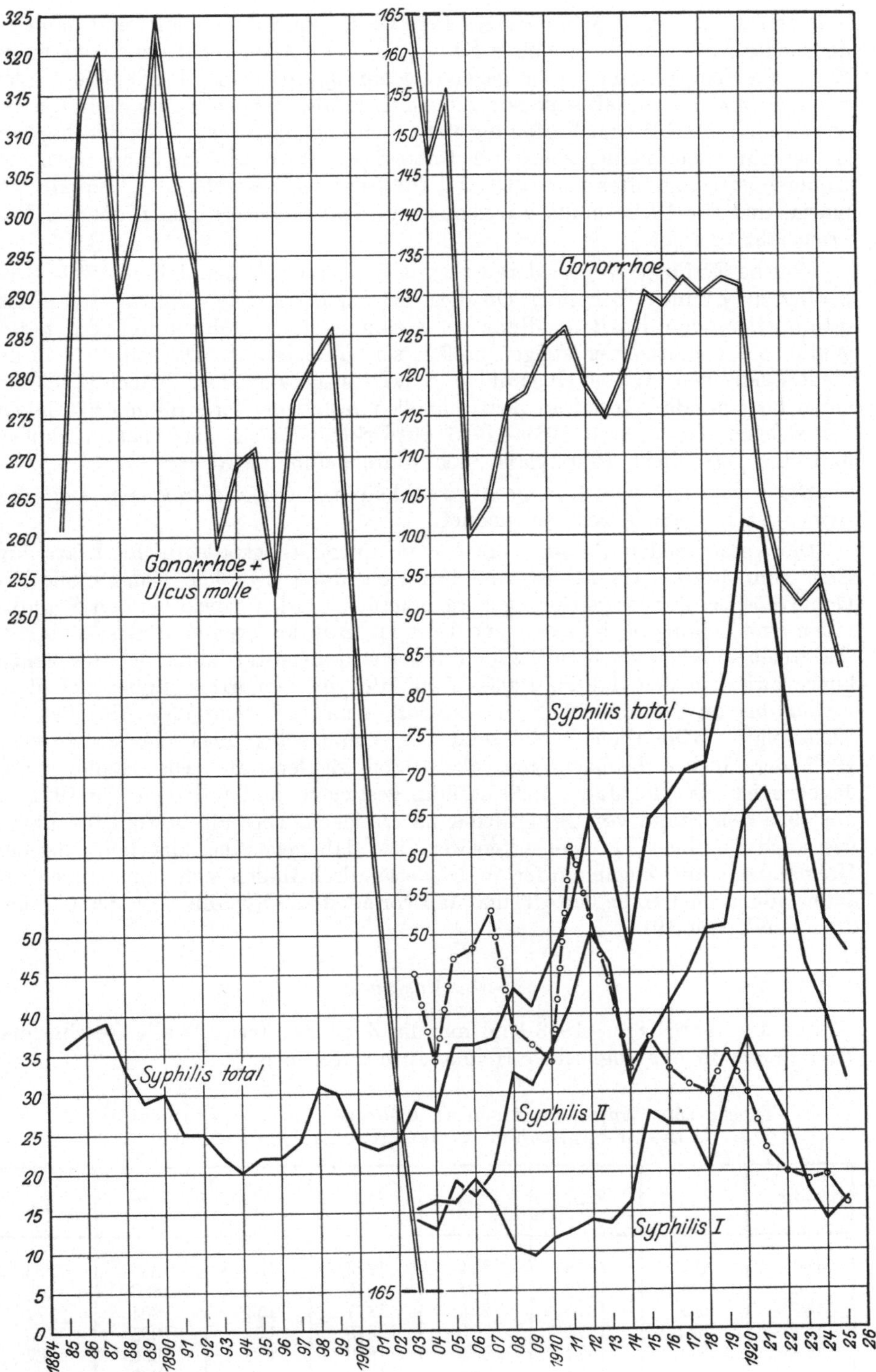

Abb. 113. Zugang an Geschlechtskrankheiten in der niederländisch-indischen Armee 1885—1925.

und von da an ein treppenförmiges Pendeln bis zum Jahre 1910 und dann ein deutliches Absinken bis zu einem Minimum 1913 folgten. Bei der Ulcus molle-Kurve ist dem Minimum 1896 gegenüber ein Maximum im Jahre 1900 zu verzeichnen und von da ab sinkende Ziffern. Auffallend hoch waren dann die erst wieder im Jahre 1919 zur Verfügung stehenden Zugangsziffern, besonders hoch die Zahlen für Ulcus molle, sowie für Gonorrhöe. Doch war im Jahre 1925 eine Gonorrhöezugangsziffer wie 1913 und für Syphilis, besonders für Syphilis primaria, und für Ulcus molle waren noch niedrigere Ziffern als im letzten Vorkriegsjahr erreicht.

Welche Einflüsse den Wiederanstieg der Lueskurve in den Jahren 1894—1896 bedingten, ist nicht bekannt. Ob dies mit der damals eingeführten chronisch-intermittierenden Hg-Behandlung in Zusammenhang steht, durch die naturgemäß die Zugangsziffer steigen mußte, sei dahingestellt. Die seit 1914 in der niederländischen Armee eingeführte Salvarsantherapie hat jedoch zweifellos einen bedeutenden Anteil an dem schnellen Abfall der Erkrankungshäufigkeit, der sich in den Jahren 1919—1925 auswirkte. Es sei noch hervorgehoben, daß eine persönliche Prophylaxe nicht durchgeführt wird.

Die Zugangsziffer an Geschlechtskrankheiten in der *Niederländisch-Indischen* Armee ist in Tabelle 251 verzeichnet.

Die vorstehenden Zahlen verzeichnen Erkrankungsfälle, nicht Erkrankte. Erst vom Jahre 1903 ab ist eine Unterscheidung zwischen Ulcus molle und Gonorrhöe bei der Registrierung vorgenommen worden, sowie bei den Syphilisfällen eine Teilung nach Lues I und Lues II. Auf der Trennung von Gonorrhöe und weichem Schanker beruht zum Teil der weitere starke Abfall der Gonorrhöekurve zwischen den Jahren 1903—1906. Bei der Gonorrhöe findet sich dann wieder bis zum Jahre 1920 ein Anstieg, dem ein dauerndes Absinken bis 1925 folgt. Beim Ulcus molle setzt der Abfall schon 1911 ein und erreicht 1925 den bisher beobachteten niedrigsten Zahlenwert. Die Syphiliskurve dagegen ist bis zum Jahre 1920 ständig gestiegen, und fällt erst seit 1921 ab um 1925 den Stand von 1914 wieder zu erreichen. Dies gilt sowohl für Lues I wie auch für Lues II. Bemerkenswert ist, daß gegenüber der holländischen Heimatarmee die Zugangsziffer in Niederländisch-Indien sich immer noch auf außerordentlicher Höhe bewegt, und daß vor allem die Syphilis noch den gleichen Stand hält wie 1914.

14. England.

Für die Jahre 1861—1888 sind nur die Zugangsziffern für alle Geschlechtskrankheiten in der englischen Heimat-Armee gegeben.

Tabelle 252. Zugangsziffern an allen Geschlechtskrankheiten in der englischen Armee (Heimat) 1861—1888.

Jahr	‰	Jahr	‰	Jahr	‰	Jahr	‰
1861	313	1868	254	1875	139	1882	246
1862	299	1869	249	1876	146	1883	260
1863	280	1870	221	1877	153	1884	271
1864	265	1871	201	1878	175	1885	275
1865	252	1872	202	1879	179	1886	267
1866	245	1873	168	1880	246	1887	253
1867	225	1874	146	1881	246	1888	224

Es muß jedoch ausdrücklich darauf hingewiesen werden, daß die Zahlen vor 1888 recht unsicher sind, vor allem weil wegen Verheimlichung seitens der Soldaten in den Jahren 1874—1878 viel zu geringe Zugangsziffern registriert wurden, weshalb auf eine nähere Unterteilung verzichtet wurde. (Diese wird erst vom Jahre 1888 ab gegeben.)

Aus der graphischen Darstellung dieser Zahlen folgt, daß in den Jahren 1867—1875 ein starker Abfall der Gesamterkrankungsziffer an Geschlechtskrankheiten zu verzeichnen war.

Da in diese Periode die Wirksamkeit der Contagious Diseases Acts fällt, die von 1867—1882 in voller Kraft waren, hat man versucht, diese fortschreitende

Gibraltar

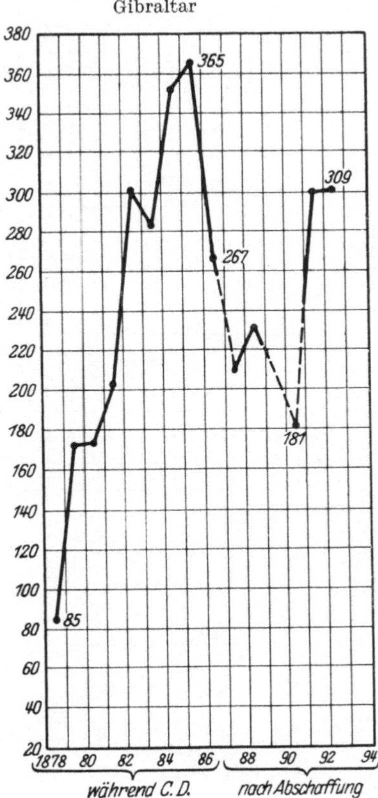

Abb. 114. In Malta, das 1879—1894 unter den C. D. Acts stand, zeigten die Zugangsziffern dauernd Schwankungen, die nicht gerade für die Wirksamkeit der Zwangsmaßnahmen sprechen.

Malta

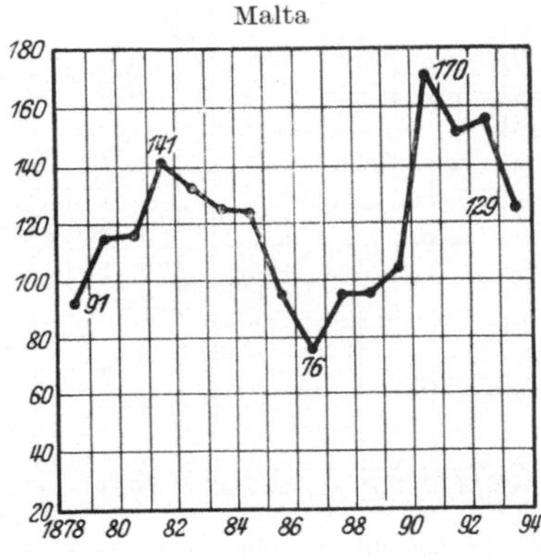

Besserung der Erkrankungsziffer damit in Zusammenhang zu bringen, jedoch folgte dann wieder eine fast ebenso starke Zunahme bis zu einem Maximum im Jahre 1885, dem Jahr, das der Aufhebung dieser Gesetze voranging. Daher kann, wenn man die Gesamtperiode der Wirksamkeit dieser gesetzlichen Maßnahmen in Betracht zieht, die Bekämpfungspolitik der Reglementierung der Prostitution keineswegs als erfolgreich angesehen werden.

Die in den der Aufhebung der Reglementierung folgenden Jahren 1883—1885 auftretende Erhöhung der Erkrankungsziffer erklärt sich, wie der Marquis Hartington vor dem Unterhause darlegte, durch die Rückkehr der Truppen, die am ägyptischen Feldzuge teilgenommen hatten.

„Diese stark verseuchten Truppen belasteten den Gesundheitszustand aller Garnisonen, in denen sie stationiert waren, nicht allein in England, sondern auch in Malta und in Gibraltar.

In Malta und Gibraltar erhöhte sich im Jahre 1883, noch unter der Geltung des Contagious diseases acts die Zugangshäufigkeit der venerischen Krankheiten noch stärker als im Heimatlande, das bereits von diesen angeblichen Schutzmaßnahmen befreit war. Betrug in England im Jahre 1883 die Vermehrung der Zugangsziffer 14 ‰, so belief sie sich in Gibraltar auf 98 ‰."

Von 1885 an, also gerade erst nach Aufhebung des C. D. Acts, ist dann ein stetiger und ständiger Abfall der Erkrankungsziffern bis zum Jahre 1899 zu beobachten, ihm folgt ein bedeutend kräftigerer Rückgang im Jahre 1900, dadurch bedingt, daß ein großer Teil der regulären Armee in Südafrika war.

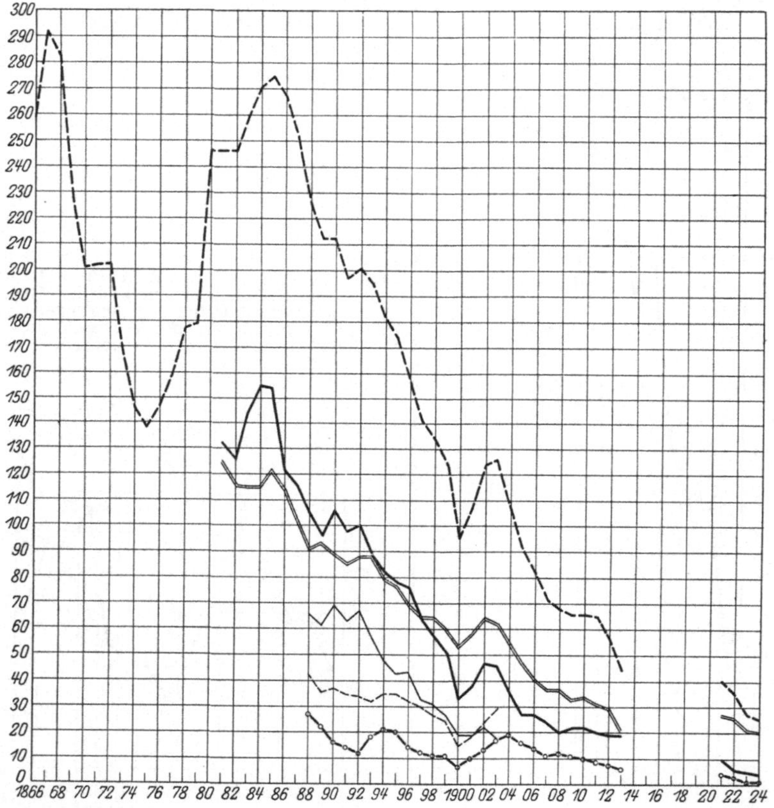

– – – Alle Geschlechtskrankheiten. ——— Syphilis. ═══ Gonorrhöe. ○—○—○ Ulcus molle.
——— Syphilis I. – – – Syphilis II.

Abb. 115. Zugangshäufigkeit an Geschlechtskrankheiten in der englischen Armee (Heimat) 1866—1924.

Der dann folgende Wiederanstieg der Erkrankungsziffer in den Jahren 1901—1903 erklärt sich mit der Rückkehr der regulären wie der frisch eingestellten Truppen aus dem Burenkriege. Von 1904 ab fallen dann die Zahlen bis zum Jahre 1913 weiterhin beständig ab.

Für die Periode bis 1913 ist noch hervorzuheben, daß, worauf der Schlußbericht der Königlichen Kommission über die Geschlechtskrankheiten hinweist, die Zahlen nicht als vollständig betrachtet werden können. Auch unter sich leidet die Vergleichbarkeit dadurch, daß Änderungen in den statistischen Methoden stattfanden, so daß erst von 1890 an die Ziffern als gleichwertig anzusehen sind.

Tabelle 253. Zugang und Zugangsziffer an Geschlechtskrankheiten in der englischen Armee (Heimat) für die Jahre 1888—1925.

Jahr	Kopfstärke	Syphilis I		Syphilis II		Zusammen		Ulcus molle		Gonorrhöe		Ulcera penis		Zusammen	
		abs.	‰	abs.	‰	abs.	‰	abs.	‰	abs.	‰	abs.	‰	abs.	‰
1888	101 695	6737	66,2	4095	40,3	10 832	106,5	2742	26,9	9268	91,1	—	—	22 842	224,5
1889	100 790	6225	61,8	3601	35,7	9 826	97,5	2189	21,7	9362	92,9	—	—	21 377	212,1
1890	100 120	6924	69,1	3734	37,3	10 658	106,4	1656	16,5	8948	89,4	—	—	21 262	212,4
1891	99 368	6263	63,1	3493	35,2	9 756	98,3	1392	14,0	8455	85,1	—	—	19 603	197,4
1892	100 302	6692	66,7	3392	33,8	10 084	100,5	1248	12,4	8856	88,3	—	—	26 188	201,2
1893	100 105	5694	56,9	3188	31,8	8 882	88,7	1764	17,6	8838	88,3	—	—	19 484	194,6
1894	99 360	4737	47,7	3456	34,8	8 193	82,5	2071	20,8	7858	79,1	—	—	18 122	182,4
1895	99 795	4292	43,0	3478	34,9	7 770	77,9	2030	20,3	7546	75,6	—	—	17 346	173,8
1896	99 821	4344	43,5	3225	32,3	7 569	75,8	1365	13,7	6567	68,8	—	—	15 801	158,3
1897	96 526	3218	33,3	2919	30,2	6 127	63,5	1177	12,2	6176	64,0	122	1,3	13 612	141,0
1898	96 651	2962	30,6	2573	26,6	5 535	57,2	1101	11,4	6196	64,1	132	1,3	12 964	134,0
1899	99 832	2666	26,7	2459	24,6	5 125	51,3	1115	11,2	5978	59,9	115	1,2	12 333	123,5
1900	132 921	2492	18,7	1941	14,6	4 433	33,3	976	7,3	6993	52,6	235	1,8	12 637	95,0
1901	100 811	1938	19,2	1909	18,9	3 847	38,1	988	9,8	5796	57,5	150	1,5	10 781	106,9
1902	93 665	2077	22,2	2230	23,8	4 307	46,6	1182	12,6	6001	64,1	130	1,4	11 620	124,1
1903	110 565	1957	17,7	3158	28,6	5 115	46,3	1764	16,9	6947	62,5	136	1,2	13 826	126,2
1904	116 043	—	—	—	—	4 035	34,8	2203	19,0	6240	53,8	—	—	12 478	107,6
1905	118 224	—	—	—	—	3 234	27,4	1955	16,5	5504	46,6	—	—	10 693	90,5
1906	113 532	—	—	—	—	3 030	26,7	1563	13,8	4693	41,3	—	—	9 286	81,8
1907	107 760	—	—	—	—	2 554	23,7	1224	11,4	3965	36,8	—	—	7 743	71,9
1908	107 392	—	—	—	—	2 158	20,1	1256	11,7	3934	36,6	—	—	7 348	68,4
1909	110 492	—	—	—	—	2 409	21,8	1232	11,2	3645	33,0	—	—	7 286	66,0
1910	108 614	—	—	—	—	2 374	21,9	1073	9,9	3664	33,7	—	—	7 111	65,5
1911	109 399	—	—	—	—	2 169	19,8	1021	9,3	3425	31,3	—	—	6 615	60,4
1912	107 582	—	—	—	—	2 007	18,7	891	8,3	3170	29,5	—	—	6 068	56,5
1913	105 659	—	—	—	—	2 030	19,2	645	6,1	2672	25,6	—	—	5 347	50,9
1914	—	—	—	—	—	—	22,1	—	4,1	—	25,0	—	—	—	51,9
1915	—	—	—	—	—	—	—	—	—	—	—	—	—	—	—
1916	—	—	—	—	—	—	—	—	—	—	—	—	—	—	—
1917	—	—	—	—	—	—	—	—	—	—	—	—	—	—	—
1918	—	—	—	—	—	—	—	—	—	—	—	—	—	—	—
1919	—	—	—	—	—	—	—	—	—	—	—	—	—	—	—
1920	—	—	—	—	—	—	—	—	—	—	—	—	—	—	—
1921	127 922	—	—	—	—	1 250	9,8	489	3,8	3412	26,7	—	—	5 151	40,3
1922	104 281	—	—	—	—	654	6,3	330	3,2	2699	25,9	—	—	3 683	35,4
1923	88 468	—	—	—	—	481	5,4	123	1,4	1821	20,6	—	—	2 425	27,4
1924	101 698	—	—	—	—	392	3,9	145	1,4	2024	19,9	—	—	2 561	25,2
1925	—	—	—	—	—	—	2,3	—	1,2	—	18,8	—	—	—	22,3

Ferner ist zu bemerken, daß bis zum Ende des Jahre 1903 alle Fälle von Ulcus — von Ulcus durum wie von Ulcus molle — entweder verzeichnet wurden als „primäre Syphilis“ oder als „Ulcus molle“. Nur wenn sekundäre Syphilis folgte, wurde im Falle der Hospitalsaufnahme der Erkrankte als „sekundäre Syphilis“ geführt. Diese Art der Berichterstattung war verwirrend und irreführend.

Vom 1. Januar 1904 an wurde das Meldeverfahren für Luesfälle für die gesamte Armee in Appendix VII der Vorschriften für das Armeesanitätswesen geregelt.

Danach werden alle Fälle von Ulcus nach der Entlassung aus dem Hospital unter wöchentlicher Beobachtung gehalten, und zwar 2—4 Monate gemäß der im Lazarett zugebrachten Zeit, bevor die Diagnose „weicher Schanker“ oder „Syphilis“ endgültig gestellt wird. Dies geschieht vor allem auch zur Verhütung der Verbreitung der Geschlechtskrankheiten.

Die Betrachtung der Kurven für Syphilis, deren Verteilung auf Lues I und Lues II leider nur für die Jahre 1888—1903 durchgeführt wurde, sowie für Gonorrhöe und Ulcus molle zeigt außer den dauernden Schwankungen der Ulcus molle-Kurve einen recht ähnlichen Kurvenverlauf für Gonorrhöe und Syphilis. Dabei ist bemerkenswert, daß vom Jahre 1897 an die Zugangsziffer von Gonorrhöe im Gegensatz zu früher höher wird als die für Syphilis.

Für die Jahre 1915—1920 fehlen leider alle Angaben. Die Zahlen von 1921—1924 zeigen mit fallender Tendenz für Ulcus molle und Lues noch niedrigere Ziffern als vor dem Kriege, während die Gonorrhöeziffern 1924 ungefähr den Stand von 1913 wieder erreicht haben. Der dem Jahre 1913 gegenüber in der Gesamtzugangsziffer hervortretende Abfall ist also in der Hauptsache dem Rückgange der Syphilisziffern zuzuschreiben.

Den Zugang und die Zugangshäufigkeit an Geschlechtskrankheiten in den Hospitälern der englischen Armee in Indien für die Jahre 1890—1925 verzeichnet nebenstehende Übersicht (Tabelle 254).

Auch das Kurvenbild über die Zugangshäufigkeit in Indien zeigt den dauernden starken Abfall der venerischen Krankheiten vor allem der Syphilis und der Gonorrhöe, der nach einem Maximum in den Jahren 1894 bezw. 1895 einsetzte. Im Jahre 1899 begann die Gonorrhöe höhere Zugangsziffern als die Syphilis aufzuweisen, eine Änderung, die auch in den Folgejahren anhielt.

Die Abnahme der Syphilis im Jahre 1911 schreibt der offizielle Sanitätsbericht der ausgezeichneten Wirkung der allgemein angewandten Salvarsantherapie zu; während er die Abnahme der Geschlechtskrankheiten überhaupt als Erfolg der Belehrung, der gründlichen Behandlung, der Erholungsmöglichkeiten sowie dem Einfluß der entzogenen Löhnung bei erfolgter Infektion betrachtet. Die Wa.R. wurde allgemein bereits seit 1910 angewandt.

Nach dem Weltkriege waren, 1921, die Zugangsziffern für Ulcus molle und Lues höher als 1913 und haben 1924 fast wieder den damaligen Tiefstand erreicht, während die Gonorrhöeziffern immer noch höher als im letzten Friedensjahre sind.

Schließlich faßt nachfolgende Zahlenübersicht sowie die graphische Darstellung die Zugangshäufigkeit an Geschlechtskrankheiten in den englischen Dominions und Kolonien zusammen, und zwar der Truppenteile in: Gibraltar, Malta, Ägypten, Cypern, Bermudas, Jamaica, Westafrika, Südafrika, Mauritius, Ceylon, Südchina, Nordchina und Straits settlements.

Auch hier fällt für die Jahre 1921 bis 1924 der sehr starke Rückgang der Zugangsziffern an Syphilis gegenüber den unvermittelt hohen Gonorrhöeziffern auf.

Tabelle 254. Zugang und Zugangsziffer an Geschlechtskrankheiten in der englischen Armee (Indien) in den Jahren 1890—1925.

Jahr	Kopfstärke	Syphilis I		Syphilis II		Zusammen		Ulcus molle		Gonorrhöe		Ulcera penis		Zusammen	
		abs.	‰	abs.	‰	abs.	‰	abs.	‰	abs.	‰	abs.	‰	abs.	‰
1890	67 456	9 208	136,5	4478	66,4	13 686	202,9	5765	85,5	11 709	173,6	—	—	31 160	461,9
1891	66 178	6 949	105,0	4008	60,6	10 957	165,6	3690	55,8	10 048	151,8	—	—	24 695	373,2
1892	68 045	6 990	102,7	3940	57,9	10 930	160,6	3985	58,9	10 826	149,1	—	—	25 741	378,3
1893	69 865	9 060	129,6	4314	61,7	13 374	191,3	5907	84,6	12 777	182,9	—	—	32 058	458,8
1894	70 983	12 295	173,2	5299	74,6	17 594	247,8	5393	75,2	13 401	188,8	—	—	36 334	511,8
1895	68 331	12 208	178,7	5929	86,8	18 737	265,5	4565	66,8	13 979	204,6	—	—	36 681	536,9
1896	70 484	11 228	159,3	6888	97,7	18 116	257,0	4733	67,1	13 209	187,4	—	—	36 058	511,6
1897	64 531	8 108	125,6	6853	106,2	14 961	231,8	5500	85,2	12 307	190,7	76	1,2	32 844	509,0
1898	65 397	5 288	80,9	5771	88,2	11 059	169,1	4439	67,9	8 788	134,4	102	1,6	24 388	372,9
1899	67 697	3 884	57,4	4866	71,9	8 750	129,3	4271	63,1	8 196	121,1	146	2,2	21 363	315,7
1900	60 553	2 597	42,9	3786	62,5	6 383	105,4	4042	66,8	7 624	125,9	108	1,8	18 157	299,8
1901	60 838	2 021	33,2	3544	58,3	5 565	91,5	3921	64,4	7 303	120,0	178	2,9	16 967	278,9
1902	60 540	2 128	35,2	3019	49,9	5 147	85,1	4350	71,9	7 539	124,5	100	1,6	17 136	220,1
1903	69 613	2 334	33,5	3248	46,7	5 582	80,2	4334	62,3	7 456	107,1	96	1,4	17 372	250,9
1904	70 413	—	—	—	—	3 485	49,5	3851	54,7	6 770	96,2	—	—	14 106	200,4
1905	70 994	—	—	—	—	2 535	35,7	3090	43,5	5 332	75,1	—	—	10 957	154,3
1906	70 193	—	—	—	—	1 945	27,7	2005	28,6	4 287	61,1	—	—	8 237	117,4
1907	69 332	—	—	—	—	1 542	22,2	1369	19,7	3 325	48,0	—	—	6 236	89,9
1908	68 522	—	—	—	—	1 085	15,8	1104	16,1	2 597	37,9	—	—	4 786	69,8
1909	71 556	—	—	—	—	1 163	16,3	994	13,9	2 697	37,7	—	—	4 854	67,9
1910	72 491	—	—	—	—	1 048	14,5	792	10,9	2 432	33,5	—	—	4 272	58,9
1911	72 371	—	—	—	—	860	11,9	689	9,5	2 293	31,7	—	—	3 842	53,1
1912	71 001	—	—	—	—	824	11,6	703	9,9	2 416	34,0	—	—	3 943	55,5
1913	70 755	—	—	—	—	717	10,1	622	8,8	2 378	33,5	—	—	3 717	52,3
1914	—	—	—	—	—	—	11,0[1]	—	8,7[1]	—	33,4[1]	—	—	—	53,1[1]
1915	—	—	—	—	—	—	—	—	—	—	—	—	—	—	—
1916	—	—	—	—	—	—	—	—	—	—	—	—	—	—	—
1917	—	—	—	—	—	—	—	—	—	—	—	—	—	—	—
1918	—	—	—	—	—	—	—	—	—	—	—	—	—	—	—
1919	—	—	—	—	—	—	—	—	—	—	—	—	—	—	—
1920	—	—	—	—	—	—	—	—	—	—	—	—	—	—	—
1921	55 681	—	—	—	—	1 234	21.0	1273	21,7	3 972	67,7	—	—	6 479	110,4
1922	60 166	—	—	—	—	825	13,7	987	16,4	3 287	54,6	—	—	5 099	85,0
1923	63 139	—	—	—	—	678	10,7	762	12,1	3 065	48,5	—	—	4 505	71,5
1924	58 614	—	—	—	—	566	9,7	709	12,1	2 762	47,1	—	—	4 037	68,4
1925	—	—	—	—	—	—	8,5	—	12,6	—	51,0	—	—	—	72,1

[1]) Geschätzt nach der Zahl vom 1. Januar bis 31. Juli 1914.

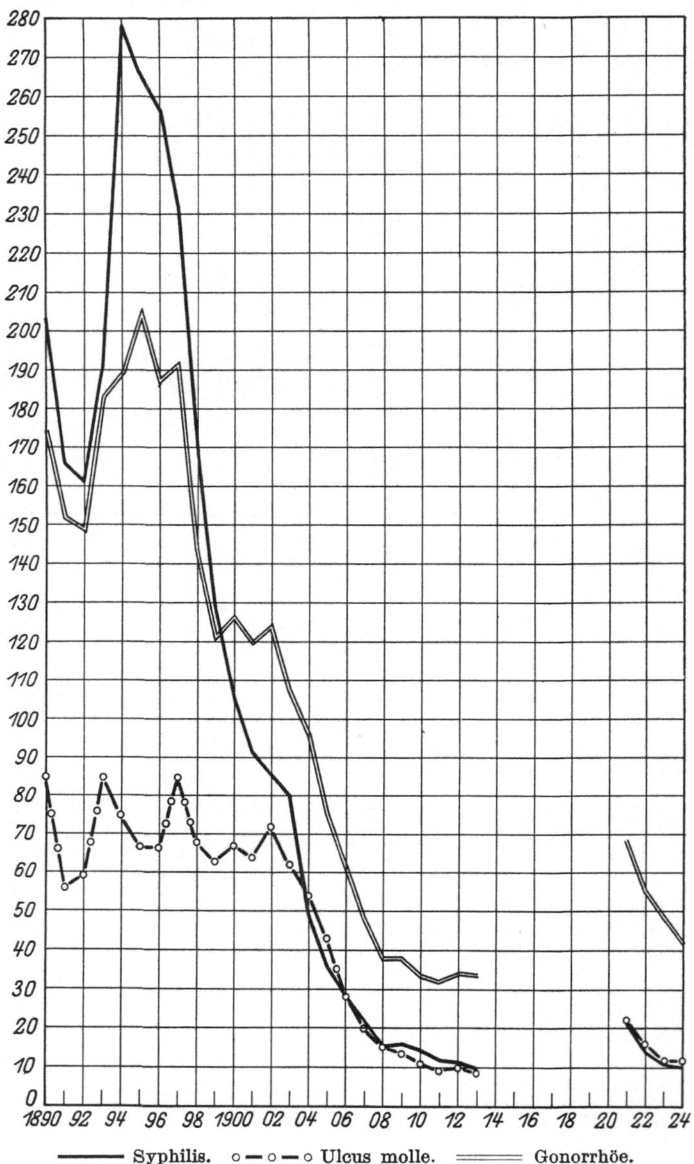

Abb. 116. Zugangshäufigkeit an Geschlechtskrankheiten bei den englischen Truppen in Indien auf je 1000 Mann der Iststärke, 1890—1924.

Der offizielle Bericht für das Jahr 1924 stellt den in der vorstehenden Tabelle gegebenen Ziffern des Jahres 1892—1914 die Gesamtziffern von Übersee ohne Indien von 1904—1924 gegenüber. Auch diese Angaben, pro 1000 der Kopfstärke, sind nachstehend angeführt:

Übersee (ohne Indien).

Jahr	Gonorrhöe	Ulcus molle	Syphilis	Zusammen
1921	68,3	23,1	23,4	114,8
1922	86,1	26,9	23,0	136,0
1923	66,2	20,5	10,2	96,9
1924	57,4	17,2	6,6	81,2

Tabelle 255. Zugangshäufigkeit und Zugangsziffer an Geschlechtskrankheiten in der englischen Armee (Übersee) in den Jahren 1892—1924.

Jahr	Kopfstärke	Syphilis I		Syphilis II		Zusammen		Ulcus molle		Gonorrhöe		Ulcera penis		Zusammen	
		abs.	‰	abs.	‰	abs.	‰	abs.	‰	abs.	‰	abs.	‰	abs.	‰
1892	30 738	1545	50,3	1056	34,4	2601	84,7	1239	40,3	3748	121,9	—	—	7588	246,9
1893	32 192	1491	46,3	1091	33,9	2582	80,2	2191	68,1	4283	133,0	—	—	9056	281,3
1894	33 167	1656	49,9	1214	36,6	2870	86,5	2259	68,1	4094	123,4	—	—	9223	278,1
1895	32 598	1696	52,0	1320	40,5	3016	92,5	1732	53,1	4023	123,4	—	—	8771	269,1
1896	32 893	1959	59,6	1262	38,4	3221	98,0	1374	41,8	4173	126,9	—	—	8768	266,6
1897	38 389	1982	51,6	1570	40,9	3552	92,5	1682	43,8	4133	107,7	—	—	9367	244,0
1898	41 819	1585	37,9	1395	33,4	2980	71,3	1918	45,9	4754	113,7	—	—	9652	230,8
1899	34 659	1213	35,0	1007	29,1	2220	64,1	1613	46,5	3764	108,6	—	—	7597	219,2
1900	33 394	531	15,9	652	19,5	1183	35,4	1099	32,9	3168	94,9	—	—	5450	163,2
1901	35 711	533	14,9	629	17,6	1162	32,5	1003	28,1	2793	78,2	—	—	4958	138,8
1902	100 612	1107	11,0	1167	11,6	2274	22,6	2029	20,2	5532	55,0	—	—	9835	97,8
1903	62 414	794	12,7	1177	18,9	1971	31,6	1902	30,5	4408	70,6	—	—	8281	132,7
1904	57 969	—	—	—	—	1699	30,0	1928	33,3	4411	76,1	—	—	8038	138,7
1905	50 857	—	—	—	—	1270	25,0	1757	34,5	3583	70,5	—	—	6610	130,0
1906	46 404	—	—	—	—	983	21,2	1411	30,4	2975	64,1	—	—	5369	116,7
1907	40 752	—	—	—	—	937	22,0	966	23,7	2521	61,9	—	—	4424	108,6
1908	39 553	—	—	—	—	894	22,6	1113	28,1	2418	61,1	—	—	4425	111,9
1909	38 142	—	—	—	—	751	19,7	983	25,8	2276	59,7	—	—	4010	105,1
1910	37 302	—	—	—	—	637	17,1	1001	26,8	2117	56,8	—	—	3755	100,7
1911	37 103	—	—	—	—	572	15,4	1129	30,4	1990	53,6	—	—	3691	99,5
1912	37 986	—	—	—	—	590	15,5	1090	28,7	1988	52,3	—	—	3668	96,6
1913	30 351	—	—	—	—	539	16,9	762	25,2	1739	58,5	—	—	3040	100,6
1914	—	—	—	—	—	—	23,5	—	23,9	—	55,0	—	—	—	102,4
1915	—	—	—	—	—	—	—	—	—	—	—	—	—	—	—
1916	—	—	—	—	—	—	—	—	—	—	—	—	—	—	—
1917	—	—	—	—	—	—	—	—	—	—	—	—	—	—	—
1918	—	—	—	—	—	—	—	—	—	—	—	—	—	—	—
1919	—	—	—	—	—	—	—	—	—	—	—	—	—	—	—
1920	—	—	—	—	—	—	—	—	—	—	—	—	—	—	—
1921	24 498	—	—	—	—	609	24,4	468	18,7	1385	55,4	—	—	2462	98,5
1922	20 796	—	—	—	—	420	20,0	464	22,1	1468	69,9	—	—	2752	131,0
1923	18 219	—	—	—	—	97	5,4	383	21,3	1001	55,6	—	—	1481	82,3
1924	22 568	—	—	—	—	114	4,9	511	22,2	1540	66,9	—	—	2165	98,5
1925	—	—	—	—	—	—	—	—	—	—	—	—	—	—	—

Der Vollständigkeit halber seien noch für die Jahre 1921—1924 die Zahlen für die Okkupationsarmeen am Rhein und im Irak auf je 1000 Mann der Kopfstärke, mitgeteilt:

Tabelle 256. Rheinarmee und Irak.

Jahr	Gonorrhöe		Syphilis		Ulcus molle		Zusammen		Irak alle Geschlechtskrankh. ‰
	abs.	‰	abs.	‰	abs.	‰	abs.	‰	
1921	1002	101,5	353	35,8	315	31,9	1670	169,2	228,5
1922	1380	157,9	433	49,5	409	46,8	2222	254,2	88,8
1923	788	95,9	206	25,1	126	15,3	1120	136,3	87,1
1924	232	27,8	69	8,3	19	2,3	320	38,4	51,4

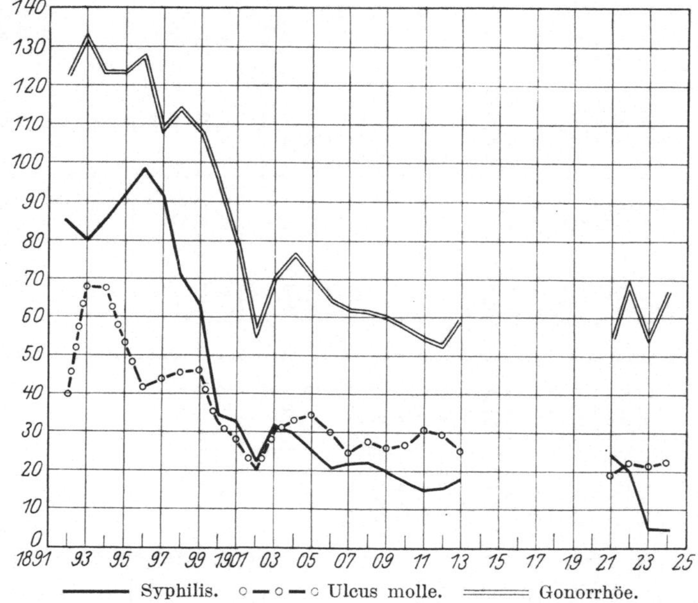

Abb. 117. Zugangshäufigkeit an Geschlechtskrankheiten bei den englischen Truppen in Übersee auf je 1000 Mann der Iststärke, 1892—1924.

Die außerordentlich hohe Zugangshäufigkeit in den Jahren 1921 und 1922 ist zum größten Teil auf die in Deutschland damals herrschenden exzeptionellen ökonomischen Bedingungen zurückzuführen. Der Fall des Sterlings im Jahre 1923 und die Besserung der Arbeitsbedingungen in der deutschen Industrie wurden dann auch sofort von einem beträchtlichen Absinken der Infektionsfrequenz gefolgt.

Für die geringere Erkrankungshäufigkeit in den letzten Jahren kamen außerdem noch als wichtige Faktoren hinzu: die energische antivenerische Propaganda und die Prophylaxemaßnahmen.

Der stetige Abfall der Erkrankungshäufigkeit in der gesamten Armee ist nach den offiziellen Berichten mannigfaltigen Faktoren zuzuschreiben, als deren wichtigste anzusehen sind:

a) Besserung der Einrichtungen für gesunde Zerstreuungen und Unterhaltungen des jungen Soldaten inner- und außerhalb der Kaserne.

b) Zunahme der Mäßigkeit beim Konsum alkoholischer Getränke, insbesondere durch Einrichtung alkoholfreier Kantinen.

c) Besserung der Therapie, besonders derjenigen der Syphilis, wodurch die Zahl der Infektiösen herabgesetzt wird.

d) Organisierte Propaganda zur Verbreitung der Aufklärung über die Geschlechtskrankheiten.

e) Verteilung von Mitteln zur persönlichen Prophylaxe und Bereitstellung von Desinfektionsmitteln.

Die Therapie der Syphilis ist bisher erfolgreicher als die der Gonorrhöe und es erscheint notwendig, dieser letzteren erhöhte Aufmerksamkeit zuzuwenden.

Die Verminderung der Erkrankungshäufigkeit an Geschlechtskrankheiten in der englischen Armee 1921 gegenüber 1913 ist sehr ermutigend. Am betontesten ist der Abfall für die Lues. Die angewandten Maßnahmen stellen einen sanitären Kordon dar und umfassen:

1. Erziehung. a) moralische, b) hygienische.
2. Prophylaxe. a) Besserung der Umweltbedingungen: Erholung, Spiel, Sport. b) Medizinische.
3. Belehrung. Allen Soldaten wird bei Besichtigung recht häufig mitgeteilt, daß sie beim Vorliegen einer Geschlechtskrankheit sich wegen Ungehorsams gegen erhaltenen Befehl strafbar machen, falls sie sich nicht krank melden. Spezielle Gesundheitsbesichtigungen werden monatlich oder häufiger vorgenommen.
4. Behandlung: Frühzeitige und kontinuierliche Behandlung wird in Spezial- und Polikliniken von fachärztlich geschulten Militärärzten durchgeführt. Seit 1924 ist die Luestherapie standardisiert. Das von Venerologen entworfene Schema wird allen Geschlechtskranke behandelnden Militärärzten übergeben und von Zeit zu Zeit einer Revision unterzogen.

15. Rußland.

Für die Armee des alten Rußland gibt für die Jahre 1890—1910 nachstehende Tabelle einen Einblick in den Zugang an venerischen Krankheiten:

Tabelle 257. Zugang und Zugangsziffer an Geschlechtskrankheiten in der russischen Armee in den Jahren 1890—1910[1]).

Jahr	Iststärke	Gonorrhöe		Ulcus molle		Syphilis		Alle Geschlechtskrankheiten	
		abs.	‰	abs.	‰	abs.	‰	abs.	‰
1889	—	16 816	20,6	5 903	7,2	10 524	12,9	33 243	40,6
1890	870 849	18 606	22,4	6 111	7,4	11 026	13,3	35 743	43,0
1891	852 715	18 907	22,2	6 003	7,0	10 486	12,3	35 396	41,5
1892	909 656	19 885	22,8	7 021	8,0	12 040	13,8	38 916	44,8
1893	937 471	19 036	21,5	7 399	5,3	12 089	13,5	38 524	43,1
1894	952 677	17 480	19,2	6 541	7,2	11 963	13,1	35 990	39,5
1895	981 256	16 988	18,1	5 490	5,9	11 257	12,0	33 735	36,0
1896	993 438	17 461	18,4	5 321	5,6	10 348	10,9	33 130	34,9
1897	1 013 435	18 154	18,8	5 671	5,9	10 403	10,7	34 228	35,4
1898	1 030 791	18 607	18,9	5 514	5,6	10 677	11,8	35 798	36,3
1899	1 040 750	19 525	19,6	5 893	6,0	12 270	12,3	37 688	37,9
1900	1 060 809	22 928	22,6	6 873	6,8	12 888	12,7	42 689	42,1
1901	1 048 327	23 380	23,3	7 153	7,2	13 729	13,7	44 262	44,2
1902	1 058 042	22 072	21,8	6 689	6,6	12 870	12,8	41 631	41,3
1903	1 082 485	22 481	21,7	6 202	6,0	13 321	12,9	42 004	40,5
1904	1 120 149	27 291	25,2	8 137	7,6	14 714	13,7	50 142	46,5
1905	1 250 357	38 295	31,8	14 295	11,9	17 824	15,5	71 383	59,2
1906	1 365 634	42 275	31,9	21 032	15,9	19 136	15,2	83 023	62,6
1907	1 285 772	37 687	30,2	15 156	12,2	22 089	17,7	74 932	60,1
1908	1 279 051	34 106	27,7	11 161	9,0	22 006	17,8	67 273	54,3
1909	1 260 220	30 900	25,3	8 932	7,3	18 655	15,3	58 487	47,9
1910	—	28 891	24,3	9 536	8,0	18 027	15,1	56 454	47,5

[1]) 1913 waren die Zugangsziffern für Go 32,2, Ulcus molle 7,8, Lues recens 4,1 und Syphilis insgesamt 12,8; 1926 in der roten Armee für Go 15,6, Ulcus molle 0,9, Lues recens 1,6 und Syphilis insgesamt 8,7‰.

An den nachstehenden Kurven fällt vor allem der seit 1904 einsetzende starke Anstieg der Zugangsziffer an Gonorrhöe wie an Ulcus molle auf, dem von 1907 an ein Abstieg folgt, während die Syphilis-Kurve eine dauernd steigende Tendenz zeigt.

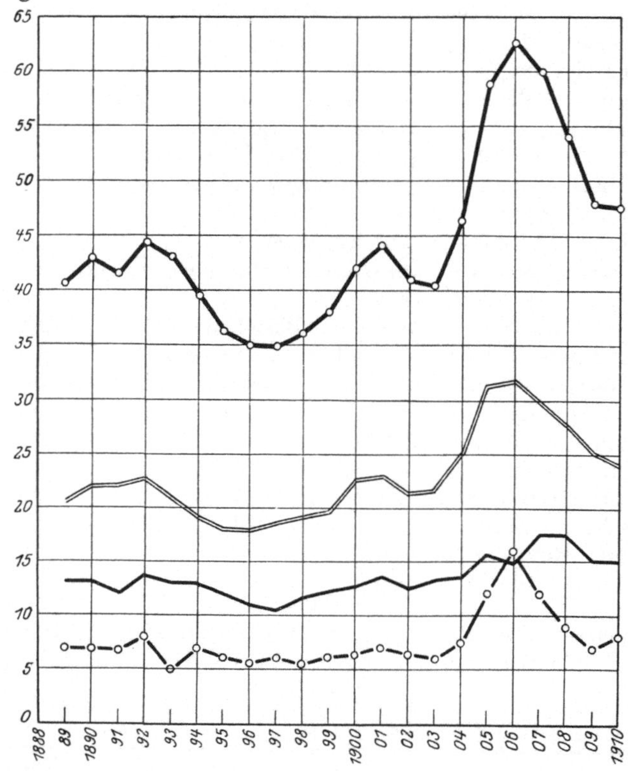

o▬▬o Alle Geschlechtskrankheiten. ——— Syphilis. ═══ Gonorrhöe. o——o Ulcus molle.

Abb. 118. Zugangsziffer an Geschlechtskrankheiten in der russischen Armee, berechnet auf 1000 Mann der Kopfstärke, 1889—1910.

Tabelle 258. Verteilung der in der russischen Armee zugegangenen Syphilisfälle, getrennt nach Krankheitsstadien, in den Jahren 1898—1910.

Jahr	Lues I		Lues II recens		*Lues recens*		Lues II recid.		Lues III (gummosa)	
	abs.	‰	abs.	‰	abs.	‰	abs.	‰	abs.	‰
1898	2573	2,5	2390	2,3	4963	4,8	6 336	6,1	378	0,4
1899	2657	2,7	2107	2,1	4764	4,8	7 125	7,2	381	0,4
1900	2888	2,8	1980	1,9	4868	4,7	7 695	7,6	325	0,3
1901	2875	2,9	2213	2,2	5088	5,1	8 291	8,3	350	0,3
1902	2408	2,3	1853	1,7	4261	4,0	8 324	8,3	285	0,3
1903	2510	2,3	2002	1,9	4512	4,2	8 530	8,2	279	0,3
1904	2804	2,6	2169	2,0	4973	4,6	9 140	8,5	601	0,6
1905	3594	3,0	3074	2,5	6668	5,5	11 264	9,3	892	0,7
1906	4523	3,4	3256	2,5	7779	6,0	11 355	8,5	602	0,5
1907	4050	3,2	3577	2,9	7627	6,1	13 883	11,1	579	0,5
1908	3380	2,7	3016	2,4	6396	5,1	14 948	12,1	662	0,5
1909	2971	2,4	2599	2,1	5570	4,5	12 485	10,2	600	0,5
1910	2873	2,4	2531	2,1	5404	4,5	12 088	10,2	535	0,5

Hervorzuheben ist, daß die russische Militär-Sanitäts-Statistik für die Luesfälle vom Jahre 1898 an eine Teilung zwischen Lues II recens und Lues II recidiva vorgenommen hat, so daß der wirkliche Zugang an Lues bei der Armee sich aus den Ziffern von Lues I und Lues II recens ergibt.

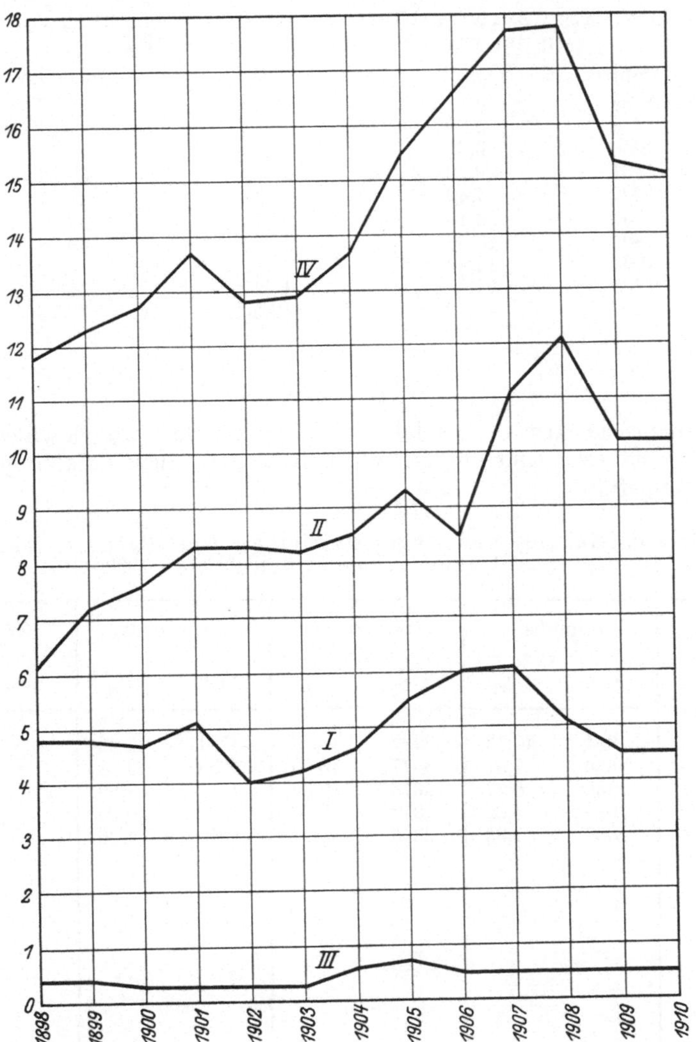

I Lues recens (I. und II. recens). II Lues recidiva. III Lues III. IV Lues insgesamt.

Abb. 119. Verteilung der in der russischen Armee zugegangenen Syphilisfälle nach Erkrankungsformen, 1898—1910.

Während die Gesamtlueskurve von 1898 an bis 1909 im Steigen begriffen ist, mit einem leichten Abfall in den Jahren 1902 und 1903, ist sie 1910 immer noch um rund 25% höher als 1898; dagegen ist die Zugangsziffer an Lues recens 1910 um etwas geringer als 1898. Die Erhöhung der Zugangsziffer an Syphilis ist also bedingt durch die Rezidivfälle. Dies ist ein wichtiger Fingerzeig für die Beurteilung auch sonstiger Zugangsstatistiken an Syphilis, aus denen man bei einem Steigen der Zugangsziffer für alle Formen der Lues nicht ohne weiteres auch auf eine Vermehrung der Syphilismorbidität der Soldaten schließen darf.

16. Rumänien.

Für die rumänische Armee können nur folgende Zahlen angeführt werden:

Tabelle 259. Zugangsziffern an Geschlechtskrankheiten in der rumänischen Armee 1898—1907.

Jahr	Syphilis	Weicher Schanker	Gonorrhöe
1898	16,30	16,00	31,30
1899	12,20	10,20	27,20
1900	9,30	6,40	23,50
1901	20,70	10,70	30,13
1902	14,40	7,31	17,77
1903	26,18	4,70	43,10
1904	23,30	12,80	59,80
1905	13,40	4,90	18,00
1906	21,81	13,21	34,90
1907	17,42	12,50	33,73

17. Japan.

Die japanische Armee wies folgende Zugangsziffern an Geschlechtskrankheiten auf, und zwar sind nur die wegen Krankheit dienstunfähig gewordenen Soldaten aufgeführt:

Tabelle 260. Zugang und Zugangsziffer an Geschlechtskrankheiten in der japanischen Armee in den Jahren 1907—1919.

Jahr	Syphilis		Gonorrhöe		Ulcus molle		Zusammen	
	abs.	‰	abs.	‰	abs.	‰	abs.	‰
1907	1654	10,13	2793	17,10	1701	10,42	—	—
1908	1826	9,81	3077	16,53	2398	12,88	—	—
1909	1332	6,77	2076	10,55	1512	7,69	—	—
1910	1093	5,32	1979	9,63	1292	6,29	—	21,2
1911	1033	4,98	2366	11,40	1319	6,36	—	22,9
1912	—	—	—	—	—	—	—	22,8
1913	—	—	—	—	—	—	—	24,7
1914	—	—	—	—	—	—	—	25,2
1915	—	—	—	—	—	—	—	24,7
1916	—	—	—	—	—	—	—	22,0
1917	—	—	—	—	—	—	—	20,3
1918	—	—	—	—	—	—	—	20,0
1919	—	—	—	—	—	—	—	22,6

18. Armee der Vereinigten Staaten von Nord-Amerika.

Bereits seit dem Jahre 1818 wird in der amerikanischen Armee eine Erkrankungsstatistik geführt, doch liegen für die Jahre 1832—1837, 1847 und 1848 keine Zahlen vor.

Die Zugänge an Geschlechtskrankheiten in der gesamten Armee während der Jahre 1819—1925 verzeichnet Tab. 261 und Abb. 120, doch sind vor dem Jahre 1885 die Fälle von Ulcus molle der Syphilis zugerechnet worden, so daß erst vom Jahre 1886 an die Zahlen getrennt nach Syphilis, Gonorrhöe und Ulcus molle bekannt sind.

Tabelle 261. Zugänge u. Zugangsziffern in der gesamten amerikanischen Armee (Offiziere und Mannschaften) während der Jahre 1819—1925.

Jahr	Kopfstärke	Syphilis		Gonorrhöe		Ulcus molle		Alle Geschlechtskrankheiten	
		abs.	°/₀₀	abs.	°/₀₀	abs.	°/₀₀	abs.	°/₀₀
1819	8 688	426	49,03	573	65,95	—	—	999	114,99
1820	8 942	454	50,77	573	64,08	—	—	1 027	114,85
1821	5 746	262	45,60	360	62,65	—	—	622	108,25
1822	5 211	125	23,99	170	32,62	—	—	295	56,61
1823	5 949	180	30,26	229	38,49	—	—	409	68,75
1824	5 779	218	37,72	327	56,58	—	—	545	94,31
1825	5 719	229	40,04	335	58,58	—	—	564	98,62
1826	5 809	183	31,50	253	43,55	—	—	436	75,06
1827	5 722	136	23,77	211	36,88	—	—	347	60,64
1828	5 529	138	24,96	287	51,91	—	—	425	76,87
1829	6 169	173	28,04	289	46,85	—	—	462	74,89
1830	5 981	193	32,43	282	47,39	—	—	475	79,82
1831	5 869	182	31,01	274	46,69	—	—	456	77,70
1832	—	—	—	—	—	—	—	—	—
1833	—	—	—	—	—	—	—	—	—
1834	—	—	—	—	—	—	—	—	—
1835	—	—	—	—	—	—	—	—	—
1836	—	—	—	—	—	—	—	—	—
1837	—	—	—	—	—	—	—	—	—
1838	8 653	179	20,69	348	40,22	—	—	527	60,90
1839	9 704	269	27,72	374	38,54	—	—	643	66,26
1840	10 116	291	28,77	462	45,67	—	—	753	74,44
1841	9 748	188	19,29	421	43,19	—	—	609	62,48
1842	10 000	179	17,90	376	37,60	—	—	555	55,50
1843	9 863	206	20,89	384	38,93	—	—	590	59,82
1844	8 570	272	31,74	434	50,64	—	—	706	82,38
1845	8 590	346	40,28	421	49,01	—	—	767	89,29
1846	9 083	253	27,85	339	37,32	—	—	595	65,18
1847	—	—	—	—	—	—	—	—	—
1848	—	—	—	—	—	—	—	—	—
1849	9 148	742	81,11	737	80,56	—	—	1 479	161,67
1850	8 970	389	43,37	438	48,83	—	—	827	92,20
1851	9 242	375	40,58	447	48,37	—	—	822	88,94
1852	9 203	333	36,18	370	40,20	—	—	703	76,38
1853	9 904	301	30,39	356	32,95	—	—	657	66,34
1854	8 095	337	41,63	362	44,72	—	—	699	86,35
1855	9 367	386	41,21	537	57,33	—	—	923	98,54
1856	14 434	461	31,94	615	42,60	—	—	1 076	74,54
1857	12 701	523	41,18	819	64,48	—	—	1 342	105,66
1858	14 510	801	55,20	1 026	70,71	—	—	1 827	125,91
1859	15 510	813	52,41	964	62,15	—	—	1 777	114,57
1860	13 531	965	71,32	1 148	84,84	—	—	2 113	156,16
1861	19 954	1 359	68,10	2 332	116,88	—	—	3 691	184,98
1862	279 371	9 044	32,37	14 743	52,78	—	—	23 789	85,15
1863	614 325	14 278	23,24	26 664	43,40	—	—	40 942	66,64
1864	663 655	23 511	35,43	36 654	55,23	—	—	60 165	90,66
1865	657 593	21 842	33,22	29 292	44,55	—	—	51 134	77,76
1866	154 119	10 498	68,12	11 623	75,42	—	—	22 121	143,53
1867	47 233	5 873	124,34	4 280	90,61	—	—	10 153	214,96
1868	47 472	4 982	104,95	3 288	69,26	—	—	8 270	174,21
1869	35 221	3 418	97,04	2 199	62,43	—	—	5 617	159,48
1870	31 831	2 209	69,40	1 740	54,66	—	—	3 949	124,06
1871	29 430	1 993	67,72	1 564	53,14	—	—	3 557	120,86
1872	26 844	1 620	60,35	1 316	49,02	—	—	2 936	109,37

Tabelle 261 (Fortsetzung).

Jahr	Kopf-stärke	Syphilis		Gonorrhöe		Ulcus molle		Alle Geschlechts-krankheiten	
		abs.	‰	abs.	‰	abs.	‰	abs.	‰
1873	27 909	1 555	55,72	1 283	45,97	—	—	2 838	101,69
1874	27 021	1 279	47,33	1 222	45,22	—	—	2 501	92,56
1875	23 525	1 413	60,06	1 326	56,36	—	—	2 739	116,43
1876	24 866	1 414	56,86	1 262	50,75	—	—	2 676	107,62
1877	23 707	1 187	50,07	1 131	47,71	—	—	2 318	97,78
1878	23 381	1 116	47,73	1 172	50,12	—	—	2 288	97,86
1879	23 964	1 063	44,36	1 218	50,83	—	—	2 281	95,19
1880	24 002	1 186	49,41	1 137	47,37	—	—	2 323	96,78
1881	23 222	1 107	47,67	1 024	44,10	—	—	2 131	91,77
1882	23 239	933	40,15	889	38,25	—	—	1 822	78,40
1883	23 439	835	35,62	962	41,04	—	—	1 797	76,67
1884	24 034	718	29,87	1 086	45,19	—	—	1 804	75,06
1885	24 138	601	24,90	1 081	44,79	243	10,07	1 925	79,75
1886	23 572	529	22,44	958	40,64	208	8,82	1 695	71,91
1887	23 841	552	23,15	922	38,67	299	12,54	1 773	74,37
1888	24 726	553	22,37	1 032	41,74	393	15,89	1 978	80,00
1889	25 008	554	22,15	1 143	45,71	420	16,79	2 117	84,66
1890	24 234	479	19,77	1 012	41,76	332	13,70	1 823	75,22
1891	23 269	348	14,96	1 007	43,28	331	14,22	1 886	72,46
1892	24 203	391	16,15	1 126	46,52	340	14,05	1 857	76,72
1893	25 287	349	13,80	1 150	45,48	349	13,80	1 848	73,08
1894	25 376	308	12,14	1 354	53,36	379	14,94	2 041	80,43
1895	25 204	281	11,15	1 278	50,71	299	11,86	1 858	73,72
1896	25 119	276	10,99	1 361	54,18	324	12,90	1 961	78,07
1897	25 417	306	12,04	1 440	56,66	404	15,89	2 150	84,60
1898	147 795	1 527	10,33	7 683	51,98	2 914	19,72	12 124	82,03
1899	105 546	1 476	13,98	8 468	80,23	4 094	38,79	14 038	133,00
1900	100 389	1 589	15,83	7 899	78,68	3 960	39,45	13 448	133,96
1901	92 491	1 771	19,15	8 685	93,90	3 455	37,35	13 911	150,40
1902	80 778	1 807	22,37	8 609	106,58	2 584	31,99	13 000	160,94
1903	67 643	1 585	23,43	6 503	96,14	2 159	31,92	10 247	151,49
1904	67 311	2 096	31,14	7 444	110,59	2 064	30,66	11 604	172,39
1905	65 688	2 029	30,89	7 788	118,56	2 009	30,58	11 826	180,03
1906	65 159	1 660	25,48	7 393	113,46	2 182	33,49	11 235	172,42
1907	62 523	1 582	25,30	6 940	111,00	2 479	39,65	11 001	175,95
1908	74 692	1 781	23,84	9 194	123,09	2 167	29,01	13 142	175,95
1909	84 077	2 311	27,49	10 405	123,76	2 361	28,08	15 077	179,32
1910	81 411	2 162	26,56	8 425	103,49	2 359	28,98	12 946	159,02
1911	82 802	3 636	43,91	7 636	92,22	2 656	32,08	13 928	168,21
1912	88 478	2 270	25,66	6 463	73,05	2 351	26,57	11 084	125,27
1913	90 752	1 914	21,09	4 644	51,18	1 545	17,02	8 103	89,29
1914	97 278	2 089	21,47	5 311	54,60	2 620	26,93	10 020	103,00
1915	103 842	2 049	19,73	6 042	58,18	2 224	21,42	10 315	99,33
1916	176 382	2 850	16,16	9 631	54,60	3 390	19,22	15 871	89,98
1917	678 579	10 301	15,18	52 873	77,92	9 588	14,13	72 762	107,23
1918	2 518 499	44 213	17,56	167 475	66,49	16 173	6,42	227 861	90,47
1919	1 005 047	13 418	13,35	33 995	33,83	14 205	14,13	61 618	61,31
1920	209 464	2 915	13,92	10 230	48,84	3 399	16,23	16 544	78,98
1921	206 213	2 546	12,35	8 724	42,31	2 497	12,11	13 767	66,76
1922	146 236	1 918	13,12	5 785	39,56	1 748	11,95	9 451	64,63
1923	130 827	1 788	13,67	4 395	33,59	1 558	11,91	7 741	59,16
1924	135 640	1 863	13,73	4 498	33,16	1 241	9,15	7 602	56,05
1925	135 840	1 590	11,70	4 222	31,08	1 285	9,46	7 097	52,25

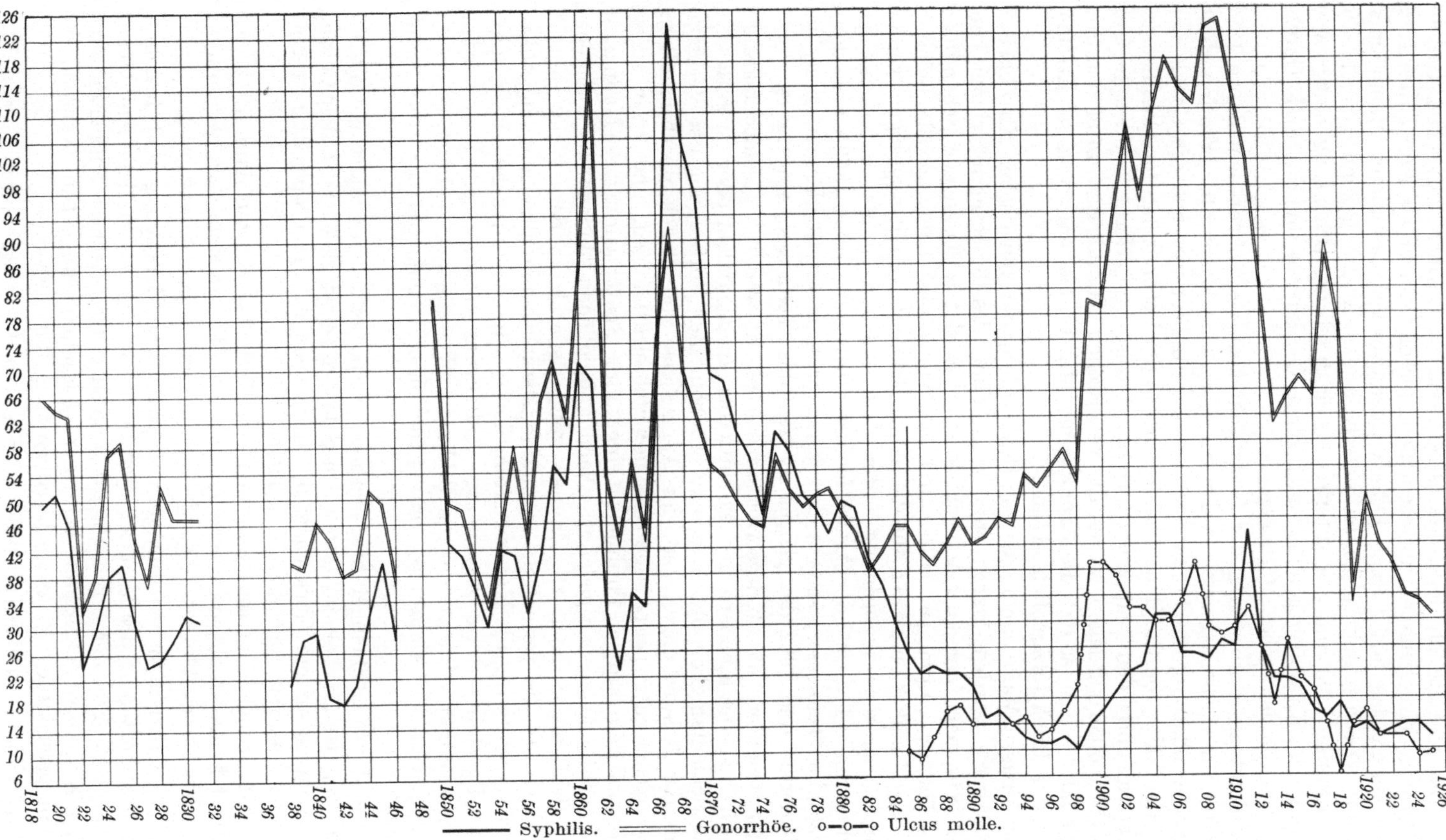

Abb. 120. Zugangsziffer an Geschlechtskrankheiten in der Armee der Vereinigten Staaten von Nordamerika, berechnet auf je 1000 Mann der Kopfstärke, 1819–1925. (Bis 1884 einschl. sind die Ulcus molle-Zahlen in den Angaben für Syphilis mit enthalten.)

Für die gesamte Meldeperiode lassen sich nach einem offiziellen Bericht zwei Perioden einigermaßen unterscheiden: die eine reicht bis zum Jahre 1899 und ist durch das fast völlige Fehlen irgendwelcher besonderer Maßnahmen gegen die Geschlechtskrankheiten innerhalb der Armee gekennzeichnet; die andere beginnt 1899 und charakterisiert sich durch die Beachtung bestimmter Grundsätze im Kampfe gegen die venerischen Krankheiten und durch die Durchführung prophylaktischer Methoden.

So hängt die Verbreitung der Geschlechtskrankheiten vor dem Jahre 1899 stark von Umweltbedingungen in den einzelnen Garnisonen ab. „Wo innerhalb der Zivilbevölkerung die Prostitution stark verbreitet war und die Garnisonen sich in der Nähe von Städten befanden, nahm die Verbreitung der Geschlechtskrankheiten unter den Truppen zu; wo die Garnisonen entfernt von den Zentren der Zivilbevölkerung lagen, waren die venerischen Krankheiten unter den Soldaten relativ selten, so daß die Krankheitshäufigkeit fast ganz von der Erreichbarkeit der Infektionsquellen abhing.“

Die einzigen Maßnahmen, die zur Bekämpfung der venerischen Krankheiten unternommen wurden, waren eine Verordnung des Kriegsministeriums vom 2. Mai 1814, nach der ein geschlechtskranker Soldat während der Behandlung keine Löhnung empfangen sollte, und ihm von seiner Löhnung alle Behandlungs- und Medikationskosten für die ganze Behandlungszeit abgezogen werden sollten; ferner eine Verordnung unter dem gleichen Datum, daß keine geschlechtskranke Frau bei der Armee bleiben dürfte. Im Jahre 1863 wurde dann in Nashville, Tennessee, seitens der Militärbehörde die Reglementierung der Prostituierten und 1864 das gleiche in Memphis, Tennessee, eingeführt.

1899 machten die Kriegserfordernisse es notwendig, geschlechtskranke Mannschaften auszusondern und sie entweder zu behandeln oder zu entlassen, um die Schlagfähigkeit der Armee zu erhöhen. Zur Vorbeugung der Verheimlichung der Erkrankungen und des Aufsuchens von Quacksalberbehandlung wurden gleichzeitig periodische Gesundheitsbesichtigungen, und zwar zuerst in Kuba und dann auf den Philippinen eingeführt. Später wurde diese Maßnahme auf die ganze Armee ausgedehnt. Nach anfänglichen Widerständen dagegen wurde 1909 unter dem 25. Januar vom Generalarzt der Armee mittels Rundschreibens die periodische Gesundheitsbesichtigung allgemein eingeführt. Gleichzeitig sollte für alle Mannschaften, die es wünschten, persönliche Prophylaxe bereitgestellt, sowie regelmäßige Aufklärungsvorträge gehalten werden. Gefördert werden sollte zudem die Bildung von Mäßigkeitsvereinen, sowie die Schaffung von Unterhaltungs- und Erholungsmöglichkeiten für die Mannschaften.

Die im Jahre 1909 eingeführte Methode zur persönlichen Prophylaxe war die Verwendung des „K-Pakets“ durch den Soldaten selbst gleich nach dem Coitus; daneben hatten andere Garnisonen die Gepflogenheit, die Prophylaxe in Poliklinik oder Lazarett vornehmen zu lassen.

Die Erfahrungen mit den verschiedenen Methoden führten dann 1912 zum Generalbefehl des Kriegsministeriums vom 31. Mai, in dem zur Bekämpfung der Geschlechtskrankheiten folgende Bestimmungen getroffen wurden:

„1. Die Offiziere haben für gesunde sportliche Betätigung und fesselnde geistige Beschäftigung der Mannschaften Sorge zu tragen. Spezielle Aufklärung über die Gefahren der Promiskuität und der Geschlechtskrankheiten sind von den Kompagnie-Offizieren bei jeder Gelegenheit zu geben, während die Ärzte nur gelegentlich Vorträge hierüber zu halten haben.

2. Die Soldaten sind verpflichtet, jedesmal nach stattgehabtem Geschlechtsverkehr bei Rückkehr ins Lager oder in die Garnison sich der Prophylaxe zu

unterziehen. Jeder Geschlechtskranke, der dies verabsäumt hat, soll wegen Pflichtverletzung durch das Kriegsgericht bestraft werden.

3. Zweimal monatlich sollen alle Soldaten einer gesundheitlichen Besichtigung unterzogen werden, die ohne vorherige Ankündigung stattzufinden hat. Hierbei befundene Geschlechtskranke sind sofort der Behandlung zuzuführen, und der Arzt entscheidet über die Dienstfähigkeit. Alle Fälle müssen statistisch registriert werden.“

Am 4. August 1912 nahm der Kongreß ein Gesetz an, nach dem kein aktiver Offizier oder Soldat für die Zeit seiner Dienstunfähigkeit infolge von Alkoholismus, Morphinismus usw. und Geschlechtskrankheiten Löhnung empfangen sollte.

Über die zur Zeit verwendete Meldeform führt der Jahresbericht von 1926 aus: „Die Zahl der gemeldeten Fälle von Geschlechtskrankheiten umfaßt nicht nur solche, die beim gesamten militärischen Korps während des Jahres stattgefunden haben, sondern auch diejenigen bei Rekruten, die bei der Gestellungsuntersuchung nicht festgestellt wurden. Auch die Fälle, die früher noch nicht gemeldet wurden und die zur Kenntnis eines Militärarztes kamen, werden ohne Rücksicht darauf, ob sie im Hospital, im Quartier oder dienstfähig sind, statistisch verzeichnet.“

Betrachten wir nach diesen Vorbemerkungen die Abbildung 120 über die Zugangsziffern an Geschlechtskrankheiten in der amerikanischen Armee, so finden wir außer einer Erhöhung der Ziffern vor dem Ausbruch des Bürgerkrieges (1861) deutlich ansteigende Erkrankungsziffern nach kriegerischen Unternehmungen: nach dem mexikanischen Kriege (1847/1848), feststellbar 1849; nach dem Bürgerkriege (1861—1864) mit einem Maximum 1867, das überhaupt den höchsten Kulminationspunkt, der je beobachtet wurde, bezeichnet; nach dem spanischen Kriege (1898) von 1899 an steigende Tendenz. Dieses Ansteigen erklärt sich, wie oben ausgeführt, mit der Durchführung der regelmäßigen Gesundheitsbesichtigungen der Truppen, die naturgemäß eine bessere zahlenmäßige Erfassung der Geschlechtskranken bewirkte. Diese Erhöhung, die nach dem Jahre 1909 abzufallen beginnt, kann also, abgesehen von den ersten Jahren nach dem Kriege, nicht für eine wirkliche Zunahme der Geschlechtskrankheiten in der amerikanischen Armee angesprochen werden. Vom Jahre 1910 an setzt dann der Abfall der Erkrankungskurve ein, bis zu einem Minimum im Jahre 1913, dann pendelt die Erkrankungshöhe, bei Betrachtung der Gesamterkrankungsziffer, so ziemlich um einen Wert, nimmt während der Zeit des Weltkrieges (1917—1919) deutlich ab, hat bis zum Jahre 1925 diese Tendenz beibehalten und in diesem Jahre den bisher überhaupt beobachteten tiefsten Stand erreicht, der mit den niedrigen Zahlenwerten in den vierziger Jahren des 19. Jahrhunderts natürlich nicht gleichgestellt werden kann, da, wie ausgeführt, damals die Erfassung eine bedeutend schlechtere war. Diese Erfassung hängt nun nicht nur davon ab, daß sich ein Teil der Geschlechtskranken den Militärärzten entzog, sondern auch vom Stande der Therapie wie von dem der Diagnostik.

Seit 1909 wurde die Dunkelfelduntersuchung in der Diagnostik der primären Syphilis verwendet. Dies führte dazu, daß ein Teil von früher als Ulcus molle verzeichneter Fälle als primäre Syphilis erkannt und gemeldet wurde. Der Abfall der Zugangsziffer an Schanker der während der 17jährigen Periode 1908 bis 1925 besonders ausgesprochen ist, ist zum Teil auf die Frühdiagnose der Syphilis zurückzuführen.

Das ausgesprochene Ansteigen der Gesamtzugangsziffer im Jahre 1911 gegenüber dem Jahre 1910 erklärt sich aus der Einführung der Wa.R. als diagnostisches Mittel in der amerikanischen Armee. Dementsprechend finden wir eine deutliche

Zunahme der Gesamtziffer für Lues; und zwar gegenüber der Zugangshäufigkeit von 26,56$^0/_{00}$ im Jahre 1910 eine solche von 43,91 im Jahre 1911. Außerdem hatte die im Januar 1911 erfolgte Einführung der Salvarsantherapie gleichfalls dazu geführt, das Interesse der Militärärzte an der Syphilis zu erhöhen, und so die Bemühungen gesteigert, auch die chronischen Fälle zu erfassen und der Behandlung zuzuführen.

Der Einfluß der geschilderten Umstände geht auch unverkennbar aus Tab. 262 hervor: die die Zugangsziffern an Geschlechtskrankheiten der in Amerika dienenden weißen Truppen, für die Syphilis geteilt nach Stadien, angibt. Aus der Abbildung 121 ist ebenfalls klar ersichtlich, daß die so stark angesprochene Erhöhung der Syphiliszugangsziffer des Jahres 1911 in der Hauptsache auf die sekundäre Syphilis entfällt, daß aber auch die Zugangsziffer für tertiäre Syphilis erheblich groß war (Wa.R.). Mit dem Jahre 1909 steigt die Ziffer für primäre Syphilis und nimmt die für weichen Schanker ab (Dunkelfeld). Von 1912 an sehen wir den Rückgang der sekundären Lues (Salvarsan).

Tabelle 262. Zugangsziffern an Geschlechtskrankheiten berechnet auf 1000 Mann der in Amerika dienenden weißen Truppen von 1908—1925.

Jahr	Syphilis					Weicher Schanker	Gonorrhöe	Total	Tabes dorsalis	Paralyse
	primäre	sekund.	tertiäre	andere	total					
1908	2,39	15,02	1,99	—	19,39	25,96	108,30	153,65	0,07	—
1909	3,11	16,85	1,73	0,02	21,70	23,27	105,20	150,17	0,07	0,02
1910	3,52	18,18	1,93	0,12	23,74	23,72	90,98	138,44	0,04	0,08
1911	3,84	29,33	3,72	0,34	37,22	23,72	85,35	146,29	0,06	0,08
1912	3,88	18,81	2,38	0,77	25,84	20,52	69,87	116,24	0,07	0,14
1913	2,66	15,49	1,88	0,95	20,98	15,11	49,14	85,23	0,03	0,16
1914	3,14	13,00	2,27	0,45	18,86	20,09	52,04	90,99	0,10	0,37
1915	2,92	11,65	2,42	0,45	17,44	15,73	50,91	84,08	0,15	0,13
1916	3,60	11,42	2,24	0,73	17,99	18,02	54,32	90,34	0,20	0,31
1917	3,85	8,34	2,00	0,03	14,22	12,39	82,47	109,08	0,07	0,05
1918	4,11	10,95	3,11	0,66	18,83	4,98	78,07	101,88	0,08	0,10
1919	5,15	8,18	2,41	0,89	16,63	8,78	42,37	67,78	0,05	0,10
1920	4,30	6,50	0,83	0,49	12,13	9,05	43,99	65,17	0,02	0,21
1921	4,33	4,88	1,29	0,17	10,67	8,12	40,45	59,23	0,05	0,12
1922	4,26	6,40	1,94	0,28	12,88	8,23	41,18	62,29	0,05	0,20
1923	4,13	6,67	2,15	0,29	13,24	9,64	33,67	56,55	0,05	0,25
1924	4,12	5,45	2,83	0,17	12,57	7,10	36,50	56,17	0,06	0,17
1925	3,37	4,72	2,24	0,25	10,58	8,13	34,56	53,27	0,04	0,21

Die Einführung der Wa.R. und die Verwendung des Salvarsans als Therapeuticum sind also die tatsächlichen Ursachen der Erhöhung der Zugangsziffer an Syphilis, nicht aber eine Zunahme der Infektionsziffer der Syphilis, da die Belastung der Zugangsziffer gerade durch alte oder bisher unerkannte Fälle erfolgte.

Ein Blick auf die Jahre 1917—1925 zeigt die Bedeutsamkeit der Maßnahmen, die innerhalb der Armee oder von den Militär- in Gemeinschaft mit den Zivilbehörden zur Bekämpfung der venerischen Krankheiten unternommen worden sind. Einen besonders klaren Einblick geben auch die Zugangsziffern für Geschlechtskrankheiten auf 1000 Mann bei Teilung des Materials nach den in Amerika stationierten und nach den in Europa verwendeten Truppen für die Jahre 1917—1919.

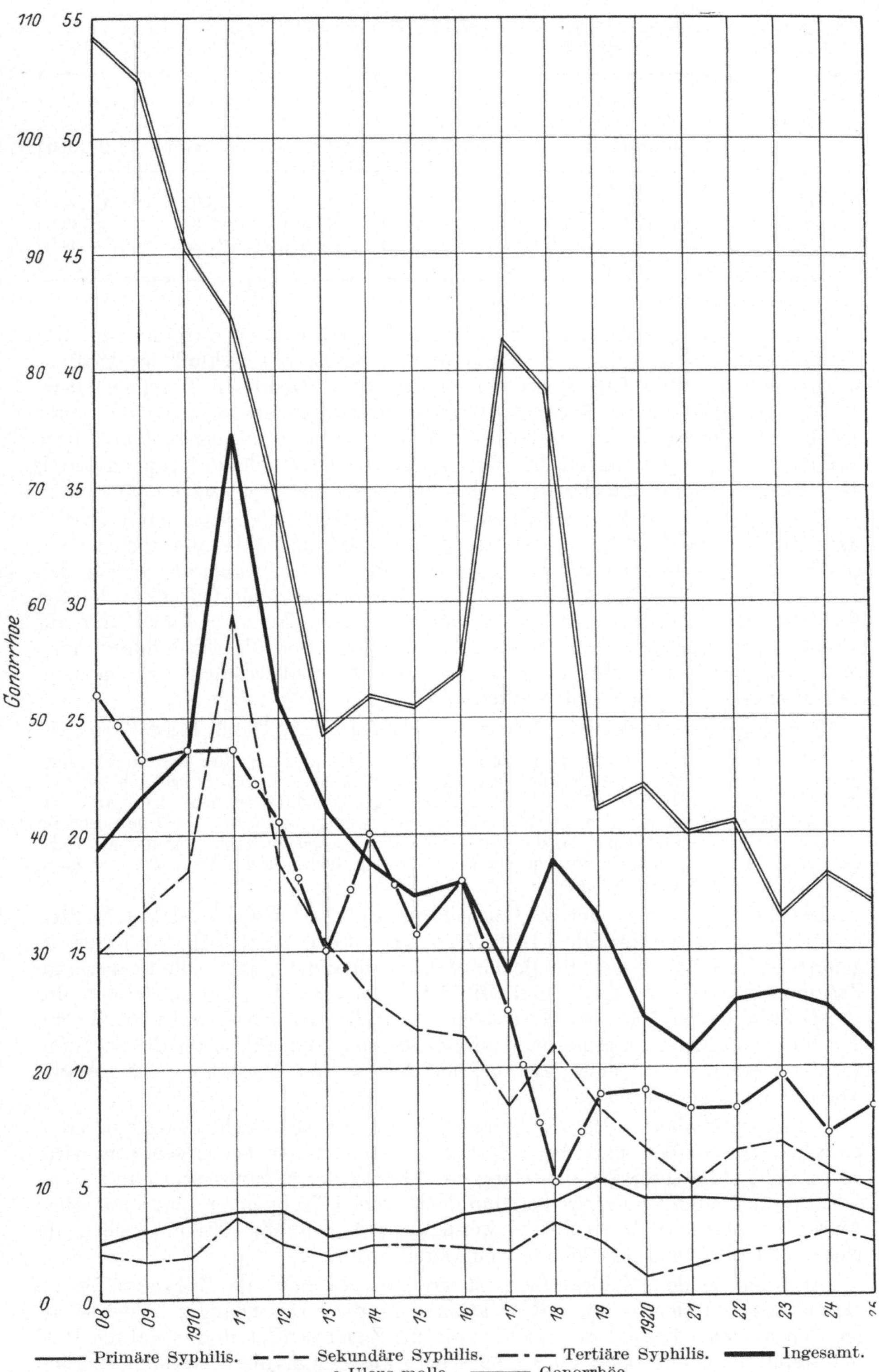

Abb. 121. Zugangsziffer an Geschlechtskrankheiten bei den in Amerika dienenden weißen Truppen, berechnet auf je 1000 Mann, 1908–1925.

Tabelle 263. Zugangsziffern an Geschlechtskrankheiten der in Amerika stationierten und der in Europa verwendeten Truppen 1917—1919.

Jahr	Vereinigte Staaten			Europa		
	Kopfstärke	absolut	auf 1000	Kopfstärke	absolut	auf 1000
1917	558 668	72 060	128,99	45 651	3 038	66,54
1918	1 381 429	196 619	142,32	1 046 534	23 364	22,32
1919	333 632	27 225	81,60	571 556	31 255	54,69

Zur Zeit der kriegerischen Operationen im Jahre 1918 war die Zahl der Geschlechtskranken auffallend niedrig und nahm nach Abschluß des Waffenstillstandes im Jahre 1919 unter den in Europa verwendeten Truppen naturgemäß zu, doch ist die Zugangshäufigkeit bedeutend geringer als die unter den Truppen innerhalb der Vereinigten Staaten. Zurückzuführen ist der niedrige Stand der Zugangshäufigkeit bei den in Europa verwendeten Truppen durch die scharfe Disziplin und die straffe Durchführung der Prophylaxemaßnahmen.

Die Zunahme der Zugangsziffern an Geschlechtskrankheiten unter den in Amerika stationierten Truppen in den Jahren 1917 und 1918, die auch in den Gesamtzugangsziffern für die ganze Armee zum Ausdruck kommt, erklärt sich durch die Einstellung auch Geschlechtskranker, wurde doch das in den letzten Friedensjahren noch nicht 100 000 Mann betragende Heer im Jahre 1917 auf 678 579 Mann und 1918 auf 2 518 499 Mann erhöht, und die Einstellungsuntersuchungen waren zum Teil nicht so scharf wie in Friedenszeiten, wo allgemein Geschlechtskranke abgelehnt wurden.

Der Jahresbericht des War Department 1919 (Vol. I, Teil 2) führt dazu aus:

Die monatliche Zugangsziffer an Geschlechtskrankheiten stieg oder fiel in derselben Proportion wie die Zahl der in die Armee Neueingestellten. Dieselbe Beobachtung wie im Weltkriege war bereits während des Bürgerkrieges gemacht worden. Im Laufe des Winters 1917 nehmen die Zugangsziffern ab, da nur wenig Leute die Lager bezogen; im Frühling ist ein beträchtlicher Anstieg zu verzeichnen, desgleichen im Sommer, da dann sehr viele Neueinstellungen erfolgten; im Verlaufe von Herbst und Winter 1917 ist dann ein erneuter Abfall zu verzeichnen.

Der leichte Anstieg der Zugangsziffern an allen Geschlechtskrankheiten in der Gesamtarmee im Jahre 1920 (79‰ gegenüber 61‰ 1919) wird zurückgeführt auf ein Nachlassen der Bekämpfungsmaßnahmen, doch „die fortgesetzte Zusammenarbeit von Zivil- und Militärbehörden in der Unterdrückung der Prostitution in der Nähe der Garnisonen, sowie die rücksichtslose Durchführung der militärischen Bekämpfungsmaßnahmen haben dazu geführt, alle die Faktoren zu überwinden, die für eine Zunahme der Relativziffer des Jahres 1920 verantwortlich gemacht wurden".

Da die verschiedenartige Erkrankungshäufigkeit an Geschlechtskrankheiten zwischen der weißen und der schwarzen Rasse immer hervorgehoben wird, ist es nicht ohne Interesse, den Gang des Ablaufs der Zugangsziffern an venerischen Krankheiten bei den weißen und den farbigen Truppen der amerikanischen Armee zu erfahren. Diese Ziffern werden seit dem Jahre 1864 angegeben, da Neger erst seit 1863 als Soldaten eingestellt wurden.

Aus den beiden Zahlenreihen ist erkenntlich, daß die Zugangsziffer an Geschlechtskrankheiten unter den farbigen Truppen durchgängig höher ist als bei den weißen. Besonders auffällig war die Zugangsziffer in den Jahren 1898 und 1899, als eine größere Zahl von Negern aus der Zivilbevölkerung während

Tabelle 264. Zugangsziffern an Geschlechtskrankheiten unter den weißen Truppen der Armee der Vereinigten Staaten von Nordamerika für die Jahre 1864—1922.

Jahr	Kopfstärke	Alle Geschlechtskrankheiten		Gonorrhöe		Syphilis		Ulcus molle	
		abs.	auf 1000	abs.	auf 1000	abs.	auf 1000	abs.	auf 1000
1864	617 703	57 093	92,13	34 607	55,84	22 486	36,28	—	—
1865	574 022	46 087	80,28	26 440	46,06	19 647	34,23	—	—
1866	99 080	15 840	159,87	8 329	84,06	7 511	75,81	—	—
1867	40 183	8 236	204,96	3 550	88,34	4 686	116,62	—	—
1868	42 861	7 527	175,62	3 099	72,31	4 428	103,31	—	—
1869	31 376	5 073	161,68	2 049	65,30	3 024	96,38	—	—
1870	29 021	3 664	126,25	1 632	56,24	2 032	70,02	—	—
1871	26 814	3 378	125,98	1 492	55,64	1 886	70,34	—	—
1872	24 294	2 737	112,66	1 225	50,43	1 512	62,24	—	—
1873	25 272	2 398	94,89	1 071	42,38	1 327	52,51	—	—
1874	24 371	2 099	86,13	1 001	41,07	1 098	45,05	—	—
1875	21 508	2 407	111,91	1 184	55,05	1 223	56,86	—	—
1876	22 733	2 325	102,27	1 087	47,82	1 238	54,46	—	—
1877	21 642	2 013	93,01	956	44,17	1 057	48,84	—	—
1878	21 542	1 990	92,38	1 032	47,91	958	44,47	—	—
1879	21 846	1 966	90,00	1 070	48,98	896	41,02	—	—
1880	21 566	2 005	92,97	1 000	46,37	1 005	46,60	—	—
1881	20 903	1 816	86,87	917	43,87	899	43,01	—	—
1882	20 910	1 640	78,43	814	38,93	826	39,50	—	—
1883	21 064	1 561	74,11	831	39,45	730	34,66	—	—
1884	21 740	1 581	72,72	999	45,95	582	26,77	—	—
1885	21 944	1 756	80,02	987	44,98	552	25,15	217	9,89
1886	21 430	1 544	72,05	890	41,53	469	21,89	185	8,63
1887	21 601	1 558	72,13	835	38,66	485	22,45	238	11,02
1888	22 310	1 740	77,99	906	40,61	501	22,46	333	14,93
1889	22 591	1 917	84,86	1 078	47,72	487	21,56	352	15,58
1890	21 910	1 578	72,02	897	40,94	415	18,94	266	12,14
1891	20 909	1 477	70,64	901	43,09	308	14,73	268	12,82
1892	21 437	1 619	75,52	1 011	47,16	327	15,25	281	13,11
1893	22 429	1 681	74,95	1 047	46,68	318	14,18	316	14,09
1894	22 904	1 883	82,21	1 241	54,18	289	12,62	353	15,41
1895	23 195	1 753	83,44	1 212	58,41	253	11,70	288	13,32
1896	23 014	1 842	87,85	1 274	60,72	266	12,44	302	14,69
1897	23 253	1 902	90,68	1 314	62,97	256	12,40	332	15,31
1898	140 395	11 017	78,47	7 185	51,18	1 318	9,39	2514	17,91
1899	98 635	12 684	128,60	7 709	78,16	1 321	13,39	3654	37,04
1900	92 374	12 210	132,18	7 223	78,19	1 463	15,84	3524	38,15
1901	85 357	12 742	149,28	7 963	93,29	1 686	19,75	3093	36,24
1902	71 679	11 611	161,99	7 730	107,84	1 676	23,38	2205	30,76
1903	56 069	9 575	170,77	6 045	107,81	1 522	27,15	2008	35,81
1904	55 619	10 654	191,55	6 835	122,89	1 952	35,10	1867	33,57
1905	53 573	10 805	201,69	7 148	133,43	1 869	34,89	1788	33,38
1906	53 249	10 162	190,84	6 668	125,22	1 534	28,81	1960	36,81
1907	50 705	9 449	186,35	6 011	118,55	1 436	28,32	2002	39,48
1908	62 263	11 603	186,35	8 148	130,86	1 592	25,57	1863	29,92
1909	71 025	13 714	193,09	9 434	132,83	2 159	30,40	2121	29,86
1910	68 548	12 007	175,16	7 786	113,58	2 039	29,75	2182	31,83
1911	69 746	13 048	187,08	7 053	101,12	3 498	50,15	2497	35,80
1912	74 366	9 726	130,79	5 559	74,75	2 142	28,80	2025	27,23
1913	76 135	7 167	94,14	4 086	53,67	1 725	22,66	1356	17,81
1914	81 750	8 950	109,48	4 746	58,06	1 853	22,67	2351	28,76
1915	87 458	9 254	105,81	5 388	61,61	1 798	20,56	2068	23,65
1916	159 553	14 790	92,70	8 966	56,19	2 631	16,49	3193	20,01
1917	621 680	66 903	107,62	49 307	79,31	9 188	14,78	8408	13,52
1918	2 204 709	144 353	65,48	106 915	48,49	27 744	12,58	9694	4,40
1919	843 450	42 983	50,96	24 580	29,14	9 014	10,69	9389	11,13
1920	176 809	15 121	85,52	9 501	53,74	2 680	15,16	2940	16,63
1921	176 137	12 316	69,93	7 708	43,76	2 393	13,59	2215	12,58
1922	119 022	8 648	72,66	5 366	45,08	1 712	14,38	1570	13,19

Tabelle 265. Zugangsziffer an Geschlechtskrankheiten unter den farbigen Truppen der Armee der Vereinigten Staaten von Nordamerika für die Jahre 1864—1922.

Jahr	Kopfstärke	alle Geschlechtskrankheiten		Gonorrhöe		Syphilis		Ulcus molle	
		abs.	auf 1000	abs.	auf 1000	abs.	auf 1000	abs.	auf 1000
1864	43 952	3 072	69,89	2 047	46,57	1 025	23,32	—	—
1865	83 571	5 047	60,39	2 852	34,13	2 195	26,26	—	—
1866	55 039	6 281	114,12	3 294	59,85	2 987	54,28	—	—
1867	7 050	1 917	271,91	730	103,55	1 187	168,37	—	—
1868	4 611	743	161,14	189	40,99	554	120,15	—	—
1869	3 845	544	141,48	150	39,01	394	102,47	—	—
1870	2 810	285	101,42	108	38,43	177	62,99	—	—
1871	2 616	179	68,43	72	27,52	107	40,90	—	—
1872	2 550	199	78,04	91	35,69	108	42,35	—	—
1873	2 637	440	166,86	212	80,40	228	86,46	—	—
1874	2 650	402	151,70	221	83,40	181	68,30	—	—
1875	2 017	332	164,60	142	70,40	190	94,20	—	—
1876	2 133	351	164,56	175	82,04	176	82,51	—	—
1877	2 065	305	147,70	175	84,74	130	62,95	—	—
1878	1 839	298	162,04	140	76,13	158	85,92	—	—
1879	2 118	315	148,72	148	69,88	167	78,84	—	—
1880	2 436	318	130,54	137	56,24	181	74,30	—	—
1881	2 319	315	135,83	107	46,14	208	89,69	—	—
1882	2 329	182	78,14	75	32,20	107	45,94	—	—
1883	2 375	236	99,37	131	55,16	105	44,21	—	—
1884	2 294	223	97,21	87	37,92	136	59,28	—	—
1885	2 194	169	77,03	94	42,84	49	22,33	26	11,85
1886	2 142	151	70,50	68	31,75	60	28,01	23	10,74
1887	2 240	215	95,98	87	38,84	67	29,91	61	27,23
1888	2 416	238	98,51	126	52,15	52	21,52	60	24,83
1889	2 417	200	82,74	65	26,89	67	27,72	68	28,13
1890	2 324	245	105,42	115	49,48	64	27,54	66	28,40
1891	2 360	209	88,55	106	44,91	40	16,95	63	26,69
1892	2 736	238	86,04	115	41,58	64	23,14	59	21,33
1893	2 858	167	58,43	103	36,04	31	10,85	33	11,55
1894	2 472	158	63,92	113	45,71	19	7,69	26	10,52
1895	2 009	105	52,26	66	32,85	28	13,94	11	5,48
1896	2 105	119	56,53	87	41,33	10	4,75	22	10,45
1897	2 164	248	114,60	126	58,23	50	23,10	72	33,27
1898	7 400	1 107	149,59	498	67,30	209	28,24	400	54,05
1899	6 911	1 354	195,92	759	109,82	155	22,43	440	63,67
1900	8 015	1 238	154,46	676	84,34	126	15,72	436	54,40
1901	7 134	1 169	163,86	722	101,21	85	11,91	362	50,74
1902	4 273	1 155	270,30	698	163,35	111	25,98	346	80,97
1903	3 183	367	115,30	220	69,12	43	13,51	104	32,67
1904	3 121	408	130,73	271	86,83	43	13,78	94	30,12
1905	3 328	514	154,45	323	97,06	85	25,54	106	31,85
1906	3 194	587	183,78	367	114,90	80	25,05	140	43,83
1907	3 098	1 130	364,75	623	201,10	120	38,73	387	124,92
1908	3 143	1 094	348,08	718	228,44	134	42,64	242	77,00
1909	3 294	926	281,12	656	199,15	104	31,57	166	50,39
1910	2 986	508	170,13	320	107,17	78	26,12	110	36,84
1911	3 002	420	139,91	280	93,27	76	25,31	64	21,32
1912	3 901	973	249,42	649	166,37	82	21,02	242	62,04
1913	4 631	685	147,92	381	82,27	150	32,39	154	33,25
1914	5 478	705	128,70	330	60,24	154	28,11	221	40,34
1915	5 804	791	136,29	479	82,53	194	33,42	118	20,33
1916	5 561	818	147,10	509	91,53	149	26,79	160	28,77
1917	17 965	5 052	281,21	3 104	172,78	869	48,37	1079	60,06
1918	174 846	77 464	443,04	56 655	324,03	14 802	84,66	6007	34,36
1919	93 474	11 739	125,59	5 709	61,08	2 978	31,86	3052	32,65
1920	9 497	1 030	108,46	538	56,65	130	13,69	362	38,12
1921	7 544	1 135	150,44	831	110,15	92	12,19	212	28,10
1922	2 046	484	89,53	273	50,50	110	20,35	101	18,68

des spanisch-amerikanischen Krieges und des Philippinen-Aufstandes eingestellt wurde. Eine ähnliche Zunahme wiederholte sich während des Weltkrieges,

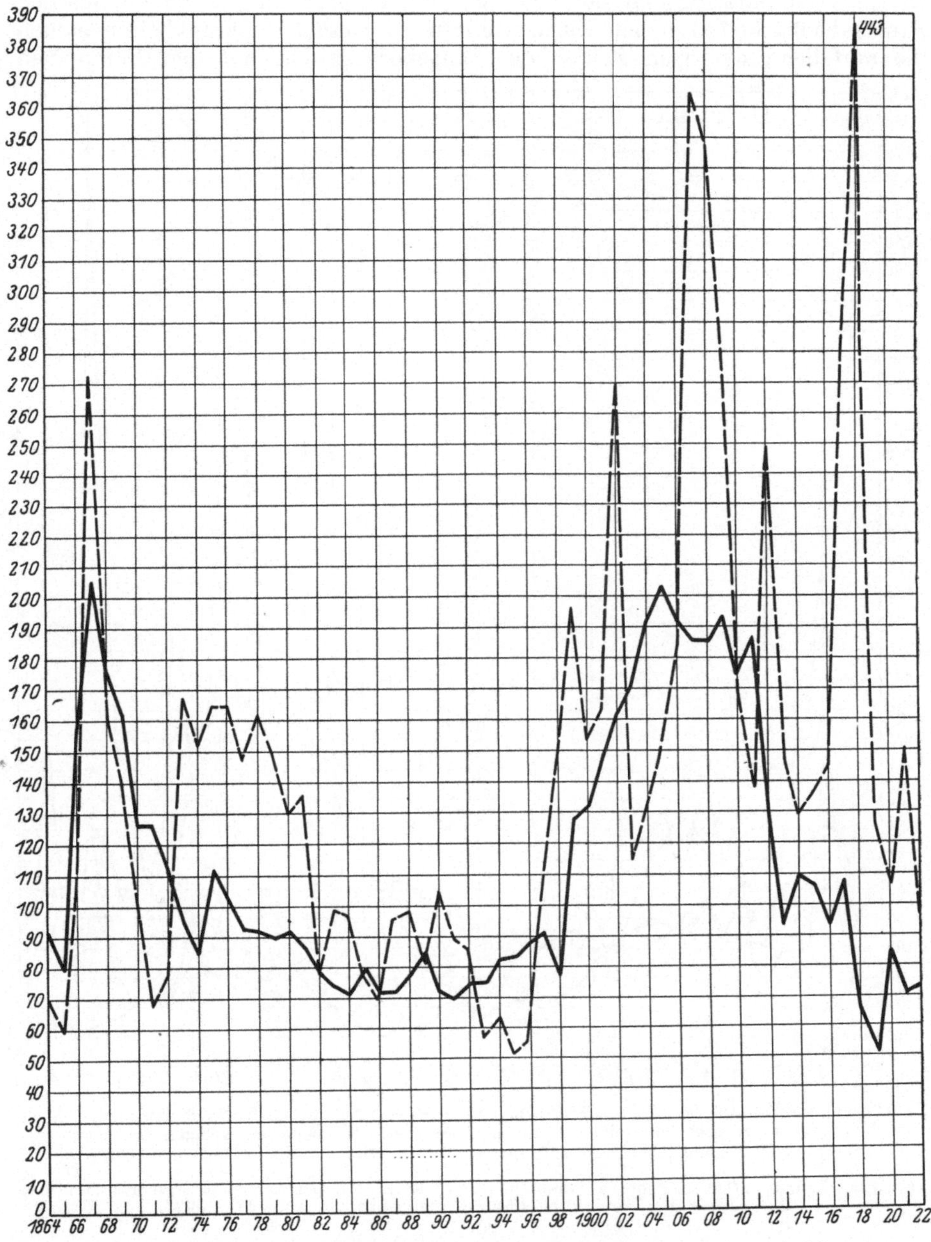

Abb. 122. Zugangsziffer an Geschlechtskrankheiten unter den weißen (———) und farbigen (— — —) Truppen der Armee der Vereinigten Staaten von Nordamerika, 1864–1922.

als bei einer mittleren Stärke von 175 000 Mann im Jahre 1918 eine Zugangsziffer von 443$^0/_{00}$ gegenüber einer von 65,5$^0/_{00}$ bei den weißen Truppen festgestellt wurde. Diese hohen Erkrankungsziffern zeigen deutlich, daß die Maßnahmen der Militärbehörden zur Bekämpfung der Geschlechtskrankheiten im Gegensatz zu den weißen Truppen bei den farbigen Soldaten in keiner Weise zum Ziel führten.

Im Gegensatz zu den bei den farbigen Truppen in der amerikanischen Armee beobachteten hohen Zugangsziffern an Geschlechtskrankheiten stehen die auffallend niedrigen Zahlen der Eingeborenenwehr auf den Philippinen

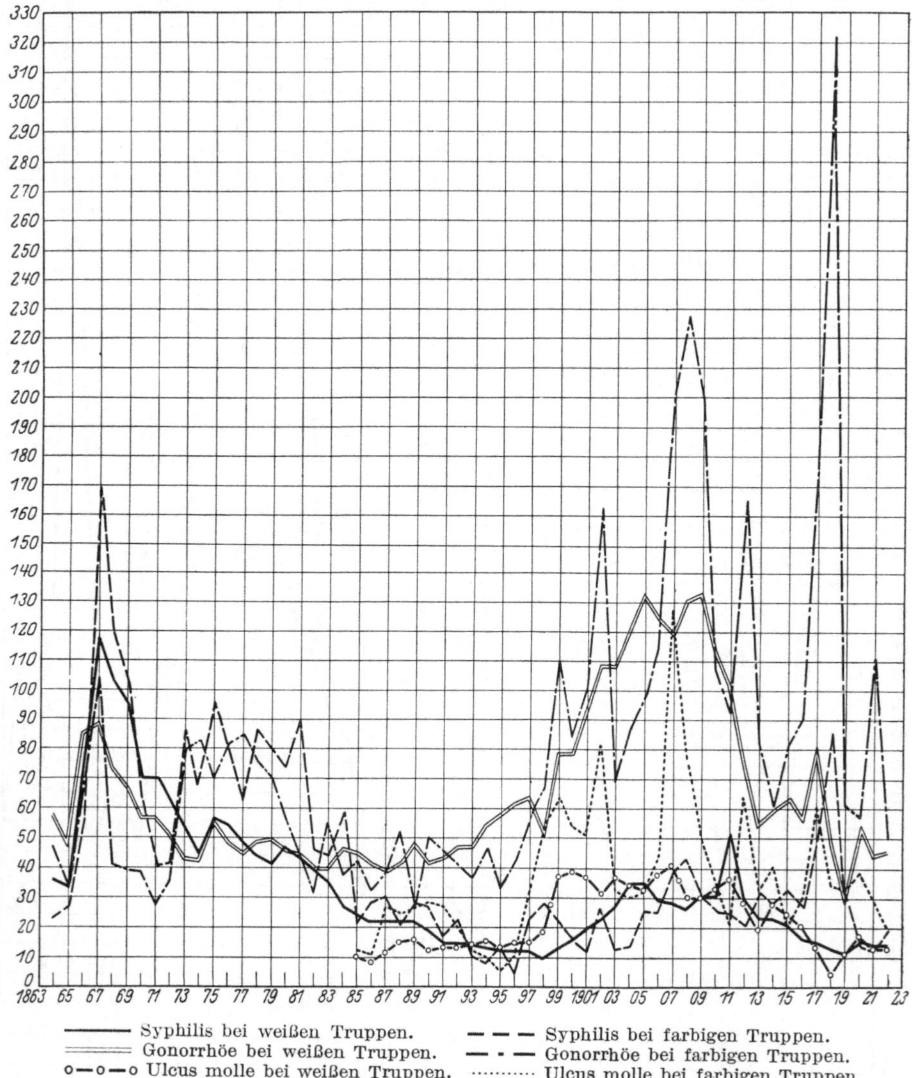

Abb. 123. Zugangsziffer an Syphilis. Gonorrhöe und Ulcus molle bei weißen und farbigen Truppen der Armee der Vereinigten Staaten von Nordamerika, 1864–1922.

(Philippine Scouts), die 1902 organisiert wurden, bei einem Vergleich mit den auf den Philippinen stationierten amerikanischen Truppenteilen. Einen Einblick hierin gewährt folgende Übersicht (Tab. 266).

Die niedrige Zugangsziffer für die Philippine Scouts erklärt sich dadurch, daß viele von ihnen verheiratet sind, während der größte Teil der auf den Philippinen stationierten amerikanischen Soldaten ledig ist und sich mehr mit Prostituierten einläßt.

Tabelle 266. Zugangsziffern an Geschlechtskrankheiten der auf den Philippinnen stationierten Truppen in den Jahren 1898—1925.

Jahr	Amerikanische Soldaten auf den Philippinen			Eingeborenenwehr der Philippinen			Gesamttruppen in den Philippinen		
	Kopfstärke	Zugang an Geschlechtskrankheiten	auf 1000 der Kopfstärke	Kopfstärke	Zugang an Geschlechtskrankheiten	auf 1000 der Kopfstärke	Kopfstärke	Zugang an Geschlechtskrankheiten	auf 1000 der Kopfstärke
1898	9 907	1406	141,92	Eingeborenenwehr wurde 1902 organisiert			9 907	1406	141,92
1899	39 280	4587	116,78				39 280	4587	116,78
1900	66 882	7436	111,18				66 882	7436	111,18
1901	59 526	8586	144,24				59 526	8586	144,24
1902	32 942	5665	171,97	4826	234	48,48	37 768	5899	156,18
1903	19 029	3902	205,06	4789	266	55,54	23 818	4168	174,99
1904	11 996	3568	297,43	4610	310	67,24	16 606	3878	233,53
1905	11 057	3381	305,78	4732	283	59,81	15 789	3664	232,06
1906	12 380	3842	310,34	4759	301	63,25	17 139	4143	241,73
1907	11 699	3641	311,22	4679	297	63,48	16 378	3938	240,44
1908	11 971	3467	289,62	5085	285	56,04	17 056	3752	219,98
1909	12 844	3877	301,85	5369	261	48,61	18 213	4138	227,20
1910	12 277	3384	275,64	5093	316	62,05	17 370	3700	213,01
1911	12 454	3800	305,12	5266	306	58,11	17 720	4106	231,72
1912	12 357	3079	249,17	5407	301	55,67	17 764	3380	190,27
1913	11 188	1672	149,45	5096	185	36,30	16 284	1857	114,04
1914	10 253	1903	185,60	5020	289	57,57	15 273	2192	143,52
1915	11 834	2205	186,33	5505	189	34,33	17 339	2394	138,07
1916	11 580	1891	163,30	5579	167	29,93	17 159	2058	119,94
1917	10 879	2956	271,71	5509	432	78,42	16 388	3388	206,74
1918	7 381	1191	161,36	5982	410	68,54	13 363	1601	119,81
1919	4 303	588	136,65	8391	161	19,19	12 694	749	59,00
1920	10 574	1941	183,56	7295	148	20,29	17 869	2089	116,91
1921	8 134	1253	154,04	6998	150	21,43	15 133	1403	92,72
1922	5 628	893	158,67	6549	132	20,16	12 177	1025	84,18
1923	—	—	153,60	—	—	12,34	—	—	—
1924	—	—	133,76	—	—	11,20	—	—	—
1925	—	—	150,40	—	—	7,39	—	—	—

Eine sehr wertvolle Ergänzung der offiziellen Militär-Sanitätsstatistik bilden die von Edward B. Vedder inaugurierten und von ihm auch verarbeiteten repräsentativen Durchuntersuchungen bestimmter Gruppen mittels der Wa.R.

Folgende Gruppen wurden 1917 einer Durchuntersuchung unterzogen:

1. Eben in den Dienst eingestellte Leute. 2. Leute, die bereits eine Zeitlang im Dienst standen. 3. Leute, die kürzlich dienstentlassen waren.

Zur Ausschaltung von Zufälligkeiten wurde von vornherein in Aussicht genommen, daß jede Gruppe 1000 Mann umfassen sollte. Als Untersuchungsmethode diente die von Craig beschriebene Modifikation der Originalwassermannreaktion. Als Syphilitiker wurden betrachtet alle + +-Reagierenden. Doch zur Schätzung der Zahl der wahrscheinlichen Syphilitiker jeder Gruppe auch noch die +-Reaktionen mit einbezogen.

Die Untersuchung der 1. Gruppe wurde derart vorgenommen, daß kein Mann der Untersuchung unterworfen wurde, der bereits länger als eine Woche eingezogen war. Außerdem schieden alle Wiedereingezogenen aus. Die Mannschaften, die der Untersuchung als Material dienten, befanden sich 1. in Fort Slocum in der Nähe von New York, dessen Rekruten in der Hauptsache aus

New York und Umgebung stammen. 2. Im Columbus-Lager, in der Nähe von Columbus (Ohio), dessen Mannschaften sich aus Bewohnern des Landes und kleiner Städte aus den Mittel-, West- und Südstaaten rekrutieren.

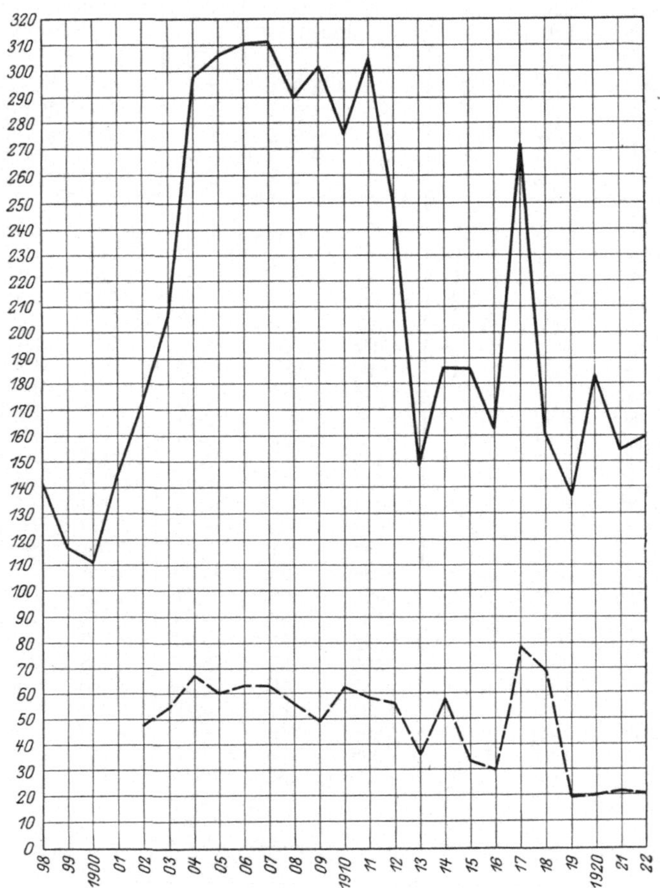

——— Amerikanische Soldaten auf den Philippinen. – – – Eingeborenenwehr.

Abb. 124. Zugangsziffer an Geschlechtskrankheiten der auf den Philippinen stationierten Truppen auf je 1000 Mann, 1898—1922.

Das Ergebnis der Untersuchung verzeichnet folgende Übersicht:

Tabelle 267. Verbreitung der Syphilis unter frisch Eingezogenen der amerikanischen Armee.

	Zahl der Untersuchten	Zweifellos syphilitisch		++Wa.R.		+ Wa.R.		Wahrscheinlich syphilitisch		+ −		−	
		abs.	%	abs.	%	abs.	‰	abs.	%	abs.	%	abs.	‰
Fort Slocum	500	35	7,00	35	7,00	48	9,60	83	16,60	54	10,80	363	72,60
Columbuslager	519	44	8,48	44	8,48	44	8,48	88	16,96	52	10,01	379	73,02
zus.	1019	79	7,75	79	7,75	92	9,02	171	16,77	106	10,40	742	72,81

Auffällig an dem Untersuchungsergebnis ist vor allem, daß das Resultat aus zwei so verschieden gelegenen und sich aus so verschiedenartigem Material zusammensetzenden Rekrutendepots eine so weitgehende Übereinstimmung aufweist. Danach besteht immerhin die Möglichkeit, daß die Verbreitung der Syphilis in den verschiedenen Teilen des Landes gar nicht so bedeutend variiert, als a priori angenommen werden sollte. Die bei dieser Untersuchung gewonnenen Ziffern geben natürlich ein Abbild der Verbreitung der Syphilis in der Zivilbevölkerung, doch sind sie zweifellos deshalb niedriger als die tatsächliche Verbreitung, da aus der Zahl aller sich zur Aushebung Stellenden die manifeste Erscheinungen Aufweisenden bereits ausgesondert worden waren. Zudem werden die Auszuhebenden einer doppelten körperlichen Untersuchung unterzogen: einmal durch den Rekrutierungsoffizier der Stadt, in der sie sich vorstellen und dann vom Arzt im Rekrutendepot.

Das gewonnene Ergebnis, das 7,75% zweifellose Syphilitiker und eine wahrscheinliche Zahl von 16,77% Syphilitikern ermittelte, stellt also einen Minimalwert dar.

Für die Beurteilung dieser Ziffer ist wichtig, daß die Rekruten alle zwischen dem 18. und 30., weitaus die Mehrzahl zwischen dem 21. und 24. Lebensjahr standen.

Die zweite Gruppe der Durchuntersuchten setzte sich aus den Kadetten in Westpoint zusammen, die deshalb interessieren, weil aus ihnen die Offiziere der Armee hervorgehen. Außerdem bilden sie eine besondere Gruppe von jungen Leuten, die aus begüterten oder wohlhabenden Familien des ganzen Landes stammen und im allgemeinen eine gute Erziehung und höhere Schulbildung erhalten haben.

Die Untersuchung von 621 Kadetten hatte folgendes Ergebnis:

Tabelle 268. Wassermannreaktion der Kadetten.

Zahl der Unter-Untersuchten	+ +		+		+ −		−	
	abs.	%	abs.	%	abs.	%	abs.	%
621	16	2,57	18	2.89	30	4,83	557	89,69

Ihre Altersverteilung ist aus nachfolgender Übersicht erkenntlich:

Alter der untersuchten Kadetten.

Alter	17	18	19	20	21	22	23	24	25	26	27	Jahre
Anzahl	1	40	67	106	123	124	79	48	30	2	1	zusammen 621

Hieraus folgt, daß die Verbreitung der Lues unter den Kadetten entschieden geringer ist als unter den neu eingestellten Rekruten, denn es fanden sich schätzungsweise 5,46% Syphilitiker bei 2,57% sicher Syphilitischen. Interessant ist ferner, daß kein Kadett als syphilitisch vor der Untersuchung bekannt war.

Nach diesem Untersuchungsergebnis kann also angenommen werden, daß 2—5% der Offiziere zur Zeit ihres Eintritts in die Armee luisch sind.

Ergänzend seien daher die Zugangsziffern an Geschlechtskrankheiten der Offiziere mitgeteilt, deren geringe Höhe auffallend erscheint (Tabelle 269).

Die 3. Gruppe Untersuchter betraf aktive weiße Soldaten. Hatte das Jahr 1911 eine Zugangsziffer an Syphilitikern von 3,6% in der ganzen Armee geliefert, so umfaßt diese Ziffer naturgemäß nicht die tatsächliche Verbreitung der Syphilis in der Armee. Schon die Durchuntersuchung mittels Wa.R. durch Reasoner

Tabelle 269. Zugangsziffer an Geschlechtskrankheiten der Offiziere in der Armee der Vereinigten Staaten von Nordamerika, berechnet auf 1000 Offiziere, in den Jahren 1916—1925.

Jahr	Syphilis	Gonorrhöe	Ulcus molle	Alle Geschlechtskrankheiten
1916	2,32	1,06	—	3,38
1917	2,16	4,38	0,41	6,95
1918	3,30	7,69	0,73	11,72
1919	7,74	17,45	4,91	30,10
1920	3,28	2,86	0,28	6,42
1921	1,14	1,30	0,08	2,52
1922	3,03	0,64	0,24	3,91
1923	1,88	0,98	0,09	2,95
1924	2,05	0,98	—	3,03
1925	2,19	0,70	0,09	2,98

und MATSON (Military Surgeon, Vol. 27, p. 182. 1910) von 950 Mann in Vancouver Barracks, Washington, ergab rund 5% Luiker. Die spätere Untersuchung, von REASONER vorgenommen bei 1371 Mann ergab 6,85% ++-Reaktionen. BARTLETT fand 10% Erkrankte.

Die Untersuchungen von VEDDER erstreckten sich auf ein Kavallerie-Regiment (Fort Ethan Allen, Vermont), auf Infanterie (Plattsburg Barracks, New York) und auf Artillerie (Fort Mc Kinley, Me.), worüber folgende Übersicht Auskunft gibt.

Tabelle 270.

Lager	Anzahl d. Untersuchten	+ +		+		+ —		—	
		abs.	%	abs.	%	abs.	%	abs.	%
Fort Ethan Allen	589	29	4,92	38	6,45	46	7,81	476	80,81
Plattsburg Lager	454	25	5,50	32	7,05	39	8,59	358	78,85
Fort Mc Kinley, Me.	534	21	3,91	54	10,11	59	11,05	400	74,90
Zusammen	1577	75	4,74	124	7,86	144	9,13	1234	78,25

Bei der Untersuchung wurden nur die Fälle ausgelassen, die als Luiker bekannt waren. Unter Einbeziehung auch dieser Gruppe ergibt sich nachstehender Durchseuchungsprozentsatz für Syphilis in den ausgewählten repräsentativen Einheiten: VEDDER ist der Meinung, daß man ohne Übertreibung danach die Durchseuchung der Armee auf 16% annehmen kann.

Tabelle 271.

Lager	Bekannt als syphilitisch	% der + + Wa.R.	% der + Wa.R.	Geschätzte Syphilitiker insgesamt
Fort Ethan Allen	3,25	4.92	6,45	14,62
Plattsburg	3,72	5,50	7,05	16,27
Fort Mc Kinley	3,55	3,91	10,11	17,37
Durchschn. % der Armee	3,44	4,77	7,87	16,08

Die Verteilung der Syphilitiker nach Altersklassen ergeben folgende Übersichten:

Tabelle 272.

Alter in Jahren	Zahl der Untersuchten	Abs. Zahl d. Syphilitiker	%	Alter in Jahren	Zahl der Untersuchten	Abs. Zahl d. Syphilitiker	%
18	25	1	4,00	30	50	13	26,00
19	64	2	3,12	31	49	11	22,45
20	86	7	8,14	32	35	8	22,85
21	133	20	15,03	33	24	4	16,66
22	204	23	11,27	34	32	10	28,12
23	205	32	15,61	35	32	9	31,25
24	152	19	12,50	36	27	7	25,93
25	108	13	12,03	37	17	2	11,76
26	93	21	22,58	38	19	2	10,52
27	69	19	27,55	39	18	9	50,00
28	68	14	20,59	40 u. darüber	74	21	28,37
29	57	8	14,03				

Alter	% Syphilitiker
18—22 Jahre	10,35
23—27 Jahre	16,58
28—32 Jahre	20,85
33—37 Jahre	24,22
37—41 Jahre	28,82

Dazu bemerkt VEDDER: „Die stetige Zunahme des Prozentsatzes der Lues mit fortschreitendem Alter ist genau das was bei der Syphilis zu erwarten ist, die, einmal akquiriert, selten geheilt wird. Je älter der Mann ist, desto mehr Gelegenheiten zum Verkehr und zur Infektion hat er gehabt. Dies darf bei keinem Versuch zur Schätzung des Ausmaßes der Syphilis innerhalb einer Zivilbevölkerung außer acht gelassen werden, denn, werden nur junge Leute untersucht, so wird der so erhaltene Prozentsatz für die Gesamtbevölkerung zweifellos zu niedrig ausfallen.“

Aus den sonst untersuchten Heeresgruppen interessiert noch besonders die Feststellung über das Vorkommen der Syphilis unter den farbigen Mannschaften, hatte doch die Heeressanitätsstatistik schon gezeigt, daß die Zugangsziffer der Farbigen stets höher war als die der Weißen. Das Ergebnis verzeichnen folgende Tabellen:

Tabelle 273. Zahl der sicheren und wahrscheinlichen Syphilitiker unter farbigen Mannschaften.

Truppe	Zahl der Untersuchten	Als Syphilitiker Bekannte		++-Wa.R.		Bestimmte Syphilitiker		+-Wa.R.		Geschätzte, wahrscheinl. Syphilitiker	
		Nr.	%	Nr.	%	Nr.	%	Nr.	%	Nr.	%
Tenth Cavalry, Huachuca, Naco, Apache	883	6	0,67	223	25,25	229	25,92	138	15,62	367	41,54
Ninth Cavalry, Camp Douglas . .	589	10	1,69	98	16,63	108	18,33	55	9,33	163	27,67
Zusammen	1472	16	1,08	321	21,80	337	22,21	193	13,11	530	36,00

Tabelle 274. Prozentsatz der Syphilitiker nach Fünfjahrperioden.

Alter	Farbige	Weiße	Alter	Farbige	Weiße
18—22 Jahre	28,39	10,35	33—37 Jahre	43,20	24,22
23—27 „	36,40	16,68	37—41 „	43,83	28,82
28—32 „	40,75	20,85			

Die hohe Zahl der ++-Reaktionen und +-Reaktionen in der ersten Gruppe der Tabelle 273 erklärt sich vor allem dadurch, daß wegen Verlust der Krankenlisten die früher als syphilitisch Bekannten nicht ausgesondert werden konnten, doch wird das Endergebnis, eine wahrscheinliche Durchseuchungsziffer von 36,00%, dadurch nicht beeinflußt. Der für die weißen Rekruten gefundenen Durchseuchungsziffer von 16% gegenüber ist die Lues also unter den farbigen Truppen 2—3mal häufiger verbreitet. Diese unter den Negern festgestellte höhere Durchseuchungsziffer wird nicht nur mit der höheren Erkrankungshäufigkeit in Zusammenhang gebracht, sondern auch damit, daß sie sich viel schlechter als die weißen Soldaten behandeln lassen.

19. Brasilien.

Über die Verbreitung der Geschlechtskrankheiten in der brasilianischen Armee in den letzten 8 Jahren, über die einwandfreie Angaben vorliegen, berichtet nachstehende Zusammenstellung und die darauf aufgebaute graphische Darstellung:

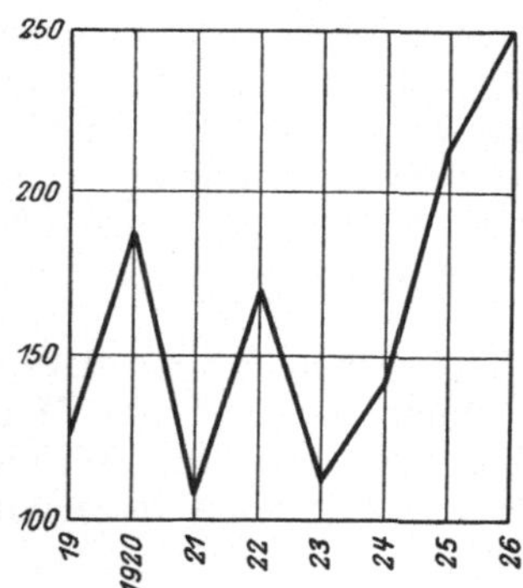

Abb. 125. Zugangsziffer an Geschlechtskrankheiten in der brasilianischen Armee, auf 1000 Mann, 1919—1926.

Tabelle 275. Zugang und Zugangsziffer an Geschlechtskrankheiten in der brasilianischen Armee, berechnet auf 1000 Mann der Kopfstärke, in den Jahren 1919—26.

Jahr	Kopfstärke	Zugang an Geschlechtskranken	
		absolut	‰
1919	32 550	5720	176,0
1920	30 110	7131	237,0
1921	31 793	5039	158,0
1922	36 350	7956	219,0
1923	41 229	6777	164,0
1924	31 261	5999	192,0
1925	29 139	7619	261,0
1926	28 006	8538	305,0

Eine Verfügung der Armeesanitätsverwaltung vom 8. Oktober 1920 ordnete die persönliche Prophylaxe nach dem amerikanischen Muster für die gesamte Garnison Rio de Janeiro an, die vorher nur in einzelnen Regimentern durchgeführt worden war. Eine aus Mitgliedern des Gesundheits-, des Kriegs- und des Marineministeriums sich zusammensetzende Kommission legte am 7. März 1921 ein Programm über die Maßnahmen zur persönlichen Prophylaxe vor, das am 5. Dezember 1921 angenommen wurde. Am 31. Dezember desselben Jahres erließ die Armee-Sanitätsverwaltung ein Reglement, aus dem folgende Punkte erwähnt seien: 1. Der Bataillonsarzt hat jährlich nach Einstellung der Rekruten eine Reihe von Vorträgen zu halten, in denen er den Mannschaften Art und

Gefahren der Geschlechtskrankheiten und die Mittel zu ihrer Verhütung, insbesondere die persönliche Prophylaxe schildert; 2. Präventivbehandlung wird in den Revierstuben erteilt; 3. jedes Regimentslazarett richtet eine besondere Station für persönliche Prophylaxe ein, in der die Richtlinien über ihre Verwendung aushängen.

Schließlich wurden im Mai 1922 vom Staatsgesundheitsamt und der Armee-Sanitätsverwaltung gemeinsam die beiden ersten antivenerischen Dispensaires eingerichtet, die seither den Kampf gegen die venerischen Krankheiten mit aller Energie fortführen.

Der Zugang an Geschlechtskrankheiten nach Monaten.

In einer Reihe von Heeren fällt auf, daß der Verlauf der monatlichen Zugangsziffer an Geschlechtskrankheiten alljährlich von großer Gleichmäßigkeit ist, wie folgende, von Schwiening zusammengestellte Übersicht erweist:

Tabelle 276. Der Zugang an Geschlechtskrankheiten in einigen Armeen nach Monaten.

Staaten	Januar	Februar	März	April	Mai	Juni	Juli	August	September	Oktober	November	Dezember
Preußen (1905—1909) . .	1,7	1,4	1,2	1,2	1,3	1,5	1,5	1,6	1,1	**4,3**	1,5	0,98
Bayern (1905—1909) . .	1,4	1,1	1,0	1,0	1,1	1,1	1,3	1,6	0,92	**2,4**	1,4	1,0
Österr.-Ungarn (1903–1907)	6,2	4,4	4,0	3,9	4,5	4,9	5,7	5,3	4,9	**6,5**	4,9	3,9
Frankreich (1905—1909) .	2,4	1,5	1,4	1,6	1,8	1,8	2,1	2,3	2,1	**4,0**	2,6	1,6
Italien (1900—1904) . . .	7,9	6,1	7,0	7,9	7,8	7,4	7,8	7,7	6,5	**8,1**	7,4	6,4
Spanien (1905—1909) . .	5,8	6,0	7,2	5,5	4,2	5,0	5,2	6,7	7,8	**7,0**	5,7	5,0
Belgien (1905—1909) . .	2,3	1,9	1,9	2,1	2,1	2,5	2,5	3,0	2,0	**2,6**	**2,7**	1,7
Japan (1907—1909) . . .	3,2	2,2	2,1	2,4	2,5	2,6	2,2	2,6	1,8	2,1	1,3	**8,6**

Der Höhepunkt der monatlichen Zugangsziffer in Preußen, Bayern, Österreich-Ungarn und Frankreich lag im Oktober, in Italien im April und in Japan im Dezember, d. h. in den Monaten, in denen die Rekruteneinstellungen erfolgten. Auch Spanien zeigt im Rekrutenmonat März einen höheren Zugang, übertroffen nur noch vom September. In Belgien werden die Rekruten im Oktober und im November eingestellt, wodurch die Höhe der Zugangszahl des einzelnen Monats natürlich herabgedrückt wird. Außer der durch die Rekruteneinstellung bedingten Erhöhung der Zugangsziffer ist überall ein ausgesprochener Anstieg im Januar, dann ein deutlicher Abfall bis zum Frühjahr, wo wiederum ein allmähliches Steigen beginnt, bemerkbar. Im Laufe des Sommers wird dann der Höhepunkt erreicht, während im September ein starkes Nachlassen zu verzeichnen ist. Auch dem Einstellungsmonat folgt eine deutliche Verringerung der Höhe der Zugangsziffer. ,,Es ist nicht schwer, für diesen Verlauf der Kurven eine Erklärung zu geben. Der niedrige Stand in den Frühjahrsmonaten dürfte mit dem in diese Zeit fallenden anstrengenden Dienst in Zusammenhang stehen, der dem einzelnen Soldaten wenig freie Zeit läßt. Der Anstieg im Sommer wird bedingt einmal durch das in dieser Jahreszeit überhaupt zunehmende Streben nach Befriedigung des Geschlechtstriebes, dann durch die infolge der wärmeren Temperatur vermehrte Gelegenheit zu geschlechtlicher Betätigung und endlich durch die größere Bewegungsfreiheit (längerer abendlicher Urlaub usw.). Dazu kommt die Einziehung der Übungsmannschaften, welche zur Vermehrung der venerischen Krankheiten ihr Teil beitragen. Der Höhepunkt im Hochsommer fällt mit den großen Übungen außerhalb der Garnisonen zusammen, bei denen in den fremden Städten, Quartieren usw. reichliche und leichtere Gelegenheit zum geschlechtlichen Verkehr und damit zur venerischen Ansteckung sich bietet. Der Abfall im September entspricht der Entlassung der alten Mannschaften, der dann im Oktober (in Frankreich im November) die Einstellung der Rekruten und damit auch der Zugang zahlreicher, venerisch kranker Mannschaften folgt. Im November und Dezember, in denen die neueingestellten Rekruten die Kasernen fast gar nicht ohne Aufsicht verlassen und auch die alte Mannschaft durch reichlichen Dienst stark in Anspruch genommen ist, sinkt die Zugangszahl wiederum erheblich; namentlich ist sie im Dezember — besonders in Preußen und Österreich-Ungarn — so niedrig, wie in keinem anderen Monat. Es dürfte dies mit dem Weihnachtsurlaub in Zusammenhang stehen, in dessen Erwartung der eine oder andere Soldat einesteils vorsichtiger im geschlechtlichen Verkehr sein mag, um des Urlaubs nicht verlustig zu gehen, andererseits das Geld mehr zusammengehalten wird. Der Anstieg im Januar dürfte dann vielfach eine Folge des Weihnachtsurlaubs sein, von dem so mancher Mann seinen heimatlichen Tripper usw. mitbringt; auch bei den zurückgebliebenen Leuten ist infolge der während der Weihnachtszeit gewährten größeren Freiheit die Ansteckungsmöglichkeit eine vermehrte". (SCHWIENING.)

Der Zugang an Geschlechtskrankheiten nach der Größe des Standortes, nach Waffengattung, Dienstalter und Dienstgrad.

Zu dieser Frage wird in den preußischen Sanitätsberichten Material geliefert.

Über den Zugang an Geschlechtskranken in $^0/_{00}$ der Kopfstärke in einzelnen preußischen Standorten belehrt folgende Tabelle.

Tabelle 277. Zugang an Geschlechtskranken in $^0/_{00}$ der Kopfstärke in Preußischen Standorten mit einer Kopfzahl von:

Jahr	30 bis 400	401 bis 1000	1001 bis 3000	3001 bis 5000	5001 bis 10000	über 10000
1875/76	24,1	22,4	22,7	31,9	34,2	48,6
1885/86	33,2	22,0	28,0	30,8	34,5	36,8
1895/96	20,6	21,6	22,0	24,7	23,8	39,2
1905/06	11,9	13,0	16,9	18,1	19,8	26,6
1906/07	8,3	14,0	14,6	18,6	20,3	26,5
1907/08	5,7	13,1	15,2	19,6	18,5	26,8
1908/09	5,8	13,1	15,9	20,4	19,7	25,9
1909/10	6,5	14,6	16,8	21,0	20,6	28,2
1910/11	9,6	13,6	16,9	20,5	20,0	27,7
1911/12	6,5	15,1	16,7	23,9	21,3	26,6
1912/13	7,4	15,5	18,0	23,1	20,2	26,0

Hieraus folgt, daß mit der Größe des Standortes auch der Zugang an venerischen Krankheiten zunimmt.

Auch in der englischen Armee ist der Einfluß Londons auf die Erkrankungshäufigkeit sehr deutlich, wie folgende Übersicht zeigt:

Tabelle 278. Zugangsziffer an hospitalisierten Geschlechtskranken auf 1000 der Kopfstärke in der englischen Armee (Heimat) nach Standorten.

	1905	1906	1907	1908	1909	1910	1911	1912	1921	1922
Großbritannien	90,5	82	72	68	66	65	60,5	56,4	—	35,4
Aldershot Com.	79,9	69	60	52	48	50	44,1	37,1	38,8	30,1
Northern Com.	98,4	94	68	61	81	73	60,2	63,5	44,5	32,1
Southern Com.	92,2	70	57	59	55	60	50,3	54,8	36,7	28,1
Eastern Com. .	88,4	76	83	88	66	66	65,4	51,2	36,0	28,6
Western Com. .	—	46	40	44	44	44	47,2	47,5	63,5	38,7
London District	176,5	186	208	173	160	137	93,2	107,1	—	—
Chan. Islands .	80,6	—	—	—	40	49	76,8	57,1	—	44,4
Scottish Com. .	101,7	84	57	45	67	94	78,1	65,6	57,2	36,6
Irish Command.	103,0	94	75	79	75	69	71,4	71,6	37,7	53,1

Inwieweit die Waffengattung die Häufigkeit der venerischen Erkrankung beeinflußt, ergibt sich aus nachstehenden Übersichten:

Tabelle 279. Zugangsziffer (‰) an Geschlechtskrankheiten in der preußischen Armee, nach Waffengattungen, in den Jahren 1906/07–1911/12.

	Gonorrhöe						Syphilis					
	1906/07	1907/08	1908/09	1909/10	1910/11	1911/12	1906/07	1907/08	1908/09	1909/10	1910/11	1911/12
Infanterie . .	11,4	11,4	12,0	13,3	12,9	13,7	3,9	4,0	4,3	4,9	5,0	5,3
Maschinengewehr-Abtlg.	8,5	12,8	13,5	14,3	11,4	7,1	5,0	6,4	10,0	2,1	6,4	4,3
Kavallerie . .	13,0	13,0	13,3	14,3	14,4	13,9	5,4	5,2	6,0	6,0	7,0	6,6
Feldartillerie .	11,3	12,3	12,5	13,7	11,2	13,8	5,3	4,0	4,5	4,9	5,0	5,3
Fußartillerie .	16,9	16,5	18,2	17,5	17,0	18,5	5,1	5,0	5,3	8,3	7,8	7,6
Pioniere . . .	13,8	13,5	15,8	16,7	17,8	19,3	4,8	6,3	5,2	5,7	8,2	9,3
Verkehrstruppen . .	17,8	14,9	19,4	19,0	22,8	21,7	4,8	5,5	8,5	7,3	7,1	9,3
Train	13,0	9,3	10,5	9,2	15,4	16,2	5,8	4,4	4,3	3,0	5,6	4,8
Krankenwärter	11,3	11,3	14,6	11,3	12,6	14,0	4,6	0,6	1,3	4,6	7,3	6,0

Tabelle 280. Zugangsziffer (‰) an Geschlechtskrankheiten in der bayerischen Armee, verteilt nach Waffengattungen, in den Jahren 1907/1908—1912/1913.

Jahr	Infanterie	Kavallerie	Feldartillerie	Fußartillerie	Pioniere	Verkehrstruppen	Train	Maschinengewehrabteilung	Militärkrankenwärter	Bezirkskommandos	Bekleidungsämter	Unteroffizierschule	Strafanstalten	Sonstige
							Gonorrhöe.							
1907/08	9,0	17,6	11,1	14,3	7,5	20,0	15,4	—	10,0	6,2	27,5	3,3	40,0	15,0
1908/09	8,4	12,6	13,3	17,6	5,6	23,7	7,2	4,4	20,0	5,0	22,5	—	—	5,0
1909/10	10,0	18,5	13,6	12,5	13,7	20,0	8,1	2,2	5,0	6,2	11,6	3,3	40,0	10,0
1910/11	9,6	15,6	14,8	12,9	12,5	21,1	19,0	2,2	20,0	8,7	16,6	6,6	10,0	3,3
1911/12	9,9	13,9	13,1	12,0	15,6	16,0	13,6	2,2	20,0	5,0	12,5	3,3	10,0	26,6
1912/13	9,0	14,1	13,9	15,4	14,0	19,2	9,0	—	5,0	17,5	20,0	3,3	10,0	30,0
							Syphilis.							
1907/08	2,9	7,0	4,2	6,1	—	7,7	1,8	10,9	10,8	—	10,0	—	10,0	5,0
1908/09	2,1	5,3	4,2	2,6	3,1	2,2	2,7	10,9	—	3,7	5,0	—	20,0	20,0
1909/10	3,4	6,7	7,2	3,4	3,1	7,5	0,9	22,2	—	1,2	—	—	40,0	13,3
1910/11	3,6	10,1	4,4	4,0	5,0	4,0	—	10,7	—	1,2	—	—	40,0	10,0
1911/12	3,5	7,5	6,7	4,7	3,0	4,5	3,6	10,9	10,5	2,5	—	—	20,0	13,3
1912/13	1,9	6,7	3,5	3,8	1,0	3,0	0,9	—	4,9	1,2	—	—	10,0	—

Tabelle 281. Zugangsziffer ($^0/_{00}$) an Geschlechtskrankheiten in der österreichischen Armee nach Waffengattungen in den Jahren 1905—1911.

Waffengattungen	Syphilis							Gonorrhöe							Ulcus molle						
	1911	1910	1909	1908	1907	1906	1905	1911	1910	1909	1908	1907	1906	1905	1911	1910	1909	1908	1907	1906	1905
Infanterie	16,5	16,9	16,8	15,8	15,7	19,1	19,1	31,5	32,0	31,7	28,2	29,3	30,8	29,4	9,0	8,1	8,4	8,5	9,6	11,0	10,4
Jägertruppe	7,8	8,4	9,2	10,4	11,5	12,8	15,4	17,3	16,2	16,6	16,9	20,3	19,8	23,4	4,1	2,7	3,2	3,1	5,5	5,3	5,3
Kavallerie	15,0	18,0	15,3	13,9	18,1	18,4	21,2	23,6	22,9	22,0	20,1	22,8	23,1	23,2	9,1	8,8	9,3	8,2	10,4	10,2	10,4
Feld- und Gebirgs-artillerie	17,4	16,3	17,8	15,1	17,9	22,3	23,0	33,9	33,4	33,3	32,1	30,7	34,2	36,5	9,3	10,1	10,7	9,6	13,2	15,5	13,3
Festungsartillerie	13,5	12,2	15,0	14,4	11,8	15,7	23,4	27,7	31,1	35,0	26,5	30,4	29,6	37,4	9,4	10,5	11,8	8,8	16,5	18,5	22,2
Technische Artillerie	8,9	15,5	8,3	13,7	13,4	16,5	13,2	25,0	31,9	27,6	26,3	20,9	18,1	24,2	8,9	5,8	5,0	8,8	12,9	13,2	11,6
Pioniertruppe	16,9	20,6	14,9	17,1	15,4	27,1	23,3	30,1	25,4	29,7	31,1	29,2	32,5	26,4	10,9	12,8	7,8	11,9	12,4	17,1	14,8
Verkehrstruppe	12,7	12,5	12,4	13,2	21,3	12,6	9,8	30,6	31,9	27,3	28,8	26,9	33,4	19,5	10,8	4,5	4,5	4,6	5,0	10,0	7,1
Traintruppe	20,8	18,1	17,3	14,2	18,9	19,4	19,9	38,5	31,3	32,6	26,6	25,7	33,7	25,5	10,7	8,5	8,9	7,1	11,0	10,0	10,7
Sanitätstruppe (Garnisonsspitäler)	17,4	17,4	11,7	20,6	14,3	20,1	19,0	43,0	41,9	33,4	29,1	31,3	36,2	35,9	11,9	12,9	8,5	9,8	12,3	8,7	12,3
Sonstige Heeres-anstalten	19,2	20,8	19,1	26,8	18,4	23,0	29,8	30,8	36,6	35,7	49,6	38,5	52,4	41,3	9,6	8,2	10,0	16,4	12,1	13,5	15,2
Bosnisch-Herzegowinische Infanterie	—	—	—	—	15,2	16,8	14,7	—	—	—	—	19,6	19,9	17,2	—	—	—	—	2,9	4,6	5,0
Bosnisch-Herzegowinische Jäger	—	—	—	—	5,9	20,5	17,2	—	—	—	—	5,9	11,7	11,4	—	—	—	—	—	—	—

Tabelle 282. Zugangsziffer (°/₀₀) an Gonorrhöe und Syphilis in der französischen Armee (Heimat) 1901—1911.

Jahr	Linien-infanterie	Zuaven	Jäger zu Fuß	Kavallerie	Remonte-Kavallerie	Artillerie	Artillerie zu Fuß	Feuerwerker	Pioniere	Train	Generalstab u. Rekrutierung	Verwaltung	Sanitäter	Republikan. Garde	Sapeurs	Strafkompagnie	Militär-schulen
								Gonorrhöe.									
1901	16,4	10,7	13,1	16,6	21,5	20,5	16,5	23,8	26,8	13,4	5,9	21,4	20,8	55,7	37,0	13,3	26,4
1902	16,7	15,3	12,1	16,5	29,1	20,9	15,5	24,4	29,2	13,8	7,2	25,1	22,6	69,1	46,8	11,9	29,8
1903	17,9	20,9	15,7	19,1	24,2	20,6	18,6	25,1	27,6	17,1	20,4	23,7	25,5	69,9	50,6	17,4	24,9
1904	19,5	27,7	15,7	21,9	26,5	23,6	19,2	32,2	28,2	15,9	10,0	31,3	25,4	67,4	45,3	31,6	25,4
1905	18,3	24,6	16,6	20,3	31,1	23,1	21,2	23,2	25,7	16,7	9,1	24,3	26,8	56,5	39,9	9,5	20,6
1906	27,55	42,34	20,91	29,87	31,96	29,20	26,61	39,83	33,74	24,99	10,59	36,33	32,68	64,60	66,72	46,52	31,27
1907	16,76	22,06	14,43	19,69	19,66	20,76	17,73	28,99	26,52	16,07	12,49	23,68	26,72	44,01	45,62	13,60	25,60
1908	15,90	35,83	13,49	20,00	20,64	17,56	15,70	19,39	20,33	13,13	9,46	21,20	24,45	36,23	46,53	8,17	22,43
1909	14,96	21,41	13,90	20,44	30,71	16,04	13,36	22,04	19,11	12,66	6,17	18,09	13,53	36,80	47,34	13,49	17,68
1910	15,23	24,36	12,55	21,49	20,10	16,80	23,78	15,97	18,86	13,00	9,41	21,48	13,43	41,13	58,74	10,56	19,10
1911	15,77	27,53	15,22	22,04	18,49	17,20	28,33	17,96	17,75	12,52	7,34	23,47	16,80	51,41	35,41	11,02	28,26
								Syphilis.									
1901	6,5	6,1	4,7	6,7	7,3	6,6	4,7	5,3	9,9	6,5	4,7	8,4	8,1	40,4	10,8	12,5	5,4
1902	6,0	9,0	12,1	6,0	6,5	9,3	5,6	3,4	6,2	9,1	4,9	1,5	9,5	3,9	28,9	4,5	17,9
1903	5,6	12,5	5,9	5,8	10,3	5,9	6,5	4,8	8,6	4,7	2,4	6,3	6,6	26,3	8,4	23,1	3,7
1904	6,3	11,9	6,9	5,7	12,5	7,1	7,5	7,8	6,5	6,6	1,5	6,4	9,3	21,4	14,5	18,8	4,7
1905	6,6	10,9	5,4	7,6	14,7	7,0	7,5	5,4	5,1	6,7	0,5	9,0	10,9	26,7	13,4	24,3	4,7
1906	7,02	8,37	5,37	7,17	7,34	6,99	6,49	5,93	6,11	6,10	2,76	6,87	9,48	14,70	17,38	28,52	5,25
1907	6,50	5,19	6,18	7,82	12,38	5,93	5,65	10,66	7,50	6,30	1,83	8,18	4,35	19,78	9,89	27,21	4,65
1908	5,59	6,39	5,81	7,03	6,45	5,44	5,63	8,69	4,40	4,29	3,91	5,52	2,68	13,33	13,05	29,77	1,15
1909	0,80	11,94	3,80	6,79	10,37	4,23	5,00	5,01	5,15	5,09	1,08	5,04	8,01	9,54	20,45	25,82	4,78
1910	5,04	3,24	4,74	6,89	5,52	5,05	10,19	4,52	5,39	4,30	2,82	3,19	6,13	7,19	19,02	13,50	3,72
1911	5,28	4,28	3,81	8,05	3,92	6,00	8,24	5,65	7,81	6,70	0,81	5,44	6,80	21,42	10,11	26,11	4,71

Tabelle 283. Zugangsziffer ($^0/_{00}$) an Geschlechtskrankheiten

Jahr	Gonorrhöe										Ulcus			
	Infanterie	Kavallerie	Feld-Artillerie	Schwere Artillerie	Train	Pioniere	Pioniere Spezial	Verwaltung	Straf-kompagnien	Versorgungs-ämter	Infanterie	Kavallerie	Feld-Artillerie	Fuß-Artillerie
1903	17,92	26,39	18,15	11,56	34,40	19,70	17,90	2,79	85,27	10,19	0,63	0,18	0,26	0,21
1904	19,11	26,08	21,42	14,40	63,57	30,07	28,64	7,41	24,19	5,07	—	1,19	0,75	0,94
1905	18,93	37,07	19,97	15,07	82,91	23,14	25,76	6,31	24,00	—	0,52	2,11	0,54	1,79
1906	19,43	31,69	23,60	13,86	42,74	29,12	—	4,99	56,00	5,23	0,37	0,18	0,58	0,25
1907	19,10	26,93	20,06	14,51	78,43	23,58	18,10	1,25	72,00	—	0,29	1,32	0,30	1,34
1908	18,45	26,94	14,47	13,66	36,18	23,42	13,43	3,63	80,00	1,65	0,83	0,79	—	—
1909	20,67	29,64	17,37	11,13	24,50	24,39	2,15	1,22	20,83	8,30	0,79	0,98	0,55	0,83
1910	15,76	25,00	14,23	10,53	23,77	20,81	15,90	—	10,09	1,60	0,72	0,53	0,45	0,50
1911	18,81	31,38	23,41	13,15	29,49	23,86	21,89	5,22	17,80	8,09	0,45	1,28	0,45	0,53
1912	18,73	34,40	25,03	11,31	32,86	33,00	34,55	8,71	25,12	16,80	0,39	0,19	1,35	0,25

Tabelle 284. Zugangsziffer ($^0/_{00}$) an Geschlechtskrankheiten in der italienischen Armee nach Waffengattungen 1900—1906.

Armee	1900	1901	1902	1903	1904	1905	1906	davon 1906		
								Gonorrhöe	Ulcus molle	Syphilis
Grenadiere . .	102	69	71	78	92	69	56,6	28,7	14,8	13,1
Infanterie. . .	97	96	81	89	98	87	83,4	40,0	28,7	14,7
Scharfschützen	91	89	90	95	95	81	72,9	32,5	26,8	13,6
Alpenjäger . .	30	27	30	31	31	26	25,6	14,9	6,7	4,0
Kavallerie . .	91	99	99	99	104	106	93,8	46,6	31,3	15,9
Feldartillerie .	85	75	83	86	83	81	86,9	40,8	30,4	15,7
Küsten- und Fortartillerie	110	102	110	91	89	62	49,9	25,4	17,5	7,0
Pioniere . . .	101	92	103	99	96	88	83,3	44,3	26,7	12,3
Gendarmerie Schulen .	49	49	60	88	94	104	74,7	32,5	36,9	5,3
Gendarmerie territorial	81	79	82	73	76	70	69,4	26,5	26,9	16,0
Sanitäter . . .	54	51	65	70	41	56	56,2	25,7	20,6	9,9
Train	110	109	94	104	96	93	84,8	36,7	31,4	16,7
Strafkompagnie	59	48	58	65	58	58	132,0	60,2	31,3	40,5

Tabelle 285. Zugangsziffer ($^0/_{00}$) an Geschlechtskrankheiten in der englischen Armee (Indien) nach Waffengattungen 1902—1912.

Jahr	Kavallerie	Artillerie	Infanterie
1902	318,2	277,0	292,0
1903	221,2	241,7	269,4
1904	191,5	204,2	209,6
1905	147,8	154,1	163,4
1906	87,7	125,2	124,4
1907	59,6	90,7	95,9
1908	59,6	58,8	75,4
1909	55,1	69,7	72,9
1910	48,2	58,7	64,3
1911	48,9	53,8	57,3
1912	56,1	52,4	60,7

Auffällig ist vor allem die hohe Zugangsziffer der *preußischen* und *bayerischen* Verkehrstruppen, was eine Erklärung dadurch findet, daß sie zum größten Teil in Berlin und in großen Standorten lagen.

in der belgischen Armee nach Waffengattungen 1903—1912.

molle						Syphilis									
Train	Pioniere	Pioniere Spezial	Verwaltung	Straf-kompagnien	Versorgungs-ämter	Infanterie	Kavallerie	Feld-Artillerie	Schwere Artillerie	Train	Pioniere	Pioniere Spezial	Verwaltung	Straf-kompagnien	Versorgungs-ämter
—	—	—	—	—	—	6,81	7,00	5,34	2,57	4,92	0,94	2,24	—	23,26	—
244	0,94	2,39	—	—	—	6,55	10,57	4,53	5,43	9,78	7,51	7,16	1,06	16,13	—
—	—	2,34	—	—	—	4,70	8,94	6,21	4,34	37,69	7,71	4,68	1,26	24,00	—
—	1,09	—	—	—	—	6,16	10,04	3,50	4,03	17,09	13,05	2,27	3,74	96,00	—
—	2,13	—	—	—	—	5,16	11,68	5,09	2,15	9,80	11,68	4,52	1,25	88,00	—
3.29	12,76	—	—	—	—	4,50	10,50	6,96	3,55	6,57	2,13	—	—	144,00	—
—	2,03	2,15	—	—	—	5,09	7,06	3,86	1,92	7,35	6,10	4,32	1,22	41,66	—
—	1,81	1,98	—	—	—	4,36	5,03	3,44	4,01	2,37	9,95	7,95	—	43,77	—
—	—	—	—	—	—	2,86	8,81	3,67	2,12	11,79	6,58	16,42	1,30	8,90	3,23
—	0,89	—	—	2.51	—	3,42	6,16	2,70	0,51	7,04	4,47	2,15	7,26	7,53	—

Eine Rolle spielte ebenfalls, wie noch unten gezeigt wird, die Länge der Dienstzeit.

Auch die Pioniere, die eine hohe Zugangsziffer aufweisen, lagen sämtlich in großen Garnisonen. Bei der Kavallerie, bei der man mit Rücksicht auf die dreijährige Dienstzeit eine ungünstigere Stellung hätte erwarten können, wurde ein Ausgleich durch die relativ große Anzahl kleiner Garnisonen, in denen die Kavallerie untergebracht war, geschaffen (v. SCHJERNING). Außerdem stammte nach EVERT ein erheblich größerer Teil der Kavalleristen vom Lande, so daß bei ihnen viel weniger Leute krank eingestellt wurden.

In *Frankreich* stehen dagegen die Genietruppen an der Spitze, zu denen wohl die Verkehrstruppen mit eingerechnet sind. In *Belgien* zeigen die Kavalleristen und der Train die höchsten Zugangsziffern, in einigen Jahren auch die Pioniere.

Die verschieden hohe Zugangsziffer der einzelnen Waffengattungen in der *italienischen* Armee ist nicht nur auf Größe des Standortes und Besonderheiten des Dienstes zurückzuführen, sondern auch darauf, ob die Rekrutierung vorwiegend aus Stadt- (Arbeiter) oder Landbevölkerung erfolgt. Train und Genietruppe rekrutieren sich in erster Linie aus städtischen Arbeiterkreisen und zeigen stets sehr hohe Zugangsziffern an Geschlechtskrankheiten.

Bemerkenswert hoch ist auch in fast allen Jahren und bei fast allen Armeen die Zugangsziffer an venerischen Krankheiten bei den Strafkompagnien.

URBACH gibt für die Geschlechtskrankheiten bei den Waffengattungen des K. und K. Heeres in $^0/_{00}$ der Kopfstärke für die Jahre 1900—1909 folgende Zahlen:

Infanterie	57,1
Bosnisch-herzegowinische Infanterie .	37,1
Jäger	43,4
Bosnisch-herzegowinische Jäger . . .	19,7
Kavallerie.	53,1
Feldartillerie	68,0
Festungsartillerie	68,3
Technische Artillerie	53,2
Pioniere	63,9
Verkehrstruppe	47,1
Traintruppe	62,1
Sanitätstruppe.	67,2
Sonstige Heeresanstalten	77,3

Tabelle 286. Zugangsziffer ($^0/_{00}$) an Gonorrhöe und Syphilis in der französischen Armee (Algerien und Tunis) 1901—1911.

Jahr	Linien-infanterie	Zuaven	Algerische Schützen	Fremden-legion	Leichte afrikanische Infanterie	Straf-kompagnie	Afrikanische Jäger	Spahis	Remonte-Kavallerie	Artillerie	Artillerie zu Fuß	Feuerwerker	Pioniere	Train	Generalstab und Rekru-tierung	Verwaltung	Sanitäter	Gefängnisse
Gonorrhöe.																		
1901	18,6	40,3	6,06	30,7	19,4	10,9	44,6	49,5	61,8	37,0	35,3	59,3	17,6	33,8	—	29,7	33,4	6,6
1902	24,0	51,2	49,9	25,5	16,8	25,5	43,3	41,3	59,7	30,9	38,4	23,0	33,9	28,3	—	38,2	31,1	6,4
1903	—	49,7	48,2	17,7	23,6	18,8	31,2	39,8	60,7	37,1	41,1	38,6	34,1	32,6	8,4	57,2	29,9	3,1
1904	—	46,0	54,0	29,1	16,0	16,8	35,5	49,5	58,1	36,9	51,4	34,5	38,8	28,5	76,2	57,7	11,3	9,0
1905	—	44,7	62,4	21,1	22,9	25,3	38,9	32,3	61,6	35,0	40,7	57,9	34,9	39,7	22,9	34,9	33,5	17,1
1906	—	70,64	132,01	66,36	45,30	30,77	80,14	110,66	129,42	55,09	89,51	48,44	71,01	64,24	63,90	91,21	61,25	44,04
1907	—	53,48	75,01	19,69	20,48	7,75	47,57	67,82	87,71	49,97	45,37	31,62	46,00	48,30	77,77	72,65	43,98	6,77
1908	—	56,48	70,86	28,13	25,47	13,71	60,27	47,04	88,62	45,64	55,98	8,84	54,27	38,75	24,05	71,54	27,40	3,23
1909	—	58,86	74,81	17,83	23,66	18,97	42,17	51,76	61,24	31,65	40,34	53,57	24,11	41,12	27,69	78,27	25,10	7,22
1910	—	49,24	74,30	28,50	28,43	—	45,55	84,60	51,30	51,29	53,51	23,70	—	26,76	28,92	33,85	24,67	10,36
1911	—	35,49	82,46	16,83	17,78	—	41,93	63,47	124,44	7,55	6,46	7,32	—	5,90	17,93	14,65	13,48	4,97
Syphilis.																		
1901	1,9	12,1	22,8	23,6	14,2	30,5	10,6	13,5	11,7	10,6	10,7	3,7	7,3	7,5	8,4	9,3	4,7	8,7
1902	14,0	9,9	24,2	20,9	19,2	14,3	8,2	12,4	4,9	5,1	8,6	9,9	1,9	6,4	4,5	8,2	8,1	11,6
1903	—	9,2	25,8	16,6	22,8	15,3	4,9	22,2	5,8	5,9	15,5	6,4	5,5	4,8	12,7	11,2	5,2	14,6
1904	—	9,0	24,1	12,1	21,9	33,7	7,2	18,4	2,3	7,0	16,3	—	9,0	6,9	—	10,9	2,8	14,3
1905	—	10,8	23,4	18,8	20,8	12,0	8,4	15,2	9,8	7,1	22,3	—	13,2	9,1	—	7,8	8,3	18,1
1906	—	10,28	27,49	24,65	19,44	11,54	12,91	22,62	26,86	5,24	12,40	3,46	14,58	11,22	—	20,08	8,75	10,71
1907	—	9,36	23,77	31,32	14,47	8,85	16,19	29,80	20,00	9,67	13,44	7,90	11,32	11,31	11,11	10,63	9,28	14,52
1908	—	9,90	27,80	24,63	30,36	13,71	16,60	25,69	10,94	01,27	10,53	8,84	24,91	8,61	6,87	7,82	6,72	12,93
1909	—	11,31	33,15	17,61	26,44	11,67	22,61	26,25	32,29	15,64	16,13	13,39	24,11	30,03	—	12,13	6,97	28,08
1910	—	10,42	31,98	24,03	20,05	—	15,57	24,92	14,82	12,24	10,49	12,76	—	16,14	4,13	22,00	5,12	26,69
1911	—	11,52	36,90	20,65	21,70	—	13,36	33,82	39,11	17,62	21,02	12,21	—	20,65	13,45	6,80	6,97	17,18

Am günstigsten sind die Zugangsziffern bei den bosnisch-herzegowinischen Truppen, was URBACH dadurch erklärt, daß die mohammedanische Mannschaft gegenüber dem weiblichen Geschlecht in ihren fremden Garnisonen aus religiösen und ethischen Gründen sich Zurückhaltung auferlegte. Vielleicht spielte auch die rituelle Beschneidung eine Rolle. Die günstige Ziffer der Jägertruppe leitete sich daraus her, daß sie zum großen Teil in den Alpenländern stand. Die höheren Zahlen für die Sanitätstruppe, Artillerie und Heeresanstalten waren dadurch verursacht, daß sie fast stets in größeren Garnisonen lagen und daß die Mannschaften den übrigen Truppenteilen gegenüber verhältnismäßig geringeren Anstrengungen unterworfen wurden.

Was den Einfluß des Dienstalters betrifft, so erkrankten in der *preußischen* Armee in $^0/_{00}$ der jeweiligen Iststärke

Jahre	im 1. Dienstjahr		im 2. Dienstjahr		in höheren Dienstjahren	
	abs.	$^0/_{00}$	abs.	$^0/_{00}$	abs.	$^0/_{00}$
1903/1904	4463	20,7	3615	17,8	2421	22,3
1904/1905	4483	20,6	3469	17,3	2223	20,7
1905/1906	4307	19,7	3488	17,2	2498	22,7
1906/1907	4324	19,7	3525	17,2	2371	21,2
1907/1908	4306	19,4	3424	16,8	2468	21,6
1908/1909	4515	20,2	3511	17,1	2546	21,8
1909/1910	4676	20,7	3910	18,9	2860	24,1
1910/1911	4361	19,5	3665	17,7	3048	24,6
1911/1912	4670	20,8	3713	18,1	2968	23,8
1912/1913	5088	21,6	3933	19,2	2959	23,6

Unter Abzug der bei Einstellung bereits venerisch Erkrankten war der Zugang während des 1. Dienstjahres wesentlich niedriger, denn es erkrankten *während* des 1. Dienstjahres nur:

	abs.	$^0/_{00}$		abs.	$^0/_{00}$
1903/1904	2727	12,6	1908/1909	2680	12,0
1904/1905	2653	12,2	1909/1910	2840	12,6
1905/1906	2579	11,8	1910/1911	2633	11,8
1906/1907	2495	11,4	1911/1912	2772	12,3
1907/1908	2572	11,6	1912/1913	3138	13,3

Daraus ist also ersichtlich, daß ein regelmäßiges Ansteigen der Zugangsziffer an Geschlechtskrankheiten mit der Länge der Dienstzeit vorlag, gingen doch in höheren Dienstjahren fast doppelt soviel venerisch Kranke zu, wie im ersten. Die Gründe hierfür sind vor allem darin zu suchen, daß der junge Rekrut im ersten Jahre weniger Zeit und Gelegenheit für den Geschlechtsverkehr hatte als später.

Einen interessanten Beitrag dazu liefert folgende von VEDDER mitgeteilte Zahlenübersicht über den Prozentsatz serologisch festgestellter Syphilitiker in der amerikanischen Armee, verteilt nach dem Dienstalter:

Dienstalter	Zahl der Unter-suchten	Zahl der positiven Reaktion	$^0/_{00}$
Unter einem Jahr	268	25	9,32
1—2 Jahre	292	37	12,67
2—3 Jahre	385	57	14,80
3—4 Jahre	94	21	22,34
4—5 Jahre	46	11	23,91
5—10 Jahre	363	69	19,01
Über 10 Jahre	189	56	29,63

Klar ergibt sich daraus die mit dem Dienstalter zunehmende Verbreitung der Lues unter der Mannschaft.

Ein Überblick über die bisher gegebenen Militärsanitätsstatistiken zeigt, daß es sich bei diesen im allgemeinen nicht um eigentliche Morbiditätsstatistik, d. h. um die Statistik der Erkrankungshäufigkeit der erstmalig während der Dienstzeit als venerisch infiziert Gemeldeten, handelt. Abgesehen von einer mehr oder minder guten Erfassung Erkrankender, sind die Ziffern vielmehr belastet, wie schon die Monatsverteilung der Zugangszahlen gezeigt hat, durch die Erkrankten, die aus dem Zivilleben manifeste Erscheinungen einer Geschlechtskrankheit mitbringen, ferner werden sie erhöht durch die Rezidive der früher im Zivilleben, wie auch während der Dienstzeit akquirierten Erkrankungen. Beide Fehlerquellen lassen sich, wie die weiter unten angeführten Zahlen erkennen lassen, nur für die aus dem Zivilleben stammenden Fälle in wenigen Ländern und für alle Fälle allein in Italien für einige Jahre ausschalten. Überblicken wir aber einen längeren Zeitraum der Zugangsstatistik, so kommt als weiteres die Kontinuität der Kurven störendes Moment noch hinzu, daß die Zahl der Rezidive, d. h. der wegen einer Erkrankung wieder, bzw. mehrfach in Behandlung genommenen Fälle mit dem Stande der Diagnostik und der Behandlungsmethoden zwangsläufig sich ändert. Sich ändert in dem Sinne einer Vermehrung der Fälle bei Verfeinerung der Methoden. Erinnert sei nur an die Einführung der mikroskopischen Gonorrhöediagnose, an die der chronisch-intermittierenden Hg-Behandlung (im Gegensatz zu der vorher durchgeführten rein symptomatischen), an die Wassermannreaktion, an den Spirochätennachweis, an die Salvarsantherapie. Diese brachte allgemein zuerst dadurch eine Erhöhung, daß die Erkrankten sich zur Behandlung drängten, dann aber bewirkte sie durch ihre rezidiveinschränkende Fähigkeit eine Verminderung der manifesten Fälle.

Die Unterschiedlichkeit der Berichterstattung zwischen früher und jetzt ist deutlich erkennbar aus folgenden Äußerungen. FR. A. DÜMS führte 1899 aus:

„Man darf nicht vergessen, daß eine Anzahl leichter Trippererkrankungen gar nicht zur ärztlichen Kenntnis kommt, sei es, daß dieselben bei den ärztlichen Gesundheitsbesichtigungen keine bemerkbaren Erscheinungen machen, oder sei es, daß die damit Behafteten sich der periodischen Untersuchung entziehen. Andererseits ist zu berücksichtigen, daß die besonders bei chronischem Tripper vorhandene Tendenz zu Rückfällen die Morbiditätszahlen gegenüber der Zahl der wirklich Erkrankten steigert, da in den bisherigen Rapporten die Rezidive von den Neuerkrankungen nicht auseinander gehalten sind.

Ein weiches Schankergeschwür wird schon seltener der Beobachtung entgehen, da dasselbe für den Träger bald so große Beschwerden verursacht, daß er den dienstlichen Anforderungen nicht nachkommen kann. Aber hier wird die Schwierigkeit, den Charakter des vorliegenden Schankergeschwürs gleich im Anfang diagnostisch genau zu präzisieren, auf die Höhe der entsprechenden Zugangszahlen nicht ohne Einfluß sein. Manche Schankergeschwüre, die zuerst als weiche imponieren und dementsprechend rubriziert werden, stellen sich später als ausgesprochene Primäraffekte einer syphilitischen Infektion heraus, beeinflussen dementsprechend das gegenseitige Häufigkeitsverhältnis zwischen weichem Schanker und Syphilis in doppelt ungünstiger Weise für die erstere Erkrankungsform. Bei der Syphilis andererseits ist die häufige Rückfälligkeit ebenfalls ein Faktor, der die Zugangszahlen höher erscheinen läßt als die wirkliche Zahl der Erkrankten beträgt. Da gerade bei dieser Erkrankung Rückfälle die Regel bilden und häufig genug dieselben Leute zwei- selbst dreimal im selben Jahre in Behandlung kommen. Im allgemeinen kann man annehmen, daß eine im ersten Dienstjahre erworbene Syphilis mindestens noch einmal im Verlauf der Dienstzeit Gegenstand der Behandlung geworden ist."

HEINRICH RUGE schreibt 1927, daß für die Zeit vor dem Kriege bei den Zugangsziffern der deutschen Marine für Tripper 15%, für Syphilis $33^1/_3$% am Rückfällen abzuziehen waren.

„Das Bild für Lues änderte sich nach der Einführung des Salvarsans 1910/11 natürlich erheblich. Die Zugänge an klinischen Rückfällen sanken auf 6—8%. Die Zahl der unter „Rückfall" geführten Leute stieg aber auf der anderen Seite wieder dadurch an, daß jetzt nach Entdeckung der Wassermannreaktion auch Kranke unter „Luesrückfall' geführt wurden, die als einziges Zeichen einer (latenten) Lues eine positive Wassermannreaktion aufwiesen. Ferner wurden unter „Rückfall" von manchen Lazaretten auch die Kranken eingereiht, bei denen noch eine Drüsenschwellung als Rest zurückgeblieben war, und die zu Wiederholungskuren ins Lazarett eingewiesen wurden. Zusammenfassend läßt sich sagen, daß man auch für die Zeit von 1910—1914 etwa $^1/_3$ von den Gesamtzugängen abziehen muß, um nur die Neuerkrankten zu erhalten."

Mit der vertieften Erkenntnis und dem wachsenden Interesse der Militärärzte an den venerischen Krankheiten konnte nur eine immer bessere Erfassung der Geschlechtskranken einhergehen. Die bis in die Zeit vor dem Kriege erkennbare Abnahme ist daher um so bedeutsamer, als die früher beobachtete hohe Zugangshäufigkeit ohne Zweifel noch größer gewesen ist, als in der Statistik zutage tritt. Das gleiche gilt natürlich erst recht für die Zahlen nach dem Weltkriege, denn erst seit dem Kriege ist ja die Bedeutung der Geschlechtskrankheiten nicht allein für die Wehrfähigkeit der Armee, sondern auch für die Volksgesundheit allgemein in ihrer ganzen Tragweite erkannt worden.

Tabelle 287.
Zugänge an venerischen Krankheiten und ihre Verteilung auf krank Eingestellte und Rückfälle in der preußischen Armee 1896/1897—1912/1913.

Jahr	Zugänge an venerischen Krankheiten		Davon waren krank eingestellt		Davon waren Rückfälle		Insgesamt		Demnach Zahl der während der Dienstzeit erstmalig Erkrankten	
	abs.	‰ K.	abs.	% des Zug.	abs.	% des Zug.	abs.	% des Zug.	abs.	‰ K.
1896/97	9 718	21,4	1461	15,0	442	4,6	1903	19,6	7815	17,2
1897/98	9 374	20,6	1418	15,1	607	6,5	2025	21,6	7349	16,2
1898/99	8 856	19,5	1462	16,5	552	6,2	2014	22,7	6842	15,0
1899/00	8 325	18,1	1462	17,6	573	6,8	2035	24,4	6240	13,7
1900/01	7 951	17,1	1393	17,5	487	6,1	1880	23,6	6071	12,9
1901/02	8 458	17,7	1444	17,1	538	6,4	1982	23,5	6476	13,6
1902/03	8 743	18,8	1390	15,9	562	6,4	1952	22,3	6791	14,6
1903/04	10 499	19,8	1736	16,5	629	6,0	2365	22,5	8134	16,5
1904/05	10 175	19,4	1831	18,0	661	6,5	2492	24,5	7683	14,6
1905/06	10 293	19,4	1728	16,8	673	6,5	2401	25,3	7892	14,8
1906/07	10 220	19,1	1829	17,9	711	7,0	2540	24,9	7680	14,3
1907/08	10 198	18,9	1734	17,0	659	6,5	2393	23,5	7805	14,4
1908/09	10 572	19,4	1835	17,4	739	7,0	2574	24,4	7998	14,7
1909/10	11 446	20,8	1836	16,0	750	6,6	2586	22,6	8860	16,1
1910/11	11 074	20,0	1728	15,6	680	6,1	2408	21,7	8666	15,6
1911/12	11 351	20,5	1898	16,7	694	6,1	2592	22,8	8759	15,8
1912/13	12 040	21,2	1950	16,2	589	4,9	2539	21,1	9501	16,7

Nach Jahresperioden zusammengefaßt ergibt sich für das preußische Heer:

Tabelle 288.

im Jahre	Es entfielen von 100 Zugängen an Geschlechtskrankheiten insgesamt auf krank eingestellte Leute	Rückfälle	Summe	Es erkrankten während der Dienstzeit erstmalig ‰ K.	Der Zugang hatte betragen ‰ K.	Verminderung durch Abzug der Rückfälle und krank eingestellten Leute
1896/1901	16,3	5,0	21,3	15,0	19,4	4,4
1901/1 06	16,9	6,4	22,3	14,8	19,0	4,2
1906/1910	17,1	6,8	23,9	14,9	19,6	4,7
1910/1913	16,7	5,7	22,4	16,0	20,7	4,7

Welchen Einfluß die rückfälligen Erkrankungen und die krank eingestellten Rekruten auf den Gesamtzugang haben, läßt sich leider nur an der preußischen und der bayerischen Statistik zeigen, während allein über die rezidivierenden Erkrankungsfälle Frankreich und Belgien Zahlenmaterial liefern.

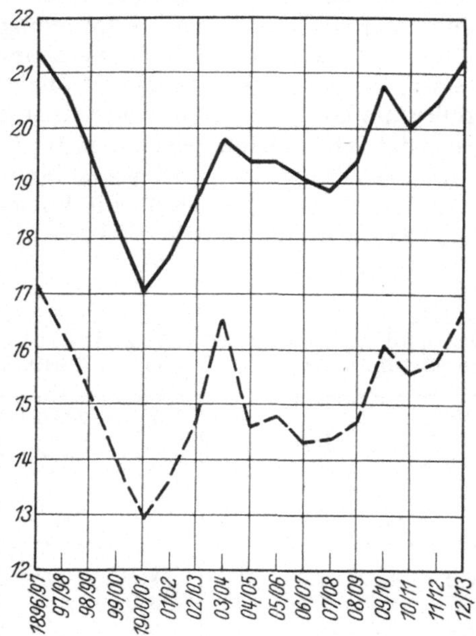

Abb. 126. Zugangsziffer (——) und Erkrankungshäufigkeit (– – –) an Geschlechtskrankheiten in der preußischen Armee 1896/97 —1912/13.

Im preußischen Heere (wobei bemerkt werden muß, daß sich die Zahlen 1896/97—1902/03 nur auf die preußische Armee, von 1903/04 an aber auch auf die sächsischen und württembergischen Armeekorps beziehen) verteilten sich die Zugänge an venerischen Krankheiten auf krank Eingestellte, auf Rückfälle und auf die während der Dienstzeit erstmalig Erkrankten, wie ersichtlich aus Tab. 287.

Aus beiden vorstehenden Tabellen folgt, daß der Prozentsatz der krank eingestellten Rekruten und der der Rückfälle nur unbedeutenden Schwankungen unterworfen war, so daß für die betrachtete Zeitspanne, vom Ende des 19. Jahrhunderts bis zum Weltkriege, die Zugangsziffer an venerischen Krankheiten den gleichen Kurvenablauf zeigt wie die Erkrankungshäufigkeit während der Dienstzeit, so daß also die Kurve der Zugangsziffer ein Abbild auch des Ablaufs der Erkrankungsziffer der Rekruten gibt, wie obiges Schaubild darstellt.

Einen Einblick in die Zahl der Rückfälle bzw. auch in die an den einzelnen Geschlechtskrankheiten krank eingestellten Rekruten vermitteln folgende Übersichten:

Tabelle 289. Zahl der Rückfälle an Geschlechtskrankheiten in der preußischen Armee in den Jahren 1896/97—1902/03.

Jahr	beim Tripper		bei der Hodenentzündung		bei den spitzen Feigwarzen		beim weichen Schanker		beim Bubo		bei der Syphilis		Summe	
	abs.	% des Zuganges	abs.	% des Zuganges	abs.	% des Zuganges	abs.	% des Zuganges	abs.	% des Zuganges	abs.	% des Zuganges	abs.	% des Zuganges
1896/97	244	3,9	11	2,2	1	0,39	8	0,51	3	1,7	237	9,8	504	4,5
1897/98	316	5,1	6	1,3	3	1,1	12	0,82	1	0,65	355	15,8	693	6,4
1898/99	288	4,8	14	3,7	3	1,4	14	1,1	—	—	305	13,9	624	6,1
1899/1900	308	5,6	8	1,7	3	1,6	9	0,77	—	—	321	14,9	649	6,7
1900/01	280	5,0	16	3,9	6	2,9	14	1,2	—	—	260	13,6	576	6,1
1901/02	281	4,8	4	0,99	2	0,93	7	0,62	2	1,6	310	14,4	606	6,1
1902/03	323	5,2	9	2,3	3	1,6	9	0,78	2	1,5	309	14,2	655	6,4

Für die Jahre 1903/04—1910/11 können in Ergänzung zu SCHWIENING folgende Angaben gemacht werden:

Tabelle 290. Rezidive, krank eingestellte Rekruten und Gesamtzugang an Syphilis und Gonorrhöe in der Preußischen Armee 1903/04—1910/11.

Jahr	Zugänge an Syphiliskranken		Davon waren				Insgesamt		Demnach Zahl der während der Dienstzeit erstmalig Erkrankten	
			krank eingestellt		Rückfälle					
	abs.	‰	abs.	% des Zuganges	abs.	% des Zuganges	abs.	% des Zuganges	abs.	% des Zuganges
				1. Für die an Syphilis Erkrankten.						
1903/04	2303	4,4	291	12,6	363	15,8	654	28,4	1649	3,1
1904/05	2296	4,4	314	13,7	367	16,0	681	29,7	1615	3,1
1905/06	2491	4,7	329	13,2	432	17,3	761	30,5	1730	3,3
1906/07	2422	4,5	320	13,2	452	18,7	772	31,9	1650	3,1
1907/08	2374	4,4	336	14,2	442	18,6	778	32,8	1596	3,0
1908/09	2571	4,7	340	13,2	461	17,9	801	31,1	1770	3,2
1909/10	2828	5,1	339	12,0	469	16,6	808	26,6	2220	3,7
1910/11	2981	5,4	510	—	—	—	—	—	—	—
				2. Für die an Tripper Erkrankten.						
1903/04	6852	12,9	1313	19,2	261	3,8	1574	23,0	5278	10,0
1904/05	6634	12,6	1357	20,5	289	4,4	1646	24,9	4988	9,5
1905/06	6520	12,3	1253	19,2	237	3,6	1490	22,8	5030	9,5
1906/07	6584	12,3	1356	20,6	253	3,8	1609	24,4	4975	9,3
1907/08	6584	12,2	1272	19,3	244	3,3	1486	22,6	5098	9,4
1908/09	6920	12,7	1354	19,6	273	3,9	1627	23,5	5293	9,7
1909/10	7132	13,0	1399	19,6	279	3,9	1678	23,5	5454	9,9

Aus der vorstehenden Tabelle folgt, daß in dem Zeitabschnitt nach 1903 die Zahl der Tripperrückfälle etwas gesunken war, die Zahl der Luesrückfälle jedoch stieg; ferner, daß sowohl bei Lues als bei Gonorrhöe in den Prozentzahlen für die krank Eingestellten nur ganz geringfügige Schwankungen auftraten.

Tabelle 291. Rezidive, krank eingestellte Rekruten und Gesamtzugang an Geschlechtskrankheiten in der Bayerischen Armee 1903/04—1912/13.

Jahr	Gesamtzugang an venerischen Krankheiten		Davon waren				Insgesamt		Demnach Zahl der während der Dienstzeit erstmalig Erkrankten	
			krank eingestellte Leute		Rückfälle					
	abs.	‰ K.	abs.	% des Gesamtzuganges	abs.	% des Gesamtzuganges	abs.	% des Gesamtzuganges	abs.	‰ K.
1903/04	1125	17,4	139	12,4	66	5,9	205	18,2	920	14,2
1904/05	946	14,6	154	16,3	71	7,5	225	23,8	721	11,2
1905/06	1104	17,0	134	12,1	64	5,8	198	17,9	906	13,9
1906/07	1022	15,5	105	10,3	83	8,1	188	18,4	834	12,6
1907/08	1044	15,6	103	9,9	77	7,4	180	17,2	864	12,9
1908/09	964	14,4	84	8,7	54	5,6	138	14,3	826	12,3
1909/10	1141	17,2	105	9,2	68	6,0	173	15,2	968	14,6
1910/11	1104	16,5	107	9,7	70	6,3	177	16,0	927	13,9
1911/12	1118	16,5	127	11,4	72	6,4	199	17,8	919	13,6
1912/13	1018	14,5	114	11,2	33	3,2	147	14,4	871	12,4

In der *bayerischen Armee* wurden gegenüber der preußischen weniger Leute krank eingestellt, doch fanden sich ungefähr gleichviel Rezidive, wie Tab. 291 und 287 S. 747 und 749 zeigen.

Über die Rückfälle an Geschlechtskrankheiten für das französische Heer, die seit 1890 verzeichnet werden, belehrt nachstehende Übersicht.

Die Rückfälle beliefen sich

1890/94	auf 2,8%	des	Gesamtzuganges
1895/99	„ 3,1%	„	„
1900/04	„ 2,6%	„	„
1905/07	„ 2,6%	„	„
1908/09	„ 1,1%	„	„

Für die einzelnen Jahre und für die drei Geschlechtskrankheiten werden folgende Prozentsätze gefunden:

Jahr	Tripper	weicher Schanker	Syphilis	insgesamt
1890	2,2	0,86	5,7	2,7
1891	2,4	1,0	5,9	2,9
1892	2,2	1,4	5,6	2,7
1893	1,9	1,0	5,1	2,5
1894	2,9	1,1	6,2	3,4
1895	2,7	2,2	5,6	3,3
1896	2,7	1,7	5,6	3,2
1897	3,4	1,4	6,2	3,7
1898	2,7	0,52	5,0	2,9
1899	1,9	0,93	4,2	2,3
1900	1,9	0,73	4,1	2,2
1901	1,6	1,0	5,1	2,3
1902	2,3	1,1	5,7	2,9
1903	2,4	0,65	5,0	2,8

Abgesehen von der geringen Variation des Prozentsatzes der Rückfälle innerhalb der einzelnen Krankheiten ist vor allem den obenstehenden preußischen Ziffern gegenüber der niedrige Zahlenwert auffällig. SCHWIENING hebt 1907 mit Recht ohne eine Erklärung dafür herbeizuführen, diese Tatsache hervor, die besonders deshalb bemerkenswert ist, weil die Behandlungsdauer der Erkrankten bei der französischen Armee verhältnismäßig recht kurz war.

In *Belgien* dagegen waren die Rückfälle zum Teil höher als in Preußen, denn sie betrugen:

1871—1875	6,6%	des	Gesamtzuganges
1876—1880	7,7%	„	„
1881—1885	7,6%	„	„
1886—1890	7,8%	„	„
1891—1895	6,0%	„	„
1896—1900	9,0%	„	„
1901—1905	12,2%	„	„
1906—1910	8,7%	„	„

Unter Heranziehung der zuvor (S 684) beigebrachten Zahlen fällt die überaus wechselnde Höhe und die besonders von 1896—1905 hervortretende starke Zunahme der Rückfälle, der dann wieder ein Abfall folgt, auf, wird doch 1901 bis 1905 mehr als der doppelte Prozentsatz als in Preußen erreicht. Diese hohe Rezidivzahl ist um so auffälliger, als sie trotz einer allmählichen Verlängerung der durchschnittlichen Behandlungsdauer eingetreten ist, von der man eigentlich ein Zurückgehen der Rezidive hätte erwarten sollen.

Italien verfügt für die Jahre 1905—1908 und wieder seit 1921 über die genaueste Registrierung über die Erwerbung der Erkrankung vor der wie nach der Einstellung, bei Klassifizierung ob erstmalig oder wiederholt behandelt. Hierüber belehren für die 3 venerischen Krankheiten nachstehende Übersichten:

Tabelle 292. Vor und nach der Einstellung in der italienischen Armee erworbene Geschlechtskrankheiten, in den Jahren 1905—1908 u. 1921—1923.

Jahr	Absolute Zahlen					Auf 100 der mittleren Kopfstärke				
	Die Krankheit wurde erworben:				Insgesamt	Die Krankheit wurde erworben:				Insgesamt
	nach der Einstellung		vor der Einstellung			nach der Einstellung		vor der Einstellung		
	erstmalig behandelt	wiederholt behandelt	erstmalig behandelt	wiederholt behandelt		erstmalig behandelt	wiederholt behandelt	erstmalig behandelt	wiederholt behandelt	
					Gonorrhöe.					
1905	5781	1698	531	341	8351	26,5	7,7	2,4	1,5	38,1
1906	5281	1697	387	359	7714	25,0	8,0	1,8	1,7	36,5
1907	5325	1242	326	233	7126	26,3	6,1	1,6	1,2	35,2
1908	5661	1424	421	218	7724	26,0	6,4	1,8	1,0	35,2
1921	4000	659	276	184	5119	16,1	2,6	1,1	0,8	20,6
1922	4276	561	261	77	5175	17,4	2,3	1,1	0,3	21,1
1923	3504	351	248	104	4207	13,2	1,3	0,9	0,4	15,8
					Ulcus molle.					
1905	5206	544	310	75	6135	23,8	2,5	1,4	0,3	28,0
1906	4847	602	198	41	5688	22,9	2,8	0,9	0,2	26,9
1907	5142	354	159	37	5692	25,4	1,8	0,8	0,2	28,2
1908	4548	366	153	53	5120	21,0	1,7	0,7	0,2	23,6
1921	7074	444	220	85	7823	28,5	1,9	0,9	0,3	31,6
1922	4402	238	110	43	4794	18,0	1,0	0,4	0,4	19,6
1923	3010	101	81	33	3225	11,3	0,4	0,3	0,1	12,1
					Syphilis.					
1905	1814	885	284	279	3262	8,3	4,1	1,3	1,3	15,0
1906	1786	716	197	263	2962	8,5	3,4	1,0	1,2	14,1
1907	1523	579	134	151	2387	7,5	2,9	0,6	0,7	11,7
1908	1770	570	147	157	2644	8,1	2,6	0,7	0,6	12,0
1921	3985	567	552	105	5209	16,1	2,3	2,2	0,4	21,0
1922	3062	474	245	89	3870	12,5	1,9	1,0	0,3	15,7
1923	2099	216	185	82	2582	7,9	0,8	0,7	0,3	9,7

Die Berechnung der Verteilung des Prozentsatzes der erstmalig wie der wiederholt Behandelten bei den nach der Einstellung wie vor der Einstellung in den Militärdienst erworbenen Geschlechtskrankheiten, und zwar bezogen auf die Zugänge bei den einzelnen Erkrankungen ergibt umstehende Tab. 293.

Die vergleichende Betrachtung der Tabellen 292 und 293 zeigt für die Gonorrhöe den recht gleichmäßigen Morbiditätszahlen der Jahre 1905—1908 gegenüber in der Zeit nach dem Kriege ein deutliches Absinken, absolut wie relativ. Dieses Absinken ist auch für die vor der Einstellung erworbenen Krankheitsfälle feststellbar. Besonders deutlich ist es für die nach der Einstellung erworbenen Fälle im Jahre 1923, was ohne Zweifel zusammenhängt mit der Mitte 1922 einsetzenden und 1923 voll durchgeführten persönlichen Prophylaxe in besonderen Stationen.

Tabelle 293.

Jahr	Es entfielen auf 100 Zugänge bei Gonorrhöe				Es entfielen auf 100 Zugänge bei Ulcus molle				Es entfielen auf 100 Zugänge bei Syphilis			
	erworben nach der Einstellung		erworben vor der Einstellung		erworben nach der Einstellung		erworben vor der Einstellung		erworben nach der Einstellung		erworben vor der Einstellung	
	erstmalig Behandelte	wiederholt Behandelte	erstmalig Behandelte	wiederholt Behandelte	erstmalig Behandelte	wiederholt Behandelte	erstmalig Behandelte	wiederholt Behandelte	erstmalig Behandelte	wiederholt Behandelte	erstmalig Behandelte	wiederholt Behandelte
1905	69,2	20,4	6,3	4,1	84,8	8,9	5,1	1,2	55,6	27,1	8,7	8,6
1906	68,5	21,9	5,0	4,6	85,2	10,6	3,5	0,7	60,3	24,2	6,6	8,9
1907	74,7	17,4	4,6	3,3	90,4	6,2	2,8	0,6	63,8	24,3	5,6	6,3
1908	83,3	18,4	5,5	2,8	88,9	7,1	3,0	1,0	67,0	21,6	5,5	5,9
1921	78,1	12,9	5,4	3,6	90,5	5,7	2,8	1,0	76,5	10,9	10,6	2,0
1922	82,6	10,9	5,0	1,5	91,9	4,9	2,3	0,9	79,1	12,3	6,3	2,3
1923	83,2	8,4	5,9	2,5	93,3	3,2	2,5	1,0	81,2	8,4	7,2	3,2

Auf Grund der Kriegserfahrungen hat Anfang 1922 die Heeressanitätsverwaltung folgende Leitsätze aufgestellt:

a) Die Militärärzte haben für Hebung der moralischen und hygienischen Erziehung der Soldaten Sorge zu tragen.

b) Einrichtung von Soldatenheimen und Unterhaltungsräumlichkeiten, zur Fernhaltung der Soldaten von der Prostitution. Belehrung der Mannschaften über die Schäden, die die venerischen Krankheiten dem Individuum wie der Familie zufügen, um hierdurch die Sexualtriebe zu zügeln.

c) Einrichtung von sog. Prophylaxestationen, die soweit als möglich die Folgen einer Infektion verhüten sollen.

d) Spezialkrankenhausabteilungen, die von auf Universitätskliniken besonders ausgebildeten Fachärzten geleitet werden, zur möglichst frühzeitigen und gründlichen Heilung der Geschlechtskranken.

Seit dem 1. Juli 1922 wird in den Prophylaxestationen eine fortlaufende Statistik geführt und die gewonnenen Zahlen werden alljährlich von dem Generaloberarzt Dr. LUIGI DE BERARDINIS, dem Leiter der sanitätsstatistischen Abteilung im Kriegsministerium, bearbeitet.

Der prozentuale Anteil der einzelnen Gruppen der an Gonorrhöe Erkrankten zeigt ferner, daß sich die Ziffer der erstmalig Behandelten nicht wesentlich verändert hat, wenn auch im ganzen bei den nach der Einstellung erworbenen Fällen 1921—1923 gegenüber 1905—1908 durchschnittlich eine Erhöhung feststellbar ist. Demgegenüber findet sich bei den wiederholt Behandelten, besonders für die nach der Einstellung erworbenen Gonorrhöen, in der Nachkriegszeit eine deutliche Verminderung. Hieraus kann auf Fortschritte in der Behandlung des Trippers innerhalb der italienischen Armee geschlossen werden.

Beim Ulcus molle ist die Erkrankungsmöglichkeit im Jahre 1921 den vorliegenden Friedensjahren gegenüber deutlich erhöht und sinkt dann 1922, besonders 1923, ab, allerdings hat auch die Ziffer der Erkrankten, die vor der Einstellung schon ihre Krankheit erworben hatten, gleichfalls sehr stark von 1921—1923 abgenommen, doch zeigen die Zahlen der Jahre 1905—1908, daß eine Vergleichsmöglichkeit dieser Ziffer mit der Erkrankungsziffer der Rekruten nicht besteht, da keinerlei Abhängigkeit beider Zahlenreihen von einander erkennbar ist. Auch hier ist ersichtlich, daß die wiederholten Einweisungen geringer geworden sind.

Bei der Syphilis ist erst im Jahre 1923 wieder eine dem Friedensniveau entsprechende Morbidität erreicht. Deutlich ausgesprochen ist das Absinken der Rezidive, besonders bei Berücksichtigung der in der Nachkriegszeit gesteigerten Syphilishäufigkeit. Dies geht auch daraus klar hervor, daß auf 100 Zugänge im Jahre 1905 noch 35,7, 1923 dagegen nur 12,6 Rezidivfälle behandelt wurden. Dies kann allein als Erfolg der Salvarsantherapie gebucht werden.

Hatte der Vergleich der Zugangs- mit der Erkrankungsziffer in der preußischen Armee gezeigt, daß für diese ein gleichartiger Kurvenverlauf beider Zahlenreihen vorhanden war, so geht besonders aus der wechselnden Höhe der Rückfälle in der belgischen Armee, schwankend zwischen 6 und 12,2% hervor, daß nicht ohne weiteres fü die einzelnen Heere mit den Zugangsziffern als getreuen Abbildern der Morbidität an venerischen Krankheiten operiert werden kann, so daß der internationale Vergleich der verschiedenen Armeen unter dieser Unsicherheit stets leiden muß. Hinzu kommen noch die bereits hervorgehobenen

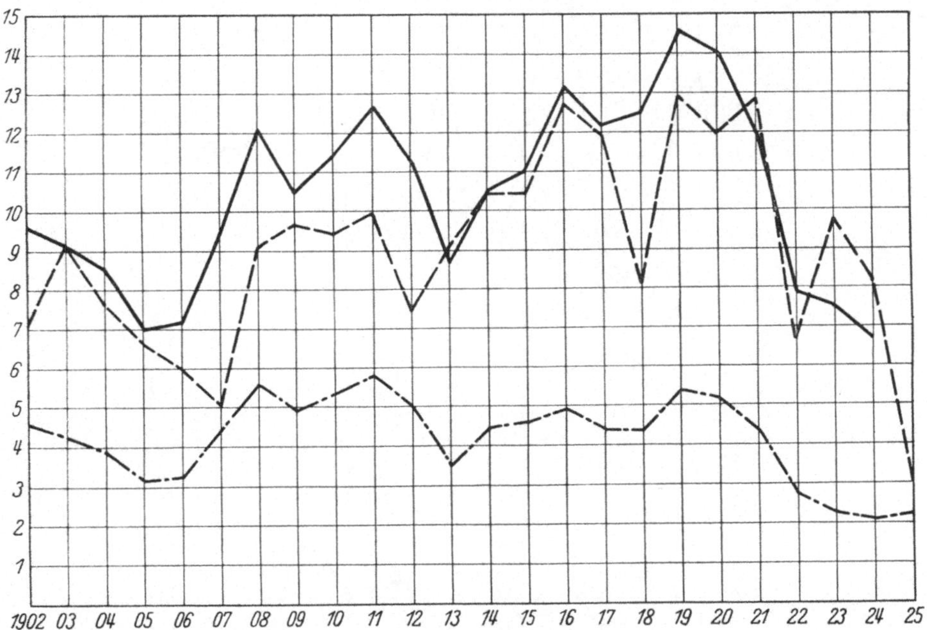

Abb. 127. Zuganziffer an Syphilis (‰) – – – in der dänischen Armee, und Erkrankungshäufigkeit an Syphilis in Dänemark (‱) ——— und in Kopenhagen (‰), –·– bei der Zivilbevölkerung, 1902–1925.

die Kontinuität der einzelnen Kurven störenden Momente — wechselnde Meldeverfahren, veränderte Therapie usw. —, die für die verschiedenen Länder naturgemäß nicht als gleichzeitig einsetzend und stets gleichsinnig wirkend angenommen werden können.

Von der Zeit an, in der außer Militärstatistiken sonstige „Morbiditätsstatistiken" nicht zugänglich waren oder nicht bestanden, hat man sich daran gewöhnt, die Militärsanitätsstatistik als Abbild der Erkrankungshäufigkeit der Bevölkerung überhaupt anzusehen, ohne daß bisher der Versuch unternommen wurde, die Zweckmäßigkeit dieses Tuns oder die Berechtigung dazu nachzuprüfen.

Schon a priori müssen Bedenken dagegen erhoben werden, die Erkrankungshäufigkeit der meist im 5. Jahrfünft stehenden Mannschaften als Index für die gesamte männliche Zivilbevölkerung verwenden zu wollen. Die Zugangsziffern könnten doch, falls sie mit den Morbiditätsziffern parallel liefen, höchstens ein Index sein für die Erkrankungshäufigkeit der von den Soldaten frequentierten

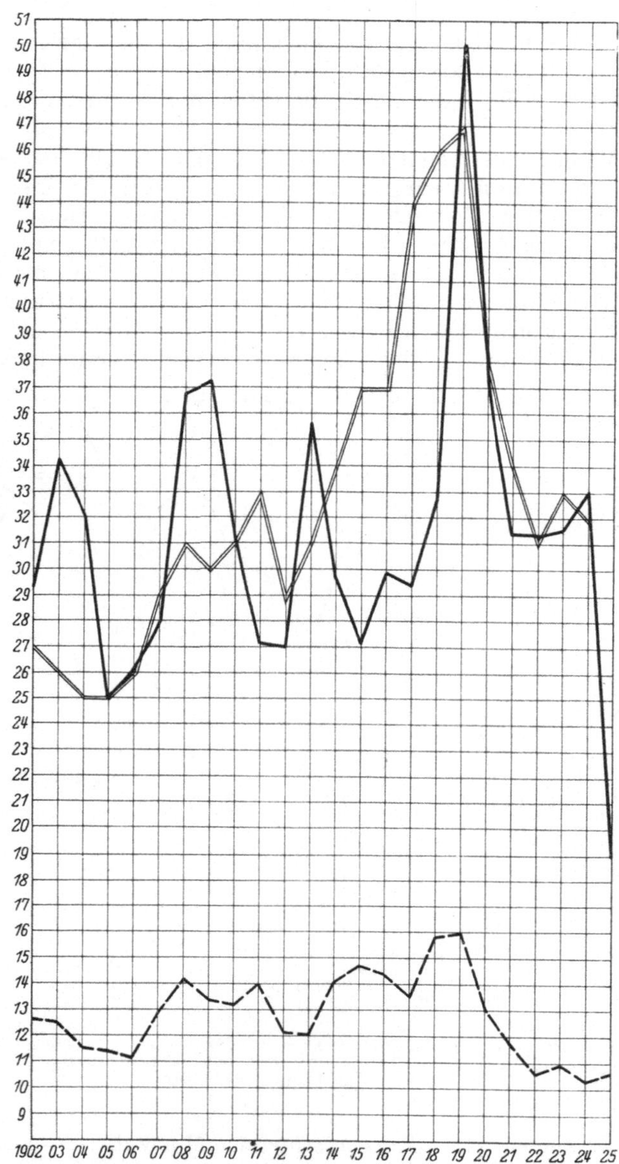

Abb. 128. Zugangsziffer an Gonorrhöe (°/₀₀) ═══ in der dänischen Armee und Erkrankungshäufigkeit der Zivilbevölkerung an Gonorrhöe in ganz Dänemark (°/₀₀) ——— und in Kopenhagen (°/₀₀) — — —, 1902—1925.

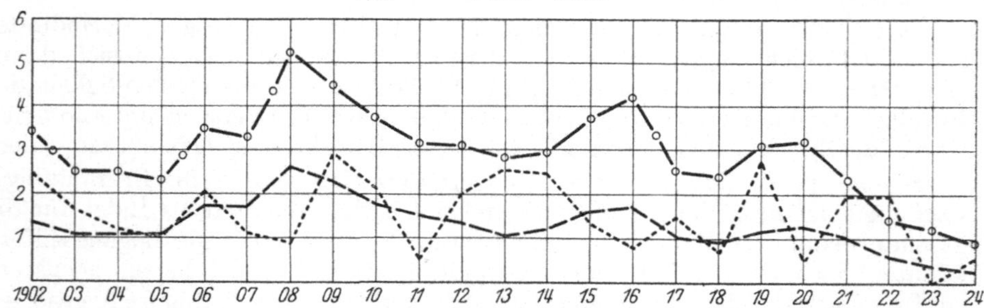

Abb. 129. Zugangsziffer an Ulcus molle (°/₀₀) — — — im dänischen Heer, und Erkrankungshäufigkeit der Zivilbevölkerung an Ulcus molle in Dänemark (°/₀₀₀) o—o—o und in Kopenhagen (°/₀₀) 1902—1924.

weiblichen Personenkreise, die sich zum weitaus größten Teile auf ganz bestimmte Volksschichten beschränken. Des Prototyps der Köchin oder der sonstigen Hausangestellten als „Soldatenliebe" sei gedacht. Außerdem stand das Militär stets unter Sonderbedingungen, die zudem im Verlauf der Zeit noch wechselten. Hierzu kommt, daß Maßnahmen seitens der Militärsanitätsbehörden (Belehrung, Prophylaxe, Durchsetzung ordnungsgemäßer Behandlung usw.) die Zugangsziffern willkürlich zu beeinflussen vermögen.

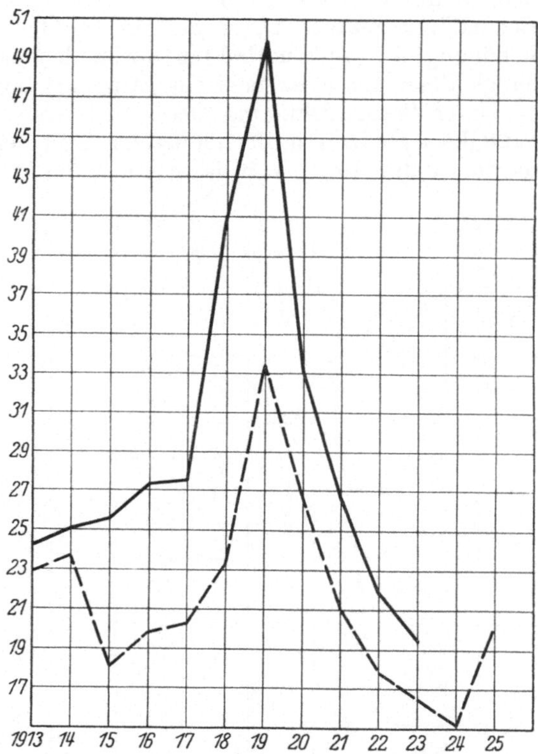

Abb. 130. Morbidität (°/₀₀₀) an Geschlechtskrankheiten der Zivilbevölkerung — — — und Zugangsziffer (°/₀₀) an Geschlechtskrankheiten der Armee ——— in Schweden, 1913 – 1925.

Für eine kritische Untersuchung der Zulässigkeit einer Verwendung der Zugangsstatistik des Militärs als Indexziffer für die Zivilbevölkerung stehen nun leider nur zwei Länder und auch nur für den letzten Zeitabschnitt zur Verfügung: Dänemark und Schweden. Ein Vergleich der dänischen Militärsanitätsstatistik mit der Morbiditätsstatistik der Zivilbevölkerung zwingt nun durch die von Svend Lomholt dargetanen Fehlerquellen zur Vorsicht, während der Vergleich an Hand der schwedischen Zahlenreihen ohne weiteres erlaubt erscheint.

Die Kurven (Abb. 127–129) geben eine Zusammenstellung der Zugangsziffern der dänischen Armee an Syphilis, Gonorrhöe und Ulcus molle mit der Syphilis-, Gonorrhöe- und Ulcus molle-Morbidität in Kopenhagen und ganz Dänemark.

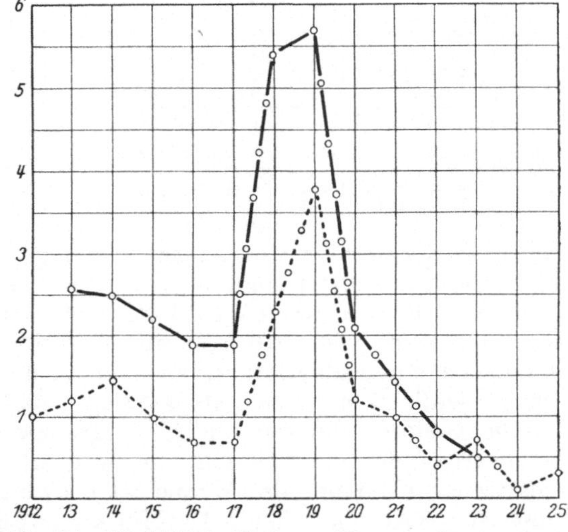

Abb. 131. Morbidität (°/₀₀₀) an Ulcus molle der Zivilbevölkerung o — o — o und Zugangsziffer der Armee an Ulcus molle o - - - o - - - o in Schweden, 1913 – 1925.

Bei der Betrachtung der Vergleichskurve für die Syphilis muß man sich das Kurvenbild (vgl. S. 506) in Erinnerung rufen, das Svend Lomholt für den Ablauf der Syphilismorbidität in Kopenhagen gegeben hat. Der hier verzeichneten Kurve gegenüber verlief die Syphilismorbidität gleichmäßig bewegt. Auch das deutliche Ansteigen der Kurve für ganz Dänemark nach dem Jahre 1906 hängt mit der in diesem Jahre eingeführten unentgeltlichen Behandlung zusammen, so daß in Wirklichkeit bis zum Jahre 1913 keine Erhöhung der Luesmorbidität vorhanden war. Die scheinbare Erhöhung hängt allein mit einer besseren Erfassung der Fälle zusammen.

Unter Berücksichtigung dieser Bedingungen zeigt die Kurve der Zugangshäufigkeit an Lues in der dänischen Armee einen völlig andersartigen Verlauf bis zum Jahre 1913. Von da an steigt die Erkrankungshäufigkeit in der Zivil-

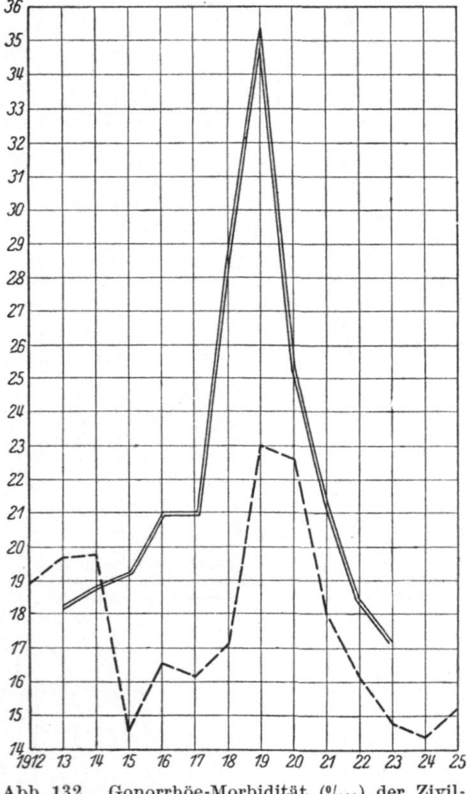

Abb. 132. Gonorrhöe-Morbidität (°/₀₀₀) der Zivilbevölkerung ═══ und Zugangsziffer (°/₀₀) der Armee – – – an Gonorrhöe in Schweden, 1913–1925.

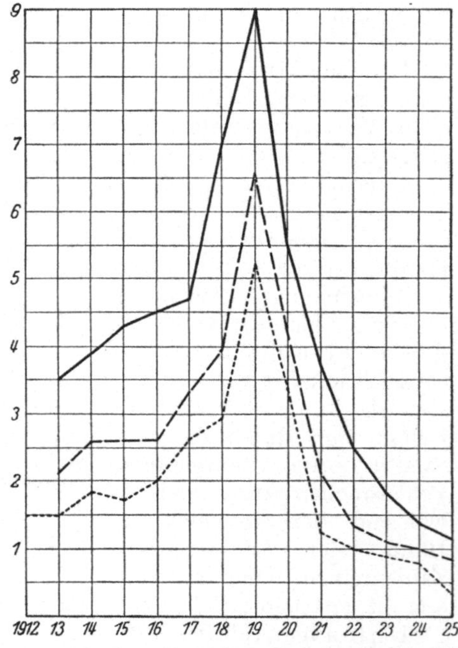

Abb. 133. Lues-Morbidität (°/₀₀₀) der Zivilbevölkerung ——, Zugangsziffer (°/₀) der Armee – – – und Lues-Morbidität (°/₀₀) der Armee ------ in Schweden.

bevölkerung sowohl in Kopenhagen wie im ganzen Lande bis zu einem Maximum 1919, um von diesem Punkte an kontinuierlich abzusinken, während die Zugangsziffer des Heeres bis 1916 ansteigt, dann bis 1918 stark absinkt, 1919 sogar die Höhe von 1916 übertrifft und sicb bis 1921 etwa gleich hoch hält, um dann erst den Abfall zu beginnen, bis zu einem vorher nie erreichten Minimum 1925, allerdings mit einem Rückschlage 1923.

Die Gonorrhöekurven, die Abb. 128 zusammenstellt, zeigen für die Zivilbevölkerung unter Berücksichtigung des schon oben Gesagten, eine seit 1914 einsetzende Erhöhung der Morbidität bis zum Jahre 1919, dem dann ein kontinuierliches Absinken folgt. Die Militärkurve dagegen zeigt wechselnde Maxima und Minima, so daß von einer Übereinstimmung beider Kurven nicht im entferntesten gesprochen werden kann.

Auffällig ist auch (Schaubild 128) der Gegensatz zwischen dem Ablauf der Ulcus molle-Kurve der Zivilbevölkerung und dem der Zugangsziffer der Armee.

Für *Schweden* stehen zum Vergleich die Jahre 1913—1925 zur Verfügung. Betrachtet man die Kurve der Morbidität ($^0/_{000}$) an Geschlechtskrankheiten der Zivilbevölkerung und die Zugangsziffer ($^0/_{00}$) an venerischen Krankheiten der Armee, so ergibt sich, daß beim Militär im Jahre 1918 ein fast gleich hoher Zahlenwert als im Jahre 1914 — einem starken Anstiege im Jahre 1918 verglichen mit 1914 bei der Zivilbevölkerung gegenübersteht. Die Untersuchung des Erkrankungsverlaufs bei den einzelnen venerischen Krankheiten zeigt, daß beim Ulcus molle und bei der Syphilis ein gleichsinniger Verlauf beider Kurven festzustellen ist, wie die Schaubilder 131 u. 133 zeigen.

Der Ablauf der Kurve der Tripperzugangsziffern des schwedischen Heeres weist jedoch, wie die Abbildung 132 veranschaulicht, im Jahre 1918 eine geringere Höhe als in den Friedensjahren auf. Dem Fallen der Zugangsziffer der Militärbevölkerung seit 1914 steht nun aber bei der Zivilbevölkerung eine dauernde Zunahme bis zum Jahre 1919 entgegen, während die Militärkurve erst im Jahre 1919 eine der Friedenserfahrung gegenüber lange nicht so bedeutende Zunahme als die Zivilbevölkerung aufweist. War im Jahre 1920 ein starker Abfall der Erkrankungshäufigkeit in der Zivilbevölkerung bereits erfolgt, so hielt sich die Zugangsziffer der Armee fast noch auf der gleichen Höhe wie 1919 und erst dann setzt bei ihr der Abfall der Zugangsziffer merklich ein. Demnach kann von einer Übereinstimmung der beiden Gonorrhöekurven nicht gesprochen werden.

Aus dem verschiedenartigen Ergebnis der Vergleiche der Ziffern für Armee und Zivilbevölkerung in den beiden behandelten Ländern muß unter Berücksichtigung der zuvor schon (vgl. S. 510) besprochenen Tatsachen gefolgert werden, daß es nicht ohne weiteres angängig ist, die Zugangsziffern der Armeen als Indexziffern für die Verbreitung der venerischen Krankheiten innerhalb der Zivilbevölkerung zu benutzen. Es können dadurch sehr leicht Irrtümer in der Beurteilung der Durchseuchung der Zivilbevölkerung, wie auch falsche Vorstellungen von dem zeitlichen Ablauf der Zu- und Abnahme der Geschlechtskrankheiten hervorgerufen werden.

II. Rekrutierungsstatistik.

Erst seit 1903 liegen für *Preußen* genauere Angaben über den Aushebungsbezirk venerisch krank eingestellter Rekruten vor. Unter Hinzufügung der 3 bayerischen Armeekorps können für die Jahre 1903—1912 nachfolgende Angaben gemacht werden (s. S. 522).

Die meisten geschlechtskranken Rekruten lieferten danach das III. Armeekorps (worin der Einfluß Berlins sich dokumentiert), die beiden sächsischen Armeekorps (bevölkerungsreiche Industriegebiete), sowie das IX. Armeekorps (Altona-Hamburg — Hafenstädte). Am günstigsten sind das XI. Korps (Kassel), das XIII. (Stuttgart) und das XIV. (Karlsruhe), sowie die bayerischen, also die süddeutschen Korps überhaupt gestellt. Überblickt man die angeführten Zahlen für die einzelnen Jahre oder Jahresperioden, so fallen die geringen Schwankungen innerhalb der Korpsbezirke auf. Diese Regelmäßigkeit zeigt, daß man die Rekrutierungsziffer als Index für die verschiedenartige Verbreitung der Geschlechtskrankheiten in den einzelnen Teilen Deutschlands wohl benutzen kann.

Tabelle 294.

Korpsbezirk	1903	1904	1905	1903 bis 1905	1906	1907	1908	1909	1906 bis 1909	1910	1911	1912	1910 bis 1912
I. A.-K. (Königsb. i. Pr.) . .	6,3	6,2	5,2	5,9	4,9	4,0	4,2	4,8	4,5	—	—	—	—
II. A.-K. (Stettin)	6,3	6,1	4,5	5,6	4,8	4,3	4,1	4,2	4,4	—	—	—	—
III. A.-K. (Prov. Brandenburg mit Berlin)	19,1	19,0	23,9	20,9	22,3	19,3	20,0	17,4	19,7	—	—	—	—
IV. A.-K. (Magdeburg)	6,9	8,2	8,2	7,8	8,5	7,5	7,9	6,2	7,5	—	—	—	—
V. A.-K. (Posen)	4,9	7,6	4,4	5,6	5,9	7,0	6,5	6,9	6,6	—	—	—	—
VI. A.-K. (Breslau)	9,1	9,6	6,4	8,4	7,5	7,0	7,4	8,1	7,5	—	—	—	—
VII. A.-K. (Münster)	4,2	4,0	3,6	3,9	4,1	4,9	4,7	5,2	4,7	—	—	—	—
VIII. A.-K. (Koblenz)	5,4	7,3	6,8	6,5	6,3	6,9	6,6	7,3	6,8	—	—	—	—
IX. A.-K. (Altona-Hamburg) .	12,2	12,9	12,3	12,4	12,5	12,4	13,0	12,7	12,7	—	—	—	—
X. A.-K. (Hannover)	5,3	4,5	4,3	4,7	5,4	4,9	5,8	4,6	5,2	—	—	—	—
XI. A.-K. (Kassel)	3,6	2,6	3,7	3,3	3,8	3,2	4,2	4,9	3,9	—	—	—	—
XII. A.-K. (1. Sächs. Dresden) .	16,8	14,4	12,5	14,6	18,1	13,4	15,0	14,7	15,2	—	—	—	—
XIII. A.-K. (Stuttgart)	3,6	2,8	3,5	3,3	3,5	3,6	4,1	4,1	3,8	—	—	—	—
XIV. A.-K. (Karlsruhe)	2,9	4,4	1,8	3,0	3,1	3,6	4,3	4,3	3,8	—	—	—	—
XV. A.-K. (Straßburg i. E.) . .	3,9	4,6	5,8	4,8	4,0	4,8	5,3	5,9	5,0	—	—	—	—
XVI. A.-K. (Metz)	4,4	4,5	4,6	4,5	10,4	8,5	5,7	6,0	7,7	—	—	—	—
XVII. A.-K. (Danzig)	6,8	6,0	5,3	6,0	5,8	7,0	4,2	6,9	6,0	—	—	—	—
XVIII. A.-K. (Frankfurt a. M.) .	5,6	6,5	3,8	5,3	4,5	5,0	6,2	4,4	5,0	—	—	—	—
XIX. A.-K. (2. Sächs. Leipzig) .	12,6	14,4	11,5	13,1	12,1	9,5	14,0	17,1	13,2	—	—	—	—
I. Bayerisches	5,7	7,4	5,3	6,1	3,8	4,2	3,2	4,0	3,8	5,5	5,1	4,0	4,7
II. Bayerisches	4,0	4,4	5,1	4,5	4,1	3,6	2,3	3,5	3,4	2,4	3,6	3,0	3,0
III. Bayerisches	4,1	3,2	2,7	3,3	2,4	2,2	2,8	2,8	2,6	2,5	3,7	3,5	3,2
Deutsches Reich	7,2	7,6	7,1	7,3	7,3	7,0	7,3	—	—	—	—	—	—

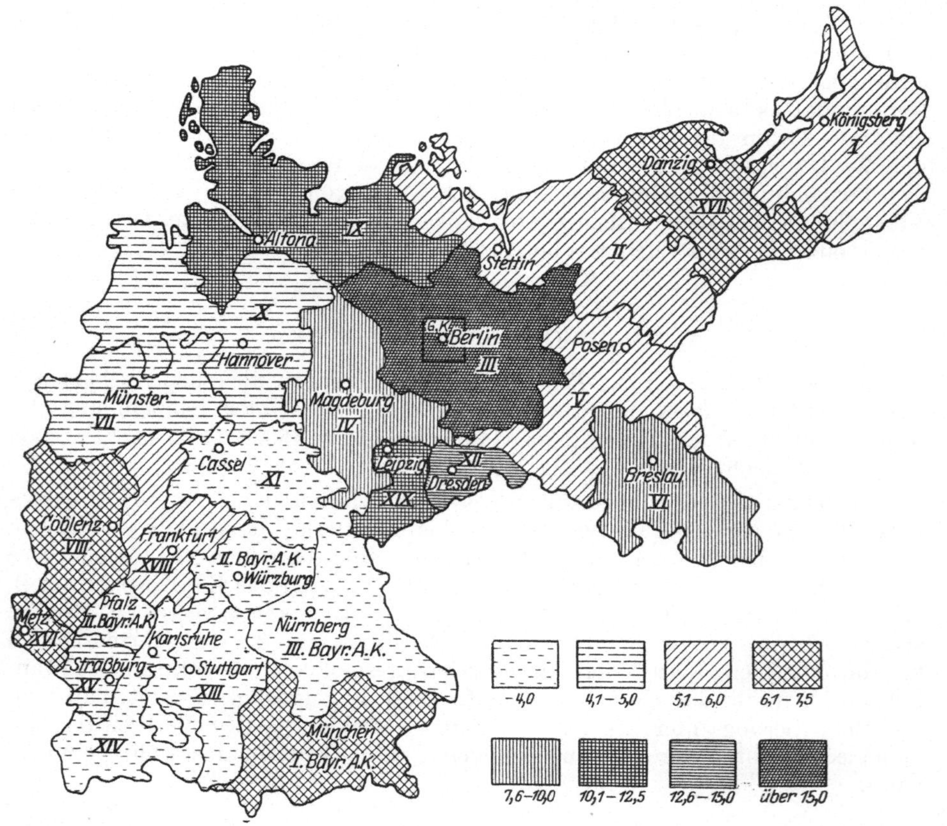

Abb. 134. Von je 1000 aus jedem Armeekorps stammenden Rekruten waren im Durchschnitt der Jahre 1903/07 (für Bayern 1903/05) bei der Einstellung venerisch krank. (Nach H. SCHWIENING.)

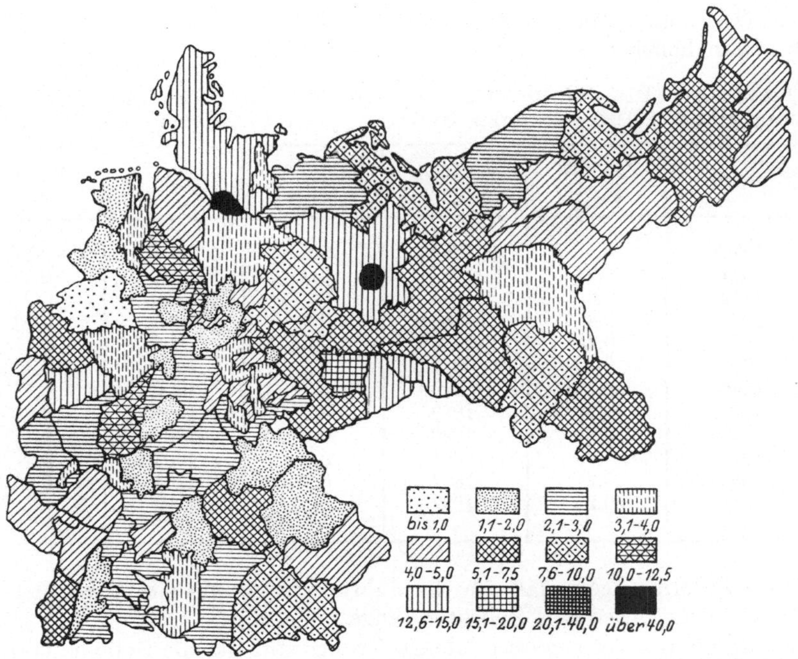

Abb. 135. Verbreitung der venerischen Erkrankungen in den einzelnen Regierungsbezirken, berechnet auf den 1903—1905 eingestellten Rekruten.

Ordnet man das vorliegende Zahlenmaterial nach Ortsgrößenklassen, so ergibt sich, daß in Preußen von 1000 Rekruten venerisch krank waren aus:

	1903/05	1906/09
Berlin	41,3	37,3
Städten mit mehr als 100 000 Einw.	15,8	15,8
Städten mit 50 000—100 000 Einw.	10,2	9,3
Städten mit 25 000—50 000 Einw.	8,0	8,6
den übrigen Städten und Landgemeinden	4,4	4,4
In Preußen insgesamt	7,8	7,7

Diese Tabelle zeigt, daß die Zahl der geschlechtskranken Rekruten um so größer ist, je höher die Bevölkerungszahl eines Gestellungsortes ist.

Eine Ergänzung dazu bilden noch folgende von Schwiening ermittelten Zahlen für preußische Großstädte (1903/05—1906/09):

Stammend aus	1903/05	1906/09	Stammend aus	1903/05	1906/09
Berlin	41,3	37,3	Wiesbaden	15,3	16,7
Schöneberg	38,3	32,7	Halle	14,3	16,5
Rixdorf	34,6	37,5	Aachen	13,8	14,0
Altona	31,0	30,8	Düsseldorf	13,2	12,5
Kiel	25,5	26,5	Essen	12,4	13,5
Köln	24,9	28,2	Posen	11,2	15,5
Frankfurt a. M.	25,1	20,1	Kassel	9,7	9,4
Danzig	22,6	19,1	Bochum	8,8	7,7
Breslau	20,7	19,8	Elberfeld	7,3	9,7
Köngsberg i. Pr.	19,1	13,0	Dortmund	6,7	10,8
Hannover	18,5	14,5	Barmen	6,1	4,2
Magdeburg	18,0	13,9	Duisburg	5,2	6,5
Stettin	17,1	18,0	Gelsenkirchen	3,2	7,6
Charlottenburg	16,3	22,5	Krefeld	2,4	6,9

Für *Österreich* liegen nur Zahlen für die Jahre 1870—1905 vor, die P. MYRDACZ zugänglich gemacht hat:

Tabelle 295. Die auf 1000 untersuchten Rekruten der österreichisch-ungarischen Armee wegen Syphilis Zurückgewiesenen (1870—1905).

Jahr	Syphilis ‰	Jahr	Syphilis ‰	Jahr	Syphilis ‰
1870	0,8	1882	0,2	1894	0,3
1871	0,7	1883	0,3	1895	0,1
1872	0,5	1884	0,3	1896	0,2
1873	0,4	1885	0,3	1897	0,1
1874	0,4	1886	0,3	1898	0,1
1875	0,3	1887	0,2	1899	0,1
1876	0,2	1888	0,1	1900	0,1
1877	0,2	1889	0,2	1901	0,2
1878	0,2	1890	0,2	1902	0,1
1879	0,3	1891	0,1	1903	0,1
1880	0,2	1892	0,1	1904	0,2
1881	0,2	1893	0,1	1905	—

Diese Ziffern zeigen, daß um die Jahrhundertwende ein Abfall der wegen Syphilis zurückgewiesenen Rekruten eingetreten war.

Die Ergebnisse der *englischen* Rekrutierungsstatistik, die Syphilis betreffend, verzeichnet folgende Kurve, die auf nachfolgender Tabelle 296 aufgebaut ist.

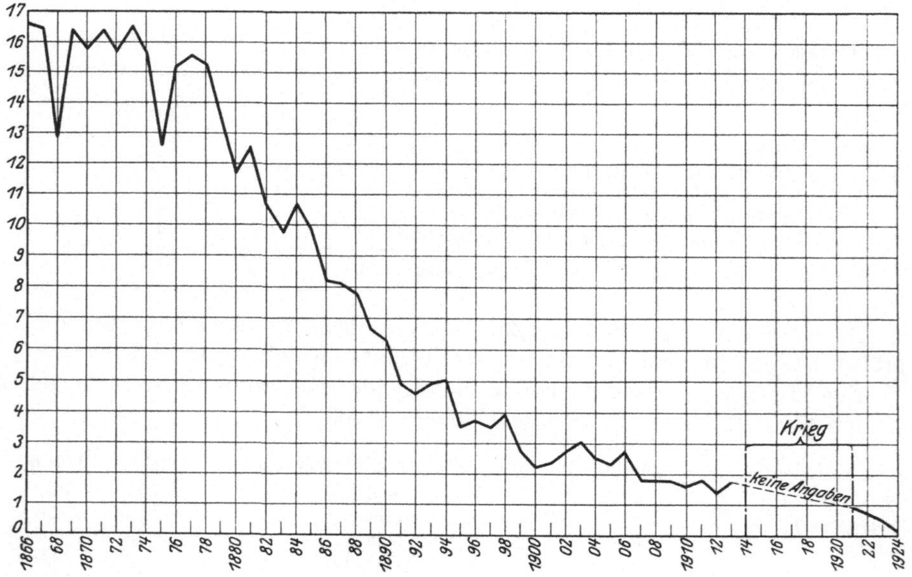

Abb. 136. Auf je 1000 sich bei der englischen Armee Gestellende wurden wegen Syphilis zurückgewiesen 1866—1924.

Vom Jahre 1866 an, in dem 16,6‰ der Rekruten bei der Aushebung und innerhalb von 3 Monaten nach der Einschreibung wegen Syphilis untauglich festgestellt wurden, ist ihre Zahl fast kontinuierlich gefallen bis zu einem Werte von 1,8 im Jahre 1911, 0,86 1920/21 und 0,13 1923/24. Die Gonorrhöe und Ulcus molle sind nicht berücksichtigt worden, da sie nur eine sehr untergeordnete

Tabelle 296. Wegen Syphilis bei der englischen Armee zurückgewiesene Rekruten in den Jahren 1866—1923/24.

Jahre	Gesamtzahl der sich zur Rekrutierung Stellenden	Zurückgewiesene Rekruten			
		überhaupt		wegen Syphilis	
		total	‰	total	‰
1866	20 410	7 761	380,25	338	16,56
1867	26 646	10 069	377,88	440	16,51
1868	23 543	8 847	375,78	303	12,88
1869	17 749	6 660	375,23	291	16,40
1870	38 408	12 935	336,78	606	15,78
1871	36 212	12 014	331,77	593	16,38
1872	28 390	8 990	316,66	445	15,67
1873	24 895	7 559	303,64	411	16,51
1874	30 557	8 471	277,22	481	15,74
1875	25 878	6 662	257,44	327	12,63
1876	41 809	11 419	273,12	634	15,16
1877	43 803	12 837	293,06	680	15,52
1878	43 867	13 091	298,42	665	15,16
1879	42 668	15 477	362,73	573	13,43
1880	46 108	18 794	407,61	538	11,67
1881	47 444	20 522	432,55	593	12,50
1882	45 423	19 294	424,76	487	10,72
1883	59 436	23 595	396,98	583	9,81
1884	66 882	27 888	416,97	707	10,57
1885	72 249	28 933	400,46	706	9,77
1886	74 991	32 853	438,09	613	8,18
1887	60 996	27 850	456,24	494	8,10
1888	49 172	22 571	459,02	382	7,77
1889	53 904	22 449	416,46	358	6,64
1890	55 367	22 005	397,43	351	6,34
1891	55 322	23 231	378,00	300	4,90
1892	68 761	26 349	383,19	318	4,62
1893	64 110	26 341	410,87	314	4,90
1894	61 985	25 074	401,51	315	5,09
1895	55 638	22 916	411,43	194	3,48
1896	54 574	23 111	423,5	202	3,7
1897	59 986	22 945	382,5	209	3,5
1898	66 502	23 370	351,4	258	3,9
1899	68 087	22 504	330,5	182	2,7
1900	84 402	23 745	281,3	188	2,2
1901	76 750	22 536	293,6	177	2,3
1902	87 609	28 510	325,4	238	2,7
1903	69 553	23 404	336,5	211	3,0
1904	70 346	24 782	352,3	178	2,5
1905	66 703	24 888	373,1	156	2,3
1906	62 371	20 577	329,9	170	2,7
1907	59 393	17 513	294,9	107	1,8
1908	61 278	17 937	292,7	113	1,8
1909	50 298	15 567	309,5	89	1,8
1910	45 671	14 124	309,3	71	1,6
1911	48 178	12 403	257,4	89	1,8
1911/12	47 008	11 181	237,9	67	1,4
1912/13	42 977	9 219	224,5	73	1,7
1914	—	—	—	—	—
1915	—	—	—	—	—
1916	—	—	—	—	—
1917	—	—	—	—	—
1918	—	—	—	—	—
1919	—	—	—	—	—
1920/21	86 104	33 322	382,8	74	0,86
1921/22	77 496	31 566	407,3	51	0,66
1922/23	58 709	24 466	416,7	28	0,48
1923/24	57 066	21 455	393,5	8	0,13

Rolle für die Zurückweisung gespielt haben und auch bis zum Jahre 1911/12 nicht besonders verzeichnet wurden. 1911/12 sind als wegen anderer Geschlechtskrankheiten zurückgewiesen nur 0,6‰ verzeichnet. Sehr interessant ist, daß der Abfall für Syphilis bedeutend stärker gewesen ist, als der für alle anderen körperlichen Schäden überhaupt. Zur Frage, ob man aus den Rekrutierungsziffern einen Schluß ziehen darf, auf eine Abnahme der Syphilis unter den Bevölkerungsschichten, die sich zur Rekrutierung melden, äußert sich der Schlußbericht der kgl. Kommission über die Geschlechtskrankheiten folgendermaßen:

„Es ist wahrscheinlich, daß die Anzeichen der Erkrankung besser als früher bekannt sind, und daß Leute, die diese Zeichen bemerken, sich nicht selbst als Rekruten stellen. Weiterhin werden wohl die Rekrutierungssergeanten den Leuten, die sie als erkrankt erkennen, sagen, sie sollten sich erst heilen lassen, bevor sie sich der ärztlichen Untersuchung stellen. Außerdem wurde der weiche Schanker in den Statistiken bis zum Jahre 1892 nicht scharf von der Syphilis getrennt und seit dem Jahre 1901 ist ein Anstieg in dem Prozentsatz der Rückweisungen wegen anderer Erkrankungen der Genitalorgane festzustellen, der möglicherweise damit zusammenhängt, daß Fälle aus der Syphiliskategorie hierhin überführt sind, wodurch der Prozentsatz, der der letzteren Erkrankung zugeschrieben wird, vermindert ist. Im ganzen neigen wir zu der Auffassung, daß die Verminderung der Geschlechtskrankheiten, die sich in der ärztlichen Rekrutenuntersuchung zeigt, nicht als ein sicherer Indicator für eine Abnahme ihrer Verbreitung innerhalb der Zivilbevölkerung betrachtet werden darf."

SCHWIENING hat außerdem allgemein zur englischen Rekrutierungsstatistik hervorgehoben:

„Bei der in England üblichen Rekrutierungsart, dem reinen Werbesystem, bietet aber die Rekrutierungsstatistik noch weniger sicheres Material, über den Gesundheitszustand der wehrfähigen Jugend zuverlässige Beobachtung zu gewinnen, als in den Staaten mit allgemeiner Wehrpflicht. Denn es ist wohl kaum angängig, die Ergebnisse über die Verbreitung der einzelnen Untauglichkeit bedingenden Krankheiten und Gebrechen unter der sich zur Anwerbung meldenden Bevölkerungsschicht auf die gesamte englische Jugend zu übertragen."

Trotz dieser gewiß sehr beachtlichen Einwendungen scheint der dauernd starke Abfall, besonders wenn man die Jahre von 1920/21 bis 1923/24 berücksichtigt, doch dafür zu sprechen, daß in diesen Zahlen die stattgehabte Verminderung der Syphilis einen Ausdruck findet, wenn auch diese Ziffern natürlich kein getreues Abbild dieser Abnahme zu geben vermögen.

Die *japanische* Rekrutierungsstatistik gibt für die Jahre 1909—1923 folgende Zahlen an:

Tabelle 297. Zahl der bei der Aushebung ermittelten Geschlechtskranken in der japanischen Armee in den Jahren 1909—1923.

Jahr	Von den Rekruten litten an:						Gesamtsumme der Geschlechtskrankheiten	
	Syphilis		Ulcus molle		Gonorrhöe			
	abs.	‰	abs.	‰	abs.	‰	abs.	‰
1909	—	5,73	—	4,45	—	13,30	—	—
1910	—	4,91	—	5,35	—	16,83	—	—
1911	—	4,08	—	4,54	—	16,62	—	—
1912	—	4,27	—	4,97	—	15,95	—	—
1913	—	4,55	—	5,56	—	17,18	—	—
1914	2342	4,92	2162	4,54	8136	17,10	12 640	26,57
1915	2341	4,81	2353	4,83	7593	15,59	12 287	25,23
1916	2169	4,44	2161	4,43	6995	14,33	11 325	23,19
1917	2072	4,17	2665	5,16	7691	15,47	12 328	24,80
1918	1933	3,76	2344	4,56	7207	14,03	11 484	22,35
1919	1657	3,45	2091	4,19	7187	14,39	10 935	22,03
1920	2196	4,14	2434	4,59	6975	13,15	11 605	21,87
1921	1746	—	2030	—	6818	—	10 594	18,72
1922	1544	—	2044	—	6283	—	9 871	17,46
1923	1364	—	1811	—	5373	—	8 548	15,23

Minami und Loewenstein haben dazu bemerkt, daß hieraus die starke Verbreitung der Gonorrhöe, die $^3/_5$ aller Geschlechtskranken umfaßt, hervorgeht. Die Zahlen für die Syphilis sind zu niedrig, da nur ein klinischer, aber kein serologischer Nachweis vorliegt. Aus der sonstigen Rekrutierungsstatistik ist ersichtlich, daß seit den letzten Jahren eine Abnahme der Geschlechtskrankheiten stattfindet, und daß sie am häufigsten in den Kolonien, speziell in China, Korea vorkommen. In Japan selbst sind die Geschlechtskrankheiten am meisten verbreitet in der Gegend von Kiusiu, während sie im Nordosten des Landes am seltensten sind. Dies besagt, daß die Geschlechtskrankheiten dort am meisten herrschen, wo warmes Klima und bequeme Verkehrsmöglichkeiten zu Wasser und zu Lande bestehen; während das Gegenteil in kalten Gegenden mit unbequemen Verbindungen zu beobachten ist.

Vereinigte Staaten von Nord-Amerika.

Der Jahresbericht 1919 des Kriegsministeriums (Bd.I, Teil 2) schreibt über die während des Weltkrieges durchgeführten Rekrutenuntersuchungen: „Aus den Berichten über die Untersuchung der ersten Million Eingezogener geht hervor, daß sich 2,9% venerisch Infizierter unter ihnen befand. Eine Bearbeitung der Ergebnisse der ärztlichen Untersuchung einer weiteren Million aus den übrigen 1 650 000, die in die Militärlager geschickt wurden, zeigte, daß von diesen 5,6% geschlechtskrank waren. Die Diskrepanz in beiden Ergebnissen erklärt sich teilweise daraus, daß die Untersuchungskommissionen bei der ersten Million Eingezogener noch nicht mit der erforderlichen Gründlichkeit vorgegangen sind, und die Berichterstattung noch nicht einwandfrei organisiert war. Ferner wurde bei Untersuchung der ersten Million nur das Hauptleiden, das die militärische Untauglichkeit bedingte, verzeichnet. Trotzdem die venerischen Krankheiten unter diesem Gesichtspunkt stark im Vordergrund stehen, überwogen vom militärischen Gesichtswinkel aus oft andere Leiden usw., die in erster Linie Untauglichkeit bedingen. Bei Verzeichnung der Ergebnisse der Untersuchung der zweiten Million Eingezogener wurden mehrere Defekte oder Leiden vermerkt, so daß hierbei das Vorhandensein einer Geschlechtskrankheit nur höchst selten der Notierung entgangen ist. Außerdem sind von der ersten Million Eingezogener möglicherweise venerisch Kranke bereits von den Lokalbehörden zurückgestellt worden".

Eine sehr eingehende wissenschaftliche Bearbeitung fand das Material durch M. W. Ireland, Albert G. Love und Charles B. Davenport, die unter den verschiedensten Gesichtspunkten das Zahlenmaterial aufbereiteten und analysierten. Hier sei zu den S. 580/81 gegebenen Abbildungen die Verteilung der festgestellten geschlechtlichen Erkrankungen nach der Staatszugehörigkeit der sich Stellenden angeführt (s. Tabelle 298 S. 764).

Ein Blick auf die Verteilung der Geschlechtskrankheiten zeigt, daß sie am häufigsten in den Südstaaten sind. Es ist bekannt, daß die venerischen Krankheiten unter der farbigen Bevölkerung weit öfter auftreten als unter der weißen und da die Farbigen gerade in den Südstaaten sehr zahlreich sind, so erklärt sich wohl daraus das Überwiegen der venerischen Krankheiten. Und zwar sind in den Südstaaten sowohl Gonorrhöe als Syphilis ungemein stark vertreten. In keinem Staat der nördlich der Breite des Distrikts von Columbia liegt, beträgt der Prozentsatz der Gonorrhöe mehr als 5,2; während er südlich dieser Breite zwischen 4 und 13 schwankt. Dagegen ist die Erkrankungshäufigkeit an Syphilis im Staate Delaware noch größer als im Distrikt von Columbia und in den Südstaaten Arkansas, North Carolina und Virginia.

Tabelle 298. Häufigkeit der unter der zweiten Million Ausgehobener festgestellten Geschlechtskrankheiten, verteilt nach Krankheitsform und Staatszugehörigkeit, bezogen auf je 1000 Mann.

Staat	Syphilis		Ulcus molle		Gonorrhöe		Alle Geschlechtskrankheiten	
	Zahl der Fälle	‰	Zahl d. Fälle	‰	Zahl der Fälle	‰	Zahl der Fälle	‰
Alabama	857	37,91	74	3,27	1 661	73,48	2 592	114,67
Louisiana	659	33,14	51	2,56	1 704	85,69	2 414	121,40
Georgia	720	28,92	124	4,98	2 533	101,74	3 377	135,64
Delaware	45	24,30	3	1,62	95	51,30	143	77,21
District of Columbia	105	22,93	10	2,18	254	55,46	369	80,57
Oklahoma	560	22,70	36	1,46	1 505	61,00	2 101	85,15
Florida	270	22,43	80	6,65	1 616	134,24	1 966	163,32
Mississipi	385	22,15	65	3,74	1 852	106,57	2 302	132,46
Arkansas	419	20,46	82	4,00	1 655	80,82	2 156	105,28
Maryland	216	17,02	37	2,92	594	46,80	847	66,73
Missouri	573	16,73	47	1,37	1 614	47,13	2 234	65,24
South Carolina	297	16,50	89	4,94	1 978	109,88	2 364	131,32
North Carolina	366	15,67	40	1,71	1 219	52,18	1 652	69,56
Illinois	766	13,69	56	1,00	2 127	38,00	2 949	52,69
Indiana	265	10,34	19	0,74	922	35,98	1 206	47,07
Tennessee	233	10,31	67	2,96	1 173	51,89	1 473	65,16
Montana	92	9,31	3	0,30	246	24,88	341	34,49
Virginia	194	8,77	51	2,31	1 330	60,13	1 575	71,21
Michigan	248	8,46	20	0,68	1 037	35,39	1 305	44,54
Nevada	8	8,24	—	—	24	24,72	32	32,96
West Virginia	135	7,62	28	1,58	770	43,47	933	52,67
Arizona	16	7,49	3	1,40	84	39,31	103	48,20
Nebraska	82	7,30	4	0,36	262	23,32	348	30,97
California	131	6,83	10	0,52	388	20,23	529	27,58
Texas	281	6,18	83	1,82	4 735	104,08	5 099	112,08
Iowa	163	5,97	15	0,55	638	23,35	816	29,87
Kentucky	129	5,96	62	2,86	665	30,71	856	39,53
New Mexiko	20	5,84	2	0,58	209	61,00	231	67,43
Kansas	103	5,39	10	0,52	462	24,16	575	30,07
Pennsylvania	365	5,37	73	1,07	2 040	30,03	2 478	36,48
Ohio	239	5,10	58	1,24	1 641	35,00	1 938	41,34
Wyoming	18	5,07	2	0,56	63	17,74	83	23,37
Minnesota	121	5,05	7	0,29	452	18,86	580	24,20
New York	403	4,81	56	0,67	2 037	24,29	2 496	29,77
Connecticut	46	4,61	9	0,90	210	21,04	265	26,55
Alaska	3	4,56	1	1,52	10	15,20	14	21,28
New Jersey	105	4,53	20	0,86	686	29,60	811	34,99
Rhode Island	18	3,97	1	0,22	106	23,37	125	27,56
Washington	40	3,86	1	0,10	259	24,98	300	28,93
Colorado	33	3,81	7	0,87	173	19,98	213	24,60
Massachusetts	104	3,53	21	0,71	570	19,34	695	23,58
Utah	12	3,28	1	0,27	58	15,83	71	19,38
North Dakota	18	2,92	1	0,16	96	15,56	115	18,64
Maine	22	2,87	1	0,13	159	20,74	182	23,74
South Dakota	26	2,78	2	0,21	118	12,61	146	15,60
New Hampshire	10	2,72	—	—	58	15,77	68	18,49
Wisconsin	65	2,67	6	0,25	423	17,37	494	20,28
Oregon	16	2,01	—	—	161	20,26	177	22,28
Vermont	5	1,71	—	—	33	11,32	38	13,03
Idaho	7	1,28	—	—	116	21,17	123	22,45
Ohne Angabe der Staatsangehörigk.	119	1,25	10	0,11	441	4,65	570	6,00
Zusammen:	10 133	10,47	1448	1,50	43 262	44,72	54 843	56,69

In den Nordstaaten, wie Maine, Massachusetts, Connecticut, Californien, die den geringsten Prozentsatz Farbiger in ihrer Bevölkerung aufweisen, finden sich auch unter den Rekruten die wenigsten Geschlechtskranken, so z. B. in Californien nur 1,5%. Doch ist darauf hinzuweisen, daß in neuerer Zeit diese Staaten durch sehr starke Einwanderung besonders von Süd-Europa, belastet werden.

Einen Einblick in die verschieden hohe Verbreitung der Geschlechtskrankheiten unter der weißen und farbigen Bevölkerung gibt eine Untersuchung von

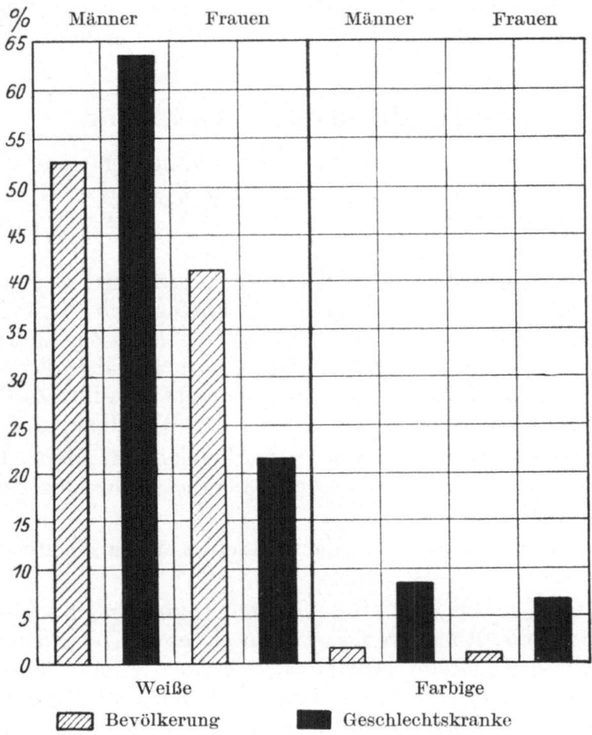

Abb. 137. Vergleich des Prozentsatzes der Bevölkerung zwischen 15 und 54 Jahren nach Farbe und Geschlecht mit dem Prozentsatz der in den gleichen Altersgruppen gemeldeten Fälle von allen Geschlechtskrankheiten. (Nach W. J. V. Deacon.)

J. V. Deacon von 60 000 Fällen von Geschlechtskranken in Michigan, der vorstehende Abbildung entnommen ist.

Während die weißen Männer 52,2% der Bevölkerung ausmachten und 61,7% der Geschlechtskranken stellten, betrugen diese Ziffern bei den weißen Frauen 45,6% und 21,6%. Die Neger dagegen bildeten 1,3% (Männer) und 0,94% (Frauen) der Bevölkerung und ihr Anteil an den Geschlechtskrankheiten betrug 10,2% und 6,5%.

Abschließend sei aus den Untersuchungen von Ireland, Love, Davenport noch auf das bemerkenswerte Ergebnis hingewiesen, daß die Häufigkeit der Geschlechtskrankheiten für ländliche Gebiete 32,93‰, für städtische 31,62‰ beträgt; die Geschlechtskrankheiten also auf dem Lande um 1,04‰ überwiegen. Bereits bei der ersten Million der ausgehobenen Rekruten wurde festgestellt, daß die Häufigkeit der Geschlechtskrankheiten in ländlichen Gebieten größer ist als in städtischen, doch war der Unterschied bei der ersten Million untersuchter Rekruten weit beträchtlicher, während die Unterschiede sich bei der hier zu Grunde gelegten zweiten Million Rekruten fast ausgleichen. Eine getrennte Betrachtung der drei venerischen Krankheiten zeigt, daß die Syphilis auf dem Lande weniger häufig ist als in der Stadt und zwar im Verhältnis von 89 zu 100. Ulcus molle hat fast die gleiche Häufigkeit, während die Gonorrhöe auf dem Lande häufiger auftritt als in der Stadt, 109 zu 100. Die relativ höhere Erkrankungshäufigkeit an Syphilis in der Stadt ist augenscheinlich auf ihre große Verbreitung in kleineren Städten zurückzuführen, denn die vier in diesem Bericht untersuchten Großstädte haben niedrigere Prozentsätze für Lues als die ländlichen Gebiete. Das gleiche gilt für Ulcus molle und Gonorrhöe.

III. Marine-Sanitätsstatistik.

Zur Vermittlung eines Begriffs der Verbreitung der Geschlechtskrankheiten innerhalb der Kriegsmarinen der wichtigsten Staaten sind nebenstehend die Zugangsziffern für venerische Krankheiten in $^0/_{00}$ der Kopfstärke zusammengestellt worden.

An diesen Kurven fällt auf, daß die Zugangsziffern höher sind als bei den Armeen. Durch ganz besondere Höhe zeichneten sich im letzten Viertel des vorigen Jahrhunderts die holländische und die englische Marine aus. Dann folgten die deutsche und die österreichische Marine, während die amerikanische Marine die niedrigsten Ziffern zeigte, doch entsprachen ihre Zahlen infolge einer lückenhaften Berichterstattung keineswegs der Wirklichkeit.

Im 20. Jahrhundert hat sich das Bild erheblich verändert. Die holländische Marine weist jetzt die niedrigsten, die amerikanische dagegen die höchsten Zugangsziffern auf.

Über das Verhalten der einzelnen Geschlechtskrankheiten zueinander bei den Marinen hat RUGE ausgeführt:

Gonorrhöe spielt bei den Geschlechtskrankheiten in allen Ländern anscheinend die größte Rolle, wenigstens soweit es sich aus den Marinesanitätsberichten ersehen läßt. Dann stritten sich der weiche Schanker und die Syphilis vor dem Kriege um den zweiten Platz. Vor der Einführung der Prophylaxe waren die Zahlen für Ulcus molle meist höher als die für Syphilis. So gab es z. B. in Afrika Stationen, bei denen sich 30$^0/_0$ weicher Schanker und nur 5 bis 6$^0/_0$ Syphilis unter 100 Erkrankten fanden. Nach der allgemeinen Einführung der Schutzmittel sanken die Zahlen für Ulcus molle rascher als die für Lues. Allem Anschein nach hat also der Streptobacillus gegen Desinfizientien wie Sublimat eine noch geringere Widerstandsfähigkeit als die Spirochaeta pallida. Wahrscheinlich bleibt auch der Streptobacillus länger an der Oberfläche von Epitheldefekten liegen, während die Spirochaeta pallida gleich in die Lymphbahnen einwandert und sich so der Wirkung einer nachträglichen Desinfektion entzieht. In den letzten Vorkriegsjahren war der weiche Schanker an die letzte Stelle zurückgedrängt worden. Die Morbidität betrug 6—8$^0/_{00}$, die der Lues dagegen etwa 8—10$^0/_{00}$ (ohne Rückfälle).

1. Deutsche Marine.

Die Berichte der deutschen Kriegsmarine beginnen mit dem Jahre 1874/75 und geben ein einheitliches Material bis zum Jahre 1913/14. Unter Zufügung der Zahlen für das 1.—4. Kriegsjahr und für die Jahre 1920—1926 ergibt sich die Übersicht der Tabelle 300 auf S. 770.

Tabelle 299. Zugangsziffer (‰) an Geschlechtskrankheiten in den wichtigsten Kriegsmarinen, 1874—1926.

Jahr	Deutschland (Gesamt-Flotte)	Österreich	England (Gesamt-Flotte)	Frankreich	Italien	Holland (Flotte Heimat)	Verein. Staaten (Gesamt-Flotte)
1874	112,1	111,7	103	—	163	—	51,77
1875	117,8	105,2	99	—	115	—	63,13
1876	119,0	93,0	91	—	132	124,1	61,69
1877	109,0	83,6	102	—	153	187,6	60,34
1878	153,0	109,5	103	—	130	168,8	95,26
1879	121,3	104,24	117	—	140	203,4	61,45
1880	153,0	113,12	129	—	134	228,3	76,65
1881	157,5	106,40	126	—	161	180	70,19
1882	144,2	105,53	123	—	148	174,4	80,67
1883	153,0	97,05	153	—	142	159,3	54,72
1884	106,9	82,35	159	—	142	189,3	77,31
1885	105,6	82,98	149	—	142	139,8	71,29
1886	105,9	103,54	147	—	142	186,4	77,87
1887	114,2	119,84	154	—	123	198,6	78,08
1888	99,6	110,78	155	—	123	150,1	80,46
1889	102,0	92,47	171	—	123	225,6	59,63
1890	101,3	93,56	163	—	133	226	52,68
1891	107,0	71,67	153	—	165	252,3	44,17
1892	103,7	82,81	148	—	159	197,7	46,63
1893	102,1	87,38	155	—	133	192,4	46,41
1894	120,0	79,65	150	—	126	203,8	68,54
1895	135,3	85,91	151	—	120	187,3	48,06
1896	126,8	87,06	152	—	107	214,5	47,41
1897	117,4	76,29	148	—	125	207,5	44,93
1898	124,5	91,36	142	—	114	205,2	46,07
1899	109,9	93,04	131	—	129	188,8	55,19
1900	104,5	75,29	121	—	183	193,7	50,44
1901	80,8	82,30	112	—	109	153,8	52,87
1902	75,7	98,3	114	—	110	180,5	54,91
1903	66,5	98,4	121	—	134	197,4	61,96
1904	59,9	80,1	110	—	120	171,3	74,38
1905	62,4	64,1	121	—	141	162,6	90,96
1906	56,8	52,2	123	—	131	152,6	108,41
1907	63,33	42,4	125	—	120	114,2	84,14
1908	58,88	52,0	121	—	133	119,1	91,81
1909	55,20	61,7	119	—	87	88	160,40
1910	59,89	57,6	117	—	86	88,2	164,75
1911	55,41	59,2	113	69,90	93	80,1	150,68
1912	55,80	63,3	104	62,37	99	55,8	145,33
1913	56,28	60,3	93	62,78	100	82	130,77
1914	47,16	—	73	58,34	92	52,4	152,82
1915	49,88	—	67	54,68	—	44,7	151,86
1916	44,35	—	81	60,46	—	34,1	148,97
1917	48,43	—	83	71,56	—	28,9	88,71
1918	—	—	—	72,07	—	36,4	70,18
1919	—	—	—	74,82	—	43,3	111,61
1920	82,02	—	—	72,48	57	63,8	126,17
1921	113,32	—	113	62,40	—	38,0	120,04
1922	133,35	—	102	52,17	—	39,8	127,36
1923	122,22	—	92	43,65	—	31,1	123,34
1924	79,76	—	—	46,36	—	33,1	137,56
1925	70,59	—	—	44,09	—	22,0	126,56
1926	70,70	—	—	45,29	—	—	—

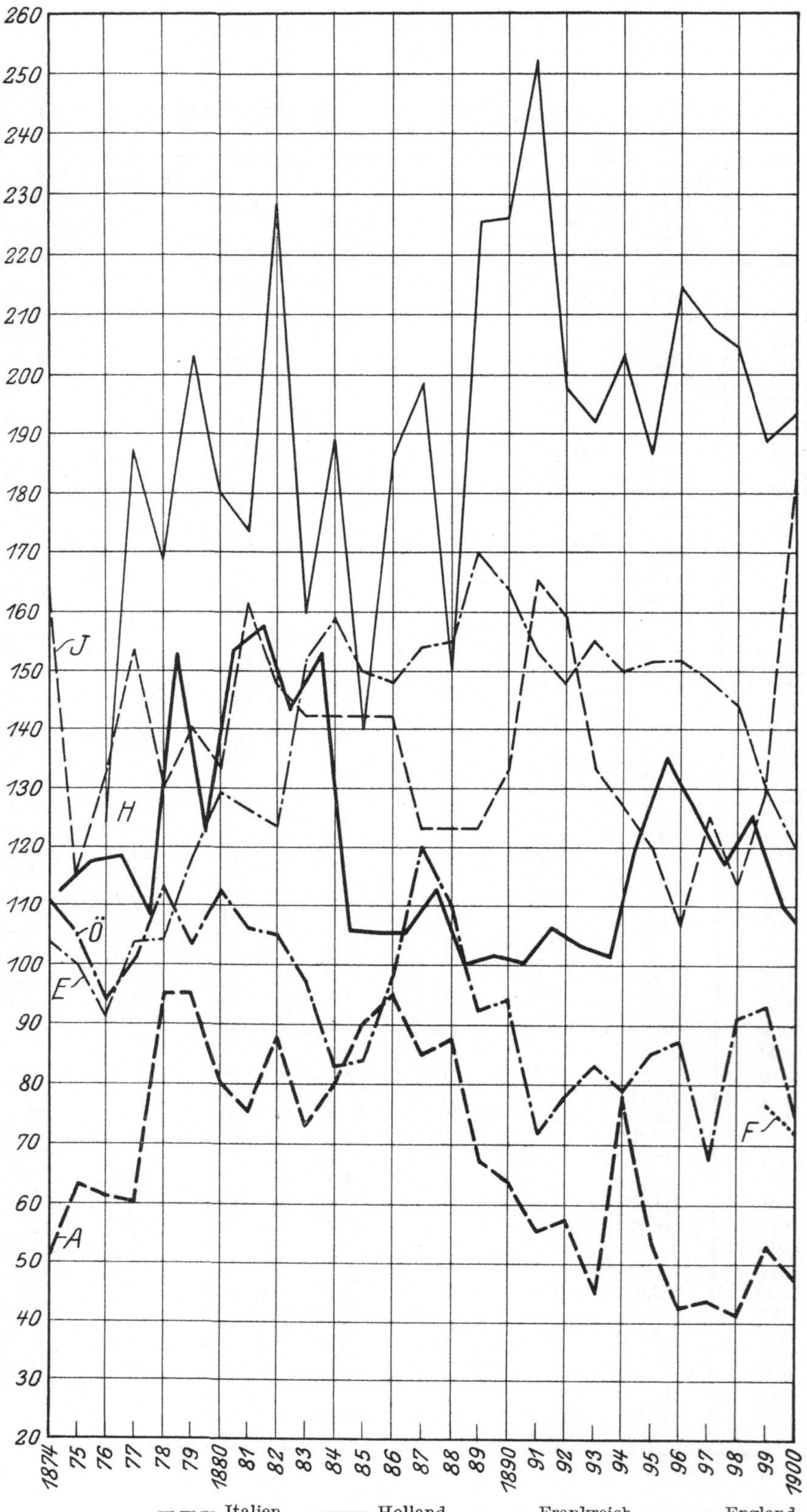

— — — Italien. ——— Holland. ········ Frankreich. — · — England.

Abb. 138. Zugangsziffer an Geschlechtskrankheiten in den Kriegsmarinen der wichtigsten

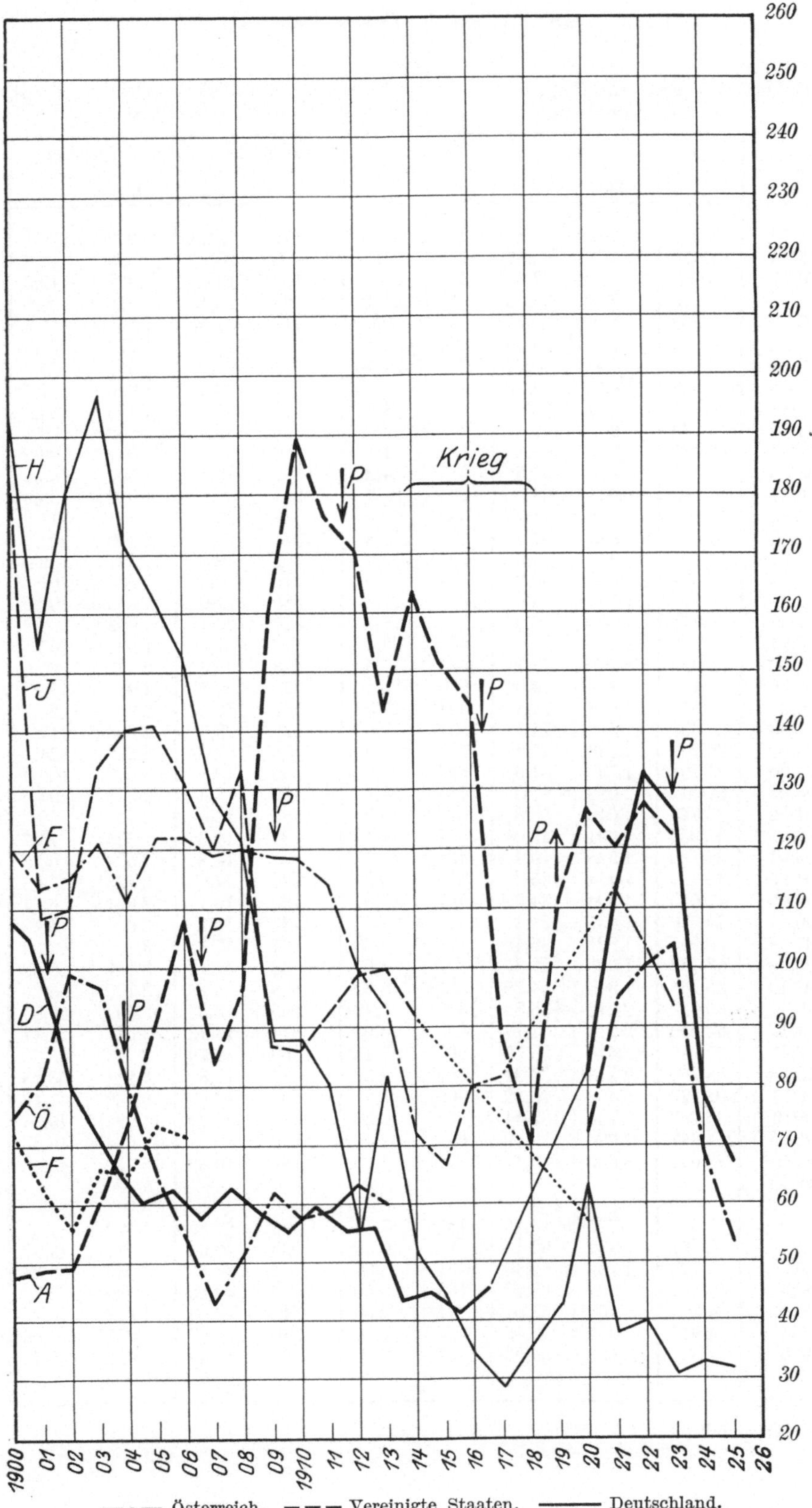

—·— Österreich. – – – Vereinigte Staaten. ——— Deutschland.

Staaten in den Jahren 1884—1925, berechnet auf je 1000 Mann der Kopfstärke.

Tabelle 300. Zugang und Zugangsziffer (‰) an Geschlechtskrankheiten in der deutschen Kriegsmarine in den Jahren 1874/75—1926.

Jahr	Iststärke	Gonorrhöe		Ulcus molle		Syphilis		Zusammen	
		abs.	‰	abs.	‰	abs.	‰	abs.	‰
1874/75	8 278	502	60,60	250	30,20	177	21,3	929	112,1
1875/76	7 586	477	62,87	258	34,01	158	20,92	893	117,8
1876/77	8 663	553	63,84	313	36,13	168	19,03	1 034	119,0
1877/78	8 916	589	66,06	218	24,45	165	18,49	972	109,0
1878/79	9 259	831	89,75	284	30,66	249	27,18	1 364	147,6
1879/80	10 059	771	76,65	266	26,45	241	18,2	1 278	121,3
1880/81	9 885	890	90,03	340	34,40	282	28,57	1 512	153,0
1881/82	10 246	1 021	99,65	300	29,28	292	28,57	1 613	157,5
1882/83	10 181	900	88,4	250	24,5	319	31,3	1 469	114,2
1883/84	10 479	969	92,5	267	25,5	366	35,0	1 602	153,0
1884/85	12 187	771	62,4	257	21,1	286	23,4	1 314	106,9
1885/86	14 213	819	57,6	345	24,3	337	23,7	1 501	105,6
1886/87	14 183	903	63,6	304	22,5	295	20,8	1 502	105,9
1887/88	14 718	952	64,7	383	26,0	346	23,5	1 681	144,2
1888/89	14 964	853	57,0	296	19,8	341	22,8	1 490	991,6
1889/90	15 507	923	59,6	357	23,0	301	19,4	1 581	102,0
1890/91	15 877	956	60,2	334	21,0	319	20,1	1 609	101,3
1891/92	16 997	1 166	68,6	364	21,4	289	17,0	1 819	107,0
1892/93	18 779	1 066	56,9	500	26,7	377	20,1	1 943	103,7
1893/94	19 496	1 127	57,8	454	23,3	412	21,0	1 991	102,1
1894/95	20 620	1 521	73,7	526	25,5	428	20,8	2 475	120,0
1895/96	21 477	1 803	83,9	630	29,4	473	22,0	2 906	135,3
1896/97	21 675	1 614	74,5	591	27,3	542	25,0	2 747	126,8
1897/98	22 693	1 613	71,1	521	22,9	532	23,4	2 666	117,4
1898/99	26 267	2 026	77,2	707	26,9	536	20,4	3 269	124,5
1899/00	27 708	1 792	64,6	697	25,2	530	19,1	3 019	108,9
1900/01	31 942	2 088	65,3	785	24,6	465	14,6	3 338	104,5
1901/02	33 729	1 645	48,8	547	16,2	532	15,8	2 724	80,8
1902/03	35 955	1 691	47,0	507	14,1	527	14,6	2 725	75,7
1903/04	37 780	1 525	40,4	421	11,3	558	14,8	2 504	66,5
1904/05	40 432	1 444	35,7	413	10,2	566	14,0	2 423	59,9
1905/06	43 045	1 504	34,9	467	10,8	720	16,7	2 691	62,4
1906/07	45 776	1 437	31,4	428	9,3	737	16,1	2 602	56,8
1907/08	49 955	1 821	36,45	476	9,53	867	17,35	3 164	63,33
1908/09	53 782	1 908	35,47	321	5,97	938	17,44	3 167	58,88
1909/10	56 788	1 945	34,25	322	5,67	868	15,28	3 135	55,20
1910/11	60 052	2 212	36,83	390	6,49	995	16,57	3 597	59,89
1911/12	63 648	2 213	34,77	440	6,91	874	13,73	3 527	55,41
1912/13	67 916	2 415	35,56	506	7,45	869	12,79	3 790	55,80
1913/14	58 355	2 113	36,21	482	8,26	689	11,81	3 284	56,28
1914/15 [1]	202 123	5 402	26,32	1 000	4,87	2 604	12,68	9 680	47,16
1915/16 [1]	235 267	7 754	32,44	549	2,30	2 688	11,24	11 924	49,88
1916/17 [1]	254 347	7 324	28,79	635	2,46	2 625	10,32	11 284	44,35
1917/18 [1]	283 071	8 625	30,47	1 374	4,76	3 081	10,88	13 710	48,43
1918/19	—	—	—	—	—	—	—	—	—
1919/20	—	—	—	—	—	—	—	—	—
1920	15 507	705	45,46	117	7,54	429	27,66	1 272	82,02
1921	13 387	832	62,15	87	6,50	536	40,04	1 517	113,32
1922	13 723	1 132	82,49	131	9,54	502	36,58	1 830	133,35
1923	14 564	997	68,45	153	10,50	586	40,23	1 780	122,22
1924	14 770	768	52,01	44	2,98	341	23,09	1 178	79,76
1925	14 943	955	50,42	21	2,07	240	16,03	1 057	70,59
1926	—	823	55,06	33	2,20	201	13,44	1 057	70,70

[1]) Kriegsjahre.

Den Kurvenablauf veranschaulicht nachstehende Abbildung:

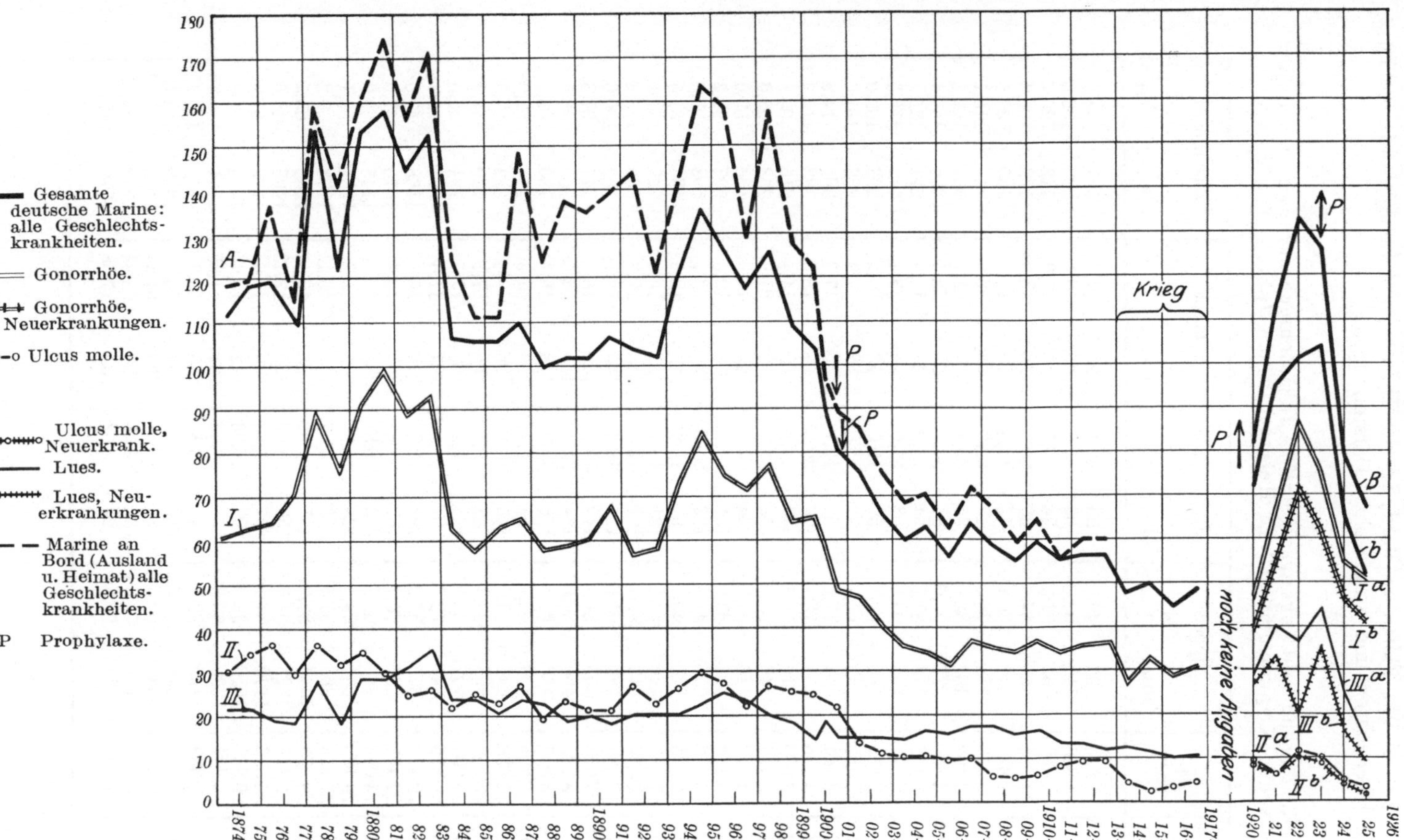

Abb. 139. Zugangsziffer an Geschlechtskrankheiten in der deutschen Kriegsmarine in den Jahren 1874/75—1925.

Einen Einblick in den Ablauf der Kurve der Zugangsziffern an Geschlechtskrankheiten bei der Flotte an Bord, in der Heimat und im Auslande, geben folgende Übersichten und graphischen Darstellungen:

Tabelle 301. Zugang und Zugangsziffer (°/₀₀) an Geschlechtskrankheiten in der Deutschen Kriegsmarine (Bord Heimat) in den Jahren 1874/75—1925.

Jahr	Iststärke	Tripper		Ulcus molle		Syphilis		Zusammen	
		abs.	°/₀₀	abs.	°/₀₀	abs.	°/₀₀	abs.	°/₀₀
1874/75	1 896	95	49,9	38	20,1	20	14,7	161	84,7
1875/76	1 859	111	60,0	66	35,8	25	13,0	202	108,8
1876/77	882	63	71,3	34	38,5	15	17,0	112	126,8
1877/78	1 228	83	67,6	30	24,4	16	13,0	129	105,0
1878/79	1 827	110	60,2	73	12,5	27	14,8	163	87,5
1879/80	2 146	164	76,4	47	21,9	36	16,8	247	115,1
1880/81	2 192	181	82,6	85	38,8	47	21,4	313	142,8
1881/82	2 355	232	98,5	81	34,4	53	22,5	366	155,4
1882/83	2 156	176	81,7	54	25,0	41	19,0	271	125,7
1883/84	2 571	265	105,5	93	37,0	85	33,8	443	176,3
1884/85	2 631	160	60,8	50	19,0	53	20,2	263	100,0
1885/86	2 185	149	68,1	34	15,6	39	17,9	222	101,6
1886/87	3 144	244	77,6	62	19,7	55	17,5	361	114,8
1887/88	3 446	254	73,7	70	20,3	64	18,6	388	112,6
1888/89	3 680	216	68,7	47	12,8	53	14,4	316	85,8
1889/90	2 757	146	53,0	52	18,9	60	21,8	258	93,6
1890/91	3 162	116	37,3	24	7,7	43	13,9	183	59,0
1891/92	6 142	392	63,9	131	21,3	74	12,0	597	97,2
1892/93	6 413	305	47,6	162	25,3	131	20,4	598	93,3
1893/94	6 543	321	49,1	91	13,9	121	18,5	533	81,5
1894/95	7 257	472	65,0	131	18,1	123	16,9	726	101,1
1895/96	7 470	613	82,1	102	13,6	148	19,8	863	115,5
1896/97	7 581	489	64,6	124	16,3	145	19,1	758	100,0
1897/98	7 651	495	64,8	110	14,3	142	18,6	747	97,6
1898/99	8 203	460	66,0	184	22,4	119	14,5	763	93,0
1899/1900	8 857	456	51,5	176	19,9	148	16,7	780	88,0
1900/01	7 205	303	42,1	53	7,3	55	7,6	411	57,0
1901/02	11 433	441	38,6	115	10,0	96	8,4	652	57,5
1902/03	13 299	498	37,4	127	9,5	95	7,1	720	54,2
1903/04	14 207	497	35,0	131	9,2	163	11,5	791	55,6
1904/05	16 975	544	32,0	201	11,8	197	11,6	971	55,4
1905/06	20 473	665	32,5	191	9,3	312	15,2	1168	57,0
1906/07	22 467	600	26,7	167	7,4	303	13,4	1070	47,5
1907/08	24 095	848	35,2	212	8,8	385	16,0	1445	60,0
1908/09	24 737	864	34,9	125	5,0	402	16,2	1391	56,1
1909/10	27 455	865	31,51	98	3,57	415	15,11	1378	50,2
1910/11	29 075	1045	35,94	117	4,02	425	15,54	1588	55,5
1911/12	32 435	1023	31,54	159	4,90	426	13,13	1608	48,6
1912/13	34 333	1172	34,14	207	6,03	400	11,65	1779	51,8
1913/14	29 887	1016	33,99	207	6,93	312	10,44	1535	51,4
1920	6 267	380	60,63	53	8,46	261	41,65	701	111,85
1921	5 339	429	80,35	47	8,8	268	50,2	771	144,41
1922	5 399	658	121,87	80	14,82	302	55,93	1070	198,18
1923	6 228	625	100,35	96	15,41	386	61,98	1128	181,12
1924	6 840	495	72,36	32	4,68	198	28,94	740	108,17
1925	7 286	507	69,58	22	3,02	131	17,98	676	92,78

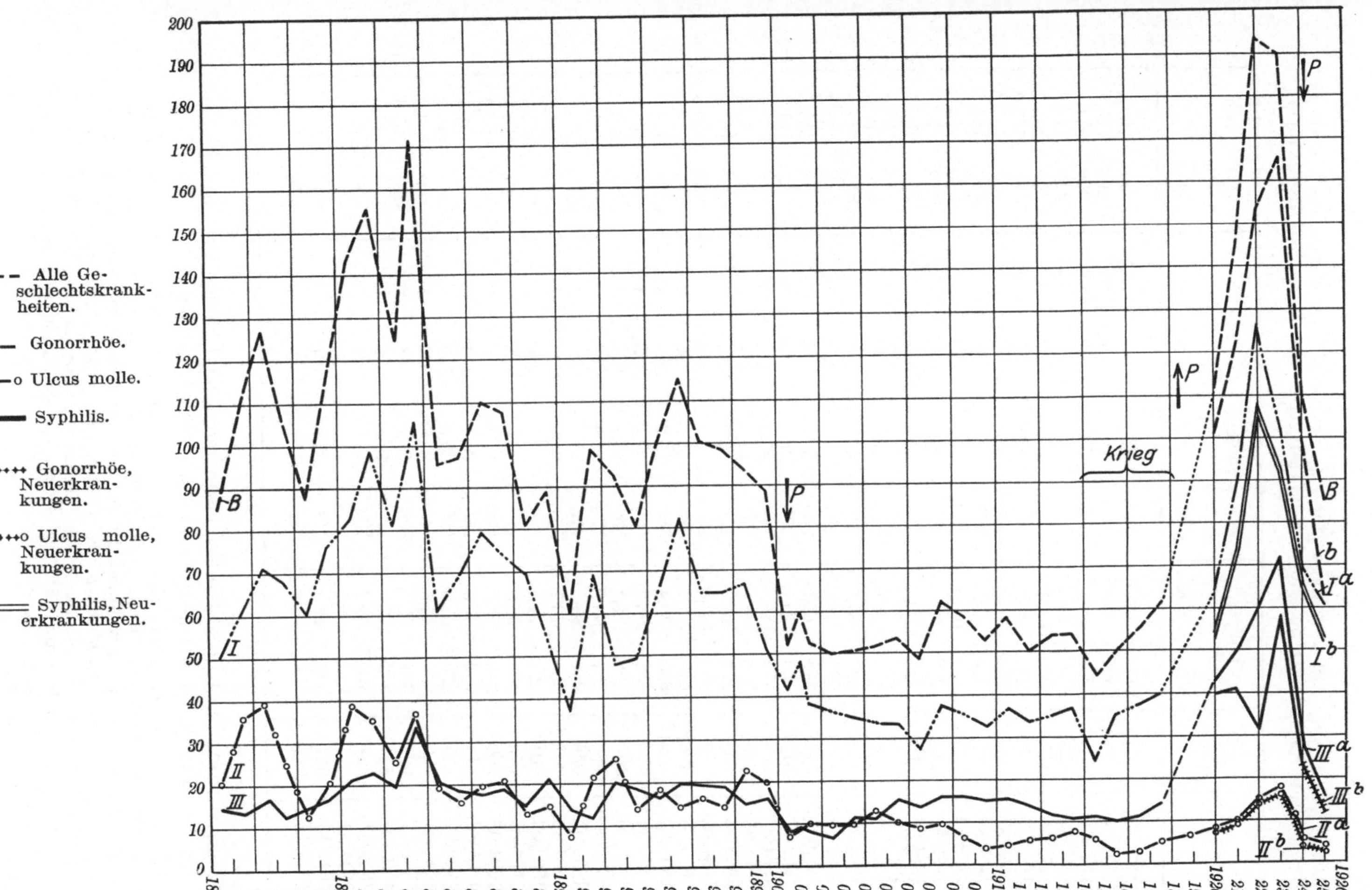

Abb. 140. Zugangsziffer an Geschlechtskrankheiten in der deutschen Marine (Gesamt an Bord und Heimat). B Alle Erkrankungen. b Neuerkrankungen. I Tripper insgesamt. Ib Neuerkrankungen. II Ulcus molle. IIb Neuerkrankungen. III Syphilis. IIIa Neuerkrankungen.

Tabelle 302. Zugang und Zugangsziffer (‰) an Geschlechtskrankheiten in der deutschen Kriegsmarine (Bord Ausland) in den Jahren 1874/75—1913/14.

Jahr	Iststärke	Tripper		Ulcus molle		Syphilis		Zusammen	
		abs.	‰	abs.	‰	abs.	‰	abs.	‰
1874/75	2419	178	93,5	112	43,4	45	23,5	335	160,4
1875/76	2181	128	58,0	107	49,7	45	20,7	208	128,4
1876/77	3772	234	64,7	107	28,4	79	21,0	420	114,1
1877/78	3890	253	64,1	110	28,3	91	23,4	454	116,8
1878/79	2716	293	108,0	151	55,6	115	41,9	559	205,5
1879/80	2951	253	85,8	121	41,0	89	30,2	463	157,0
1880/81	2813	271	96,4	121	43,1	92	32,7	484	172,2
1881/82	3038	336	110,5	125	41,1	120	39,5	581	191,1
1882/83	3155	332	105,1	112	35,5	109	34,4	553	175,0
1883/84	3237	298	92,7	109	33,6	143	44,2	550	170,5
1884/85	3566	272	66,3	125	35,1	117	32,8	514	162,2
1885/86	5378	318	59,1	229	42,5	172	31,9	719	133,5
1886/87	4273	255	59,7	115	26,9	96	22,4	466	109,0
1887/88	4342	367	84,5	215	49,5	177	40,8	759	174,8
1888/89	4141	305	73,6	183	44,5	159	38,4	847	156,2
1889/90	5276	448	84,9	230	33,6	157	29,8	835	158,2
1890/91	5134	505	98,3	248	48,3	180	35,1	933	181,7
1891/92	2680	372	138,8	143	53,4	113	42,2	628	234,4
1892/93	3289	358	108,8	203	61,8	106	32,2	667	203,8
1893/94	3938	372	94,5	260	66,0	107	27,2	739	187,7
1894/95	4034	539	133,6	265	65,7	148	36,7	952	236,0
1895/96	4988	619	124,1	410	82,2	156	31,3	1185	237,6
1896/97	5251	695	132,4	363	69,2	221	42,1	1279	243,7
1897/98	6736	612	106,7	299	52,1	173	30,2	1084	189,0
1898/99	6957	968	137,4	369	52,4	274	38,9	1611	228,8
1899/1900	6826	737	108,0	373	54,6	209	30,6	1319	193,3
1900/01	9560	938	98,1	475	49,7	230	24,0	1643	171,9
1901/02	7487	589	78,7	254	33,9	199	25,2	1042	137,8
1902/03	7049	526	74,6	240	34,1	228	32,3	994	141,0
1903/04	6736	428	63,5	193	28,6	153	22,7	774	114,9
1904/05	5998	340	56,7	103	17,2	98	16,3	541	90,2
1905/06	5190	292	56,3	151	29,1	114	22,0	557	107,4
1906/07	4853	320	65,9	126	26,0	119	24,5	565	116,4
1907/08	5897	369	62,6	123	20,8	138	23,7	630	106,8
1908/09	6217	351	56,4	100	16,1	148	23,8	599	96,3
1909/10	6479	343	52,9	128	19,8	72	11,1	543	83,8
1910/11	7345	398	54,2	136	18,5	124	16,7	658	89,4
1911/12	7542	333	44,2	122	16,2	96	12,7	551	73,1
1912/13	9240	396	42,3	213	23,1	161	17,4	770	82,8
1913/14	5935	278	46,8	155	26,1	60	10,11	493	83,0

Nach HEINRICH RUGE kann zusammenfassend über die Geschlechtskrankheiten bei der deutschen Marine ausgeführt werden:

„Im Laufe der Jahre 1874—1914 sind die Geschlechtskrankheiten von der 2. und 3. Stelle (die sie unter allen Krankheitsursachengruppen einnahmen) an die 4. zurückgedrängt worden. Es waren während des letzten Jahrzehntes vor dem Kriege etwa 55 bis 60‰ der Iststärke einschließlich der Rückfälle erkrankt. An Behandlungstagen beanspruchten sie rund $^1/_4$ aller überhaupt erforderlichen Behandlungstage. Und zwar stiegen die Durchschnittsbehandlungstage für Tripper von 13 auf 52, die der Lues von 28 auf 54 Tage, während sich die Behandlungsdauer des Ulcus molle nur von 28 auf 30 Tage hob.“ Einen Überblick gibt Tabelle 303.

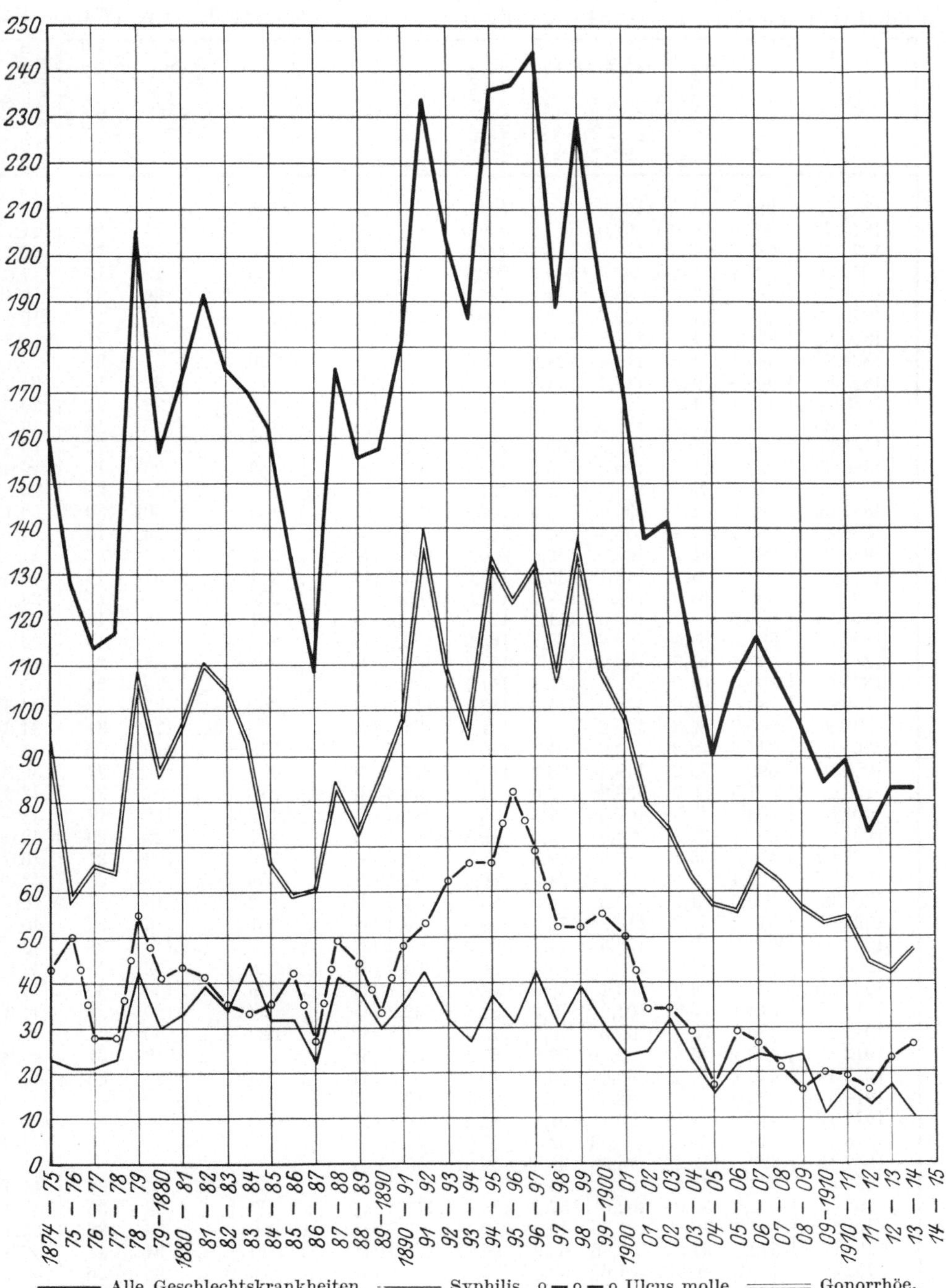

Abb. 141. Zugangsziffer an Geschlechtskrankheiten in der deutschen Marine (Bord und Ausland) 1874/75 bis 1914/15.

Tabelle 303. Morbidität an einzelnen Krankheitsgruppen und durchschnittl. Behandlungsdauer bei der deutschen Marine 1874/75—1925.

Jahr	Gesamte Morbidität ‰	Gruppe I Allgemeine Krankheiten ‰	Gruppe V Krankheiten d. Verdauungsorgane ‰	Gruppe X Krankheiten der Haut ‰	Gruppe XII Mechanische Verletzungen ‰	Gruppe VII Venerische Krankheiten ‰	Behandlungstage in 1000	Behandlungstage für Gruppe VII in 1000	Gruppe VII beanspr. also an Beh.-Tagen in %	Durchschnittl. Beh.-Tage für Gruppe VII
1874/75	982,7	170,7	168,5	146,4	184,0	113,4 (5)	über 86	—	—	—
1875/76	996,0	367,0[1])	92,0	119,0	169,0	125,0 (3)	„ 105	über 14	14	21,1
1876/77	987,2	302,2[1])	113,9	128,4	216,7	118,4 (4)	„ 100	„ 17	18	22,5
1877/78	931,4	285,2[1])	84,7	149,7	200,9	111,3 (4)	„ 100	„ 18	19	17,6
1878/79	980,0	302,6	85,8	131,1	204,3	150,0 (3)	„ 115	„ 36	33	18,4
1879/80	972,1	146,6	139,7	153,6	199,9	130,5 (4)	„ 136	„ 25	17	19,5
1880/81	876,0	108,7	116,8	142,4	173,9	154,7 (2)	„ 130	„ 27	21	18,3
1881/82	885,1	158,0	111,4	128,6	155,0	159,3 (1)	„ 140	„ 31	22	19,1
1882/83	960,3	128,7	143,4	150,9	187,1	145,8 (3)	„ 147	„ 32	16	21,9
1883/84	1159,1	116,2	175,5	207,0	249,2	155,3 (4)	„ 136	„ 33	24	20,3
1884/85	1034,0	138,4	157,2	193,7	226,2	108,6 (5)	„ 137	„ 25	18	19,2
1885/86	1097,4	130,8	184,5	200,4	234,4	107,7 (5)	„ 167	„ 30	17	19,6
1886/87	1023,4	99,7	170,8	186,4	230,8	107,4 (4)	„ 162	„ 29	17	19,0
1887/88	944,2	79,5	136,6	171,1	227,7	115,7 (4)	„ 167	„ 35	21	20,6
1888/89	882,4	88,1	133,9	153,6	202,8	100,9 (4)	„ 152	„ 30	30	20,1
1889/90	965,5	147,4	155,3	155,0	208,2	103,2 (5)	„ 199	„ 33	16	21,1
1890/91	941,9	82,2	146,5	132,3	206,1	109,7 (4)	„ 207	„ 34	17	21,4
1891/92	918,8	81,7	143,1	133,1	193,6	109,7 (4)	„ 211	„ 37	17	20,4
1892/93	898,6	54,9	161,7	147,7	187,8	105,1 (4)	„ 235	„ 39	16	20,0
1893/94	855,7	87,7	150,9	141,2	178,2	104,2 (4)	„ 261	„ 44	17	22,1
1894/95	894,8	69,4	129,8	131,1	165,9	122,7 (4)	„ 267	„ 51	19	20,4
1895/96	847,6	61,3	123,9	121,2	157,7	137,2 (2)	„ 292	„ 68	23	23,1
1896/97	860,6	64,9	122,4	115,7	151,1	129,0 (2)	„ 314	„ 70	22	25,1
1898	782,8	60,6	116,6	111,2	133,1	119,3 (2)	„ 300	„ 95	32	33,5
1898/99	800,3	69,3	140,2	110,1	121,4	125,4 (2)	„ 360	„ 121	34	34,6
1899/1900	745,3	78,2	140,6	91,5	115,6	110,0 (3)	„ 378	„ 119	32	36,3
1900/01	690,6	75,2	148,4	78,3	113,4	115,4 (3)	„ 468	„ 125	27	35,3
1901	631,5	50,9	136,2	72,6	91,2	95,8 (2)	„ 216	„ 67	31	42,3
1901/02	603,3	47,5	107,5	67,4	93,0	81,8 (3)	„ 406	„ 113	27	38,3
1902/03	568,9	37,8	94,0	65,0	89,3	76,4 (3)	„ 411	„ 122	29	42,0
1903/04	477,5	33,5	85,0	59,4	76,8	66,8 (4)	„ 395	„ 123	31	46,0
1904/05	462,4	34,9	85,3	34,4	69,9	66,4 (3)	„ 398	„ 117	29	43,4
1905/06	500,0	34,1	90,2	66,2	88,7	64,9 (3)	„ 402	„ 118	27	40,7
1906/07	547,2	36,2	117,9	73,0	89,4	59,3 (4)[2])	„ 451	„ 115	25	40,7
1907/08	569,7	37,2	116,5	77,1	92,9	66,0 (3)	„ 521	„ 149	28	43,5
1908/09	568,0	35,7	120,9	83,5	95,0	60,9 (4)	„ 548	„ 162	29	44,9
1909/10	497,3	28,9	93,1	75,4	83,0	58,1 (4)	„ 535	„ 160	30	44,9
1910/11	515,1	29,6	101,8	73,3	82,4	62,2 (4)	„ 586	„ 180	31	44,6
1911/12	490,2	26,4	100,3	70,3	75,7	57,8 (4)	„ 622	„ 190	31	47,4
1912/13	433,1	25,8	83,2	58,6	65,4	57,8 (3)	„ 615	„ 213	34	49,9
1913/14	447,1	19,0	88,6	66,4	70,8	59,1 (4)	„ 543	„ 182	35	47,2
1914/15	472,0	31,28	84,97	51,8	90,17	47,16(5)[3])	—	—	—	—
1915/16	442,9	29,55	90,11	57,26	62,59	49,88(1)	—	—	—	—
1916/17	440,1	34,60	83,56	62,44	67,65	44,55(5)[4])	—	—	—	—
1917/18	497,6	119,25	75,59	62,88	69,01	48,43(5)	—	—	—	—
1920	523,7	74,3	97,3	83,4	68,0	82,0 (3)	„ 156	„ 55	33	44,0
1921	902,2	55,0	202,0	157,2	128,0	113,3 (4)	„ 227	„ 38	36	48,0
1922	887,3	72,80	187,79	110,98	119,14	133,35(5)	„ 250	„ 96	38	52,6
1923	572,5	34,22	199,86	62,92	96,72	125,91(1)	„ 216	„ 94	44	52,9
1924	473,8	16,00	101,65	60,93	73,8	79,5 (3)	„ 188	„ 68	36	57,9
1925	401,3	—	80,01	53,02	60,30	67,36	„ 165	„ 34	21	—[5])

[1]) Einschließlich der rheumatischen und katarrhalischen Krankheiten.
[2]) Gruppe III (Krankheiten der Atmungsorgane = 68,6‰).
[3]) Gruppe III (Krankheiten der Atmungsorgane = 57,6‰).
[4]) Gruppe III (Krankheiten der Atmungsorgane = 51,4‰).
[5]) Durchschnittliche Behandlungsdauer bei Gruppe VII 29,8 Tage.

Vor der Einführung der Prophylaxe fällt an den Kurven ein unregelmäßiges Steigen und Fallen auf, und erst seit Einführung der Zwangsprophylaxe ist der Abfall der Geschlechtskrankheitskurve und ihr jahrelanges Verharren auf einer ziemlich gleichmäßigen Höhe feststellbar, so daß dieser ein gewisser Anteil an dem Rückgang zugeschrieben werden muß.

Daß wir in der persönlichen Prophylaxe ein sehr wichtiges Mittel für die Bekämpfung der Geschlechtskrankheiten haben, zeigt sehr deutlich die Erfahrung, die mit ihr in Kiautschou gemacht worden ist. Die nachfolgende Tabelle 304 sowie die graphische Darstellung über die Zugangsziffer an Gechlechtskrankheiten in Kiautschou zeigen bis zum Jahre 1900/01 eine ansteigende Tendenz, von da ab einen scharfen Abfall bis zum Jahre 1908/09, nach dem wieder ein leichter Anstieg folgt. Der Anstieg bis zum Jahre 1900/01 fällt zusammen mit der nach der Besetzung von Tsingtau mehr und mehr schwindenden Zurückhaltung der Marinesoldaten gegenüber der eingeborenen Bevölkerung. Je mehr die Marinesoldaten mit der Bevölkerung inVerkehr kamen, desto mehr stieg die Zahl der Geschlechtskranken an. Die dann im Jahre 1900 ein- und außerordentlich scharf durchgeführte Zwangspropbylaxe machte der gewaltigen Zunahme der venerischen Krankheiten ein jähes Ende. In einem Jahre fällt die Erkrankungshäufigkeit von 260 auf 180‰ und sinkt ständig weiter ab, bis zum Jahre 1909/10. In den nachfolgenden Jahren wurde die Prophylaxe dann weniger streng gehandhabt, was sich sofort in einer Zunahme der venerischen Erkrankungen auswirkte. Es läßt sich indessen außerordentlich schwer entscheiden, wieviel für die Jahre von 1900 ab der Wirkung der Zwangsprophylaxe zuzuschreiben ist, was auch für die Zeiten nach dem Kriege gilt. Die Zwangsschutzbehandlung wurde bei der deutschen Flotte am 21. Juni 1923, bei der Nordseestation am 11. August 1923 und bei der Ostseestation am 5. Mai 1924 wieder eingeführt.

Tabelle 304. Zugang und Zugangsziffer an Geschlechtskrankheiten bei der deutschen Marine (Kiautschou) 1897/98—1911/12.

Jahr	Iststärke	Gonorrhöe		Ulcus molle		Syphilis		Zusammen	
		abs.	‰	abs.	‰	abs.	‰	abs.	‰
1897/98	421	28	66,5	8	19,0	3	7,1	39	92,6
1898/99	1648	123	74,6	22	13,3	24	14,6	169	102,5
1899/00	1519	172	113,2	38	25,0	23	15,1	233	153,4
1900/01	1458	232	159,1	92	64,1	55	38,7	279	259,9
1901/02	1852	142	76,7	90	48,4	105	56,7	127	180,9
1902/03	1980	174	87,9	64	32,4	46	23,7	337	143,5
1903/04	2095	107	51,1	16	7,7	29	13,8	284	72,5
1904/05	2072	78	37,6	10	4,8	32	15,4	153	57,8
1905/06	2410	84	34,8	20	8,3	54	22,4	158	65,5
1906/07	2550	65	25,5	10	3,9	30	11,8	105	41,2
1907/08	2636	56	21,2	18	6,8	29	11,0	103	39,0
1908/09	2623	61	23,3	11	4,2	16	6,1	88	33,6
1909/10	2660	69	25,9	11	4,1	10	3,7	90	33,7
1910/11	2625	62	23,6	33	12,6	14	5,3	109	41,5
1911/12	2669	110	41,2	36	13,5	24	9,0	170	63,7

Die Schutzmaßnahmen bestanden in Waschungen mit 1%iger Sublimatlösung und dem Einträufeln einer 10—20%igen Protargol-Glycerinlösung; daneben wurde vereinzelt auch noch Calomel- und Sublimatsalbe angewandt. An Bord scheint, gemessen an der durchschnittlichen Iststärke die Inanspruchnahme der Pflichtschutzbehandlung größer zu sein als bei den Landmarineteilen.

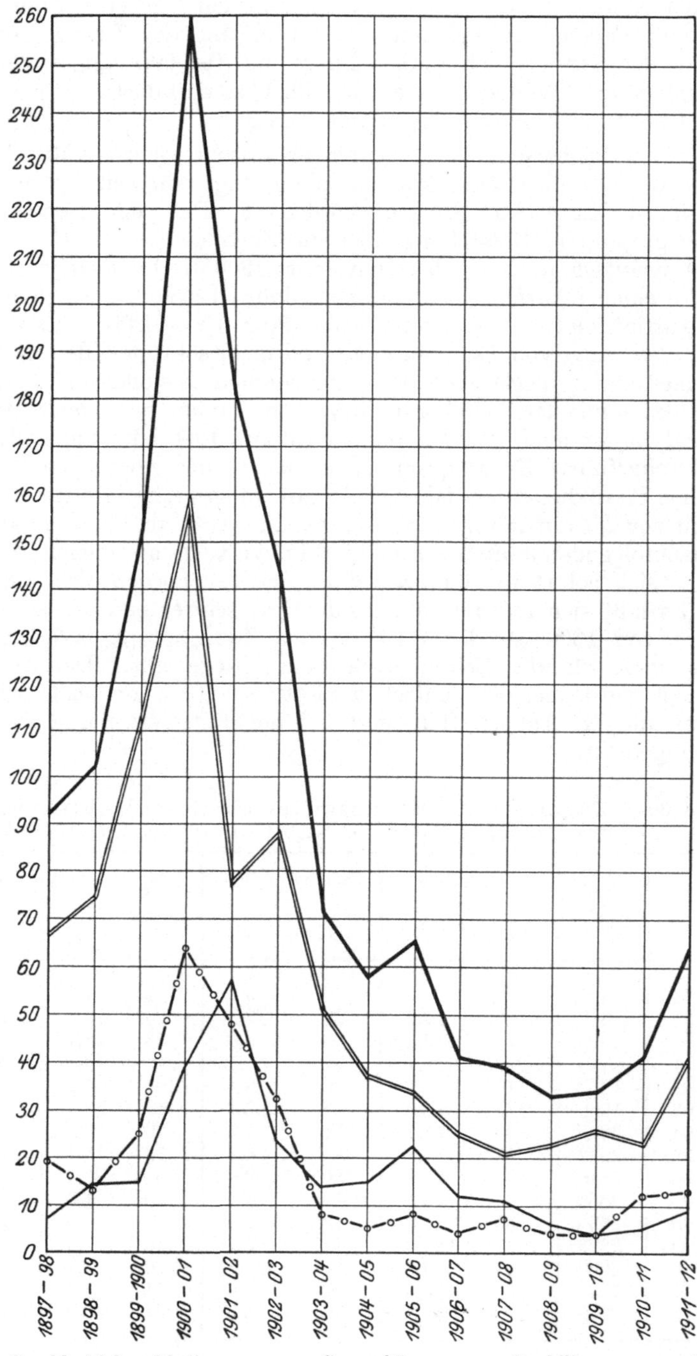

Alle Geschlechtskrankheiten. Gonorrhöe. Syphilis. o—o—o Ulcus molle.

Abb. 142. Zugangsziffer an Geschlechtskrankheiten bei der deutschen Marine in Kiautschou, berechnet auf je 1000 Mann der Kopfstärke, in den Jahren 1897/98 bis 1911/12.

Die Pflichtschutzbehandlung wird in der Weise gehandhabt, daß jeder in seine Unterkunft (Kaserne, an Bord) von „Tagesurlaub“ zurückkehrende Soldat, welcher außerehelichen geschlechtlichen Verkehr hatte, die Verpflichtung hat, bei einer der bei den einzelnen Marineteilen und Schiffen eingerichteten Prophylaxestellen sich sachgemäß (Sanitätswache) behandeln zu lassen. Es wird eine geheime Liste zum Zwecke statistischer Prüfung des Wertes der Prophylaxe geführt.

Gleichzeitig ist festzustellen, daß in der Heimat sich mit dem Ende der 70er Jahre die Krankheitsverhältnisse langsam aber stetig verschoben, und zwar in dem Sinne, daß die Lues auf Kosten des Ulcus molle zunahm, bei gleichzeitiger Abnahme der Höhe der Gesamterkrankungsziffer.

„Für das Zustandekommen des ziemlich regelmäßigen Ansteigens der Lues könnte zunächst an eine bessere Erfassung der Luesfälle infolge genauerer und gründlicherer klinischer Untersuchung gedacht werden. Eine bessere Erfassung der frischen Syphilisfälle kommt jedoch nicht in Betracht, da in früheren Zeiten bei verdächtigem Befund meist der Beginn des Sekundärstadiums abgewartet wurde. Daher ist auch der Einwand hinfällig, daß früher ein Teil der Fälle zunächst als weicher Schanker behandelt und rapportmäßig geführt worden sei, die tatsächlich Syphilisfälle waren und erst nach Auftreten von Sekundärerscheinungen als Lues erkannt wurden. Dies könnte höchstens in einer ganz geringen Anzahl von Fällen vorgekommen sein, viel zu gering zur Erklärung des Steigens der Lues. Wäre es doch auffällig, daß von Jahrfünft zu Jahrfünft immer mehr Fälle von Syphilis zunächst unerkannt geblieben sein sollten.“

Dagegen verdient folgende Tatsache für das Absinken des Ulcus molle Beachtung, nämlich daß in früheren Zeiten manche Balanitis erosiva und Wundscheuerung, die sich infolge Unsauberkeit eitrig belegte, auch gelegentlich zu einer schmerzhaften Leistendrüsenschwellung führte, als weicher Schanker angesehen wurde. Diese Fälle konnten erst einwandfrei durch die Entdeckung der UNNA-DUCREYschen Streptobacillen ausgeschaltet werden.

„Den höheren Krankenzugang im Inland für die Jahre 1904/05, 1908/09, 1909, 1910 und 1914 könnte man auf die Entdeckung der Spirochaeta pallida und der Wassermannreaktion zurückführen. Dieser Schluß erweist sich aber als trügerisch bei Berücksichtigung der Angaben über die Diagnostik in den früheren Jahren und bei Betrachtung der Nachkriegszahlen — denn es ist wohl nicht angängig ein Heraufschnellen von 2,0 auf 3,9 allein durch eine verbesserte Untersuchungstechnik zu erklären. Ferner ist auch darauf hinzuweisen, daß in den Jahren 1904/05—1913/14 die Lues viel rascher hätte steigen müssen, wenn tatsächlich die Verbesserung der Untersuchungsmethode zur Entdeckung von so viel mehr frischen Luesfällen geführt hätte. Die Verbesserungen haben zweifellos zu einer rascheren Diagnose verholfen und manchen unsicheren Fall eher geklärt, aber — von einigen wenigen Fällen abgesehen — haben sie nicht dazu geführt, die Menge der tatsächlichen Syphiliserkrankungen zu vermehren.

Weiterhin ist noch zu überlegen, ob nicht die Prophylaxe irgendwie ihren Einfluß geäußert hat, und zwar insofern, als die Zunahme der Lues doch nur scheinbar ist, d. h. daß durch Anwendung der Schutzmaßnahmen im Verhältnis mehr Erkrankungen an Tripper und weichem Schanker als von Lues vermieden sind. Eine derartige Einwirkung der Schutzmaßnahmen läßt sich mangels der Unterlagen für die Jahre vor dem Kriege nicht mehr feststellen, immerhin dürfte sie ziemlich unwahrscheinlich sein, wie die für die letzten Jahre ermittelten Zahlen zeigen, die durch dieselbe Prophylaxe gewonnen sind“ (RUGE).

Bei den vorliegenden Tabellen sind die Neuerkrankungen und Rückfälle an Syphilis wie an Gonorrhöe zusammen angegeben, da sie sich bis zum Jahre 1914 nicht voneinander trennen lassen; wohl werden in manchen Berichten die Gesamtrückfälle bei der Marine angegeben, doch fehlt eine Trennung nach den einzelnen Auslandsstationen und Heimatgarnisonen.

Es handelt sich bis 1914 daher stets um Neuerkrankungen und Rückfälle. Für Tripper ist mit 10—15%, für Syphilis mit 25—45% Rückfällen zu rechnen [RUGE] (vgl. dazu S. 746).

Durch die Einführung der neuen Berichterstattung 1922 ist dies geändert worden. — Jetzt wird scharf zwischen Frischinfektionen und Rezidivfällen getrennt.

HEINRICH RUGE hat in mühevoller Arbeit auch für die Jahre 1920 und 1921 die Neuerkrankungen ermittelt. Für die Jahre 1920—1926 stellt sich die Zahl der Neuerkrankungen und die Morbidität an venerischen Krankheiten in der deutschen Reichsmarine folgendermaßen dar:

Tabelle 305. Neuerkrankungen an Geschlechtskrankheiten in der deutschen Reichsmarine von 1920—1926[1]).

Jahr	Nordsee Land			Ostsee Land			Bord			Gesamte Marine			
	Gonorrhöe	Ulcus molle	Syphilis	Gonorrhöe	Ulcus molle	Syphilis	Gonorrhöe	Ulcus molle	Syphilis	Gonorrhöe	Ulcus molle	Syphilis	Alle Geschlechtskrankheiten
1920	93	11	48	193	52	109	334	53	250	620	117	408	1045
1921	143	15	128	214	25	94	383	47	225	741	87	447	1275
1922	157	17	39	246	34	68	576	80	171	981	131	279	1391
1923	120	11	58	207	46	108	530	96	334	857	153	503	1513
1924	104	2	32	123	10	60	453	32	163	681	44	255	980
1925	107	1	29	109	8	30	434	22	111	652	31	170	853
1926	67	3	12	113	5	27	499	35	134	679	43	173	895

Tabelle 306. Die Morbidität an Geschlechtskrankheiten in der deutschen Reichsmarine von 1920—1926.

Jahr	Nordsee Land			Ostsee Land			Bord			Gesamte Marine			
	Gonorrhöe	Ulcus molle	Syphilis	Gonorrhöe	Ulcus molle	Syphilis	Gonorrhöe	Ulcus molle	Syphilis	Gonorrhöe	Ulcus molle	Syphilis	Alle Geschlechtskrankheiten
	‰	‰	‰	‰	‰	‰	‰	‰	‰	‰	‰	‰	‰
1920	29,86	3,53	15,42	35,71	8,68	15,70	53,30	8,46	39,98	39,99	7,54	26,31	45,17
1921	36,40	3,82	32,59	54,42	6,30	23,69	71,74	8,80	42,14	53,35	6,50	33,40	73,82
1922	40,61	4,40	10,01	57,04	7,86	15,77	106,69	14,82	31,67	71,48	9,55	20,33	95,26
1923	32,67	2,99	15,79	45,83	10,18	23,90	91,93	16,91	57,32	60,99	10,50	34,54	103,95
1924	31,05	0,60	9,56	27,65	2,25	13,49	65,89	4,65	23,71	46,00	2,98	17,27	66,19
1925	34,78	0,32	9,43	24,30	1,78	6,69	59,56	3,02	15,32	43,54	2,07	11,35	56,96
1926	23,68	1,06	4,24	28,52	1,26	6,81	61,89	4,34	16,62	45,29	2,87	11,54	59,69

Während der Kriegsjahre hat eine Vermehrung der Geschlechtskrankheiten nicht stattgefunden, wie folgende Übersichten zeigen.

Für die verschiedenen Formationen der Marine lauten die Gesamtzugangszahlen:

	Schiffe in der Heimat	Marinekorps	an Land Ostsee- und Nordseestation
1. Kriegsjahr . .	43,94	28,45	57,54
2. Kriegsjahr . .	51,54	28,35	55,25
3. Kriegsjahr . .	55,14	27,93	39,57
4. Kriegsjahr . .	62,32	29,01	44,26

Die Zugänge an den einzelnen Geschlechtskrankheiten verteilen sich wie die nachstehende Übersicht zeigt:

Tabelle 307. Zugangsziffern (‰) an Geschlechtskrankheiten in der deutschen Marine während des Weltkrieges.

Weltkrieg	Schiffe in der Heimat			Marinekorps			Ost- und Nordseestation		
	Tripper	Schanker	Syphilis	Tripper	Schanker	Syphilis	Tripper	Schanker	Syphilis
1. Jahr	24,79	5,79	11,17	17,06	1,50	7,91	31,52	5,06	16,05
2. Jahr	35,74	2,78	10,54	18,33	0,58	7,55	33,48	2,16	13,39
3. Jahr	37,56	3,32	11,69	18,71	1,05	6,62	24,21	1,81	9,92
4. Jahr	40,31	5,23	14,55	17,79	4,60	5,41	27,92	3,46	10,07

[1]) Diese Zahlen sind Verf. in zuvorkommenster Weise von Herrn Marineoberstabsarzt Dr. STEFFAN, Medizinalabteilung der Marineleitung, zur Verfügung gestellt worden.

Wesentlich anders war es jedoch nach der Revolution. Die Lockerung der Disziplin und die Umstellung auf ein Söldnerheer übten einen unheilvollen Einfluß aus. Eine hohe Löhnung, so bei den Minensuchverbänden, führte bei den dort meist verwendeten ziemlich jungen Mannschaften häufig zu einem lockeren Lebenswandel, dessen Folgen nicht selten venerische Krankheiten waren (Ruge). Auch der Inflation ist ein nicht unbeträchtlicher Teil an dem Umsichgreifen der Geschlechtskrankheiten zuzuschreiben. Damals wurde manche Nachzahlung für Vergnügungen ausgegeben, da ja das Sparen zwecklos geworden war.

Ein Beispiel für die Wirkung einiger Nachzahlungen bei der Marine bietet folgende Übersicht:

Tabelle 308. Monatliche Zugangsziffern an Geschlechtskranken in $^0/_{00}$ der Iststärke bei der deutschen Reichsmarine.

		Jan.	Febr.	März	April	Mai	Juni	Juli	Aug.	Sept.[1]	Okt.	Nov.	Dez.
1921	Ges. Marine	—	—	—	7,2	6,8	8,6	6,6	6,7	10,8	10,5	10,1	8,6
	Bord . . .	—	—	—	8,86	7,65	10,27	7,78	9,33	15,33	13,59	12,82	10,44
	Land . . .	—	—	—	5,89	6,05	6,93	5,68	4,82	7,82	8,78	8,09	7,54
1922	Ges. Marine	16,4	9,5	7,6	5,6	9,2	9,2	10,1	10,5	13,8	13,8	11,4	8,4
	Bord . . .	25,3	14,67	13,27	11,46	8,92	12,48	15,22	16,81	15,33	17,1	17,8	9,5
	Land . . .	11,54	6,75	7,13	*5,12*	*3,72*	*7,13*	4,92	5,14	*6,93*	*11,6*	*7,2*	*7,8*
1923	Ges. Marine	12,7	8,4	7,7	10,2	14,3	8,7	8,0	11,4	11,6	9,8	7,5	5,2
	Bord . . .	18,6	11,8	10,9	14,3	12,6	13,1	9,8	18,6	16,9	14,7	10,66	8,1
	Land . . .	8,5	*6,0*	*5,5*	*7,2*	*4,7*	*5,1*	*6,7*	*6,1*	*7,6*	*6,6*	*5,3*	*3,0*
1924	Ges. Marine	7,51	4,40	3,62	4,28	5,01	5,01	6,54	6,90	5,80	5,25	5,45	3,16
	Bord . . .	12,26	5,82	4,61	6,50	7,53	7,44	9,08	8,88	8,31	7,55	7,84	4,18
	Land . . .	4,06	3,20	3,88	2,36	2,98	2,94	4,38	5,22	3,26	4,57	3,51	2,35
1925	Ges. Marine	6,67	4,33	3,73	5,0	3,87	4,13	3,94	4,87	3,94	4,91	4,21	2,14
	Bord . . .	8,70	5,07	5,10	7,64	3,68	6,49	5,21	6,35	4,97	6,93	5,94	3,99
	Land . . .	4,98	3,59	2,32	2,34	2,99	2,84	2,71	3,43	2,97	3,19	2,68	1,24

„Gelegentlich läßt sich der „Erfolg" einer Nachzahlung schon in demselben, oft aber erst in dem folgenden Monat erkennen. Der Grund für die höheren Zahlen bei Bord ist ohne weiteres klar. Die beachtlichen Ziffern für Januar sind zweifellos durch den Weihnachtsurlaub bedingt. Hier fahren verhältnismäßig viel Leute auf einmal in Urlaub, so daß hierdurch das Anschwellen der Erkrankungsziffer im Januar ohne weiteres seine Erklärung findet. Dagegen verteilt sich der sonstige Urlaub für alle ziemlich regelmäßig über das ganze Jahr, so daß man für jeden Monat etwa mit einer gleich großen Anzahl von Ansteckungen auf Urlaub rechnen kann" (Ruge).

Einen Einblick in die Morbidität an Geschlechtskrankheiten bei der deutschen Reichsmarine 1920—1926 vermitteln folgende Schaubilder (Abb. 143, 144a—c).

Die deutsche Reichsmarine zeigte in der Nachkriegszeit eine besonders starke Vermehrung der venerischen Krankheiten gegenüber der Vorkriegszeit, mit einem Gipfelpunkt im Jahre 1922 bzw. 1923. Von da ab hat ein sehr starker

[1]) Bis September 1923 einschließlich handelt es sich um Neuerkrankungen und Rückfälle, ab Oktober 1923 werden nur noch Neuerkrankungen geführt. Die Zahl der Rückfälle betrug etwa durchschnittlich für den Monat 1,2—1,5$^0/_{00}$ für die Zeit bis zum 1. Oktober 1923. Die in der Tabelle schräg gedruckten Zahlen bei einzelnen Monaten bedeuten den Zeitpunkt für eine Nachzahlung.

Rückgang eingesetzt, der für die Syphilis und die Gonorrhöe bei den Stationen Nordsee- wie Ostsee-Land bis zum Jahre 1926 angehalten hat, während an Bord eine geringfügige Erhöhung der Morbidität an allen Geschlechtskrankheiten eingetreten ist.

Der Sanitätsbericht über die deutsche Reichsmarine 1924 führt dazu aus: „Besonders erfreulich ist hier das Absinken der Zugänge an Syphiliskranken; auffallend aber auch der Rückgang an weichem Schanker und Tripper. Weitgehende Schlüsse dürfen aus den erwähnten Zahlen vorläufig noch nicht gezogen werden; beim weichen Schanker kann angenommen werden, daß vielleicht ein größerer Teil der früher hierunter geführten,

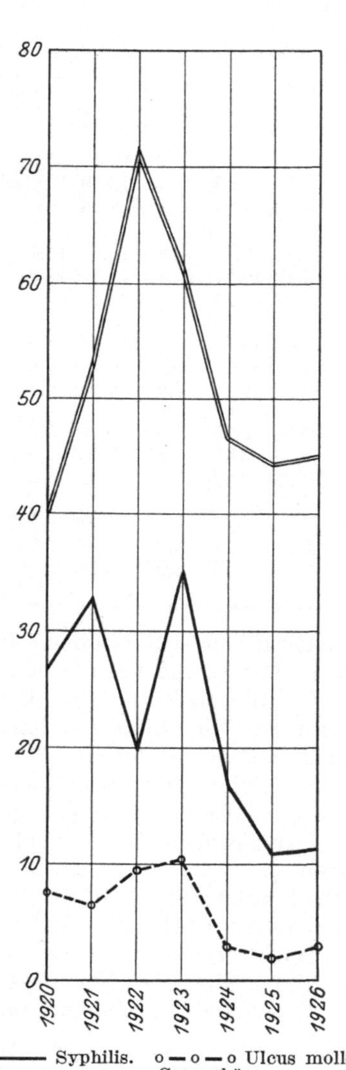

Abb. 143. Morbidität an Geschlechtskrankheiten bei der deutschen Reichsmarine, 1920–1926.

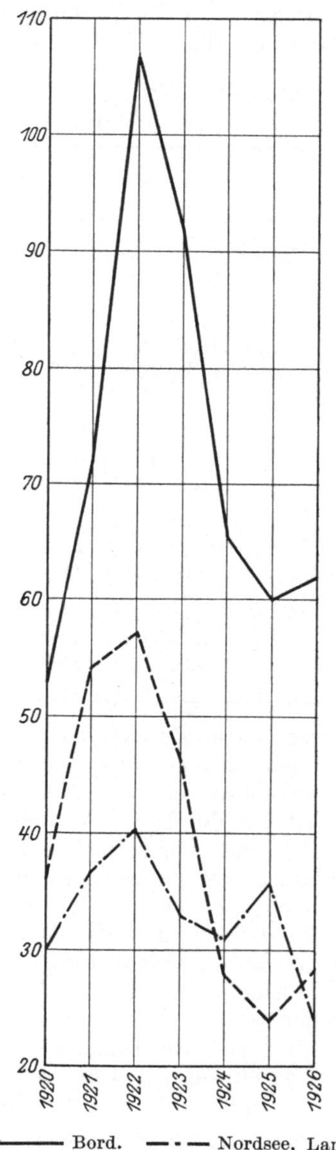

Abb. 144a. Gonorrhöe-Morbidität bei der deutschen Reichsmarine, 1920–1926.

unter der Balanitis erosiva erscheint. Vielleicht ist aber auch das Ulcus molle an dem allgemein anzunehmenden Rückgang der Geschlechtskrankheiten überhaupt an sich stärker beteiligt. An dieser Abnahme darf wohl, besonders auch nach den Vorkriegserfahrungen und nach den von fremden Heeren und Marinen früher veröffentlichten Statistiken, den geübten Schutzmaßnahmen einschließlich der aufklärenden Belehrungen ein bedeutender Anteil zugeschrieben werden. Wie groß dieser ist, läßt sich erst angeben, wenn Statistiken über die Zivilbevölkerung vorliegen und diese keinen oder einen geringeren Rückgang erkennen ließen. Immerhin ist aber auch in Betracht zu ziehen, daß die sanitätspolizeilichen und sozialhygienischen Maßnahmen wahrscheinlich auch in der Zivilbevölkerung eine gute Wirkung ausgeübt haben und außer einem vielleicht spontanen Nachlassen ihren berechtigten Anteil an dem Abfall der Erkrankungskurven haben. Für die Marine insbesondere kommen die geordneten

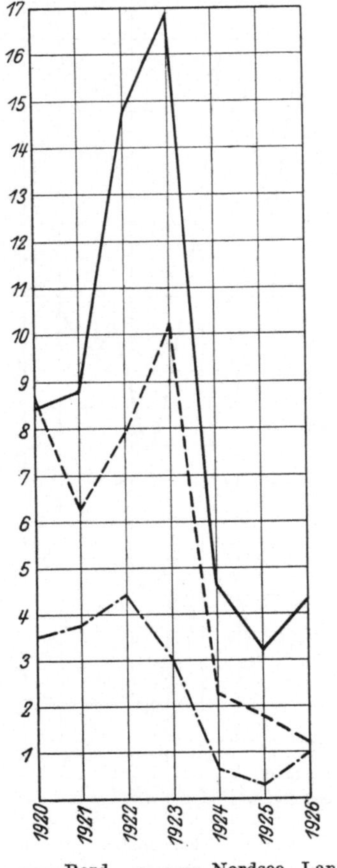

Abb. 144 b. Ulcus molle-Morbidität bei der deutschen Reichsmarine, 1920–1926.

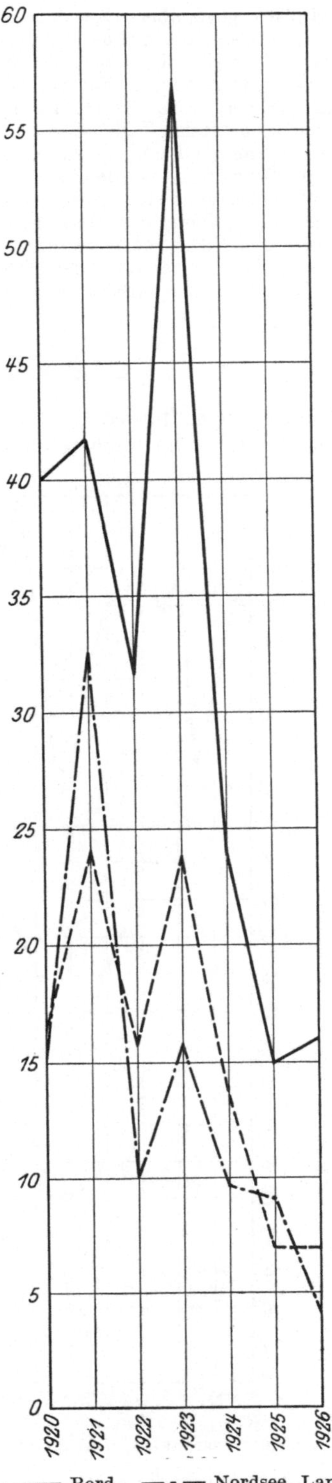

Abb. 144 c. Syphilis-Morbidität bei der deutschen Reichsmarine, 1920–1926.

Verhältnisse gegenüber den letzten Kriegsjahren und der ersten Nachkriegszeit in einem gewissen Grade hierdurch zum Ausdruck. Die Durchführung der Behandlung der Geschlechtskranken bis zu einem mit verhältnismäßiger Sicherheit festgestellten Grad der Ausheilung, sowie eine energische Überwachung der Behandelten durch Nachuntersuchungen tragen jedenfalls ihrerseits dazu bei, in den Standorten und in den in Betracht kommenden Teilen der weiblichen Bevölkerung eine Weiterverbreitung möglichst einzuschränken und dadurch auch die Neuansteckungen von Marineangehörigen zu verhindern. Sehr häufig wurde eine sog. Taschenprophylaxe benutzt. Trotzdem hier die Möglichkeit der frühzeitigsten Anwendung besteht, ist doch gegenüber diesen Angaben hinsichtlich der Beurteilung der Wirkung von Schutzbehandlung sehr große Skepsis geboten. Sehr viele Berichterstatter erwähnen ausdrücklich, daß den von den Erkrankten gemachten Angaben über Anwendung der Taschenprophylaxe und den Zeitpunkt derselben keine große Bedeutung zugemessen werden dürfe.“

2. K. u. k. österreichische Marine.

Die Zugangsziffer an Geschlechtskrankheiten in der k. u. k. österreichischen Marine verzeichnen nachstehendes Schaubild und Übersicht.

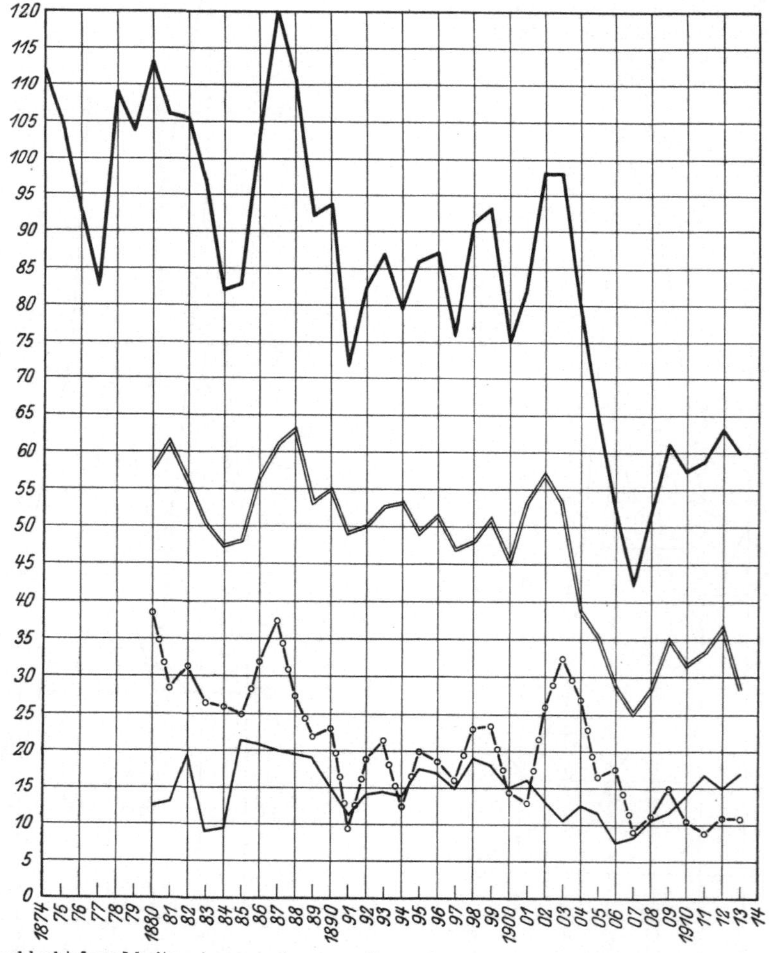

Abb. 145. Zugangsziffer an Geschlechtskrankheiten in der K. u. K. österreichischen Marine, berechnet auf 1000 Mann der Kopfstärke, 1874–1913.

Tabelle 309. Zugang und Zugangsziffern (‰) an Geschlechtskranken in der k. und k. österreichischen Marine in den Jahren 1860—1913.

Jahr	Gonorrhöe		Ulcus molle		Syphilis				Syphilis inoges.		Alle Geschlechts-krankheiten	
					Lues I		Lues II					
	abs.	‰	abs.	‰	abs.	‰	abs.	‰	abs.	‰	abs.	‰
1860	—	—	—	—	—	—	—	—	—	—	—	93
1861	—	—	—	—	—	—	—	—	—	—	—	—
1862	—	—	—	—	—	—	—	—	—	—	—	—
1863	—	—	—	—	—	—	—	—	—	—	—	93
1864	—	—	—	—	—	—	—	—	—	—	—	86
1865	—	—	—	—	—	—	—	—	—	—	—	130,5
1866	—	—	—	—	—	—	—	—	—	—	—	144,0
1867	—	—	—	—	—	—	—	—	—	—	—	124,5
1868	—	—	—	—	—	—	—	—	—	—	—	99,0
1869	—	—	—	—	—	—	—	—	—	—	—	123,5
1870	391	52,9	—	—	—	—	—	—	—	—	739	149,6
1871	—	—	—	—	—	—	—	—	—	—	—	102,0
1872	—	—	—	—	—	—	—	—	—	—	916	134,3
1873	—	—	—	—	—	—	—	—	—	—	—	95,5
1874	—	—	—	—	—	—	—	—	—	—	—	111,7
1875	438	57,6	196	25,7	—	—	—	—	92	13.5	761	105,2
1876	405	58,6	161	23,3	—	—	—	—	92	13,3	691	93,0
1877	—	—	—	—	—	—	—	—	—	13,8	—	83,6
1878	—	—	—	—	—	—	—	—	—	17,2	—	109,5
1879	—	—	—	—	—	—	—	—	—	15,8	—	104,2
1880	439	57,3	293	38,2	—	—	—	—	97	12,6	867	113,1
1881	475	61,9	208	27,1	—	—	—	—	116	13,8	817	106,4
1882	435	55,5	225	28,7	—	—	—	—	142	18,2	825	105,6
1883	430	50,2	231	27,1	—	—	—	—	170	19,8	831	97,0
1884	412	47,3	227	26,0	—	—	—	—	80	8,8	719	82,5
1885	—	—	—	—	—	—	—	—	—	—	—	83,0
1886	—	—	—	—	—	—	—	—	—	—	—	103,6
1887	—	—	—	—	—	—	—	—	—	—	—	119,9
1888	—	—	—	—	—	—	—	—	—	—	—	110,8
1889	—	—	—	—	—	—	—	—	—	—	—	92,5
1890	—	—	—	—	—	—	—	—	—	—	—	93,6
1891	—	—	—	—	—	—	—	—	—	—	642	71,7
1892	462	50,1	168	18,2	—	—	—	—	134	14,5	764	82,9
1893	505	52,2	210	21,8	—	—	—	—	125	12,9	840	87,4
1894	513	52,8	126	13,1	—	—	—	—	134	13,8	772	79,7
1895	474	48,3	199	20,3	—	—	—	—	170	17,3	843	86,0
1896	506	51,7	180	18,4	—	—	—	—	166	16,9	852	81,1
1897	471	46,8	151	15,0	—	—	—	—	146	14,5	926	91,4
1898	489	48,6	234	73,2	—	—	—	—	197	19,5	920	93,0
1899	512	51,5	234	23,5	—	—	—	—	170	18,1	—	—
1900	449	45,6	144	14,6	33	3,3	115	11,6	148	14,9	741	75,3
1901	529	52,9	129	12,9	19	1,9	146	14,6	165	16,5	823	82,3
1902	580	55,9	305	21,4	20	1,9	115	11,1	135	13,6	1020	98,3
1903	608	54,8	362	32,6	7	0,6	116	10,5	123	11,0	1093	98,4
1904	470	39,0	329	27,3	20	1,6	148	12,2	168	13,8	967	80,1
1905	481	35,6	226	16,7	26	1,9	135	9,9	161	11,8	868	64,1
1906	390	28,1	240	17,7	18	1,3	85	6,3	103	7,6	733	52,2
1907	351	25,2	127	9,1	13	0,9	101	7,2	114	8,1	592	42,4
1908	514	29,8	196	11,3	23	1,3	165	9,6	188	10,9	898	52,0
1909	600	35,1	257	15,0	20	1,0	162	10,6	182	11,6	1039	61,7
1910	530	32,8	170	10,5	22	1,4	208	12,9	230	14,3	930	57,6
1911	583	33,1	160	9,1	44	2,5	256	14,5	300	17,0	1043	59,2
1912	723	37,1	220	11,3	55	2,8	237	12,1	292	14,9	1235	63,3
1913	694	28,9	342	11,2	102	4,2	313	13,0	415	17,2	1451	60,3

Am Kurvenverlauf ist bis zum Jahre 1903 das dauernde Auf und Ab auffällig.

Die Ursache des Schwankens in der Zugangsziffer der österreichischen Marine ist darin zu suchen, daß die aus der ganzen österreichisch-ungarischen Monarchie zur Kriegsmarine einrückende Mannschaft die Erkrankung aus ihrer Heimat mitbrachte und gleich bei der ersten ärztlichen Untersuchung dem Marinespitale Pola zur Behandlung übergeben werden mußte und so unter den Kranken der Station Pola erschien.

Zum Teil sind die Unterschiede in der Zugangshäufigkeit der einzelnen Jahre auch durch Schiffe bedingt, deren Mannschaften sich nach Anlaufen ausländischer Häfen in starkem Maße infizierten.

Vom Jahre 1903—1907 nehmen die Zugangsziffern mit Ausnahme der für Syphilis deutlich ab. Vom Jahre 1908—1913 bewegen sich die Kurven dann wieder in aufsteigender Linie. Vielleicht ist diese Zunahme nur eine scheinbare, da möglicherweise nach Einführung der Prophylaxe im Jahre 1906 besser gemeldet wurde. Zur Wirksamkeit dieser Maßnahme äußert sich der Sanitätsbericht 1908/09 folgendermaßen:

„Wenn die an die strenge Durchführung der Prophylaxe geknüpften Erwartungen der Marineärzte hinter den tatsächlich erreichten Erfolgen zurückbleiben, so sind zweierlei Momente als Ursachen hierfür anzuführen, und zwar der Unverstand und die Indolenz eines großen Teiles der Mannschaft und die Schwierigkeit der rechtzeitigen Durchführung der prophylaktischen Maßnahmen infolge äußerer Umstände."

Die Zunahme der Syphilis in den letzten Jahren vor dem Kriege hängt möglicherweise auch mit der Durchführung serodiagnostischer Untersuchungen zusammen, für die 1910 im Marinehospital Pola eine Station eingerichtet wurde. Außerdem wurde 1912 mit Erlaß Abt. IX, Nr. 2784 die chronisch-intermittierende Syphilisbehandlung eingeführt und angeordnet, daß jedem einer marineärztlichen Krankenevidenz zugehenden Syphiliskranken vom behandelnden Arzte ein in der Muttersprache des Kranken abgefaßtes Merkblatt einzuhändigen sei.

3. Englische Marine.

Seit 1860 verzeichnen die Sanitätsberichte der englischen Flotte die Zugangshäufigkeit an Geschlechtskrankheiten. Von 1860—1904 umfassen die Ziffern Gonorrhöe, primäre Syphilis, die zugleich die Ulcus molle-Fälle mit einbegreift, und sekundäre Syphilis. Erst seit 1905 werden die Ulcus molle-Fälle ausgesondert. Für die Jahre 1916—1920 liegen keinerlei Angaben vor und im Jahre 1921 ist die Primäraufnahme der Statistik geändert worden. Von da an werden *alle* Syphilisfälle, die früher noch nicht statistisch verzeichnet worden sind von Schiffen, wie von Stationen als „Neuerkrankungen" und alle anderen Fälle von Syphilis als „Rezidive" geführt (First and later record). Die Ausdrücke „primäre und sekundäre Lues" finden also keine Verwendung mehr.

Übereinstimmend mit den Sanitätsberichten verzeichnet nachstehende Tabelle den Zugang an Geschlechtskrankheiten in der englischen Heimatflotte:

Tabelle 310. Zugang und Zugangsziffern (‰) an Geschlechtskrankheiten in der englischen Marine (Heimatflotte) in den Jahren 1860—1915.

Jahr	Kopfstärke	Gonorrhöe		Ulcus molle		prim. Syphilis		sekund. Syphilis		Syphilis zusammen		Alle Geschlechtskrankheiten	
		abs.	‰	abs.	‰	abs.	‰	abs.	‰	abs.	‰	abs.	‰
1860	—	—	21	—	—	—	—	—	—	—	78	—	97
1861	—	—	29	—	—	—	—	—	—	—	102	—	130
1862	—	—	34	—	—	—	—	—	—	—	108	—	142
1863	—	—	33	—	—	—	—	—	—	—	104	—	134
1864	—	—	26	—	—	—	—	—	—	—	97	—	122
1865	—	—	30	—	—	—	—	—	—	—	97	—	126
1866	—	—	21	—	—	—	52	—	15	—	69	—	89
1867	—	—	22	—	—	—	43	—	14	—	60	—	81
1868	23 200	752	32,4	—	—	861	37,1	371	15,9	1232	53	1984	85,4
1869	22 100	856	38,7	—	—	932	42,1	284	12,8	1216	54,9	2072	93,6
1870	21 000	1049	48,9	—	—	824	38,4	296	13,8	1120	52,2	2169	101,1
1871	22 100	1112	50,3	—	—	792	35,8	336	15,2	1128	51,0	2240	101,3
1872	23 000	1488	64,6	—	—	1008	43,8	422	18,3	1430	62,1	2918	126,7
1873	22 400	1146	51,1	—	—	885	39,5	343	15,3	1228	54,8	2374	105,9
1874	22 500	1204	53,5	—	—	819	36,4	275	12,2	1094	48,6	2298	102,1
1875	21 600	1135	52,5	—	—	725	33,5	266	12,3	991	45,8	2126	98,3
1876	20 800	1006	48,36	—	—	695	33,41	211	10,14	906	43,55	1912	91,91
1877	21 000	1131	53,85	—	—	789	37,57	232	11,04	1021	48,61	2152	102,46
1878	19 000	1034	54,42	—	—	662	34,84	204	10,73	866	45,57	1900	99,99
1879	18 900	1167	61,74	—	—	775	41,0	285	15,07	1060	56,07	2227	117,81
1880	22 370	1493	66,74	—	—	977	43,67	381	17,03	1358	60,70	2851	127,44
1881	22 140	1441	65 08	—	—	1027	46,38	363	16,39	1390	62,77	2831	127,85
1882	19 160	1379	71,97	—	—	845	44,1	381	19,88	1226	63,98	2605	135,95
1883	22 200	1968	88,64	—	—	1585	71,39	442	19,9	2027	91,29	3995	179,93
1884	18 570	1613	86,86	—	—	1545	83,19	499	26,87	2044	110,06	3657	196,92
1885	23 100	1883	81,51	—	—	1637	70,86	563	24,37	2200	95,23	4083	176,74
1886	21 800	1691	77,56	—	—	1512	69,35	449	20,59	1961	89,94	3652	167,52
1887	23 700	1873	79,02	—	—	1827	77,08	512	21,60	2339	98,68	4212	177,72
1888	24 000	1824	76,00	—	—	1515	63,12	558	23,25	2073	86,37	3897	162,37
1889	24 730	2188	77,51	—	—	1769	70,10	583	22,42	2352	92,52	4540	170,04
1890	25 620	2011	81,16	—	—	1665	70,57	643	22,80	2308	93,37	4319	174,55
1891	27 200	1936	80,49	—	—	1509	69,17	699	23,37	2208	92,54	4144	173,06
1892	29 200	2135	78,63	—	—	1461	66,43	772	23,84	2233	90,27	4368	168,91
1893	30 100	2392	79,46	—	—	1757	58,37	774	25,71	2531	84,08	4923	163,55
1894	33 330	2334	70,02	—	—	2021	60,63	817	24,51	2838	85,14	5172	155,17
1895	35 780	2887	80,68	—	—	1923	53,74	791	22,10	2714	75,84	5601	156,53
1896	37 800	3046	80,58	—	—	2036	53,86	955	25,26	2991	79,12	6037	159,70
1897	43 900	3085	70,27	—	—	2204	50,20	1078	24,55	3282	74,75	6367	145,03
1898	44 050	3190	72,41	—	—	1901	43,15	1155	26,22	3056	69,37	6246	141,79
1899	48 030	3076	64,04	—	—	1935	40,28	1289	26,83	3224	67,11	6300	131,16
1900	50 500	3076	60,91	—	—	1922	38,05	1053	20,85	2975	58,90	6051	119,82
1901	52 250	3022	57,83	—	—	1985	37,99	1178	22,54	3163	60,53	6185	118,37
1902	51 700	3081	59,59	—	—	1899	36,73	1392	26,92	3291	63,65	6372	123,24
1903	55 630	3316	59,60	—	—	2222	39,94	1378	24,77	3600	64,71	6916	124,32
1904	59 470	3003	50,49	—	—	2246	37,76	1434	24,11	3680	61,87	6683	112,37
1905	48 410	3199	66,08	579	11,96	1494	30,86	1374	28,38	2868	59,24	6646	137,28
1906	45 930	2851	62,07	868	18,89	1027	22,36	1599	34,81	2626	57,17	6345	138,13
1907	56 370	3712	65,85	1034	18,34	902	16,00	1862	33,03	2764	49,03	7510	133,22
1908	28 890	2350	81,34	708	24,50	178	6,16	1178	40,77	1356	46,93	4414	152,77
1909	26 230	1757	66,98	721	27,48	153	5,83	1129	43,04	1282	48,87	3760	143,33
1910	26 950	1908	70,79	723	26,86	81	3,00	1158	42,96	1239	45,96	3870	143,57
1911	29 300	2047	69,86	655	22,39	75	2,55	1069	36,48	1144	39,03	3846	131,28
1912	31 250	1722	54,87	645	20,55	185	5,89	886	28,23	1071	34,12	3438	109,54
1913	39 230	1760	44,86	518	13,20	211	5,37	591	15,06	802	20,43	3080	78,49
1914	39 800	1568	39,39	465	11,68	205	5,15	678	17,03	883	22,18	2916	73,25
1915	53 600	3067	57,22	645	12,03	298	5,55	1480	27,61	1778	33,16	4490	102,41

1916—1920 keine Angaben

Diese Zahlen veranschaulichen folgende Kurven:

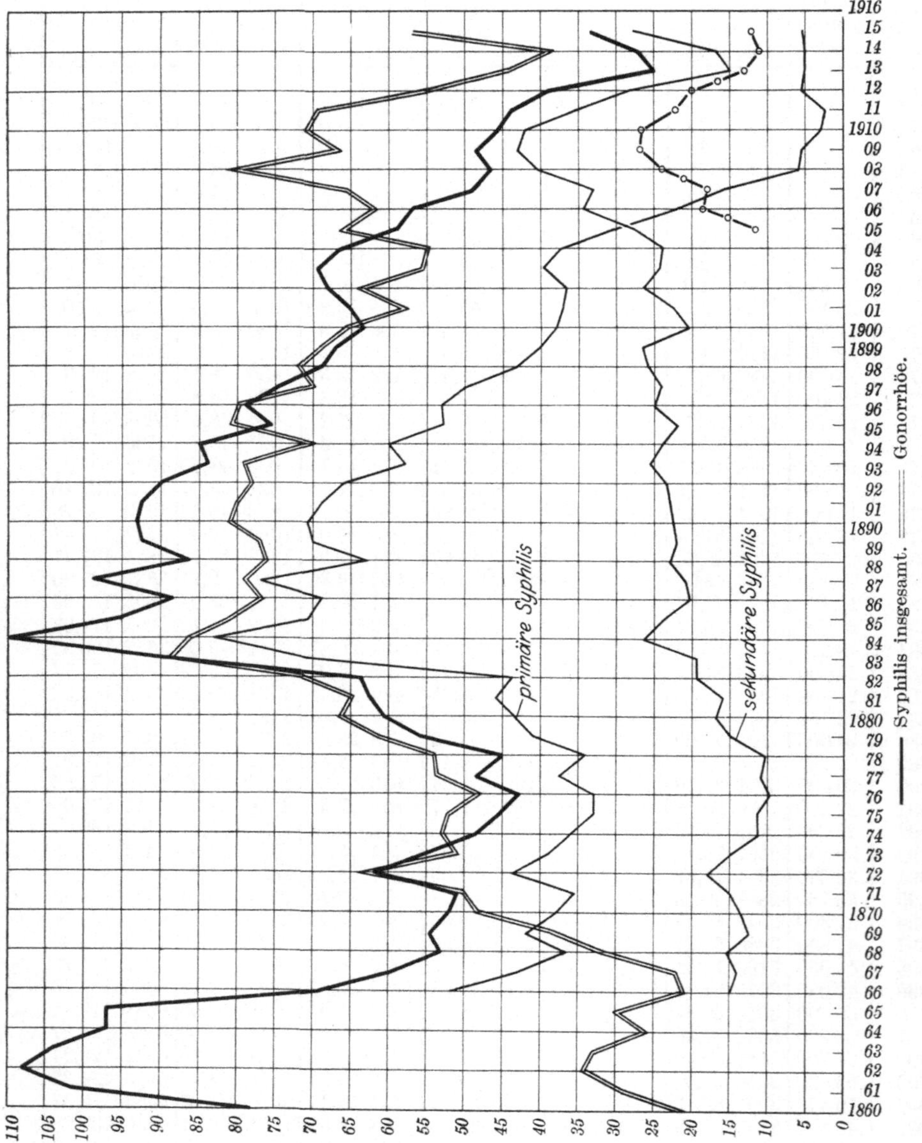

Abb. 146a. Zugangsziffern an Geschlechtskrankheiten in der englischen Marine (Heimat) in den Jahren 1860–1915.

Hierzu ist zu bemerken, daß die Gonorrhöeziffern in den Jahren 1860 bis 1885 zu niedrig sind, gegenüber den später folgenden Zahlen, da in ihnen die Folgekrankheiten der Gonorrhöe fehlen. Diese verzeichnen nachstehende beide Übersichten:

Tabelle 311. Zugang und Zugangsziffern (‰) an Folgekrankheiten der Gonorrhöe 1868—1878 in der englischen Flotte (Heimat).

Jahr	Orchitis		Strikturen		Epididymitis		Zusammen	
	abs.	‰	abs.	‰	abs.	‰	abs.	‰
1868	361	15,5	94	4,0	—	—	455	19,5
1869	302	13,6	71	3,2	—	—	373	16,8
1870	272	12,6	61	2,8	—	—	333	15,4
1871	157	7,1	57	2,5	128	5,7	342	15,3
1872	160	6,9	74	3,2	147	6,3	381	16,4
1873	142	6,3	53	2,3	128	5,7	323	14,3
1874	139	6,1	40	1,7	96	4,2	275	12,0
1875	144	6,6	65	3,0	144	6,6	353	16,2
1876	156	7,5	40	1,92	105	5,04	304	14,46
1877	158	7,52	52	2,47	113	5,38	323	15,37
1878	147	7,73	48	2,52	71	3,73	266	13,98

Tabelle 312. Zugang und Zugangsziffern (‰) an Folgekrankheiten der Gonorrhöe 1879—1885 in der englischen Flotte (Heimat).

Jahr	abs.	‰
1879	151	7,98
1880	217	9,70
1881	170	7,67
1882	132	6,88
1883	147	6,62
1884	116	6,24
1885	147	6,36

Am Kurvenverlauf fällt auf, daß im Beginn der Berichterstattung die Gonorrhöezugangsziffer viel geringer ist als diejenige für primäre Syphilis, d. h. für Lues und Ulcus molle. Dies liegt vor allem daran, daß man damals der Gonorrhöe nur geringe Beachtung schenkte. In den 70er Jahren ändert sich dann das Bild und die Gonorrhöe erscheint als die häufigste Geschlechtskrankheit. Im Jahre 1883 hat die Gonorrhöe ihr Maximum erreicht, nimmt dann einen unregelmäßigen Abfall bis zum Jahre 1904, steigt wieder bis 1908 an und fällt erneut bis Kriegsbeginn. Der Rückgang, der mit dem Jahre 1909 einsetzte, hängt wahrscheinlich mit der damals eingeführten freiwilligen Schutzbehandlung zusammen. Seit 1911 wurden Prophylaxepackungen an alle Mannschaften an Bord ausgegeben, seit 1910 von allen Marineärzten Aufklärungsstunden erteilt. Die primäre Syphilis fällt allerdings bereits nach 1884 steil ab, doch sind ihre Zahlen durch das Ulcus molle belastet. Diese absteigende Tendenz für die primäre Syphilis hat dann noch weiter angehalten bis zum Jahre 1905. Von diesem Jahre, in dem die statistische Trennung von primärer Syphilis und Ulcus molle erfolgte, fällt bis zum Jahre 1908 die Zugangsziffer an primärer Lues und hält sich von 1909 an unter dem Einfluß der Prophylaxe auf gleicher Höhe, das Ulcus molle dagegen steigt von 1905—1909 und nimmt dann unter dem Einfluß der Prophylaxe ab. Der englische Marinesanitätsbericht vom Jahre 1909 hebt hervor, daß die Einführung der Wassermannreaktion aller Wahrscheinlichkeit

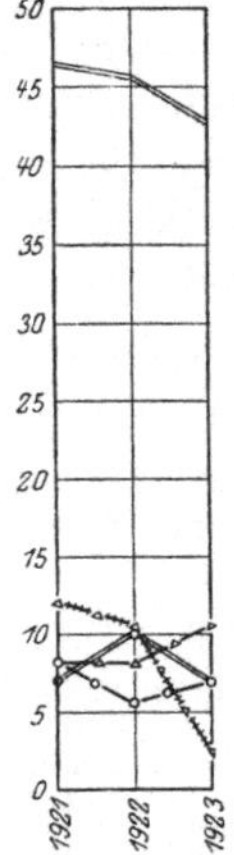

Gonorrhoea acuta.
„ chronica mit Folgezuständen.
Lues, neue Zugänge.
„ Rezidive
Ulcus molle.

Abb. 146b. Desgl., Heimat.

nach zu einem leichten Steigen der Syphiliszahl führen würde, was allerdings nicht eingetreten ist. Bei einer Betrachtung der Zugangsziffern an allen Geschlechtskrankheiten fällt auf, daß in den Jahren 1862 und 1884 Maxima sind, und Minima in den Jahren 1876 und 1913. Den Abfall der Zugangsziffer an Geschlechtskrankheiten seit dem Jahre 1863 in Zusammenhang zu bringen mit den Contagious Diseases Acts (s. auch S. 471) geht nicht an, weil nach dem Tiefpunkt im Jahre 1876 eine weit stärkere Zunahme während der Geltungsdauer der Gesetze bis zu ihrer Aufhebung im Juni 1886 zu verzeichnen war.

Für die Jahre 1921—1924 werden folgende Ziffern angegeben:

Tabelle 313. Zugang und Zugangsziffern (‰) an Geschlechtskrankheiten in der englischen Marine (Heimatflotte) in den Jahren 1921—1924.

Jahr	Kopfstärke	Gonorrhoea				Ulcus molle		Syphilis				Alle Geschlechtskrankheiten	
		acuta	‰	chronica u. Folgekrankh.	‰	abs.	‰	recens	‰	recidiva	‰	abs.	‰
1921	54700	2551	46,63	383	7,00	439	8,02	446	8,15	664	12,13	4483	77,3
1922	41610	1906	45,80	413	9,92	227	5,45	337	7,97	434	10,43	3312	78,8
1923	35650	1567	43,95	264	7,40	252	7,06	379	10,63	92	2,58	2554	70,9
1924	35330	1486	42,06	278	7,86	183	5,17	211	5,97	139	3,93	2297	65,0
1925													

Aus der vorstehenden Abb. 146b ist der während der 3 Jahre eingetretene geringe Abfall der Erkrankungsziffer für Gonorrhöe erkenntlich, während im Jahre 1923 die Neuzugänge an Syphilis und die Ulcus molle-Fälle dem Vorjahre gegenüber eine Steigerung aufweisen.

Trotzdem zeigt das Jahr 1923 die günstigste Zugangsziffer an Geschlechtskrankheiten überhaupt, die jemals seit 1860 bei der Heimatflotte beobachtet wurde. Besonders zurückgegangen ist die Zugangsziffer an Syphilis im Vergleich zur Vorkriegszeit; während die Gonorrhöe, deren ernster Charakter von den Mannschaften meist noch verkannt wird, nur eine minimale Abnahme aufweist.

Die gleichen Angaben, wie für die Heimatflotte verzeichnen für die Gesamtflotte nachfolgende Zahlen und Kurven S. 555/556.

Tabelle 314. Zugang und Zugangsziffern (‰) an Folgekrankheiten der Gonorrhöe in der englischen Gesamtflotte 1868—1878.

Jahr	Orchitis		Strikturen		Epididymitis	
	abs.	‰	abs.	‰	abs.	‰
1868	877	17,4	199	3,9	—	—
1869	793	16,3	180	3,7	—	—
1870	703	15,1	163	3,5	—	—
1871	467	9,8	166	3,5	307	6,4
1872	390	8,3	182	3,8	371	7,9
1873	401	8,8	176	3,8	330	7,2
1874	357	8,0	114	2,5	262	5,8
1875	350	7,8	143	3,2	295	6,6
1876	388	8,62	142	3,15	271	6,02
1877	365	8,12	161	3,58	265	5,89
1878	362	7,8	146	3,14	198	4,26

Tabelle 315. Zugang und Zugangsziffern (‰) an Geschlechtskrankheiten in der englischen Marine (Gesamtflotte) in den Jahren 1860—1915.

Jahr	Kopfstärke	Gonorrhöe		Ulcus molle		prim. Syphilis		sekund. Syphilis		Syphilis zusammen		Alle Geschlechtskrankheiten	
		abs.	‰	abs.	‰	abs.	‰	abs.	‰	abs.	‰	abs.	‰
1860	—	—	19	—	—	—	—	—	—	—	72	—	91
1861	—	—	23	—	—	—	—	—	—	—	80	—	103
1862	—	—	25	—	—	—	—	—	—	—	75	—	101
1863	—	—	27	—	—	—	—	—	—	—	81	—	106
1864	—	—	22	—	—	—	—	—	—	—	83	—	104
1865	—	—	27	—	—	—	—	—	—	—	85	—	112
1866	—	—	22	—	—	—	55	—	17	—	71	—	92
1867	—	—	23	—	—	—	51	—	18	—	69	—	91
1868	51 220	1550	30,7	—	—	2368	47,0	939	18,6	3307	65,6	4 857	96,1
1869	48 820	1845	38,0	—	—	2215	45,6	900	18,5	3115	64,1	4 960	102,1
1870	46 710	1893	40,8	—	—	1923	41,4	766	16,5	2689	57,9	4 582	98,7
1871	47 460	1934	40,9	—	—	1701	35,9	723	15,2	2424	51,1	4 358	92,0
1872	46 830	2493	53,3	—	—	2135	45,7	859	18,3	2994	64,0	5 487	117,3
1873	45 440	2016	44,3	—	—	2000	44,0	796	17,5	2796	61,5	4 812	105,8
1874	44 530	2117	47,5	—	—	1798	40,3	731	16,4	2529	56,7	4 646	104,2
1875	44 360	2169	48,8	—	—	1617	36,4	637	14,3	2254	50,7	4 423	99,5
1876	45 010	2020	44,87	—	—	1533	34,05	603	13,39	2136	47,44	4 156	92,3
1877	44 940	2328	51,8	—	—	1692	37,65	631	14,04	2323	51,69	4 651	103,5
1878	46 400	2478	53,4	—	—	1748	37,67	616	13,27	2364	50,94	4 842	104,3
1879	44 745	2672	59,71	—	—	1943	43,42	642	14,34	2585	57,76	5 257	117,5
1880	44 770	2869	64,08	—	—	2169	48,44	766	17,1	2935	65,54	5 804	129,6
1881	44 400	2700	60,81	—	—	2146	48,33	767	17,27	2933	65,60	5 613	126,4
1882	43 775	2679	61,62	—	—	1941	44,64	775	17,82	2716	62,46	5 395	124,1
1883	43 350	3125	72,08	—	—	2624	60,53	843	19,44	3467	79,97	6 592	153,1
1884	43 000	3089	71,83	—	—	2809	65,32	955	22,2	3764	87,52	6 853	159,4
1885	46 670	3323	71,2	—	—	2658	56,95	980	20,99	3638	77,94	6 961	149,1
1886	46 770	3471[1]	74,21[1]	—	—	2515	53,77	975	20,84	3490	74,61	6 961	148,83
1887	48 410	3598	74,32	—	—	2924	60,4	934	19,29	3858	79,69	7 456	154,01
1888	50 060	3720	74,31	—	—	2887	57,67	1127	22,51	4014	80,18	7 734	154,49
1889	50 790	4293	84,52	—	—	3160	62,21	1215	23,92	4375	86,13	8 668	170,66
1890	53 350	4148	77,75	—	—	3242	60,76	1337	25,06	4579	85,82	8 727	163,58
1891	55 670	4015	72,12	—	—	3031	54,44	1494	26,83	4525	81,27	8 540	153,4
1892	58 330	4333	74,28	—	—	2773	47,53	1530	26,23	4303	73,76	8 636	148,5
1893	60 120	4622	76,87	—	—	3106	51,66	1593	26,49	4699	78,15	9 321	155,03
1894	64 840	4674	71,62	—	—	3419	52,72	1656	25,53	5075	78,25	9 719	149,89
1895	67 960	5345	78,64	—	—	3296	48,49	1651	24,29	4947	72,78	10 292	151,44
1896	72 620	5608	77,22	—	—	3571	49,17	1852	25,50	5423	74,67	10 031	151,8
1897	80 540	5773	71,67	—	—	3956	49,11	2177	27,03	6233	76,14	11 906	147,82
1898	82 830	6119	73,87	—	—	3513	42,41	2294	27,69	5807	70,10	11 926	143,98
1899	89 180	5932	66,51	—	—	3415	38,29	2304	25,83	5719	64,12	11 651	130,64
1900	95 830	5997	62,57	—	—	3453	36,03	2090	21 80	5543	57,83	11 540	120,42
1901	98 410	5790	58,83	—	—	3293	33,46	2110	21,44	4439	54,90	10 229	113,73
1902	99 609	5951	59,74	—	—	3214	32,26	2316	23,25	5530	55,51	11 481	115,25
1903	103 100	6480	62,85	—	—	3702	35,9	2372	23,0	6074	58,9	12 554	127,27
1904	110 570	6039	54,61	—	—	3669	33,18	2550	23,6	6219	56,78	12 258	111,39
1905	111 020	6884	62,0	1174	10,57	2729	24,58	2703	24,34	5432	48,92	13 490	121,49
1906	108 190	6480	59,89	1672	15,45	1888	17,45	3153	29,14	5041	46,59	13 193	121,93
1907	108 740	6941	63,83	1905	17,51	1461	13,43	3215	29,56	4676	37,99	13 522	119,33
1908	109 210	7335	67,16	1952	17,87	1037	9,49	3055	27,97	4092	34,92	13 379	199,95
1909	112 700	6878	61,02	2364	20,97	954	8,46	3278	29,08	4232	37,54	13 474	119,53
1910	113 530	7172	63,17	2338	20,59	621	5,46	3271	28,81	3892	34,27	13 402	118,03
1911	117 100	7495	64,0	2349	20,05	658	5,61	2959	25,26	3617	30,87	13 461	114,92
1912	119 540	6887	57,61	2321	19,41	715	5,98	2744	22,95	3459	28,93	12 667	106,55
1913	126 830	6962	55,12	1977	15,58	719	5,66	2133	16,81	2852	22,47	11 791	192,84
1914	158 300	6691	42,26	1819	11,49	839	5,30	2226	14,06	3065	19,36	11 575	73,11
1915	236 500	9779	41,34	1964	8,30	1051	4,44	3074	12,99	4125	17,42	15 868	66,95

[1]) Seit 1886 mit Folgekrankheiten.

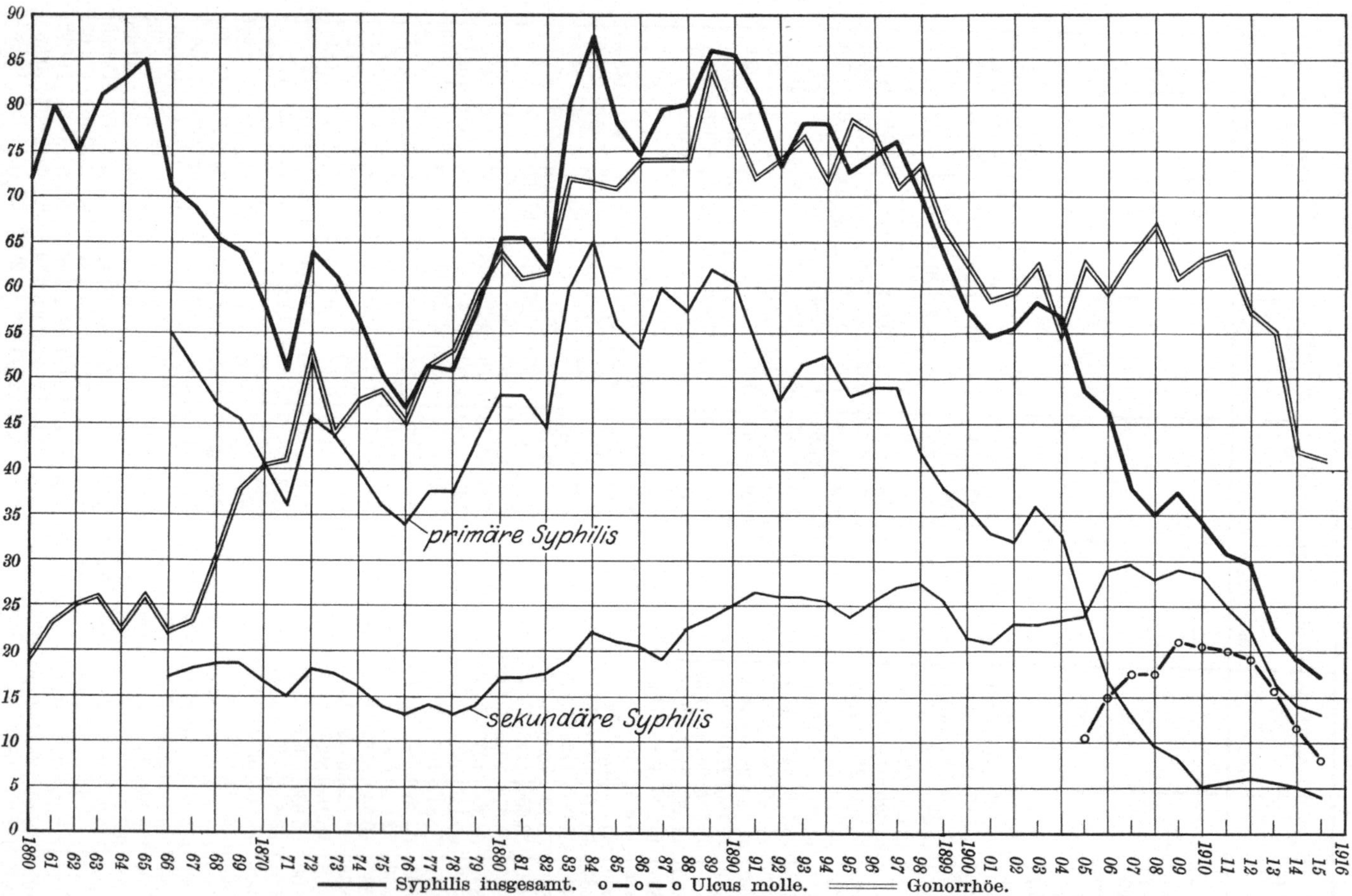

Abb. 147a. Zugangsziffer an Geschlechtskrankheiten in der englische nMarine (Gesamtflotte) berechnet auf 1000 Mann der Kopfstärke, 1860–1915.

Tabelle 316. Zugang und Zugangsziffern (‰) an Folgekrankheiten der Gonorrhöe in der englischen Gesamtflotte 1879—1885.

1879	414	9,25
1880	420	3,38
1881	366	8,24
1882	352	8,09
1883	300	6,92
1884	301	7,00
1885	354	7,58

Tabelle 317. Zugang und Zugangsziffern (‰) an Geschlechtskrankheiten in der englischen Marine (Gesamtflotte) in den Jahren 1921—1924.

Jahr	Kopfstärke	Gonorrhoea				Ulcus molle		Syphilis				Alle Geschlechtskrankheiten	
		acuta	‰	chronica u. Folgekrankh.	‰	abs.	‰	recens	‰	recidiva	‰	abs.	‰
1921	110 700	6663	60,18	1240	11,20	1707	15,42	1266	11,43	1667	15,05	12 543	113,0
1922	96 560	5823	60,30	1252	12,96	1349	13,97	855	8,85	754	7,80	10 033	103,4
1923	89 100	4847	54,39	908	10,19	1219	13,68	930	10,43	391	4,38	8 295	93,1
1924	87 620	4290	48,96	871	9,94	1126	12,85	571	6,51	314	3,58	7 172	81,85

Die Kurven der Gesamtflotte zeigen einen fast gleichartigen Ablauf wie die der Heimatflotte; nur liegen ihre Zahlenwerte bis zum Jahre 1915 *unter* denen der Heimatflotte; jedoch ändert sich dies Verhältnis in der Nachkriegszeit zugunsten der Heimatflotte. Der Umschwung ist dadurch bedingt, daß sich dank der staatlichen Bekämpfung der Geschlechtskrankheiten in der Zivilbevölkerung eine allmählich durchgreifende Sanierung auswirkt. Während die auffallend hohen Ziffern der Gesamtflotte von 1921 ab sich aus Nachkriegserscheinungen erklären, verursacht durch zunehmende Promiskuität, leichtere Urlaubsbewilligungen, bessere Löhnung und eine Tendenz zur Vernachlässigung der persönlichen Prophylaxe (T. B. Shaw).

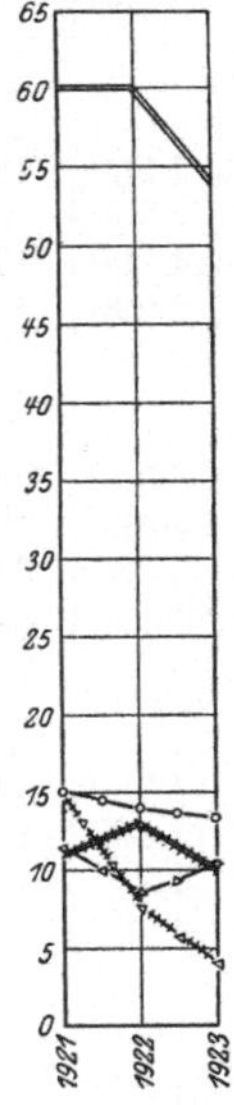

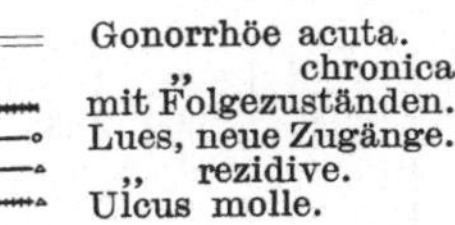

Abb. 147 b. Zugangsziffer an Geschlechtskrankheiten in der englischen Marine (Gesamtflotte), berechnet auf 1000 Mann der Kopfstärke, 1920—1923.

Aus wie komplexen Größen sich die Zugangsziffer der Gesamtflotte zusammensetzt, erhellen nachfolgende Zahlenübersicht Tab. 308 wie die auf ihr aufgebauten Schaubilder (Abb. 148a—c).

Die allerhöchsten Zugangsziffern zeigt bei allen drei Erkrankungen die Flottenstation in China, dann folgen Afrika und Ostindien, während die atlantische und die Heimatstation die niedrigsten Werte aufweisen.

Die höhere Erkrankungshäufigkeit bei der Marine gegenüber der Armee ist dadurch bedingt, daß der Matrose viel häufiger als der Soldat Nacht- und Wochenendurlaub erhält. Besonders wenn er nur die Aussicht hat, sich in kahlen Räumen zu langweilen, und dann seine Hängematte irgendwo aufhängen zu müssen, ist er leicht geneigt, ein Bett im Bordell oder bei einem Mädchen zu suchen.

Tabelle 318. Zugang und Zugangsziffern (‰) in der englischen Marine nach Flottenstationen in den Jahren 1921—1924.

Jahr	Kopfstärke	Gonorrhoea acuta	‰	Gonorrhoea chronica u. Folgekrankh.	‰	Ulcus molle abs.	‰	Syphilis recens	‰	Syphilis recidiva	‰	Alle Geschlechtskrankheiten abs.	‰
Flotte (Heimat).													
1921	54 700	2551	46,63	383	7,00	439	8,02	446	8,15	664	12,13	4483	81,95
1922	41 610	1906	45,80	413	9,92	227	5,45	332	7,97	434	10,43	3312	79,59
1923	35 650	1567	43,95	264	7,40	252	7,06	379	10,63	92	2,58	2554	63,22
1924	35 330	1486	42,06	278	7,86	183	5,17	211	5,97	139	3,93	2297	65,01
Atlantische Flotte.													
1921	29 050	1694	58,31	343	11,80	362	12,46	351	12,08	381	13,11	3131	107,81
1922	27 200	1550	56,98	297	10,91	330	12,13	245	9,00	103	3,78	2525	93,19
1923	23 850	1172	49,14	220	9,22	256	10,73	221	9,26	131	5,49	2000	83,85
1924	20 250	900	44,44	143	7,06	153	7,55	123	6,07	67	3,30	1386	68,44
Mittelmeer-Flotte.													
1921	13 400	1065	79,47	231	17,23	330	24,62	111	8,28	349	26,04	1976	147,13
1922	14 860	1141	76,78	225	15,14	326	21,93	105	7,06	143	9,62	1940	135,51
1923	16 740	905	54,06	146	8,72	237	14,15	91	5,43	78	4,65	1457	87,03
1924	15 930	684	42,93	119	7,47	196	12,30	52	3,26	30	1,88	1081	67,86
Nordamerikanische und westindische Flotte.													
1921	1 950	122	62,56	23	11,79	74	37,94	17	8,69	67	34,35	303	15,53
1922	2 200	104	47,27	28	12,72	42	19,09	13	5,90	9	0,09	196	8,00
1923	1 990	122	61,30	30	15,07	39	19,59	19	9,54	7	3,51	217	10,95
1924	1 990	158	79,39	39	19,59	72	36,18	22	11,05	1	9,50	292	14,67
China-Flotte.													
1921	4 700	669	142,34	139	29,57	348	74,04	179	38,08	98	20,85	1433	304,89
1922	4 490	700	155,90	186	41,42	274	61,02	95	21,15	13	2,89	1268	282,40
1923	4 730	636	134,46	179	37,84	302	63,84	148	31,28	35	7,39	1300	295,98
1924	4 750	540	113,68	167	35,15	328	69,05	111	23,36	34	7,15	1180	248,42
Ostindische Flotte.													
1921	1 720	190	110,46	27	15,69	63	36,62	38	22,09	33	19,18	351	204,06
1922	1 890	135	71,42	28	14,81	45	23,80	9	4,76	21	11,11	238	125,92
1923	1 740	118	67,81	20	11,49	84	48,27	17	9,77	28	16,09	267	153,44
1924	1 760	95	53,97	29	16,47	46	26,13	6	3,40	6	3,40	182	103,40
Afrika-Flotte.													
1921	1 750	129	73,71	34	19,42	20	11,42	52	29,71	41	23,42	276	157,71
1922	1 640	147	89,63	29	17,68	60	36,58	44	26,82	10	6,09	290	176,82
1923	1 570	176	112,10	28	17,83	26	16,56	35	22,29	13	8,28	278	177,07
1924	1 680	163	97,02	29	17,26	50	29,76	14	8,33	6	3,57	262	155,95
Flotte zu besonderen Verwendungen.													
1921	3 430	243	70,84	60	17,49	71	20,69	72	29,99	34	9,91	480	139,74
1922	2 670	140	52,43	46	17,22	45	16,83	12	4,49	21	7,86	264	98,87
1923	2 830	151	53,53	21	7,42	23	8,12	20	7,06	7	8,12	222	78,44
1924	5 930	264	44,51	67	11,29	98	16,52	32	5,39	31	5,22	492	82,96

Diese Ansicht, die PERCY F. ALDERSON mit großer Energie vertritt, wird durch die Erfahrung in Portsmouth bestätigt.

Im Oktober 1923 erließ der Flottenchef in Portsmouth einen Befehl, daß alle Mannschaften zu jeder Stunde der Nacht in ihre Kasernen und an Bord heimkehren dürfen und daß soweit als möglich alle Mann an Land mit eigenem Bett zu versehen seien. Dank dieser Order ist — mindestens dürfte dies teilweise die Ursache sein — die venerische Erkrankungsziffer in Portsmouth stark gesunken.

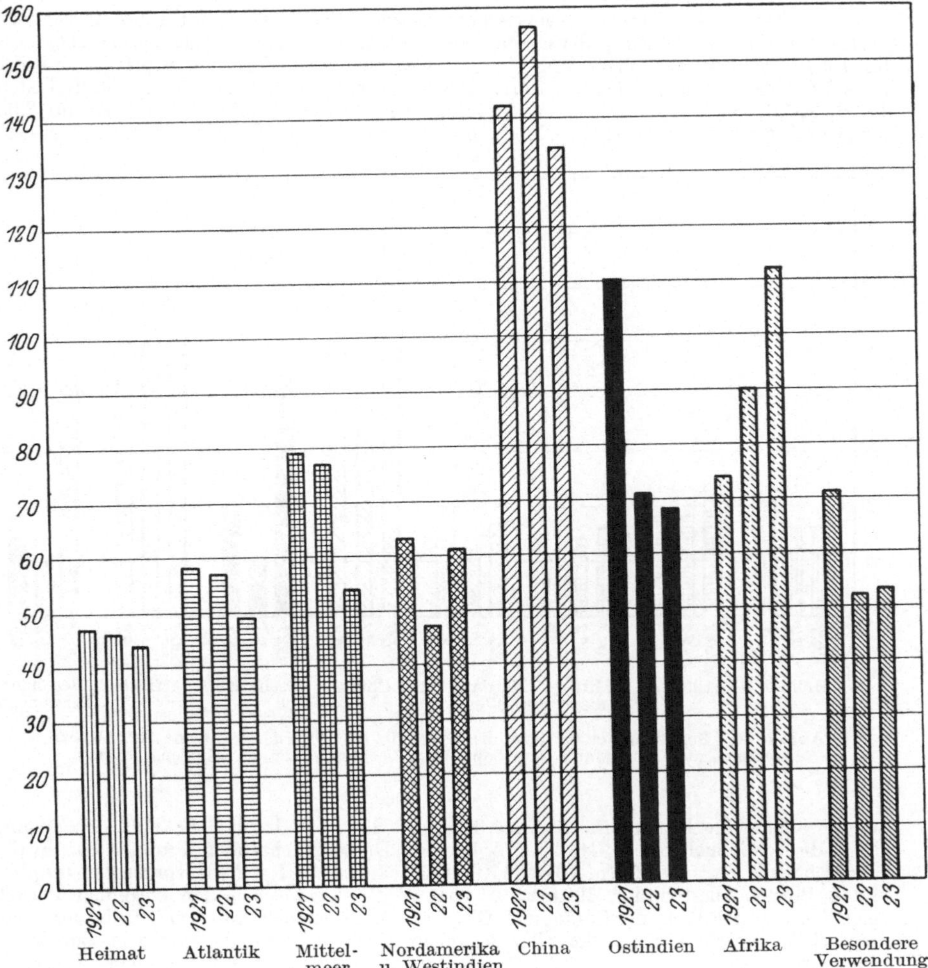

Eine derartige Maßnahme fällt nach der Auffassung der englischen Marinesanitätsverwaltung in das Gebiet der Prophylaxe, die sich kurz mit folgenden Schlagworten kennzeichnen läßt:

1. Allgemein: Verbesserung der Soldatenwohnungen in den Baracken, gute Ernährung und angemessene Eßräume; musterhafte Erholungs- und Fortbildungseinrichtungen: Leseräume und Bibliothek, Kantinen, Cafés, Billardräume, warme und Schwimmbäder, Sporthallen, Schulen und Unterrichtsräume für Kaufleute und Techniker, die dazu dienen, die Dienstentlassenen vollwertig arbeitsfähig ins bürgerliche Leben zu entlassen. 2. Speziell:

Wöchentliche Gesundheitsbesichtigungen, Vorlesungen und praktische Unterweisung in der persönlichen Prophylaxe, Vorführung von Filmen der Englischen Gesellschaft zur Bekämpfung der Geschlechtskrankheiten, Bereitstellung von Prophylaxestationen.

Die Wirkungen einer solchen Bekämpfungspolitik sind am Beispiele des malaiischen Kommandos von Singapore von P. HOPE FALKNER geschildert worden. Er zeigt vor allem, daß gegenüber der Reglementierung, deren Wirksamkeit in Singapore er nicht bestreitet, allgemeine wie spezielle prophylaktische Maßnahmen sich viel besser bewährt haben.

Die Zugangshäufigkeit an venerischen Krankheiten beim Kommando in Singapore betrug während der Geltung der Contagious Diseases Acts durchschnittlich 181,4‰ (1878 bis 1887), zur Zeit der Aufhebung (1888—1898) zwischen 356,4 und 646,1‰. Als dann neue Lokalbestimmungen (1899—1901) eingeführt wurden, fiel die Zugangshäufigkeit auf 178,6; 155,6; 96,2, um bei ihrer Wiederaufhebung in den folgenden 3 Jahren auf 239,3; 322,3 und 308,0 anzuschwellen. Durch die Änderung der Bekämpfungspolitik in Hinsicht

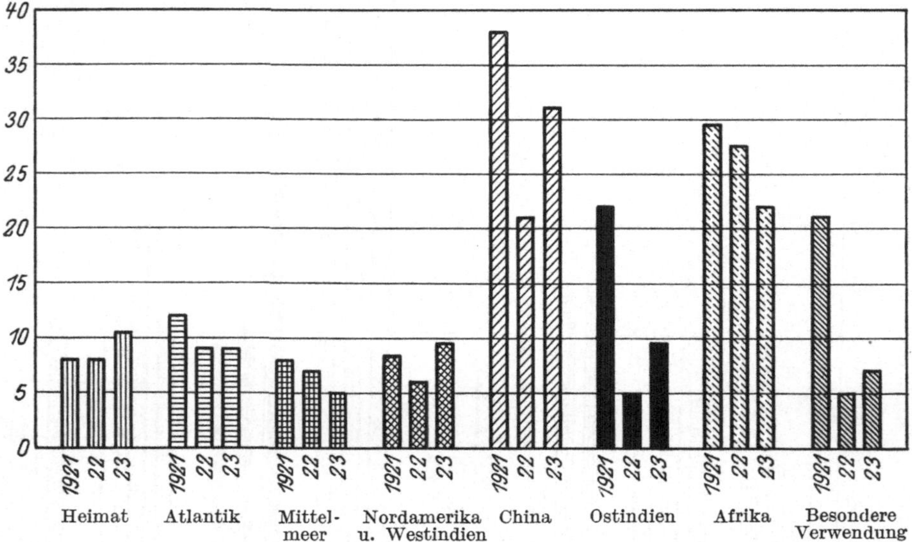

Abb. 148b. Zugangsziffer an Syphilis recens in der englischen Marine, 1921—1923, berechnet auf 1000 Mann der Kopfstärke bei den einzelnen Flottenstationen.

auf die allgemeine Prophylaxe beginnt dann seit 1905 ein deutlicher Abfall der Zugangsziffer, die schließlich nur (1916) 25,1‰ betrug. Die rückkehrenden Truppen hatten dann wieder höhere Zugangsziffern, 1919 117,0, 1921 64,0, 1922 101,2 (hervorgerufen durch die Malaio-Borneo-Ausstellung), 1924 21,9. Ein Vergleich zwischen den einzelnen Perioden zeigt deutlich den Wert der Contagious Diseases Acts, den noch größeren jedoch, ohne reglementarische Bestimmungen, der allgemeinen Prophylaxe. Eine Prophylaxestation liegt in Singapore selbst, offen von 7—12 Uhr nachts, in der Nähe der Bordellgegend; ferner eine bei jeder Truppeneinheit, schließlich ist eine fliegende, für die im Lager oder auf dem Marsche befindlichen Truppen eingerichtet. Soldaten, bei denen Geschlechtskrankheiten vorkommen, ohne daß sie sich haben desinfizieren lassen, verlieren nach Entlassung aus dem Hospital für 6—12 Monate ihre Sonderlöhnung (proficiency pay). 1924/25 wurden 1200 Desinfektionen bei 12 Versagern ausgeführt. Genaue Fragebogen für jeden Patienten dienen der Untersuchung, nach welchen Richtungen hin die Aufklärung über die Prophylaxe oder diese selbst verbessert werden kann. Betrunkene Soldaten werden für 12 Stunden einer milden abortiven Behandlung unterworfen, und zwar im Hospital. Bei den Truppen in Taiping, wo in dieser Form die Prophylaxe durchgeführt worden ist, wurde auf 1000, gegenüber Januar bis April (11,1, 4,1, 9,9, 7,2) von Mai an, wo die Prophylaxe energisch durchgeführt wurde, bis zum Dezember, mit Ausnahme des November, wo 1,53 Fälle festgestellt wurden, kein einziger Soldat infiziert. Auch beim malaiischen Kommando in Singapore waren die Erfolge recht günstig: auf 1000 Mann im Dezember 1924 3,44 Venerische, wodurch 600—700 £ an Behandlungs- und Krankenhauskosten erspart wurden.

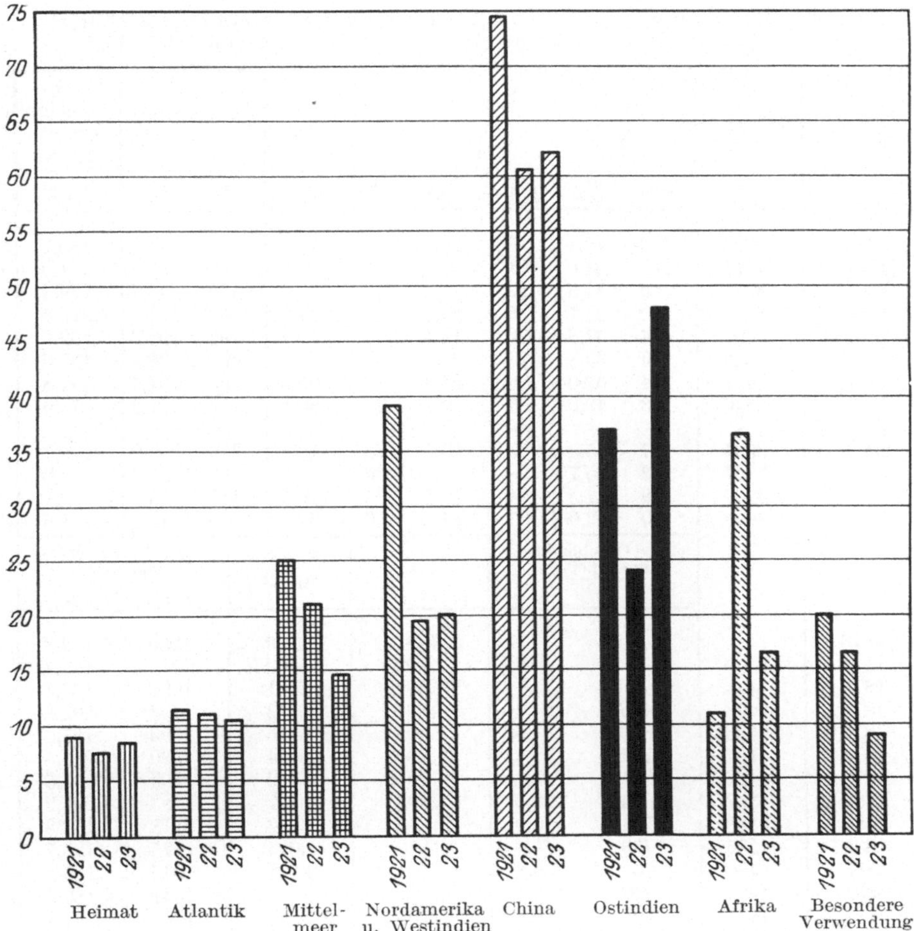

Abb. 148c. Zugangsziffer an Ulcus molle in der englischen Marine, 1921—1923, berechnet auf 1000 Mann der Kopfstärke, bei den verschiedenen Flottenstationen.

4. Holland.

Seit 1860 werden die Fälle von Geschlechtskrankheiten in der holländischen Marine verzeichnet. In den ersten 12 Jahren wurden sie geteilt nach Syphilis I, II, III und nach Urethritis verzeichnet, während die Fälle von Ulcus molle, die wohl in Lues I enthalten sind, nicht besonders nachgewiesen wurden. Von 1876—1908 werden in den nachfolgenden Tabellen nur die Zahlen für alle Geschlechtskrankheiten gegeben, obwohl außerdem noch, wie Dr. MINKEMA, der Chef des Sanitätsdienstes der niederländischen Marine mir mitteilt, auch die primären Fälle von Syphilis niedergelegt wurden. Erst seit 1909 wird unterschieden zwischen Syphilis, Ulcus molle und Urethritis. Außerdem muß zum Verständnis der Tabellen noch hervorgehoben werden, daß seit 1907 nur die Frischinfektionen in der Statistik figurieren, während zuvor auch die Rezidive und Folgekrankheiten mitenthalten waren.

Die Zahlen für die Heimatflotte gibt nachstehende Übersicht:

Tabelle 319. Zugang und Zugangsziffern an Geschlechtskrankheiten in der holländischen Marine (Heimat) in den Jahren 1860—1925.

Jahr	Kopfstärke	Syphilis I abs.	Syphilis I ‰	Syphilis II abs.	Syphilis II ‰	Syphilis III abs.	Syphilis III ‰	Urethritis abs.	Urethritis ‰	Alle Geschlechtskrankheiten ‰ K.
1860	4082	173	42,4	108	26,5	6	70,4	466	114,2	184,2
1861	3921	251	64,0	91	23,2	5	88,8	532	135,2	224,0
1862	3371	185	54,9	99	29,3	13	88,2	479	142,1	230,3
1863	3469	220	63,4	88	25,3	45	114,8	562	161,9	276,7
1864	3807	144	37,8	70	18,4	17	60,7	492	192,2	252,9
1865	3329	113	33,8	78	23,4	4	58,6	461	138,4	197,0
1866	3454	214	62,0	96	27,8	23	96,4	350	101,4	197,8
1867	2510	123	49,0	56	22,3	23	80,4	480	191,2	271,6
1868	—	—	—	—	—	—	—	—	—	—
1869	3594	127	35,3	50	13,9	2	49,8	359	99,9	149,7
1870	3967	102	25,7	29	7,3	6	34,6	338	58,2	119,8
1871	3727	129	34,5	44	11,7	2	46,9	441	118,2	165,1
1872	3648	190	52,0	63	17,2	0	69,4	419	112,2	181,6

Jahr	Kopfstärke	Alle Geschlechtskrankheiten abs.	Alle Geschlechtskrankheiten ‰	Jahr	Kopfstärke	Alle Geschlechtskrankheiten abs.	Alle Geschlechtskrankheiten ‰
1873	—	—	—	1891	4949	1250	252,3
1874	—	—	—	1892	5802	1148	197,7
1875	—	—	—	1893	5701	1098	192,4
1876	3498	488	124,1	1894	5853	1193	203,8
1877	4156	690	187,6	1895	5816	1090	187,3
1878	4167	704	168,8	1896	5964	1280	214,5
1879	4426	901	203,4	1897	5712	1185	207,5
1880	4362	995	228,3	1898	5757	1183	205,2
1881	4340	781	180,0	1899	5932	1118	188,8
1882	4237	739	174,4	1900	6064	1175	193,7
1883	4760	760	159,8	1901	6331	915	153,8
1884	4953	940	189,3	1902	5676	1041	180,5
1885	4874	682	139,8	1903	5382	1063	197,4
1886	5007	934	186,4	1904	4774	814	171,3
1887	5427	1078	198,6	1905	5345	868	162,6
1888	6067	921	150,1	1906	5411	680	152,6
1889	5192	1171	225,6	1907	5706	651	114,2
1890	5209	1179	226,0	1908	5748	695	119,1

Jahr	Kopfstärke	Syphilis abs.	Syphilis ‰	Ulcus molle abs.	Ulcus molle ‰	Urethritis abs.	Urethritis ‰	Insgesamt ‰
1909	6261	58	9,0	85	13,0	416	66,0	88,0
1910	6231	45	7,2	106	17,0	400	64,0	88,2
1911	6004	37	6,1	99	16,0	351	58,0	80,1
1912	5663	32	5,7	65	11,5	223	39,6	55,8
1913	5176	63	12,0	120	23,0	244	47,0	82,0
1914	5863	43	7,4	55	9,0	208	36,0	52,4
1915	8350	53	6,3	62	7,4	261	31,0	44,7
1916	8552	63	7,4	63	3,7	199	23,0	34,1
1917	9019	33	3,7	56	6,2	168	19,0	28,9
1918	9111	37	4,1	30	3,3	266	29,0	36,4
1919	6338	49	7,8	42	6,7	182	28,8	43,3
1920	5459	72	12,3	96	17,6	185	33,9	63,8
1921	5261	24	4,6	36	6,8	140	26,6	38,0
1922	5206	21	4,0	54	10,4	132	25,4	39,8
1923	5025	16	3,2	34	6,8	106	21,1	31,1
1924	4752	17	3,6	37	7,8	103	21,7	33,1
1925	4732	7	1,4	15	3,1	83	17,5	22,0

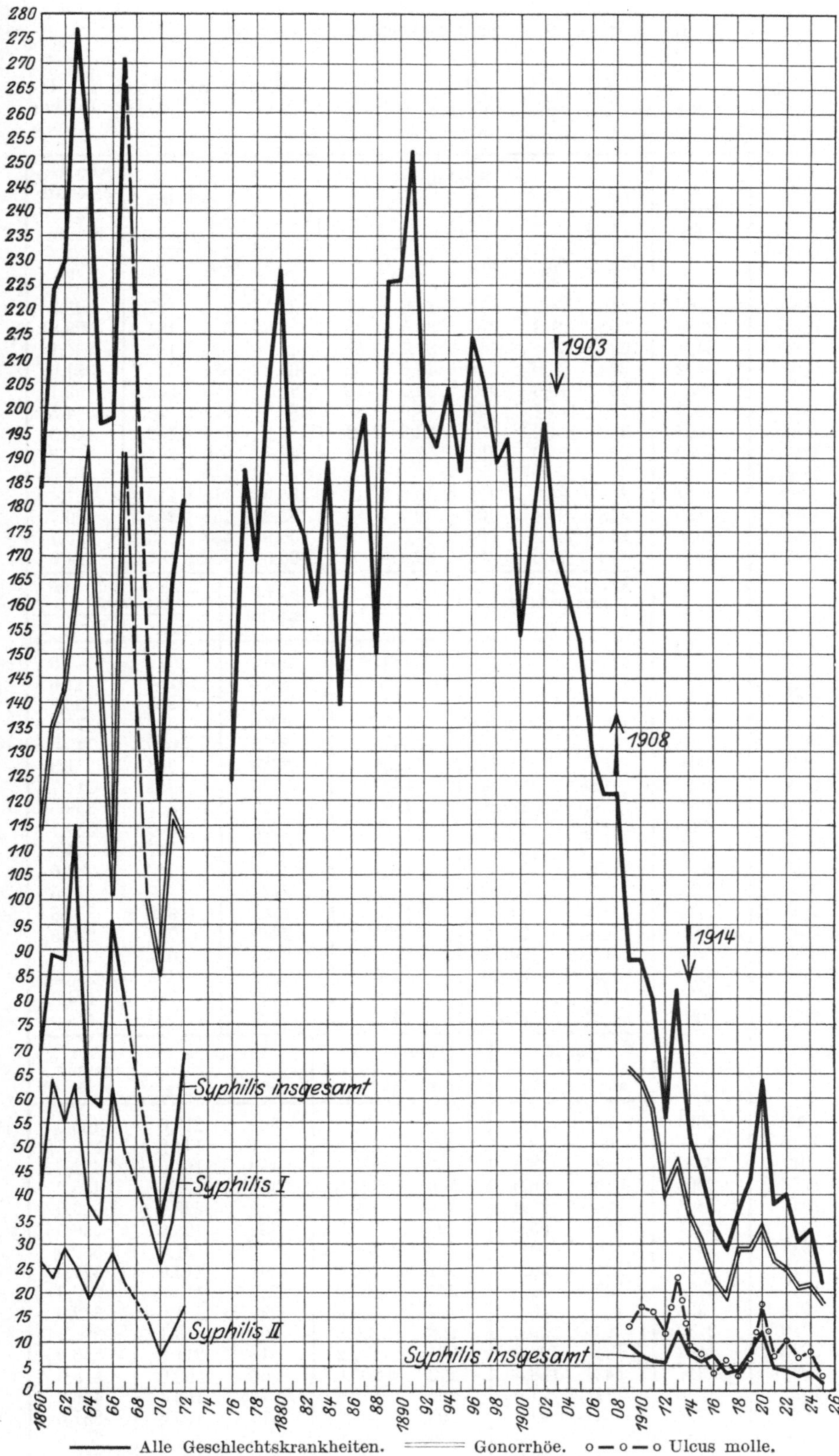

Abb. 149. Zugangsziffer an Geschlechtskrankheiten in der holländischen Marine (Heimat), 1860—1925, berechnet auf 1000 Mann der Kopfstärke.

Tabelle 320. Zugang und Zugangsziffern an Geschlechtskrankheiten in der holländischen Marine (Europäer in Niederländisch-Ostindien) in den Jahren 1860—1925).

Jahr	Kopfstärke	Syphilis I abs.	Syphilis I ‰	Syphilis II abs.	Syphilis II ‰	Syphilis III abs.	Syphilis III ‰	Urethritis abs.	Urethritis ‰	Alle Geschlechtskrankheiten ‰
1860	3269	242	74,2	113	14,6	41	121,1	612	187,2	308,3
1861	3324	305	91,8	108	32,5	35	134,8	646	194,0	328,8
1862	3481	339	97,4	114	32,7	57	146,5	654	187,6	334,1
1863	3202	272	85,0	146	45,6	62	169,3	679	212,3	381,6
1864	3257	390	119,6	128	39,2	70	180,7	725	222,4	403,1
1865	3247	371	114,1	146	44,9	89	186,7	578	178,1	364,8
1866	3035	346	114,2	101	33,3	94	178,2	704	232,1	410,3
1867	3059	259	84,9	131	42,9	64	148,5	679	222,1	370,6
1868	—	—	—	—	—	—	—	—	—	—
1869	3299	313	94,8	121	36,6	11	135,0	715	216,4	351,4
1870	3130	276	88,1	103	32,9	6	123,2	761	243,5	366,7
1871	2630	212	80,6	66	25,0	3	106,9	587	223,8	330,7
1872	2416	170	74,6	87	35,9	0	106,5	457	187,5	294,0

Jahr	Kopfstärke	Alle Geschlechtskrankheiten abs.	Alle Geschlechtskrankheiten ‰	Jahr	Kopfstärke	Alle Geschlechtskrankheiten abs.	Alle Geschlechtskrankheiten ‰
1873	—	—	—	1891	2910	1012	347,8
1874	—	—	—	1892	3073	1264	411,6
1875	—	—	—	1893	2880	1260	436,5
1876	2879	853	296,4	1894	2709	1009	372,0
1877	2689	—	—	1895	2972	1020	340,0
1878	2620	891	340,4	1896	2843	943	331,3
1879	2942	958	325,5	1897	2923	912	311,7
1880	2590	765	295,4	1898	3197	861	369,5
1881	2735	650	237,6	1899	2503	900	359,7
1882	2835	852	298,6	1900	2455	747	304,6
1883	2980	996	332,8	1901	2470	703	284,6
1884	2761	1005	363,6	1902	2772	680	245,5
1885	2759	1157	419,3	1903	2763	932	337,5
1886	3039	1142	376,0	1904	2840	723	252,5
1887	3104	1075	346,2	1905	3055	1074	351,8
1888	3133	1089	348,0	1906	3082	883	286,4
1889	3037	909	299,6	1907	1833	741	404,3
1890	3084	1013	328,0	1908	1813	753	415,0

Jahr	Kopfstärke	Syphilis abs.	Syphilis ‰	Ulcus molle abs.	Ulcus molle ‰	Urethritis abs.	Urethritis ‰	Insgesamt ‰
1909	1824	34	29,0	363	199,0	399	218,0	465,0
1910	2440	90	38,2	328	134,4	351	141,0	313,6
1911	2432	83	53,5	557	229,2	410	168,6	431,3
1912	2509	216	86,6	556	221,8	444	176,8	485,2
1913	2491	225	90,8	515	206,6	550	229,6	527,0
1914	2211	118	53,0	294	138,0	232	105,0	296,0
1915	2247	126	56,0	350	155,0	280	124,0	335,0
1916	2200	128	58,0	331	150,0	261	119,0	327,0
1917	2774	122	54,0	345	152,0	257	113,0	319,0
1918	2338	112	50,0	309	138,0	298	124,0	312,0
1919	2139	123	58,0	298	139,8	301	143,1	340,1
1920	1482	183	126,9	307	207,2	314	211,9	546,0
1921	1314	142	108,4	273	207,8	266	202,6	518,5
1922	1394	122	77,5	250	179,3	278	199,4	456,2
1923	1328	63	47,2	191	143,8	213	160,6	351,6
1924	1482	55	37,3	129	86,9	318	214,4	338,6
1925	1601	63	39,0	161	100,0	299	186,0	355,0

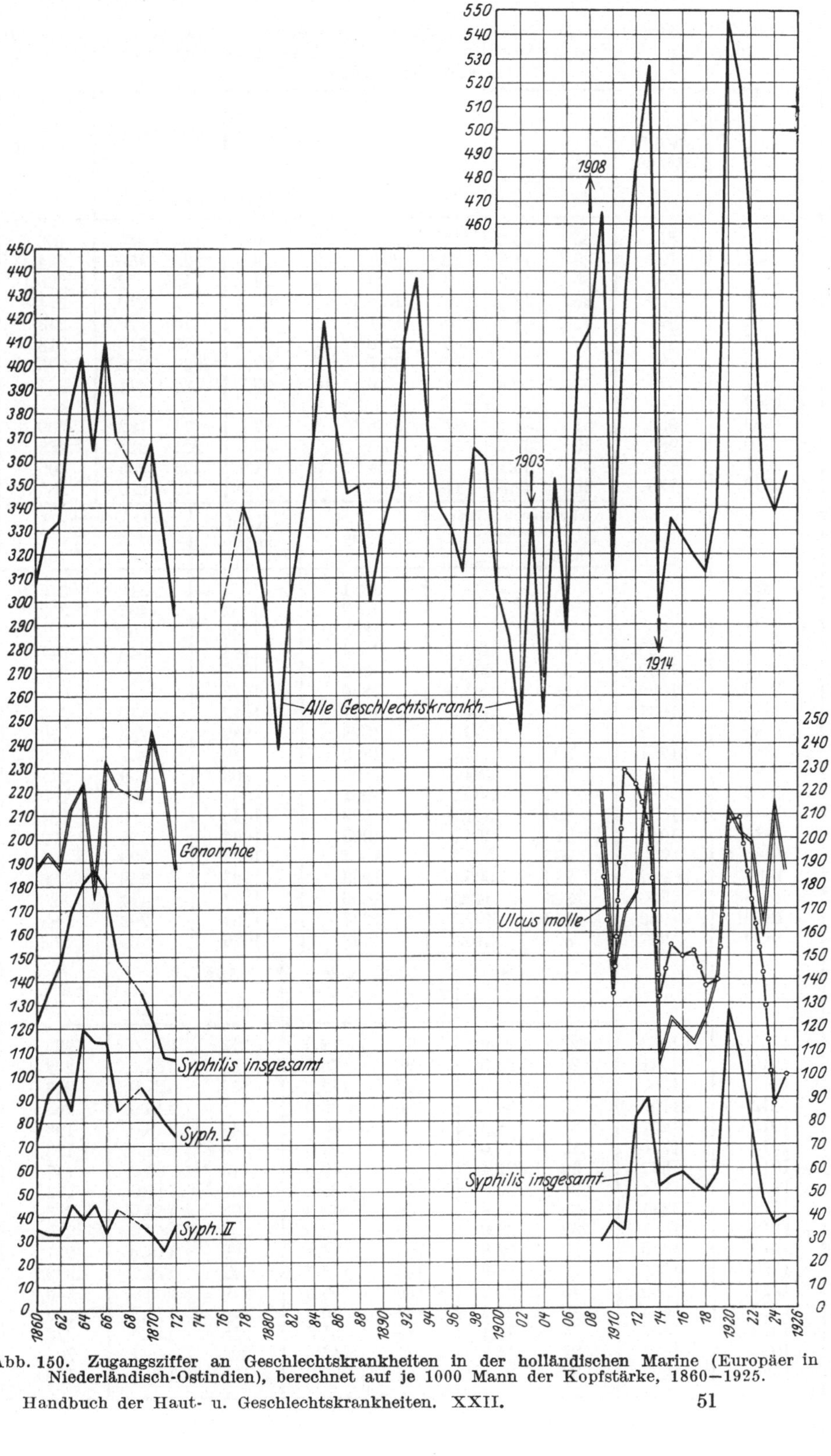

Abb. 150. **Zugangsziffer an Geschlechtskrankheiten in der holländischen Marine (Europäer in Niederländisch-Ostindien), berechnet auf je 1000 Mann der Kopfstärke, 1860—1925.**

Tabelle 321. Zugang und Zugangsziffern an Geschlechtskrankheiten in der holländischen Marine (Eingeborene in Niederländisch-Ostindien) in den Jahren 1860—1925.

Jahr	Kopfstärke	Syphilis I abs.	Syphilis I ‰	Syphilis II abs.	Syphilis II ‰	Syphilis III abs.	Syphilis III ‰	Urethritis abs.	Urethritis ‰	Insgesamt ‰
1860	815	35	43,2	17	21,4	2	66,2	106	130,1	196.3
1861	793	35	44,3	23	29,1	3	76,8	125	1567,	234,4
1862	783	35	44,8	19	24,3	4	74,1	119	152,0	226,1
1863	839	36	42,8	13	15,4	5	64,4	177	210,4	274,8
1864	997	41	41,4	15	15,1	11	67,2	176	176,3	243,5
1865	876	49	55,6	25	29,0	21	108,4	185	210,5	318,9
1866	860	50	58,1	29	33,7	5	97,6	239	278,0	375,6
1867	873	53	60,9	24	27,6	10	99,7	185	211,9	311,6
1868	—	—	—	—	—	—	—	—	—	—
1869	953	51	53,7	31	32,6	1	87,1	174	182,6	269,7
1870	983	39	39,7	18	18,3	1	59,0	221	224,3	283,3
1871	834	33	36,1	2	2,4	0	41,9	195	263,9	305,8
1872	770	38	49,3	14	18,2	0	67,5	170	220,7	288,2

Jahr	Kopfstärke	Alle Geschlechtskrankheiten abs.	Alle Geschlechtskrankheiten ‰	Jahr	Kopfstärke	Alle Geschlechtskrankheiten abs.	Alle Geschlechtskrankheiten ‰
1873	—	—	—	1891	1077	340	315,3
1874	—	—	—	1892	1152	407	353,2
1875	—	—	—	1893	1135	381	335,6
1876	890	193	216,4	1894	1141	349	311,6
1877	1100	251	208,2	1895	1177	307	261,4
1878	1000	291	291,0	1896	1045	—	—
1879	1034	337	324,8	1897	1079	349	323,5
1880	1112	281	252,4	1898	948	256	270,3
1881	1251	307	245,3	1899	920	251	272,4
1882	1218	236	193,8	1900	963	239	248,2
1883	1082	325	300,2	1901	965	184	190,8
1884	1085	360	331,9	1902	1048	249	237,5
1885	1015	270	266,2	1903	1062	396	372,6
1886	900	305	339,2	1904	1063	329	303,6
1887	942	288	305,6	1905	1127	368	326,3
1888	950	325	342,2	1906	1267	414	326,4
1889	939	379	407,5	1907	1064	296	288,2
1890	977	303	310,2	1908	1029	260	252,6

Jahr	Kopfstärke	Syphilis abs.	Syphilis ‰	Ulcus molle abs.	Ulcus molle ‰	Urethritis abs.	Urethritis ‰	Insgesamt ‰
1909	1063	23	21,0	77	72,0	213	200,0	293,0
1910	1141	25	22,0	86	75,0	188	165,0	262,0
1911	1200	9	7,5	135	112,5	152	127,0	247,0
1912	1190	35	30,0	106	90,0	171	143,0	263,0
1913	1257	23	18,3	76	60,0	148	118,0	196,3
1914	1310	13	10,0	110	52,0	80	61,0	123,0
1915	1337	30	22,4	53	40,0	113	85,0	147,4
1916	1354	35	25,8	42	31,0	158	117,0	173,8
1917	1347	32	23,8	56	42,0	203	150,0	215,8
1918	1391	32	23,0	106	76,0	204	147,0	246,0
1919	1430	57	39,9	105	73,4	169	118,2	231,5
1920	1385	59	38,9	160	115,5	242	174,7	329,1
1921	1389	45	32,0	150	108,0	279	200,9	340,9
1922	1404	38	27,2	135	96,9	246	175,2	299,3
1923	1447	24	16,4	89	61,5	215	148,6	226,5
1924	1561	22	14,0	71	45,5	229	146,7	206,2
1925	1597	38	24,0	57	36,0	190	120,0	180,0

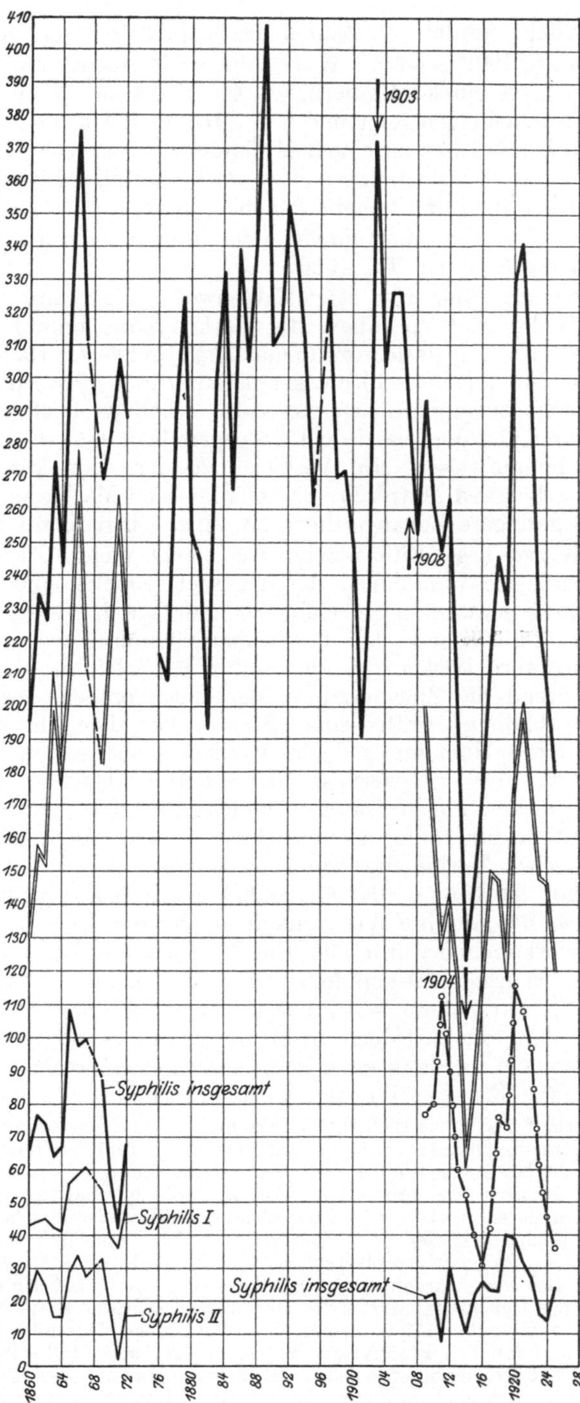

——— Alle Geschlechtskrankheiten. ═══ Gonorrhöe. o—o—o Ulcus molle.

Abb. 151. Zugangsziffer an Geschlechtskrankheiten in der holländischen Marine (Eingeborene in Niederländisch-Ost-Indien), berechnet auf je 1000 Mann der Kopfstärke, 1860—1925.

Veranschaulicht werden die Zahlen der Tab. 319 durch die Abb. 149.

Bis zum Jahre 1902 zeigt die Kurve dauernde starke Schwankungen. Vom Jahre 1903 an setzt ein kontinuierlicher Abfall bis zum Jahre 1912 ein, dem 1913 ein leichtes Ansteigen folgt und von 1914 an fallen die Ziffern wieder bis zum Jahre 1917, und zwar zu einem Minimum, das nach einem Wiederanstieg bis 1920 schließlich 1925 noch übertroffen wird. Auffallend ist der gleichmäßige Kurvenverlauf bei allen drei venerischen Krankheiten.

In Niederländisch-Ostindien fanden sich unter der europäischen Besatzung die Erkrankungsziffern der Tab. 320.

Die vorstehende Abb. 150 zeigt Zahlenwerte von ganz anderer Größenordnung. Auffällig sind vor allem die starken ganz unmotiviert wirkenden Schwankungen. Im Gegensatz zur Heimatflotte finden wir 1925 hier bedeutend höhere Ziffern für alle Geschlechtskrankheiten als 1914, dadurch bedingt, daß die Gonorrhöezugangsziffer immer noch erheblich hoch ist, während die Ulcus molle-Ziffer und die Luesziffer 1925 gegenüber 1914 einen immerhin deutlichen Rückgang aufweisen. Im Vergleich zu den eben angeführten Ziffern zeigen die eingeborenen Matrosen der holländischen Marine in Niederländisch-Ostindien viel geringere Zugangsziffern an venerischen Krankheiten.

Auch die Kurve dieser Ziffern zeigt, wenn auch nicht so ausgesprochen wie die vorhergehende, Schwankungen, deren Ursachen nicht ohne weiteres ersichtlich sind. Daß die Schwankungen nicht epidemiologisch erklärt werden können, geht zwingend daraus hervor, daß die europäischen Matrosen in Niederländisch-Ostindien vom Jahre 1904 ab bis zum Jahre 1913 Ziffern steigender Tendenz aufweisen, während die Zugangsziffern der Eingeborenen, gerade umgekehrt, in dauerndem Abfallen begriffen sind. So muß vor allem zur Erklärung dieser Kurven an äußere Momente gedacht werden, insbesondere daran, daß die Infektionen unter der europäischen Mannschaft in starkem Maße abhängen von dem verschieden hohen Durchseuchungsgrade der von ihr frequentierten Bordellprostitution innerhalb der einzelnen Jahre. Auch die im Jahre 1903 in der holländischen Marine einsetzende Prophylaxe, die im Jahre 1908 wieder aufgehoben und erst 1914 wieder eingeführt wurde, kann nicht zur Erklärung herangezogen werden, da ihre Wirksamkeit nur bei den Eingeborenen im Ablauf der Kurve hervorkommen würde, die Eingeborenen aber kaum Gebrauch davon gemacht haben, während dies gerade bei den höhere Zugangsziffern aufweisenden Weißen der Fall war. Diese, scheinbar gegen den Wert der Prophylaxe sprechende Feststellung kann jedoch nicht in diesem Sinne verwendet werden, denn die Prophylaxe wurde in einer keinen Erfolg versprechenden Weise in die Wege geleitet, wie F. J. L. WOLTRING ausgeführt hat.

Schon im Verlauf des Jahres 1903 hatten verschiedene Marineärzte mit prophylaktischen Maßnahmen begonnen. Offiziell wurde im Mai 1904 ein System der freiwilligen Prophylaxe in der gesamten holländischen Flotte eingeführt. Jeder Mann konnte bei Rückkunft vom Landurlaub auf Wunsch eine prophylaktische Behandlung erhalten. Außerdem mußten die Marineärzte in ihren Vorträgen auf die Gefahren des außerehelichen Geschlechtsverkehrs und die Wichtigkeit der persönlichen Prophylaxe hinweisen. Gleichzeitig wurde auch durch die sog. „Präventivtropfröhrchen" eine Methode zur individuellen Prophylaxe eingeführt. Die Bestecke wurden zuerst leihweise überlassen und schließlich im August 1905 auf Befehl des Generalstabsarztes der Marine als Eigentum an die Mannschaften ausgegeben. Dadurch entwickelte sich aus der prophylaktischen Behandlung im Sanitätsraum ein System der individuellen Prophylaxe, was zur Folge hatte, daß selbst die Schiffe, die anfänglich über Erfolge berichtet hatten, sich sehr ungünstig über die Fortentwicklung aussprachen. So kam es, daß im Jahre 1908 der Befehl ausgegeben wurde, keine prophylaktischen Bestecke mehr zu verteilen und in den Vorträgen über die Gefahren der Geschlechtskrankheiten die Prophylaxe nicht mehr zu erwähnen. Im Juni 1908 hörte so dieser erste Versuch der Prophylaxe auf, doch sprachen dabei in erster Linie moralische Bedenken mit

In der Folgezeit suchte man auf andere Art gegen die venerischen Krankheiten vorzugehen. Auf königliche Verordnung vom 1. Juli 1909 wurde der Nachturlaub eingeschränkt.

Dies war in der Zeit, in der in den Niederlanden das „Sittlichkeitsgesetz" vom Jahre 1910 erlassen wurde. Im Zusammenhang hiermit wurde dann 1911 die Reglementierung der Prostitution in Ostindien abgeschafft.

Das Ergebnis dieser Maßnahme war eine Zunahme der Syphilis wie des weichen Schankers in den Jahren 1912 und 1913. Zugeschrieben wurde dieser Anstieg vor allem dem Umstande, daß man bei der Aufhebung der Reglementierung nicht gleichzeitig Repressivmaßregeln eingeführt hatte, die durchzuführen jedoch in den großen Hafenplätzen der Polizei in Ostindien kaum möglich gewesen wäre.

1913 begannen dann viele Sanitätsoffiziere aus eigener Initiative Vorbeugungsmaßnahmen zu propagieren und am 1. Januar 1914 wurde die Prophylaxe von neuem offiziell in der gesamten Flotte eingeführt. Wiederum war es ein System der *freiwilligen* Prophylaxe, doch mußte die prophylaktische Behandlung unter sachkundiger Leitung vorgenommen werden, und zwar, falls es der Dienst des ärztlichen Personals zuließ, möglichst frühzeitig nach Rückkunft des Landurlaubers an Bord, sonst am folgenden Tage nach dem Morgenappell. Zur besseren Durchsetzung der Prophylaxe wurden noch Strafmaßnahmen für venerisch Erkrankte durchgeführt: der Urlaub geheilter Geschlechtskranker wurde beschränkt; die Wiedereinstellung wurde Matrosen verweigert, die durch wiederholte Geschlechtskrankheiten dem Dienst entzogen gewesen waren; Rückstellung bei Löhnungserhöhung um die Periode der Dienstunfähigkeit infolge Geschlechtskrankheit; Eintragung dieser Perioden mit roter Tinte ins Krankenbuch und Meldung an den Kommandanten.

Im Jahre 1914 folgte in der Tat dem Jahre 1913 gegenüber ein deutlicher Abfall der Zugangsziffern an Geschlechtskrankheiten. Doch, daß dabei die Prophylaxe nur eine geringe Rolle spielte, zeigt der Abfall auch der Zugangsziffern der Eingeborenen, die sich der Prophylaxe nicht bedienten. Dieser Abfall hing damit zusammen, daß mit dem Ausbruch des Weltkrieges den Matrosen so gut wie kein Urlaub gegeben wurde und daß ferner die Mannschaften viel mehr Dienst als vordem tun mußten.

Um die Prophylaxe stärker zu propagieren, wurden im November 1915 auf den Schiffen besondere „Prophylaxekajüten" eingerichtet und dann auch wieder von der nicht kontrollierten Prophylaxe mehr Gebrauch gemacht, sowie die 1914 eingeführten Strafmaßnahmen wieder aufgehoben, jedoch jeder Mann, der sich der Infektionsgefahr ausgesetzt hatte, verpflichtet, sich prophylaktisch behandeln zu lassen. Nachlässigkeit darin war als Übertretung der Kriegsdisziplin zu bestrafen.

Neuerdings werden wieder vierteljährlich Vorträge über Bedeutung und Verhütung der Geschlechtskrankheiten gehalten, sowie alle 14 Tage Gesundheitsbesichtigungen vorgenommen.

Trotz der in Ostindien stärker gebrauchten Prophylaxe sind von 1919 bis 1920 die Geschlechtskrankheiten so stark gestiegen, daß sie eine bis dahin nicht beobachtete Höhe von 54,6‰ erreichten, danach trat wieder ein bedeutender Abfall ein. Auch bei den Eingeborenen sehen wir in der gleichen Zeit sehr hohe Ziffern. Im Gegensatz zu den ostindischen Zahlen ist in der Heimatflotte, obwohl dort die Prophylaxe viel weniger als in Ostindien gebraucht wird, mit Ausnahme der Kriegs- und Nachkriegssteigerung in den Jahren 1918—1921 die Zugangsziffer permanent gefallen. Woltring bringt dies in Zusammenhang mit der besseren ärztlichen Behandlung der Geschlechtskrankheiten überhaupt, sowie mit dem günstigeren Milieu, in dem die Mannschaften ihre Freizeit zubringen.

5. Frankreich.

Für die französische Marine liegen nachstehende Zugangsziffern vor, für deren Übermittlung ich Dr. HUMBERT, Direktor der Hygiene-Sektion der Liga der Rotkreuzgesellschaften, zu großem Danke verbunden bin.

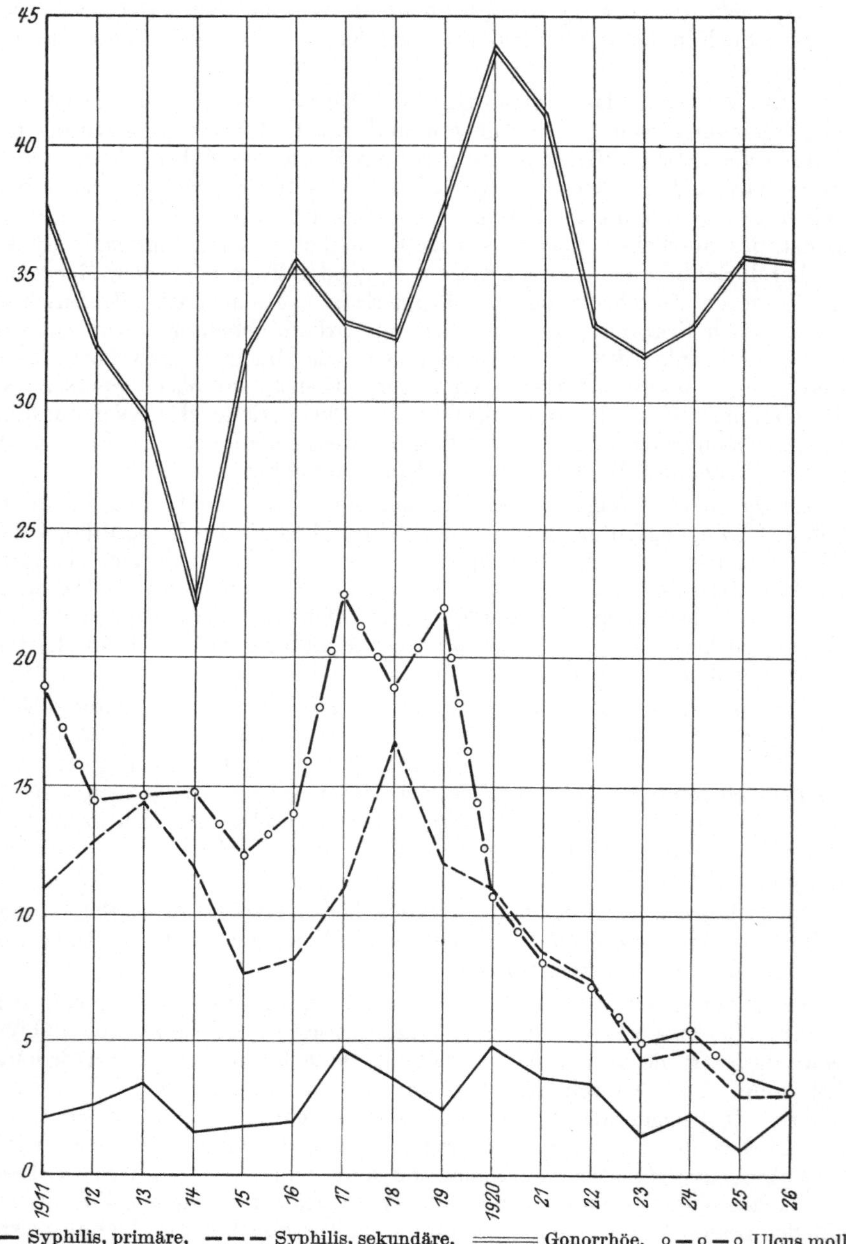

Abb. 152. Zugangsziffer an Geschlechtskrankheiten in der französischen Marine (Heimat), auf 1000 Mann, 1911—1926.

Tabelle 322. Zugangsziffern an Geschlechtskrankheiten in der französischen Marine (Heimat) auf 1000 Mann der Kopfstärke in den Jahren 1911—1926.

Jahr	Syphilis primäre	Syphilis sekundäre	Syphilis tertiäre	Gonorrhöe	Ulcus molle	Alle Geschlechtskrankheiten
1911	2,19	11,05	0,30	37,55	18,81	69,90
1912	2,68	12,80	0,32	32,19	14,38	62,37
1913	3,60	14,31	0,40	29,52	14,55	62,38
1914	1,67	11,83	0,30	21,86	14,68	50,34
1915	1,89	7,88	0,50	32,06	12,35	54,68
1916	2,11	8,28	0,68	35,46	13,93	60,46
1917	4,91	10,97	0,05	33,13	22,50	71,56
1918	3,81	16,74	0,32	32,43	18,77	72,07
1919	2,60	12,09	0,45	37,80	21,88	74,82
1920	5,09	10,99	0,76	43,94	11,70	72,48
1921	3,79	8,57	0,54	41,32	8,18	62,40
1922	3,60	7,47	0,67	33,10	7,33	52,17
1923	1,61	4,57	0,50	31,86	5,11	43,65
1924	2,36	4,88	0,55	32,96	5,61	46,36
1925	1,16	2,96	0,34	35,70	3,93	44,09
1926	2,62	3,11	0,80	35,54	3,22	45,29

6. Italienische Marine.

Die Zugangsziffern für venerische Krankheiten in der italienischen Marine werden nachstehend gegeben. Ich verdanke ihre Mitteilung der besonderen Liebenswürdigkeit des Abteilungsdirektors im italienischen Statistischen Zentralamt, Generaloberarzt L. DE BERARDINIS.

Tabelle 323. Zugangsziffern an Geschlechtskrankheiten in der italienischen Kriegsmarine 1873—1920.

Jahr	Gonorrhöe und Ulcus molle ‰	Syphilis ‰	Alle Geschlechtskrankheiten ‰	Jahr	Gonorrhöe und Ulcus molle ‰	Syphilis ‰	Alle Geschlechtskrankheiten ‰
1873	63	66	131	1897	96,35	28	125
1874	64	99	163	1898	88,29	26	114
1875	56	59	115	1899	90	39	129
1876	63	69	132	1900	125	58	183
1877	85	68	153	1901	80	29	109
1878	65	67	130	1902	81	29	110
1879	112	29	140	1903	95	39	134
1880	103	31	134	1904	100	40	140
1881	119	42	161	1905	99	42	141
1882	119	29	148	1906	90	41	131
1883	91	51	142	1907	85	35	120
1884	91	51	142	1908	92	41	133
1885	91	51	142	1909	67	20	87
1886	91	51	142	1910	65	21	86
1887	107	16	123	1911	69	24	93
1888	107	16	123	1912	75	24	99
1889	107	16	123	1913	76	24	100
1890	102	31	133	1914	67	25	92
1891	125	39	165	1915	—	—	—
1892	109	50	159	1916	—	—	—
1893	98,05	33	133	1917	—	—	—
1894	94,72	31	126	1918	—	—	—
1895	93,83	32	120	1919	—	—	—
1896	83,78	24	107	1920	40	17	57

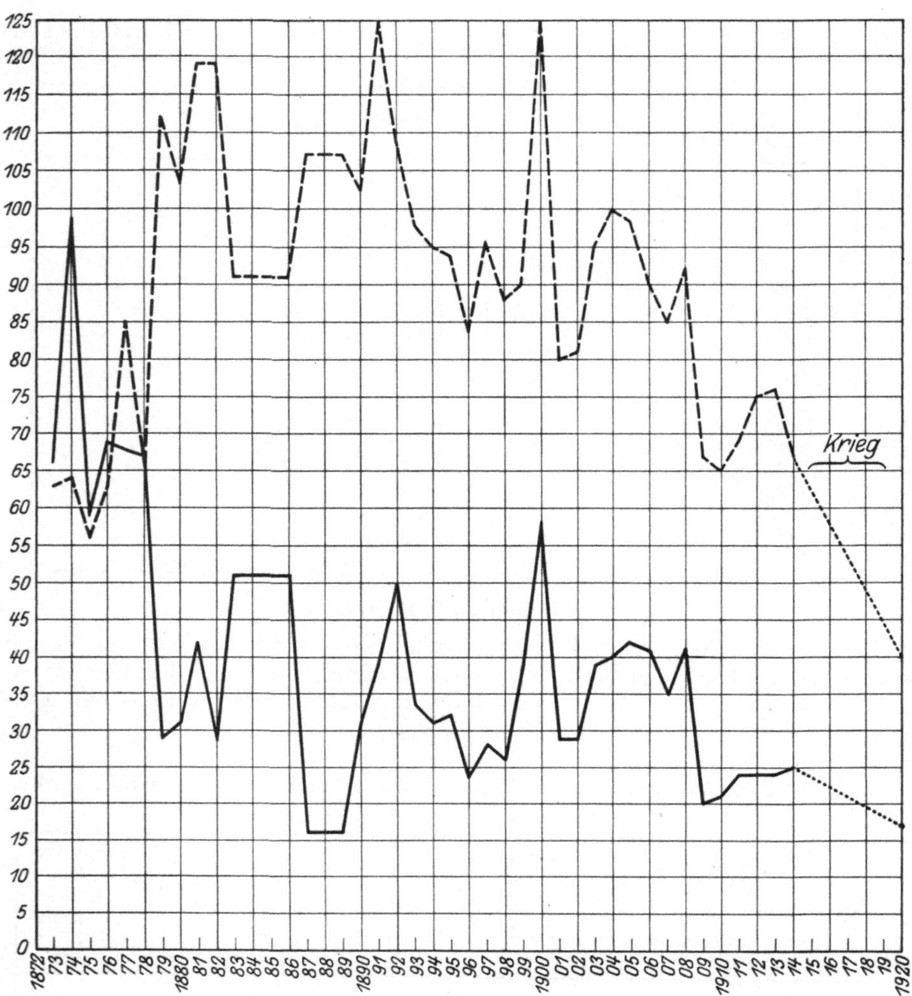

Abb. 153. **Zugangsziffer an Geschlechtskrankheiten in der italienischen Marine, berechnet auf je 1000 Mann der Kopfstärke, 1873—1920.**

Aus dem vorstehenden Schaubild sind die außerordentlichen Schwankungen des Kurvenverlaufs ersichtlich, für die Erklärungen nicht gegeben werden können. Besonders schwierig ist ein Vergleich, weil die Ziffern für Gonorrhöe auch diejenigen für Ulcus molle mitumfassen. Bemerkenswert ist nur, daß die Syphilisziffern für 1920 geringer sind als die Vorkriegszahlen, was jedenfalls auf die seither energisch durchgeführte persönliche Prophylaxe und die bessere Spezialbehandlung der infizierten Mannschaften zurückzuführen ist.

Die Ziffern von 1921 an befinden sich zur Zeit noch in Bearbeitung im Statistischen Zentralamt.

7. Marine der Vereinigten Staaten von Nord-Amerika.

Für die Jahre 1873—1925 geben nachstehende Übersichten einen Einblick in die Zahl der gemeldeten Geschlechtskranken in der Marine der Vereinigten Staaten von Nordamerika.

Tabelle 324. Erkrankungsziffer an Geschlechtskrankheiten in der Marine der Vereinigten Staaten von Amerika (1873—1925).

Jahr	Durchschnitts-Gesamtstärke	Syphilis		Gonorrhöe		Ulcus molle		Zusammen
		Neue Fälle	‰	Neue Fälle	‰	Neue Fälle	‰	
1873	12 723	595	46,77	227	17,84	—	—	64,61
1874	13 870	561	40,45	156	11,25	1	0,72	51,77
1875	11 675	500	42,83	237	20,30	—	—	63,13
1876	11 138	424	38,07	250	22,45	13	1,17	61,69
1877	8 684	342	39,38	182	20,96	—	—	60,34
1878	8 871	490	55,24	294	33,14	61	6,88	95,26
1879	8 869	341	38,45	204	23,00	—	—	61,45
1880	9 003	406	45,10	212	23,55	72	8,00	76,65
1881	9 546	348	36,46	214	22,42	108	11,31	70,19
1882	9 371	423	45,14	218	23,26	115	12,27	80,67
1883	9 874	294	29,78	252	25,52	93	9,42	54,72
1884	9 959	301	30,22	298	29,92	171	17,17	77,31
1885	9 370	244	26,04	274	29,24	150	16,01	71,29
1886	9 428	246	26,09	324	34,39	164	17,39	77,87
1887	9 618	244	25,37	360	37,43	147	15,28	78,08
1888	9 955	295	29,63	300	30,14	206	20,69	80,46
1889	11 219	310	27,63	258	23,00	101	9,00	59,63
1890	11 768	256	21,75	228	19,37	129	10,96	52,68
1891	11 501	198	17,22	223	19,39	87	7,56	44,17
1892	11 775	174	14,78	276	23,44	99	8,41	46,63
1893	12 109	171	14,12	250	20,65	141	11,64	46,41
1894	12 520	272	21,73	412	32,91	174	13,90	68,54
1895	13 191	152	11,52	330	25,02	152	11,52	48,06
1896	14 196	239	16,84	303	21,34	131	9,23	47,41
1897	15 734	248	15,76	323	20,53	136	8,64	44,93
1898	23 986	383	15,97	503	20,97	219	9,13	46,07
1899	20 819	406	19,50	517	24,83	226	10,86	55,19
1900	22 977	465	20,24	480	20,89	214	9,31	50,44
1901	26 101	546	20,92	617	23,64	217	8,31	52,87
1902	30 249	606	20,03	771	25,49	284	9,39	54,91
1903	36 535	816	22,33	1 052	28,79	396	10,84	61,96
1904	39 450	880	22,31	1 512	38,33	542	13,74	74,38
1905	39 620	981	24,76	2 085	52,62	538	13,58	90,96
1906	41 690	1 147	27,51	2 640	63,32	733	17,58	108,41
1907	44 083	881	19,99	2 274	51,58	554	12,57	84,14
1908	50 984	1 001	19,63	3 015	59,14	665	13,04	91,81
1909	55 550	1 476	26,57	5 861	105,51	1 573	28,32	160,40
1910	56 721	1 315	23,18	6 062	106,87	1 968	34,70	164,75
1911	61 399	1 665	27,11	5 658	92,15	1 929	31,42	150,68
1912	61 897	1 424	23,00	5 403	87,29	2 169	35,04	145,33
1913	65 926	1 447	21,94	5 320	80,69	1 855	28,14	130,77
1914	67 141	1 332	19,83	5 703	84,94	3 922	58,05	152,82
1915	68 075	1 454	21,35	5 985	87,91	2 880	42,30	151,56
1916	69 294	1 542	22,25	5 731	82,70	3 057	44,02	148,97
1917	245 580	2 469	10,05	14 099	57,41	5 220	21,25	88,71
1918	503 792	5 960	11,83	21 404	42,48	7 996	15,87	70,18
1919	298 774	4 916	16,45	20 410	68,32	8 019	26,84	111,61
1920	140 773	2 470	17,54	11 140	79,13	4 153	29,50	126,17
1921	148 861	2 656	17,84	11 621	78,06	3 594	24,14	120,04
1922	122 126	2 448	20,04	9 987	81,77	3 121	25,55	127,36
1923	116 565	2 170	18,62	9 142	78,43	3 064	26,29	123,34
1924	119 280	2 355	19,74	10 132	84,94	3 922	32,88	137,56
1925	115 391	2 261	19,60	9 114	78,98	3 229	27,98	126,56

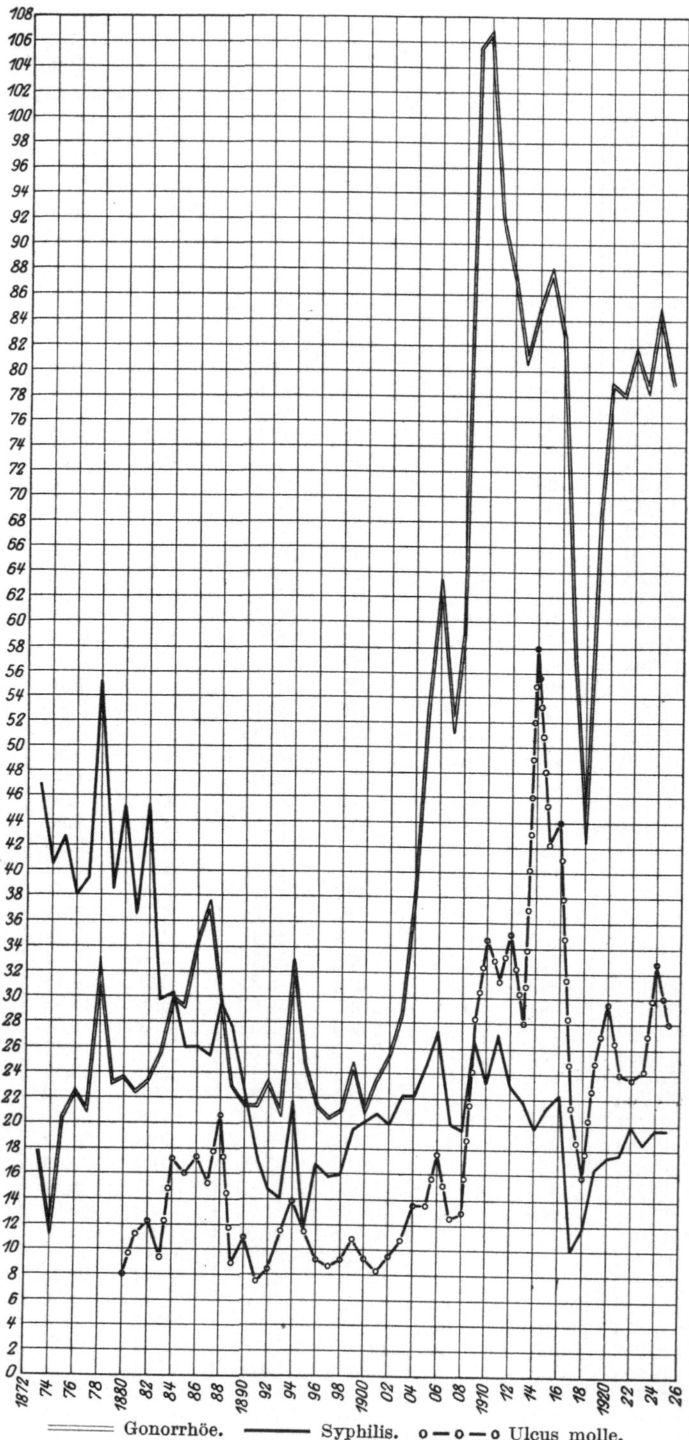

Abb. 154. Erkrankungsziffer an Geschlechtskrankheiten in der Marine der Vereinigten Staaten von Nordamerika, 1873—1925.

Tabelle 325. Zugang und Zugangsziffer an allen venerischen und Folgekrankheiten in der Marine der Vereinigten Staaten von Nordamerika, in den Jahren 1913—1914.

Jahr	Kopfstärke	Zugang		Jahr	Kopfstärke	Zugang	
		abs.	‰			abs.	‰
1903	37 248	3951	106,07	1909	57 172	10 961	191,71
1904	40 555	4817	118,77	1910	58 340	11 071	189,76
1905	41 313	5293	128,11	1911	61 399	10 827	176,33
1906	42 529	6348	149,26	1912	61 897	10 495	169,55
1907	46 336	5528	119,30	1913	65 926	9 434	143,09
1908	52 913	6491	122,67	1914	67 141	10 932	162,82

Die Beurteilung des Ablaufs vorstehender Kurve ist nur möglich, wenn man weiß, daß seit 1906 auf verschiedenen Schiffen der amerikanischen Flotte Gesundheitsbesichtigungen sowie persönliche Prophylaxe gehandhabt wurde, Maßnahmen, die erst im Jahre 1909 zur allgemeinen Durchführung kamen.

1909 setzte sich Medizinaldirektor Diehl trotz des Widerstandes gegen die Prophylaxe innerhalb der Marine, für ihre obligatorische Anwendung in der Gesamtflotte ein. Er sicherte sich dabei offiziell den Beistand des Chefs der asiatischen Station, bei der seit 1908 recht günstige Erfahrungen gesammelt worden waren (G. A. Lung).

Durch Rundschreiben des Flottenchefs vom 22. Mai 1910 an alle Schiffskommandanten wurde den Sanitätsoffizieren die Handhabe gegeben, den Kampf gegen die venerischen Krankheiten energisch durchzuführen.

Sanitätsinspektor Diehl schrieb 1910:

„Die Mitarbeit und Unterstützung seitens der befehlshabenden Offiziere sind ganz unerläßlich zur Durchführung einer wirksamen Prophylaxe. Androhung schwerer Strafen für diejenigen, die sich nicht zur Prophylaxe melden, Aussetzung der Gefahr einer Infektion in Abrede stellen oder eine Erkrankung verheimlichen, werden die Zahl der Infektionen bald stark herabdrücken.“

Die Einführung der persönlichen Prophylaxe fällt zeitlich zusammen mit einer Änderung des Meldeverfahrens der Geschlechtskranken, denn Anfang 1909 wurde verfügt, daß jeder an einer Geschlechtskrankheit leidende Mann gemeldet werden müsse, ungeachtet seiner Dienstfähigkeit. Zuvor wurden nur solche Erkrankte in den Rapporten geführt, die behandlungsbedürftig *und dienstunfähig* waren.

Hierdurch erklärt sich zum größten Teil das plötzliche Emporschnellen der Erkrankungsziffer im Jahre 1909; fand doch eine Erhöhung fast um 70% statt. Gleichzeitig trug dazu aber auch das wachsende Interesse der Marineärzte an der Bekämpfung der Geschlechtskrankheiten, sowie an der Intensivierung der Therapie bei. 1911, allgemein aber erst seit 1912 wurde die Salvarsanbehandlung eingeführt. Seit dem 29. August 1916 gingen alle Geschlechtskranken für die Zeit ihrer Dienstunfähigkeit ihrer Löhnung verlustig. Hierdurch aber mußte die statistische Erfassung im negativen Sinne beeinflußt werden. Verläßliche Zahlen waren nur von den Schiffen zu erwarten, auf denen häufige und scharfe Gesundheitsbesichtigungen stattfanden. J. R. Phelps, Abteilungsleiter in der Marinesanitätsverwaltung schreibt dem Verfasser zur Wertigkeit des vorliegenden Zahlenmaterials:

„Aller Wahrscheinlichkeit nach entfernen sich die Gonorrhöeziffern sehr viel weiter von der Wirklichkeit, als die für Syphilis. Die verbesserten diagnostischen Methoden und die ständig mehr angewandten serologischen Untersuchungen haben zweifellos im Laufe der Jahre (mit Ausnahme der Kriegsperiode) zur vollständigeren Erfassung der Syphilis beigetragen.

Ich bin der Meinung, daß die Gonorrhöemeldungen während der letzten 5 Jahre ziemlich vollständig gewesen sind. Wahrscheinlich werden jetzt 80% der Fälle erfaßt, doch habe ich keine sicheren Unterlagen zum Beweis meiner Auffassung. Es kann wohl mit ziemlicher

Sicherheit angenommen werden, daß zwischen 80—100% aller Geschlechtskranken gemeldet werden.

Im Zeitabschnitt 1890—1908, ebenso wie im Jahre 1918 dürften wohl relativ wenige Gonorrhöefälle erfaßt worden sein."

Der Jahresbericht von 1926 führt außerdem an, daß seit 1922 „das statistische Bureau jede Meldekarte eines Ulcus molle-Falles bis zu der Entlassung des Patienten in einer besonderen Karthothek aufbewahrte". Erwies die Diagnose sich als falsch und handelte es sich tatsächlich um Syphilis, so wurde die Meldung umgeschrieben und der Zugang zur Syphilis eingereiht. Dadurch sind natürlich die Ziffern für Syphilis jetzt angewachsen und die für Ulcus molle entlastet. Wo es sich um doppelte Infektion handelt, werden zwei Zugänge gezählt.

Schließlich ist auch nicht zu vergessen, daß seit Beginn des systematischen Kampfes gegen die Geschlechtskrankheiten das Programm der Marine-Sanitäts-Verwaltung ständig ausgebaut worden ist und innerhalb der prophylaktischen Bestrebungen besondere Aufmerksamkeit auch der erzieherischen und moralischen Seite des Problems zuteil wird.

Betrachten wir den ersten vergleichbaren Zeitabschnitt bis zum Jahre 1905, so ist ersichtlich, daß die Syphilisziffer bis zum Jahre 1884 die Gonorrhöekurve überwog und daß dann das umgekehrte Verhältnis eintrat. Doch auch vom Jahre 1885 an ist die Höhe der Gonorrhöeziffer in Proportion zur Lueszifter viel zu niedrig, als daß sie die tatsächliche Erkrankungshäufigkeit an Gonorrhöe widerspiegeln könnte. Einen Hinweis darauf gibt auch die Mitteilung von PHELPS an HEINRICH RUGE, daß im Jahre 1925 rund 75% aller gemeldeten Gonorrhöefälle nur aus statistischen Gründen auf der Krankenliste gestanden hätten. Alle diese Fälle gingen also bis 1905 der Statistik verloren. In diesem Zeitabschnitt zeigen alle drei Geschlechtskrankheiten unregelmäßige Schwankungen, doch scheinen sie sich nach dem vorliegenden Zahlenmaterial bei Beginn des 20. Jahrhunderts im Anstiege zu befinden. Ob aber diese Zunahme der Erkrankungsziffern mit einer wirklichen Vermehrung der Geschlechtskrankheiten unter den Marineangehörigen zusammenfällt oder ob sie nur mit der wachsenden Erkenntnis der Bedeutung der venerischen Leiden und mit einem größeren Interesse daran seitens der Marineärzte zusammenhängt, kann nicht mit Sicherheit entschieden werden.

Fest steht dagegen, daß der plötzliche starke Anstieg von 1906 durch die oben schon geschilderten äußerlichen Bedingungen bewirkt wurde.

In dieser zweiten, vergleichbaren Periode von 1906—1925 erkennen wir zuerst die immer bessere Erfassung der Geschlechtskranken und finden das Maximum der Erkrankungsziffer im Jahre 1910, dann tritt bis zum Jahre 1917 ein Abfall ein, dem von 1918 an ein erneuter, und zwar zuerst stark ausgesprochener Anstieg folgt.

Den besonders erheblichen Rückgang der Geschlechtskrankheiten schreibt RUGE der für Kriegsdauer eingeführten Zwangsprophylaxe zu, da er zu auffällig ist, um allein die Folge der durch unverhältnismäßig langen Aufenthalt in See, an Bord erzwungenen Enthaltsamkeit zu sein. Die Aufhebung der Zwangsprophylaxe erreichte auch erstaunlich schnell die alten Zustände wieder, so daß die amerikanische Marinesanitätsverwaltung jetzt erneut ernstlich daran denkt, die Zwangsprophylaxe wieder einzuführen.

Sehr beachtliche Äußerungen über die Gründe des Wiederanstiegs der Erkrankungsziffern bringen die offiziellen Berichte der Jahre 1920 und 1925:

„Verschiedene Ursachen trugen dazu bei, daß im Verlaufe des Jahres 1920 die Zugangsziffern für Geschlechtskrankheiten recht hoch waren. Während einer Reihe von Monaten erhielten zahlreiche Mannschaften Urlaub und verbrachten ihn sowohl in Paris, als in italienischen, französischen und englischen Häfen.

Es darf nicht außer acht gelassen werden, daß 1917 und 1918 vielerlei dazu beitrug, die Zugangsziffern sehr niedrig zu gestalten, nicht zuletzt der Apell an den Patriotismus, die Kriegsbegeisterung, die außerordentlich hohen Anforderungen an die körperliche Leistungsfähigkeit während des Feldzuges — alles Faktoren, die jetzt nicht mehr wirken.“ (Rapport 1920.)

„Ist die Erkrankungsziffer für 1924 auch höher als die für 1916, so liegt sie doch erheblich unter dem Vorkriegsniveau. Damals fehlten verschiedene Faktoren, die später häufige Verheimlichung der Krankheit verursachten. Das Gesetz, das einem venerisch erkrankten Mann die Löhnung entzog, trat am 29. August 1916 in Kraft. In diesem Jahr war die Zugangsziffer etwas niedriger als in den Vorjahren. Anfang 1917 setzte die Mobilisierung ein und während des Krieges wurden die Zugangsziffern durch mannigfaltige Ursachen niedrig gehalten, zum Teil auch durch die Überlastung der Militärärzte, besonders während der Grippeepidemien, — so daß die Ziffern für 1917 und 1918 nicht so genaue Angaben enthalten wie die der früheren Jahre. Wahrscheinlich verursachte das Gesetz, das dem Geschlechtskranken die Löhnung entzieht, während der Demobilisierung eine Verheimlichung von Erkrankungen und unvollständige Meldungen, was aus den Ziffern für 1921, 1922, 1923 und teilweise noch für 1924 hervorgeht.“ (Rapport 1925.)

VIII. Krankenhausstatistik.

Schon in den Vorbemerkungen ist dargelegt worden, daß das Zahlenmaterial einzelner Krankenhäuser nicht zu weitgehenden Schlüssen über die Verbreitung der Geschlechtskrankheiten, über ihre Zu- oder Abnahme verwendet werden darf. In Ergänzung dazu soll hier nur an einem Beispiel, den Gesamtzugängen aller deutschen allgemeinen Krankenhäuser erwiesen werden, wie wenig sichere Schlüsse selbst aus so großen Zahlen gezogen werden können (s. Tabelle 326).

Zwischen den Zahlen für 1877 und 1901 einerseits und denen für 1902—1924 andererseits besteht wegen der verschiedenartigen Form der Berichterstattung keine Vergleichsmöglichkeit.

Die Zahlenübersicht von 1902—1924 sagt nur aus, daß von 1902 ab eine bis 1909 stetig anhaltende Steigerung der Zahl der Hospitalisierten vorhanden war. Diese schwillt dann für die Syphilis im Jahre 1910 an, erhebt sich 1911 sprunghaft, ist bei den Männern von 1914—1918 — also während des Krieges — deutlich abfallend und steigt dann wiederum 1919. Die Verminderung während des Krieges war bedingt durch die jetzt in der Zivilbevölkerung fehlenden Fälle, die eingezogen, in den Militärkrankenhäusern versorgt wurden. Bei den Frauen ist dementsprechend auch kein Abfall der Ziffer der Verpflegten erkennbar, und 1919 folgt als Ausdruck der gesteigerten Infektionshäufigkeit durch die Kriegsheimkehrer eine sehr starke Erhöhung der Zugänge.

Die erste Periode der allmählichen Steigerung der Zahl der Verpflegten ist als Folge der Novelle zum Krankenversicherungsgesetz zu erklären, da sie von 1903 ab die Krankenkassen zur Behandlung auch der Geschlechtskranken anhielt. Die plötzliche Steigerung der Ziffer 1910 und 1911 war die Reaktion auf die Einführung des Salvarsans in die Therapie. Anfangs drängten sich geradezu die Patienten zu dieser neuen Behandlungsmethode, besonders auch solche Kranken, bei denen eine Heilung ihrer Metasyphilis erhofft wurde.

Hierin ist auch vor allem der Grund zu finden, warum die Aufnahmezahl der Patienten mit Tabes in den Jahren 1910—1913 auf 1653 gegen 1412 in der Periode von 1906—1909 anstieg. Diese Vermehrung um rund 15 % erbringt daher auch nicht den geringsten statistischen Beweis für die Behauptung, daß sie auf die neurotrope Wirkung des Salvarsans zurückzuführen sei, sondern ist einzig und allein die Folge der Einführung eines neuen, „vielversprechenden“ Therapeuticums.

Tabelle 326. Zugänge an Geschlechtskrankheiten, geteilt nach Krankheitsform in deutschen allgemeinen Krankenhäusern, in den Jahren 1877—1924.

Jahr	Gonorrhöe			Primäre Syphilis			Konstitutionelle Syphilis		
	m.	w.	zus.	m.	w.	zus.	m.	w.	zus.
1877	—	—	7 087	—	—	9 349	—	—	10 604
1878	—	—	7 700	—	—	11 370	—	—	12 064
1879	—	—	8 557	—	—	13 299	—	—	11 064
1880	—	—	8 919	—	—	14 703	—	—	10 646
1881	—	—	9 762	—	—	15 516	—	—	11 349
1882	5 738	4 281	10 019	6 597	8 103	14 700	5252	7054	12 306
1883	5 910	4 379	10 289	5 861	6 466	12 267	4767	6660	11 427
1884	5 771	3 822	9 593	5 941	6 114	12 055	4734	6107	10 841
1885	5 295	4 861	10 156	5 275	4 733	10 008	3911	4809	8 720
1886	—	—	19 042 [1]		—	—	—	—	8 679
1887	—	—	19 422 [1]		—	—	—	—	8 405
1888	—	—	21 399 [1]		—	—	—	—	8 992
1889	—	—	—	—	33 043 [2]		—	—	—
1890	—	—	—	—	34 070 [2]		—	—	—
1891	—	—	—	—	36 635 [2]		—	—	—
1892	—	—		—	—		—	—	
1893	—	—	51 617	—	—	34 178	—	—	46 224
1894	—	—		—	—		—	—	
1895	—	—		—	—		—	—	
1896	—	—	54 854	—	—	31 418	—	—	45 167
1897	—	—		—	—		—	—	
1898	—	—	19 700	—	—	9 711	—	—	16 467
1899	—	—	21 144	—	—	9 071	—	—	16 923
1900	—	—	20 417	—	—	7 183	—	—	16 837
1901	—	—	22 113	—	—	7 302	—	—	17 731
				Syphilis			Ulcus molle		
1902	—	—	—	9 096	9 850	18 946	—	—	—
1903	—	—	—	10 093	10 215	20 308	—	—	—
1904	—	—	—	11 205	10 305	21 510	—	—	—
1905	14 241	11 711	25 952	11 677	10 406	22 083	5161	1567	6 728
1906	15 190	12 130	27 320	12 343	11 411	23 754	5779	1642	7 311
1907	16 667	12 262	28 229	12 592	10 491	23 083	6024	1419	7 443
1908	18 917	13 598	22 515	14 664	11 714	26 378	5864	1444	7 308
1909	12 473	11 416	23 889	15 575	12 338	27 913	5629	1371	7 000
1910	18 622	15 233	33 855	22 812	15 445	38 257	5065	1157	6 222
1911	22 789	18 599	41 388	31 641	18 561	40 202	6176	1160	7 336
1912	23 855	18 934	42 789	29 085	18 779	47 864	5887	1069	6 956
1913	25 630	19 737	45 367	27 460	18 306	45 766	6070	1153	7 223
1914	204 31	20 453	40 883	21 882	17 938	39 820	4642	1106	5 748
1915	11 300	23 332	34 632	12 403	17 608	30 011	1902	681	2 583
1916	10 743	25 429	36 172	11 533	19 149	30 682	1524	685	2 209
1917	8 295	21 265	29 560	10 433	17 632	28 065	966	470	1 436
1918	9 927	25 846	35 773	10 329	19 236	29 565	1267	954	2 221
1919	19 165	34 998	54 163	18 848	28 244	47 092	5198	2374	7 572
1920	23 086	21 880	44 966	25 714	34 044	59 758	5655	1878	7 533
1921	22 255	29 052	51 307	23 573	31 616	55 189	3867	1784	5 651
1922	22 049	27 114	49 163	19 511	24 219	43 730	2687	817	3 504
1923	19 321	26 630	45 951	18 273	18 829	37 102	2695	1099	3 794
1924	19 339	22 738	42 077	17 043	19 955	36 998	1972	512	2 484

[1]) Gonorrhöe + Primäre Syphilis.
[2]) 1889, 1890, 1891 = Abgang aller Geschlechtskrankheiten.

Die Zahlen der wegen Ulcus molle Hospitalisierten waren mit nicht bedeutenden Schwankungen bis zum Ausbruch des Krieges stationär, dann kam ein deutlicher Abfall, dem 1919 ein starkes Anschwellen folgt. Das gilt sowohl für Männer wie für Frauen.

Die Ziffern für Gonorrhöe zeigen bis zum Kriege bei beiden Geschlechtern eine dauernde Zunahme hospitalisierter Fälle. Während des Krieges nehmen bei den Frauen diese Fälle weiterhin zu, während sie bei den Männern aus den oben angeführten Gründen deutlich absinken. Diese Zunahme bei den Frauen ist zweifellos darauf zurückzuführen, daß der Kreis der versicherten Frauen durch die Kriegs-Fabrikarbeit sich stark erweitert hatte und so die Frauen die Kassen in weit höherem Maße als früher in Anspruch nahmen. Auch hier findet sich nach Kriegsschluß ein Anschwellen der Aufnahmeziffer, die bei den Männern die Vorkriegshöhe fast erreicht, bei den Frauen um mehr als die Hälfte überschreitet. Dies ist das Ergebnis der Tatsache, daß in großen Massen nicht geheilte Soldaten aus den Lazaretten entschwanden und auf dem Wege zur Heimat und in der Heimat als Ansteckungsquelle wirkten.

Erst 1920 ist das Maximum der Zugänge bei den Männern erreicht, während die Zahlen der Frauen schon im Rückgang begriffen sind. Dieser Rückgang dauerte bis zum letzten Berichtsjahr an.

IX. Krankenkassenstatistik.

Wer glaubt, in der Krankenkassenstatistik Materialien über die Morbidität der einzelnen Berufsgruppen zu finden, erlebt eine arge Enttäuschung. Die Krankenkassenstatistik verzeichnet im allgemeinen nur die wegen einer Geschlechtskrankheit erwerbsunfähig Gewordenen; diese machen aber nur einen geringen Prozentsatz der überhaupt an venerischen Krankheiten Leidenden aus, wie aus einer von PRINZING schon 1903 mitgeteilten Statistik hervorgeht:

Tabelle 327. Erkrankungen an Lues bei der Frankfurter Ortskrankenkasse auf je 1000 männliche Mitglieder, mit und ohne Erwerbsunfähigkeit im Jahre 1896.

im Alter von	Syphilis überhaupt	Syphilis erwerbsunfähig
—20 Jahren	30,8	5,0
20—30 „	57,9	9,2
30—40 „	26,0	3,6
40—50 „	7,3	1,3
50—60 „	5,5	0,8
über 60 „	2,0	—

Leider gestattet nun das feststellbare prozentuelle Verhalten der erwerbsfähigen zu den nicht-erwerbsfähigen Kranken in derartigen Ergebnissen der Krankenkassenstatistik keine Verallgemeinerung, da die Zahl der krank geschriebenen Patienten nicht allein vom Krankheitszustande, sondern vor allen von äußeren Bedingungen abhängt. Die wichtigsten sind einmal die Arbeitsbedingungen als solche, denn je nach ihrer Schwere wird der Patient mehr oder weniger geneigt sein, sich krank, d. h. arbeitsunfähig melden zu lassen, bzw. aber wird er durch die Bedingungen der Arbeit z. B. beim Tripper, Komplikationen erleiden, dann aber wirken auf die Krankmeldung auch wirtschaftliche Verhältnisse ein; werden erfahrungsgemäß doch bei Kurzarbeit und bei Arbeitslosigkeit mehr Patienten arbeitsunfähig geschrieben, als zur Zeit normaler Beschäftigungsmöglichkeit. Wie gering nun der starken Verbreitung der Geschlechtskrankheiten gegenüber — wenigstens soweit die Erkrankungen als Geschlechtskrankheiten im engsten Sinne in der Krankenkassenstatistik hervortreten — die Zahl der wegen venerischer Leiden Erwerbsunfähigen ist, zeigt die Statistik der

AOK Berlin, die bezogen auf je 1000 der durchschnittlichen Mitgliederzahl in den Jahren 1923—24—25 bei den Männern nur: 3,4—3,7—4,7 und bei den Frauen 2,7—2,85—3,63 verzeichnet.

Verteilt nach Krankheitsform und ebenfalls bezogen auf je 1000 der durchschnittlichen Mitgliederzahl beträgt diese Erkrankungshäufigkeit im einzelnen:

Jahr	Männer			Frauen		
	Gonorrhöe	Ulcus molle	Lues	Gonorrhöe	Ulcus molle	Lues
1923	315 = 1,5%	98 = 0,5%	282 = 1,4%	192 = 0,7%	28 = 0,1%	540 = 1,9%
1924	289 = 1,5%	50 = 0,3%	371 = 1,9%	117 = 0,5%	12 = 0,05%	547 = 2,3%
1925	380 = 1,9%	28 = 0,1%	548 = 2,7%	179 = 0,7%	8 = 0,03%	767 = 2,9%

Das gleiche zeigt auch der Geschäftsbericht der AOK für die Stadt Leipzig (Geschäftsjahr 1925), denn bei einer durchschnittlichen Mitgliedschaft von 138 462 männlichen und 104 629 weiblichen Versicherten betrugen die erwerbsunfähigen Fälle von Geschlechtskrankheiten bzw. ihrer Folgekrankheiten, d. h. also die Fälle, die Barleistungen von der Kasse bezogen:

bei	Männer		Frauen	
	Zahl der Fälle	Zahl der Krankheitstage	Zahl der Fälle	Zahl der Krankheitstage
Syphilis	263	13 090	184	9070
Rückenmarkschwindsucht	102	10 469	44	3962
Gonorrhöe	256	7 738	108	5563
Nebenhodenentzündung .	261	7 867	—	—

Die als sichere venereologische Fälle verzeichneten Erkrankungen betrugen also für die Männer, bezogen auf je 1000 durchschnittlich Versicherte, nur 6,7 und für die Frauen nur 3,2. Diese Ziffern sind naturgemäß viel zu niedrig, denn es fehlen darin eine beträchtliche Zahl von Fällen, die sich unter Scheindiagnosen verstecken und anderen Krankheitsgruppen zugezählt sind. Besonders gilt dies für die Gonorrhöe der Frauen, da den verzeichneten 108 Fällen gegenüber 3077 Erkrankungen an Unterleibsleiden mit 121 375 Tagen gegenüberstehen, von denen zweifellos ein bedeutender Teil durch Tripper verursacht gewesen ist. Auch kommt das Heer der syphilitischen Folgekrankheiten, die die verschiedensten inneren Organe befallen in dieser Statistik überhaupt nicht zum Ausdruck.

So sind die vorliegenden Zahlenzusammenstellungen leider nicht geeignet, das ganze Ausmaß des Schadens abzuschätzen, der dem Arbeiter selbst und seiner Familie wie auch der Produktionsfähigkeit durch den Venerismus zugefügt wird.

Selbst in den Krankenkassenstatistiken, welche die Gesamtzahl der überhaupt an Geschlechtsleiden Erkrankten zu verzeichnen suchen, sind diese Leiden nicht vollständig erfaßt, weil ein Teil der Patienten sich nicht beim Kassenarzt behandeln läßt und viele Kranke nicht als venerische, sondern unter der Deckbezeichnung: Hautleiden, Blasenkatarrh usw. gemeldet werden. Besonders für die Fälle der weiblichen Gonorrhöe kommt dieses, wie schon oben hervorgehoben, in Betracht, da ein sehr großer Teil dieser Fälle, die bei Frauenärzten und praktischen Ärzten in Behandlung stehen, mikroskopisch nicht verifiziert werden und so völlig der statistischen Erfassung entgehen.

Trotz all dieser Unsicherheiten seien wenigstens einige Angaben über die Verbreitung der Geschlechtskrankheiten unter den Arbeitenden gemacht, da sie doch in ihrer Größenordnung einen Begriff von der Verbreitung der Geschlechtskrankheiten unter der arbeitenden Bevölkerung zu geben vermögen.

Als neuere Zahlen für die Arbeiterschaft hat Blaschke folgende Erkrankungsziffern für die männlichen Mitglieder des Berliner Gewerkskrankenvereins für die Jahre 1908—10 zusammengestellt, einer Kasse, deren Angehörige aus allen Altersstufen von 15—50 Jahren bestehen.

Es wurden behandelt 1908—10 im Gewerkskrankenverein männliche Mitglieder an:

	Männliche Mitglieder durchschn. Mitgliederzahl 1908—10	Gonorrhöe %	Ulcus molle %	Syphilis %	darunter frische Syphilis %	Summe	Nach Abzug der rez. Syphilis %
Gewerkskrankenverein	121 344	5,4	2,3	2,3	1,1	9,1	7,9
darunter 2 Krankenkassen der Tischler .	35 065	4,0	2,0	2,0	1,0	6,9	5,9
2 Kassen der Bäcker und Konditoren . .	4 710	6,5	2,5	2,5	1,2	10,5	9,2
2 Kassen der Friseure, Barbiere und Perükkenmacher	1 654	14,9	4,5	2,3	2,2	23,9	21,6

Diese Aufstellung gibt einen deutlichen Hinweis auf die verschiedene Höhe der Erkrankungsziffern innerhalb der einzelnen Berufskategorien, sie zeigt, die relativ niedrige Morbidität der Tischler und die excessiv hohe der Friseure, Barbiere und Perückenmacher. Augenfällig ist ferner das gehäufte Vorkommen unter den Bäckern. Sehr hohe Erkrankungsziffern zeigen die Seeleute, die Geschäftsreisenden und die Angestellten im Gastwirtsgewerbe, wie überhaupt die in der Alkoholindustrie Beschäftigten.

Hier sei eingeschaltet, daß Verfasser bewußt auf ein Sonderkapitel „Geschlecht und Beruf" verzichtet hat, da die in der Literatur niedergelegten Angaben über venerische Krankheiten nach dem Beruf ziemlich unsicher sind und in den großen Erhebungen die Frage nach dem Beruf der Erkrankten (so auch in der deutschen Reichserhebung 1919) überhaupt nicht gestellt wurde. Sinn hat eine solche Aufnahme nur im Jahre einer Berufszählung, und auch dann nur unter der Bedingung, daß die meldenden Ärzte sich genau an das Schema der Berufszählung halten, eine Forderung, die kaum jemals auf Erfüllung zu rechnen hat. Die einzige Stadt, die bei ihrer laufenden Statistik über alle frisch in die Behandlung tretenden Geschlechtskranken auch deren Berufszugehörigkeit verzeichnet, ist Helsingfors (Finnland). Aber auch hier ist die an und für sich interessante Verteilung der gemeldeten Erkrankungsfälle nach dem Beruf statistisch leider kaum auswertbar, weil die Berufszählung vom 8. Dezember 1920 nur mit Gewalt zum Vergleich herangezogen werden könnte, das Ergebnis also doch nur sehr unsicher wäre.

Das Ergebnis der Enquete über die Infektion mit Geschlechtskrankheiten nach der Beschäftigung in der Tschechoslowakischen Republik (Februar 1921) ist nachzulesen bei Hecht (S. 5).

Wie hoch bei der Allgemeinen Ortskrankenkasse Berlin der Prozentsatz der jährlich wegen Geschlechtskrankheiten in Behandlung stehenden Mitglieder dieser Kasse ist, hat Georg Löwenstein in einer sehr mühsamen Untersuchung, deren näheres Studium empfohlen sei, für das Jahr 1917 festgestellt. Damals betrug die Zahl der Versicherten der Allgemeinen Ortskrankenkasse Berlin 391 072 Versicherte, 113 456 Männer und 277 636 Frauen. Unter Berücksichtigung der „unsicheren Krankenbons" — die aber nach kritischer Sichtung ebenfalls als sichere venerische Fälle betrachtet werden können — kam der Verfasser zu einer Gesamtmorbidität von 6%. Die Fälle von Gonorrhöe, weichem Schanker und Syphilis verhielten sich wie 1 : 1 : 6. Die Verteilung der Fälle nach Geschlecht und Krankheitsform gibt folgende Übersicht:

	Männer		Frauen	
	Absolut	%	Absolut	%
Gonorrhöe	5736	5,1	10 218	3,7
Ulcus molle	440	0,4	489	0,2
Syphilis	2219	2,0	3 372	1,2

LÖWENSTEIN hat weiterhin die Forderung gestellt den Bon, den der Arzt alle Vierteljahre der Kasse zur Verrechnung einsendet, in einer für das Reich vereinheitlichten Form in Zukunft für statistische Zwecke zu verwenden. So könnten die ambulant behandelten, wie auch die Krankenkassenunterstützung beziehenden Patienten, also die Gesamtzahl aller versicherten Geschlechtskranken erfaßt werden.

In einer weiteren Arbeit hat LÖWENSTEIN den folgenden Entwurf eines Reichseinheitskrankenscheins gegeben (s. S. 583).

Über die Verwendung des Einheitsscheines werden folgende Erläuterungen gemacht:

„Ein Abschnitt 1 enthält in seiner oberen Hälfte einen Personalausweis für den Versicherten, der, wie bisher, vom Arbeitgeber usw. auszufüllen ist. *Der untere Teil enthält keinerlei Angabe über die Krankheit,* sondern lediglich die den Arbeitgeber interessierende Angabe darüber, ob der Versicherte *arbeitsfähig oder arbeitsunfähig ist.* Hierdurch wird der Arzt der Rücksicht auf den Kranken enthoben, eine verschleierte Diagnose zu vermerken. Der untere Abschnitt enthält weiter die die Kasse interessierenden Angaben über die die Unterstützung betreffenden Krankheitszusammenhänge und über die Ausgehzeit für die Durchführung der Krankenkontrolle.

Der Abschnitt 2 wird nur im Falle der Arbeitsunfähigkeit ausgefüllt und enthält die Krankheitsbezeichnung als Zahl (die Zahlen, mit denen bestimmte Krankheiten zu bezeichnen sind, werden vorher einheitlich für das Reich mit den Ärzten vereinbart).

Die Abschnitte 3 und 4 verbleiben in der Hand des Arztes ohne Rücksicht auf ambulante Behandlung oder Eintreten der Arbeitsunfähigkeit. Abschnitt 3 gilt als Liquidationsbon, Abschnitt 4 als statistischer Zählbon.

Der Abschnitt 3 wird erst am Ende des Liquidationsmonats ausgefüllt, also zu einer Zeit, in der in der Regel die Diagnose einwandfrei feststeht. Der Zählbon (Abschnitt 4) soll soweit als möglich vom Arzt und in seinem unteren Abschnitt von der Kasse ausgefüllt werden.

Sicher stellt dieser Entwurf noch nicht den idealen Reichseinheitskassenbon dar. Seine Notwendigkeit ist unbestreitbar. Er bietet die einzige Möglichkeit, in idealer Weise und kostenlos den Gesundheitszustand der arbeitenden Masse des Volkes einwandfrei zahlenmäßig für den Zeitraum eines Monats zu errechnen.

Für eine Statistik, die über die Gesundheitsverhältnisse eines ganzen Landes Auskunft geben soll, kommt nur der Zeitraum eines ganzen Jahres als Zählungszeit in Frage. Diesem Umstande trägt der vorgeschlagene Reichseinheitskassenbon Rechnung, da er über die Dauer der Behandlung Auskunft erteilt und die Ausschaltung von Doppelzählungen ermöglicht. Der Abschnitt gewährleistet die Anonymität der Zählung. Die Kasse vermerkt monatlich auf Abschnitt 4 die genau zu errechnenden Kosten der Behandlung. Auf diese Weise werden nicht nur der Umfang der Verbreitung der Geschlechtskrankheiten, sondern auch die durch ihre Behandlung benötigten Ausgaben erfaßt.

Es empfiehlt sich, für ordentliche Mitglieder, freiwillige Mitglieder, Mitglieder der Familienversicherung, für Arbeitslosenversicherte oder Wohlfahrtsärzte in Anspruch nehmende Gruppen der Bevölkerung bei Einhaltung des Einheitstextes und der Einheitsabschnitte des Kassenscheines, durch verschiedene Farben automatisch Untergruppen für eine weitere Übersicht über die Verteilung der Soziallasten auf die verschiedenen Bevölkerungskreise.

Zur Durchführung einer einheitlichen Statistik käme als Zählstelle die Gesundheitsbehörde in Frage, mag sie Beratungsstelle oder Gesundheitsamt sein. An diese zentrale Stelle müßten zur Errechnung einwandfreier Ergebnisse die Versicherungsträger einschließlich der Kassen usw. die statistischen Abschnitte 3 und 4 monatlich oder vierteljährlich einsenden."

Entwurf eines Reichs-Einheitskrankenscheines.

Abschnitt 1 ....

Krankenkasse der Stadtgemeinde ....

Ausweis

Gültig für 1 Monat, gerechnet vom Tage der Ausstellung an

Mitglieds-Nr..... Krankenbuch-Nr.....
Freiw.-Nr....... Lohnstufe..........

Das Mitglied ...., wohnhaft ....Str., Nr..... Tr., beschäftigt seit...... bei................als.........., ...Jahre alt, ist berechtigt, einen bei der Kasse zugelassenen Arzt in Anspruch zu nehmen.

............., den......19...

....
Unterschrift u. Stempel

1. Tag der Anmeldung beim Arzt..........
2. Ist die Krankheit die Folge einer früheren nicht behobenen Krankheit? Ja — Nein
3. Arbeitsfähig, aber in ambulanter Behandlung seit.......
4. Ist objektiv arbeitsunfähig seit dem........19...
5. Liegt Betriebsunfall vor? Ja — Nein
6. Oder Folge eines früheren Betriebsunfalls? Ja — Nein
7. Liegt eine Kriegsbeschädigung vor? Ja — Nein
8. Darf ausgehen: vorm. von ... bis ... Uhr
   nachm. von ... bis ... Uhr

Dr......................

Wohnung................. (Stempel)

— Mißbrauch dieses Scheines wird gerichtlich verfolgt —

Bemerkungen: Leere Gefäße, Flaschen und sonstige ärztlich verordnete Packungen sind bei jeder Konsultation dem behandelnden Arzt vorzuweisen

Abschnitt 2

Abschnitt für die Kasse im Falle der Arbeitsunfähigkeit

......**Krankenkasse der Stadtgemeinde**............

Mitglieds-Nr.......

Herr
Frau ....
Frl.

....

.............Str., Nr.....

.........., den.....19...

Unterschrift u. Stempel

Das Mitglied ....

ist seit ...... arbeitsunfähig

Diagnose Nr......

Beginn der Behandlung im laufenden Monat am... 19..

Dr. ....

Wohnung: ....

(Nummerstempel)

Abschnitt 3

Abschnitt für den Arzt

......**Krankenkasse der Stadtgemeinde**............

Liquidation
für
Behandlung des Mitgliedes:

Name: ....

Mitgl.-Nr...., Beruf.......

Alter ..... Jahre

.............Str., Nr.....

Diagnose:...............

arbeitsfähig

arbeitsunfähig seit ....

bis ....

Beginn der Behandlung im laufenden Monat am... 19..

Schluß der Behandlung am.......19..

Dr ....

Wohnung :..............

(Nummerstempel)

Abschnitt 4

Von der Kasse auszufüllen

......**Kasse der Stadtgemeinde**............

Statistische Angaben:

Mitglieds-Nr.......

Der Behandelte ist:

männlich

weiblich

Alter ..... Jahre

ledig	Beruf
verheiratet	
geschieden	
verwitwet	
eheverlassen	

Krankheit: ....

arbeitsfähig

arbeitsunfähig seit ......

bis ......

Beginn der Behandlung am...... 19..

Schluß der Behandlung am...... 19..

Kosten der Behandlung inkl. Medikamente im Berichtsmonat

Zur Statistik der progressiven Paralyse.

Die meisten aus Irrenanstalten und Kliniken hervorgegangenen Arbeiten, die das beobachtete Material zahlenmäßig betrachten, beschäftigen sich — abgesehen von der Fülle der Veröffentlichungen, die die luische Ätiologie dieser Erkrankung nachzuweisen suchten — mit dem Prozentsatz, den die Paralysefälle unter dem sonstigen psychiatrischen Material ausmachen, oder mit dem Krankheitsausbruch post infectionem, der Krankheitsdauer und sonstigen klinisch wichtigen und interessanten Fragestellungen.

Diese Arbeiten tragen im allgemeinen aber nicht zur Klärung der Frage bei: welcher Prozentsatz der Luiker der progressiven Paralyse verfällt.

Bevor auf diese Arbeiten eingegangen werden soll, sei eine Besprechung der gründlichsten Zahlenzusammenstellung des klinischen Materials vorausgeschickt, die wir Junius und Arndt verdanken.

Diese Autoren haben sämtliche Fälle von progressiver Paralyse, die während des Jahrzehntes 1892—1902 in die Irrenanstalt Dalldorf aufgenommen worden und dort verstorben waren, zahlenmäßig bearbeitet. Eine Übersicht über die aufgenommenen Geisteskranken und Paralytiker gibt folgende Tabelle:

Tabelle 328. In der Irrenanstalt Dalldorf in den Jahren 1892—1902 aufgenommene Geschlechtskranke und Paralytiker.

Jahr	Geisteskranke		davon Paralytiker		Prozentsatz der Paralytiker von den Gesamtaufnahmen	
	m.	w.	m.	w.	m.	w.
1892/93	845	630	266	134	31,5	21,3
1893/94	755	486	219	109	29,0	22,4
1894/95	681	419	257	103	37,7	24,6
1895/96	624	450	229	94	36,7	20,9
1896/97	756	404	248	86	32,8	21,3
1897/98	727	429	241	93	33,1	21,7
1898/99	806	490	228	97	28,3	19,8
1899/1900	900	548	227	127	25,2	23,2
1900/01	1000	487	244	96	24,4	19,7
1901/02	1076	503	266	90	24,7	17,9
	8170	4846	2425	1029	29,7	21,2

Aus der Tabelle geht hervor, daß seit 1895/96 die Gesamtaufnahmeziffer der Männer in ständigem Steigen begriffen war. Der Rückgang von 1892—1895 findet seine Erklärung in der Eröffnung der 2. Irrenanstalt der Stadt Berlin, Herzberge. Auffallend in der Tabelle ist, ebenfalls besonders ausgesprochen für die Männer, das ständige Sinken des Prozentsatzes der Paralytiker unter den Gesamtaufnahmen. Junius und Arndt haben dazu betont, daß nach ihrem Zahlenmaterial der Anschein erweckt wird „als ob die Paralyse in denjenigen Bevölkerungsschichten, aus welchen der Dalldorfer Anstalt das Krankenmaterial zufließt, relativ seltener geworden sei. Denn die Bevölkerung Berlins ist in den letzten 7 Jahren ständig gewachsen, die Gesamtaufnahmeziffer der Anstalt ist ebenfalls stetig gestiegen, dagegen ist die Zahl der aufgenommenen Paralytiker annähernd dieselbe geblieben. Dieses Ergebnis erscheint ziemlich auffallend, zumal fast allgemein von den Autoren die Anschauung vertreten wird, daß die Paralyse in bedeutender Zunahme begriffen sei. Entspricht also unser Ergebnis entgegen der herrschenden Meinung den tatsächlichen Verhältnissen, oder ist es vielleicht durch irgendwelche Fehlerquellen zustande gekommen.

Der Anstalt werden die Geisteskranken hauptsächlich der ärmeren, zum Teil auch der mittleren Bevölkerung aus etwa der Hälfte (Norden und Westen) des Stadtkreises Berlin durch Polizei, Armenbehörden, Krankenhäuser und auch Krankenkassen zugewiesen; außerdem werden ihr die unheilbar Kranken aus der Charité — und hierunter befindet sich wohl das Gros der daselbst aufgenommenen Paralytiker — zugeführt. Der Bevölkerungskreis, aus dem der Anstalt das Krankenmaterial zufließt, ist, abgesehen von der natürlichen Bevölkerungszunahme, derselbe geblieben. Daß der Wohlstand der Bevölkerung sich etwa gehoben hätte, so daß jetzt verhältnismäßig mehr Paralytiker in Privatanstalten behandelt werden als früher, ist kaum anzunehmen, eher vielleicht das Gegenteil. Man kann daran denken, daß die nicht paralytischen Geisteskranken jetzt vielleicht verhältnismäßig häufiger in die Anstalt kommen als früher, und hinsichtlich der Trinker ist dies z. B. wohl sicherlich der Fall. Aber auch sonst zwingen die Verhältnisse der Großstadt die Angehörigen mehr und mehr, sich des geisteskranken Familienmitgliedes so schnell wie möglich zu entledigen, und zwar ist das besonders wohl bei der ärmeren Bevölkerung der Fall. Indessen, die anscheinend vermehrte Aufnahmebedürftigkeit der nichtparalytischen Geisteskranken erklärt nicht, weshalb die Aufnahmeziffer der Paralytiker in den letzten 7 Jahren nur eine ganz minimale Steigerung erfahren hat. Auch sie müßte ein der Bevölkerungszunahme irgendwie entsprechendes Anwachsen erkennen lassen. Oder aber, man müßte, wie das auch von mancher Seite geschieht, annehmen, daß im Gegensatz zu den nichtparalytischen Geisteskranken die Aufnahmebedürftigkeit der Paralytiker sich verringert habe, daß also etwa der Charakter der Paralyse jetzt ein milderer geworden ist und verhältnismäßig mehr Paralytiker als früher in der Familie bleiben könnten und gar nicht in die Anstaltsbehandlung kämen. Indes diese Annahme hat nicht sehr viel Wahrscheinlichkeit für sich und entspricht nach unseren Erfahrungen nicht ganz den tatsächlichen Verhältnissen. Wohl werden jetzt recht viele Paralytiker in Familien verpflegt — ob es verhältnismäßig mehr sind als früher wird kaum zu entscheiden sein, da in früheren Jahrzehnten wohl mancher ruhige Paralytiker nicht als solcher erkannt wurde —, aber es sind wohl nur recht wenige, die vom Beginn bis zum Ende des Leidens niemals für irgend eine Zeit in Anstaltsbehandlung gewesen sind. Viele kommen im initialen, andere in einem passager auftretenden Erregungsstadium, wieder andere in terminalen Lähmungsstadien in Anstaltsbehandlung. Aber ganz ohne diese endigen, wie gesagt, wohl nur sehr wenig Paralytiker, besonders aus den ärmeren Bevölkerungskreisen: zu irgend einer Zeit kommen sie einmal zur Aufnahme. Und deshalb glauben wir kaum, daß eine verminderte Aufnahmebedürftigkeit der Paralytiker als Ursache unseres Ergebnisses anzusehen ist".

Zur Vervollständigung der Dalldorfer Zahlen haben die Verfasser dann noch die Aufnahmeziffern der zweiten Irrenanstalt der Stadt Berlin, Herzberge, für die Jahre 1896—1902 hinzugenommen. Danach ergibt sich folgendes Bild:

Es gelangten in *Herzberge* zur Aufnahme:

Im Jahre	Geisteskranke	davon Paralytische	Prozentsatz der Paralytischen von der Gesamtaufnahme
1896/97	954	144	15,1
1897/98	1027	141	13,7
1898/99	1039	131	12,6
1899/1900	1260	150	12,6
1900/01	1355	151	11,1
1901/02	1507	145	9,6
	7142	862	
Durchschnitt	1191	144	12,1

Es gelangten in *Dalldorf* und *Herzberge* zur Aufnahme:

Im Jahre	Geisteskranke	davon Paralytische		Prozentsatz der Paralytischen von den Gesamtaufnahmen
1896/97	2114	478		22,6
1897/98	2183	475	470	21,8
1898/99	2335	456		19,5
1899/1900	2708	504		18,6
1900/01	2842	491	499	17,3
1901/02	3086	501		16,2
	15268	2905		19,0

Man erkennt daraus, daß die Gesamtaufnahmeziffer der beiden Berliner städtischen Irrenanstalten ständig gewachsen ist, daß die Aufnahmeziffer der Paralytischen sich nur unwesentlich vermehrt hat, und daß der Prozentsatz, den die Paralytikeraufnahmen von den Gesamtaufnahmen bilden, vom Jahre 1896—1902 gradatim gefallen ist.

Im Gegensatz zu THOMSEN und WOLLENBERG, die an ihrem Material eine ganz erhebliche Differenz zwischen dem jährlichen prozentualen Zuwachs der Geisteskranken und dem der Paralytiker, und zwar im Sinne eines vermehrten Zuwachses nachwiesen, damit nun auf eine Zunahme der Paralyse unter der ärmeren und mittleren Bevölkerung Berlins für die Jahre 1881—1891 schlossen, kamen JUNIUS und ARNDT zu folgendem Ergebnis:

Die Paralyse hat in Berlin um die Jahrhundertwende herum keine relative Zunahme erfahren. Denn unter Berücksichtigung aller Fehlerquellen ist die Differenz in dem prozentualen Wachstum der Gesamtaufnahmen Geisteskranker 46% und sie beträgt bei den Paralytischen 4,81 bzw. 6,04% für die Jahre 1896 bis 1902. Der Unterschied ist also derartig beträchtlich, daß er gewiß nicht geeignet ist, die Anschauung von der Zunahme der Paralyse zu stützen. Die Autoren glaubten sich zu dem Schluß berechtigt, daß in Berlin wahrscheinlich sogar ein Rückgang der Erkrankungsziffern im Verhältnis zu der Bevölkerungsziffer eingetreten sei. Ein bemerkenswertes Ergebnis in Anbetracht der damals ziemlich allgemein verbreiteten Anschauung, daß die Paralyse zumal in Großstädten zunähme. MENDEL hat hierzu angeführt, „daß die Paralyse noch in steigender Häufigkeit auftrete, wenn auch ein sicherer Zahlenbeleg bei der mangelhaften Statistik sich nicht geben lasse, und zwar lasse sich ziffernmäßig die relative Zunahme der Häufigkeit, d. h. eine prozentual größere Häufigkeit als sie der Zunahme der Bevölkerung entspreche, nicht nachweisen. Aber immerhin sei diese Zunahme wahrscheinlich (VON KRAFFT-EBING u. a.). Auch FÜRSTNER neigt zu der Annahme, daß die Zahl der Paralyseerkrankungen in Zunahme begriffen sei. KRÄPELIN dagegen sagt, daß zwar im Hinblick auf die Erfahrungen in den Großstädten eine gewisse Zunahme der Paralyse sehr wahrscheinlich sei, daß er aber an seinem eigenen Krankenmaterial im Laufe der Jahre eine erhebliche Abnahme der Paralyseerkrankungen habe konstatieren können. Er erklärt diese Tatsache durch die neuerdings schärfere Diagnosenstellung und die Ausschaltung der zweifelhaften Fälle".

Für eine scheinbare Vermehrung der Paralyse kam außerdem in Betracht eine genauere Erkenntnis und frühzeitigere Diagnosenstellung, eine Verlängerung der Lebensdauer der Paralytiker in den Anstalten durch verbesserte Behandlung und die frühzeitigere und vollständigere Hospitalisierung der Irren, besonders aus der ärmeren Bevölkerung, die nicht zum mindesten gerade die Paralytiker den Anstalten zuführte, wodurch künstlich eine Anhäufung dieser Kranken dort hervorgerufen wurde.

Die Verfasser haben weiterhin die Frage des Zahlenverhältnisses bei beiden Geschlechtern studiert und sind wie nachstehende Tabelle zeigt, zu einem Verhältnis der Männer zu den Frauen von 2,35: 1 gelangt.

Es wurden aufgenommen:

Im Jahre	Paralytische Männer	Paralytische Weiber	Zahlenverhältnis der Männer zu den Frauen
1892/93	266	134	2,0: 1
1893/94	219	109	2,0: 1
1894/95	257	103	2,5: 1
1895/96	229	94	2,4: 1
1896/97	248	86	2,9: 1
1897/98	241	93	2,6: 1
1898/99	228	97	2,3: 1
1899/1900	227	127	1,8: 1
1900/01	244	96	2,5: 1
1901/02	266	90	3,0: 1
Summa	2425	1029	2,35: 1

Dieses Zahlenverhältnis stimmt auch genau mit dem der während dieses Zeitraumes in der Anstalt verstorbenen paralytischen Männer 1489 zu den Frauen 630 = 2,36: 1 überein.

Im Gegensatz zu diesen Angaben wurde in den 70er Jahren des vorigen Jahrhunderts das Verhältnis der Männer zu den Weibern auf rund 8: 1 angegeben; in den späteren Zeiten dann ungefähr in dem Verhältnis von 2,5 bis 5,0: 1, woraus ein Anwachsen der relativen Häufigkeit der weiblichen Paralyse besonders in den großen Städten gefolgert wurde.

Weitere Schlüsse zogen die Verfasser auf Grund der Fälle von progressiver Paralyse, die während der 10 Jahre vom 1. April 1892 bis zum 1. April 1902 aufgenommen und in der Irrenanstalt Dalldorf innerhalb dieses Zeitraumes gestorben sind: 1036 paralytische Männer, 452 paralytische Weiber, insgesamt 1488 an dieser Krankheit Verstorbene.

Als durchschnittliches Alter der 1036 Paralytiker wurde bei der Aufnahme in die Anstalt 42 Jahre und $7^1/_2$ Monate, als mittleres Alter beim Tode ein solches von 43 Jahren und $5^3/_4$ Monaten festgestellt und als durchschnittliche Gesamtdauer der Krankheit bei 895 Paralytikern eine Zeit von 2 Jahren und 4 Monaten ermittelt. Das Durchschnittsalter beim Beginn der Erkrankung würde hiernach genau 41 Jahre und $1^1/_4$ Monat betragen, d. h. der Beginn des 42. Lebensjahrs wird im Mittel am häufigsten von der Paralyse befallen.

Dabei wurde als Beginn der Paralyse stets erst das Auftreten sicherer und ausgeprägter paralytischer Symptome (Sprachstörungen, psychische Symptome) betrachtet. Im übrigen der Anfang der Paralyse nie von den neurasthenischen Prodromalerscheinungen an datiert, sondern stets erst von den Initialsymptomen: Schwindel und Schlaganfälle, beginnende Sprachstörungen, Rückgang der geistigen Fähigkeiten, Unfähigkeit den Beruf auszuüben, Erregungs- und Depressionszustände, Charakterveränderungen usw.

Bei den Paralytikern (892), bei denen sich der Beginn der Erkrankung mit einiger Sicherheit feststellen ließ, verteilten sich die Fälle auf die einzelnen Lebensjahre folgendermaßen. Es erkrankten:

im Alter von	Fälle	im Alter von	Fälle	im Alter von	Fälle
26 Jahren	2	40 Jahren	60	54 Jahren	11
27 „	6	41 „	58	55 „	11
28 „	6	42 „	48	56 „	7
29 „	6	43 „	43	57 „	3
30 „	21	44 „	32	58 „	7
31 „	15	45 „	42	59 „	4
32 „	33	46 „	35	60 „	3
33 „	32	47 „	25	61 „	4
34 „	37	48 „	18	62 „	1
35 „	34	49 „	21	63 „	2
36 „	40	50 „	25	64 „	—
37 „	47	51 „	22	65 „	—
38 „	43	52 „	11	Summa	892
39 „	65	53 „	12		

Wie auch aus folgendem Schaubild hervorgeht, fällt das Maximum der Erkrankungen auf das 39. bis 41. Lebensjahr; selten ist die Erkrankung vor dem 30. und nach dem 51. Jahre.

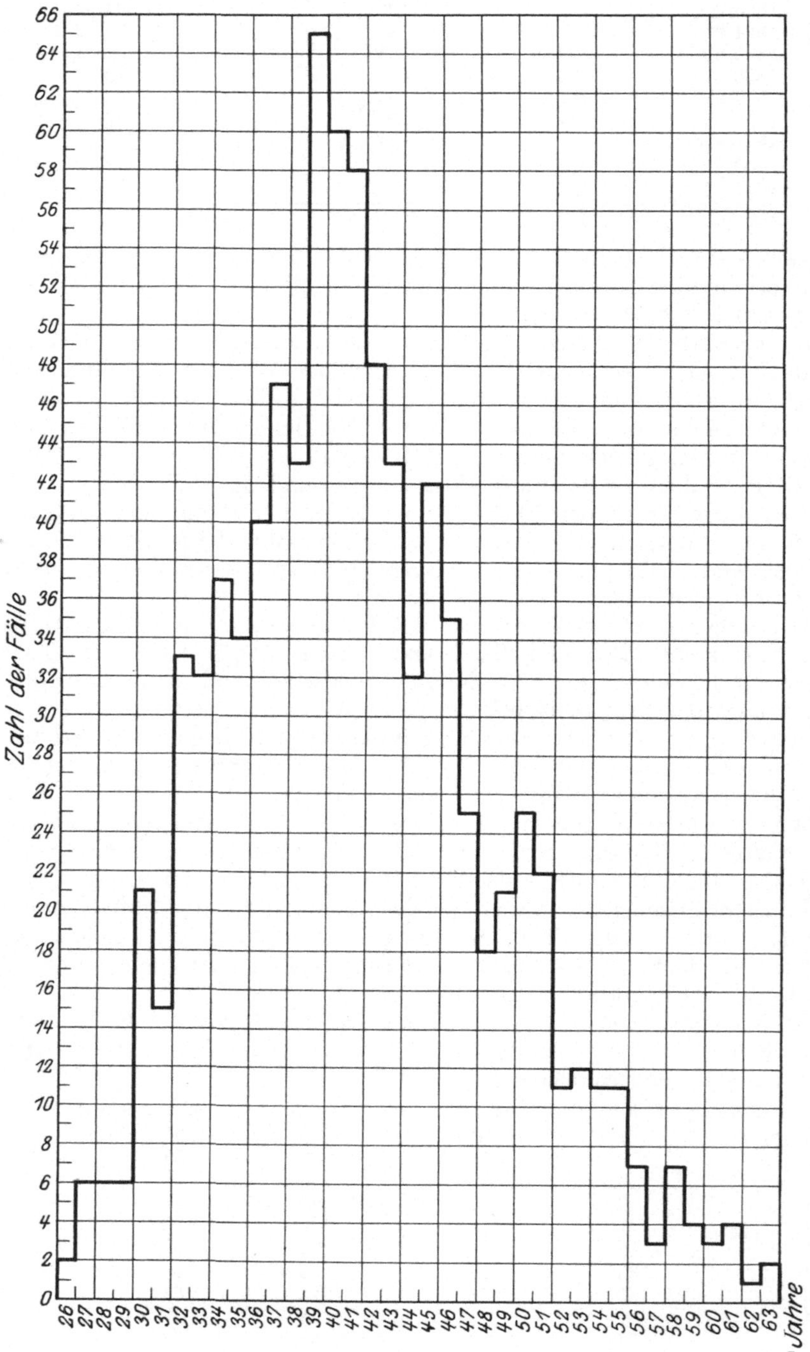

Abb. 155. Verteilung des Paralysebeginns bei Männern, nach Jahresklassen. (Nach JUNIUS und ARNDT.)

Lebensjahr	Zahl der Fälle	%
25—30	41	4,6
31—35	151	16,9
36—40	255	28,6
41—45	223	25,0
46—50	124	13,9
51—55	67	7,5
56—60	24	2,7
über 60	7	0,8
	298	

Bei Verteilung der Paralysefälle auf 5 Jahresperioden und bei Berechnung des auf die einzelnen Jahresperioden entfallenden Prozentsatzes ergibt sich, wie die vorstehende Tabelle zeigt, daß die Periode des 36.—40. Lebensjahres am meisten befallen wird, immerhin die des 41.—45. Lebensjahres nicht allzu sehr übertrifft. Die Berechnung des mittleren Erkrankungsalters der vorliegenden Fälle (vgl. auch oben) betrug 40 Jahre und $11^1/_3$ Monate. Um ganz ähnliche Werte pendeln auch die Angaben der übrigen Autoren. Was die Frauen betrifft, so kamen die Verfasser zu folgenden Ergebnissen:

Die Gesamtdauer der Krankheit betrug bei 414 paralytischen *Frauen* im Durchschnitt 2 Jahre (Männer = 2 Jahre und 4,1 Monate). Als durchschnittliches Alter beim Beginn der Erkrankung wurde für 414 Frauen ein solches von 40 Jahren und 4 Monaten (Männer = 40 Jahre und $11^1/_3$ Monate) ermittelt. Das Alter beim Tode betrug bei 448 Frauen im Mittel 42 Jahre und 3,7 Monate (Männer = 43 Jahre und $5^3/_4$ Monate).

Diese 414 Fälle verteilen sich auf die einzelnen Altersjahre, was den Paralysebeginn betrifft, folgendermaßen:

Es standen im Alter von	Fällen	im Alter von	Fällen	im Alter von	Fällen
23 Jahren	1	37 Jahren	20	51 Jahren	13
24 „	2	38 „	27	52 „	10
25 „	1	39 „	18	53 „	7
26 „	1	40 „	18	54 „	11
27 „	3	41 „	18	55 „	2
28 „	5	42 „	24	56 „	9
29 „	9	43 „	21	57 „	1
30 „	10	44 „	17	58 „	2
31 „	10	45 „	15	59 „	1
32 „	12	46 „	9	60 „	1
33 „	12	47 „	14	61 „	1
34 „	24	48 „	13	62 „	1
35 „	25	49 „	9	67 „	1
36 „	12	50 „	4	Summa	414

Diese Zahlen, die folgende Abb. 156 veranschaulicht, zeigen, daß das 38. Lebensjahr das Maximum der Krankheitsfälle aufweist. Dann folgen das 35., das 34. und 42. Lebensjahr. Doch ergibt die Verteilung kein so klares eindeutiges Bild als bei den Männern, was an der Kleinheit der Zahlen liegt.

Die Erkrankung begann	Zahl der Fälle	%
im 20.—25. Jahre bei	4	0,97
„ 26.—30. „ „	28	6,76
„ 31.—35. „ „	83	20,05
„ 36.—40. „ „	95	22,95
„ 41.—45. „ „	95	22,95
„ 46.—50. „ „	49	11,82
„ 51.—55. „ „	43	10,39
„ 56.—60. „ „	14	3,38
über 60 „ „	3	0,72
	414	99,00

Der jüngste Fall weiblicher Paralyse betraf das 23. Lebensjahr und auch nach dem 57. Lebensjahr traten noch 8 Fälle auf. Die Verteilung auf die einzelnen Lebensjahrfünfte zeigt ein Maximum für das 36.—40., wie für das 41.—45. Lebensjahr, doch ist das 31.—35. Lebensjahr kaum weniger betroffen. Sonst findet nach auf- und abwärts ein allmähliches Sinken der Erkrankungsziffer statt. Das von der Paralyse im Mittel am häufigsten betroffene Lebensjahr ist das 41 (40 Jahre und 4 Monate). Es findet sich also nach diesen Feststellungen ungefähr dieselbe Erkrankungszeit im Gegensatz zu den meisten anderen Autoren, die angeben, daß die Frauen meist in etwas höherem Alter als die Männer erkranken. SIEMERLING und WOLLENBERG hatten dagegen keinen wesentlichen

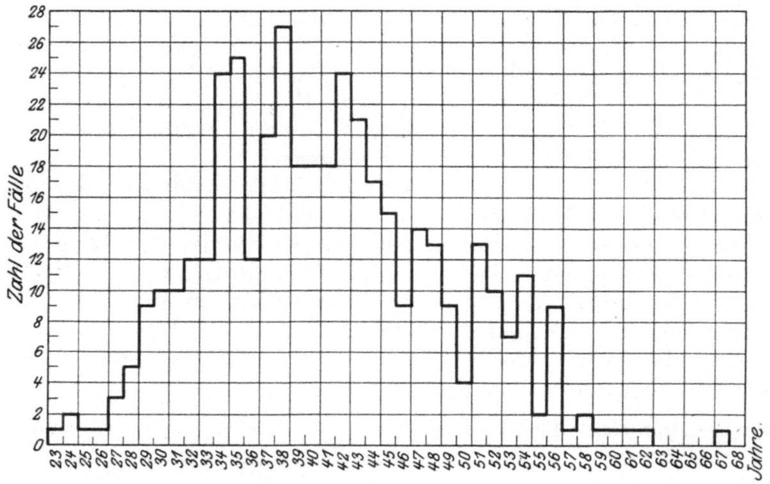

Abb. 156. Verteilung des Paralysebeginns bei Frauen nach Jahresklassen. (Nach JUNIUS und ARNDT.)

Unterschied im Erkrankungsalter beider Geschlechter festgestellt und als das vorzugsweise prädestinierte Alter, das 36.—40. Jahr gefunden.

Folgende Tabelle faßt die Befunde von SIEMERLING, WOLLENBERG, JUNIUS und ARNDT zusammen:

Die Paralyse begann im	bei SIEMERLINGS Kranken	bei WOLLENBERGS Kranken	bei SIEMERLINGS u. WOLLENBERGS Kranken	bei JUNIUS u. ARNDTS Kranken
	%	%	%	%
20.—25. Jahre	2,2	0,4	1,4	0,97
26.—30. „	7,3	11,8	9,2	6,76
31.—35. „	22,0	17,7	20,2	20,05
36.—40. „	27,7	26,3	27,1	22,95
41.—45. „	15,0	21,6	19,4	22,95
46.—50. „	11,6	10,6	11,2	11,82
51.—55. „	6,5	7,8	7,0	10,39
56.—60. „	2,7	2,7	2,8	3,38
nach dem 60. „	1,4	0,8	1,5	0,72

Daraus geht hervor, daß bei den Kranken von SIEMERLING und WOLLENBERG mehr als die Hälfte (59,2% und 56,2%) vor dem 40. Lebensjahr erkrankten, während diese Zahl bei JUNIUS und ARNDT 50,73 beträgt. Der Unterschied ist eigentlich noch etwas höher, da SIEMERLING und WOLLENBERG das Alter bei der Aufnahme zugrunde legten.

Aus der Tabelle kann noch gefolgert werden, daß im Gegensatz zu der Auffassung von SIEMERLING und WOLLENBERG um die Jahrhundertwende herum die Paralyse der Frauen nicht mehr die Tendenz hatte, in einem jugendlicheren Alter zu beginnen.

Nicht nur von allgemeinem, sondern auch von statistischem Interesse zwecks notwendiger Berechnungen ist die Feststellung der mittleren Dauer der ganzen Krankheit. Hatten die ersten Beobachter der Paralyse BAYLE und CALMEIL nur 10—13 Monate als Durchschnittsdauer angegeben, so fanden die meisten späteren Autoren viel höhere Durchschnittswerte, in der Regel 2—4 Jahre. Die Differenz der einzelnen Angaben beruht zum Teil auf gewisser Willkür bei der Bestimmung des Krankheitsausbruches, auf einer Verlängerung der Krankheitsdauer durch verbesserte Pflege und auf der im Laufe der Zeit erheblich gewachsenen Kenntnis der Anfangserscheinungen. E. KUNDT berechnete die mittlere Krankheitsdauer auf 2 Jahre 4 Monate, HEILBRONNER auf 2 Jahre $7^3/_4$ Monate, TH. KASS auf 2 Jahre $10^1/_2$ Monate, OSKAR MÜLLER auf 2 Jahre $1^2/_3$ Monate. SPRENGLER auf 2 Jahre 6 Monate, ASCHER auf 2 Jahre 2 Monate, sowie GAUPP auf $2^1/_2$ Jahre. Der Durchschnittswert dieser Autoren beträgt 2 Jahre $5^2/_3$ Monate.

JUNIUS und ARNDT stellten unter Verwertung von 895 Fällen die mittlere Krankheitsdauer beim Manne auf 2 Jahre 4,1 Monate fest, erhielten also einen etwas geringeren Durchschnittswert. Dazu bemerken sie:

„Im allgemeinen werden wohl die meisten Autoren, welche solche Berechnungen angestellt haben, ebenso verwundert wie wir gewesen sein, einen so niedrigen Mittelwert zu finden. Man erinnert sich, meist eine ganze Reihe von Paralytikern jahrelang gekannt zu haben, stellt die Zeit vor der Aufnahme in Rechnung und schließt: die mittlere Dauer der Krankheit dürfte etwa 3—4 Jahre und mehr betragen. Es liegt dies sehr einfach daran, daß die Fälle mit längerer Dauer viel besser im Gedächtnis haften und vor allem viel mehr im Vordergrund desselben bleiben als die vielen Fälle, die nach einigen Monaten sterben. Erst bei den statistischen Berechnungen tritt dieser Fehler zutage und es dürfte sicherlich den tatsächlichen Verhältnissen am meisten entsprechen, wenn man die mittlere Gesamtdauer der Paralyse bei Männern auf $2^1/_2$ Jahre angibt.“

Bei den Frauen wurde die mittlere Krankheitsdauer mit 2 Jahren festgestellt, also eine kürzere Krankheitsdauer als bei den Männern, ein Ergebnis, das den Befunden vieler anderer Untersucher widerspricht, da häufig gerade ein umgekehrtes Verhältnis gefunden wurde.

Weiterhin haben JUNIUS und ARNDT den Einfluß des Religionsbekenntnisses auf die Häufigkeit der Paralyse untersucht und folgende Tabellen dazu gegeben:

	Durchschnitt der männlichen Bevölkerung Berlins 1895—1900		Männliche Paralytische	
	abs.	%	abs.	%
Evangelische	706037	83	865	83,9
Katholische	89245	10,5	121	11,7
Juden	45422	5,3	45	4,4
Gesamtdurchschnitt	850173		1031	

	Durchschnitt der weiblichen Bevölkerung Berlins 1895—1900		Weibliche Paralytische	
	abs.	%	abs.	%
Evangelische	799 527	85,7	393	86,95
Katholische	82 163	8,8	42	9,29
Juden	43 757	4,7	11	2,43
Unbekannt	—	—	6	1,32
Gesamtdurchschnitt	932 902	—	452	

die bis auf den geringen Prozentsatz jüdischer Frauen ungefähr dem Anteil der einzelnen Konfessionen innerhalb der Bevölkerung entspricht, so daß also ein besonderes Betroffenwerden der Juden an diesem Material nicht festgestellt wurde.

Die Verfasser haben für die Zahlen der paralytischen Männer noch hervorgehoben, daß zwar bei Einbeziehung der in Privatanstalten befindlichen Paralytiker eine kleine aber wohl nicht wesentliche Verschiebung stattfinden könnte.

Da MENDEL angegeben hatte, daß bei der Paralyse — wie bei den Geisteskranken überhaupt — die Zahl der Ledigen bedeutend größer wird, als ihrem Verhältnis innerhalb der gesunden Bevölkerung entspreche, und die späteren Autoren immer wieder diese Angabe übernahmen [was ja bei der höheren Lueserkrankungshäufigkeit (s. S. 954) der ledig bleibenden Männer sehr wahrscheinlich wäre], sind JUNIUS und ARNDT dieser Frage ebenfalls nachgegangen. Sie fanden, daß die Ledigen unter den Paralytikern 16,7% ausmachten (Dalldorf), daß aber auch die Ledigen innerhalb der Bevölkerung 17% aller Männer zwischen 30 und 50 Jahren bildeten, so daß also danach die ledigen Männer nicht irgendwie in einem höheren Prozentsatz gefunden werden. Die höheren Zahlen der anderen Autoren erklären sich wahrscheinlich aus einem wesentlich anders zusammengesetzten Krankenmaterial, wobei auch nicht vergessen werden darf, daß Klinikmaterial — wie auch das von JUNIUS und ARNDT — nicht einfach als repräsentativ für die Gesamtbevölkerung genommen werden kann.

Bei den Frauen betrug der Prozentsatz der Ledigen 21,90% von 452. Aus dem Anteil der ledigen Frauen unter der Gesamtbevölkerung (19,5% aller weiblichen Personen zwischen 30—50) wurde gefolgert, daß in Berlin wenigstens auf Grund dieses Beobachtungsmaterials die ledigen Paralytikerinnen etwas stärker vertreten zu sein schienen, doch ist, abgesehen von der Wertigkeit des Materials, der Unterschied auch nicht groß genug, um irgendwelche bindenden Schlüsse zu ziehen.

Der Frage, welcher Prozentsatz der Luiker an Paralyse erkrankt, ist an Hand katamnestischen Materials von PICK und BANDLER, dann von PILCZ und MATTAUSCHEK nachgegangen worden.

PICK und BANDLER hatten an den katamnestisch verfolgten Fällen der an der Prager dermatologischen Klinik 1879—1899 behandelten Luiker feststellen können, daß von 2066 28 oder 1,3% an Paralyse erkrankten.

FISCHER sonderte das Material und stellte für die 1178 Männer 25 Fälle oder 2,1% Paralyse und 12 Fälle oder 1,6% Tabeserkrankungshäufigkeit fest, zusammen an Metalues 3,7%. Bei den 888 Frauen fand er 3 an Paralyse oder 0,33%, 2 an Tabes oder 0,22% erkrankte, zusammen 0,55%.

Bei seinem eigenen Material kam FISCHER jedoch zu ganz anderen Zahlenwerten, denn unter den syphilitisch gewesenen Patienten der Prager psychiatrischen Klinik der Jahre 1902—1910 wurden 9,2% als an metaluischem Nervenleiden erkrankt berechnet.

MATTAUSCHEK und PILCZ haben die gleiche Frage an einem homogenen Material von 4134 Offizieren untersucht, die zwischen 1880 und 1900 wegen einer luischen Affektion in den Heeressanitätsanstalten behandelt worden waren. Der Abschluß der Katamnesen war am 1. Januar 1911. In einer zweiten Mitteilung war die Beobachtung noch auf ein weiteres Jahr ausgedehnt worden. Das vorliegende Material ist von seltener Vollständigkeit, wurde doch auf möglichst genaue Eruierung der Schicksale der einzelnen großes Gewicht gelegt.

Eine allgemeine Übersicht über die Endausgänge der luisch Erkrankten gibt nachfolgende Tabelle:

Tabelle 329. Endausgänge luisch Erkrankter nach MATTAUSCHEK und PILCZ:

I Jahr	II Gesund verfolgt	III Paral. progr.	IV Tabes dors.	V Lues cerebrosp.	VI Psychosen	VII Todesfälle	VIII Totalsumme
1	38	—	1	9	1	28	77
2	47	—	2	11	1	39	160
3	42	3	2	14	1	21	83
4	39	1	2	13	2	15	72
5	29	5	3	7	1	26	72
6	34	1	7	7	4	20	73
7	27	5	2	6	5	33	78
8	30	8	3	5	1	33	80
9	24	12	7	6	2	19	70
10	164	21	7	9	5	23	229
11	211	15	2	4	3	27	262
12	200	25	2	2	1	25	255
13	204	12	1	5	2	21	245
14	227	15	8	4	2	24	280
15	197	11	3	4	3	16	234
16	177	12	1	1	6	16	213
17	151	5	4	2	3	23	118
18	161	6	3	2	2	9	183
19	144	9	2	—	1	9	165
20	125	6	2	2	—	18	153
21	144	6	3	—	1	6	160
22	117	4	5	—	3	5	134
23	90	2	2	—	1	9	104
24	111	2	4	—	2	11	130
25	73	3	1	—	2	5	84
26	92	3	1	—	1	7	104
27	59	1	2	1	1	5	69
28	50	1	—	—	—	3	54
29	51	—	2	—	1	4	58
30	39	—	—	—	2	2	43
31	19	—	—	—	—	—	19
32	13	—	1	—	1	2	17
33	9	—	1	—	—	1	11
34	4	—	—	—	—	1	5
35	6	—	—	—	—	—	6
36	1	—	—	—	—	2	3
37	1	—	—	—	—	—	1
38	2	—	—	—	—	2	4
39	—	1	—	—	—	—	1
40	4	—	—	—	—	1	5
41	1	—	—	—	—	—	1
42	2	—	—	—	1	—	3
43	1	—	—	—	—	—	1
44	—	—	—	—	—	1	1
45—65	5	—	—	—	—	—	5
Summe	3165	195=4,7%	86	114	62	512	4134
	(2855)	(160=4,67%)	(57)	(36)	(44)	(278)	(3430)

Die Ziffern in ( ) = Summe nach Abzug der Fälle unter 10 Jahre Beobachtungsdauer.

Die erste Spalte enthält die Anzahl der Jahre, durch die die einzelnen Fälle vom Zeitpunkte des Krankheitsbeginns bis zum Tode usw. oder als gesund verfolgt werden konnten. Sei es, daß der Betreffende noch aktiv diente, sei es, daß über das weitere Schicksal des Mannes von dem jeweiligen Zeitpunkte an, sich nichts mehr eruieren ließ. Kolonne III—VI besagen wieviel Jahre nach der Ansteckung die Fälle an Paralyse usw. erkrankten.

Doppelzählungen von Paralytikern sind dadurch vermieden, daß diese nur einmal in der Kolonne III aufgenommen wurden. Dadurch fehlen z. B. die Fälle von Tabes, die später an Paralyse erkrankten in Spalte IV.

Unter den 4134 Fällen fanden sich bis zum Jahre 1911 = 195 Fälle von Paralyse, d. h. 4,7%.

Dazu heben die Verfasser hervor: „Nachdem aber erfahrungsgemäß die Paralyse erst 10 Jahre nach dem Primäraffekt in größerer Frequenz aufzutreten pflegt, so wurden alle Fälle mit Beobachtungsdauer unter 10 Jahren für den größten Teil der folgenden Untersuchungen nicht mit in Berechnung gezogen. Nach Abstrich dieser 704 Fälle — 1 bis 9 Jahre einschließlich — mit 35 Paralytikern finden wir unter 3430 Syphilitikern 160 Paralytiker, d. h. 4,67%, eine Zahl, welche, wie schon bemerkt, nur den unteren Grenzwert

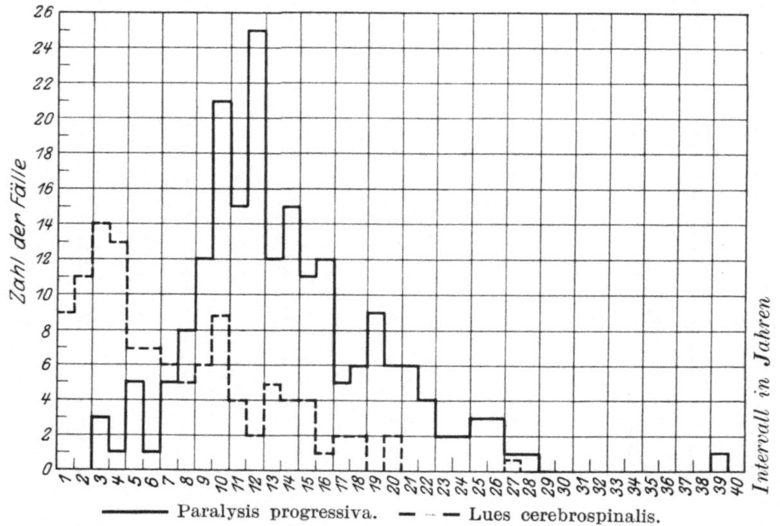

Abb. 157. Auftreten von Paralyse und Lues cerebrospinalis post infectionem. (Nach MATTAUSCHECK und PILCZ.)

darstellt, die sich aber von den tatsächlichen Verhältnissen doch nicht allzuweit entfernen dürfte."

In der zweiten Veröffentlichung wurde auf die gleiche Weise der Wert von 4,75% gefunden.

Über die Länge des Intervalls sowie über die Häufigkeit des Auftretens der Paralyse post infectionem belehrt nachfolgende Kurve (Abb. 158).

Die Paralyse ist danach zwischen 2 und 39 Jahren, in den meisten Fällen im 11. oder 12. Jahre nach der Infektion aufgetreten.

Bei der Untersuchung der Frage, ob das Auftreten von luischen Rezidiven einen Einfluß auf die Erkrankungshäufigkeit der Paralyse habe, worüber folgende Zahlenzusammenstellung gemacht wurde,

ergab sich:	kein	ein	mehrere
		Rezidive	
Gesund	22	886	563
P. p.	37	38	11
in %	42,53	3,57	1,53
Tabes	21	16	8
Lues cerebrosp.	—	20	34
Psychosen	1	5	21
Todesfälle	6	98	78
Summe	87	1063	715
Totalsumme		1865	

Unter den Syphilitikern mit wiederholten Hauterscheinungen, 715 Fällen, wurden nur 11 oder 1,53% Paralytiker festgestellt. Die Fälle mit einem Rezidiv, 1063, wiesen 38 Fälle oder 3,57% und die 87 Luiker, bei denen nie Rezidive beobachtet worden waren, zeigten in 37 Fällen oder in 42,53% gegenüber dem allgemeinen Prozentsatz von 4,6% aller Fälle einen Ausbruch der Erkrankung.

Irgendwelche Gesetzmäßigkeiten eines Zusammenhanges zwischen dem Lebensalter zur Zeit der Infektion und der Paralyse-Erkrankungshäufigkeit ließ sich nicht eruieren.

Eine weitere Zusammenstellung, die unter Zugrundelegung von 422 Fällen gemacht wurde, zeigt auch hier wieder das Maximum der Erkrankungshäufigkeit

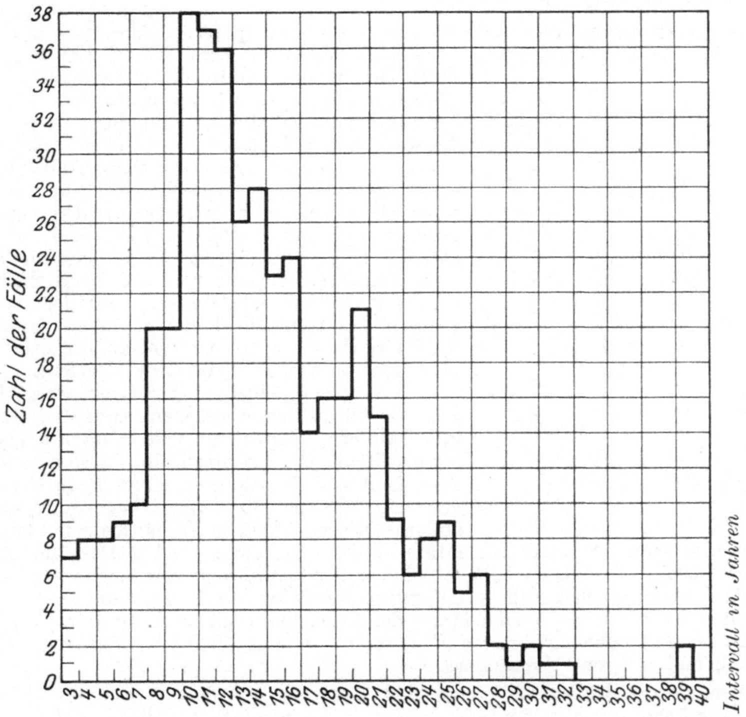

Abb. 158. Die Länge des Intervalls des Auftretens der Paralyse post infectionem.

10—12 Jahre nach Erwerbung der Syphilis. Zusammenfassend erklärten die Autoren:

1. mindestens 4,67% von syphilitisch Infizierten erkranken an progressiver Paralyse,

2. die weitaus überwiegende Mehrheit der Paralytiker betrifft Individuen, deren Lues a) ungewöhnlich leicht, d. h. ohne Rezidive verläuft, und dies trotz mangelhafter oder fehlender antiluischer Therapie, b) nicht oder nur ganz ungenügend behandelt worden ist,

3. ein Einfluß der Syphilistherapie in bezug auf die Länge des Intervalls zwischen Infektion und Ausbruch der Paralyse läßt sich nicht erkennen."

Den Ergebnissen von Pilcz und Mattauschek gegenüber hat dann J. Aebly betont, daß die Annahme der Verfasser — der von ihnen gefundene Wert komme den tatsächlichen Verhältnissen sehr nahe — ganz entschieden unrichtig sei.

Einen einigermaßen konstanten Wert für die relative Häufigkeit der Paralytiker unter luisch Infizierten auf Grund des vorliegenden Materials feststellen zu können, wird als unsicher betont. Dieser Wert sei meist auf 2—3% geschätzt worden, doch lägen andererseits Zahlen vor, die bedeutend höher wären. So von FOURNIER 11% und HUDOVERNIG und GUSSMANN (1905) 14%. Die niedrigen Zahlen erfreuten sich zwar besonderer Beliebtheit, warum, sei aber nicht recht erfindlich.

Für die von PILCZ und MATTAUSCHEK gemachte Annahme von 4,7% macht AEBLY nun darauf aufmerksam, daß die Beobachtungszeit auch hier für einen Teil der Fälle viel zu kurz sei.

„Die Beobachtungszeit ist viel zu kurz für sämtliche späteren Fälle, und zwar um so mehr, je näher sie dem Jahre des Abschlusses der Beobachtungszeit (1900) liegen. Um möglichst zuverlässige Resultate zu erhalten, müßte die ganze Gruppe von Luikern, die den Gegenstand der Untersuchung bildet, bis zu ihrem vollständigen Ableben unter Beobachtung stehen, damit man sicher sein könnte, alle Paralytiker erfaßt zu haben, soweit sie überhaupt zur Beobachtung kommen. Das würde aber eine sehr lange Beobachtungsdauer erfordern und kaum möglich sein. Man wird sich also mit einer Annäherung an die idealen Verhältnisse begnügen müssen und die Beobachtung auf eine solche Zeit ausdehnen, von der man mit größter Wahrscheinlichkeit annehmen kann, daß die Paralytiker so gut wie vollständig erfaßt sind. Nun geht aus einer Tabelle des Verfassers hervor, daß, von einem einzigen Falle mit einer Latenzzeit von 39 Jahren abgesehen, sämtliche Paralysen innerhalb eines Zeitraumes von 28 Jahren nach dem Primäraffekt zur Beobachtung gekommen sind. Man könnte sich also mit einer Beobachtungszeit von etwa 28 bis 30 Jahren begnügen, da auch andere Autoren ähnliche Verhältnisse fanden. Aber auch so müßte man bis zum Jahre 1928—1930 beobachten und dürfte die Beobachtungen nicht schon 1911 bzw. 1912 abschließen, da während der noch verbleibenden 16—18 Jahre noch mancher Fall von Paralyse auftreten wird. Die von den Verfassern vorgenommene Korrektur — Ausscheidung der Fälle, die weniger als 10 Jahre beobachtet worden sind — kann dem erwähnten Übelstand durchaus nicht abhelfen. Das Resultat wird ja auch dadurch kaum verändert.

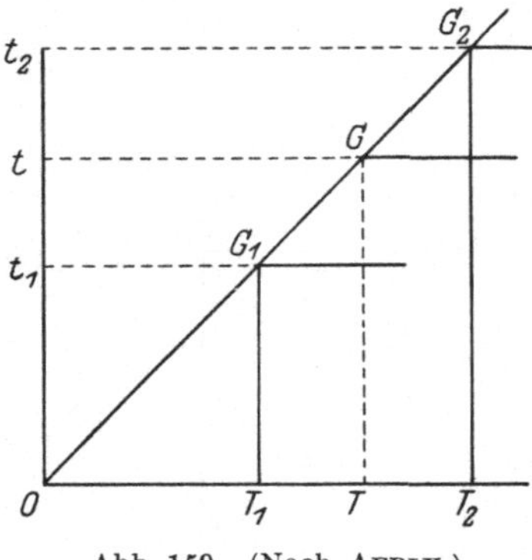

Abb. 159. (Nach AEBLY.) (Erklärung im Text.)

Die ungenügende Beobachtungsdauer fällt aber um so schwerer ins Gewicht als die späteren Jahrgänge einen bedeutend größeren Beitrag an Luetikern liefern als die früheren."

Zur Klärung der Lues-Metaluesfrage bedient sich J. AEBLY der BECKERschen Methode, einer in der formalen Bevölkerungstheorie vor allem für Geburten und Todesfälle gebräuchlichen Darstellung. Die Bezeichnungen dieses Schemas sind beibehalten.

„Wir nehmen ein rechtwinkliges Koordinatensystem, dessen Nullpunkt wir mit dem Anfangspunkt unserer Beobachtungen zusammenfallen lassen. Auf der horizontalen Achse (Abszissenachse) tragen wir die Beobachtungszeiten auf, auf der vertikalen Achse (Ordinatenachse) die Geburtszeichen t sämtlicher Individuen. Der Maßstab kann beliebig sein, muß aber für beide Achsen derselbe sein. Ferner ziehen wir vom Ursprung O aus eine unter 45° gegen die Achsen geneigte Gerade, die wir als „Geburtslinie" bezeichnen wollen, da sie der Träger sämtlicher „*Geburtenpunkte*" ist. Wollen wir das t Zeiteinheiten nach Beginn unserer Beobachtung geborene Individuum darstellen, so ziehen wir eine Parallele zur Abszissenachse im Abstande t, die die Geburtslinie im Punkte G schneidet. Diese Gerade, die sich natürlich über den Schnittpunkt G hinaus fortsetzt, nennen wir die „*Lebenslinie*" (oder Individuallinie) des betreffenden Individuums; denn wir können uns den Zeitpunkt irgendeines Ereignisses im Leben dieses Individuums durch einen Punkt auf dieser Geraden dargestellt denken. Die Abszisse dieses Punktes T, d. h. der

Fußpunkt des Lotes, das wir von dem Ereignispunkt auf die Achse fällen, stellt die „Erfüllungszeit“ dar = T. Ist a das Alter des zur Zeit t geborenen Individuums, in dem das betrachtete Ereignis eintritt und T die Beobachtungszeit, so gilt die Beziehung: T = t ± a. Die Lebenslinie hört nun mit dem „Todespunkt“ auf.

Je mehr Geburten während der Zeiteinheit stattfinden, um so dichter liegen die Punkte auf der Geburtslinie und umgekehrt, je dichter die Punkte auf der Geburtslinie liegen, um so mehr Geburten müssen in der betreffenden Periode stattgefunden haben. Die Gesamtheit der t 1 und t 2 Geborenen wird durch ein System von Parallelen dargestellt, die sich zwischen zwei Parallelen zur Abszissenachse im Abstand t 1 und t 2 befinden. Die Gesamtheit aller zur Zeit T lebenden Individuen wird dargestellt durch die Gesamtheit der Schnittpunkte der im Punkt T errichteten Ordinate mit den Lebenslinien. Die Gesamtheit der im Zeitraume T 1 bis T 2 Verstorbenen wird dargestellt durch die Zahl der Totenpunkte, die in dem Trapez T 1, T 2, G 2, G 1 liegen, das begrenzt wird von den in den Punkten T 1 und T 2 errichteten Ordinaten sowie den Stücken der Abszissenachse und Geburtslinie, die von diesen Ordinaten aus der Abszissenachse und Geburtslinie herausgeschnitten werden.

Setzt man an Stelle von Geburt luische Infektion, d. h. an die Stelle des Geburtsdatums den Zeitpunkt der luischen Infektion und an die Stelle des Todes den Ausbruch der Paralyse, so lassen sich alle Sätze des formalen Bevölkerungstheorems auf die hier zu untersuchenden Verhältnisse übertragen.

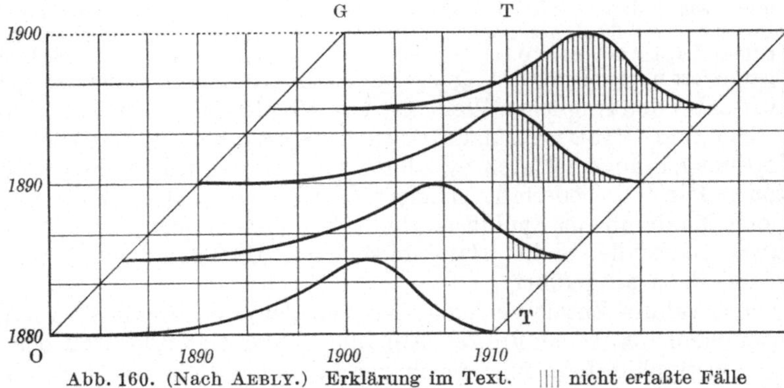

Abb. 160. (Nach Aebly.) Erklärung im Text. |||| nicht erfaßte Fälle

Der Todespunkt entspricht also auf der Lebenslinie dem Paralysepunkt, da von diesem Zeitpunkte an der Luiker als solcher für die Betrachtung nicht mehr existiert, sondern als Paralytiker weitergeführt wird. Aebly hat nun die Paralysenpunkte in das Bezugsystem eingetragen und je 5 Jahrgänge von Luikern zusammengefaßt, um die Darstellung nicht zu unübersichtlich zu machen.

Dabei ergeben sich Kurven in der Form eines Glockenprofils, da die Paralysen nicht gleichmäßig während der ganzen „Inkubationszeit“ auftreten, sondern um einen bestimmten Zeitpunkt herum sich bedeutend häufen, also die Paralysenpunkte nicht gleichmäßig im Bezugsystem verteilt liegen. Diese Kurve wird in vorstehendem Bilde veranschaulicht.

Hierin ist als obere Grenze der Inkubationszeit 30 Jahre angenommen worden, so daß alle Paralysenpunkte innerhalb eines Parallelogramms fallen, das von der Geburtslinie (Infektionslinie) und einer Parallelen dazu im Abstande von 30 Zeiteinheiten einerseits von der Abszissenachse und einer Parallelen durch den letzten Infektionspunkt andererseits begrenzt wird. Die Verteilungskurven der Paralysen verschieben sich also entsprechend der vorrückenden Beobachtungszeit nach oben und rechts.

Bei Abschluß der Beobachtungen mit dem 1. Januar 1911 fallen in die Beobachtung alle Paralysenpunkte, die innerhalb der Fläche O T G G liegen, die durch die Infektionslinie, die Ordinate im Punkte 1911, die Abszissenachse und die letzte Individuallinie begrenzt wird. Die Abbildung zeigt sehr deutlich, daß ein nicht unbedeutender Teil der Paralysen der Erfassung deswegen entgehen muß, da sie sich noch nicht ausgebildet haben. Gerade für die letzten Jahrgänge hört die Beobachtung da auf, wo die Frequenz des Auftretens noch sehr bedeutend ist, werden sie doch in der Nähe des Gipfels, ja sogar noch vor demselben geschnitten.

Mit dieser durch die Verhältnisse bedingten Selektion des Materials hängt es auch zusammen, daß die Latenzzeit für die Paralyse durchweg zu niedrig angegeben wird. Von der Länge der Latenzzeit kann man sich einen ungefähren Begriff dadurch machen, daß man den Zeitpunkt der maximalen Häufigkeit der Paralyse der mit dem 35.—45. Altersjahr angegeben wird, mit der maximalen Häufigkeit der Luesinfektionen (zwischen dem 20. und 25. Altersjahr) vergleicht. Von den Mittelwerten ausgehend — dem 40. bzw. dem 22. und 23. Jahr — käme der durchschnittlichen Latenzzeit für die Paralyse ein Wert von etwa 17—18 Jahren zu.

Eine genauere Angabe läßt sich nicht machen, solange die zur Berechnung dienenden Größen nicht genauer bekannt sind. Nimmt man an, daß die Verteilungskurve ziemlich symmetrisch sei, so fällt das Mittel in die Mitte zwischen die extremen Werte. Als extreme Werte können wir 2 Jahre und 30 Jahre ansehen, wenn wir von ganz seltenen Fällen absehen, die später als 30 Jahre nach der Infektion auftreten. Wir erhalten demnach für die mittlere Latenzzeit den Wert $2 + 30 : 2 = 16$ Jahre, wobei zu berücksichtigen ist, daß dieser Wert infolge Vernachlässigung der sehr großen Intervalle etwas zu niedrig ist.

Man wird also den fraglichen Wert als etwa 16—18 Jahre annehmen können.

Dazu hat nun Paul Heiberg einen interessanten Beitrag auf Grund der in Kopenhagen angemeldeten Syphilisfälle, sowie der im St. Hans Hospital eingetretenen Paralyse-Todesfälle geliefert. Auf einen solchen Zusammenhang zwischen dem Maximum der Syphilismorbidität im Jahre 1869 und dem Maximum der Paralyse-Todesfälle in St. Hans 1884 hatte Heiberg bereits 1896 hingewiesen und dazu ausgeführt:

„Ist der erwähnte Zusammenhang zwischen den zwei Maxima wirklich ein Kausalzusammenhang, so müßte die Annahme berechtigt sein, daß das große Maximum von Syphilitikern in Kopenhagen im Jahre 1886 ein Maximum von Paralyse-Todesfällen im St. Hans-Hospital in einem der ersten Jahre des nächsten Jahrhunderts zur Folge haben wird."

Eine Bestätigung seiner Überlegungen brachte dann die Statistik bis zum Jahre 1905, die nebenstehend angeführt ist.

In den Jahren 1864—1880 wurden 13500 Syphilisfälle in Kopenhagen angemeldet und in einer 15 Jahre späteren Periode 1879—1895 hatte St. Hans-Hospital 321 Todesfälle an Paralyse zu verzeichnen. In den Jahren 1881—1890 wurden auch ungefähr 13 500 Syphiliskrankenfälle in Kopenhagen angemeldet und in der 15 Jahre späteren Periode 1896—1905 trafen fast genau dieselbe Anzahl, 327 Todesfälle von Paralyse, im St. Hans-Hospital ein.

Zur Lösung der Frage der Häufigkeit der Paralyse hat Aebly angenommen, daß sie durch die Gausssche Fehlerkurve darstellbar sei.

Diese Kurve bzw. das durch sie dargestellte Gesetz gilt zwar nicht für alle Fälle von statistischen Kollektivgegenständen; als erste Annäherung kann man es aber mangels genauerer Kenntnisse immerhin benutzen.

Ist die Verteilung durch das Gausssche Gesetz bestimmt, so ist sie mathematisch durch zwei Größen (Parameter) festgelegt, nämlich den Mittelwert und den mittleren Fehler. Für den Mittelwert der Latenzzeit haben wir 16—18 Jahre gefunden. Den mittleren Fehler können wir mit für unseren Fall genügender Genauigkeit aus der Tatsache bestimmen, daß die Hauptmasse der Fälle sich zu beiden Seiten des Mittelwertes auf je den dreifachen Betrag des mittleren Fehlers erstreckt, was man kurz so ausdrücken kann, daß man sagt, die Variationsbreite entspreche ungefähr dem sechsfachen Werte des mittleren Fehlers. Nehmen wir die Variationsbreite zu 28 Jahren (2—30 Jahre), so erhalten wir für den mittleren Fehler einen Wert von $28 : 6 = 4{,}7$ Jahre; als Mittel für die Latenzzeit wollen wir 17 Jahre annehmen.

Mattauschek und Pilcz haben je 5 Jahrgänge: 1880—1884 und 1895 bis 1899 verglichen, von denen die ersten durchschnittlich 29 Jahre, die letzten 14 Jahre unter Beobachtung standen.

Dabei ergab sich für die erste Kategorie ein Prozentsatz von 9,72 für die Paralysen (60 unter 617 Fällen von Lues), für die Jahrgänge 1895—1899 3,25% Paralysen (37 Paralytiker unter 1139 Luikern). Die ersten sind noch durch frühere Jahrgänge verstärkt, so daß die Beobachtungszeit noch größer ist. So darf angenommen werden, daß die aus ihm stammenden Paralytiker voll zur Beobachtung gekommen sind.

Berechnet man für die zweite Kategorie mit Hilfe der Wahrscheinlichkeitsrechnung den Prozentsatz der Fälle, die zwischen zwei gegebenen Terminen zu erwarten sind, so sollten sich erwartungsgemäß 24% sämtlicher Paralysefälle nach Ablauf von 14 Jahren manifestieren, also etwa $^1/_4$ sämtlicher Fälle.

Tabelle 330. In Kopenhagen 1865—1905 gemeldete Syphilisfälle. — Todesfälle an Paralyse im St. Hans-Hospital 1871—1905.

Jahr	Die Anzahl angemeldeter Syphilisfälle in Kopenhagen	Die Anzahl von Paralyse-Todesfällen im St. Hans-Hospital	Jahr	Die Anzahl angemeldeter Syphilisfälle in Kopenhagen	Die Anzahl von Paralyse-Todesfällen im St. Hans-Hospital
	504	—	1885	1868	12
1865	594	—	1886	2122	13
1866	742	—	1887	1736	15
1867	838	—	1888	1257	18
1868	1012	—	1889	970	18
1869	1058	—	1890	939	22
1870	873	—	1891	985	16
1871	804	10	1892	898	29
1872	884	14	1893	1040	28
1873	766	12	1894	1178	27
1874	824	8	1895	1331	33
1875	708	12	1896	1320	21
1876	696	13	1897	1460	33
1877	709	13	1898	1688	33
1878	717	9	1899	1693	32
1879	940	8	1900	1799	31
1880	954	8	1901	2171	35
1881	1015	15	1902	1873	45
1882	1077	14	1903	1787	31
1883	1082	20	1904	1667	34
1884	1341	25	1905	1370	32

Nimmt man als mittlere Latenzzeit 16 Jahre, so findet man 34%, d. h. etwa ein Drittel. Die von Mattauschek und Pilcz gefundene Zahl für die Paralytiker aus der zweiten Gruppe 3,25% wäre also mit 3—4 zu multiplizieren, wodurch wir etwa 9,75—13% Paralytiker erhielten. Auf Grund seiner Schätzungen und Berechnungen hält Aebly den von Mattauschek und Pilcz gegebenen Wert für die relative Häufigkeit der Paralyse 4,67 bzw. 4,75% mit Sicherheit für zu niedrig. Der tatsächliche Wert dürfte vielmehr um 10% herum liegen.

Aebly hat nun noch, um ein gewisses Maß für die Zuverlässigkeit des nach der reinen Paralyse-Morbiditätstafel berechneten Wertes von 10% zu haben, den mittleren Fehler desselben berechnet und dafür etwa 3% gefunden. Dieser verhältnismäßig große mittlere Fehler beruht auf dem nur noch kleinen Beobachtungsmaterial für die späteren Jahre. Den Wert der relativen Häufigkeit der Paralyse unter Luikern nimmt Aebly demnach auf $(10 \pm 3)\%$ an.

Wilhelm Weinberg ging auch von der Arbeit von Mattauschek und Pilcz aus und bearbeitete gleichfalls das Material in Anlehnung an die in der mathematischen Statistik bzw. der Versicherungswissenschaft üblichen strengeren Methoden, und zwar sowohl unter Benutzung einer reinen Paralyse-Morbiditätstafel als auch mittels einer gemischten Morbiditäts- und Sterbetafel. Nach der ersten findet er einen Wert von 10%, nach der zweiten 9%. Als richtigen Wert schlägt er vor, etwa 7% anzunehmen.

Die von Aebly gefundene relative Häufigkeit der Paralyse mit $(10 \pm 3)\%$ erscheint zwar auffallend hoch, doch entspricht sie wohl wenigstens für die Zeiten, in denen die Syphilis schlecht oder gar nicht behandelt wurde, den Tatsachen. Einen Hinweis darauf kann man finden, wenn man auf Grund der Angaben von Karl Hüni über die Zahl der in den Jahren 1913 und 1914 in der Schweiz vorhandenen frischen Paralysefälle (200 in den staatlichen Irrenanstalten aufgenommene und schätzungsweise weitere 120 Fälle) die Zahl der Syphilisfrischinfektionen um die Jahrhundertwende in der Schweiz berechnet. Bei einer Annahme von 13% Paralysehäufigkeit würde man rund 2500 Fälle feststellen. Nimmt man dagegen mit Aebly nur 200 Paralysefälle an, so ergibt sich eine Zahl von 1500. Da diese Zahl aber zweifellos zu gering ist, die vorhergehend angegebene vielleicht aber etwas zu hoch, so kann man für die Jahrhundertwende mit 2000 frischen Syphilisfällen (rund 6‰₀) in der Schweiz rechnen, einer Zahl, die besonders unter Berücksichtigung des Bevölkerungszuwachses höher ist als die bei der Enquete 1920/21 mit rund 1800 (4,5‱) gemeldeten Fällen. Da nun aber auf Grund der Baseler Enqueten (s. S. 350 u. S. 632) feststeht, daß die Syphilisinfektionshäufigkeit 1920/21 gegenüber 1881 stark gesunken ist, hat die mit Hilfe der relativen Paralysehäufigkeit eruierte Zahl einen großen Wahrscheinlichkeitswert, da sie eine Zahl von richtiger Größenordnung darstellt.

Einen weiteren Beweis für die Aeblysche Zahl der relativen Häufigkeit der Paralyse gibt folgende Berechnung.

1905—1914 starben in Berliner Anstalten auf 88 448 Männer 3525 an progressiver Paralyse, also ziemlich genau 4%. Im Vergleich mit der für Hamburg gefundenen Gesamtmorbidität an Lues von 30%, die man auch für Berlin in Anspruch nehmen kann, um so mehr als K. Freudenberg auf Grund seiner Berechnung an Hand der Geschlechtskrankenzählung von 1919 dieselbe Zahl annimmt, kann man daher mit einer relativen Paralysehäufigkeit von 13% rechnen.

Nach der Schweizer Erfahrung scheint jetzt die Gefährdung der Syphilitiker durch Paralyse aber nur halb so groß zu sein, da bei einer jährlichen Erkrankungshäufigkeit von 1600 frischen Syphilis- und 100 frischen Paralysefällen mit einer rund 6% betragenden Erkrankungshäufigkeit an letzterem Leiden gerechnet werden muß.

Diese erschreckend hohe Erkrankungsziffer hängt wohl damit zusammen, daß sich die meisten Luiker nicht genügend behandeln lassen. Daß dies tatsächlich der Fall ist, zeigen die Berliner Zahlen vom Jahre 1913, denn es standen auf 1 frische Lues nur 1,1 Rezidivfälle in Behandlung und in Hannover kamen 1913 bei den Männern auf 1 frischen 1,3 rezidivierende Fälle, 1919 sogar nur 0,8. Bei den Frauen 1913 1,7 und 1919 0,7. Bei dem Zahlenverhältnis von 1919 spielte die erhöhte Ziffer der jugendlichen Erkrankten zweifellos eine entscheidende Rolle, und zwar besonders die der Mädchen; sie sind ein deutliches Zeugnis für die geringe Einsicht in ihre Krankheit und für das geringe Verständnis der Notwendigkeit intensiver Behandlung gerade der Jugendlichen.

Daß die Frauen jedoch — was ja die ärztliche Beobachtung unter normalen Verhältnissen stets gezeigt hat – allgemein williger den ärztlichen Anordnungen folgen und daher ihre Kuren besser durchführen, erweisen die Schweizer Zahlen. Nach der letzten Enquete standen von den Frauen auf 508 neue 1330 alte Fälle in Behandlung, also auf 1 frischen 2,3 alte Fälle, während die Proportion bei den Männern nur 1 : 1,8 betrug oder 1012 frische auf 1859 alte Fälle.

Wie ungenügend die Behandlung allgemein durchgeführt wird, hat für unsere eigenen Großstadtverhältnisse die oft zitierte Arbeit von PHILIP (Hamburg) gezeigt, erweisen aber auch die sonstigen Erfahrungen. So suchten sich in Westaustralien 27,1% aller geschlechtskranken Patienten und in Viktoria 17,7% der Weiterbehandlung zu entziehen, wurden aber zum größeren Teil durch die nachgehende Fürsorge — die bei uns bisher kaum versucht worden ist —, und zwar in Westaustralien in zwei Drittel und in Viktoria zur Hälfte der Fälle wieder der Behandlung zugeführt.

Die Frage, ob durch das Salvarsan ein Einfluß auf die Frequenz der Metasyphilis im Sinne einer Verminderung oder Vermehrung festzustellen sei, ist bei der von JADASSOHN inaugurierten Enquete von vielen dahin beantwortet worden, daß die Beobachtungszeit noch zu gering sei. „Einzelne betonen, daß sie nie einen gut und von Anfang an mit Salvarsan behandelten Fall gesehen hätten, in dem diese Späterkrankungen aufgetreten seien. Nirgends ist eine Vermehrung speziell der Paralyse aufgetreten, welche in Zusammenhang mit Salvarsan gebracht werden könne."

Nachtrag.

1. Ergebnis der vom Groß-Berliner Ärztebund in Groß-Berlin veranstalteten Enquete vom 21.—27. Juni 1927.

In der Berichtswoche liefen nach FRITZ LESSER von den praktischen Ärzten und Fachärzten 2548 Meldungen ein, darunter 2034 Fehlanzeigen. Es hatten also nur 514 Ärzte Zugänge an frischen Geschlechtskrankheiten. Nur 248 von 348 Fachärzten meldeten Zugänge. Ingesamt wurden festgestellt: 1281 frische Gonorrhöen, 242 frische Luesfälle und 100 Fälle von Ulcus molle. Diese 1623 frischen Fälle verteilten sich zu 34% auf praktische, zu 58,5% auf Fachärzte und zu 7,5% auf öffentliche Institute. Auf Jahresziffern umgerechnet würde das eine Morbidität der Groß-Berliner Bevölkerung von 3‰ für Lues, rund 17‰ für Gonorrhöe und rund 1,3‰ für Ulcus molle bedeuten.

2. Marine-Sanitätsstatistik: 8. Japan.

Tabelle 331. Zugangsziffer an Geschlechtskrankheiten (‰) in der japanischen Marine in den Jahren 1896—1925.

Jahr	Per 1000 der Kopfstärke			Jahr	Per 1000 der Kopfstärke		
	Syphilis	Gonorrhöe	Ulcus molle und Bubo		Syphilis	Gonorrhöe	Ulcus molle und Bubo
1896	23,17	19,64	99,19	1911	29,78	48,84	38,23
1897	37,22	34,68	81,53	1912	30,62	55,51	44,50
1898	46,84	56,17	107,89	1913	27,92	54,98	41,93
1899	46,57	72,57	114,89	1914	31,88	64,67	51,19
1900	38,07	66,83	109,11	1915	44,52	67,34	53,19
1901	38,35	69,29	98,68	1916	45,50	60,76	48,47
1902	31,47	62,18	70,82	1917	40,75	52,66	43,38
1903	34,26	62,03	114,24	1918	24,68	45,98	38,13
1904	28,83	44,62	62,31	1919	20,28	43,07	37,78
1905	26,04	64,72	75,23	1920	22,60	39,21	47,70
1906	35,25	58,34	81,56	1921	17,80	36,88	36,78
1907	43,83	58,25	84,94	1922	18,48	36,09	35,02
1908	38,15	52,51	64,12	1923	20,57	36,70	40,91
1909	31,94	49,45	47,31	1924	16,54	35,72	30,78
1910	31,14	50,29	38,11	1925	17,54	33,50	31,34

Die japanische Marine-Sanitätsstatistik verzeichnet alle Zugänge an Geschlechtskrankheiten ohne nähere Unterscheidung nach frischen und rezidivierenden Fällen.

Geschlechtskranke Rekruten werden bei der Marine nicht eingestellt. In den Jahren 1917—1926 wurden wegen einer Geschlechtskrankheit abgewiesen:

1917: 10,0; 1918: 15,60; 1919: 13,50; 1920: 7,80; 1921: 4,30; 1922: 8,20; 1923: 6,10; 1924: 3,50; 1925: 4,40; 1926: 4,00.

Allgemeiner Teil.

1. Die Epidemiologie der Geschlechtskrankheiten.

Überblickt man das beigebrachte Material der einzelnen Staaten, so fällt auf — besonders wenn es sich über eine Reihe von Jahren erstreckt —, daß die Erkrankungskurven Schwankungen zeigen. Ein besonderes Interesse kann wegen der Länge der Beobachtungszeit die norwegische Statistik beanspruchen. v. DÜRING hat dazu bemerkt:

„Die Schwankungen der Kurve zeigen offenbar die wirkenden Kräfte, die wir bei allen epidemischen und ansteckenden Krankheiten sehen: uns unbekannte Gesetze der epidemischen Krankheiten. Außerdem wirken nach meiner Überzeugung soziale Faktoren. Es würde sich verlohnen, aus den Aufzeichnungen ganzer Jahrzehnte und verschiedener Staaten zu prüfen, ob diese Ansicht durch die Statistik bestätigt wird; Zeiten geschäftlichen, gewerblichen Hochstandes bedingen ein Sinken der Erkrankungskurve — Zeiten geschäftlicher Krisen sind gefolgt von einem Steigen der Kurve. Je besser der Verdienst, desto mehr monogamische Beziehungen — Heiraten oder mehr oder minder feste Verhältnisse — werden sich bilden; je geringer der Verdienst, desto weniger Möglichkeit, monogamisch zu leben, desto mehr Angebot von seiten der Mädchen wird sich einstellen, desto mehr Ansteckungsgelegenheit ist damit vorhanden. Die norwegische Kurve scheint dem zu entsprechen."

Für Preußen führt der Sanitätsbericht ganz im Sinne VON DÜRINGS für die Jahre 1874—78 aus, daß als Ursache der damals wieder zunehmenden venerischen Erkrankungen die gesteigerten Geschäftsstockungen, der Rückgang in den industriellen Verhältnissen und deren Folgen angesehen werden, insofern aus der Kategorie der entbehrlich gewordenen bzw. der schlechter bezahlten Fabrik- und sonstigen Arbeiterinnen sich viele der Prostitution hingeben und sich dabei anfänglich der polizeilichen Kontrolle zu entziehen wußten.

Diese Auslassung war diktiert von dem überzeugungssicheren Glauben an den Wert der sittenpolizeilichen Zwangsuntersuchungen, sie war ein Ausfluß der Krisentheorie, die auch PAUL HIRSCH vertritt und die überhaupt die herrschende war. In bezug auf Berlin schreibt er:

„Die Prostitution hat sich in Berlin von 1875—1896 in einem fast doppelt so starken Verhältnis vermehrt als die Bevölkerung. Und dies fortdauernde Anschwellen ist, wie selbst der offizielle Polizeibericht einräumt, nicht auf die „wachsende Tätigkeit der Polizeibehörde allein" zurückzuführen, sondern es deutet auch auf einen Rückgang der sittlichen Zustände hin, der mit dem materiellen Rückgang zusammentrifft und vielleicht nicht selten zusammenhängt."

„Es unterliegt keinem Zweifel, daß auch auf die Prostitution die wirtschaftliche Lage von gewaltigem Einfluß ist. Nicht nur die Gelegenheitsprostitution nimmt in Zeiten, in denen die Löhne so schlecht sind, daß davon zu existieren ein Ding der Unmöglichkeit ist, in rapider Weise zu, sondern auch die gewerbsmäßige Prostitution ist in stetem Wachsen begriffen. Der zahlenmäßige Nachweis stößt auf diesem Gebiete allerdings auf große Schwierigkeiten, da bekanntlich nur ein geringer Bruchteil der gewerbsmäßigen Prostituierten unter sittenpolizeilicher Kontrolle steht, während die meisten aus Gründen der verschiedensten Art sich der Kontrolle entziehen. . . . . . Wenn wir an der Hand der Listen der Polizeiärzte in Berlin die Perioden von 1875—1878 und von 1882—1885 miteinander vergleichen, so ergibt sich folgendes Bild: In der Periode der Teuerung eine Zunahme der Zahl der unter sittenpolizeilicher Kontrolle stehenden Mädchen, in der Periode des wirtschaftlichen Aufschwungs eine Abnahme."

Einen sehr interessanten Beitrag zu dieser Frage hat an Hand des Zahlenmaterials des Stockholmer Kommunal- und Provinzialkurhauses für Geschlechtskranke für das zweite und dritte Viertel des 19. Jahrhunderts auch E. OEDMANSSON geliefert. Die Aufnahmen von Geschlechtskranken aus der Stadt Stockholm und aus der Provinz Stockholm in den Jahren 1825—1874 verzeichnet folgende Übersicht:

Tabelle 332. Die in den Jahren 1825—1874 in das Stockholmer Stadt- und Provinzialkrankenhaus für Geschlechtskranke (Kurhus) Eingelieferten.

Jahr	Patienten aus der Stadt	Patienten aus der Provinz	Bevölkerungsmenge		Jahr	Patienten aus der Stadt	Patienten aus der Provinz	Bevölkerungsmenge	
			Stockholm	Provinz				Stockholm	Provinz
1825	355	90	79 000	—	1850	712	45	93 000	114 000
1826	295	109	80 000	—	1851	674	41	94 000	—
1827	347	104	—	—	1852	962	53	—	—
1828	322	97	—	—	1853	990	53	—	—
1829	313	67	—	—	1854	1064	72	—	—
1830	468	123	81 000	104 000	1855	989	66	—	—
1831	329	148	—	—	1856	913	62	—	—
1832	430	109	—	—	1857	908	63	—	—
1833	483	62	—	—	1858	1016	80	—	—
1834	479	84	—	—	1859	1442	68	—	—
1835	613	94	—	—	1860	1217	89	112 000	122 000
1836	770	120	—	—	1861	1161	70	—	—
1837	882	128	—	—	1862	1295	62	—	—
1838	967	124	84 000	—	1863	1636	73	—	—
1839	1234	146	—	—	1864	1666	75	—	—
1840	913	165	84 000	110 000	1865	1578	91	124 000	—
1841	1044	130	—	—	1866	1504	79	—	—
1842	1153	133	—	—	1867	1634	62	—	—
1843	711	134	—	—	1868	1646	83	—	—
1844	821	105	—	—	1869	1711	105	—	—
1845	860	84	—	—	1870	1381	72	136 000	131 000
1846	1047	64	—	—	1871	1169	63	—	—
1847	847	85	—	—	1872	914	48	—	—
1848	834	82	—	—	1873	933	53	—	—
1849	691	54	—	—	1874	908	37	150 000	—

Die in den Aufnahmeziffern des Krankenhauses hervortretenden Schwankungen, besonders die starke Abnahme in den Jahren 1872—74, hält OEDMANSSON nicht für künstlich bedingt, vor allem nicht dadurch, daß etwa die Bevölkerung zur Zeit guter wirtschaftlicher Bedingungen das Krankenhaus weniger in Anspruch genommen hätte, da in ganz Schweden die Abnahme deutlich gewesen sei, und zwar in Stadt wie Land und da auch im Kurhause in den Jahren 1872 bis 1874 bedeutend weniger Fälle von Lues congenita behandelt (10 Fälle im Jahre 1874 gegen 21 im Jahre 1869) und zudem auch unter den Prostituierten beträchtlich weniger Erkrankungsfälle festgestellt wurden.

Die Ursachen der Frequenzschwankungen sieht OEDMANSSON vielmehr in Schwankungen der Ausbreitung der Prostitution, beruhend auf Schwankungen der ökonomischen Lage.

„Die Arbeitslosigkeit und ihre Folgen, Elend und Not sind allezeit und überall die fruchtbarste Quelle der Prostitution gewesen. Man muß daher schon a priori bereit sein, den Grund für die Schwankungen in der Verbreitung der Prostitution wie der Geschlechtskrankheiten in den mehr oder minder günstigen wirtschaftlichen Verhältnissen, unter denen die Stockholmer Bevölkerung lebte, zu erblicken. Ist diese Auffassung richtig, so muß ein Vergleich zwischen der Häufigkeit der Krankheiten und den statistischen Angaben über die Wirtschaftslage, besonders über die Lage der Landwirtschaft während dieser 50 Jahre den engen Zusammenhang zwischen beiden erweisen, und zwar in dem Sinne, daß, je besser die ökonomische Lage des Landes, desto weniger die Verbreitung dieser Krankheiten war, und umgekehrt. Stockholm als einer der Brennpunkte für Handel und Industrie des Landes mußte deutlich von der Gesamtwirtschaftslage beeinflußt werden, wozu kommt, daß unter schlechten Lebensbedingungen auf dem Lande die Hoffnung auf Arbeit und Verdienst eine Menge nicht seßhaften Volkes beiderlei Geschlechts nach der

Hauptstadt treibt, wodurch ein starker Anlaß zur Vermehrung dieser Krankheiten gegeben wird."

Einen Beweis für seine Auffassung findet OEDMANSSON in einer Untersuchung über die Wirkungen der Ernten in Schweden, aus der hervorgeht, daß den Jahren 1839 und 1869, Jahren maximaler Erkrankungshäufigkeit, Mißernten vorangingen, und daß die Jahre 1838 und 1868 die niedrigste Eheschließungszahl und die niedrigste Geburtenziffer aufwiesen.

Die Hauptrolle für die beobachteten Schwankungen in der Verbreitung der Geschlechtskrankheiten in Stockholm spielte nach OEDMANSSON die Prostitution, und zwar in ausschlaggebendem Maße die heimliche.

„In Jahren des wirtschaftlichen Tiefstandes nimmt die heimliche Prostitution zu und aus ihr rekrutiert sich die öffentliche und somit nehmen auch die Erkrankungsfälle zu. Sowohl der größere Anteil sowie ihre größere Erkrankungshäufigkeit sind demgemäß Folgen der vermehrten heimlichen Prostitution und der gesteigerten Krankheitsfrequenz in der Stadt, und diese Verhältnisse müssen zweifellos auf die weitere Ausbreitung der Geschlechtskrankheiten rückwirken."

Als überzeugter Reglementarist ist OEDMANSSON der Meinung, daß die öffentliche Prostitution zwar zur Verbreitung der venerischen Krankheiten ständig beitrage, aber durch die Gesundheitsbesichtigungen ihr Einfluß in erträglichen Grenzen gehalten werde und dieser vor allem unter gewöhnlichen Verhältnissen in einem Jahre nicht nennenswert größer sein könne als im anderen, weshalb er die öffentliche Prostitution als Ursache für den enormen Anstieg der Geschlechtskrankheiten in den sechziger Jahren ablehnt.

Im Gegensatz zu den Ziffern für die Stockholmer Patienten zeigen die Zahlen für die aus der Provinz Eingelieferten seit 1844 eine absinkende Tendenz, insbesondere seit 1870.

Gleichwohl kann man verschiedene Fluktuationen beobachten, in denen sich dieselben Verhältnisse wie in der Stadt wiederspiegeln. Der Kulminationspunkt ist hier das Jahr 1840 und das nächste Maximum 1869.

Da die Bevölkerungsmenge im Verlauf der 2. Hälfte des 19. Jahrhunderts stark zugenommen hat, ist das Absinken der Zahl der Geschlechtskranken besonders augenfällig. Die Schwankungen der Zahl der Geschlechtskranken in der Provinz lassen sich nicht aus dem Ausfall der Ernten beurteilen, denn bis 1840 waren in der Provinz Stockholm nur mittlere Ernten und trotz der Mißernte 1845 sank die Erkrankungshäufigkeit. Eine Erklärung dafür, daß in der Provinz kein Zusammenhang zwischen Wirtschaftslage und Prostitution, sowie Geschlechtskrankheiten nachgewiesen werden kann, ist darin zu suchen, daß sich auf dem Lande so gut wie gar keine Prostitution findet. Der Gedanke liegt nahe, daß die Geschlechtskrankheiten zumeist aus der Stadt Stockholm auf das Land eingeschleppt werden.

Kann man auch gegen die vorgetragene Beweisführung einwenden, daß in Notjahren ein stärkerer Zuzug zum Krankenhause immer vorhanden ist, so stehen sich doch ein zeitweises Anschwellen der Ziffern der Hospitalisierten aus Stockholm und ein viel stärkeres Absinken der Zahl der Geschlechtskranken aus der Provinz gegenüber. Die Urasche hierfür in der Prostitution zu suchen, ist jedenfalls für den beobachteten Zeitraum, die damalige wirtschaftliche Struktur und das derzeitige Sittenleben nicht von der Hand zu weisen, da damals die Prostitution in der Hauptsache zur Deckung des außerehelichen Sexualbedarfs in Frage kam, während im Ablauf der Folgezeit, bis heute, durch die grundlegende Änderung der sozialen Verhältnisse die Prostitution hierbei immer mehr in den Hintergrund gedrängt wurde und wird [vgl. den Abschnitt von HECHT und HAUSTEIN (g)].

In einer Stadt wie Stockholm mit einem agrarischen Hinterlande, in dem die Prostitution keinen Boden finden konnte, war die Möglichkeit gegeben, daß in Notzeiten arbeitslose Frauen der Prostitutionsarmee sich einreihen ließen und damit der Verbreitung der Geschlechtskrankheiten Vorschub leisteten. Daß jedoch ungefähr zur selben Zeit ganz andere modernere, soziale und ökonomische Bedingungen das gegenteilige Verhalten bewirkten, zeigt, wie noch ausgeführt werden soll, Paris.

S. E. Huppé hat gleichfalls Beziehungen zwischen der Prostitutionsbewegung, der Verbreitung der Syphilis und den Lebensmittelpreisen festgestellt und vertritt die Ansicht, daß die Progression des Steigens und Fallens bei den Krankheitsfällen und den Preisen ungefähr parallel verläuft.

Er hat für die 5 Jahre 1865—1869 die Lebensmittelpreise für Roggen, Kartoffeln, Rindfleisch, Schweinefleisch und Weizen verglichen mit der Summe der in Berlin amtlich bekannt gewordenen Fälle von Venerie und Krätze bei Männern und Frauen einschließlich des Militärs. „Die arithmetische Progression des Steigens und Fallens für diese 5 Jahre geht in den Krankheitsfällen und in den Preisen ungefähr parallel; eklatanter Kulminationspunkt in beiden Hauptkolumnen das Jahr 1867."

Huppé hebt aber noch hervor, daß neben den Nahrungsmittelpreisen auch noch andere Elemente einen Einfluß auf die Zahl der venerisch Erkrankten ausüben. Hierzu zählt er einmal „aufgeregte Zeiten" (Revolutions- und Kriegsjahre), ferner die Einflüsse der Jahreszeiten.

„Aus den beifolgenden (hier nicht abgedruckten) Monatstabellen ergibt sich die verstärkende Kraft, welche mit Rücksicht auf Prostitution und Syphilis den Sommermonaten innewohnt. Der Höhepunkt des Prostitutionszyklus fällt in die Monate Juni, Juli, August. Wie sehr der Mensch unter meteorologischem Einfluß steht, ist auch hieraus unverkennbar. Fügen wir hinzu, daß unbestritten im Laufe der Sommermonate die meisten Entlassungen aus der regelmäßigen Kontrolle stattfinden, welche sich auf Erlangung eines Dienst- oder Arbeitsverhältnisses gründen, so dürfte es kaum einem Zweifel unterliegen, daß die im Laufe des Sommers eintretende Vermehrung der Zahlen von Prostitution und Syphilis nicht auf Gründe der Not, sondern auf psychologische und physische Ursachen zurückzuführen ist."

Blaschko hat Huppé gegenüber ausgeführt, daß ein solches vereinzeltes Beispiel auch auf einem rein zufälligen Zusammentreffen beruhen kann und nicht beweiskräftig sei. „Zumal hohe Lebensmittelpreise zu Zeiten flotten Geschäftsganges die Eheschließungsziffer keineswegs herabsetzen. Wie wir denn heute überhaupt wissen, daß hohe Getreidepreise gar keinen Maßstab für ungünstige Existenzbedingungen der Masse bilden. Die Lage des Arbeitsmarktes ist in dieser Beziehung sehr viel wesentlicher."

„Es fehlt jedoch an Untersuchungen, welche nach dieser Richtung hin einwandfreien Aufschluß geben. Auch ist nicht anzunehmen, daß ein einziges die Existenzbedingungen breiter Volksschichten ungünstig beeinflussendes Moment sich so schnell in der Kurve der Erkrankungsziffer widerspiegeln sollte. Mir selbst ist es nicht gelungen, einen deutlichen Konnex zwischen den Schwankungen der Erkrankungsziffer an venerischen Krankheiten und dem wirtschaftlichen Auf- und Niedergang nachzuweisen, was nicht wundernehmen kann, wenn man erwägt, von wie vielen Faktoren diese Erkrankungsziffer abhängig ist."

Zusammenfassend hat Blaschko noch dazu bemerkt:

„Es ist viel darüber gestritten worden, ob die Geschlechtskrankheiten in Zeiten guten oder schlechten Geschäftsganges ansteigen. In schlechten Zeiten würden die Erschwerung der Heiraten und die ungünstigen Erwerbsverhältnisse der weiblichen Bevölkerung vermehrend auf den Umfang des weiblichen außerehelichen Geschlechtsverkehrs wirken, zu Zeiten wirtschaftlichen Aufschwungs ist das großstädtische Vergnügungsleben und die allgemeine Genußsucht so gesteigert, daß man daraus auf ein Anwachsen der Prostitution und der Geschlechtskrankheiten schließen sollte. Tatsächliches Material läßt sich weder für die eine, noch für die andere Ansicht beibringen."

Daß die vorgetragene Anschauung von der Prostitutionshäufung infolge wirtschaftlicher Krisen sich selbst bis heute gehalten hat, beruht zweifellos auf der Beobachtung, daß in Perioden ökonomischer Not auch die Prostituierte bei der geringen Nachfrage ihre Anstrengungen zum Kundenfang vervielfältigen muß. Durch stärkere Geschäftigkeit muß sie notgedrungen stärker im Straßenbilde auffallen. Sie kommt dadurch aber auch schneller mit der Polizei in Konflikt, wodurch allein schon die steigenden Ziffern der unter Kontrolle stehenden Mädchen sich erklären könnten. Hierzu kommt, daß die Zahl der erfaßten Prostituierten auch abhängt von dem mehr oder weniger energischen Zugreifen der Polizei, der gerade in Depressionszeiten durch Denunziation infolge Brotneids seitens bereits eingeschriebener Prostituierter die Erfassung heimlicher erleichtert wird. Nun kann aber von den Zahlen der reglementierten Prostituierten aus, die im allgemeinen ja nur das Lumpenproletariat der Prostitution darstellt, gar nicht auf den Umfang der Gesamtprostitution geschlossen werden. Alle sich darauf aufbauenden Betrachtungen führen deshalb leicht zu Trugschlüssen.

Bevor jedoch die angeführten Anschauungen an Hand einwandfreien Materials einer Revision unterzogen werden, seien zwei Autoren hervorgehoben, die sich in völligem Gegensatz zu den bisher zitierten befinden: Parent-Duchatelet und Charles Mauriac.

Nach Parent-Duchatelet ist es eine durch Erfahrung im allgemeinen bestätigte Tatsache, daß die Syphilis, soweit sie in der Prostitution ihre Quelle findet, gerade in den Zeiten materiellen Überflusses, der reichlichen Arbeit, des gesteigerten Wohlstandes in erschreckender Progression wächst, während Mangel, Arbeitslosigkeit, Notstand ihre Ausbreitung wahrscheinlich wenigstens hemmen.

„Es ist eine durch Erfahrung im allgemeinen bestätigte Tatsache, daß die Nachfrage nach Prostituierten um so stärker ist, je größer der allgemeine Wohlstand, und daß sie in Zeiten der Not fast völlig verlassen sind. Daher ist es nicht erstaunlich, daß man dem allgemeinen Notstand einen beträchtlichen Einfluß auf die Verbreitung der Syphilis unter den Frauen zugeschrieben hat.

Man erinnere sich nur an das, was in Paris während der Jahre 1823—1828 sich ereignete, in einer Zeit, wo ein bis dahin unbekannter Wohlstand, bei dem die Gehälter aller Arbeiter und das Vermögen aller Fabrikanten sich verdoppelten, die Zahl der Geschlechtskrankheiten in bemerkenswerter Weise anschwellen ließ. Man denke an die Zeit von 1814 und 1815, jene Epoche, in der alles Geld Frankreichs und Europas überhaupt in Paris zusammenströmte, und man versuche aus der erschreckend hohen Zahl der Erkrankungen die Wirkung der von mir bezeichneten Ursachen zu erkennen.

Ganz offensichtlich hängt die ständig im Januar zu findende beträchtlichere Zahl von Geschlechtskranken damit zusammen, daß die jungen Leute zu Beginn des Jahres vorübergehend mehr Geld in der Hand haben; bald aber sind diese Mittel erschöpft und so sehen wir im Februar gegenüber dem vorhergehenden Monat eine Abnahme von mehr als 200 (Januar: 1515, Februar: 1287 Geschlechtskranke im Durchschnitt von 18 Jahren unter den Prostituierten von Paris. Der Verf.). Ist es zwar möglich, den allgemeinen Einfluß des Wohlstandes auf die Vermehrung der Geschlechtskrankheiten bei den Prostituierten aufzuzeigen, so ist es doch nicht ganz so leicht, die gegenteilige Wirkung der Not zu beweisen, denn in dieser Hinsicht sagen die Zahlen kaum etwas aus. In unglücklichen Zeitläuften nämlich geben sich viele Prostituierte dem ersten besten für ein Stück Brot hin. Nur um heute zu leben, kümmern sie sich wenig um den nächsten Tag. Hospital und Gefängnis, die sie sonst immer fürchten, erscheinen ihnen als wahre Asyle, in denen sie froh sind, eingesperrt zu werden."

Den Beweis, daß Knappheit und Beschränkung der Lebensführung einen deutlichen Einfluß auf die Abnahme der Geschlechtskrankheiten ausüben, suchte Mauriac am Pariser Zahlenmaterial zu führen. 1875 legte er in einer Vorlesung diese Ansichten zum erstenmal dar und veröffentlichte sie 1875 und nochmals 1883 unter Zufügung einer weiteren Betrachtung über die Wiederzunahme der Geschlechtskrankheiten seit dem Jahre 1877.

Seiner Untersuchung liegt das Zahlenmaterial des Hôpital du Midi zugrunde, dessen Arzt Mauriac seit 1868 war. Seine Angaben faßt folgende Übersicht zusammen:

Die Zahl der Konsultationen im Hôpital du Midi 1867—1880.

im Jahre			Zahl der Konsultationen
1867			27 100
1868			25 181
1869	1. Semester	14 761	26 815
	2. Semester	12 054	
1870	1. Semester	12 541	23 350
	2. Semester	10 809	
1871	1. Semester	7 481	18 187
	2. Semester	10 706	
1872			23 392
1873			20 429
1874	1. Semester	9 289	18 419
	2. Semester	9 130	
1875	1. Semester	8 249	16 606
	2. Semester	8 357	
1876			17 088
1877			19 538
1878	(Weltausstellung)		21 989
1879			29 709
1880			36 663

Dazu muß bemerkt werden, daß diese Zahlen nur Angaben über die Höhe der Konsultationsfrequenz sind, also ein schwierig zu verwendendes zahlenmäßiges Material darstellen. Dazu hat MAURIAC selbst sich in längeren Ausführungen geäußert, nachdem er hervorhebt, „man wird mir vielleicht entgegenhalten, daß die Zahl der Konsultationen in einem Hospital keinen genauen Maßstab für die Verminderung oder für die Vermehrung von Krankheiten abgeben könnte; daß es noch andere Materialien gibt, die man berücksichtigen müßte". Damals standen aber nur die Zahlen der Krankenhäuser bzw. ihrer Polikliniken zur Verfügung. Nur durch die sehr großen Zahlendifferenzen im Ablauf seiner vierzehnjährigen Beobachtungszeit war es MAURIAC überhaupt möglich, zu Schlüssen zu kommen, die mehr als nur einen Wahrscheinlichkeitswert für sich in Anspruch nehmen konnten.

Betrachtet man die obenstehenden Zahlen, so fällt für die Kriegszeit im zweiten Semester 1870 und im ersten Semester 1871 eine bedeutende Verminderung der Konsultationsfrequenz auf. Nach einer Zunahme im Jahre 1872, die ungefähr die Höhe der verminderten Frequenz des Jahres 1870 erreicht, folgt bis zum Jahre 1875 eine dauernde Abnahme. In diesem Jahre wurden nur 16 406 gegenüber 26 815 Konsultationen im Jahre 1869, also rund 39% weniger ermittelt. Von da ab steigt dann die Konsultationsziffer wieder, besonders stark nach dem Jahre 1878 und erreicht im Jahre 1880 eine Höhe von 36 663. Für die festgestellte Abnahme der Geschlechtskrankheiten nahm MAURIAC folgende Ursachen in Anspruch: die Abnahme der Bevölkerung bei gleichzeitiger Zunahme der Eheschließungen, eine strengere Überwachung der Prostitution sowie die Verarmung der Bevölkerung.

„Nach langer Unterbrechung der Arbeit haben wir erdrückende Lasten auf uns genommen. Wir haben sie zu zahlen. National- wie Privatvermögen sind schwer verschuldet. Bei mittelmäßigen, zumeist unsicheren Einnahmen sah man sich ungeheuren Ausgaben gegenüber, mußte man von der Hand in den Mund leben, für den nächsten Tag besorgt sein. Man mußte versuchen, die während des Krieges verlorenen Ersparnisse wieder herzustellen und sich mit dem Allernötigsten begnügen. Namentlich in der Klasse der Armen und unter den Arbeitern konnte man nicht mehr an jenen Überfluß wie zu Zeiten des Friedens und des Wohlstandes denken, da er vorüber war.

Man mußte also seit dem Kriege unter ganz anderen materiellen Bedingungen leben als früher und man hat sich notgedrungen um Vergnügungen bringen müssen, die man sich im allgemeinen nur mit Geld verschaffen kann.

Trotz der Stärke der Leidenschaft, deren Folge die Geschlechtskrankheiten sind, mußte man sich dem Joch der Notwendigkeit beugen. Die Leidenschaft hat einen Zügel in der Verarmung gefunden."

Für die Zeit der Zunahme der Geschlechtskrankheiten, die mit dem Jahre 1875 einsetzte, kann MAURIAC im besonderen soziale Bedingungen verantwortlich machen.

„Die Zunahme der Gehälter, die hohe Bezahlung der Arbeitskraft in allen Kategorien der arbeitenden Klasse, aus der sich die Kranken unseres Hospitals rekrutieren, haben eine bemerkenswerte Hausse besonders seit der Weltausstellung mit sich gebracht. Andererseits sind ungeheure Wiederaufbauarbeiten unternommen worden und werden in großem Maßstabe weiterhin fortgesetzt. Arbeitslosigkeit gibt es nicht mehr. Und mit ihr sind die Beschränkungen verschwunden, die sie auferlegt. Die Annahme ist also wohl nicht zu kühn, daß für eine große Zahl von Menschen die Mittel zur Bestreitung ihrer Vergnügungsunkosten beträchtlicher und beständiger geworden sind als in der vergangenen unglücklichen Epoche."

Die Bedeutung, die die Weltausstellung für die Verbreitung der Geschlechtskrankheiten mit sich brachte, hat MAURIAC folgendermaßen gewürdigt:

„Die vorbereitenden Arbeiten für die Ausstellung, die riesigen Bauarbeiten auf dem Marsfeld und im Trocadero zogen in den 20 Monaten, die der Ausstellungseröffnung vorangingen, viele Tausende von Arbeitern aller Art nach Paris. In den Jahren 1876, besonders aber 1877 und 1878 hat sich die Arbeiterbevölkerung von Paris ganz außerordentlich vermehrt, auch infolge der in der ganzen Stadt einsetzenden starken Bautätigkeit. Diese war nicht nur vorübergehend, sondern ist auch nach Fertigstellung der Ausstellung bestehen geblieben."

„Während der ganzen Dauer der Ausstellung, also in den drei letzten Vierteljahren 1878, überschwemmten nicht nur Arbeiter die Peripherie der Stadt, sondern die ganze Stadt war überflutet von einer unübersehbaren Menge von Besuchern aus aller Welt. Ich bin zwar weit davon entfernt, auf die Fremden und auf unsere Provinzler die schwere Verantwortung für das ganz ungewöhnliche Anschwellen der venerischen Infektionen abzuwälzen. Ich bin sogar überzeugt, daß sie mehr Opfer als Verbreiter waren, daß die Höhe des Exports dieser „Ware" sicher die des Imports überstieg. Aber inmitten dieses Vergnügungslebens, das Paris ihnen in reichstem Maße und unter allen Formen bot, konnte es nicht ausbleiben, daß der Geschlechtstrieb stark übersteigert wurde. Ungezählte Möglichkeiten standen ihnen zur Befriedigung offen, von den glänzendsten Höhen bis zu den schlammigen Tiefen der vielgestaltigen Prostitution, deren Ruf seit Jahrhunderten die Verführung in der ganzen Welt proklamiert. Der Fleischhandel, wie der mit allen anderen Dingen, bemühte sich, den an ihn gestellten Erwartungen zu entsprechen. Und mit Erfolg. Er übertraf sich selbst und seinen alten Ruf."

„Die unseligen Folgen der ungehemmten Zügellosigkeit, deren wildeste Ausschweifungen keinem anderen Hindernis begegneten als den stets elastischen Preisen der Käuflichkeit, sind leicht vorstellbar. Die Armee der heimlichen Prostitution verstärkte sich durch neue und zahlreiche Rekruten. Gewöhnung und Anziehungskraft des bezahlten Lasters hielten sie zweifellos in diesem korrupten Milieu fest, aus dem herauszukommen der Gelegenheits- wie der gewerbsmäßigen Prostituierten so schwer fällt, und dies erklärt, warum das Übel, statt mit den Ursachen, die es hervorgerufen hatten, zu verschwinden, in den beiden Jahren, die der Ausstellung folgten, nur anwuchs und sich verschlimmerte."

Die Meinungsäußerungen von PARENT-DUCHATELET und MAURIAC können — so wichtig sie auch erscheinen mögen — naturgemäß kritisch-statistischen Anforderungen nicht genügen.

Beweiskräftig allein kann nur die Untersuchung einer sich über viele Jahre erstreckenden Kurve der Erkrankungshäufigkeit der Geschlechtskrankheiten einer Gesamtbevölkerung sein, falls es gelingt, andere Beweisreihen aufzufinden, die einen gleichsinnigen Einfluß auf den Kurvenverlauf zeigen.

Eine solche Untersuchung ist von HAUSTEIN 1921 an Hand der Statistik von Norwegen durchgeführt worden, deren Zahlenmaterial bereits (Seite 492) beigebracht wurde. Betrachten wir die Kurven der Erkrankungshäufigkeit für Syphilis oder die Gonorrhöekurve der Männer (die Gonorrhöe-Gesamtziffern geben durch die ungenügende Erfassung der Frauen ein viel schlechteres Vergleichsmaterial ab), so finden wir folgenden Kurvenverlauf (Abb. 161).

Man erkennt, daß die Kurven der Erkrankungshäufigkeit für Syphilis für Oslo, für ganz Norwegen und für Norwegen ohne Oslo ganz analog schwingen, was sich in einem gleichmäßigen Steigen und Fallen dokumentiert, so daß dabei nicht mehr von einer zufälligen Übereinstimmung gesprochen werden kann. Es müssen also in Norwegen ganz bestimmte Einflüsse bestanden haben,

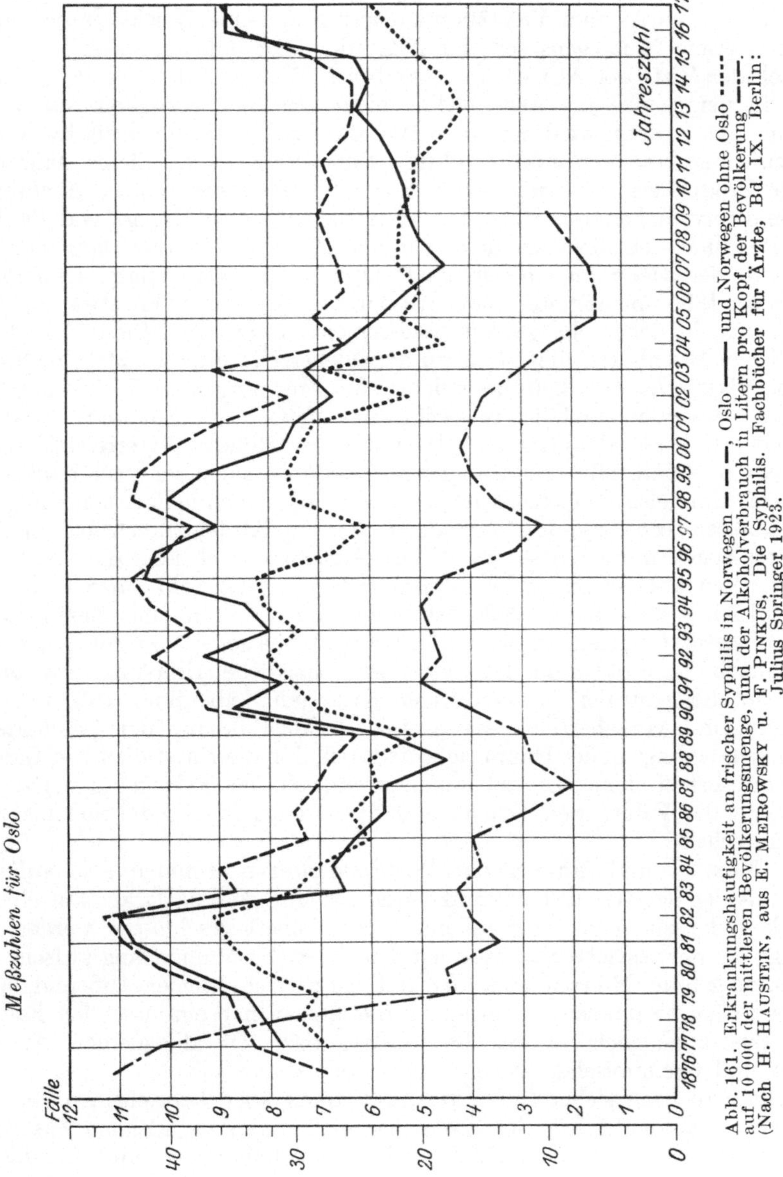

Abb. 161. Erkrankungshäufigkeit an frischer Syphilis in Norwegen — — —, Oslo ——— und Norwegen ohne Oslo ······ auf 10 000 der mittleren Bevölkerungsmenge, und der Alkoholverbrauch in Litern pro Kopf der Bevölkerung —·—·—. (Nach H. HAUSTEIN, aus E. MEIROWSKY u. F. PINKUS, Die Syphilis. Fachbücher für Ärzte, Bd. IX. Berlin: Julius Springer 1923.)

die den Ablauf der Erkrankungshäufigkeit maßgeblich bestimmten. Das erste Maximum liegt im Jahre 1882, das zweite 1895 bzw. 1899, das dritte 1916/19. Minima bilden die Jahre 1888 und 1907.

Welche Einflüsse haben nun diese Gestaltung bewirkt? In Betracht kommen vornehmlich: die Ausbreitung der Prostitution und die gesamten wirtschaftlichsozialen Verhältnisse. Da die Prostitutionsfrage nur im Zusammenhang mit dem jeweiligen ökonomischen Niveau betrachtet werden kann — ist doch die Prostitution bis zu einem gewissen Grade ein Produkt starker ökonomischer Spannungen, das besonders in Zeiten schnellen wirtschaftlichen Aufschwungs sich potenziert —, so ist zum Verständnis dieser Frage eine Beschäftigung mit der Wirtschaftslage Norwegens seit der Mitte der 70er Jahre notwendig.

Nach der Mitte der 70er Jahre befand sich Norwegen in einer ökonomischen Krise, in der jedoch die Arbeitslöhne nicht erheblich gesunken waren. Von 1879 an begann dann wiederum eine Periode wirtschaftlichen Aufschwungs, die 1882 zu einer Hochkonjunktur führte. Charakterisiert ist dieses Jahr durch höchste Produktion im Gruben- wie Hüttenbetrieb, durch starke Ausfuhr von Holz und unverarbeiteten Mineralien sowie bedeutenden Export von Fischereiprodukten und Textilien. In den Jahren 1887 und 1888 trat dann eine neue Krise ein, der wiederum ein wirtschaftlicher Aufschwung folgte, insbesondere ausgeprägt 1895 und mit steigender Auswirkung bemerkbar bis etwa 1899/1900, den Jahren, in denen die großen Fallissements begannen. Diese Zeit der geschäftlichen Hochblüte, die „jobbetid“ (Schieberzeit), war hauptsächlich durch eine spekulative Bautätigkeit, besonders in der Anlegung vieler Fabriken, gekennzeichnet. Besonders in Oslo, in geringerem Maße in Bergen und Trondhjem, überwucherte diese Bautätigkeit. 1899 war der Höhepunkt erreicht, und die Schieberzeit endete mit einem allgemeinen Krach, nachdem zwei Banken und ein großes Handelshaus in Konkurs geraten waren, denen in den nächstfolgenden beiden Jahren sechs, erst 1897 gegründete, private Aktienbanken folgten. Diese Konkurse zogen weite Kreise, waren ihre Aktionäre doch über das ganze Land verteilt. Von 424 Konkursen im Jahre 1898 stieg die Zahl auf 876 im Jahre 1900 und auf 932 im Jahre 1903. Die schlechten Zeiten, die mit diesen Fallissements eingesetzt hatten, erreichten ihren Kulminationspunkt im Jahre 1907, und danach beginnt allmählich eine wirtschaftliche Erholung, die endlich in die für die neutralen Staaten fetten Kriegsjahre überging. 1920 trat dann wiederum eine wirtschaftliche Krise ein. Merklich begann der Geschäftsgang abzuflauen, bedingt in der Hauptsache dadurch, daß die Kapitalien von Industrie und Schiffahrt in nicht ausnutzbaren Werten (Schiffen, Fabriken usw.) angelegt waren und die Valuta den Export und damit auch die Produktion mehr und mehr unterband.

Die Maxima und Minima der Wirtschaftskurve stimmen also auffallend genau mit der der Geschlechtskrankheiten überein, so daß daraus auf eine Abhängigkeit der einen von der anderen unzweifelhaft geschlossen werden muß.

Zeigt die norwegische Statistik den deutlichen Zusammenhang zwischen den Schwankungen der Erkrankungsziffer und den wirtschaftlichen Auf- und Niedergangsperioden, so müssen im folgenden die einzelnen beeinflussenden Faktoren dieses Zusammenspiels untersucht werden, das den allgemeinen Ausdruck sozialer und ökonomischer Symptomenkomplexe darstellt.

Sucht man nach sicher fundierten Statistiken über Tatsachen, die mit den Geschlechtskrankheiten wie der ökonomischen Lage in irgendeinem Zusammenhange stehen, so weist die Abhängigkeit von Alkoholismus und Geschlechtskrankheiten und von Prostitution und Verberchertum den Weg, einmal die Verbrechenstatistik zu untersuchen und dann die Statistik der Vergehen. Auch hier ist die Statistik von Norwegen deshalb besonders brauchbar, weil die Trunkenheitsvergehen den größten Teil der Vergehen überhaupt ausmachen. Auch die Zahl der wegen Trunkenheit in Verbindung mit anderen Vergehen Verhafteten zeigt enge Abhängigkeit von der Höhe des Verbrauchs von Branntwein und Bier.

Die norwegische Statistik der Verbrechen und Vergehen stellt folgende Übersicht zusammenund der Kurvenablauf ist aus nebenstehendem Bild ersichtlich:

Tabelle 333. Zahl der in den Jahren 1876—1924 wegen Vergehen und Verbrechen bestraften Personen.

Im Jahre	Wegen Verbrechen Bestrafte		Wegen Vergehen Bestrafte		Im Jahre	Wegen Verbrechen Bestrafte		Wegen Vergehen Bestrafte	
	absolute Zahl	°/₀₀₀	absolute Zahl	°/₀₀		absolute Zahl	°/₀₀₀	absolute Zahl	°/₀₀
1876	3320	18,1	32 740	17,91	1901	4067	18,3	52 656	23,63
1877	3271	17,7	33 036	17,83	1902	3602	16,1	49 236	21,98
1878	3254	17,3	29 324	15,61	1903	3480	15,3	46 545	20,52
1879	3097	16,3	25 782	13,53	1904	3442	15,1	40 798	17,93
1880	3277	17,1	25 769	13,47	1905	2920	12,8	35 795	15,66
1881	3318	17,3	25 369	13,26	1906	2970	12,9	35 429	15,43
1882	3593	18,8	24 263	12,70	1907	2654	11,5	37 289	16,17
1883	3185	16,6	25 977	13,56	1908	2817	12,1	43 045	18,54
1884	3012	15,6	25 814	13,37	1909	2967	12,7	42 858	18,33
1885	2803	14,4	24 382	12,52	1910	2982	12,7	49 368	20,98
1886	2742	14,0	22 590	11,51	1911	2952	12,5	56 931	24,01
1887	2932	14,9	22 664	11,49	1912	2925	12,2	63 875	25,28
1888	2753	13,9	21 755	10,99	1913	3045	12,5	60 491	26,29
1889	2938	14,8	24 926	12,58	1914	3424	14,0	59 512	24,26
1890	2603	14,2	25 248	12,58	1915	3211[1]	13,0	63 964	25,94
1891	2548	13,9	28 360	14,04	1916	3559	14,2	75 429	30,20
1892	3252	16,2	29 528	14,69	1917	3587	14,1	50 266	19,86
1893	3208	15,9	30 660	15,18	1918	4231	16,5	41 036	16,04
1894	3173	15,6	28 825	14,20	1919	3895	15,1	58 208	22,53
1895	3044	14,8	34 626	16,85	1920	3229	12,3	57 571	22,01
1896	3298	15,8	43 733	20,99	1921	3433	12,9	55 798	21,04
1897	3644	17,3	47 849	22,68	1922	3227	12,0	61 755	23,01
1898	3985	18,6	47 922	22,40	1923	3072	11,4	—	—
1899	3838	17,7	54 459	24,66	1924	3313	12,2	—	—
1900	4305	19,6	55 187	24,99					

[1]) 1915—1922 ausschließlich der wegen Verbrechen wider die Kriegs-(Teuerungs-)gesetzgebung bestrafte Personen.

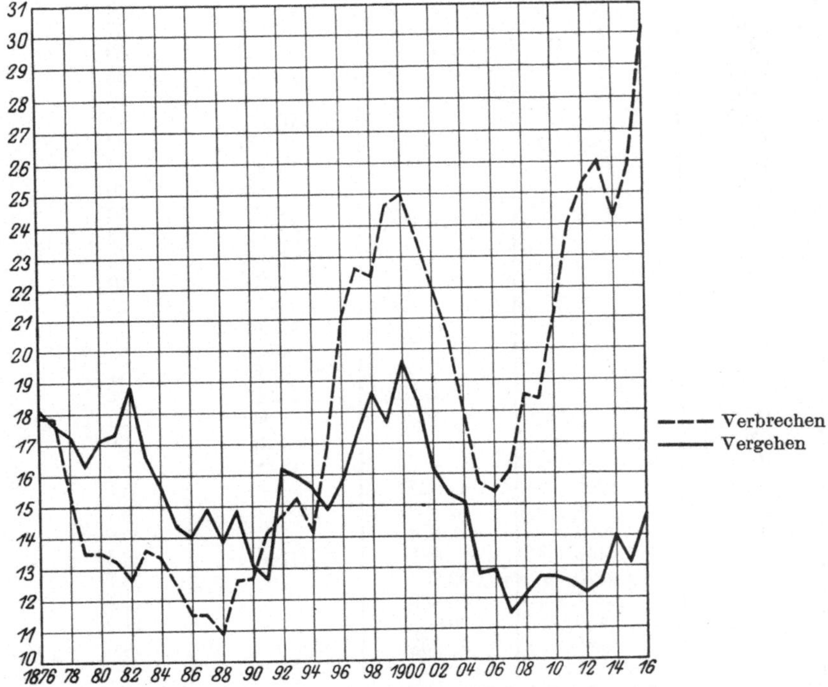

Abb. 162. Zahl der Verbrechen (°/₀₀₀) und Zahl der Vergehen (°/₀₀) in Norwegen 1876—1916.

Auch diese Kurven zeigen denselben Typ; bei den Verbrechen finden sich 1882, 1900 und 1918 Maxima; 1888, 1891 und 1907 Minima. Bei den Vergehen verläuft die Kurve bis auf das 1882 fehlende und das schon 1916 eingetretene Maximum gleichsinnig. Also auch hier eine deutliche Übereinstimmung mit der Kurve der Geschlechtskrankheiten.

Tabelle 334. Wegen Störung der öffentlichen Ordnung in Norwegen in den Jahren 1876—1922 Bestrafte.

	Wegen Vergehen gegen die öffentliche Ordnung und Sicherheit Bestrafte (Kap. 35 StGB.) u. Polizeistrafen	Wegen öffentlicher Trunkenheit Bestrafte (Vagabunden G. §§ 16, 17, 19)	Überhaupt wegen Störung der öffentlichen Ordnung Bestrafte	Davon entfallen bezogen auf je 1000 Einwohner	
				in den Städten	auf dem Lande
1876	—	—	26 385	80	1,4
1877	—	—	26 164	76	1,4
1878	—	—	22 486	59	1,3
1879	—	—	19 389	50	1,0
1880	—	—	19 724	49	1,0
1881	—	—	18 856	45	1,1
1882	—	—	18 139	43	1,2
1883	—	—	20 448	48	1,3
1884	—	—	20 585	48	1,3
1885	—	—	19 886	45	1,3
1886	—	—	17 866	40	1,3
1887	—	—	18 292	40	1,3
1888	—	—	17 240	37	1,3
1889	—	—	19 959	42	1,6
1890	—	—	21 011	44	1,4
1891	—	—	23 731	50	1,2
1892	—	—	24 307	51	1,1
1893	—	—	25 363	52	1,1
1894	—	—	26 824	53	1,3
1895	—	—	29 411	57	1,5
1896	—	—	37 353	69	1,9
1897	—	—	41 403	75	1,9
1898	—	—	40 887	71	1,9
1899	—	—	46 476	76	2,4
1900	—	—	46 940	73	2,9
1901	—	—	44 068	67	2,6
1902	—	—	40 944	59	3,1
1903	—	—	38 179	56	2,5
1904	—	—	35 923	52	2,5
1905	—	—	27 417	40	1,5
1906	—	—	27 274	40	1,6
1907	—	—	29 389	41	1,9
1908	—	—	34 667	47	2,7
1909	—	—	34 692	46	2,7
1910	—	—	40 387	54	2,6
1911	—	—	46 927	64	2,6
1912	—	—	51 062	69	2,7
1913	—	—	54 283	71	3,1
1914	—	—	48 883	64	2,7
1915	8006	44 925	—	65,0	2,8
1916	8596	54 172	—	76,7	2,8
1917	8004	27 520	—	42,9	1,6
1918	6440	21 081	—	33,5	0,9
1919	9575	32 802	—	50,2	1,8
1920	8887	29 859	—	44,0	2,2
1921	6455	30 900	—	41,2	2,5
1922	5484	38 203	—	48,3	2,7

Nimmt man aus der Zahl der wegen Vergehens verurteilten Personen nur diejenigen heraus, die sich gegen die öffentliche Ordnung und Sicherheit (Kap. 35 Strafgesetzbuch) vergangen haben, worunter auch die Trunkenheitsvergehen (Vagabundagegesetz §§ 16, 17, 19) fallen, so erhält man nebenstehende ebenfalls mit der Syphiliskurve übereinstimmende Zahlenreihen.

Diese sind in folgendem Schaubild wiedergegeben:

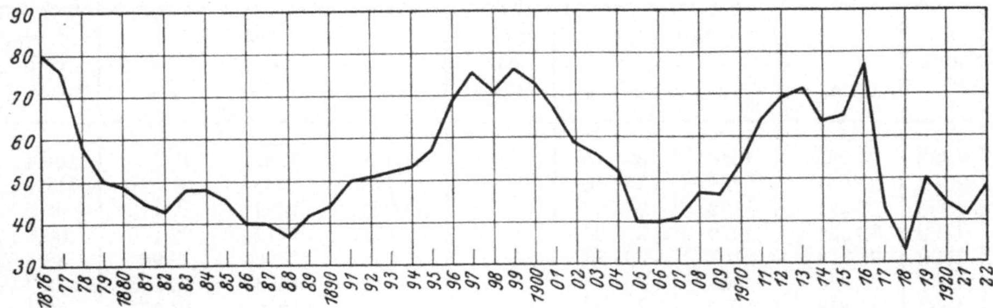

Abb. 163. Die in norwegischen Städten wegen Vergehens wider die öffentliche Ruhe und Sicherheit sowie wegen Trunkenheitsvergehen Bestraften in ‰ der Stadtbevölkerung 1876—1922.

Auch diese Kurve zeigt den nämlichen Ablauf und aus den Zahlen für 1915 bis 1924 geht die überragende Bedeutung des Alkoholismus für die Begehung von Vergehen wider die öffentliche Ordnung hervor.

Einen Einblick in die Höhe der überhaupt wegen Trunkenheit bestraften oder nur verhafteten Personen geben folgende Zahlenangaben für die Jahre 1915—1924.

Tabelle 335. Die wegen Trunkenheit bestraften oder nur verhafteten Personen in Norwegen 1915—1924.

Jahr	Zahl der Bestraften oder nur Verhafteten	auf je 1000 Einwohner in den Städten	auf je 1000 Einwohner auf dem Lande
1915	52 057	63,8	2,8
1916	62 281	76,1	2,8
1917	31 109	38,5	1,0
1918	22 914	28,5	0,5
1919	37 410	44,6	1,5
1920	34 539	39,7	1,8
1921	35 502	40,3	1,8
1922	44 685	50,4	2,3
1923	49 019	55,4	2,4
1924	43 188	47,9	2,4

Untersucht man noch wie oft Personen wegen Trunkenheit in norwegischen Städten sistiert wurden, wofür die Zahlen für die Jahre 1896—1919 zur Verfügung stehen, so findet man nachfolgende Angaben der Tabelle 336.

Der offizielle Bericht bemerkt zu diesen Zahlen:

„Aus der Kurve der Arrestationsziffern ist deutlich ersichtlich, daß etwa von der Jahrhundertwende bis 1907 eine sinkende Tendenz vorherrscht, der dann ein Wiederanstieg folgt. Doch erreicht die Ziffer in den letzten guten Jahren nicht die gleiche Höhe wie während der Hochkonjunktur (jobbetiden), ja sie steigt nicht einmal höher als in den ökonomisch stark belasteten Jahren 1902—1903. Daher scheint die Tendenz im allgemeinen zum Absinken zu neigen.

Die Schwankungen sind ziemlich periodisch und müssen wohl ökonomischen Ursachen zugeschrieben werden, denn sie fallen zusammen mit den wirtschaftlichen Flut- und Ebbeperioden — dem Wechsel der „Gezeiten". Das stimmt überein mit der Erfahrung, daß die wenig kaufkräftigen Klassen das stärkste Kontingent zu den Trunkenheitsverhaftungen stellen. Der Einfluß der Konjunktur auf das wirtschaftliche Leistungsvermögen ist ja sicher für die Minderbemittelten stark fühlbar; deshalb führen Konjunkturveränderungen auch sofort entsprechende Veränderungen im Konsum alkoholischer Getränke und somit in der Zahl der wegen Trunkenheit Sistierten mit sich. Das Ansteigen der Ziffer der Verhafteten in den letzten Jahren muß daher als temporär und von wirtschaftlicher Natur betrachtet werden und darf nicht auf das Konto einer allgemeinen Verschlechterung der Nüchternheit geschrieben werden."

Tabelle 336. Sistierungen wegen Trunkenheit in norwegischen Städten mit besonderer Berücksichtigung Oslos 1896—1919.

Jahr	alle Städte			auf 1000 Einwohner	Oslo			auf 1000 Einwohner
	Männer	Frauen	zus.[1])		Männer	Frauen	zus.	
1896	24 935	1940	30 815	59,3	17 598	1761	19 359	105,4
1897	29 054	2208	35 910	66,2	19 472	2049	21 521	111,0
1898	27 484	1752	34 367	60,6	17 925	1557	19 472	93,5
1899	32 324	1979	37 724	64,0	20 461	1715	22 176	100,8
1900	31 713	2157	38 574	63,7	18 258	1726	19 984	88,5
1901	29 826	1864	35 447	57,4	15 429	1394	16 823	73,9
1902	25 646	1655	30 173	47,1	12 264	1210	13 474	59,4
1903	25 410	1534	29 431	45,6	12 340	1050	13 390	59,2
1904	23 493	1495	27 718	42,1	10 670	1035	11 705	52,2
1905	21 086	1416	24 380	37,5	9 115	938	10 053	44,5
1906	20 735	1435	24 228	36,9	9 019	965	9 984	43,6
1907	22 512	1430	24 652	37,3	8 592	792	9 384	40,5
1908	23 077	1178	25 040	37,5	9 052	631	9 683	41,3
1909	23 781	1310	25 672	37,9	9 599	764	10 363	43,4
1910	28 552	1680	30 232	44,2	11 448	1038	12 486	51,6
1911	31 516	1936	33 452	48,0	13 890	1276	15 166	62,6
1912	36 506	2085	38 591	54,7	15 303	1399	16 702	67,5
1913	—	—	40 671	56	—	—	—	65,7
1914	—	—	35 675	49	—	—	—	59,4
1915	—	—	37 145	49	—	—	—	65,2
1916	—	—	46 789	61	—	—	—	77,2
1917	—	—	23 785	30	—	—	—	42,9
1918	—	—	16 980	21	—	—	—	38,1
1919	—	—	26 751	34	—	—	—	52,5

Tabelle 337. Alkoholverbrauch (Branntwein, Wein und Bier), berechnet auf den Kopf der Bevölkerung in Norwegen in den Jahren 1876—1909.

Jahr	Liter Branntwein pro Einwohner	Jahr	Liter Branntwein pro Einwohner
1876	4,52	1893	2,92
1877	4,29	1894	3,03
1878	3,66	1895	2,84
1879	2,83	1896	2,56
1880	2,86	1897	2,44
1881	2,63	1898	2,67
1882	2,74	1899	3,01
1883	2,77	1900	3,09
1884	2,70	1901	2,97
1885	2,76	1902	2,91
1886	2,40	1903	2,55
1887	2,24	1904	2,36
1888	2,41	1905	2,14
1889	2,52	1906	2,13
1890	2,72	1907	2,19
1891	3,07	1908	2,23
1892	2,89	1909	2,35

[1]) Die Summen von Männern und Frauen stimmen deshalb nicht mit der Gesamtziffer überein, weil von einigen Städten eine Scheidung des Materials nach Geschlecht nicht vorgenommen worden war.

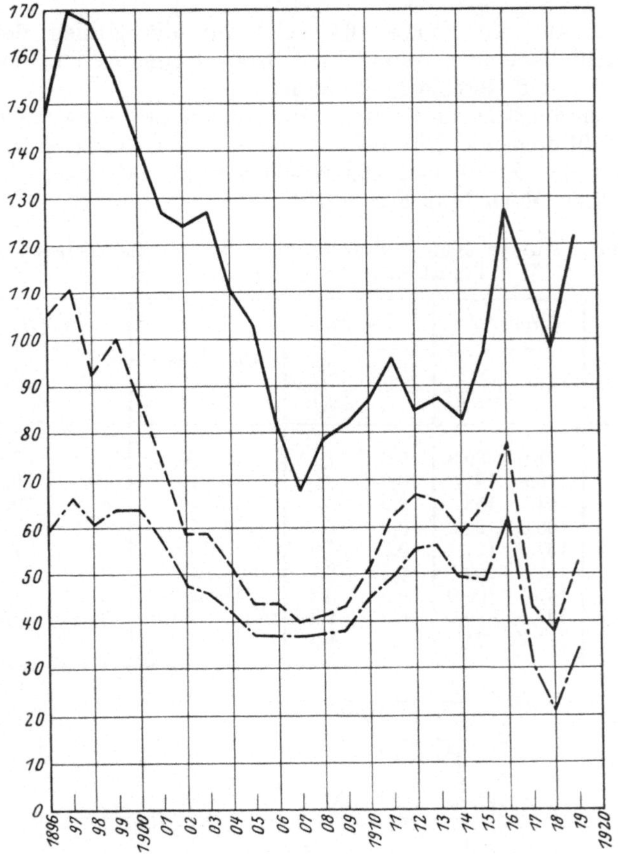

—— Geschlechtskrankheiten — — — Sistierte in Oslo. —·—·— Sistierte in allen Städten.

Abb. 164. Die 1896—1919 auf 10 000 Einwohner gemeldeten Fälle von Geschlechtskrankheiten in Oslo und die wegen Trunkenheit in Oslo und in allen norwegischen Städten Sistierten, auf 1000 Einwohner.

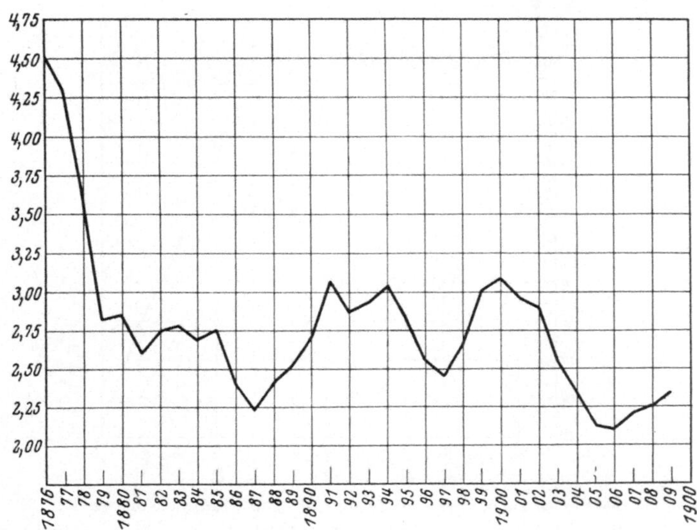

Abb. 165. Der Gesamtverbrauch an Alkohol in Branntwein, Wein und Bier in Norwegen 1876—1900, berechnet pro Einwohner.

Ein Blick auf die Kurve 164 zeigt für die Zahlen der Jahre 1896 bis 1919 ebenfalls eine erstaunliche Übereinstimmung mit dem Ablauf der Infektionskurve der Geschlechtskrankheit.

Den durchschnittlichen Konsum an Alkohol pro Einwohner in Norwegen (Abb. 165) faßt folgende Übersicht zusammen, aus der (vgl. auch Abb. 161) gleichfalls der enge Zusammenhang zwischen Wirtschaftslage, Alkoholverbrauch und venerischer Morbidität hervorgeht.

Tabelle 338. Auf je 1000 der nebenstehenden Altersklasse haben 1911 Trunkenheitsvergehen begangen:

Altersklasse	Männer		Frauen		Altersklasse	Männer		Frauen	
	Oslo	die übrigen Städte	Oslo	die übrigen Städte		Oslo	die übrigen Städte	Oslo	die übrigen Städte
15—19	71,6	60,3	6,3	1,1	60—64	79,4	57,8	2,8	0,3
20—24	176,9	184,3	10,0	2,8	65—69	59,3	36,6	2,5	0,6
25—29	184,5	153,0	9,9	3,3	70—74	41,0	20,7	0,5	0,9
30—34	168,3	128,2	10,2	2,5	75—79	13,8	17,3	—	—
35—39	167,0	127,1	10,1	3,2	80 und mehr	4,5	4,9	—	—
40—44	152,9	109,1	9,4	2,7	Ohne Angabe	23,3	12,8	4,0	2,8
45—49	142,4	100,0	9,5	3,2	Überhaupt über 15 Jahre	135,9	104,7	7,9	2,2
50—54	129,5	80,7	6,0	2,3					
55—59	121,2	74,0	5,5	1,5					

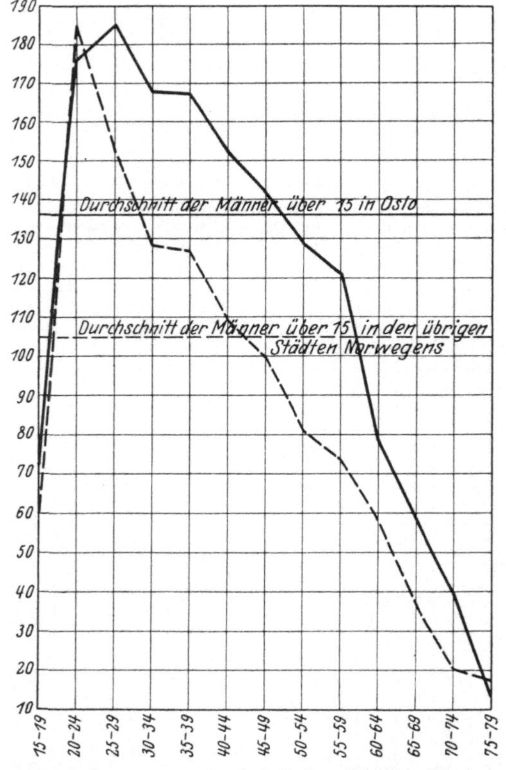

—— In Oslo. – – – In den übrigen Städten Norwegens.

Abb. 166. Die Zahl der Männer auf je 1000 der unten angegebenen Altersklassen, die 1911 Trunkenheitsvergehen begangen haben.

Ein weiteres interessantes Schlaglicht auf die Bedeutung des Alkoholismus für das Zustandekommen einer venerischen Infektion geben nun Untersuchungen, die N. Rygg an Hand der Statistik der Trunkenheitsvergehen Norwegens durchgeführt hat. Unter anderem untersuchte er die Häufigkeit der Trunkenheitsvergehen in den einzelnen Altersklassen, worüber nebenstehende Zahlen sowie die graphische Darstellung ein klares Bild geben.

Die Betrachtung des Kurvengipfels, der oberhalb des Durchschnittes der über 15 Jahre alten Männer liegt, weist gleichfalls eine auffällige Übereinstimmung mit der verschieden hohen Infektionshöhe an Geschlechtskrankheiten innerhalb der einzelnen Altersklassen auf.

Auch die Bedeutung des Alkoholismus für das Zustandekommen der Infektion bei Ledigen, Verheirateten, Verwitweten und Geschiedenen ergibt recht große Gleichsinnigkeit mit den Zahlen, die man bei Teilung der geschlechtlichen Infektionen nach dem Zivilstande erhält, wie nachfolgende Zahlen und Kurven erweisen:

Tabelle 339. Personen, die 1911 Trunkenheitsvergehen begangen haben, verteilt nach Zivilstand und bezogen auf je 1000 nebenstehender Altersklassen:

Altersklassen	Oslo					Die übrigen Städte				
	Ledige	Verheiratete	Verwitwete	Geschiedene	zusammen	Ledige	Verheiratete	Verwitwete	Geschiedene	zusammen
					Männer					
15—19	71,1	[185,2]	—	—	71,6	59,4	[218,8]	—	—	60,3
20—29	195,2	140,3	[246,6]	176,5	180,2	203,2	91,1	197,0	500,0	169,6
30—39	297,8	121,3	226,7	275,4	167,7	297,8	76,7	133,3	620,0	127,7
40—49	344,0	111,9	222,0	186,3	148,0	330,0	69,2	180,6	383,0	104,8
50—59	290,3	91,5	235,6	184,6	125,8	245,9	52,4	140,4	255,8	77,6
60—69	148,6	47,6	137,1	130,4	71,5	170,7	30,8	75,8	—	48,4
70 u. >	57,7	17,1	30,5	—	25,3	48,2	9,8	18,5	—	15,9
Überhaupt:	169,8	105,4	154,4	195,8	135,9	160,1	63,5	85,3	336,9	104,7
					Frauen					
15—19	6,0	17,2	—	—	6,3	1,1	—	—	—	1,1
20—29	9,5	10,1	26,8	104,2	10,0	3,0	2,7	3,4	142,9	3,0
30—39	10,6	8,1	26,9	62,8	10,2	2,5	2,1	9,7	54,0	2,8
40—49	5,0	9,1	13,6	107,6	9,4	2,3	2,5	6,1	25,9	2,9
50—59	4,5	5,3	7,4	25,6	5,7	0,5	1,7	3,3	36,6	1,9
60—69	1,9	2,9	2,3	69,0	2,7	0,4	0,5	0,4	—	0,4
70 u. >	—	1,3	—	—	—	—	0,4	0,5	—	0,4
Überhaupt:	7,6	7,8	6,5	70,3	7,9	2,0	2,0	2,4	40,5	2,2

Die auch bei den Geschlechtskrankheiten feststellbare gefahrvermindernde Wirkung der Ehe ist deutlich bei den Trunkenheitsvergehen ausgesprochen. Die hohe Gefährdung der Ledigen und die gefahrsteigernde Wirkung durch Scheidung und Verwitwung, besonders bei den geschiedenen Frauen, ist klar aus den Kurven ersichtlich (vgl. für die Geschlechtskrankheiten Seite 954 f.).

Aus dem bisher beigebrachten Material können wenigstens zwei der Komponenten, die Bedeutung für die Verbreitung der Geschlechtskrankheiten haben, erschlossen werden, die ihrerseits wieder auf die Grundursache — die sozialökonomische Gesamtlage — zurückgehen; einmal die Rolle des Alkoholismus und dann die überragende Wichtigkeit der Nachfrage, die in den Perioden der Hochkonjunktur, in Schieberzeiten besonders groß ist, in Zeiten, die das allgemeine Auslebebedürfnis sowie das Angebot der Prostitution künstlich steigern.

Der Gesichtspunkt der ausschlaggebenden Rolle des Mannes für die Gestaltung des Prostitutionsmarktes ist deshalb so entscheidend, weil er richtungbestimmend dafür sein muß. daß die Bekämpfung der Geschlechtskrankheiten nicht immer nur am falschen Ende — bei den Frauen — begonnen werden darf, sondern auch am ursächlichen, bei den Männern, einsetzen muß, denn der *Mann allein bestimmt* — quantitativ gesprochen — *Belebung und Benutzung des Prostitutionsmarktes*, der in fetten Jahren als Infektionsvermittler eine bedeutende Rolle spielt, in mageren Jahren aber weit weniger in Betracht kommt.

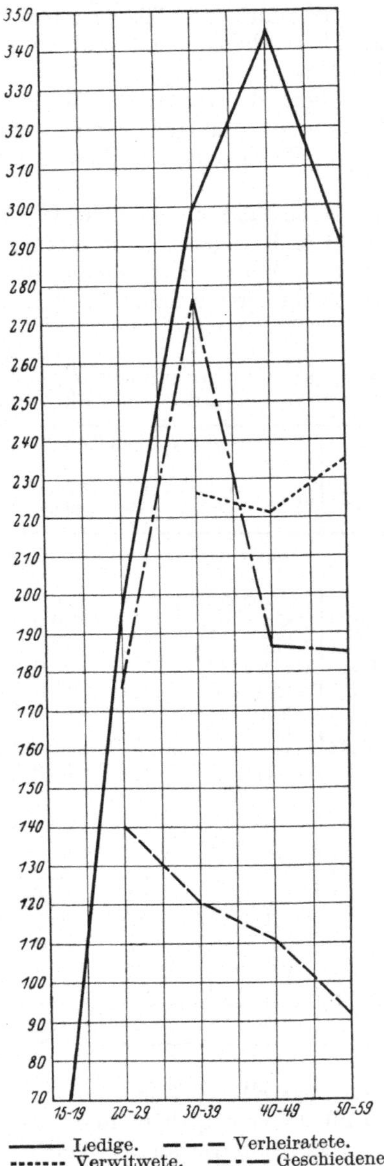

Abb. 167a. Die in Oslo 1911 wegen Trunkenheitsvergehen angezeigten Männer, verteilt nach Altersklassen und Zivilstand (auf je 1000).

Gleichzeitig ist der Mann aber auch derjenige, auf dem in der Hauptsache die Verantwortung für die Verbreitung der Geschlechtskrankheiten ruht. Er allein ist faktisch imstande, sich wirksam gegen die Akquirierung einer Geschlechtskrankheit zu schützen, während die Frau der Infektion viel hilfloser ausgesetzt ist.

Die Infektionshäufung in den neutralen Ländern während des Weltkrieges, die vornehmlich in den jüngeren Altersklassen besonders deutlich ausgesprochen war, zeigt

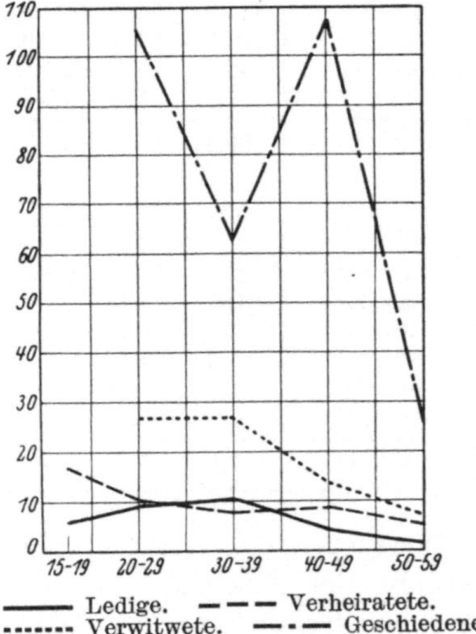

Abb. 167b. Die in Oslo wegen Trunkenheitsvergehen angezeigten Frauen, verteilt nach Altersklasse und Zivilstand (auf je 1000).

diesen Einfluß unverkennbar. Speziell die Zahlen von Helsingfors beweisen, in wie erschreckend großer Menge die Männer erkrankten, wie sie also in ganz besonderem Maße sich der Infektion ausgesetzt haben. Die Kriegsindustrie führte aus den noch darzulegenden psycho-physiologischen Ursachen mit der Steigerung der Löhne zu einer starken Promiskuität und damit zu einem Anschwellen der Infektionsziffer, wie aus den Tabellen Seite 526 hervorgeht.

Diese gesteigerte Nachfrage nach der Prostitution oder, allgemeiner ausgedrückt, nach außerehelichem Geschlechtsverkehr findet sich also nicht nur bei den Männern der besitzenden Schichten, sondern auch bei denen der breiten Volksmassen. Die maximal gesteigerten Arbeitsleistungen in Fabrik, Geschäft und Kontor während der Zeiten der Hochkonjunktur erzeugen naturgemäß bei den Arbeitenden innere Spannungen, die nach Auslösung — nach Entspannung — drängen. Wo aber findet der Arbeitende diese bequemer als in Alkohol und Prostitution, zu denen er gleichzeitig durch seine häuslichen Lebensbedingungen gleichsam gedrängt, aber auch durch das geschäftige Alkoholkapital gezogen wird.

Daß der Alkoholismus eine bedeutende Rolle für den Venerismus spielen muß, geht auch a priori schon aus der kulturell engen Zusammengehörigkeit von Trinksitten und erotischen Vergnügungen hervor. Der ganze Zuschnitt des modernen Vergnügungslebens, wie er sich in den Vergnügungsstätten jeder Art, wie er in Wort und Bild sich dauernd aufdrängt, bedeutet eine kontinuierliche Reizung des Erotismus, der zu seiner Auslösung gedrängt wird. Ist der Alkohol dabei der Schrittmacher, der alle Hemmungen mindert, so ist die Prostitution in ihrer engen Verknüpfung mit den Stätten des Alkoholismus überall zur Befriedigung der gesteigerten Begierden zur Hand, und es schließt sich so der Circulus vitiosus von Alkoholismus — Prostitution — Venerismus.

Die unheilvolle Rolle des Alkoholkapitals durch die künstliche Anstachelung der Nachfrage, die, vom elegantesten, raffiniertesten Kabarett angefangen, bis zum übelsten, gröbsten Tingeltangel in allen Schattierungen und jedem Geschmack angepaßt inszeniert wird, hat ABRAHAM FLEXNER charakterisiert in seiner Beziehung zur Prostitution:

„Die Prostitution ist nicht nur eine Angelegenheit zwischen Mann und Frau — ersterer durch einen periodischen Trieb überwältigt, der die Befriedigung erheischt, letztere durch die leidenschaftslose Aufopferung der Geschlechtsfunktion den Lebensunterhalt verdienend. Darüber hinaus ist sie ein Gewerbe, durch Dritte mit Überlegung zum eigenen Gewinn betrieben: und der Geschlechtstrieb eignet sich nur zu gut zur künstlichen Ausbeutung. Ein sehr großer Bestandteil von dem, was die unwiderstehliche Forderung des Naturtriebes genannt worden ist, ist nichts als Suggestion und künstliche Aufpeitschung, verbunden mit Alkohol, spätem nächtlichen Aufbleiben und sinnlichen Vergnügungen, die mit Überlegung betrieben werden, um zu dem Gewinn von Drittpersonen beizutragen.

Mit Vorbedacht wird ein künstliches Angebot von Prostituierten geschaffen; unter geeigneten Umständen wird es auf den Markt geworfen und eine künstliche Nachfrage angeregt, um es aufzubrauchen. Jede geduldete Luststätte, aus deren Existenz Drittparteien Vorteile ziehen, wird so zu einem investierten Kapital, das Nachfrage und Angebot aufpeitscht, die gegenseitig aufeinander wirken. Das Angebot, überall größer als die spontane Nachfrage, wird benutzt, um eine sekundäre Nachfrage zu schaffen. Ein auffallendes Beispiel von überlegter, geschäftlicher Organisation auf dieser Basis gibt es in Paris, wo dicht aufeinander in der Rue Pigalle eine Tanzhalle, ein Café und ein Rendez-vous-Haus zu finden sind, die *ein* Unternehmen unter ein und derselben Leitung bilden.

Nimmt man die Prostitution und die Nachfrage nach Prostitution, wie sie heute in irgendeiner großen Stadt bestehen, so sind drei verschiedene Faktoren leicht zu unterscheiden: der Geschlechtstrieb selber; soziale Anstiftung oder sozialer Zwang; rein künstliche Aufreizung. Es ist nicht unwahrscheinlich, daß dem Geschlechtstrieb eine viel unbedeutendere Rolle zukommt, als gewöhnlich angenommen wird; viel von dem, was als physiologisch angesehen worden ist, ist zweifellos sozial bedingt.“

Auf diese soziale Bedingtheit ist für die Männer soeben hingewiesen worden.

Auch bei den Frauen, die, meist aus den unteren Schichten stammend, der Prostitution verfallen, spielen soziale Bedingungen zweifellos eine vorwiegende Rolle, wenn auch die Anschauung abgelehnt werden muß, daß die Not der äußeren Verhältnisse allein dazu ausreicht, ebenso wie die Ansicht, daß allein die innere Anlage dazu führt.

Bonhoeffer hat aber gezeigt, daß „für das defekte Individuum die Wahrscheinlichkeit wächst, Alkoholist, Vagabund oder prostituiert zu werden, je schlechter es äußerlich unter erziehliche Wirkung gestellt war“.

Wenn ein bedeutender Teil der kontrollierten Prostituierten aus derartigen Typen besteht, so ist dies bei der geheimen in viel geringerem und bei der gelegentlichen Prostitution in verschwindendem Maße der Fall. Hier fallen vielmehr soziale und wirtschaftliche Gründe ins Gewicht. Wenn in diesem Sinne gerade in den Zeiten der geschäftlichen Hochkonjunktur schlechte soziale Verhältnisse ihrerseits zu einer Vermehrung des Venerismus führen, so ist dies kein Widerspruch, sondern logische Folge.

Auch A. Buschke hat sich jetzt meiner schon früher geäußerten Auffassung angeschlossen, daß wirtschaftliche Faktoren eine bedeutende Rolle spielen. Buschke und Langer schreiben nämlich:

„Auch wir glauben, daß hierin ein recht wesentliches Moment zu suchen ist, denn Zeiten wirtschaftlicher Blüte oder Scheinblüte, wie es z. B. in den verschiedensten Ländern die Inflationsjahre waren, bringen Geld in ein Land. Arbeit ist reichlich vorhanden und damit Verdienst. Und die selbstverständliche Folge davon ist, daß die Bevölkerung, insbesondere auch das Proletariat, leichter Festlichkeiten, Trinkgelage usw. macht, deren Folge sehr oft Verkehr mit öffentlichen und geheimen Prostituierten ist. In wirtschaftlichen Depressionszeiten dagegen wird jeder zwangsweise solide und dies wirkt sich auch auf die Frequenz der geschlechtlichen Infektionen aus.“

Aus der norwegischen Statistik konnte die ausschlaggebende Bedeutung sozial-ökonomischer Bedingungen für den Ablauf der Erkrankungskurve an Syphilis und Gonorrhöe deutlich nachgewiesen werden. Trotz der wirtschaftlichen Erholung, die sich heute in Skandinavien mehr und mehr bemerkbar macht, hat nun die Syphilisinfektionsziffer nicht zugenommen, sondern scheint vielmehr in weiterer Abnahme begriffen zu sein. Die nachgewiesene statistische Regel der Abhängigkeit der Infektionsziffer von der jeweiligen Wirtschaftslage stimmt also für die Syphilis nur für die Jahre, in denen nach unserer heutigen Auffassung die Lues nicht energisch genug behandelt wurde.

Die auffallende Abnahme der Lues hat in den letzten Jahren mehrfach Anlaß zur Diskussion der hier wirkenden Kräfte geführt.

E. v. Düring hat folgendermaßen dazu Stellung genommen:

„Man glaubt ein Zurückgehen der syphilitischen Infektionen überhaupt, ein Zurückgehen der Syphilis *endgültig* als Gewinn der Salvarsanbehandlung buchen zu können. Aber einige Zweifel sind erlaubt, und ich will ihnen jetzt an dieser Stelle Ausdruck geben, aus einem Grunde, der am Schlusse sich klar ergeben wird.

Zunächst wird weithin von Abnahme der venerischen Krankheiten gesprochen, im *allgemeinen.* Lassen wir das Ulcus molle beiseite — aber auch die frischen Gonorrhöefälle sind in den Sprechstunden seltener. Für diese Tatsache kommt nun doch keinesfalls die Salvarsantherapie in Betracht, und ich glaube nicht, daß man ernsthaft die Wirkung einer ausgedehnten Prophylaxe in dieser Abnahme suchen wird.

Wichtiger aber erscheint mir die folgende Betrachtung. Alle infektiösen Krankheiten haben ihre uns wesentlich unbekannten epidemiologischen Gesetze. Es kommt ja auf die richtigen Zahlen für Erklärung dessen, was gesagt werden soll, nicht an.

Sagen wir also, innerhalb 10 Jahren erkranken erfahrungsgemäß 25% der Bevölkerung an venerischen Krankheiten; eine Schwankung über oder unter dieser Grenze, sagen wir von 20—30%, ist möglich unter bestimmten Bedingungen.

Die besonderen Verhältnisse der Jahre von 1918—1922 etwa haben nun bewirkt, daß von den 25% der Bevölkerung, die von 1918—1928 erkranken sollten, der größte Teil, sagen wir von 100 Individuen etwa 75, schon in den Jahren von 1918—1922 erkrankt ist. Es bleiben jetzt also für die Jahre bis 1928 nur etwa 25 der „Soll“-Zahl übrig.

Möglich und sogar wahrscheinlich ist diese Auffassung jedenfalls. Vielleicht wirken für die gegenwärtige Abnahme der Syphilisinfektion beide Faktoren, die neue Therapie und die epidemiologischen Gesetze zusammen, so daß wir hier das Zusammentreffen einer dauernden und einer vorübergehenden Abnahme zu sehen hätten.

Welche Anschauung — man kann sagen unter den drei Möglichkeiten: Salvarsanwirkung, Erscheinung eines statistisch-epidemiologischen Gesetzes, oder Zusammenwirkung beider — richtig ist, werden wir in wenigen Jahren sehen. Meiner Überzeugung nach wird in wenigen Jahren, wenn die Wirkung der Massenerkrankungen der Jahre 1918—1922 sich verliert, die Erkrankungskurve wieder steigen. Sie wird steigen, entweder auf die alte Höhe oder (als Folge der wirksamen Therapie) unter die alte Höhe — aber steigen wird sie sicher!"

v. Dühring hat jetzt also die seinerzeit in Betracht gezogene Möglichkeit der Beeinflussung der Kurve der Geschlechtskrankheiten durch wirtschaftliche Momente fallen gelassen und will den uns erkenntnistheoretisch verschlossenen epidemiologischen Gesetzen die ausschlaggebende Einwirkung am Steigen und Fallen der Kurve zuordnen.

Ernst Delbanco hat sich der v. Dühringschen Betrachtungsweise angeschlossen und ausgeführt, daß wir von den epidemiologischen Gesetzen der Syphilis, denen sie, wie jede andere Seuche unterliegt, noch nicht viel wissen. Und Karl Herxheimer hat darauf hingewiesen, daß die Syphilisinfektionen, genau wie andere epidemische Krankheiten, großen Schwankungen unterliegen.

Auch Martin Gumpert äußert Zweifel an der ausschlaggebenden Bedeutung wirtschaftlicher Momente für die Gestaltung des Kurvenablaufs:

„Es spricht manches für eine Abhängigkeit von wirtschaftlichen Zuständen, und ich habe tatsächlich bei Sombart ausdrücklich bemerkt gefunden, daß 1875 eine allgemeine wirtschaftliche Depression in Europa begonnen habe, die bis Ende 1880 angedauert hat; bedeutende Verschiebungen des europäischen Gleichgewichts durch den russisch-türkischen Krieg und die Abmachungen des Berliner Kongresses haben vielleicht dazu beigetragen, aber eines muß ich ausdrücklich bemerken, *weil es* sowohl *gegen diese Annahme spricht* wie besonders gegen die These, daß die Therapie heute für den Abfall der Syphilis verantwortlich sei, weil nämlich die Gonorrhöe nicht im gleichen Maße wie die Syphilis abnehme. *Die Gonorrhöekurve ist in jenen Jahren des vorigen Jahrhunderts,* so weit sich das feststellen läßt, *gleichfalls weitgehend unabhängig von der Syphiliskurve gewesen,* mitunter läßt sich allerdings ein gewisser Parallelismus feststellen, häufig aber ein direkt gegenteiliges, häufig ein völlig indifferentes Verhalten."

Diese Ansicht Gumperts baut sich aber nur auf Militärzugangsstatistiken auf, die nicht ohne weiteres, besonders nicht für die Zeit des 19. Jahrhunderts, als einwandfreies Material verwendet werden können. Obwohl die Zugangsziffernkurven von Preußen, Bayern, England und Italien ein recht ähnliches Bild für Gonorrhöe und für Lues ergeben, muß nachdrücklich darauf hingewiesen werden, daß im Gegensatz zur besser erfaßten Syphilis, bei dem geringen Interesse, das man im vorigen Jahrhundert der Gonorrhöe entgegenbrachte, ihre Zugangsziffer nicht die Wirklichkeit widerspiegelt. Auch stehen die Armeen zu sehr unter Sonderbedingungen, als daß man ihr Zahlenmaterial repräsentativ für die Epidemiologie innerhalb der Gesamtbevölkerung verwerten könnte. Deshalb muß man sich für eine derartige Untersuchung an die Materialien wenden, die die Gesamtbevölkerung umfassen, also an die skandinavischen Statistiken. Sie zeigen aber einen gleichsinnigen Ablauf der Gonorrhöe- und der Syphilismorbidität bis in den Anfang des 20. Jahrhunderts, und aus ihnen kann, wie das norwegische Beispiel zeigt, die überragende Bedeutung sozial-ökonomischer Faktoren für den Ablauf der Geschlechtskrankheitenkurve erwiesen werden.

Für die epidemiologische Erklärung der Schwankungen der venerischen Morbidität hat sich ebenfalls E. Finger ausgesprochen:

„Auf die enorme Zunahme der Geschlechtskrankheiten während und nach dem Krieg folgte eine bedeutende, rasche Abnahme, aber nicht nur der Syphilis, sondern aller Geschlechtskrankheiten. Optimismus übersah das letztere und allüberall wurde der Ruf laut „das ist der Erfolg der modernen Behandlung" und noch im Frühjahr 1926 kam dieser Jubelruf aus Paris von einer internationalen Konferenz der Gesellschaft zur Bekämpfung der Geschlechtskrankheiten. Er kam zu früh, denn der Sommer 1926 brachte uns nicht nur in Österreich, sondern überall, besonders intensiv in Wien und Paris, eine rapide, anhaltende Zunahme der Geschlechtskrankheiten, besonders früher Syphilis, Initialaffekte, frische Exantheme, die noch anhält. Die Optimisten hatten übersehen, daß — wie insbesondere die in Dänemark auf Grund der seit 1864 bestehenden Anzeigepflicht der frischen Syphilis aufgestellte Statistik zeigt, aber auch in anderen Ländern festgestellt werden konnte — die Geschlechtskrankheiten in ihrer Häufigkeit Schwankungen unterliegen, die etwa 14 bis 16jährige regelmäßige Perioden einhalten, in der Art, daß auf einen etwa siebenjährigen allmählichen Anstieg zu einem Kulminationspunkt ein etwa siebenjähriger allmählicher Abstieg zu einem Tiefpunkt erfolgt, von dem aus wieder allmählicher Anstieg statthat. Das Jahr 1924 bezeichnete für uns in Mitteleuropa den Tiefpunkt der nun wieder ansteigenden Kurve."

Diese Ansicht FINGERs ist statistisch unhaltbar, denn sie entspricht den tatsächlichen Befunden nicht, wie aus dem vorgelegten Material ersehen werden kann.

Die überragende Wirkung epidemiologischer Gesetze äußert sich zweifellos in starkem Maße bei den *akuten* Infektionskrankheiten, sie ist auch beim Ulcus molle bemerkbar. Sie kommen aber viel weniger in Betracht bei den chronischen Erkrankungen, wie z. B. bei der Tuberkulose.

Würden epidemiologische Gesetze bei Syphilis und Gonorrhöe in starkem Maße gelten, so müßten sich bei ihnen auch ähnliche Bedingungen wie bei anderen Infektionskrankheiten nachweisen lassen.

Ziehen wir zum Vergleich die Untersuchungen über die Diphtherie heran, deren Epidemiologie vor allem von ADOLF GOTTSTEIN gefördert worden ist, so finden wir neben kurzen steilen Erhebungen und Senkungen der Kurve deutlich ausgesprochene große säkulare und dazu noch ziemlich regelmäßige jahreszeitliche Schwankungen, wie nachfolgende Kurve zeigt.

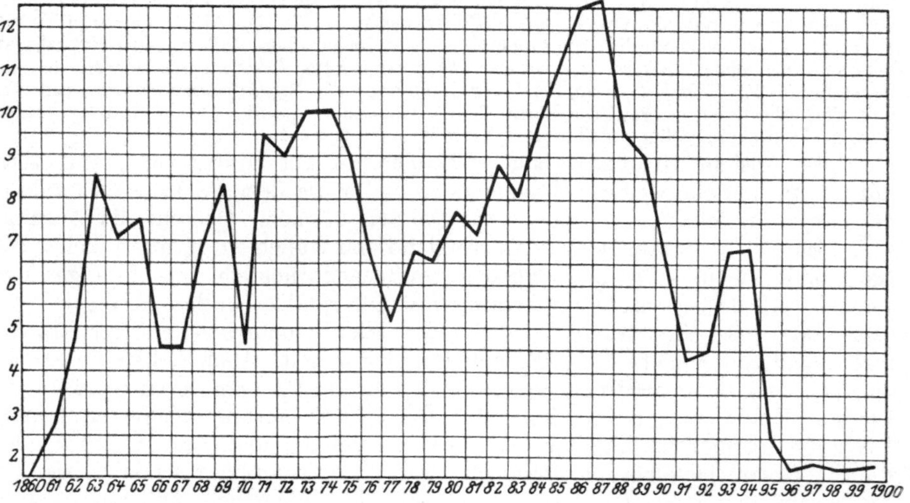

Abb. 168. Zahl der Diphtherietodesfälle in Hamburg 1860—1900. (Nach A. GOTTSTEIN.)

Säkulare, ebenso wie eingestreute kurze jahreszeitliche Fluktuationen lassen sich nun auch deutlich bei Gonorrhöe wie Lues beobachten und lassen den Analogieschluß möglich erscheinen, daß auch sie rein epidemiologisch zu erklären seien.

Ob eine solche Erklärung ausreicht, sei am gewählten Beispiel und an den dabei gefundenen epidemiologischen Gesetzen weiter erörtert.

Zu den säkularen Schwankungen der Diphtherie hat GOTTSTEIN ausgeführt:

1. „Die Diphtheriekurve kommt dadurch zustande, daß in allmählichem, treppenförmigen Ansteigen weniger empfängliche Lebensgenerationen von immer höher empfänglichen gefolgt werden. Das Auftreten derjenigen Generation, die die größte Zahl empfänglicher Individuen enthält, bewirkt den Gipfelpunkt der Kurve. Ebenso allmählich folgen nun weniger empfängliche Generationen, deren Auftreten das Absinken der Kurve bewirkt."

2. „Der Spannungsraum zwischen dem Minimum an empfänglichen Varianten und dem Maximum bewegt sich in den einzelnen Generationen innerhalb weniger Prozente. Das Maximum dürfte mit 6—8% hinfälliger Individuen im allgemeinen erreicht sein."

Tabelle 340. Die in den Jahren 1911—1924 monatlich gemeldeten Fälle von Gonorrhöe, Syphilis, Ulcus molle und Scabies in Kopenhagen.

	Jahr	Jan.	Febr.	März	April	Mai	Juni	Juli	Aug.	Sept.	Okt.	Nov.	Dez.
Gonorrhöe .	1910	621	463	473	476	470	498	499	594	477	536	516	453
	1911	543	471	524	390	412	483	516	618	677	657	655	554
	1912	528	430	451	410	487	475	561	563	534	484	453	410
	1913	532	396	365	428	451	425	566	599	630	538	801	429
	1914	462	421	490	487	483	444	629	931	692	724	629	539
	1915	576	506	531	546	476	531	621	738	710	697	684	604
	1916	695	558	611	541	556	498	573	801	668	649	743	499
	1917	543	512	509	402	468	533	682	763	562	705	614	624
	1918	638	578	638	607	568	654	805	839	826	856	787	737
	1919	852	693	739	695	689	676	800	827	834	746	616	616
	1920	610	567	589	567	613	618	663	708	696	586	551	541
	1921	529	481	556	546	499	507	661	668	579	591	484	483
	1922	501	390	515	442	500	464	523	639	598	577	497	412
	1923	515	386	470	456	486	434	601	685	614	563	562	475
	1924	500	458	438	388	470	476	579	634	544	581	451	496
Ulcus molle .	1910	111	83	76	55	55	63	65	60	68	73	73	66
	1911	49	62	67	34	47	69	63	61	89	58	51	42
	1912	67	65	55	48	52	61	57	54	55	57	53	46
	1913	45	52	52	42	37	34	52	41	46	44	35	38
	1914	42	36	47	37	37	35	58	63	71	57	63	50
	1915	80	68	49	52	49	57	72	81	74	73	68	56
	1916	73	72	72	83	63	46	82	77	59	78	79	79
	1917	78	76	51	38	24	45	38	38	40	37	42	37
	1918	39	28	39	41	31	38	44	42	44	69	46	33
	1919	54	45	49	30	42	39	70	53	66	61	79	96
	1920	76	71	67	42	72	56	48	33	83	69	59	56
	1921	50	45	52	54	38	44	47	54	59	60	47	21
	1922	34	34	49	38	20	19	18	20	27	26	25	29
	1923	25	23	19	18	25	15	22	21	16	13	37	19
	1924	23	9	12	8	16	12	12	25	18	13	18	12
Syphilis acquisita .	1910	212	187	161	216	171	170	191	204	216	195	212	195
	1911	218	194	190	200	194	172	190	221	257	276	235	196
	1912	247	184	195	167	182	208	188	182	201	164	167	154
	1913	162	128	106	120	132	134	128	126	150	124	138	116
	1914	135	167	179	156	165	118	176	174	204	212	192	180
	1915	173	161	166	160	131	162	181	176	195	225	245	165
	1916	202	178	210	182	201	158	165	208	215	218	223	176
	1917	208	182	174	182	150	154	192	220	146	184	198	168
	1918	210	188	177	180	154	133	169	174	209	232	201	192
	1919	261	249	257	199	224	203	246	272	228	250	237	207
	1920	270	196	253	195	197	203	216	216	235	283	243	175
	1921	217	208	198	182	173	192	218	181	174	228	199	165
	1922	152	121	131	93	87	96	117	113	140	111	107	120
	1923	110	91	85	101	96	76	98	99	129	115	95	119
	1924	91	86	87	79	99	86	101	99	98	120	97	110
Scabies. . .	1910	421	255	268	250	187	153	151	195	236	230	283	274
	1911	304	272	223	189	197	156	177	145	219	223	268	234
	1912	317	244	242	192	223	210	182	203	205	240	233	174
	1913	232	157	168	203	194	130	137	131	125	275	283	190
	1914	245	210	195	173	160	180	88	168	157	205	271	224
	1915	295	265	228	239	223	187	197	248	315	219	335	424
	1916	488	320	354	302	355	272	293	326	214	525	629	543
	1917	756	594	646	686	451	360	357	334	614	677	826	712
	1918	808	705	823	723	682	603	694	609	772	886	875	1021
	1919	1111	649	564	538	574	464	374	575	509	601	630	488
	1920	679	515	512	547	534	361	399	507	561	691	717	539
	1921	899	586	523	444	370	307	253	399	357	575	485	314
	1922	365	268	322	261	232	177	247	239	280	302	283	238
	1923	273	234	226	194	217	189	130	140	162	211	197	107
	1924	168	162	144	127	105	86	72	70	114	128	147	79

Tabelle 341. Die in den Jahren 1912—1926 monatlich gemeldeten Fälle von Gonorrhöe, Syphilis und Ulcus molle in Stockholm.

	Jahr	Jan.	Febr.	März	April	Mai	Juni	Juli	Aug.	Sept.	Okt.	Nov.	Dez.
	1913	411	351	406	383	279	370	501	415	494	460	423	404
	1914	440	428	430	407	447	400	484	514	552	511	484	540
	1915	467	460	479	410	465	444	528	589	497	569	565	444
	1916	535	524	566	496	450	412	524	692	623	570	550	465
	1917	510	447	493	454	461	504	561	676	732	605	588	505
	1918	536	484	588	639	660	596	781	808	808	799	691	632
Gonorrhöe .	1919	668	530	554	516	564	503	678	676	588	540	465	360
	1920	507	380	460	401	368	379	452	525	442	421	388	337
	1921	407	352	372	379	373	348	394	457	387	390	558	352
	1922	326	277	314	278	302	291	343	390	395	401	350	318
	1923	329	294	268	287	264	287	383	470	358	396	352	297
	1924	349	245	290	287	279	300	329	376	416	388	336	339
	1925	324	332	330	294	305	299	420	438	452	358	370	300
	1926	317	304	316	376	309	319	425	487	444	452	425	336
	1913	61	82	97	67	74	55	80	99	84	108	70	101
	1914	98	76	93	91	81	80	75	92	71	94	114	113
	1915	100	97	116	116	111	94	74	114	80	131	96	87
	1916	101	104	133	96	103	64	84	86	81	95	95	79
	1917	97	79	78	73	68	75	77	82	108	125	110	88
	1918	109	101	116	113	129	98	124	117	130	167	136	135
Syphilis . .	1919	224	243	194	174	182	127	132	140	163	148	140	111
	1920	144	115	111	98	65	82	82	106	80	83	88	75
	1921	73	76	52	67	51	47	53	74	85	99	70	55
	1922	52	50	74	58	44	34	38	36	44	40	32	30
	1923	30	19	24	25	32	28	23	39	29	27	26	17
	1924	29	29	26	14	16	17	15	15	25	34	21	23
	1925	13	21	14	9	4	11	15	19	16	15	31	27
	1926	30	29	19	30	18	17	25	21	36	32	42	33
	1913	60	68	68	86	66	70	93	113	114	82	80	65
	1914	79	56	56	65	59	51	80	104	108	63	87	86
	1915	72	60	69	30	42	39	40	66	66	72	52	38
	1916	57	56	46	33	30	30	57	60	49	35	42	30
	1917	35	46	31	42	30	27	39	43	37	42	54	37
	1918	63	47	77	79	86	107	137	156	199	236	261	248
Ulcus molle .	1919	268	198	162	98	120	83	92	110	103	88	79	56
	1920	75	58	57	51	36	32	37	29	42	39	21	34
	1921	36	30	31	14	57	25	31	19	27	44	23	26
	1922	21	29	24	15	19	20	24	11	22	24	20	14
	1923	9	5	11	10	10	5	6	11	9	7	6	7
	1924	3	2	7	2	4	3	10	3	4	9	4	3
	1925	5	4	4	5	11	6	8	7	12	5	7	2
	1926	4	4	1	3	2	4	11	3	11	4	1	4

Die säkulare Schwankung hängt also in der Hauptsache von der durchschnittlichen persönlichen Empfänglichkeit ab und ihre wesentliche Ursache liegt *nicht* in einem Wechsel der Stärke des äußeren Kontagiums oder in einer Veränderung der äußeren, die Ansteckung vermittelnden Faktoren.

Die Jahreskurve der Diphtherie zeigt von März bis November ausgesprochene Erhebungen, und Senkungen in den wärmeren Monaten.

Sehen wir uns die jahreszeitlichen Schwankungen bei den Geschlechtskrankheiten an, so fällt schon an Hand des klinischen und poliklinischen Stichprobenmaterials auf, daß neben der warmen Jahreszeit vornehmlich Feste (Weihnachten, Karneval usw.) die Höhe der Erkrankungsziffer beeinflussen. Daraus

Tabelle 342. Die in den Jahren 1910—1923 monatlich gemeldeten Fälle von Gonorrhöe, Syphilis und Ulcus molle in Helsingfors.

	Jahr	Jan.	Febr.	März	April	Mai	Juni	Juli	Aug.	Sept.	Okt.	Nov.	Dez.
Gonorrhöe .	1910	100	150	169	145	146	143	189	175	175	143	174	106
	1911	146	131	171	110	173	145	115	182	172	140	184	103
	1912	153	124	101	114	144	62	129	142	129	187	124	109
	1913	171	104	114	163	117	110	163	140	139	138	131	172
	1914	122	130	110	148	118	128	141	121	173	143	128	141
	1915	135	126	141	132	135	181	157	215	244	206	201	203
	1916	160	199	247	194	257	197	207	263	218	225	273	176
	1917	224	189	131	176	285	250	304	437	247	281	226	197
	1918	263	140	154	172	231	178	334	260	231	282	233	178
	1919	235	171	175	165	209	122	243	204	197	245	204	170
	1920	177	157	178	166	162	143	171	149	280	198	185	216
	1921	224	209	219	149	170	164	223	211	213	191	233	180
	1922	215	177	284	201	245	173	230	231	239	249	259	188
	1923	278	157	151	156	212	154	140	136	217	338	242	216
Syphilis . .	1910	20	16	30	15	10	20	8	4	20	14	14	8
	1911	13	13	10	12	14	29	15	23	25	30	58	44
	1912	41	26	32	24	21	19	19	35	22	53	25	32
	1913	43	27	30	32	29	26	27	28	45	48	59	57
	1914	39	49	29	39	34	20	24	19	47	31	31	52
	1915	41	41	54	28	32	18	22	24	47	48	29	39
	1916	38	27	60	44	51	25	23	48	34	43	77	62
	1917	65	59	65	50	69	68	58	95	76	76	92	85
	1918	114	86	81	70	57	36	67	53	51	111	74	64
	1919	130	104	78	76	76	58	87	67	89	97	88	76
	1920	77	62	80	43	52	58	43	30	76	43	58	53
	1921	62	55	51	25	27	32	28	21	32	40	54	47
	1922	39	55	59	26	24	21	22	25	25	33	34	23
	1923	45	25	21	21	24	12	11	18	22	43	45	26
Ulcus molle .	1910	20	10	15	8	7	12	8	13	10	96	4	2
	1911	3	5	8	11	11	7	6	9	4	5	14	7
	1912	5	8	6	2	8	1	6	2	7	13	14	4
	1913	16	19	5	13	13	9	10	12	14	19	20	17
	1914	15	25	25	19	17	13	17	15	12	19	9	22
	1915	23	19	27	21	17	29	19	35	45	27	25	46
	1916	37	37	45	35	36	27	36	65	36	71	120	66
	1917	96	68	57	57	82	102	185	245	167	187	113	91
	1918	118	77	88	45	42	41	87	67	93	101	97	63
	1919	100	101	58	61	42	46	57	76	64	73	55	42
	1920	53	30	44	32	29	15	16	19	38	26	38	35
	1921	31	22	40	16	9	21	12	18	19	18	16	17
	1922	10	37	19	9	19	18	22	24	24	16	25	20
	1923	31	7	8	7	37	22	16	15	20	36	29	19

ist ersichtlich, daß zwar für die Erwerbung venerischer Krankheiten auch tellurische Einwirkungen von Belang sind, daß sie indessen insofern mit sozialen und ökonomischen Bedingungen zusammenhängen, als die warme Jahreszeit z. B. Verkehrshindernisse in Gestalt von Hotelkosten usw. aus dem Wege räumt. Feste, ebenso wie Sonntage und Wochenende wirken erhöhend auf die Infektionsmöglichkeiten, da sie besonders günstige psychologische wie ökonomische Grundlagen schaffen.

Einwandfreies Material zur Untersuchung der jahreszeitlichen Schwankungen der Geschlechtskrankheiten bieten die Statistiken der Städte Kopenhagen, Helsingfors und Stockholm, die beistehende Zahlenübersichten und Schaubilder zusammenstellen:

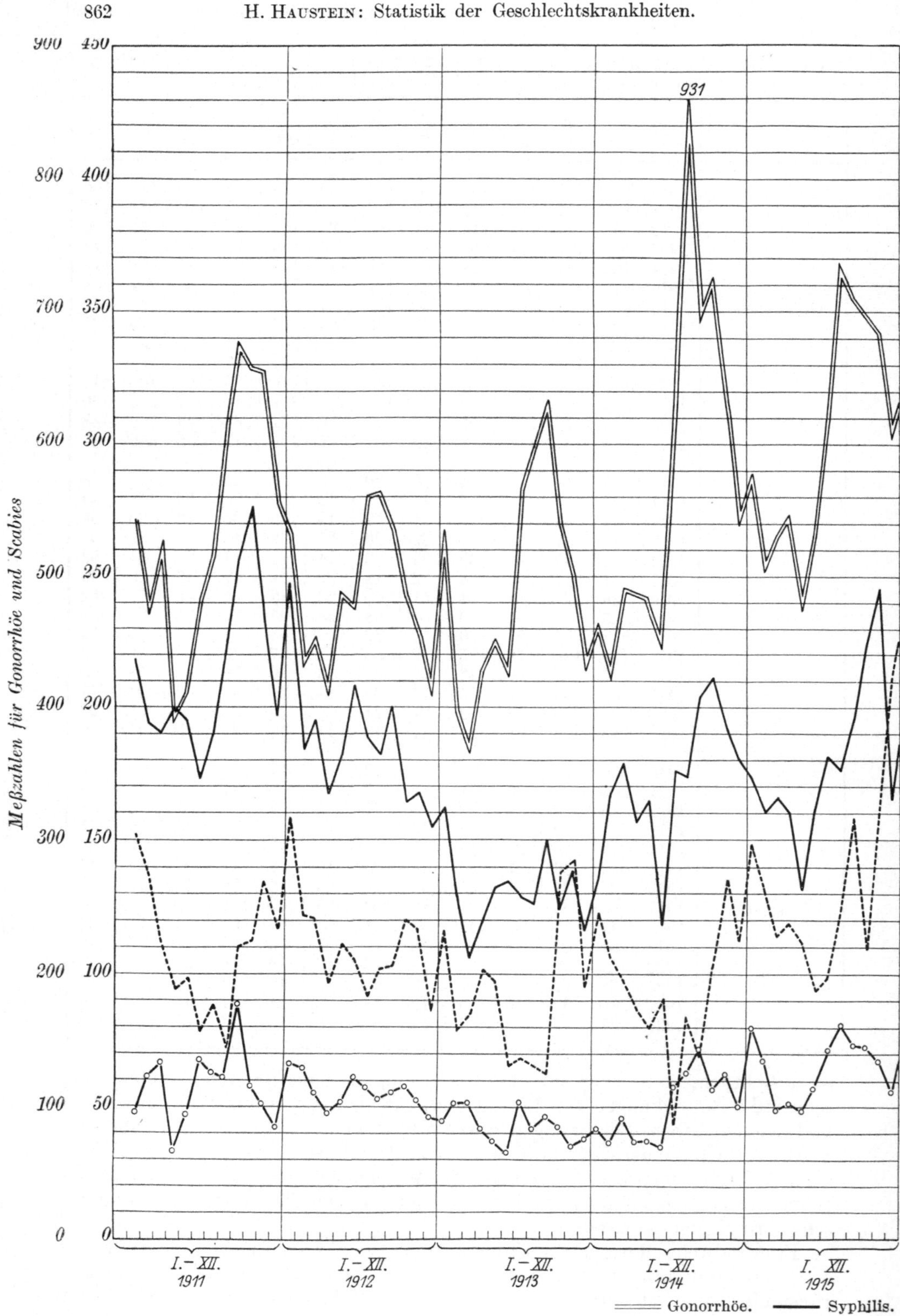

Abb. 169. In Kopenhagen 1911—1924 monatlich gemeldete

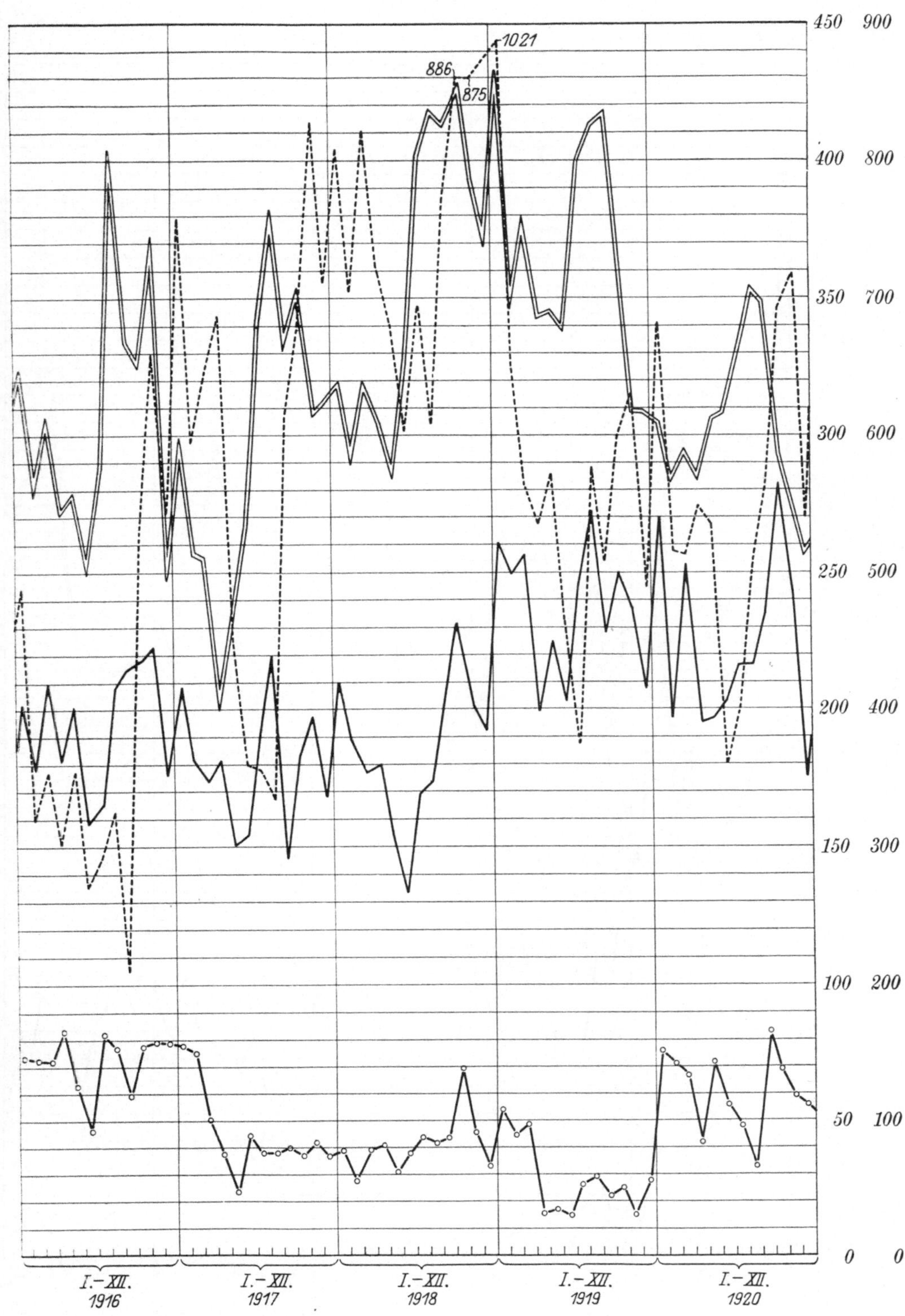

o—o—o Ulcus molle. ------ Scabies.

Erkrankungen an Syphilis, Ulcus molle, Gonorrhöe und Scabies.

Fortsetzung von Abb. 169.

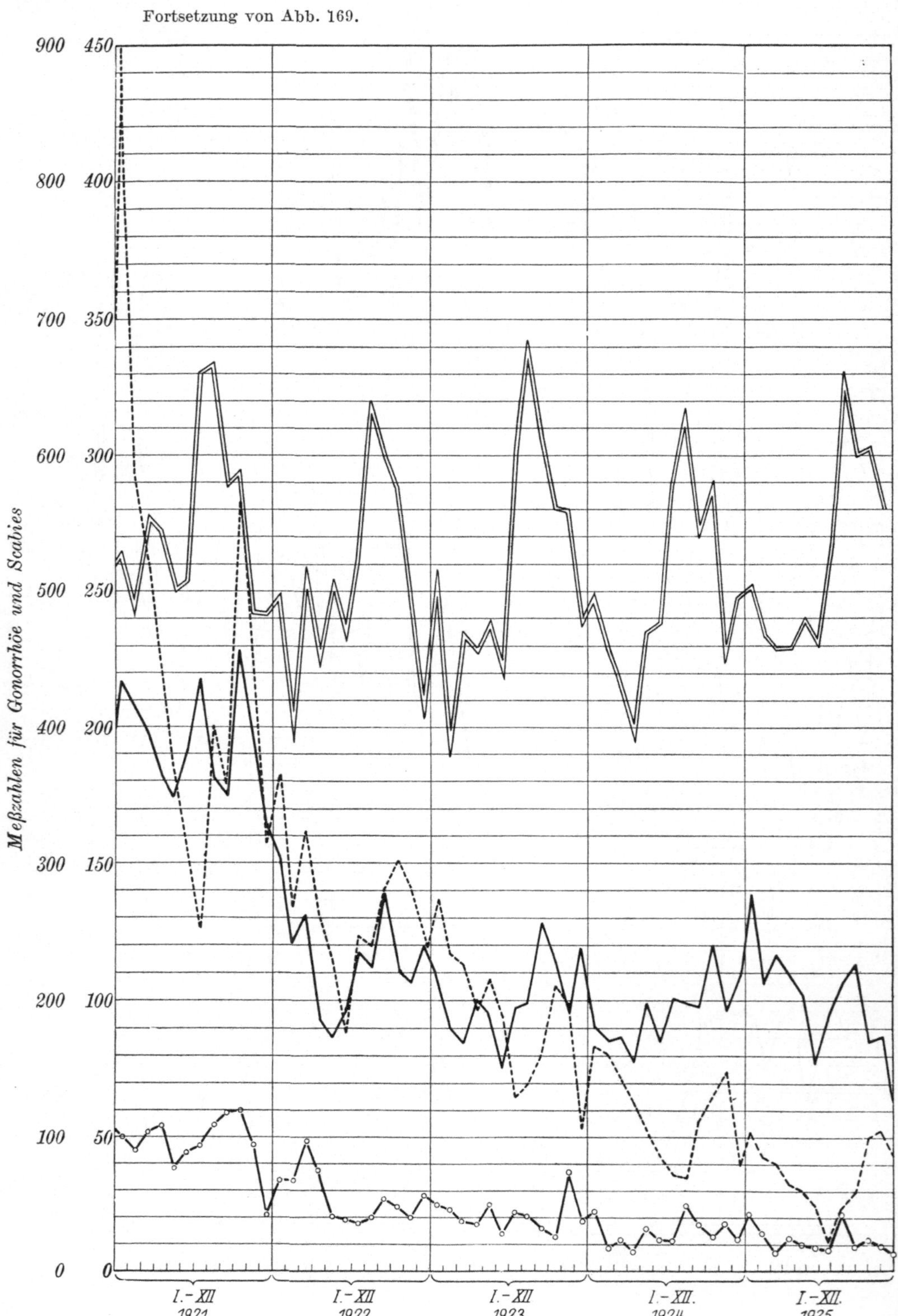

Aus den 3 Schaubildern ist ersichtlich, daß das Maximum der Erkrankungshäufigkeit bei den akuten Krankheiten (Gonorrhöe und Ulcus molle) in den August und September fällt, während das Maximum der Syphilis durch die längere Inkubationszeit nach dem September und Oktober hin verschoben ist. Sehr wichtig für die Epidemiologie des Ulcus molle ist, worauf noch zurückgekommen werden soll, daß das Maximum bei der Scabies im Januar und im November liegt, während das Minimum in der warmen Jahreszeit zu finden ist.

Wenden wir uns nun der säkularen Kurve der venerischen Krankheiten zu und fragen wir uns, ob auch bei Gonorrhöe und Syphilis die säkulare Schwankung von einer zeitlich verschiedenen durchschnittlichen persönlichen Empfänglichkeit abhängen kann, so müssen wir dies verneinen, wenigstens für das 19. und 20. Jahrhundert. Weder bei Gonorrhöe noch bei Lues verbürgt das Überstehen der Erkrankung eine Immunität.

Bei den akuten Infektionskrankheiten dagegen spielt die Durchseuchungsimmunität eine hervorragende Rolle, werden doch auch Leute, die nicht manifest erkranken, bei den akuten Infektionskrankheiten immun.

Bei den venerischen Krankheiten aber erkranken nur die nicht ausgeheilten Syphilitiker nicht von neuem, aber gerade sie sind während der Frühperiode der Erkrankung, gleichwie die unbehandelten oder nicht ausgeheilten — sich für gesund haltenden — Gonorrhoiker die Hauptinfektionsverbreiter, während erfahrungsgemäß die akuten Fälle hierfür viel weniger in Betracht kommen. Es sind also gerade die chronischen Fälle, die maßgeblich die Infektionskurve beeinflussen. Daraus aber — wie nochmals unterstrichen werden soll — ist folgerichtig zu schließen, daß besonders der Stand der *Therapie* Bedeutung für die Zahl der Neuinfektionen haben muß. Das heißt, die Therapie ist unzweifelhaft ein wichtiger unter den die Krankheitsbewegung beeinflussenden Faktoren.

Durch die Tatsache, daß für die Gonorrhöe- und Syphilisverbreitung in erster Linie die *chronischen* Fälle in Betracht kommen, muß sich ihre Epidemiologie grundsätzlich von der aller *akuten* Infektionskrankheiten unterscheiden.

Als zweiter Faktor für die jeweilige Höhe der Infektionsziffer der Geschlechtskrankheiten kommt in Betracht, in welchem Maße sich die Menschen mehr oder weniger „mit Willen" der Ansteckungsgefahr aussetzen, da ja, im großen gesehen, die Übertragung der venerischen Krankheiten nur durch den innigen Kontakt eines Keimträgers mit einem Gesunden erfolgt. Auch durch eben diesen Umstand unterscheiden Gonorrhöe und Lues sich prinzipiell von anderen akuten wie chronischen Infektionskrankheiten, bei denen die Infektionskeime auf dem Wege der alltäglichen Lebensbedingungen, durch Luft, Wasser, Berührung, Zwischenwirte usw. aufgenommen werden, wodurch es sehr viel schwieriger erscheint, sich gegen ihre Erwerbung zu schützen.

Daß die soeben gemachte Voraussetzung des engen Zusammenhanges zwischen Höhe der Infektionsziffer und Höhe des Ausmaßes, in dem die Bevölkerung sich der Infektionsgefahr aussetzt, richtig ist, ließ sich statistisch ja auch einwandfrei beweisen.

Die neue von Düringsche Hypothese muß deshalb abgelehnt werden, auch deshalb weil sie ihrer Begründung nach vorauszusetzen scheint, daß das Überstehen einer Lues oder Gonorrhöe Immunität bedingt; glaubt von Düring doch für einen bestimmten Zeitabschnitt mit einer „Soll-Zahl" rechnen zu können und damit, daß die Höhe der Infektionsziffer eines Teiles dieser Periode im anderen niedrigere Ziffern bedingen müsse. Er zieht dabei aber außerdem nicht in Erwägung, daß während des ablaufenden elfjährigen zu Betracht stehenden Zeitraumes dauernd neue Altersklassen ins geschlechtsreife Alter nachrücken, die schon dadurch stark ins Gewicht fallen müssen, daß bei den Geschlechtskrankheiten gerade die jungen Altersklassen die höchste Morbidität aufweisen. Allerdings finden wir jetzt bei der Syphilis, nachdem eine sehr niedrige Morbidität erreicht ist, leichte Schwankungen in den Erkrankungsziffern. In *Helsingfors* ist der Aufwärtszacke im Jahre 1925 wieder ein Abfall gefolgt, während in Oslo ein kontunierliches Absinken seit 1922 zu verzeichnen ist. In *Kopenhagen*

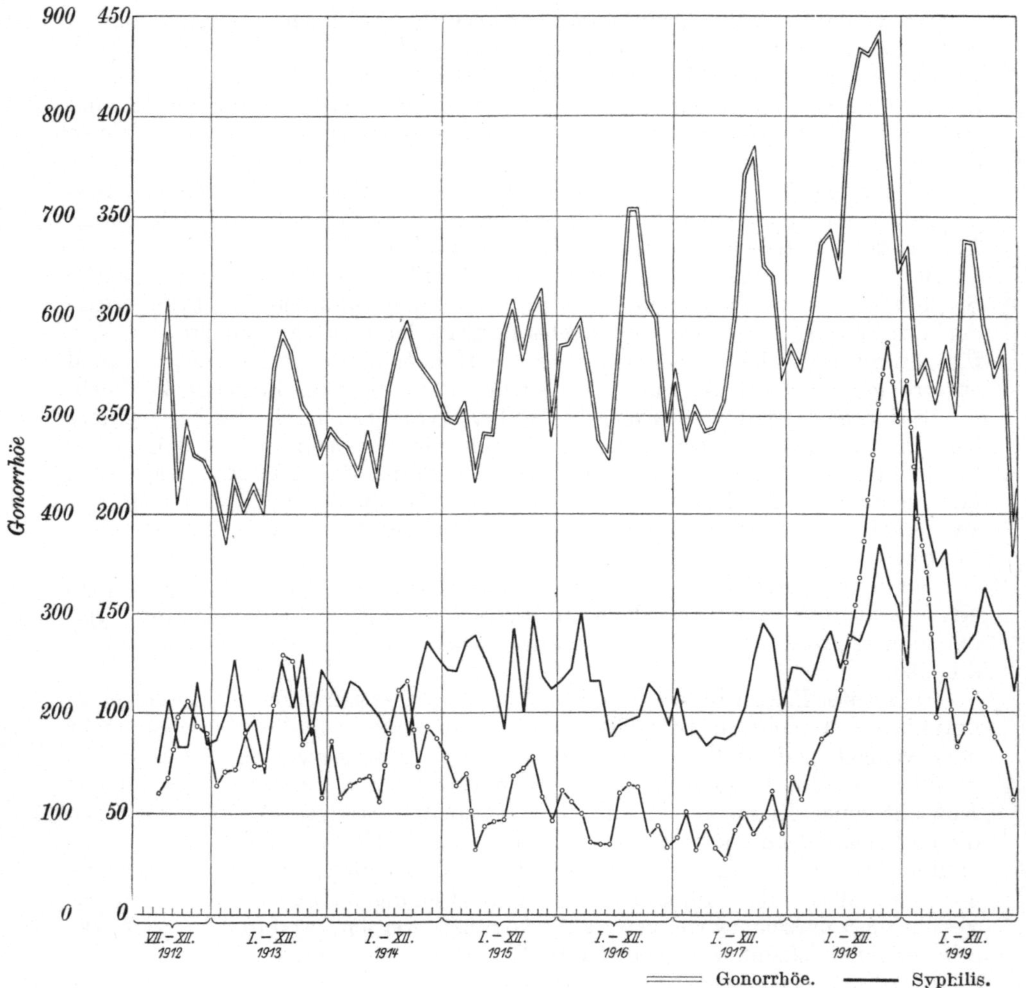

Abb. 170. In Stockholm 1912—1926 monatlich gemeldete

und *Stockholm* dagegen hat die Syphiliserkrankungsziffer im Jahre 1926 eine Steigerung gezeigt. Solche Oscillationen finden sich naturgemäß bei absinkenden Kurven, besonders, wo es sich um einen starken Abfall handelt. Ihr Vorhandensein darf, wie es von anderer Seite geschehen ist, nicht ohne weiteres im Sinne einer Wiederzunahme der Geschlechtskrankheiten gedeutet werden. Solche Schwankungen dürfen vor allem nicht als Beweismaterial dafür ins Feld geführt werden, daß unbekannte epidemiologische Faktoren am Werke seien.

Dazu schreibt mir SØREN HANSEN-Kopenhagen:

„Die Zahl der Syphilisfälle ist 1926 etwas höher gewesen als 1923, 1924 und 1925, jedoch prozentual dieselbe wie 1922; im ersten Halbjahr 1927 war sie dann wieder geringer als im gleichen Zeitraum 1926. Persönlich lege ich diesen geringfügigen Schwankungen nicht die allermindeste Bedeutung bei, und ich bin *vorläufig* davon überzeugt, daß die Syphilis hier in Kopenhagen im Abnehmen begriffen ist, nicht etwa weil die Tugend zunimmt, und nur teilweise

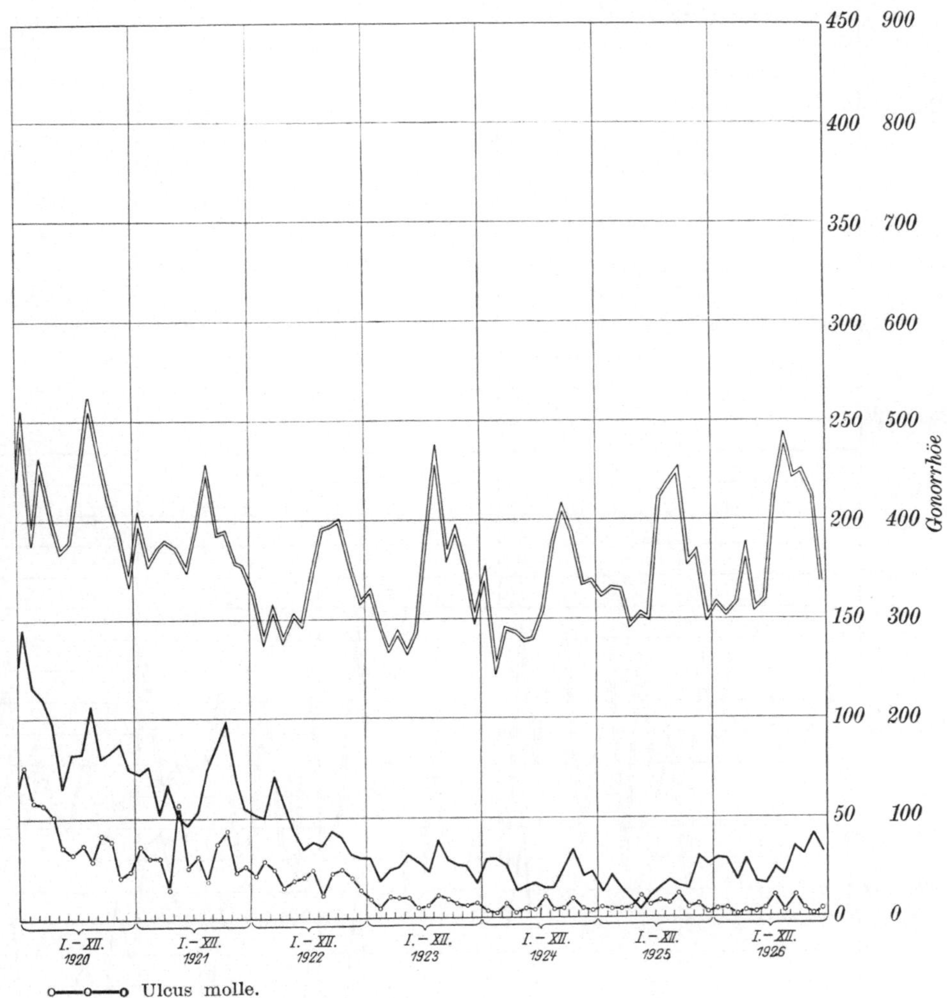

Erkrankungen an Gonorrhöe, Ulcus molle und Syphilis.

deshalb, weil die Erkrankten früher in gute Behandlung kommen, sondern vornehmlich auf Grund der fortschreitenden Volksbelehrung und der sich daraus ergebenden zunehmenden Vorsicht. Daß im Hinblick auf die Syphilis von dem mystischen „Genius epidemicus" die Rede sein kann, erscheint mir wie eine alte ungereimte Vorstellung; aber es ist in diesem Zusammenhang nicht ohne Interesse, daß erfahrene Kollegen angeben, daß die kleinen Mädchen kein Ungeziefer mehr haben, und dies natürlich auf Grund größerer häuslicher Reinlichkeit, die wiederum zusammenhängt mit der praktischen modernen Tracht."

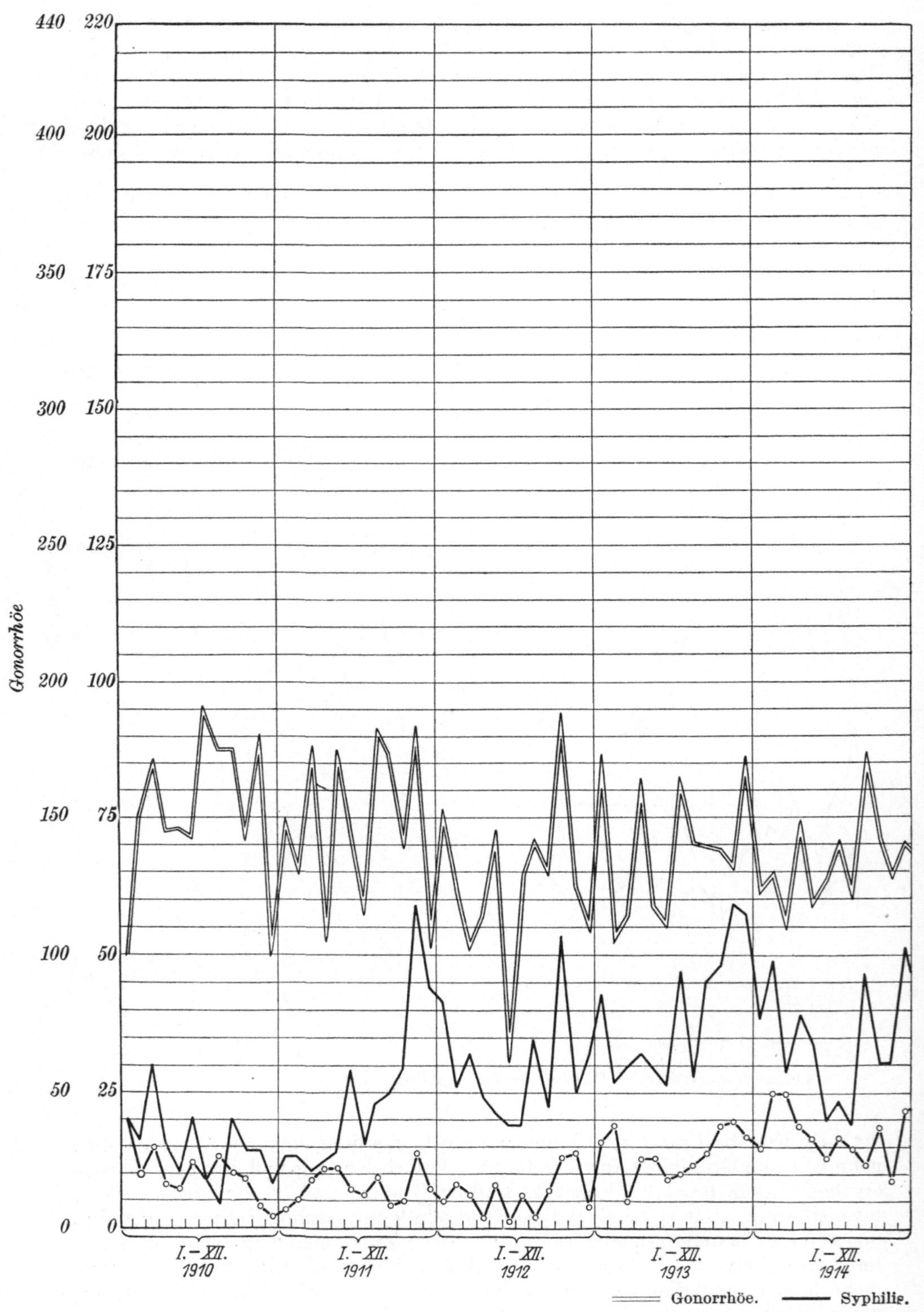

Abb. 171. In Helsingfors 1910–1923 monatlich gemeldete

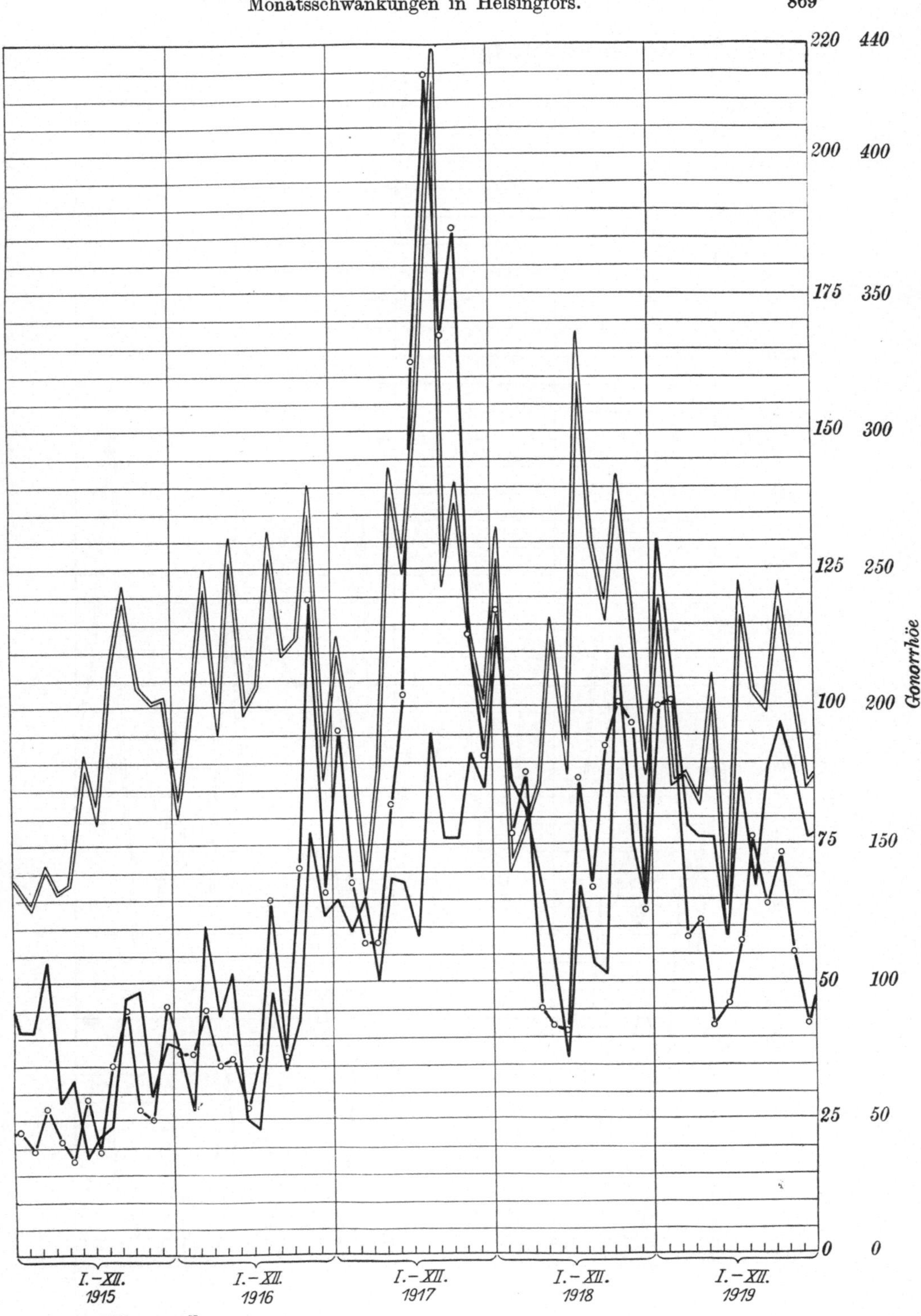

Erkrankungen an Gonorrhöe, Syphilis und Ulcus molle.

Fortsetzung von Abb. 171.

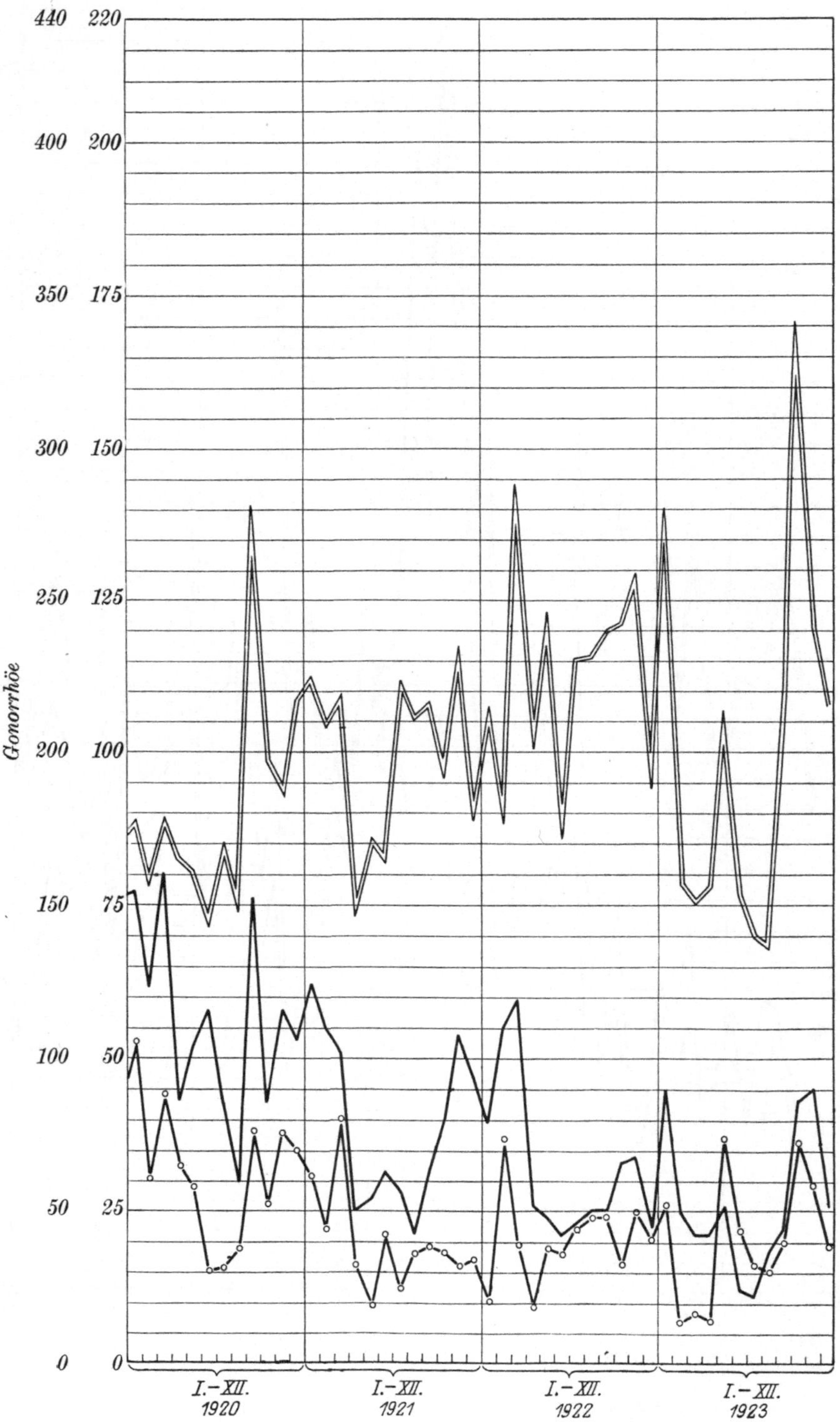

James Strandberg, von mir über die vermutlichen Ursachen der Zunahme der Syphilisfälle in Stockholm im Jahre 1926 befragt, äußert sich darüber folgendermaßen:

„Meines Erachtens sind alle schwedischen Venereologen der Meinung, daß die Steigerung der Geschlechtskrankheitsfrequenz hauptsächlich mit der Wirtschaftslage zusammenhängt. Die ökonomischen Verhältnisse in Schweden haben sich sehr gebessert, damit hat das Vergnügungsleben einen großen Aufschwung genommen, mit öffentlichem Tanz überall, usw. Die Sitten haben sich gelockert. Die Therapie der Lues ist nicht schwächer, eher intensiver geworden. Doch werden viele Syphilisfälle durch Seeleute und Touristen vom Ausland her nach Schweden importiert."

Daß mit ausgesprochener Besserung der sozial-ökonomischen Lage das Genußleben im weitesten Ausmaße des Begriffes neue Nahrung erhält, und daß damit auch eine gewisse Vermehrung der Geschlechtskrankheiten wieder eintreten wird, ist anzunehmen. Doch muß in allen Kulturstaaten, in denen die ärztlich-medizinische wie die sozialhygienische Bekämpfung der Geschlechtskrankheiten hoch entwickelt ist, das Ausmaß dieser Vermehrung in kontrollierbaren Grenzen bleiben. Vor allem wird die Syphilis keinesfalls mehr das frühere Niveau erreichen.

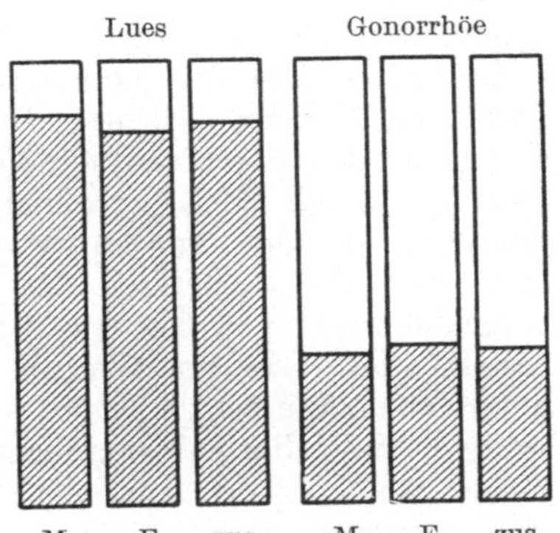

Abb. 172. Die prozentuale Abnahme der Syphilis- und Gonorrhöe-Morbidität in Stockholm von 1913/14—1925.

Der etwa zu erwartende Anstieg wird sicher weit weniger die Syphilis als die Gonorrhöe betreffen, genau so, wie der starke Abfall bei der Syphilis ausgesprochener als beim Tripper war, falls nicht in absehbarer Zeit ein wirksames Therapeuticum auch gegen die Gonorrhöe gefunden wird.

Ein Vergleich des Ablaufs der Syphilis- und Gonorrhöekurven von 1913/14 bis 1926 — einem Zeitabschnitt mit gleichwertigem statistischen Material — zeigt in Kopenhagen den bedeutend stärkeren Abfall der Luesmorbidität, in Oslo wie in Helsingfors sogar eine steigende Zunahme der Gonorrhöemorbidität bei fallender Lueskurve. In Stockholm findet sich von 1913/14 bis 1925 eine Abnahme der Luesfrequenz von $86 \pm 2\%$, dagegen nur eine von $34 \pm 1\%$ bei der Gonorrhöe, wie beistehendes Schaubild darstellt.

Wir können also in Stockholm einen um mehr als 50% stärkeren Abfall der Lues als der Gonorrhöe feststellen. Dieser Unterschied, der zudem gleich groß bei der Betrachtung beider Geschlechter ist, ist so erheblich, daß hier etwas wirksam sein muß, außerhalb der sonst erkennbaren, die Kurve von Gonorrhöe sowie von Syphilis beeinflußenden Faktoren, etwas, das sogar stärker ist als die früher den Kurvenablauf maßgeblich beeinflussenden wirtschaftlichen Momente.

Da in Skandinavien die Salvarsantherapie mit großer Energie durchgeführt wird, läßt das vorgeführte statistische Material für die festgestellte beträchtliche Verminderung der Zahl der Syphilisfrischinfektionen keinen anderen Schluß zu, als daß sie erreicht wurde mit Hilfe des Salvarsans, und zwar dadurch, daß dieses Mittel die Infektiosität der Luiker schnell herabsetzt. Diese Auffassung, daß das Salvarsan um $^3/_4$ bis $^4/_5$ die infektiöse Periode des Syphilis abkürzt und demzufolge sich auch die ansteckungsgefährlichen Syphilisfälle um $^3/_4$ bis $^4/_5$ vermindern, haben Bayet und Malvoz schon 1910 vertreten.

Sie haben sich unermüdlich für die Prophylaxe der Syphilis mittels der Therapie eingesetzt und es wurde dann auch nach dem Kriege in dem stark verseuchten Belgien ein zuvor für unmöglich gehaltenes Absinken der Syphilismorbidität erzielt.

BAYET hat hierüber 1926 in einer Sonderveröffentlichung berichtet und an Hand poliklinischen wie klinischen Stichprobenmaterials, auf Grund der Erfahrung der frei praktizierenden Ärzte sowie der — hier bereits angeführten — Militärstatistik überzeugend den Rückgang der Syphilis dargetan.

Für die Berechtigung dieser Auffassung spricht nun vor allem auch die Pariser Erfahrung. Im Jahre 1925 ist im Hospital St. Louis die Zahl der *frischen*, erstmalig die Behandlung aufsuchenden Syphilisfälle gegenüber 1924 um $20^0/_0$ (von 1955 auf 2445) gestiegen. Den gleichen Eindruck einer Zunahme der Lues in Frankreich machen auch die weiteren von JEANSELME und BURNIER mitgeteilten Angaben aus den Provinzpolikliniken. Die Übereinstimmung dieses poliklinischen Zahlenmaterials im Sinne einer Vermehrung der frischen Lues in den verschiedenen Teilen Frankreichs läßt diese Stichprobenstatistiken immerhin als Index für eine tatsächliche Zunahme der Lues erscheinen. Die Autoren erklären die Zunahme der Erkrankungen bei ihrem, wie dem von ihnen gesammelten Material einmal mit dem Import von frischem, fremden Virus durch ausländische Arbeiter, Inflationsreisende usw., dann durch die Zurückdrängung der Salvarsantherapie, durch das Wismut; eine Auffassung, die JEANSELME mir auch persönlich als seine Überzeugung wiederholt hat. ,,Die Dispensaires sind dem Salvarsan treu geblieben, sie verwirklichen also auf das beste den Gedanken der sozialen Prophylaxe der Syphilis. Trotzdem vergrößert sich von Tag zu Tag die Zahl der Kranken, die sie zu behandeln haben, weil viele Praktiker ihre Patienten einer wenig aktiven Medikation unterziehen, die sie zu Keimträgern macht. Es kann gar nicht genug betont werden, daß die Salvarsanbehandlung *die* Methode ist, über die wir verfügen, wenn es sich um eine Abortivbehandlnng handelt, wenn wir schnell und energisch wirken wollen. Wir sind überzeugt, daß die Wiederzunahme der Syphilis zu einem großen Teile die Folge einer zu weitgehenden Anwendung des Wismut ist.“

Das Ulcus molle dagegen verhält sich in seiner Epidemiologie wohl anders als Gonorrhöe und Lues. Der Beurteilung seiner Epidemiologie stellen sich jedoch folgende Schwierigkeiten entgegen:

Die aus den Krankenhäusern in den letzten 30 Jahren hervorgegangenen Zahlenzusammenstellungen, von denen man annehmen kann, daß sie nur Ulcera mollia-Fälle sensu strictiori umfassen, leiden unter den allgemein den Krankenhausstatistiken anhaftenden Mängeln.

Die eigentliche Morbiditätsstatistik aber, so die der skandinavischen Länder, verzeichnet zweifellos als Ulcera mollia auch viele Fälle pseudovenerischer Affektionen.

Außerdem wurde die Zahl der gemeldeten Ulcus molle-Fälle durch Einreihung von Meldungen über Ulcerationen zweifelhafter Natur, die eigentlich syphilitische waren, künstlich erhöht (vgl. S. 501).

Die beste ältere Stichproben- (Krankenhaus-) Statistik über den weichen Schanker ist die von CHARLES MAURIAC.

Veranlassung zur Arbeit MAURIACs war die Beobachtung der bedeutenden Abnahme des weichen Schankers, verbunden mit ganz auffallenden Schwankungen. 1840—1852 fand man am Hôpital du Midi von 10 000 Schankern 8045 weiche und 1955 harte; also ein Verhältnis von 4,1 : 1. Aber 1856 war das Verhältnis 1,7 : 1. Für 1861—1880 stellt MAURIAC für die im Hôpital du Midi behandelten Kranken folgende Übersicht auf:

Jahr	Weicher Schanker	Jahr	Weicher Schanker
1861	445	1871	794
1862	572	1872	914
1863	528	1873	625
1864	733	1874	58
1865	1173	1875	85
1866	1041	1876	64
1867	981	1877	100
1868	985	1878	136
1869	367	1879	806
1870	687	1880	1252

Diese Angaben stellt folgende Kurve dar:

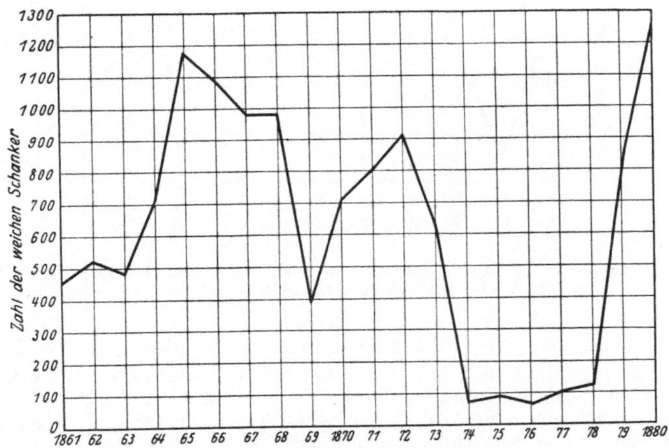

Abb. 173. Weicher Schanker im Hospital du Midi in Paris, 1861—1880.

Diese Kurve zeigt (vgl. S. 843) für die Jahre 1873, 1875 den gleichen starken Abfall wie die Syphilis-Konsultationsfrequenz, und zwar einen so ausgeprägten Abfall, daß MAURIAC das Aussterben des Ulcus molle in absehbarer Zeit voraussagte. Vor dem Jahre 1872 und von 1876 an stimmen die Kurven nicht mehr überein, denn während von 1876 an die Syphilis-Konsultationsfrequenz in deutlichem Ansteigen begriffen war, trat beim Ulcus molle erst im Jahre 1879 der Anstieg deutlich ein.

Von den späteren Veröffentlichungen, die gleichfalls mit klinischem Material arbeiteten, seien wenigstens einige Angaben hervorgehoben.

WAGNER hat einen Auszug aus den Registern der Straßburger Universitätsklinik für Syphilis (Frauenabteilung) vom 1. Januar 1877 bis 1. Januar 1888 gegeben:

Zahl der auf der syphilitischen Klinik Straßburg behandelten Fälle von weichem Schanker.

Jahr	Zahl der weichen Schanker	Jahr	Zahl der weichen Schanker
1874	86	1881	63
1875	63	1882	73
1876	80	1883	83
1877	130	1884	49
1878	183	1885	67
1879	141	1886	14
1880	72	1887	61

Für die auffallend hohen Zahlen der Jahre 1877—1879 gibt er keine Erklärung; er macht aber für das erneute Ansteigen im Jahre 1887 die Vermehrung der Garnison um 2 Regimenter verantwortlich.

Bei einer Verteilung der 1877—1888 beobachteten Fälle an der Straßburger Universitätsklinik für Syphilis auf die einzelnen Monate hat WAGNER folgende Kurve aufgestellt:

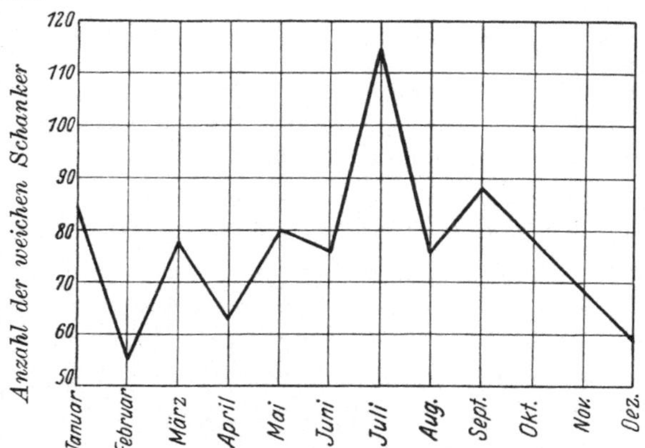

Abb. 174. Die 1877—1888 auf der Frauenstation der Straßburger Universitätsklinik für Syphilis behandelten Fälle von weichem Schanker, verteilt nach Monaten.

Verantwortlich für die jahreszeitlichen Schwankungen werden gemacht:

„Die Kurve steigt und fällt mit dem besseren und schlechteren Wetter. Im Hochsommer erreicht sie ihren Kulminationspunkt. Sowohl im aufsteigenden als im abfallenden Kurvenschenkel tritt uns eine Anzahl Schwankungen entgegen, zu deren Deutung man ungezwungen eine Reihe von Tatsachen anführen kann. Die bedeutende Steigerung im Januar gegenüber der nahe an das Minimum reichenden Zahl für Dezember läßt sich als Nachwehen von Weihnachten und Neujahr ansehen. Der Februar als stille Fastenzeit bildet das Minimum im Jahr, die hierher fallenden karnevalistischen Vergnügungen beschränken sich doch nur auf zu circumscripte Kreise, um in der Kurve durch eine Steigerung zum Ausdruck zu kommen. Im März mit den Osterfeiertagen, Kaisers Geburtstag (22. März), eingezogenen Reservisten macht sich ein neues Ansteigen bemerklich; vom Mai ab macht das milde Wetter seinen Einfluß geltend (Venus vulgivaga).“ Dies wird illustriert durch die Zahl der wegen heimlicher Prostitution 1885 verhafteten Frauen.

„Den höchsten Punkt erreicht die Häufigkeitskurve im Juli. Als fördernde Umstände lassen sich ansehen: warmes Wetter, die verschiedenen Volksfeste in den Vororten, Schützenfest, weniger anstrengender Dienst beim Militär nach Beendigung der großen Exerzitien usw. Das Fallen der Kurve im August koinzidiert mit dem Beginn der Universitätsferien, den Feldmanövern, Sommeraufenthalt usw. Daran schließt sich die Entlassung der alten Mannschaft aus dem aktiven Heeresdienst. Die geringe Recrudescenz im September kann man vielleicht als Ausdruck der größeren Zahl durchpassierender Reisenden ansehen. Von da ab fällt die Kurve steil ab, um im Dezember nahe an das Minimum zu reichen.“

Die Zahl der poliklinisch behandelten Ulcus molle-Fälle betrug 1915—1925 an der Frankfurter Universitätsklinik:

Jahr	Männer	Frauen	Zusammen
1915	7	—	7
1916	7	1	8
1917	10	—	10
1918	35	22	39
1919	38	22	60
1920	30	35	65
1921	10	7	17
1922	8	3	11
1923	6	—	6
1924	6	—	4
1925	—	—	—

Nach HOFMANN und SCHREIBER erweckt laut Aufzeichnungen an der Frankfurter Universitäts-Hautklinik die Bewegung des Ulcus molle, was sich durchaus mit den Erfahrungen anderer Städte deckt, den Eindruck einer plötzlich anschwellenden und dann wieder ebenso abklingenden Epidemie.

„Einige wenige Fälle von weichem Schanker kommen meist zur Beobachtung, auch in Zeiten wo wir das Ulcus molle als ziemliche Seltenheit betrachten müssen; und vor dem Anstieg, ebenso wie nach dem Abfall der Kurve fast bis zum Nullpunkt, haben wir das gleiche Bild vor uns. Auffällig ist, daß die Kurve des Ulcus molle beim Weibe der beim männlichen Geschlecht um ein Jahr nachhinkt. Eine Beobachtung, die auch von anderen schon zuweilen gemacht worden ist. Die epidemiologischen Gründe für den eigenartigen Charakter des Ulcus molle als Epidemie sind uns in ihren letzten Ursachen verborgen."

Nachstehendes Schaubild illustriert diese Zahlen:

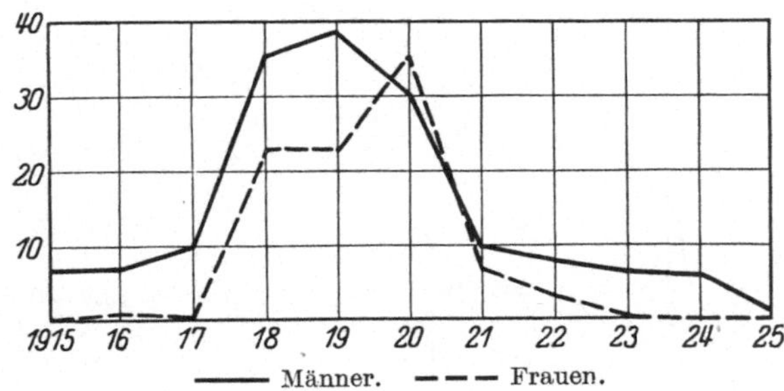

Abb. 175. Zugänge an Ulcus molle an der Frankfurter Universitäts-Hautklinik, 1915—1925.

SCHILLER sieht die Gründe der plötzlichen Häufung der Ulcus molle-Fälle vornehmlich in der Verschmutzung. Diese schon lange vertretene Ansicht scheint ihm seine Beobachtung in einem Brüsseler Kriegslazarett zu bestätigen, in dem 1917/18 plötzlich die Fälle von weichem Schanker sich häuften, was er vor allem auf die Einschränkung der Straßenbeleuchtung und auf das ungestörte Treiben der heimlichen Prostitution zurückführte. Eine weitere Stütze seiner Anschauung findet er in der plötzlichen Abnahme der Ulcus molle-Fälle an der Würzburger Klinik in den Jahren 1920—1922.

BRUCK dagegen betrachtet den weichen Schanker *nicht* als Verschmutzungskrankheit und seiner Ansicht sind GUMPERT, sowie BUSCHKE und LANGER beigetreten. Diese haben die Frage der Epidemiologie des Ulcus molle durch eine Enquete an 100 Leiter von Krankenabteilungen und praktizierende Ärzte, von denen mehr als 70 antworteten, zu klären gesucht.

Das Material, das ihrer Untersuchung zugrunde liegt, besteht dementsprechend fast ausschließlich aus „Krankenhausstatistiken", aus denen sich ja nur sehr schwer allgemein gültige Schlüsse ableiten lassen. LEONHARD VOIGT hat anläßlich der BUSCHKEschen Arbeit hervorgehoben: „Es ist nie angängig, aus der Gesamtzahl der Kranken eines Ortes gerade die herauszugreifen, welche sich zufällig in einer Krankenanstalt befinden oder die zur Zeit beim Militär in Behandlung stehen. Krankenhausstatistiken beweisen nur das eine, daß in dem untersuchten Zeitabschnitt sich eben so und so viele Kranke in stationärer Behandlung befanden, *sonst aber auch nichts*." Zum Beweise hat VOIGT dann die Ergebnisse der Nürnberger Enqueten herangezogen und das Material unter Hervorhebung der im Städtischen Krankenhause und der in der Poliklinik Behandelten gegeben (siehe Abb. 176).

Die nachstehenden Kurven zeigen, daß nach der „Krankenhausstatistik" ein Höchststand 1924 und ein Tiefstand 1923 erreicht war, daß nach der poliklinischen Statistik jedoch das Maximum 1922, 1924 das Minimum war. Bei diesen Angaben besteht sogar noch eine Differenz zwischen den Maxima und Minima für Männer und für Frauen (s. Abb. **176** b u. c).

Demgegenüber zeigt die allgemeine und allein brauchbare Statistik bei beiden Geschlechtern vom Maximum im Jahre 1921 ab einen schroffen Abfall bis 1923, dem dann ein geringer Anstieg folgte, der sich aber nach Meinung der Nürnberger Ärzte nicht fortgesetzt hat, sondern einem erneuten Absinken gewichen ist.

Das Ergebnis der Untersuchung von BUSCHKE und LANGER läßt sich folgendermaßen zusammenfassen: „Es ist sehr schwer zu sagen, wodurch die Schwankungen der Ulcus molle-Kurve bedingt sind und man gewinnt bei dem Überblick über viele derartige Zusammenstellungen aus den verschiedensten Ländern doch den Eindruck, daß noch ganz andere epidemiologische Faktoren dabei eine wichtige Rolle spielen, als es nur allein die Infektionsmöglichkeit ist. Wichtig erscheint aber die Schwankung und die Abnahme einerseits, und an anderen Stellen die Zunahme im Zusammenhang mit den übrigen Geschlechtskrankheiten, besonders der Lues. Denn am wenigsten kann man das Ulcus molle als „Schmutz"-Krankheit bezeichnen." Die Autoren haben dann noch von BRUCK ausgehend darauf hingewiesen, daß ähnlich wie bei

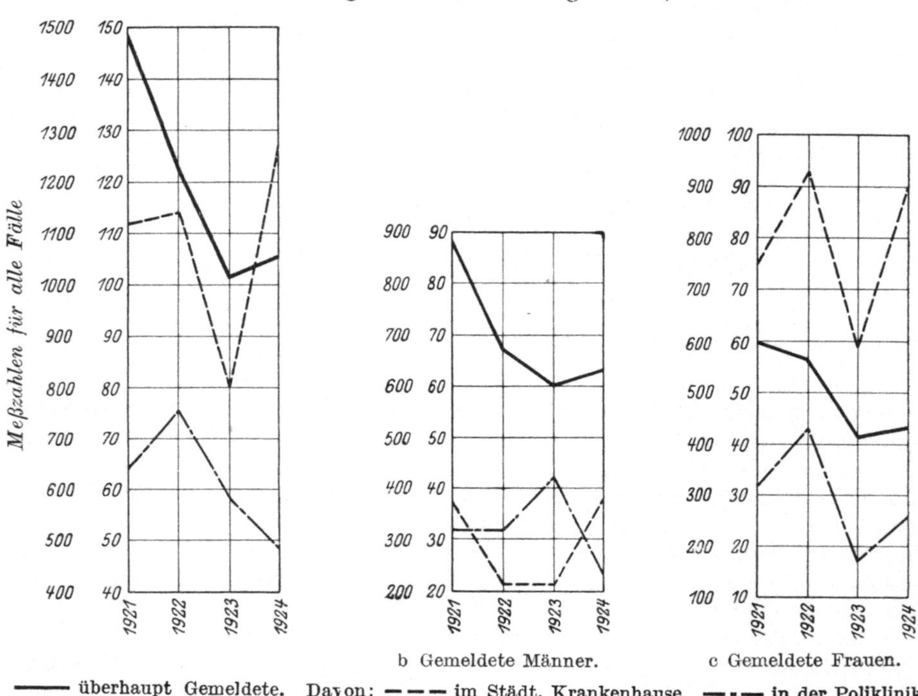

Abb. 176 a—c. Die bei den Nürnberger Enqueten 1921—1924 überhaupt, vom Städt. Krankenhause und von der Poliklinik Gemeldeten.

anderen Infektionskrankheiten auch beim Ulcus molle Bacillenträger vorkommen können, so daß Ulcus molle-Infektionen nicht nur von solchen Personen aus erfolgen können, die typische Erscheinungen haben, sondern die ganz gesund sind.

„Diese Ansicht ist auch vorher schon verschiedentlich ausgesprochen worden, so von SOMMER, und besonders von LESSER, der bei erscheinungsfreien Frauen im Harnröhren- und Portiosekret mikroskopisch fast in Reinkultur Streptobacillen nachweisen konnte, mit denen sich Männer mit typischem Ulcus molle und oft auch Bubonen infizierten. SCHERBER glaubt, daß die Streptobacillen zunächst spärlich und gewissermaßen saprophytär auf der Schleimhaut liegen bleiben können, bis sie plötzlich aus irgendeinem Grunde oder auf ein ihnen besser zusagendes Terrain gebracht, sich enorm vermehren, ihre Virulenz sich steigert und aus dem saprophytären Stadium durch die Provokation ein hochvirulentes hervorgeht. Ähnliche Beobachtungen beim Manne sind seltener und nach den Mitteilungen BRUCKs nur in zwei Fällen aus der älteren Literatur (RICORD, PUCHE) berichtet."

Ferner haben BRUCK, TOMMASOLI, MASTROSIMOLE u. a. das Vorkommen jahreszeitlicher Schwankungen hervorgehoben. Das Maximum der Morbidität bestehe in den wärmeren Monaten. Dieser Ansicht treten BUSCHKE und LANGER nicht bei; sie finden vielmehr die höchsten Zugangsziffern an Ulcus molle im Krankenhaus im 4. und 1. Quartal, in denen überhaupt im Krankenhaus die stärkste Belegung vorhanden ist. Zur Erklärung hierfür werden Fasching, Bockbierfeste und ähnliches herangezogen, jedoch nicht berücksichtigt, daß sich in der kalten Jahreszeit bedeutend mehr Menschen hospitalisieren lassen, um einen warmen Unterschlupf und Ernährung zu haben.

FRÜHWALD und WEILER haben im Gegensatz zu BUSCHKE an Hand der Zugangszahlen der Leipziger Universitäts-Hautklinik in den Jahren 1903—1910 für die Maximalbelegungsziffern im Januar, Juni, Juli und August folgende Erklärung gegeben:

„Für den Januar kann man sie vielleicht darin sehen, daß die Weihnachts- und Neujahrsferien sicherlich zahlreiche Gelegenheit zum Geschlechtsverkehre und damit zur Ansteckung bieten. Dazu kommt, daß viele Leute im Winter arbeitslos sind und sich dann eher entschließen, wegen ihrer Geschlechtskrankheit das Hospital aufzusuchen. Für die Monate Juli und August trifft dies natürlich nicht zu. Hier erklärt sich die erhöhte Frequenz aus dem durch die Jahreszeit bedingten freieren Verkehr zwischen den Geschlechtern."

Das auf Seite 859—861 beigebrachte Material stimmt hiermit durchaus überein.

Zur Klärung der Epidemiologie des Ulcus molle sei noch das Material aus Kopenhagen, Helsingfors und Stockholm herangezogen.

Für *Kopenhagen* sei die Morbidität der einzelnen Geschlechtskrankheiten der der Scabies gegenübergestellt:

Tabelle **343**. Erkrankungshäufigkeit an venerischen Krankheiten und an Scabies in Kopenhagen 1900—1925.

Jahr	Syphilis ‰	Gonorrhöe ‰	Ulcus molle ‰	Scabies abs.	Scabies ‰
1900	5,0	12,9	1,7	—	1,9
1901	5,7	13,7	2,4	—	1,7
1902	4,6	12,7	1,4	—	1,9
1903	4,3	12,5	1,1	—	2,5
1904	3,9	11,5	1,1	—	2,4
1905	3,2	11,4	1,1	—	2,1
1906	3,3	11,2	1,8	—	2,2
1907	4,5	12,9	1,7	1328	3,0
1908	5,6	14,2	2,6	2354	5,3
1909	4,9	13,4	2,3	3007	7,7
1910	5,3	13,2	1,8	2903	6,3
1911	5,8	14,0	1,5	2607	5,6
1912	5,0	12,2	1,4	2665	5,6
1913	3,5	12,1	1,1	2225	4,6
1914	4,5	14,1	1,2	2276	4,6
1915	4,6	14,7	1,6	3175	6,4
1916	4,9	14,4	1,7	4651	9,1
1917	4,4	13,5	1,0	7013	13,4
1918	4,4	15,8	0,9	9201	17,1
1919	5,4	15,9	1,2	7077	12,8
1920	5,2	13,1	1,3	6563	11,7
1921	4,4	11,7	1,0	5512	9,8
1922	2,7	10,6	0,6	3214	5,6
1923	2,3	10,9	0,4	2280	4,0
1924	2,1	10,3	0,3	1402	2,4
1925	2,2	10,6	0,2	862	1,5
1926	—	—	—	—	—

Das vorstehende Schaubild zeigt einmal den ähnlichen Verlauf der Ulcus molle-Kurve mit der der beiden anderen venerischen Krankheiten, ferner die Scabieskurve, die in den Jahren 1909 und 1918 deutlich ausgesprochene Gipfelpunkte aufweist.

Der Vergleich des Ulcus molle mit der Scabies ist gewählt, um die Frage nach der Natur des weichen Schankers als einer „Verschmutzungskrankheit" der Lösung näher zu bringen.

Auffällig ist an den 4 Kurven, daß im Jahre 1913 ein übereinstimmendes Minimum vorhanden und nach der Erhöhung während der Kriegsjahre eine

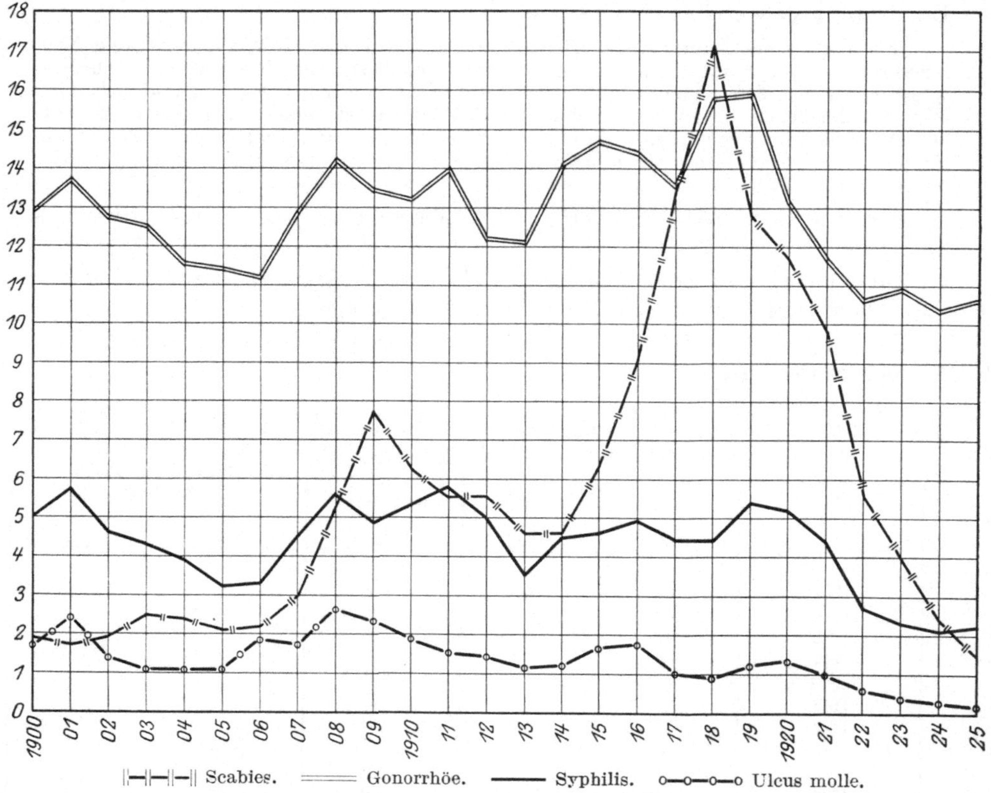

Abb. 177. Die Erkrankungshäufigkeit (‰) an venerischen Krankheiten und an Scabies in Kopenhagen 1900—1925.

ebenso übereinstimmende abfallende Tendenz nachweislich ist. Der enormen Zunahme der Scabies während der Kriegsjahre steht jedoch keine derartige Vermehrung der Frischinfektionen an Geschlechtskrankheiten, insbesondere an Ulcus molle gegenüber. Das, was man nach diesen Kurven höchstens sagen kann, ist: der ähnliche Typ des Scabieskurvenverlaufs im Sinne einer Zu- und Abnahme spricht dafür, daß ein Teil der Krätzefälle beim Coitus übertragen wird. Für die Scabieskurve ist hervorzuheben, daß die Zahlen vor 1915 einerseits und seit 1916 andererseits nicht absolut in ihrer Größenordnung verglichen werden dürfen, denn am 10. Mai 1915 wurde die obligatorische unentgeltliche Scabiesbehandlung eingeführt, die einen bedeutenden Teil von Fällen — 1916 wirkte sich das Epidemiegesetz voll aus — ans Licht zog. Dagegen kann für die relative Zu- und Abnahme der Scabies der Kurvenverlauf herangezogen werden.

Über einen längeren Zeitraum betrachtet, wie folgendes Schaubild zeigt, finden wir ab und zu bedeutende Erhebungen, die die Annahme ätiologischer Momente von temporärer Bedeutung rechtfertigen. Was die zu Betracht stehenden Jahre 1900—1924 betrifft, so wird die Zunahme von 1907 an mit dem Kulminationspunkt im Jahre 1909 auf die Zuwanderung russisch-polnischer Emigranten geschoben (Stadtarztbericht 1911). Dazu bemerkt aber der Medizinalbericht des dänischen Staates, daß diese Vermutung, obwohl viele der russischen und polnischen Arbeiter unter sehr schlechten hygienischen Verhältnissen lebten, doch nicht absolut stichhaltig sein könne, da in derselben Zeit auch in den Teilen

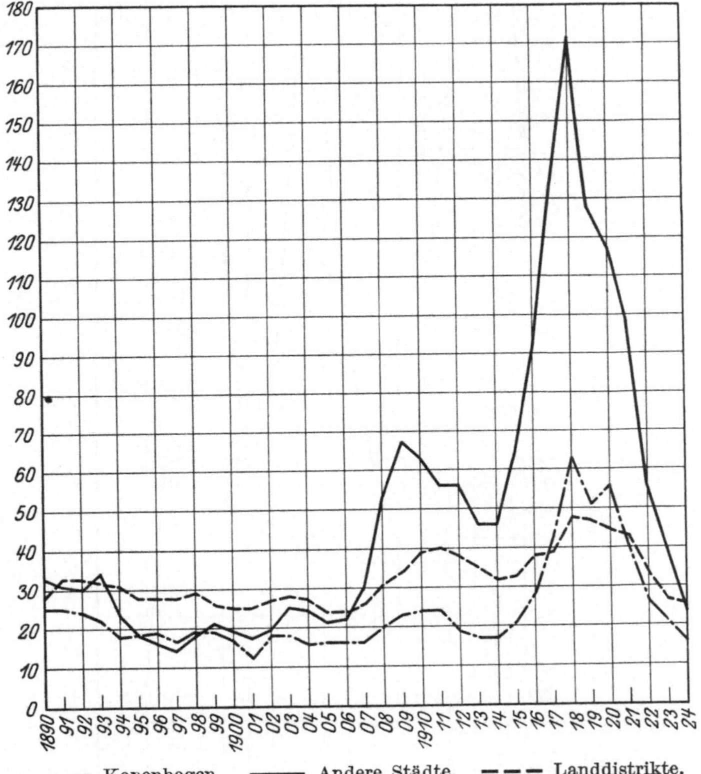

Abb. 178. Gemeldete Scabiesfälle in Kopenhagen, den anderen Städten und den Landdistrikten, berechnet auf je 10 000 Einwohner, 1890—1924.

Dänemarks, die von der Einwanderung nicht berührt waren, eine deutliche Zunahme der Scabies zu verzeichnen war. Der Anstieg der Scabiesmorbidität seit 1915 wird zuerst mit der 1915 stattgehabten Vergrößerung der Garnison erklärt.

„Hierfür spricht jedenfalls die Tatsache, daß nicht weniger als 316 Scabiespatienten im Garnisonhospital behandelt wurden und daß die Verbreitung der Krätze unter Kindern verhältnismäßig viel geringer als gewöhnlich war. 1909 waren von 3007 Krätzekranken 1041 Kinder unter 15 Jahren; 1915 von 3175 Krätzekranken nur 433 im Kindesalter.“

Die anhaltende sehr starke Zunahme der Scabies auch nach 1916 bis 1918 wird in Zusammenhang gebracht mit der durch den Weltkrieg hervorgerufenen Wohnungsnot, die im Verein mit Mangel an Seife und Heizmaterial eine mangelhafte Reinlichkeit zur Folge hatte. Für diese Erklärung spricht besonders der viel höhere Anstieg der Scabiesmorbidität in den Städten als auf dem Lande,

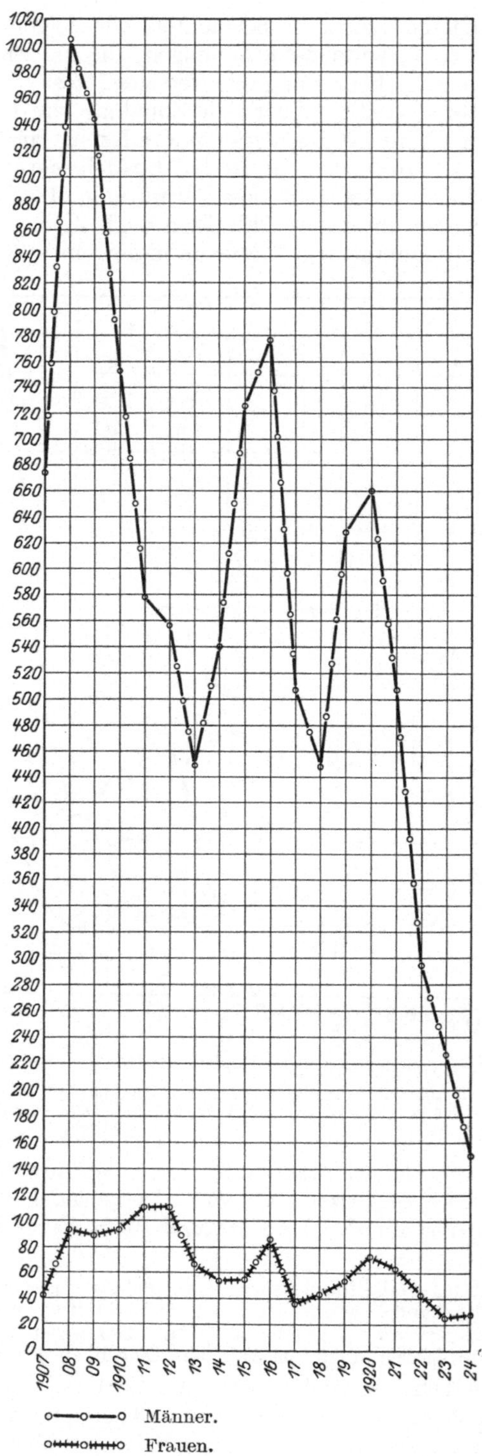

Abb. 179. Zahl der in Kopenhagen wegen Ulcus molle gemeldeten Männer und Frauen in Kopenhagen, im Alter von 15—50 Jahren, 1907—1924.

wo diese Momente eine viel geringere Rolle im Vergleich mit der früheren Zeit spielten (Bericht 1917). Der Bericht von 1918 hebt dazu noch hervor, daß der Gedanke nahe läge, die starke Steigerung der Scabies bei der gleichzeitigen Vermehrung der Geschlechtskrankheiten in Verbindung mit der freien Liebe zu bringen, die gleichermaßen die Ausbreitung der Krätze fördere.

Kann man demnach die Scabies als „Verschmutzungskrankheit" bezeichnen, so spricht hierfür vor allem auch, wie bereits ausgeführt, ihre jahreszeitliche Schwankung, denn im Sommer wird ihre geringste Morbidität gefunden. Im Gegensatz dazu werden beim Ulcus molle die meisten Fälle gerade im Sommer beobachtet. Das widerlegt die Auffassung, daß auch das Ulcus molle eine Verschmutzungskrankheit sei.

Die Betrachtung der nachstehenden Zahlen, sowie der darauf aufgebauten Kurven über die wegen Ulcus molle gemeldeten Männer und Frauen im Alter von 15—50 Jahren zeigt, daß der Kurvenverlauf bei Männern und Frauen ähnlich ist, daß naturgemäß bei den so geringen Erkrankungsziffern der Frauen die Kurve nicht so ausgesprochen sein kann wie bei den Männern, und daß verglichen mit der Morbidität an Gonorrhöe und Syphilis (vgl. S. 878) dieselben Maxima und Minima wie bei den anderen Geschlechtskrankheiten bestehen.

Tabelle 344. Die Zahl der in Kopenhagen wegen Ulcus molle gemeldeten Männer und Frauen im Alter von 15—50 Jahren (1907—1924).

Jahr	Männer	Frauen	Jahr	Männer	Frauen
1907	675	42	1916	776	86
1908	1071	93	1917	508	36
1909	943	89	1918	448	42
1910	753	93	1919	628	54
1911	579	111	1920	658	72
1912	557	111	1921	508	63
1913	449	67	1922	294	43
1914	541	54	1923	227	25
1915	726	55	1924	150	28

Auch in Helsingfors und Stockholm ist, wie nachfolgende Schaubilder (Abb. 180 u. 181) zeigen, der Kurvenablauf der Ulcus molle-Morbidität bei beiden Geschlechtern relativ identisch.

Bei Betrachtung der norwegischen Statistik, die Abb. 182 veranschaulicht, ist erkenntlich, daß die Wellenbewegungen ziemlich übereinstimmend mit denen von Gonorrhöe und Syphilis verlaufen, so daß man unter Heranziehung der norwegischen Erfahrungen (vgl. S. 846) zu dem Ergebnis kommen kann, daß auch hier wirtschaftliche Bedingtheiten eine wichtige Rolle spielen.

Sind wir bisher den Gründen der Zu- und Abnahme der venerischen Morbidität nachgegangen, so bleibt noch zu erörtern, ob und inwieweit sich eine tatsächliche Abnahme der Geschlechtskrankheiten feststellen läßt.

Materialien hierzu bieten die Enqueten im Kanton Basel-Stadt 1881 und 1920/21, sowie die fortlaufende skandinavische Statistik.

Einen Überblick über die Baseler Erhebungen gibt nachfolgende Abb. 183.

Ein Blick auf die Kurven zeigt, wie bedeutend höher sowohl für die Gonorrhöe als für die Syphilis der Männer die Morbidität 1881 gewesen ist. Dasselbe gilt auch für die Lues der Frauen, während die höheren Ziffern der weiblichen Gonorrhöe im Jahre 1920/21 nur für die etwas bessere Erfassung zeugen. Die Gonorrhöekurve der Männer erreicht 1881 ihren Höhepunkt bereits im Alter von 20—24 Jahren, während sie 1920/21 ihn erst im Alter von 24—29 Jahren zeigt; jedoch ist in beiden Jahren die Erkrankungshäufigkeit in den genannten Altersklassen von der gleichen Größenordnung, so daß diesem Unterschied kein großes Gewicht beizumessen ist. Was wirklich in die Augen springt, ist der Größenunterschied der Zahlenwerte innerhalb der beiden Enqueten. 1881 finden wir bei den Männern im 3. Jahrzehnt doppelt so viel Gonorrhöefälle und 13mal mehr Syphilisfälle. Die Gesamtheit der erkrankten Männer ist 1881 etwa 3mal größer als 1920/21. In der Altersklasse von 20—24 findet man

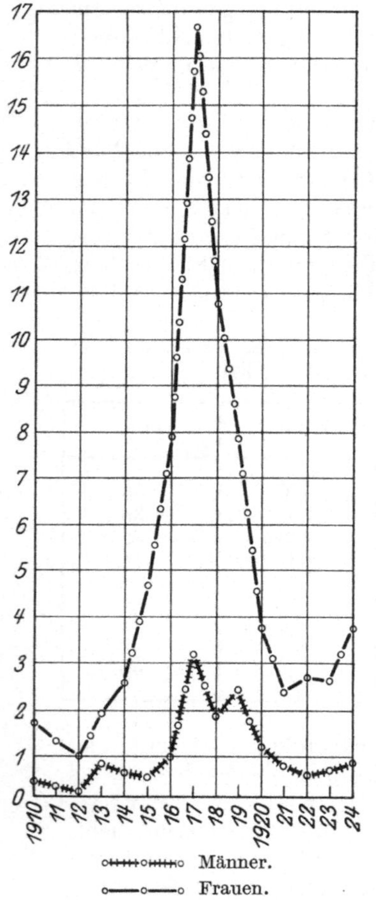

Abb. 180. Ulcus molle-Morbidität der Männer und Frauen in Helsingfors 1910 bis 1924, bezogen auf je 10000 über 10 Jahre.

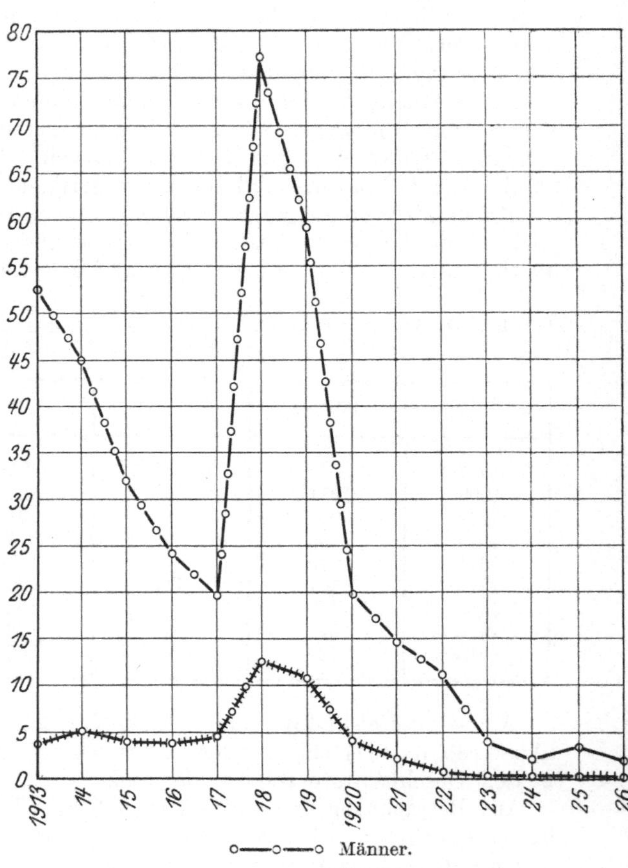

Abb. 181. Morbidität an Ulcus molle in Stockholm, 1913—26 berechnet auf 10000.

auf 10000 Einwohner berechnet für das männliche Geschlecht 1920/21 228, für das weibliche 60 und für beide Geschlechter zusammen 134 Fälle von Geschlechtskrankheiten; für 1881 dagegen 808, 113 und 415. 1881 sind von 100 Männern im 5. Jahrfünft fast 4 an Gonorrhöe und mehr als 4 an Syphilis, 1920/21 an Gonorrhöe 2 und an Syphilis 0,25 bzw. 0,34 frisch erkrankt gewesen; etwa die gleichen Verhältnisse finden sich in der Altersklasse von 24—29 Jahren.

„Bemerkenswert ist auch noch, daß beim männlichen Geschlecht im Alter von 15—19 Jahren 1881 bedeutend mehr venerische Kranke (232) zu zählen sind, im Verhältnis zur Altersklasse von 20—24 Jahren (808), als das 1920/21 der Fall ist (27 und 228). Auch erfolgt deren Abnahme 1881 nach dem 30. Jahr etwas weniger bedeutend als 1920/21.“ (VOLLENWEIDER).

Die Verhältnisse in Basel im Jahre 1881 sind also auf dem Gebiete des Venerismus bedeutend schlechter gewesen als 1920/21. Die Gründe für die relative Abnahme der venerischen Krankheiten dürften mit VOLLENWEIDER zu suchen sein im Rückgang des Alkoholismus und im Erfolg der Aufklärung, weniger im Sinne der Enthaltsamkeit als in dem der Anwendung der persönlichen Prophylaxe.

Die sehr hohe Erkrankungshäufigkeit im 4. Jahrfünft im Jahre 1881 gegenüber der Feststellung für 1920/21 scheint vor allem auch dafür zu sprechen, daß die Jugend vorsichtiger geworden ist; hängt aller Wahrscheinlichkeit aber auch mit der Änderung der heutigen Geschlechtsmoral zusammen.

Daß jedoch für den allerletzten Zeitabschnitt die jüngeren Altersklassen immer noch ein ernstes Problem für die Bekämpfungspolitik bilden, zeigt die Stockholmer Beobachtung. Aus einer Untersuchung der prozentuellen Zunahme der frischen Syphilis in den einzelnen Altersklassen im Jahre 1919 und der stattgehabten Abnahme im Jahre 1925 gegenüber der Morbidität des Jahres 1915 an Hand der Stockholmer Statistik ergeben sich folgende Übersichten:

Tabelle 345. Prozentuelle Zunahme der frischen Syphilis in Stockholm in den einzelnen Altersklassen 1915—1919.

Altersklasse	Männer	Frauen
15—20	608%	217%
20—25	172%	59%
25—30	62%	4%
30—40	27%	0%
40—50	218%	200%

Tabelle 346. Prozentuelle Abnahme der frischen Syphilis in Stockholm in den einzelnen Altersklassen 1915—1925.

Altersklasse	Männer	Frauen
15—20	30%	78%
20—25	79%	83%
25—30	84%	87%
30—40	89%	94%
40—50	88%	78%

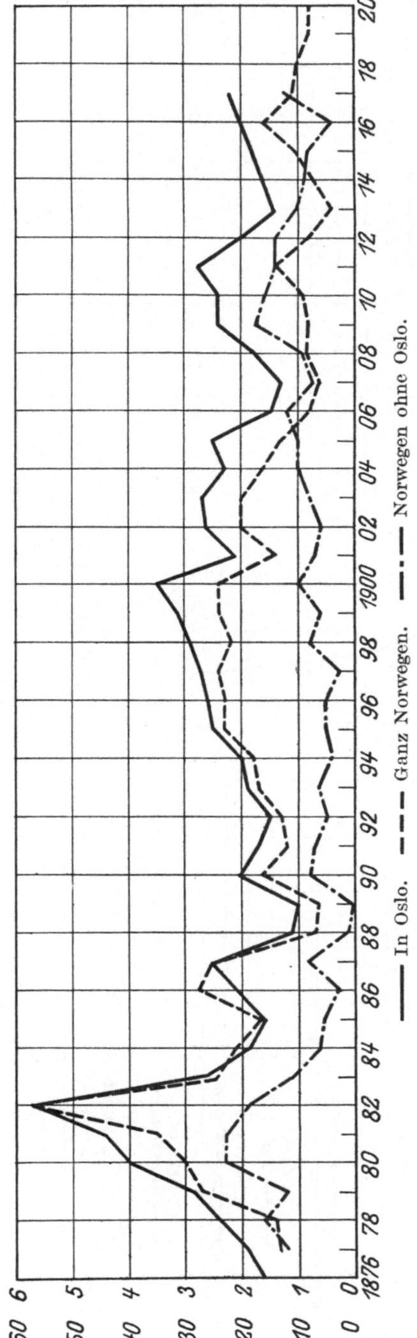

Abb. 182. Erkrankungshäufigkeit an Ulcus molle in Oslo, ganz Norwegen, Norwegen ohne Oslo, 1876—1920.

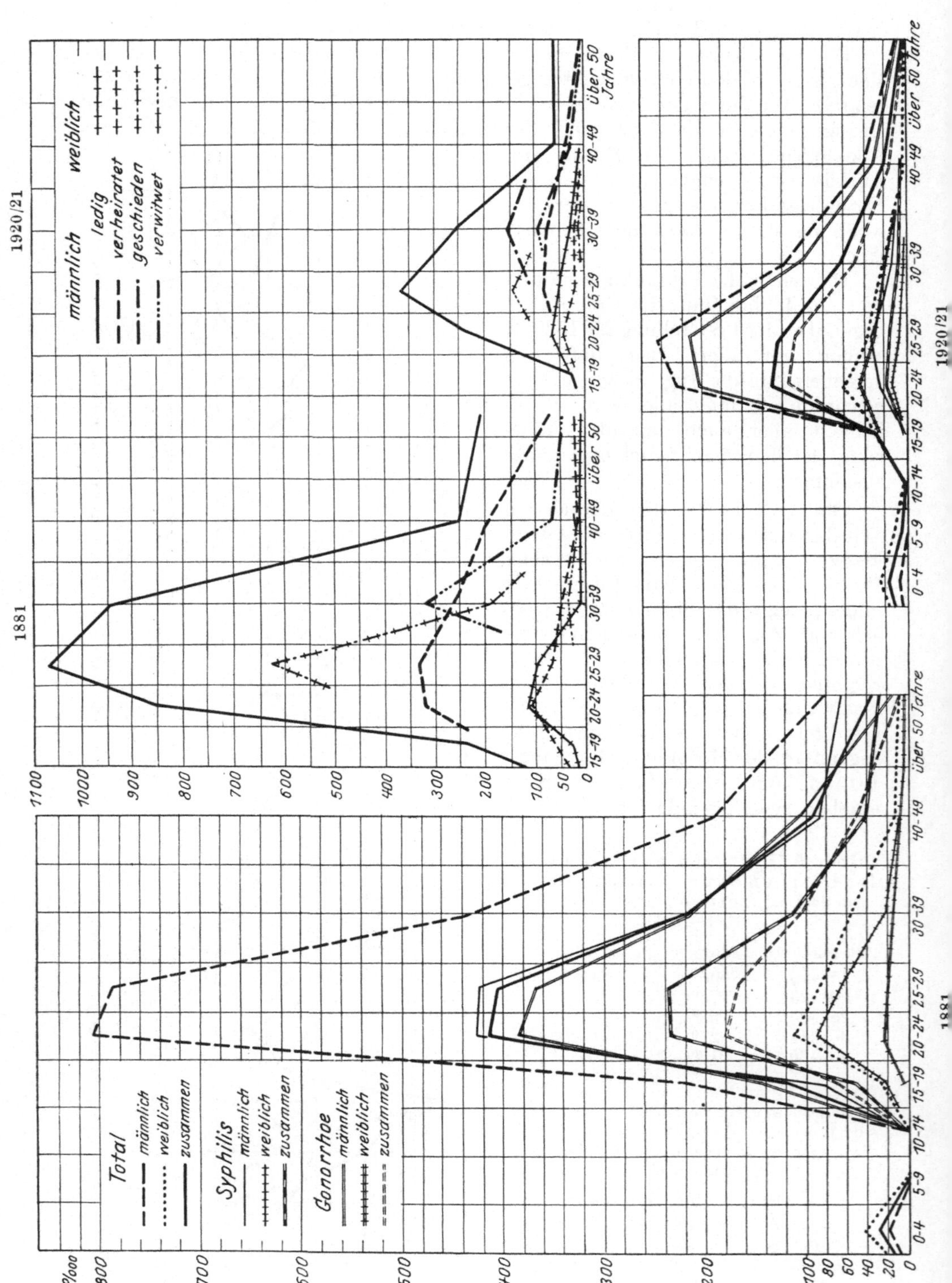
1881
1920/21
männlich
weiblich
ledig
verheiratet
geschieden
verwitwet
Total
männlich
weiblich
zusammen
Syphilis
männlich
weiblich
zusammen
Gonorrhoe
männlich
weiblich
zusammen
‰00
über 50 Jahre

Daraus ist erkenntlich, daß die allerhöchste Zunahme die 15—20jährigen aufwiesen, dann folgten auffallenderweise die 40—50jährigen, denen sich die Altersklasse 20—25 anschließt. Die geringste Zunahme wiesen die Angehörigen der Altersklasse von 30—40 auf. Gleichsinnig dazu war der schwächste Abfall bei der jüngsten Altersklasse (15—20 Jahre) zu konstatieren und der stärkste im Alter von 30—40 Jahren. Aus diesen Befunden kann nur der Schluß gezogen werden, daß wir zur weiteren Herabdrückung der Erkrankungshäufigkeit unsere Bemühungen bei den Jugendlichen intensivieren müssen, und daß unsere bisherigen Maßnahmen in der Hauptsache den Älteren, Verständigeren zugute gekommen sind.

Die in Basel beobachtete Abnahme der Geschlechtskrankheiten ist um so bedeutsamer, als die Wohnbevölkerung Basels 1880 rund 62 000, 1920 dagegen 136 000 betrug; denn wir wissen ja, daß die venerischen Krankheiten mit der Größe der Stadt zuzunehmen pflegen.

Überhaupt darf bei der Beurteilung der Zu- oder Abnahme der Geschlechtskrankheiten nicht übersehen werden, daß die im Laufe der letzten beiden Generationen stattgehabte Vermehrung der Bevölkerungszahl der Städte, insonderheit die Zunahme der großstädtischen Bevölkerung, wie überhaupt die fortschreitende Urbanisierung, die enorme Ausbildung der Kommunikationsmöglichkeiten, die zunehmende Industrialisierung usw. zu einer Erhöhung der durchschnittlichen Verbreitung der Geschlechtskrankheiten innerhalb der Gesamtbevölkerung hätten führen müssen. Die Feststellung einer relativen Erhöhung der venerischen Morbidität innerhalb eines Landes gegenüber der Zeit vor 30 Jahren kann also nicht ohne weiteres im Sinne einer faktischen Zunahme der Geschlechtskrankheiten gedeutet werden. Dies um so weniger, als die Erfassung der Geschlechtskranken heute bedeutend vollständiger ist als jemals früher. In besonderem Maße gilt das auch für die Gonorrhöe. So scheint auch der Ablauf der Gonorrhöekurve (vgl. Kopenhagen und Oslo) für ihre tatsächliche Abnahme zu sprechen. Denn wenn auch 1926 die in Oslo verzeichnete Morbiditätshöhe (s. S. 492) dieselbe ist wie 1905 und 1893, so ist doch daraus zu schließen, daß die Zahl der wirklich Erkrankten weit unter dem damaligen Niveau liegt. Dasselbe gilt für Kopenhagen. Der Unterschied zwischen der dort im Jahre 1924 zahlenmäßig niedergelegten niedrigsten Morbiditätsziffer und den Ziffern vor 1906 (vgl. S. 500ff.) würde weit stärker ausgeprägt sein, wenn die frühere Erfassung der Erkrankten der heutigen entsprochen hätte.

Zur Beurteilung des Rückgangs der Syphilis können als einwandfreie statistische Angaben die Zahlen etwa seit 1913/14 herangezogen werden, da die diagnostischen Methoden erst seit dieser Zeit ein homogenes Material gewährleisten. Aus dem beigebrachten skandinavischen Zahlenmaterial ist die Abnahme der Syphilis unverkennbar. Einen Beweis hierfür liefert auch das Verhältnis der Gonorrhöe- zu den Syphilisfällen. Es kamen in Stockholm 1913 ein Syphilisfall auf 5,8 Gonorrhöefälle, 1925 dagegen 1 Syphilisfall auf 20,8 Gonorrhöefälle. Das Verhältnis für ganz Schweden stellt sich für 1913 auf 1 : 5,3; und für 1925 auf 1 : 16,4. Und in Helsingfors ist das Verhältnis 1913 gegenüber 1925 wie 1 : 3,5 und 1 : 7,8. In Berlin verhielt sich die frische Syphilis zur frischen Gonorrhöe 1913 wie 1 : 3, 1919 wie 1 : 3,5 und 1927 wie 1 : 5.

Diese Zahlen sind ein sicherer Beweis für den starken Rückgang der Syphilis.

II. Die Verteilung der Geschlechtskrankheiten in Stadt und Land.

Die verschieden hohe Verbreitung der Geschlechtskrankheiten in Stadt und Land zeigte schon in dem vorgelegten Material u. a. die braunschweigische Erhebung.

Einen Einblick hierin gestattet ebenfalls das Ergebnis der Rekrutierungsstatistik, nach der aus den wichtigsten nord- und süddeutschen Bundesstaaten von 1000 Rekruten venerisch waren:

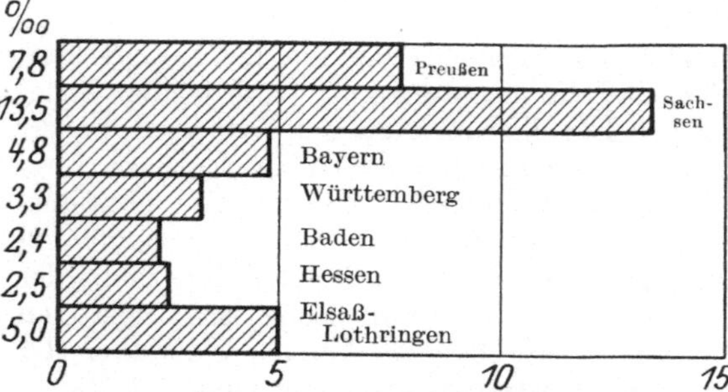

Abb. 184. Verbreitung der Geschlechtskrankheiten in den wichtigsten deutschen Bundesstaaten nach der Rekrutierungsstatistik.

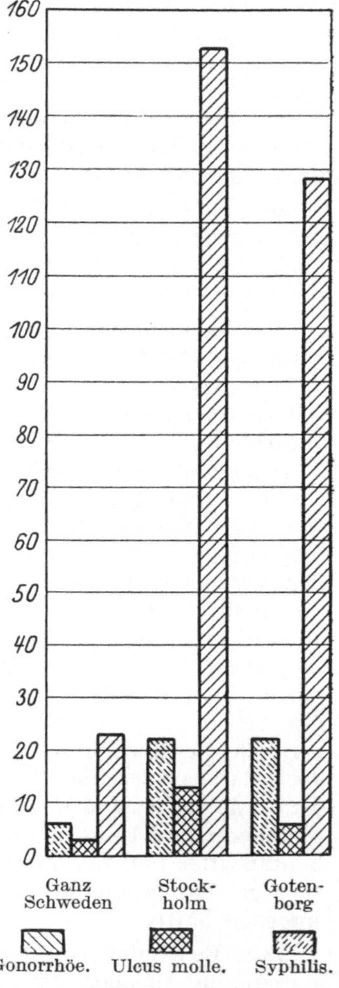

Abb. 185. Geschätzte Erkrankungsziffer an Geschlechtskrankheiten für 1905, bezogen auf 10000 Einwohner f. Schweden, Stockholm und Gotenborg.

Auch die schwedische Enquete vom Jahre 1905 belehrt über die hohe Morbidität der großen Städte Stockholm und Göteborg, im Gegensatz zum ganzen Lande.

Approximativ kann die Verteilung der Erkrankungsziffer in Stadt und Land nach der dänischen Statistik berechnet werden.

Bei der bäuerlichen Bevölkerung spielt aber eine große Rolle, daß sich ihre Geschlechtskranken nicht am Orte selbst, sondern in einer der nächstgrößeren Städte behandeln lassen, genau wie viele Erkrankte der Provinzstädte es vorziehen, in Kopenhagen den Arzt zu suchen.

Folgende Übersichten sind an Hand der dänischen Statistik entworfen:

Tabelle 347. Prozentuale Verteilung der Bevölkerung Dänemarks und der gemeldeten Fälle von Geschlechtskrankheiten vor und nach dem Kriege.

	In Kopenhagen	In den Provinzstädten	Auf dem Lande
	%	%	%
Bevölkerung 1911	21	19	60
Syphilisfälle	78	18	4
Gonorrhöefälle (1905—1914)	71	23	6
Ulcus molle-Fälle	80	16	4
Bevölkerung 1922	17	25	58
Syphilisfälle	60	30	10
Gonorrhöefälle (1920—1924)	58	33	9
Ulcus molle-Fälle	69	25	6

Tabelle 348. Erkrankungshäufigkeit auf 10000 an Geschlechtskrankheiten.

		Kopenhagen	Provinzstädte	Land
1911	Syphilis . . .	58	9,2	1,1
	Gonorrhöe . .	140	36	2,9
	Ulcus molle .	15	2,2	0,2
1922	Syphilis . . .	27	9,2	1,7
	Gonorrhöe . .	106	40	5,2
	Ulcus molle .	6	1,5	0,2

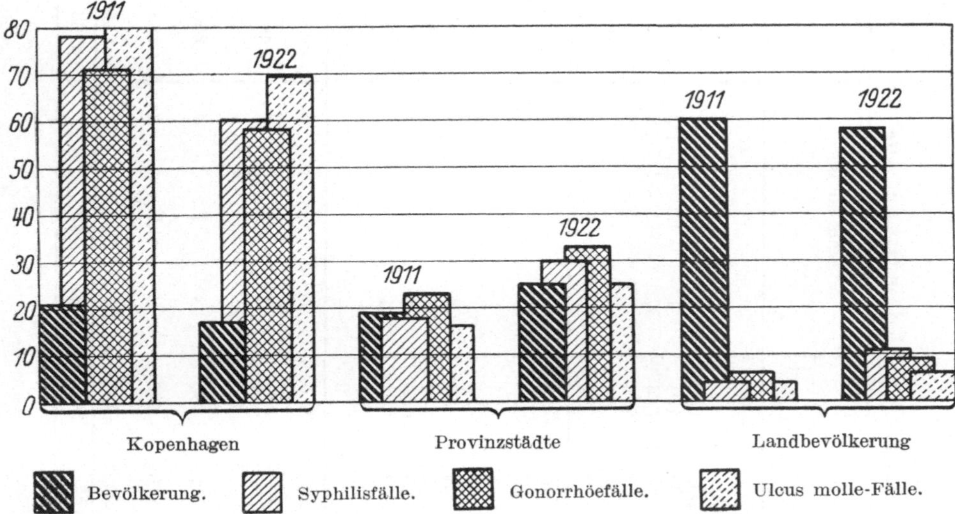

Abb. 186. Die prozentuale Verteilung der Bevölkerung Dänemarks und der gemeldeten Fälle von Geschlechtskrankheiten vor und nach dem Krieg.

Aus beiden Zahlenreihen geht das relative Freisein des platten Landes, die geringe Durchseuchung der Provinzstädte und die hohe Erkrankungshäufigkeit der Hauptstadt hervor. Die Provinzstädte zeigen eine rund 11mal so große Syphilismorbidität als das Land — gleichermaßen vor wie nach dem Kriege. Kopenhagen hatte 1911 eine 5mal höhere und 1922 eine 3mal höhere Erkrankungsziffer als die Provinzstädte.

Wenn diese Zahlen auch nur ein annäherndes Bild von den wirklichen Verhältnissen geben können, so haben sie doch in ihrer Relativität viel Wahrscheinlichkeit für sich. Sie zeigen die große Bedeutung der sich durch starke Fluktuation auszeichnenden internationalen Hafen- und Handelsstadt.

Zur gleichen Frage liefert auch die Schweizer Enquete von 1920/21 einen Beitrag, der aber nicht mit den Ergebnissen aus Dänemark und Schweden verglichen werden kann. Bei der skandinavischen Statistik handelt es sich nur um frische Fälle — die Erkrankungshäufigkeit stellt also in dem Falle einen Gefährdungsindex dar —, in der Schweiz dagegen nur um einen Ausschnitt aus der Gesamtzahl der gemeldeten Fälle, und zwar bei der Lues außerdem noch um die in verschiedenen Stadien befindlichen Kranken und bei der Gonorrhöe um akute wie chronische Fälle. Die gewonnenen Zahlen für den Ort der Infektion sind auf Grund der im Enqueteformular enthaltenen Frage „Wo, an welchem Ort erfolgte die Ansteckung?“ zusammen gekommen. Auf 10064 Einzelbulletins war diese Frage beantwortet.

Die Verteilung der angegebenen Fälle auf die einzelnen Erkrankungen und auf die verschiedenen schweizerischen Ortschaften, getrennt nach Größenklassen, gibt nachstehende Übersicht:

Tabelle 349. Die Geschlechtskrankheiten in der Schweiz. Verteilung der Fälle nach dem Ort der Ansteckung (Stadt oder Land).

Ortschaften	Gonorrhöe			Syphilis			Ulcus molle			Zusammen		
	m.	w.	zus.	m.	w.	zus.	m.	w.	zus.	m.	w.	zus.
A. Städte mit mehr als 50 000 E.												
1. Zürich	636	300	936	347	303	650	6	1	7	989	604	1593
2. Basel	403	172	575	104	90	194	1	1	2	508	263	771
3. Genf (aggl.)	619	111	730	423	241	664	37	1	38	1079	353	1432
4. Bern	329	129	458	171	103	274	6	2	8	506	234	740
5. St. Gallen	79	36	115	50	38	88	1	—	1	130	74	204
6. Lausanne	412	75	487	219	143	362	6	1	7	637	219	856
zusammen	2478	823	*3301*	1314	918	*2232*	57	6	*63*	3849	1747	*5596*
B. Städte mit 20—50 000 E.												
7. Winterthur	56	27	83	11	25	36	1	—	1	68	52	120
8. Luzern	147	57	204	42	27	69	3	—	3	192	84	276
9. Chaux-de-Fonds	26	15	41	27	12	39	—	—	—	53	27	80
10. Biel	69	16	85	43	20	63	1	—	1	113	36	149
11. Neuenburg	44	13	57	18	10	28	1	—	1	63	23	86
12. Freiburg	32	10	42	21	10	31	—	—	—	53	20	73
13. Schaffhausen	18	8	26	4	5	9	—	—	—	22	13	35
zusammen	392	146	*538*	166	109	*275*	6	—	6	564	255	*819*
C. Städte mit 10—20 000 E.	262	100	*362*	137	63	*200*	3	1	*4*	402	164	*566*
D. Städte mit weniger als 10 000 E. und Industrieorte	301	134	*435*	86	112	*198*	3	1	*4*	390	247	*637*
E. Ländliche Gegenden	385	189	*574*	117	120	*237*	2	1	*3*	504	310	*814*
F. Im Auslande infiziert	531	85	*616*	644	332	*976*	39	1	*40*	1214	418	*1632*
zusammen	4349	1477	*5826*	2464	1654	*4118*	110	10	*120*	6923	3141	*10064*

Die Zahl der Personen, die sich im *Ausland* infiziert hatten, betrug 1632, also 16% oder 1/6 aller Geschlechtskranken. Der Anteil ist bei den beiden Geschlechtern verschieden, 18% bei den Männern und 13% bei den Frauen. Während der Anteil der im Ausland geholten Infektionen für die Gonorrhöe sich nur auf 10,5% beläuft, beziffert er sich für die Syphilis auf 24% und für das Ulcus molle sogar auf 33% aller Fälle.

Die Geschlechtskranken, die sich in der *Schweiz* infiziert haben (8432 oder 84%), verteilen sich folgendermaßen nach dem Ort der Ansteckung, dessen prozentualer Anteil an der Gesamtbevölkerung gleichzeitig im folgenden angegeben ist:

Tabelle 350. **Prozentuale Verteilung der Schweizer Bevölkerung und der in der Schweiz Infizierten nach Ortsgrößengruppen.**

	Bevölkerungszahl	Prozentueller Anteil an der Gesamtbevölkerung	Zahl der Fälle von Geschlechtskrankheiten	Prozentueller Anteil auf nebenstehende Bevölkerungsgruppe
Städte mit mehr als 50 000 Einwohnern .	721 800	18,6	5596	66
Städte mit 10 bis 50 000 Einwohnern . .	387 500	10,0	1385	16,5
Ortschaften mit städtischem oder industriellem Charakter mit weniger als 10 000 Einw.	531 050	13,6	637	7,5
Landbevölkerung	2 239 970	57,8	814	10

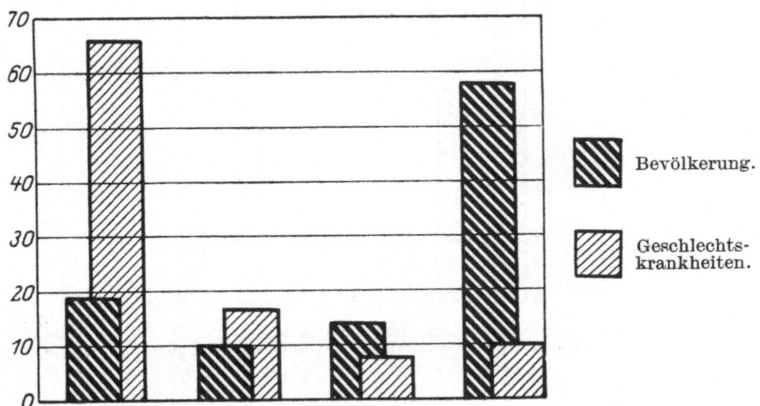

Abb. 187. Die prozentuale Verteilung der Bevölkerung der Schweiz nach Ortsgrößenklassen und der prozentuale Anteil der auf sie entfallenden Fälle von Geschlechtskrankheiten mit bekanntem Infektionsort, 1920/1921.

Bei 82,5% (mehr als 4/5) aller derjenigen, die ihre Krankheit in der Schweiz erworben hatten, erfolgte die Ansteckung in den Städten. Die Zahl der auf dem Lande Infizierten (10%) erscheint früheren Zahlen gegenüber verhältnismäßig groß, doch zeigen die vorstehenden neuen Zahlen für Dänemark, daß auch dort jetzt dieser Prozentsatz fast erreicht wird. In Schweden beträgt der prozentuale Anteil der auf dem Lande Infizierten bei der Gonorrhöe für Männer 11%, für Frauen 17% und für Lues 10 bzw. 17%.

Die Städte, in denen die größte Zahl der Kranken sich angesteckt haben, sind die folgenden:

Zürich	mit 19% der Fälle	Bern	mit 9% der Fälle
Genf	„ 17% „ „	Basel	„ 9% „ „
Lausanne	„ 10% „ „	St. Gallen.	„ 2,4% „ „

Mit Ausnahme von St. Gallen haben sich also in jeder dieser Städte ebensoviel oder mehr Kranke ihre Infektion geholt als in allen ländlichen Ortschaften der Schweiz zusammen.

Die Zahl der in verschiedenen Städten erfolgten Ansteckungen, berechnet auf die Einwohnerzahl dieser Städte, kann bis zu einem gewissen Punkt — unabhängig von zahlreichen anderen wichtigen oder weniger wichtigen Faktoren — eine Art Index bilden für die Infektionsgefahr oder mit anderen Worten für das Risiko der Ansteckung, das diese Städte bieten (HUBERT JAEGER).

Dieser Infektionsindex beträgt:

	für alle Geschlechtskrankheiten	für Lues
I. in den Städten mit mehr als 50 000 Einwohnern . . .	7,8‰	3,1‰
II. in den Städten mit 10—50 000 Einwohnern	3,5‰	1,2‰
III. in den Ortschaften mit weniger als 10 000 Einwohnern	1,2‰	0,4‰
IV. ländliche Ortschaften	0,3‰	0,1‰

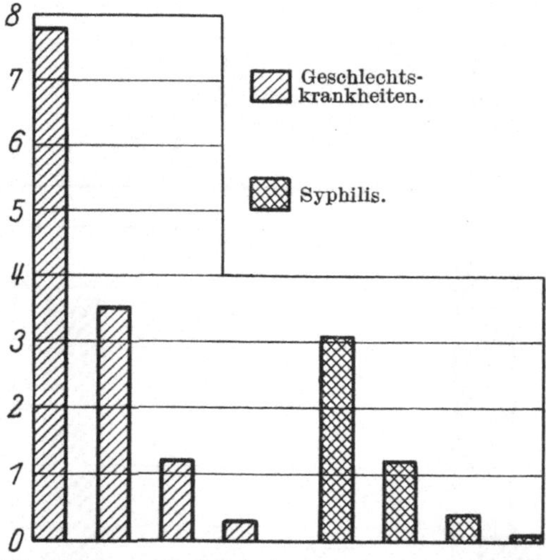

Abb. 188. Der Infektionsindex an Geschlechtskrankheiten und an Syphilis in der Schweiz auf Grund von 8432 Angaben über den Ort der Infektion.

Besitzen diese Ziffern auch nur einen relativen Wert, so geben sie doch eine Vorstellung von der verschieden hohen venerischen Gefährdung in Stadt und Land. Danach scheint dem Lande gegenüber für alle Geschlechtskrankheiten wie auch für die Lues in den Ortschaften mit weniger als 10 000 Einwohnern die Gefährdung eine vierfach hohe und in den Städten mit 10—50 000 Einwohnern eine zwölffach so große zu sein. In den Städten mit mehr als 50 000 Einwohnern erreicht sie für die Lues das Dreißigfache und ist für alle Geschlechtskrankheiten zusammen sogar noch höher.

Einen weiteren Einblick in die verschiedenartige Verbreitung der Geschlechtskrankheiten in Stadt und Land gibt für die Schweiz weiterhin das Zahlenmaterial, das mittels Einzelkarten zusammengekommen ist. JAEGER hat diese Verteilung an Hand sämtlicher mit Einzelbulletins gemeldeten Fälle durchgeführt, worüber nachstehende Tabelle unterrichtet:

Tabelle 351. Die prozentuale Verteilung der Bevölkerung und der während der schweizerischen Enquete 1920/21 gemeldeten Fälle von Geschlechtskrankheiten nach Ortsgrößengruppen.

	Bevölkerungszahl	Prozentueller Anteil an der Gesamtbevölkerung	Zahl der gemeldeten Fälle von Geschlechtskranken in den einzelnen Gruppen	Prozentueller Anteil der in den einzelnen Städtegruppen gemeldeten Fälle
Städte mit mehr als 50 000 Einw.	721 800	18,6	7740	61,5
Städte mit 20—50 000 Einw. .	230 200	6,0	994	8,0
Städte mit 10—20 000 Einw. . .	157 300	4,0	539	4,5
Ortschaften industriellen oder städtischen Charakters mit weniger als 10 000 Einw.. . .	531 050	13,6	1350	11,0
Ortschaft rein ländl. Charakters .	2 239 970	57,8	1950	15,0

Etwa 3 Viertel der Geschlechtskranken ($74^0/_0$) gehören zu den Bewohnern der Städte mit mehr als 10 000 Einwohnern. Die Zahl erhöht sich auf 5 Sechstel ($85^0/_0$) unter Einrechnung der Ortschaften unter 10 000 Einwohnern mit städtischem oder industriellem Charakter. Nur $15^0/_0$, etwa ein Sechstel aller Geschlechtskranken, entfällt auf die eigentliche Landbevölkerung. Die folgende graphische Darstellung 189 zeigt die relative Häufigkeit der Geschlechtskrankheiten überhaupt und der Gonorrhöe und der Syphilis im besonderen, in den Städten und auf dem Lande.

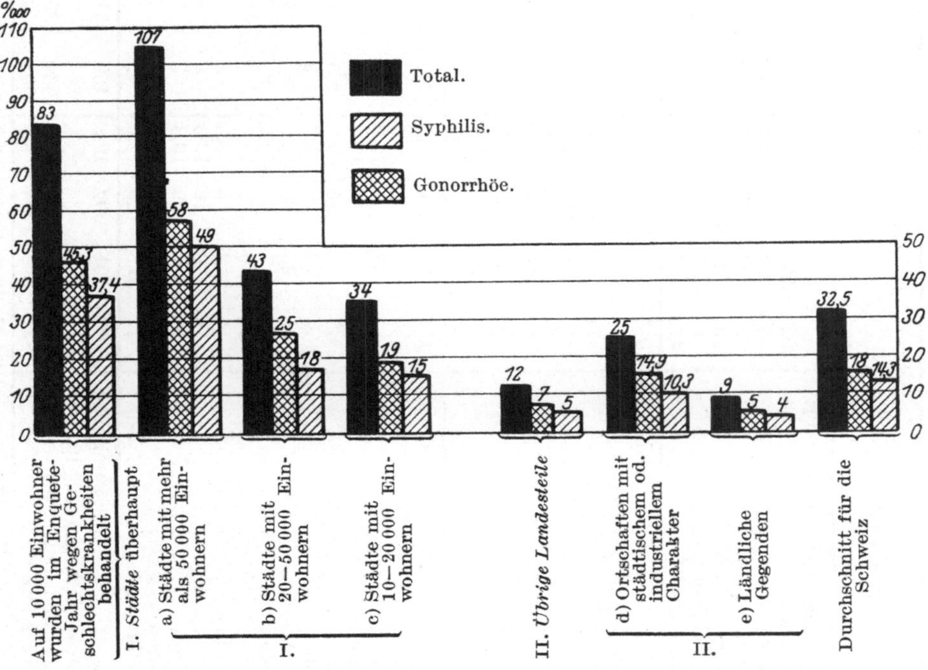

Abb. 189. Verbreitung der Geschlechtskrankheiten im allgemeinen und der Gonorrhöe und Syphilis im besonderen in den Städten und auf dem Lande in der Schweiz auf 10 000 Einwohner, nach der Enquete 1920/21.

Tabelle 352. Die Verteilung[1]) der Geschlechtskrankheiten in der Schweiz nach Stadt und Land auf Grund der vom 1. Oktober 1920 bis 30. September 1921 durchgeführten Enquete.

Ortschaften	Gonorrhöe				Syphilis				Ulcus molle				Alle Geschlechtskrankheiten				Wohnbevölkerung
	m.	w.	zus.	‰	m.	w.	zus.	‰	m.	w.	zus.	‰	m.	w.	zus.	‰	zus.
A. Städte mit mehr als 50 000 E.																	
1. Zürich	1020	397	1417	68,4	626	464	1090	52,6	14	1	15	0,7	1660	862	2522	121,7	207 200
2. Basel	586	288	874	64,2	271	188	459	33,8	6	1	7	0,5	863	477	1340	98,5	136 000
3. Genf (aggl.)	624	136	760	56,3	598	381	979	72,5	42	2	44	3,2	1264	519	1783	132,1	135 100
4. Bern	302	122	424	40,4	173	101	274	26,0	9	1	10	0,9	484	224	708	68,0	104 600
5. St. Gallen	83	57	140	20,0	71	64	135	19,3	—	—	—	—	154	121	275	39,0	70 400
6. Lausanne	429	101	530	76,8	318	254	572	81,4	9	1	10	1,4	756	356	1112	162,2	68 500
zusammen	3044	1101	*4145*	*57,4*	2057	1452	*3509*	*48,6*	80	6	*86*	1,2	5181	2559	*7740*	*107,0*	*721 800*
B. Städte mit 20—50 000 E.																	
7. Winterthur	71	30	101	20,2	41	40	81	16,2	—	1	1	0,2	112	71	183	36,6	50 000
8. Luzern	134	65	199	45,2	50	29	79	17,9	—	—	—	—	184	94	278	63,2	44 000
9. Chaux-de-Fonds	28	20	48	12,6	42	24	66	17,3	—	—	—	—	70	44	114	30,3	37 700
10. Biel	72	10	82	23,4	45	22	67	19,1	1	—	1	0,3	118	32	150	43,4	34 600
11. Neuenburg	56	15	71	30,9	30	14	44	19,1	1	—	1	0,4	87	29	116	50,2	23 200
12. Freiburg	27	7	34	16,2	27	17	44	20,9	—	—	—	—	54	24	78	37,8	20 600
13. Schaffhausen	25	17	42	21,0	20	13	33	16,5	—	—	—	—	45	30	75	37,5	20 100
zusammen	413	164	*577*	25,0	255	159	*414*	*18,0*	2	1	*3*	*0,1*	670	324	*994*	*42,8*	*230 200*
C. Städte mit 10—20 000 E.																	
14. Montreux (aggl.)	15	12	27	15,9	12	8	20	11,7	—	—	—	—	27	20	47	28,1	16 700
15. Chur	13	6	19	11,9	7	5	12	7,5	1	—	1	0,6	21	11	32	20,5	15 600
16. Herisau	7	7	14	9,3	5	4	9	6,0	—	—	—	—	12	11	23	15,3	15 000
17. Thun	4	2	6	4,3	9	—	9	6,4	—	—	—	—	13	2	15	10,5	14 200
18. Lugano	61	33	94	72,3	38	17	55	41,0	3	—	3	2,3	102	50	152	113,4	13 400
19. Solothurn	27	7	34	26,1	28	9	37	28,4	—	—	—	—	55	16	71	54,2	13 100
20. Vevey	12	9	21	16,1	9	6	15	11,5	—	—	—	—	21	15	36	28,1	12 800
21. Le Locle	4	2	6	4,6	8	2	10	7,7	—	—	—	—	12	4	16	12,8	12 500
22. Rorschach	8	8	16	13,3	6	4	10	8,3	—	—	—	—	14	12	26	22,4	11 600
23. Olten	15	4	19	15,8	8	5	13	10,8	—	—	—	—	23	9	32	27,8	11 500
24. Aarau	25	8	33	30,0	17	7	24	21,8	1	—	1	0,9	43	15	58	54,2	10 700
25. Bellinzona	12	3	15	15,0	12	4	16	16,0	—	—	—	—	24	7	31	30,3	10 200
zusammen	203	101	*304*	19,3	159	71	*230*	14,6	5	—	*5*	0,2	367	172	*539*	*34,2*	*157 300*
D. Städte mit weniger als 10 000 Einw. und Industrieorte	612	179	*791*	14,9	364	185	*549*	10,3	7	3	*10*	0,2	983	367	*1350*	*25,4*	*531 050*
E. Bauerndörfer	831	298	*1129*	5,0	501	303	*804*	3,6	16	1	*17*	0,07	1348	602	*1950*	*8,7*	*2 239 970*
Zusammen	5103	1843	*6946*	17,9	3336	2170	*5506*	14,3	110	11	*121*	0,3	8549	4024	*12 573*	—	*3 880 320*

[1]) Diese Verteilung bezieht sich nur auf die mittels *Einzelkarten* gemeldeten Fälle.

Die Verteilung der angegebenen im Enquetejahr behandelten Geschlechtskranken nach den einzelnen Städten und Bevölkerungsgruppen bei gleichzeitiger Angabe der Relativzahlen für die einzelnen Erkrankungsformen gibt die nebenstehende Tabelle.

In den Städten mit mehr als 10 000 Einwohnern wurden durchschnittlich 83 von 10 000 Einwohnern wegen Geschlechtskrankheiten behandelt. Diese Verhältniszahl wechselt nach der Größe der Städte; in den Städten mit mehr als 50 000 Einwohnern beträgt sie 107, in denjenigen von 20 000—50 000 Einwohnern 43, und in den kleinen Städten von 10 000—20 000 Einwohnern geht sie auf 34 herunter. Es nimmt also in den Städten nicht nur die absolute Zahl der Geschlechtskranken im Verhältnis zur Einwohnerzahl zu, sondern es wächst die Zahl auch verhältnismäßig, im Vergleich zwischen der kleineren oder größeren Stadt, wie vorstehende Zeichnung (Abb. 189) erweist.

In den „übrigen Landesteilen" beträgt die mittlere Zahl der behandelten Geschlechtskranken 12 auf 10 000 Einwohner; davon kommen 25 auf 10 000 in den Städten und Industrieorten mit weniger als 10 000 Einwohnern und 9 auf 10 000 Einwohner der ländlichen Gegenden.

Im Vergleich zur Landbevölkerung weist die *Bevölkerung der Städte eine neunmal höhere Zahl von Geschlechtskranken*, auf die gleiche Bevölkerungszahl berechnet, auf. In den Städten mit mehr als 50 000 Einwohnern ist die Zahl noch größer, sie beträgt das *Zwölffache* der Proportionalzahl auf dem Lande. Wenn für die ganze Schweiz 32,5 Geschlechtskranke auf 10 000 Einwohner berechnet werden, so beträgt diese Verhältniszahl in den großen Städten das Drei- bis Vierfache, auf dem Lande ein Drittel bis ein Viertel.

Die vorstehenden Zahlen für die einzelnen Städte werden unter Hervorhebung der betreffenden Bevölkerungsziffern veranschaulicht durch die folgende Graphik (Abb. 190).

Aus ihr geht klar hervor, daß die Regel von der Zunahme der Geschlechtskrankheiten mit der Größe des Ortes nur eine „Regel" und kein „Gesetz" ist, und daß Ausnahmen bestehen, da eben noch andere Faktoren als nur die Bevölkerungszahlen dabei eine Rolle spielen. Deutlich ist ersichtlich, daß Lausanne und auch Genf — dessen Zahlen wegen der sehr geringen Beteiligung an der Enquete, es hatten nur 55% der Ärzte gemeldet viel zu niedrig sind — relativ viel höhere Ziffern aufweisen als die Städte der deutschen Schweiz; und ebenso auffällig sind die Zahlen für Lugano, die völlig aus der Reihe herausfallen (Fremdenverkehr). Daß die größeren Städte die Hauptherde für die Verbreitung der Geschlechtskrankheiten sind, geht aus folgenden Angaben (ebenfalls nach JAEGER) klar hervor:

Zürich allein stellt *20 Prozent* aller in der Schweiz während des Enquete-Jahres gemeldeten Geschlechtskranken; es folgen

Genf	mit 14,2%	St. Gallen . .	mit 2,2%
Basel	„ 10,6%	Luzern	„ 2,2%
Lausanne . . .	„ 8,8%	Winterthur . .	„ 1,5%
Bern	„ 5,6%	Biel	„ 1,2%

La Chaux-de-Fonds mit 1,0%.

Die Stadt Zürich allein wies im Jahre 1920/21 eine *höhere*, die Stadt Genf allein etwa die *gleiche* Zahl von Geschlechtskranken auf, wie die gesamte Landbevölkerung der Schweiz.

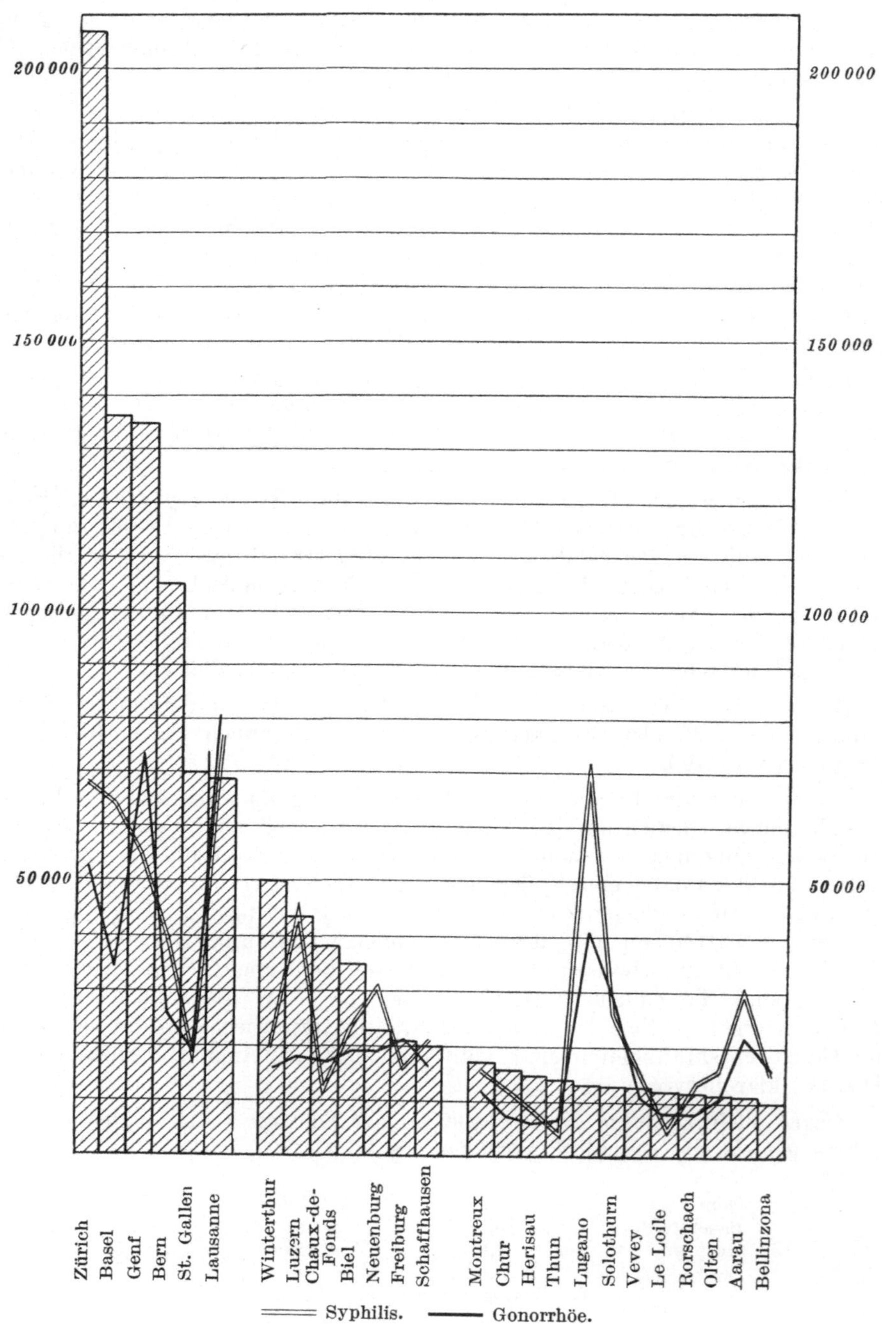

Abb. 190. Die Verteilung der Geschlechtskrankheiten in der Schweiz in einzelnen Städten. (Enquete 1920/21.)

Die estländische Statistik liefert zu dieser Frage folgendes Material.

Tabelle 353. Erkrankungshäufigkeit an frischen Geschlechtskrankheiten in Estland 1923, verteilt nach Stadt und Land.

Stadt	Bevölkerungszahl	Frische Lues		Ulcus molle		Gonorrhoea acuta	
		abs.	‰	abs.	‰	abs.	‰
Reval	122 419	177	1,4	116	0,95	1869	15,3
Dorpat	50 342	69	1,4	5	0,1	329	6,5
Narva	26 912	36	1,3	17	0,6	140	5,2
Pärnu	18 499	10	0,5	—	—	41	2,2
Übrige Städte .	45 252	8	0,18	1	0,02	30	0,7
Land	827 583	87	0,12	12	0,01	269	0,32

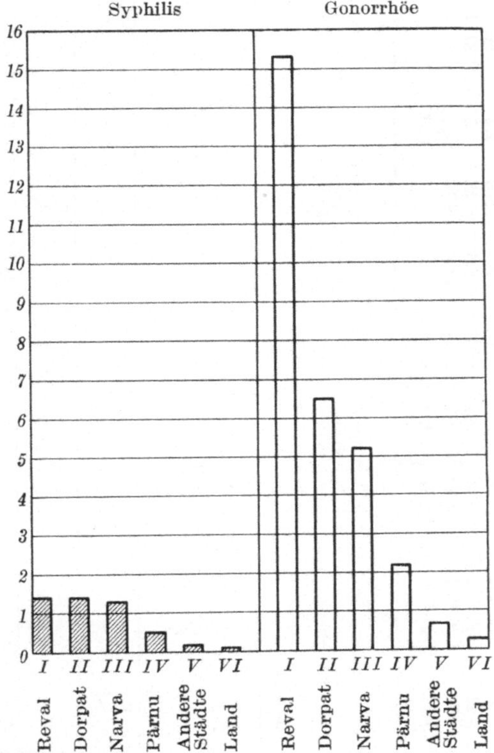

Abb. 191. Erkrankungshäufigkeit (‰) an frischer Syphilis und akuter Gonorrhöe, verteilt nach Stadt und Land in Estland 1923.

Klar ist hieraus die hohe Erkrankungshäufigkeit in den Städten erkennbar, während in den kleinen Städten und auf dem Lande geringe Erkrankungsziffern gefunden werden.

Die auf Grund der Lex veneris in Schweden erfolgenden Meldungen der Erkrankungsfälle nach dem Infektionsorte geben eine weit genauere Einsicht in die verschiedene Gefährdung durch Geschlechtskrankheiten in Stadt und Land, wie aus den Tabellen für Syphilis und Gonorrhöe für die Jahre 1919, 1920 und 1924 berechnet, hervorgeht:

Tabelle 354. In den Jahren 1919, 1920 und 1924 in Schweden an Syphilis recens Infizierte, getrennt nach Ansteckungsort und Geschlecht.

Ansteckungsort	1919						1920						1924					
	Männer	‰	Mittlere Bevölkerungsm. in Taus.	Frauen	‰	Mittlere Bevölkerungsm. in Taus.	Männer	‰	Mittlere Bevölkerungsm. in Taus.	Frauen	‰	Mittlere Bevölkerungsm. in Taus.	Männer	‰	Mittlere Bevölkerungsm. in Taus.	Frauen	‰	Mittlere Bevölkerungsm. in Taus.
Stockholm .	1285	6,98	184	687	3,01	228	706	3,79	186	368	1,59	231	195	1,00	194	89	0,37	240
Göteborg . .	569	5,94	94	278	2,65	105	275	2,86	96	163	1,54	106	26	0,24	108	22	0,18	121
Malmö . . .	245	4,71	52	149	2,52	59	113	2,13	53	79	1,35	60	29	0,54	54	18	0,29	62
Norrköping .	60	2,31	26	50	1,61	31	21	0,81	26	48	1,55	31	10	0,37	27	11	0,34	32
Andere Städte	865	2,01	431	520	1,08	482	497	1,11	444	226	0,47	495	107	0,23	470	51	0,10	528
Land	347	0,16	2072	344	0,16	2067	208	0,10	2079	190	0,09	2068	39	0,02	2104	39	0,02	2081

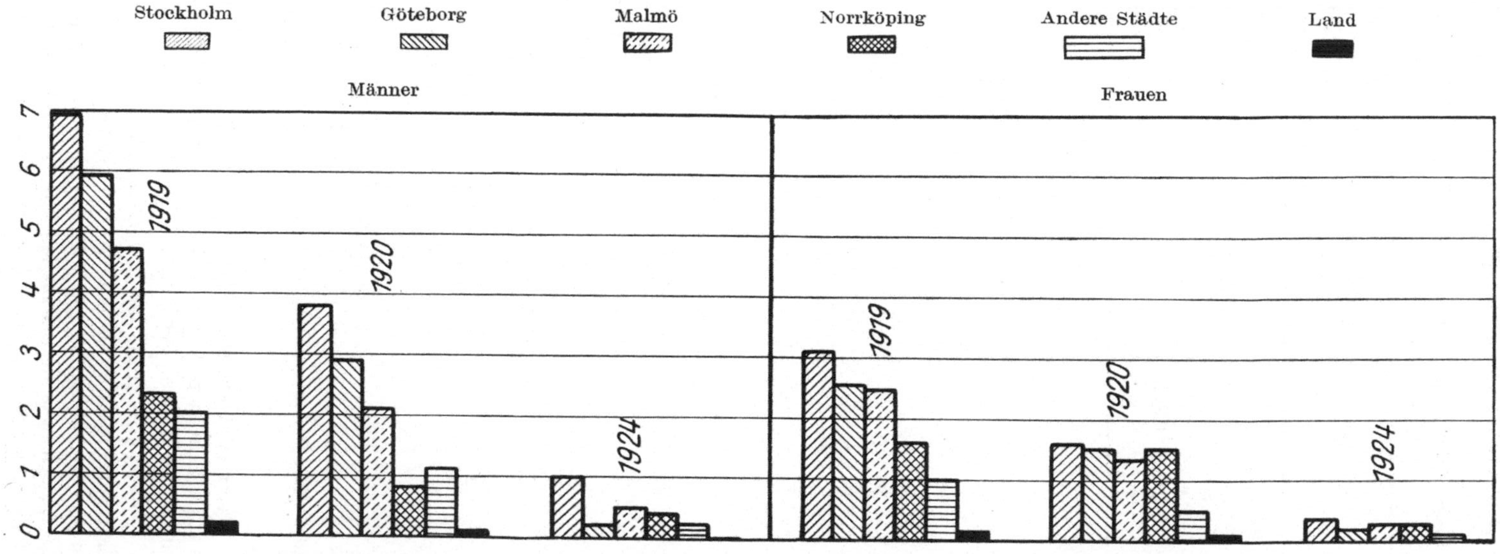

Abb. 192. In Schweden 1919, 1920, 1924 an Syphilis recens Infizierte nach Ansteckungsort und Geschlecht.

Tabelle 355. In den Jahren 1919, 1920 und 1924 in Schweden an Gonorrhöe-Frischinfizierte, getrennt nach Ansteckungsort und Geschlecht.

Ansteckungsort	1919						1920						1924					
	Männer	‰	Mittlere Bevölkerungsm. in Taus.	Frauen	‰	Mittlere Bevölkerungsm. in Taus.	Männer	‰	Mittlere Bevölkerungsm. in Taus.	Frauen	‰	Mittlere Bevölkerungsm. in Taus.	Männer	‰	Mittlere Bevölkerungsm. in Taus.	Frauen	‰	Mittlere Bevölkerungsm. in Taus.
Stockholm . .	5418	29,4	184	1939	8,9	228	4006	21,5	186	1275	5,5	231	3287	16,9	194	983	4,9	240
Göteborg . .	1757	18,7	94	527	5,0	105	1361	14,2	96	288	2,7	106	839	7,8	108	190	1,5	121
Malmö . . .	1064	20,5	52	220	3,7	59	777	14,7	53	120	2,0	60	522	9,7	54	87	1,4	62
Norrköping .	279	10,7	26	196	6,3	31	205	8,1	26	158	5,0	31	167	6,2	27	55	1,7	32
Andere Städte	3798	8,8	431	1806	3,7	482	2614	5,9	444	878	1,7	495	1626	3,4	470	512	0,9	528
Land	1991	0,9	2072	999	0,5	2067	1050	0,5	2079	673	0,3	2068	765	0,3	2104	367	0,17	2081

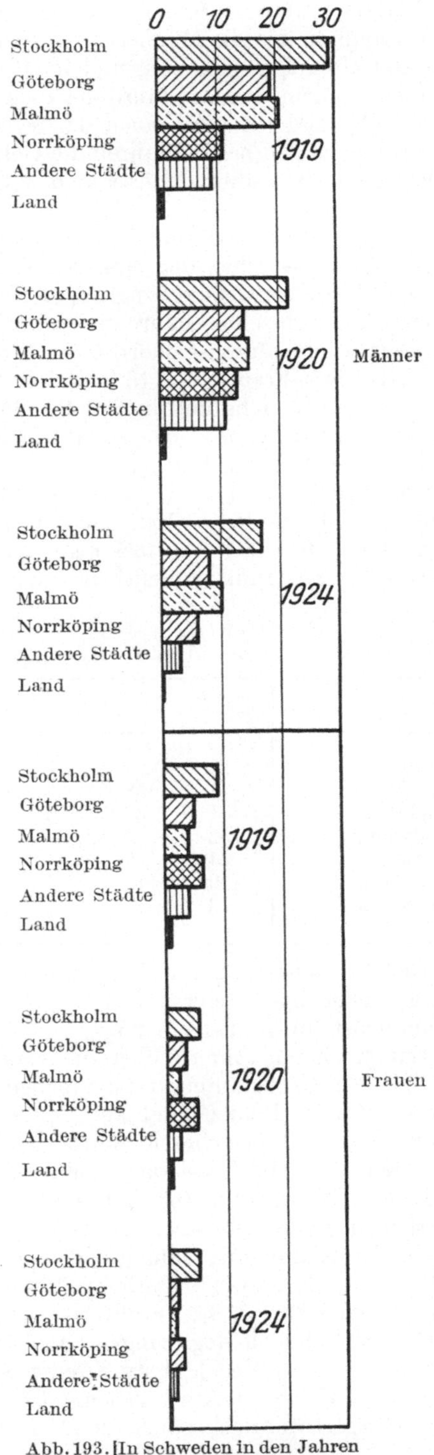

Abb. 193. In Schweden in den Jahren 1919, 1920 und 1924 an Gonorrhöe Frischinfizierte, getrennt nach Ansteckungsort und Geschlecht.

Für die Jahre 1919 und 1920 ist demnach in Stockholm die Gefährdung durch Syphilis für die Männer rund 40 mal und für Frauen rund 20 mal größer gewesen als auf dem Lande, und in den Provinzstädten mit unter 50 000 Einwohnern betrug diese Gefährdung dem Lande gegenüber für die Männer das Zwölffache und für die Frauen das Sechsfache. Interessant und auffallend ist ferner, daß in den beiden Jahren die Gefahrenchance für Männer wie für Frauen gleich groß ist, während diese in den Städten für die Frauen nur die Hälfte beträgt.

Bei der Gonorrhöe sind in den als repräsentativ ausgewählten Jahren die Unterschiede zwischen den einzelnen Orten verschiedener Größe bzw. innerhalb der verschiedenen Ortsgrößengruppen zwar auch deutlich ausgesprochen, jedoch innerhalb der einzelnen Jahre etwas wechselnd; so beträgt dem Land gegenüber die Gefährdung durch Gonorrhöe in Stockholm bei den Männern das 30—40-fache, bei den Frauen das 18 fache; in Göteborg und Malmö das 20—28 fache bzw. das 9—10 fache und in den Provinzstädten mit unter 50 000 Einwohnern das rund 10 fache bzw. das rund 7 fache.

Den unheilvollen Einfluß der großen Städte zeigt wie schon oben das schweizerische Material die folgende kleine Übersicht, die die Syphilisinfektionen der Jahre 1919—1921 in sieben schwedischen Provinzstädten, verteilt nach dem Orte der Ansteckung, verzeichnet: Stockholms Bedeutung als venerisches Zentrum ist deutlich erkennbar.

Tabelle 356. Syphilisinfektionen in schwedischen Provinzstädten nach dem Ort der Ansteckung, 1919—1921.

	Im Orte selbst	Stockholm	Göteborg	Malmö	Sonstige Städte	Land	Ausland	Summe
Lund	23	4	—	3	—	1	2	33
Upsala	41	58	5	2	15	31	7	159
Eskilstuna . .	41	33	1	—	2	2	—	79
Linköping . . .	52	5	—	—	2	6	2	67
Borås	64	1	5	—	3	5	2	80
Sundsvall . . .	159	14	5	—	7	86	11	282
Norrköping . .	173	16	1	1	9	6	13	219

Die Tatsache, daß die Verbreitung der venerischen Krankheiten mit der Ortsgrößengruppe steigt, zeigt auch folgende tschechoslowakische Zahlenzusammenstellung (Tabelle 357).

Entsprechende Ziffern über die verschiedene Verteilung der Erkrankungshäufigkeit in Großstädten und ländlichen Bezirken für die einzelnen Geschlechtskrankheiten in Deutschland auf Grund der Erhebung des Jahres 1919 sind bereits Seite 462 beigebracht worden. Sie stellen für die Jahreserkrankungshäufigkeit folgende Tafel dar (Abb. 195).

KARL SEUTEMANN (b) hat dazu ausgeführt: ,,Der Jahreszugang [1]) an sämtlichen Geschlechtskrankheiten, auf 1000 Einwohner berechnet, hat betragen (in Klammern: Jahreszugang an frischer Syphilis): in Hannover 31,0 (6,3); Berlin 35,2 (6,7); Hamburg 30,1 (5,4); München 28,1 (3,7); Dresden 27,4 (4,8); Breslau 30,7 (5,3); Frankfurt a. M. 30,7 (4,3); Stuttgart 16,4 (3,0); ferner im Gegensatz hierzu Regierungsbezirk Köslin 3,6 (1,0); Regierungsbezirk Niederbayern 4,8 (0,5), Mecklenburg-Strelitz 8,9 (1,8).

Wie groß, aber auch wie gleichmäßig ist die Jahresziffer in den Großstädten, nur Stuttgart (übrigens auch z. B. Nürnberg) steht verhältnismäßig günstig

[1]) Die Zahlen sind hier wegen der mangelhaften ärztlichen Beteiligung um 20% erhöht worden.

Tabelle 357. Geschlechtskrankheiten verteilt nach Größe des Wohnorts pro Jahr auf 100 000 der Bevölkerung in der Tschechoslowakei.

Provinz	Unter 3000 Einwohner	Von 3000 bis 30 000 Einwohner	Über 30 000 Einwohner
Böhmen:			
Männer	478	1428	3190
Frauen	178	489	1180
zus.	342	931	2150
Mähren u. Schlesien:			
Männer	389	1303	2718
Frauen	156	464	843
zus.	255	885	1770
Slowakei:			
Männer	290	960	3918
Frauen	99	230	665
zus.	191	595	2298
Karpatho-Rußland:			
Männer	219	1078	—
Frauen	190	237	—
zus.	204	656	—
Tschechoslowakische Republik:			
Männer	399	1165	3175
Frauen	156	375	870
zus.	272	763	1992

da. Auf dem Lande hingegen fordert die Seuche kaum $^1/_6$ bis $^1/_8$ der Opfer der Großstadt. Im Ausland nimmt man dasselbe wahr.“

Leider läßt wegen der verschiedenartigen Beteiligung an der Umfrage des Jahres 1919 das damals gewonnene Zahlenmaterial keine exakten Vergleiche aller Großstädte zu — die im Hinblick über die Ursachen der verschiedenen Erkrankungshäufigkeit großes Interesse beanspruchen könnte —, so daß wir gezwungen sind, auf ältere Angaben zurückzugreifen. Wir haben erkannt, daß die Größe der Stadt einen Einfluß auf die Erkrankungshäufigkeit der Geschlechtskrankheiten ausübt. Richtiger kann man dies aber umschreiben als einen Einfluß ausgeübt durch den Bevölkerungsaufbau, insbesondere durch die Größe des Prozentsatzes der Ledigen, vor allem aber der ledigen weiblichen Personen, durch die Verschiedenartigkeit der sozialen Schichtung wie des Charakters der einzelnen Stadt und durch die Höhe der Bevölkerungsfluktuation, Einflüsse, die ja nicht mit der Größe der Stadt parallel gehen. Dies erhellen z. B. auch die schon mehrfach veröffentlichten Übersichten der deutschen Rekrutierungsstatistik (vgl. Handbuch der soz. Hyg. Bd. III, S. 633).

Das dort gegebene Diagramm zeigt deutlich die Unterschiede in der Erkrankungshäufigkeit in verschieden großen Städten.

Daraus folgt, daß die Großstädte, die *Binnenhandelsstädte* sind — wie Berlin, Leipzig, Köln und Frankfurt a. M. —, sehr hohe Erkrankungsziffern aufweisen, ebenso wie die Hafenstädte Hamburg, Stettin, Königsberg, Danzig und Kiel, in denen die Erkrankungsziffern sogar relativ zu der Größe der Stadt teilweise noch höher, wohingegen sie in den Städten der *Großindustrie*, wie Elberfeld, Dortmund, Krefeld, Essen, viel geringer sind.

Untersuchen wir nun, worauf sich diese verschiedenartige Verteilung in Stadt und Land gründet, so müssen wir dazu die Bevölkerungsstatistik heran-

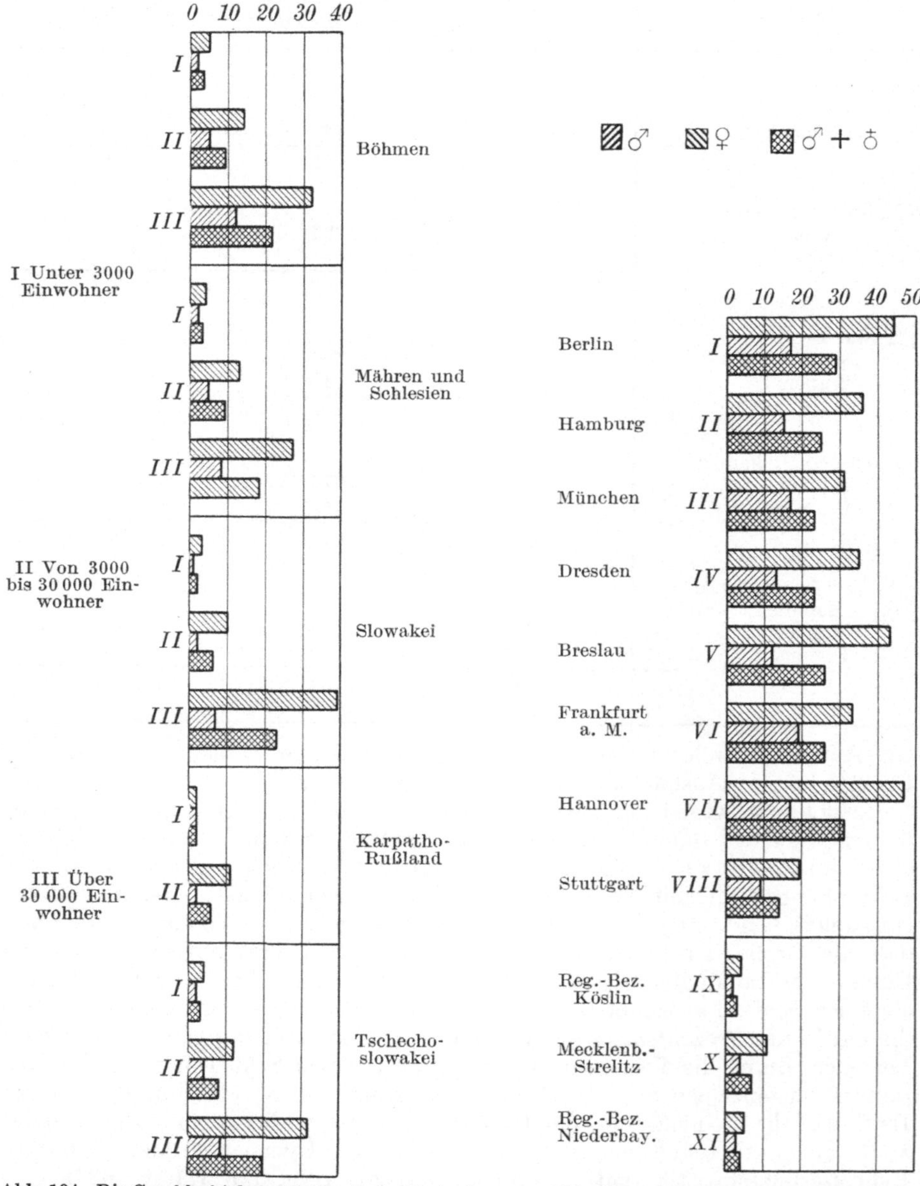

Abb. 194. Die Geschlechtskrankheiten in der Tschechoslowakei, verteilt nach der Größe des Wohnorts pro Jahr und auf 1000 der Bevölkerung nach der Erhebung im Februar 1921.

Abb. 195. Die mutmaßliche Jahreszugangsziffer an Geschlechtskrankheiten in einigen deutschen Großstädten und vorwiegend ländlichen Bezirken, berechnet auf je 1000 der mittleren Bevölkerung nach der Enquete von 1919.

ziehen, und zwar das über die Verteilung in Stadt und Land und über den Altersaufbau der Bevölkerung vorliegende Material.

Einen allgemeinen Überblick über die verschiedenartige Besetzung der Altersklassen in Stadt und Land vermittelt schon folgende Übersicht:

In Stadt und Land entfallen auf die Altersklassen nach der Volkszählung von 1919 (Deutschland):

	0—20 Jahre		21—60 Jahre		Über 60 Jahre	
Von je 100	männlich	weiblich	männlich	weiblich	männlich	weiblich
Stadt	35,4	31,6	58,1	60,0	6,5	8,4
Land	44,6	40,6	45,6	49,4	9,8	10,0

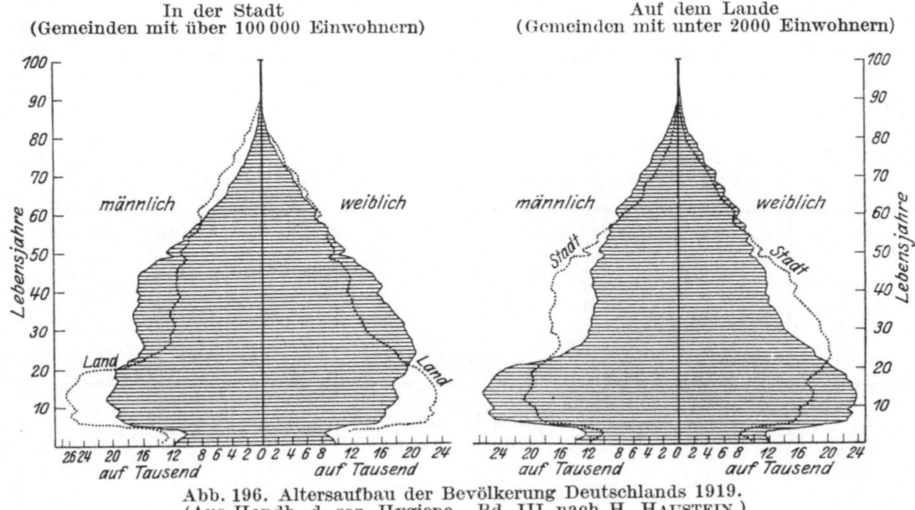

Abb. 196. Altersaufbau der Bevölkerung Deutschlands 1919.
(Aus Handb. d. soz. Hygiene. Bd. III, nach H. HAUSTEIN.)

Das vorstehende Schaubild enthält die Unterschiede im Altersaufbau der Bevölkerung noch für die einzelnen Lebensjahre und läßt die geradezu entgegengesetzte Struktur von Großstadt und Land erkennen, was besonders deutlich aus der jedem Bilde eingetragenen punktierten Linie für den anderen Bevölkerungsteil hervorgeht.

Das hervorstechendste Merkmal der Stadtbevölkerung ist die starke Besetzung der Altersjahre im erwerbstätigen Alter, während das Charakteristicum der Landbevölkerung die überaus große Besetzung der jüngsten, den Anteil der Kinder bezeichnenden Altersklasse ist. Bei der Landbevölkerung entspricht auch die Bevölkerungszahl im erwerbstätigen Alter nicht entfernt ihrem Kinderreichtum. Die Stadt mit ihren mannigfaltigen Arbeits- und Verdienstmöglichkeiten und ihren arbeitgebenden Industriestätten saugt förmlich die große Kinderzahl der Landbevölkerung an, die im erwachsenen Alter auf dem Lande keine Beschäftigung und keinen Unterhalt finden könnte. Die Stadt bedarf aber andererseits auch dringendst dieses Menschenzuwachses, da sie aus ihrer eigenen Bevölkerungszunahme keineswegs den Arbeitsmarkt befriedigen könnte.

An beiden Diagrammen fällt der scharfe Einschnitt im Stadtbilde bei den männlichen Personen im Alter von 20—30 Jahren und auch die gegenüber den weiblichen Personen starke Einbuchtung beim männlichen Teil der Landbevölkerung auf. Diese durch die Kriegsverluste bedingte Änderung des Altersaufbaues muß für die Zukunft, wie unten noch näher ausgeführt werden soll, einen bedeutenden Einfluß auf den Venerismus haben.

Ist als eine wesentliche Bedingtheit der stärkeren oder geringeren Verbreitung der Geschlechtskrankheiten die unterschiedliche Struktur der Bevölkerung in Großstadt, Mittelstadt, Kleinstadt und Land festgestellt, und die in diesen verschiedenen Ortsgrößenklassen sie bedingenden wie davon abhängenden verschieden gearteten Arbeits- wie Lebensverhältnisse sowie die Gestaltung der Vergnügungs- und Genußbefriedigung, so muß mit dem Entwicklungsprozeß, der als Verstadtlichung (Urbanisierung) der Bevölkerung bezeichnet wird, in Hinsicht auf die venerischen Krankheiten mit einer allgemein fortschreitenden Erhöhung der durchschnittlichen Erkrankungsziffer gerechnet werden, falls es nicht gelingt, durch sozialhygienische Maßnahmen durchgreifend vorzubeugen.

Welche Fortschritte die Verstadtlichung der Bevölkerung im Deutschen Reiche seit 1871 gemacht hat, geht aus folgender Tabelle und aus den drei Schaubildern hervor, die die Entwicklung der Bevölkerung, auf die Ortsgrößengruppen verteilt, einmal nach der Zahl der Einwohner, dann nach ihrer prozentualen Verteilung, sowie die Verteilung der Bevölkerung nach Stadt und Land geben (Abb. 197, 198).

Tabelle 358. Die Reichsbevölkerung nach Gemeindegrößenklassen seit 1871 unter Zugrundelegung des jeweiligen Gebietsstandes des Reichs.

Jahr	Sämtliche Gemeinden	Es entfallen auf Gemeinden mit ..... Einwohnern					
		weniger als 2000 (ländl. Gemeinden)	2000 und mehr (städt. Gemeinden)	und zwar Gemeinden mit .... Einw.			
				2000 bis unter 5000	5000 bis unter 20 000	20 000 bis unter 100 000	100 000 und mehr
			Zahl der Gemeinden.				
1871	—	—	2328	1716	529	75	8
1885	—	—	2771	1951	683	116	21
1900	76 959	73 599	3360	2269	864	194	33
1905	76 391	72 811	3580	2386	945	208	41
1910	75 939	72 199	3740	2441	1028	223	48
1919	—	—	—	—	—	215	46
1925	63 580	60 132	3448	2256	933	214	45
			Zahl der Einwohner (in 1000).				
1871	41 010	26 219	14 791	5087	4588	3147	1969
1875	42 727	26 070	17 657	5779	5124	3488	2666
1885	46 856	26 377	20 479	5806	6055	4172	4446
1900	56 367	25 734	30 633	6816	7586	7111	9120
1905	60 641	25 822	34 819	7159	8334	7817	11 509
1910	64 926	25 955	38 971	7298	9172	8678	13 823
1919	60 412	22 734	37 678	6748	8445	8427	14 058
1925	62 349	22 225	40 124	6780	8360	8365	16 619
			Vom Hundert der Gesamtbevölkerung.				
1871	100	63,9	36,1	12,4	11,2	7,7	4,8
1875	—	61,0	—	—	—	—	—
1885	100	56,3	43,7	12,4	12,9	8,9	9,5
1900	100	45,7	54,3	12,1	13,4	12,6	16,2
1905	100	42,6	57,4	11,8	13,7	12,9	19,0
1910	100	40,0	60,0	11,2	14,1	13,4	21,3
1919	100	37,6	62,4	11,2	14,0	13,9	23,3
1925	100	35,6	64,4	10,9	10,4	13,4	26,7

Lebten 1871 nur 4,8% der Bevölkerung in den Städten mit 100 000 oder mehr Einwohnern (den sog. Großstädten), so waren es 1910 bereits 21,3%, 1919 23,3% und 1925 26,7%.

Unter den Gefahrenchancen der Großstadt lebt heute also mehr als ein Viertel der Gesamtbevölkerung.

Der Prozentsatz der überhaupt in Gemeinden über 2000 Einwohnern lebenden Bevölkerung betrug 1871: 36,1%, 1910: 60%, 1919: 62,4% und 1925: 64,4%, während in den Gemeinden mit weniger als 2000 Einwohnern der Bevölkerungsanteil 1871: 63,9%, 1910: 40%, 1919: 37,6% und 1925: 35,6% betrug.

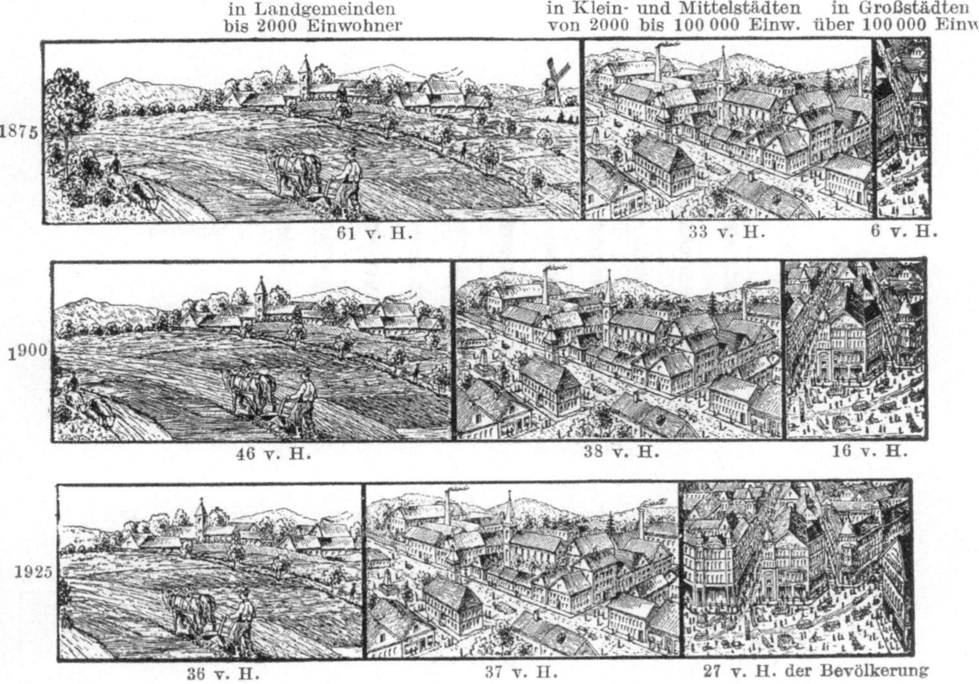

Abb. 197. Verteilung der Bevölkerung auf Stadt und Land im Deutschen Reich 1875, 1900 und 1925. (Aus Wirtschaft und Statistik.)

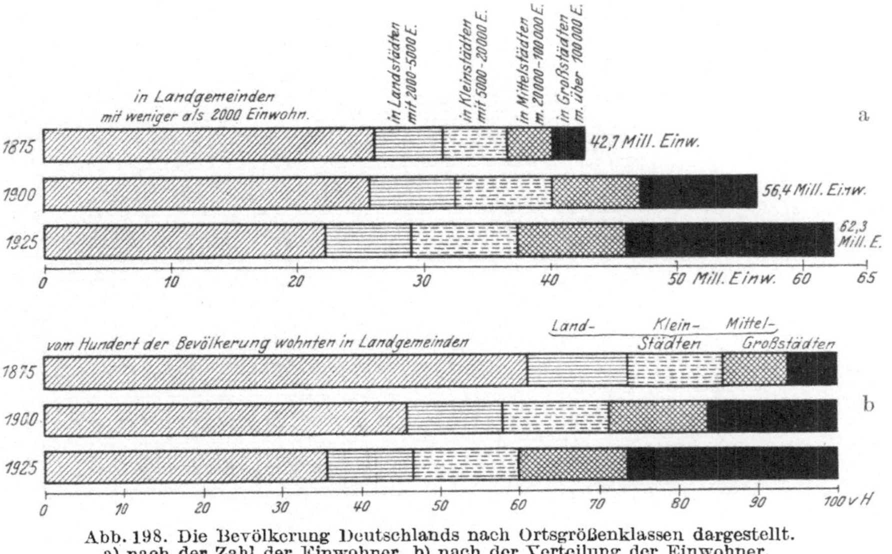

Abb. 198. Die Bevölkerung Deutschlands nach Ortsgrößenklassen dargestellt. a) nach der Zahl der Einwohner, b) nach der Verteilung der Einwohner.

Hieraus folgt die schnell fortschreitende Verstadtlichung unserer Bevölkerung, die vor allem darin ihren Ausdruck findet, daß das Verhältnis von Stadt- und Landbevölkerung im Rahmen der Gesamtbevölkerung des Deutschen

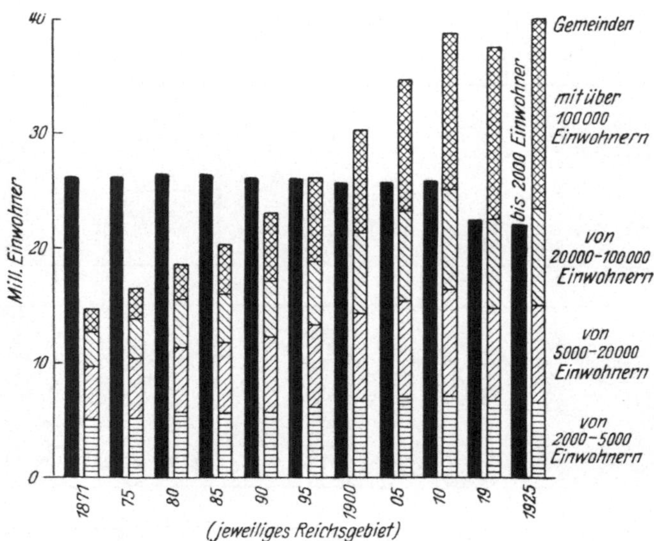

Abb. 199. Die Entwicklung der Ortsgrößenklassen im Deutschen Reich, 1871—1925. (Nach Wirtschaft und Statistik.)

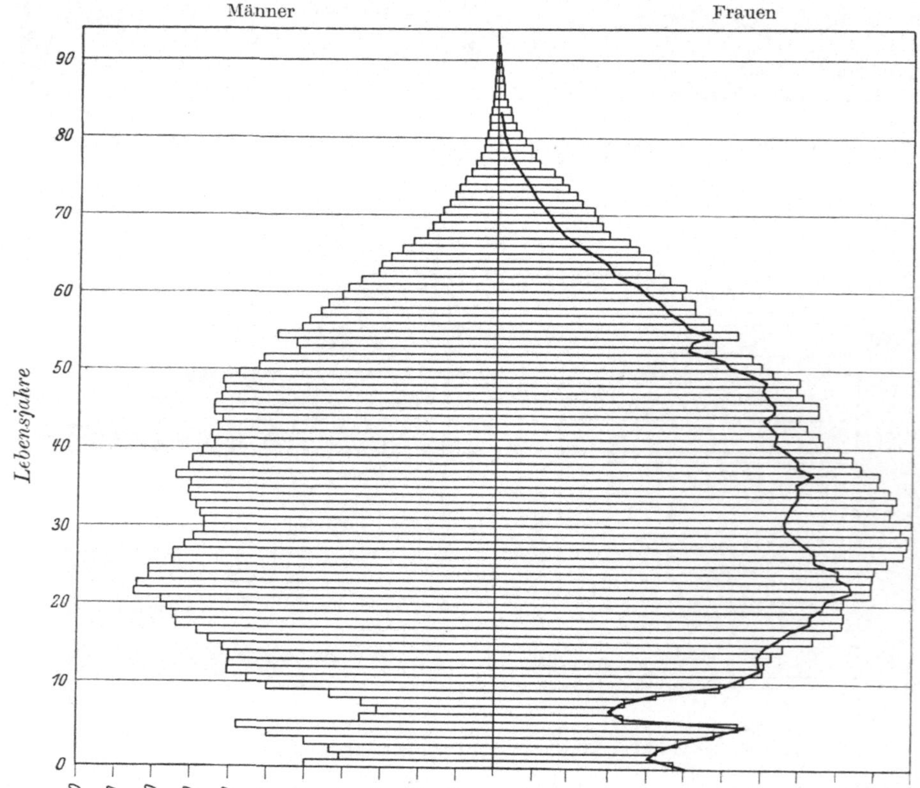

Abb. 200. Altersaufbau der Wohnbevölkerung Alt-Berlins nach der Volkszählung am 16. Juni 1925. (Schwarze Linie = männl. Bevölkerung.)

Tabelle 359. Die Verteilung der Bevölkerung auf Stadt und Land in einigen ausländischen Staaten.

Bevölkerungsart	Einwohnerzahl im jeweiligen Zählungsjahr							
	in 1000	v. H.	in 1000	v. H.	in 1000	v. H.	in 1000	v. H.
Schweiz (Landbevölkerung = Gemeinden mit unter 2000 Einwohnern).								
	1920		1910		1900		1870	
Landbevölkerung	1522	39	1530	41	1570	47	1599	60
Stadtbevölkerung	2358	61	2223	59	1745	53	1056	—
Davon großstädt. Bevölk. .	448	12	323	9	260	8	—	40
Gesamtbevölkerung	3880	100	3753	100	3315	100	2655	100
Frankreich (Landbevölkerung = Gemeinden mit unter 2000 Einwohnern).								
	1911		1901		1891		1872	
Landbevölkerung	18 311	46	19 061	49	24 032	63	24 883	69
Stadtbevölkerung	21 252	54	19 901	51	14 311	37	11 214	31
Davon großstädt. Bevölk. .	5 736	15	5 350	14	4 493	12	3 297	9
Gesamtbevölkerung	39 563	100	38 962	100	38 343	100	36 103	100
Belgien (Landbevölkerung = Gemeinden mit unter 2000 Einwohnern).								
	1920		1910		1900		1876	
Landbevölkerung	1611	22	1654	22	1670	25	1720	32
Stadtbevölkerung	5787	78	5770	78	5024	75	3616	68
Davon großstädt. Bevölk. .	787	11	813	11	774	12	551	10
Gesamtbevölkerung	7398	100	7424	100	6694	100	5336	100
England und Wales (Landbevölkerung = Gemeinden mit unter 3000 Einwohnern).								
	1911		1901		1891		1871	
Landbevölkerung	8 297	23	7 470	23	7 257	25	7 999	35
Stadtbevölkerung	27 773	77	25 058	77	21 746	75	14 713	65
Davon großstädt. Bevölk. .	13 694	38	11 490	35	9 511	33	6 238	27
Gesamtbevölkerung	36 070	100	32 528	100	29 003	100	22 712	100
Dänemark (Landbevölkerung = Gemeinden mit unter 2000 Einwohnern).								
	1921		1911		1901		1870	
Landbevölkerung	1857	57	1647	60	1491	61	1341	75
Stadtbevölkerung	1411	43	1110	40	959	39	444	25
Davon großstädt. Bevölk. .	666	20	462	17	401	16	181	8
Gesamtbevölkerung	3268	100	2757	100	2450	100	1785	100
Vereinigte Staaten von Amerika (Landbevölkerung = Gem. mit unter 2500 Einw.).								
	1920		1910		1900		1890	
Landbevölkerung	51 406	49	49 806	54	45 614	60	40 649	65
Stadtbevölkerung	54 305	51	42 166	46	30 381	40	22 299	35
Davon großstädt. Bevölk. .	27 429	26	20 302	22	14 208	19	3 698	15
Gesamtbevölkerung	105711	100	91 972	100	75 995	100	62 348	100
Österreich (Landbevölkerung = Gemeinden mit unter 2000 Einwohnern).								
	1920							
Landbevölkerung	2415	40	—	—	—	—	—	—
Stadtbevölkerung	3652	60	—	—	—	—	—	—
Davon großstädt. Bevölk. .	1999	33	—	—	—	—	—	—
Gesamtbevölkerung	6067	100	—	—	—	—	—	—
Niederlande (Landbevölkerung = Gemeinden mit unter 2000 Einwohnern).								
	1920							
Landbevölkerung	537	8	—	—	—	—	—	—
Stadtbevölkerung	6328	92	—	—	—	—	—	—
Davon großstädt. Bevölk. .	1659	24	—	—	—	—	—	—
Gesamtbevölkerung	6865	100	—	—	—	—	—	—

(Nach Wirtschaft und Statistik. Bd. 9, S. 294, 1926.)

Reiches seit 1871 nach und nach eine völlige Umkehrung erfahren hat; fast $^2/_3$ der Bevölkerung wohnten 1871 noch auf dem Lande, 1925 dagegen in den Städten.

Die vorwiegende Richtung der Bevölkerungsverschiebung vom Lande zur Stadt ergibt sich aus dem Wachstumstempo der verschiedenen Arten von Städten. Zusammen mit dem eigenen natürlichen Bevölkerungszuwachs konzentriert sich der Gesamtzuwachs der Bevölkerung in den Städten und gibt so ein Bild von der Macht des „Zuges zur Stadt", insbesondere zur Großstadt, also gerade dorthin, wo sich für die Geschlechtskrankheiten der günstigste Nährboden findet.

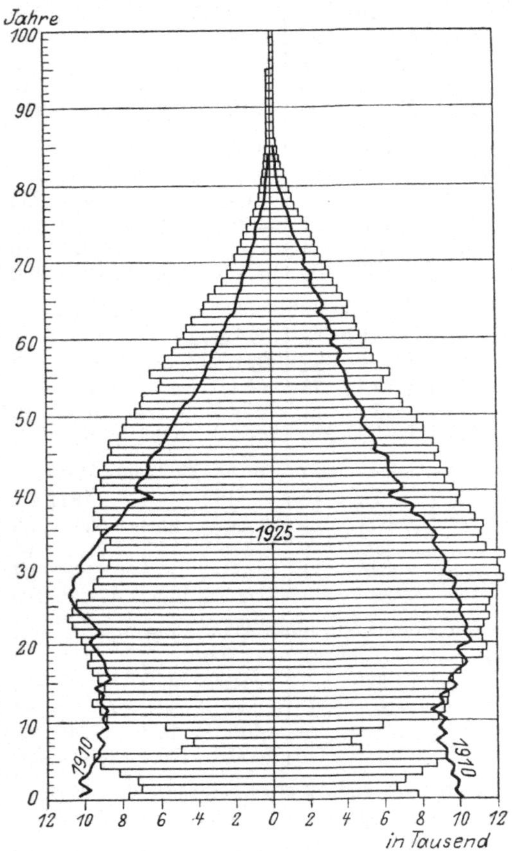

Abb. 201. Altersaufbau im Hamburgischen Staatsgebiet 1925 und 1910 in Anteilen der einzelnen Altersjahre an der Gesamtbevölkerung. (Nach Wirtschaft und Statistik.)

Auch in den anderen Staaten tritt überall die Anziehungskraft der Großstädte deutlich hervor. Mit bemerkenswerter Regelmäßigkeit findet sich überall eine mehr oder weniger schnelle Zurückdrängung des Anteils der Landbevölkerung und ein entsprechendes Anwachsen der städtischen Bevölkerung (s. vorstehende Tab. 359).

In den Großstädten drängen sich also die Menschen im erwerbstätigen Alter zusammen. Der Wanderungsgewinn auf die Bevölkerungszunahme macht sich in den erwerbstätigen Altersklassen beim Altersaufbau dadurch kenntlich, also darin, daß die Hauptmasse der Bevölkerung gerade den mittleren Altersklassen angehört. Vor dem Kriege war namentlich die Altersklasse von 20—30, wie klar beistehendes Schaubild für Hamburg zeigt, in fast allen deutschen Großstädten am stärksten besetzt, dieselbe Altersklasse also, die absolut das Hauptkontingent der Geschlechtskrankheiten bei normal zusammengesetzter Bevölkerung stellt, auch relativ stets die höchsten Infektionsziffern aufweist. Anschaulich wird das durch die Abb. 200, 201.

Für die Verbreitung der venerischen Krankheiten kommen außerdem aber noch für die Städte die Fluktuation der Bevölkerung, die Binnenwanderung, für das Land auch die Saisonarbeit stark in Betracht und der Reiseverkehr, der sich besonders in den Hafenstädten und den Binnenhandelsplätzen konzentriert. Des Geschäftsreisenden als Paradigma in seiner Rolle als Infektionsverbreiter sei hier gedacht.

Der Bedeutung der Binnenwanderung für die Bevölkerungsbewegung in den deutschen Orten mit über 15000 Einwohnern ist EUGEN ROESLE in mühsamer

Arbeit für die Jahre 1921—1923 nachgegangen. Die Ergebnisse zeigen die beiden folgenden Bilder, aus denen hervorgeht, welche überragende Bedeutung die Fluktuation der Bevölkerung für das Leben der Großstädte haben muß, besonders wenn man in Betracht zieht, daß in diesen Tafeln all die vielen, der Polizei nicht zur Anmeldung gebrachten Fremden in jenen drei Erhebungszeiten noch fehlen. Für frühere Jahre kann mangels einer Erhebung Material nicht beigebracht werden.

Betrachtet man im einzelnen den Altersaufbau der Bevölkerung in verschiedenen Großstädten, so machen sich in den Statistiken in der am meisten besetzten Altersgruppe von 20—30 vielfach beträchtliche Geschlechtsunterschiede bemerkbar, die in den Städten mit ausgedehnter Industrie am ausgesprochensten sind. Je nach dem Charakter der Industrie überwiegt daher das männliche oder weibliche Element. Daß diese Erscheinungen ihrerseits einen

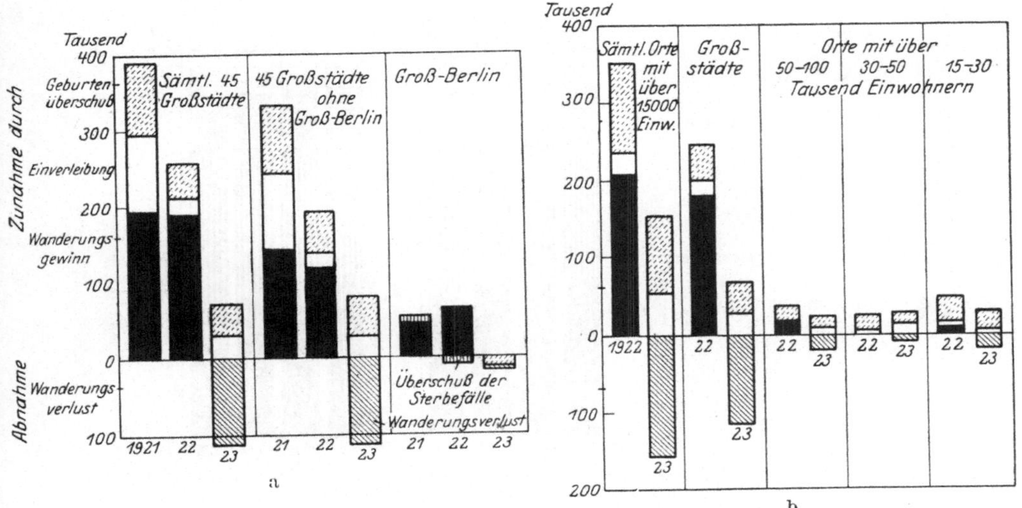

Abb. 202. Die Bevölkerungsentwicklung in den 45 deutschen Großstädten 1921—1923 (a) und in den deutschen Orten mit über 15 000 Einwohnern 1922 und 1923 (b).

Einfluß auf die Erkrankungshäufigkeit ausüben, wird gleichfalls klar, wenn man sich mit der beruflichen Gliederung des deutschen Volkes, besonders aber mit der Verteilung der Erwerbstätigen auf beide Geschlechter beschäftigt. Die Umschichtung der Bevölkerung im Laufe des letzten halben Jahrhunderts zeigen folgende Angaben, nach denen sich, vom Hundert der Bevölkerung, betätigten:

	1882		1895		1907		1925	
in der Landwirtschaft .		43,38		36,19		32,69		30,5
in der Industrie	33,69	} 41,96	36,14	} 46,35	37,23	} 48,73	41,4	} 57,9
im Handel	8,27		10,21		11,50		16,5	

Das nachstehende Schaubild zeigt übersichtlich die Entwicklung der einzelnen Erwerbszweige, und zwar nach der hauptberuflich tätigen Bevölkerung und ihren Angehörigen.

Auch die Proletarisierung unseres Volkes, die nach dem finanziellen Zusammenbruch wohl jetzt den Gipfelpunkt erreicht hat, machte bereits vor dem Kriege Fortschritte, die sich bei gleichzeitigem Zustrom der erwerbstätigen Bevölkerung zu Handel und Industrie in der Zunahme der Unselbständigen bemerkbar machte. Diese starke, absolute wie relative Zunahme der gewerblichen Lohnarbeiter fand vor allem in den sich ständig vermehrenden mittleren und größeren Betrieben statt. Mit ihren Familienangehörigen zählte diese Klasse der gewerblichen Lohnarbeiter 18,7 Millionen, betrug also mehr als 30% der Reichsbevölkerung im Jahre 1907 und ist bis 1925 gewachsen auf 33,2 Millionen oder auf mehr als 50% der Gesamtbevölkerung.

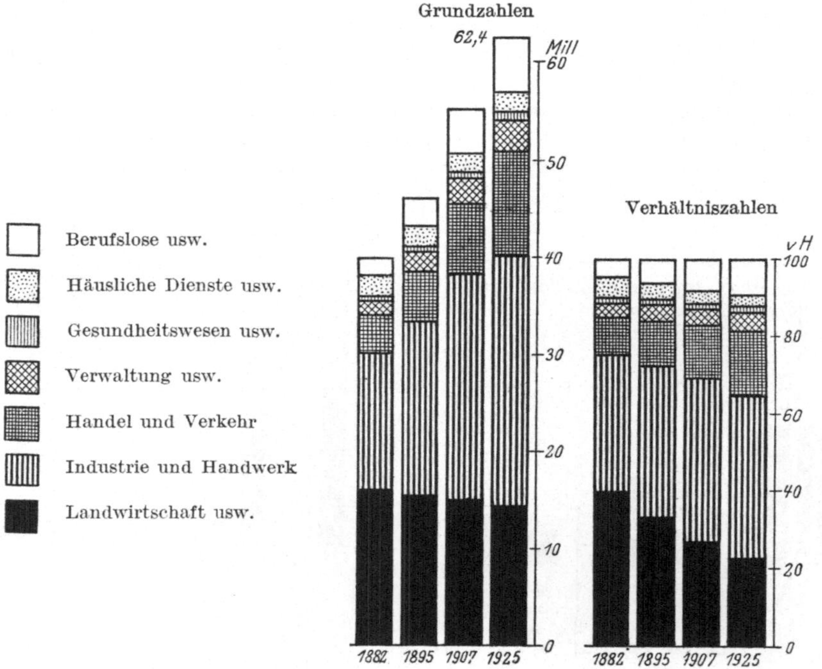

Abb. 203. Die Gesamtbevölkerung des Deutschen Reiches nach Wirtschaftsabteilungen 1882, 1895, 1907 und 1925. (Nach Wirtschaft und Statistik.)

Die Verteilung der im Hauptberuf Erwerbstätigen auf beide Geschlechter zeigt folgende Übersicht:

	Männer		Frauen	
1882	13 372 905 = 60,38%	der Gesamtzahl der männl. Bev.	4 259 103 = 18,46%	der Gesamtzahl der weibl. Bev.
1895	15 506 482 = 61,03%		5 264 393 = 19,97%	
1907	18 583 864 = 61,01%		8 243 498 = 26,37%	
1925	20 531 155 = 68,0 %		11 477 684 = 35,6 %	

Sie ergibt im Gegensatz zu der relativ konstant gebliebenen Zahl der im Hauptberuf als erwerbstätig gezählten Männer eine bedeutende absolute wie relative Zunahme der Frauen.

Besonders stark sind an dieser Zunahme die in der Industrie tätigen weiblichen Arbeiter beteiligt. Denn es wurden in der Abteilung Industrie (einschließlich Bergbau und Hüttenbetrieb) gezählt:

	1882	
Männliche Arbeiter . .	3 551 014 = 86,69%	der Gesamtzahl
Weibliche Arbeiter . .	545 229 = 13,31%	
	1895	
Männliche Arbeiter . .	4 963 409 = 83,35%	der Gesamtzahl
Weibliche Arbeiter . .	992 302 = 16,65%	
	1907	
Männliche Arbeiter . .	7 030 427 = 81,81%	der Gesamtzahl
Weibliche Arbeiter . .	1 562 698 = 18,19%	

Im Kriege erfuhr dann die Erwerbstätigkeit der weiblichen Bevölkerung eine ganz gewaltige Zunahme, selbst sogar in Berufszweigen, die vorher allein die Domäne des Mannes waren. Während in den Fabriken die Zahl der männlichen Arbeiter über 16 Jahre von 2 662 152 im Jahre 1913 auf 1 956 202 im Jahre 1917 zurückging, vermehrte sich die Zahl der weiblichen von 687 734 auf 1 240 598. In der Metallindustrie machten die weiblichen Arbeitskräfte 1917 ein Drittel der Gesamtbeschäftigten aus.

Nach der gewerblichen Betriebszählung vom 16. Juni 1925 hat sich gegenüber den früheren Zählungen der Anteil der weiblichen Arbeiter weiterhin vermehrt, denn es wurden festgestellt:

	in Industrie und Handwerk	überhaupt	
männliche Arbeiter . . .	7 821 940 = 79,7%	10 929 927 = 75,7%	der
weibliche Arbeiter . . .	1 959 454 = 20,3%	3 503 824 = 24,3%	Gesamtzahl

Wie stark die Zunahme der erwerbstätigen Frauen war, ergibt besonders eine Gegenüberstellung der Gewerbezweige aus der Zählung von 1925[1]) mit denen, die auch 1907 in die gewerbliche Betriebszählung einbezogen worden waren. Denn es betrug die

Gesamtzahl der	1907 im früheren Reichsgebiet	1907 im jetzigen Reichsgebiet	1925 im jetzigen Reichsgebiet (ohne Saargebiet)	Mithin Zunahme im jetzigen Reichsgebiet (ohne Saargebiet) Zahl	%
Gewerbebetriebe .	3 315 000	2 983 000	3 412 000	429 000	14,4
Gewerbetätige Personen	14 385 000	13 275 000	17 053 000	3 778 000	28,5
Darunter: weibliche	3 525 000	3 282 000	4 565 000	1 283 000	39,1

Dies veranschaulicht folgende graphische Darstellung:

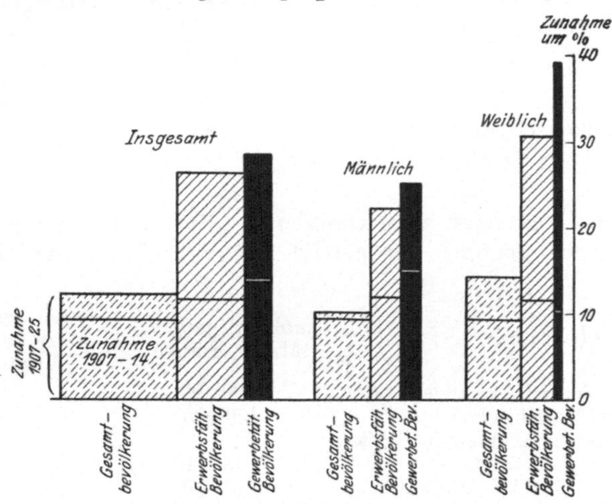

Abb. 204. Die Zunahme der Gesamtbevölkerung, der Erwerbsfähigen und der gewerbstätigen Bevölkerung 1907, 1914, 1925.

Während die Gesamtbevölkerung in dem jetzigen Reichsgebiet (ohne Saargebiet) von 1907—1925 sich um 13,5%, die Bevölkerung im erwerbsfähigen

[1]) Es sei darauf hingewiesen, daß der Vergleich zwischen den Ergebnissen der Berufszählung von 1925 mit denen des Jahres 1907 infolge Änderungen in der Primäraufnahme nicht restlos durchgeführt werden kann.

Alter sich um 26,4 %, die männliche um 22,1 % und die weibliche um 30,5 % erhöht hat, ist die Gesamtzahl der gewerblich tätigen Personen im gleichen Zeitraum und auf dem gleichen Gebiet um 28,5%, und zwar die der Männer um 25,0% und die der Frauen sogar um 38,1%, also rascher als die gesamte erwerbsfähige Bevölkerung gewachsen.

Der Industrialisierungsprozeß hat also weitere Fortschritte unter besonders starker Erfassung der weiblichen Bevölkerung gemacht. Die Zunahme des aktiven Anteils der Frauen am Gewerbeleben zeigt deutlich eine Gegenüberstellung der gewerbetätigen Personen nach dem Geschlecht 1907 und 1925 — hat sich doch bei Zugrundelegung des heutigen Reichsgebietes die Zahl der beschäftigten Männer und Frauen innerhalb des angegebenen Zeitraumes erhöht um:

in	Zahl der beschäftigten Männer		Frauen		Personen insges.	
	abs.	%	abs.	%	abs.	%
Industrie (einschließlich Handwerk) um . .	1 838 000	23,7	801 000	38,6	2 639 000	26,8
Handel u. Verkehr um	692 000	35,7	475 000	41,7	1 167 000	38,0
Theater- usw. Gewerbe und gewerblicher Unterricht um . .	3 000	4,7	5 000	22,2	2 000	2,4
Gesundheitswesen um	17 000	13,5	20 000	95,9	37 000	25,4

Im Handelsgewerbe waren die meisten Frauen — 1,14 Millionen — beschäftigt. Im einzelnen zeichnen sich folgende Gewerbegruppen — absolut oder relativ — durch einen hohen Anteil von Frauenarbeit (nach dem Stand vom 16. Juni 1925) aus:

Gewerbegruppen	Zahl der gewerbetätigen Frauen	Anteil an der Gesamtzahl der beschäftigten Personen in %
Handelsgewerbe	1 144 000	36,7
Bekleidungsgewerbe	748 000	52,1
Textilindustrie	681 000	57,0
Nahrungs- und Genußmittelgewerbe	483 000	35,9
Gast- und Schankwirtschaftsgewerbe . . .	435 000	60,7

3,5 Millionen Frauen, oder rund Dreiviertel aller gewerbetätigen sind also in diesen fünf Gewerbegruppen beschäftigt. Der absoluten Zahl nach folgen weiterhin:

Gewerbegruppen	Zahl der gewerbetätigen Frauen	Anteil der Gesamtzahl der beschäftigten Frauen in %
Papierindustrie und Vervielfältigungsgewerbe	192 000	33,7
Gesundheitswesen und hygienische Gewerbe .	159 000	44,1
Elektrotechnische Industrie, Feinmechanik und Optik	145 000	24,5
Herstellung von Eisen-, Stahl- u. Metallwaren	144 000	16,9

Folgendes Bild (Abb. 205) gibt einen Einblick in die Verbreitung der Frauenarbeit.

Wichtig für unsere Frage ist auch die Altersgliederung und der Familienstand der erwerbstätigen Frauen, besonders auch bei Berücksichtigung der Art ihrer Erwerbstätigkeit. Hierüber belehren folgende Zahlenzusammenstellungen:

Von 100 weiblichen Lohnarbeitern standen 1907[1]) im Alter von Jahren

	unter 20	20—30	30—40	40—50	50—60	60 u. mehr
Industrie	37,9	33,8	12,9	8,2	7,2	2,4
Handel (ohne Verkäuferinnen)	28,9	40,8	15,5	7,5	7,3	2,7
Lohnarbeit, persönlicher Dienst . . .	21,5	22,5	14,6	16,1	25,3	10,7
Dienende b. d. Herrsch.	47,2	37,2	7,4	4,0	4,2	1,8
Freie Berufe	12,6	38,2	22,7	13,6	12,9	5,1
Land- und Forstwirtschaft	37,8	27,2	11,5	10,1	13,4	5,7

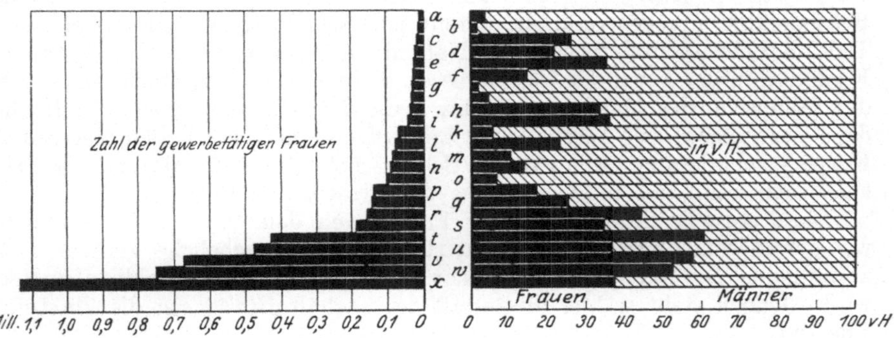

Abb. 205. Zahl der beschäftigten Frauen nach Gewerbegruppen im Jahre 1925.
a) Wasser-, Gas- und Elektrizitätsversorgung. b) Bergbau usw. c) Nichtlandwirtschaftl. Gärtnerei, Tierzucht usw. d) Versicherungswesen. e) Kautschuk- und Asbest-Industrie. f) Leder- und Linoleum-Industrie. g) Baugewerbe. h) Eisen- und Metallgewinnung. i) Theater, Musik, Schaustellungsgewerbe. k) Musikinstrumentengewerbe und Spielwarenindustrie. l) Maschinen-, Apparate- und Fahrzeugbau. m) Chemische Industrie. n) Holz- und Schnitzstoffgewerbe. o) Industrie der Steine und Erden. p) Verkehrswesen. q) Eisen-, Stahl- und Metallwarenindustrie. r) Elektrotechnische Industrie, Feinmechanik, Optik. s) Gesundheitswesen. t) Papierindustrie und Vervielfältigungsgewerbe. u) Gast- und Schankwirtschaftsgewerbe. v) Nahrungs- und Genußmittelgewerbe. w) Textilindustrie. x) Bekleidungsgewerbe.

Bei der gleichen Berufszählung waren von den ortsanwesenden weiblichen Personen des Deutschen Reiches (unter Ausschluß der Dienstboten) erwerbstätig:

	1907
unter 14 Jahren	1,1%
von 14—16 „	44,0%
„ 16—18 „	56,0%
„ 18—20 „	56,6%
„ 20—30 „	42,5%
„ 30—40 „	32,6%
„ 40—50 „	35,7%
„ 50—60 „	36,6%
„ 60—70 „	30,0%
über 70 „	15,0%

Hieraus folgt, daß rund die Hälfte der weiblichen Personen im Entwicklungsalter und mehr als die Hälfte im Alter von 16—20 Jahren und fast die Hälfte im Alter von 20—30 Jahren, später rund $^1/_3$, erwerbstätig ist. Unter den Dienstboten ist nahezu die Hälfte unter 20 Jahren, $^4/_5$ ist unter 30; in Industrie und Landwirtschaft ist ein gutes Drittel der Arbeiterinnen unter 20 Jahren, $^7/_{10}$ bzw. $^6/_{10}$ ist weniger als 30 Jahre alt. Weiterhin ist erkenntlich, daß seit dem Jahre 1882 die Zahl der Verheirateten unter den erwerbstätigen Frauen

[1]) Die Zahlen für 1925 sind im Statistischen Reichsamt noch nicht verfügbar und werden Anfang 1928 in „Wirtschaft und Statistik" veröffentlicht.

bedeutend angewachsen ist, machte diese doch 1907 über $^1/_4$ der sich selbst ernährenden Frauen aus. Diese starke Zunahme der weiblichen Erwerbstätigkeit überhaupt, besonders aber die Zunahme des Anteils der Ehefrauen, hat zweifellos zu einer Verselbständigung der Frauen geführt, deren Auswirkung auch auf sexuellem Gebiet deutlich in Erscheinung tritt.

Mittelbar wirken dabei auch die Einförmigkeit der Fabrikarbeit, wie die der Tätigkeit in Bureau und Geschäft mit, erzeugen sie doch das Verlangen nach Spannung und Entspannung. Sich Euphorie durch eigene Mittel zu verschaffen, ist die Frau bei einem Einkommen, das gerade zur Deckung der allernotwendigsten Lebensbedürfnisse ausreicht, aber meist nicht in der Lage. So kommt der Wunsch der Frau nach Euphorie dem des Mannes nach sexueller Befriedigung entgegen, und sie ergreift jede sich bietende Gelegenheit sich ihr Teil am Lebensgenuß zu sichern. Naht diese Gelegenheit in der Gestalt eines Freundes, in der Form des Verhältnisses, so ist es sehr begreiflich, daß die Frau dem Wunsche des Mannes nachgibt, denn sie sieht sich letzten Endes heute dazu gezwungen, sich ihren Anteil am Lebensgenuß durch den Verkauf ihres Körpers zu erkaufen, wenn dieser Schritt auch die erste Sprosse der Stufenleiter sein kann, die möglicherweise zur Prostitution führt.

Diese sexuelle Ausbeutung der Frau durch den Mann höherer Schichten war gewissermaßen dadurch erleichtert, daß der außereheliche Verkehr von der arbeitenden Bevölkerung als das natürliche Recht jedes einzelnen angesehen wird. Jedoch stellt er hier in Gestalt des Verhältnisses meist die Vorstufe der Ehe dar.

Wie diese Einstellung dem sexuellen Problem gegenüber aber auch auf die anderen Volksklassen im Laufe der Entwicklung übergegriffen hat, wird noch gezeigt werden. Bekanntlich ist das zu erwartende Kind häufig der auslösende Faktor zur Ehe und die Höhe der unehelichen Geburtenziffer kann nicht als Maßstab für „Sittenlosigkeit" herangezogen werden, besteht doch auch keine Parallelität mit der Höhe der Infektionsziffer an Geschlechtskrankheiten, was unter anderen auch folgende graphische Darstellung erweist.

Die Frequenz der unehelichen Geburten ist gering in den Binnenhandelsstädten und zum Teil in den Hafenstädten gegenüber der Höhe in den Industriezentren.

Dieser Unterschied würde noch schärfer hervortreten bei Berücksichtigung des hohen Anteils der unehelich geborenen Kinder auswärts wohnender Mütter, die allein zum Zweck der Entbindung in die Stadt kommen; betrug ihre Zahl doch 1913 unter den in Berliner Anstalten geborenen unehelichen Kindern 30%.

Dies erklärt sich daraus, daß der uneheliche Verkehr als solcher nichts mit der Verbreitung der Geschlechtskrankheiten zu tun hat, solange er monogam ist.

Und er ist im großen und ganzen monogam bei der Arbeiterbevölkerung. Die Mehrzahl der Fälle von unehelichen Geburten entstammt daher eheähnlichen Verhältnissen, die es eben zur Geburt des Kindes kommen lassen. Dasselbe gilt auch für die süddeutschen Städte, wobei in Betracht zu ziehen ist, daß bei der in der Hauptsache katholischen Bevölkerung ein Abortus provocatus als schweres Verbrechen angesehen wird.

Die Zusammenarbeit der Angehörigen des Arbeiterstandes mit denen der Mittelklassen, deren Töchter zuvor nicht gezwungen waren, durch eigene Arbeit ihr Leben zu fristen, entzog diese der Obhut des Elternhauses und machte sie mit Anschauungen bekannt, die ihnen früher fremd geblieben waren, und brachte somit eine allgemeine Nivellierung des Moralbegriffs zustande. Dieser Entwicklungsprozeß, der schon mit der Entfaltung des die moderne Großstadt beherrschenden, eine ungeheure Zahl von Arbeitskräften benötigenden Geschäftslebens begann, zu denen gerade junge Mädchen gut tauglich sind, setzte zuerst bei den Töchtern des Kleinbürgertums ein. Die Tatsache des Frauenüberschusses drängte bei der ökonomischen Lage dieser Schichten ihre Töchter zum selbständigen Broterwerb, und so entwickelte sich die für die Stadt typische Berufskategorie der Verkäuferin und Kontoristin in allen ihren Spielarten.

Durch den Krieg wurde dieser Entwicklungsprozeß, der bereits vorher immer weitere Kreise auch des oberen Mittelstandes einbezogen hatte, beträchtlich dadurch beschleunigt, daß jetzt ein noch viel größerer Teil der Mädchen sich der Möglichkeit einer Familiengründung beraubt sieht, gleichzeitig aber die

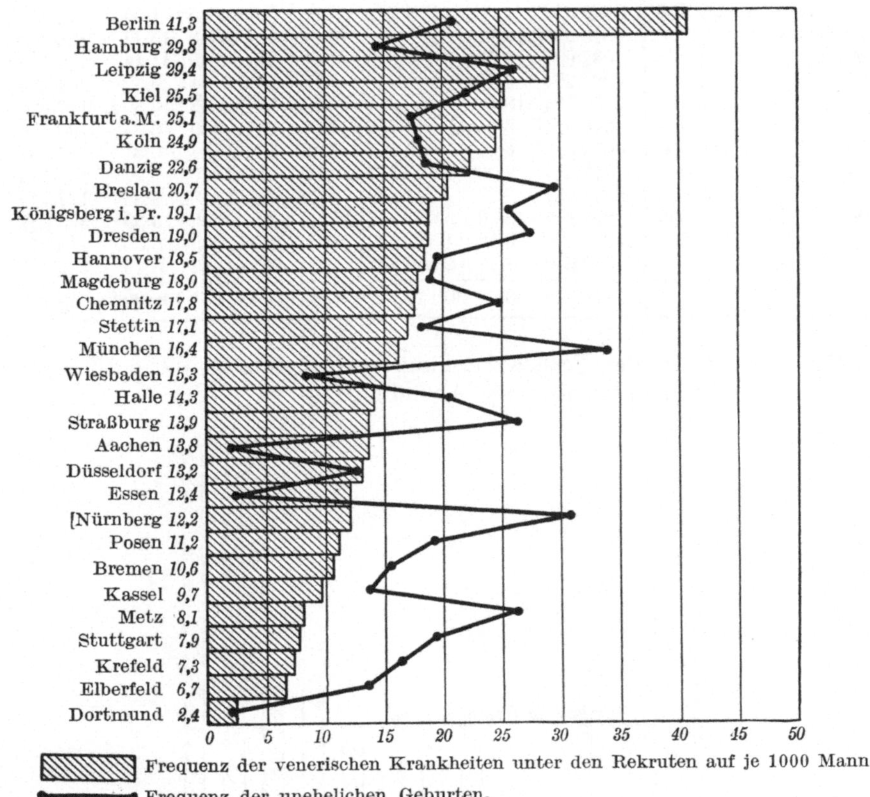

Abb. 206. Verbreitung der Geschlechtskrankheiten in den deutschen Großstädten, der Häufigkeit nach gruppiert und mit der Frequenz der unehelichen Geburten in Beziehung gesetzt. (Nach SCHWIENING und BLASCHKO.)

allgemeine Proletarisierung ein Leben ohne eigene Arbeitsleistung unmöglich macht, was die oben gegebene Zahl auch deutlich erwiesen hat.

Vor dem Kriege (Volkszählung 1910) kamen in Deutschland auf 1000 Männer 1024 Frauen, nach der Volkszählung vom 8. September 1919 betrug diese Zahl unter Hinzurechnung der zum Zeitpunkt der Zählung noch nicht heimgekehrten und deshalb nicht berücksichtigten rund 400 000 Kriegsgefangenen 1000 zu 1084 und für die besonders wichtige Altersklasse von 15—50 sogar 1000 zu 1116. Diese Zahlen zeigen in erschreckender Weise die Tatsache: Fast $2^1/_2$ Millionen Frauen sind zum Ledigsein verurteilt.

Eine sehr eindringliche Sprache reden auch hier die Ergebnisse der Volkszählung vom Jahre 1925, die nachfolgende Tabelle verzeichnet:

Tabelle 360. Die Reichsbevölkerung in Stadt und Land nach Wohnbevölkerung nach dem Geschlecht und der Frauenüberschuß.

Feinere Gliederung Gemeinden mit Einwohnern	Wohnbevölkerung							
	insgesamt		männlich		weiblich		Frauenüberschuß	
	abs.	%	abs.	%	abs.	%	abs.	auf 1000 Männer treffen Frauen
weniger als 100	660 059	1,06	324 254	1,08	335 805	1,04	11 551	1036
100 bis unter 500	8 549 685	13,71	4 211 640	13,97	4 338 045	13,47	126 405	1030
500 „ „ 1 000	7 032 907	11,28	3 446 018	11,43	3 586 889	11,14	140 871	1041
1 000 „ „ 2 000	5 982 294	9,60	2 918 740	9,68	3 063 554	9,52	144 814	1050
2 000 „ „ 5 000	6 759 704	10,87	3 300 891	10,95	3 478 813	10,80	177 922	1054
5 000 „ „ 10 000	4 340 624	6,96	2 104 985	6,98	2 235 639	6,94	130 654	1062
10 000 „ „ 20 000	4 019 073	6,45	1 956 718	6,49	2 062 355	6,41	105 637	1054
20 000 „ „ 50 000	5 047 547	8,10	2 439 217	8,09	2 608 330	8,10	169 113	1069
50 000 „ „ 100 000	3 317 487	5,23	1 594 869	5,29	1 722 618	5,35	127 749	1080
100 000 „ „ 500 000	8 295 147	13,30	3 984 945	13,22	4 310 202	13,39	325 257	1082
500 000 „ „ 1 000 000	3 231 575	5,18	1 507 630	5,00	1 723 945	5,35	216 315	1143
1 000 000 und mehr	5 092 680	8,17	2 359 842	7,82	2 732 838	8,49	372 996	1158
insgesamt	62 348 782	100,00	30 149 749	100,00	32 199 033	100,00	2 049 284	1068

Wie verschieden der Frauenüberschuß in den einzelnen Gemeindegrößenklassen ist, zeigt deutlich folgende Abbildung:

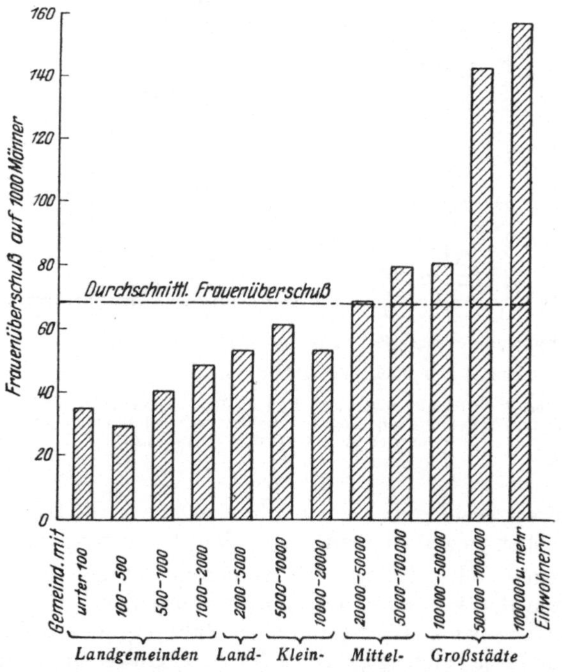

Abb. 207. Frauenüberschuß in den einzelnen Gemeindegrößenklassen nach der Volkszählung von 1925. (Nach Wirtschaft und Statistik.)

Besonders hoch ist der Frauenüberschuß der Großstädte — und er steigt fast allgemein nach der Gemeindegrößenklasse —, so auch einen Einfluß auf den Venerismus ausübend.

Die Veränderungen im Ablauf während der letzten 40 Jahre geben folgende Tabelle und Abbildung:

Tabelle 361. Frauenüberschuß in Stadt und Land vor und nach dem Kriege auf 1000 Männer in Deutschland.

In nachstehenden Gemeindegrößenklassen	Ortsanwesende Bevölkerung					Wohnbevölkerung
	1882	1895	1907	1919	1925	1925
In den Landgemeinden.	1053	1053	1040	1081	1047	1039
In den Land-, Klein- und Mittelstädten	1016	1007	1001	1089	1068	1062
In den Großstädten . .	1077	1061	1049	1146	1115	1116
Im Reiche überhaupt .	1042	1037	1026	1099	1072	1068

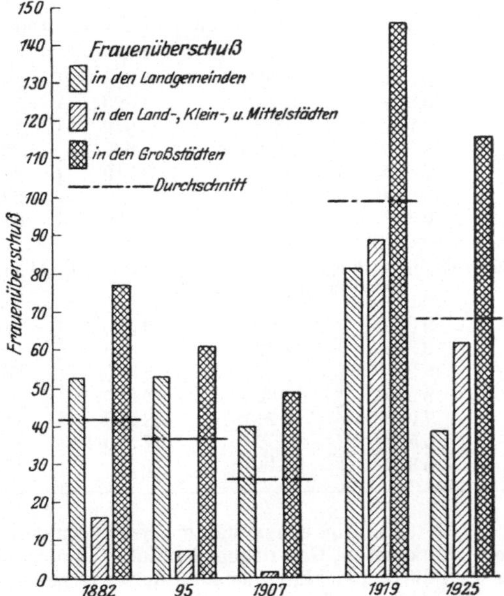

Abb. 208. Der Frauenüberschuß in Stadt und Land vor und nach dem Kriege auf 1000 Männer. (Nach Wirtschaft und Statistik.)

Hieraus folgt, daß der früher in den Landgemeinden beträchtliche Überschuß jetzt erheblich unter dem Durchschnitt bleibt, während der relative Anteil der Großstädte keine wesentliche Veränderung, die übrigen Städte dagegen eine außerordentliche Steigerung erfahren haben. In erster Linie sind diese Veränderungen auf den Kriegstod der Männer, Geburtenausfall und -Rückgang und die beruflichen Umschichtungen der Bevölkerung der Kriegs- und Nachkriegszeit zurückzuführen.

Zur Beurteilung der zukünftigen Bevölkerungsgestaltung hat Friedrich Hage in einer ausgezeichneten Untersuchung Berechnungen nach drei verschiedenen Entwicklungsmodi durchgeführt: 1. bei gleichbleibender Lebendgeborenenzahl (wie 1923); 2. bei konstanter ehelicher Fruchtbarkeit unter Zugrundelegung der Lebendgeborenenzahl des Jahres 1923 nach berechnetem Durchschnitt der Jahre 1924 und 1925; 3. unter Annahme einer bis 1955 um 25 vom Hundert abnehmenden ehelichen Fruchtbarkeit bei nachfolgender Konstanz.

Seine Ergebnisse fassen folgende drei Übersichten zusammen:

Tabelle 362. Mutmaßliche zukünftige Bevölkerungsgestaltung in Deutschland.

Jahr	I. Entwicklungsmodus		II. Entwicklungsmodus		III. Entwicklungsmodus	
	Männer	Frauen	Männer	Frauen	Männer	Frauen
	1. Die zukünftige Zahl der im erwerbsfähigen Alter stehenden Bevölkerung nach dem Geschlecht (in 1000).					
1925	20 258	22 256	20 258	22 256	20 258	22 256
1930	21 615	23 480	21 615	23 480	21 615	23 480
1935	21 591	23 319	21 591	23 319	21 591	23 319
1945	22 787	24 102	22 866	24 178	22 742	24 058
1955	23 553	24 191	24 182	24 803	23 173	23 823
1965	23 856	23 645	24 996	24 756	22 833	22 649
1975	23 082	22 713	24 841	24 430	21 262	20 939
	2. Zahl der auf Erwerbstätigkeit angewiesenen männlichen und weiblichen Personen insgesamt (in 1000).					
1925	20 258	9 320	20 258	9 320	20 258	9 320
1930	21 615	9 820	21 615	9 820	21 615	9 820
1935	21 591	8 940	21 591	8 940	21 591	8 940
1945	22 787	8 610	22 866	8 690	22 742	8 570
1955	23 553	7 650	24 182	8 210	23 173	7 330
1965	23 856	6 560	24 996	7 270	22 833	5 850
1975	23 082	6 310	24 841	7 190	21 262	5 200
	3. Zahl der verheirateten und unverheirateten Frauen im Alter von 15 bis unter 60 Jahren (in 1000).					
1925	11 820	9 320	11 820	9 320	11 820	9 320
1930	12 420	9 820	12 420	9 820	12 420	9 820
1935	13 020	8 940	13 020	8 940	13 020	8 940
1945	13 920	8 610	13 920	8 690	13 920	8 570
1955	14 680	7 650	14 740	8 210	14 640	7 330
1965	14 920	6 560	15 320	7 270	14 640	5 850
1975	14 300	6 310	15 140	7 190	13 640	5 200

Aus den Zahlen für die gesamte erwerbsfähige Bevölkerung kann zwar noch kein zutreffender Schluß auf die künftige Gestaltung der Zahl der tatsächlich Erwerbstätigen gezogen werden, doch wird die Entwicklung der Zahl der erwerbstätigen Männer durch die hier gegebene Zahl der 15- bis unter 65jährigen Männer im großen und ganzen richtig dargestellt. Für die in letzter Zeit immer mehr an Bedeutung gewinnende Zahl der erwerbstätigen Personen weiblichen Geschlechts kann jedoch die Zahl der gleichalterigen Frauen nicht als maßgebend angesehen werden. Mit der ständig zunehmenden Heiratsaussicht des weiblichen Geschlechts durch die Mehrzunahme der männlichen Bevölkerung dürfte mit einer entsprechenden Verringerung der Zahl der den Arbeitsmarkt belastenden weiblichen Personen zu rechnen sein.

Die vorstehenden die Erwerbstätigen darstellenden Zahlen sind als in Wirklichkeit niemals erreichte Höchstzahlen anzusprechen, da abgesehen von einer Anzahl hauptsächlich im jugendlichen Alter stehender nicht erwerbstätiger Männer ein bestimmter Teil der 15- bis unter 60jährigen unverheirateten Frauen durch Familienzugehörigkeit, Verwitwung u. dgl. versorgt und daher tatsächlich auf Erwerbstätigkeit nicht angewiesen ist. Die zahlenmäßige Größe dieses Teils kann nicht festgestellt werden. Trotzdem geben die Zahlenreihen der vorstehenden Übersicht eine annähernde Darstellung.

Der Überschuß des weiblichen Geschlechts über das männliche, der infolge des Weltkrieges im Jahre 1919 eine ungewöhnliche Höhe erreicht hatte, würde im ersten Entwicklungsfall bis zum Jahre 1975 fast ganz verschwinden.

Durch die geschilderten veränderten Bedingungen ist also mit einem Anwachsen des außerehelichen Geschlechtsverkehrs und damit zugleich noch auf Jahre hinaus mit einer erhöhten Gefährdung der Volksgesundheit durch den Venerismus zu rechnen.

III. Die Verteilung der Geschlechtskrankheiten nach Altersklassen und Geschlecht.

1. Die Verbreitung der kongenitalen Säuglingslues.

Über die Häufigkeit der kongenitalen Lues im Säuglingsalter sind wir leider nur sehr ungenau unterrichtet. Es muß hervorgehoben werden, daß die offizielle Morbiditätsstatistik selbst der Länder mit fortlaufender Statistik in diesem Punkte versagt, da die Fälle von angeborener Lues häufig nicht gemeldet werden. So verzeichnet die Stockholmer Statistik nur folgende Fälle in den Jahren 1915—1925:

Zahl der gemeldeten Fälle von Lues congenita.

	Knaben	Mädchen	Zusammen	Zahl der Lebendgeborenen
1915	4	12	16	6913
1916	5	4	9	6579
1917	5	2	7	6634
1918	7	1	8	5887
1919	13	8	21	5454
1920	14	7	21	7062
1921	9	8	17	6260
1922	11	12	23	5673
1923	8	8	16	5495
1924	8	4	12	5399
1925	1	4	5	5376

Durch diese Tatsache besteht der Zwang, Krankenhaus- und sonstige Stichprobenstatistiken heranzuziehen. Alle auf diesem Material beruhenden Häufigkeitsschätzungen der angeborenen Lues sind jedoch naturgemäß nicht auf die allgemeine Bevölkerung anwendbar. Allgemein zeigen die Untersuchungen an Krankenhaus- und Poliklinikmaterial nur die Häufigkeit der kongenitalen Lues der ärmeren Schichten, eigentlich nur die Häufigkeit innerhalb des Krankenbestandes dieser Schichten, soweit sie die ärztlichen Institutionen aufzusuchen pflegen. Eine Schätzung, die der wahrscheinlichen Verbreitung nahe kommt, müßte natürlich aus einem unausgesuchten Material aller Bevölkerungsschichten stammen.

Für die Beurteilung des bisher vorliegenden Zahlenmaterials ist vor allem eine Ausführung von LEONARD FINDLAY wichtig, der der Überzeugung ist, daß in den letzten Jahren der kongenitalen Lues übertriebene Bedeutung beigemessen worden ist, auf Grund der verkehrten Anschauungen über ihre Häufigkeit sowie über die Rolle, die sie für die Kindersterblichkeit wie für die kindliche Morbidität spielt.

„Allenthalben ist die Häufigkeit der kongenitalen Lues stark übertrieben worden. Die Kinderärzte in Glasgow, auf klinisches Material gestützt, schätzten die Zahl der kongenital Luischen unter den Kindern Glasgows auf 10%. Doch in Hinsicht auf die für die weiße Bevölkerung Amerikas festgestellten anderen Prozentsätze wurden die Glasgower Zahlen einer Revision unterzogen.

Wichtig ist hier zunächst die Frage der Diagnose. Verf. hält die Wa.R. immer noch für das sicherste diagnostische Zeichen, doch ist eine positive Wa.R. bei einem Neugeborenen noch kein Beweis dafür, daß das Kind syphilitisch ist. Die Antikörper, die die Wa.R. hervorrufen, können von der Mutter auf das Kind übergehen, aber damit brauchen noch keine Spirochäten vorhanden zu sein, und da keine neuen Antikörper produziert werden, wird die Reaktion des Säuglingsserums dann bald negativ, meistens nach Verlauf des ersten Monats, ohne daß je klinische Symptome auftraten.“

„In England ist es zur Zeit noch ganz unmöglich, die Häufigkeit der kongenitalen Lues genau zu berechnen. Man kann sich immer nur an die Krankenhausbesucher halten, also einen kranken Teil der Bevölkerung überhaupt, und, was ebenso wichtig ist, eine ganz bestimmte Bevölkerungsschicht. Alle derartig gewonnenen Zahlen stellen demgemäß ein Maximum dar, auch für diese besondere Bevölkerungsschicht, bei der das tatsächliche Vorkommen bestimmt geringer ist. Solange wir diesen Gesichtspunkt nicht außer acht lassen, können Beobachtungen großer Reihen von Kindern durchaus von Wert sein."

Aus der Fülle des vorliegenden Materials können nur einige der neueren Untersuchungen herangezogen werden. FRANK S. CHURCHILL und RICHARD S. AUSTIN stellten bei einem Material von 695 Patienten des Memorial Hospital in Chicago (allerdings im Alter von 0—12 Jahren) während der Zeit vom 1. November 1915 bis 1. Juni 1916 23 oder 3,3% Kinder mit Lues congenita fest. Nach der sonst vorliegenden amerikanischen Literatur beläuft sich der Prozentsatz der kongenital Syphilitischen unter den hospitalisierten Säuglingen und Kindern in New York, St. Louis, St. Francisco und Chicago auf 2—6%.

P. C. JEANS und J. V. COOKE versuchten, an einem Material schwangerer Frauen aller Bevölkerungsschichten, die im Verlauf von 8 Monaten aus den verschiedensten Quellen eingeliefert wurden, eine der Wirklichkeit nahekommende Schätzung der Verbreitung der kongenitalen Lues zu geben.

Hierin sind inbegriffen vier Krankenhäuser für Privatpatienten, zwei für unentgeltliche Behandlung und zwei Polikliniken. Das Material umfaßt 2030 Familien mit etwa $^1/_5$ der in dieser Periode überhaupt in St. Louis geborenen Kinder.

Es wurde eine histologische Untersuchung von allen Placenten vorgenommen, sowie Wa.R. vom Nabelschnurblut bei der Geburt.

Nachuntersuchungen mit der Wa.R. bei Kindern wie Müttern 2 Monate nach der Geburt konnten nur bei den Poliklinikpatienten durchgeführt werden, von denen es gelang, 35% zur postnatalen Beobachtung wieder heranzuziehen.

Bei 1095 Schwangerschaften der ärmeren Bevölkerungsklasse konnten 389 Säuglinge, von denen 22 luisch befunden wurden, zwei und mehr Monate unter Beobachtung gehalten werden.

	Weiße	Farbige	Zusammen
Gesamtzahl der Schwangerschaften	708	387	1095
Nach 2 Monaten untersuchte Kinder . . .	206	183	389
Davon syphilitisch	5	17	22
Prozentzahl der Syphilitischen	2,4	9,3	5,65

Der Prozentsatz der Syphilitischen betrug für die ärmere Bevölkerungsschicht bei den Weißen 2,4 und bei den Farbigen 9,3.

Dagegen nehmen die Verfasser für die oberen sozialen Schichten nur eine Lueshäufigkeit von 1% oder noch weniger an.

Von 935 Privatpatientinnen wurden 455 Nabelschnurblutreaktionen vorgenommen; während keine Placenta luische Veränderungen zeigte, ergaben die Nabelschnurblutuntersuchungen 5 positive Reaktionen = 1,1%, doch ist diese Ziffer als Maximum für diese Gruppe zu betrachten, denn es fand sich kein absolut sicherer Fall von Syphilis.

J. N. CRUICKSHANK stellte bei Schwangeren in 9% der Fälle eine positive Wa.R. fest, doch zeigten nicht alle der von syphilitischen Müttern geborenen Kinder serologisch oder klinisch Symptome von Lues.

Es wurden 3500 Wa.R. untersucht, sowie 1000 klinische Fälle der Entbindungsanstalt in Glasgow. Bei einer Reihe von 1900 unausgewählten Fällen wurde in 9% eine positive Wa.R. gefunden; 8% bei verheirateten und 11% bei unverheirateten Frauen.

Das Placentablut wurde bei 1350 Säuglingen untersucht und in 4,5% positive Wa.R. gefunden.

CRUICKSHANK ist der Meinung, daß unter der gesamten kindlichen Bevölkerung, einschließlich der Säuglinge, die Ziffer für kongenitale Lues erheblich unter 1% zurückbleibt.

J. COMBY gibt an, daß LESNÉ in der Crèche de Trousseau bei 900 Säuglingen nur 5% luische festgestellt hat, während HENRI LEMAIRE und R. DAVID 19% angeben.

Auf 1000 seit 1920 beobachtete Säuglinge in der Beratungsstelle der École de Puériculture, wohin gesunde wie kranke Säuglinge kommen, fanden sich 190 syphilitische oder 19%, doch sprachen in 66 Fällen oder 34% nur einige Symptome der *Wahrscheinlichkeit* für Lues.

RIBAUDEAU, L. DUMAS und FOUET stellten bei 438 Säuglingen im Service de médecine der Maternité von Paris, von denen 133, davon 1,5%, an Lues starben, während 9 weitere an Syphilis litten, im ganzen 2,5% kongenital luische fest.

D. A. MATUSOVSKY fand an der I. Universitäts-Frauenklinik in Budapest vom 1. Januar 1920 bis 30. Juni 1923 bei 1072 Hausschwangeren mittels serologischer Untersuchung 121 luische Infektionen oder 11,3%. Von den 282 Verheirateten waren 28 oder 9,9% und von 790 Ledigen 93 oder 11,8% syphilitisch.

Zu ganz enormen Ziffern haben die von NASSO angefangenen und von ADRIANO BOCCHINI in Neapel fortgesetzten Untersuchungen am Material von Universitäts-Kinderklinik sowie Ambulatorium geführt, wie folgende Übersicht für die Jahre 1914—1924 zeigt.

Tabelle 363. Die Zahl der in der Universitätskinderklinik und -Poliklinik in Neapel beobachteten Fälle von kongenitaler Lues, 1914—1924.

Jahr	Gesamtzahl der beobachteten Säuglinge	Davon kongenital luisch	%	Zahl der beobachteten Kleinkinder und größeren Kinder	Davon kongenital luisch	%
1914	1684	216	12,83	1672	96	5,74
1915	1886	252	13,35	2117	243	11,47
1916	1551	151	9,73	1368	156	11,40
1917	1395	128	9,17	1187	153	12,89
1918	1729	196	11,32	1379	221	16,02
1919	1501	259	17,25	1981	283	14,28
1920	1539	365	23,69	2365	303	14,50
1921	1613	413	25,60	1607	240	15,00
1922	2881	400	17,54	1534	204	13,30
1923	2558	476	18,60	1309	189	14,44
1924	2840	504	18,03	1622	210	12,95
Zusammen	21177	3360	15,86	18141	2298	12,66

Hatte NASSO für die Jahre 1914—1921 13,7% kongenitale Lues in seinem Material ermittelt, so zeigt die vorstehende Tabelle, daß von 1918 ein Ansteigen des Prozentsatzes der Syphilitischen bis zum Jahre 1921 stattfand; dann werden wieder niedrigere Ziffern festgestellt. Die Ursache für die Zunahme der kongenital luischen Säuglinge und Kinder wird in den materiellen wie moralischen Kriegsfolgen gesehen, durch die sich die Lues auch auf Volksschichten verbreitete, die bisher verschont geblieben waren. Der stärkere Abfall des Prozentsatzes der Lues unter den größeren Kindern, der 15 nie überstieg, wird zum Teil damit erklärt, daß bei den älteren Kindern, die keine klinischen Manifestationen aufweisen, die Diagnose nicht gestellt wird, und außerdem rund 30% der von syphilitischen Eltern stammenden Kinder in den ersten Lebensmonaten sterben.

BOCCHINI glaubt zudem, daß die gegebenen Zahlen noch viel zu niedrig seien, da infolge des Fehlens eines obligatorischen Gesundheitszeugnisses vor der Ehe viele Syphilitiker heiraten.

Die Zahlen von MAGGIORE für die Kinderklinik zu Palermo 3,95%, von LANGE (Kinderklinik in Frankfurt a. M.) 2,8%, von GRALKA (München) 2,3% und von PFAUNDLER 5% werden den Zahlen von WEIL für das Hôpital St. Pierre in Bordeaux 22,45%, sowie den gleich hohen von BRENER BUIS und LOESER gegenübergestellt.

Die große Diskrepanz in diesen Statistiken hat mehrfache Ursachen: die verschiedenartige Interpretation der verschiedenen Krankheitssymptome, die Verschiedenheit der biologischen Untersuchungsmethoden, die verschieden große Bedeutung, die den elterlichen und anamnestischen Angaben beigemessen wird, die Verschiedenheit des Milieus, dem die beobachteten Kranken angehören. Es steht fest, daß nicht alle von syphilitischen Eltern geborenen Kinder die klassischen Symptome der kongenitalen Lues aufweisen.

BOCCHINI selbst hat als kongenital luisch auch jene Kinder klassifiziert, die, wenn sie auch während der Beobachtung keine Infektionszeichen aufwiesen, von bestimmt syphilitischen Eltern geboren waren, deren Syphilis durch positive Wa.R. bewiesen, und die nicht oder ungenügend behandelt worden war.

Wahrscheinlich ist die kongenitale Lues, wie die Tuberkulose, häufiger bei Kindern, die, aus unteren Schichten stammend, in einem hygienisch und ökonomisch schlechten Milieu leben als bei Kindern der sozial höher stehenden Klassen. Die in der Statistik des Verfassers figurierenden Kinder gehören, wie die Klientel der Poliklinik und Klinik fast ausschließlich den proletarischen Kreisen an.

ALFRED LOESER glaubte an Hand der in verschiedenen Hautkliniken behandelten Frauen im Jahre 1917 gegenüber dem Jahre 1913 ein Ansteigen der Syphilis unter den Frauen nachweisen zu können. Soweit an dermatologischen Kliniken ein Absinken der Ziffern festgestellt wurde, schiebt er es mit JADASSOHN auf die in Kriegsbetrieben beschäftigten und damit kassenärztlich versorgten weiblichen Angestellten, die nun nicht mehr wie früher die poliklinische Behandlung, sondern die Kassenärzte aufsuchten.

Zur Feststellung der Verbreitung der kongenitalen Lues richtete LOESER ein Rundschreiben an sämtliche deutsche Frauenkliniken und geburtshilfliche Stationen, die eine absolute Zunahme der luischen Geburten 1917 gegenüber 1913 aufweisen. Angeführt sind:

Tabelle 364. Geburtenanzahl an verschiedenen Frauenkliniken mit Berücksichtigung der kongenital luischen Kinder (ohne Wa.R.).

	1913		1917	
	Geburten	Lues	Geburten	Lues
Paderborn	547	5	385	6
Magdeburg	889	6	842	8
Tübingen	897	9	699	9
Posen	1153	17	784	13
Berlin (Charité)	3569	51	1153	35
Oppeln	665	12	482	9
Erfurt	635	3	434	5
Würzburg	995	7	864	8
Oldenburg	780	1	666	2
Heidelberg	800	12	589	8
Dresden	2924	19	1520	12
Bamberg	743	1	486	2

Für das Jahr 1913 stellte LOESER an dem Material von 37 deutschen geburtshilflichen Abteilungen bei 39 806 Geburten 606 Luesfälle (Kinder) oder 1,5% fest. Ein Prozentsatz, der mit dem von WINCKEL (2,2% luische Mütter) gut übereinstimmt, da ungefähr 80% aller luischen Wöchnerinnen auch luische Kinder bekommen. Zur Eruierung der Zunahme der kongenitalen Lues werden für 3 Kliniken die Untersuchungsergebnisse des Jahres 1913 denen von 1917 gegenübergestellt:

	1913		1917	
	Geburten	Luische Kinder ohne Wa.R.	Geburten	Luische Kinder mit Wa.R.
München (SÄNGER)	3327	54 (1,6%)	2610	86 (3,3%)
Rostock (LOESER)	390	4 (1,1%)	300	17 (5,6%)
Düsseldorf (PANKOW)	381	21 (5,5%) (mit Wa.R.)	337	25 (7,4%)

Demnach wurden mittels der Wa.R. an den Frauenkliniken von München, Düsseldorf und Rostock im Jahre 1917 128 luische unter 3247 Geburten oder 3,9% gefunden. LOESER ist nun der Meinung, diesen Prozentsatz für ganz Deutschland verallgemeinern zu dürfen und schätzt demgemäß pro Million Geburten 39 113 kongenital syphilitische Kinder, doch hält er diese Zahl noch für zu niedrig, da in manchen Großstädten nach anderen „Statistiken" eine viel höhere „prozentuale Komplikation" von Lues und Gravidität gefunden wurde. So müßte man nach Statistiken aus den Frauenkliniken von München, Halle und Rostock, in denen jede 9.—10. zur Aufnahme kommende Schwangere syphilitisch sei, mit 90—100 000 luischen auf 1 Million Müttern rechnen. Danach wäre dann der Prozentsatz der kongenital luischen Kinder noch bedeutend größer als der soeben von LOESER gegebene Wert.

Für Deutschland ist selbst die Schätzung von LOESER mit 4% sicherlich noch zu hoch und fällt in das Gebiet dramatischer Übertreibung.

„Natürlich bringen die aus Ambulatorien gewonnenen Zahlen das wahre Verhältnis zwischen luischen und nichtluischen Säuglingen viel besser zum Ausdruck, als die (höheren) Lueszahlen der in Spitälern aufgenommenen Säuglinge."

Selbstverständlich sind auch diese Zahlen größer als die wirkliche Verbreitung der kongenitalen Lues unter der gesamten Säuglingsbevölkerung. Sie stellen also ohne Zweifel ein Maximum der tatsächlichen Verbreitung der kongenitalen Lues der Säuglinge dar.

Dazu ist aber noch zu bemerken, daß die Methodik der Untersuchung, auf der die LOESERschen Zahlenangaben beruhen, nicht als einwandfrei bezeichnet werden kann, worauf THALER und KARL HOCHSINGER hingewiesen haben.

„Eine Statistik der angeborenen Lues bloß auf die serologische Reaktion aufzubauen, wie dies LOESER in Berlin getan hat, halte ich ebenso wie THALER für fehlerhaft. Denn die Wa.R. allein ist beim Neugeborenen weder bei positivem noch bei negativem Ausfall beweisend und ergibt, wenn man, wie dies LOESER angegeben hat, das Retroplacentarblut zur Reaktion verwendet, eine die Wirklichkeit weit überragende Ziffer, denn das Vorkommen von unspezifischen positiven Reaktionen bei luesfreien Gebärenden, zumal bei Verwendung des Retroplacentarblutes, ist ein häufiges Ereignis. Viel seltener, aber doch häufig genug, finden sich Neugeborene mit positivem Blutbefund ohne Lueserscheinungen, Kinder, welche auch nach lange fortgesetzter Dauerbeobachtung syphilisfrei und negativ reagierend sich erweisen. Hier sind unspezifische Lipoidstoffe vom graviden mütterlichen Körper auf den Fetus übergegangen, nach deren Abbau seitens des kindlichen Organismus wieder negative Reaktion eingetreten ist."

KARL HOCHSINGER legt deshalb als Grundlage und Indicator seiner zahlenmäßigen Zusammenstellungen die Fälle von manifester Kongenitalsyphilis und von Fruchtmacerationen zugrunde, wobei der kleine Prozentsatz der nicht auf Lues beruhenden Faultotgeborenen vernachlässigt werden kann.

Das Ergebnis der das erste Nachkriegstriennium 1919—1921 umfassenden Sammelforschung über die Frequenz der angeborenen Lues in Österreich, der 145 290 Neugeborene und Säuglinge zugrunde liegen, wird dahin präzisiert, daß der niedrige Lueskoeffizient während der Kriegsepoche in der Nachkriegszeit sich nicht mehr aufrecht erhalten läßt, und daß derselbe sich insbesondere an den Gebäranstalten um durchschnittlich 25% erhöht hat. Dabei wurden in den Gebäranstalten wie in den Kinderheilstätten 1920 und 1921 die höchsten Ziffern während der bis dahin abgeschlossenen 11jährigen Berichtsperiode erreicht. Hervorgehoben seien die Verhältniszahlen der Luiker in den Ambulatorien.

Im Jahre 1919 wurden 20 138 ambulatorische Säuglinge, darunter 127 luische oder 0,6%, 1920 16 999 mit 142 luischen oder 0,83% und im Jahre 1921 25 873 mit 145 luischen oder 0,6% festgestellt.

Einen sehr wichtigen Beitrag zur Frage der Lues congenita hat J. CASSEL am Material der Säuglingsfürsorgestelle Mitte B der Stadt Berlin geliefert, die zumeist Kinder von Arbeitern, Unterbeamten und kleinen Gewerbetreibenden in Anspruch nehmen. Aus seiner Klientel kann Verf. sich auch nicht, soweit dies aus der Frequenz der Lues congenita gefolgert werden darf, der allgemein verbreiteten Ansicht einer auffällig großen Zunahme der Syphilis anschließen.

66% aller von den in dem zuständigen Bezirk von den Standesämtern als geboren gemeldeten Kindern besuchten die Fürsorgestelle, so daß die Zahlenzusammenstellung gewisse Bedeutung verdient. Aus der Tabelle geht hervor, daß unter 31 306 Säuglingen sich 378 = 1,2% syphilitische befanden.

Tabelle 365. Zahl der die Fürsorgestelle Mitte B der Stadt Berlin besuchenden Säuglinge, verteilt nach ehelichen und unehelichen Syphilitischen, in den Jahren 1909—1924.

Jahr	Zahl der Säuglinge	Syphilitische	in %	Eheliche Syphilitische	Uneheliche Syphilitische	in %
1909	2076	30	1,4	25	5	16,6
1910	2145	39	1,8	28	11	28
1911	2149	26	1,2	22	4	15
1912	2515	30	1,2	20	10	33,3
1913	2956	40	1,3	28	12	30
1914	2865	25	0,8	12	13	52
1915	2012	24	1,1	19	5	21
1916	1609	22	1,3	17	5	22
1917	1407	18	1,2	15	3	16
1918	1311	10	0,76	6	5	50
1919	1875	23	1,2	16	7	30
1920	2861	22	0,76	19	3	14
1921	1892	24	1,3	12	12	50
1922	1404	15	1,0	12	3	20
1923	1019	13	1,2	9	4	30
1924	1910	17	1,4	15	2	14
zusammen	31306	378	1,2	274	104	27

Aus dieser Zusammenstellung geht hervor, daß die Prozentzahlen in den einzelnen Jahren nicht sehr bedeutend schwanken. Die niedrigsten Zahlen weisen die Jahre 1918 und 1920 auf mit 0,76%. Die Höchstzahl von 1,8% weist das Jahr 1910 auf.

Von 378 syphilitischen Säuglingen waren 274 ehelich und 104 unehelich geboren. Durchschnittlich finden sich im Material des Verfassers 10% uneheliche Säuglinge, so daß also von 27 900 ehelichen Kindern 0,9% syphilitisch waren, und von 3100 unehelichen 3,3%.

Auf die Beibringung weiteren Stichprobenmaterials ist bewußt verzichtet worden, da der Verf. der Meinung ist, daß dadurch nicht wesentlich zur Klärung der Frage beigetragen werden kann.

Versucht man eine Schätzung für Deutschland, so wird man kaum auf eine andere Zahl kommen, als die von CRUICKSHANK angegebene. Auch in Deutschland wird die Verbreitung der kongenitalen Lues sich zweifellos unter 1% halten.

Eine Klärung der Frage könnte nur vermittels einer sehr großzügigen Sammelforschung erfolgen, die sich aber nicht auf Kliniken und Polikliniken beschränken dürfte.

2. Die Verteilung der Geschlechtskranken in den übrigen Altersklassen unter besonderer Berücksichtigung des geschlechtsreifen Alters.

Unter dem bereits vorgelegten Material zeigten die Verteilung der Geschlechtskranken nach Altersklassen die Basler Erhebung von 1881 (S. 350), die Rostocker Erhebung um die Jahrhundertwende (S. 359, 362), die Mannheimer Enquete 1904/05 (S. 375), sowie die Braunschweiger Aufnahme im Jahre 1909 (S. 377). Ferner wurden Angaben beigebracht aus der deutschen Erhebung 1913 für Hamburg (S. 415) und Magdeburg (S. 426).

Schon hieraus ist zu erkennen, daß die Geschlechtskrankheiten im Alter von 1—15 Jahren kaum eine Rolle spielen, während ihre eigentliche Domäne naturgemäß das geschlechtsreife Alter von 15—50 Jahren ist. Diese Verteilung auf die Altersklassen, die im einzelnen noch nach einwandfreiem statistischen Material gezeigt werden soll, ist so stark ausgesprochen, daß sie sich schon an klinischem Stichprobenmaterial ausprägt. Dies erweisen unter anderem folgende von BAYET gegebenen Darstellungen:

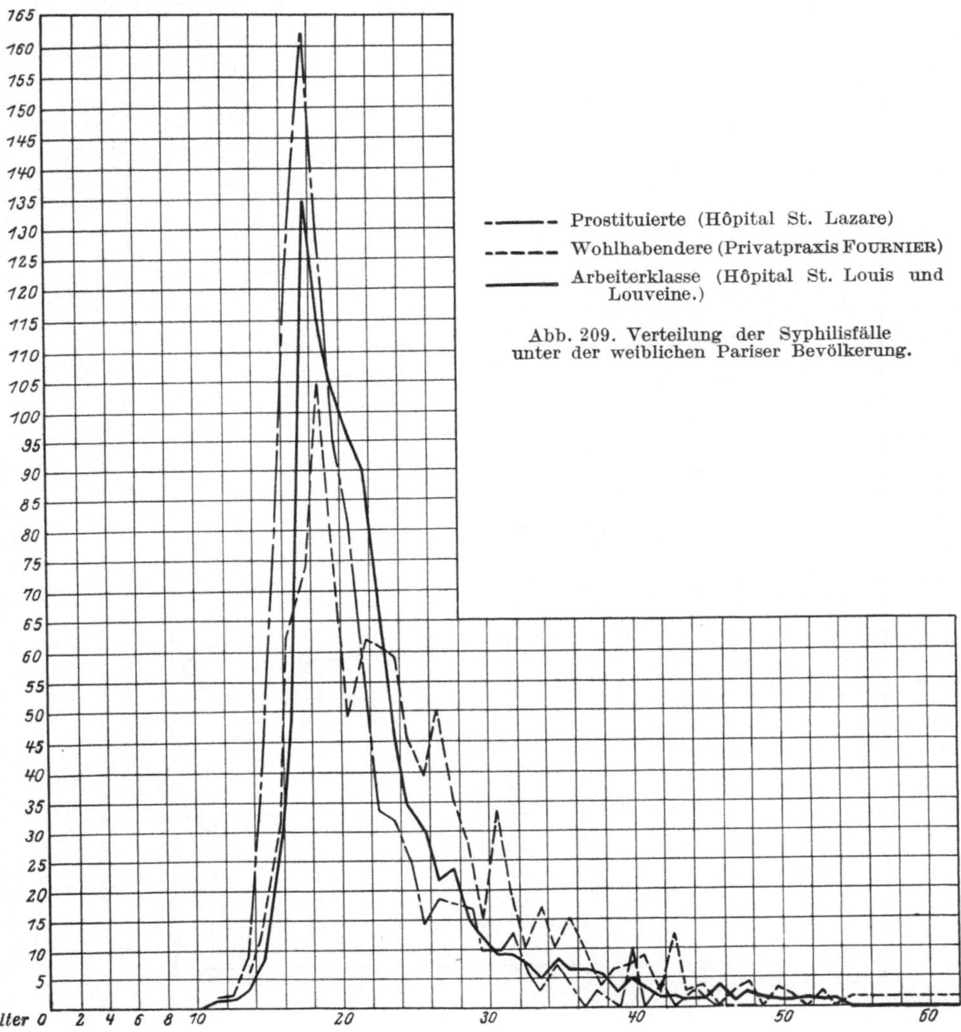

Abb. 209. Verteilung der Syphilisfälle unter der weiblichen Pariser Bevölkerung.

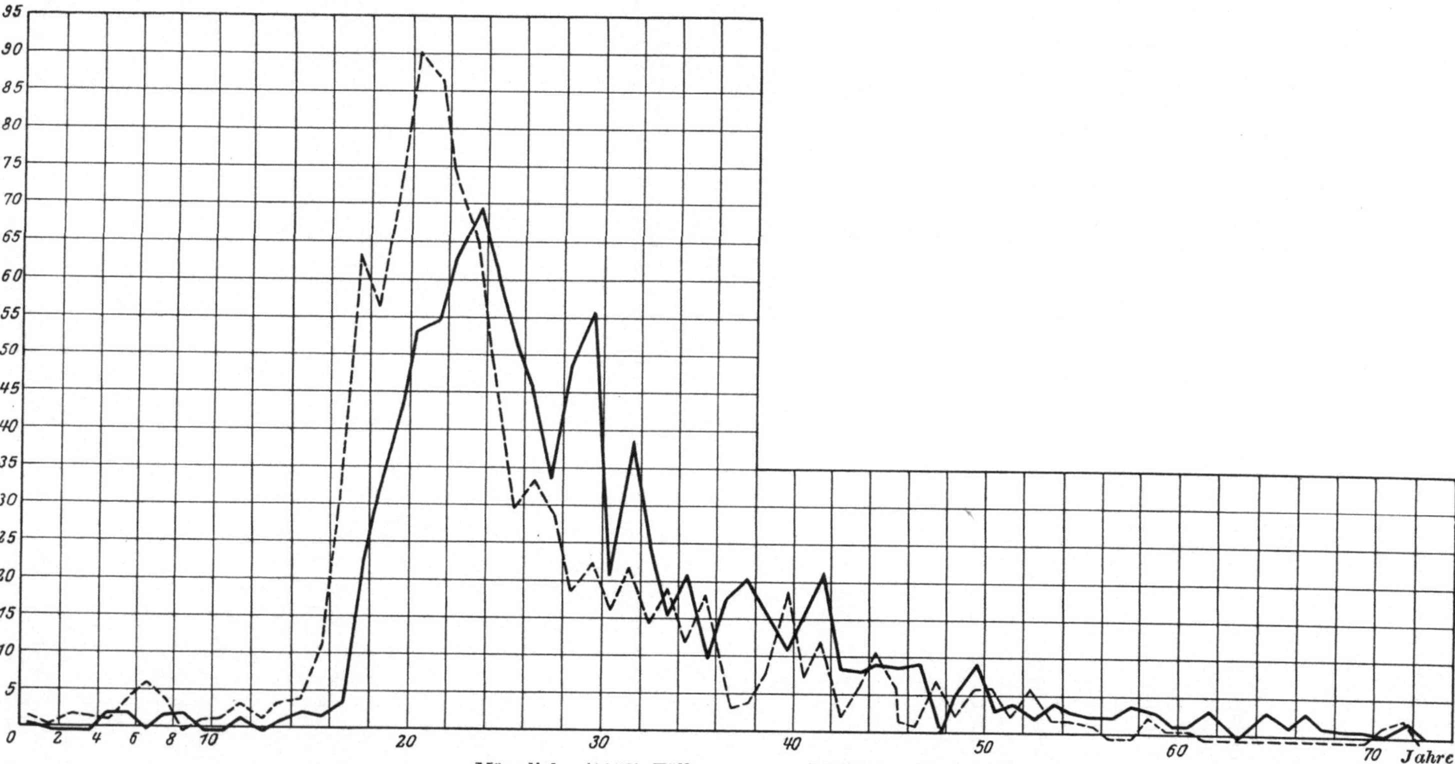

—— Männliche (1156) Fälle. — — — Weibliche (725) Fälle.

Abb. 210. Verteilung der Syphilisfälle unter der Brüsseler Arbeiterbevölkerung nach dem Lebensalter, in dem die Infektion erfolgte.

Auch die auf Grund der absoluten Zahlen im Staate Michigan (U.S.A.), und zwar an Hand von 60 000 Fällen von venerischen Erkrankungen durchgeführten Untersuchungen ergaben das gleiche Resultat, wie folgende Schaubilder beleuchten:

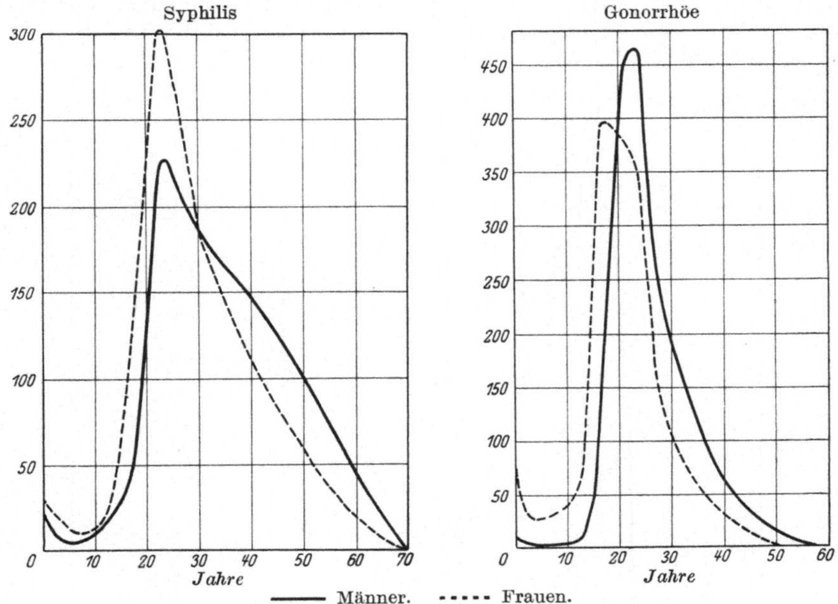

Abb. 211. Verteilung der beim Staatsgesundheitsamt Michigan gemeldeten Syphilis- und Gonorrhöefälle nach Alter und Geschlecht 1922—1924. (Nach W. J. V. DEACON.)

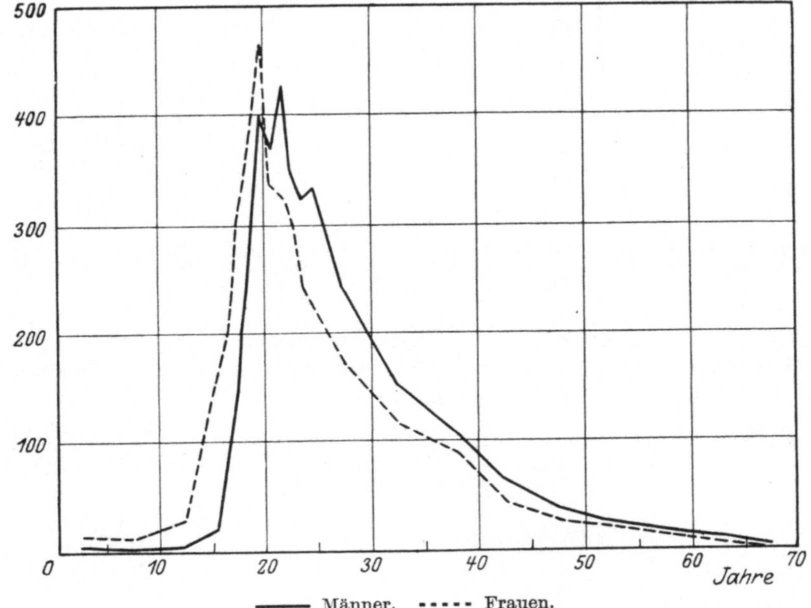

Abb. 212. Verteilung der im Staate Indiana gemeldeten Fälle von Geschlechtskrankheiten (Januar 1918 bis März 1920) nach Alter und Geschlecht. (Nach MARY L. KING und EDGAR SYDENSTRICKER.)

Die Kurven zeigen, daß die Erkrankungshäufigkeit vom 1.—15. Lebensjahr sehr gering ist, während sie vom 20.—24. Jahr ihren Höhepunkt erreicht, dann bis zum 35. Jahr etwas weniger schnell als sie anstieg, abfällt, um danach bis zum 70. Jahr zu verebben.

Das gleiche Bild spiegeln auch die graphischen Darstellungen über die im Staate Indiana, wie die in einigen amerikanischen Südstaaten gemeldeten Fälle wider (Abb. 212, 213).

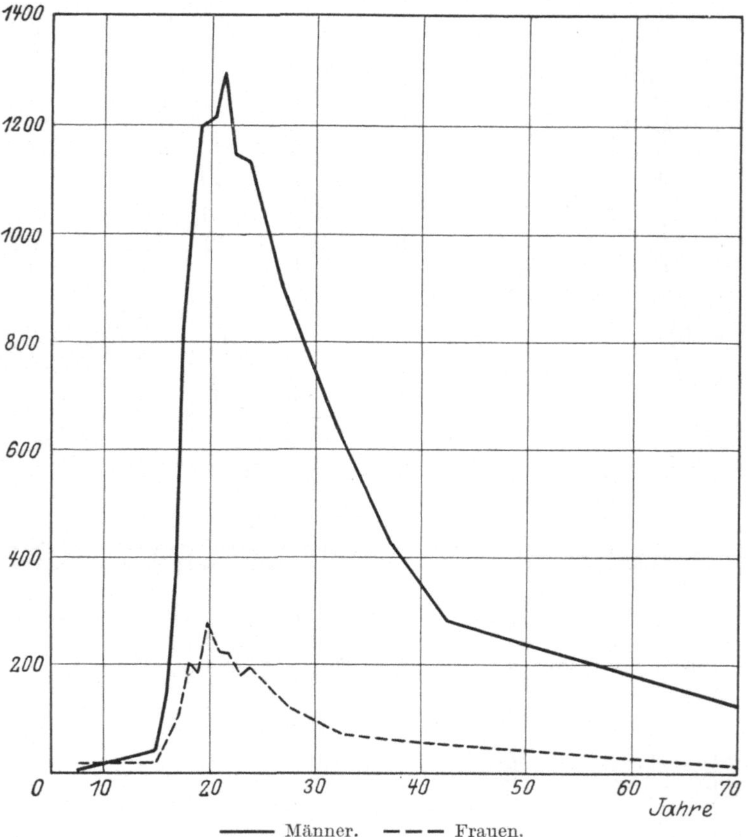

Abb. 213. Verteilung der in den Staaten Arkansas, Georgia, Louisiana und Mississippi vom Januar 1918 bis Dezember 1920 gemeldeten Fälle von Geschlechtskrankheiten auf 100 000 der weißen Bevölkerung. (Nach THOMAS J. LE BLANC.)

Zur weiteren Betrachtung seien folgende Beispiele ausgewählt:

Aus der deutschen Erhebung 1913 das Ergebnis der Altersgruppierung in der Stadt Magdeburg und in Hamburg:

Tabelle 366. Erkrankungshäufigkeit an Gonorrhöe und frischer Syphilis der Männer in Magdeburg, nach Altersklassen, berechnet auf je 1000 der betreffenden Altersklassen.

Alter in Jahren	Tripper %	Frische Syphilis %
15—20	10,1	1,7
20—25	40,6	10,7
25—30	39,9	12,6
30—40	19,6	4,9
40—50	6,9	4,1
50—60	6,1	1,0
Männer überhaupt	14,5	3,9

Tabelle 367. Erkrankungshäufigkeit an Gonorrhöe, Ulcus molle und frischer Syphilis in Hamburg, nach Altersklassen und Geschlecht verteilt, berechnet auf je 1000 der betreffenden Altersklassen.

Alter in Jahren	Männer			Frauen		
	Gonorrhöe	Ulcus molle	Syphilis recens	Gonorrhöe	Ulcus molle	Syphilis recens
0—10	0,4	—	0,1	0,5	—	0,1
10—15	0,3	0,1	0,3	1,3	0,1	0,5
15—18	29,6	6,1	5,7	15,2	1,2	9,7
18—20	110,2	21,8	18,7	27,3	2,3	17,4
20—25	109,9	25,8	24,8	23,2	2,2	12,7
25—30	68,8	18,7	17,2	11,7	1,2	5,7
30—40	30,3	6,7	10,8	4,7	0,4	2,4
40—50	10,7	2,6	2,9	1,5	0,1	1,0
50—60	3,1	0,9	2,2	0,1	—	0,3
über 60	1,3	0,2	0,4	—	—	0,1
zusammen	30,5	7,2	7,7	6,5	0,6	3,7

Aus der Bremer Erhebung des Jahres 1925, das von Tjaden angegebene Diagramm:

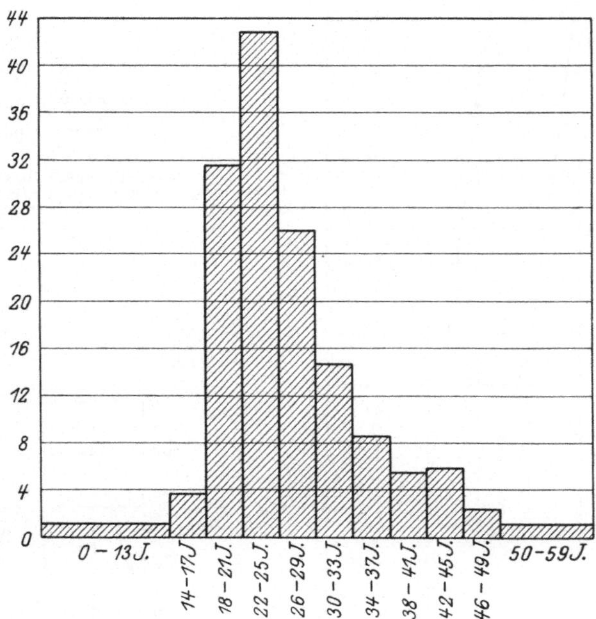

Abb. 214. Zahl der Ansteckungen mit Gonorrhöe oder Syphilis im Jahre 1925 in Bremen-Stadt (295 000) und Landgebiet (15 000) Einwohner) auf 1000 Personen der betreffenden Altersgruppe bezogen. (Nach Tjaden.)

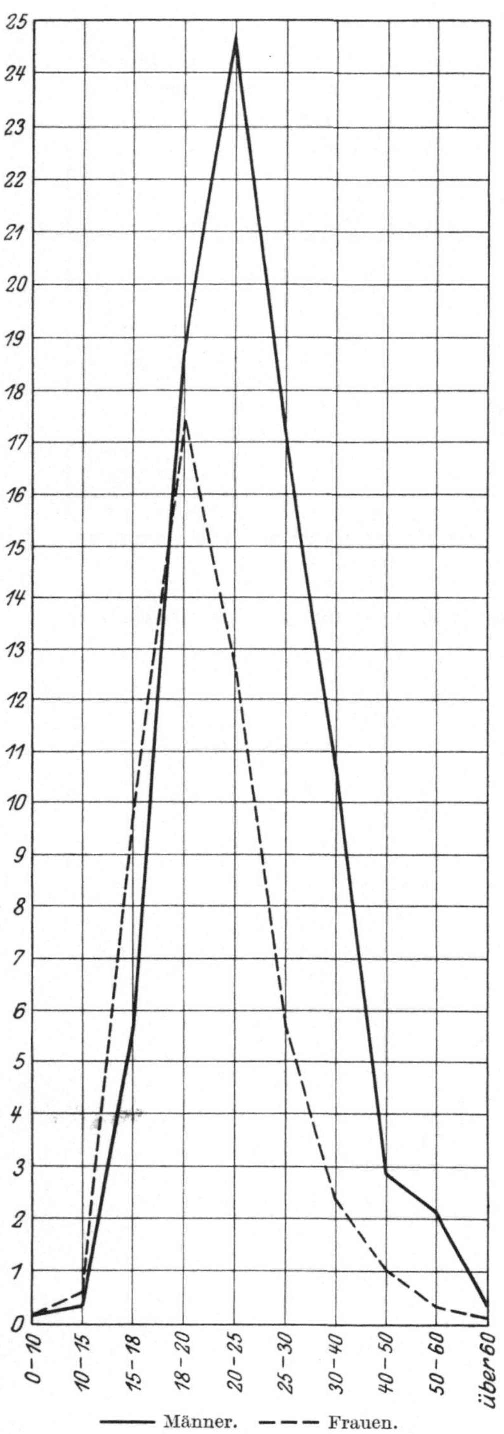

Abb. 215. Erkrankungshäufigkeit an Syphilis, verteilt nach Altersklassen und Geschlecht in Hamburg.

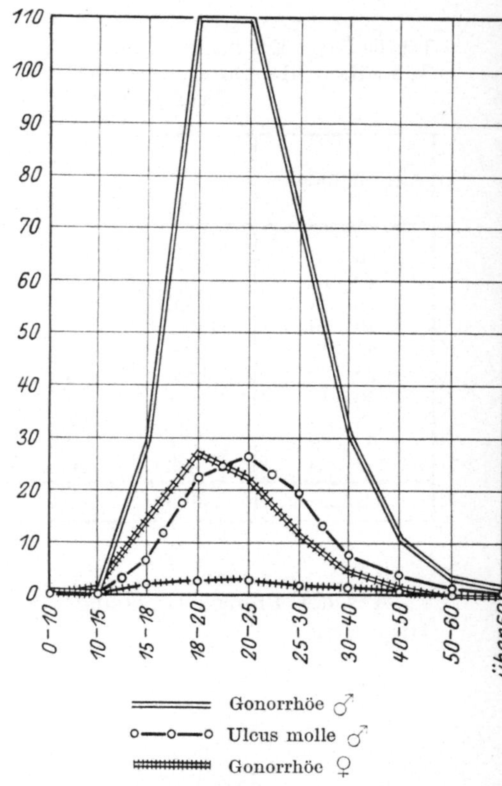

Abb. 216. Erkrankungshäufigkeit an Gonorrhöe und Ulcus molle, verteilt nach Altersklassen und Geschlecht in Hamburg.

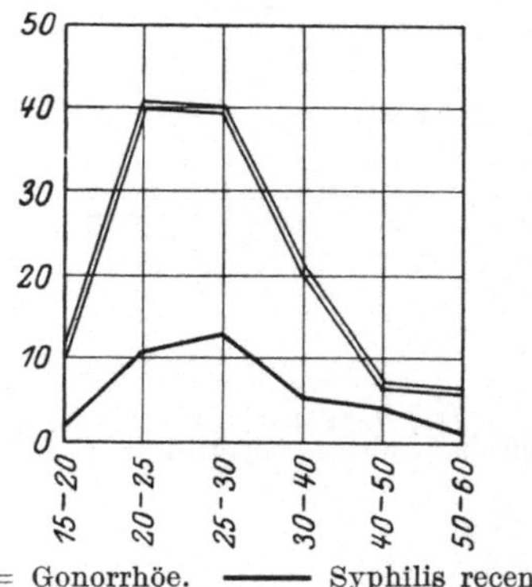

Abb. 217. Erkrankungshäufigkeit an Gonorrhöe und Syphilis der Männer in Magdeburg, berechnet auf je 1000 der betreffenden Altersklassen.

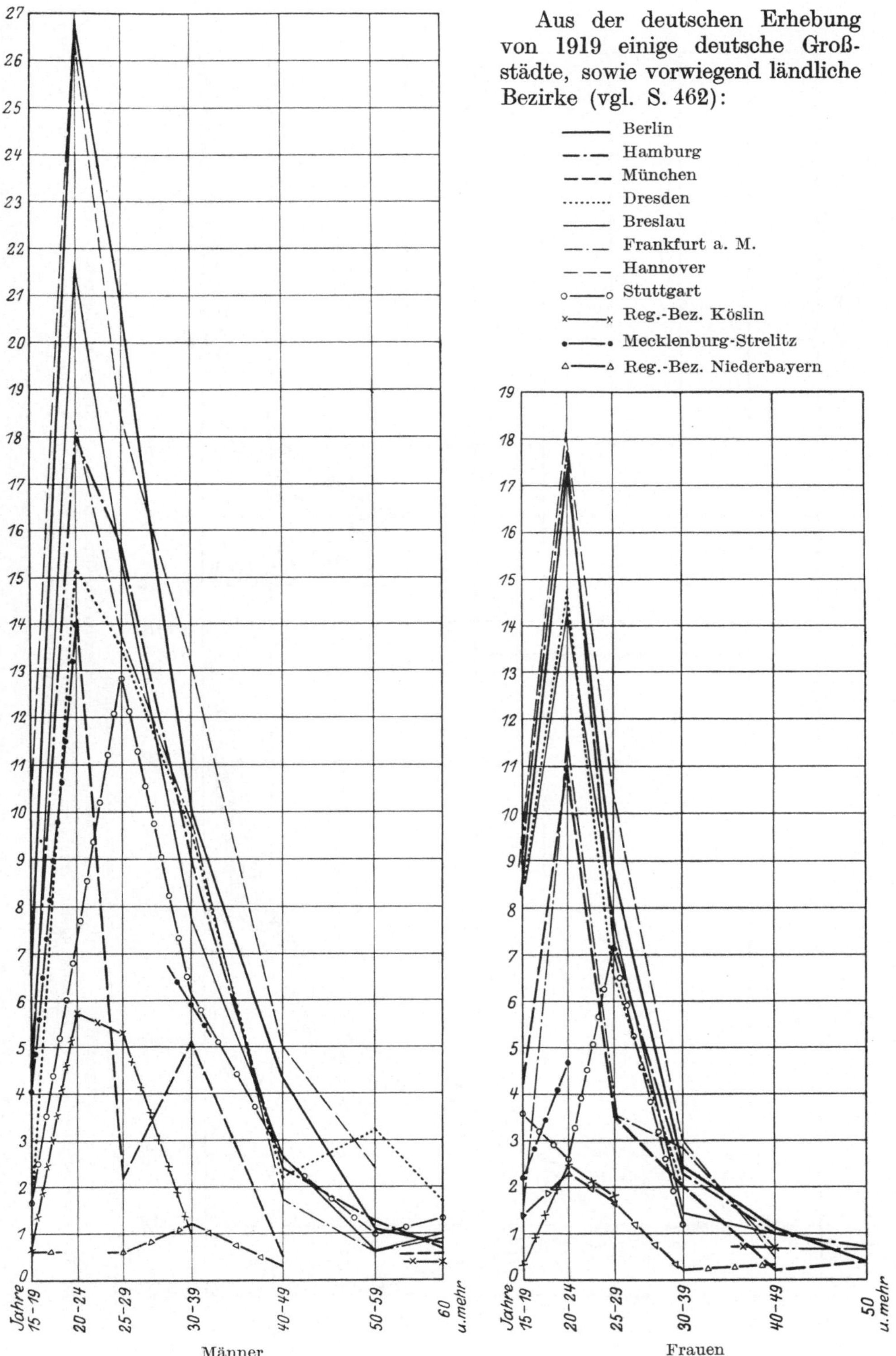

Abb. 218. Die mutmaßliche jährliche Erkrankungshäufigkeit an Lues recens in einigen deutschen Großstädten und vorwiegend ländlichen Bezirken im Jahre 1919, berechnet auf je 1000 Lebende gleichen Alters und Geschlechts.

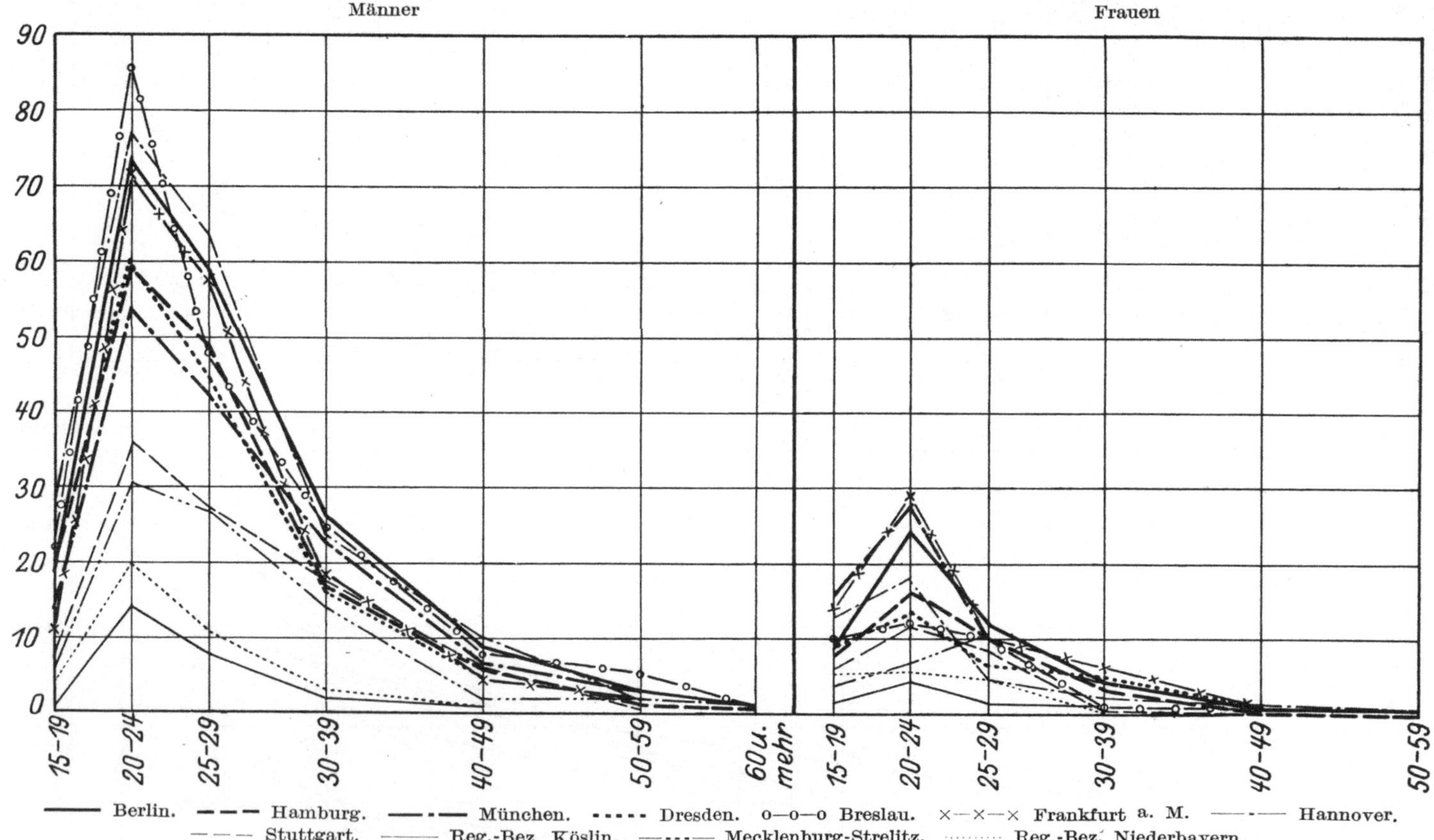

Abb. 219. Die mutmaßliche jährliche Erkrankungshäufigkeit an frischem Tripper in einigen deutschen Großstädten und vorwiegend ländlichen Bezirken im Jahre 1919, berechnet auf je 1000 Lebende gleichen Alters und Geschlechts.

Aus der Schweizer Enquete des Jahres 1920/21 (nach HUBERT JAEGER).

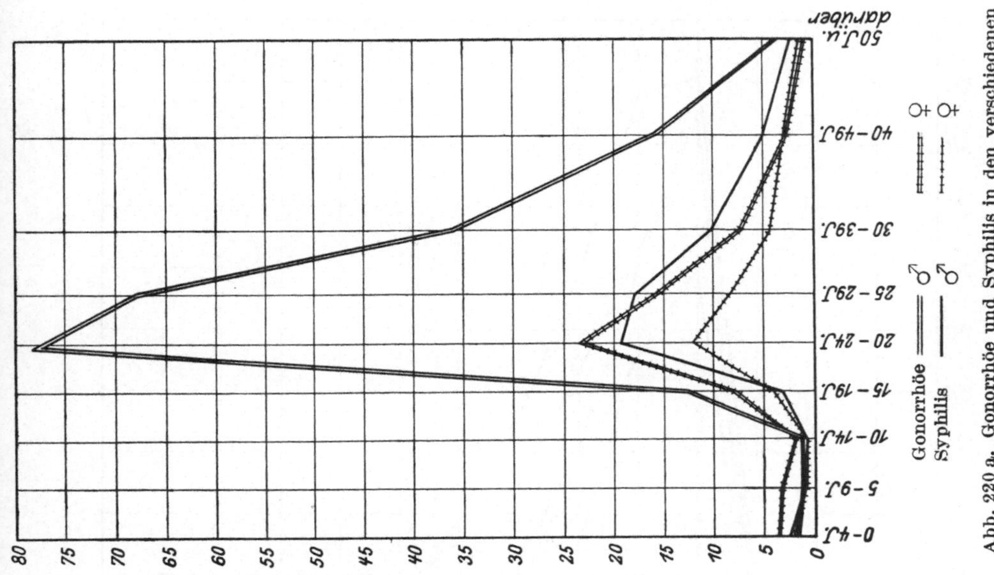

Abb. 220 a. Gonorrhöe und Syphilis in den verschiedenen Altersklassen und Geschlechtern in der Schweiz (auf 10 000 Einwohner berechnet).

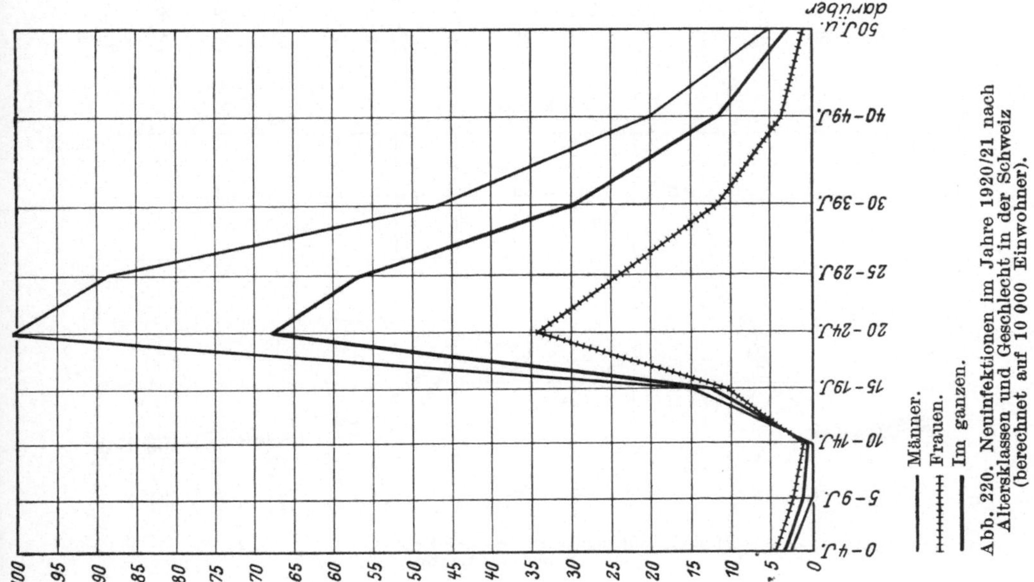

Abb. 220. Neuinfektionen im Jahre 1920/21 nach Altersklassen und Geschlecht in der Schweiz (berechnet auf 10 000 Einwohner).

Aus der tschechoslowakischen Enquete im Februar 1921 (vgl. S. 660—662):

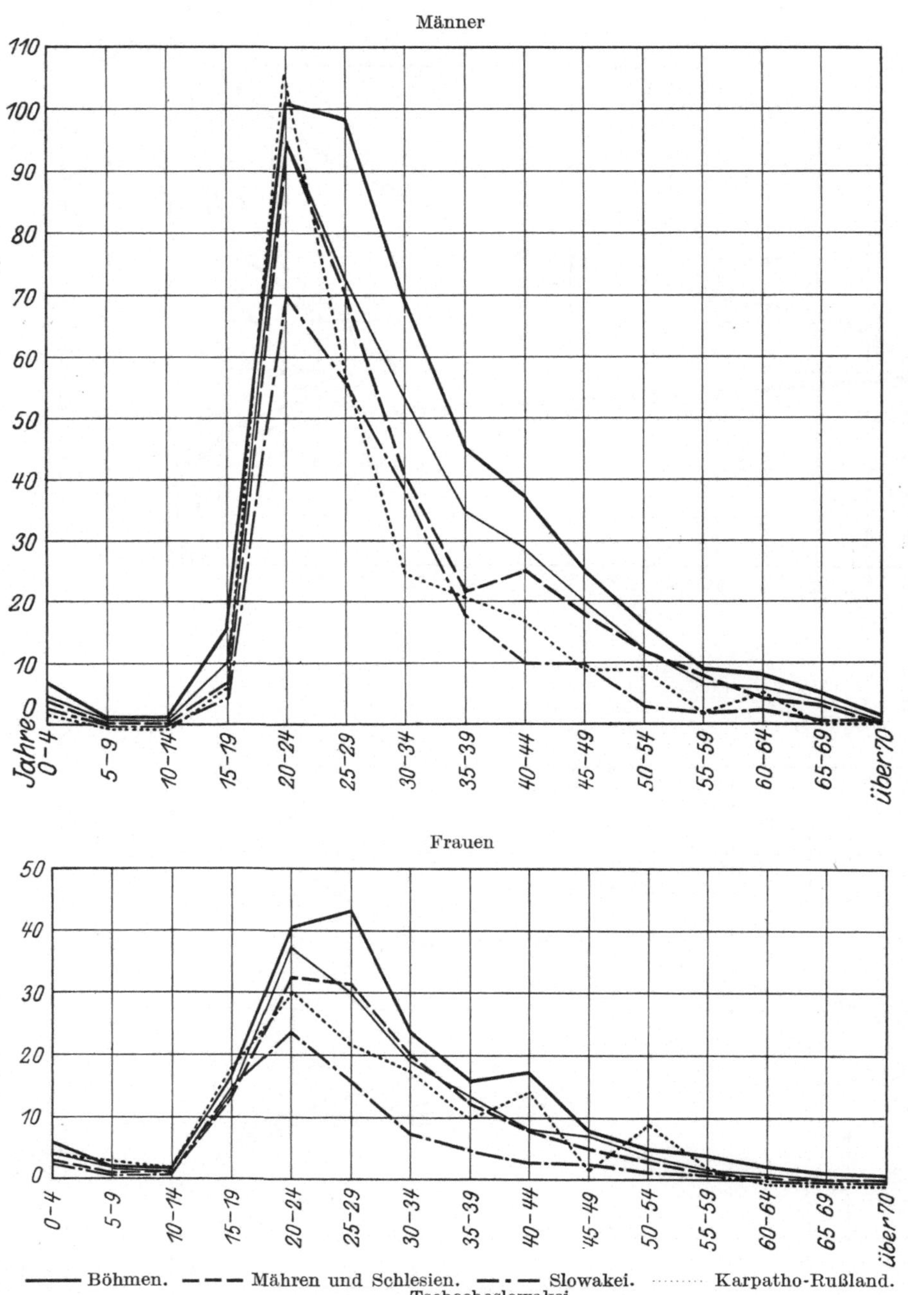

Abb. 221. Geschätzte jährliche Syphilismorbidität in den tschechoslowakischen Provinzen, verteilt nach Altersklassen und Geschlecht, berechnet auf 10 000 der mittleren Bevölkerung.

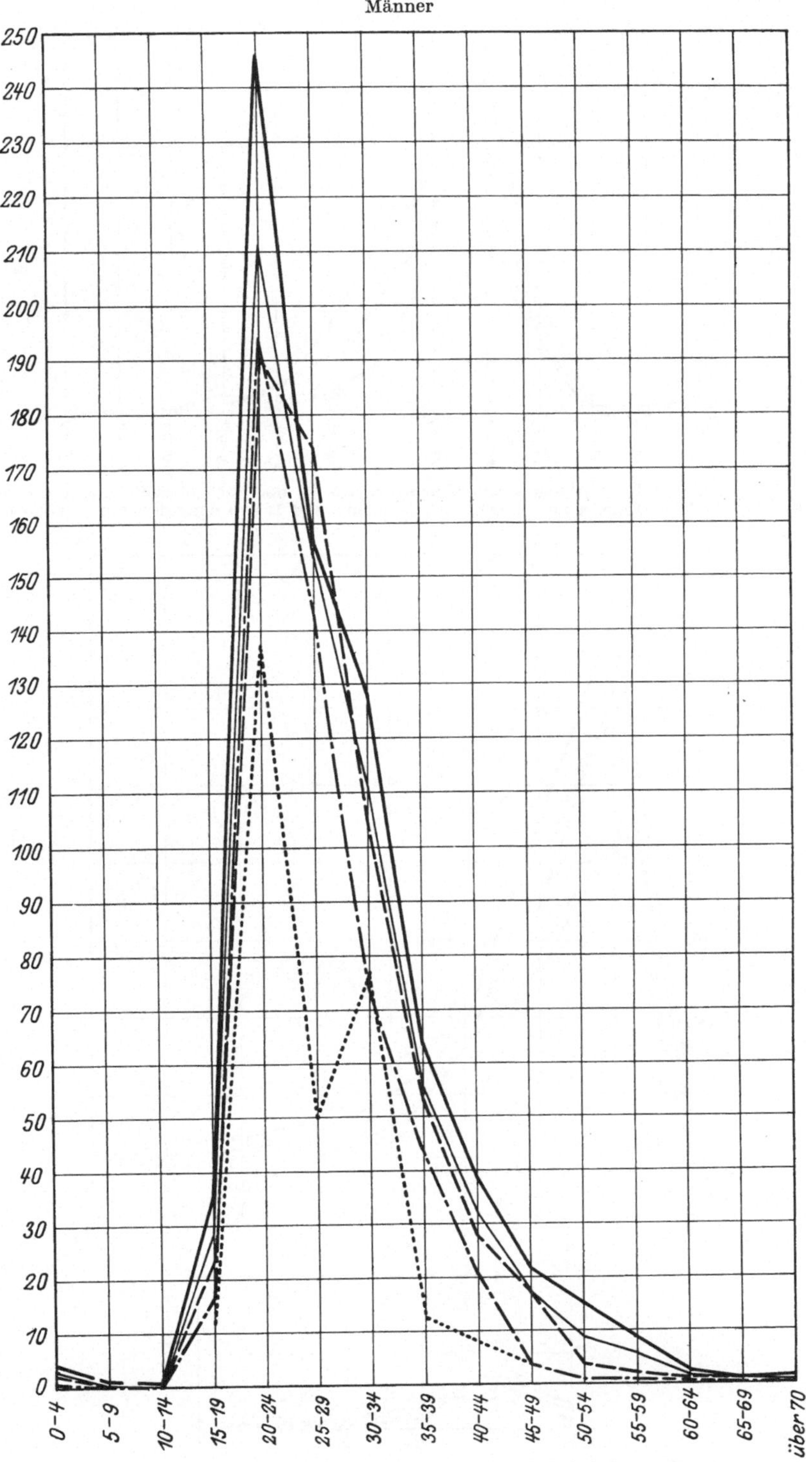

Abb. 221 a. Geschätzte jährliche Gonorrhöemorbidität in den tschechoslowakischen Provinzen, verteilt nach Altersklassen und Geschlecht, berechnet auf 10000 der mittleren Bevölkerung.

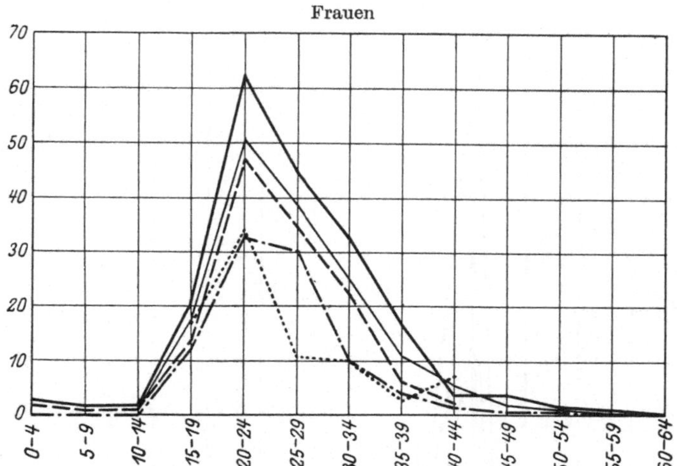

Abb. 221 b. Geschätzte jährliche Gonorrhöemorbidität in den tschechoslowakischen Provinzen, verteilt nach Altersklassen und Geschlecht, berechnet auf 10000 der mittleren Bevölkerung.

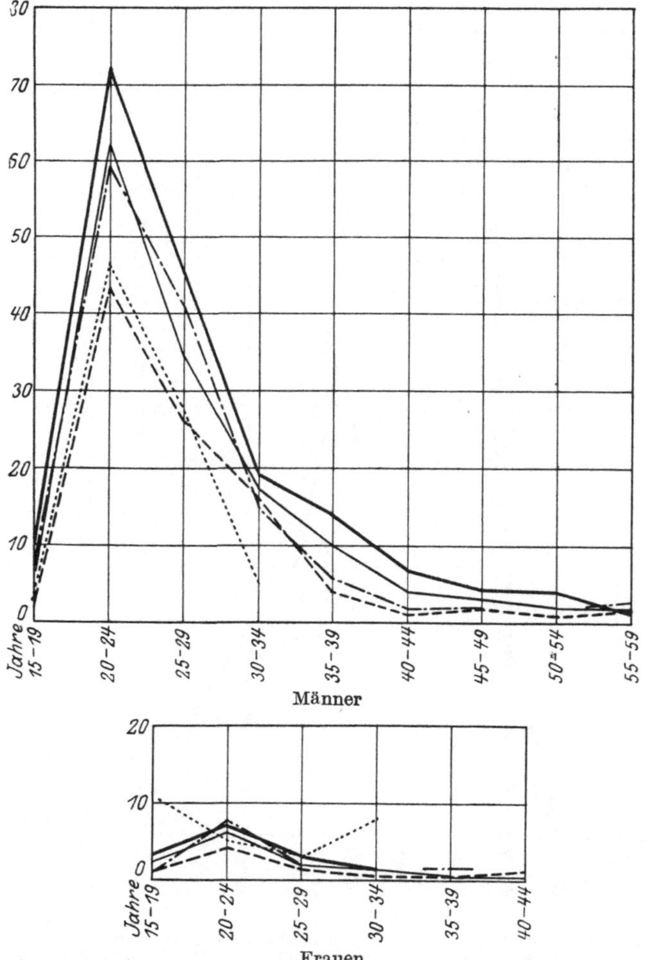

Abb. 221 c. Geschätzte jährliche Morbidität an Ulcus molle in den tschechoslowakischen Provinzen, verteilt nach Altersklassen und Geschlecht, berechnet auf 10 000 der mittleren Bevölkerung.

Aus der Statistik der Stadt Helsingfors (vgl. S. 526/527):

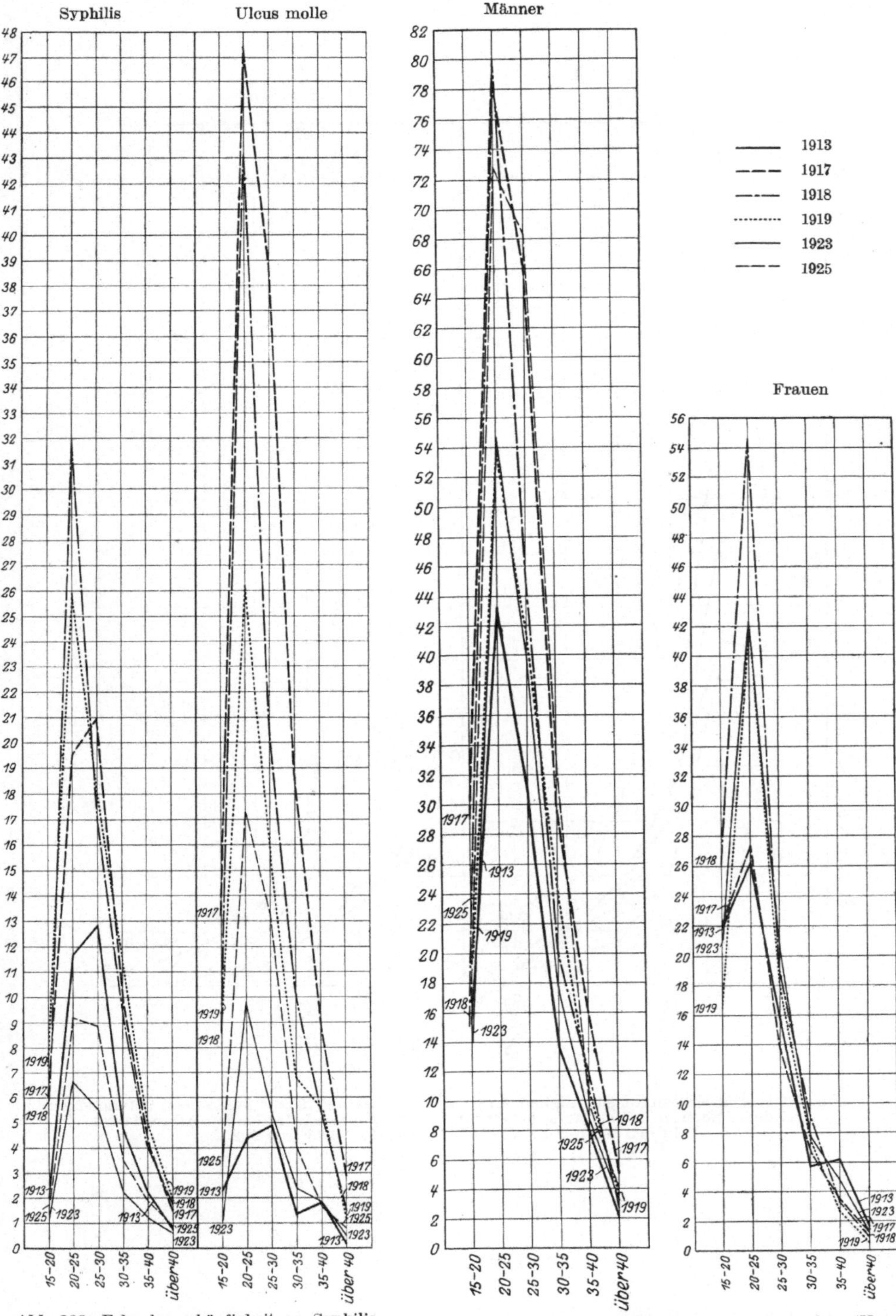

Abb. 222. Erkankungshäufigkeit an Syphilis recens und Ulcus molle nach Altersklassen bei Männern in Helsingfors, berechnet auf je 1000 der betreffenden Altersklassen in den Jahren 1913, 1917, 1918, 1919, 1923, 1925.

Abb. 222 a. Erkrankungshäufigkeit an Gonorrhöe (Urethritis acuta) in Helsingfors, nach Altersklassen und Geschlecht, berechnet auf je 1000 der betreffenden Altersklassen in den Jahren 1913, 1917, 1918, 1919, 1923, 1925.

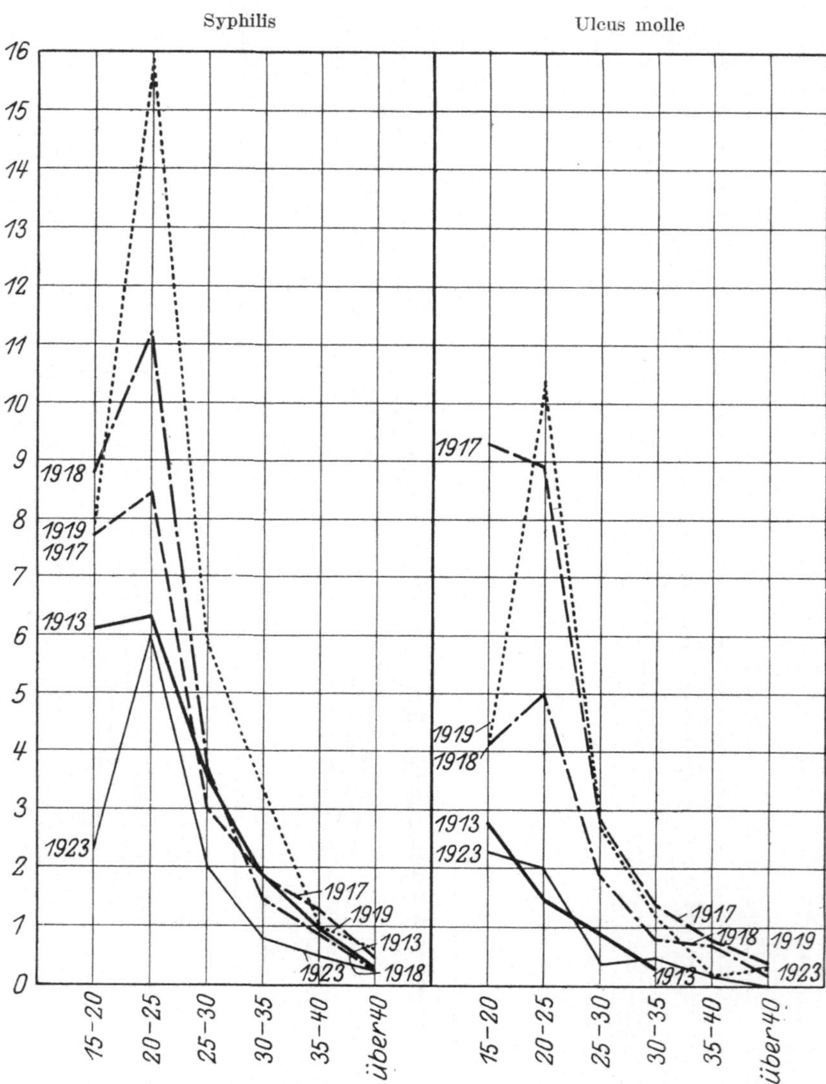

Abb. 222 b. Die Erkrankungshäufigkeit an Syphilis recens und Ulcus molle nach Altersklassen bei den Frauen in Helsingfors, berechnet auf je 1000 der betreffenden Altersklassen in den Jahren 1913, 1917, 1918, 1919, 1923 und 1925.

Aus der Statistik der Stadt Stockholm:

Tabelle 368. Die Erkrankungshäufigkeit an Syphilis nach Alter und Geschlecht in Stockholm, berechnet auf je 1000 der betreffenden Altersklassen.

Altersklassen	1915		1916		1917		1918		1919		1920		1921		1922		1923		1924		1925	
	abs.	°/₀₀	abs.	°/₀₀	abs.	°/₀₀	abs.	°/₀₀	abs.	°/₀₀	abs.	°/₀₀	abs.	°/₀₀	abs.	°/₀₀	abs.	°/₀₀	abs.	°/₀₀	abs.	°/₀₀
Männer																						
15—20	27	1,3	37	1,6	35	2,0	45	2,4	134	9,2	69	4,6	55	3,5	33	2,1	22	1,4	14	0,9	15	0,9
20—25	259	11,3	184	7,8	205	8,2	264	11,2	372	20,8	235	12,7	169	9,0	93	5,2	71	3,9	60	3,3	46	2,5
25—30	261	10,7	278	11,5	248	10,6	376	16,7	335	17,3	181	9,3	162	8,4	120	6,3	57	3,0	55	2,9	34	1,7
30—35	150	6,9	119	5,4	136	6,5	182	8,4	298	8,4	191	5,3	145	4,0	93	2,5	62	1,7	58	1,6	29	0,7
35—40	63	3,3	58	3,2	58	3,1	93	5,3														
40—50	35	1,1	49	2,1	43	1,9	59	2,4	79	3,5	47	1,9	51	2,0	23	0,8	9	0,3	7	0,2	4	0,13
Frauen																						
15—20	63	3,6	59	3,3	50	2,7	70	3,7	194	11,4	127	7,0	47	2,6	42	2,3	28	1,6	21	1,1	16	0,8
20—25	186	6,9	167	6,6	157	5,5	189	6,8	258	10,9	123	5,0	63	2,5	54	2,2	38	1,6	20	0,8	30	1,2
25—30	128	4,6	106	3,8	92	2,1	132	4,4	119	4,8	68	2,7	50	2,0	37	1,5	17	0,7	16	0,6	16	0,6
30—35	56	2,4	54	2,4	41	1,6	43	1,6	87	2,1	60	1,4	30	0,7	19	0,4	15	0,3	20	0,4	7	0,15
35—40	21	1,1	19	1,0	10	0,5	18	0,8														
40—50	17	0,5	14	0,4	16	0,5	8	0,3	30	1,5	16	0,5	13	0,4	5	0,2	3	0,09	2	0,06	4	0,11

Tabelle 369. Die Erkrankungshäufigkeit an Ulcus molle in Stockholm, nach Alter und Geschlecht, berechnet auf je 1000 der betreffenden Altersklassen, in den Jahren 1915—1925.

Altersklassen	1915		1916		1917		1918		1919		1920		1921		1922		1923		1924		1925	
	abs.	°/₀₀	abs.	°/₀₀	abs.	°/₀₀	abs.	°/₀₀	abs.	°/₀₀	abs.	°/₀₀	abs.	°/₀₀	abs.	°/₀₀	abs.	°/₀₀	abs.	°/₀₀	abs.	°/₀₀
Männer																						
15—20	36	2,6	23	1,6	17	1,1	80	5,3	131	8,2	56	3,7	33	2,1	36	2,3	19	1,2	11	0,7	15	0,8
20—25	168	8,8	125	6,5	103	5,2	361	18,9	362	20,2	115	6,2	94	5,0	64	3,6	30	1,7	16	0,9	20	1,1
25—30	184	9,2	153	7,6	125	6,1	465	23,1	260	13,4	82	4,2	72	3,6	57	3,0	18	0,9	12	0,6	14	0,7
30—35	110	6,2	104	5,7	89	4,7	283	14,6	314	8,9	116	3,2	76	2,1	56	1,5	16	0,4	14	0,4	14	0,3
35—40	60	4,2	39	2,6	40	2,6	171	10,7														
40—50	44	2,2	37	1,8	20	0,9	99	4,4	72	3,1	37	1,6	19	0,7	14	0,5	5	0,2	—	—	8	0,3
Frauen																						
15—20	13	0,8	10	0,6	12	0,6	58	3,2	67	3,9	13	0,7	11	0,6	9	0,5	2	0,13	3	0,16	3	0,15
20—25	36	1,5	27	1,1	28	1,1	120	4,9	87	3,6	17	0,7	6	0,2	4	0,2	3	0,12	1	0,04	3	0,12
25—30	29	1,2	22	0,9	26	1,0	61	2,4	45	1,8	20	0,8	11	0,4	3	0,1	3	0,12	1	0,04	1	0,04
30—35	1	0,05	7	0,3	9	0,4	23	1,0	47	1,1	46	1,0	20	0,5	6	0,1	2	0,04	1	0,02	1	0,02
35—40	5	0,3	13	0,7	16	0,9	15	0,8														
40—50	5	0,2	6	0,2	10	0,4	14	0,5	10	0,3	3	0,1	3	0,1	—	—	—	—	—	—	—	—

Tabelle 370. Die Erkrankungshäufigkeit an Gonorrhöe nach Alter und Geschlecht in Stockholm, berechnet auf je 1000 der betreffenden Altersklassen.

Altersklassen	1915		1916		1917		1918		1919		1920		1921		1922		1923		1924		1925	
	abs.	°/₀₀	abs.	°/₀₀	abs.	°/₀₀	abs.	°/₀₀	abs.	°/₀₀	abs.	°/₀₀	abs.	°/₀₀	abs.	°/₀₀	abs.	°/₀₀	abs.	°/₀₀	abs.	°/₀₀
Männer																						
15—20	289	20,8	333	22,9	309	20,6	370	24,5	722	49,1	502	34,1	506	32,8	436	28,3	437	28,2	442	27,8	565	34,2
20—25	509	79,0	1572	82,3	1426	73,6	1712	80,9	1561	87,2	1208	61,3	1093	59,4	1009	55,5	1075	59,7	1000	55,6	1050	56,7
25—30	1386	69,3	1574	78,7	1570	76,6	1753	82,4	1168	60,5	836	43,3	867	44,5	706	36,9	700	37,2	716	37,8	759	39,1
30—35	851	48,0	842	46,0	909	49,1	1266	65,6	1081	36,2	829	23,2	821	22,8	665	18,2	704	19,2	656	17,7	665	17,8
35—40	416	29,0	376	25,0	436	28,1	605	37,8														
40—50	248	12,7	250	12,3	276	13,0	488	21,9	241	15,2	194	80,3	191	8,0	157	6,3	138	5,0	141	5,0	165	5,6
Frauen																						
15—20	255	16,4	349	21,5	318	18,1	336	18,9	528	30,9	271	15,0	247	13,6	225	12,6	192	10,8	250	13,6	280	14,6
20—25	574	24,6	668	27,9	747	30,4	786	32,2	602	2b,3	402	16,5	329	13,4	330	13,6	321	13,2	294	12,1	344	13,8
25—30	387	15,9	447	18,1	446	17,5	505	19,7	352	14,2	280	11,2	205	8,2	187	7,6	178	7,2	182	7,3	177	7,0
30—35	144	7,3	183	8,8	207	9,5	279	12,3	245	5,9	182	4,3	166	3,9	144	3,3	149	3,3	129	2,8	144	2,5
35—40	76	4,6	83	4,8	85	4,8	109	6,0														
40—50	56	2,1	55	2 1	62	2,3	72	2,6	44	1,5	37	1,2	25	0,8	27	0,9	37	1,2	24	0,6	34	1,0

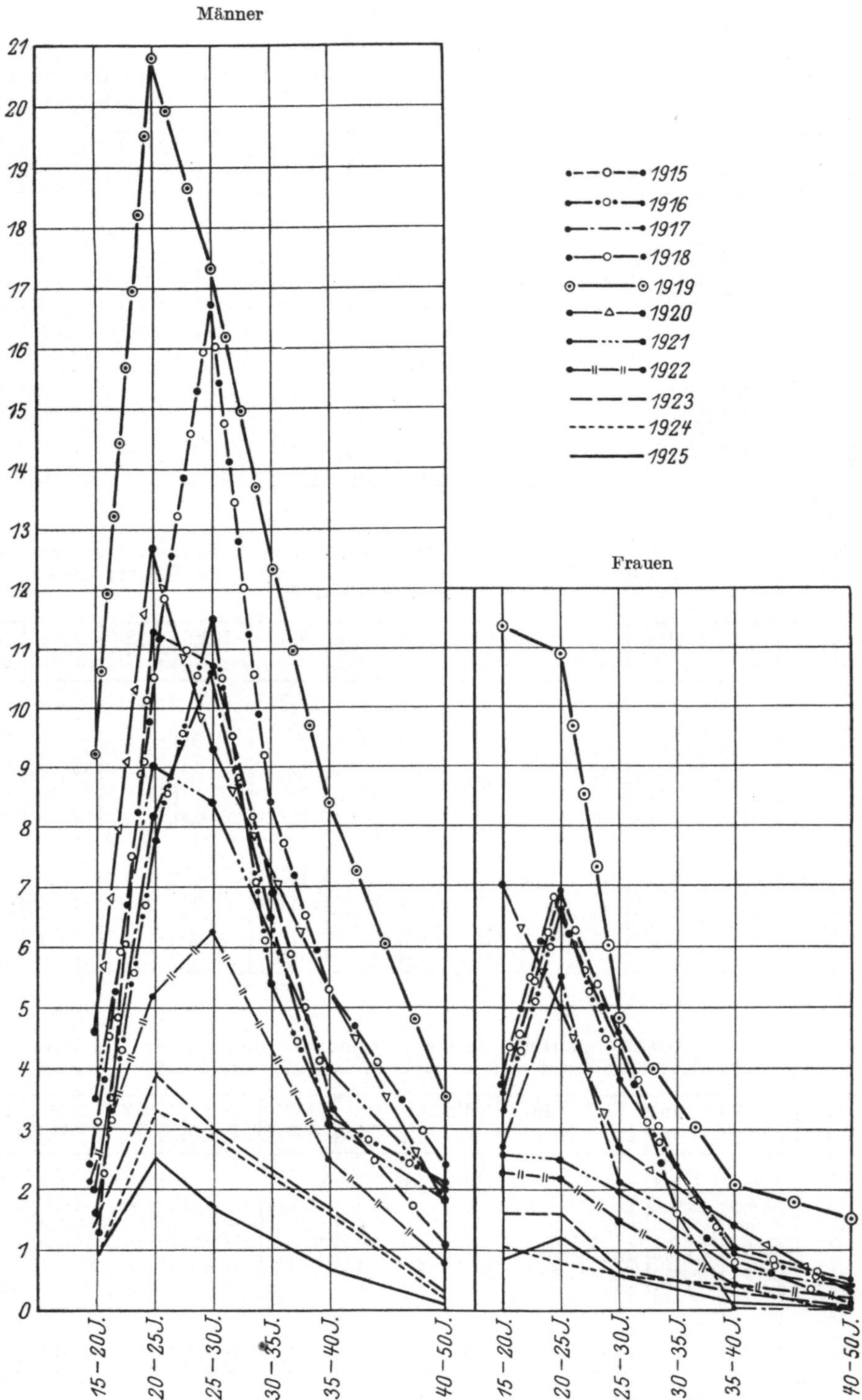

Abb. 223. Morbidität an Syphilis in Stockholm, verteilt nach Altersklassen, 1910–1925.

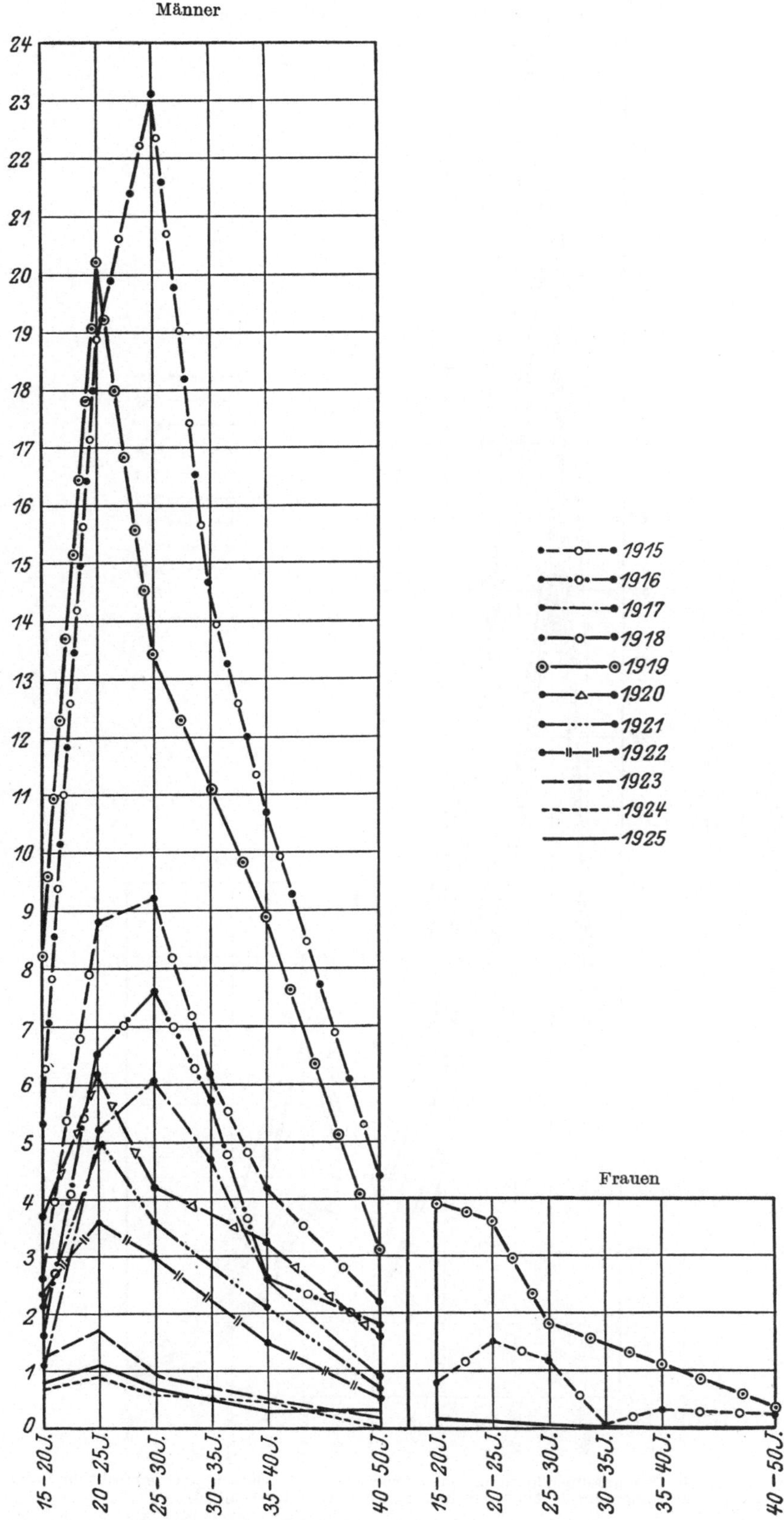

Abb. 223 a. Erkrankungshäufigkeit an Ulcus molle in Stockholm nach Alter und Geschlecht, berechnet auf je 1000 der betreffenden Altersklassen, in den Jahren 1915−1925.

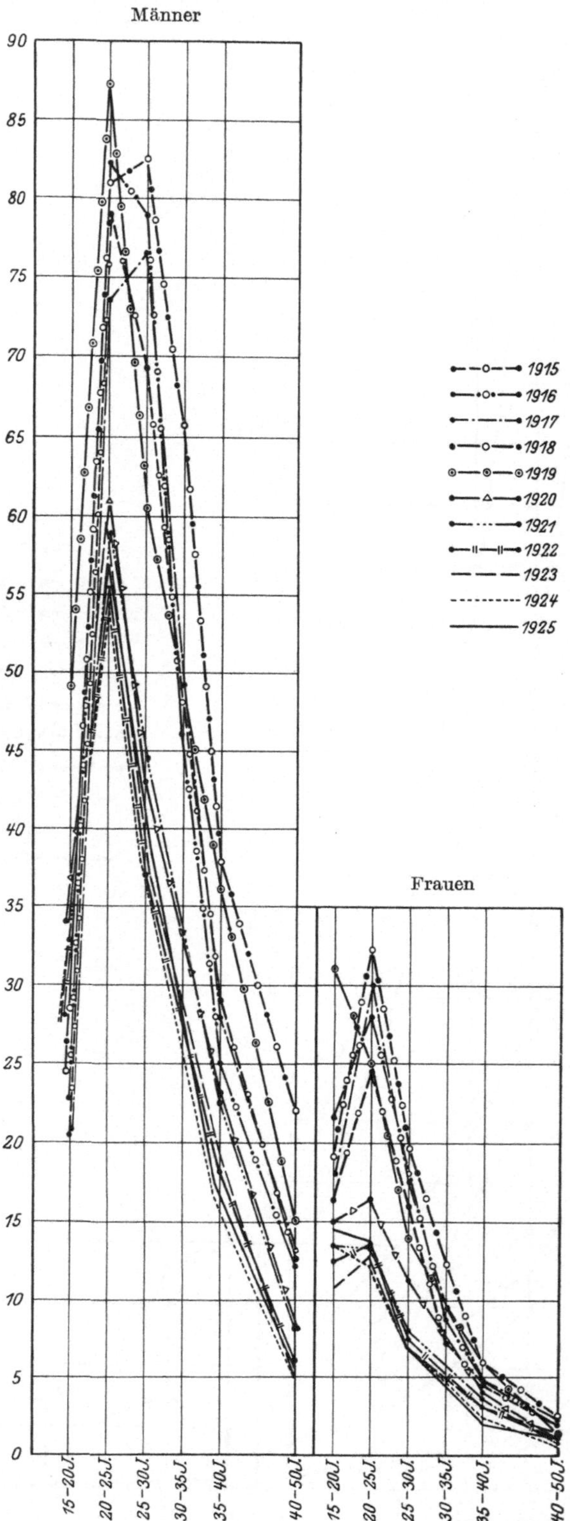

Abb. 223 b. Die Erkrankungshäufigkeit an Gonorrhöe nach Alter und Geschlecht in Stockholm, berechnet auf je 1000 der betreffenden Altersklassen, 1915–1925.

Aus der Statistik für ganz Schweden:

Tabelle 371. Die Erkrankungshäufigkeit an Syphilis nach Alter und Geschlecht in Schweden, berechnet auf je 1000 der betreffenden Altersklassen, in den Jahren 1914—1925.

Jahr	Männer, Alter in Jahren										Frauen, Alter in Jahren									
	15—20		20—25		25—30		30—40		40—50		15—20		20—25		25—30		30—40		40—50	
	abs.	‰	abs.	‰	abs.	‰	abs.	‰	abs.	‰	abs.	‰	abs.	‰	abs.	‰	abs.	‰	abs.	‰
1914	102	0,38	461	1,97	496	2,36	404	1,14	139	0,51	124	0,48	253	1,07	141	0,64	112	0,29	44	0 15
1915	92	0,35	499	2,19	530	2,67	525	1,56	130	0,49	119	0,47	287	1,24	200	0,97	147	0,41	38	0,12
1916	125	0,45	525	2,16	610	2,86	417	1,14	126	0,45	149	0,56	305	1,27	186	0,84	143	0,37	33	0,10
1917	112	0,40	616	2,49	644	3,00	491	1,32	140	0,49	124	0,45	317	1,29	221	0,99	127	0,32	34	0,11
1918	231	0,82	875	3,51	937	4,37	710	1,90	207	0,70	177	0,65	429	1,74	327	1,47	191	0,48	44	0,13
1919	312	1,10	1222	4,87	1058	4,89	955	2,55	268	0,90	506	1,86	771	3,12	398	1,78	307	0,77	120	0,38
1920	210	0,74	712	2,80	613	2,77	528	1,39	130	0,42	290	1,05	372	1,49	249	1,09	213	0,53	67	0,20
1921	145	0,51	517	2,01	426	1,91	413	1,08	124	0,40	133	0,48	228	0,90	162	0,70	121	0,30	49	0,15
1922	76	0,26	290	1,10	319	1,39	258	0,66	61	0,20	86	0,39	160	0,62	110	0,47	60	0,14	19	0,06
1923	44	0,25	221	0,84	216	0,92	202	0,51	38	0,11	67	0,24	126	0,49	73	0,30	61	0,14	16	0,04
1924	37	0,13	191	0,72	169	0,72	148	0,37	35	0,10	53	0,18	73	0,28	49	0,20	58	0,14	18	0,05
1925	37	0,13	153	0,58	139	0,58	118	0,29	22	0,07	38	0,13	66	0,25	47	0,20	35	0,08	19	0,05

Tabelle 372. Die Erkrankungshäufigkeit an Gonorrhöe nach Alter und Geschlecht in Schweden, berechnet auf je 1000 der betreffenden Altersklassen, in den Jahren 1914—1925.

Jahr	Männer, Alter in Jahren										Frauen, Alter in Jahren									
	15—20		20—25		25—30		30—40		40—50		15—20		20—25		25—30		30—40		40—50	
	abs.	‰	abs.	‰	abs.	‰	abs.	‰	abs.	‰	abs.	‰	abs.	‰	abs.	‰	abs.	‰	abs.	‰
1914	694	2,6	2737	11,8	2541	12,1	1934	5,5	442	1,7	370	1,4	685	2,9	467	2,1	309	0,8	91	0,3
1915	673	2,5	2739	11,6	2620	12,6	2095	5,9	469	1 7	396	1,5	766	3,2	498	2,3	295	0,7	72	0,2
1916	767	2,8	2978	12,4	2718	12,8	2084	5,8	420	1,5	452	1,7	857	3,6	564	2,5	332	0,8	71	0,2
1917	695	2,5	2724	11,2	3043	14,2	2472	6,7	614	2,1	466	1,7	980	4,0	662	3,0	430	1,1	90	0,3
1918	1041	3,7	3902	15,7	3677	17,1	3358	9,0	928	3,2	668	2,5	1143	4,6	714	3,2	524	1,3	106	0,3
1919	1735	6,1	5071	20,2	3783	17,0	3144	8,4	873	2,9	1259	4,6	1736	7,0	1033	4,6	654	1,6	143	0,4
1920	1238	4,3	3951	15,5	2822	12,7	2383	6,3	565	1,8	787	2,8	1157	4,6	682	3,0	450	1,1	112	0,3
1921	1221	4,3	3262	12,7	2466	11,0	2069	5,4	530	1,7	656	2,3	869	3,4	506	2,2	378	0,9	64	0,2
1922	913	3,2	2954	11,2	2208	9,6	1802	4,6	499	1,6	559	2,0	867	3,4	499	2,1	337	0,8	81	0,2
1923	830	2,8	2490	9,5	2113	9,1	1821	4,6	479	1,5	508	1,8	807	3,1	459	1,9	351	0,9	84	0,2
1924	856	3,0	2658	10,1	2023	8,6	1718	4,3	444	1,3	527	1,8	748	2,8	442	1,8	315	0,7	74	0,2
1925	1052	3,6	3034	11,4	2212	9,4	1865	4,6	518	1,5	619	2,2	860	3,3	451	1,8	340	0,8	93	0,3

Tabelle 373. Die Erkrankungshäufigkeit an Ulcus molle nach Alter und Geschlecht in Schweden, berechnet auf je 1000 der betreffenden Altersklassen, in den Jahren 1914—1925.

Jahr	Männer, Alter in Jahren										Frauen, Alter in Jahren									
	15—20		20—25		25—30		30—40		40—50		15—20		20—25		25—30		30—40		40—50	
	abs.	‰	abs.	‰	abs.	‰	abs.	‰	abs.	‰	abs.	‰	abs.	‰	abs.	‰	abs.	‰	abs.	‰
1914	81	0,30	381	1,65	419	2,00	324	0,92	83	0,32	17	0,06	53	0,23	33	0,15	21	0,05	12	0,04
1915	73	0,26	313	1,33	354	1,70	291	0,81	71	0,26	21	0,08	47	0,20	39	0,18	16	0,04	5	0,02
1916	74	0,26	292	1,22	275	1,30	193	0,52	54	0,20	17	0,06	32	0,13	30	0,13	28	0,07	7	0,02
1917	49	0,17	238	0,97	332	1,55	271	0,74	46	0,16	19	0,07	44	0,18	38	0,17	31	0,08	10	0,03
1918	280	1,00	759	3,05	790	3,70	667	1,80	168	0,58	88	0,32	168	0,68	78	0,35	43	0,11	16	0,05
1919	258	0,91	870	3,46	731	3,38	705	1,90	182	0,61	115	0,42	166	0,67	88	0,40	71	0,18	21	0,07
1920	121	0,43	323	1,27	263	1,19	240	0,63	85	0,26	33	0,12	43	0,17	40	0,17	51	0,12	6	0,02
1921	75	0,26	254	1,00	209	0,94	174	0,43	43	0,14	25	0,09	36	0,14	21	0,09	27	0,07	5	0,02
1922	58	0,20	146	0,55	128	0,55	103	0,26	26	0,08	11	0,04	12	0,05	4	0,01	9	0,02	1	0,003
1923	36	0,12	97	0,57	65	0,27	54	0,13	12	0,04	4	0,01	9	0,03	9	0.03	4	0,01	1	0,003
1924	24	0,08	72	0,54	46	0,20	37	0,09	7	0,02	7	0,02	7	0,02	3	0,01	1	0,002	1	0,003
1925	28	0,09	88	0,33	54	0,23	36	0,09	19	0,05	7	0,02	7	0,02	1	0,004	2	0,005	2	0,005

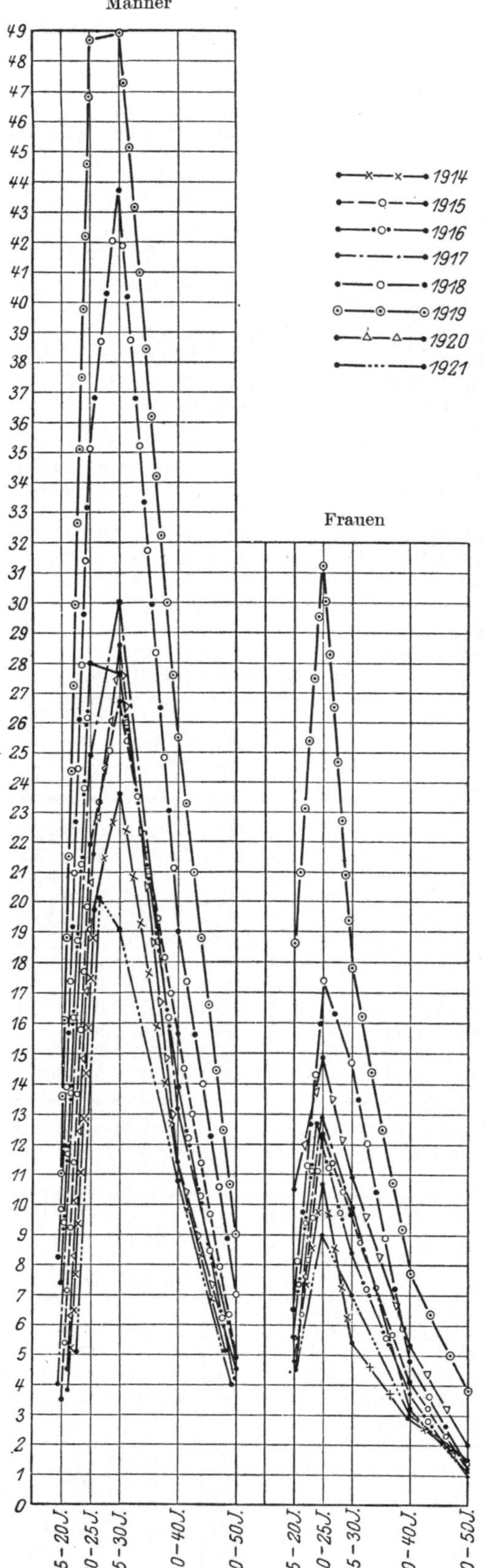

Abb. 224. Erkrankungshäufigkeit an Syphilis nach Alter und Geschlecht in Schweden, berechnet auf je 1000 der betreffenden Altersklassen, in den Jahren 1914–1921.

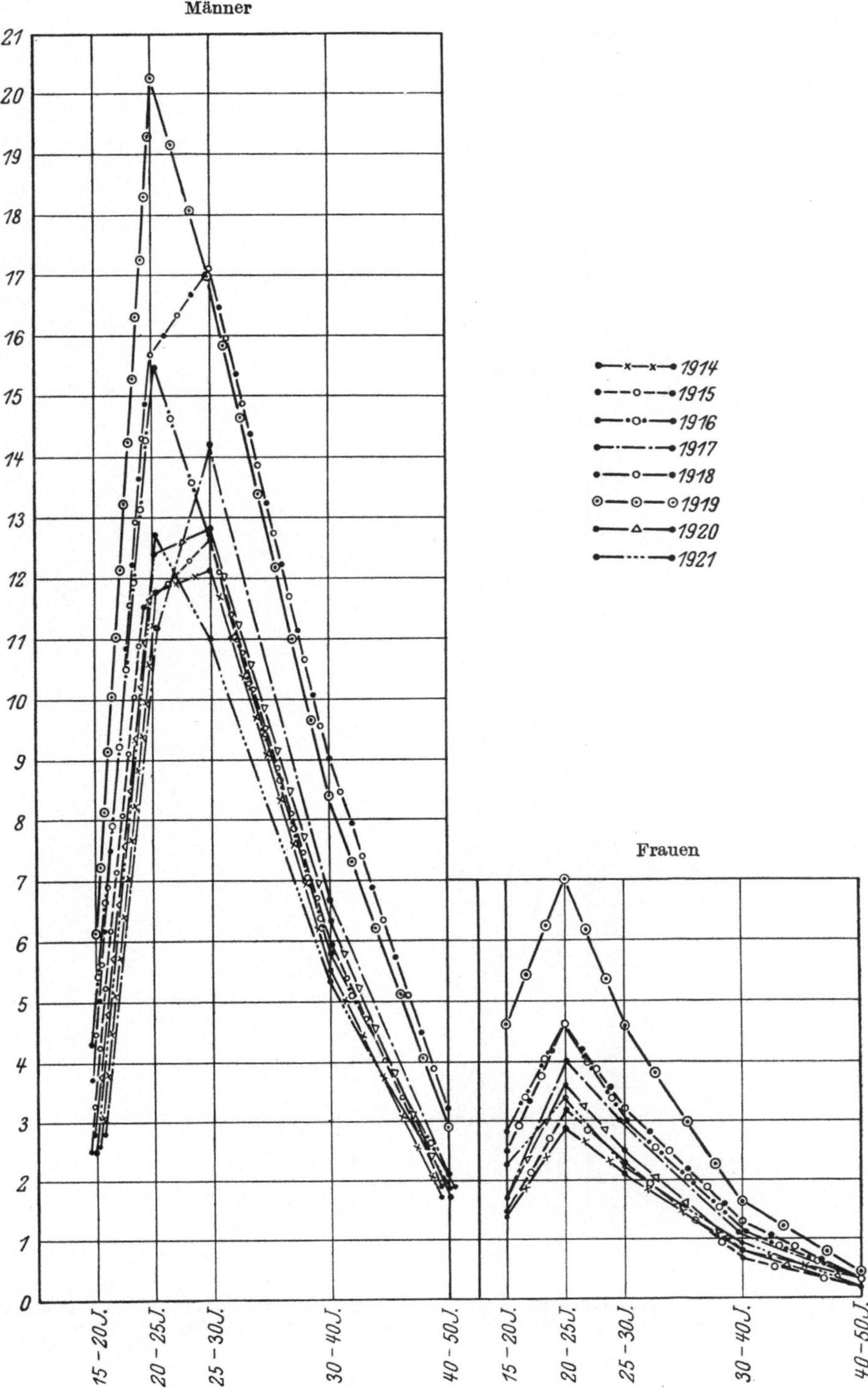

Abb. 224 a. Erkrankungshäufigkeit an Gonorrhöe nach Alter und Geschlecht in Schweden, berechnet auf je 1000 der betreffenden Altersklassen, in den Jahren 1914–1921.

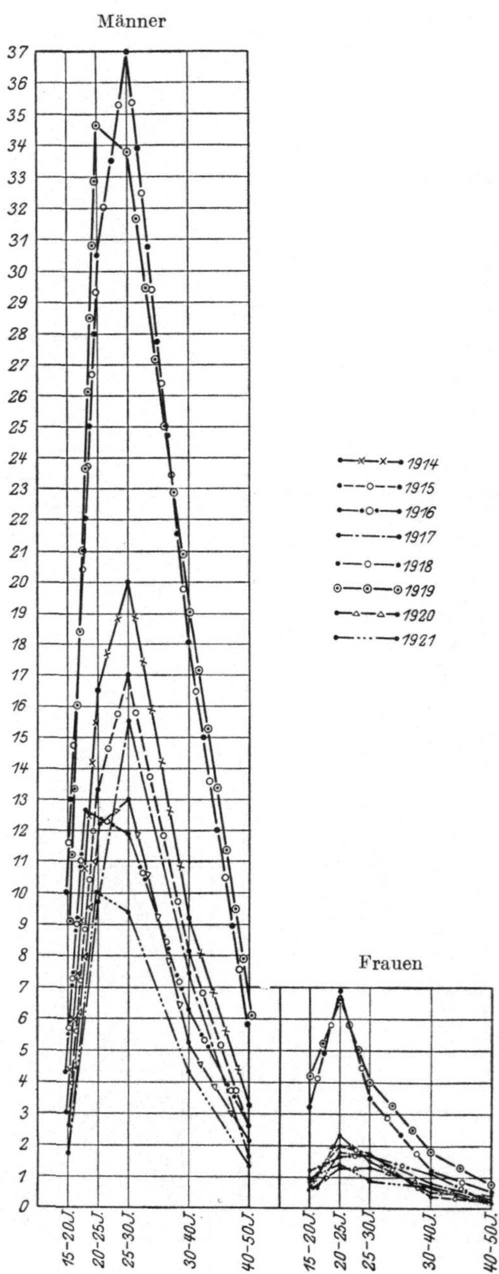

Abb. 224 b. Die Erkrankungshäufigkeit an Ulcus molle nach Alter und Geschlecht in Schweden, berechnet auf je 1000 der betreffenden Altersklassen, in den Jahren 1914–1921.

Aus dem vorstehenden Material ist ersichtlich, daß nach einer gewissen Höhe der Erkrankungshäufigkeit im Säuglingsalter, die sich in der Hauptsache auf die Syphilis bezieht, der vorgeschlechtsreife Altersabschnitt eine ganz geringfügige Morbidität aufweist. Diese tritt dann vom 15. Lebensjahr aufwärts wieder deutlich in Erscheinung, schnellt ruckartig im 5. Jahrfünft in die Höhe und erreicht in diesem Abschnitt allgemein ihren Gipfelpunkt. Im 6. Jahrfünft nimmt sie dann etwas und von da an in rascher Progression ab.

Der Unterschied in der Altersklassenverteilung der Morbidität beider Geschlechter liegt vornehmlich darin, daß die Frauen, gemessen an ihrer Gesamterkrankungshäufigkeit, schon im ersten Abschnitt der geschlechtsreifen Periode (15—20) ein hohes Morbiditätskontingent stellen, und daß bei ihnen nach dem Maximum im 5. Jahrfünft ein viel schnellerer Abfall als bei den Männern erfolgt.

Die Männer weisen dagegen im 4. Jahrfünft eine viel geringere Erkrankungsfrequenz auf. Im 5. Jahrfünft ist ein extrem steiler Anstieg zu verzeichnen, im 6. tritt ein geringer, bisweilen auch gar kein Abfall ein, und ein starkes Absinken ist erst vom 4. Jahrzehnt an zu konstatieren.

Die gefährdetste Altersklasse für beide Geschlechter stellt also das 5. Jahrfünft dar; im allgemeinen infizieren sich die meisten bis zum 30. Lebensjahr. Dies geht auch daraus hervor, daß von je 100 an Syphilis, Gonorrhöe und Ulcus molle Leidenden innerhalb der Altersklasse von 15—50 sich in Stockholm 1915—1925 infizierten:

Tabelle 374. Verteilung der 1915—1925 in Stockholm wegen Geschlechtskrankheiten gemeldeten 15—50-Jährigen nach Krankheitsform und Altersklassen.

Altersklassen	Männer						Frauen					
	Gonorrhöe		Ulcus molle		Syphilis		Gonorrhöe		Ulcus molle		Syphilis	
	abs.	%	abs.	%	abs.	%	abs.	%	abs.	%	abs.	%
15—20	4 913	11,23	457	8,76	486	7,20	3251	22,02	201	19,74	689	23,02
20—25	13 215	30,17	1458	27,96	1958	28,80	5397	36,44	332	32,61	1285	35,98
25—30	12 035	27,50	1442	27,65	2107	31,11	3346	22,68	222	21,81	781	23,08
30—40	11 122	25,41	1502	28,80	1795	26,89	2295	15,65	212	20,83	500	14,20
40—50	2 489	5,59	356	6,83	406	6,00	473	3,21	51	5,01	128	3,72

Das Ergebnis für Stockholm illustriert folgendes Schaubild:

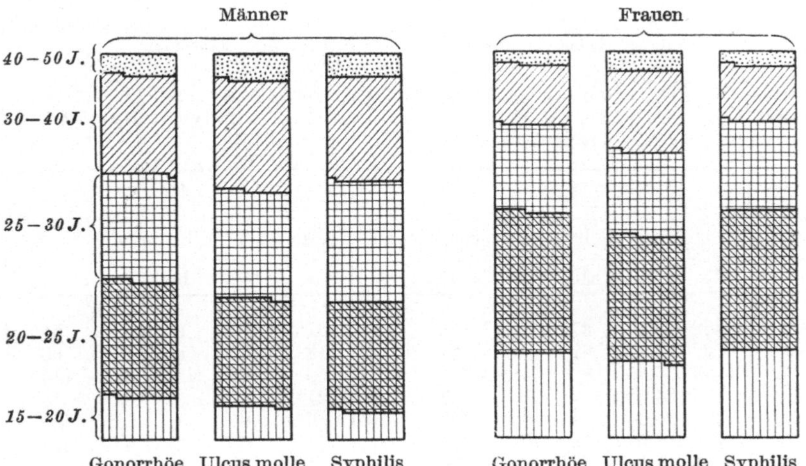

Abb. 225. Prozentuale Verteilung der 15—50jährigen Geschlechtskranken nach Krankheitsform und Altersklassen in Stockholm in den Jahren 1915—1925.

Führt man die gleiche Berechnung für die in Helsingfors gemeldeten Geschlechtskranken (1913—1925) durch, so ergeben sich nachstehende Ziffern:

Tabelle 375. Verteilung der 1913—1925 in Helsingfors wegen Geschlechtskrankheiten gemeldeten über 15-Jährigen nach Krankheitsform und Altersklassen.

Altersklassen	Männer						Frauen					
	Syphilis		Ulcus molle		Urethr. acut.		Syphilis		Ulcus molle		Urethr. acut.	
	abs.	%	abs.	%	abs.	%	abs.	%	abs.	%	abs.	%
15—20	326	7,52	413	8,29	1654	9,21	519	20,90	502	50,0	2265	18,14
20—25	1468	33,79	1900	38,13	6282	34,78	1030	41,20	213	21,19	5290	42,38
25—30	1369	31,50	1485	29,82	5559	31,00	457	18,32	75	7,46	2834	22,69
30—35	633	14,56	643	12,90	2585	14,31	245	9,83	36	3,58	1151	9,23
35—40	260	5,98	281	5,64	999	5,50	119	4,77	50	5,04	503	4,02
über 40	289	6,65	260	5,22	940	5,20	124	4,98	129	12,73	442	3,54
zusamm.	4345	100,0	4982	100,0	18059	100,0	2494	100,0	1005	100,0	12485	100,0

die folgende Abbildung veranschaulicht:

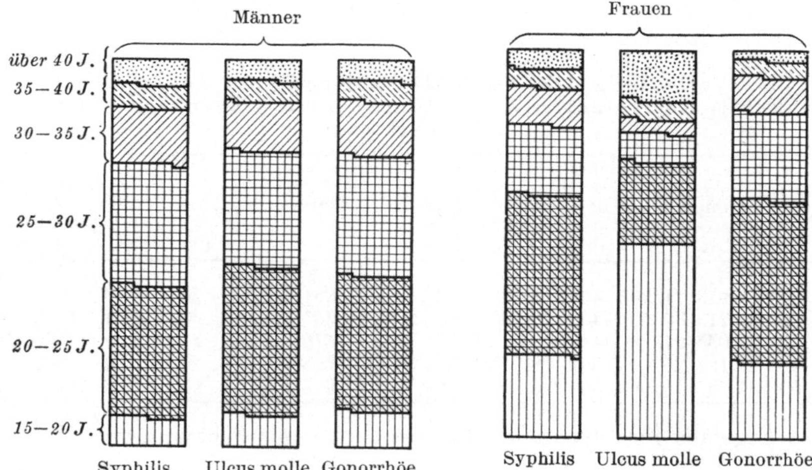

Abb. 226. Prozentuale Verteilung der über 15jährigen Geschlechtskranken nach Krankheitsform und Altersklassen in Helsingfors in den Jahren 1913—1925.

Tabelle 376. Der prozentuale Anteil der in den Altersklassen von 15—50 Jahren gemeldeten Geschlechtskranken an der Gesamtzahl der Gemeldeten in Hamburg (1913).

Altersklassen	Männer						Frauen					
	Gonorrhöe		Ulcus molle		Syphilis rec.		Gonorrhöe		Ulcus molle		Syphilis rec.	
	abs.	%	abs.	%	abs.	%	abs.	%	abs.	%	abs.	%
15—18	162	5,10	25	4,55	28	3,84	97	13,31	6	12,0	51	15,54
18—20	422	13,28	62	11,29	64	8,80	118	16,19	8	16,0	60	18,29
20—25	1088	34,25	188	34,24	222	30,50	260	35,53	19	38,0	115	35,06
25—30	763	24,02	152	27,69	173	23,76	121	16,59	9	18,0	48	14,63
30—35	359	11,30	54	9,84	108	14,83	66	9,05	4	8,0	25	7,92
35—40	191	6,01	35	6,38	68	9,34	19	2,60	2	4,0	10	3,04
40—45	87	2,74	13	2,37	20	2,75	11	1,50	—	—	4	1,21
45—50	51	1,60	11	2,00	15	2,16	8	1,09	1	2,0	6	1,82

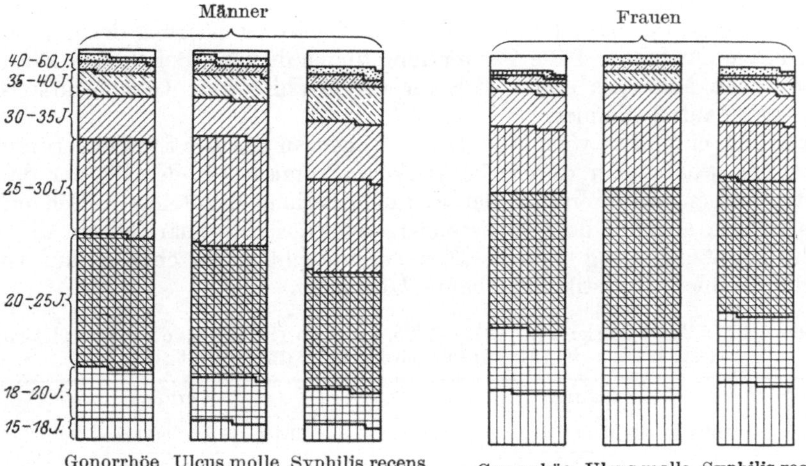

Abb. 227. Der prozentuale Anteil der in den Altersklassen von 15—50 Jahren gemeldeten Geschlechtskranken an der Gesamtzahl der Gemeldeten in Hamburg (1913).

Für Hamburg ist die Berechnung insofern etwas anders durchgeführt, als hier die während des 15.—50. Lebensjahres als erkrankt gemeldeten Geschlechtskranken auf die Gesamtzahl aller Gemeldeten (1913) bezogen sind (Tab. 376).

Aus diesen Beispielen, die beliebig vermehrt werden könnten, geht mit aller Deutlichkeit hervor, daß auf das 5. Jahrfünft ein Drittel aller Infektionen entfallen. Das so wichtige Jahrzehnt von 20—30 umfaßt nahezu $^3/_5$ der Infektionen der Männer und mehr als die Hälfte der Infektionen der Frauen. Bis zum 25. Jahre infizieren sich mehr als $^1/_3$ der Männer und fast $^2/_3$ der Frauen. Überhaupt bis zum 30. Jahre erkranken $^2/_3$ aller sich überhaupt infizierenden Männer und $^4/_5$ aller sich überhaupt infizierenden Frauen.

3. Verteilung der Geschlechtskrankheiten auf die beiden Geschlechter.

Aus dem beigebrachten Material über die neu in die Behandlung tretenden Fälle kann deutlich ersehen werden, daß die Männer mehr als die Frauen von Geschlechtskrankheiten befallen werden, und zwar besteht allgemein ein Verhältnis der Männer zu den Frauen von 2—3 : 1.

Dies zeigt auch die Schweizer Enquete 1920/21; denn auf 100 während der Erhebung frisch infizierte Personen kommen 75 Männer und 25 Frauen.

Auf die drei Geschlechtskrankheiten berechnet werden gefunden:

Auf 100 neue Fälle von Gonorrhöe	79 Männer ($^4/_5$)
	21 Frauen ($^1/_5$)
,, 100 ,, ,, ,, Syphilis	66 Männer ($^2/_3$)
	34 Frauen ($^1/_3$)
,, 100 ,, ,, weichem Schanker	89 Männer ($^9/_{10}$)
	11 Frauen ($^1/_{10}$)

Bei Berücksichtigung der Gesamtzahl aller während des Erhebungsjahres gemeldeten alten wie neuen Fälle ergeben sich 68% Männer und 32% Frauen. Diese scheinbar überraschende Differenz läßt sich mit JAEGER dadurch erklären, daß: 1. eine erhebliche Zahl von Gonorrhöe- und Syphilisfällen beim Weibe im Beginn nicht erkannt wird, während dies beim Mann viel seltener der Fall ist und 2. besteht die Wahrscheinlichkeit, daß unter den Venerischen, die nach einiger Zeit die Behandlung aufgeben, die Männer zahlreicher sind als die Frauen.

Gleichzeitig gibt dies einen Hinweis darauf, daß zur Klärung der hier behandelten Frage nur frische Fälle Verwendung finden dürfen. Bei Berücksichtigung einwandfreien Materials ergibt sich für die Syphilis eine Geschlechtsrelation von 1 Frau auf 2 Männer.

Daß noch einmal so viele Männer als Frauen an frischer Syphilis erkranken, erklärt sich wohl außer durch die stärkere Promiskuität der Männer daraus, daß die Frauen meist erst in der Sekundärperiode der Lues in Behandlung kommen, also auch in dem so besonders infektiösen Primärstadium die Möglichkeit zur Ansteckung bieten. Dies verdeutlicht nachstehende, auf Grund der Stockholmer Statistik aufgebaute Übersicht:

Tabelle 377. In Stockholm 1919—1925 an Syphilis Frischerkrankten, verteilt nach primärem und sekundärem Stadium.

Jahr	Männer						Frauen					
	Syphilis I		Syphilis II rec.		Syphilis rec.		Syphilis I		Syphilis II rec.		Syphilis rec.	
	abs.	%	abs.	%	abs.	%	abs.	%	abs.	%	abs.	%
1919	883	76,4	273	23,6	1156	100,0	241	36,0	428	64,0	669	100,0
1920	490	71,3	197	28,7	687	100,0	108	29,5	258	70,5	366	100,0
1921	438	79,7	111	20,3	549	100,0	64	33,8	125	66,2	189	100,0
1922	238	75,5	77	24,5	315	100,0	46	30,8	103	69,2	149	100,0
1923	154	84,6	28	15,4	182	100,0	23	24,2	72	76,8	95	100,0
1924	114	73,0	42	27,0	156	100,0	28	35,0	52	65,0	80	100,0
1925	80	82,4	17	17,6	97	100,0	20	29,5	47	70,5	67	100,0

Danach suchen erst beim Auftreten sekundärer Manifestationen zwei Drittel der frisch an Syphilis erkrankten Frauen, und ein Viertel bis ein Fünftel der frisch an Syphilis erkrankten Männer ärztliche Behandlung auf.

Beim Ulcus molle findet man 1 Frau auf 8—10 Männer, weil im Gegensatz zu den Männern die Frauen durch die Erkrankung nur in geringerem Maße am Geschlechtsverkehr gehindert werden, aber auch dadurch, daß Bacillenträger vorkommen (vgl. S. 876).

HANS WESTPHALEN erklärt den großen Unterschied in der Zahl der an Ulcus molle erkrankten Männer und Frauen folgendermaßen:

„Zunächst einmal fällt ja als Quelle für unser Krankenmaterial die Zahl der Prostituierten aus, da die Klinik keine Polizeistation hat. Dann aber, und das ist außerordentlich interessant, scheint die Streptobacilleninfektion der Frau erheblich weniger anzuhaben als dem Manne. Die Ulcera sind bei ihr oft sehr flach und oberflächlich, mit viel größerer Neigung zu spontaner Heilung als beim männlichen Patienten. Sie machen oft so geringe Beschwerden, daß die Frau nichts von ihnen weiß und sie tatsächlich nicht selten als Nebenbefund bei genauer Genitalieninspektion gefunden werden. Das läßt den Schluß zu, daß 1. viele Ulcera mollia bei der Frau gar nicht in ärztliche Behandlung kommen, 2. aber daß eine Frau nach spontaner Abheilung ihrer Ulcera mollia noch mehr oder weniger lange krank sein und Männer infizieren kann. Es scheinen hier ganz ähnliche Verhältnisse vorzuliegen wie beim phagedänischen Schanker, der ja auch beim Manne häufiger auftritt, und besonders sei auf diesen Vergleich hingewiesen, weil wir hier aus der Zeit vor dem Kriege über eine sehr interessante Beobachtung auf unserer Klinik (dermatol. Klinik des Allg. Krankenhauses St. Georg, Hamburg) verfügen: nämlich eine Häufung phagedänischer Schanker, die fast alle in einer bestimmten Bordellstraße in Altona erworben waren. Bei den weiblichen Insassen ist bei den Kontrolluntersuchungen nichts an verdächtigen Ulcera festgestellt worden. Die Annahme der Frau als Bacillenträgerin, anatomisch durchaus verständlich, würde diesen außerordentlich großen Unterschied in der Zahl männlicher und weiblicher Kranker mit den vorgenannten Faktoren zusammen wohl völlig erklären können. Wie und ob diese Annahme zu beweisen ist, müßten Versuche, aber auch ähnliche Statistiken an anderen Orten ergeben.“

Bei der Gonorrhöe sind recht wechselnde Werte festzustellen. Dies liegt naturgemäß an der besseren oder schlechteren Erfassung der erkrankten Frauen.

Halten wir uns zur Beurteilung der Verteilung der Gonorrhöe auf beide Geschlechter an die skandinavische Erfahrung, so können wir feststellen, daß auf 1 Frau 2—3 Männer entfallen. Da aber hier wohl die Erfassung der weiblichen Gonorrhöefälle durch Nichtmeldung seitens der Gynäkologen und dadurch, daß viele Frauen nichts von ihrer Erkrankung wissen, keine vollständige ist, kann bei dieser Erkrankung wohl auch mit einer Geschlechtsrelation von 1 : 2 gerechnet werden.

4. Die Verteilung der Geschlechtskrankheiten nach dem Zivilstand.

Die meisten Angaben, die sich zur Statistik der Geschlechtskranken nach dem Zivilstand in der Literatur niedergelegt finden, sind zur Beurteilung dieser Frage ganz nichtssagend. Allgemein handelt es sich dabei um den prozentualen

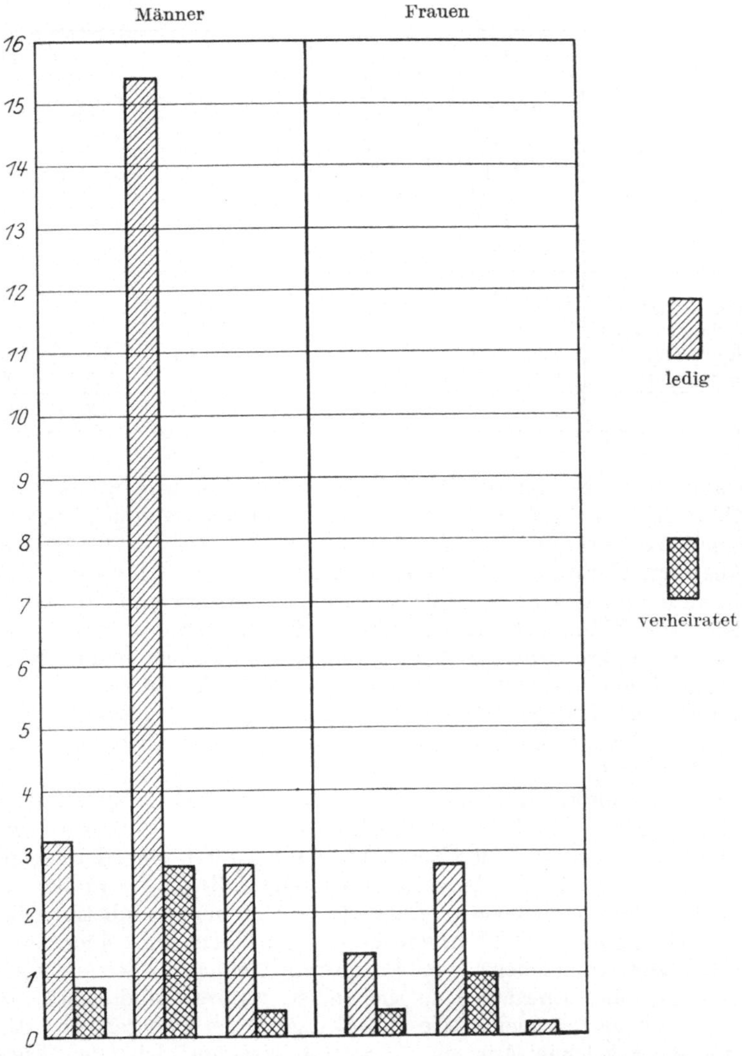

Abb. 228. Verteilung der bei der Hamburger Enquete 1913 gemeldeten Geschlechtskranken über 15 Jahre nach dem Zivilstand, bezogen auf 1000 jeder Gruppe.

Anteil von Ledigen, Verheirateten usw. an der Gesamtzahl einer Beobachtungsmasse von Geschlechtskranken. Es ist bereits bei Angabe solcher Zahlen (vgl. S. 379) darauf hingewiesen worden, daß es sich dabei nicht um Statistik handelt.

Ein typisches Beispiel derartiger „Statistik“ ist die Arbeit von WILLY REICHENBÄCHER „Zur Statistik der Verheirateten unter den Geschlechtskranken“. An Hand eines völlig unzureichenden Krankenhausmaterials versucht der Verfasser einen Beitrag zu der formulierten Fragestellung zu liefern.

Selbstverständlich ist diese Frage nur auf dem Wege des Vergleichs der als geschlechtskrank gemeldeten Ledigen mit der Gesamtzahl aller Ledigen, der verheirateten Geschlechtskranken mit allen Verheirateten usw. zu lösen.

Für die Zeit vor dem Kriege gibt die Hamburger Erhebung von 1919 dazu Angaben, die folgende Übersicht zeigt:

Tabelle 378. Verteilung der in Hamburg während der Zeit vom 20. 11. Familien-

Familienstand	Die Verteilung der über 15 Jahre alten Bevölkerung Hamburgs am 1. 12. 1913 nach dem Familienstand in Tausenden		Zahl der behandelten Fälle von frischer Syphilis bei der über 15 Jahre alten Bevölkerung Hamburgs während der Zeit v. 20. 11. bis 20. 12. 1913		Auf je 1000 Lebende jed. Gruppe trafen behandelte Fälle von frischer Syphilis		Zahl der behandelten Fälle von frischer Gonorrhöe bei der über 15 Jahre alten Bevölkerung Hamburgs während der Zeit vom 20. 11. bis 20. 12. 1913	
	m.	w.	m.	w.	m.	w.	m.	w.
Ledige einschl. d. Verheirateten u. Geschiedenen .	169,8	182,3	552	247	3,2	1,3	2615	508
Verheiratete . .	198,5	198,3	171	76	0,8	0,4	551	198
	368,3	380,6	723	323	1,9	0,8	3166	706

Dabei muß aber für die Hamburger Zahlen beachtet werden, daß die Morbiditätsziffer der Verehelichten sich zu ungünstig darstellt, weil die getrennt lebenden Verheirateten bei der Primäraufnahme nicht ausgesondert wurden.

Aus dem Hamburger Ergebnis ist zu folgern, daß für diese Stadt die Erkrankungshäufigkeit an Syphilis in der Altersklasse von 15—50 für die unverheirateten Männer 4 mal größer ist als für die verheirateten. Bei der Gonorrhöe ist die Erkrankungshäufigkeit der ledigen Männer mehr als 5 mal größer und beim Ulcus molle 7 mal so hoch. Bei den Frauen dagegen übertrifft die Morbidität der Ledigen die der Verheirateten bei der Syphilis um das Dreifache, beim Tripper um fast das Dreifache und beim Ulcus molle um das Vierfache (Abb. 228).

Hierzu bemerkt ROESLE: „Die große Zahl der geschlechtskranken verheirateten Männer und Frauen dürfte wohl vielfach den Anschein erwecken, daß das Zusammenleben der Ehegatten häufig durch eine Geschlechtskrankheit beeinträchtigt wird. In Anbetracht dessen, daß gerade in den Großstädten die nicht zusammenlebenden Ehegatten einen nicht unbeträchtlichen Anteil an der Gesamtzahl der Verheirateten ausmachen und einerseits der Grund des Nichtzusammenlebens von Ehegatten vielfach in einer geschlechtlichen Ansteckung eines Ehegatten zu suchen ist, während andererseits die getrennt lebenden Ehegatten gleich wie die Ledigen, Verwitweten und Geschiedenen leichter einer solchen Ansteckung als die zusammenlebenden Ehegatten ausgesetzt sind, wäre es ratsam gewesen, bei dieser Erhebung dem Zusammenleben der verheirateten Geschlechtskranken in gleicher Weise, wie dies jetzt bei der Volkszählung vereinzelt geschieht, nachzuspüren. Wenn man bedenkt, daß bei der Volkszählung am 1. Dezember 1910 der Anteil der getrennt lebenden verheirateten Personen an der Gesamtzahl der Verheirateten in der Stadt Berlin bei den Männern 1,6% und bei den Frauen 2,8%, in den vier sächsischen Großstädten bei den ersteren sogar 4,2% und bei den letzteren 3,6% ausmachte, so wäre es gewiß von Interesse gewesen, zu erfahren, welchen Anteil die eheverlassenen Geschlechtskranken an der Gesamtzahl der verheirateten Geschlechtskranken ausmachten."

Roesle hat auch die Unterlassung der Ausscheidung der Verwitweten und Geschiedenen bei der Auszählung nach dem Familienstande bei der Erhebung im Jahre 1913 mit Recht bemängelt. „Man hielt anscheinend die Erkrankungs-

bis 20. 12. 1913 wegen Geschlechtskrankheiten Behandelten nach dem stand.

Auf je 100 Lebende jed. Gruppe trafen behandelte Fälle von frischer Gonorrhöe		Zahl der behandelten Fälle von Ulcus molle bei der über 15 Jahre alten Bevölkerung Hamburgs während der Zeit vom 20. 11. bis 20. 12. 1913		Auf je 1000 Lebende jed. Gruppe trafen behandelte Fälle von Ulcus molle		Zahl aller gemeldeten Krankheitsfälle an Geschlechtskrankheiten bei der über 15 Jahre alten Bevölkerung in Hamburg während der Zeit vom 20. 11. bis 20. 12. 1913		Auf je 1000 Lebende jed. Gruppe trafen behandelte Krankheitsfälle	
m.	w.	m.	w.	m.	w.	m.	w.	m.	w.
15,5	2,8	472	39	2,8	0,2	4339	1137	2,6	0,6
2,8	1,0	76	10	1,0	0,05	1471	619	0,7	0,3
8,6	1,8	548	49	1,5	0,12	5810	1756	1,6	0,5

häufigkeit dieser beiden Kategorien für eine eigene Auszählung für zu unbedeutend. Auch in der preußischen Erhebung vom Jahre 1900 wurde keine derartige Fragestellung aufgenommen, jedoch kann man aus der für das Jahr 1899 daselbst durchgeführten Auszählung der in den preußischen allgemeinen Heilanstalten wegen Geschlechtskrankheiten behandelten Personen nach dem Familienstand schließen, daß gerade die Geschiedenen die höchste Erkrankungshäufigkeit aufzuweisen haben. Bringt man nämlich die Zahl der behandelten und über 15 Jahre alten Geschlechtskranken jeder Kategorie in Beziehung zur Verteilung der über 15 Jahre alten Bevölkerung nach dem Familienstand, wobei man sich in Anbetracht dessen, daß die in militärärztlicher Behandlung befindlichen Geschlechtskranken nicht nach dem Familienstand ausgezählt wurden, auf das weibliche Geschlecht beschränken muß, so erhält man nachstehendes Vergleichsbild (Tab. 379).

In dem Bericht über die preußische Erhebung vom Jahre 1900 wurde die hier in Spalte 5 wiedergegebene prozentuale Gliederung der behandelten Geschlechtskranken nach dem Familienstand angegeben, wonach es allerdings den Anschein erwecken muß, daß die gesonderte Auszählung der Verwitweten und Geschiedenen kaum von Belang sein kann. Der Umstand jedoch, daß bei obiger Berechnung des wirklichen Häufigkeitsverhältnisses in Spalte 4 auf die Geschiedenen die höchste Ziffer entfiel, läßt erkennen, von welchem Wert eine vollständige Auszählung der Geschlechtskranken nach dem Familienstand bei der neuen Erhebung gewesen wäre."

Tabelle 379. **Verteilung der ortsanwesenden weiblichen Bevölkerung am 1. 12. 1900 und der in allgemeinen Heilanstalten 1899 behandelten weiblichen Geschlechtskranken nach dem Zivilstand.**

Familienstand	Verteilung der ortsanwesenden weiblichen Bevölkerung in Preußen nach dem Familienstand am 1. Dez. 1900 in Tausenden	Verteilung der in den preuß. allgem. Heilanstalten im Jahre 1899 behandelten weiblichen Geschlechtskranken nach dem Familienstand	Auf je 100 lebende Frauen jeder Kategorie entfielen behandelte geschlechtskranke Frauen in den preuß. allgem. Heilanstalten	Prozentuale Verteilung der behandelten geschlechtskranken Frauen nach dem Familienstand
1	2	3	4	5
Ledig	10 047	12 257	—	85,09
Ledig über 15 Jahre . . .	3 947	11 823	2,99	—
Verheiratet . . .	5 919	1 552	0,26	10,77
Verwitwet	1 438	415	0,29	2,88
Geschieden . . .	38	175	4,67	1,22
Unbekannt . . .	—	6	—	0,04
Zusammen . . .	17 501	14 405	0,82	100,00
Darunter über 15 Jahre . . .	11 401	—	—	—

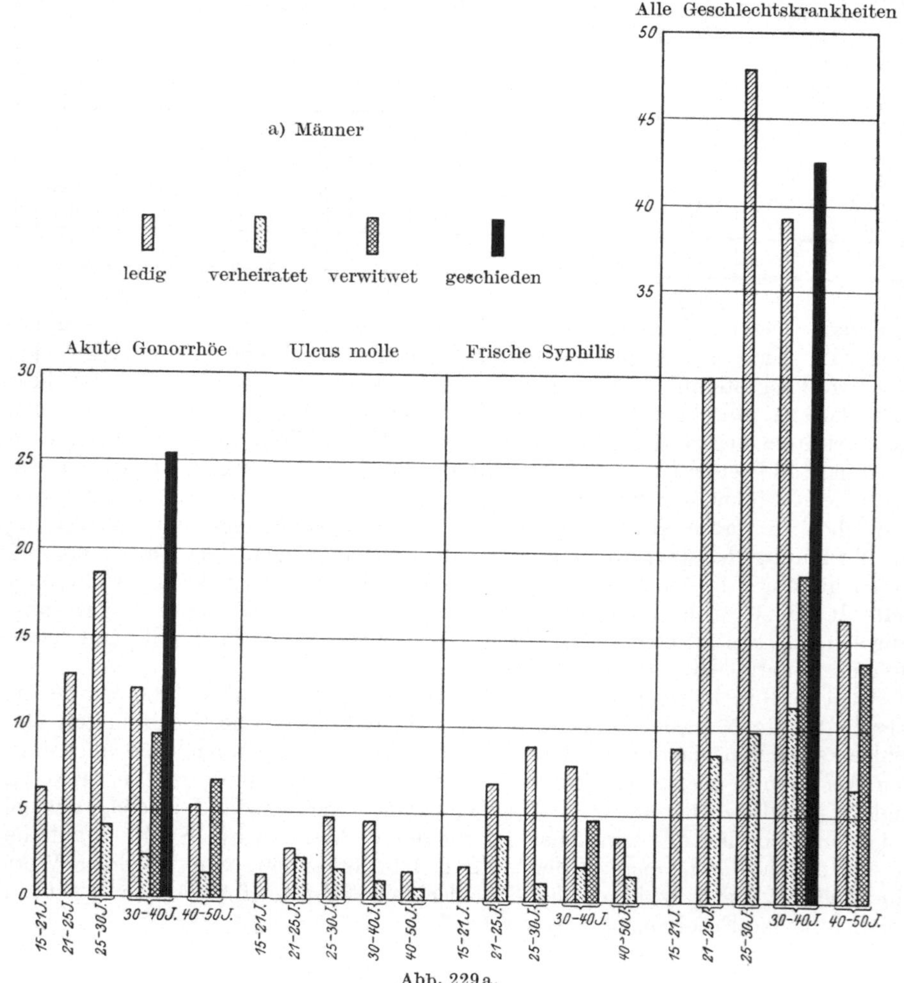

Abb. 229a.

Die Zeit nach dem Kriege spiegelt die Enquete für Hannover (1919) treffend wider, deren Ergebnisse für die einzelnen Altersklassen das beistehende Schaubild (Abb. 229a und b) zusammenfaßt (die Zahlen vgl. S. 467):

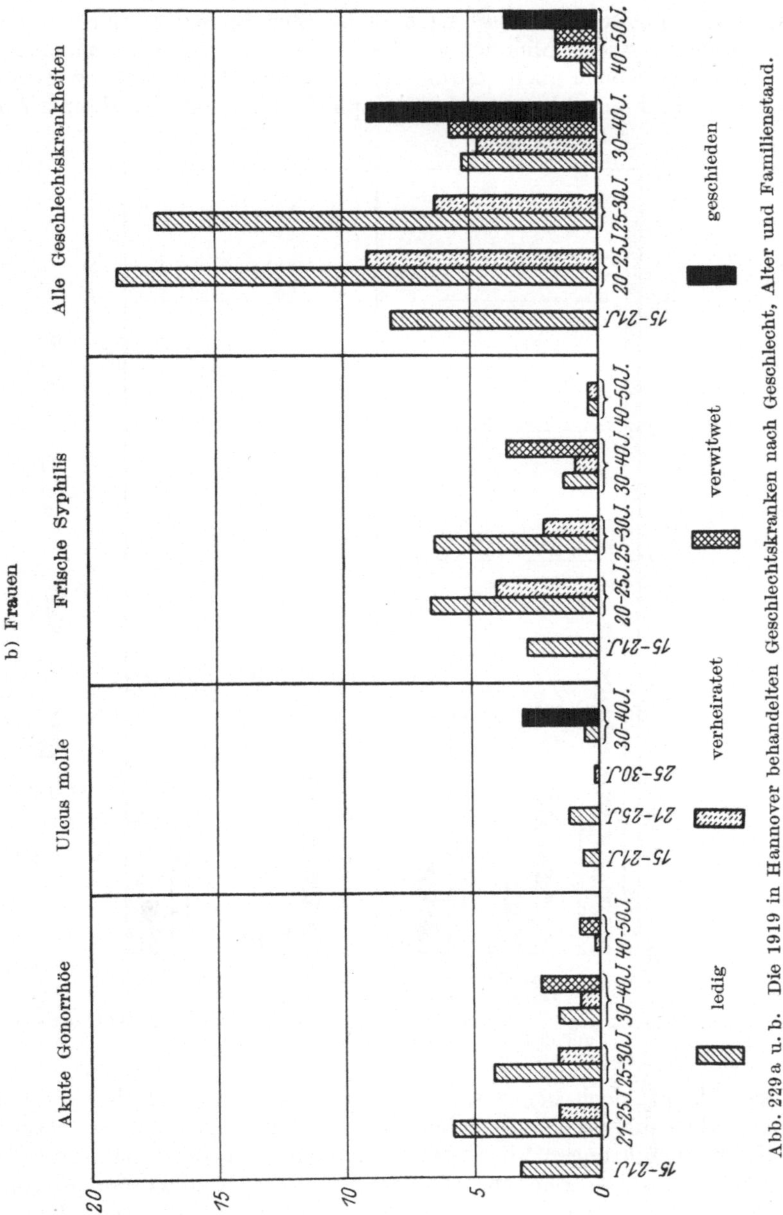

Abb. 229 a u. b. Die 1919 in Hannover behandelten Geschlechtskranken nach Geschlecht, Alter und Familienstand.

Karl Seutemann äußert sich hierzu folgendermaßen:

„Bei den Männern liegt der Höhepunkt der Erkrankungsziffer im Alter von 25—30 Jahren, bei den Frauen im Alter von 21—25 Jahren. Danach nimmt sie rasch ab, und zwar bei den Frauen stärker als bei den Männern. Die Verheiratung setzt die Erkrankungsgefahr bei beiden Geschlechtern ganz bedeutend herab, bei den Männern aber noch mehr als bei den Frauen, die eben der Ansteckungsgefahr durch den Ehemann ausgesetzt bleiben. Verwitwung steigert die Gefahr wieder, ohne daß die Erkrankungsziffer der Ledigen der entsprechenden Altersklasse erreicht würde. Für die Geschiedenen sind die Beobachtungsunterlagen, die notwendigerweise nach dem Alter gegliedert werden müssen, nicht ausreichend; viel schlimmer als die Ledigen der entsprechenden Altersklasse scheinen sie auch nicht daran zu sein. Aus den Krankenzahlen nach dem Familienstand zu schließen, ist die Syphilis stark von den Männern in die

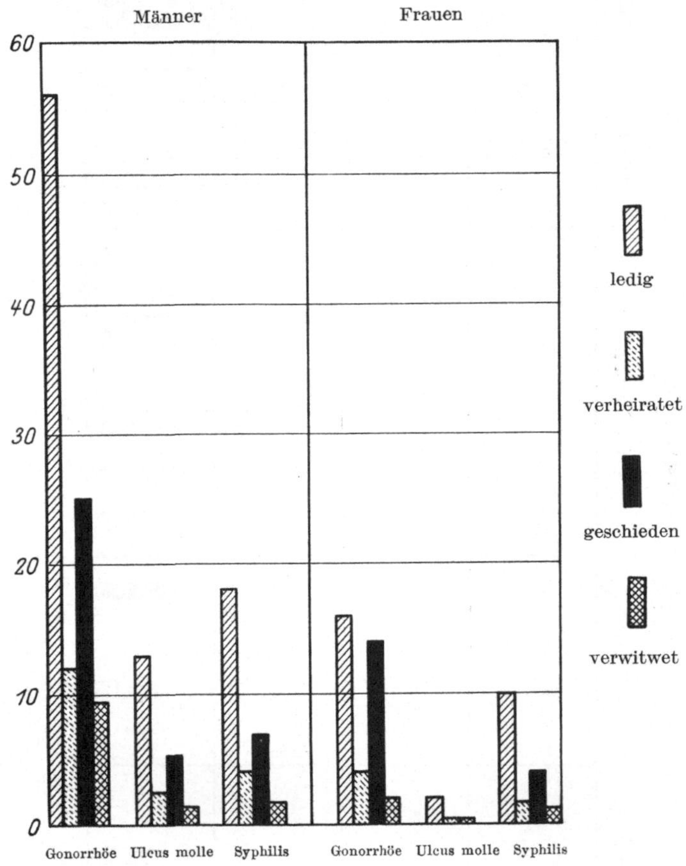

Abb. 230. Jahreszugang von Geschlechtskranken in Berlin nach dem Familienstand auf je 1000 Lebende von über 15 Jahren.

Ehe eingeschleppt, doch bleibt zahlenmäßig ausschlaggebend der verbreiterte Nährboden, den die jungen Mädchen für die furchtbare Seuche hergeben."

Zu diesen Ausführungen Seutemanns füge ich noch hinzu, daß diese Zahlen laut das Hohe Lied der Ehe singen, denn der gefahrvermindernde Einfluß der Ehe zeigt sich hierin in voller Deutlichkeit; in allen Altersklassen ist er gleich klar ausgesprochen. Was die Syphilis betrifft, so zeigt sie für die Verheirateten in der Altersklasse von 21—25 für beide Geschlechter die höchsten Erkrankungsziffern; für die übrigen Altersklassen ist die Erkrankungsziffer bedeutend niedriger. Demgegenüber übersteigt die Morbiditätsziffer der ledigen Männer in der Altersklasse 25—30 noch um fast $^1/_3$ die der Altersklasse 21—25 und sie ist selbst in der von 30—40 um $^1/_5$ höher. Bei den ledigen Frauen bleibt die recht erhebliche Infektionsziffer der Altersklassen 21—25 und 25—30 gleich hoch, nimmt dann aber in den späteren Altersklassen schnell ab.

Bei der Gonorrhöe zeigen die ledigen Männer im 6. Jahrfünft das höchste Erkrankungskontingent, doch ist ihre Erkrankungshäufigkeit im 4. Jahrzehnt noch so hoch wie im 4. Jahrfünft. In der Altersklasse von 25—30 ist die Morbidität der Ledigen fast die Fünffache, in der Altersklasse von 30—40 die Fünffache der Verheirateten. Verwitwung und Scheidung zeigen deutlich die vermehrte Gefährdung durch venerische Erkrankungen.

Die Zahlen für die an Gonorrhöe erkrankten Frauen zeigen für Ledige wie für Verheiratete eine mit dem höheren Alter abnehmende Erkrankungshäufigkeit, ferner eine mit der Verwitwung einhergehende Frequenzvermehrung.

Die Ulcus-molle-Ziffern können nur für die Männer ausgewertet werden. Der Altersklasse von 20—25 gegenüber zeigen alle folgenden Altersklassen bei den Verheirateten einen dauernden Abfall, während bei den Ledigen die Altersklassen von 25—30 und von 30—40 eine bedeutend höhere Morbidität aufweisen und erst die Altersklasse von 40—50 eine stärkere Reduktion der Ziffer erkennen läßt.

Für die Zeit nach dem Kriege steht aus der Reichserhebung vom November-Dezember 1919 die Berliner Statistik zur Verfügung. Sie wurde herangezogen, weil diese Stadt einerseits die größten absoluten Zahlen und andererseits genaue Vergleichszahlen aufwies. Die Ergebnisse der Tabelle 380, die Abb. 230 veranschaulicht, wurden so berechnet, daß Kranke und Vergleichsbevölkerung unter 15 Jahren außer Betracht blieben, weil sonst in der Kategorie der Ledigen die Kinder mitenthalten wären und die Vergleichbarkeit aufgehoben hätten. Leider wurden ziemlich viele Fälle mit unbekanntem Familienstande gemeldet, die nicht in die Berechnung einbezogen werden konnten. Die Eheverlassenen mußten zu den Verheirateten gezählt werden, da ihre Zahl bei der Volkszählung von 1919 nicht ermittelt wurde.

Tabelle 380. Jahreszugang von Geschlechtskranken in Berlin nach dem Familienstand auf je 1000 Lebende von über 15 Jahren (1919).

	Männer				Frauen			
	ledig	verh.	geschied.	verw.	ledig	verh.	geschied.	verw.
Tripper	56,0	12,2	23,8	9,7	16,0	4,3	14,3	2,3
Ulcus molle	12,9	2,3	5,1	1,4	1,9	0,4	—	0,1
Frische Syphilis	18,0	3,9	6,8	1,8	10,2	1,8	4,1	1,3

Bei beiden Geschlechtern war die allgemeine Erkrankungsziffer der Größe nach folgendermaßen geordnet: Ledige, Geschiedene, Verheiratete, Verwitwete.

Das Verhältnis zwischen den Geschlechtern nach dem Familienstande für Tripper, weichen Schanker und frische Syphilis ist aus folgender Übersicht erkenntlich:

Familienstand	Verhältnis der männlichen zur weiblichen Erkrankungsziffer an Tripper, Ulcus molle und frischer Syphilis			
	Alte Geschlechtskrankheiten	Gonorrhöe	Ulcus molle	Syphilis recens
Ledig	3,1:1	3,5:1	6,7:1	1,7:1
Verheiratet	2,8:1	2,8:1	5,7:1	2,1:1
Geschieden	1,9:1	1,6:1	—	1,6:1
Verwitwet	3,5:1	4,2:1	14,7:1	1,4:1

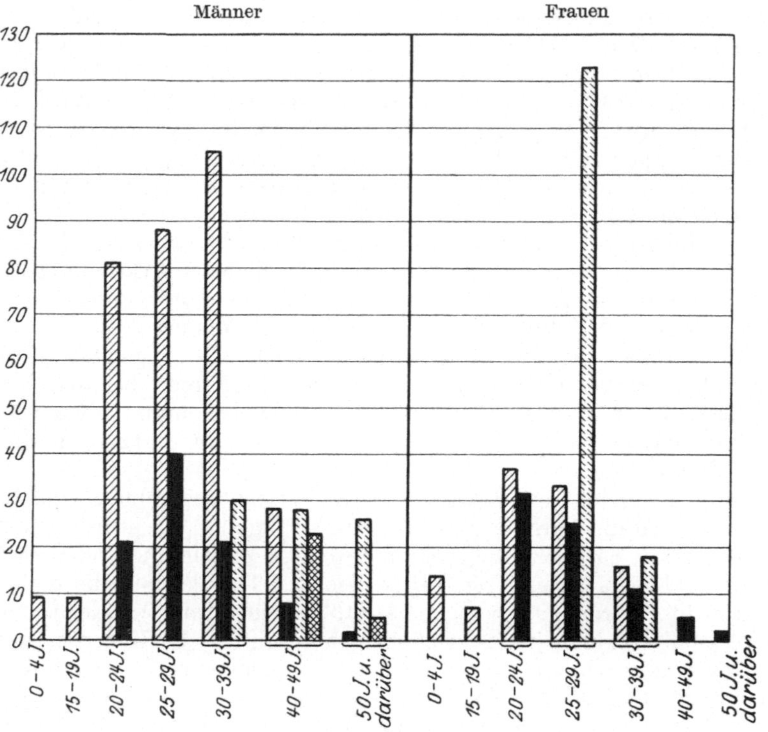

Abb. 231a. Stadt Genf.

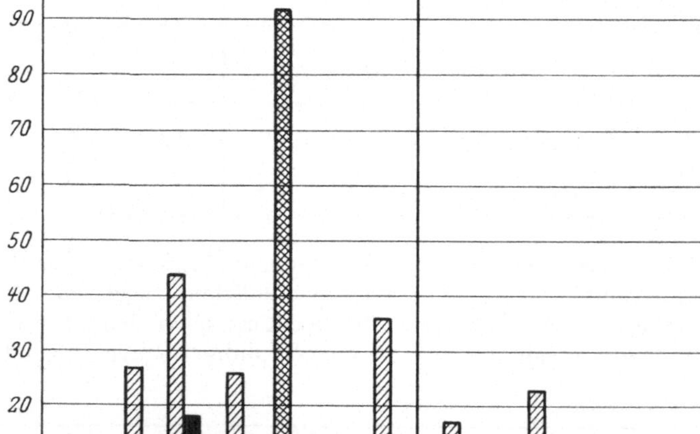

Abb. 231b. Kanton Basel-Stadt.

Abb. 231a—e. Erkrankungshäufigkeit an Syphilis in einigen schweizerischen Städten, verteilt nach Alter, Geschlecht und Zivilstand, berechnet auf je 10000. (Enquete 1920/21.)

„Bei den Verheirateten ergibt sich ein für das männliche Geschlecht ungünstigeres Verhältnis, mehr noch für die Ledigen, wohl weil der Mann meist bis zu einem höheren Alter ledig bleibt. Am ungünstigsten für das männliche Geschlecht stellt sich das Verhältnis der männlichen zur weiblichen Erkrankungsziffer bei den Verwitweten, weil bei der Frau im durchschnittlichen Verwitwungsalter die geschlechtlichen Regungen erloschen zu sein pflegen, beim Manne aber noch nicht" (WEDEL).

Den besten Beitrag zur Verteilung der Geschlechtskrankheiten nach dem Familienstande gibt die schweizerische Enquete vom Jahre 1920/21. Für einige Schweizer Städte sowie einige Kantone wird das vorliegende und vom Verfasser neu berechnete Material (vgl. S. 616 ff.) beistehend bildlich dargestellt. (Abb. 231—234.)

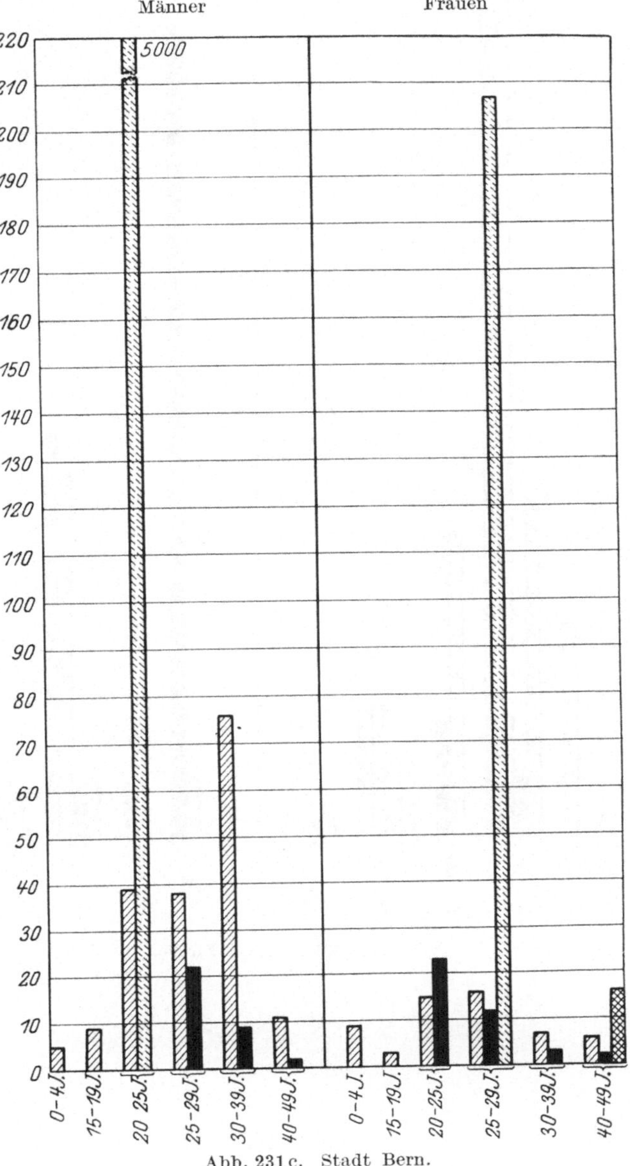

Abb. 231c. Stadt Bern.

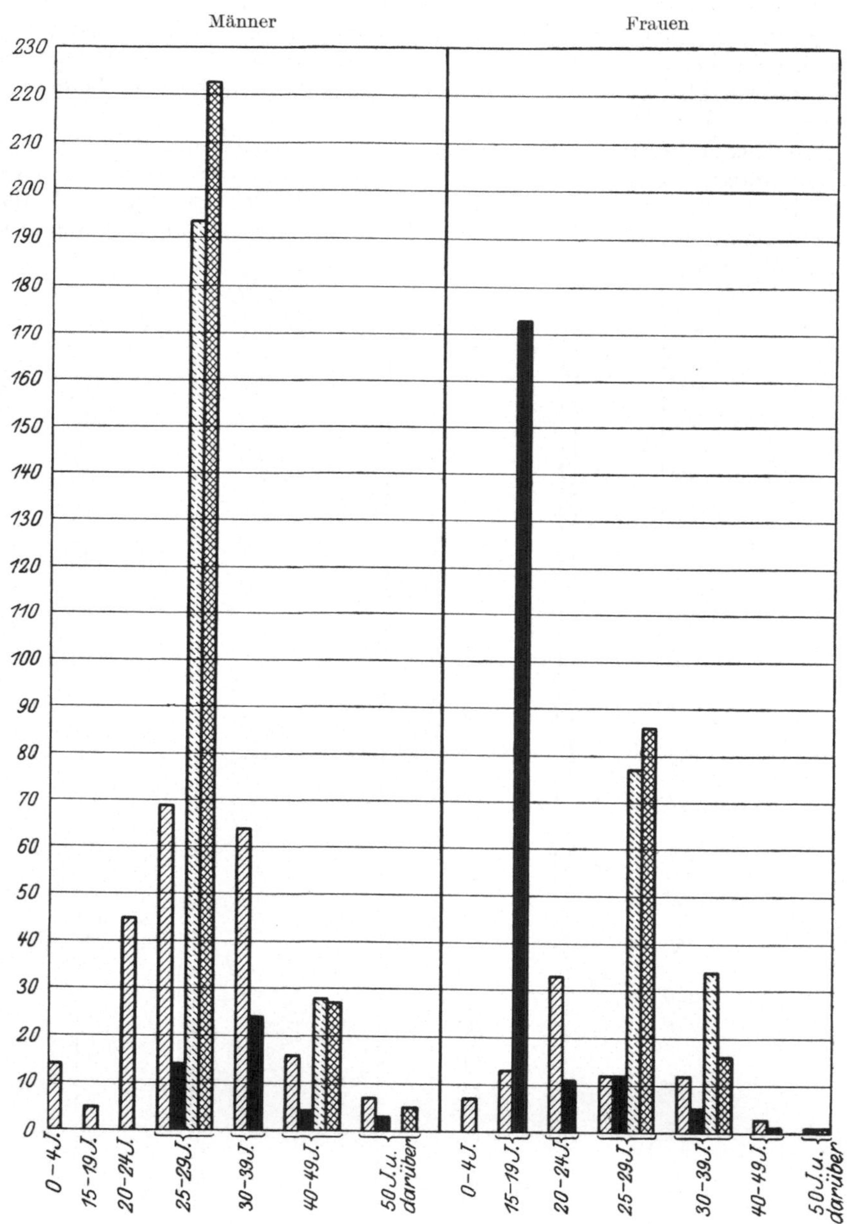

Abb. 231 d. Stadt Zürich.

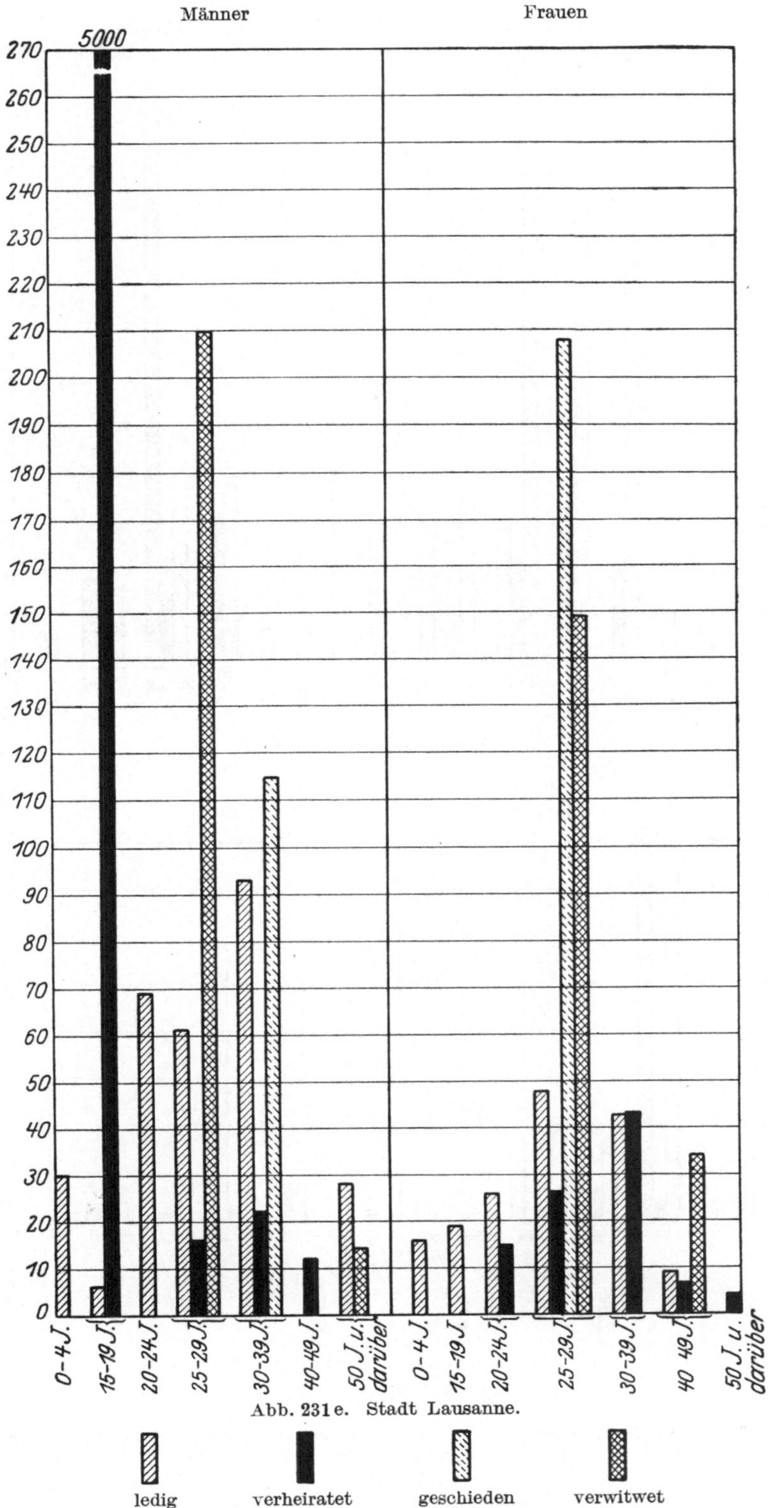

Abb. 231 e. Stadt Lausanne.

Abb. 231 a—e. Erkrankungshäufigkeit an Syphilis in einigen schweizerischen Städten, verteilt nach Alter, Geschlecht und Zivilstand, berechnet auf je 10 000. (Enquete 1920/21.)

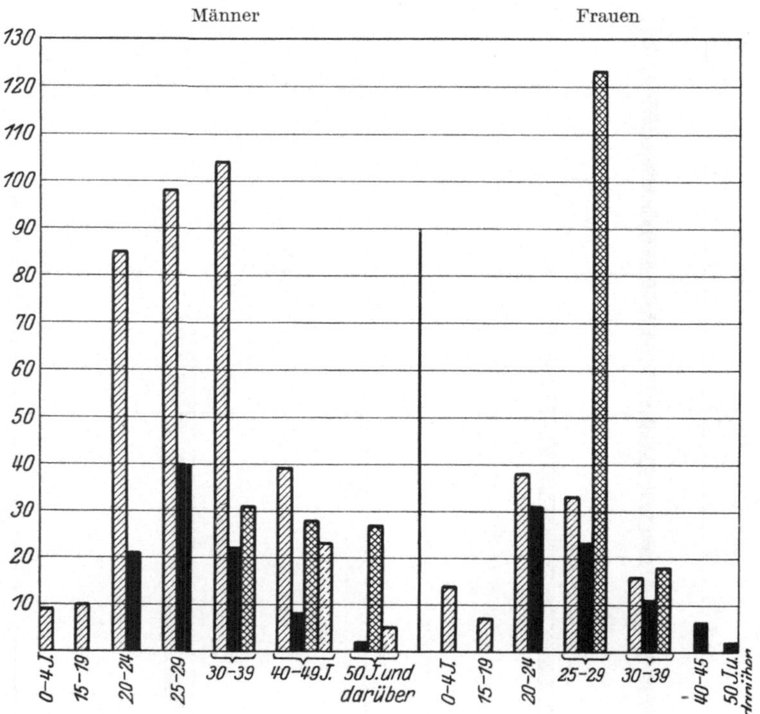

Abb. 232 a. Kanton Genf.

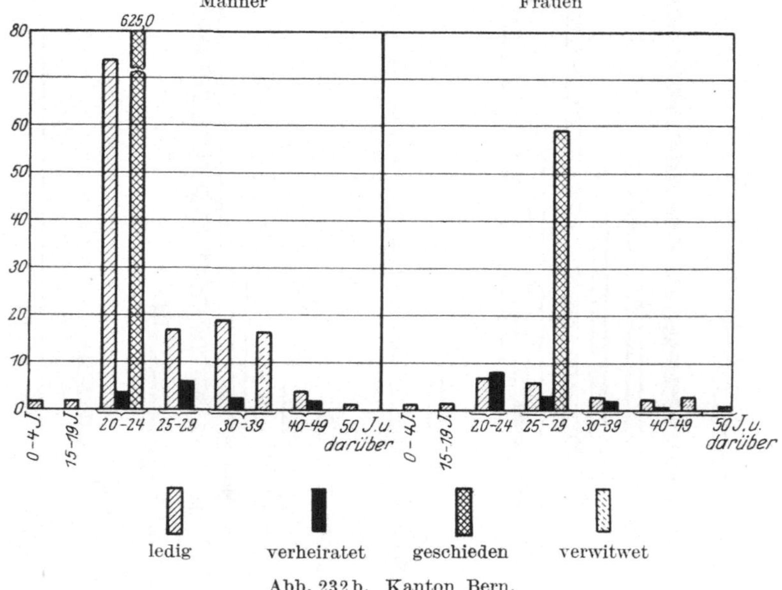

Abb. 232 b. Kanton Bern.

Abb. 232 a—d. Erkrankungshäufigkeit an Syphilis in einigen schweizerischen Kantonen, verteilt nach Alter, Geschlecht und Zivilstand, berechnet auf je 10 000. (Enquete 1920/21.)

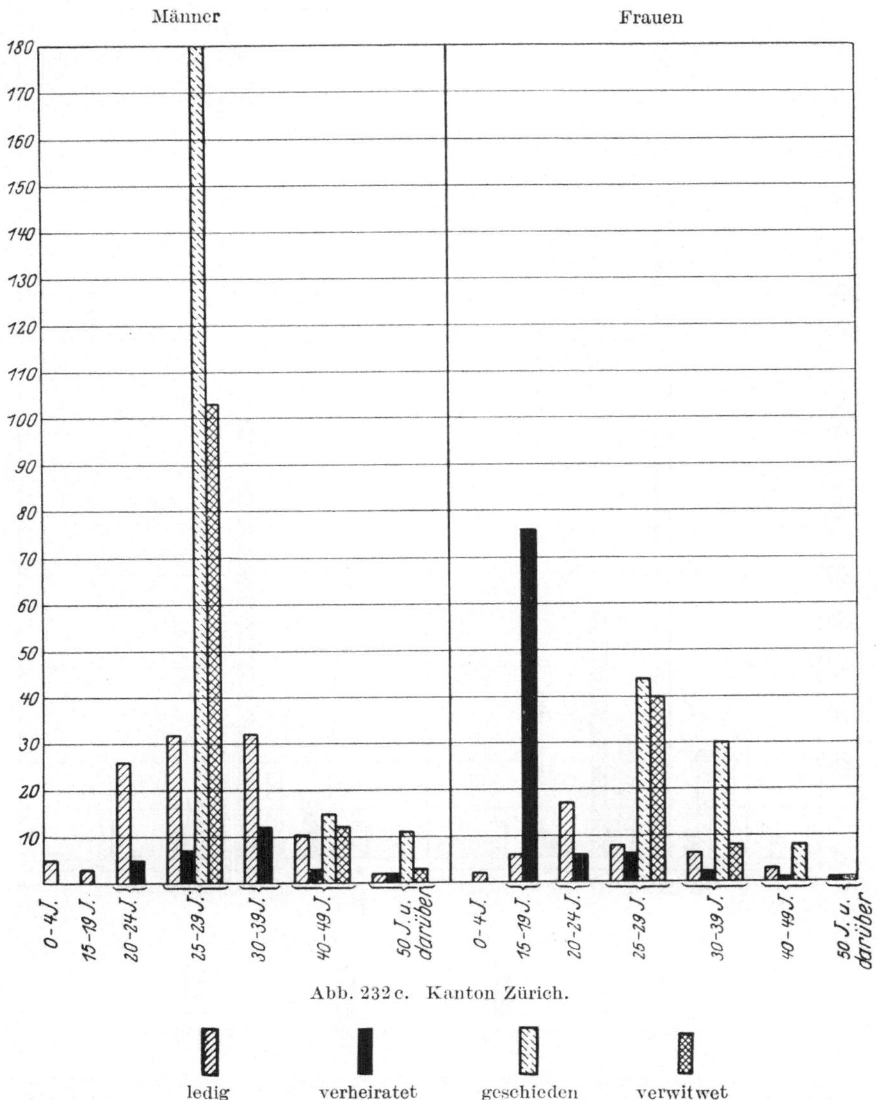

Abb. 232c. Kanton Zürich.

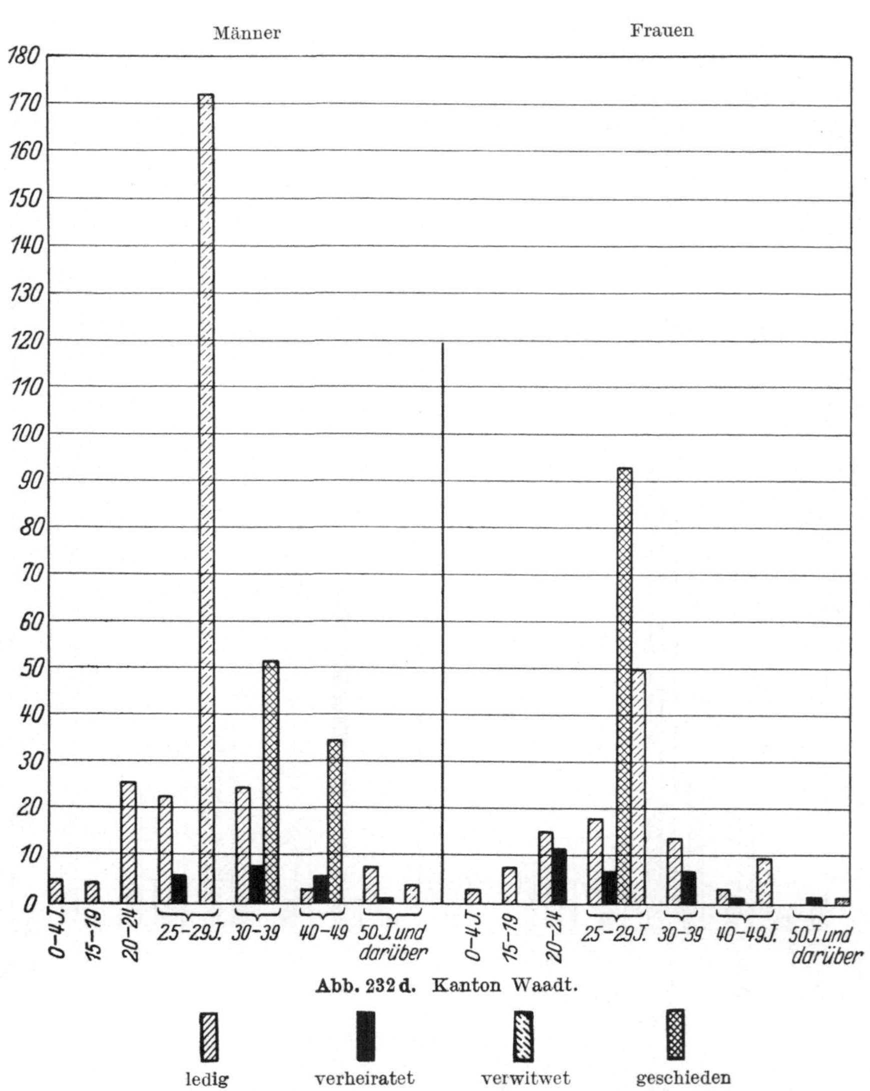

Abb. 232 d. Kanton Waadt.

Abb. 232 a – d. Erkrankungshäufigkeit an Syphilis in einigen schweizerischen Kantonen, verteilt nach Alter, Geschlecht und Zivilstand, berechnet auf je 10 000 (Enquete 1920/21).

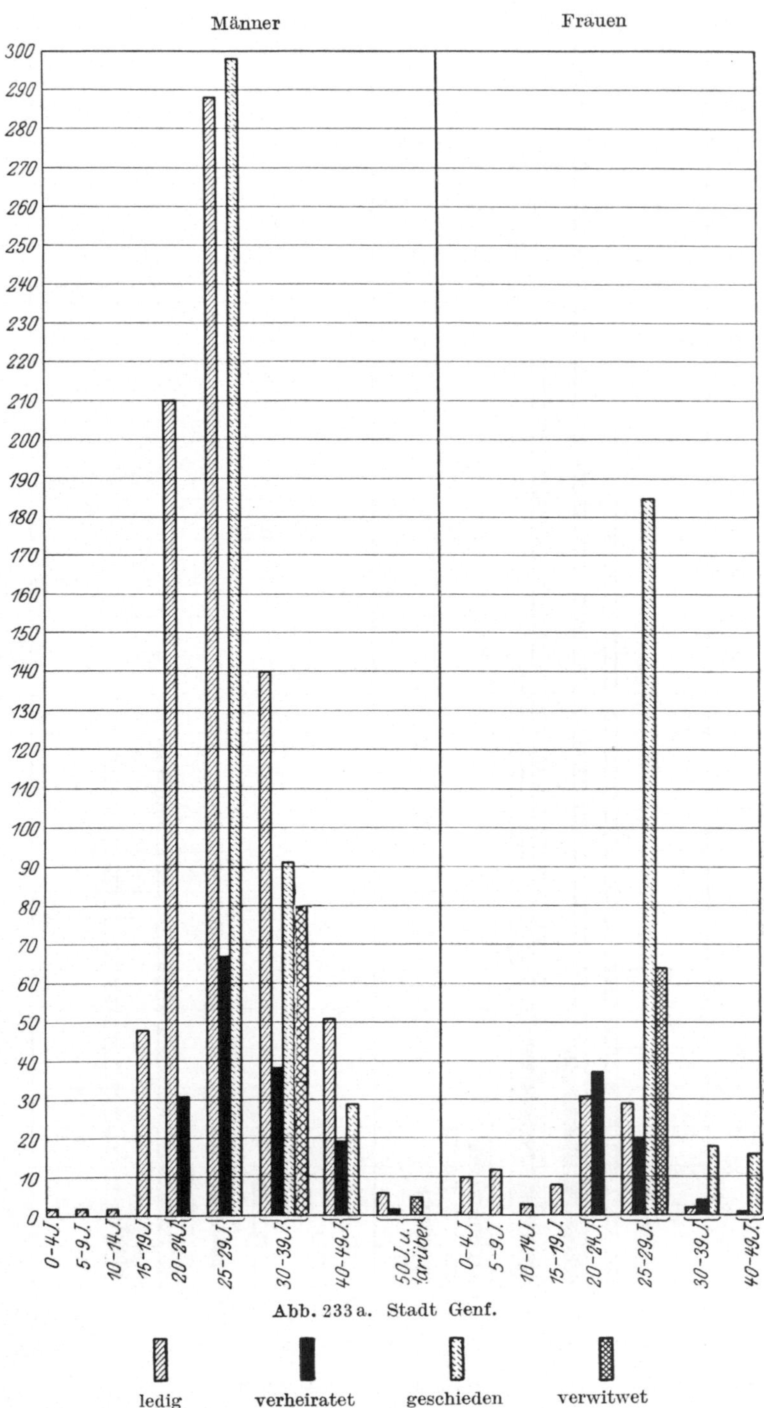

Abb. 233 a. Stadt Genf.

Abb. 233 a—e. Erkrankungshäufigkeit an Gonorrhöe in einigen schweizerischen Städten, verteilt nach Alter, Geschlecht und Zivilstand, berechnet auf je 10000 (Enquete 1920/21).

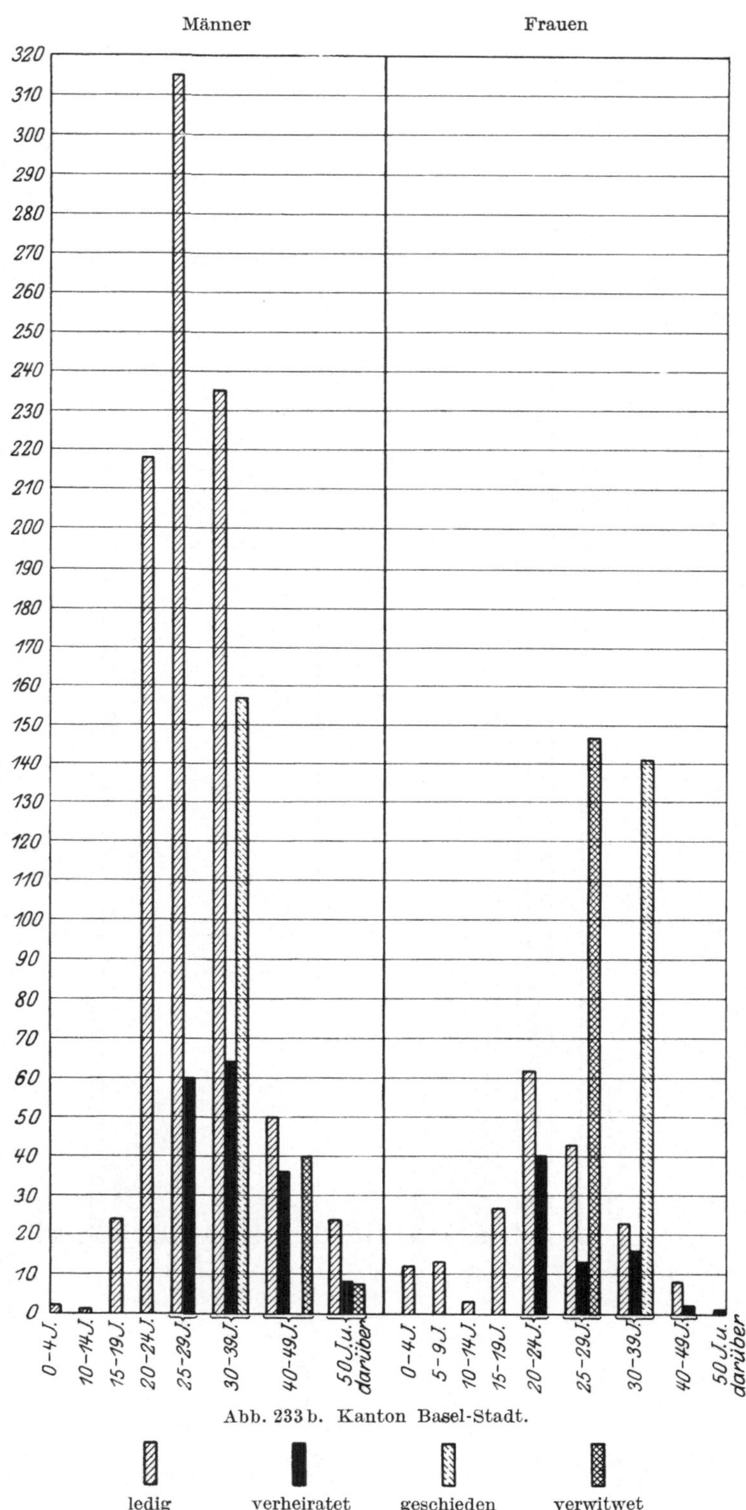

Abb. 233 b. Kanton Basel-Stadt.

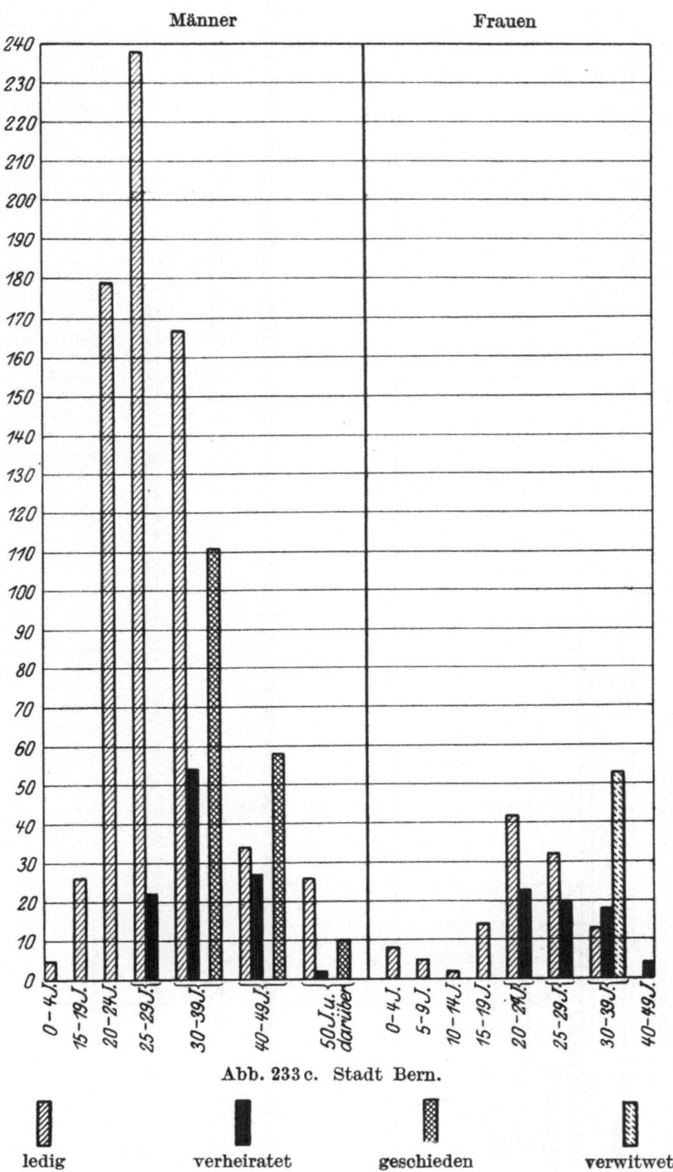

Abb. 233 c. Stadt Bern.

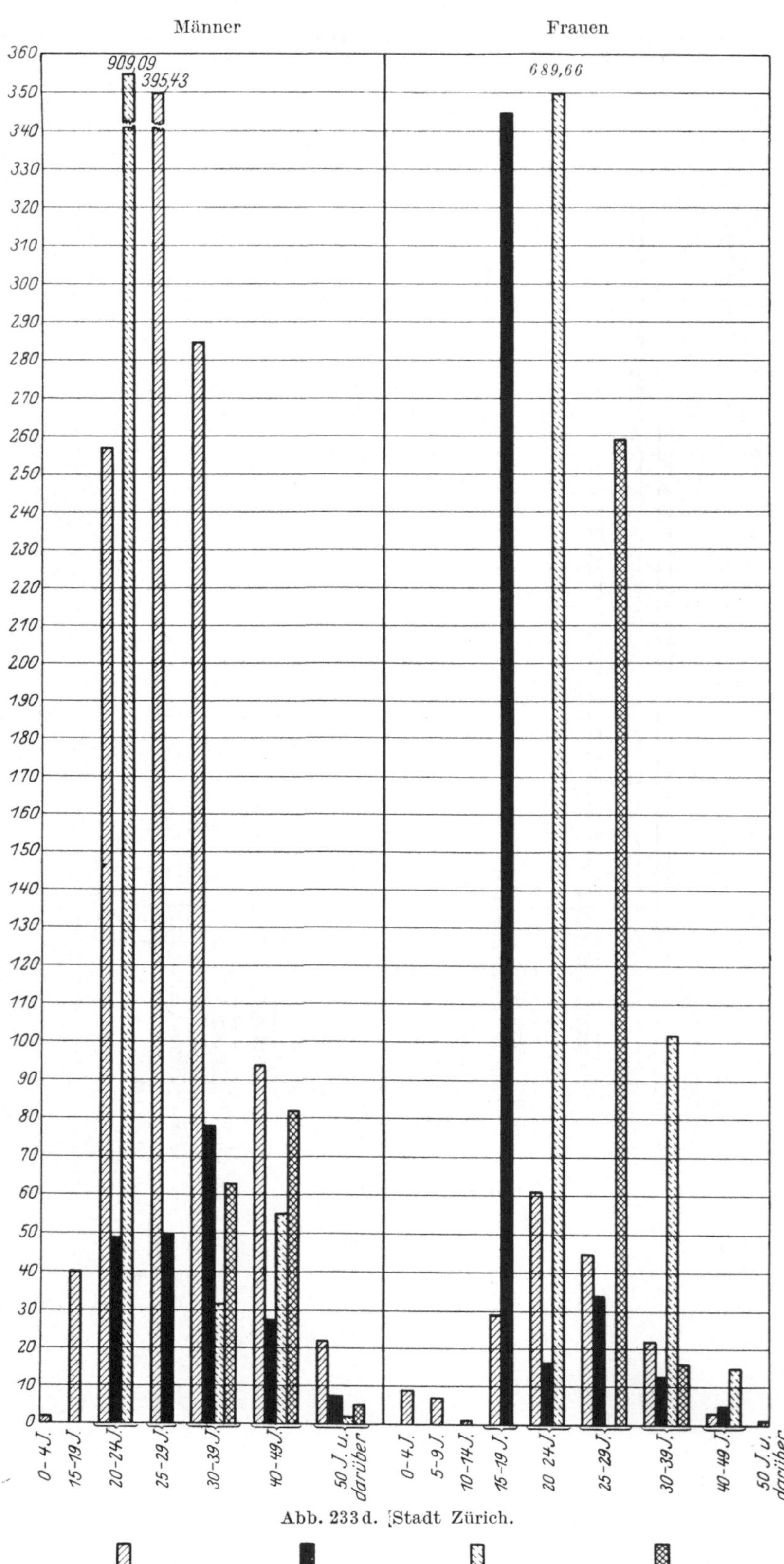

Abb. 233 d. Stadt Zürich.

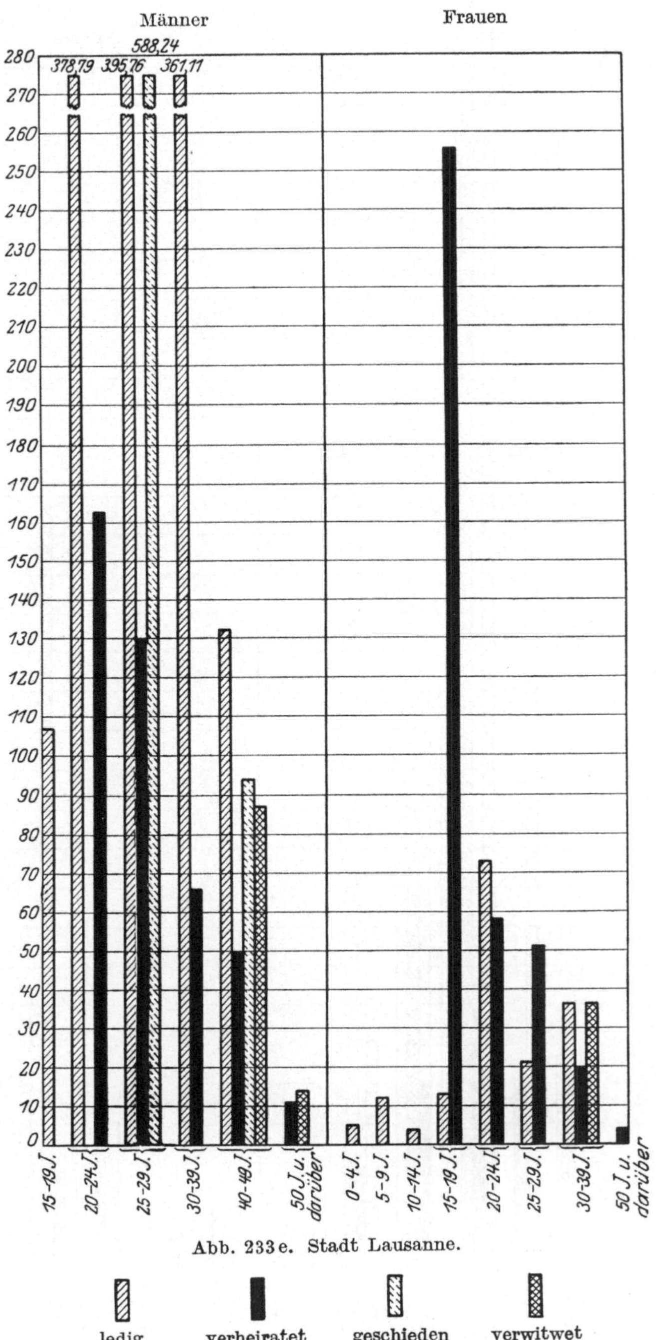

Abb. 233e. Stadt Lausanne.

Abb. 233a—e. Erkrankungshäufigkeit an Gonorrhöe in einigen schweizerischen Städten, verteilt nach Alter, Geschlecht, Zivilstand, berechnet auf je 10 000 (Enquete 1920/21).

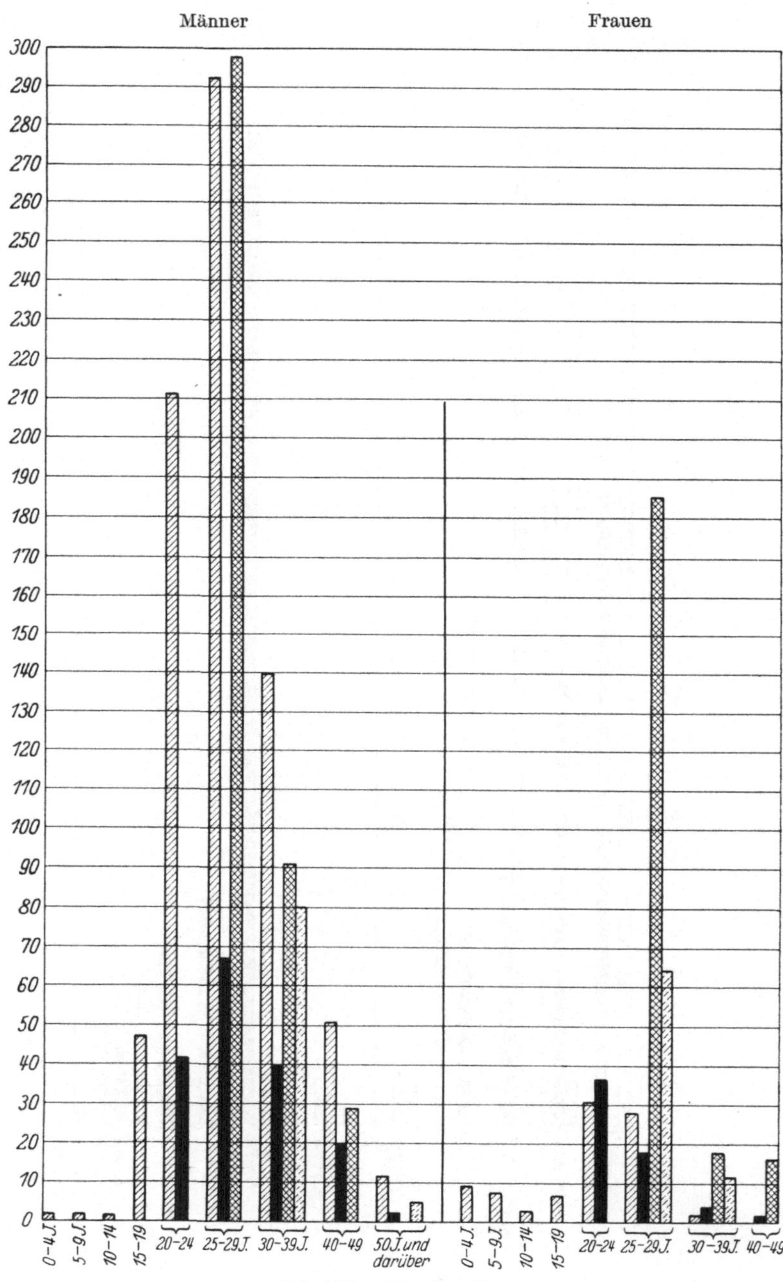

Abb. 234 a. Kanton Genf.

Abb. 234 a—d. Erkrankungshäufigkeit an Gonorrhöe in einigen schweizerischen Kantonen, nach Alter, Geschlecht und Zivilstand, berechnet auf je 10 000 (Enquete 1920/21).

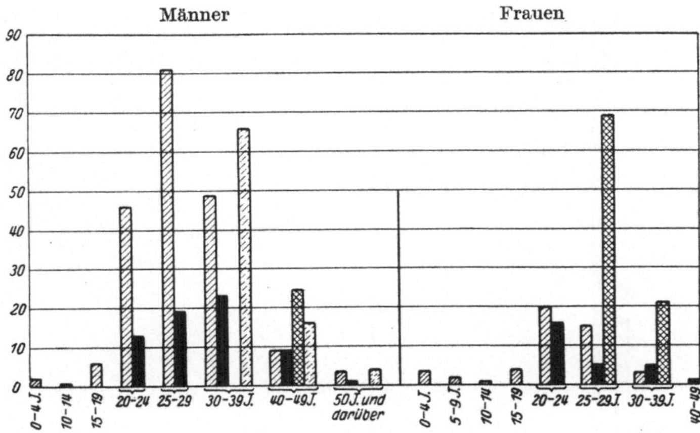

Abb. 234 b. Kanton Bern.

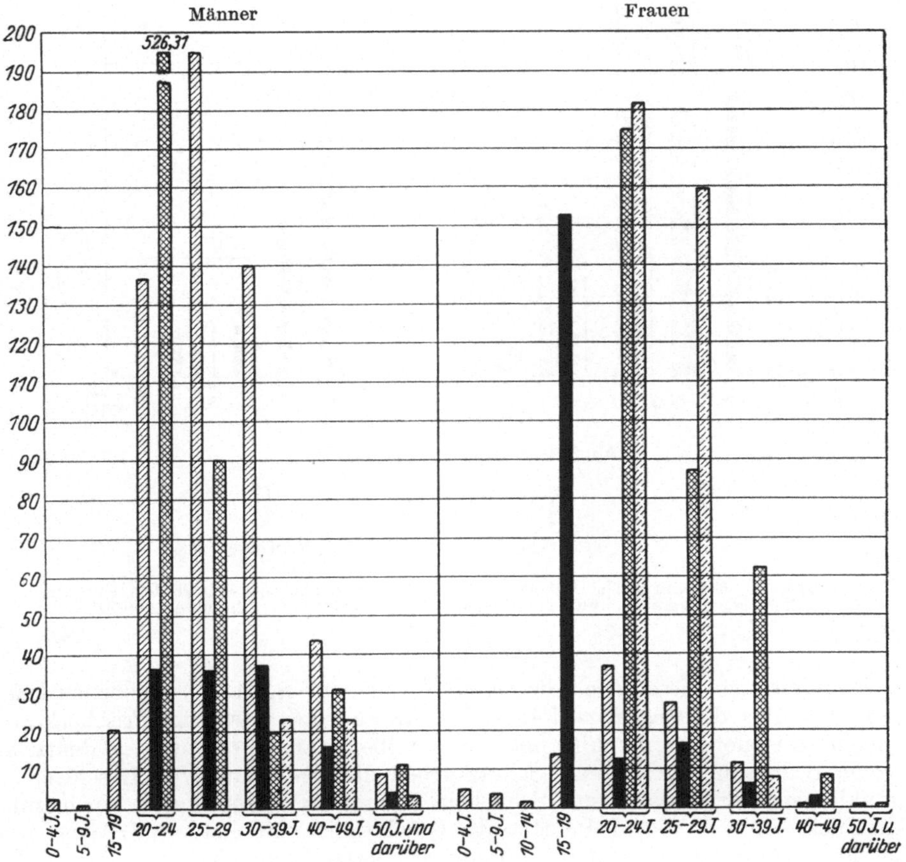

Abb. 234 c. Kanton Zürich.

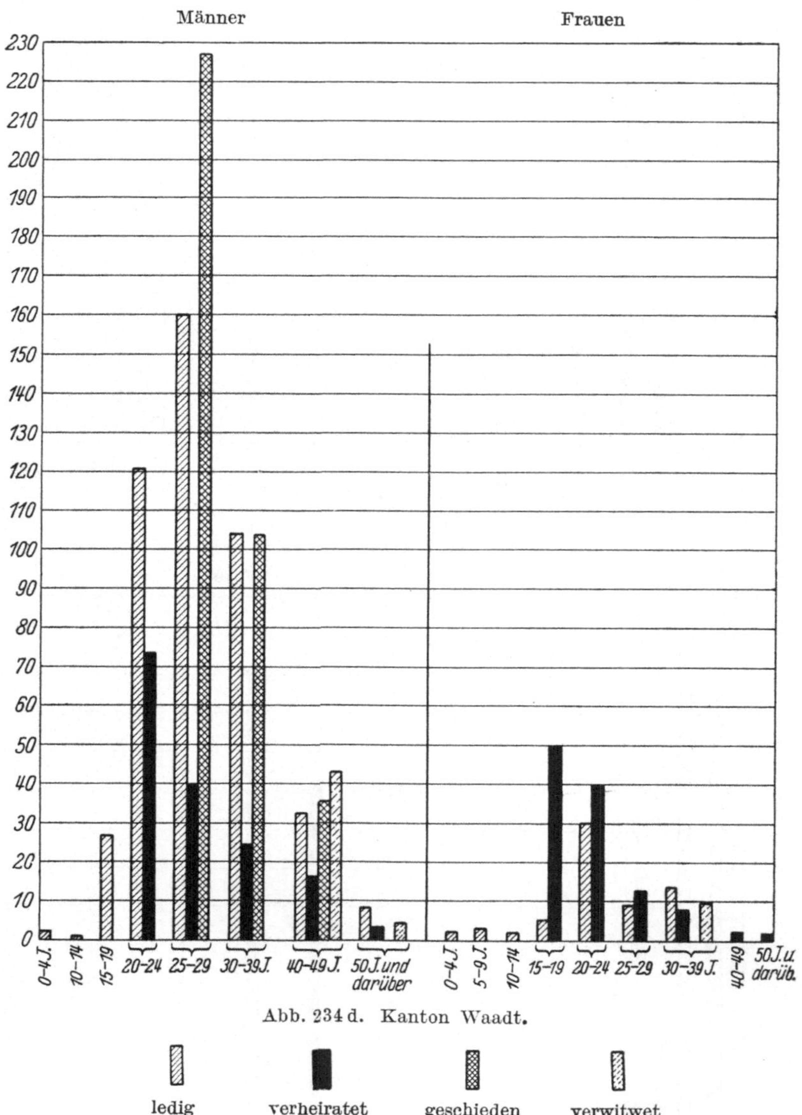

Abb. 234 d. Kanton Waadt.

Abb. 234 a–d. Erkrankungshäufigkeit an Gonorrhöe in einigen schweizerischen Kantonen, nach Alter, Geschlecht und Zivilstand, berechnet auf 10 000 (Enquete 1920/21).

Zieht man zu diesen noch die bereits vorher (vgl. S. 642 ff.) gegebenen Darstellungen über die Gesamtzahl aller Neuerkrankungen, sowie der Frischerkrankungen an Gonorrhöe, Syphilis und Ulcus molle heran, so erweisen sie deutlich, welche Bedeutung der Ehe als Schutz gegen die Erwerbung von Geschlechtskrankheiten beizumessen ist. Sehr klar kommt in diesen Tafeln auch zum Ausdruck, in wie hohem Prozentsatz Geschiedene, Männer wie Frauen, an Geschlechtskrankheiten leiden. Bei dieser Betrachtung sind nur venerische *Neu*erkrankungen berücksichtigt, um die Belastung der Zahlen für die Geschiedenen durch die Personen zu vermeiden, bei denen wegen ihrer Geschlechtskrankheit die Scheidung erfolgte.

Zusammenfassend läßt sich nach der Schweizer Enquete sagen, daß die Erkrankungsfrequenz der *ledigen Männer* ihren höchsten Stand im 6. Jahrfünft erreicht, daß aber die Erkrankungshäufigkeit im 4. Jahrzehnt sich noch fast auf derselben Höhe hält wie im 5. Jahrfünft. Dagegen ist die an sich viel geringere Morbidität der *ledigen Frauen* am stärksten ausgesprochen im 5. Jahrfünft und nimmt von da an dauernd ab.

Die Gefährdung durch Geschlechtskrankheiten der *verheirateten Männer* beträgt nur ein Drittel der der unverheirateten, während die Frauen durch die Ehe in viel geringerem Maße vor venerischen Krankheiten geschützt erscheinen, ist doch die Morbidität *der verheirateten Frauen* in der Altersklasse von 20—24 fast so groß wie die der ledigen Frauen und in den nachfolgenden Altersklassen (25—39) nur um rund ein Drittel geringer als die der ledigen. Also auch nach dieser Statistik scheinen die verheirateten Frauen in erheblichem Maße der Gefahr ausgesetzt zu sein, durch ihre Ehemänner infiziert zu werden. Allerdings sind auch bei dieser Enquete die getrennt lebenden Verheirateten nicht ausgesondert worden, und dadurch besteht die Möglichkeit, vielleicht die Wahrscheinlichkeit, daß die Infektionsziffern der verheirateten Frauen sich zu ungünstig darstellen.

Bei den Geschiedenen ist die Häufigkeit der Geschlechtskrankheiten bedeutend größer als bei allen anderen Kategorien, ist sie doch bei den Männern der Altersklasse von 20—24 doppelt so hoch wie die der Ledigen, $^{2}/_{3}$ mal so hoch in der Altersklasse von 25—29 und auch in den übrigen Altersklassen gleich hoch oder noch höher. Bei den Frauen hingegen übertrifft die Morbidität der Geschiedenen in allen Altersklassen bei weitem die der Ledigen, in der Altersklasse von 20—24 fast um das Doppelte, in der Altersklasse von 25—29 um das Siebenfache und in den nachfolgenden Altersklassen um das Vierfache.

Tabelle 381. Die Verteilung der Geschlechtskrankheiten auf den Zivilstand pro Jahr und auf 100000 der Bevölkerung in der Tschechoslowakei.

Provinz	Ledig	Verheiratet	Verwitwet	Geschieden
Böhmen:				
Männer	1300	707	302	1170
Frauen	430	340	158	906
Zusammen	864	522	193	1032
Mähren und Schlesien:				
Männer	933	417	247	1245
Frauen	289	248	52	778
Zusammen	610	332	93	997
Slowakei:				
Männer	906	227	134	590
Frauen	206	129	39	1055
Zusammen	572	179	59	870
Karpatho-Rußland:				
Männer	675	242	78	1370
Frauen	286	190	24	1275
Zusammen	496	215	36	1315
Tschechoslowakische Republik:				
Männer	1041	530	247	1129
Frauen	339	265	84	912
Zusammen	704	431	115	977

Die Verwitwung steigert bei den Männern wiederum die Infektionsgefährdung, und zwar erkranken vom 25.—49. Jahre ungefähr noch einmal so viel Witwer als Verheiratete. Bei den Frauen dagegen ist die Gefährdung durch Verwitwung bedeutend größer, speziell die jungen Witwen in der Altersklasse von 20—24

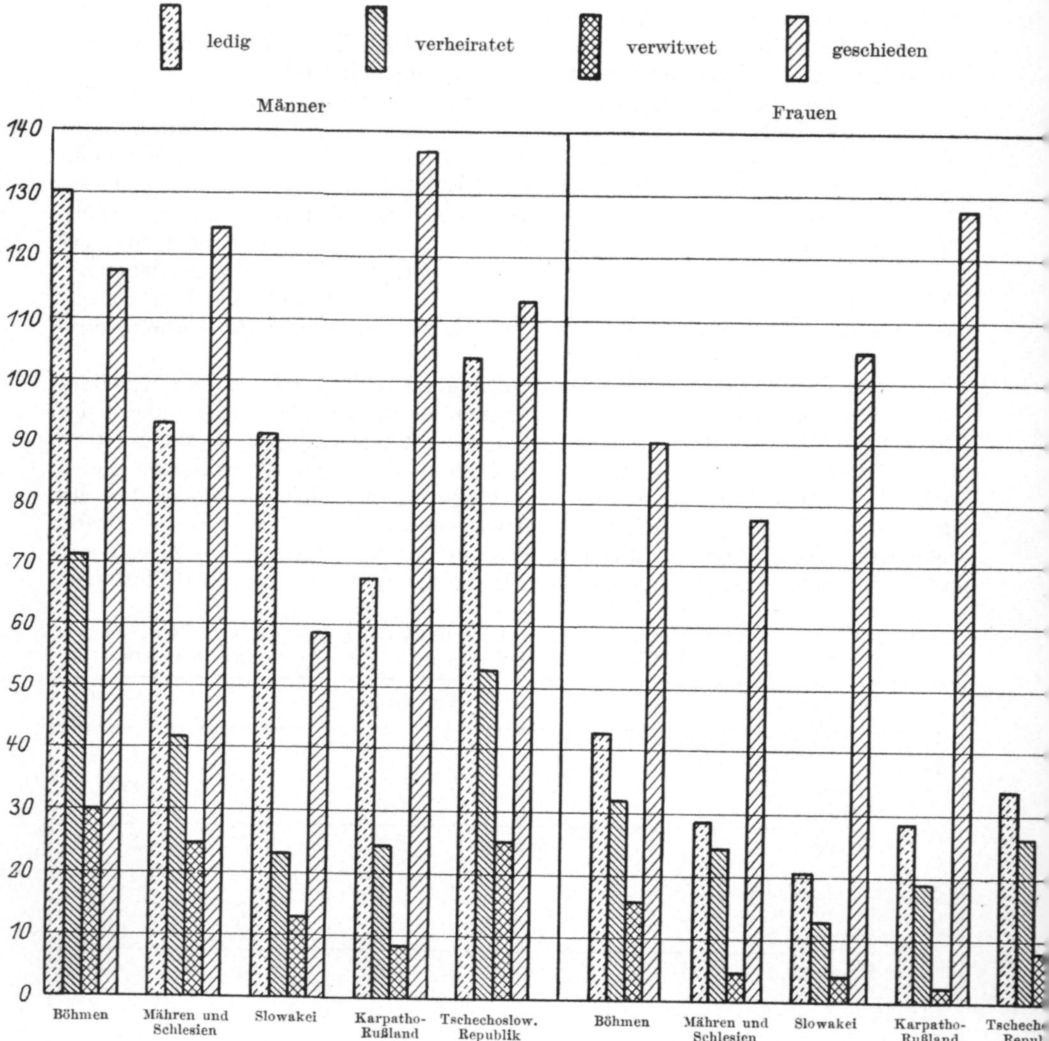

Abb. 235. Die Verteilung der Geschlechtskrankheiten auf den Zivilstand in der Tschechoslowakei und in den tschechoslowakischen Provinzen, berechnet auf 10 000 der Bevölkerung.

haben eine noch etwas höhere Morbidität als selbst die Geschiedenen der gleichen Altersklasse.

Was im einzelnen die Verteilung der drei Geschlechtskrankheiten nach dem Zivilstand in den verschiedenen Altersklassen bei beiden Geschlechtern betrifft, sei auf die vorstehenden, sowie auf die Schaubilder 90a—d verwiesen.

Auch die tschechoslowakische Enquete vom Februar 1921 liefert einen Beitrag zur behandelten Frage (Tabelle 383).

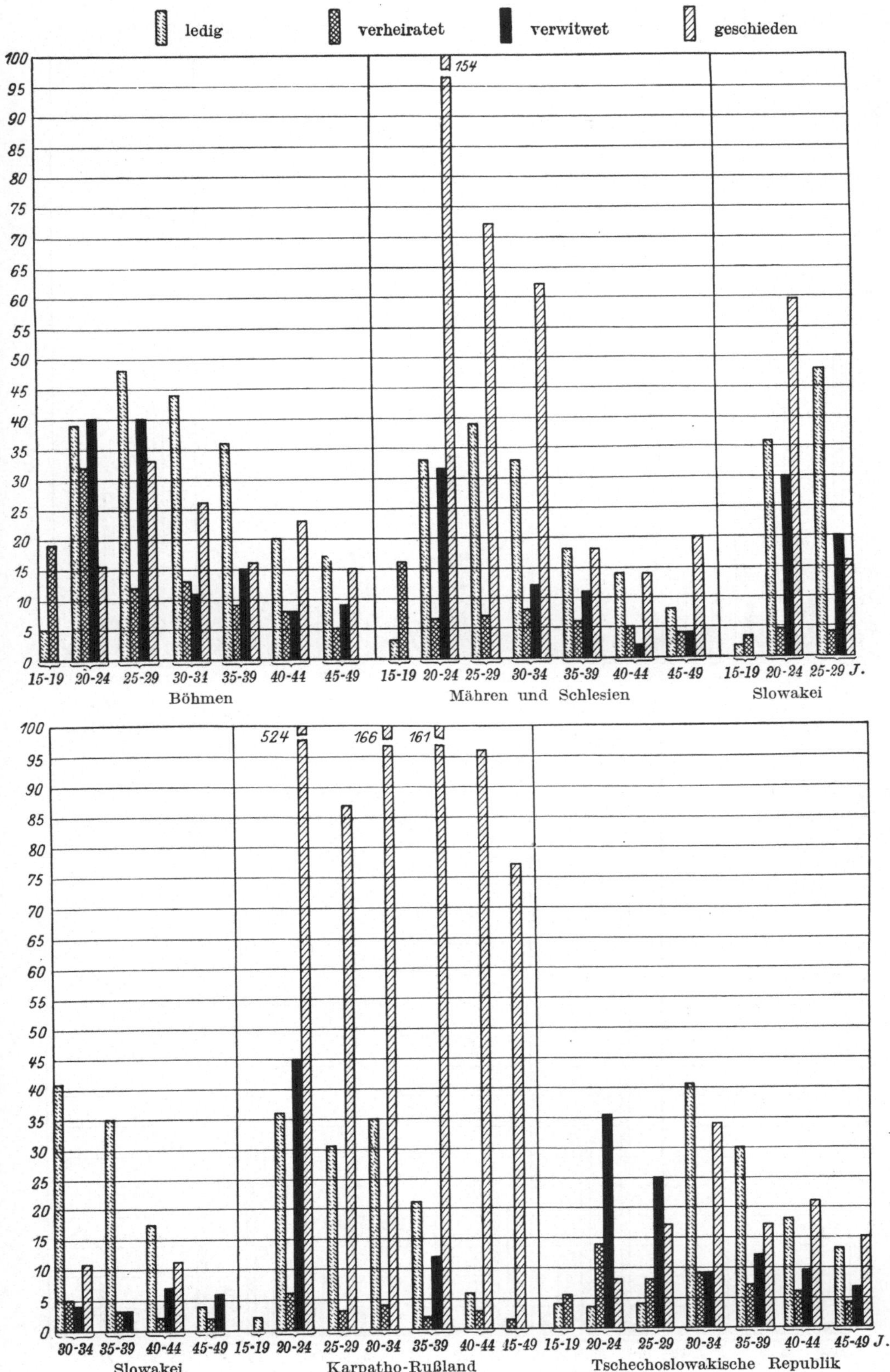

Abb. 236. Geschätzte jährliche Erkrankungshäufigkeit der Männer an Geschlechtskrankheiten in der Tschechoslowakei, auf Grund der Erhebung im Jahre 1921, verteilt nach Zivilstand und Altersgruppen, berechnet auf je 10000 der entsprechenden Altersklassen.

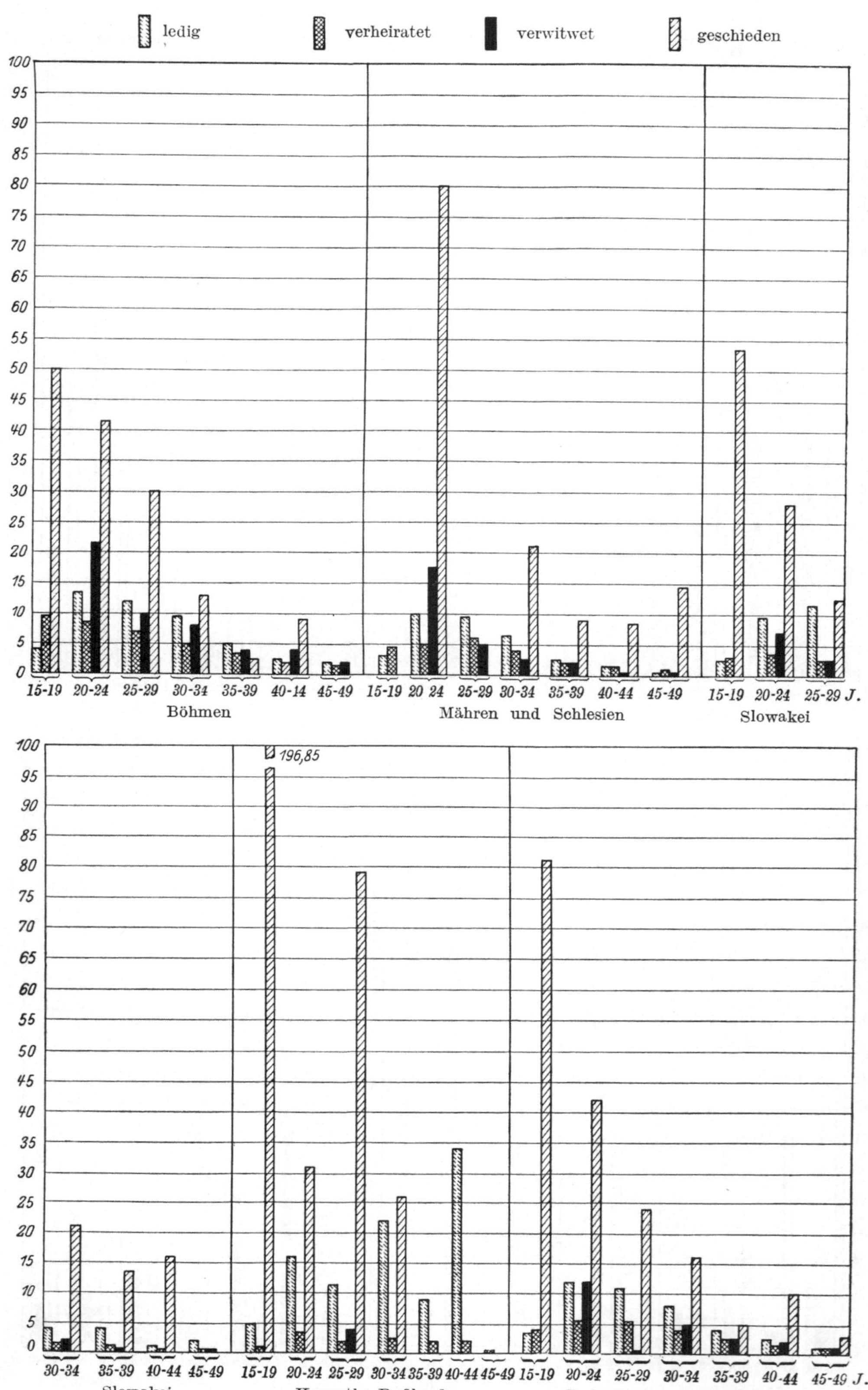

Abb. 236 a. Geschätzte jährliche Erkrankungshäufigkeit der Frauen an Geschlechtskrankheiten in der Tschechoslowakei auf Grund der Erhebung im Jahre 1921, verteilt nach Zivilstand und Altersgruppen, berechnet auf je 1000 der entsprechenden Altersklassen.

Daraus ersehen wir wiederum, in wie starkem Maße die Ledigen erkranken. Doch stellen auch die Geschiedenen ganz beachtliche Infektionsziffern. Diese sind für die Männer entweder von der gleichen Größenordnung oder noch höher als die der Ledigen, übertreffen aber bei den Frauen die Ziffern der Ledigen ganz erheblich, im Durchschnitt der ganzen Republik um das Dreifache.

Aus dem vorstehenden Material ist der Einfluß des Ledigseins für die Erwerbung venerischer Krankheiten unverkennbar.

Die Bedeutung des Junggesellentums in ihrem ganzen Umfange wird aber erst erkannt, wenn man die Erkrankungswahrscheinlichkeit der Männer berechnet, die ihre geschlechtsreife Periode ledig durchlaufen haben. Ermittelt man die Erkrankungsfälle an den einzelnen Geschlechtskrankheiten im Ablauf der verzeichneten Altersklassen auf 100 Männer, die ihre geschlechtsreife Periode ledig durchliefen, so zeigt sich das ganze Geschlechtselend auf das krasseste, wie die nachstehende Berechnung auf Grund des Zahlenmaterials für Hannover (1919) ergibt (Tab. 382).

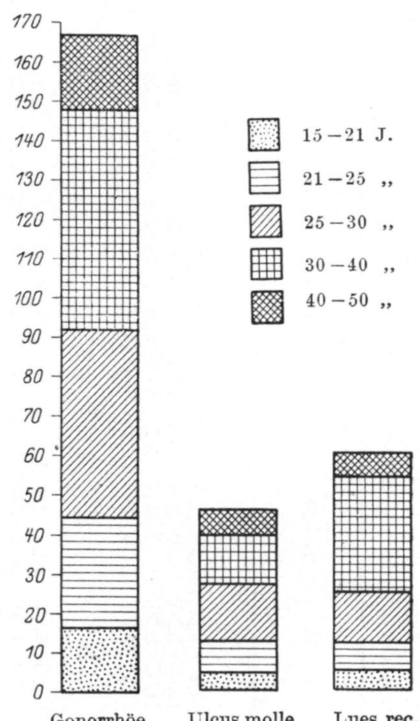

Abb. 237. Zahl der Erkrankungsfälle von Männern, die das 50. Lebensjahr ledig überlebt haben. (Nach der Erhebung in Hannover 1919.)

Hieraus folgt, daß $60^0/_0$ der ledigen Männer, also mehr als jeder zweite Junggeselle der Großstadt, mit der Wahrscheinlichkeit einer Akquirierung der Lues, fast jeder zweite mit der Erwerbung des Ulcus molle und jeder zweite mit zwei frischen Gonorrhöen im Ablauf der geschlechtsreifen Periode zu rechnen hat. Diese Erkrankungswahrscheinlichkeit ist mehr als doppelt so groß wie die Gesamtgefährdung aller Männer während des gleichen Zeitabschnittes, sind doch auf jeden Junggesellen im Ablauf der geschlechtsreifen Periode 2 bis 3 Geschlechtskrankheiten entfallen. Aus allen diesen Tatsachen erhellt die große Bedeutung der Frühehe, die heute der Mehrzahl der Menschen versagt ist. Dies klärt auch

Tabelle 382. Erkrankungsfälle der Männer, die das 50. Lebensjahr ledig überlebt haben.

Alter in Jahren	Von je 100 ledigen Männern, die das 50. Lebensjahr überleben, sind vom 15.—50. Lebensjahr erkrankt an			
	Gonorrhöe	Ulcus molle	Lues recens	akuten Geschl.-Krankheiten überhaupt
über 15—21 . . .	16,62	4,56	4,98	26,1
„ 21—25 . . .	28,12	7,84	7,36	43,3
„ 25—30 . . .	47,50	14,20	12,50	74,2
„ 30—40 . . .	56,10	13,40	29,40	98,9
„ 40—50 . . .	18,90	6,30	6,30	31,5
zusammen .	167,24	46,30	60,54	274,0

Tabelle 383. Geschätzte jährliche Erkrankungshäufigkeit an Geschlechtskrankheiten in der tschechoslowakischen Republik auf Grund der Erhebung im Jahre 1921, verteilt nach Zivilstand und Altersgruppen und bezogen auf je 1000 der entsprechenden Bevölkerungsmengen.

Provinz	Alter in Jahren																							
	15—19		20—24		25—29		30—34		35—39		40—44		45—49		50—54		55—59		60—64		65—69		über 70	
	m.	w.	m.	w.	m.	w.	m.	w.	m.	w.	m.	w.	m.	w.	m.	w.	m.	w.	m.	w.	m.	w.	m.	w.
Böhmen:																								
ledig	5,39	4,23	39,40	13,60	47,80	12,20	44,40	9,56	36,30	5,07	20,00	2,73	17,40	1,93	9,75	1,40	4,75	0,57	3,80	1,00	2,07	5,0	1,88	0,40
verh.	19,50	9,50	31,80	8,65	12,40	7,06	12,65	5,35	9,20	3,60	7,70	1,94	4,70	1,46	3,57	0,93	2,00	0,79	1,50	0,42	0,90	1,8	0,27	0,13
verw.	—	—	40,40	21,50	40,00	10,00	11,35	8,30	15,20	4,37	7,70	4,00	9,00	2,28	3,60	0,90	2,26	0,58	0,86	0,28	0,95	—	0,18	—
geschied.	—	50,00	15,60	41,50	33,00	30,15	26,00	12,95	16,35	2,50	23,40	9,10	14,70	—	4,00	—	—	—	3,80	—	—	—	—	—
Mähren und Schlesien:																								
ledig	2,82	3,08	33,20	10,00	38,80	9,53	33,00	6,57	18,20	2,50	14,20	1,61	8,20	0,36	6,65	0,76	6,00	—	1,33	—	—	—	—	0,68
verh.	16,00	4,50	6,50	5,12	7,47	6,30	8,00	4,30	5,93	2,36	4,98	1,53	3,85	0,79	1,93	0,56	1,22	0,18	0,82	0,23	0,35	—	—	—
verw.	—	—	31,90	17,75	—	5,20	12,35	2,63	11,00	2,19	1,97	0,29	4,00	0,47	4,50	0,57	2,88	0,18	0,54	0,15	0,95	—	—	—
geschied.	—	—	154,00	75,00	72,00	—	62,50	21,40	17,70	9,10	13,70	8,50	20,60	14,80	—	—	—	—	—	—	—	—	—	—
Slowakei:																								
ledig	2,30	2,80	36,00	9,60	48,40	11,50	41,40	3,94	35,00	4,15	17,56	1,44	3,83	1,97	2,80	—	—	1,63	5,20	—	4,20	—	3,13	—
verh.	3,60	3,08	4,60	3,45	3,94	2,57	5,00	1,55	3,07	0,98	2,14	0,51	1,71	0,37	0,50	0,28	0,53	0,20	0,09	—	0,13	—	—	0,37
verw.	—	—	30,00	7,20	20,10	2,80	4,15	2,37	3,03	0,64	7,00	—	5,70	0,58	—	—	—	1,74	1,12	—	—	—	0,25	—
geschied.	—	53,80	59,40	28,10	15,85	13,00	11,25	20,80	—	13,60	11,58	16,50	—	—	—	—	20,60	—	—	—	—	—	—	—
Karpatho-Rußland:																								
ledig	1,97	4,87	35,85	15,92	30,59	11,45	35,00	22,40	21,25	8,80	6,20	33,80	—	—	33,20	22,90	—	—	—	—	—	—	—	—
verh.	—	1,41	6,26	3,57	3,37	2,15	4,15	2,58	2,40	1,78	2,90	1,92	1,61	0,37	0,65	1,27	0,39	0,60	0,97	—	0,85	—	—	—
verw.	—	—	45,40	—	—	4,71	—	—	12,10	—	—	—	—	—	—	—	—	—	—	—	—	—	—	—
geschied.	—	196,85	524,50	31,40	87,40	78,70	166,00	26,40	161,00	—	95,70	—	72,30	—	—	—	—	—	—	—	—	—	—	—
Tschechoslowakei:																								
ledig	3,88	3,61	3,64	11,70	4,42	11,10	40,50	8,10	30,40	4,14	18,13	2,57	12,70	1,36	8,16	1,25	4,27	0,48	3,20	0,55	1,75	0,28	1,04	0,38
verh.	5,61	4,18	14,03	5,68	8,27	5,45	9,36	4,11	6,81	2,64	5,70	1,53	3,73	1,03	1,09	0,70	1,41	0,51	2,06	0,27	0,64	0,10	0,13	0,13
verw.	—	—	35,50	12,00	24,70	0,69	9,42	5,21	11,90	2,72	9,58	1,96	6,61	1,29	2,88	0,55	1,78	0,37	0,79	0,17	0,70	—	0,14	—
geschied.	—	81,00	7,90	42,10	17,40	24,40	33,80	16,05	17,40	4,96	20,70	9,76	15,34	3,10	2,62	—	1,77	—	—	—	—	—	—	—

den Unterschied der Erkrankungshäufigkeit, der zwischen den Angehörigen des Arbeiterstandes, der Kaufleute und der Akademiker besteht, da ihr verschieden hohes durchschnittliches Heiratsalter eine verschieden große Gefährdung bedeutet.

5. Das Ausmaß des Venerismus.

Neben dem Umfang der jährlichen Erkrankungshäufigkeit, der Verteilung der Erkrankten nach Stadt und Land, nach Alter, Geschlecht und Zivilstand, ist vor allem von Wichtigkeit die *Kenntnis der Erkrankungswahrscheinlichkeit an Syphilis und Gonorrhöe,* wie auch *der in einem bestimmten Zeitabschnitt venerisch Kranken und venerisch krank Gewesenen.*

Das Interesse an diesen Fragen wandte sich vor allem der Syphilis zu. So hat LENZ 1910 versucht, aus dem Häufigkeitsverhältnis der Paralyse zur Lues der Lösung dieser Frage näher zu kommen. Er kam dabei von den um 1900 gestorbenen Männern ausgehend zu dem Resultat, daß in Berlin $90^0/_0$ und in Preußen $22^0/_0$ der Männer sich syphilitisch infiziert hätten. Zu diesem Schluß ist LENZ durch folgende Überlegungen und Berechnungen gekommen:

Er ging zunächst von dem unwirklichen Fall aus, daß $100^0/_0$ der Männer Berlins sich eine Infektion mit Lues zugezogen hätten und berechnete daraus die erwartungsgemäße Zahl der jährlichen Paralysefälle. Unter der Annahme, daß der Ausbruch der Paralyse 10—15 Jahre nach der Infektion und der Tod 2—3 Jahre nach Erkennung der Paralyse zu erfolgen pflegt, entsprechen die Paralysezahlen von 1891—1900 etwa den Lueszahlen von 1880. 1880 lebten in Berlin 1 122 330 Einwohner, darunter 535 000 männliche Individuen. Wegen der Seltenheit der jugendlichen Paralyse sind die damals rund $^3/_{10}$ der männlichen Bevölkerung ausmachenden Knaben unter 15 Jahren unberücksichtigt geblieben. So lagen der Berechnung $535\,000 \cdot {}^7/_{10}$ Männer zugrunde. Die Zahl der erwartungsgemäßen Paralysefälle nahm LENZ mit $3^0/_0$ an, ausgehend auch von der Berechnung HEIBERGs für Kopenhagen.

„Mehr als $3^0/_0$ Paralytiker wird man indessen nicht annehmen dürfen, denn das würde allen Erfahrungen widersprechen. In dem angenommenen irrealen Falle würden also von den $535\,000 \cdot 7 : 10$ Männern aus dem Jahre 1880 $\frac{535\,000 \cdot 7 \cdot 3}{10 \cdot 100}$ während ihres Lebens an Paralyse erkrankt sein. Die Lebenserwartung der männlichen Individuen von 15 Jahren betrug 43,79 Jahre, der weiblichen 49,17 (Statist. Jahrb. Berlin 1900).

Die männliche Bevölkerung von 1880, welche während ihres ganzen im erwachsenen Zustande durchlebten 43jährigen Lebens $\frac{535\,000 \cdot 7 \cdot 3}{10 \cdot 100}$ Paralytiker liefern müßte, gemäß unserer irrealen Annahme, daß $100^0/_0$ die Lues erwürben, könnte also in einem Jahre, z. B. 1895, nur $\frac{535\,000 \cdot 7 \cdot 3 \cdot 1}{10 \cdot 100 \cdot 43{,}79} = 257$ männliche Paralytiker liefern.

Nun zeigt es sich, daß in dem Jahrzehnt 1891—1900 in Wirklichkeit jährlich etwa 287 paralytische Männer gestorben sind. Also folgt daraus, daß die Zahl der um 1880 lebenden Männer selbst bei $100^0/_0$ Infektion nicht ausreicht, um die Paralysefälle um 1895 zu erklären. Hier muß also noch ein anderer Faktor mitspielen.

Es starben in Berlin 1891—1900 in den öffentlichen Irrenanstalten 2203 männliche Paralytiker. Für die privaten Anstalten ist mir die genaue Zahl unbekannt. Wenn ich indessen annehme, daß der Prozentsatz der Paralysen von den gesamten Fällen ein ebenso großer ist, so erhalte ich aus dem Verhältnis der Gesamtzahl von Kranken in beiden Gruppen von Anstalten 667 Todesfälle an Paralyse in den privaten Anstalten.

Diese Zahl ist wieder eine Minimalzahl, da in Wirklichkeit der Prozentsatz der Paralyse in den privaten Anstalten ein etwas höherer sein dürfte, weil bekanntlich die Paralyse in den höheren Ständen häufiger ist als in den niederen. Wir können also mit gutem Gewissen sagen, daß in den 90er Jahren mindestens 2870 Paralytiker in Berlin gestorben sind, also pro Jahr 287. Wenn nun, wie oben dargelegt, höchstens $3^0/_0$ der Luesfälle zur Paralyse führen, so müssen diesen 287 jährlichen Paralysefällen mindestens $\frac{287 \cdot 100}{3}$ jährliche Luesfälle um 1880 herum entsprechen. Von den damals lebenden 535 000 männlichen Einwohnern Berlins waren $^3/_{10}$ Kinder, also $\frac{535\,000 \cdot 7}{10}$ erwachsene Einwohner von mehr als 15 Jahren. Von diesen müßten also $\frac{287 \cdot 100}{3}$ jährlich an Lues erkrankt sein, wenn die Paralytiker nur aus diesen sich rekrutierten. Da die Lebenserwartung der 15 jährigen männlichen Personen 43,79 Jahre betrug, so kämen auf die $\frac{535\,000 \cdot 7}{10}$ Männer während ihres ganzen Lebens $\frac{287 \cdot 100 \cdot 43{,}79}{3}$ Luesinfektionen. Von 1000 Männern hätten also am Ende ihres Lebens $\frac{287 \cdot 100 \cdot 43{,}79 \cdot 10 \cdot 1}{3 \cdot 7 \cdot 535}$ Lues durchgebracht. Die Berechnung ergibt 1117 pro Mille oder 112%. Dieses Resultat wird dadurch erklärlich, daß Berlin zwischen 1880 und 1900 eine starke Zuwanderung erfahren hat, ein Moment, auf welches ich noch ganz besonders durch Herrn Dr. Plötz hingewiesen wurde. Genau läßt sich dieser Zuzug und Fortzug leider nicht feststellen. Die Volkszählungen haben ergeben, daß immer jährlich etwa 20 000 Fortzüge nicht gemeldet worden sind. Nach dem Statistischen Jahrbuch berechnet sich die Zunahme durch Zuzüge beim männlichen Geschlecht auf 9491 im Jahre 1880. Wenn man also eine jährliche Zunahme von 10 000 Männern durch Zuzug annimmt, so würde das von 1880—1900 etwa 200 000 Individuen machen. Für unsere Rechnung kommt natürlich vorwiegend die Zuwanderung bis 1890 in Betracht. Natürlich sind auch unter den Zugewanderten Luiker gewesen, obwohl eben die Statistik der Irrenanstalten uns lehrte, daß die Paralyse in der Provinz nur $^1/_{10}$—$^1/_4$ so häufig ist als in Berlin und obwohl die meisten Paralysen unter den Zugewanderten erst nach 1900 ausgebrochen sein werden. Gleichwohl will ich annehmen, daß $^1/_5$ der oben genannten Paralysefälle auf diese Zugewanderten fällt. Von den 112% würden also etwa 20% zu subtrahieren sein. Es würde auf diese Weise immerhin möglich sein, daß etwa 10% der Männer Berlins frei von Lues geblieben sind. Würde man, was allerdings nicht zulässig ist, die Zahl der männlichen Bevölkerung von 1895 (797 306 einschl. 23 038 Soldaten) in der Rechnung verwenden, so würde man bei der Annahme von 3 Paralytikern auf 100 Luiker als Endresultat 75 oder bei der Annahme von $2^1/_2$% Paralytikern 91 Luesfälle auf 100 Mannesleben in Berlin erhalten. Zur Erläuterung der Rechnung will ich noch bemerken, daß jeder Jahrgang der Bevölkerung während vieler Jahre der Infektion ausgesetzt ist. Die Krankheitsfälle der verschiedenen Jahre stammen aus einer nur langsam sich ändernden Bevölkerung. Die Häufigkeit der Infektionen ist in einem gewissen Lebensalter jedes Jahrganges am größten. Nämlich in den 20 er Jahren, während nachher nicht mehr viele Infektionen möglich sind. Für die Berechnung des Durchschnitts macht das jedoch nichts aus. Da ein Mannesleben (von 15 Jahren an gerechnet) durchschnittlich 43,97 Jahre betrug, so leben 1000 in 43,79 Jahren 1000 Mannesleben, in einem Jahre also $^{1000}/_{43{,}79}$ Mannesleben. Die $287 \cdot {}^{100}/_3$ Infektionen in einem Jahr kommen also auf $^{535000}/_{43{,}79} \cdot {}^7/_{10}$ Mannesleben. Auf die ganzen $535\,000 \cdot {}^7/_{10}$ Mannesleben der Männer, die um 1880 in Berlin lebten, kommen also 43,79 mal so viele Infektionen als in einem Jahre. Damit wird die Rechnung klar werden. Es hat sich also ergeben, daß von den um das Jahr 1900 herum gestorbenen Männern Berlins nur etwa 10% oder von der wirklich lebenden halben Million etwa 50 000 frei von Lues geblieben sind. 90% dagegen waren damit infiziert.

Eine Konsequenz daraus ist, daß von allen Todesfällen männlicher Individuen von mehr als 15 Jahren in Berlin nahezu 3% auf paralytische Individuen fallen müßten. Ein Überschlag zeigt, daß dies zutrifft. Es starben nämlich jährlich etwa 9000 erwachsene männliche Individuen in Berlin. 3% davon macht 270. In Wirklichkeit sind ja, wie oben angegeben, noch etwas mehr paralytische Männer gestorben, nämlich 287.“

Die Berechnung der Häufigkeit der Lues für den Gesamtdurchschnitt Preußens gibt Lenz folgendermaßen an:

Von 1891—1900 starben in ganz Preußen in den öffentlichen Irrenanstalten 8483 männliche Paralytiker; also pro Jahr 848. Für die privaten ergibt die Berechnung aus dem Verhältnis der Paralysezahl zu der Gesamtzahl der Verpflegungsfälle etwa 2570 oder jährlich 257. Das macht 1105 jährliche Paralysefälle in Preußen und selbst schon bei der Voraussetzung, daß wirklich überall 3% der Luiker der Paralyse verfallen, was kaum wahrscheinlich ist, etwa 37 000 jährliche Luesfälle um 1880. Weil der Prozentsatz der Paralyse für ganz Preußen wahrscheinlich geringer ist als 3, so sind es also wohl noch mehr als 37 000 gewesen. Die Lebenserwartung der männlichen Individuen von 15 Jahren betrug 45,6 Jahre, der weiblichen 47,5. Damals lebten in Preußen $7^1/_2$ Millionen erwachsene männliche Personen. Davon müssen mithin $37\,000 \cdot 45{,}6$ die Lues erworben haben, also etwa 1 680 000. Demnach sind in Preußen mindestens 22% der Männer jener Zeit am Ende ihres Lebens luisch gewesen. Diese Minimalzahl stimmt ausgezeichnet mit einer Schätzung Grubers in der Schrift über die „Hygiene des Geschlechtslebens“ überein: „In den verschiedenen Gebieten Mitteleuropas dürften mindestens 5—10% der ganzen Bevölkerung syphilitisch sein.“ Diese 5—10% würden auch einer Zahl von über 20 Infektionen auf 100 Mannesleben entsprechen. So hätte denn jeder 4. bis 5. preußische Mann die Lues durchgemacht.

In den „Biometrica“ wurde zur Methode von LENZ im Jahre 1912 kritisch Stellung genommen.

„Das von LENZ angeschnittene statistische Problem ist kurz folgendes: Mit den Angaben über die gemeldeten Syphilisfälle in Kopenhagen und mit den bekannt gewordenen Todesfällen an progressiver Paralyse in Kopenhagen und in Berlin, den Prozentsatz der Männer in Berlin zu finden, die einmal in ihrem Leben Syphilis gehabt haben. Zur Lösung dieser Fragestellung benötigt man die Kenntnis der Altersverteilung der Todesfälle an Paralyse, die Altersverteilung der gemeldeten Syphilitiker, die Gesamtbevölkerung nach Altersgruppen (und die Geburten) in beiden Städten für eine Reihe von Jahren und Kenntnisse der durchschnittlichen Lebensdauer der Syphilitiker nach der Infektion. LENZ vernachlässigt diese Voraussetzungen und stellt kühn die Behauptung auf, daß auch in Berlin, bestünde eine Anzeigepflicht für Syphilis, der gleiche Prozentsatz von Todesfällen an Paralyse zu den gemeldeten Syphilisfällen wie in Kopenhagen bestehen würde. Der syphilitische Teil der Bevölkerung wird durch Multiplikation der Zahl der gemeldeten Paralysefälle mit der Lebenserwartung im Alter von 15 Jahren gefunden. Die Schwäche der LENZschen Methode liegt darin, daß die Bevölkerungen und die Altersverteilung in den beiden Städten kaum die gleiche sein können, und daß die Verwendung der Lebenserwartung im Alter von 15 Jahren unrichtig ist, weil dies das früheste Erkrankungsalter darstellt, und wenn Lebenserwartung überhaupt verwendet wird, so sollte dafür das Durchschnittserkrankungsalter gebraucht werden.

WALTER CLAASSEN trat der (indirekt gewonnenen) Auffassung von LENZ auf Grund der frischen in Behandlung tretenden Fälle von Geschlechtskrankheiten des Berliner Gewerkskrankenvereins entgegen und kam zu dem Schluß, daß man mit der Möglichkeit rechnen könnte, daß von allen Berliner männlichen Arbeitern die Hälfte syphilitisch sind oder es einmal werden. Zu dieser Annahme kam er durch die nachstehenden Folgerungen:

Aus der Statistik des Berliner Gewerkskrankenvereins läßt sich mit einiger Wahrscheinlichkeit ein Schluß darauf ziehen, wie viel von allen Männern Berlins, genauer von allen Arbeitern, im Laufe ihres Lebens überhaupt geschlechtlich erkranken. In einem einzigen Jahre erkrankten 1906—1910 von dem sicherlich typischen Fünftel der Berliner Arbeiter, das zum Gewerkskrankenverein gehört (180 499 = 22% aller Berliner Arbeiter, berechnet auf die Zahl der Krankenkassenmitglieder: 862 613), allein an Syphilis $2^1/_4$%. Die Zeitdauer der Mitgliedschaft bei Krankenkassen, die die jeweiligen Mitglieder im Durchschnitte noch zu erwarten haben, dürfte mindestens 20, höchstens 30 Jahre betragen. Eine genauere Berechnung ist mir zur Zeit und ist vielleicht mit den vorliegenden statistischen Unterlagen überhaupt unmöglich. Jedenfalls kommt, wie man des genaueren aus dem Folgenden sieht, auf diesen Faktor für das Gesamtergebnis sehr viel an. Aber selbst bei genau gegebener Größe dieses Faktors läßt sich das Ergebnis noch nicht genau nach vorliegender Statistik bestimmen. Würde jeder Behandlungsfall immer verschiedene Personen, niemals dieselbe Person wiederholt treffen, so wäre freilich aus diesen Daten in diesem Falle die Häufigkeit syphilitischer Erkrankungen genau zu berechnen. Vorstehend haben wir die Grenzgrößen jenes Faktors auf 20—30 Jahre angegeben, es würden dann also von allen männlichen Arbeitern in Berlin im Laufe ihres Lebens $2^1/_4 \cdot 20$ bis $2^1/_4 \cdot 30$ oder 45—68% an Syphilis erkranken. Dies unter der Voraussetzung, wie oben angegeben ist.

Diese Voraussetzung trifft natürlich nicht zu, denn in Wahrheit erkranken gar viele Personen mehrfach an Syphilis, genauer gesprochen, werden (teils vorbeugend gegen Rückfälle) auf Syphilis behandelt. Ja es ist bei dieser Krankheit wohl fast allgemein zum Grundsatz geworden, dieselbe Person im Laufe von etwa 5 Jahren außer der ersten Behandlung noch etwa 4—5 mal vorbeugend einer Quecksilberkur zu unterwerfen. Dieser Grundsatz dürfte allerdings in der Praxis nicht annähernd befolgt werden können, da ein großer Teil der Kranken diese mühevolle Behandlung (4—6 Wochen täglich) scheut, mindestens soweit nicht sichtbare Rückfälle mit Beschwerden eintreten. Immerhin muß mit der Möglichkeit, daß dieselbe Person mehrfach an Syphilis erkrankt oder darauf behandelt wird, stark gerechnet werden.

Nehmen wir, um wenigstens eine möglichst wahrscheinliche Feststellung über die Ausbreitung dieser Krankheit zu machen, an: Jeder Syphilitiker unterliefe im Durchschnitte einer doppelten Behandlung. Dann würden nicht 45—68, sondern nur $22^1/_2$ bis 34% aller Berliner Arbeiter überhaupt im Laufe ihres Lebens von dieser Seuche befallen werden.

Jedenfalls ersieht man aus diesen Zahlen, daß von 90% keine Rede sein kann. Der äußerste Höchstfall wäre 68%. Man darf nach allem immerhin mit der Möglichkeit rechnen, daß von allen Berliner männlichen Arbeitern die Hälfte syphilitisch sind oder einmal es in ihrem Leben werden. Diese Tatsache ist schon so furchtbar, daß es kaum notwendig erscheint, sie durch weitere Übertreibungen noch zu vergrößern.

Die Ziffern für die Frauen sind nicht wie die für die Männer verwendbar, da die krankenversicherten Frauen nicht der Zusammensetzung der weiblichen Arbeiterbevölkerung überhaupt entsprechen und sich zum weitaus überwiegenden Teil aus Ledigen, besonders aus Jugendlichen zusammensetzen. Die Zahlen können höchstens lehren, wie häufig die weibliche Bevölkerung etwa bis zum 30. Lebensjahr erkrankt.

Einigermaßen brauchbares Material zur Schätzung des Ausmaßes des Venerismus, das BLASCHKO schon früher mehrfach festzustellen versucht hatte, lieferte dann die Enquete im November/Dezember 1913 in Hamburg, die BLASCHKO seiner Untersuchung zugrunde legte. Er stellte sich dabei die Frage:

Wie häufig infiziert sich die Hamburger Bevölkerung überhaupt an Geschlechtskrankheiten, wie groß ist also für sie während ihrer verschiedenen Lebensphasen und weiterhin während ihres ganzen Lebens überhaupt die Infektionsgefahr?

Methodologisch ging er folgendermaßen vor:

Wir beantworten diese Frage nur für die Jahre von 15—50, da die Infektionen vor und nach diesem Zeitraume so selten sind, daß sie für die Berechnung kaum in Betracht fallen. Zur Beantwortung dieser Frage muß man die für jede Altersgruppe gefundene Jahresziffer mit der Zahl der diese Gruppe ausmachenden Jahre multiplizieren, da ja z. B. jeder Mensch in den fünf Jahren von 20—25 fünfmal so häufig an einer Geschlechtskrankheit erkranken muß als in *einem* dieser Jahre. Und, eine gleichbleibende Infektionsgefahr für einen längeren Zeitraum vorausgesetzt — eine Voraussetzung, die freilich auch nicht ganz zutrifft — kann man auf diese Weise die Infektionsgefahr für alle Altersklassen, die Infektionschance für das ganze Leben berechnen.

Auf diese Weise kam er zu nachstehendem Resultat:

Es erkranken in Hamburg

Von den Männern:	an Gonorrhöe %		an Ulcus molle %	an frischer Syphilis %	
vom 15.—18. Lebensjahr	8,88		1,83	1,71	
„ 19.—20. „	22,04	(15.—20. 30,92)	4,36	3,74	(15.—20. 5,45)
„ 21.—25. „	54,95	(15.—25. 85,87)	12,90	12,40	(15.—25. 17,85)
„ 26.—30. „	34,40	(15.—30. 120,27)	9,35	8,60	(15.—30. 26,45)
„ 31.—40. „	30,30	(15.—40. 150,57)	6,70	10,80	(15.—40. 37,25)
„ 41.—50. „	10,70		2,60	2,90	
vom 15.—50. Lebensjahr	161,27		36,74	40,15	

Von den Frauen:	an Gonorrhöe %		an Ulcus molle %	an frischer Syphilis %	
vom 15.—18. Lebensjahr	4,56		0,36	2,91	
„ 19.—20 „	5,46	(15.—20. 10,02)	0,46	3,48	(15.—20. 6,39)
„ 21.—25. „	11,60	(15.—25. 21,62)	1,1	6,35	(15.—25. 12,74)
„ 26.—30. „	5,85	(15.—30. 27,47)	0,6	2,85	(15.—30. 15,59)
„ 31.—40. „	4,70	(15.—40. 32,17)	0,4	2,40	(15.—40. 17,99)
„ 41.—50. „	1,50		0,1	1,0	
vom 15.—50. Lebensjahr	33,66		3,02	18,99	

BLASCHKO bemerkt selbst zu diesen Zahlen, daß sie überraschend groß seien und auch ihm zunächst nicht als zutreffend erscheinen wollten.

„Aber es werden sich schließlich nicht viele Einwände dagegen erheben lassen. Ich führe aber alle möglichen Fehlerquellen, welche die Zahlen etwa zu groß erscheinen lassen könnten, hier noch einmal kurz auf:

1. Der Anteil der Fremden an den behandelten Kranken (es fehlen aber die auswärts behandelten Hamburger).

2. Der Umstand, daß die Verbreitung der Geschlechtskrankheiten in Hamburg sich nicht alljährlich auf gleicher Höhe hält, die Gefahrenchance für den einzelnen in den einzelnen Jahren also verschieden groß ist. Das Jahr 1913 könnte ein ausnahmsweise schlechtes gewesen sein. (Freilich fehlen alle Anhaltspunkte für eine solche Annahme.)

3. Die Multiplikation der Monatsziffern mit 11,77 und die weitere Multiplikation der so gewonnenen Jahresziffern mit 2, 3, 5 oder 10 je nach der Größe der Zählperiode vergrößert etwaige Fehler der Monatsziffer um das 23-, 35-, 58- oder 118 fache!

4. Die unvermeidlichen Doppelzählungen. (Es fehlen aber die Nichtbehandelten und die Kurpfuscherpatienten.)

5. Der Umstand, daß auch nichtgonorrhoische Katarrhe nicht selten als „Gonorrhöe" geführt werden und sich unter den Gonorrhoikern auch einzelne echte „chronische" bzw. „rezidivierende" Gonorrhöen befinden. (Dafür fehlen aber die Frauengonorrhöen.)

Aber alles das kann das Gesamtresultat nicht *erheblich* ändern. Möglich, daß die Gonorrhöe der Männer statt 160 nur 140 oder 130%, die Syphilisziffer statt 40 nur 35% beträgt (einen größeren Abstrich würde ich kaum für gerechtfertigt halten); dafür sind, das wird wohl jeder Eingeweihte zugeben, die Frauenziffern sicherlich zu niedrig. Freilich ist zu diesem Resultat noch eine recht wesentliche *Einschränkung* zu machen: Nicht 40% der *gesamten* männlichen Bevölkerung Hamburgs infizieren sich syphilitisch (bzw. 160% gonorrhoisch), sondern nur 40% *des* Teils der männlichen Bevölkerung, der

1. vom 15. Jahr an dauernd in Hamburg gelebt und dauernd der Hamburger Gefahrenklasse angehört hat und der

2. auch dort das *50*. Lebensjahr erreicht.

Die Einschränkung ad 1 ist ohne weiteres verständlich; wer eben mit 20 oder 25 Jahren noch auf dem Dorfe oder in einer kleinen Stadt lebte und erst später nach Hamburg gezogen ist, der *war* eben damals noch nicht „Hamburger". Und andererseits, wer mit 30 oder 40 Jahren stirbt oder von Hamburg wegzieht, hat entweder überhaupt nicht mehr die Möglichkeit, sich zu infizieren oder er unterliegt zum mindesten nicht mehr der Hamburger Gefahrenchance. Die erstgenannte Gruppe kann man, da sie ja nur im beschränkten Sinne „Hamburger" sind, ignorieren; sie ist ja mit der Statistik eigentlich gar nicht gemeint. Wohl aber wird man die zweite Gruppe, die vor dem 50. Lebensjahr stirbt oder Hamburg verläßt, von der Gesamtrechnung abziehen müssen.

Bis zu einem gewissen Maße läßt sich das an der Hand der Volkszählungsziffern vom Dezember 1910 durchführen.

Die männliche Bevölkerung Hamburgs zeigte im Dezember 1910 einen Abfall zwischen dem 3. und 4. Jahrzehnt um 14 400 = 26% der 30jährigen, zwischen dem 4. und 5. Jahrzehnt um 17 000 = 21% der 30jährigen. Da nun im vierten Dezennium 10,8%, im fünften 2,9% an Syphilis erkranken, so haben wir weniger Syphilisinfektionen

im 4. Dezennium	$10{,}8 \cdot 26\% = 2{,}8\%$
„ 5. „	$2{,}9 \cdot 21\% = 0{,}6\%$
	Sa. 3,4%,

also im ganzen statt 40,15% nur 36,75%. Für die Gonorrhöe der Männer wäre die Zahl 150,15%. Diese Zahl bezieht sich also auf die Männer, die vom 15. Lebensjahr an

1. entweder bis zum 50. Lebensjahr
2. oder bis zu ihrem früher erfolgten Ableben
3. oder bis zu ihrem früher erfolgten Wegzug

in Hamburg gelebt haben und also während dieser Zeit dem Infektionsrisiko des Hamburger Milieus unterworfen waren."

In seinen „kritischen Bemerkungen zur Statistik der Geschlechtskrankheiten" hat Eugen Roesle nachgewiesen, daß die Methode Blaschkos irrig war, abgesehen davon, daß die zur Berechnung benutzten Morbiditätszahlen nach Alter und Geschlecht in Hamburg durch verschiedene Fehlerquellen belastet sind. „Aus den mehr oder weniger zutreffenden Erkrankungsziffern der einzelnen Altersklassen glaubte nun Blaschko in sehr einfacher Weise die Infektionsgefahr für die Hamburger männliche und weibliche Bevölkerung vom 15. Altersjahre an bis zum 50. feststellen zu können, indem er jede der Morbiditätsziffern mit der Zahl der Jahre jeder Altersklasse multiplizierte und diese Produkte — also Prozentziffern ganz verschiedener Werte (!) — addierte.

Nach dieser methodisch nicht zulässigen Addition von Koeffizienten hat es den Anschein, daß auf je 100 Männer 161 Ansteckungen mit Gonorrhöe, 37 mit Ulcus molle und 40 mit frischer Syphilis im Verlauf von 35 Altersjahren entfielen. Mit anderen Worten, es blieb keiner von einer geschlechtlichen

Ansteckung verschont, vielmehr erwarb durchschnittlich jeder mehr als zweimal eine solche. Gegen diese hohen Ziffern werden von BLASCHKO selbst einige Einwendungen gemacht, jedoch wurde von ihm der Haupteinwand nicht berücksichtigt, der darin besteht, daß hier die Infektionsgefahr nach dem Alter auf die *gleichzeitig Lebenden* in den verschiedenen Altersklassen, nicht aber auf die die einzelnen Altersjahre *Überlebenden ein und dessselben Geburtsjahrgangs* berechnet wurde.

Die erstere Berechnungsart auf die gleichzeitig Lebenden kann sozusagen nur ein Momentbild der Infektionsgefahr zur Zeit der Erhebung für die einzelnen Altersklassen gesondert ergeben, während allein durch die letztere Berechnungsart die Infektionsgefahr ein und derselben Generation mit zunehmendem Alter, deren Größe BLASCHKO eigentlich feststellen wollte, verfolgt werden kann. Nur bei dieser Berechnungsart dürfen die Erkrankungsziffern der einzelnen Altersklassen miteinander addiert werden, da sie sich alle auf ein und dieselbe Geburtenmasse, deren Absterben, bzw. deren Bestand in den einzelnen Altersklassen man kennt, beziehen. Dazu ist allerdings die Benutzung einer Sterbetafel nötig."

„Berechnet man nun aus der Zahl der die einzelnen Altersklassen Überlebenden die Zahl der in den einzelnen Altersklassen Stehenden, die aus je 100 Lebendgeborenen hervorgegangen sind, und überträgt hierauf die von BLASCHKO ermittelten Häufigkeitsziffern der Erkrankungen an den verschiedenen Geschlechtskrankheiten in Hamburg, so erhält man folgendes Bild von der Größe der Gefahr der geschlechtlichen Ansteckung für die Hamburger männliche Bevölkerung bis zum 50. Altersjahr:

Tabelle 384.

Altersklassen	Zahl der in den nebenstehenden Altersklassen von je 100 Lebendgeborenen noch lebenden Männer auf Grund der Hamburger Absterbeordnung für die Jahre 1905/07	Von je 100 männlichen Lebendgeborenen eines Geburtenjahrganges erkrankten in den nebenstehenden Altersklassen an:		
		Gonorrhöe	Ulcus molle	frischer Syphilis
15—18	226,1 (3 Geburtsjahrg.)	6,7	1,4	1,3
18—20	149,0 (2 „)	16,4	3,2	2,8
20—25	365,6 (5 „)	40,2	9,4	9,1
25—30	356,2 (5 „)	24,5	6,7	6,1
30—40	678,0 (10 „)	20,5	4,5	7,3
40—50	608,6 (10 „)	6,5	1,6	1,8
15—50		114,8	26,8	28,4

Wenngleich die Ergebnisse dieser Morbiditätstafel wesentlich günstiger sind als die der auf unrichtiger Grundlage aufgestellten Berechnung BLASCHKOs, so müssen sie dennoch als auffallend hoch bezeichnet werden; denn danach würden auf 100 männliche Lebendgeborene bis zum 50. Altersjahre 115 Erkrankungen an Gonorrhöe, 27 an Ulcus molle und 28 an Syphilis treffen, d. h. jeder männliche Lebendgeborene würde sich im Durchschnitt 1,7 mal (nach BLASCHKO 2,4 mal) eine geschlechtliche Infektion bis zur Erreichung des 50. Altersjahres zugezogen haben. Die Grundlage für die Berechnung einer solchen Morbiditätstafel, nämlich die Gewinnung der Jahreszahl der zugegangenen Geschlechtskranken, ist jedoch so unsicher, daß ihr nur ein sehr bedingter Wert beizumessen ist. Es wäre daher verfehlt, wenn man die obigen für Hamburg berechneten Ziffern verallgemeinern wollte."

Den letzten Schluß ROESLEs teilt Verfasser nicht, wenn er auch mit allen seinen methodologischen Einwendungen vollinhaltlich übereinstimmt. Wie wir noch sehen werden, ist das von ROESLE hier selbst berechnete Ergebnis für Hamburg typisch für saturierte Großstädte und kann für diese, was die Gonorrhöe betrifft überhaupt, und was die Syphilis anbelangt, zweifellos für die Vorkriegszeit verallgemeinert werden.

Die Berechnungsmethode BLASCHKOs gibt die Antwort auf eine ganz andere Frage, die dieser Autor allerdings gar nicht im Auge hatte, nämlich auf die Frage: wie viele von 100 Männern, die das 50. Lebensjahr überleben, sind vom 15.—50. Altersjahr an frischer Syphilis, an Gonorrhöe und weichem Schanker erkrankt gewesen?

BLASCHKO hat mit dem Hamburger Zahlenmaterial noch zu berechnen gesucht, wie viele Syphilitische gleichzeitig in Hamburg leben. Dabei ging er folgendermaßen vor:

„Diese Ziffer erhält man, indem man zu den für die einzelnen Altersklassen gefundenen Ziffern die für die früher erkrankten *älteren* Jahrgänge *hinzurechnet.* Doch muß man vom 30. Lebensjahr an einen Abstrich machen, da ungefähr von diesem Zeitpunkt an ein Teil der früheren Syphilitiker wieder verstorben bzw. von Hamburg fortgezogen ist.

Es erkranken

vom 15.—20. Lebensjahr 5 · 506 =	2 530	Männer an Syphilis
„ 20.—25. „ 5 · 1212 =	6 060	„
also leben in Hamburg 15—25 jährige	8 590	Syphilitiker
dazu 25—30 jährige	4 710	Neuerkrankte
„ 15—30 „	13 300	
„ 30—35 „	3 000	neue Fälle
15—35 „	16 300	Syphilitiker

Aber es ist von den über 30 jährigen Syphilitischen inzwischen schon ein gewisser Bruchteil verstorben oder verzogen. Der Abgang durch Tod oder Wanderungsverlust vom 30.—35. Lebensjahre beträgt für die gesamte männliche Bevölkerung Hamburgs 10,4%. Somit fallen für diesen Zeitraum fort 10,4% von 13 300 = 1383 Syphilitiker, die von den obigen 16300 abzuziehen sind = 14 917. Den entsprechenden Abzug muß man bei jedem Jahrfünft machen.

Von 35—40 = 17,7%
„ 40—45 = 12,4%
„ 45—50 = 19,0%

Eigentlich müßte der Abzug etwas größer sein, da, wie aus den Akten der Gothaer Lebensversicherungsbank hervorgeht, die Syphilitiker zwischen dem 35. und 50. Lebensjahr eine Übersterblichkeit von 86% haben. Da jedoch der Gesamtabgang nur zum Teil durch Todesfälle, zum anderen — vielleicht größeren — Teil durch Abwanderung bedingt ist, habe ich diesen in seiner Größe unberechenbaren Faktor nicht in Abzug gebracht. Auf diese Weise erhalten wir dann folgenden Aufbau der Bevölkerung:

	Männliche Bevölkerung	darunter Syphilitiker %	Weibliche Bevölkerung	darunter Syphilitiker %
15—20	45 900	2 530 = 5,6	50 500	3 235 = 6,4
20—25	48 800	8 590 = 17,5	51 800	6 590 = 12,5
25—30	54 700	13 300 = 24,4	49 400	8 000 = 6,21
30—35	49 000	14 917 = 30,4	46 500	8 278 = 17,8
35—40	40 300	14 105 = 30,3	39 200	7 237 = 18,4
40—45	35 300	12 877 = 36,5	33 500	6 291 = 18,7
45—50	28 600	10 850 = 37,9	27 300	5 308 = 19,4
Sa.	300 100 =	77 169 = 25,7	299 200	44 939 = 15,0

Aber auch diese Ziffern sind noch zu groß. Die Zahl ist in Wirklichkeit etwas geringer, da erstens vor 10, 20 und 30 Jahren die Hamburger Bevölkerung wesentlich kleiner war als 1913 und die 1913 dort lebenden 30—40- und 50-jährigen zu einem nicht unerheblichen Teil in der Zwischenzeit aus Ortschaften eingewandert sind, in denen damals eine wesentlich geringere Erkrankungsquote bestand und zweitens — wie oben ausgeführt — die Syphilitischen zwischen 35—50 Jahren eine höhere Mortalität haben als der Bevölkerungsdurchschnitt.

Es wäre ferner möglich, daß in Hamburg selbst in früheren Jahrzehnten eine geringere Erkrankungsgefahr geherrscht hat, somit die Erkrankungsziffer bei den älteren Jahrgängen eine geringere wäre. Die Gesamtziffer würde sich dadurch mehr oder weniger erniedrigen (bei der Lues der Männer etwa auf 20%). Aber diese Zahlen entziehen sich völlig unserer Schätzung."

Roesle hat auch diese Blaschkosche Berechnung beanstandet. „Um die letztere Zahl zu gewinnen, multiplizierte Blaschko die für die einzelnen Altersklassen gefundenen Jahreszahlen der Krankheitsfälle an frischer Syphilis mit der Anzahl der Altersjahre jeder Altersklasse, wobei er bei der Altersklasse von 30—35 Jahren einen Abzug von 10,4, bei der Altersklasse von 35—40 Jahren einen solchen von 17,7, bei der Altersklasse von 40—45 Jahren von 12,4 und bei der Altersklasse von 45—50 Jahren von 19,0% machte, da angeblich der Abgang der männlichen Bevölkerung Hamburgs durch Tod und Wanderungsverlust diesen Prozentsatz an der gesamten männlichen Bevölkerung ausmacht. Die Gewinnung dieser merkwürdigen Prozentsätze selbst findet sich nirgends angegeben. Durch die Addition der auf diese Weise erhaltenen Werte kam Blaschko zu dem Ergebnis der 25,7% der Gesamtzahl. Gegen die Größe dieser Zahl sind zwar Blaschko selbst Bedenken aufgetaucht, nicht aber gegen die Richtigkeit der angewandten Methode zu ihrer Gewinnung. Der Grundfehler der letzteren besteht darin, daß hier nur absolute Zahlen in Rechnung gezogen wurden und willkürlich angenommen wurde, daß die absolute Zahl der Krankheitsfälle in jeder Altersklasse in der Beobachtungszeit sich gleichgeblieben sei. Um hier zum Ziele zu kommen, wäre es nötig gewesen, mittels der zuvor berechneten Morbiditätstafel (s. S. 989) die Zahl der Syphilitiker, die aus einer einheitlichen Geburtenmasse bis zum Ablauf des 50. Altersjahres hervorgegangen sind, mit dem Bestande der Lebenden in jeder Altersklasse am 1. Dezember 1913 in Beziehung zu setzen und dann die hierdurch erhaltenen Werte zu addieren, wie dies in der nachfolgenden Tabelle ausgeführt worden ist:

Tabelle 385. Berechnung der Zahl der gleichzeitig lebenden Syphilitiker in der Stadt Hamburg im Jahre 1913.

Altersjahre zur Zeit der Infektion	Von je 100 männlichen Lebendgeborenen erkrankten im Ablauf der nebenstehenden Altersklassen an frischer Syphilis	Altersklassen zur Zeit der Zählung	Zahl der lebenden Männer am 1. Dez. 1913 in den nebenstehenden Altersklassen in Tausenden	Demnach betrug die Zahl der an frischer Syphilis erkrankten unter den lebenden Männern am 1. Dezember 1913
15—18	1,3	15—18	27,0	351
15—20	4,1	18—20	18,9	775
15—25	13,2	20—25	48,8	6 444
15—30	19,3	25—30	54,7	10 563
15—40	26,6	30—40	89,4	23 779
15—50	28,4	40—50	64,0	18 165
		15—50	302,8	60 177

Mittels dieser Methode gelangt man also zu dem Ergebnis, daß von den 302 800 Männern im Alter von 15—50 Jahren, welche in Hamburg am 1. Dezember 1913 schätzungsweise ermittelt wurden, 60 177 oder 19,9% im Alter von 15—50 Jahren sich mit Syphilis infiziert hatten, während Blaschko hierfür auf Grund seiner nicht einwandfreien Annahme 77 169 oder 25,7% gefunden hat.

Einen methodologisch wichtigen Beitrag hierzu gibt auch die Arbeit von Karl Seutemann „Die Geschlechtskrankheiten in der Stadt Hannover Ende 1919".

In der Berechnung der Gesamtgefährdung während der Lebenszeit schließt er sich ganz an Roesle an und berechnet sie ebenfalls, indem er von 100 Lebendgeborenen ausgeht. „Da indes die Erkrankung im Kindesalter besonders zu beurteilen und deshalb außer Betracht gelassen ist, so hat es wenig Zweck, von 100 Geborenen auszugehen, vielmehr müßte man von 100 das 15. Lebensjahr Überlebenden ausgehen. Dann stellt sich die Gefährdung viel größer heraus, ja man kann noch weiter gehen und sagen, es komme gar nicht darauf an, den *tatsächlichen Erkrankungsertrag* einer Bevölkerungsmasse auf dem Wege bis zum 50. Lebensjahre zu ermitteln; denn auf dem Wege schieden viele durch Tod aus und könnten daher zu dem Ertrage nicht mehr beitragen. Vielmehr müsse die Frage so lauten: Wie groß ist die Wahrscheinlichkeit, auf dem Wege von 15—50 Jahren zu erkranken für je 100 Männer oder Frauen, *die das 50. Lebensjahr überleben?* Um diese Frage zu beantworten, müssen die Erkrankungsziffern der einzelnen Altersgruppen so oft multipliziert werden, als die Altersgruppe Jahrgänge umfaßt; die Produkte dürfen addiert werden."

Bei dieser Art der Berechnung, die weiter unten noch im Zusammenhang angeführt werden soll, hat Seutemann gefunden, daß auf je 100 Männer, die 50 Jahre alt werden, während des Lebensweges von 15 bis zu 50 insgesamt 176 Geschlechtserkrankungen gefallen sind, sofern man die Erkrankungshäufigkeit von 1919 als dauernd unterstellt. „Nimmt man an, daß von diesen 100 zurückschauenden Männern 15 überhaupt niemals geschlechtlich krank gewesen sind, 35 einmal erkrankt sind, 30 zweimal (d. h. zwei Neuerkrankungen!), 13 dreimal, 5 viermal, 2 fünfmal und je 1 sechs- oder siebenmal, so käme gerade die Summe des Schuldkontos dieser Männer heraus. Natürlich hat dies Schema keinerlei tatsächlichen statistischen Wert, es soll nur verständlich machen, daß man zu einer ganz verzweifelten Krankheitshäufung bei großen Gruppen von Männern kommen muß, wenn man auch nur einen kleinen Teil der Männer als dauernd unberührt von der Prostitution oder ihren zahlreichen Übergängen retten möchte" (vgl. dazu S. 975).

In der Berechnung der wievielte Mann, dem man in der Großstadt begegnet, Syphilitiker sei, hat sich Seutemann nicht dem von Roesle eingeschlagenen methodologischen Wege angeschlossen. „Unserer Übersicht liegt vielmehr folgender Gedanke zugrunde: die Männer im Alter von 15—21 Jahren sind durchschnittlich 3 Jahre der für diese Altersgruppe geltenden Erkrankungsaussicht (von 0,0083) ausgesetzt gewesen. Die im Alter von über 21—25 Jahren sechs Jahre der Chance von 0,0083 und durchschnittlich 2 Jahre von 0,0182 (der Erkrankungschance der Altersklasse 21—25). Für das Alter von über 25—30 errechnet sich folgender Erkrankungskoeffizient: $6 \cdot 0{,}0083$ und $4 \cdot 0{,}0182$ und $2{,}5 \cdot 0{,}0156 = 0{,}1616$ usf."

Dieser Methode ist auch der Verfasser gefolgt und gibt die Ergebnisse von Hannover im Zusammenhang mit seinen eigenen Berechnungen.

Einen weiteren direkten Weg zur Schätzung der Gesamtzahl der Syphilitiker hat anläßlich der Schweizer Enquete Hubert Jaeger 1922 eingeschlagen.

‚Wir kennen die Zahl der *neuen Fälle* von Syphilis, d. h. der während des Jahres der Enquete erworbenen Erkrankungen; ebenso ihre Verteilung auf die einzelnen Altersklassen. Daraus können wir, unter Bezugnahme auf die den Altersklassen entsprechende Wohnbevölkerung[1]) berechnen, wie hoch der jeder Altersklasse entsprechende Koeffizient der Infektion mit Syphilis ist.

Die Ergebnisse dieser Berechnung sind die folgenden:

Tabelle 386.

Altersklasse	Neue Fälle von Syphilis	Bevölkerung der Altersklasse	Infektionskoeffizient ‰₀
a) von 0 bis 4 Jahren	68	403 747	1,68
b) 5 „ 9 „	1	394 369	0,02
c) 10 „ 14 „	1	375 124	0,02
d) 15 „ 19 „	99	396 520	2,77
e) 20 „ 24 „	496	315 456	15,72
f) 25 „ 29 „	390	303 775	12,83
g) 30 „ 34 „	363	547 102	6,63
h) 40 „ 49 „	119	422 373	2,81
i) 50 Jahre und darüber . . .	51	634 812	0,80
	1588	3 753 200	4,10

An Hand dieser Koeffizienten können wir nun annähernd bestimmen, wie viele Personen unter der gegenwärtigen Wohnbevölkerung der Schweiz sich bis zum 30. September 1921, dem Schlußtag der Enquete, mit Syphilis infiziert hatten oder mit anderen Worten, wie viele Syphilitiker die Schweiz in diesem Zeitpunkt überhaupt zählte.

Wir verwenden für unsere Berechnungen die folgenden Bezeichnungen:

P = Gesamtzahl der Wohnbevölkerung der Schweiz.

p_a, p_b, p_c, p_d . . . . und p_i = Zahl der Bevölkerung der verschiedenen Altersklassen von 0 bis 4, 5 bis 9, 10 bis 14, 15 bis 19 . . . . und von 50 und mehr Jahren, wie in der vorstehenden Tabelle angegeben.

p_1, p_2, p_3, p_4 . . . . . p_{50} = Zahl der Bevölkerung auf Altersklassen von einem Jahr verteilt, 0 bis 1 Jahr, 1 bis 2, 2 bis 3, 3 bis 4, ... 49 bis 50 Jahre, 50 Jahre und darüber (diese Verteilung findet sich in den Ergebnissen der Volkszählung von 1910, Bd. 2, S. 7).

Wir sagen also:

a) P, $P - p_1$, $P - p_1 - p_2$, $P - p_1 - p_2 - p_3$, und $P - p_1 - p_2 - p_3 - p_4$, sind die Bevölkerungszahlen, die den fünf aufeinanderfolgenden Jahren der Altersklasse von 0 bis 4 Jahren entsprechen. Die Individuen dieser Altersklassen waren einer Ansteckungsgefahr ausgesetzt, die diesem Alter entspricht und durch den Infektionskoeffizienten 1,68‰₀ ausgedrückt wird. Die vermutliche Zahl der Personen, die während der ersten 5 Jahre ihres Lebens mit Syphilis angesteckt worden sind — nennen wir sie X_a — setzt sich also zusammen aus den Zahlen der in den 5 Jahresklassen Angesteckten: $X_a = x_1 + x_2 + x_3 + x_4 + x_5$.

[1]) Es sei darauf aufmerksam gemacht, daß diese Berechnung mit den Zahlen der Volkszählung von 1910 durchgeführt ist.

$$x_1 = \frac{P \cdot 1{,}68}{10\,000} = 630$$

$$x_2 = \frac{(P - p_1 - x_1)^{1)} \cdot 1{,}68}{10\,000} = 617$$

$$x_3 = \frac{(P - p_1 - p_2 - x_1 - x_2) \cdot 1{,}68}{10\,000} = 601$$

$$x_4 = \frac{(P - p_1 - p_2 - p_3 - x_1 - x_2 - x_3) \cdot 1{,}68}{10\,000} = 587$$

$$x_5 = \frac{(P - p_1 - p_2 - p_3 - p_4 - x_1 - x_2 - x_3 - x_4) \cdot 1{,}68}{10\,000} = 576$$

$$X_a = x_1 + x_2 + x_3 + x_4 + x_5 = 3011$$

b) $P - p_a$, $P - p_1 - p_6$, $P - p_a - p_6 - p_7$, $P - p_a - p_6 - p_7 - p_8$, $P - p_a - p_6 - p_7 - p_8 - p_9$ — entsprechen den Zahlen der Individuen, die sukzessive den 5 Jahren der Altersklasse von 5 bis 9 Jahren angehört haben und somit der diesem Alter entsprechenden Infektionsgefahr, dargestellt durch den Infektionskoeffizienten $0{,}02^0/_{000}$, ausgesetzt waren. Die wahrscheinliche Zahl der während dieser 5 Lebensjahre angesteckten Personen, X_b, berechnet sich also folgendermaßen:

$$x_6 = \frac{(P - p_a - X_a) \cdot 0{,}02}{10\,000} = 6{,}7$$

$$x_7 = \frac{(P - p_a - X_a - p_6 - x_6) \cdot 0{,}02}{10\,000} = 6{,}5$$

$$x_8 = \frac{(P - p_a - X_a - p_6 - p_7 - x_6 - x_7) \cdot 0{,}02}{10\,000} = 6{,}3$$

$$x_9 = \frac{(P - p_a - X_a - p_6 - p_7 - p_8 - x_6 - x_7 - x_8) \cdot 0{,}02}{10\,000} = 6{,}1$$

$$x_{10} = \frac{(P - p_a - X_a - p_6 - p_7 - p_8 - p_9 - x_6 - x_7 - x_8 - x_9) \cdot 0{,}2}{10\,000} = 5{,}9$$

$$X_b = x_6 + x_7 + x_8 + x_9 + x_{10} = 31$$

c) Führt man die gleiche Rechnung für alle anderen Altersklassen der Bevölkerung durch, so findet man durch Addition der Ergebnisse die Gesamtzahl X, die wahrscheinliche Zahl aller Personen unter der gegenwärtigen Wohnbevölkerung der Schweiz, die einmal in ihrem Leben eine Syphilis erworben haben:

$$X = X_a + X_b + X_c + X_d + X_e + X_f + X_g + X_h + X_i = (\text{rund } 37\,000).$$

Diese Zahl 37 000 darf natürlich nur als Schätzungszahl betrachtet werden, da sie auf einer Berechnung basiert, die eine Anzahl von Fehlerquellen aufweist.

Ein erster Fehler, den wir schon erwähnt haben, rührt daher, daß wir als Grundlage die Verteilung nach Altersklassen der Volkszählung von 1910 benutzt haben, statt derjenigen von 1920.

Eine andere Fehlerquelle beruht darin, daß wir die wahrscheinliche Zahl der Ansteckungen im Verlauf der verflossenen Jahre mit Hilfe von Koeffizienten berechnet haben, die für das Jahr 1920/21 gefunden wurden. Es ist nun wahrscheinlich oder sogar sicher, daß vor 10, 20, 30 oder sogar 50 Jahren die Möglichkeit der Ansteckung weniger verbreitet war als in unserer Zeit. Unsere Resultate

[1]) Man kann bei einer derartigen Berechnung, ohne einen wesentlichen Fehler zu begehen, die verhältnismäßig seltenen Fälle von Reinfektionen außer acht lassen; dagegen muß bei jeder Jahresklasse die Zahl der in der vorigen Jahresklasse vermutlich Infizierten in Abzug gebracht werden.

sind also künstlich erhöht. Man könnte der Berechnung auch vorwerfen, daß sie der Bevölkerungsbewegung zu wenig Rechnung trage und die erhöhte Syphilissterblichkeit zu wenig in Betracht ziehe; sie hätte ohne Zweifel an Genauigkeit gewonnen, wenn wir diese Faktoren hätten berücksichtigen können; da uns darüber aber alle Anhaltspunkte fehlen, haben wir vorgezogen, sie beiseite zu lassen, anstatt damit völlig unbekannte Größen in unsere Rechnung einzubeziehen. Immerhin müssen wir erwähnen, daß dadurch in unserer Gleichung ein Verkleinerungskoeffizient fehlt.

Zur Erhöhung der Genauigkeit hätte auch die Berechnung für jedes Geschlecht besonders angestellt werden können; wir haben es nicht getan, weil ein erster Versuch zeigte, daß die Unterschiede in den Ergebnissen fast Null waren, ob man für jedes Geschlecht für sich oder für beide zusammen rechnete.

Nach unserer Wahrscheinlichkeitsrechnung wäre also die Zahl der Personen unter der gegenwärtigen Bevölkerung der Schweiz, die einmal während ihres Lebens mit Syphilis angesteckt wurden, auf etwa *37 000* zu bemessen. Wir wollen noch einmal betonen, daß es sich hier nur um eine errechnete, also sehr ungenaue Zahl handelt, die in Anbetracht der schon erwähnten Fehlerquellen um mehrere Tausende nach oben oder nach unten abweichen kann. Es muß außerdem beachtet werden, daß unsere Berechnung so aufgestellt ist, als wenn alle einmal infizierten Personen in der Schweiz wohnhaft geblieben wären; wenn man nun in Betracht zieht, daß sich die Syphilitiker wohl zu einem guten Teil aus den am wenigsten seßhaften Elementen unserer Bevölkerung und aus Fremden rekrutieren, so erscheint es mehr als wahrscheinlich, daß eine erkleckliche Zahl der früher einmal an Syphilis Erkrankten sich gegenwärtig nicht mehr in der Schweiz befindet.

Wenn man auch, gestützt auf derartige Überlegungen, gewisse Abstriche machen darf, so bleibt doch die vermutliche Zahl der Syphilitiker, selbst unter der Voraussetzung, daß sie in Wirklichkeit nur 30000 beträgt, trotzdem recht beträchtlich; sie entspricht immer noch einem Prozentsatz von 0,7—0,8 der Gesamtbevölkerung. Es ist schwierig, festzustellen, wie weit diese errechnete Zahl mit der Wirklichkeit übereinstimmt. Wir wollen immerhin nicht verfehlen, darauf aufmerksam zu machen, daß Herr Dr. AEBLY, der die Güte hatte, von sich aus, aber nach einer etwas anderen Methode (Wahrscheinlichkeitsrechnung nach dem Gesetz von KARUP-KÜTTNER) die gleiche Berechnung anzustellen, fast genau zu denselben Ergebnissen kam wie wir. Gewisse Versicherungsgesellschaften nehmen, wenn wir uns nicht irren, als mittlere Lebensdauer eines Syphilitikers eine Periode von 20 Jahren, vom Moment der Infektion gerechnet, an (es ist uns nicht bekannt, auf welcher Grundlage diese Annahme beruht). Wenn wir nun die Zahl der jährlich neu angesteckten Syphilitiker — nach unserer Enquete für das Jahr 1920/21 etwas über 1800 Fälle — mit 20 multiplizieren, so kommen wir nahe an die von uns berechnete Zahl von 37 000.“

FRITZ LENZ hat dann 1923 seine Schätzung der Syphilishäufigkeit in Berlin einer Revision unterzogen und ausgeführt:

„In Berlin litten 4,2% aller Männer, die in den Jahren 1905—1914 im Alter von mehr als 30 Jahren starben, an Paralyse. Da wir Grund zu der Annahme haben, daß etwa 7% der Syphilitiker der Paralyse verfallen, so würde das bedeuten, daß etwa 60% aller Männer in Berlin sich mit Syphilis infizieren. In den kleinen Städten und auf dem Lande ist die Verseuchung natürlich geringer, für das ganze Reich wird man die Syphilishäufigkeit wohl auf 10% schätzen dürfen. Im weiblichen Geschlecht ist die Häufigkeit der Syphilis weniger groß.“

1923 nahm Verf. zu dieser Frage Stellung und folgte dabei methodologisch SEUTEMANN. Hierbei wurden für Hamburg, Stockholm, Hannover, sowie für

2 Länder, Schweden und Schweiz, Durchseuchungstafeln aufgestellt. Ihre Berechnung ging von den hier angegebenen Erkrankungshäufigkeiten an Syphilis aus. Benutzt wurden, mit Ausnahme von Hannover, Erkrankungsziffern aus Normaljahren. Zugefügt sei hier die Berechnung des Verfassers für Berlin (1919). Die Ergebnisse der Berechnung finden sich in folgenden Tabellen:

Tabelle 387. Erkrankungsziffer an frischer Syphilis auf 10000 jeder Altersklasse berechnet.

In den Altersklassen	Hamburg (1913)		Stockholm (1915)		Helsingfors (1914)		Hannover (1919)	
	Männer	Frauen	Männer	Frauen	Männer	Frauen	Männer	Frauen
15—18	57	97	13 (15—20)	36 (15—20)	29 (15—20)	72 (15—20)	83 (15—20)	37 (15—20)
18—20	187	174						
20—25	248	127	113	69	108	56	182	322
25—30	172	57	107	46	75	32	156	77
30—35	108	24	69	24	32	18	136	40
35—40	29 (35—50)	10 (35—50)	33	11	18	11	106	—
40—50			11	5	(8)	(2)	73	28
50—60	22	3	10	3	—	—	25	—

Unter Zuhilfenahme der Sterblichkeitstafel für die betreffenden Orte ergibt sich folgende Gesamtgefährdung einer das Leben hindurch beobachteten Personengruppe:

Tabelle 388. Syphilis-Morbiditätstafel für einige Großstädte.

Altersklassen	Hamburg		Stockholm		Hannover		Berlin	
	Männer	Frauen	Männer	Frauen	Männer	Frauen	Männer	Frauen
15—18	1,3	2,3	0,5 (15—20)	1,4 (15—20)	3,7 (15—20)	1,7 (15—20)	2,3 (15—20)	3,0 (15—20)
18—20	2,8	2,7						
20—25	9,1	4,9	4,2	2,7	5,3	9,8	9,2	6,2
25—30	6,1	2,1	3,8	1,7	5,6	2,9	6,9	3,1
30—35	7,3 (30—40)	1,7 (30—40)	2,4	0,9	4,7	1,5	6,4 (30—40)	1,6 (30—40)
35—40			1,1	0,4	3,6	—		
40—50	1,8	0,7	0,6	0,3	2,3	0,9	2,4	0,7
15—50	28,4	14,4	12,6	7,4	25,2	16,8	27,2	14,6
15—60	29,5	14,6	13,1	7,6	26,3	16,8	27,7	14,8

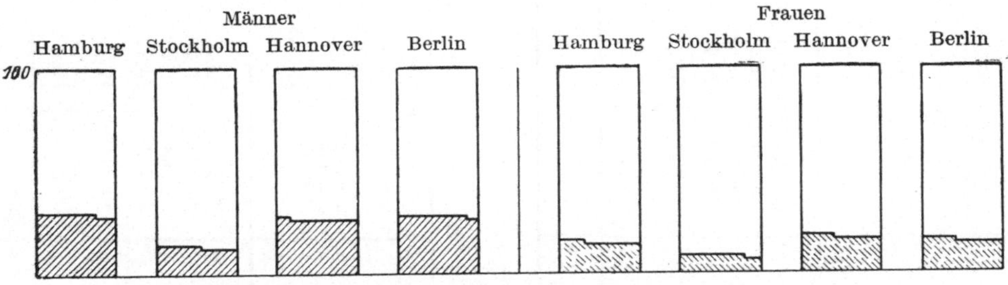

Abb. 237. Erkrankungswahrscheinlichkeit an Syphilis auf je 100 Lebendgeborene eines Geburtenstammes in Hamburg, Stockholm, Hannover und Berlin.

Der Umfang der Gefährdung durch Syphilis ist demnach: in Hamburg erkranken im Laufe des geschlechtsreifen Lebens von 100 männlichen Geborenen 28,4 und von 100 weiblichen 14,4; in Stockholm von 100 männlichen Geborenen

Tabelle 389. Die Zahl der gleichzeitig lebenden männlichen Syphilitiker im Alter von 15—50 Jahren in:

Altersklassen	Hamburg (1913)			Hannover (1919)			Stockholm (1915)			Helsingfors (1914)		
	Lebende Männer 1. XII. 13	Davon sind erkrankt gewesen an frischer Syphilis in %	Demnach Zahl der lebenden Syphilitiker	Lebende Männer 8. X. 1919	Davon sind erkrankt gewesen an frischer Syphilis in %	Demnach Zahl der lebenden Syphilitiker	Lebende Männer 31. XII. 14	Davon sind erkrankt gewesen an frischer Syphilis in %	Demnach Zahl der lebenden Syphilytiker	Lebende Männer 31. XII. 14	Davon sind erkrankt gewesen an frischer Syphilis in %	Demnach Zahl der lebenden Syphilitiker
15—18	27 033	0,86	232	} 17 300	2,49	431	13 868	0,32	44	6 173	0,73	45
18—20	18 906	2,65	501									
20—25	48 819	11,65	5 687	11 230	8,62	968	19 051	3,47	661	8 224	4,15	340
25—30	54 729	22,15	12 122	13 088	16,16	2 115	20 002	9,01	1 802	8 564	8,73	750
30—35	} 89 393	} 31,85	} 28 472	12 332	23,46	2 893	17 719	13,40	2 374	8 049	11,40	912
35—40				11 310	29,51	3 338	14 269	15,95	2 276	6 192	12,65	784
40—45	} 63 962	} 38,70	} 24 753	11 503	33,99	3 910	} 19 482	17,05	3 322	8 541	13,50	1 147
45—50				20 104	35,81	3 618						
15—50	302 842		71 767 = 23,7%	86 867		17 273 = 19,7%	104 391		10 479 = 10,03%	45 743		3 978 = 9,14%

Tabelle 390. Die Zahl der gleichzeitig lebenden weiblichen Syphilitischen im Alter von 15—50 Jahren in:

Altersklassen	Hamburg (1913)			Hannover (1919)			Stockholm (1915)			Helsingfors (1914)		
	Lebende Frauen 1. XII. 13	Davon sind erkrankt gewesen an frischer Syphilis in %	Demnach Zahl der lebenden Syphilitikerinnen	Lebende Frauen 8. X. 1919	Davon sind erkrankt gewesen an frischer Syphilis in %	Demnach Zahl der lebenden Syphilitikerinnen	Lebende Frauen 31. XII. 14	Davon sind erkrankt gewesen an frischer Syphilis in %	Demnach Zahl der lebenden Syphilitikerinnen	Lebende Frauen 31. XII. 14	Davon sind erkrankt gewesen an frischer Syphilis in %	Demnach Zahl der lebenden Syphilitikerinnen
15—18	30 207	1,46	441	} 19 683	1,11	218	15 452	0,9	139	7 601	1,80	136
18—20	20 278	3,78	767									
20—25	52 788	9,57	5 032	14 897	8,66	1 290	23 337	3,53	824	10 869	5,00	545
25—30	49 442	14,17	7 006	17 244	17,03	2 937	24 181	6,40	1 448	11 047	7,20	799
30—35	} 84 663	} 16,79	} 14 215	15 035	19,85	2 999	19 718	8,05	1 587	9 228	8,45	777
35—40				12 501	20,95	2 519	16 630	9,03	1 501	7 124	9,18	651
40—45	} 60 781	} 18,49	} 11 238	12 887	21,65	2 790	} 25 611	9,43	2 415	10 204	9,55	974
45—50				10 220	22,35	2 284						
15—50	298 159		38 699 = 12,9%	102 467		15 137 = 14,8%	124 929		7 914 = 6,33%	56 073		3 882 = 6,92%

12,6 und von 100 weiblichen Geborenen 7,4; und nach der Kriegserfahrung in Hannover von 100 männlichen Geborenen 25,2 und von 100 weiblichen 16,8. Wenn die Zahlen für Hannover auch nicht als Norm für diese Stadt zu gelten haben, da sie aus einer Zeit mit gesteigerter Erkrankungshäufigkeit hergeleitet sind, so können sie doch als typische Großstadtziffern angesprochen werden.

Mit der Wahrscheinlichkeit einer luischen Infektion hat also in Hamburg jeder 4. Mann und jede 7. Frau, in Stockholm jeder 8. Mann und jede 13. Frau, und in Hannover jeder 4. Mann und jede 6. Frau zu rechnen.

Diese erschütternd hohe Erkrankungswahrscheinlichkeit gibt jedoch nur die durchschnittliche Gefährdung an, zieht also nicht den Unterschied der Infektionshäufigkeit zwischen Ledigen und Verheirateten in Betracht. Es müssen infolgedessen diejenigen, die ihre geschlechtsreife Periode ledig durchlaufen, noch bedeutend höhere Erkrankungsziffern aufweisen.

Noch deutlicher gestaltet sich das Bild von der Ausbreitung der Syphilis durch die Berechnung der Zahl der Syphilitiker, die sich unter den das 50. Lebensjahr Überlebenden finden. Ihr Prozentsatz beträgt in Hamburg für die Männer 40,15 und für die Frauen 18,99, in Hannover 25,9 und 22,4, in Stockholm 17,85 und 9,80, und in Helsingfors 13,9 und 9,65.

Dabei ist allerdings die Übersterblichkeit der Syphilitiker nicht mitberücksichtigt, doch würde sie die Höhe dieser Ziffer in ihrer Größenordnung nicht erniedrigen.

Außerdem wurde in den genannten 4 Städten der Prozentsatz berechnet, den diejenigen Menschen bilden, die einmal in ihrem Leben Syphilis hatten oder noch haben.

Danach sind fast ein Viertel der männlichen und ein Zehntel der weiblichen Hamburger, ein Fünftel der männlichen und ein Siebentel der weiblichen Hannoverschen und ein Zehntel der männlichen sowie ein Sechzehntel der weiblichen Stockholmer geschlechtsreifen Bevölkerung luisch infiziert.

Eingefügt sei hier noch das Ergebnis über den Prozentsatz der gleichzeitig lebenden Syphilitiker unter der Gesamtbevölkerung über 15 Jahre, d. h. der Prozentsatz für die gesamte *erwachsene* Bevölkerung. Er beträgt in Hamburg: für die Männer 26,6%, für die Frauen 14,3%; in Stockholm: 11,6 und 7,3%, in Helsingfors: 9,5 und 7,4% und in Hannover: 23,8 und 16,6%.

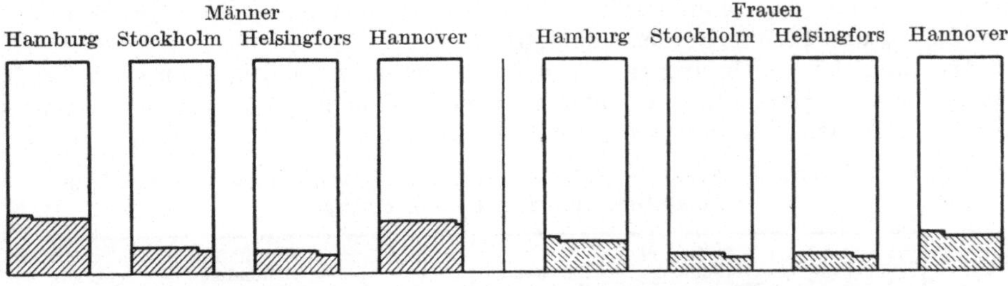

Abb. 238. Prozentsatz der Syphilitiker unter der gesamten erwachsenen Bevölkerung in Hamburg, Stockholm, Helsingfors, Hannover.

Bedeutend geringer als in den venerischen Zentren ist aber die Syphilisation einer Gesamtbevölkerung unter westeuropäischen Verhältnissen.

Dies muß betont werden, da — ausgehend von den in den Großstädten gewonnenen Begriffen — die an sich zwar immerhin recht beträchtliche Gefährdung eines ganzen Volkes immer stark übertrieben worden ist.

Die folgende Tabelle verzeichnet die Erkrankungshäufigkeit an Syphilis in Schweden im Jahre 1915:

Tabelle 391. Erkrankungshäufigkeit an Syphilis in Schweden 1915 nach Altersklassen.

Altersklasse	Männer	Syphilisfälle	‰	Frauen	Syphilisfälle	‰
15—20	271 438	92	0,34	262 637	119	0,45
20—25	237 481	499	2,10	237 802	287	1,20
25—30	210 564	530	2,51	219 600	200	0,90
30—40	358 403	525	1,46	379 243	147	0,38
40—50	274 682	130	0,47	300 018	38	0,12
50—60	239 580	68	0,28	277 839	23	0,08

und die nachstehende die Erkrankungsfälle eines männlichen und eines weiblichen Geburtenstammes:

Tabelle 392. Luische Erkrankungsfälle eines männlichen und eines weiblichen Geburtenstammes in Schweden.

Altersklasse	Zahl der in nebenstehenden Altersklassen von je 100 Lebendgeborenen noch lebenden Männern nach Absterbeordnung 1901—1910	Erkrankungshäufigkeit an Syphilis in der nebenstehenden Altersklasse (‰)	Von je 100 männlichen Lebendgeborenen eines Geburtsjahrganges erkrankten in den nebenstehenden Altersklassen	Zahl der in nebenstehenden Altersklassen von je 100 Lebendgeborenen noch lebenden Frauen nach Absterbeordnung 1901—1910	Erkrankungshäufigkeit an Syphilis in der nebenstehenden Altersklasse (‰)	Von je 100 weiblichen Lebendgeborenen eines Geburtsjahrganges erkrankten in den nebenstehenden Altersklassen
15—20	414,4	0,34	0,14	421,4	0,45	0,19
20—25	403,0	2,10	0,85	410,8	1,20	0,49
25—30	390,3	2,51	0,98	399,1	0,90	0,36
30—40	745,4	1,46	1,09	762,2	0,38	0,29
40—50	692,7	0,47	0,35	711,1	0,12	0,08
15—50			3,41			1,41

Demnach beträgt in Schweden die Wahrscheinlichkeit, im Ablauf des 15. bis 50. Lebensjahres an Syphilis zu erkranken, bei den Männern 3,41% und bei den Frauen 1,29%. Unter Berücksichtigung der geringen Erkrankungshäufigkeit im 6. Jahrzehnt ergibt sich für die Männer eine Gesamtgefährdung von 3,57% und für die Frauen von 1,46%.

Die Zahl der gleichzeitig in Schweden lebenden Syphilitiker unter der geschlechtsreifen Bevölkerung ergibt die folgende Tabelle, zu deren Berechnung der Methode von SEUTEMANN gefolgt wurde:

Tabelle 393. Gleichzeitig in Schweden lebende Syphilitiker unter der geschlechtsreifen Bevölkerung.

Altersklasse	Lebende Männer in Schweden (1915)	Von je 100 lebenden Männern der Altersgruppe der Vorspalte sind an frischer Syphilis erkrankt gewesen	Demnach Zahl der lebenden Syphilitiker in der Altersgruppe der Vorspalte	Lebende Frauen in Schweden (1915)	Von je 100 lebenden Frauen der Altersgruppe der Vorspalte sind an frischer Syphilis erkrankt gewesen	Demnach Zahl der lebenden Syphilitiker in der Altersgruppe der Vorspalte
15—20	271 438	0,08	217	262 637	0,11	289
20—25	237 481	0,69	1 639	237 802	0,52	1 237
25—30	210 564	1,85	3 896	219 600	1,04	2 284
30—40	358 403	3,20	11 496	379 243	1,45	4 498
40—50	274 682	4,17	11 455	300 018	1,73	5 160
15—50	1 352 568		28 676 = 2,1%	1 399 300		13 468 = 1,0%

Der Prozentsatz der gleichzeitig lebenden Syphilitiker unter der geschlechtsreifen Bevölkerung beträgt danach 2,1% der Männer und 1,0% der Frauen. Zieht man die *gesamte* erwachsene Bevölkerung in Betracht, so findet man 2,8% syphilitische Männer und 1,25% syphilitische Frauen.

Für die Schweiz verzeichnen die Tabellen die gleichen Ergebnisse:

Tabelle 395. Erkrankungshäufigkeit an Syphilis in der Schweiz 1920/21 nach Altersklassen.

Altersklasse	Lebende Männer (Volkszählung 1920)	Erkrankungsfälle an frischer Syphilis	Erkrankungshäufigkeit an Syphilis in der nebenstehenden Altersklasse (‰)	Lebende Frauen (Volkszählung 1920)	Erkrankungsfälle an frischer Syphilis	Erkrankungshäufigkeit an Syphilis in der nebenstehenden Altersklasse (‰)
15—19	190 629	42	0,22	196 272	57	0,29
20—24	165 049	307	1,86	183 607	189	1,02
25—29	142 620	266	1,86	162 209	124	0,76
30—39	260 380	269	1,03	283 448	94	0,33
40—49	237 438	86	0,36	251 138	33	0,13

Tabelle 396. Syphiliserkrankungsfälle eines männlichen und eines weiblichen Geburtenstammes in der Schweiz.

Altersklasse	Zahl der in nebenstehenden Altersklassen von je 100 Lebendgeborenen noch lebenden Männern nach Absterbeordnung 1901—1910	Erkrankungshäufigkeit (‰) an Syphilis in den nachstehenden Altersklassen	Von je 100 männlichen Lebendgeborenen eines Geburtsjahrganges erkrankten in den nebenstehenden Altersklassen	Zahl der in nebenstehenden Altersklassen von je 100 Lebendgeborenen noch lebenden Frauen nach Absterbeordnung 1901—1910	Erkrankungshäufigkeit (‰) an Syphilis in den nachstehenden Altersklassen	Von je 100 weiblichen Lebendgeborenen eines Geburtsjahrganges erkrankten in den nebenstehenden Altersklassen
15—19	399,0	0,22	0,088	409,8	0,29	0,119
20—24	389,8	1,86	0,725	399,5	1,02	0,408
25—29	379,2	1,86	0,705	387,5	0,76	0,295
30—39	722,4	1,03	0,744	737,1	0,33	0,243
40—49	656,2	0,36	0,236	680,0	0,13	0,088
15—49			2,498			1,265

Tabelle 397. Gleichzeitig in der Schweiz lebende Syphilitiker unter der geschlechtsreifen Bevölkerung.

Altersklasse	Lebende Männer (Volkszählung 1920)	Von je 100 lebenden Männern der Altersgruppe der Vorspalte sind an frischer Syphilis erkrankt oder erkrankt gewesen	Demnach Zahl der lebenden Syphilitiker in der Altersgruppe der Vorspalte	Lebende Frauen (Volkszählung 1920)	Von je 100 lebenden Frauen der Altersgruppe der Vorspalte sind an frischer Syphilis erkrankt oder erkrankt gewesen	Demnach Zahl der lebenden Syphilitiker in der Altersgruppe der Vorspalte
15—19	190 629	0,06	114	196 272	0,08	157
20—24	165 049	0,58	957	183 607	0,40	734
25—29	142 621	1,51	2 153	162 209	0,85	1 379
30—39	260 380	2,49	6 484	283 448	1,20	3 401
40—49	237 438	3,18	7 549	251 138	1,43	3 591
15—49	996 117		17 257 = 1,7%	1 076 674		9 262 = 0,9%

Es ergibt sich daraus, daß während des 15. bis 50. Lebensjahres 2,53% der Männer und 1,27% der Frauen an Lues erkranken, und daß gleichzeitig unter der geschlechtsreifen Bevölkerung 1,7% syphilitische Männer und 0,9% syphilitische Frauen leben.

Da zu dieser Berechnung nur die auf Einzelbulletins gemeldeten Fälle verwertet werden konnten, sind die gewonnenen Zahlen zu niedrig, so daß unter Berücksichtigung der auf Sammelkarten gemeldeten und der nicht angezeigten Fälle wohl auch in der Schweiz ungefähr mit den gleichen Prozentsätzen wie in Schweden gerechnet werden muß.

KARL FREUDENBERG hat zu der LENZschen Schätzung (1923) bemerkt, daß die wirkliche Zahl erkrankt Gewesener unter der mehr als 30 Jahre alten männlichen Bevölkerung Berlins nur auf 30% geschätzt werden kann. Zu diesem Ergebnis kam er durch folgende Berechnung:

1905—1914 starben in Alt-Berlin 498 Männer von über 30 Jahren an Paralyse (nach den Tabellen über die Bevölkerungsvorgänge Berlins) und 1905 bis 1909 in den Berliner Anstalten 1092 Paralytiker (nach den Verwaltungsberichten über die städtischen Irrenanstalten). Letztere Zahl für einen 10jährigen Zeitraum verdoppelt, ergibt mit der oben herangezogenen 2682 Paralysetodesfälle. 1905—1914 starben insgesamt in Berlin 88448 Männer über 30 Jahre; 3% davon an Paralyse. Berechnet mit dem von LENZ benützten Umrechnungsverhältnis von 7 : 100 ergibt sich eine Zahl von 43% Syphilitikern. Diese statistische Methode des Rückschlusses aus den an einer einzelnen Todesursache Gestorbenen ist statistisch aber anfechtbar, sofern es sich nicht um eine stationäre Bevölkerung handelt. Deshalb muß das Ergebnis von 43% als zu hoch angenommen werden, was durch folgendes extrem konstruierte Beispiel versinnbildlicht wird.

Es sei angenommen, eine Bevölkerung sei infolge Geburtenzunahme und Wanderungsüberschuß so zusammengesetzt, daß 10000 Männer 30—40 Jahre alt seien, 5000 40—50 und nur 2000 über 50 Jahre alt; von diesen hätten 10% vor dem 30. Jahre eine Syphilis erworben und die Sterblichkeit der Allgemeinheit und der Syphilitiker sei so verschieden, wie es die folgende Übersicht annimmt; dann ergibt sich:

Alter	Gesamtbevölkerung			davon Syphilitiker		
	Lebende	Sterblichkeit in ‰	Sterbende	Lebende	Sterblichkeit in ‰	Sterbende
30—40	10000	5	50	1000	20	20
40—50	5000	10	50	480	30	14
über 50	2000	50	100	170	70	12
zusammen	17000		200	1650		46

Also obwohl nur 10% dieser Männer eine Syphilis überstanden hätten (bzw. von den Lebenden nur 9,7%), würde die Betrachtung der Sterbenden doch auf 23% schließen lassen.

FREUDENBERG versucht nun auf dem besseren Wege der Aufstellung einer Durchseuchungstafel (analog der Sterbetafel) der Wahrheit näher zu kommen.

Unter Benutzung der Geschlechtskrankenzählung von 1919 (vgl. S. 450ff), bei der 96,2% der Fachärzte und 49,2% aller Ärzte meldeten, kommt er unter Vernachlässigung der Übersterblichkeit der Syphilitiker und unter Betrachtung von nur 1000 bis ans Ende der normalen Lebensdauer am Leben Bleibenden und der Annahme, diese wären proportional den vorher Gestorbenen, zu folgender Erkrankungstabelle:

Im Alter von 15—20 Jahren	33‰
,, ,, ,, 20—25 ,,	134‰
,, ,, ,, 25—30 ,,	104‰
,, ,, ,, 30—40 ,,	100‰
,, ,, ,, 40—50 ,,	43‰
,, ,, ,, 50—60 ,,	11‰

Danach beträgt die Zahl der Lebenden mit überstandener Syphilis:

Im Alter von 30—40 Jahren	321‰ der Lebenden
,, ,, ,, 40—50 ,,	393‰ ,, ,,
,, ,, ,, 50—60 ,,	420‰ ,, ,,
,, ,, über 60 ,,	425‰ ,, ,,
,, (gewogenen) Durchschnitt mit etwa	384‰ ,, ,,

Unter Berücksichtigung der Übersterblichkeit und der Tatsache, daß die Zahl der Erkrankten zweifellos kleiner ist als die Zahl der Erkrankungen, schließt FREUDENBERG, daß die wirkliche Zahl Erkranktgewesener unter der mehr als 30 Jahre alten männlichen Bevölkerung Berlins erheblich kleiner sein muß als die errechnete, so daß sie auf 30% geschätzt werden kann.

Anknüpfend an die Ausführungen FREUDENBERGs hat dann LENZ die Frage der Syphilishäufigkeit einer erneuten Revision unterzogen.

Von BLASCHKOs Feststellung der Todesfälle an Paralyse in Alt-Berlin unter Berücksichtigung der Revision FREUDENBERGs ausgehend, werden für die Jahre 1905—1914 von 88 448 gestorbenen Männern im Alter von mehr als 30 Jahren 3525 Paralytiker, also ziemlich genau 4% ermittelt, gegenüber 3% von FREUDENBERG, der die Todesfälle in den Privatanstalten nicht berücksichtigt hat. Dazu hebt LENZ hervor, daß die Zahl der Paralytiker aus folgendem Grunde zu gering sei:

„Weiter ist mir bei neuerlicher Durchsicht der einschlägigen Zahlen aufgefallen, daß in den Irrenanstalten der Provinz Brandenburg nicht weniger Paralytiker sterben als in denen des Stadtkreises Berlin, obwohl Berlin erheblich mehr Einwohner als Brandenburg hat. Nach den vom preußischen Ministerium des Innern herausgegebenen „Medizinalstatistischen Mitteilungen" starben in den Jahren 1910—1914 männliche Paralytiker in Anstalten:

Jahr	in Berlin	in Brandenburg	in Pommern
1910	292	282	35
1911	268	247	38
1912	280	312	32
1913	303	294	43
1914	298	320	54
1910—14	1441	1455	202
pro Jahr	288	291	40

Brandenburg fällt mit 291 jährlichen Todesfällen an Paralyse ganz aus dem Rahmen der übrigen preußischen Provinzen, die sich in dieser Hinsicht um die für Pommern angegebene Zahl von 40 gruppieren. Die unverhältnismäßig hohe Paralysezahl für Brandenburg läßt sich zum Teil wohl durch den ungünstigen Einfluß Berlins auf die Syphilishäufigkeit der Provinz erklären, aber sicher nicht ganz. Zu einem erheblichen Teil dürfte die Überzahl für Brandenburg daher rühren, daß nicht wenige Berliner Männer in Anstalten der Provinz an Paralyse sterben. Dieser Umstand ist geeignet, die Paralysegefährdung der Berliner Männer noch höher erscheinen zu lassen, als es nach den im Stadtkreise Berlin gezählten Fällen den Anschein hatte. Es sei ausdrücklich bemerkt, daß in den Zahlen für Berlin nicht nur die in den 3 städtischen Anstalten vorgekommenen Fälle, auf die FREUDENBERG sich gestützt hat, sondern auch die aus den drei übrigen Anstalten inbegriffen sind".

Dazu ist jedoch zu bemerken, daß LENZ übersehen hat, daß dem Stadtkreis Berlin nach der Volkszählung am 1. Dezember 1910 mit 2 049 000 Einwohnern die Provinz Brandenburg mit 4 039 000 Einwohnern gegenübersteht, und daß die Überzahl für Brandenburg gegenüber den anderen preußischen

Provinzen daher rührt, daß die heute zu Groß-Berlin gehörenden Städte damals in den Brandenburger Zahlen mitenthalten waren.

Dem Einwand FREUDENBERGS, daß man aus der Zahl der an einer bestimmten Todesursache Gestorbenen nicht die Gefährdung der Lebenden durch diese Todesursache feststellen könnte, stimmt LENZ zu und macht zur Beurteilung des Ausmaßes dieser Fehlerquelle nachstehende Aufstellung für die erwachsene männliche Bevölkerung Berlins für das Jahr 1909:

Altersklasse	Männer in Tausenden	Sterbefälle in Tausenden	Sterblichkeit in ‰	Paralyse-Todesfälle	Paralyse-sterblichkeit der Syphilitiker	Zahl der Syphilitiker in Tausenden
15—30	315	1 374	4,4	—	—	54
30—40	174	1 357	7,8	210	3,5‰	60
40—50	121	1 818	15,0	130	3,5‰	37
über 50	125	5 963	47,7	—	—	35
zusammen	735	10 512		340	[1])	186

„Der Altersaufbau der Bevölkerung und die Zahl der Sterbefälle sind dem Statistischen Jahrbuch der Stadt Berlin entnommen. Die Zahl von 340 Paralysetodesfällen wurde dadurch erhalten, daß zu der Zahl der im Durchschnitt der Jahre 1910—1914 in den 6 Berliner Irrenanstalten verstorbenen Paralytiker (288) die sonst in Berlin im Durchschnitt jener Jahre vorgekommenen Fälle addiert wurden. Es wurde der Einfachheit halber angenommen, daß die 340 Paralysefälle sich ausschließlich auf das 4. und 5. Lebensjahrzehnt konzentrieren und daß die Gesamtgefährdung der Syphilitiker durch Paralyse 7% betrage, die Gefährdung im Durchschnitt jener beiden Lebensjahrzehnte pro Jahr also 3,5‰. Weiter wurde der Einfachheit halber angenommen, daß alle Infektionen mit Syphilis vor dem 30. Lebensjahre erfolgen. Unter diesen Voraussetzungen würden sich die in der letzten Spalte angegebenen Zahlen für Syphilis in den einzelnen Altersklassen ergeben. Die Gesamtgefährdung der erwachsenen männlichen Bevölkerung würde dann tatsächlich nur etwa 34% sein (60 000 von 174 000). Die 340 Todesfälle an Paralyse würden von den 10 512 Todesfällen des Jahres 1909 zwar 3,2% ausmachen; die Paralysegefährdung der erwachsenen Männer würde aber tatsächlich nur gegen 2,4% betragen (100 : 34 = 7 : 2,4). Der Unterschied erklärt sich daraus, daß die Paralysefälle aus den in Berlin besonders stark besetzten mittleren Altersklassen stammen, die im übrigen eine verhältnismäßig geringe Sterblichkeit haben. Die Paralytiker sterben eben $2^1/_2$ bis 3 Jahrzehnte früher als der Durchschnitt ihres Jahrganges. Die gesamten Todesfälle eines Kalenderjahres sind daher eigentlich nicht zu den Paralysetodesfällen desselben, sondern eines gegen 3 Jahrzehnte zurückliegenden Jahres in Beziehung zu setzen."

„Noch einmal aber sei betont, daß wahrscheinlich ein erheblicher Teil der Berliner Syphilitiker in der Provinz stirbt, und daß daher die Syphilisgefährdung der Berliner Männer vermutlich doch bedeutend größer als 34% ist."

Gegenüber dem von FREUDENBERG benutzten statistischen Material aus der Umfrage von 1919 wird die Unvollständigkeit der Erhebung, die mögliche Verwechslung von Ulcus molle mit Primäraffekt und das Fehlen aller Fälle, die ihre Lues übersahen oder in Kurpfuscherbehandlung waren, hervorgehoben. Ferner wird der Hinweis auf die Häufigkeit der Reinfektionen mit Recht abgelehnt.

---

[1]) Hier findet sich in der LENZschen Aufstellung die Zahl „7%", die wohl durch einen Zufall an diese Stelle geriet.

FREUDENBERGs Methode zur Auszählung der „Zahl der Lebenden mit überstandener Syphilis", zumal die Berechnung eines gewogenen Durchschnitts sei irreführend.

„Wenn im Alter von 15—20 Jahren 3,3% ärztlich wegen frischer Syphilis behandelt wurden, und im Alter von 20—25 Jahren 13,4%, so sind im Alter von 25 Jahren eben unweigerlich bereits mindestens 16,7% infiziert; und entsprechend sind die Erkrankungsprozente der späteren Altersklassen einfach zu addieren. Die Berechnung eines „Durchschnitts" ist hier durchaus irreführend; denn wir wollen ja gerade wissen, ein wie großer Teil der männlichen Personen, die das erwachsene Alter erreichen, im Laufe des Lebens syphilitisch wird. Dafür aber ergeben sich aus den ärztlichen Meldungen von 1919 nicht 38,4%, sondern 42,5%."

Mit diesen Ausführungen verschiebt LENZ die Fragestellung. FREUDENBERG hatte bewußt *nur* das von LENZ selbst angeschnittene Problem, die wirkliche Zahl erkrankt Gewesener unter der mehr als 30 Jahre alten Bevölkerung Berlins zu schätzen, aufgenommen und zu lösen versucht. Wenn FREUDENBERG dabei 38,4% für die Zahl der Lebenden über 30 Jahre mit überstandener Syphilis findet, und aus den oben nach ihm zitierten Gründen einen erheblicheren Abstrich, bis auf 30% macht, ist nach Ansicht des Verfassers dieser Abstrich wohl zu hoch, weshalb ein Prozentsatz von 35 dem Verf. wahrscheinlicher erscheint. Ganz sicher zu hoch ist hierfür die Zahl von 42,5% (LENZ), denn sie gibt eben den Prozentsatz Syphilitischer unter den Lebenden von über 60 Jahren.

Berechnet man mit Hilfe des Ergebnisses der Enquete von 1919 und Heranziehung der Bevölkerungsziffer Berlins am 8. Oktober 1919 die Zahl der gleichzeitig lebenden Syphilitiker der Alt-Berliner Bevölkerung, so gelangt man zu folgendem Resultat:

Tabelle 398. Zahl der gleichzeitig lebenden Syphilitiker unter der erwachsenen Bevölkerung in Berlin (1919).

Männer				Frauen			
Altersklassen	Lebende Männer am 8. X. 1919	Davon sind erkrankt gewesen an frischer Syphilis in %	Demnah Zahl der lebenden Syphilitiker	Altersklassen	Lebende Frauen am 8. X. 1919	Davon sind erkrankt gewesen an frischer Syphilis in %	Demnach Zahl der lebenden Syphilitikerinnen
15—20	73 292	1,65	1 209	15—20	84 544	2,08	1 758
20—25	72 760	10,00	7 276	20—25	105 546	8,47	8 940
25—30	77 681	21,90	17 012	25—30	108 467	15,00	16 270
30—40	159 400	32,10	51 167	30—40	187 608	18,40	34 520
40—50	139 248	39,25	54 655	40—50	151 423	20,15	30 512
50—60	95 123	41,95	39 904	50—60	108 039	20,90	22 580
60—	51 508	42,50	21 891	60—	103 512	21,10	21 841
15—	669 012		193 114 = 28,9%	15—	849 139		136 421 = 16,1%

Von der gesamten erwachsenen Bevölkerung Alt-Berlins sind 28,9% der Männer syphilitisch infiziert oder infiziert gewesen und von den Frauen 16,1%.

Ziehen wir nur die mehr als 30 Jahre alte Bevölkerung in Betracht, so ergibt sich für die Männer ein Prozentsatz von 37,6 und für die Frauen von 19,9.

Auch dieses Ergebnis zeigt, daß die LENZsche Ziffer zu hoch ist, daß wir vielmehr unter Berücksichtigung der mutmaßlichen Fehlerquellen wohl mit dem schon angenommenen Prozentsatz von 35 für die Männer und 17,5 für die Frauen zu rechnen haben.

LENZ hat ferner ausgeführt:

„Die Übersterblichkeit der Syphilitiker hat zwar zur Folge, daß der Prozentsatz der Syphilitiker unter den Lebenden der höheren Altersstufen ein wenig herabgedrückt wird, nicht aber, daß der Prozentsatz der Männer, die im Laufe ihres Lebens syphilitisch werden, kleiner wird. Die von ROESLE 1919 und von HAUSTEIN 1923 angegebenen Erkrankungswahrscheinlichkeiten geben noch ein zu optimistisches Bild, da sie von der Erkrankungswahrscheinlichkeit der Lebendgeborenen ausgehen. *Die einzig richtige Fragestellung ist vielmehr die nach der Erkrankungswahrscheinlichkeit der ins erwachsene Alter Eintretenden, für das ganze Leben berechnet.*"

LENZ gibt dazu dann eine Berechnung für Hamburg und Hannover. In Hamburg wurde 1913 eine jährliche Erkrankungsziffer der Männer zwischen

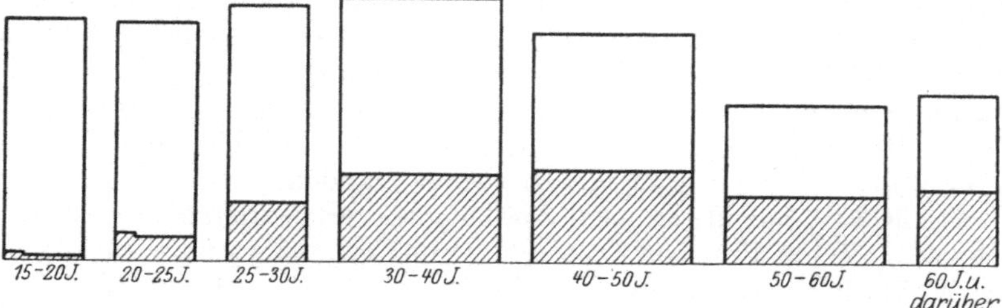

Abb. 240. Gleichzeitig lebende Syphilitiker in Berlin (1919), dargestellt für die einzelnen Altersklassen.

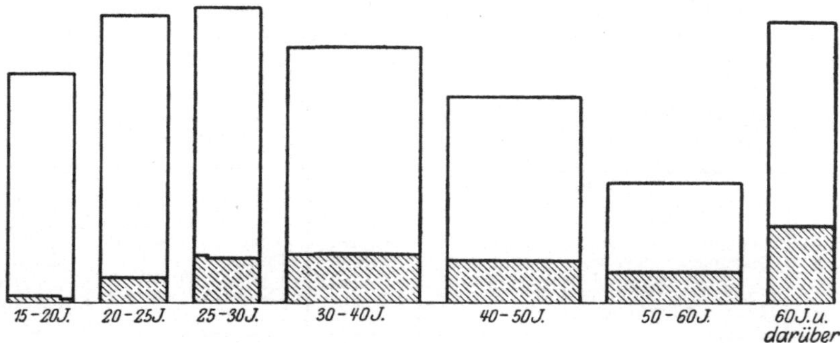

Abb. 240a. Gleichzeitig lebende Syphilitikerinnen in Berlin (1919), dargestellt für die einzelnen Altersklassen.

15—50 Jahren von 1,3$^0/_0$ an frischer Syphilis gefunden. Dies würde für die Gesamtzeit der 35 Jahre eine Erkrankungswahrscheinlichkeit der 15 jährigen von 45,5$^0/_0$ ergeben. In Hannover konnte festgestellt werden, daß etwa 35$^0/_0$ aller Männer bis zum 50. Lebensjahr wegen Syphilis behandelt wurden; allerdings war nach SEUTEMANN die Ausbreitung der frischen Syphilis damals um etwa 50$^0/_0$ größer als im Herbst 1913. Immerhin wird man für Hannover in den letzten Jahren vor dem Kriege eine Erkrankungswahrscheinlichkeit der Männer an Syphilis von mindestens 25$^0/_0$ annehmen müssen (LENZ).

Diese Berechnungsweise für Hamburg (LENZ) gibt, abgesehen davon, daß die Berechnung bei einer durchschnittlichen Erkrankungshäufigkeit für einen 35 Jahre umfassenden Altersklassenabschnitt viel zu grob ist — ebenso wie die nach SEUTEMANN zitierte —, nicht die Erkrankungswahrscheinlichkeit der 15 jährigen (siehe unten), sondern die Zahl der während des 15.—50. Lebensjahres stattgehabten Erkrankungsfälle von je 100 Männern, die das 50. Lebensjahr überlebt haben.

„Für Berlin wird man", schreibt LENZ dann weiter, „die Syphilisgefährdung der erwachsenen Männer einstweilen auf mindestens 40% schätzen dürfen; doch kann eine Gefährdung von mehr als 50% auf Grund des bisher vorliegenden Materials ebenfalls nicht ausgeschlossen werden."

Nimmt man die neue Fragestellung von LENZ, auf die SEUTEMANN schon hingewiesen hat, auf und berechnet nun die Erkrankungswahrscheinlichkeit an Syphilis der über 15 jährigen Bevölkerung, so findet man dafür folgende Prozentsätze:

Stadt	Männer	Frauen
Hamburg	36,9	18,3
Hannover	34,7	21,5
Stockholm	17,0	9,5
Berlin	39.3	20,0

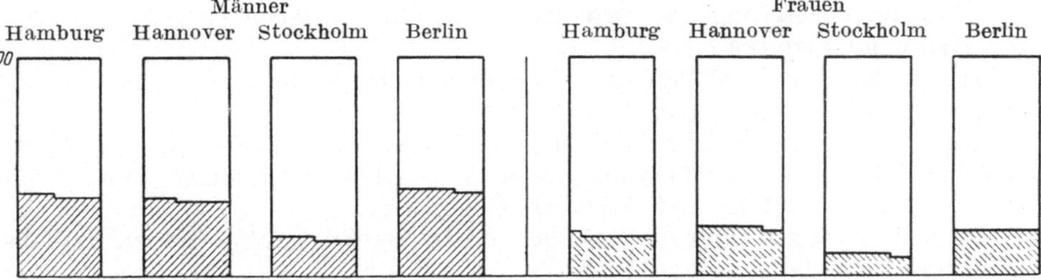

Abb. 241. Erkrankungswahrscheinlichkeit der über 15jährigen Bevölkerung in Hamburg, Hannover, Stockholm und Berlin.

Danach kann man, allerdings unter Benutzung der viel höheren Erkrankungsziffern von 1919, die Syphilisgefährdung der erwachsenen Berliner mit 40% und die der Berlinerinnen mit 20% annehmen. Ganz zweifellos ist heute jedoch die Gefährdung bedeutend geringer. Einen Einblick hierin kann ein Vergleich der mit den Stockholmer Zahlen vom Jahre 1915 berechneten Gefährdung mit der mit den Zahlen des Jahres 1924 berechneten Gefährdung gewähren.

Betrug nach den Erfahrungen des Jahres 1915 die Syphilisgefährdung eines männlichen und eines weiblichen Geburtenstammes in Stockholm 13,1% bzw. 7,6%, so beträgt sie jetzt auf Grund der Erfahrungen des Jahres 1924 nur noch 3,8% bzw. 1,3%. Mit der Wahrscheinlichkeit einer luischen Infektion hat in Stockholm jetzt also nur noch jeder 30. Mann und jede 77. Frau zu rechnen.

Diese Feststellung zeigt, in wie starkem Maße die Gefährdung durch Syphilis gesunken ist und mahnt zur Vermeidung dramatischer Übertreibungen bei Behandlung dieser Fragen.

Für die Richtigkeit der ermittelten Zahlenwerte sprechen verschiedene Stichprobenuntersuchungen, sowie die Schätzungen anderer Autoren.

Bei der Untersuchung der Gefangenen des Breslauer Untersuchungsgefängnisses wurden als syphilitisch erkrankt im 1. Untersuchungsjahr (Oktober 1920 bis Oktober 1921) 10,9% (539 von 4958) ermittelt. Im folgenden Jahr (Oktober 1921 bis Oktober 1922) wurden bei 4968 Gefangenen 582 Syphilisfälle oder 11,8% festgestellt. Im Untersuchungsabschnitt Oktober 1922 bis April 1923 betrug dieser Prozentsatz 11,6 (329 von 2857). Diese Zahlen wurden durch genaue Untersuchung aller anamnestisch oder somatisch bei der Aufnahme als luesverdächtig Erscheinenden erhalten. Daß der Prozentsatz unter diesem Untersuchungsmaterial in Wirklichkeit jedoch noch höher war, ergab die Durchuntersuchung mittels der Wa.R. bei allen Zugängen im Verlaufe von zwei Monaten. Unter den 337 Zugängen in der Zeit vom 18. Oktober bis

17. November 1922 wurden 52 Luiker oder 15,4% und im Abschnitt des 18. November bis 17. Dezember 1922 wurden 60 Luiker unter 364 Zugängen oder 16,5% festgestellt.

Zu noch höheren Werten kamen HILGERS und GORONCY bei der Untersuchung der Insassen des Königsberger Gerichtsgefängnisses 1922/23. Bei 1000 anamnestisch, klinisch und serologisch Untersuchten wurden 205 Fälle als irgendwie einmal mit Syphilis infiziert ermittelt. Von diesen wurden 40 nur serologisch nachgewiesen.

Ferner fand JUNGELS in Ratibor auf Grund anamnestischer Erhebungen und somatischer Untersuchungen bei 309 Gefangenen der dortigen Strafanstalt 35 oder 11,7% luische, bei Durchuntersuchung mittels Wassermann-, Stern- und Meinicke-Reaktion wurden weitere 8,3%, im ganzen also 20% Luiker entdeckt.

Über die Verbreitung der Syphilis in anderen deutschen Gefängnissen vgl. bei HERWART FISCHER.

HECHT hat für Groß-Prag den Prozentsatz der Syphilitiker unter der Bevölkerung auf 15—20% geschätzt.

LAWRENCE MARCUS berechnet, daß in den Vereinigten Staaten von Nordamerika 8,12% der Bevölkerung an einer Geschlechtskrankheit leiden, und zwar $1^3/_4$% an Syphilis und $6^1/_4$% an Gonorrhöe.

PAUL POPENOE schätzt die Zahl der in den Vereinigten Staaten an Syphilis Leidenden und daran erkrankt Gewesenen auf 10%.

T. F. DEWAR schätzt auf Grund alles verfügbaren Stichprobenmaterials, daß im Minimum 2—3% der Gesamtbevölkerung von Schottland an einer Geschlechtskrankheit leiden.

Tabelle 399. Erkrankungsziffer an frischer Gonorrhöe auf 10000 jeder Altersklasse berechnet in:

in den Altersklassen	Hamburg (1913)		Stockholm (1915)		Helsingfors (1919)		Hannover (1919)	
	Männer	Frauen	Männer	Frauen	Männer	Frauen	Männer	Frauen
15—18	296	152	} 191	158	143	207	(15-21) 277	49
18—20	1102	273						
20—25	1099	232	728	232	389	289	(21-25) 673	242
25—30	688	117	624	151	253	165	605	49
30—35	} 303	47	448	70	98	63	341	8
35—40			267	40	77	58	106	29
40—50	107	15	121	19	16	12	(40-45) 146	9
							(45-50) 36	—
50—60	31	1	34	15	—	—	8	8

Tabelle 400. Zahl der Erkrankungen an frischer Gonorrhöe auf 100 Lebendgeborene im Ablauf der Altersklassen in:

Altersklasse	Hamburg (1913)		Stockholm (1915)		Hannover (1919)		Berlin (1919)	
	Männer	Frauen	Männer	Frauen	Männer	Frauen	Männer	Frauen
15—18	6,7	3,6	} 7,2	6,2	(15-21) 12,4	2,3	6,7	3,4
18—20	16,4	4,3						
20—25	40,2	8,9	26,8	8,9	(21-25) 19,7	7,4	25,2	8,5
25—30	24,5	4,4	22,2	5,7	21,6	1,8	19,7	4,1
30—35	} 20,5	3,4	15,3	2,6	11,8	0,3	16,8	3,1
35—40			8,2	1,4	3,6	1,0	} 5,1	0,6
40—50	6,5	1,1	6,6	1,3	5,8	0,3		
15—50	114,8	25,7	86,3	26,1	74,9	13,1	73,5	19,7
15—60	116,3	26,3	87,8	27,0	75,3	13,6	75,0	20,1

Tabelle 401. Zahl der von gleichzeitig lebenden Männern und Frauen im Alter von 15–50 Jahren durchgemachten Gonorrhöen in:

Altersklasse	Lebende Männer (1. XII. 1913)	Zahl der durchgemachten Gonorrhöen auf 100 lebende Männer der Altersgruppe der Vorspalte	Demnach Zahl der von Männern der Altersgruppe der 1. Spalte durchgemachten Gonorrhöen	Lebende Frauen	Zahl der durchgemachten Gonorrhöen auf 100 lebende Frauen der Altersgruppe der Vorspalte	Demnach Zahl der von Frauen der Altersgruppe der 1. Spalte durchgemachten Gonorrhöen
			Hamburg (1913)			
15—18	27 033	4,44	1 200	30 207	2,28	689
18—20	18 906	19,90	3 761	20 278	7,29	1 480
20—25	48 819	58,40	28 510	52 788	15,82	8 353
25—30	54 721	103,07	56 409	49 442	24,55	12 128
30—40	89 393	135,42	121 056	84 663	29,82	25 258
40—50	63 962	155,92	99 730	60 781	32,92	20 015
15—50	302 842		310 666 = 102,58%	298 151		67 923 = 22,78%
			Berlin (am 8. X. 1919)			
15—20	73 292	4,8	3 518	84 544	2,3	1 944
20—25	72 760	28,0	20 373	105 546	10,5	11 082
25—30	77 681	61,1	47 463	108 467	19,3	20 934
30—40	159 400	89,0	141 866	187 608	24,6	46 152
40—50	139 248	106,5	148 299	151 423	27,4	41 490
50—60	95 123	112,6	107 108	108 039	28,3	30 575
60 u. darüber	51 508	114,3	58 874	103 512	28,7	29 708
über 15	669 012		527 501 = 78,8%	849 139		181 885 = 21,4%
			Hannover (1919)			
15—21	17 300	8,31	1 438	19 683	1,47	290
21—25	11 230	30,08	3 369	14 897	7,78	1 159
25—30	13 088	58,67	7 686	17 244	13,85	2 382
30—35	12 332	82,32	10 123	15 035	15,27	2 291
35—40	11 310	93,49	10 564	12 501	16,20	2 025
40—45	11 503	99,78	11 475	12 887	17,15	2 212
45—50	20 104	104,34	20 972	10 220	17,37	1 772
15—50	86 867		65 627 = 75,54%	102 467		12 131 = 11,84%
über 15			= 82,3%			= 13,2%
			Stockholm (1915)			
15—20	13 868	4,78	664	15 452	3,95	612
20—25	19 051	27,75	5 300	23 337	13,70	3 192
25—30	20 002	51,55	10 310	24 181	23,28	5 634
30—35	17 719	88,35	15 726	19 718	28,80	5 674
35—40	14 269	106,23	15 191	16 630	31,55	5 237
40—50	19 482	118,93	23 055	25 611	33,50	8 576
15—50	104 391		70 246 = 67,29%	124 929		28 925 = 23,5%
über 15			= 79,4%			= 26,4%
			Helsingfors (1914)			
15—20	6 173	3,58	221	7 601	5,18	394
20—25	8 224	16,88	1 388	10 869	17,58	1 916
25—30	8 564	32,93	2 819	11 047	28,93	3 211
30—35	8 049	41,70	3 357	9 228	34,63	3 196
35—40	6 192	46,08	2 852	7 125	37,65	2 681
40—50	8 541	48,80	4 168	10 204	39,70	4 049
15—50	45 743		14 805 = 34,54%	56 073		15 447 = 27,54%

HAUSTEIN hat weiterhin 1926 auch für ausgewählte Städte und Länder die Zahl der Gonorrhöeerkrankungen auf 100 Lebendgeborene im Ablauf der Altersklassen sowie die Zahl der von gleichzeitig lebenden Personen im Alter von 15—50 Jahren durchgemachten Gonorrhöen berechnet. Die Ergebnisse dieser Berechnungen für Hamburg, Stockholm, Hannover und Helsingfors, sowie für Schweden und die Schweiz sind beistehend mit Zufügung der Ergebnisse für Berlin zusammengefaßt.

Tabelle 402. Erkrankungshäufigkeit an Gonorrhöe in Schweden (1915).

Altersklasse	Männer	Gonorrhöefälle	‰	Frauen	Gonorrhöefälle	‰
15—20	271 438	673	2,49	262 637	396	1,51
20—25	237 481	2 739	11,56	237 802	766	3,22
25—30	210 564	2 620	12,42	219 600	498	2,27
30—40	358 403	2 095	5,85	379 243	295	0,78
40—50	274 682	469	1,70	300 018	72	0,24
50—60	239 580	128	0,53	277 839	37	0,13

Tabelle 403. Zahl der gleichzeitig lebenden Personen im Alter von 15—50 Jahren durchgemachte Gonorrhöen.

Altersklasse	Zahl der in nebenstehender Altersklasse von je 100 Lebendgeborenen noch lebenden Männern nach Absterbeordnung (1901—1910)	Erkrankungshäufigkeit an Gonorrhöe ‰ 1915	Von je 100 männlichen Lebendgeborenen eines Geburtsjahrganges erkrankt in der nebenstehenden Altersklasse	Zahl der in nebenstehender Altersklasse von je 100 Lebendgeborenen noch lebenden Frauen nach Absterbeordnung (1901—1910)	Erkrankungshäufigkeit an Gonorrhöe in der nebenstehenden Altersklasse ‰ 1915	Von je 100 weibl. Lebendgeborenen eines Geburtsjahrganges erkrankt in der nebenstehenden Altersklasse
15—20	414,4	2,49	1,04	421,4	1,51	0,64
20—25	403,0	11,56	4,66	410,8	3,22	1,32
25—30	390,3	12,42	4,84	399,1	2,27	0,90
30—40	745,4	5,25	4,36	762,2	0,78	0,59
40—50	692,4	1,70	1,18	711,1	0,24	0,17
15—50			16,08			3,62
15—60			16,41			3,70

Tabelle 404. Die Zahl der von gleichzeitig in Schweden, über 15 Jahre alten, lebenden Personen durchgemachten Gonorrhöen.

Altersklasse	Lebende Männer in Schweden 1915	Von je 100 lebenden Männern der Altersgruppe der Vorspalte sind an Gonorrhöe erkrankt gewesen	Demnach Zahl der von Männern der Altersgruppe der 1. Spalte durchgemachten Gonorrhöen	Lebende Frauen in Schweden 1915	Von je 100 lebenden Frauen der Altersgruppe der Vorspalte sind an frischer Gonorrhöe erkrankt gewesen	Demnach Zahl der von Frauen der Altersgruppe der 1. Spalte durchgemachten Gonorrhöen
15—20	271 438	0,62	1 683	262 637	0,38	998
20—25	237 481	4,13	9 808	237 802	1,56	3 710
25—30	210 564	10,13	21 330	219 600	2,94	6 456
30—40	385 403	16,16	62 281	379 243	3,90	14 790
40—50	274 682	19,94	54 771	300 018	4,40	13 201
15—50	1 352 568		149 873 = 11,1%	1 399 300		39 155 = 2,8%
über 15			= 13,9%			= 3,4%

Tabelle 405. Erkrankungshäufigkeit an Gonorrhöe in der Schweiz (1920).

Altersklasse	Lebende Männer (Volkszählung 1920)	Erkrankungsfälle an frischer Gonorrhöe	Erkrankungshäufigkeit an Gonorrhöe in der nebenstehenden Altersklasse ‰	Lebende Frauen (Volkszählung 1920)	Erkrankungsfälle an frischer Gonorrhöe	Erkrankungshäufigkeit an Gonorrhöe in der nebenstehenden Altersklasse ‰
15—19	190 629	218	1,14	196 272	135	0,74
20—24	165 049	1 235	7,48	183 607	366	1,99
25—29	142 621	1 066	7,45	162 209	226	1,39
30—39	260 380	978	3,76	283 448	181	0,64
40—49	237 438	319	1,34	251 138	32	0,13

Tabelle 406.

Altersklasse	Zahl der in nebenstehenden Altersklassen von je 100 Lebendgeborenen noch lebenden Männern nach Absterbeordnung 1901—1910	Erkrankungshäufigkeit (‰) an Gonorrhöe in den nebenstehenden Altersklassen	Von je 100 männlichen Lebendgeborenen eines Geburtsjahrganges erkrankten in den nebenstehenden Altersklassen	Zahl der in nebenstehenden Altersklassen von je 100 Lebendgeborenen noch lebenden Frauen nach Absterbeordnung 1901—1910	Erkrankungshäufigkeit (‰) an Gonorrhöe in den nebenstehenden Altersklassen	Von je 100 weiblichen Lebendgeborenen eines Geburtsjahrganges erkrankten in den nebenstehenden Altersklassen
15—19	399,0	1,14	0,16	409,8	0,74	0,30
20—24	389,8	7,48	2,92	399,5	1,99	0,80
25—29	379,2	7,45	2,83	387,5	1,39	0,54
30—39	722,4	3,76	2,72	737,1	0,64	0,47
40—49	656,2	1,34	0,88	680,0	0,13	0,09
15—49			9,51			2,20

Tabelle 407. Zahl der von gleichzeitig in der Schweiz lebenden Personen im Alter von 15—50 Jahren durchgemachten Gonorrhöen.

Altersklasse	Lebende Männer (Volkszählung 1920)	Von je 100 lebenden Männern der Altersgruppe der Vorspalte sind an frischer Gonorrhöe erkrankt oder erkrankt gewesen	Demnach Zahl der von Männern der Altersgruppe der 1. Spalte durchgemachten Gonorrhöen	Lebende Frauen (Volkszählung 1920)	Von je 100 lebenden Frauen der Altersgruppe der Vorspalte sind an frischer Gonorrhöe erkrankt oder erkrankt gewesen	Demnach Zahl der von Frauen der Altersgruppe der 1. Spalte durchgemachten Gonorrhöen
15—19	190 629	0,29	553	196 272	0,19	373
20—24	165 049	2,44	4 026	183 607	0,87	1 597
25—29	142 621	6,17	8 800	162 209	1,71	2 774
30—39	260 380	9,92	25 830	283 448	2,38	6 746
40—49	237 438	12,47	29 609	251 138	2,77	6 957
15—49	996 117		68 818 = 6,9%	1 076 674		18 447 = 1,7%

Die Erkrankungshäufigkeit an Tripper eines männlichen und eines weiblichen Geburtenstammes während der geschlechtsreifen Periode beträgt demnach in Hamburg für die Männer 114,8%, für die Frauen 25,7%. In Stockholm für die Männer 86,3%, für die Frauen 26,1%; in Hannover für die Männer 74,9%, für die Frauen 13,1%.

Bei Berechnung der Gesamterkrankungswahrscheinlichkeit eines männlichen Geburtenstammes (bzw. eines weiblichen) ergeben sich folgende Ziffern, und zwar bei Berücksichtigung der Morbidität zwischen dem 15. und 60. Lebensjahr:

	Männer	Frauen
Hamburg (1913)	116,3	26,8
Stockholm (1915)	87,8	27,0
Hannover (1919)	75,3	13,6
Berlin (1919)	75,0	20,1
Schweden (1915)	16,4	3,7

Gehen wir weiterhin aus von 100 das 15. Lebensjahr Überlebenden, so erhalten wir folgende Gesamtgefährdung durch Gonorrhöe

Hamburg (1913)	145,4	32,9
Stockholm (1915)	114,0	33,8
Hannover (1919)	99,3	17,3
Berlin (1919)	106,0	27,1
Schweden (1915)	19,7	4,4

Daraus ist die überaus große Verbreitung dieser Erkrankung in den Großstädten ersichtlich, fällt ihr doch im Ablauf des geschlechtsreifen Lebens in einer Stadt wie Hamburg, Berlin, Stockholm durchschnittlich *jeder* Mann zum Opfer. Die über 100% ansteigende Erkrankungsziffer sagt sogar aus, daß manche Männer mehrmals während ihres Lebens einen Tripper akquirierten, eine Tatsache, die mit der allgemeinen Erfahrung übereinstimmt. Indem nun aber manche Männer mehrfach an Gonorrhöe erkranken, kann aus der Hamburger Zahl erschlossen werden, daß auch ein geringer Prozentsatz davon verschont bleibt. Trotzdem behält der Satz durch diese Statistik eine Stütze: Fast jeder Mann, der unter den Gefahrenchancen der Großstadt dauernd lebt, erkrankt einmal im Leben an Tripper.

Die für die Frauen gewonnenen Zahlen sind aus den bereits oben ausgeführten Gründen zweifellos viel zu niedrig. Selbst die Stockholmer Ziffer — hier wird relativ gut gemeldet — kann kaum als annähernd den Tatsachen entsprechend angesehen werden.

Berechnet für ein ganzes Land wird für Schweden eine Erkrankungswahrscheinlichkeit für je 100 Lebendgeborene von 16,4% für die Männer und von 3,7% für die Frauen ermittelt; und für die Schweiz 9,4% und 2,2%. Zahlen, an denen ebenfalls auffällt, wie besonders niedrig sie für die Frauen sind. Die Gesamtgefährdung beträgt für die ins geschlechtsreife Alter eintretenden Männer in Schweden 19,7% und für die Frauen 4,4%.

Von 100 Männern und 100 Frauen im geschlechtsreifen Alter, die gleichzeitig leben, sind am Tripper erkrankt oder erkrankt gewesen in:

	Männer	Frauen
Hamburg	102,6%	22,8%
Hannover	75,5%	11,8%
Stockholm	67,3%	23,5%
Schweden	11,1%	2,8%
Schweiz.	6,9%	1,7%

Einen Einblick in die Zahl der von den Angehörigen der einzelnen Altersklassen durchgemachten Gonorrhöen gibt für die über 15 Jahre alten Männer und Frauen Berlins auf Grund der Enquete des Jahres 1919 (vgl. Tabelle 401) nachstehendes Schaubild:

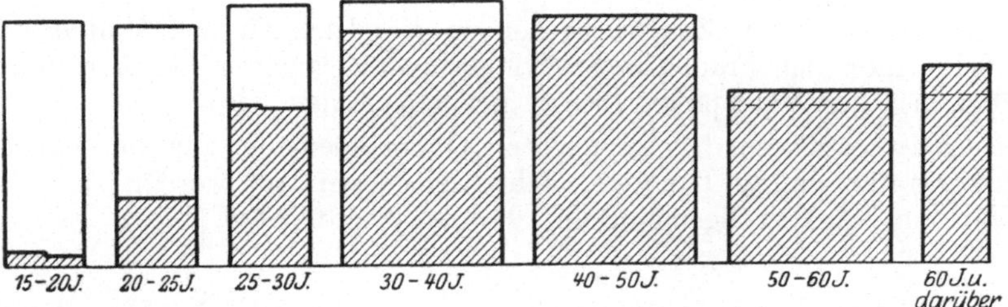

Abb. 242a. Zahl der von gleichzeitig in Berlin lebenden Männern durchgemachten Gonorrhöen, dargestellt für die einzelnen Altersklassen.

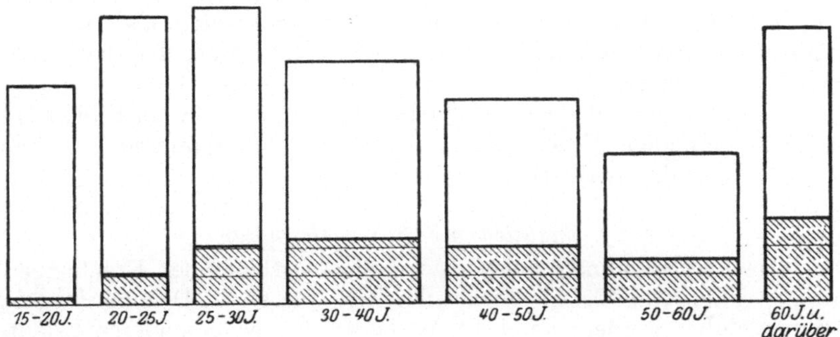

Abb. 242b. Zahl der von gleichzeitig in Berlin lebenden Frauen durchgemachten Gonorrhöen, dargestellt für die einzelnen Altersklassen.

Berechnet auf die gesamte erwachsene Bevölkerung ergeben sich nachstehende Prozentsätze:

	Männer	Frauen
Hamburg	113,4	25,4
Stockholm	79,4	26,4
Helsingfors	34,5	27,5
Hannover	82,3	13,2
Berlin	78,8	21,4
Schweden	13,9	3,4

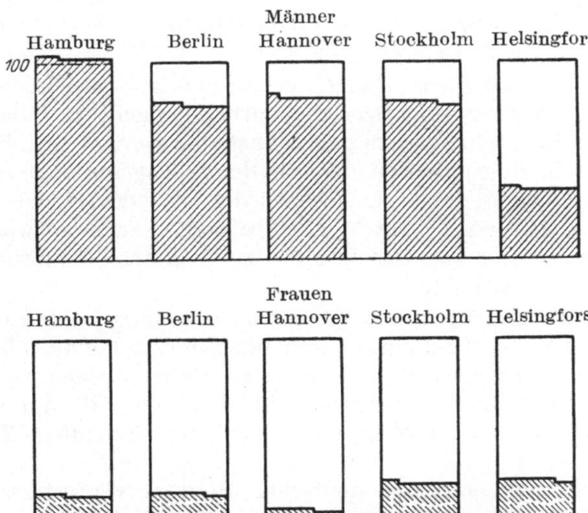

Abb. 243. Zahl der durchgemachten Gonorrhöen auf je 100 Lebende der über 15 jährigen Bevölkerung in Hamburg, Berlin, Hannover, Stockholm, Helsingfors.

Auffallend an diesen Zahlen ist der im Vergleich zu den Männern hohe Prozentsatz unter den Frauen in Stockholm und Helsingfors, der aber nur aussagt, daß hier der Meldepflicht besser nachgekommen wird.

Der Prozentsatz von durchgemachten Gonorrhöen, der für die erwachsene Bevölkerung eines ganzen Landes — Schweden — ermittelt worden ist, bedeutet eine Warnung vor Verallgemeinerung der Großstadtziffern.

6. Über die Veranstaltung von Enqueten zur Feststellung der Verbreitung der Geschlechtskrankheiten.

Das vorgelegte Material erweist, daß, abgesehen von Skandinavien, erst seit der Jahrhundertwende die Bemühungen reger wurden, als Grundlage für die planmäßige Bekämpfung der Geschlechtskrankheiten, Klarheit über ihre Verbreitung zu schaffen.

Bei den Aufnahmen der Geschlechtskranken sind zu unterscheiden: 1. fortlaufende, 2. einmalige Erhebungen. Bei den Meldeformularen: 1. Sammelfragebogen. 2. Individualkarten.

a) Enqueten mit Sammelformular.

Die folgende Darstellung sieht ab von den fortlaufenden Erhebungen über die frischen Fälle von Geschlechtskrankheiten, wie sie in Dänemark und Finnland durchgeführt werden, da diese Methoden keiner besonderen Erläuterung bedürfen.

Die erste allgemeine Enquete in einem ganzen Lande ist in der Schweiz durchgeführt worden. JADASSOHN hatte sie bereits 1898 angeregt. Das Ergebnis dieser vom 1. November 1898 bis 30. April 1899 durchgeführten Erhebung zeigte jedoch, daß die Zeit für derartige Untersuchungen noch nicht reif war. Zwar waren alle schweizerischen Ärzte zur Beteiligung aufgefordert worden, doch sandte nur ein Fünftel die zur Verfügung gestellten Fragebogen mehr oder weniger genau ausgefüllt zurück, so daß also vor allem durch das mangelhafte Verständnis der Ärzteschaft diese Umfrage kläglich scheiterte.

In Deutschland fand in Preußen die erste große Erhebung am 30. April 1900 statt. Man beschränkte sich jedoch nur auf die Meldung der an *einem einzigen Tage* in Behandlung stehenden Kranken, da man eine längere Erhebungsdauer den Ärzten nicht zuzumuten wagte.

Diese völlig unzulängliche Dauer der Erhebung besiegelte von vornherein ihr Schicksal, da ein derart flüchtiges Momentbild keinen Begriff der tatsächlichen Verbreitung der Erkrankungen zu geben imstande ist und eine Berechnung der Jahresziffer durch Multiplikation der erhaltenen Tagesergebnisse mit 365 eine absolute Unmöglichkeit darstellt. Fragwürdig ist indessen das Resultat auch deshalb gewesen, weil noch nicht $^2/_3$ aller befragten Ärzte antworteten und die gemachten Angaben teils Tages-, teils Monatsaufnahmen der ärztlich behandelten Geschlechtskranken enthielten.

Die dann in Braunschweig unternommene Erhebung im Jahre 1909 vermied zwar den Fehler einer allzu kurzen Erhebungsdauer, konnte aber, obwohl sie sich über den Zeitraum eines halben Jahres erstreckte, keinen wirklichen Begriff von der Verbreitung der Geschlechtskrankheiten geben, da nur von $^1/_4$ der zur Beteiligung aufgeforderten Stellen, von Ärzten wie Anstalten, Zählkarten eingingen.

Die weiterhin von einzelnen deutschen Städten veranstalteten Umfragen (Mannheim 1904/05, Frankfurt 1903, 1910) stellen leider auch nur Stückwerk dar, das wissenschaftlich schwer auszuwerten ist.

Eine zeitlich und wenigstens in den Hauptpunkten auch sachlich einheitliche Erhebung war dann die durch den Verband deutscher Städtestatistiker im Jahre 1913 inaugurierte Erhebung in einigen deutschen Großstädten.

Leider wurde das hierbei angewendete Erhebungsformular zwar unter Mitwirkung der Deutschen Gesellschaft zur Bekämpfung der Geschlechtskrankheiten (DGBG.) jedoch unter Ausschluß medizinalstatistischer Sachverständiger aufgestellt. W. WEINBERG, der hervorragende Medizinalstatistiker in Stuttgart machte auch sofort Einwendungen gegen die Formulierung des Fragebogens und hob hervor:

„Trotz allem was über die sog. Enqueten von Sachverständigen schon gesagt wurde, liefert auch der Fragebogen (für die Erhebung 1913) wieder einmal den Beweis, mit wie wenig Geschick derartige Erhebungen inszeniert werden und wie wenig es den Veranstaltern daran gelegen ist, die Fragestellung so auszugestalten, daß dabei brauchbare Antworten herauskommen. Der Fragebogen enthält folgende Rubriken (s. S. 382). An diesen Fragen fehlt zunächst die nach dem Alter des Erkrankten. Wie soll ohne diese Frage eine Morbiditätstafel gewonnen werden? Bei Syphilis sehen wir unterschieden zwischen frischen und rezidivierenden Fällen. Gut. Aber warum wird nicht auch bei Tripper dieselbe Frage gestellt? Bei Tabes und Paralyse wird gefragt, ob der Patient schon in Behandlung gewesen, oder neu in diese getreten ist. Diese Frage soll die im Primär- bzw. Sekundärstadium der Syphilis unbehandelten Fälle ermitteln. Sie kann aber auch so verstanden werden, als handle es sich darum zu erfahren, ob während der Paralyse auch schon anderweitige Behandlung bestand. (Dieses war gemeint! Der Verf.) Jedenfalls sollte aber diese letztere Frage bei frischer Syphilis und frischem Tripper gestellt werden.

Der Hauptfehler ist aber der, daß nach sämtlichen innerhalb eines Monats in Bestand gewesenen Fälle gefragt wird, ohne daß zwischen Bestand zu Anfang des Monats und Neuerkrankungen unterschieden wird. Durch Multiplikation der Neuerkrankungen mit 12 würde man deren Zahl für ein Jahr erhalten, vorausgesetzt, daß der Zähltermin gut gewählt ist. Wie will man aber aus Bestand plus Neuerkrankungen letztere nachträglich ausschalten? Und warum wird nicht unbedingt darauf gedrungen, daß nur die frischen Fälle gemeldet werden, die noch bei keinem anderen Arzte in Behandlung waren? So ist auch die Gefahr der Mehrfachzählungen nicht vermieden."

Allerdings wurde, wie wir gesehen haben, seitens einiger statistischer Ämter (Hamburg, Posen, Magdeburg) die Fragestellung nach dem Alter, in Berlin nach Trennung in Bestand und Zugang und in Hannover nach beiden gestellt. Die sonstige Unterlassung wichtiger Fragen mußte jedoch den Wert der im allgemeinen gut vorbereiteten und organisierten Erhebung stark beeinträchtigen.

BLASCHKO hat sich gegen den Vorwurf WEINBERGS am Beispiel Magdeburgs zu rechtfertigen gesucht, indem er darauf hinwies, daß bei Auszählung des Materials nach Alter, Geschlecht, Bestand und Zugang eine so große Zersplitterung resultiert hätte, daß man mit den Zahlen nicht hätte arbeiten können. Demgegenüber muß indessen, wie ROESLE hervorhebt, betont werden:

„Daß die Kleinheit der Zahlen einerseits durch Ausdehnung der Erhebung auf ein ganzes Jahr, andererseits durch Zusammenfassung der Ergebnisse einer Reihe von Großstädten leicht hätte erhöht werden können. Es unterliegt wohl keinem Zweifel, daß hierdurch die Resultate dieser Erhebung einen ganz anderen statistischen Wert erlangt haben würden. Die Auszählung der Erkrankten nach dem Alter hätte eigentlich schon an und für sich den Beobachtungszeitraum von einem Jahre erfordert, da man sonst bei Beschränkung des Beobachtungszeitraumes auf einen Monat genötigt war, die Zahl der während dieses Zeitraumes zugegangenen Erkrankten entweder nur mit dem 12. Teil der Lebenden gleichen Alters in Beziehung zu setzen oder mit (ungefähr) 12 zu multiplizieren."

Zu welchen Konsequenzen die Art der Durchführung der Erhebung bei der Auswertung des gewonnenen Materiales zwang, geht z. B. auch daraus hervor, daß ihr Bearbeiter, BLASCHKO, genötigt war, in einer Stadt gewonnene Prozentverhältnisse auf andere zu übertragen. So mußte er bei der Berechnung der Wahrscheinlichkeit, an einer Geschlechtskrankheit zu erkranken, die ja nur bei Bekanntsein von Altersgliederung und Verteilung nach Geschlecht, Anfangsbestand und Zugang möglich ist, die Hamburger Zahlen, die nur nach Altersklassen gegliedert vorlagen, nach dem prozentualen Verhältnisse des Bestandes und Zuganges von Berlin teilen. Hierdurch aber büßten die recht genauen Hamburger Zahlen, wo von 800 befragten Ärzten nur 2 nicht geantwortet hatten, an Wert ein, da das Berliner Material recht unsicher war. Denn dort hatten nur etwas über die Hälfte der Ärzte Meldungen erstattet. Außerdem aber waren 1913 keine genauen Zahlen über die Alters- und Geschlechtsgliederung der Hamburger Bevölkerung vorhanden, so daß auch hier zu Schätzungswerten gegriffen werden mußte. Als weitere Fehlerquelle kommt noch hinzu, daß alle in Hamburg Behandelten, statt nur die dort wohnenden Erkrankten, mit der Einwohnerziffer der Stadt in Beziehung gesetzt wurden. Schließlich mußte noch die Multiplikation der monatlichen Erkrankungsziffern (um zu einem Jahresergebnis zu kommen) mit 12 den durch die verschiedenen Fehlerquellen bedingten Gesamtfehler in unbekannter Höhe potenzieren.

Bekanntlich verläuft die jährliche Erkrankungskurve in monatlichen Schwingungen (vgl. S. 861 ff), die für die einzelnen venerischen Krankheiten verschieden sind. Einen Einblick in die Abweichung der in den einzelnen Monaten gemeldeten Fälle vom monatlichen Durchschnitt gewährt folgende Aufstellung für Stockholm für den Zeitabschnitt 1915—1924.

Tabelle 408. Abweichung der monatlich 1915—1924 in Stockholm gemeldeten Fälle von Gonorrhöe, Syphilis und Ulcus molle vom monatlichen Durchschnitt.

Monat	Gonorrhöe				Syphilis				Ulcus molle			
	monatl. Zugang	Umrechnung auf 31 Tage	Abweichung vom monatl. Durchschnitt abs.	%	monatl. Zugang	Umrechnung auf 31 Tage	Abweichung vom monatl. Durchschnitt abs.	%	monatl. Zugang	Umrechnung auf 31 Tage	Abweichung vom monatl. Durchschnitt abs.	%
Jan.	6126	6126	— 210	— 3,4	1161	1161	+100	+ 8,6	787	787	+103	+13,0
Febr.	5508	6097	— 239	— 4,3	1121	1241	+100	+ 8,0	663	733	— 21	— 2,9
März	5866	5866	— 470	— 8,0	1147	1147	+ 86	+ 7,5	644	644	— 40	— 6,2
April	5607	5794	— 542	— 9,6	1031	1064	+ 3	+0,28	543	561	—141	—25,1
Mai	5526	5526	— 810	—14,6	978	978	— 83	— 8,4	572	572	—112	—19,5
Juni	5452	5633	— 703	—12,8	829	857	—204	—23,8	502	519	—182	—35,0
Juli	6803	6803	+ 467	+ 6,8	897	897	—164	—18,2	665	665	— 19	— 2,8
Aug.	7513	7513	+1177	+15.5	1040	1040	— 21	— 2,0	734	734	+ 50	+ 6,8
Sept.	7188	7427	+1091	+15,1	1032	1066	+ 5	+0,47	803	830	+119	+14,3
Okt.	6860	6860	+ 524	+ 7,6	1198	1198	+137	+11,4	750	750	+ 66	+ 8,8
Nov.	6547	6765	+ 429	+ 6,5	1071	1107	+ 46	+ 4,1	737	762	+ 53	+ 7,3
Dez.	5629	5629	— 707	—12,5	974	974	— 87	— 8,8	660	660	— 24	— 3,6
Monatsdurchschnitt	6336				1061				684			

Aus der zeichnerischen Darstellung (Abb. 244) der prozentuellen Abweichungen vom monatlichen Durchschnitt geht deutlich hervor, daß es keinen repräsentativen „Normalmonat“ gibt. Völlig ungeeignet für Monatserhebungen erscheinen danach die Monate Mai, Juni, Juli, am geeignetsten dagegen, nach dem Befunde im November und Dezember, die Zeit von Mitte November bis Mitte Dezember.

Noch viel größer als in Stockholm sind aber die Ungleichheiten innerhalb der gemeldeten Monatsziffern in Oslo. Hier findet man alljährlich sehr geringe Zahlen im August, hohe Zahlen im September und ganz auffallend hohe im Dezember. Diese monatlichen Schwankungen sind jedoch künstlich bedingt. Im August sind die meisten Ärzte Oslos auf Reisen, im September kehren sie zurück und auch die Patienten stellen sich dementsprechend wieder ein; im Dezember endlich holen die Ärzte vor Jahresschluß die verabsäumten Meldungen noch schnell nach.

Monatsstatistiken als exakte Grundlage für die Beurteilung der Verbreitung der Geschlechtskrankheiten innerhalb der Zeitspanne eines ganzen Jahres sind demnach abzulehnen. Sie können nur ein Momentbild der im angegebenen Zeitraum behandelten Fälle geben.

Entschließt man sich trotzdem aus finanziellen Gründen zu einer Monatserhebung, so ist tunlichst ein Monat zu wählen, der ein einigermaßen durch-

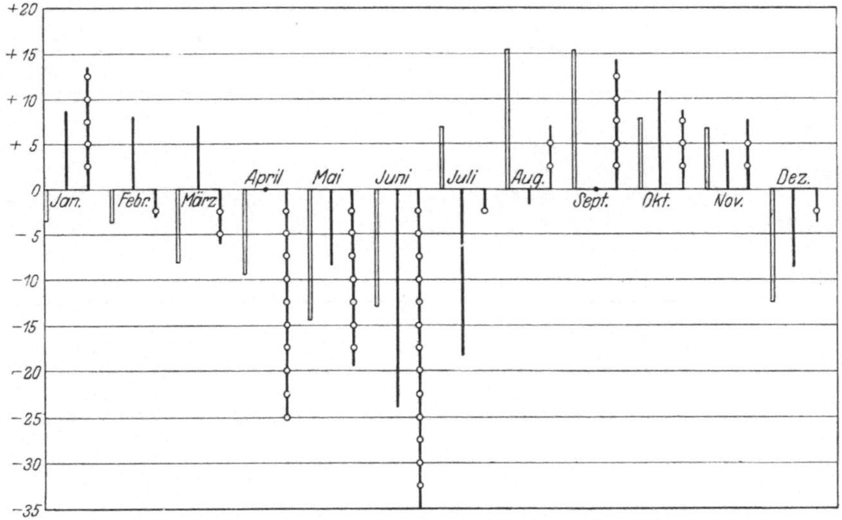

Abb. 244. Prozentuale Abweichung der monatlich 1915—1924 in Stockholm gemeldeten Fälle von Gonorrhöe ═══, Syphilis ─── und Ulcus molle o──o vom monatlichen Durchschnitt.

schnittliches Bild der Erkrankungshäufigkeit gibt. Aus Vergleichsgründen sollte dann bei späteren Erhebungen dieser Monat beibehalten werden. Blaschko hat dazu bemerkt, daß es im großen und ganzen ziemlich gleichgültig sei, welchen Monat man wähle, nur sollte man den Dezember als Weihnachtsmonat, ferner den Juli und August, in welchen viele Ärzte verreist sind, möglichst zu vermeiden suchen. Für Deutschland besteht die Auffassung, daß die beste Zeit für eine Erhebung die Zeitspanne von Mitte November bis Mitte Dezember sei, eine Auffassung, die durch das oben Gesagte ihre Begründung findet.

So sehr es im Interesse der genauen Feststellung von Jahreserkrankungsziffern auch zu bedauern ist, daß die meisten Einzelerhebungen sich auf den Zeitraum eines Monats beschränken, so sind doch die zur Monatserhebung führenden Hauptgründe, die Blaschko aufgezeigt hat, beachtlich genug.

„Bei dem außerordentlich geringen Interesse, welches die Masse der Ärzteschaft an öffentlich-hygienischen Fragen nimmt, ist es ganz unmöglich, das Interesse für eine solche Erhebung bei der Gesamtheit der Ärzte ein ganzes Jahr lang so rege zu erhalten, daß sie auch nur ein Jahr hindurch die Zahlen der in ihrer Behandlung stehenden Geschlechtskranken notieren und ihre Notizen

Auch wenn kein Geschlechtskranker während der Erhebungszeit behandelt wurde, bzw. des Kranken-

Staat: ....

Wohnort des Arztes bzw. Name und Sitz

Name und Vorname des Kranken (Diese Spalte ist vor der Absendung des Zählbogens abzutrennen und für die Beantwortung etwa erforderlicher Rückfragen aufzubewahren.)	Fortlaufende Nr.	Geschlecht m. = männlich w. = weiblich	Alter (Angabe des vollendeten Altersjahres)	Familienstand l. = ledig, v. = verheiratet, g. = geschieden, e. = ehe-verlassen, w. = verwitwet	Vor Beginn der Erhebung (also vor dem 15. November 1927) in Behandlung getreten	Während der Erhebungszeit (also in der Zeit vom 15. Nov. bis 14. Dez. 1927) zum ersten Mal in Behandlung getreten	Krankheiten, an Krankenhause der bis einschließlich		
							Akuter Tripper und dessen Komplikationen	Chronischer Tripper und dessen Komplikationen	Weicher Schanker und dessen Komplikationen
	1	2	3	4	5	6	7	8	9
									Muster-
Schultze, Karl	1	m.	27	l.		/	/		
Müller, Fritz	2	m.	25	l.	/			/	
Lehmann, Marie	3	w.	20	l.		/			/
Meier, Oskar	4	m.	56	v.	/				
	1								
	2								
	3								
	4								
	5								
	6								
	7								
	8								
	9								
	10								
Die Zusammenzählung erfolgt nicht durch den Arzt odei das Krankenhaus, sondern durch die Zählbehörde, welche die Fragebogen bearbeitet.	a)	m.		l. v. g. e. w.					
		w.							
	b)	m.							
		w.							

[1]) Zu den Fällen von sekundärer latenter Syphilis gehören die in Behandlung befindlichen

Name und genaue Adresse des Arztes: ....

ist der Zählbogen, jedoch alsdann nur mit der Unterschrift und der Adresse des Arztes hauses versehen, einzusenden.

Regierungsbezirk:.............. Kreis ....

des Krankenhauses......................

denen bei mir bzw. in dem vorstehend bezeichneten Kranke während der Erhebungszeit vom 15. November 14. Dezember 1927 in Behandlung war

Syphilis								Falls von auswärts oder einem Vororte, Angabe des Wohnortes des Kranken (bei kleineren Orten auch Bezeichnung des Kreises)	Bemerkungen
Frische Syphilis		Rezidivierende und Spätsyphilis					Angeborene Syphilis		
Primäraffekt	Unbehandelte frische Syphilis II	Sekundäre rezidivierende Syphilis	Sekundäre latente Syphilis[1])	Spätsyphilis: Überhaupt	Darunter im besonderen: Tabes	Paralyse			
10	11	12	13	14	15	16	17	18	19

ausfüllung.

10	11	12	13	14	15	16	17	18	19
								h (= hier)	An Herrn Dr. (Name) in (Wohnort) überwiesen.
/								h	
								Teltow (Kreis Teltow)	Dem Krankenhause Berlin-Lichterfelde überwiesen.
				/	/			h	
								Orts-ansässige | Aus-wärtige	

Fälle von Syphilis ohne klinische Symptome innerhalb der ersten 4 Jahre nach der Ansteckung.

Name des Krankenhausarztes: ....

Entwurf zur Reichsstatistik der Geschlechtskranken. November/Dezember 1927.

Zusammenstellung

der in der Zeit vom 15. November bis einschließlich 14. Dezember 1927 von dem Unterzeichneten oder in dem umseitig bezeichneten Krankenhause, Irrenanstalt, Militärlazarett behandelten geschlechtskranken Personen.

Vorbemerkungen.

1. Als Geschlechtskrankheiten haben zu gelten:

a) Tripper und dessen Komplikationen (z. B. Nebenhodenentzündung, Blasenkatarrh, Bartholinitis),

b) weicher Schanker und dessen Komplikationen,

c) Syphilis und deren Komplikationen.

Alle nicht venerischen Genitalaffektionen, wie spitze Kondylome, Urethritis non gonorrhoica, Herpes genitalis usw. sind nicht aufzuführen.

2. Wenn im Laufe der Erhebungszeit der Kranke in die Behandlung eines anderen Arztes übergegangen oder in ein Krankenhaus aufgenommen worden ist, soll diss zur Vermeidung von Doppelzählungen in der Spalte 15 unter „Bemerkungen" angegeben werden. (Vgl. Fall 1 und 3 in der umstehenden Musterausfüllung.)

3. Wenn im Laufe der Erhebungszeit selbst ein schon vorher in Behandlung gekommener Geschlechtskranker nicht behandelt wurde, wie z. B. ein Syphiliskranker, dessen Behandlung wegen fehlender Wassermann-Reaktion in der Erhebungszeit ausgesetzt wurde, so ist er nicht in den Zählbogen einzutragen.

4. Falls ein und derselbe Kranke während der Erhebungszeit wegen mehrerer Geschlechtskrankheiten in Behandlung gekommen ist, ist er nur einmal einzutragen, jedoch bei jeder Erkrankung in der dafür vorgesehenen Spalte zu buchen. (Vgl. Fall 2 in der umstehenden Musterausfüllung.)

Die Zählbogen sind bis zum 31. Dezember 1927 unter Benutzung des anliegenden Briefumschlags unfrankiert dem zuständigen beamteten Arzt oder der mit der Einsammlung beauftragten statistischen Stelle zurückzusenden.

Weitere Zählbogen werden im Bedarfsfalle nach Anfordern mittels anliegender Postkarte, die nicht zu frankieren ist, vom Reichsgesundheitsamt in Berlin NW 87, Klopstockstraße 18, nachgeliefert.

zu statistischer Verwertung weitergeben. Solange derartige Bemühungen nicht honoriert werden, wie dies z. B. in England bei medizinisch-statistischen Erhebungen die Regel ist, ist es auch dem vielgeplagten und oft schlecht bezahlten Praktiker nicht zu verargen, wenn er wenig Neigung dazu verspürt, nach des Tages Mühe und Last noch solche Gratisarbeit zu verrichten."

In Deutschland ist von seiten des Reiches wie der Staaten allgemein immer der Standpunkt vertreten worden, daß den Ärzten ihre Mitarbeit an Enqueten wegen der daraus erwachsenden untragbaren Kosten sowie im Hinblick auf grundsätzliche Bedenken nicht vergütet werden könne.

In Deutsch-Österreich war jedoch bei der Enquete von 1920 zur Honorierung der Ärzte vom Volksgesundheitsamt ein Betrag von 200 000 Kronen ausgesetzt worden, der den einzelnen Ärztekammern entsprechend der Anzahl der eingelaufenen Zählbogen anteilig zu gemeinnützigen Zwecken zur Verfügung gestellt wurde.

Bei der Schweizer Jahreserhebung wurde den meldenden Ärzten sogar jede Meldung mit 0,50 Franken vom Staate honoriert.

Die letzte deutsche Erhebung, die Reichsstatistik 1919, zeigt in ihrem Fragebogen (vgl. S. 449) deutlich den Fortschritt gegenüber den früheren Enqueteformularen. Hervorzuheben ist dabei die Berücksichtigung der Eheverlassenen und die Meldung nach dem Wohnort des Erkrankten.

Leider war, wie schon auseinandergesetzt, die Durchführung der Enquete höchst mangelhaft. Auch die Erreichung des Hauptzieles der Erhebung, die Feststellung des monatlichen Zuganges an Frischerkrankungen wurde dadurch erschwert, daß viele Ärzte irrtümlich statt des Behandlungsbeginnes den Beginn der Erkrankung angaben, wodurch zeitraubende Rückfragen erforderlich wurden, die jedoch in allen Fällen die Fehlerquelle mit Sicherheit nicht beseitigen konnten. Die vereinfachte Erhebung nur unter Angabe des Datums des Behandlungsbeginnes ohne besondere Kennzeichnung von Bestand und Zugang in je einer Rubrik hat sich demnach nicht bewährt. Auch unterließen viele Ärzte, die keine Geschlechtskranken in Behandlung hatten, die Erstattung der vorgeschriebenen Fehlanzeige.

Aus dem Fragebogen, der bei der österreichischen Erhebung 1920 benützt wurde, ist hervorzuheben, daß die latenten Syphilisfälle herausgehoben worden sind; wenn man auch bemerken muß, daß die Gesamteinteilung der Syphilis nicht allen statistischen Ansprüchen genügt.

Das der tschechoslowakischen Umfrage 1921 dienende Formular läßt trotz seiner detaillierten Syphiliseinteilung die scharfe Unterscheidung zwischen Lues secundaria recens und Lues secundaria recidiva vermissen, ebenso fehlt bei der Gonorrhöe die Möglichkeit, die komplizierten Fälle der akuten, bzw. der chronischen Gonorrhöe zuzuordnen.

Auf Grund der bisherigen Erfahrungen mit Sammelformularen kam für die im November/Dezember 1927 zu veranstaltende Reichsstatistik der Geschlechtskrankheiten vorstehender Fragebogen-Entwurf[1]) zustande (S. 1010/11).

Zur Gestaltung des Meldeschemas sei bemerkt, daß wiederum wie im Jahre 1913 (nach dem Vorschlag ROESLEs) die Eheverlassenen besonders hervorgehoben sind, und daß ebenfalls nach ROESLE eine scharfe Trennung erfolgt ist zwischen den Fällen des Bestandes und denen des Zuganges. Bei der Einteilung der Syphilis ist auf Vorschlag von HAUSTEIN scharf getrennt worden zwischen den Fällen von frischer, rezidivierender und Spätsyphilis, sowie von Lues congenita. Die frische Syphilis ist untergeteilt in die Fälle mit Primäraffekt und in die von unbehandelter frischer Syphilis II. Unter der zweiten Gruppe sind besonders hervorgehoben die Fälle von sekundärer rezidivierender Lues, die zusammen mit der frischen Syphilis die ansteckende, für die Volksgesundheit wichtigste Gruppe der Syphilis bilden. Außerdem sind ausgesondert die Fälle von sekundärer latenter Syphilis, worunter die in Behandlung befindlichen Fälle von Lues ohne klinische Symptome innerhalb der ersten 4 Jahre nach der Infektion zu rechnen sind. Und schließlich die Fälle von Spätsyphilis, bei denen im übrigen noch Paralyse und Tabes gesondert hervorgehoben sind. Bewußt wurde bei dieser Neueinteilung auf eine Sondergruppe für Aortenaneurysma wegen der überaus schlechten Erfassung dieser Fälle verzichtet. Die Rubrik 18 gibt noch die Möglichkeit, die gemeldeten Kranken nach dem Wohnort auszuzählen.

Dieses Sammelformular entspricht wohl allen Anforderungen, die man im Augenblick stellen kann.

b) Enqueten mit Individualkarte.

Die verschiedenen Individualkarten, die zur fortlaufenden Registrierung in Norwegen und Schweden und zur einmaligen Erhebung in der Schweiz (1920/21) verwendet worden sind, finden sich auf S. 480, 485, 604 wiedergegeben. Die schwedische Individualkarte entspricht für eine fortlaufende Meldung der frischen, erstmalig in Behandlung kommenden Fälle fast allen notwendigen Anforderungen. Zu beanstanden ist nur, daß die Frage nach dem Zivilstand der Erkrankten fehlt.

[1]) Das endgültige Formblatt weicht vom Entwurf insofern ab, als nur *frische* bzw. bis zur Erhebungszeit völlig unbehandelte Fälle erfaßt werden sollen zwecks Schaffung einer Vergleichsstatistik für spätere Erhebungen.

Ausgezeichnet ist auch der Individualbogen, der der schweizerischen Enquete von 1920/21 zugrunde gelegt war. Der Gefahr der Doppelmeldungen wurde geschickt begegnet durch die Angabe der Initialen der Kranken und der Anführung des Geburtsjahres, sowie durch die Mitteilung, ob der Patient schon wegen desselben Leidens bei einem anderen Arzt in Behandlung stand oder anderswohin überwiesen wurde. Zur Erleichterung der Beantwortung von Rückfragen bei ungenügend ausgefülltem Fragebogen war zudem eine besondere Rubrik für die Registernummer des Arztes vorgesehen.

Auf Grund der in der Schweiz gesammelten Erfahrungen können betreffs der Fragestellung für eine künftige Enquete folgende Schlüsse gezogen werden:

Da die Frage nach dem ersten Behandlungsbeginn der Krankheit oft mit dem Behandlungsbeginn des gerade vorliegenden Krankheitszustandes seitens der meldenden Ärzte beantwortet wurde, muß diese Frage klarer formuliert werden: „Erster Behandlungsbeginn post infectionem". Dann wird diese Frage, die besonders für die Nachkrankheiten der Lues wichtig ist, richtig beantwortet werden. Auch die Frage nach dem Orte der Ansteckung wurde häufig falsch aufgefaßt: gemeint war die Ortschaft und nicht die körperliche Lokalisation. Es ist also der Unzweideutigkeit halber die Frage nach dem Orte der Ansteckung mit dem Zusatz zu versehen „In welcher Stadt, welchem Dorf?"

Nach dem Beruf des Kranken zu fragen, hat nur Sinn, wenn eine brauchbare Berufszählung vorliegt, bzw. wenn die Umfrage im Jahre einer Berufszählung vorgenommen wird und die Ärzte sich gleichzeitig in ihren Angaben der Nomenklatur der Berufszählungskategorien anpassen, so daß sich ein Vergleich mit der Gesamtbevölkerung durchführen läßt.

Ein Fragebogen, der allen Anforderungen einer einmaligen Erhebung entsprechend den gemachten Erfahrungen genügen würde, müßte in Anlehnung an das Schweizer Enqueteformular folgende Form haben (s. S. 1015).

Diese Form der Identifikation eines Geschlechtskranken ist bereits im Jahre 1902 von Ludwig Merk („Vorschläge für die 2. Internationale Konferenz zur Prophylaxe der Syphilis und der venerischen Krankheiten zu Brüssel, 1. bis 6. September 1902) vorgeschlagen und 1914 und 1920 von ihm wiederholt worden. Verwirklicht wurde sie in dem dänischen System zur namenlosen Registrierung von Patienten mit Syphilis im Staatlichen Serum-Institut (Thorwald Madsen) in Kopenhagen.

Die schematische Aufteilung der Frage nach der Krankheitsform berücksichtigt Stadium und Lokalisation der Erkrankung und bei Syphilis den Infektionsmodus. Die Unterteilung der Gonorrhöe versteht sich von selbst. Unter Syphilis II recens sind die Fälle zu subsumieren, die, noch nicht vorher behandelt bereits mit sekundären Symptomen erstmalig in Behandlung kommen. Dementsprechend unter Syphilis II recidiva die Fälle, die trotz bereits früher erfolgter Behandlung ein Rezidiv der Sekundärperiode aufweisen. Unter Syphilis II latens die Fälle ohne klinische Symptome, aber mit positiver Seroreaktion innerhalb der ersten 4 Jahre post infectionem. Die später vorkommenden Fälle mit positiver Seroreaktion sollen unter Syphilis III latens gerechnet werden. Syphilis III begreift alle Fälle ein, die gummöse Formen der Haut und anderer Organe (Knochen-, Haut-, Eingeweide-, Gefäß-, Nervensyphilis) aufweisen. Die Klassifikation erfolgt durch Unterstreichen der betreffenden Angabe des Schemas. Der besonderen Bedeutung wegen sind zudem noch hervorgehoben: Aortenaneurysma, Tabes dorsalis, Paralysis progressiva. Zu Frage 5 ist zu bemerken, daß unter „Prostituierte" im Gegensatz zur „zufälligen Bekanntschaft" eine Frau zu verstehen ist, die sich für ihre Hingabe Geld bezahlen läßt. Die Frage 6 nach dem Infektionsdatum ist im Hinblick auf die tertiären Fälle gestellt. Frage 8 beabsichtigt die Vermeidung von Doppelzählungen, ebenso

| M | W |

| M | W | [1])

Nr.:	Nr.:...... Journalnummer des Arztes:......
Journal. Nr.:	1. Anfangsbuchstaben des Ruf- und Nachnamens:....... Geschl.: männlich, weiblich [1])
Name	.... Geburtsjahr, Monat, Tag — 2. b)............... Infektionsort (Stadt, Gemeinde)
Wohnung	2. a)............. Beruf oder Beschäftigung — 2 c).................. Wohnort
Krankheit	
Besondere	3. Zivilstand [2]): ledig, verheiratet, getrennt oder eheverlassen, geschieden, verwitwet
Besondere Bemerk.:	3a Bei Kindern [1]): ehelich, unehelich
	4. Krankheitsform [1]):

Gonorrhöe:

Urethrae Cervicis	Prostatitis Spermatocystitis Epididymitis
acuta, chronica, complicata Vulvovaginitis	sonst. Kompl. Ophthalmoblennorrhöe Bartholinitis Adnexitis

Syphilis: I—II recens, II recid., II latens, III—III latens

acquisita genitalis extragenitalis congenita ignota	Haut, Schleimhaut, Knochen, Eingeweide, Gefäße, Nerven Aortenaneurysma, Tabes dorsalis, Paralysis progressiva

Datum — Sero-Reaktion:............... positiv, negativ, nicht ausgeführt

←— Perforierung —→

Ulcus molle. Bubo inguinalis

Ulcus mixtum

5. Infektionsquelle [1]): Prostituierte, zufällige Bekanntschaft, Bekannte, Verhältnis, Verlobte, Ehegatte .... sonstige Person

Beruf derselben: ....

6. a) Infektionsdatum...... b) Beginn der derzeitigen Behandlung ...
7. Erste Behandlung post infectionem: (wann und wo)[2]) ......
8. Letzter Behandlungsturnus vor dem gegenwärtigen bei [2])..... wann...
9. Hat eine Abortivbehandlung stattgefunden und mit welcher Salvarsanmenge...................

Bleibt in Händen des Arztes

10. Überwiesen durch den Meldenden an:...............

....

Ort Tag Monat Jahr Meldende Stelle

[1]) Zutreffendes zu unterstreichen.
[2]) Klinik, Spezialarzt, Allgemeinpraktiker.

In diesem Fragebogen ist zur genauen Identifizierung des Einzelfalles, ohne daß dabei eine Verletzung des Amtsgeheimnisses durch den meldenden Arzt zu besorgen ist, unter 1. die Angabe des Anfangsbuchstabes von Ruf- wie Nachname, gleichzeitig die des Geburtsdatums verlangt.

wie Frage 10, sie hat aber auch Interesse für die Feststellung des Intervalls zwischen der letzten Behandlung und dem Auftreten neuer Symptome. Bewußt ist verzichtet worden auf die Frage nach der Zahl der antisyphilitischen Behandlungen, weil diese doch nur unvollkommen beantwortet werden könnte, auch den Sinn eines kurzen Fragebogens überschreitet. Dagegen beansprucht Frage 9 nach der Vornahme einer Abortivbehandlung unter Angabe der verwendeten Salvarsanmenge besonderes Interesse bei der jetzt von den Psychiatern aufgerollten Tabesparalysefrage, die bis jetzt nur an völlig unzureichendem Material zu beantworten versucht wurden.

c) *Armee- und Marinestatistik.*

Das im speziellen Teil vorgeführte Material hat gezeigt, in wie verschiedener Form die Meldungen der Zugänge an Geschlechtskrankheiten bei Armee und Marine in den verschiedenen Ländern erfolgen. Einige Staaten begnügen sich, ganz allgemein die Zugänge an den einzelnen Geschlechtskrankheiten zu verzeichnen, ja es werden sogar Gonorrhöe und Ulcus molle zusammen gemeldet. Zum Teil erfolgt eine nähere Trennung der Fälle, so der Syphilis nach den Stadien oder aber es werden, was für die statistische Beurteilung sehr wichtig ist, die Frischinfizierten ausgesondert. In dieser Form wird jetzt die Statistik des deutschen Reichsheeres und der deutschen Reichsmarine gegeben. Die einzelnen Geschlechtskrankheiten werden hier gemeldet nach Gesamtzugang und nach Neuerkrankungen, was gestattet, Morbiditätsziffern zu berechnen. Zur Gewinnung eines Einblickes in die Zu- oder Abnahme der Geschlechtskrankheiten bei Armee und Marine in den verschiedenen Staaten wäre die Aussonderung der Frischinfizierten unter allen Zugängen, aus denen allein Morbiditätsziffern errechnet werden können, dringend erforderlich. Erwünscht wäre ferner eine Trennung der Zugänge nach dem Zeitpunkt der Erwerbung der Geschlechtskrankheit: vor oder nach der Einstellung; und nach erstmalig und wiederholt Behandelten, wie dies in der italienischen Armee bereits gehandhabt wird.

Unerläßlich zur Erreichung der Vergleichbarkeit des in den verschiedenen Ländern gewonnenen Materials ist es, daß diejenigen Staaten, die überhaupt eine Heeres- und Marine-Sanitätsstatistik führen, zu einer Vereinheitlichung des Meldeschemas gelangen. Diese Forderung ist zuletzt 1912 auf dem 15. Internationalen Hygiene-Kongreß in Washington gestellt worden, der eine von CHARLES N. FISKE eingebrachte Resolution betreffend die internationale Vereinheitlichung der Marine-Sanitätsstatistik annahm.

Diese hier für ein Spezialgebiet gestellte Forderung ist bereits vor fast einem Menschenalter auf der I. Brüsseler Internationalen Konferenz 1899 von PIERSONE und FIAUX für das Gesamtgebiet der Geschlechtskrankheiten-Statistik gestellt worden. Wohl sind seitdem Fortschritte in einzelnen Ländern erzielt worden — wie aus den vorhergehenden Seiten erhellt —, doch hat die Statistik der Geschlechtskrankheiten bisher nur *nationate* Förderung erfahren. Längst aber hat sich die Erkenntnis durchgesetzt, daß die Bekämpfung der Geschlechtskrankheiten ein Weltproblem darstellt, das nur im weitesten internationalen Sinne gelöst werden kann. Ein Ausdruck dieser Erkenntnis ist der Zusammenschluß der nationalen Gesellschaften zur Bekämpfung der Geschlechtskrankheiten in der „Union internationale contre le péril vénérien“. Daher kann auch die Aufgabe der Statistik, ein Wegweiser und Wertmesser für bestehende und künftige Maßnahmen zur Bekämpfung der Geschlechtskrankheiten zu sein, nur *international* erfüllt werden.

Der nächste Schritt in dieser Richtung muß die Standardisierung der Meldeformulare und des Erhebungsmodus sein. Sie wird sich realisieren lassen im Rahmen des Arbeitsgebietes der Hygiene-Sektion des Völkerbundes.

Nachtrag zur Heeres-Sanitätsstatistik: 3b. Deutsches Reichsheer (s. S. 675).

Tabelle 409. Zugang und Zugangsziffer (‰) an Geschlechtskrankheiten im deutschen Reichsheer, verteilt nach Krankheitsform, Dienstgrad und Dienstalter der Mannschaften, in den Jahren 1925 und 1926.

Jahr, Monat	Syphilis				Weicher Schanker				Tripper				Offiziere		Feldwebel		Unteroffiziere		Mannschaften								Summe	
																			1.–4. Dienstjahr		5.–8. Dienstjahr		9–12. Dienstj.		über 12 Dienstj.			
	Gesamtzugang Krankheits-Nr. 38–40	‰ der Iststärke	darunter Neuerkrankungen Krankheits-Nr. 38	‰ der Iststärke	Gesamtzugang Krankheits-Nr. 41–42	‰ der Iststärke	darunter Neuerkrankungen Krankheits-Nr. 41	‰ der Iststärke	Gesamtzugang Krankheits-Nr. 43–44	‰ der Iststärke	darunter Neuerkrankung. Krankheits-Nr. 43 ohne †	‰ der Iststärke	absolut	‰ der betr. Iststärke	absolut	‰ der betr. Iststärke	absolut	‰ der betr. Iststärke	absolut	‰ d. betr. Iststärke	absolut	‰ d. betr. Iststärke	absolut	‰ d. betr. Iststärke	absolut	‰ d. betr. Iststärke	absolut	‰ d. betr. Iststärke
	1	2	3	4	5	6	7	8	9	10	11	12	13	14	15	16	17	18	19	20	21	22	23	24	25	26	27	28
1925																												
Jan.	219	2,35	104	1,11	15	0,16	15	0,16	377	4,04	301	3,22	—	—	3	0,73	53	3,65	327	7,99	204	7,93	24	5,79	—	—	611	6 55
Febr.	172	1,84	51	0,55	7	0,08	7	0,08	247	2,64	200	2,14	1	0,26	15	3,52	73	4,94	196	4,82	136	5,29	5	1,17	—	—	426	4,56
März	163	1,73	58	0,61	6	0,06	6	0,06	221	2,34	183	1,9	1	0,26	3	0,71	44	2,98	183	4,47	144	5,55	15	3,32	—	—	390	4,13
April	131	1,37	66	0,69	4	0,04	4	0,04	212	2,22	176	1,8	—	—	6	1,45	37	2,45	160	3,88	133	4,97	11	2,51	—	—	347	3,64
Mai	146	1,53	53	0,56	5	0,05	4	0,04	223	2,34	192	2,0	1	0,26	1	0,24	35	2,35	170	4,14	156	5,78	11	2,48	—	—	374	3,92
Juni	119	1,15	67	0,70	1	0,01	1	0,01	313	3,29	274	2,9	—	—	2	0,49	42	2,81	185	4,52	185	6,93	19	4,05	—	—	433	4,55
Juli	105	1,10	60	0,63	8	0,08	3	0,03	269	2,83	227	2,4	3	0,80	4	0,99	34	2,26	203	5,02	124	4,60	14	2,88	—	—	382	4,02
Aug.	121	1,27	71	0,75	7	0,07	7	0,07	317	3,33	295	3,1	4	1,05	4	0,93	31	2,05	228	5,60	162	6,13	16	3,22	—	—	445	4,67
Sept.	98	1,03	49	0,52	8	0,08	5	0,05	266	2,81	255	2,7	3	0,79	1	0,23	39	2,97	172	4,27	139	5,33	18	3,45	—	—	372	3,92
Okt.	193	2,03	75	0,78	8	0,08	5	0,05	305	3,21	281	2,9	—	—	2	0,47	49	3,37	237	5,78	195	7,59	23	4,07	—	—	506	5,33
Nov.	222	2,30	58	0,60	2	0,02	2	0,02	288	3,00	252	2,6	2	0,53	6	1,38	53	3,62	221	5,28	208	8,07	22	3,92	—	—	512	5,35
Dez.	98	1,02	42	0,44	2	0,02	2	0,02	150	1,57	134	1,4	1	0,26	—	—	24	1,58	113	2,74	96	3,73	16	2,85	—	—	250	2,61
Summe	1787	18,83	754	7,95	73	0,77	61	0,64	3188	33,60	2770	29,20	16	4,20	47	11,18	514	34,54	2395	58,54	1882	71,81	194	39,92	—	—	5048	53,21
1926																												
Jan.	166	1,72	56	0,58	4	0,04	3	0,03	379	3,00	323	3,35	1	0,26	2	0,46	52	3,41	242	5,87	223	8,71	29	4,83	—	—	549	5,61
Febr.	172	1,79	53	0,55	4	0,04	4	0,04	169	1,76	145	1,51	1	0,26	4	0,92	33	2,16	146	3,51	137	5,48	24	3,99	—	—	345	3,59
März	68	0,71	31	0,32	2	0,02	—	—	217	2,25	181	1,88	1	0,26	1	0,23	33	2,15	137	3,28	102	4,06	13	2,09	—	—	287	2,97
April	120	1,24	39	0,40	7	0,07	7	0,07	218	2,26	189	1,96	3	0,78	3	0,70	27	1,76	169	4,11	130	5,09	13	2,05	—	—	345	3,58
Mai	95	0,99	42	0,44	10	0,10	10	0,10	222	2,30	198	2,05	—	—	4	0,92	33	2,16	143	3,51	125	4,89	22	3,31	—	—	327	3,39
Juni	102	1,06	42	0,44	7	0,07	5	0,05	236	2,45	207	2,15	—	—	5	1,75	29	1,89	171	4,20	117	4,61	23	3,33	—	—	345	3,58
Juli	89	0,92	42	0,44	8	0,08	5	0,05	264	2,75	240	2,50	1	0,26	2	0,48	35	2,30	171	4,22	132	5,25	20	2,82	—	—	361	3,76
Aug.	78	0,81	33	0,34	6	0,06	5	0,05	272	2,84	245	2,56	3	0,79	3	0,71	38	2,52	187	4,61	103	4,13	22	3,05	—	—	356	3,73
Sept.	64	0,67	23	0,24	7	0,07	7	0,07	272	2,84	249	2,60	2	0,53	4	0,95	31	2,05	170	4,23	123	4,93	13	1,75	—	—	343	3,59
Okt.	146	1,53	42	0,44	2	0,02	2	0,02	300	3,15	268	2,81	—	—	8	1,91	49	3,26	203	5,13	164	6,54	24	3,10	—	—	448	4,70
Nov.	198	2,06	44	0,46	5	0,05	3	0,03	271	2,82	238	2,48	—	—	10	2,35	56	3,69	131	4,56	197	7,83	30	3,74	—	—	474	4,94
Dez.	94	0,98	26	0,27	7	0,07	6	0,06	201	2,09	186	1,93	6	1,57	5	1,20	34	2,22	133	3,35	99	3,95	25	3,00	—	—	302	3,13
Summe	1392	14,48	473	4,92	69	0,72	57	0,59	3021	31,43	2669	27,77	18	4,74	51	11,92	450	29,55	2053	50,59	1652	65,53	258	36,83	—	—	4482	46,63

† = Rückfälle

Die hier gegebenen von Generaloberstabsarzt Exz. SCHULTZEN überaus entgegenkommend zur Verfügung gestellten Zugangsziffern (Zahlen für 1924 konnten auf Grund einer Verfügung des Sparkommissars im Reichswehrministerium nicht berechnet werden) zeigen den erfreulichen starken Rückgang der Geschlechtskrankheiten im deutschen Reichsheer. Dieser steht zweifellos in Zusammenhang mit den von der Sanitätsinspektion des Reichswehrministeriums durchgeführten Maßnahmen. Am 28. April 1922 ist durch Verfügung 11 Nr. 769 3. 22. S. In. das Gesamtgebiet der Prophylaxe im Reichsheer neu geregelt worden. Es wurden „Richtlinien für militärärztliche Belehrung über Geschlechtskrankheiten" und „Ratschläge zur Behandlung der Geschlechtskrankheiten sowie der am meisten vorkommenden Hautkrankheiten im Heere" herausgegeben. Besondere Aufmerksamkeit verdient der Hinweis auf die Unschädlichkeit der geschlechtlichen Enthaltsamkeit sowie auf die Pflicht zur Anwendung von Vorbeugungsmitteln bei Gefährdung durch Geschlechtsverkehr.

In den Truppenkrankenstuben oder im Kompagniebereich sind Sanierungsstellen durch einen zur strengsten Verschwiegenheit verpflichteten Vertrauens-Sanitätsunteroffizier eingerichtet.

Literatur.

ADAIR, F. E.: Americ. journ. of obstetr. a. gynecol. Vol. 78, p. 678. 1918. — ADLER, ERNST: Beitrag zur Statistik der tertiären Lues. Berlin. klin. Wochenschr. 1902. Nr. 32. — AEBLY: (a) Kritisch-statistische Untersuchung zur Lues-Metalues-Frage. Arch. f. Psychiatrie u. Nervenkrankh. Bd. 61, H. 3. (b) Beitrag zur Frage der Häufigkeit der Lues in der Schweiz. Schweiz. med. Wochenschr. 7. 2. 1919. S. 41. — ALDERSON, PERCY F.: The incidence and prevention of venereal disease in the Royal Navy. Journ. of state med. Vol. 35, Nr. 9, p. 525. 1926. — Alkoholstatistik: (a) I. Verbrauch von Branntwein, Wein und Bier in Norwegen, 1814—1909. Offizielle norweg. Statistik. Bd. 5, S. 124. Kristiania 1910. (b) III. Verhaftungen wegen Trunkenheit in Norwegen 1896—1912. Offizielle norweg. Statistik. Bd. 6, S. 63. Kristiania 1916. — Annuaire sanitaire international 1925 (Deuxième année). Société des nations, section d'hyg. (C. H. 477). p. 436. Genève 1926. — Army medical department. Report of the years 1859—1909. The Health of the Army. Report for the years 1910—1914. London 1920—1925. — ASCHEHOUG, T. H.: Socialökonomik. Kristiania 1908. — ATKINSON, R. C. EVERITT: A survey of the effect of venereal disease legislation in Western Australia for a period of five years. Med. journ. of Australia. 1922. p. 65. — An attempt to ascertain the prevalence of syphilis in a large urban population. Biometrica. Vol. 8, p. 437. 1912. — Aufnahme der ärztlich behandelten Geschlechtskranken. Jahresbericht des Stat. Amtes der Freien und Hansestadt Hamburg für das Jahr 1913. Herausgegeben von Dr. BENKEMANN. Hamburg 1914. S. 48—53. — AUGAGNEUR: Les systèmes de réglementation actuellement en vigueur ont-ils eu une influence sur la fréquence et la dissémination de la syphilis et des maladies vénériennes? Rapports préliminaires. Conférence int. pour la prophylaxie de la syphilis et des maladies vénériennes. Bruxelles: H. Lamertin 1899. — Australian committee concercing causes of death and invalidity in the commonwealth. Report on venereal diseases. Albert J. Mullet 1916. — BAER, THEODOR: Statistik über die in den Jahren 1897—1902 in der Dr. BAERschen dermatologischen Poliklinik beobachteten Geschlechtskrankheiten. Festschrift d. 1. Kongr. z. B. d. Geschlechtskrankheiten. — BANG, HENRIK und DORFF KJELDSEN: Syphilitische Mütter und die Prognose für die Kinder. Jydsk medicinsk selskabs forhandlinger. 1924. — BAYET, A.: (a) Die Verbreitung der Geschlechtskrankheiten in Brüssel. Sozialhygienische Studie. Zeitschr. f. Bekämpf. d. Geschlechtskrankh. Bd. 8, S. 381. 1908. (b) La lutte contre la syphilis en Belgique, son organisation et ses résultats. Ligue nat. Belge contre le péril vénérien. Bruxelles 1926. (c) La mortalité par syphilis à Bruxelles. Bruxelles méd. 1921. Bull. de l'acad. royale de méd. Tom. 43, Nr. 2, p. 134. 1921. (d) Observations sur 2250 cas de syphilis observés à Bruxelles. Bruxelles: L Severeyns 1907. — BÉCHET: Les conditions biologiques des familles de paralytiques généraux. Thèse de Paris. 1897. — BECK, K.: Untersuchungen zur Frage nach der Entstehung von Taubstummheit durch die Syphilis. Zeitschr. f. Bekämpf. d. Geschlechtskrankh. Bd. 14, S. 113. 1912. — Die in ärztlicher Behandlung befindlichen Geschlechtskranken in Danzig. 3. Jahresbericht des Stat. Amtes der Stadt Danzig (erstattet von Dr. ARTHUR GRÜNSPAN).

S. 32. 1914. — BEHREND, FR. J.: Die Prostitution in Berlin und die gegen sie und die Syphilis zu nehmenden Maßregeln. Erlangen: J. J. Palm und E. Enke 1850. — Beiträge zur Statistik des Herzogtums Braunschweig. Braunschweig 1911. H. 25. — BENASSI, G.: Un grave problema di patologia sociale: la sifilide nelle discendenze umane. Riv. sperim. di freniatr., arch. ital. per le malatt. nerv. e ment. Vol. 49, Nr. 1, p. 5. 1925. — BENDIG, PAUL: Die Haut- und Geschlechtskrankenabteilung des Katharinenhospitals in Stuttgart. Med. Korresp.-Blatt d. Württ. ärztl. Landesvereins. Bd. 84, Nr. 3. 17. Jan. 1914. — BERARDINIS, LUIGI DE: La diffusione delle malattie veneree in alcuni eserciti prima e dopo la guerra mondiale. Rom 1925. — BÉRAULT: La maison de tolerance considérée au point de vue hygiénique et social. Thèse de Paris. 1904. — Bericht des Gesundheitsrats Oslo (bis 1923 Gesundheitskommission Kristiania) für die Jahre 1919—1926. Oslo (Kristiania): Gundersen 1920—1926. — BERG, G.: Zur Statistik des Trippers beim Mann und seiner Folgen für die Ehefrau. Therapie d. Gegenw. N. F. Bd. 9, S 125. 1907. — BERGMANN, E.: Ein Mittel zur Einschränkung der Syphilis in Dorpat. (Als Manuskript gedruckt.) Dorpat 1866. — BERGSTEDT, KARL ANDERS: Das Medizinalwesen in Finnland. (2. Auflage.) Helsingfors: Lilius und Hertzberg 1907. — Bericht über den Zustand der Volksgesundheit und die Organisation der ärztlichen Hilfeleistung in Rußland (russisch). Herausgegeben von der Verwaltung des ärztlichen Hauptinspektorats für das Gesundheitswesen im Ministerium des Innern. St. Petersburg (erschienen bis 1914). — 1., 2., 3., 4./5. Bericht über die Geschlechtskrankheiten in Kiel und Umgebung für die Jahre vom 1. September 1898 bis 1. September 1903, erstattet im Auftrage des Kieler ärztlichen Vereins von J. BOCKENDAHL (1—3) und C. SCHISSEN (4/5). — Bericht des brasilianischen Gesundheitsamtes über die Resultate im Kampfe wider die Geschlechtskrankheiten. Bol. del consejo nac. de hig. Vol. 19, p. 29. 1925. — BERTILLON, JACQUES: Quelles sont les bases uniformes sur lesquelles il y a lieu d'établir la statistique des maladies vénériennes pour tous les pays. Rapports préliminaires de la II. conférence internationale pour la prophylaxie de la syphilis et des maladies vénériennes. Brüssel 1902. — BICKEL, B.: Venereal disease prophylaxis in foreign countries. Venereal disease information. Vol. 5, Nr. 2. 1924. — BILLINGS, JOHN S.: Medical statistics. (Vol. 1. System of medicin.) — LE BLANC, THOMAS J.: Venereal disease incidence at different ages in certain southern states. Government printing office, Washington 1925. — BLASCHKO, ALFRED: (a) Der Einfluß der Syphilis auf die Lebensdauer. 4. Internat. Kongr. f. Versicherungs-Medizin. Berlin 11.—15. Sept. 1906. (b) Wie veranstaltet man am besten statistische Erhebungen über die Verbreitung der Geschlechtskrankheiten? Zeitschr. f. Bekämpf. d. Geschlechtskrankh. Bd. 14, Nr. 3, S. 73. 1912. (c) Geburtenrückgang und Geschlechtskrankheiten. Leipzig: J. A. Barth 1914. (d) Über die Häufigkeit des Trippers in Deutschland. Münch. med. Wochenschr. Bd. 54, Nr. 5, S. 216. 1907. Zeitschr. f. Bekämpf. d. Geschlechtskrankh. Bd. 6, H. 1, S. 5. 1907. (e) Hygiene der Geschlechtskrankheiten. Kapitel II. Die Verbreitung der Geschlechtskrankheiten. Leipzig: Joh. Ambr. Barth 1920. (f) Die Verbreitung der Geschlechtskrankheiten in Berlin. Dermatol. Zeitschr. Bd. 25, S. 14, 90. 1918. (g) Die Verbreitung der Geschlechtskrankheiten in Berlin. Mit 17 Tabellen und 4 Tafeln. Dermatol. Zeitschr. Bd. 25. Berlin: S. Karger 1918. (h) Zur Verbreitung der Geschlechtskrankheiten in Deutschland. Med. Reform. Jg. 18, Nr. 4/5. 1910. (i) Die Verbreitung der Geschlechtskrankheiten in Preußen. Med. Reform. Jg. 10, Nr. 15. 1902. (k) Die Behandlung der Geschlechtskrankheiten in Krankenkassen und Heilanstalten. Berlin: Fischer 1890. (l) Neues über die Verbreitung und Bekämpfung der venerischen Krankheiten in Berlin. Hygienische Rundschau. 1898. (m) Prostitution et maladies vénériennes en Allemagne. Conférence intern. de Bruxelles. Tom. 1, Nr. 2, p. 661—712. 1899. (n) Die Verbreitung der Syphilis in Berlin. Berlin: S. Karger 1892. — BLASCHKO, A. und W. FISCHER: Einfluß der sozialen Lage auf die Geschlechtskrankheiten. In MOSES-TUGENDREICH: Krankheit und soziale Lage. 1912. — BLOCH, BR.: La guerre et les maladies vénériennes. Rev. intern. de la Croix-Rouge. 1920. — BLOCH, BRUNO: Die Ergebnisse der schweizerischen Enquete über die Verbreitung der Geschlechtskrankheiten nach den Zusammenstellungen von Dr. JÄGER. Schweiz. med. Wochenschr. 1923. Nr. 53, S. 203. — BLOEMEN, J. J.: Über die Gefahren, die die Volksgesundheit von seiten der Handelsschiffahrt bedrohen. (Import ansteckender Krankheiten überhaupt und insbesondere von Geschlechtskrankheiten.) Sex. hyg. Deel 5, Aftev. 4, S. 173. 1927. — BLUNCK, W.: Statistische Untersuchungen über die Verbreitung der Geschlechtskrankheiten in Dortmund. Diss. Kiel 1921 (11 Seiten). — BOAS, E. P.: The relative prevalence of syphilis among negroes and whites. Social hygiene. Vol. 1, p. 610. 1915. — BOCCHINI, ADRIANO: (a) La frequenza dell' eredolue a Napoli e dintorni, nel dopoguerra. Pediatria riv. Jg. 33, H. 24, p. 1326. 1925. (b) Le manifestazioni cliniche della sifilide in rapporto alle età. „La Nuovissima" Napoli. Pediatria. Vol. 34, fasc. 13. 1926. — BOECK, W.: (a) Recherches sur la syphilis appuyées de tableaux de statistique tirés des archives des hopitaux de Christiania. Christiania: H. J. Jensen 1862. (b) Untersuchungen über die Syphilis. Fortsetzung der: Recherches sur la syphilis. Christiania: Gundersen 1875. —

BRAULT, J.: La syphilis en Algérie. Arch. f. Schiffs- u. Tropenhyg. Bd. 12, S. 647. 1908. — BREGER: (a) Was lehrt uns die Statistik der Geschlechtskrankheiten? Erstes Beiheft des Reichs-Gesundheitsblattes (zu Nr. 1 vom 6. Jan. 1926). (b) Statistics of venereal diseases in Germany. Venereal disease information. Vol. 4, Nr. 10. 1923. — Die vom 20. November bis 20. Dezember 1913 in Breslau ärztlich behandelten geschlechtskranken Personen. Monatsbericht des Stat. Amts der Stadt Breslau. Bd. 41, S. 15. 1914. — BREWER, J. W.: The incidence of venereal diseases among 6086 men drafted into the service who reported at Camp A. A. Humphreys, Va. between September 4 and September 18, 1918. Boston med. a. surg. journ. Vol. 180, p. 122. 1919. — BRINKMANN: Wandlungen im Verlaufe der progressiven Paralyse? Bonn 1922. — BROCK, B. G.: Report on an inquiry into the prevalence of syphilis in the South African native and its influence in aiding the spread of tuberculosis. Lancet. Vol. 90, Nr. 1, p. 1270. — BROWNING, CARL H.: Investigations in syphilis as affecting the Health of the Community. Brit. med. journ. 1914. Jan. 10, p. 77. — BRUHNS, C.: Die Lebensprognose des Syphilitikers. Berlin. klin. Wochenschr. Bd. 44, S. 1147. 1907. (b) Praktische Ergebnisse aus dem Gebiete der Syphilis. Berlin. klin. Wochenschr. 1907. Nr. 36. — BRUNET: WALTER M.: Progress in venereal disease control for 1922—1923. Med. Times. Vol. 52, p. 12. 1924. — BRUNET, WALTER M. and MARY S. EDWARDS: A survey of venereal disease prevalence in Detroit. V. D. Information. Vol. 8, Nr. 6, p. 197. 1927. — BUCHANAN, G. S.: Variations in the frequency of tabes and general paralysis in England and Wales from 1911 to 1922. Off. int. d'hyg. publ. Vol. 17, p. 976. 1925. — BUMM, ERNST: Über das deutsche Bevölkerungsproblem. Berlin: August Hirschwald 1917. — BUNKER, C. W. O.: Medicine in Turkey. U. S. naval med. bull. Vol. 25, p. 229. 1927. — BURKHARD, O.: Erhebungen über Tripperverbreitung und Tripperfolgen in Arbeiterkreisen. Zeitschr. f. Bekämpf. d. Geschlechtskrankh. Bd. 12, S. 237. 1911. — BURNHAMS, C. W.: Incidence and mortality of congenital lues at the babies' dispensary and hospital of Cleveland. Ohio State med. Journ. Vol. 17, p. 821. Dec. 1921. — BUSCH, AUGUST: (a) Eine Aufnahme der in ärztlicher Behandlung befindlichen geschlechtskranken Personen in Frankfurt a. M. Dtsch. Zeitschr. f. öffentl. Gesundheitspflege. 1926. S. 132. (b) Eine Erhebung über die in Frankfurt a. M. am 22. März 1926 in ärztlicher Behandlung befindlich gewesenen geschlechtskranken Personen. „Städtisches Anzeigeblatt" der Stadt Frankfurt a. M. Nr. 19 (8. Mai 1926). (c) Erhebungen über die in Frankfurt a. M. in ärztlicher Behandlung befindlichen geschlechtskranken Personen. Zentralbl. f. allg. Gesundheitspflege. Bd. 31, S. 103 bis 110. 1912. (d) Geschlechtskrankheiten in deutschen Großstädten auf Grund einer Erhebung des Verbandes deutscher Städtestatistiker. Bearbeitet im Auftrage einer Kommission des Verbandes Breslau: WILH. GOTTL. KORN 1918 (Schriften des Verbandes dtsch. Städtestatistiker, H. 6). (e) Vier Erhebungen über die in ärztlicher Behandlung befindlichen geschlechtskranken Personen in den Jahren 1926 und 1927. Beiträge zur Statistik der Stadt Frankfurt a. M. N. F. Ergänzungsbl. 11. September 1927. — BUSCHKE, ADOLF, MARTIN GUMPERT und ERICH LANGER: Zur Kenntnis der Epidemiologie der venerischen Krankheiten. Münch. med. Wochenschr. 1927. Nr. 19, S. 795. — BUTTE, L.: De la valeur des statistiques dans les études sur la prostitution. Paris: Masson 1894. — CALOV, W. L. and H. WEIR: Gonorrhea in natives of New Guinea: a record of 12 months' work in a venereal disease campaign in Rabaul. Med. journ. Australia. Vol. 2, p. 720. 1925. — CARTER, F. R. (NICOLAS): Congenital syphilis. Urol. a. cut. review. Vol. 29, Nr. 4, p. 204. 1925. — CASPER, J. L.: Die wahrscheinliche Lebensdauer des Menschen, in den verschiedenen bürgerlichen und geselligen Verhältnissen, nach ihren Bedingungen und Hemmnissen untersucht. Berlin: Ferdinand Dümmler 1835. — CASSEL, J.: Statistische Beiträge zur Lues congenita. Dtsch. med. Wochenschr. Jg. 51, Nr. 15, S. 612. 1925. — CAVAILLON, ANDRÉ: L'armement antivénérien en France (473 Seiten). Le Mouvement sanitaire. Paris 1927. — CHURCHILL, F. S. and R. S. AUSTIN: Frequency of hereditary syphilis. Americ. journ. of dis. of childr. Vol. 12, p. 355. Oct. 1916. — Cirkular an die Gesundheitsinspekteure und alle Ärzte im Reich (Schweden) betr. das Gesetz zur Bekämpfung der Geschlechtskrankheiten, am 16. Dezember 1918. Bekanntmachungen und Cirkulare der Kgl. Obersten Medizinalbehörde. 1918. Nr. 41. Auch deutsch veröffentlicht als 1. Beiheft zu Nr. 11 vom 16. März 1927 des Reichsgesundheitsblattes. Berlin: R. v. Deckers Verlag. — CLAASSEN, WALTER: Die Ausbreitung der Geschlechtskrankheiten in Berlin, 1892—1910. Arch. f. Rassen- u. Gesellschaftsbiol. Bd. 10, S. 479. 1913, 1914, 1915. — CLARK, MARY AUGUSTA and LOUIS J. DUBLIN: A program for the statistics of the venereal diseases. Social Hyg. Vol. 7, Nr. 4. 1921. — COMMANDEUR, F. et J. RHENTER: Mortinatalité et mortalité primaire des nouveaux-nés à la clinique obstétricale et à la maternité de la charité, de 1904 à 1918. Journ. de méd. de Lyon 1926. — Royal Commission venereal diseases, appendix to the first report of the commissioners (Cd. 7475). 1914. — Royal Commission on venereal diseases, final report of the commissioners (Cd. 8189). 1916. — COPECAN, C. C.: Semiannual report, division of social hygiene. Illinois health news. Vol. 13, p. 134. 1927. — CRUICKSHANK, JOHN NORMAN: (a) Green report by the medical research council. Special report series Nr. 82. Child life investigations. Maternal syphilis as a cause of death of the foetus and of the new-born child. Publ. by his Maj's stationery office. London 1924. (b) Syphilis as a cause of antenatal death. Brit. med. journ. 1922. Sept. 30, p. 593. — CUMPTON, J. H. L.: Venereal disease in Australia. 44 S. Melbourne quarantine service publ. 1919. Nr. 17. — DAYTON, NEIL A.: Congenital syphilis as a cause of mental deficiency. I. Statistics. Boston med. a. surg. journ. Vol. 193, Nr. 15, p. 668. 1925. — DEACON, W. J. V.: A statistical study of 60 000 cases of venereal disease. Government printing office. Washington 1925. Venereal disease bulletin. Washington 1925. Nr. 79. — Defects found in drafted men. Statist. information compiled form the draft records showing the physical condition of the men registered and examined in persuance of the requirements of the selective-service act. Prepared under the direction of the surgeon general, M. W. IRELAND, Major General M. C., U. S. Army by ALBERT G. LOVE and CHARLES B. DAVENPORT. Government printing office. Washington 1920. — Decline of syphilis in Europe. Lancet. Vol. 2, p. 1125. 1926. — Decline of venereal disease in Denmark. Lancet. p. 473. 1923. — Estländische Demographie. Bd. 3, S. 46. Städtisches Statistisches Amt Riga. Tallinn 1925. — DESLOGES, A. H.: Venereal disease control in the province of Quebec. Journ. of soc. hyg. Vol. 12, Nr. 2. 1926. — DEWAR, T. F.: On the incidence of venereal disease in Scotland. Edinburgh med. journ. Vol. 30, Nr. 8, p. 313—336. 1923. — DIPPE, H.: Reichsstatistik der Geschlechtskrankheiten (15. November bis 14. Dezember 1919). Ärztl. Vereinsbl. Bd. 48, S. 195. 1919. — A discussion on syphilis, with special reference to its prevalence and intensity in the past and at the present day; its relation to public health, including congenital syphilis; the treatment of the disease. Proc. of the roy. soc. of med. Vol. 5, part 1, p. 21. London 1912. Venereal disease in Prague. Journ. of the Americ. med. assoc. Vol. 89, p. 133. 1927. — DITTMAR, F.: Prevalence of Venereal disease in Scotland, and discussion following, Transactions Incorporated Sanitary Association of Scotland. 1919. — DOBREITZER, J. A.: Materialien zur Verbreitung der Syphilis in S. S. S. R. Soziale Hygiene. 1926. Nr. 6. — DOHRN, K.: (a) Über die Häufigkeit der Geschlechtskrankheiten. Concordia. Bd. 15, S. 71. 1908. (b) Über die Häufigkeit der Geschlechtskrankheiten auf Grund der Untersuchung von Gefangenen. Zeitschr. f. Bekämpf. d. Geschlechtskrankh. Bd. 6, S. 1. 1907. — DOLGOPOLOW, N.: (a) Grundlagen der Bekämpfung der Syphilis in der Landbevölkerung. Vortrag auf dem 5. Ärzte-Kongreß. Kongreßbericht. S. 195, 221. (b) Syphilis. Bericht der Kommission des 6. Ärzte-Kongresses. S. 64, 74. (c) Syphilis im Bezirk Oserensk. Auf Grund einer allgemeinen Erhebung der Gehöfte verschiedener Dorfschaften (1891—1898). Gesamtbericht. 1902. Nr. 12. (d) Über die Verbreitung der Syphilis im Bezirk Sejm (1883—1893). Protokolle der Gesellschaft der Kursker Ärzte. 1895. — DONALDSON, BLAKE F.: Syphilis in children of school age with heart disease. New York state journ. of med. Vol. 21, Nr. 5, p. 176—177. 1921. — DUBLIN, LOUIS J.: Syphilis mortality among negroes. Journ. social. hyg. Vol. 10, p. 429. 1924. — DUFOUR, HENRI: Sur la fréquence de la syphilis chez les malades. Bull. et mém. de la soc. méd. des hôp. de Paris. Jg. 40, Nr. 8, p. 238. 1924. — DÜMS, FR. A.: Handbuch der Militärkrankheiten. Bd. 2. Innere Krankheiten. Abschn. E. Venerische Krankheiten. Leipzig: Arthur Georgi 1899. — DÜRING, E. v.: (a) Zur Frage der Ursachen für die Abnahme der venerischen Krankheiten. Mitt. d. dtsch. Ges. z. Bekämpf. d. Geschlechtskrankh. Bd. 23, Nr. 10, S. 59. 1925. (b) Prostitution und Geschlechtskrankheiten. Preußische Jahrbücher. Bd. 164, H. 3, S. 467. 1916. — EDLER, W.: The reporting of venereal diseases by physicians. Journ. of the Americ. med. assoc. Vol. 74, p. 1764. 1920. — L'effort de la France contre le péril vénérien. Supplément à „La Vie Saine". Comité nat. de défense contre la tuberculose. Paris 1926. — EINARSEN, EINAR: Gute und schlechte Zeiten. Kristiania og Kjöbenhavn 1904. — EINHAUS, CLEMENS: Zur Statistik der venerischen Erkrankungen unter spezieller Berücksichtigung der in der Hautklinik zu Leipzig in den Jahren 1897 bis 1902 inclusive behandelten Patienten. Diss. Leipzig 1904. — Die Enquete der österreichischen Gesellschaft zur Bekämpfung der Geschlechtskrankheiten. Das österr. Sanitätswesen. Bd. 20. 1908. Beilage zu Nr. 37. Wien, Hölder. — Die Enquete der österreichischen Gesellschaft zur Bekämpfung der Geschlechtskrankheiten. Herausgegeben von S. EHRMANN. Bd. 14, S. 3948. Wien 1908. Zeitschr. f. Bekämpf. d. Geschlechtskrankh. Bd. 9. 1908. — Enquête médico-sociale sur la syphilis. Rev. d'hyg. 1921. p. 142. — Enquêtes sur l'état de la prostitution et la fréquence de la syphilis et des maladies vénériennes dans les différents pays. Conférence int. de Bruxelles. Tome 1,p. 2. 1899. — ERB, WILHELM: (a) Statistik des Trippers. Münch. med. Wochenschr. Jg. 53, Nr. 41. 1906. — (b) Antikritisches zu meiner Tripperstatistik. Münch. med. Wochenschr. 1907. Nr. 54, S. 1526. (c) Zur Statistik des Trippers beim Manne und seine Folgen für die Ehefrauen. Münch. med. Wochenschr. 1906. Nr. 53, S. 2329. Zeitschr. f. Bekämpf. d. Geschlechtskrankh. Bd. 5, S. 401. (d) Syphilis und Tabes. Berlin. klin. Wochenschr. 1904. Münch. med. Wochenschr. 1904. Nr. 13, S. 584. — Ergebnisse der Heilanstaltsstatistik im Deutschen Reiche für die Jahre 1911—1913 und 1914—1916. Med.-statist.

Mitt. a. d. Reichsgesundheitsamt. Berlin: Julius Springer 1920. — Ergebnisse der Heilanstaltsstatistik im Deutschen Reiche für die Jahre 1917—1919. Med.-statist. Mitt. a. d. Reichsgesundheitsamt. Bd. 22, H. 2. 1924. — Die Ergebnisse der Reichserhebung der Geschlechtskranken im November/Dezember 1919. Bearbeitet von Dr. med. WEDEL. Med.-statist. Mitt. a. d. Reichsgesundheitsamt. Bd. 22, H. 2, S. 63—81. — Erhebung über die Geschlechtskranken in München vom Jahre 1914. Mitt. d. Stat. Amts der Stadt München. Sonderheft 1914. — Erhebung über die in Halle vom 20. November bis 20. Dezember 1913 in ärztlicher Behandlung befindlichen Geschlechtskranken. Stat. Monatsbericht der Stadt Halle. Bd. 8, Nr. 8. August 1914. Beilage. — ERNST: Jugendliches Siechtum und Minderwertigkeit als Folge von Geschlechtskrankheiten. Zeitschr. f. Krüppelfürs. Bd. 4, S. 23. 1911. — Über die Ernten in Schweden und ihre Auswirkungen. Statistisk tidskrift. 1871. Nr. 2. — EVERT, GEORG: Die Herkunft der deutschen Unteroffiziere und Soldaten am 1. Dezember 1906. Zeitschr. d. Kgl. Preuß. Statist. Landesamts. Ergänzungsheft 28. 1908. — FALKNER, P. HOPE: Venereal prophylaxis: Its meaning and effects. Journ. of the roy. army med. corps. Vol. 46, Nr. 2, p. 99—114. 1926. — FEEZER, L. W.: Venereal disease reporting in Minnesota. A statistical study. Journ. of the Americ. med. assoc. Vol. 73, p. 1745. 1919. — FERNET: Mortalité par syphilis. Bull. de l'acad. de méd. Paris. Tome 58, Nr. 44. 1908. — FINDLAY, LEONARD: Reflections on congenital syphilis. Americ. journ. of dis. of childr. Vol. 28, Nr. 2, p. 134. 1924. — FINGER, ERNST: Die Haut als Abwehrorgan. Wien. klin. Wochenschr. Jg. 40, Nr. 14, S. 445, 493. 1927. — FISCHER, EUGEN, ERWIN BAUR und FRITZ LENZ: Grundriß der menschlichen Erblichkeitslehre und Rassenhygiene. München: J. F. Lehmann 1923. — FISCHER, HERWART: Die Verbreitung und Bekämpfung der Syphilis im Gefängnis. Dtsch. Zeitschr. f. d. ges. gerichtl. Med. Bd. 3, H. 4, S. 318. Berlin 1924. — FISCHER, O.: Gibt es eine Lues nervosa? Zeitschr. f. d. ges. Neurol. u. Psychiatrie. Bd. 16, S. 120—142. 1913. — FISCHER, W.: Statistik, Prostitution und Prophylaxe. Im Lehrbuch der Gonorrhöe. Berlin: Julius Springer 1926. — FLENSBURG, C.: Zur Sanitätsstatistik der Garnison in Stockholm 1878—1902. Stockholm: Norstedt u. Söner 1908. — FLESCH, M., C. GRÜNWALD und K. HERXHEIMER: Geschlechtskrankheiten und Prostitution in Frankfurt a. M. Festschr. zum 1. Kongr. der dtsch. Ges. f. Bekämpf. d. Geschlechtskrankh. vom 8.—10. März 1903 in Frankfurt a. M. 1903. — FLESCH, MAX: (a) Ergebnisse einer Umfrage bei den Ärzten Frankfurts über die Zahl der von ihnen am 15. Januar 1903 behandelten Geschlechtskranken. Vorwort zu der Festschr. zu dem 1. Kongr. d. dtsch. Ges. z. Bekämpf. d. Geschlechtskrankh. 1904. (b) Zur Statistik der Geschlechtskrankheiten im deutschen Heere während des Weltkrieges 1914—1918. Westdeutsche Ärzte-Zeit. Jg. 15, Nr. 15. — Forms and regulations governing the control of venereal diseases. The Sasketchewan Gazette. 1920. May 28. — FRASER, K. and H. F. WATSON: The role of syphilis in mental deficiency and epilepsy. Journ. of mental science. Vol. 59, p. 640. Oct. 1913. — FRENCH, H. C.: Syphilis: Its danger to the community, and the question of state control. 17. International congress of medicine. London 1913. Section 13. Dermatology and syphilography. p. 1. London: Henry Frowde-Hodder and Stoughton 1913. — FREUDENBERG, KARL: Berechnungen zur Abtreibungsstatistik. Zeitschr. f. Hyg. u. Infektionskrankh. Bd. 104, H. 4, S. 529. 1925. — FRIEDEL, C.: Die Krankheiten in der Marine. Berlin: Th. Chr. Fr. Enslin 1866. — FROMME, W.: Zur Bekämpfung der Geschlechtskrankheiten mit besonderer Berücksichtigung sozialhygienischer Verhältnisse. Zeitschr. f. Hyg. u. Infektionskrankh. Bd. 90, S. 437. — FROST, A. F.: Venereal disease under army administration. Journ. of the roy. army med. corps. Vol. 41, p. 200. 1923. — FRÜHWALD, RICHARD und FELIX WEILER: Statistik der venerischen Krankheiten an der dermatologischen Klinik der Universität Leipzig in den Jahren 1903—1910. Monatsh. f. prakt. Dermatol. Bd. 53, S. 119. 1911. — FUNK: Die syphilitischen Erkrankungen und deren Prophylaxis in den größeren Armeen Europas. Dtsch. militärärztl. Zeitschr. Bd. 11, S. 491 und 544. 1882. — GAJEWSKI, WILLI: Der heutige Stand der amtlichen Leichenschau in Preußen. Zeitschr. d. Preuß. Statist. Landesamts. Jg. 64, Abt. 3/4, S. 168. 1925. — GÄRTNER, WOLF: Untersuchung über die Inanspruchnahme ärztlicher Hilfe durch Geschlechtskranke. Zeitschr. f. Bekämpf. d. Geschlechtskrankh. Bd. 20, S. 188. 1922. — GAVARRET, J.: Principes généraux de statistique médicale. Tome 314, p. 40. Paris 1840. — Die Geschlechtskrankheiten in Königsberg. Königsberger Gemeindeblatt. Jg. 6. Königsberg 1913. — Die Geschlechtskrankheiten im Herzogtum Braunschweig nach der Erhebung vom 1. Februar bis 31. Juli 1909. Beiträge zur Statistik des Herzogtums Braunschweig. H. 25, S. 47—82. 1911. — Die Geschlechtskranken in Nürnberg und Fürth. Statistische Monatsberichte der Stadt Nürnberg, herausgegeben vom Statistischen Amt. 1914. Nr. 3, S. 60—63. — Die Geschlechtskranken in Stettin. Statistische Vierteljahrsberichte der Stadt Stettin. Bd. 4, Nr. 1, S. 45. 1914. Geschlechtskrankheiten und Erwerbsfähigkeit. Sonderbeilage zu Nr. 39 der amtl. Mitteilungen der L.V.A. Rheinprov. H. 1925. Umfrage d. L.V.A. bei Bez. u. Gemeinden. — GIERSING: (a) Les maladies vénériennes à Copenhague. Rev. de morale progressive. 1887. Nr. 3, p. 100. (b) La statistique sur les maladies vénériennes en Danmark de 1871 à 1880. Copenhague Lund. 1884. (c) Les maladies vénériennes dans l'armée et.dans la flotte danoise. Rev. de morale progressive. 1877. — GLÄSER, J. A.: Vorschlag zu einer Sammelforschung, betreffend die Häufigkeit des Vorkommens von Tabes bei Syphilitischen. Therapeutische Monatsh. Jg. 16, S. 609. 1902. — GLÜCK, LEOPOLD: Zur Statistik der erworbenen Syphilis bei Kindern und jugendlichen Personen. Wien. med. Wochenschr. 1898. Nr. 49. — GOLLMER, K.: (a) Die Sterblichkeit der an Syphilis vorerkrankten Versicherten nach den Beobachtungen der Gothaer Lebensversicherungsbank. Berichte u. Verhandl. d. 4. internat. Kongr. f. Versicherungs-Med. zu Berlin vom 10.—15. Sept. 1906. Berlin: Mittler u. Sohn 1906. (b) Die Todesursachen bei den Versicherten der Gothaer Lebensversicherungsbank. Veröff. d. dtsch. Vereins f. Versicherungswissensch. H. 9. April 1906. — GORDON, J. L.: The incidence of congenital syphilis in congenital mental deficiency. Lancet. Vol. 2, p. 861. Sept. 1913. — GRÜNSPAN, A.: Die Geschlechtskrankheiten im Großherzogtum Braunschweig. Dtsch. med. Wochenschr. 1912. Nr. 38, S. 228. — GSELL: Enquete über die Verbreitung der Geschlechtskrankheiten in der Schweiz. Mitt. d. dtsch. Ges. z. Bekämpfung d. Geschlechtskrankh. Bd. 19, S. 37. 1921. — GUMPERT, MARTIN: Zur Statistik der Syphilis, des weichen Schankers und der spitzen Kondylome. Dermatol. Wochenschr. Bd. 79, Nr. 29, S. 852. Juli 1924. — GUTTSTADT, A.: (a) Zur Aufklärung über das günstige Verhältnis der Verbreitung der Geschlechtskrankheiten in Barmen zu anderen gleich großen Städten. Dtsch. med. Wochenschr. 1902. Nr. 28, S. 47. (b) Die Verbreitung der venerischen Krankheiten in Preußen, sowie die Maßnahmen zur Bekämpfung dieser Krankheiten. Kgl. Statist. Bureau. Berlin 1901. — HAGE, FRIEDRICH: Richtlinien zur Beurteilung des Bevölkerungsproblems Deutschlands für die nächsten 50 Jahre. Stat. des D. R. Bd. 316. — Gesundheits- und Krankenfürsorge: Statistik der Stadt Helsingfors. I. Bericht des Städtischen statist. Amtes Helsingfors. Bd. 1—6 (1910—1915); Bd. 7, S. 1 u. 2; Bd. 8, S. 1 u. 2; Bd. 9, S. 1; Bd. 10, S. 1; Bd. 11, S. 1; Bd. 9—11, S. 2 (1916—1920); Bd. 12 (1921—1923). Helsingfors Statistiska Kontor. 1912—1925. — Allgemeine Gesundheits- und Krankenfürsorge in den Jahren 1914—1924. Herausg. von der Kgl. Obersten Medizinalbehörde. Offizielle Statistik Schwedens. Stockholm: Norstedt & Söner 1916—1926. — HAINES, J. A.: Syphilis among juvenile delinquents and relation to mental status. Journ. of the Americ. med. assoc. Vol. 66, p. 102. Jan. 1916. — HAINES, T. H. and W. D. PARTLOW: Syphilis and feeblemindedness in Alabama state industrial schools. Ohio State med. journ. Vol. 16, p. 515. July 1920. — HALA, WILLIAM, M.: Incidence of syphilis. Americ. journ. of syphilis. October 1922. — Statistisches Handbuch des Semstwo Gouvernements Kostroma 1911. Bearbeitet von ZWJETAJEW. — HANSEN, HANS JÜRGEN: Statistiques médicales concernant le Danemark (24 Seiten). O. O. und o. J. (1925.) — HANSEN, SØREN: Handbuch der Medizinalgesetzgebung. 3. Aufl. Kopenhagen: G. E. C. Gad 1917. — HANSTEEN, E. H.: Prostitutionsverhältnisse und Geschlechtskrankheiten in Norwegen. Zeitschr. f. Bekämpf. d. Geschlechtskrankh. Bd. 10, S. 109. 1909. — D'HARGUES, W.: Statistische Untersuchung über die Inanspruchnahme von Ärzten und Krankenanstalten im Sinne einer rationellen Behandlung der Geschlechtskrankheiten in den Städten Kiel und Essen. Statistische Monatsberichte der Stadt Kiel. Bd. 17, Nr. 6—9; je S. 16. — HARRISON, L. W.: Combating venereal disease in Great Britain by treatment of the infected. Lancet, 6. June 1925. — HASLUND, OTTO: Über ungleichen Anteil an der kongenitalen Syphilis bei Zwillingen. Hospitalstidende. Jg. 67, Nr. 31, S. 481. 1924. — HAUSTEIN, HANS: (a) Lex veneris in Schweden und ihre Wirksamkeit. Zeitschr. f. soz. u. Gewerbe-Hyg. Bd. 2 u. 3. 1921. (b) Die Bekämpfung der Geschlechtskrankheiten in Norwegen mit besonderer Berücksichtigung Kristianias. Zeitschr. f. Bekämpf. d. Geschlechtskrankh. Bd. 20, S. 213 bis 227. 1922. (c) Die Statistik der Syphilis. In MEIROWSKY und PINKUS: Die Syphilis. Berlin: Julius Springer 1923. Zentralbl. f. Haut- u. Geschlechtskrankh. Bd. 10, H. 4/5 u. H. 6/7. 1924. (d) Geschlechtskrankheiten und Prostitution in Skandinavien. Beiträge zum Sexualproblem. 1925. H. 5. (e) Die Geschlechtskrankheiten einschließlich der Prostitution. Handbuch der sozialen Hygiene. Bd. 3. Berlin: Julius Springer 1926. (f) Die Notwendigkeit einer neuen Statistik der Geschlechtskrankheiten in Deutschland. Dtsch. med. Wochenschrift. 1926. Nr. 23. (g) Die Prostitutionsfrage als sozialökonomisches Problem. Dtsch. Zeitschr. f. Wohlfahrtspflege. Bd. 1, Nr. 7. 1925. (h) Die Bekämpfung der Geschlechtskrankheiten in Sowjetrußland. Münch. med. Wochenschr. 1925. Nr. 42. (i) Zur sexuellen Hygiene in Sowjetrußland. Abh. a. d. Geb. d. Sexualforsch. Bd. 5, H. 1. 1926. (k) Zur Statistik der venerischen Krankheiten (russisch). Prophylaktische Medizin. 1925. Nr. 9/10. (l) Der Wert der Reglementierung im Spiegel der Statistik. Dermatol. Wochenschr. Bd. 82, Nr. 14. 1926. — Health conditions in New York State. January 1926. Health news, Albany. Vol 3, p. 47. 1926. — Public health in Western Australia. Med. journ. Australia. Vol. 1, p. 322. 1924. — The health of the army. Medical departement of the war office. Brit. med. journ. Vol. 1, p. 730. 1927. — Heeressanitätsstatistik 1895. Medizinalbericht für das dänische Heer. 1902ff. Kopenhagen. — HECHT, HUGO: Die Verbreitung der Syphilis in Prag. Beitr. z. ärztl. Fortbild. Jg. 2, Nr. 22, S. 2. 1924. (b) Verbreitung der Geschlechtskrankheiten an den Mittelschulen. Leipzig: Barth 1908. (c) Änderung der Infektionsquellen im Laufe der Zeit. Beitr. z. ärztl. Fortbild. 1926. Jg. 4, Nr. 8. — HEIBERG: Die Zahl der Syphilisfälle in Kopenhagen und die Zahl der an progressiver Paralyse im St.-Hans-Hospital Gestorbenen. Zentralbl. f. Nervenheilk. Bd. 30, S. 126. 1907. — Die Heilanstalten des Deutschen Reichs nach den Erhebungen der Jahre 1905—1916. Bearbeitet im Reichsgesundheitsamt. Bd. 14, H. 1, S. 74—122; Bd. 16, H. 3, S. 267—308; Bd. 21. Med.-statist. Mitt. a. d. Reichsgesundheitsamt. 1910, 1913, 1920. — Gesundheitsfürsorge 1911—1920 in Island. Herausg. vom Landesgesundheitsarzt (GUDM. HANNESSON). — Reykjavik-Fjelagsprentsmidjan. 1922. — HEIMANN, G.: Die Verbreitung der venerischen Krankheiten in Preußen. Ärztl. Vereinsbl. Bd. 31, S. 124. 1. März 1902. — HENROTAY, J. L. et VAN NUFFELEN: Statistiques de la consultation anti-syphilitique de la maternité d'Anvers. Gynécol. et obstétr. Tome 11, Nr. 1, p. 54. 1925. Scalpel. 1924. Jg. 77, Nr. 17, p. 539. — HERSCHMANN: Die Paralysefrequenz in Wien 1902—1922. Sitzungsber. Dtsch. Vereins f. Psych. 1923. Ref. Zeitschr. f. d. ges. Neurol. u. Psychiatrie. Bd. 33, S. 148. 1924. Wien. klin. Wochenschr. Bd. 37, Nr. 24. 1924. — HERZENSTEIN: Über die Syphilis in Rußland nach den neuesten offiziellen Daten. Monatsh. f. prakt. Dermatol. Bd. 5. 1886. — HESSE, E.: Die obligatorische Leichenschau in Deutschland. Arch. f. Soz. Hyg. u. Demographie. Bd. 1. H. 6. S. 551. 1927. — HIGGINS, W. H.: Relation of congenital syphilis to mental deficiency. Americ. journ. of the med. sciences. Vol. 155, p. 549. Apr. 1918. — HILGERS und GORONCY: Die Verbreitung und Bekämpfung der Syphilis bei Insassen des Königsberger Gerichtsgefängnisses. Sozialhyg. Mitt. Jg. 8, H. 3, S. 39. 1924. — HJELT, OTTO: Die Verbreitung der venerischen Krankheiten in Finnland. Berlin: Hirschwald 1874. — HIRSCH: Über den Einfluß der obligatorischen Prophylaxe und Anzeigepflicht der Ophthalmoblenorrhoea neonatorum. Münch. med. Wochenschr. 1921. Nr. 68, S. 1223. — HIRSCH, PAUL: Verbrechen und Prostitution als soziale Krankheitserscheinungen. Berlin: Buchhandlung Vorwärts 1907. — HIRSCHBERG, J.: Lues und Glaukom. Zentralbl. f. prakt. Augenheilk. Bd. 43, S. 129. 1919. — HOCHSINGER, Dr. CARL: Die Erbsyphilis in der Nachkriegszeit. Mitt. d. Volksgesundheitsamtes im Bundesministerium für soziale Verwaltung. Bd. 1924. S, 232. Wien 1925. — HOFMANN, EDM. und L. SCHREIBER: Zur Frage der Geschlechtskrankenbewegung. Arch. f. soz. Hyg. u. Demogr. Bd. 1, S. 185. 1926. — HOLLÄNDER, E.: Zur Verbreitung und Bekämpfung der venerischen Krankheiten. Zeitschr. f. Bekämpf. d. Geschlechtskrankh. Leipzig 1904. — HUBER, LORENZ: Geburten und Sterbefälle in 61 größeren deutschen Städten während des Weltkrieges. III. Teil: Die Sterblichkeit der Zivilbevölkerung. Kölner Statistik. Zeitschr. d. Stat. Amtes der Stadt Köln. Jg. 3/4, H. 1 u. 2. 1920/21. — HUBERT, G.: Ein weiterer Beitrag zur Häufigkeit der Lues. Münch. med. Wochenschr. Bd. 65, S. 619. 1918. — HÜBNER, A. H.: Das Schicksal der kongenital Luetischen. Münch. med. Wochenschr. Jg. 72, Nr. 35 S. 1459. 1925. — HUDOVERNIG, CARL und JOSEF GUSZMANN: Über die Beziehungen der tertiären Syphilis zur Tabes dorsalis und Paralysis progressiva. Neurol. Zentralbl. 1905. Nr. 3, S. 101. — HUNT, E. L.: Syphilis of the nervous system in children. Americ. journ. of syphilis. Vol. 5, p. 259. Apr. 1921. — HUPPÉ, S. E.: Das soziale Defizit von Berlin in seinem Hauptbestandteile. Berlin: J. Guttentag 1870. — IGERSHEIMER, J.: (a) Syphilis als Erblindungsursache bei jugendlichen Individuen. Zeitschr. f. Bekämpf. d. Geschlechtskrankh. Bd. 12, S. 225. 1911. (b) Syphilis und Auge. Mit 150 z. T. farbigen Textabb. Bd. 21, 625 S. Berlin: Julius Springer 1919. — IRVINE, H. G.: Some notes on the effectiveness of the venereal disease program. Journ. of the Americ. med. assoc. Vol. 79, p. 1121. 1922. — JADASSOHN: (a) Über die Verbreitung der venerischen Krankheiten in der Schweiz. Communications de la conférence internationale pour la prophylaxie de la syphilis et des maladies vénériennes. Tome 2, p. 162. Brüssel 1899. (b) Anhang. Die Verbreitung der venerischen Krankheiten in der Schweiz. Sanit.-demograph. Wochenbulletin der Schweiz. 1900. — (c) Zur Statistik der tertiaren Syphilis. Antikritische Bemerkungen. Klin.-therapeut. Wochenschr. 1905. Nr. 39. (d) Zur allgemeinen Pathologie und Statistik der tertiären Syphilis. Verhandl. d. dtsch. dermatol. Ges. (II. Kongr.) 1906. — JAEGER, HUBERT: Die Geschlechtskrankheiten in der Schweiz. Bern: Kommissionsverl. Büchler & Co. 1923. — Jahresbericht über den Gesundheitszustand in Kopenhagen für die Jahre 1910—1925. Kopenhagen: Berding 1911—1926. København: Bording 1911—1926. — Statistisches Jahrbuch der Stadt Berlin. Berlin: Stankiewicz. Tabellen über die Bevölkerungsvorgänge Berlins im Jahre 1900—1912. Berlin: Puttkammer u. Mühlbrecht. — Jahrbuch der Krankenversicherung 1924. — Militärstatistisches Jahrbuch über das k. k. Heer für die Jahre 1870—1894. Statistik der Sanitätsverhältnisse der Mannschaft des k. und k. Heeres für die Jahre 1895 bis 1916. Wien: Staatsdruckerei. — Statistisches Jahrbuch der Stadt Tallinn (Reval). Jg. 2. 1926. Herausgegeben vom städt. Statistischen Büro. Tallinn: A.-S. „Ühiselu" trükk. 1926. — Drei Jahresberichte des Statistischen Amtes der Stadt Danzig. Danzig 1915. — JAHRREISS: Die Paralysebewegung an der psychiatrischen und Nervenklinik der Universität Leipzig in den Jahren 1905—1922. Zugleich ein Beitrag zur Frage nach der prophylaktischen Wirkung des Salvarsans. Zeitschr. f. d. ges. Neurol. u. Psychiatrie. Bd. 89, S. 534. 1924. — JAKOREW: Ein Beitrag zur Registration der Syphilitiker. Gesamtbericht. 1894. Nr. 3, S. 34/35. — JEANS, P. C.: A review of the literature of syphilis in infancy and childhood. Americ. journ. of dis. of childr. Vol. 20, p. 55. Jugly 1920. — JEANS, P. C. and J. V. COOKE: Study of the incidence of hereditary syphilis. Americ. journ. of dis. of childr. Vol. 22, p. 402. Oct. 1921. — JEANSELME, E. et BURNIER: La syphilis. Est-elle en décroissance dans la population ouvrière? Paris: Masson & Cie. 1926. — JEANSELME, E. et PAUL LEFÈVRE: Fausses couches, morti-natalité, polyléthalité infantile ne sont pas toujours des signes indubitables de syphilis. Progr. méd. 1925. — JERSILD, O.: Dänisches System zur namenlosen Registrierung von Patienten mit Syphilis. Mitt. d. dtsch. Ges. z. Bekämpf. d. Geschlechtskrankh. Bd. 19, Nr. 3/4, S. 49. 1921. — JESIONEK, A.: Über die Verbreitung der Geschlechtskrankheiten in Oberhessen. Referat (ungedrucktes) der L.V.A. Hessen erstattet. 1921. — JOHANSSON, J. E.: Untersuchung über die Häufigkeit der ansteckenden Krankheiten im Reich (Schweden). Bd. 1924 S. 232. Wien 1925. Stockholm: Isaac Marcus 1908. — JOKINEN: Zur Sanitätsstatistik der Armee Finnlands während der Jahre 1881—1906. Helsingfors 1907. — JORDAN, A.: Zur Statistik der tertiären Syphilis in Moskau. Arch. f. Dermatol. u. Syphilis. Bd. 83, S. 353. 1907. — JUDICE, FEDERICO: Statistische Erhebungen über die Häufigkeit des Trippers beim Manne und seine Folgen für die Ehefrau und Kinderzahl. Berlin: Universitäts-Buchdr. 13. Mai 1907. — JULLIEN: Essai de statistique sur la syphilis tertiaire. Gaz. hebd. de méd. et de chir. 1874. — JUNIUS, PAUL und MAX ARNDT: Beiträge zur Statistik, Ätiologie, Symptomatologie und pathologischen Anatomie der progressiven Paralyse. Arch. f. Psychiatrie u. Nervenkrankh. Bd. 44, S. 249, 493, 971. 1908. — JURKING, EMIL: Dimensionen und Ursachen der Lustseuchenverbreitung in Budapest. Vierteljahrsschrift f. gerichtl. Med. N. F. Bd. 38, H. 1, S. 112. 1883. — KAISEWITSCH: Zur Frage des Standes der Syphilis im Bezirk Tschim, Gouv. Kursk, 1891/98. Berichte 1903. Teil II, S. 47—66. — KAUFMANN-WOLF, M.: Weiterer Beitrag zur Kenntnis des Schicksals Syphiliskranker und ihrer Familien. Zeitschr. f. klin. Med. Bd. 76, S. 3/4. 1913. — KEANE, G. J.: Native population and venereal disease in Uganda. Health and Empire. Vol. 1, Nr. 2, p. 131. 1926. — KEHRER und STRUZINA: Über die Häufigkeit der Lues cerebrospinalis und der metaluetischen Erkrankungen vor, während und nach dem Kriege. Arch. f. Psychiatrie u. Nervenkrankh. Bd. 70, S. 256. 1924. — KEY, G. J. and A. PIJPER: Syphilis and mental deficiency. South African med. rec. Vol. 20, Nr. 8, p. 142. 1922. — KING, L.: Venereal disease incidence at different ages. Washington, Government Printing office 1921. — KING, M. R.: Incidence of venereal disease among American seamen in the Orient. Public Health Reports. 1923. p. 1477. — KJELLBERG, J.: Einige statistische Studien über die venerischen Krankheiten in Schweden. Hygiea. Bd. 57. 1895. — KOCH: Hat die Häufigkeit der Paralyse seit Einführung der Salvarsanbehandlung abgenommen? Psychiatr.-neurol. Wochenschr. Bd. 25, Nr. 1/2. 1923/24. — KOHN, J. und A. BAERWALD: Statistische Mitteilungen über die Geschlechtskrankheiten in der allgemeinen Ortskrankenkasse zu Frankfurt a. M. im Jahre 1902. Festschr. zum 1. Kongr. d. dtsch. Ges. z. Bekämpf. d. Geschlechtskrankh. Frankfurt a. M. 1903. — KOLB: Eine vergleichende internationale Paralysestatistik. 2. Vorläufige Schlüsse aus der provisorischen Paralysestatistik. Zeitschr. f. d. ges. Neurol. u. Psychiatrie. Bd. 96, H. 1/3. — KOPUITOW (zusammen mit 9 Semstwobezirksärzten): Syphilis im Gouvernement Kursk (Registration 1891—1898). Vortrag auf dem 8. Ärztekongreß. Gesamtbericht 1902. Nr. 10, S. 88. — KOSSMANN: Zur Statistik der Gonorrhöe. Münch. med. Wochenschr. 1914. Nr. 53, S. 2534. — KRAEPELIN: Rätsel der Paralyse. Naturwissenschaften. 1924. S. 1121. — KUNDRATITZ, KARL: Lues congenita (Fürsorge, Schicksal, Behandlung und Liquorbefund). Mitt. d. Ges. f. inn. Med. u. Kinderheilk., Wien. 1923. Jg. 22, Nr. 2, S. 103. — KURKIN, PIOTR IVANOWITSCH: (a) Die Semstwo-Sanitätsstatistik des Moskauer Gouvernements. Arch. f. soz. Hyg. Erg.-H. Nr. 3. Leipzig: F. C. W. Vogel 1916. (b) Die Statistik der Morbidität der Bevölkerung im Moskauer Gouvernement (russisch). 1883—1902. Lieferung I—IV. Moskau: S. P. Jakowlew 1907 bis 1912. (c) Semstwo-Sanitätsstatistik. Versuch einer systematischen Bibliographie (über die Gouvernements Woronesch, Wologda, Jekaterinoslaw und Kursk). Moskau: S. P. Jakowlew 1904. (Enthält zur Statistik der Syphilis viele Angaben.) — Medizinalberichte für Finnland 1912—1921. Berichte der Obersten Medizinalbehörde. Neue Folge. Jg. 29—38. Helsinki 1914—1925. — LANGE: Ein Wort über die Syphilis in Berlin während der letzten Jahre. Caspers Wochenschr. f. d. ges. Heilk. 1848. Nr. 8, S. 113—121. — LANGOWSKI, K.: Statistik der venerischen Erkrankungen an der Leipziger Hautklinik in den Jahren 1911—1919 und ihre Beeinflussung durch den Krieg. Zeitschr. f. Bekämpf. d. Geschlechtskrankh. Bd. 20, S. 1 u. 68. 1921. — LAWRENCE, JOSEPH S.: (a) Administrative progress in combating veneral disease. Journ. of soc. hyg. 1923. (b) Congenital syphilis in institutional children. Journ. of the Americ. med. assoc. Vol. 78, Nr. 1, p. 566. Febr. 1922. — LAWRENCE, Jos. S. and RUSSELL B. TEWKSBURY: The incidence of venereal disease at different ages. Venereal disease information. Vol. 4, Nr. 11. 1923. — LEMAIRE, HENR et R. DAVID: L'hérédo-syphilis dans une consultation de nourrissons. Bull. de la soc. de pédiatr. de Paris. Tome 21, p. 214. 1923. — LENNMALM, FRITHIOF: Über die Bedeutung der Lues für die Entstehung chronischer Erkrankungen des Gefäß- und Nervensystems. Svenska läkartidningen 1924. Jg. 21, Nr. 37, p. 857. — LENZ, Fritz: (a) Über die Häufigkeit der Syphilis in Berlin. Arch. f. Rassen- u. Gesellschaftsbiol. Bd. 17, H. 1, S. 193. 1925. (b) Über die Häufigkeit der syphilitischen Sklerose der Aorta relativ zur gewöhnlichen Atherosklerose und zur Syphilis überhaupt. Med. Klinik. Bd. 9, S. 955. 1913. (c) Die Meldepflicht für Syphilis und Gonorrhöe als rassenhygienische Forderung. Der Abolitionist. Bd. 16, S. 25. 1. IV. 1917 (1918). (d) Über die Verbreitung der Lues, speziell in Berlin, und ihre Bedeutung als Faktor des Rassentodes. Arch. f. Rassen- u. Gesellschaftsbiol. Jg. 7, H. 3, S. 306. 1910. — LEREDDE: (a) Rapport sur la mortalité et les pertes sociales dues à la syphilis. Erstattet der „Commission de prophylaxie des maladies vénériennes" 1918. (b) Rapport sur la collaboration des praticiens à l'organisation de la lutte antisyphilitique et le recrutement des médecins chefs des dispensaires. (c) Über die durch Syphilis bedingte Mortalität. Nach einem Referat auf dem 17. internat. med. Kongr. in London 1913. Zeitschr. f. Bekämpf. d. Geschlechtskrankh. Bd. 15, H. 6. Leipzig 1914. — LEWINSKI, C. H., CORWIN and A. EL. CONOVER: Incidence of venereal disease among hospital patients with reference to occupation. Journ. industr. hyg. Vol. 8, p. 270. 1926. — LION, VICTOR: Zur Statistik der tertiären Syphilis. Beitr. z. Dermatologie u. Syphilis. Festschrift. Leipzig und Wien: Franz Deuticke 1900. — LION, V. und H. LOEB: (a) Statistisches über Geschlechtskrankheiten in Mannheim. Verhandl. d. 3. Kongr. d. dtsch. Ges. z. Bekämpf. d. Geschlechtskrankh. in Mannheim am 24. u. 25. Mai 1907. Leipzig: J. A. Barth 1907. (b) Statistisches über Geschlechtskrankheiten in Mannheim. Sonderheft zum 3. Kongr. d. dtsch. Ges. z. Bekämpf. d. Geschlechtskrankh. in Mannheim. Zeitschr. f. Bekämpf. d. Geschlechtskrankh. 1907. — LISSAUER, GEORG: Beitrag zur Statistik der tertiären Syphilis. Berlin: Buchdr. v. Gustav Schade 1903. — LOESER, Dr. ALFRED: Syphilis und Schwangerschaft, zugleich ein Vorschlag zur Bekämpfung als Volksseuche. Berlin. klin. Wochenschr. 1920. Nr. 42, S. 1001. — LOMBY, J.: Sur la fréquence de l'hérédo-syphilis chez les nourrissons. Bull. de la soc. de pédiatr. de Paris. Tome 21, Nr. 10, p. 401. 1923. — LOMHOLT, SVEND: (a) Die Geschlechtskrankheiten in Kopenhagen vor und nach 1906. Ugeskrift f. laeger. 1916. Nr. 15. (b) Bemerkungen über Häufigkeit und Bekämpfung der Geschlechtskrankheiten in Dänemark im Jahre 1922. Ugeskrift f. laeger. 1923. Nr. 31. — LE LORIER et A. GALLIOT: Grossesse et syphilis. Considérations sur quelques malades traitées au dispensaire de la maternité de Boucicaut. Bull. de la soc. d'obstétr. et de gynécol. Jg. 14, Nr. 1, p. 41. 1925. — LOVE, ALBERT G. and CHARLES B. DAVENPOST: Defects found in drafted men. Washington, Government Printing Office, 1920. — LOWNDES, FRED. W.: Prostitution and Syphilis in Liverpool. Med. Times a. Gaz. 1875. Nr. 2, p. 569. — LUNG, GEORGE AUGUSTUS: Venereal prophylaxis in the United States Navy. Transactions of the 15. Int. Congr. on hyg. a. demogr. Washington 1912. Vol. 5, Nr. 2, p. 336. Washington, Government Printing office, 1913. — MAC KAY, W. H.: Inherited syphilis in feeblemindedness. Illinois med. journ. Vol. 82, p. 281. Oct. 1915. — MACKENZIE, IVY: Fourth annual report of the southwestern asylums research institute. 1913. — MADON, V. e V. PORRERA: Statistica della sifilide congenita in un consultorio per lattanti. Prat. pediatr. Vol. 2, Nr. 4, p. 107. 1925. — MARBURG: Über die Beziehungen der Frühbehandlung der Syphilis zum Ausbruch der spezifischen Nervenkrankheiten. Wien. med. Wochenschr. 1923. Nr. 73, S. 616. — MARSCHALKÓ: Orvosi Hetilap. Jg. 1895. — MARSCHALKÓ, THOMAS v.: Beiträge zur Ätiologie der tertiären Lues, insbesondere über den Einfluß der Quecksilberbehandlung auf das Auftreten tertiärer Symptome. Arch. f. Dermatol. u. Syphilis. Bd. 29. 1894, p. 225. — MARSHALL and FRENCH: Syphilis and venereal diseases. London 1921. — MARTIN, ED.: Die Bedeutung der Syphilisuntersuchungen für die Geburtshilfe. Monatsschr. f. Geburtsh. u. Gynäkol. Bd. 69, H. 5/6, S. 324. 1925. — MATTAUSCHEK, E. und A. PILCZ: (a) Beitrag zur Lues-Paralyse-Frage. (Mitteilung über 4134 katamnestisch verfolgte Fälle von luetischer Infektion.) Zeitschr. f. d. ges. Neurol. u. Psychiatrie. Bd. 8, H. 2, S. 133; Bd. 15, S. 608. 1912, 1913. (b) Über die weiteren Schicksale 4134 katamnestisch verfolgter Fälle luetischer Infektion. Med. Klinik. Bd. 9, S. 1544. 1913. (c) Zweite Mitteilung über 4134 katamnestisch verfolgte Fälle von luetischer Infektion. Zeitschr. f. d. ges. Neurol. u. Psychiatrie. Bd. 15, S. 608. 1913. — MATTHES, M.: Statistische Untersuchungen über die Folgen der Lues. Münch. med. Wochenschr. 1902. S. 220 u. 275. — MATTHES, M., MARTIN, DÖRFER und KNABE: Statistische Untersuchungen über die Folgen der Lues. Münch. med. Wochenschr. Bd. 49, Nr. 6/7. 1902. — MATUSOVSZKY, D. A.: Lues und Schwangerschaft. Monatsschr. f. Geburtsh. u. Gynäkol. Bd. 69, H. 3/4, S. 173. 1925. — MAURIAC, CHARLES: (a) De la contagion des maladies vénériennes dans la ville de Paris depuis la fin de 1875 jusqu'au commencement de 1881. Ann. d'hyg. publ. et de méd. lég. 3. sér. Tome 8, p. 133—162. 1882. (b) Leçons sur les maladies vénériennes. (Troisième et cinquième leçon.) Paris: J. B. Baillière et Fils 1883. (c) Diminution des maladies vénériennes dans la ville de Paris depuis la guerre de 1870—1871. Gaz. des hôp. civ. et milit. 1875. p. 690, 699, 739, 761, 786, 809, 817. Auch als Sonderabdruck: Paris 1875. p. 62. 8⁰. Ferner als Sonderabdruck mit Zufügung einer zweiten Veröffentlichung des Jahres 1876: „Rareté actuelle du chancre simple". — MAY, E. v.: Statistischer Beitrag zur Kenntnis der progressiven Paralyse in der Schweiz. Inaug.-Diss. Bern 1906. — MAY, OTTO: Venereal diseases in terms of sickness benefit. Health and Empire. Vol. 1, Nr. 2, p. 121. 1926. — MAYER: Über die Verbreitung der venerischen Erkrankungen und die Prostitutionsfrage in Bayern. Vierteljahrsschr. f. ger. Med. 1873. S. 128 und Bd. 21, H. 1. 1876. – Medizinalbericht für den Dänischen Staat für die Jahre 1900 bis 1921. Medizinalstatist. Abtlg. der Obersten Medizinalbehörde. (Bearbeitet seit 1915 von Dr. H. J. HANSEN.) Kopenhagen: H. Hagerups Verlag 1902—1923. Medizinalbericht für das Königreich Dänemark für die Jahre 1924—1926. Herausg. vom Kgl. Gesundheitskollegium. København: H. Hagerups Forlag 1924—1926. — Medizinalbericht. Herausg. vom Direktor der Zivil-Medizinalverwaltung in Norwegen. Bis 1926 70 Jahresberichte. Der 70. für das Jahr 1922. — MERK, LUDWIG: (a) Die Anzeigepflicht bei venerischen Krankheiten ist leicht durchführbar! Münch. med. Wochenschr. 1914. Nr. 38, S. 1971. (b) Eine gleichmäßige Grundlage zu vielerorts brauchbaren Zahlenausweisen Syphilitischer. Hyg. Rundschau. 1920. Nr. 3, S. 65. (c) Vorschläge für die zweite internationale Konferenz zur Prophylaxe der Syphilis und der venerischen Krankheiten zu Brüssel, 1. bis 6. September 1902. Hyg. Rundschau. 1902. Nr. 14. — MEYER, FRIEDRICH: Statistik der Geschlechtskrankheiten der Münchner Krankenhäuser. Diss. München 1922 (1923). — MEYNNE: Eléments de statistique médicale. Brüssel. H. Manceaux. 1859. p. 72/73. — Mitteilungen des Statistischen Amtes der Stadt Magdeburg. Magdeburger Statistik. 1913 (1914). Nr. 22, S. 23—27. — MOORE, N.: The presence and intensity of syphilis in the past and at the present day. Lancet. Vol. 182,p. 1600. 1912. — MOSCHAIKEN: Über die Verbreitung der Syphilis im Bezirk Lubiansk 1885 bis 1891. Protokolle der Gesellschaft der Kursker Ärzte. 1891. — MOUNIER: Recherches sur la signification de la statistique des maladies vénériennes et syphilitiques dans l'armée du Royaume des Pays-Bas. Genf 1889. — MÜLLER, HUGO: Verbreitung der Geschlechtskrankheiten in Rheinhessen und Bordellfrage in Mainz. Münch. med. Wochenschr. Bd. 68, Nr. 31, S. 973. 1921. — MÜLLER, M.: Die venerischen Krankheiten in der Garnison Metz. Münch. med. Wochenschr. 1905. Nr. 52, S. 42. — MYRDACZ, P.: (a) Ergebnisse der Sanitätsstatistik des k. k. Heeres in den Jahren 1870 bis 1887. Wien 1887/89. (b) Statistische Sanitätsberichte über das k. k. Heer für die Jahre 1883—1893. Wien 1899. (c) Ärztliche Rekrutierungsstatistik von Österreich-Ungarn in den Jahren 1894—1905. Streffleurs milit. Zeitschr. 1907. H. 10. — NASSO, IVO: Osservazioni e ricerche sull' eredolue a Napoli e dintorni. La Nuovissima. Napoli 1923. — NEUMANN: Zur Häufigkeit der Geschlechtskrankheiten in Neumünster. Dtsch. med. Wochenschr. Jg. 51, Nr. 36, S. 1491. 1925. — NEUMANN, S.: Die Berliner Syphilisfrage. Berlin: G. Reimer 1852. — NEVILLE, ROLFE S.: Problems in the prevention and treatment of V. D. in the various parts of the Empire. Health a. Empire. 1922. p. 71. — NEVINS-BIRBEK: Influence de la réglementation. Compt. rendu de la conférence intern. pour la prophylaxie de la syphilis et des maladies vénériennes. Tome 2. 1899. Bruxelles: H. Lamertin 1900. — NICOLAI, E.: Die syphilitischen Erkrankungen der Luftröhre. 146 Seiten. Diss. Leipzig: Barth 1919. — v. NIESSEN: Die Geschlechtskrankheiten-Umfrage. Ärztl. Vereinsbl. Bd. 49, S. 67. 1920. — OBERSTEINER, H.: Die progressive allgemeine Paralyse. Wien und Leipzig: A. Hölder 1908. S. 138. — ÖDMANSSON, E.: Statistische Bemerkungen über das Kurhaus der Stadt und Provinz Stockholm. Nordiskt Medicinskt Arkiv. Bd. 7, Nr. 16, S. 1. 1875. — Ophthalmia neonatorum. Health news, New York state dep. of health. Vol. 2, p. 29. 1925. — OPPENHEIM, MORIZ: Zur Statistik der Geschlechtskrankheiten im Kriege und im Frieden. Wien. med. Wochenschr. Bd. 66, S. 1004. 1916. — OPPENHEIM und NEUGEBAUER: Wie häufig sind Tripperinfektionen bei den Arbeitern. Das österreichische Sanitätswesen. 1915. H. 25. — ORMSBY-GORL, W. G. A.: Report on a visit to West Africa during the year 1926. H. M. Stationery office. London 1927. — OSLER, SIR WILLIAM: The campaign against syphilis. Lancet. Vol. 192, p. 787. 26. Mai 1917. — OSSIPOW, E., S. POPOW und P. KURKIN: La médecine du zemstwo en Russie. Moscou: S. Jakowlew 1900. — OUREN, HENR.: Gesetzliche Maßnahmen gegen Geschlechtskranke und tuberkulöse Patienten. Nord. hyg. tijdsskr. Vol. 7, p. 139, 1926. — PALME, SVEN: Ein Beitrag zum Studium der Sterblichkeit minderwertiger Leben. Zeitschr. f. d. ges. Versicherungswissenschaft. Bd. 22, H. 1, S. 58 bis 67. 1922. — PARENT-DUCHATELET, A. J. B.: De la prostitution dans la ville de Paris. Troisième édition. Tome 1, p. 696/697. Paris: S. B. Baillière et Fils 1857. — PATTERSON, R. S.: Age, sex and marriage in relation to incidence of venereal disease. Journ. of soc. hyg. Vol. 7. Okt. 1921. — PELC, HYNEK: (a) Geschlechtskranke in Strafanstalten (tschechisch). II, 269. Časopis lékărův českých. Bd. 52, S. 1204/1209. 1923. (b) On the venereal diseases in the Czechoslovak Republic. The division for study and reform of health activities. Prague 1923. — PELLER, S.: Die soziale Bedeutung der Gonorrhöe. Arb. a. d. Geb. d. soz. Med. H. 5, S. 84—97. Herausgegeben von L. TELEKY. Wien: A. Hölder 1913. — PELZMANN, J. A.: Factors making for a high venereal rate of the United States Army in China. Milit. surgeon. 1921. p. 329. — PEMCOCK,

W. J.: The syphilitic register. Northwest. med. Vol. 24, p. 248. 1925. — PERLS, WILHELM: Zur Statistik der tertiären Syphilis mit besonderer Berücksichtigung der vorgeschlagenen Behandlung. Arch. f. Dermatol. u. Syphilis. Bd. 88, S. 77. 1907. — PETERSEN, O. DE: Quelles sont les bases uniformes sur lesquelles il y a lieu d'établir la statistique des maladies vénériennes pour tous les pays? Rapports préliminaires de la II. conférence internationale pour la prophylaxie de la syphilis et des maladies vénériennes. Brüssel 1902. — PETERSEN, O. v. und C. v. STÜRMER: Die Verbreitung der Syphilis, der venerischen Krankheiten und der Prostitution in Rußland. Dermatol. Zeitschr. Bd. 6, Ergänzungsheft. Berlin: S. Karger 1899. — PETTE: (a) Über den Einfluß der verschiedenen Formen antisyphilitischer Behandlung auf das Entstehen der „metaluetischen" Erkrankungen. Dtsch. Zeitschr. f. Nervenheilk. Bd. 67, S. 151. 1920. (b) Zur Frage des Einflusses der Salvarsantherapie der primären und sekundären Syphilis in den Beziehungen zur Häufigkeit und Form der syphilitischen Erkrankungen des Nervensystems. Med. Klinik. 1920. S. 1020. — PFAUNDLER, M. v.: Über die Verbreitung der Lues im Kindesalter. Zeitschrift für Kinderheilk. Bd. 16, S. 63. 1917. — PHILIPS, HERMANN: Statistik der erworbenen Syphilis. Kiel: H. Fiencke 1896. — PICARD, MAX: Ein Beitrag zur Lues- und Paralysefrage. Inaug.-Diss. d. Univ. Freiburg i. Br. 1912. (Frankfurt a. M.) — PICK, F. J. und V. BANDLER: Rückblick auf das Schicksal von Syphiliskranken. Arch. f. Dermatol. u. Syphilis. Bd. 101, H. 1. Wien 1910. — PIEPER, ERNST: Über die Verbreitung der Geschlechtskrankheiten in Stadt und Land mit besonderer Berücksichtigung der Verhältnisse der Stadt Rostock und des Staates Mecklenburg. Arch. f. soz. Hyg. u. Dermatol. Bd. 15, H. 2, S. 148ff. — PILCZ: (a) Paralysefrequenz der letzten 20 Jahre in der Wiener Irrenanstalt. Wien. klin. Wochenschr. 1922. Nr. 24. (b) Beiträge zur vergleichenden Rassenpsychiatrie. Wien-Leipzig 1906. — PINKUS, FELIX: (a) Über das dänische System namenloser Meldung der Syphilitischen. Med. Klinik. Bd. 17, S. 735. 1921. (b) Beitrag zur Kenntnis der Berliner Prostitution. Arch. f. Dermatol. u. Syphilis. Bd. 107. 1908. — PLAUT, FELIX und OSKAR FISCHER: Die Lues-Paralysefrage. Allg. Zeitschr. für Psychiatrie u. psych.-gerichtl. Med. 1909. S. 340. — POLLITZER, SIGMUND: Report of the committee on statistics of the American dermatological association for the year 1921. Arch. of dermatol. a. syphilol. Vol. 7, p. 99—102. 1923. — POLLOCK, HORATIO M.: General paralysis in New York State. 1913—1922. State hospital Quarterly, Nov. 1923. — POPOW, K.: (a) Ergebnisse dreijähriger Untersuchungen über die Verbreitung der Syphilis im Gouvernement Kursk. Bericht auf dem 3. Ärztekongr. S. 669, 694. (b) Verbreitung der Syphilis im Gouvernement Kursk. (Kartothek 1883, 1887.) Protokoll der Sitzung der Ärztekonferenz Kursk. 1883, 1887. (c) Über die Verbreitung der Syphilis im Gouvernement Kursk, 1884 und 1885. Monatsschr. f. prakt. Dermatol. Bd. 6. 1888. — PORFILJEW, S. P.: Die Syphilis im europäischen Rußland. Petersburg 1910. — The prevalence of venereal disease. Lancet. Vol. 2, p. 414. 1925. — Estimated prevalence of syphilis. Venereal disease information. Vol. 4, Nr. 2. 1923. — PRINZING: (a) Die sterilen Ehen. Zeitschr. f. Sozialwissenschaft. 1904. S. 47 u. 116. (b) Krankheits- und Sterblichkeitsverhältnisse nach dem Beruf in Leipzig. Zeitschr. f. Sozialwissenschaft. N. F. T. 1910. (c) Die Erkrankungshäufigkeit nach Geschlecht und Alter. Zeitschr. f. Hyg. u. Infektionskrankh. Bd. 42, S. 467. 1903. — Proceedings of the imperial social hygiene congress at the British Empire Exhibition, Wembley, 1925. Organized by the British social hygiene council. London: British Hygiene council 1926. — Prophylaxie de la Syphilis en 1897. Royaume d'Italie. Ministère de l'Intérieure. Rom 1899. — QUINCKE: (a) Über die Ausbreitung und die Beschaffenheit der syphilitischen Krankheiten in Berlin während der Jahre 1827 bis 1847. Med. Zeitung. Jg. 16, Nr. 1/4. Berlin 1848. (b) Über die Prostitution und deren Beaufsichtigung. Med. Zeitung. Jg. 20, Nr. 35/36. Berlin 1851. — RAETTIG, HUGO: Statistische Mitteilungen über das Vorkommen der übertragbaren Geschlechtskrankheiten in Rostock für den Zeitraum 1897 bis 1903. Diss. Rostock 1908. — RAFF, J.: Zur Statistik der tertiären Syphilis. Arch. f. Dermatol. u. Syphilis. Bd. 36. 1896. — RAHTS: (a) Die Heilanstalten des deutschen Reichs nach den Erhebungen der Jahre 1905, 1906 und 1907. Med.-statist. Mitt. a. d. Kais. Gesundheitsamt. Bd. 14, S. 74. Berlin: Julius Springer 1912. (b) Die Heilanstalten des deutschen Reichs nach den Erhebungen der Jahre 1908, 1909 und 1910. Med.-statist. Mitt. a. d. Kais. Gesundheitsamt. Bd. 16, S. 267. Berlin: Julius Springer 1913. — Rapport des activités de la division des maladies vénériennes du service provincial d'hygiène de la Province de Quebec 1921—1925. — REASONER, M. A.: The venereal disease problem with the American forces in Germany. Milit. surgeon. Vol. 58, p. 370. 1926. — RECHEL, W.: Die Lues als ätiologisches Moment bei Augenerkrankungen. Nach dem klinischen Material der Universitäts-Augenklinik zu Heidelberg in den Jahren 1913—1917. (29 Seiten.) Heidelberg: Hörning 1918. — RECKZEH: Beeinflußt eine syphilitische Infektion die Lebensdauer und Arbeitsfähigkeit? Ein Beitrag zur Prognose der Syphilis. Med. Klinik. Bd. 9, S. 1629. 1913. — Allgemeine Regeln und Formulare zur Registrierung der Erkrankten im Ambulatorium. (Bericht der sanitätsstatistischen Abteilung des Narkomsdraw und des statistischen Zentralamts.) (Russisch.) Moskau: Narkomsdraw 1920. — Public health regulations of the minister of health. Notifiable diseases and venereal diseases. Australia 1918. — Regulations for the prevention, notification and control of communicable disease. Regina: J. W. Reid 1923. — Regulations of the provincial board of health respecting the prevention of venereal diseases and covering the establishment of dispensaries for the treatment thereof. 19. Juni 1919 Quebec. — Regulations of the provincial board of health Ontario respecting venereal diseases. Approved by the Lieutenent-Governor in Council, on June 20 1918, April 16 1920, and December 28. 1922, and published inthe Ontario Gazette. 1918—1922. — REICHENBÄCHER, WILLY: Zur Statistik der Verheirateten unter den Geschlechtskranken. Dermatol. Wochenschr. 1922. Nr. 33. — Relazione medico-statistica della condizione sanitaria dell' R. eserzito italiano. Nell' anno 1875—1906. Rom: — Report of the department of health, Ottawa. Ottawa: F. A. Acland 1926, 1927. — Report on the health of the royal air force for the years 1924—1926. H. M. stationery office. London 1924—1926. — Report of the director-general of health of New Zealand, for the year 1924. — Report of the director-general of public health, New South Wales, for the year ended 31. December, 1921—1924. Section I. Venereal diseases. Sydney, Government printer, 1923—1926. — Report upon the physical examination of men of military age by national service medical boards (1917—1918). 1920. London. — Report of the provincial board of health (Manitoba) for the year ending Dec. 31. 1920, 1921, 1922, 1923, 1924, 1925, 1926. Winnipeg: Philip Purcell 1921—1927. — Report of an inquiry concerning the present incidence of venereal diseases in Hamilton County, Ohio. Sixt annual report of the social hygiene society of Cincinnati, 1922—1923. — Annual report of the commissioner of public health (for Queensland) to 30 June 1922. Brisbane, department of public health. — Annual Reports of the Registrar-General for Scotland. Edinbourgh 1901—1921. — Ninth annual report of the division of social hygiene, New York State Department of health, for the years 1926. Albany 1927. — Annual report of the department of public health of the province of Alberta 1921—1924. Edmonton: J. W. Jeffery 1922—1926. — Annual report of the medical department of the federated Malay States for the years 1924, 1925. Federated Malay States Gov. Press. 1925, 1926. — Annual report of the Palestine department of health. Jerusalem 1924, 1925, 1926. — Annual report of the British Social Hygiene Council, 1924. Brit. Soc. Hyg. Council, London 1926. — Annual report of the London County Council. Public Health. London, County Council. Vol. 1—3. 1925—1927. — Annual report of the department of public health of the province of Saskatchewan for the calendar year 1919 and 1920, 1921, 1922, 1923. Regina: J. W. Reid 1921—1925. — Annual report of the surgeon general of the public health service of the United States for the fiscal year 1919, 1920, 1921, 1922. Washington, Government printing office, 1919 bis 1922. — Annual report of the surgeon general of the public health service of the United States for the fiscal year 1919—1925. Washington, Government printing office, 1919—1925. — Annual reports for 1919—1924 of the department of public health for Tasmania, by E. S. Morris, chief health officer. Hobart, government printer, 1920—1926. — Seventh annual reports of the ministry of health and of the Scottish bord of health and the chief medical officer of the ministry of health for 1925. H. M. stationery office. London 1927. — Fifth — eighth annual report of the chief medical officer, department of health New Brunswick, to the minister of health for the year ending October 31, 1922 bis 1925. Printed for the legislature 1923—1926. — Forty-first — forty-fourth annual report of the Department of health Ontario, Canada for the year 1922—1925. Toronto: Clarkson, W. James 1923—1926. — Results of venereal disease control. Statistical Bulletin, Metropolitan life insurance Co. Vol. 3, Nr. 6. June 1922. — RÉVÉSZ: Die rassenpsychiatrischen Erfahrungen und ihre Lehren. Arch. f. Schiffs- u. Tropenhyg. Bd. 15. Beiheft 5. 1911. — RIBAUDEAU-DUMAS, L. et FOUET: Statistique du service de médecine de la Maternité. Bull. de la soc. de pédiatr. de Paris. Tome 22, p. 98. 1924. — RICHTER, PAUL: Geschichtliche Beiträge über die Versuche, die Ausbreitung der venerischen Krankheiten in Preußen festzustellen und zu verhüten. Zeitschr. f. Bekämpf. d. Geschlechtskrankh. Bd. 14, H. 6. 1913. — ROBERTSON, E.: Venereal diseases in Australia (Victoria). Health a. Empire. Vol. 1, p. 194—203. 1926. — RODZIEWICZ: Die Ergebnisse der Syphilisenquete. Warschauer dermatol. Ges., Sitzung vom 15. Februar 1923. Cf. Soc. Pathology. 1925. — ROESLE, E.: (a) Kritische Besprechung von BLASCHKO, A.: Geburtenrückgang und Geschlechtskrankheiten. Arch. f. soz. Hyg. Bd. 9, S. 429—437. 1914. — (b) Die Organisation der Morbiditätsstatistik in Rußland. Arch. f. soz. Hyg. Bd. 9, S. 52. 1913. (c) Medizinalstatistik und Gesundheitsstatistik. Mit einem Anhang: Bibliographie der amtlichen deutschen Reichs-Medizinalstatistik 1876—1926. Arbeiten aus dem Reichsgesundheitsamt. Bd. 57, S. 836. Berlin: Julius Springer 1926. — ROGGE und ED. MÜLLER: Tabes dorsalis. Erkrankungen des Zirkulationsapparates und Syphilis. Dtsch. Arch. f. klin. Med. Bd. 89. 1907. — ROMBERG, E.: Über die inneren Erkrankungen bei Syphilis, besonders über Aortitis syphilitica. Münch. med. Wochenschr. 1918. Nr. 65, S. 1266. — RÓNA: Die Verbreitung der venerischen Krankheiten und die Prostitution in Budapest.

Pest. med.-chirurg. Presse. 1895. — Rosenfeld, Siegfried: Die Wirkung des Krieges auf die Sterblichkeit in Wien. Veröff. d. Volksgesundheitsamtes. H. 8. Wien und Leipzig: Franz Deuticke 1920. — Rüdin: Zur Paralysefrage in Algier. Allg. Zeitschr. f. Psychiatrie u. psych.-gerichtl. Med. 1910. S. 679. — Ruge, Heinrich: (a) Die Bekämpfung der Geschlechtskrankheiten in der deutschen Marine mit besonderer Berücksichtigung der Jahre 1920—1925. Veröff. a. d. Geb. d. Marine-Sanitätswesens. H. 13. Berlin: Mittler u. Sohn 1927. (b) Einige Bemerkungen über die Gesundheitsverhältnisse in der Reichsmarine in den Jahren 1920 bis 1924. Marinerundschau. 1926. H. 6, S. 258—262. (c) Die Geschlechtskrankheiten in der Marine und ihre Bekämpfung. Ein Überblick von 1874—1925, mit besonderer Berücksichtigung der Jahre 1920—1925. Zeitschr. f. Hyg. u. Infektionskrankh. 1927. (d) Die akute Leberatrophie und ihre Beziehung zu Syphilis und Salvarsan nach den in der Marine von 1920—1925 beobachteten Fällen. Arch. f. Dermatol. u. Syphilis. Bd. 153, H. 2. 1927. (e) Der Einfluß hochfieberhafter Infektionskrankheiten auf den Verlauf der Lues. (Eine statistische Studie an 187 Fällen.) Münch. med. Wochenschr. 1927. Nr. 20, S. 838. (f) Syphilisrückgang und Salvarsan. Bemerkungen zu dem gleichnamigen Aufsatz von Jadassohn in der Klin. Wochenschr. 1926. Jg. 5, Nr. 48, S. 2248. Klin. Wochenschr. 1927. Jg. 6, Nr. 26. — Runeberg: Über den Einfluß der Lues auf die Sterblichkeit der Versicherten. Dtsch. med. Wochenschr. 1900. H. 18, 19, 20. — Rush, J. O.: Venereal diseases in the negro, with special reference to gonorrhea. Medical record. Vol. 83, p. 983. 1913. — Rygg, N.: Untersuchungen über die Trunksucht und ihre sozialen Folgen in Norwegen. (Beilage 3 zum Bericht der Alkoholkommission. Sozial- und Industrie-Departement.) Kristiania: Grøndahl u. Søns 1914. — Safford, A. H.: Venereal disease amongst British troops in India. Journ. roy. army med. corps. Vol. 43, p. 252. 1924. — Salmon, P.: Diminuzione della sifilide. Ann. d'ig. Vol. 34, p. 314. 1924. — Salomon: Statistisches über die Bedeutung der Syphilis für Tabes, Paralyse und Aortenaneurysma. Festschr. zum 1. Kongreß d. dtsch. Ges. z. Bekämpf. d. Geschlechtskrankh. zu Frankfurt a. M. 1903. — Sandberg, Dina: Syphilis im russischen Dorfe. Arch. f. Dermatol. u. Syphilis. Bd. 31, H. 3, S. 389. 1895. — Sanitätsberichte des Spanischen Heeres für die Jahre 1886—1923. Madrid. — Statistischer Sanitätsbericht der k. k. Kriegsmarine für das Jahr 1876. Wien: Braumüller u. Sohn 1878. — Statistischer Sanitätsbericht über die kgl. preußische Armee, die kgl. sächsischen und das kgl. württembergische Armeekorps für die Jahre 1867, 1868, 1869, das erste Halbjahr 1870, das zweite Halbjahr 1871 und 1872, sowie 1873/74 bis 1909/10. Berlin. — Statistischer Sanitätsbericht über die russische Armee. 1889—1901 (russisch). St. Petersburg. — Sanitätsberichte über die kgl. bayrische Armee für die Jahre 1874/75 bis 1909/10. München. — Santoliquido: Quelles sont les bases uniformes sur lesquelles il y a lieu d'établir la statistique des maladies vénériennes pour tous les pays? Rapports préliminaires de la II. conférence internationale pour la prophylaxie de la syphilis et des maladies vénériennes. Brüssel 1902. — Satow, T.: Prevention of venereal diseases. Health organisations in Japan League of Nations. 1925. — Schindler: Metasyphilis und die Tendenz des Organismus zur Spontanheilung der Syphilis. Ein Korreferat zu dem Thema: „Syphilis und Metasyphilis" von Wilmans und Steiner. Zeitschr. f. d. ges. Neurol. u. Psychiatrie. Bd. 106, H. 4/5. 1926. — Schjerning, Otto v.: Sanitätsstatistische Betrachtungen über Volk und Heer. Bibl. v. Coler-v. Schjerning. Bd. 28. Berlin: August Hirschwald 1910. — Schmidt, F.: Die Prostitution und die venerischen Krankheiten in der Schweiz. Bericht für die internat. Konferenz in Brüssel, 1899. — Schnyder, W. R.: Die Geschlechtskrankheiten in der schweizerischen Armee während der Mobilmachung. Korresp.-Blatt d. Schweiz. Ärzte. Bd. 49, S. 1952, 1988. 1919. — Scholz-Sadebeck, Wolfgang: Zur Statistik der tertiären Syphilis. Arch. f. Dermatol. u. Syphilis. Bd. 147, H. 3. Berlin 1924. — Schourp: Rundfrage über die Geschlechtskrankheiten der Schüler an höheren Lehranstalten in Westpreußen. Zeitschr. f. Bekämpf. d. Geschlechtskrankh. Bd. 11, S. 345. 1911. — Schraenen, W.: La diminution de la syphilis en Belgique. Presse méd. Vol. 33, p. 1637. 1925. — Schröder, Philipp: Der Altersaufbau der Bevölkerung der Stadt Rostock. Diss. Rostock 1899. — Schroetter, Hermann: Zur Kenntnis der Frequenz der Geschlechtskrankheiten in Österreich, beurteilt nach dem Vorkommen rezenter Infektionen. Wien: Julius Springer 1926. — Schrumpf, P.: Die Häufigkeit luetischer Erkrankungen in der inneren Medizin. Dtsch. med. Wochenschr. Bd. 44, S. 766. 1918. — Schükri, A.: Incidence of general paralysis in Turkey. Münch. med. Wochenschr. Bd. 73, S. 64. 1926. — Schwiening, Heinrich: (a) Über die Verbreitung der venerischen Krankheiten in den europäischen Heeren. Int. Wochenschr. f. Wiss., Kunst u. Techn. 1908. S. 121. (b) Militärsanitätsstatistik. Lehrbuch der Militärhygiene. Bd. 5. Berlin: August Hirschwald 1913. (c) Internationale Militär-Sanitätsstatistik. Dtsch. militärärztliche Sanitätsstatistik. 1908. — Seutemann, Karl: (a) Die Einheitlichkeit des statistischen Denkens. Schmollers Jahrb. Bd. 37. 1913. (b) Die Geschlechtskrankheiten in der Großstadt und auf dem Lande. Kommunale Mitteilungen. Amtl. Organ f. d. Stadt Hannover (Wohlfahrtsamt). Amtl. Kreisbl. d. Landkreise Hannover u. Linden. Jg. 3, Nr. 58, S. 937—940. 1924. (c) Die Geschlechtskrankheiten in der Stadt

Hannover Ende 1919. Arch. f. soz. Hyg. u. Demographie. Bd. 14, H. 3, S. 243—257. 1921. (d) Statistische Grundpfeiler oder statistische Zwecke. Jahrb. f. Nationalök. u. Stat. 3. Folge. Bd. 68, S. 783—793. 1925. (e) Die Theorie der statistischen Urteilskraft. Jahrb. f. Nationalökonomie u. Stat. 3. Folge. Bd. 69, S. 414—417. 1926. (f) Die Ziele der statistischen Vorgangs- und Zustandsbeobachtung. Conrads Jahrb. f. Nationalök. u. Stat. 3. Folge. Bd. 38. 1909. (g) ZIZEK und das Wesen der Statistik. D. stat. Zentralbl. Bd. 14. 1922. — SHAW, T. B.: Observations on the incidence of venereal diseases and prevention in the Royal Navy. Journ. of state med. Vol. 34, p. 154. 1926. — SICARD DE PLAUZOLLES: Résumé des travaux de la commission de prophylaxie des maladies vénériennes au ministère de l'hygiène. Paris: Tancrède 1922. — SICHELSTIEL, KARL: Dauerbeobachtungen über das Schicksal von Syphiliskranken. Diss. Würzburg: Buchdr. Franz Staudenraus 1913. — SILBERGLEIT, H.: Säuglingssterblichkeit in Berlin im Kriege und später. Stat. Monatsber. Berlin. Jg. 5, H. 12. 1922. — SIOLI, E.: Die Geschlechtskrankheiten in ihren Beziehungen zu den Psychosen in der Irrenanstalt. Festschr. d. 1. Kongr. d. dtsch. Ges. z. Bekämpf. d. Geschlechtskrankh. 1903. — SISSIN, A.: Die sanitären Verhältnisse in Rußland in heutiger und früherer Zeit. Soz. Hyg. Arch. d. Lehrstuhls f. soz. Hyg. d. Moskauer Universität. Bd. 1. Oktober 1922 (erschienen 1923). — SNOW, WILLIAM F., SUSAN B. BRISTOL and MARY S. EDWARDS: Venereal disease control. United States Public Health Service. Bull. Nr. 164, p. 203. 1923. — SPALDING, ALFRED BAKER: The incidence of venereal disease in patients suffering with sterility. California state journ. of med. Vol. 21, p. 457—459. 1923. — SPERANSKY, N. S.: Zur Statistik der Syphilis unter der Landbevölkerung im Moskauer Gouvernement. Diss. Moskau: S. P. Jakowlew 1901 (russisch). — SPINDLER, A.: (a) Briefliche Mitteilung an HAUSTEIN vom 10. Januar 1927. (b) Zur Statistik der Geschlechtskrankheiten in Estland. Eesti Arst. Bd. 3, Nr. 4, S. 78—84. 1924. (c) Über die Verbreitung und Bekämpfung der Geschlechtskrankheiten mit besonderer Berücksichtigung Revals. Petersburger med. Zeitschr. Jg. 38, Nr. 17, S. 203. 1913. — SPITZER, D. ERNEST: Läßt sich bei uns derzeit eine merkliche Zu- oder Abnahme der Syphilisinfektionen konstatieren? Volksgesundheit. Jg. 1, H. 5, S. 149—151. 1927. — Statistica della malattie veneree e sifilitiche. Minist. della Marine. Roma 1902. — Statistik über Lebensdauer und Todesursachen in den Jahren 1901—1920. Beiträge zur Statistik der Niederlande 1901—1920. Herausg. vom Statist. Zentralbureau. s' Gravenhage: Gebrs Belinfante 1902—1921. — Statistik der Stadt Stockholm III. Medizinalbericht des Städtischen Gesundheitsamtes für die Jahre 1913 bis 1926. (Jg. 36—49) Herausg. von Andersson, Ivar och J. Guinchard. Stockholm: Beckman 1914—1926. — Statistique médicale de l'armée pendant les années 1862—1910. Paris. — Statistique médicale de l'armée Belge pendant les années 1864—1910. Annexe à la statistique médicale de l'armée Belge pendant l'année 1900 pour servir à l'étude de la statistique internationale. Bruxelles: J. Goemaere 1910. — Die Sterblichkeit der Gesamtbevölkerung im Freistaat Preußen nach Todesursachen und Altersklassen im Jahre 1920. Venerische Krankheiten. Fortlaufend in den einzelnen Bänden der Med.-statist. Nachr. Bd. 1ff. — STERN: Über die Ausbreitung der venerischen Erkrankungen in Breslau. Vierteljahrsschr. f. gerichtl. Med. Bd. 40, S. 75. 1884. — STOKES, JOHN H.: The Third Great Plague. 1917. — STOKES, J. H. and H. BREHMER: A memorandum on the occupational study of syphilis, with special reference to farmers. Americ. journ. of the med. sciences. Vol. 162, p. 572. 1921. (b) Syphilis in railroad employees. Journ. of industr. hyg. 1920. p. 419. Papers of the Mayo Clinic. Vol. 11, p. 711. 1920. — SÜSSENGUTH, LUDOLF: Die Folgen der Lues. Statistische Erhebungen über die in der medizinischen Klinik zu Göttingen während der Jahre 1873—1882 an Syphilis behandelten Personen. Diss. Göttingen Univ.-Buchdruckerei 1906. — Are syphilis and gonorrhea increasing? Health news, New York State Dep. of Health. Vol. 2, p. 123. 1925. — Syphilis with special reference to its prevalence and intensity in the past and at the present day . . . . a discussion held by the R. soc. of med. (4 s., 6 d.). London: Longmans 1912. — Tabes and general paralysis. Summary of the proceedings of the extraordinaray session, meeting of the permanent committee of the Office International o'hygiène Publique, April 27—May 6, 1925. Public health reports. Vol. 40, p. 1988. 1925. — TELEKY, LUDWIG: Die Schwierigkeiten bei der Verwertung der Krankenkassenstatistik. Wien. klin. Wochenschr. 1911. Jg. 24, Nr. 16. — THALER, K.: Über die im letzten Jahrzehnt erfolgte Geschlechtskrankenbewegung. Festschr. z. 1. Kongr. d. dtsch. Ges. z. Bekämpf. d. Geschlechtskrankh. zu Frankfurt a. M. 1903. — THOM, B. P.: Syphilis and degeneration. Journ. of nerv. a. ment. dis. Vol. 53, p. 8. Jan. 1921. — THOMSEN, OLUF: Untersuchungen über die pathologisch-anatomischen Veränderungen bei kongenitaler Lues des Fetus und des Neugeborenen. København 1912. — THOMSEN, O., H. BOAS, R. HJORT, W. LESCHLY: Eine Untersuchung der Schwachsinnigen, Epileptiker, Blinden und Taubstummen Dänemarks mit Wassermanns Reaktion. Berlin. klin. Wochenschr. 1911. Nr. 48, S. 891. — THOMSON, A. N.: Is gonorrhea on the decrease? Urol. a. cut. review. 1921. p. 82. — TINCU, AURÈL V.: Über Syphilis und Prostitution in Rumänien. Diss. München 1909. — TJADEN: (a) Geschlechtskrankheiten und Prostitution in Bremen und ihre Bekämpfung.

Sonder-Veröffentl. d. Gesundheitsamtes. Bremen 1922. (b) Die Geschlechtskrankheiten in Bremen. Reichsgesundheitsblatt. Bd. 1, S. 153 u. 197. 1926. — TÖPLY, R. v.: Die venerischen Krankheiten in den Armeen. Arch. f. Dermatol. u. Syphilis. Bd. 22, S. 99, 401, 801. 1890. — TÖRÖK, LUDWIG: (a) Die Verbreitung der Syphilis in Budapest und ihre Prophylaxe. Arch. f. Dermatol. u. Syphilis. Bd. 31, H. 3, S. 409. 1895. (b) Über die Ausbreitung der Syphilis in der männlichen Zivilbevölkerung Budapests während des Krieges. Arch. f. Dermatol. u. Syphilis. Bd. 124, S. 83. 1917. — Trend of the syphilis death rate, 1912 to 1925. Statistical bulletin, Metropolitan Life Insurance Co. Vol. 7, p. 12. 1926. — The Trevethin report. Brit. med. journ. July 21. 1923. — TROFIMOV, V.: Versuch einer sanitär-statistischen Untersuchung in Lettgallen. Lettländisches Ärzte-Journ. 1925. Nr. 3/4, S. 70 u. 72 Tab. 8 u. 9. — TSCHISTJAKOW: Die Verbreitung der Syphilis unter der Landbevölkerung. St. Petersburg. med. Wochenschr. 1884. — Untersuchung über die Sterblichkeit der Tuberkulösen oder bei durch gewisse andere Krankheitsdispositionen belastete Versicherte. Stockholm: Englunds boktr. 1921. — Statistische Übersicht der von Ärzten in den Niederlanden behandelten Krankheiten. Amsterdam 1874ff. — URBANTSCHITSCH, E.: Über die Beziehungen der Syphilis zur Taubstummheit. Monatsschr. f. Ohrenheilk. u. Laryngo-Rhinol. Bd. 45, S. 774. 1910. — VANN, J. W. and B. GROESBECK: The prevalence of venereal disease in the Dominican republic. United States Nav. Bull. 1920. October. — VEDDER, E. B.: Syphilis and Public Health. New York 1918. — Venereal disease clinics statistics, July 1—December 31, 1923. Veneral disease information. Vol. 5, Nr. 3. 1924. — Venereal disease in British Armies. Worlds health. p. 32. 1923. — Venereal diseases in the British Army. Lancet. p. 876. 1923. — Venereal diseases in New South Wales. Lancet. 1923. p. 526. — Venereal Diseases in New Zealand. Report of the committee of the board of health appointed by the hon. minister of health. Wellington: Government printer, 1922. — Venereal Diseases. Report to the minister of public health. 1917—1922. Melbourne, Department of public heath, Victoria. Spätere Statistik verzeichnet im: Health Bulletin (Vierteljahrsschr. des Dep. of public health, State of Victoria.) — The Venereal Diseases Act. Being chapter 175 of the revised statutes of Sasketchewan, 1920, as amended by chapter 65 of the statutes of 1920, chapter 45 of the statutes of 1924—1925 and chapter 49 of the statutes of 1925—1926. Consolidated for official use. 1926. — The Venereal Diseases Act. Newfoundland 1921. July 5. — The Venereal Diseases Prevention Act. (Ontario). Toronto: A. T. Wilgress 1919. — Venereal diseases in the American Army. 1923. The Army Medical Bulletin. — Medico Military Review Section. Nr. 6 (15 Juli 1923). — VOIGT, LEONHARD: (a) Zur Statistik der Verheirateten unter den Geschlechtskranken. Dermatol. Wochenschr. Bd. 75. 25. Nov. 1922. (b) Die Verbreitung der Geschlechtskrankheiten in Nürnberg (Nov. 1921). Münch. med. Wochenschr. 1922. Nr. 23, S. 861—863. (c) Das Ergebnis der Nürnberger Geschlechtskrankenstatistik im Mai 1922. Blätter f. Gesundheitsfürs. Bd. 1, H. 5. (d) Vier Jahre Geschlechtskrankenstatistik in Nürnberg. Münch. med. Wochenschr. 1925. Nr. 15, S. 593—597. — VOLLENWEIDER, P.: Zur Verbreitung der Geschlechtskrankheiten im Kanton Basel-Stadt in den Jahren 1881 und 1920/21. Schweiz. med. Wochenschr. 1925. Nr. 51. — VÖRNER, H.: Zur Statistik des Trippers beim Manne und seine Folgen für die Ehefrauen. Münch. med. Wochenschr. Jg. 54, Nr. 5, S. 219. 1907. — WAGNER: Beitrag zur Statistik der venerischen Krankheiten, speziell des weichen Schankers, mit besonderer Berücksichtigung Straßburgs. Inaug.-Diss. Straßburg 1888. — WALDVOGEL und SÜSSENGUTH: Die Folgen der Lues. Berlin. klin. Wochenschr. Bd. 45, S. 1213. 1908. — WEBER, EMIL: Zur Statistik der tertiären Syphilis. Klin.-therapeut. Wochenschr. 1902. Nr. 34—38. — WEINBERG, WILHELM: Methoden und Technik der Statistik mit besonderer Berücksichtigung der Sozialbiologie. Handb. d. soz. Hyg. Bd. 1. Grundlagen und Methoden. Berlin: Julius Springer 1925. S. 71. — WEISS, RICHARD S. and ADOLPH H. CONRAD: (a) The medical and social care of syphilis at the Washington University Dispensary. Americ. journ. of syphilis. Vol. 4, p. 275. 1920. (b) The incidence of syphilis at the Washington University Dispensary and its relationship to economic conditions. Arch. of dermatol. a. syphilol. Vol. 10, Nr. 4, p. 453. 1924. — WERNIC, LEON: Organisation of the anti-venereal campaign in Poland. Journ. of pathol. a. bacteriol. Nr. 7, p. 327. — WESTPHALEN, ERNST: Beitrag zur Frage der Abnahme der Geschlechtskrankheiten. Dermatol. Wochenschr. Bd. 84, Nr. 13, S. 441. 1927. — WEYL, L. et A. STAROBINSKY: De la fréquence des accidents primitifs à la clinique dermatologique de Genève pendant les dix dernières années. Rev. méd. de la Suisse romande. Tome 43, p. 722—725. 1923. — WHITE, DOUGLAS and C. H. MELVILLE: Venereal disease its present and future. Lancet. Vol. 2, p. 1615, 1692. 1911. — WHITNEY, JAMES L.: (a) A statistical study of syphilis as seen in the outpatient department of the University of California Hospital. Journ. of the Americ. med. assoc. Vol. 65, p. 1986. 1914. (b) A statistical study of syphilis. Journ. of the Americ. med. assoc. Vol. 65, p. 1986. Dec. 1915. — WIESEL: Über die Häufigkeit der Dementia paralytica in Stockholm von 1911—1920, nebst Übersicht über die Häufigkeit der Paralyse in Schweden von 1861—1921. Hygiea. Bd. 85, H. 8. 1923. — WILLIAMS, GUY H.: Neurosyphilis in

Cleveland State Hospital during the period 1919—1923. Ohio State med. journ. Vol. 21, p. 722. 1925. — WILLIAMS, J. WHITRIDGE: The value of the Wa.R. in obstetrics. Bull. of Johns Hopkins hosp. Oct. 1920. — WILMANNS, KARL und GABRIEL STEINER: (a) Syphilis und Metasyphilis. Zeitschr. f. d. ges. Neurol. u. Psychiatrie. Bd. 101, S. 875—916. 1926. (b) Bemerkungen zu dem Aufsatz von Dr. SCHINDLER. Zeitschr. f. d. ges. Neurol. u. Psychiatrie. Bd. 106, H. 4/5. 1926. — WINKLER, WILHELM: Statistik. Wissenschaft und Bildung. Bd. 201. 1925. — WOLFF: Quelles sont les bases uniformes sur les quelles il y a lieu d'établir la statistique des maladies vénériennes pour tous les pays? Rapports préliminaires de la II. Conférence internationale pour la prophylaxie de la syphilis et des maladies vénériennes. Brüssel 1902. — WOLFF, A.: Zur Statistik der venerischen Krankheiten. Festschrift für MORIZ KAPOSI. Wien und Leipzig: W. Braumüller 1900. S. 377. — WOLLHEIM: Versuch einer medizinischen Topographie und Statistik von Berlin. Berlin 1844. — WRIGHT, MARY: The incidence of hereditary syphilis in a hospital community. Boston med. a. surg. journ. Vol. 191, p. 536. 1924. — WULLENWEBER, HANS: Zur Verbreitung der venerischen Erkrankungen in Kiel. Diss. Kiel 1898. — Zählung der geschlechtskranken Personen, die in der Zeit vom 20. November 1913 bis 20. Dezember 1913 in der Stadt Hannover ärztlich behandelt sind. Sonderveröffentlichung Hannover. — Die Zählung der Geschlechtskranken in Leipzig vom 20. November bis 20. Dezember 1913. Sonderveröffentlichung des Stat. Amts der Stadt Leipzig (o. J.). — ZEMANEK: Syphilis in ihrer Rückwirkung auf die Berufsarmeen im Frieden und im Kriege und die Möglichkeit ihrer tunlichsten Eindämmung. Wien: Perles 1887.

Namenverzeichnis.

(Die schrägen Zahlen verweisen auf die Literaturverzeichnisse.)

Sachverzeichnis.